IRMGARD WIRTH

BERLINER MALEREI IM 19. JAHRHUNDERT

SIEDLER VERLAG

IRMGARD WIRTH

Berliner Malerei im 19. Jahrhundert

Von der Zeit Friedrichs des Großen bis zum Ersten Weltkrieg

SIEDLER VERLAG

Die Veröffentlichung dieses Buches
wurde durch freundliche Unterstützung
der Berliner Sparkasse ermöglicht.

Inhaltsverzeichnis

Ausklang

Anhang

Einführung

»Perspektive, das bedeutet die Verhältnisse der Nähe und Ferne, der Größe und Kleinheit bezogen auf unseren eigenen geschichtlichen Ort. Diese Verhältnisse klar zu erfassen, eine in neuer Weise perspektivisch gesehene Vergangenheit von uns zu distanzieren und so ›das Chaos zu organisieren‹, das ist der Dienst, den das Leben von aller geschichtlichen Wissenschaft fordern darf.«

Hermann Beenken

Die deutsche Malerei des 19. Jahrhunderts, vom Klassizismus bis zu den Anfängen des Impressionismus und der Secessionen, blieb lange Zeit ein Stiefkind der Kunstgeschichte. Zwar würdigte man die bedeutendsten Maler des Klassizismus und der Romantik, ebenso einige große Realisten und Impressionisten, die Kunst der zweiten Jahrhunderthälfte aber wurde im allgemeinen kaum beachtet und, wenn überhaupt, eher herabgesetzt. Für das 19. Jahrhundert wird häufig noch der ältere, dem Laien oft mißverständliche Begriff der »Malerschule« verwendet. Aufgrund der traditionsgebundenen akademischen Ausbildung der Maler am jeweiligen Ort und der daraus entstandenen spezifischen Merkmale in ihrem Werk gilt er noch heute für die Malerei in verschiedenen großen Städten oder Regionen. Gegen Ende des Jahrhunderts ist der Begriff nicht mehr überall zutreffend, denn die Bildung einzelner Künstlergruppen sowie häufige Ortswechsel der Maler lassen außer einer lokalen Zugehörigkeit meist kaum mehr eine geschlossene Weiterführung älterer Traditionen erkennen.[1] Als der umfassendste Versuch in unserem Jahrhundert, sich der deutschen Kunst des 19. Jahrhunderts anzunehmen und sie zu deuten, muß noch heute das 1944 erschienene Werk von Hermann Beenken »Das 19. Jahrhundert in der Kunst. Aufgaben und Gehalte. Versuch einer Rechenschaft« angesehen werden.

BEURTEILUNG DER BERLINER MALEREI GESTERN UND HEUTE: Trotz Adolf Rosenbergs bereits 1879 erschienenem Buch »Die Berliner Malerschule 1819–1879«, dem ersten zu diesem Thema, das allerdings außerhalb Berlins nicht allzuviel Widerhall fand[2], akzeptierte man für Berlin kaum eine solche auf Tradition beruhende, eigenständige »Schule« oder gar eine organische Entwicklung. Man sprach von den großen künstlerischen Einzelgängern und meinte damit Menzel und Liebermann, später endlich auch Blechen. Am Berliner Biedermeier konnte man eigene Wesenszüge entdecken: der Maler Franz Krüger vor allem galt als Repräsentant des Preußischen schlechthin, und Theodor Hosemann wurde als typischer Berliner Humorist angesehen. Leichter tat man sich mit dem genialen Baumeister Karl Friedrich Schinkel oder mit den nicht minder begabten Bildhauern Gottfried Schadow und Christian Daniel Rauch, die in ihren epochalen Schöpfungen eindeutig als berlinisch oder preußisch und auch als schulbildend erkannt wurden. Schinkels große Leistungen auf dem Gebiet der Malerei dagegen wurden eigentlich erst seit 1981 durch die Ausstellungen in beiden Teilen Berlins anläßlich seines 200. Geburtstages »wiederentdeckt« und populär. Selbstverständlich brachten Kenner stets eine nicht geringe Zahl von Malern in enge Verbindung mit Berlin, doch man wußte nicht so recht, was eigentlich preußisch oder berlinisch an ihnen war. Und nicht ganz zu Unrecht fragt sich mancher sogar noch heute, was denn in der Malerei das Berlinische bedeute.

Als die Nostalgiewelle der siebziger Jahre auch die Kunst und Architektur des 19. Jahrhunderts wiederentdeckte, wandte das neuerwachte Interesse sich besonders dem Jugendstil und der vorimpressionistischen Malerei zu. Eine fast in das andere Extrem fallende positive Neubewertung begann. Historismus und Gründerzeit hießen nun die Schlagworte, die allerorten in den Blickpunkt der Museen, Sammlungen und kulturpolitischen Veröffentlichungen rückten.

Angeregt durch Paul Ortwin Rave, war bereits in den fünfziger Jahren in kleinem Kreis der noch etwas gewagte Plan einer umfassenderen Publikation über »Malerei in Berlin« oder »Berliner Malerei« entstanden. Seine Realisierung scheiterte nicht zuletzt an finanziellen Schwierigkeiten. Für den Beginn der Entwicklung der Malerei in Berlin vom 13. Jahrhundert bis zum Ausgang des 18. Jahrhunderts hat aber Ekhart Berckenhagen bereits 1964 einen Tafelband mit Einführung herausgegeben. Der Textband ist wegen der Schließung des Verlages leider nicht mehr erschienen.

Im Zuge der Wiederentdeckung des 19. Jahrhunderts ist auch die Berliner Malerei, wenn auch weniger im Sinne einer Malerschule, aus dem Schatten des Vergessens herausgeholt worden. Inzwischen sind einige wichtige Veröffentlichungen zu diesem Thema erschienen.

Obwohl noch heute – trotz immenser Verluste – zahlreiche Werke Berliner Maler des 19. Jahrhunderts vorhanden und zugänglich sind, bleibt die hier unternommene Übersicht dennoch einigen Einschränkungen unterworfen. Im Zweiten Weltkrieg ging vieles verloren. Aber auch schon zuvor sind die Werke mancher früh vergessener Maler aus dem privaten und musealen Kunstbesitz verschwunden. Deren Leistung läßt sich heute nicht mehr an den originalen Werken messen; allenfalls finden sich in alten Aufsätzen und Katalogen noch Abbildungen oder Äußerungen von Zeitgenossen. Doch gehören eben auch diese Vergessenen unabweisbar in jene berlinische Tradition und Entwicklung, welche diejenigen meinen, die von »Schule« sprechen.[3] Denn erst bei eingehender systematischer Beschäftigung mit der Berliner Malerei des 19. Jahrhunderts entdecken wir deutliche Zusammenhänge einer berlinischen Tradition.

Die wichtigste Grundlage für die Beschäftigung mit der Berliner Malerei des 19. Jahrhunderts bilden die Ausstellungskataloge der Berliner Akademie der Künste, seit 1893 der Großen Berliner Kunstausstellungen und der beiden Internationalen Kunstausstellungen in Berlin (1891 und 1896). Für die Zeit von 1786 bis 1850 sind sie in einem von Helmut Börsch-Supan bearbeiteten Neudruck 1971 erschienen. Für die zweite Jahrhunderthälfte aber sind sie nur einzeln zugänglich. Bei den Eigennamen der Künstler ist man einst recht sorglos verfahren. Summarische Angaben wie »mehrere Bildnisse« oder einfach »Landschaften« sind leider nicht selten. Daraus ergeben sich gelegentlich nicht mehr aufklärbare Unstimmigkeiten. Auch Thieme-Beckers Künstlerlexikon, Friedrich Boettichers Malerwerke des 19. Jahrhunderts sowie einige andere Nachschlagewerke sind nicht absolut vollständig und zuverlässig und teilen damit das Schicksal der meisten Handbücher. Daraus ergibt sich: Maler, deren Werke verloren oder verschollen und nicht einmal mehr durch genauere Angaben und Abbildungen belegbar sind, aber eindeutig zur Malerei in Berlin gehören, können in dieser Übersicht nicht in den laufenden Text aufgenommen werden. Ein abschließendes Verzeichnis für die Zeit von 1850 bis 1900 wird all jene Maler aufführen, die mindestens vier bis sechs Jahre mit fester Adresse in Berlin sich an den Akademieausstellungen oder den Großen Berliner Kunstausstellungen beteiligt haben und demnach damals bekannt waren. Für die Zeit bis 1850 läßt sich das aus dem bereits erwähnten Neudruck jener Kataloge ersehen. Die Mitglieder der Secession sind ohnehin sämtlich erfaßt worden. Es wäre zu wünschen, daß durch dieses zusätzliche Verzeichnis von 1850 bis 1900 allmählich Bilder wieder zu ihren Schöpfern finden oder bloße Namen festere Gestalt gewinnen könnten.

Die Eisenbahn hat im letzten Jahrhundert auch die Künstler mobiler gemacht. Ferne und fernste Gegenden wurden zum Gegenstand ihres künstlerischen Schaffens. Sie haben ihre Wohnsitze mehrfach gewechselt. Wer kann unter diesen Umständen noch als »Berliner Maler« gelten?

Wenn ein Maler einige Schaffensjahre in Berlin verbracht hat und hier mit seinen Werken öffentlich hervorgetreten ist, sollte er für diesen Zeitraum zur Berliner Malerei, genauer: zur Malerei in Berlin gerechnet werden. Um nur zwei allseits bekannte Beispiele an der Wende vom 19. zum 20. Jahrhundert zu nennen: Corinth und Slevogt gehörten in diesem Sinne zu Berlin.

Der Geburtsort allein kann keine entscheidende Rolle spielen. Der in Breslau geborene Menzel ist in seinem Herzen Schlesier geblieben, aber – wer wollte das bezweifeln – in seinem Leben und Werk dennoch zum Berliner par excellence geworden. Andererseits sind in Berlin ausgebildete Maler, die schon bald die Stadt verließen, nur in Einzelfällen der Malerei in Berlin zuzurechnen.

VOR DEM HINTERGRUND DER STADT. Gewiß nachhaltiger als in anderen Städten oder Provinzen Deutschlands sind Berliner Künstler von einer Vielzahl bewegter und bewegender politisch-historischer Ereignisse geprägt worden. Zwischen dem Preußen mit seiner äußerlich noch bescheidenen Residenzhauptstadt Berlin zu Beginn des Jahrhunderts und der 1871 proklamierten Hauptstadt des Deutschen Reiches lagen Ereignisse, auf die die Kunst, wie stets und überall, seismographisch reagierte. Der Aufschwung nach den Befreiungskriegen ist ein gewaltiger, alle geistigen Kräfte mobilisierender Prozeß gewesen, der sich auch in Kunst und Kultur der Stadt widerspiegelte. Die junge Hauptstadt des Deutschen Reiches war nach 1871 auch außerhalb der deutschen Grenzen zu einer vielbeachteten, ebenso bewunderten wie gefürchteten Metropole geworden. Stärker als je zuvor zog Berlin Künstler aus allen Himmelsrichtungen in seinen Bann, unter ihnen so manche Glücksritter der Kunst, Karrieresucher, mittlere Talente, die mit Recht heute vergessen sind. Bereits nach der Jahrhundertmitte war die Zahl der in Berlin wohnenden oder ansässigen Maler stetig gestiegen, nicht aber die Qualität ihrer meist recht oberflächlichen Hervorbringungen, die den äußeren Glanz des Reiches spiegelten und auf den

Geschmack eines großen Publikums zugeschnitten waren. Bei allen Niveauschwankungen der Berliner Kunst blieb offenbar das Genie Menzels über Jahrzehnte hindurch der einsam leuchtende Fixstern am Firmament der Berliner Malerei. Doch immer, wenn die Kunst in Berlin in bloßen Akademismus abzugleiten drohte, gab es auch neue rettende Kräfte – wie den jungen Liebermann und die Gruppe der XI. Beachtliche Werke entstanden auch unter dem Einfluß des populären Zeitgeschmacks. Man wird sie aber nur auf kulturgeschichtlichem Hintergrund richtig würdigen können.

ZUR METHODE DER DARSTELLUNG. Eine Übersicht über die Berliner Malerei läßt sich auf verschiedene Weise gewinnen: Lexikalisch-alphabetisch nach den Malern geordnet, würde sie gewiß Lücken aufweisen, andererseits aber durch eine Überfülle von Namen ermüden, dabei Daten und Fakten der Kunstlexika wiederholen müssen, ohne eigentlich den roten Faden der Entwicklung zeigen zu können. Ebenso könnte der Stoff ausschließlich nach den allgemein bekannten Gattungen der Malerei gegliedert werden, doch hat sich in der hier in Betracht kommenden Zeitspanne in Auffassungen und Zuordnungsfragen viel geändert, so daß bei einer solchen über ein Jahrhundert reichenden Einteilung zahlreiche Erläuterungen notwendig wären. Ein festumrissenes Gesamtbild ließe sich auf diese Weise nicht geben. Außerdem würde der chronologische Zusammenhang verloren gehen.

Es empfiehlt sich eine annähernd chronologische Gliederung nach Kunstepochen und Zeitabschnitten, innerhalb deren die einzelnen Gattungen und Künstler behandelt werden; doch darf sie nicht allzu starr sein. So werden die wenigen Großen, um ihr Ingenium nicht zu schmälern, nicht in die Phalanx der anderen Maler eingereiht, sondern separat behandelt.

Anfang und Ende der Berliner Malerei im 19. Jahrhundert können nicht vom kalendarischen Jahrhundert begrenzt werden. Erste Konturen gewann diese Malerei schon im letzten Viertel des 18. Jahrhunderts und sie wurde auch nicht genau an der Wende zum 20. Jahrhundert abgeschlossen. Was bereits mit dem jungen Liebermann und den Malern der Secession begonnen hatte, setzte sich bis weit über 1900 fort; nach der Jahrhundertwende soll hier der Berliner Impressionismus bis zum Ende des Ersten Weltkrieges ausklingen. Der Expressionismus, der ausschließlich dem neuen Jahrhundert zuzurechnen ist, gehört daher nicht hierher. Zu den Vertretern der Berliner Malerei im 19. Jahrhundert werden hier nur die bis 1875 geborenen Künstler gerechnet.

ADOLF ROSENBERGS »PIONIERARBEIT«. Als Rosenberg, einer der bekanntesten und fleißigsten Kunsthistoriker und -kritiker im kaiserlichen Berlin und bis in die zwanziger Jahre des neuen Jahrhunderts tätig, sein frühes Werk, »Die Berliner Malerschule 1819 bis 1879. Studien und Kritiken«, herausgab, war er sich der Grenzen, aber auch des Wertes seiner Arbeit durchaus bewußt. Daß er die »ältere Künstlergeneration« ausführlicher behandelte, geschah, weil ihm die vergangene Zeit in einem *»ehrwürdigen historischen Lichte«* erschien, die Gegenwart aber schwer zu überschauen sei. Ihr *»sinnverwirrender Kampf«* gestatte kein nüchternes, objektives Urteil. Dies alles ist ihm nicht anzulasten, denn ihm fehlte die für eine einigermaßen objektive Beurteilung erforderliche zeitliche Distanz, daneben aber wohl auch ein feineres Gespür für das bahnbrechend Neue, das sich neben der alternden akademischen Kunst, wenn auch zunächst noch kaum spürbar, in jenen Jahren zu regen begann. So hatte er den jungen Liebermann – übrigens auch noch zehn Jahre später – völlig verkannt, aber auch den zeitlich viel früheren Veduten- und Architekturmaler Eduard Gaertner lediglich in einer Anmerkung erwähnt. Erdmann Hummel wird überhaupt nicht berücksichtigt, dafür aber dessen Sohn Fritz, der heute fast vergessen ist. Fast klingt es rührend, wenn er in bezug auf die Malerinnen schreibt: *»Unter den Malern der Gegenwart mußte ... strenge Musterung gehalten werden, daß die Malerinnen übergangen worden sind, rechtfertigt sich aus dem Titel [?]. Vielleicht bietet sich später einmal Gelegenheit, meine Unterlassungssünde gutzumachen.«* Wie fest er übrigens in seinem optimistischen Fortschrittsglauben auf dem Boden des jungen Kaiserreichs stand und auch auf dem Gebiet der Kunst an die wegweisende Rolle Berlins glaubte, bezeugt das Schlußwort seines Buches: *»Das Alte ist in völliger Auflösung, das Neue noch in völliger Gärung begriffen. Wenn aber nicht alle Anzeichen trügen, bildet sich Berlin unter dem Schutz eines Hofes, welcher der Kunst auch im wildesten Sturme des Krieges stets wohlgesinnt gewesen ist, und unter der Führung einer Staatsregierung, welche die edelsten Güter und Gaben des Friedens desto höher zu schätzen weiß, desto schwerer sie gekämpft hat, allmälig zu einer Centralstätte deutscher Kunst heraus, welcher durch die gegenwärtig in ihr wirkenden ebenso zahlreich wie vielseitig gearteten Kräfte auf lange Zeit hinaus ein blühendes Leben gesichert ist und von der vielleicht einst eine ›Renaissance der deutschen Kunst‹ ausgehen wird.«*

Eine jede Auswahl bereitet Schwierigkeiten, und auch bei größtmöglich angestrebter Objektivität gab und gibt es geschmacks- und zeitgebundene Befangenheiten des Urteils. Daß sein Buch damals ohne jede Abbildung erschien, ist freilich eine nicht mehr gutzumachende Unterlassungssünde, denn von vielen der zitierten Künstler findet sich heute kein erhaltenes Bild mehr und in der Literatur auch meist kein Hinweis auf eine Abbildung. Trotz allem sind für eine neuerliche Beschäftigung mit der Berliner Malerei im 19. Jahrhundert etliche Angaben Rosenbergs noch heute von großem Nutzen. Das gilt nicht minder für einige die Berliner Malerei betreffende Kapitel seiner zweibändigen, 1887 und 1889, erschienenen »Geschichte der modernen Kunst«.

WEITERE WICHTIGE WERKE. Unter den neueren Veröffentlichungen zur Berliner Malerei des 19. Jahrhunderts ist an erster Stelle Käte Gläser mit ihren verdienstvollen Arbeiten zur Malerei des Berliner Biedermeier, »Berliner Portraitisten 1820–1850« und »Das Bildnis im Berliner Biedermeier« (1929, 1932), zu nennen. Über die Kunst der Kaiserzeit und die Berliner Secession(en) sind wichtige Arbeiten erschienen. Erinnert sei nur an Werner Doedes »Berlin. Kunst und Künstler seit 1870. Anfänge und Entwicklungen« von 1961.

Einen Überblick über die Kunstwerke in den Berliner Schlössern hat Helmut Börsch-Supan 1980 gegeben: »Die Kunst in Brandenburg-Preußen, ihre Geschichte von der Renaissance bis zum Biedermeier, dargestellt am Kunstbesitz der Berliner Schlösser«. Es handelt sich hier um ein mehrere Jahrhunderte umfassendes Gesamtbild, das, wie der Verfasser in seinem Vorwort betont, *»notgedrungen skizzenhaft und ungleichmäßig«* ausfallen mußte. In seinem 1988 erschienenen Buch »Die deutsche Malerei von Anton Graff bis Hans von Marées 1760–1870« hat er einen Abschnitt auch der Malerei in Berlin gewidmet.

Andere wichtige Arbeiten zum Thema werden später im laufenden Text zitiert.[3]

EIN NEUER VERSUCH. Auch der vorliegende Versuch über die Berliner Malerei im 19. Jahrhundert kann lediglich einige Entwicklungslinien zeigen. Eine nostalgische Verherrlichung der Berliner Malerei ist nicht beabsichtigt. Doch soll auch an Übersehenes oder bisher Verkanntes erinnert werden. Bei eingehenderer Beschäftigung mit diesem Zeitabschnitt trifft man immer wieder auf erstaunlich gute und beeindruckende Einzelleistungen. In ihrer Geschlossenheit und Gesamtleistung sollte daher die Berliner Malerei des 19. Jahrhunderts endlich den ihr gebührenden Platz einnehmen. Ihre Stärken und Schwächen werden auch das für sie Typische, eben das unverwechselbar Berlinische, erhellen. Nebenbei möchte dieser Versuch auch mancherlei Anregungen für gründlichere Studien und Forschungen über einzelne bisher vernachlässigte Gebiete oder Künstler geben.

Die Wurzeln und die allmähliche Entfaltung der Berliner Malerei in den letzten Dezennien des 18. und in den Anfängen des 19. Jahrhunderts werden hier etwas ausführlicher behandelt, weil die Kenntnis der Malerei dieser Zeit im allgemeinen geringer ist als die der darauf folgenden Jahrzehnte. Der Übergang vom 19. zum 20. Jahrhundert wird dagegen summarischer betrachtet, weil die Maler dieser Epoche weitgehend bekannt sind.

Seit Rosenbergs erstem Buch von 1879 ist es immer wieder unternommen worden, über die Malerei des 19. Jahrhunderts in anderen großen Städten oder Gebieten überschauend Rechenschaft zu geben. Mit dem steigenden Interesse am vergangenen Jahrhundert und dem größeren zeitlichen Abstand hat im letzten Jahrzehnt die Zahl solcher Publikationen sogar zugenommen.[4]

Dieser Versuch, die Berliner Malerei im 19. Jahrhundert in ihrer Entwicklung möglichst objektiv darzustellen, könnte dennoch unversehens zu einer Art Hommage werden. Gleichwohl: Das Urteil über die Gesamtleistung dieser Malerei muß am Ende dem Leser und Benutzer des Buches überlassen bleiben.

ANMERKUNGEN

1 Die bekannte Düsseldorfer Malerschule des 19. Jahrhunderts verdankte anfangs allerdings einen Teil ihres guten Rufes einigen Künstlern aus Berlin, die unter der Führung des 1826 zum Direktor der dortigen Akademie berufenen Wilhelm Schadow abgewandert waren.

2 Bei einzelnen Fachleuten muß sein Werk immerhin Anklang gefunden haben, denn 1887 erschien Rosenbergs »Die Münchener Malerschule in ihrer Entwicklung seit 1871«. Es handelt sich um die ihm in Auftrag gegebene Jahresgabe von 1886/87 des Kunstvereins Hannover. Bereits zwei Jahre später, 1889, wurde in Leipzig ein ähnliches Werk aus seiner Feder, wiederum als Jahresgabe 1888/89 für die Mitglieder des Kunstvereins Hannover, herausgegeben: »Aus der Düsseldorfer Malerschule. Studien und Skizzen«. Beide nicht sehr umfangreichen Arbeiten enthielten im Gegensatz zu Rosenbergs »Berliner Malerschule« bereits einige Kupfer- und Holzstiche als Illustrationen.

3 Einige Kunsthistoriker haben sich um die Erforschung und Darstellung einzelner Berliner Künstler oder Kunstepochen verdient gemacht. Erwähnt sei für die Berliner Malerei nur der Schadow-Forscher Hans Mackowsky. Für die Ausstellung »Ältere und neuere Berliner Kunst« (= Malerei) des Albrecht Dürer-Vereins in Nürnberg 1926, die noch im selben Jahr von der Nationalgalerie in etwas veränderter Form übernommen wurde, hat er im Katalogvorwort »Charakteristik der älteren Berliner Kunst« (von 1815 bis zu Menzels Tod) auf wenigen Seiten Wesentliches gesagt.

4 Außer den bereits zitierten Arbeiten von Alfred Rosenberg seien hier nur die wichtigsten genannt:
Heinrich Weizsäcker, »Das Frankfurter Kunstleben im 19. Jahrhundert in seinen grundlegenden Zügen geschildert«, Frankfurt am Main 1907 (Band 1)
Albert Dessoff (unter Mitwirkung von H. Weizsäcker), »Biographisches Lexikon der Frankfurter Künstler im 19. Jahrhundert (Maler, Bildhauer, Architekten)«, Frankfurt am Main 1909 (Band 2)
Friedrich Pecht, »Geschichte der Münchener Kunst im 19. Jahrhundert«, München 1887
»Die Münchner Malerei im 19. Jahrhundert«, Band 1; Rudolf Oldenbourg, Die Epoche Max Josephs und Ludwigs I. 1922 (von Waldemar Lessing nach dem Tode des Verfassers herausgegeben)
Band 2: Hermann Uhde-Bernays, Die Münchner Malerei 1850–1900, München 1927
Beide Bände sind revidiert neu herausgegeben von Eberhard Ruhmer, 1983
Horst Ludwig, »Münchner Malerei im 19. Jahrhundert«, München 1978
Derselbe mit 10 weiteren Autoren, »Münchner Malerei im 19. Jahrhundert«, München 1983/84. Bruckmanns Lexikon der Münchner Kunst. Das bisher umfangreichste, hervorragend ausgestattete vierbändige Werk enthält die Biographien von 1300 Malern in lexikalischer Anordnung auf 1600 Seiten mit 2400 Abbildungen, davon die meisten farbig.
Heidi Ebertshäuser, »Malerei im 19. Jahrhundert. Münchner Schule«, München 1979
Georg Gronau, »Kasseler Maler des 19. Jahrhunderts«, Marburg 1915
Otto Fischer, »Schwäbische Malerei des 19. Jahrhunderts«, Berlin 1925
Arthur von Schneider, »Badische Malerei des 19. Jahrhunderts«, Berlin 1935
Bruno Grimschitz, »Österreichische Maler vom Biedermeier zur Moderne«, Wien 1963
Heinrich Fuchs, »Die österreichischen Maler des 19. Jahrhunderts«, 3 Bde., Wien 1972/73 (Selbstverlag), dazu zwei Nachtragsbände A-K und L-Z, Wien 1978. Inzwischen sind auch die Bände zu den österreichischen Malern des 20. Jahrhunderts erschienen.
Wolfgang Hütt, »Die Düsseldorfer Malerschule 1860 bis 1869«, Leipzig 1964
»Die Düsseldorfer Malerschule«, Katalog, Düsseldorf 1979, hrsg. von Rolf Andree und 10 Mitarbeitern
Walter Scheidig, »Die Geschichte der Weimarer Malerschule 1860–1900«, Weimar 1971

Malerei in Berlin im letzten Drittel des 18. Jahrhunderts

Ein Blick zurück auf die Anfänge

Trotz etlicher erfolgreicher Bemühungen einiger seiner Vorgänger um das Wachstum und Gedeihen der Stadt Berlin-Cölln hatte erst Friedrich Wilhelm, Kurfürst von Brandenburg, der seit der Schlacht von Fehrbellin im Jahr 1675 den Beinamen »der Große« trug, das wenig bedeutende Gemeinwesen zu einer vielbeachteten Residenzstadt gemacht. Das ist in der nicht mit reichen Bodenschätzen gesegneten, durch den Dreißigjährigen Krieg entvölkerten Mark Brandenburg ein hartes Stück Arbeit gewesen. In den Anfängen seiner Regierung mußten alle finanziellen Mittel zunächst für den Wiederaufbau der nach 1648 kaum noch lebensfähigen Stadt verwendet werden. Dann aber hatte der bereits in Holland mit Wissenschaft und Kunst vertraut gewordene Kurfürst, ein ebenso tatkräftiger wie weiser Herrscher, sein Sinnen darauf gerichtet, seiner Stadt auch ein solides kulturelles Fundament zu geben.

Um sogleich auf die Künste zu kommen: Unter den ortsansässigen Berlinern hatten sich kaum geeignete Begabungen gefunden, die den Ansprüchen des Kurfürsten genügten. So hatte er ausländische Architekten, Bildhauer, Maler und Kunsthandwerker nach Berlin berufen, Holländer zumeist, aber auch Franzosen und Italiener. Dazu kamen die kulturellen Impulse von seiten der aus Frankreich vertriebenen Hugenotten, denen der Kurfürst in seinem Land Zuflucht bot.

Des Großen Kurfürsten Sohn Friedrich I., seit 1701 der erste König in Preußen, dessen barocke Prunkliebe nach französischem Vorbild die Staatsfinanzen stark beansprucht hatte, ist vor allem aus Gründen der Repräsentation an seinem Hofe den schönen Künsten zugetan gewesen. 1696 hatte er die später lange Zeit hindämmernde Akademie der Künste ins Leben gerufen. Seine kluge und musikbegeisterte Gemahlin Sophie Charlotte hatte gemeinsam mit dem Philosophen Leibniz die Gründung einer Societät der Wissenschaften, der späteren Akademie, gefördert. Im Jahr 1700 war sie vom Kurfürsten gestiftet worden, ihr erster Präsident wurde Leibniz. Die Bedeutung dieser Institution war in der Folgezeit gesunken. Eine eigenständige Malerei von einiger Bedeutung hatte sich noch nicht entwickelt.

Der Nachfolger, König Friedrich Wilhelm I., als Soldatenkönig in die Geschichte eingegangen, war als sparsamer Hausvater seines Staates auf die Ordnung der zerrütteten Finanzen und die Schaffung eines tüchtigen Heeres bedacht. Doch auch dieser gestrenge Herrscher hatte nicht völlig den Künsten abgeschworen. Unter seiner Regierung war die Residenz an der Spree erweitert und – soweit es die Finanzen zugelassen hatten – nach seinen Wünschen auch *»embellirt«* worden. Seine Beziehung zur Malerei war, da er selber darin *»in tormentis«* dilettierte, zwiespältiger Natur. Immerhin hatte er den französischen Maler Antoine Pesne, den sein Vater 1708 nach Berlin geholt hatte, – wenn auch halben Herzens – weiterbeschäftigt. Er ist sogar an Bilderkäufen interessiert gewesen. Seinem Gesandten in Holland hat er den schlauen Rat gegeben: *»Diejenigen Piecen, so Ihr vor mich kauffet, müssen auch recht gut, jedoch nicht eben die Kostbarsten und Theuersten seyn und will ich lieber viele, doch gute Stücke haben als wenige und sehr theure . . . «*

Die Berliner Malerei beschränkte sich damals auf die Dekoration von Innenräumen einiger Schlösser und Palais mit Decken- und Wandbildern und auf höfische Porträts. Noch immer gaben Ausländer in der bildenden Kunst den Ton an. Zu den Einwanderern zählte auch der Landschafts- und Blumenmaler Jean Baptiste Dubuisson, dessen bei Pesne ausgebildeten Söhne Emanuel und Augustin später unter Friedrich II. in Berlin als Porträt-, Blumen- und Früchtemaler tätig waren. Geschätzte Bildnismaler waren Carl Leygebe und der aus Schweden stammende Johan Harper. Dismar Daegen war für Schlachtengemälde zuständig, doch sind aus heutiger Sicht seine frühen Stadtbilder dokumentarisch bedeutsamer. Verglichen mit anderen deutschen Regionen hatte die Malerei in Berlin bis zum Tode des Soldatenkönigs also nur recht bescheidene Leistungen hervorgebracht.

Die französisch orientierte Kunst unter Friedrich dem Großen

Bereits in seinen unbeschwert glücklichen Rheinsberger Tagen hatte Kronprinz Friedrich auf dem Gebiet der Architektur und bildenden Kunst zwei Mitarbeiter für seine Ideen und Pläne gefunden. Der Baumeister und

Maler Georg Wenzeslaus von Knobelsdorff sollte in allen baukünstlerischen Fragen sein engster Mitarbeiter und Freund werden, und der Dritte in diesem Bunde war der Maler Antoine Pesne. Er war schon für den Großvater und den ungeliebten Vater Friedrichs tätig gewesen, hat sich jedoch erst unter Friedrich dem Großen entfalten können. Ihm verdankt die Berliner Malerei die gute Ausbildung junger Berliner Kunsteleven. Sein großes Atelier in der Oberwallstraße 3 war eine Lehrstätte, wie man sie damals – besonders im Porträtfach – nirgendwo sonst in dieser Stadt hätte finden können. Des Königs Vorliebe für alles Französische in Wissenschaft, Philosophie und Literatur ist sattsam bekannt. Selbstverständlich begeisterte ihn auch die französische Malerei seines Jahrhunderts. Friedrich versuchte daher über Mittelsmänner jene Bilder der Watteau, Lancret, Pater oder Boucher in Paris zu erwerben, die heute eine der schönsten Zierden des Schlosses Charlottenburg sind. Die deutsche Malerei seiner Epoche, ganz zu schweigen von den durchschnittlichen Leistungen der Berliner Maler, konnte sich mit der französischen damals nicht messen. Daß sich in der Haupt- und Residenzstadt Berlin, begünstigt durch die frankophilen Neigungen des Königs und die Anwesenheit der Hugenotten, das französische Element immer nachhaltiger durchsetzen konnte, liegt auf der Hand. Es sollte dem berlinischen Wesen von größtem Vorteil sein. Um so erstaunlicher, daß Friedrichs große Bauunternehmungen, wie Rheinsberg, das Opernhaus in Berlin, der Knobelsdorff-Flügel des Schlosses Charlottenburg und Sanssouci, vornehmlich in ihren Innendekorationen zu den schönsten Zeugnissen eines unverwechselbaren preußischen Rokoko wurden, wie es mit seinen überaus phantasievollen, geistreich-graziösen Formen weder in Frankreich noch in anderen deutschen Regionen ähnlich zu finden war.

Nach der Mitte des 18. Jahrhunderts bahnten sich manche Veränderungen an. Knobelsdorff starb 1753. Zwischen dem König und ihm hatte es zuletzt schwere Zerwürfnisse gegeben, die Friedrich aber nach dem Tode seines größten Baumeisters vergaß. In einer Gedächtnisrede pries er 1754 die Verdienste des Freundes und Weggenossen. Antoine Pesne, der vertrauteste Freund Knobelsdorffs, starb vier Jahre später.

Mit dem Bau und der Fertigstellung des Neuen Palais in Potsdam als eines Staats- und Repräsentationsschlosses der zweiten preußischen Residenz setzte ein zunächst kaum spürbarer Wandel in der Baukunst ein. Was, wie in Sanssouci, heiter, hell und beschwingt, von zarter Musikalität gewesen war, wurde nun eine Spur seriöser, feierlicher; was in der Dekoration der Innenräume kühn und schwungvoll sich entfaltet hatte, wurde geradliniger, geregelter.

Um den kunstliebenden Friedrich II. wurde es einsamer. Doch seine Feder ruhte nicht, und die Flöte war ihm unentbehrliche Gefährtin und Trösterin in Kriegs- und Friedenszeiten. Und gewiß hat er auch oft zu seiner eigenen Erbauung in seiner Bildergalerie in Sanssouci vor den von ihm zusammengebrachten Gemälden geweilt, so wie ihn Menzel in einem Holzschnitt zu Kuglers Geschichte Friedrichs des Großen mehr als ein halbes Jahrhundert später dargestellt hat. Gemälde großer Berliner Maler konnten noch nicht darunter sein.

Der Abgesang des höfischen Rokoko. Im Geist der Aufklärung: Zopf und früher Klassizismus

Während gegen Ende der fünfziger Jahre des 18. Jahrhunderts die offizielle Malerei fast ausschließlich in den Händen französischer Künstler gelegen hatte und die wenigen Berliner Maler vorwiegend im höfischen Bereich mit dekorativen Aufträgen betraut waren, bahnte sich nach der Jahrhundertmitte auch hier Neues an, das weit allgemeinerer Natur war und viele Lebensbereiche umfaßte. Es war der Geist der Aufklärung, das »siècle de lumière« Frankreichs, dem Friedrich schon früh huldigte. Allmählich drang dieser Geist auch in die bürgerliche Sphäre der Literaten und Gelehrten in Berlin ein. Zwischen 1748 und 1768 war Lessing viermal für mehrere Jahre in Berlin. Das erste Mal war der junge Literat noch kaum bekannt, doch seine scharfen Kritiken in der Spenerschen – seit 1750 Vossischen – Zeitung ließen bereits aufhorchen. Seit 1752 aber zählte er als einer der besten Köpfe zu dem gelehrten Freundeskreis der fortschrittlichen Aufklärer, der sich im Hause des Verlegers und Schriftstellers Friedrich Nicolai zusammenfand und zu dem vor allem der jüdische Philosoph Moses Mendelssohn und der Dichter Karl Wilhelm Ramler gehörten. In diesem Kreis teilte man nicht die Vorliebe des Königs für alles Französische.

Die nicht aufzuhaltende Emanzipation der bürgerlichen Kräfte erfüllte die wenigen Berliner Maler mit gewissen Hoffnungen, weil nun die französisch bestimmte höfische Kunst nicht mehr als alleinseligmachend galt. Man begann sich mit England zu beschäftigen, und das Augenmerk mancher Kunstliebhaber richtete sich sogar nebenbei auch auf Schöpfungen der eigenen Landsleute. Da gab es allerdings noch nicht allzuviel zu entdecken, und was man fand, trug zunächst noch kaum selbständige Züge. Zu sehr standen die Maler in Berlin noch unter dem Einfluß des Antoine Pesne und seiner begabten Landsleute. Wer waren nun die ersten bekannteren Künstler, die sich vom höfischen Rokoko zu lösen begannen und auf eine eigenständigere Kunst in Berlin zusteuerten?

Beginnen wir bei den Bildnismalern, die damals noch weitgehend für den Hof tätig waren. MARTIN FALBE, ein gebürtiger Berliner, war nicht nur bei Pesne ausgebildet worden, sondern später noch eineinhalb Dezennien bei ihm tätig und ein Freund des »preußischen Franzosen«. Nach dessen Tod durfte er laut Testament die noch unfertigen Bilder des Meisters vollenden. Bis 1782 hat Falbe in Berlin gelebt und als einer der ersten Bilder von nachbarocker Schlichtheit geschaffen. Wie das um 1760 entstandene Damenporträt entbehren sie allerdings 1
meist jener höfischen Grazie und Eleganz, wie man sie bei Pesne und anderen Franzosen so sehr schätzte, doch waren sie bei einer gewissen Sprödheit in Form- und Farbgebung in ihrer Zurückhaltung ehrlich und ungeschönt. Zum ersten Male offenbaren sich hier gewisse Wesenszüge, die uns in der Berliner Bildniskunst bis weit in das 19. Jahrhundert hinein immer wieder begegnen werden.

1692, also zur Regierungszeit des Großen Kurfürsten, war der Pole GEORG LISIEWSKI an die Spree gekommen. Nach bescheidenen Diensten zum Maler ausgebil-

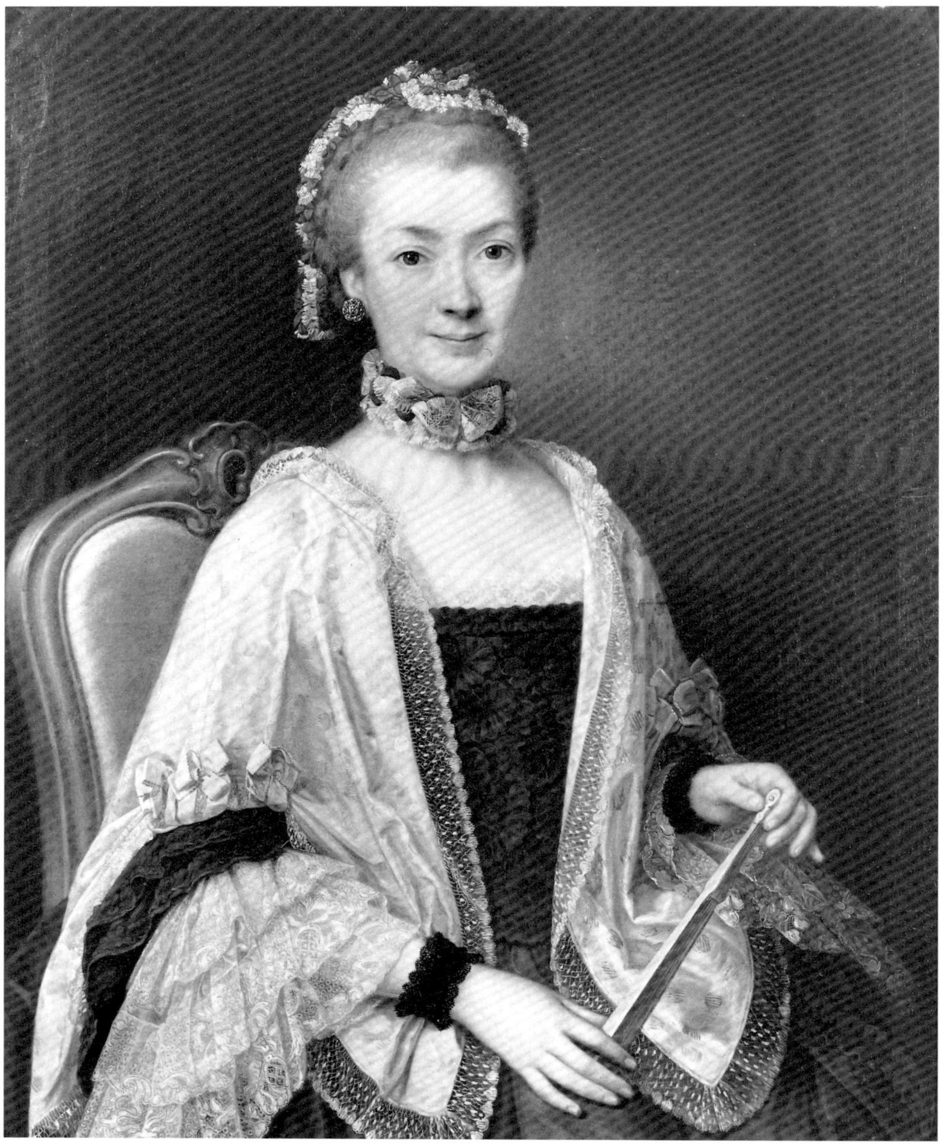

1 JOACHIM MARTIN FALBE
Bildnis einer Unbekannten, um 1760
Berlin, Berlin Museum

det, reüssierte er erst unter dem Soldatenkönig als Porträtmaler. Wie überliefert ist, hatte er neben Persönlichkeiten aus höfischen Kreisen und den Langen Kerls bereits auch wohlhabende Bürger porträtiert und seine Kinder in der Malerei ausgebildet. Am begabtesten war seine Tochter ANNA-DOROTHEA LISIEWSKI VEREHEL. THERBUSCH, die in der Art des französischen Rokoko zu malen begann; in ihren Anfängen konnte sie sich der Pesneschen Kunst wie auch der von Watteau, den sie öfter kopierte, nicht wirklich entziehen. Infolge ihrer Heirat hat sie dann jahrelang jede künstlerische Tätigkeit aufgegeben. Nach einer Berufung an den Hof Herzog Karl Eugens in Stuttgart weilte sie 1764 wieder kurz in Berlin, zog dann aber nach Paris, wo sie als eine der ersten Malerinnen überhaupt sogar zum Mitglied der Académie Royale de Peinture ernannt wurde. Als sie um 1770 nach Berlin zurückgekehrt war, wurde sie am Hof Friedrichs des Großen, beim Adel, aber auch beim Bürgertum bald als begehrte Porträtistin geschätzt. Beachtlich sind ihre Leistungen im Bildnisfach. Das 1782 entstandene bekannte Porträt der schönen Jüdin Henriette Herz, 2 Gemahlin des Marcus Herz, in deren Salon sich die bekanntesten Berliner Persönlichkeiten gern zu treffen pflegten, atmet noch etwas vom Geist des Dixhuitième, des allem Weiblichen huldigenden Jahrhunderts. Die Herz ist als Nektar schenkende Göttin Hebe in antikischer Gewandung dargestellt. Ein höchst reizvolles Porträt als Braut, das in Auffassung und malerischer Qualität nichts zu wünschen übrigläßt, wenn es auch an das wenige Jahre zuvor entstandene Bildnis der Gräfin Lichtenau

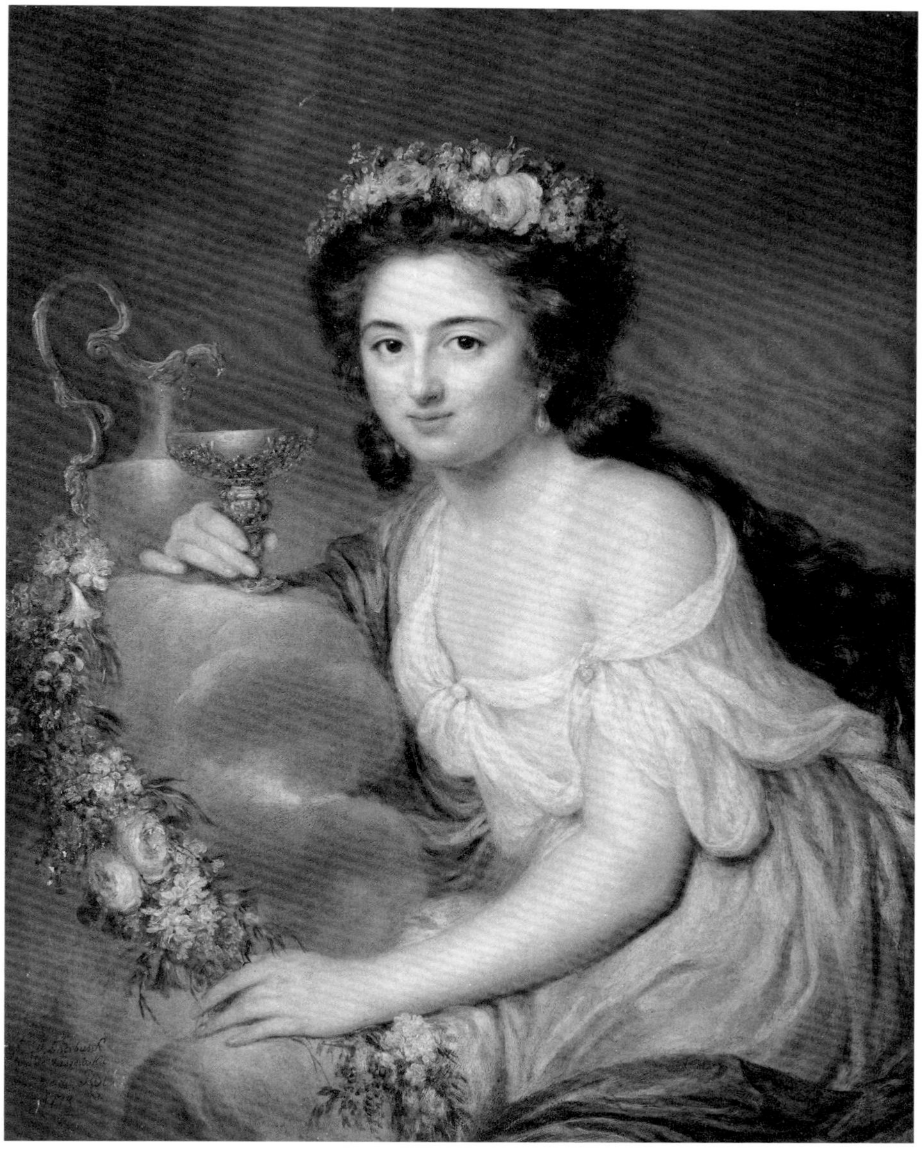

2 ANNA DOROTHEA THERBUSCH
Henriette Herz als Hebe, 1778
Berlin, SMPK, Nationalgalerie

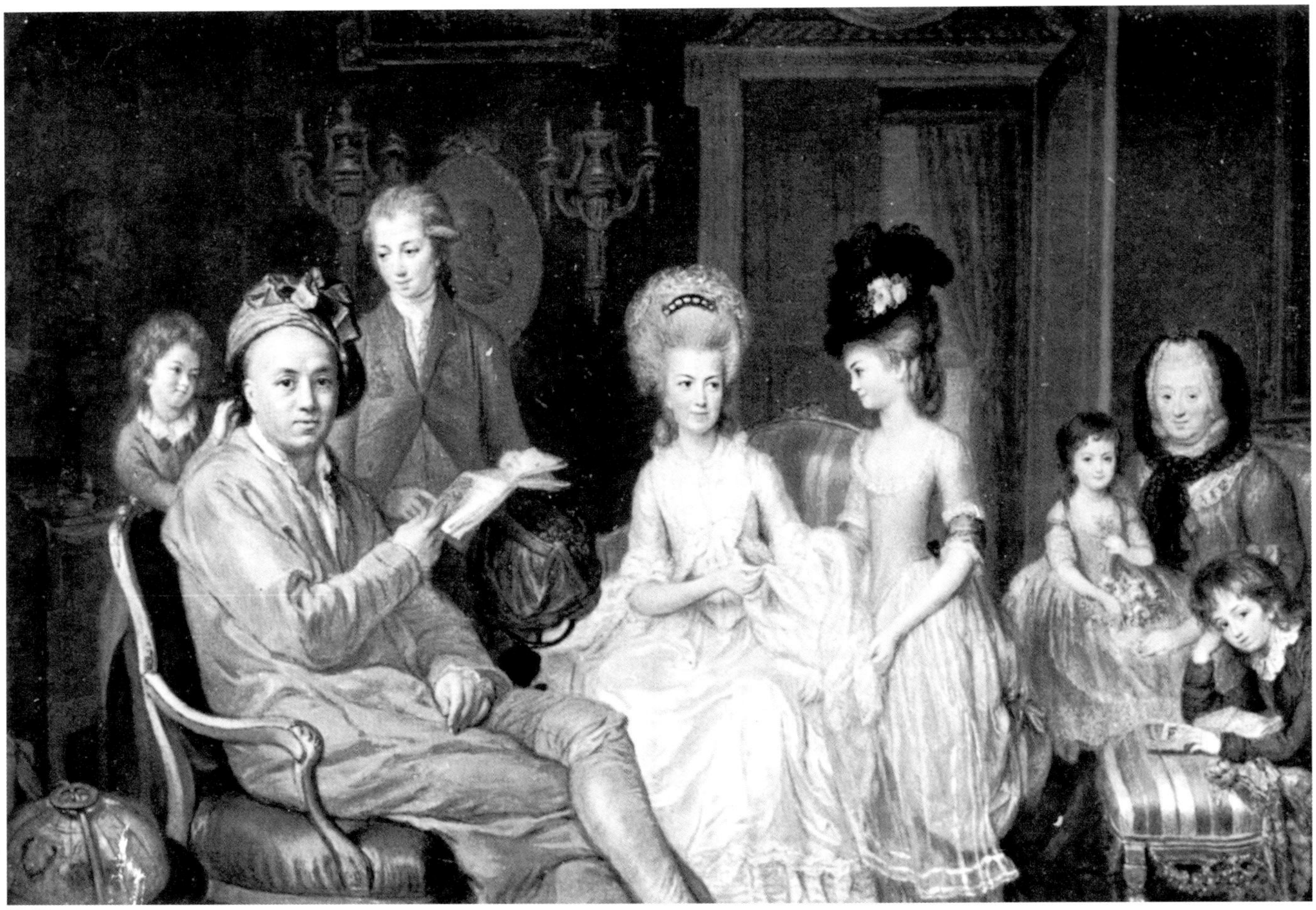

künstlerisch nicht ganz heranreicht. Daß Anna Dorothea Therbusch gegen Ende ihres Lebens auch Zugang zu dem bürgerlich-berlinischen Kreis der Aufklärer fand,
3 beweist das um 1780 entstandene Familienbildnis des Verlegers und Buchhändlers Friedrich Nicolai mit seiner Gattin, den drei Söhnen und zwei Töchtern und der Großmutter im Nicolaischen Haus in der Brüderstraße. Die lockere, freiere Gestaltungsweise des späten Rokoko ist hier bei geschickter Gruppierung der Dargestellten einer bürgerlich-biederen Auffassung gewichen. Der Übergang vom verklungenen Rokoko zum sich anbahnenden frühen Klassizismus wird oft auch »Zopfstil« genannt, eine allzu abwertende Bezeichnung. Man sollte eher von »Frühklassizismus« sprechen.

Es gibt von der Therbusch eindringliche Selbstbildnisse, die ohne jede Schönfärberei auch das Leidvolle ihres Lebens erahnen lassen. Das letzte, 1782 geschaffene
4 Selbstbildnis beweist noch einmal, was sie zu leisten vermochte. In einem – vor allem in der Graphik damals beliebten – gemalten Steinrahmen wie an einer Fensteröffnung sitzend, hat sie sich seitlich vor ihrer Staffelei mit einem Buch in der Hand dargestellt. Mit ihren 61 Jahren wirkt sie zwar matronenhaft, aber Haltung und Blick mit dem Einglas vor dem rechten Auge sprechen von der ungebrochenen Kraft und Intensität ihres Wesens und Wollens. Zwar war sie, wie ihre Signatur stolz kündet, »peintre du Roy«, doch mied sie selbst jede höfische Attitüde, die sie dagegen in manchen Auftragsbildnissen so glänzend darzustellen wußte; eine hochbegabte Malerin, die in diesem Bildnis ein Resümee ihres Lebens zwischen höfischem Rokoko und einem bereits aufkommenden bürgerlichen Zeitalter gab.

Das schönste Lob hat ihr der Kunstschriftsteller J. E. Meusel in einem Nachruf gespendet. Für ihn war sie *»in allem Betracht eine seltne und verdienstvolle Frau«*. Außer ihrem großen Talent hatte sie auch *»den durchdringendsten Verstand, das feinste Gefühl und den edelsten Charakter, der sich bey ihren Schicksalen nie verläugnete«*. Trotz ihrer Leiden in den letzten Lebensjahren sei ihr lebhafter Geist unaufhörlich beschäftigt gewesen.

3 ANNA DOROTHEA THERBUSCH
Die Familie Friedrich Nicolai, 1782
Verbleib unbekannt

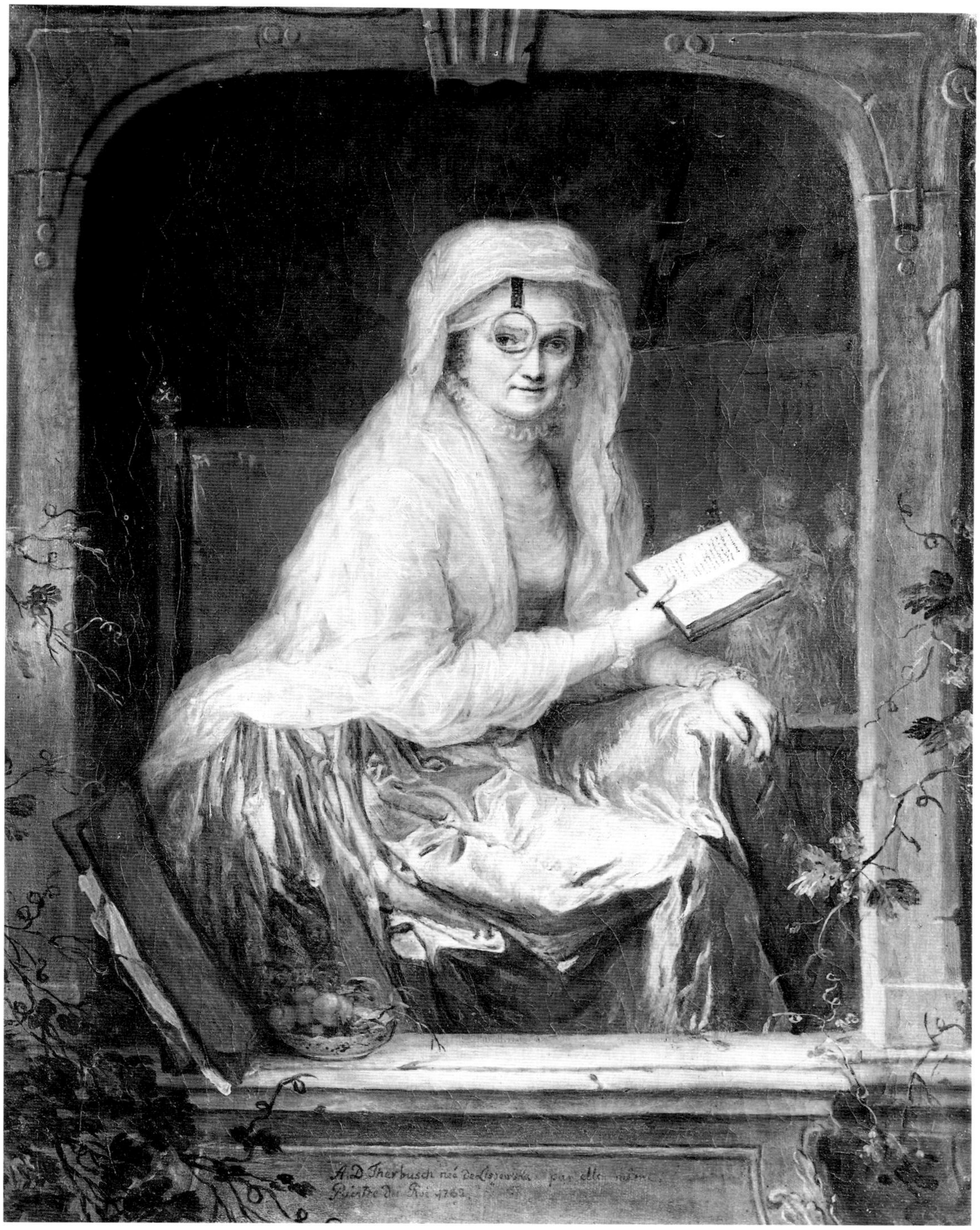

Ihr minder begabter Bruder, Friedrich Reinhold Lisiewski, mit dem sie in späteren Jahren ihr Atelier teilte, hat übrigens – wie es heißt – wohl in einigen ihrer Bilder die Köpfe äußerst präzise und plastisch ausgeführt, während die Therbusch vor allem den seidigen Glanz der kostbaren weiblichen Gewänder meisterlich wiederzugeben wußte.

Ihre ältere Schwester, ANNA-ROSINA DE GASC – in erster Ehe verheiratet mit dem Maler David Matthieu –, die nach ihrer zweiten Heirat Hofmalerin in Braunschweig wurde, reichte mit ihrem Können nicht ganz an sie heran. Auch Anna-Rosina betätigte sich im Bildnisfach und schuf an verschiedenen Höfen Porträts in Öl und Pastell. Das nach der Jahrhundertmitte entstan-

4 ANNA DOROTHEA THERBUSCH
Selbstbildnis mit Einglas, 1762
Nürnberg, Germanisches Nationalmuseum

5 dene, anmutige Bildnis einer Berlinerin an ihrem Teetisch scheint auf den ersten Blick noch dem Rokoko anzugehören, doch ist bereits eine in Einzelheiten realistischere Auffassung offenkundig. Der bürgerliche Alltag ist hier, ähnlich wie bei Falbe, deutlich näher gerückt. Anna-Rosinas Schüler JOHANN HEINRICH CHRISTIAN FRANKE war ebenfalls vorwiegend als Bildnismaler tätig. Die meisten seiner Arbeiten sind uns nur als Nachstiche bekannt. Mit seinen populären Friedrich-Bildern ist er unvergessen: Eines, offenbar ein Frühwerk,

zeigt den seinen Hut zum Gruße ziehenden König, es ist 6
etwas naiv-ungelenk, aber gewiß echt empfunden. Der König hat das volkstümliche Bildnis besonders geschätzt und zahlreiche Repliken davon verschenkt. Ein anderes von 1787 zeigt den König am Schreibtisch, die Uhr weist, durchaus im allegorischen Sinne, auf die späte Nachtstunde hin. Man hat dies Bild auch oft ›Es ist vollbracht‹ genannt.

Bei den Bildnissen von Angehörigen höfischer Kreise war – wie im bürgerlichen Bereich – ebenfalls ein gewisser

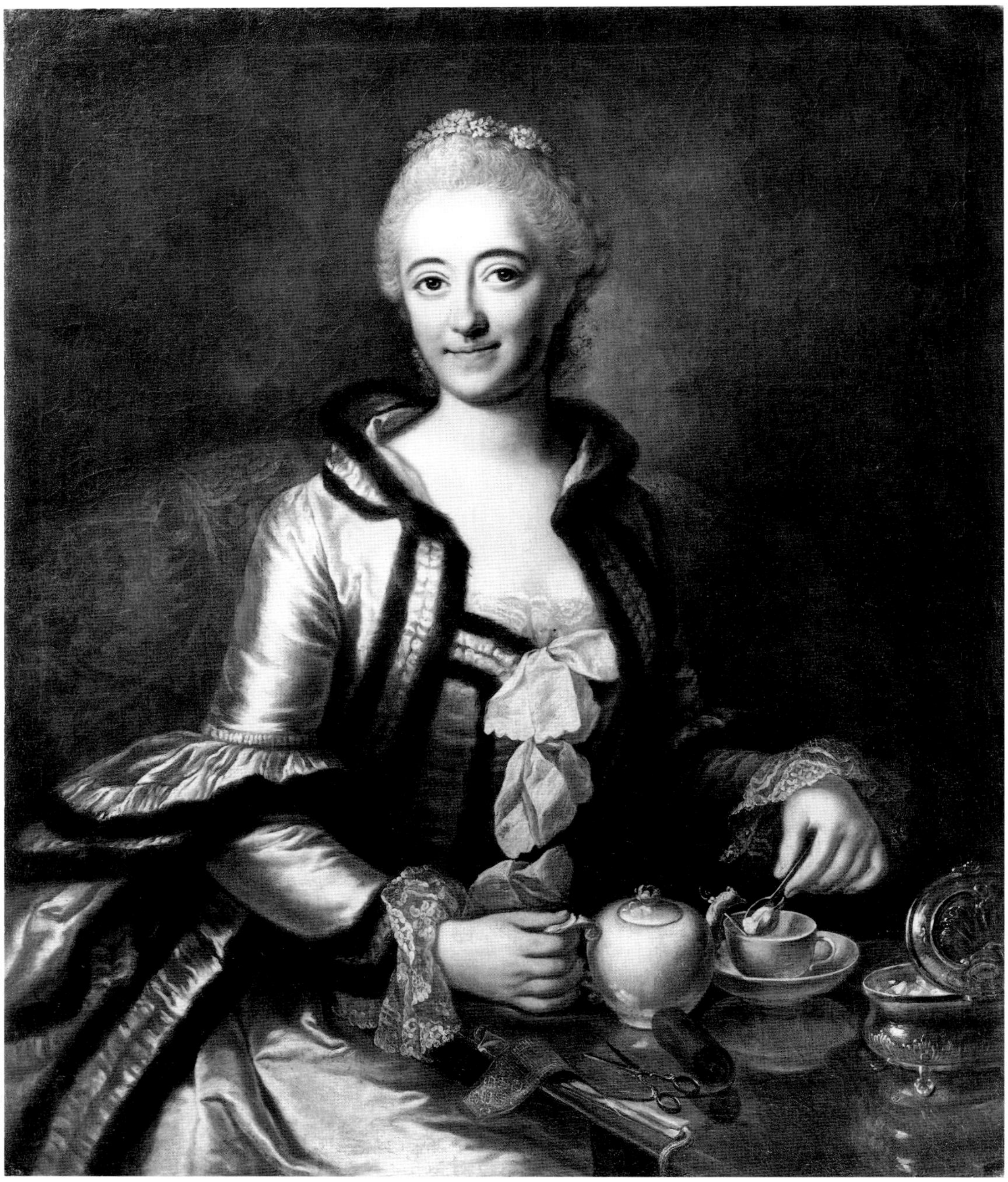

5 ANNA ROSINA DE GASC
Am Teetisch, nach 1750
Berlin, Berlin Museum

Geschmackswandel eingetreten. Wenn auch die großen portraits d'apparat des Absolutismus, jene ausschließlich der Repräsentation dienenden, im Format meist lebensgroßen, ganzfigurigen Bildnisse, wie FRIEDRICH RÉCLAM sie für den Hof vorwiegend schuf, hin und wieder noch gefragt waren, bevorzugte man nun die intimer wirkenden kleinen, oft ovalen Öl-, mehr noch Pastellbildnisse. Sie beschränkten sich meist auf die Wiedergabe des Antlitzes der Dargestellten. Bewunderte Vorbilder waren hier die Leistungen der Franzosen, allen voran die des Schweizers Liotard. Bei solchen Porträts kam es nicht mehr auf die vorher so geliebten »Zutaten« an, wie allegorische Anspielungen, schmückende Äußerlichkeiten und Dekorationen, um so mehr aber auf die möglichst genaue Erfassung der Physiognomie des Dargestellten. So hat der seit den achtziger Jahren zeitweise in Berlin ansässige FRIEDRICH AUGUST DARBES neben Ölbildern eine Reihe vorzüglicher Pastellbildnisse geschaffen. Zu ihnen zählen die um 1785 entstandenen Porträts König Friedrich Wilhelms II. und seiner Gemah- 7

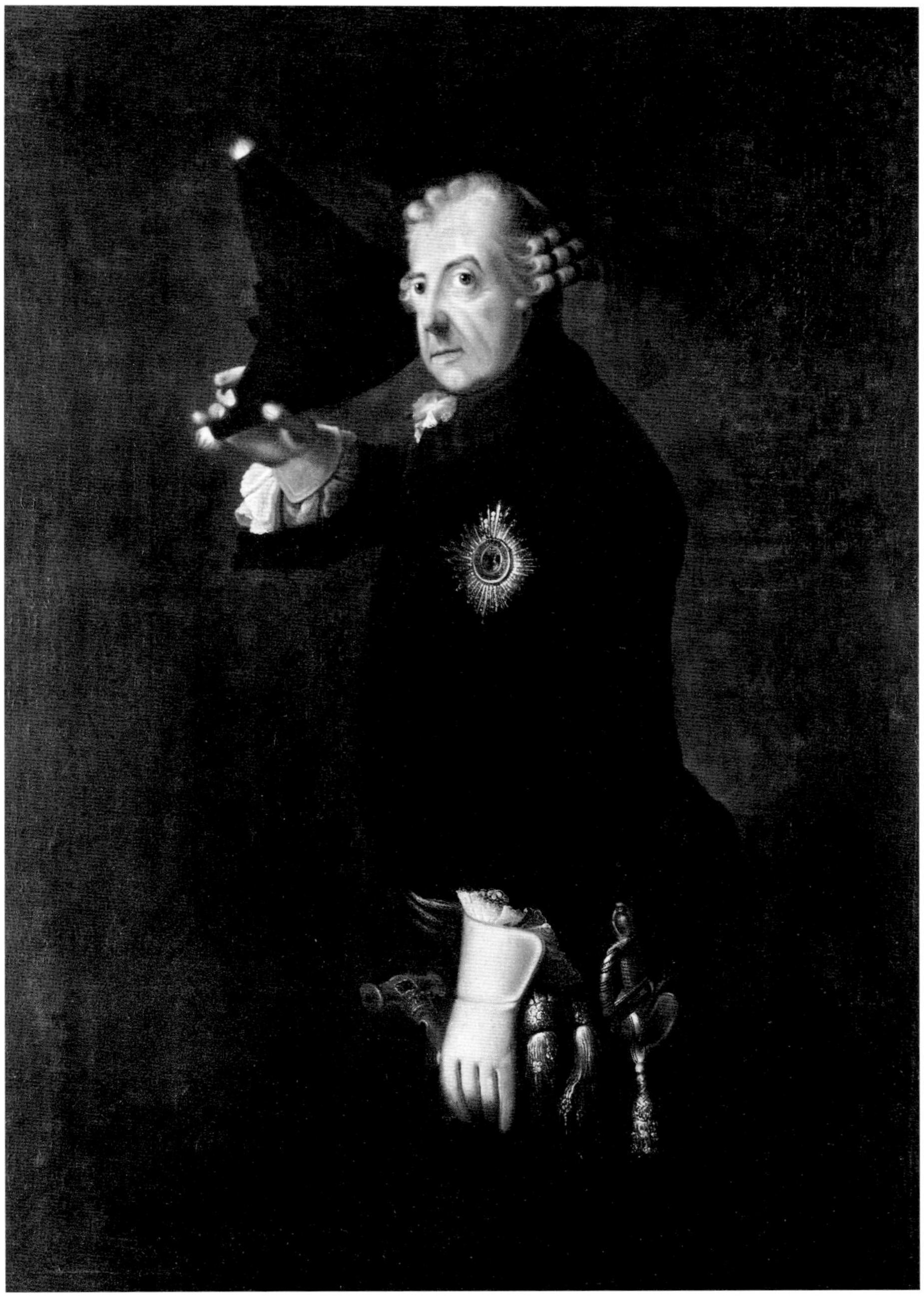

6 JOHANN HEINRICH CHRISTIAN FRANKE
Friedrich der Große den Hut ziehend
Berlin, SSG, Schloß Charlottenburg

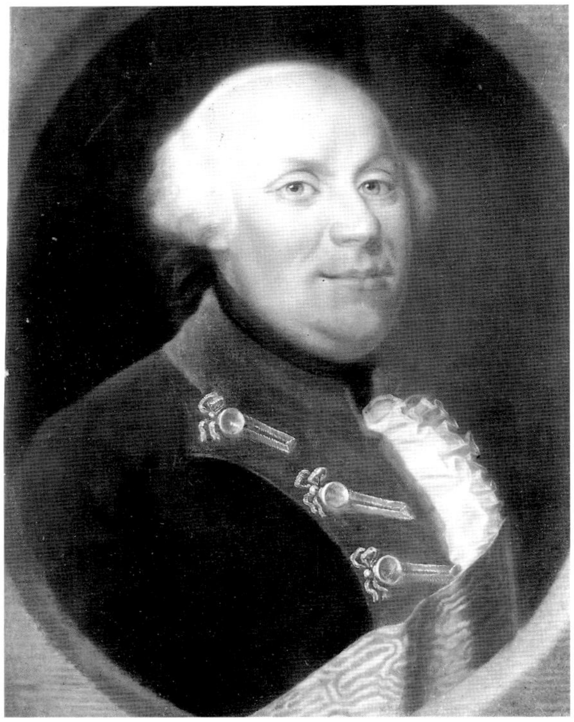

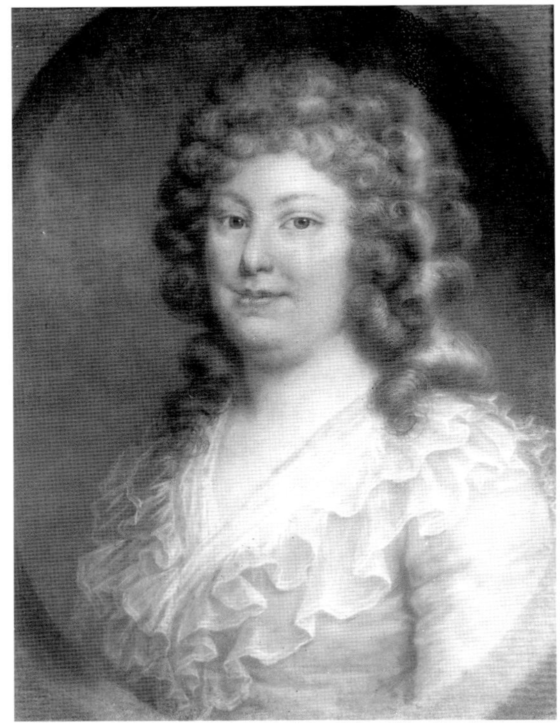

8 lin Friederike Luise, beide auf der Berliner Akademischen
Kunstausstellung 1785 ausgestellt, und das des jungen
9 Prinzen Friedrich Wilhelm (später König Friedrich Wil-
helm III.). Im knappen Bildausschnitt dominierte die
Wiedergabe der Gesichtszüge des Königspaares, wäh-
rend der in seiner Gestalt noch knabenhaft wirkende
Kronprinz als Halbfigur dargestellt war. Darbes ver-
schönte nicht, suchte aber gewiß die äußerlich vorteilhaf-
teste Seite seines jeweiligen Gegenübers hervorzuheben.
10 Sein Pastellbildnis des Ignaz Aurel Fessler von 1798, eine
reine Profilansicht vor neutralem Hintergrund, gibt eine der interessantesten Persönlichkeiten der damaligen Zeit an der Wende vom 18. zum 19. Jahrhundert wieder. Der ehemalige Kapuzinermönch, der den kühnen Schritt zum protestantischen Geistlichen gewagt hatte, machte sich als Orientalist und Literat wie auch als Herausgeber von Zeitschriften in Berlin einen guten Namen. Als einer der vielen Freimaurer der Stadt war er auch einer der Gründer der Berliner Mittwochsgesellschaft, einer zunächst geheimen »Privatgesellschaft von Freunden der Gelehrsamkeit«, in der sich bekannte Persönlichkeiten, wie hohe Beamte, Akademiker und Literaten, zu regem literarischem Gedankenaustausch zusammenfanden. Das kleine Pastell steht mit anderen großen Bildnissen am Beginn einer Epoche, deren Maler nicht nur das Herrscherhaus, den Adel und die hohen Militärs abkonterfeiten, sondern auch verdienstvolle Männer aller Berufe, insbesondere aber Gelehrte und Künstler. Inspiriert war diese Malerei von Johann Caspar Lavaters berühmtem Werk »Physiognomische Fragmente zur Förderung der Menschenkultur und Menschenliebe«, 1774–1778 (4 Bände). Aus Kopfform und Physiognomie glaubte Lavater Charakter und Temperament erkennen zu können. Die Phrenologie oder Schädellehre des Anatomen Franz Josef Gall, der aus der Kopfform und der Anordnung von Hirnteilen auf bestimmte Eigenschaften des Menschen zu schließen versuchte, kam zu Beginn des 19. Jahrhunderts hinzu. Von solchen Erkenntnissen waren die Zeitgenossen damals ganz und gar durchdrungen. Die gesteigerte Nachfrage nach Bildnissen bekannter Persönlichkeiten förderte auch ihre Verbreitung durch Nachstiche und -radierungen. Sehr beliebt waren damals auch die Silhouetten, eine Kunst, in der sich häufig auch Dilettanten übten.

Toleranz, Humanität und allgemeine Bildung galten als die höchsten Ziele der Aufklärer. Zwischen 1740 und 1800 gab es allein in Berlin 29 Freimaurerlogen und für die bildungshungrigen Bürger außerdem mehrere literarische Lesegesellschaften. Die Literatur spielte in dem »tintenklecksenden Säculum«, wie dieses Jahrhundert ironisch genannt wurde, eine bedeutendere Rolle als die bildende Kunst. Das Wort, die Schrift waren für die Aufklärer die Mitte aller Kultur. Voltaire war davon über-

7 Joseph Friedrich August Darbes
König Friedrich Wilhelm II.
Pastell
Verbleib unbekannt

8 Joseph Friedrich August Darbes
Königin Friederike Luise von Preußen,
Gemahlin Friedrich Wilhelms II.
Pastell
Verbleib unbekannt

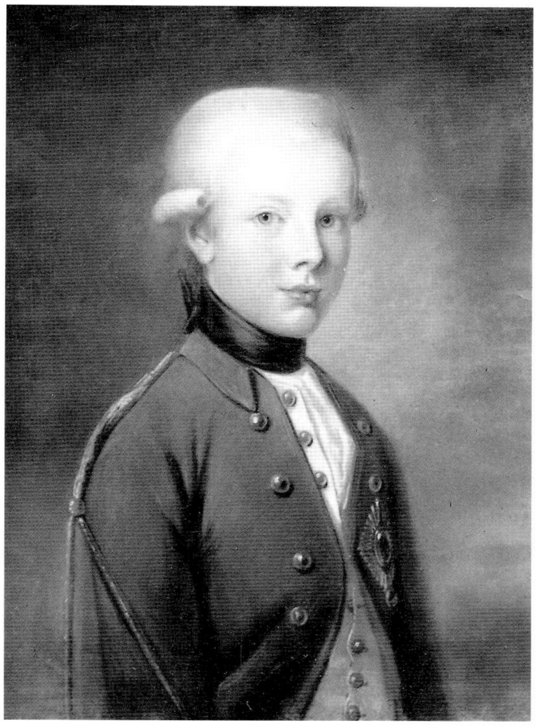

zeugt, daß man durch Rede und Schrift die Menschen aufgeklärter und besser machen könne und daß Bücher die Welt regierten, mindestens bei jenen Völkern, die des Lesens und Schreibens kundig seien. Er nannte als »Beweis« das Bürgerliche Gesetzbuch, den französischen Militärkodex und das Evangelium. Über die bildende Kunst, im engeren Sinne die Malerei, wurde in den für Wissenschaft und Kunst aufgeschlossenen Zirkeln viel theoretisiert und geschrieben. Johann Georg Sulzers häufig zitiertes Werk »Allgemeine Theorie der Schönen Künste 1771–1774«, ein sehr umfangreiches Opus, war ebenso ein Ausdruck dieses gesteigerten Interesses wie das von Nicolai geschaffene Verzeichnis »jetztlebender Künstler, Maler, Bildhauer, Wachsbossierer, Kupferstecher, Holz- und Stahlschneider usw. nebst kurzer Nachricht von ihrem Leben«, das er der dritten Auflage 1786 (1. Auflage 1769) seiner so verdienstvollen »Beschreibung der Kgl. Residenzstädte Potsdam und Berlin« beigefügt hatte. Er führte darin 43 Maler aller Gattungen in Berlin und Potsdam, ferner auch die privaten Berliner Kunstsammlungen, auf. Mit diesem Buch stellt Nicolai eine Verbindung her zwischen den Gelehrten, dem künstlerischen Berlin und der Bevölkerung. Gleichzeitig diente es als eine Art Fremdenführer. ANTON GRAFF, einer der besten Porträtisten seiner Zeit, der nicht eigentlich der Berliner Malerei zuzurechnen ist, aber durch seine häufigen Aufenthalte in Berlin und seine Heirat mit einer Tochter Sulzers der Berliner Kunst verbunden war,
hat das eindringliche Bildnis des großen Aufklärers Nico- 11
lai geschaffen. Der nüchterne, fast skeptisch anmutende Blick des Dargestellten offenbart zugleich auch den wachen, beweglichen Geist des Mannes, dessen schriftstellerische und verlegerische Unternehmungen – es sei nur an seine Allgemeine Deutsche Bibliothek erinnert – einen heute kaum mehr vorstellbaren Fleiß bekunden.

Nur wenige Maler, die in der zweiten Hälfte des 18. Jahrhunderts in Berlin tätig waren, können hier genannt werden, denn in vielen Fällen fehlen uns überlieferte Zeugnisse ihres künstlerischen Schaffens, und außerdem sollen in diesem Zusammenhang nur die künstlerischen Ahnen der Berliner Maler des 19. Jahrhunderts vorgestellt werden. Einige waren nach wie vor hauptsächlich damit befaßt, Schlösser und Palais und andere große öffentliche oder auch private Bauten mit Wand- und Deckengemälden auszustatten. Das meiste davon ging durch spätere Veränderungen oder Zerstörung der Bauten im letzten Krieg verloren. Manches ist uns durch Photographien überliefert. Zu diesen Malern zählten unter anderen JOHANN CHRISTOPH KIMPFEL, CARL WILHELM ROSENBERG, CARL FRIEDRICH FECHHELM, AMÉDÉE VAN LOO, vor allem aber der bis heute zu Unrecht gering geschätzte BERNHARD RODE. Nach mehreren Studienreisen ins Ausland wurde

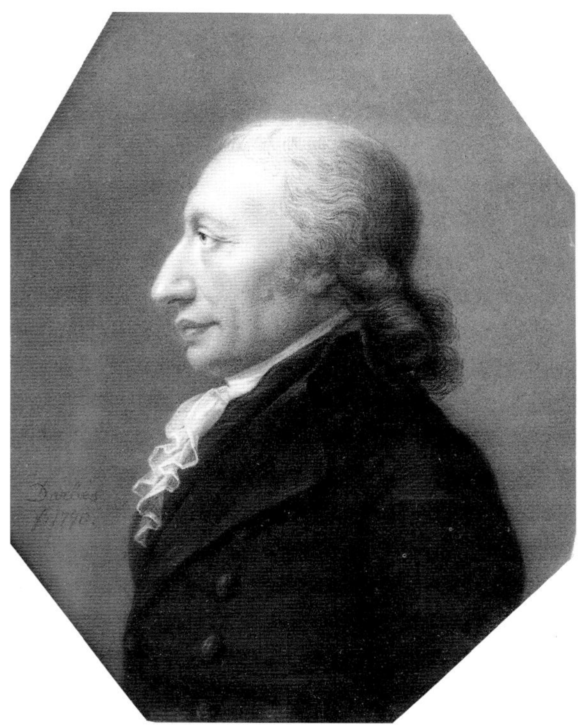

9 JOSEPH FRIEDRICH AUGUST DARBES
Kronprinz Friedrich Wilhelm (III.)
Pastell
Früher Berlin, Hohenzollern-Museum Schloß Monbijou

10 JOSEPH AUGUST FRIEDRICH DARBES
Ignaz Aurel Fessler
Pastell
Weimar, Großherzogliche Bibliothek

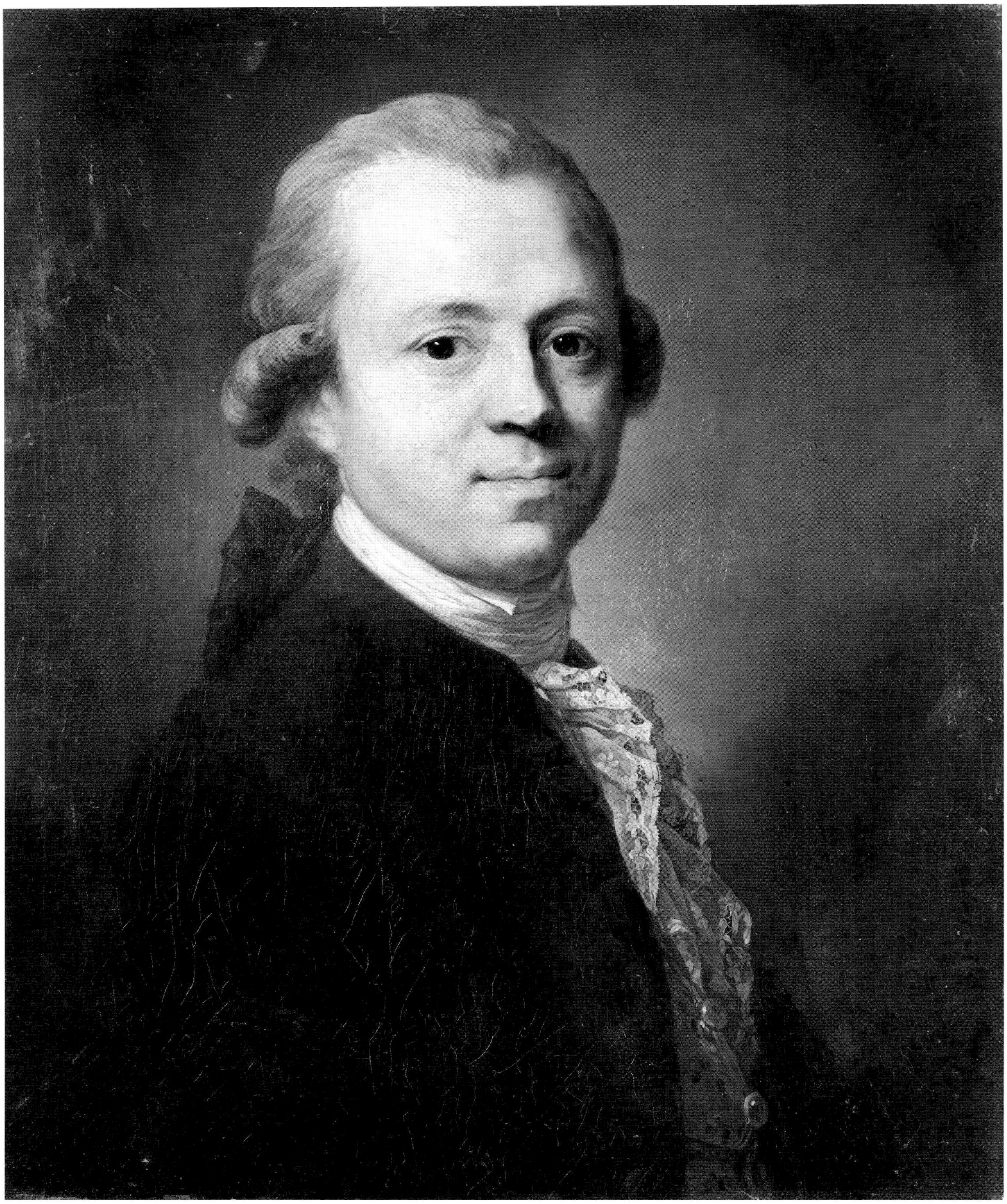

11 Anton Graff
Friedrich Nicolai, 1783
Berlin, Berlin Museum

Rode wieder in Berlin ansässig und brachte es 1783 zum Direktor der dortigen Akademie der Künste, was allerdings bei dem damaligen Zustand der Akademie nicht viel zu besagen hatte. Rode war in erster Linie Historienmaler, eine Gattung mit dem höchsten Prestige in der damaligen Malerei und thematisch weiter gefaßt, als das heutige Verständnis von Historie vermuten läßt. Obwohl seine frühen religiösen Werke 1749 bei Friedrich dem Großen keinen Anklang gefunden hatten, schuf Rode einen die brandenburgische Geschichte verherrlichenden Gemäldezyklus. Vorher hatte er sich an den Arbeiten für das Potsdamer Neue Palais mit Wandbildern beteiligt. Doch auch mit diesen Gemälden fand er nirgendwo echtes Verständnis. Etliche geringere Arbeiten Rodes galten der Ausmalung von Räumen in privaten Häusern. Man liebte damals Mythologisches, auch Historisches. Größere Aufträge gab es aber für ihn nicht. Statt dessen fand er in der Druckgraphik ein Arbeitsgebiet, dem er sich mit mehr Geschick und Erfolg widmete. Eigene Erfindungen wechselten mit Reproduktions-Kupferstichen und -Radierungen ab. Daß er ein Anhänger der Aufklärung war, zeigt sich beiden religiösen Bildthemen: denn er sah die biblischen Geschichten auch aus historischer Perspektive. Neben Themen aus der Geschichte des Altertums behandelte er sogar solche aus dem Mittelalter, was damals durchaus noch ungewöhnlich war. Wenn man seine Malerei trocken und nüchtern schilt, vergißt man, daß nach der eher spielerischen, mit Phantasie und Geist begabten Malerei des Rokoko nun die Ratio, die ins Preußische gekehrte Raison der Franzosen den Ton angab. Der Verstand, die Vernunft, die Gelehrsamkeit standen nun auch in der Kunst obenan. Allein schon die bevorzugten Ornamente jener Zeit machen den Wandel augenfällig: Das Asymmetrische, frei sich Entfaltende, heiter Schwingende des Rokoko wich nun strengeren, die geraden Linien bevorzugenden, vielfach der Antike entlehnten Formen; sie wirkten steif und »zopfig«, wiesen aber bereits auf ein neues Zeitalter der Kunst hin. Rode hat sich den strengen Forderungen der Ästhetik seiner Zeit nicht entziehen können, die den Primat des Verstandes auch für die bildende Kunst postulierten und daher ihr Hauptaugenmerk weniger auf die künstlerische Qualität als auf die Inhalte der Darstellung richteten. Ästhetik und Ethik gingen einen Bund ein, der auf die Menschen durch das Moralische in der Kunst, das Wahre und Schöne wirken sollte. Daß diese Forderungen, eigentlich als Befreiung gedacht, dem Künstler wiederum eine Beschränkung auferlegten, steht außer Frage. Daß aber Rode innerhalb dieser neuen Grenzen trotz allem den ihm gemäßen Weg

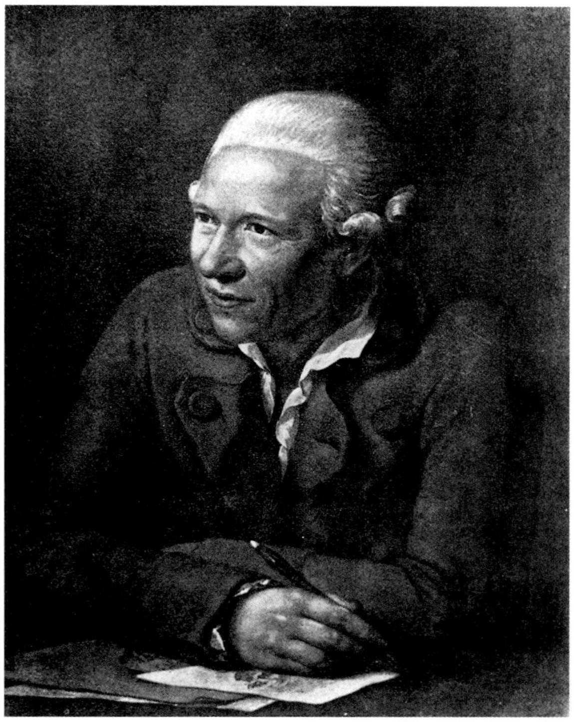

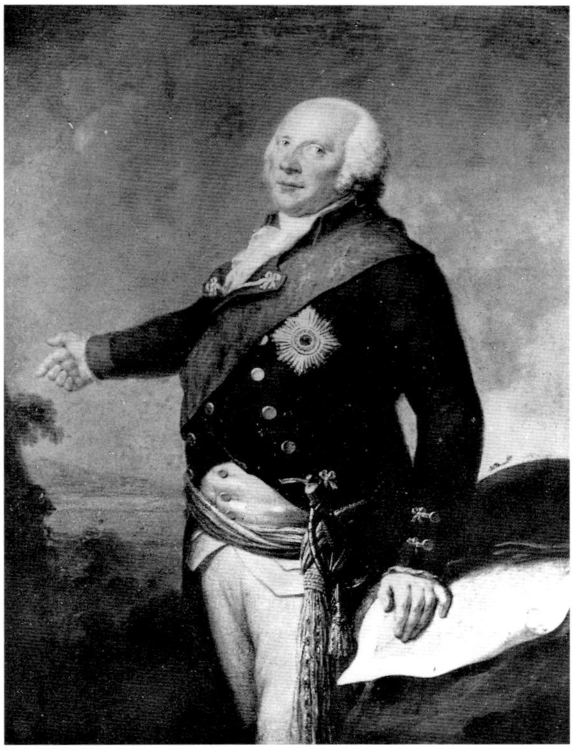

14 JOHANN CHRISTOPH FRISCH
Daniel Chodowiecki, 1780
Verbleib unbekannt

15 JOHANN CHRISTOPH FRISCH
König Friedrich Wilhelm II.
Früher Berlin, Hohenzollern-Museum Schloß Monbijou

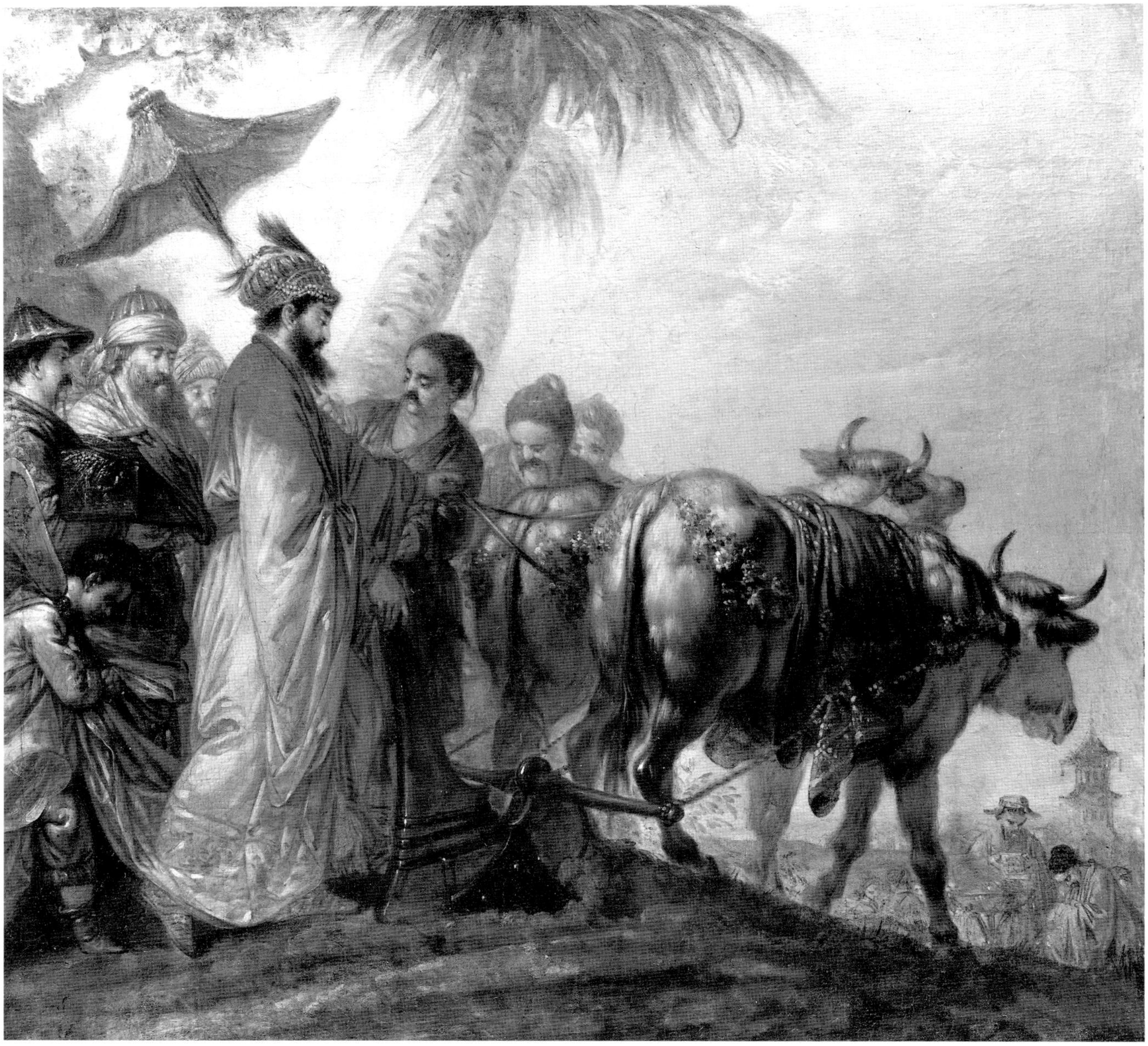

fand, bezeugen nicht nur seine Graphiken. Allein die bei-
12 den erhaltenen Supraporten, die Rode einst für das Land-
13 haus des Ministers Hertzberg in Britz gemalt hat, zeigen seine Fähigkeit, auf eine ihm fremde Thematik einzugehen und sie dem Betrachter – gewissermaßen ins europäische Verständnis übersetzt – nahezubringen. Die China-Mode hatte ihre preußischen Ursprünge im Rokoko. Rodes um 1773 geschaffenes Gemälde im Landschaftszimmer des Ministers stellen den Kaiser und die Kaiserin von China dar, die, wenn auch mit Würde und Gemessenheit, sich landwirtschaftlich betätigen, um damit ihre Verbundenheit mit ihrem Land und seinen Menschen symbolisch kundzutun – ein Thema aus dem Geist der Aufklärung. Die aus der Untersicht dargestellten großfigurigen Gestalten in geschickt komponierten Gegenstücken sind in Qualität und Aussage mehr als nur landläufig dekorative Chinoiserien. Sie beweisen, auch wenn sie dem Vergleich mit den größeren Malern der damaligen Zeit nicht standhalten, Rodes gediegene Fähigkeiten als Maler innerhalb seiner Epoche. Sie sind weder trocken noch geistlos, sondern eher eine Umsetzung aufklärerischer, vom Verstand und von Gelehrsamkeit diktierter Ideen in die Malerei, die in der Philosophie und Literatur, aber auch in der Kunsttheorie weitaus glücklicher zu artikulie-

12 BERNHARD RODE
Der Kaiser von China am Pflug, um 1773
Supraporte
Berlin, SMPK, Gemäldegalerie

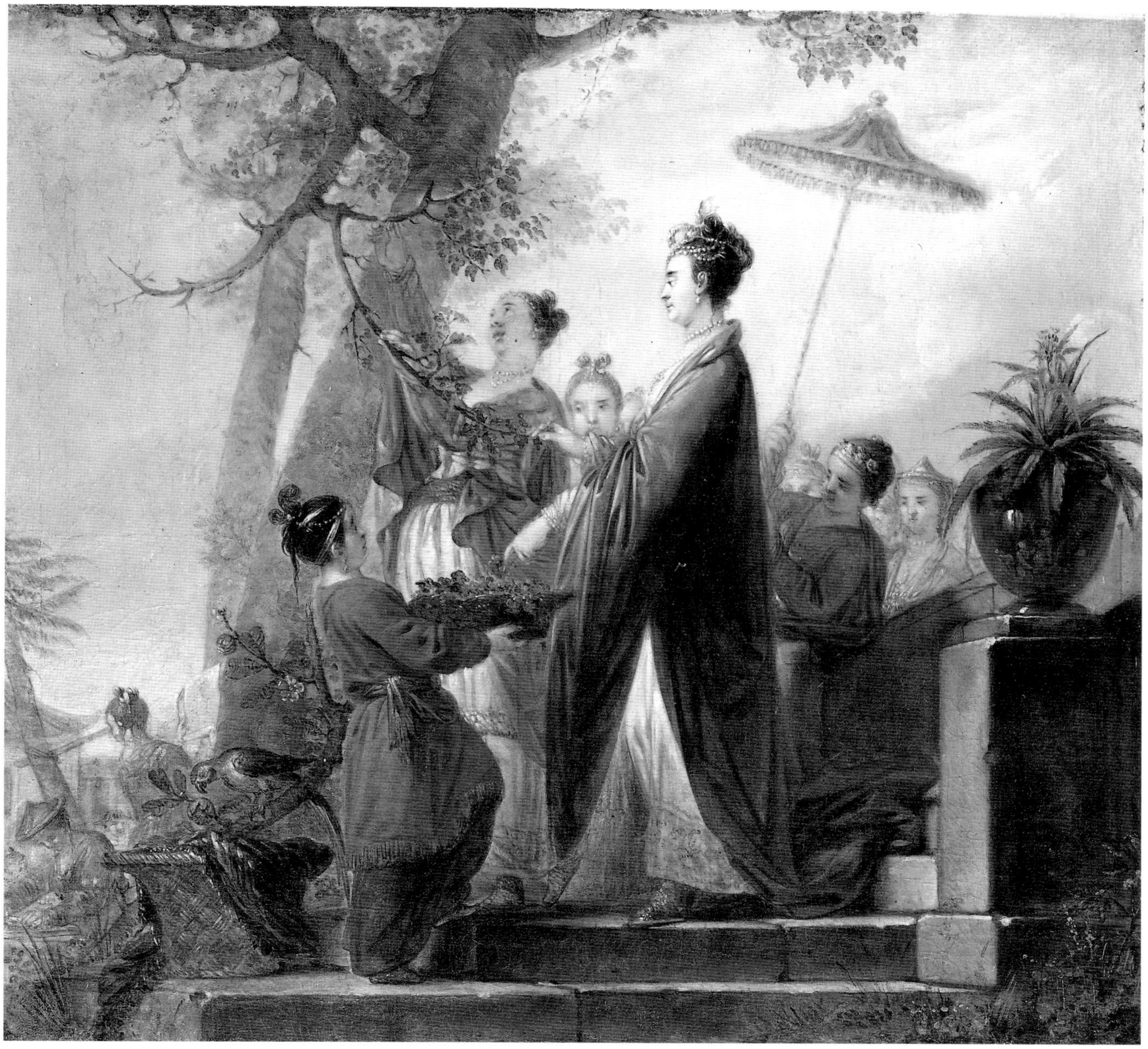

ren waren als in der bildenden Kunst. Er war ein Künstler der Aufklärung und hat seinen festen Platz in dieser für die Geistesgeschichte Berlins so bedeutenden Epoche.

Rodes Schüler, JOHANN CHRISTOPH FRISCH, war nur 13 Jahre jünger als sein Lehrer und hatte mehr Glück als jener. Für die Schlösser Friedrichs des Großen, der seit 1768 dem Maler ein Jahresgehalt bewilligte, schuf Frisch eine Reihe dekorativer Wand- und Deckenbilder. Er übertraf darin bald seinen früheren Lehrer Rode und war auch als Bildnismaler erfolgreich. Das 1780 entstan-
14 dene, lebendig aufgefaßte Porträt Chodowieckis legt ein beredtes Zeugnis seiner Leistungen auf diesem Gebiet ab. Außerdem fand er in seinem langen, noch anderthalb Jahrzehnte in das neue Jahrhundert hineinreichenden Leben auch in Friedrich Wilhelm II. einen Auftraggeber für dessen neu zu gestaltende Räume und Schlösser. Künstlerisch war er der Begabteste und in vielen Sätteln gerecht, schuf Bilder aus dem Leben Friedrichs des Großen, Allegorien, wie die Zeit sie liebte, aber auch Gemälde nach literarischen Stoffen. So hat er auch Szenen nach Lessings Nathan dem Weisen und Wielands Oberon wiedergegeben. Von der Welt des späten Rokoko über die Aufklärung reichte sein Werk bis in den Frühklassizismus
unter Friedrich Wilhelm II., den er porträtiert hat. 15

13 BERNHARD RODE
Die Kaiserin von China beim Pflücken
von Maulbeerblättern, um 1773
Supraporte
Berlin, SMPK, Gemäldegalerie

Historienmaler – gelegentlich gern als Fixmaler bezeichnet – war auch der weitgereiste, in Schottland geborene EDWARD FRANCIS CUNNINGHAM, der auch den Namen Calza oder Calze führte. In seinem unabhängigen, abenteuerreichen Leben, das ihn zuerst als Maler durch Italien führte, später als reichen Mann auch nach Paris, Genua und Petersburg, kam er 1784 nach Berlin, um als Bildnismaler der besseren Kreise schnell zu großem Ansehen zu gelangen. Cunninghams Porträtbilder sind vergessen, geblieben sind seine damals aufsehenerregenden Gemälde mit Szenen aus dem Leben Friedrichs des Großen.

Ebenfalls mit Historienmalerei und mythologischen Themen befaßte sich der biedere JOHANN GOTTLIEB PUHLMANN (1733–1826). Er war Kunstschriftsteller, Galerieinspektor in Potsdam und auch in Berlin tätig. Auch er war von der Gestalt Friedrichs des Großen fasziniert. Sein Selbstbildnis mit der antiken Statue eines Dis- 16
kobol im Hintergrund ist charakteristisch für eine sich am Altertum orientierende Kunst am Ende des 18. Jahrhunderts. Mit preußischer Korrektheit hat er sich selbst gesehen. Seine »Leda« von 1785, früher im Marmorpalais 17
Potsdam, ist eine Abwandlung des immer wieder aufgegriffenen antiken Stoffes. Seine Darstellung dieses eroti-

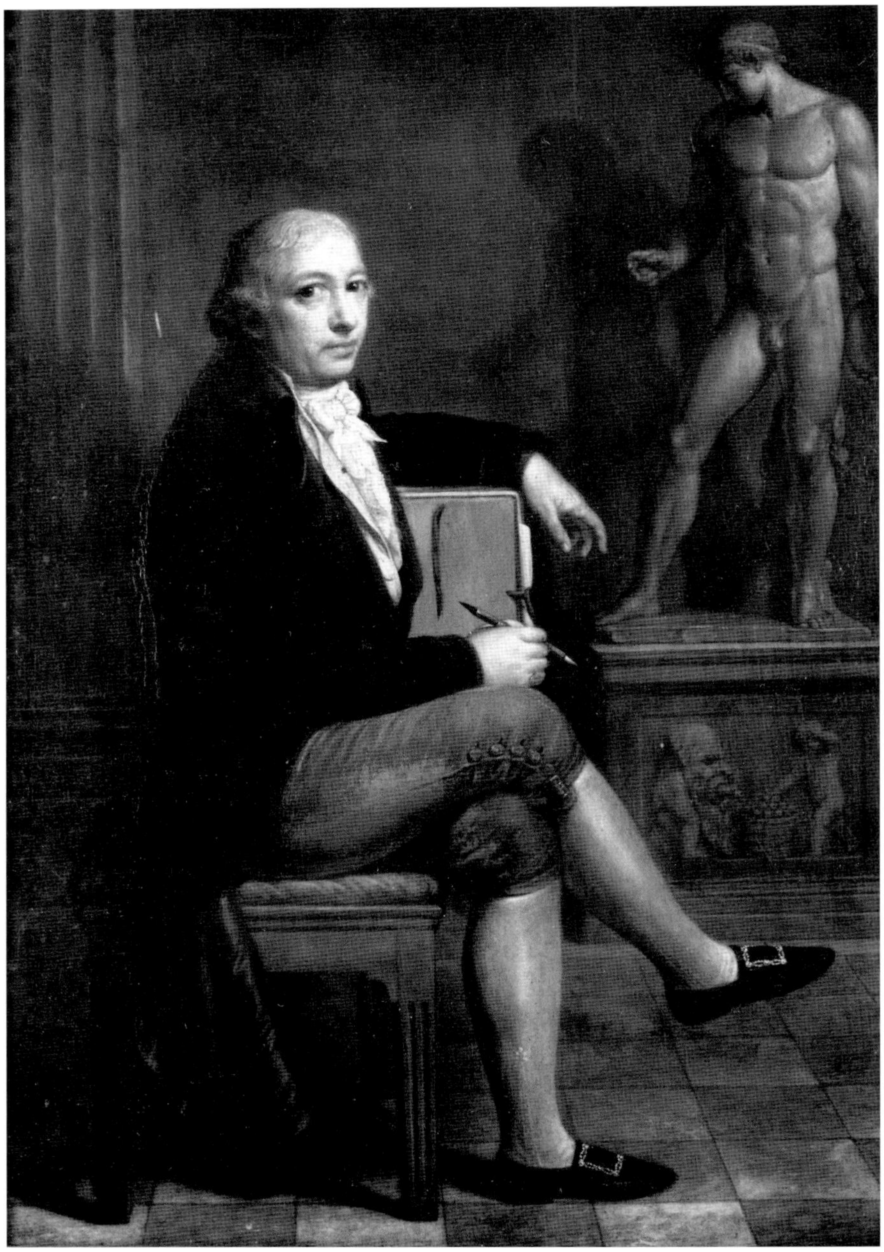

16 JOHANN GOTTLIEB PUHLMANN
Selbstbildnis, um 1790
Berlin (Ost), Märkisches Museum

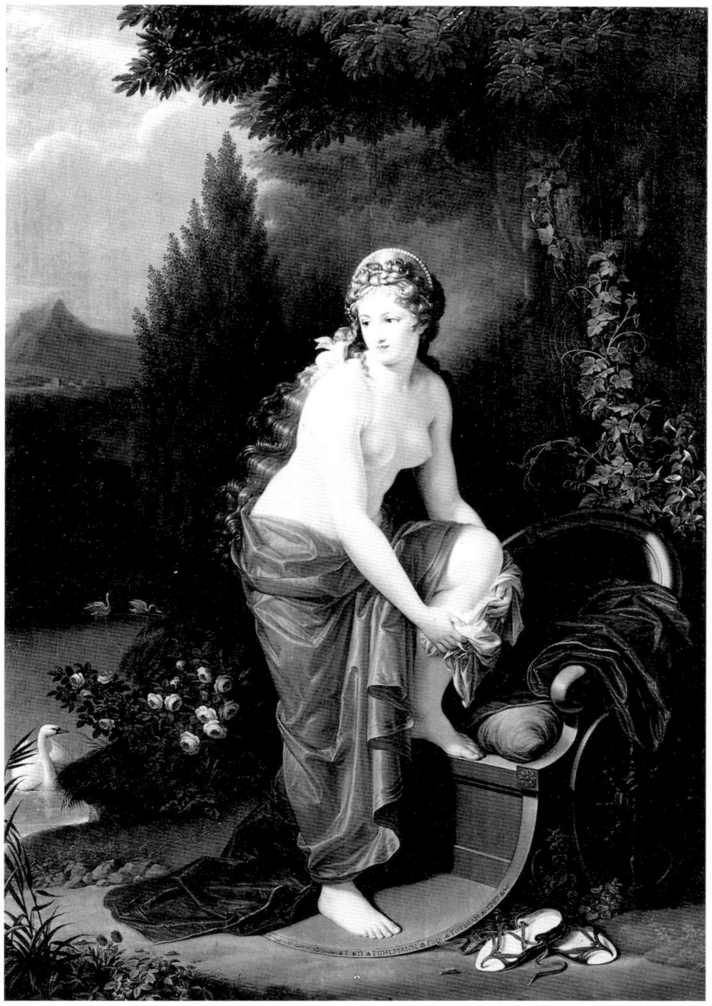

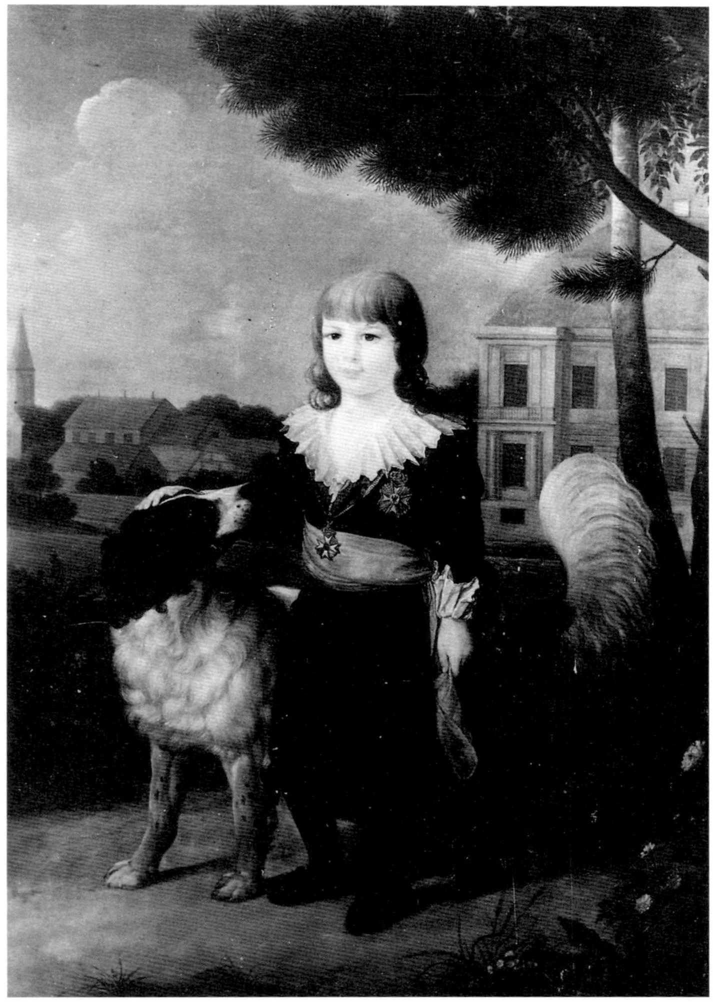

schen Themas ist so prüde, daß ihr eigentlicher Inhalt fast erraten werden muß. Denn in seinem brav und sauber gemalten Bild gab Puhlmann andeutend nur die Vorgeschichte der antiken Legende wieder, die bei ihm fast wie ein deutsches Märchen wirkt. Lebensnah und wahr ist
18 dagegen das Bildnis des frühverstorbenen jungen Grafen von der Mark, des natürlichen Sohnes Wilhelms II. und der Wilhelmine Encke. Der Graf steht mit seinem Hund vor dem Hintergrund eines angedeuteten Palais. Gewiß entspricht das Bildnis dem wahren Aussehen des Knaben, während Gottfried Schadow, dem die Darstellung Puhlmanns als Vorlage gedient hat, den Frühverstorbenen in seinem berühmten Grabmal in idealisierter, zeitlos gültiger Form als schlummernden Knaben dargestellt hat. 1788 veröffentlichte der Kunstschriftsteller Puhlmann einen Aufsatz »Über den Nutzen, den die Bildenden Künste der Gesellschaft leisten«, – ein für die Kunstauffassung seiner Zeit höchst bezeichnendes Thema.

Einige Maler in der zweiten Hälfte des 18. Jahrhunderts in Berlin lassen in ihren nicht für den höfischen Bereich bestimmten Werken Ansätze erkennen, die auf eine genuin berlinische Entwicklung der Malerei im 19. Jahrhunderts vorausweisen.

Daniel Chodowiecki, Ahnherr des Berliner Realismus

Festere Konturen gewann das eigentlich Berlinische in der Malerei zum ersten Male bei Daniel Chodowiecki, dessen größtes Talent allerdings auf dem Gebiet der Graphik, vorzüglich der Illustrationskunst, lag, während die Malerei nur den bescheideneren Teil seines Schaffens ausmachte. Berlin war für Chodowiecki zur Heimat geworden. Das alltäglich-bürgerliche Leben der

17 Johann Gottlieb Puhlmann
Leda
Verbleib unbekannt

18 Johann Gottlieb Puhlmann
Graf Alexander von der Mark
Verbleib unbekannt

Stadt und die eigene Familie in ihrer Häuslichkeit waren die großen Themen seiner Zeichnungen und Radierungen. Dabei hatte der 1743 aus Danzig nach Berlin gekommene Chodowiecki, der den Beruf des Kaufmanns erlernt hatte, bei seinem Onkel Ayrer für dessen Geschäft zunächst mit geschickter Hand damals beliebte Miniaturen in Aquarellfarben auf Pergament geschaffen. Nachdem er die Emailmalerei erlernt hatte, fertigte er auch hübsche Emailbildchen auf Dosen im Geschmack des Rokoko. Er war darin so geschickt, daß er sich 1754 selbständig machen konnte. Durch seine Heirat mit Jeanne Barez wurde er Angehöriger der französischen Kolonie in Berlin. Er kopierte auch bekannte Gemälde von Watteau und anderen Künstlern des 18. Jahrhunderts in Email als Miniaturen. Doch diese recht einträgliche Tätigkeit genügte dem Lernbegierigen nicht; er versuchte sich künstlerisch weiterzubilden und befaßte sich vor allem mit dem Erlernen und Vervollkommnen der verschiedenen graphischen Techniken und der Ölmalerei.

Nicht des Graphikers Chodowiecki kann hier gedacht werden, der mit seinen Leistungen zu den größten seiner Zeit – und dies nicht nur in Berlin – zählte und mit seiner Radiernadel kleine Meisterwerke schuf, sondern des Malers, von dessen Bildern leider nur sehr wenige erhalten sind.

Seiner Familie – er hatte drei Söhne und vier Töchter – hat er neben etlichen Zeichnungen und Radierungen auch einige wenige Ölbilder gewidmet. Die um 1760 entstandene ›Gesellschaft im Berliner Tiergarten‹ (im 19
Museum der Bildenden Künste, Leipzig) ist eine bezaubernde Mischung aus französischem Rokoko und berlinisch biederer Aufklärung. In diese Jahre gehören auch seine Interieurs, die in ihrer rein bürgerlichen Atmosphäre noch an das Rokoko erinnern, aber in ihrem inti-

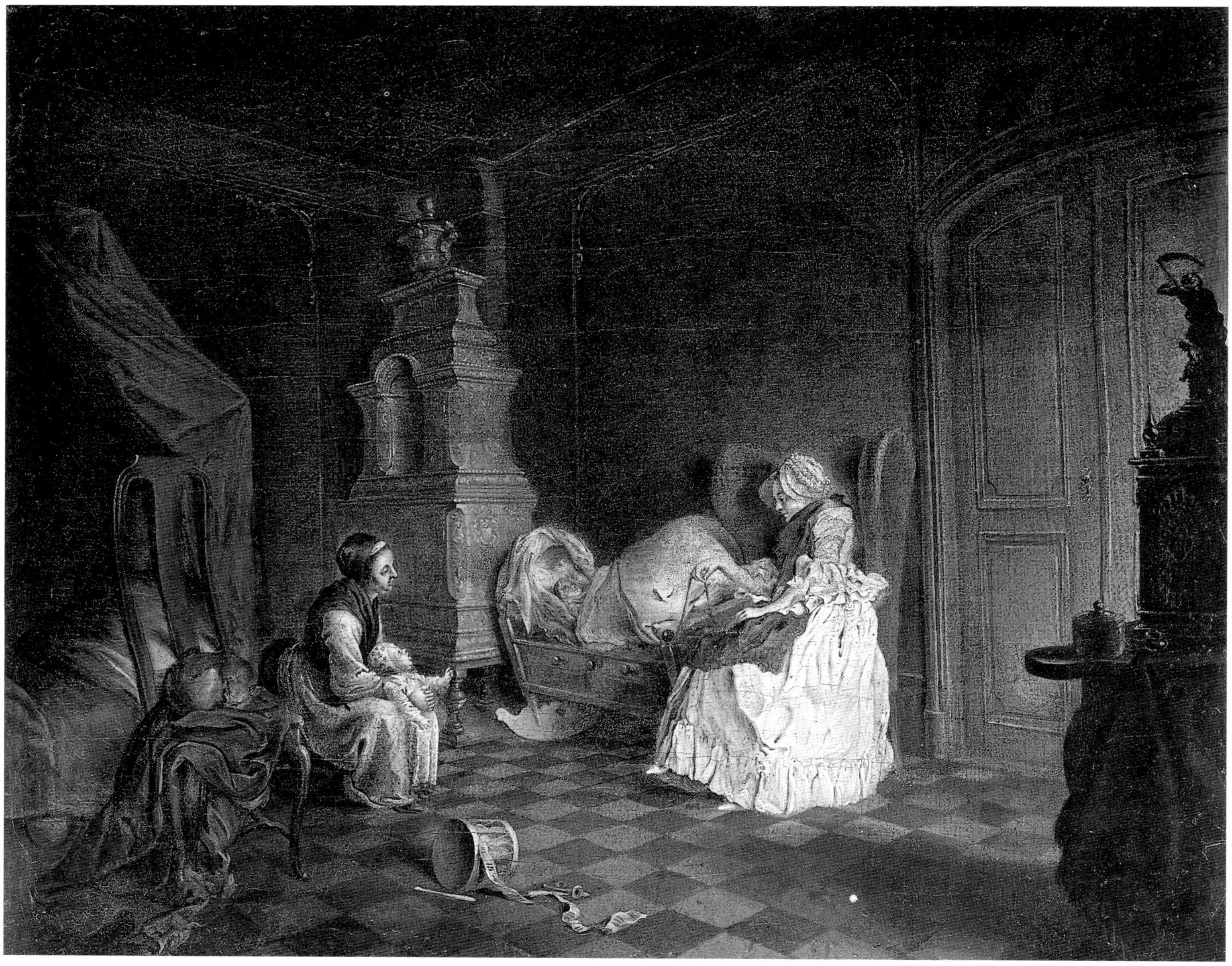

19 DANIEL CHODOWIECKI
Familienszene, nach 1760
Berlin, SMPK, Gemäldegalerie

men Reiz und ihrer ungekünstelten Lebensnähe schon den frühen berlinischen Realismus des 19. Jahrhunderts
20 vorbereiten, was auch für seine ›Berliner Milchfrau‹ gilt. Chodowiecki suchte sich seine Themen im näheren Lebensbereich. Fast nur in seinen einfühlsamen Buch- und Almanachillustrationen ging er darüber hinaus. Bei freien Darstellungen in der Malerei lagen ihm offenbar religiöse, historische und genrehafte Themen weit weniger als Porträts. Infolge seiner langjährigen Tätigkeit für Lavaters »Physiognomische Fragmente« war er mit der genauen Wiedergabe menschlicher Gesichtszüge vertraut. Sein Gegenüber stellte er am liebsten auf die technisch einfachste, aber überzeugendste Weise mit Hilfe von Schattenrissen in reinem Profil dar. Die prachtvolle,
21 den Philosophen Moses Mendelssohn darstellende Rötelzeichnung ist in ihrem knappen Ausschnitt und in reinem Profil von großer Nähe und Eindringlichkeit, was ebenso für seine Selbstbildnisse gilt. Nicht weniger beeindruckend in Gesichtszügen und Haltung ist das
22 1787 entstandene Porträt des Marcus Levin, Vater der geistvollen, mit ihrem Salon in Berlin berühmt gewordenen Rahel Varnhagen, geb. Levin, und des Dichters Ludwig Robert, ein Ölbild und sogenanntes Kniestück, das Antlitz des Dargestellten im Dreiviertelprofil, das den selbstsicheren, aber auch schwierigen Charakter des Berliner Kaufmanns ahnen läßt.

Um die Wiederbelebung der Berliner Akademie der Künste hat sich Chodowiecki, der es vom Sekretär dieses Instituts bis zu dessen Direktor brachte, besonders verdient gemacht. Adolph Menzel hat später seinen künstlerischen Ahnherrn geehrt mit dem Gemälde, das Chodowiecki auf der Waisenbrücke zeichnend zeigt, im Freien also. Damit hatte er die Eigentümlichkeit dieses Malers gut getroffen, der von sich sagte, daß die Natur seine größte Lehrmeisterin sei. Trotz aller papierenen Gelehrsamkeit der Kunsttheorien, die damals die Gemüter der Gebildeten bewegten, hatte Chodowiecki stets die Natur und die Menschen unmittelbar vor Augen und bemühte sich, sein eigenes Leben auf seine Weise schlicht und ehrlich wiederzugeben, was noch kein Zeichner oder Maler in Berlin vor ihm so nachhaltig versucht hatte. Das bürgerliche Leben war bis dahin noch kaum darstellungswürdig erschienen. Von Chodowieckis Realismus führte der Weg der Berliner Malerei in das 19. Jahrhundert, das aber auch bald schon andere Tendenzen hervorbrachte.

Neben Chodowiecki hat noch ein anderer das bürgerliche Berlin für die Malerei entdeckt: JOHANN GEORG ROSENBERG, in der Malerei ausgebildet, Schüler von Carl Friedrich Fechhelm und Bernhard Rode, ließ sich

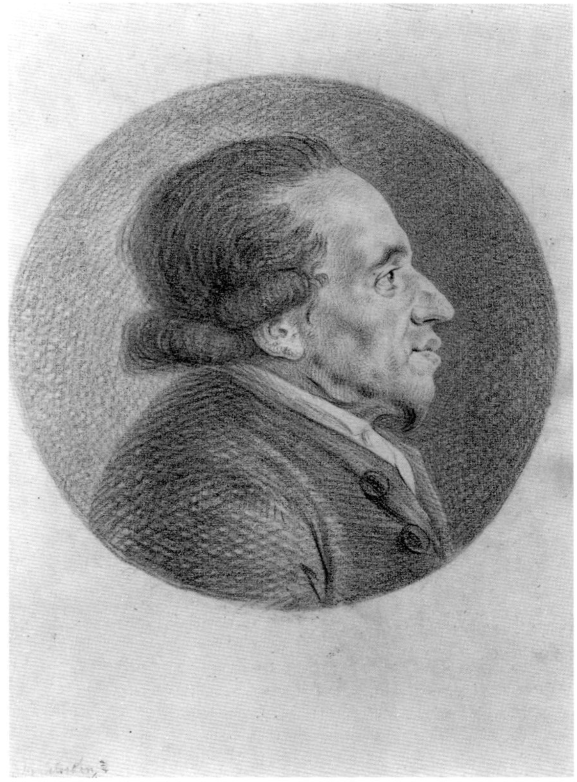

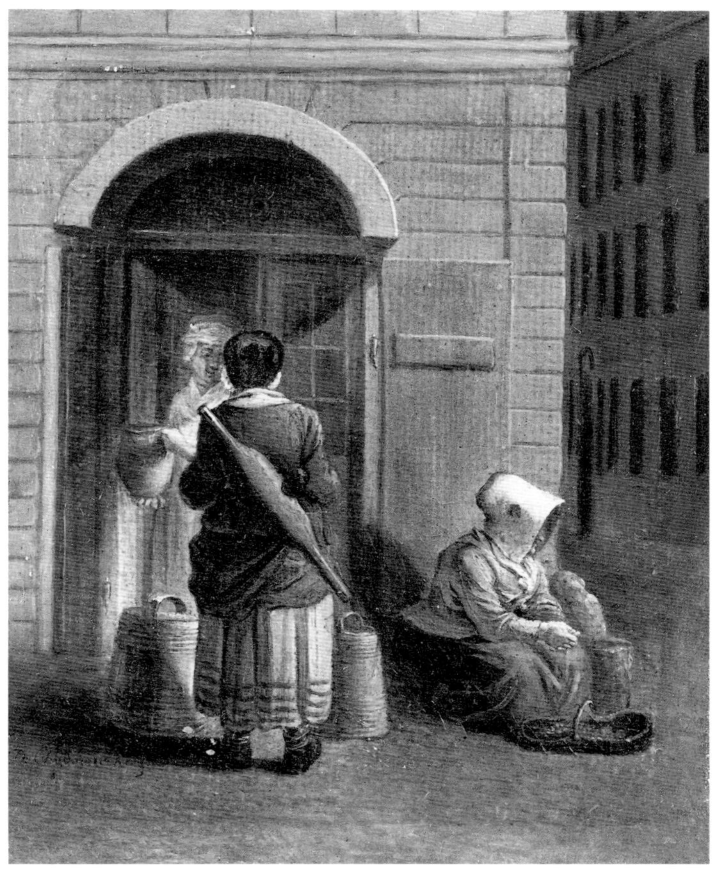

21 DANIEL CHODOWIECKI
Moses Mendelssohn
Rötel
Berlin, SMPK, Kupferstichkabinett

20 DANIEL CHODOWIECKI
Die Milchfrau
Berlin, Berlin Museum

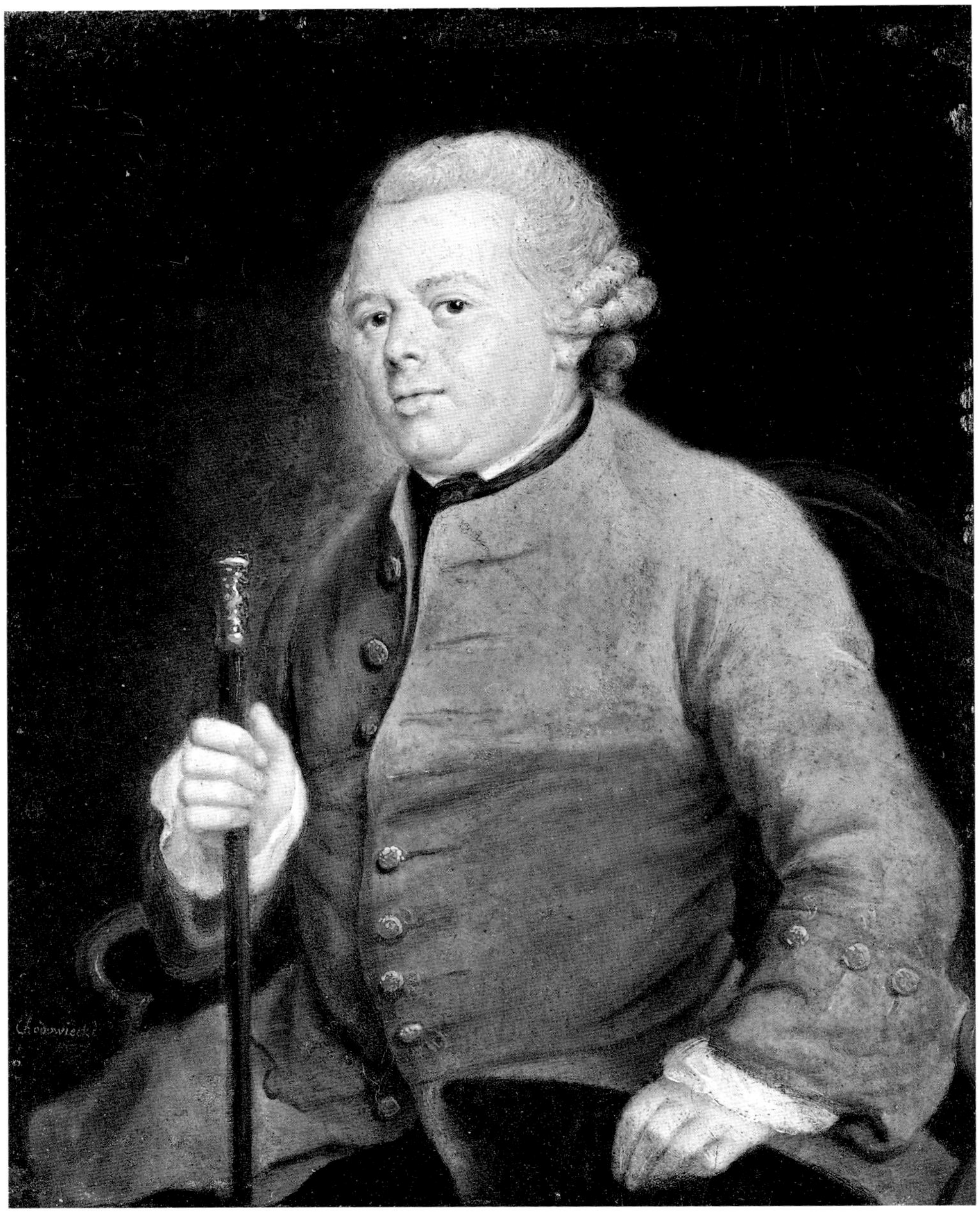

nach längeren Reisen um 1773 wiederum in Berlin nieder. Nachdem er sich eingehend mit der Prospekt- und Theatermalerei befaßt hatte, radierte er für den Verlag Morino & Co. zwischen 1773 und 1785 eine Folge von großformatigen, mit hellen kühlen Wasserfarben kolorierten Blättern »Recueil des Prospects les plus beaux et les plus intéressants de Berlin«, mit denen er einen treffsicheren Blick für die wichtigsten und schönsten Gebäude, Plätze, Märkte und Straßen von Berlin bewies. Sie vermittelten ein anschauliches Bild der damaligen Stadt und ihrer bürgerlichen Bewohner. Auch schuf er als Ölbilder
23 einige »Aussichten« auf Berlin. In seiner Genauigkeit war
er einer der ersten bedeutenden Vedutenzeichner und -maler der Stadt.

Gleichzeitig leisteten auch drei Mitglieder der aus Dresden stammenden Malerfamilie Fechhelm einen beachtlichen Beitrag zur bildlichen Darstellung Berlins.
CARL FRIEDRICH FECHHELM hatte Rosenberg in der 24
Malerei unterwiesen, als Vedutenmaler in Berlin waren aber vor allem dessen Bruder CARL TRAUGOTT und der Sohn Carl Friedrichs, JOHANN FRIEDRICH, tätig. Carl Traugott und sein Neffe Johann Friedrich haben in der näheren Umgebung des Stadtschlosses um 1785
einige wichtige Ansichten geschaffen; als Dresdener 25

22 DANIEL CHODOWIECKI
Marcus Levin, Kaufmann in Berlin, 1787
Öl/Eichenholz
Berlin, SMPK, Gemäldegalerie

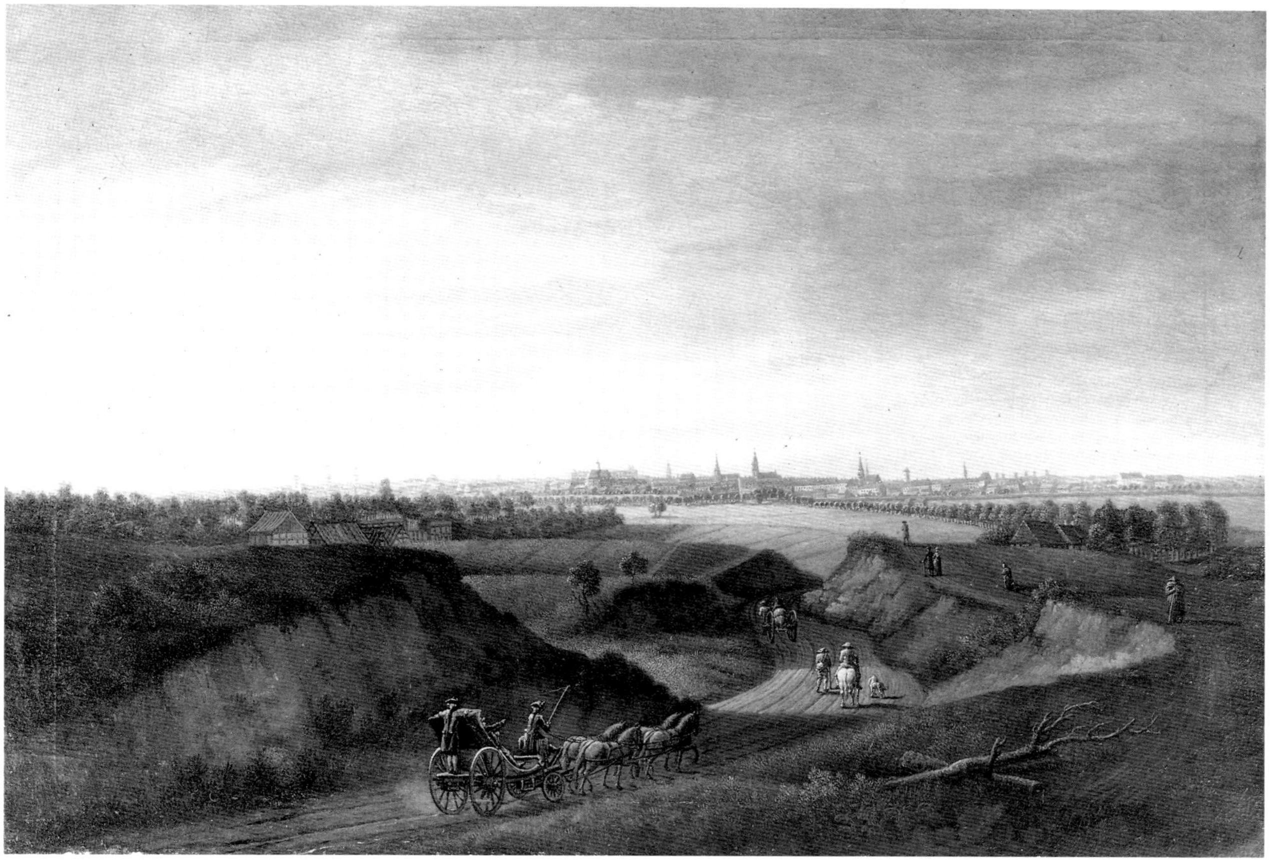

23 JOHANN ROSENBERG
Blick von den Rollbergen auf Berlin, 1786
Berlin, SMPK, Gemäldegalerie

26 waren sie beeinflußt von Canalettos Dresdener Veduten. Die Veduten der Fechhelms und Rosenbergs ähnelten sich, die Darstellungen Rosenbergs wirken allerdings mit ihrer liebevoll geschilderten Staffage etwas berlinischer.

In Potsdam hatte bereits in der ersten Hälfte der siebziger Jahre JOHANN FRIEDRICH MEYER die schönsten Ansichten der Residenz an der Havel geschaffen, die durch die prachtvollen Nachstiche von Krüger überaus populär wurden. Die Gemälde von Meyer sind heute in den wiederhergestellten Neuen Kammern in Sanssouci zu sehen.

Eine gewisse spröde Anmut zeigt die von einem unbekannten Maler – vielleicht einem Dilettanten – um 1800
27 geschaffene Ansicht von Schloß Paretz.

Manchmal erinnert man sich an jemand nur, weil ein Berühmterer über ihn geschrieben hat. So erging es lange Zeit dem Maler JACOB PHILIPP HACKERT, der so manchen Gebildeten nur wegen Goethes Bericht in Erinnerung blieb, oder vielleicht auch, weil er zu dem Kreis jener deutschen Maler in Italien gehörte, dem Goethe verbunden war. In Wahrheit war er in der zweiten Hälfte des 18. Jahrhunderts ein Maler, dem es wie wenigen anderen gelang, seine märkisch-berlinische Eigenart zu verbinden mit dem Erlebnis Italiens und der Antike. Schon sein Großvater war in Prenzlau unter Friedrich Wilhelm I. als Bildnismaler tätig gewesen, sein Vater war Hofmaler der Prinzen von Schwedt und von Hessen-Darmstadt. Sie blieben in Prenzlau ansässig, denn sie hatten – heute für uns eine etwas merkwürdige Konstellation – beide den Oberbefehl über das in Prenzlau stehende preußische Infanterieregiment 12. Nach einer ersten Ausbildung bei seinem Vater kam der junge Philipp Hackert 1753 zum weiteren Studium der Malerei in die preußische Hauptstadt. Sein erster Lehrer war sein Onkel. Durch die Bekanntschaft mit dem Maler Johann Gottlieb Glume, der ihn mit dem Pesne-Schüler und damaligen Akademiedirektor Le Sueur zusammenbrachte, wurde er wesentlich gefördert. Wie die Mehrheit aller damaligen jungen Maler schuf er zunächst Kopien nach alten Meistern. Le Sueur erkannte aber seine Begabung für die seinerzeit noch wenig angesehene Landschaftsmalerei und verschaffte ihm einige Aufträge, meist bei französischen Offizieren. Wie Chodowiecki zeichnete auch Hackert viel nach der Natur und war seit 1758 Schü-

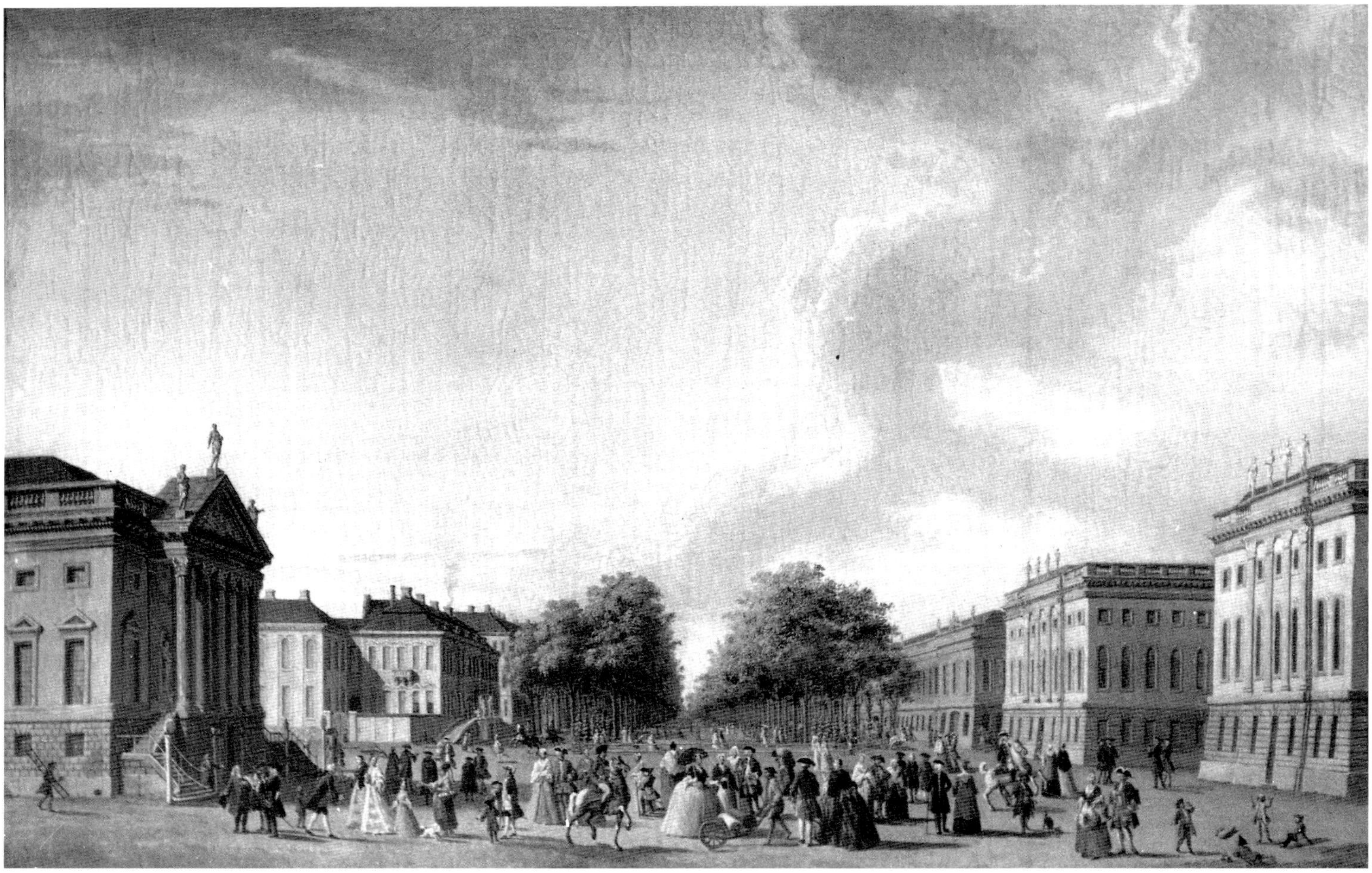

24 Carl Friedrich Fechhelm
Unter den Linden, 1756
Potsdam-Sanssouci, Staatl. Schlösser und Gärten

ler Le Sueurs in der Zeichenklasse der Akademie. Seine
ersten eigenständigen und uns noch bekannten Land-
schaftsbilder schuf er unmittelbar vor den Toren Berlins,
28 bei den Zelten und am Goldfischteich im Tiergarten,
damals Venusbassin genannt. Diese Bilder sind echte
Landschaftsveduten, die exakt die bekannten Örtlichkei-
ten wiedergeben. Das 1761 entstandene, das Rechteck
29 des Venusbassins darstellende Bild hat der um Genauig-
keit bemühte Künstler sogar von beiden Schmalseiten her
gegenständig wiedergegeben. Sein warmtoniges Kolorit ist reizvoll, die Staffagefiguren scheinen dagegen ein wenig preußisch-steif und gemessen, sie sind nun keine anmutigen Gestalten des höfischen Rokoko mehr, sondern im Tiergarten promenierende schlichte Berliner Bürger. Daß die beiden Bilder vom Venusbassin für die Sammlung Friedrichs des Großen erworben wurden, beweist, daß diese neue Art der genauen Erfassung und Schilderung einer bekannten Gegend bereits damals von einzelnen Kunstkennern gewürdigt wurde.

Hackert blieb nicht in Berlin. 1762 ging er nach Stralsund, wo er im Auftrag des Barons Adolf Friedrich Olthoff in dessen Haus ein Landschaftszimmer ausmalte. Dieser Gönner holte ihn auch nach Rügen, wo ihn die Landschaft der an Naturschönheiten reichen Insel ebenso beeindruckte wie die schwedische Landschaft, die er auf einer Reise nach Stockholm kennenlernte. Von 1765 bis 1768 weilte Hackert in Paris und war dort mit seinen Landschaftsradierungen ebenso erfolgreich wie schon bei seinem Aufenthalt auf Rügen. Von seinen Erfolgen in Paris konnte auch sein weniger begabter frühverstorbener Bruder Johann Gottlieb profitieren, den er zu sich geholt hatte und dem wir eine frühe Ansicht von Charlottenburg, gemalt 1766, verdanken. Johann Gottlieb durfte den erfolgreicheren Bruder 1768 nach Italien begleiten. Jacob Philipp Hackert zog es nach Rom, von wo aus er immer wieder Reisen in die nähere und weitere Umgebung der Stadt unternahm, um die Schönheiten der südlichen Natur in sich aufzunehmen. Die in jenem Jahr

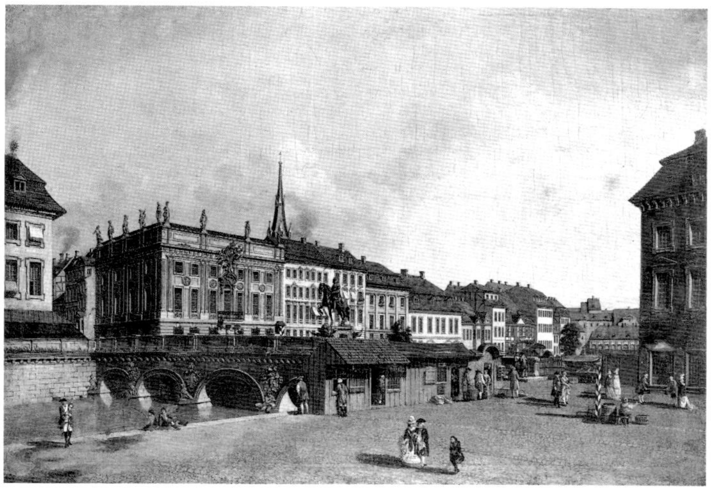

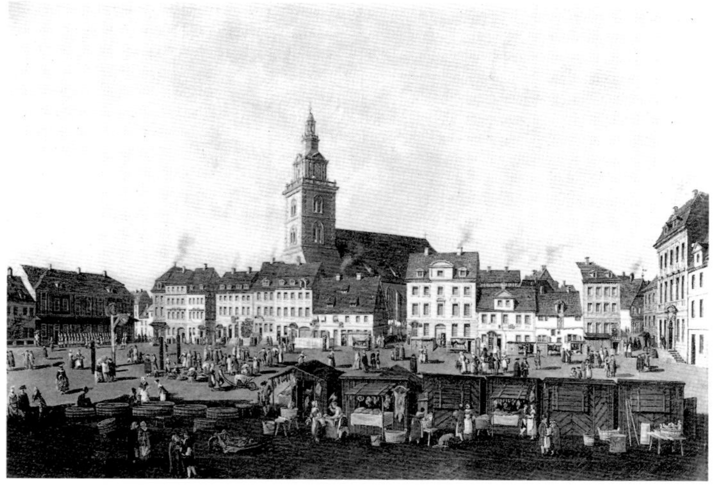

30 entstandene Landschaft mit Burgruine, eine romantisch anmutende Gouache, ist nicht genau zu lokalisieren.

Seinen ersten Erfolg verdankte er einem ehrenvollen Auftrag der Kaiserin Katharina II. von Rußland. In einer Reihe von großen Gemälden hatte er für sie den Sieg der russischen Flotte über die Türken in der Nähe der Insel Chios darzustellen. Hackert schuf zwölf Bilder, die im Schloß Peterhof und weit darüber hinaus Bewunderung erregten, Historien-, richtiger Ereignisbilder, deren Wirkung aber weniger auf künstlerischer Qualität als auf der sachlich-getreuen Wiedergabe der Geschehnisse beruhte – eine Einschränkung gewiß, die aber zugleich auch auf die besondere Begabung dieses Mannes hinweist und erste Berliner Einflüsse erkennen läßt. Hackert bereiste Italien von Rom über Neapel bis nach Sizilien. Überall fand er Gönner und hochgestellte Persönlichkeiten, erhielt durch sie Aufträge, die sich zum großen Teil auf Gemäldezyklen für bestimmte Innenräume bezogen. König Ferdinand IV. von Neapel, für den Hackert mit der Schaffung von Landschaftsbildern betraut war, ernannte ihn 1786 zum Hofmaler. Der Maler verlegte daher seinen Wohnsitz nach Neapel. Eine seiner größten Aufgaben war eine Serie von Gemälden, die die Häfen des Königreichs Neapel darstellten. Was man damals wohl noch kaum recht zu würdigen wußte, war seine topographisch genaue Wiedergabe der Häfen; auch hier also wurde wiederum Hackerts ausgesprochene Begabung für die Vedute offenbar. Die politischen Umstände zwangen ihn 1799 zum Verlassen von Neapel. Seinen letzten Wohnsitz fand er vor den Toren von Florenz in San Piero di Careggio, wo er 1800 ein Landgut erwarb und bis zu seinem Tode lebte und arbeitete. Dem Geschmack seiner Zeit, vor allem dem der deutschen Malerkreise in Italien folgend, hat er sich am liebsten mit der südlichen Landschaft befaßt und sie unter dem Einfluß der neu erwachten Liebe zur Antike meist mit mythologischen Gestalten oder Szenen angereichert. Mit der Mythologie tat sich der gebürtige Märker allerdings schwer; er hat sie nicht von innen erlebt, sondern nur spät »erlernt«. So haftet manchen seiner der Antike entlehnten Gestalten etwas allzu Braves, Nüchternes an, sie sind mehr Staffage als echte Bedeutungsträger der Darstellung. Äußerlich großartig, nicht
ohne Theatralik war sein spätes Gemälde ›Aeneas und 31
Dido flüchten in eine Höhle‹, das einem Bühnenprospekt ähnelt. Die Höhle dient als Rahmung für Meer und Landschaft im Hintergrund. Aeneas und Dido sind mit ihren Hunden auf der Jagd und eilen vor der Gewalt eines aus dunklen Wolken hervorzuckenden Blitzes auf die Höhle zu, doch in den Bewegungen wird eine größere Erregung kaum spürbar. Das 1804 entstandene Gemälde wurde 1806 auf der Berliner Akademischen Kunstausstellung gezeigt. Seine Begabung für die möglichst naturnahe Wiedergabe landschaftlicher Elemente wie Felsen, Sträucher und Bäume wird noch sinnfälliger in dem Bilde der
Franziskushöhle in der Hohen Verna, aus der ein Paar – 32
offenbar Reisende – nach der Besichtigung aus dem Dunkel geblendet in das helle Sonnenlicht tritt. Der Baumschlag verrät, wie stets bei ihm, beste akademische Schulung, und darüber hinaus ist das Bild eine Huldigung an die Großartigkeit der südlichen Landschaft, die er liebte.

Etwa vier Jahrzehnte nach den beiden als Gegenansichten geschaffenen Gemälden des Venusbassins im Ber-
liner Tiergarten malte Hackert noch einmal Gegenan- T 1
sichten von Pisa, bei denen die alte Brücke über den Arno 33

25 JOHANN FRIEDRICH FECHHELM
Die Lange Brücke in Berlin mit dem Denkmal des Großen Kurfürsten
Berlin, SSG, Schloß Charlottenburg

26 JOHANN FRIEDRICH FECHHELM
Der Neue Markt in Berlin, im Hintergrund die Marienkirche, um 1785
Berlin, SSG, Schloß Charlottenburg

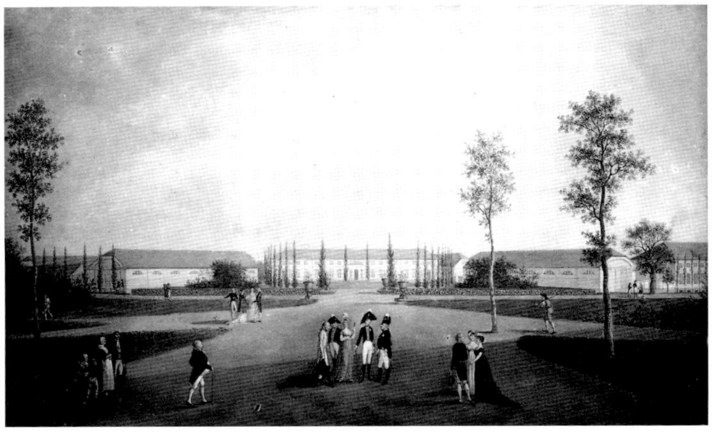

die Bildmitte beherrscht und die den Fluß säumenden Bauten in beiden Himmelsrichtungen wiedergegeben werden – zwei Veduten also, die Teile der Stadt Pisa und der sie umgebenden Landschaft ebenso malerisch wie genau in den klaren leuchtenden Farben der frühen florentinischen Maler schildern und die, wenn auch fern von Berlin und der einstigen märkischen Heimat entstanden, wie ein Auftakt zur berlinischen Vedutenmalerei des 19. Jahrhunderts wirken, die oft auch die landschaftliche Umgebung einbezog. Der mit dem Maler eng verbun-
34 dene Pommer WILHELM TITEL hat den 69jährigen Hackert ein Jahr vor dessen Tod in Florenz gemalt. Auf dem Nachstich ist Hackerts Geburtsort Prenzlau angegeben, sein Sterbeort in Italien dagegen nicht. Man war in Berlin wohl doch stolz auf diesen Märker in Italien.

Hackert blieb ein noch in den Diensten von Fürsten arbeitender Künstler des 18. Jahrhunderts, dessen malerisches Werk zwar vor allem in Italien entstand, der sich aber künstlerisch seinem märkischen Wesen gemäß entfaltete und der dadurch wie Chodowiecki zum Ahnherrn und Wegbereiter der Berliner Malerei des 19. Jahrhunderts wurde.

Die ersten Berliner Akademischen Kunstausstellungen 1786 bis 1800

Durch ein Kgl. Reskript vom 11. Februar 1786 wurden für die 1696 ins Leben gerufene Akademie der Künste, die im Laufe der Zeiten in eine Art Dornröschenschlaf gefallen war – was übrigens auch mit anderen europäischen Akademien geschah –, einschneidende Maßnahmen zu ihrer »Regeneration« in die Wege geleitet. Friedrich der Große, der bis dahin für dieses bedeutungslos gewordene Institut, das zudem durch einen Brand seiner Sammlungen beraubt worden war, kaum Interesse bekundet, aber im Jahr seines Todes wohl allerlei Unmutsäußerungen über die Akademie der Künste gehört und sich zu Herzen genommen hatte, übertrug seinem Minister, Freiherrn Friedrich Anton von Heinitz, der zugleich Prorektor eines neuen Kuratoriums wurde, die Oberaufsicht über die – wie sie damals genau hieß – Kgl. Preußische Akademie der Künste und mechanischen Wissenschaften. Zu den Neuerungen gehörte die Wiedereinrichtung der Direktorstelle auf Lebenszeit und die Berufung von sechs anstelle von früher vier Rektoren. Chodowiecki hatte bereits 1784 in einem Aufsatz verschiedene Reformvorschläge für die Akademie gemacht, zu der die schließlich auch verwirklichte Anregung gehörte, jährlich eine öffentliche Ausstellung stattfinden zu lassen. Die erste Ausstellung wurde am 20. Mai 1786 eröffnet – Dresden war 1765 vorangegangen, München sollte 1780 folgen – und erregte bei der Kritik und dem interessierten Berliner Publikum wenig Begeisterung. Nach den Regularien sollten sich übrigens nicht allein die Mitglieder der Akademie, sondern auch andere Künstler des In- und Auslandes beteiligen. Man hatte also Großes vor. Die gesamte Neuordnung der Akademie sowie der Zwei-Jahres-Turnus der Ausstellungen wurde 1790 von König Friedrich Wilhelm II. bestätigt, der anders als sein Onkel von Anfang an der Akademie seine besondere Aufmerksamkeit zuwandte, sie aktiv förderte und ihre Zuständig-

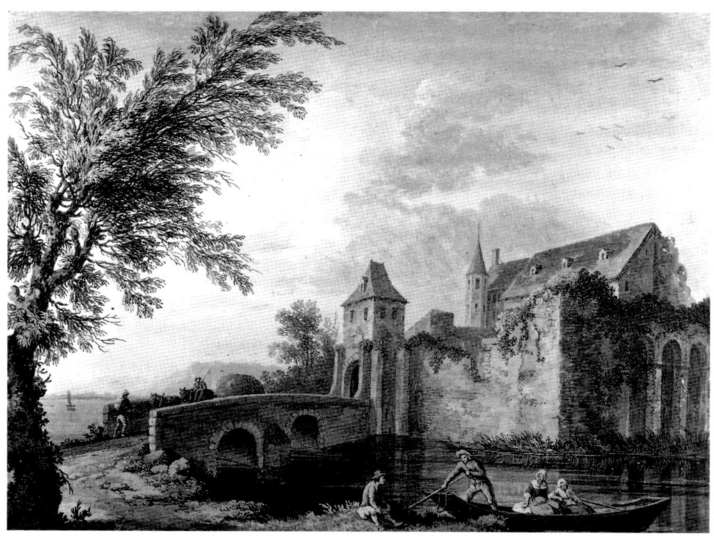

27 UNBEKANNTER MALER
Ansicht von Schloß Paretz, um 1800
Früher Berlin, Hohenzollern-Museum Schloß Monbijou

30 JACOB PHILIPP HACKERT
Landschaft mit Burgruine, 1768
Deckfarben
Verbleib unbekannt

keit auf ganz Preußen erweiterte. Die neugegründeten Kunstschulen in Königsberg, Breslau und Magdeburg wurden fortan der Berliner Akademie unterstellt.

Was man mit einer Akademieausstellung alles erreichen wollte, war im Vorwort zum ersten Katalog, für den ebenfalls Chodowiecki verantwortlich zeichnete, wie auch in späteren nachzulesen. Für zwölf Silbergroschen konnte man ihn zugleich als Eintrittskarte erwerben und die Ausstellung mehrmals besichtigen. Was aber durfte der Besucher in den drei bzw. fünf »Zimmern« der Akademie im ehemaligen Kgl. Marstall Unter den Linden nun tatsächlich in Augenschein nehmen? Um die künstlerische Wirkung der Ausstellung von Raum zu Raum zu steigern, waren im ersten Zimmer Arbeiten der Akademieschüler und solche von Dilettanten zu betrachten, im zweiten »Werke der Verstorbenen und die Arbeiten jetzt lebender Künstler, außer der Akademie« beginnend mit der Abteilung »Berlinische Künstler« und im dritten endlich - als nochmalige Steigerung gedacht - die Arbeiten der Akademiemitglieder. Im vierten oder »Modellzimmer« waren lediglich die der Akademie gehörenden Gipse zu sehen und im fünften »Gemälde von alten fremden Künstlern«. Daß man Mitglieder der Königsfamilie im Hauptraum wenigstens in drei Bildnissen vertreten sein ließ, versteht sich fast von selbst. Der Katalog, der in seiner Anordnung eher einem Ausstellungsführer entsprach, mußte aber, um in seiner gedruckten Form eine gewisse Rangordnung einhalten zu können und nicht Schülern und Dilettanten den Vortritt geben zu müssen, mit Raum drei, also den Mitgliedern der Akademie, beginnen. Insgesamt waren es über 330 Nummern mit Werken von Malern, Graphikern, Bildhauern und Medailleuren. Später sollten übrigens auch Arbeiten von Kunsthandwerkern und Angehörigen der Kgl. Porzellanmanufaktur, schließlich auch solche schlichter Handwerker hinzukommen. Der »Director Rode Geschichtenmahler« war allein mit 22 inhaltlich genau beschriebenen Historienbildern zur Brandenburgischen Geschichte und zwei antiken Genreszenen vertreten. Es folgten die Rectores, allen voran Daniel Chodowiecki, dann Frisch, Puhlmann und die Kupferstecher Meil, Vater und Sohn, und Daniel Berger. Die Rückschau auf bereits verstorbene Künstler inner- und außerhalb der Akademie in Berlin im zweiten Zimmer gab ein Stück Geschichte der Malerei in Berlin wieder, die, wie man hier sehen konnte, fast ausschließlich von Ausländern bestimmt worden war. Erstaunlich war auch später noch die große Zahl der Kopien nach berühmten Gemälden, die von guten Malern ausgeführt waren und offenbar den Wünschen einer großen Käuferschicht entsprachen, wobei die Zahl der Kupferstiche und Radierungen nach bedeutenden Vorbildern noch weitaus größer war. Unter den Dilettanten waren auch Mitglieder des Königshauses und einige adlige Malerinnen vertreten. Die preußischen Prinzen und Prinzessinnen wurden auch noch im 19. Jahrhundert von Jugend an im Zeichnen und Malen unterrichtet; ihre gelungenen Arbeiten wurden öffentlich gezeigt.

Die ersten Kataloge der Berliner Akademischen Kunstausstellungen bis 1800 sind ein zuverlässiges Quellenwerk. Hier lassen sich die Fortschritte auf den Gebie-

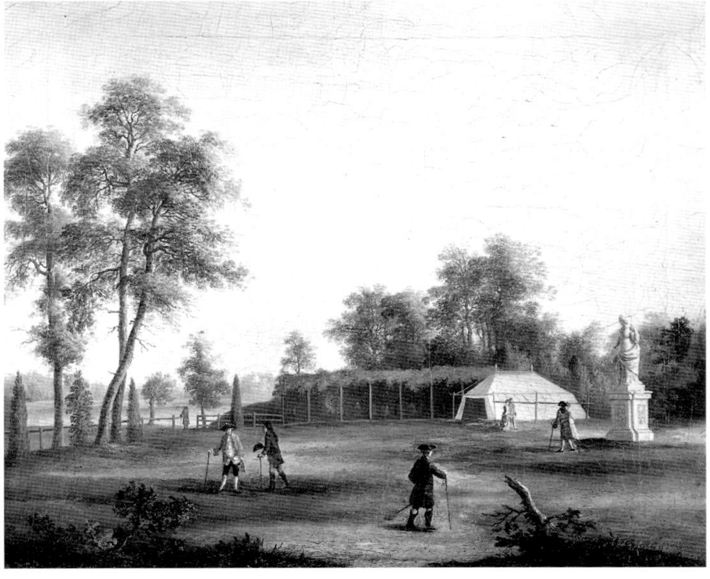

28 Jacob Philipp Hackert
Die Zelten im Berliner Tiergarten
Entstanden 1760
Bremen, S.K.H. Louis Ferdinand Prinz von Preußen

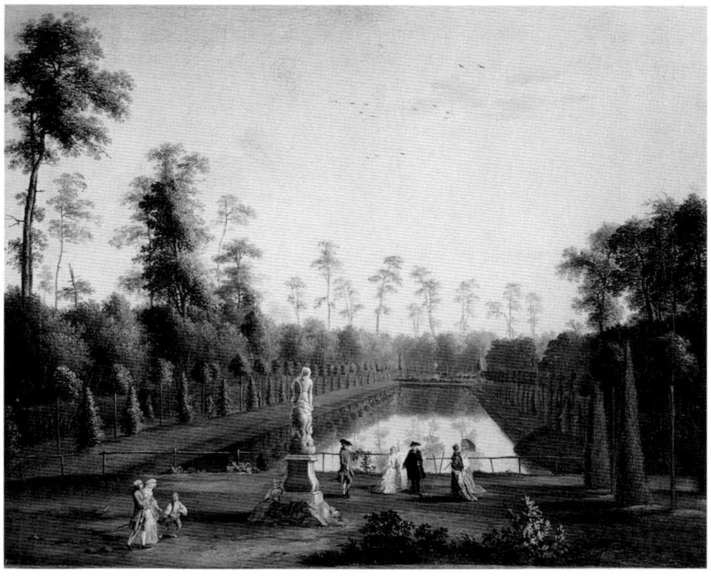

29 Jacob Philipp Hackert
Am Venusbassin im Berliner Tiergarten
Entstanden 1760
Bremen, S.K.H. Louis Ferdinand Prinz von Preußen

ten der Bildnismalerei und der zunächst Prospektmalerei genannten Veduten beobachten. Die »Berlinischen Künstler« nahmen dabei auch zahlenmäßig zu. Einige damals nur sporadisch auftretende Maler sind leider völlig in Vergessenheit geraten, weil bildliche Zeugnisse ihres Schaffens nicht überkommen sind. Von anderen bekannt gebliebenen würden wir gern die eine oder andere ihrer längst verschollenen Arbeiten wiederfinden. Bis 1789 wurden jedesmal weniger als 400 Ausstellungsobjekte gezeigt, 1791 waren es nur 148. Dann aber nahm die Zahl der Ausstellungsstücke wieder zu. 1795: 289; 1797: 407; 1798: 428. Bei allen Ausstellungen überwog die Zahl der Gemälde und Zeichnungen bei weitem die der Skulpturen und der Arbeiten des Kunsthandwerks. Dieses Verhältnis sollte sich erst gegen Ende des 19. Jahrhunderts ändern.

Das hochgesteckte Ziel der Beteiligung auswärtiger und ausländischer Künstler wurde offenbar nur mühsam erreicht. Bei den auswärtigen Malern handelte es sich zudem oft nur um Berliner Maler, die sich gerade für längere Zeit an einem anderen Ort aufhielten.

Wie bestimmend der Geist der Berliner Aufklärung war, zeigte sich in dem Vorwort zum Katalog der Berliner Akademischen Kunstausstellung des Jahres 1789. Dort heißt es: *»Der Künstler und das Publikum sollen ... sich wechselweise bilden; und das Letztere wird, so wie der Erstre, dabey gewinnen, weil die Betrachtung des Schönen in den Bildenden Künsten, sobald sie nicht in Affektation ausartet, mit den ernsthaftesten Beschäftigungen sehr wohl bestehen kann: denn nichts ist ja schön, was nicht wohl abgemessen, wohlgeordnet, weislich angelegt, und richtig ausgeführt ist; nun kann aber doch der Anblick des Wohlabgemessenen, des Wohlgeordneten, Weislichangelegten, und Richtigausgeführten unmöglich den Ernst nützlicher Geschäfte eigentlich unterbrechen, vielmehr sammlet sich der Geist in solchen Momenten wieder, weil das Schöne durch Auge und Einbildungskraft unmerklich auf den Verstand wirkt, und die Gedanken sich über das Kleine erheben.«* Verstand – Gedanken, doch nichts von Gefühlen, nichts von der Wirkung auf die Seele der Menschen; eine Kunst, die das Schöne wohlabgemessen, wohlgeordnet, weislich angelegt und richtig ausgeführt wollte, – würde eine solche Forderung bestehen können? Noch 1894 wurde im Katalogvorwort der *»glückliche Bürger«* angesprochen, der *»fern von Blutvergießen und Waffengetümmel der Kriege wie in der stolzen Ruhe des Friedens seinen Verstand aufklären und seine Gefühle verfeinern kann«*, wobei denn auch nicht vergessen werden durfte, des Königs zu gedenken, der zepterschwingend den an den Grenzen bedrohten Frieden schützt. 1795 wurde in der Vorrede die Bedeutung der Berliner Akademieausstellung den Besuchern, allerdings wiederum im Blick auf den Frieden, in verallgemeinernder Form erläutert: *»Die schönen Künste sind schon ihrem Wesen nach so innig mit dem Frieden verschwistert, daß eine jede mit Kunstwerken gezierte Halle ein Heiligthum des Friedens darstellt.«* Hier wurde bereits auch die *»Seele aufmerksamer und denkender Kunstfreunde«* angesprochen. Ein neues, auch der Vergangenheit sich zuwendendes patriotisches Gefühl kam hinzu, das schon 1793 den *»erhabensten Zweck der Kunst«* in der Darstellung von *»Geschichten der Vorwelt«* sah,

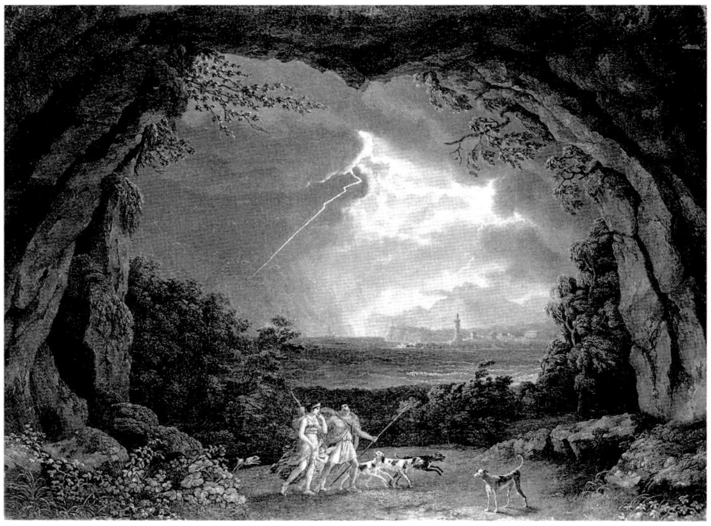

31 Jacob Philipp Hackert
Aeneas und Dido flüchten in eine Höhle
Hannover, Niedersächsisches Landesmuseum, Landesgalerie

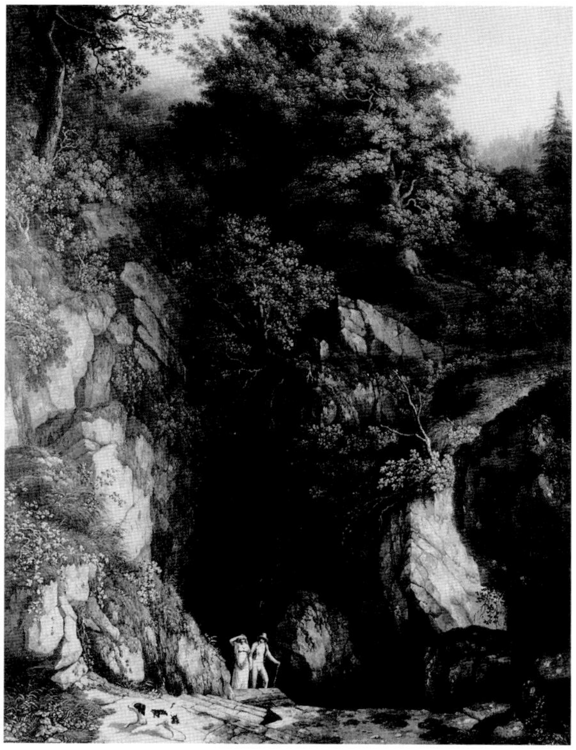

32 Jacob Philipp Hackert
Die Franziskushöhle in der Hohen Verna
Essen, Museum Folkwang

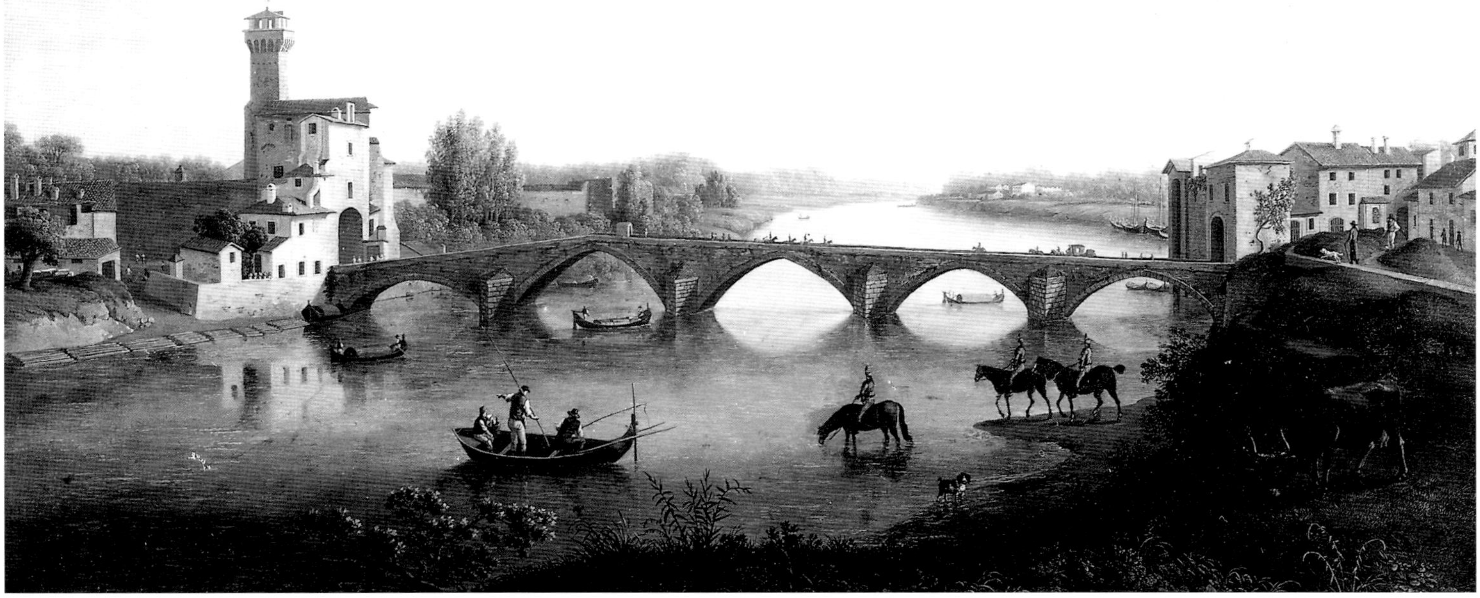

also – und das sollte noch sehr lange so bleiben – die Historienmalerei an die Spitze aller Gattungen der Malerei stellte.

Sonderbar mutet es an, daß in jenen Jahren in den ausführlichen Einleitungen der Kataloge nicht der geringste Widerhall auf die menschheitsbewegenden Ereignisse der Französischen Revolution zu finden war. Doch für die Jahre vor und nach der Jahrhundertwende bieten die Kataloge der Berliner Akademischen Kunstausstellungen trotz mancher bereits erwähnter Vorbehalte die weitaus wichtigsten Informationen, denn sie vermitteln einen ersten Überblick über die sich allmählich entwickelnde Malerei in Berlin. Die Zahl der selbständig und schöpferisch tätigen Maler war offenbar noch recht gering, wenn auch die der ausgestellten Ölbilder, Gouachen und Aquarelle im Laufe der Jahre anstieg. Doch entfielen davon etliche auf unwichtige Arbeiten von Schülern und Dilettanten. Abgesehen von den vielen damals so beliebten Stichen nach berühmten, insbesondere italienischen, niederländischen und altdeutschen Gemälden der Renaissance und des Barock, waren in steigender Zahl auch in Öl gefertigte Kopien vertreten. Offenbar haben fast alle Maler in Berlin in jenen Jahren mit dem Kopieren weltbekannter und thematisch beliebter Gemälde begonnen, gab es doch noch keine Photographien und Kunstdrucke im heutigen Sinne. Kunstliebhaber konnten nur auf preiswerte Nachstiche oder anspruchsvollere Ölkopien zurückgreifen, wenn sie privat sich an großer Kunst erfreuen wollten. Die Nachstiche und -radierungen nicht mitgerechnet, entfielen in den Ausstellungen der Akademie bis 1800 zwischen 5 und 21 Prozent (1791) der gezeigten Gemälde allein auf solche Kopien. Nach 1800 schwankte der Prozentsatz zwischen 10 und 17. Erst 1840 verschwinden die Kopien aus dem Ausstellungsbestand. Insgesamt also war die Zahl der in den ersten Ausstellungen vertretenen originalen Schöpfungen, die dann meist mit dem stolzen Zusatz »eigene Erfindung« versehen waren, nicht eben hoch und – von den hier erwähnten

33 JACOB PHILIPP HACKERT
Ansicht von Pisa
Kiel, Stiftung Pommern

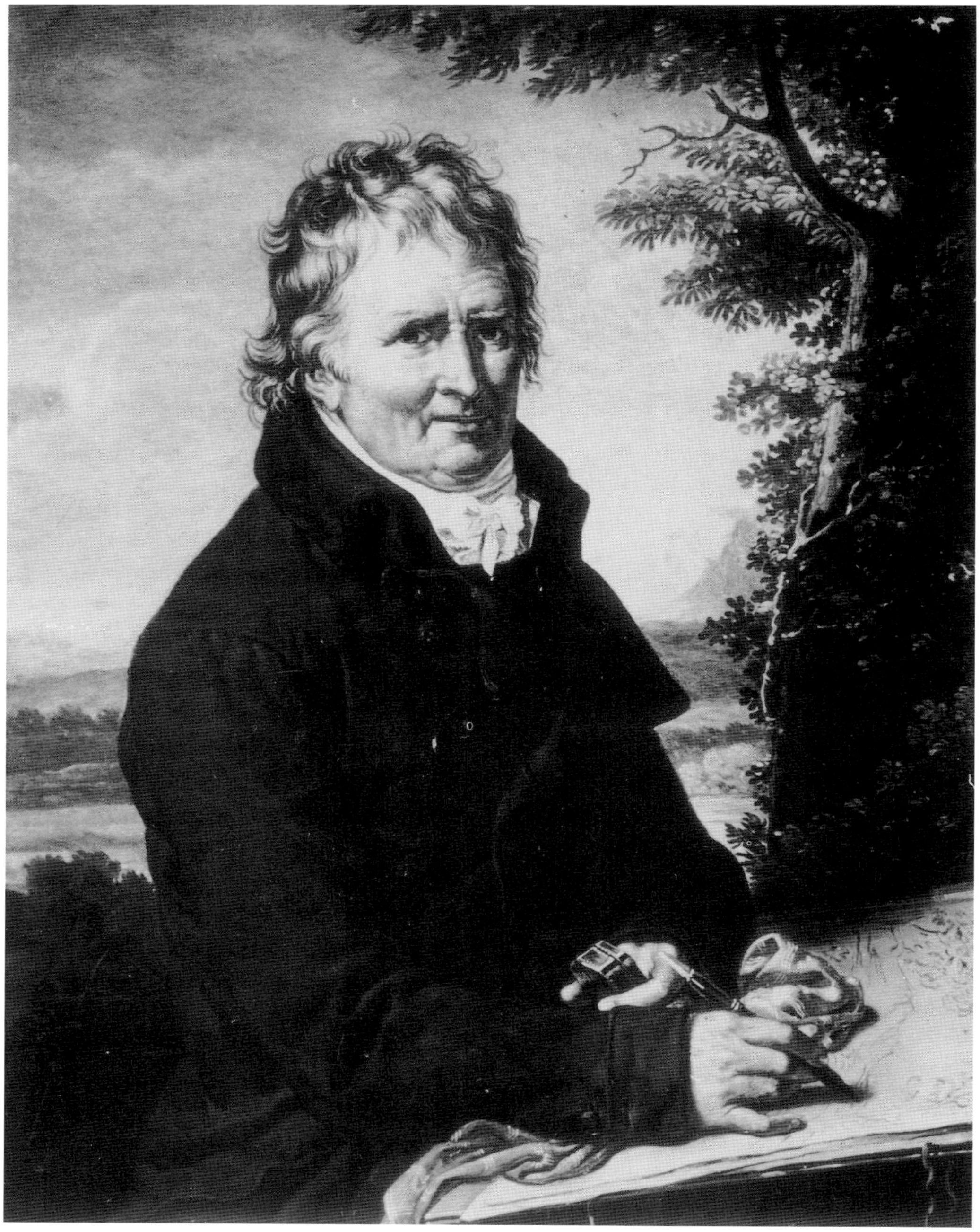

Malern und wenigen anderen abgesehen – im ganzen nicht überragend. Andererseits darf nicht vergessen werden, daß damals die dekorative Wand- und Deckenmalerei in Schlössern, Herrensitzen, Kirchen und Bürgerhäusern eine dominierende Rolle spielte und den damit befaßten Malern daher für Staffeleibilder mit freier Themenwahl kaum Zeit ließ. Da es vorerst keine anderen Möglichkeiten für die Maler gab, ihre Werke der Öffentlichkeit vorzustellen, war die Berliner Akademische Kunstausstellung so etwas wie ein Prüfstein für ihre Leistungen, die jurierte Teilnahme daher für sie ebenso wichtig wie nützlich.

Schon vor der Jahrhundertwende gab es aber auch einzelne Stimmen gegen den Akademiebetrieb. So hat ASMUS JACOB CARSTENS, »Mahler aus Lübeck«, wie er in den frühen Akademieausstellungen genannt wurde, nach anfänglichen Erfolgen in Berlin sich mit dem ihm wohl gesinnten und ihn fördernden Minister Heinitz durch seine Verspottung *»alles Academischen Kunst-Schlendrians«* entzweit. Er selbst hat auch gewisse Abmachun-

34 WILHELM TITEL
Jacob Philipp Hackert, 1806
Hamburg, Hamburger Kunsthalle

gen mit der Akademie nicht eingehalten. Bereits vor seiner Berliner Zeit hatte es in Kopenhagen Zerwürfnisse zwischen ihm und der dortigen Akademie gegeben. Von 1787 bis 1791 war er in Berlin mit Wand- und Deckenfresken meist mythologischen Inhalts (die griechischen Götter wurden – wie damals auch andernorts üblich – dabei arg strapaziert) im Schloß und im Dorvilleschen Haus von Heinitz am Pariser Platz befaßt. 1792 ging er nach Rom und war später zu der ursprünglich vorgesehenen Rückkehr nach Berlin nicht mehr zu bewegen, denn er wollte, wie er 1796 an Heinitz in aller Deutlichkeit schrieb, *»das Pfund, so ihm anvertraut, nicht in Berlin vergraben«*. Ein begabter, aber schwieriger Mensch und Künstler, der sich keinem Reglement anpassen konnte und wollte. Der Kunstschriftsteller J. D. Fiorillo sprach von seiner *»originellen Laune«*. Chodowiecki aber hatte bereits 1792 verärgert in einem Brief an Graff geäußert, daß Carstens *»zu viel eigendünckel«* habe und die *»Caricatur von Michel Angelo«* geworden sei. In Rom hatte Carstens als Verehrer der Antike und Winckelmanns mit seinen antikischen Gemälden bei den Italienern viel Erfolg, weniger allerdings bei den Deutschen, doch fand er unter den Künstlern verständnisvolle Freunde, wie seinen Biographen C. L. Fernow. Trotz seiner auch öffentlich geäußerten Ablehnung der Berliner Akademie und damit aller Akademien hat Carstens sich zwischen 1788 und 1795 fünfmal an deren Ausstellungen beteiligt. Und mit der
35 bildmäßig vollendeten Sepiazeichnung ›Friedrich der Große in der Schlacht bei Roßbach‹ hat er dem König noch postum gehuldigt. Nur waren solche Historienbilder seine Stärke nicht, denn geistig und künstlerisch war er in der Welt der antiken Götter und Heroen beheimatet. Des Malers letzte in Berlin entstandene Arbeit ›Besuch
36 der Argonauten bei Chiron‹ von 1792, eine weiß gehöhte Kreidezeichnung auf braunem Karton, stellt kompositorisch glücklich und überzeugend dar, wie die Argonauten in Chirons Höhle dem Gesang des Orpheus lauschen. Großfigurig und schön modelliert, erinnern seine Gestalten an antike Skulpturen. Die positive Entwicklung in seiner Berliner Zeit ist, wenn man dieses Werk mit der frü-
37 hen Zeichnung ›Cupidos Vogelfang‹ von 1787 vergleicht (ausgestellt in der Berliner Akademie 1788) nicht zu leugnen. In Italien hat sich sein Gesichtskreis erweitert, sein Künstlertum gefestigt; auch Dante und der damals die Kunst und Literatur bewegende »Ossian« lieferten ihm nun willkommene Bildvorwürfe. Weitab von der preußischen Hauptstadt war Carstens auf klassischem Boden zu einem der bedeutendsten deutschen Künstler in Italien geworden, der sein Bestes in seinen bildmäßig aus-

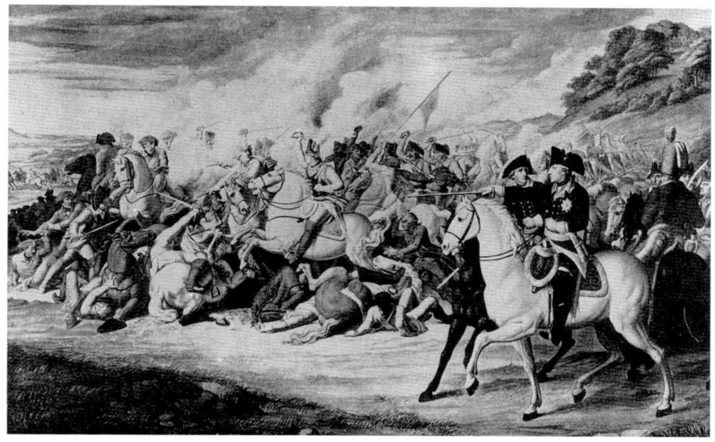

35 Jacob Asmus Carstens
Die Schlacht bei Roßbach
Sepia
Früher Berlin, Preuß. Akademie der Künste

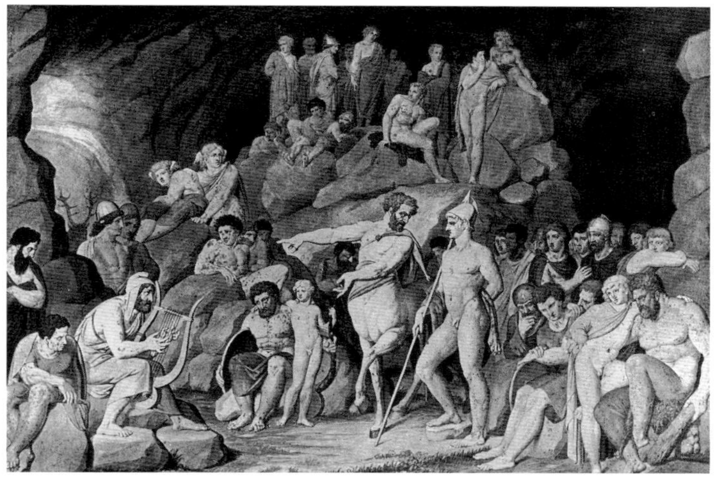

36 Jacob Asmus Carstens
Besuch der Argonauten bei Chiron, 1792
Weimar, Schloßmuseum

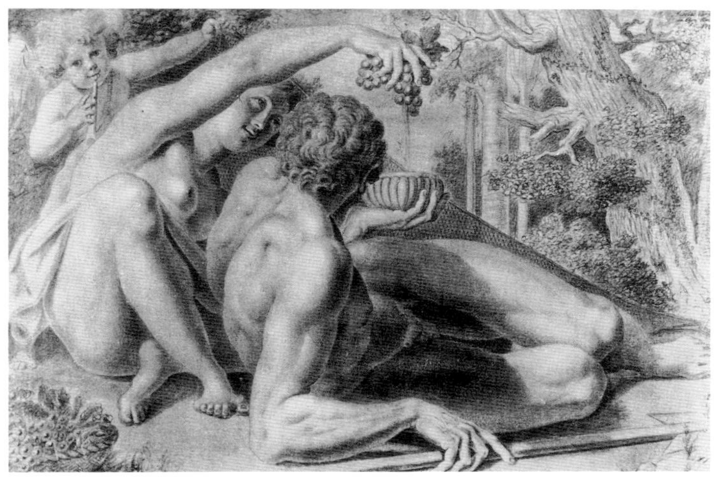

37 Jacob Asmus Carstens
Cupidos Vogelfang, 1787
Kreide
Weimar, Schloßmuseum

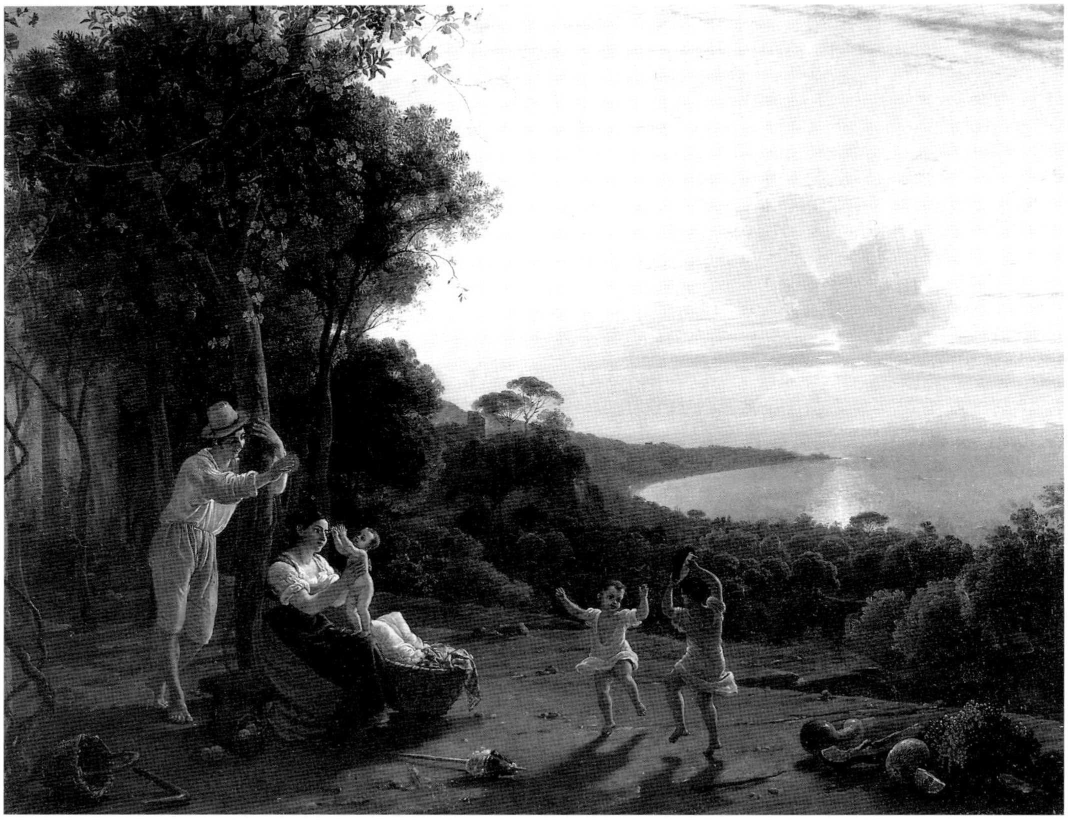

geführten Zeichnungen leistete. Die Grundlage für sein Können verdankte er aber zweifellos seinen Jahren in Berlin, dieser Stadt, in der die Malerei es noch schwer hatte, sich zu behaupten. Äußerte doch der Schriftsteller Karl Philipp Moritz, seit 1789 Professor der Altertumskunde an der Berliner Akademie, in seinem autobiographischen Roman »Anton Reiser« (1785–1790) noch sehr bestimmt: *»Durch Betrachtung des ächten Schönen in der Poesie muß der Geschmack zu der Schätzung des Schönen der bildenden Kunst erst vorbereitet werden und räumt damit der Literatur und Dichtkunst eine Schlüsselrolle gegenüber der bildenden Kunst ein.«*

Geschichtlich gesehen war Carstens einer der ersten, der energisch die individuelle Freiheit des Künstlers und der Kunst forderte und - bewußt oder unbewußt - am Beginn einer Entwicklung stand, die den Künstlern innerhalb der Gesellschaft eine völlig neue Position zuweisen sollte.

Wenn Carstens nur für einige entscheidende Jahre seines Lebens der Berliner Malerei zuzurechnen ist, so gilt das ähnlich auch für den fast ein Vierteljahrhundert später geborenen FRANZ LOUIS CATEL. Der gebürtige Berliner ist schon früh mit Schinkel in Berührung gekommen und wurde 1806 Mitglied der Berliner Akademie der Künste. Bei G. K. Nagler, Neues allgemeines Künstler-Lexicon von 1835, lesen wir: *»Catel, Franz, berühmter Zeichner und Maler von Berlin, der jedoch eher zu den römischen als zu den Berliner Künstlern gezählt werden kann, denn er hielt sich fast den größten Teil seines Lebens in jener Hauptstadt der Kunst auf.«* Landschaft und Historie, daneben Veduten und das Genre waren seine Hauptgebiete in der Malerei, auf denen er auch in Italien erfolgreich war und wofür er Aufträge aus aller Welt bekam. Anders als Carstens hat Catel aber seine Verbindung zu Berlin nicht abreißen lassen. 1824 weilte er mit den Berlinern Schinkel und Carl Begas in Neapel und Salerno. Diesem Zusammensein verdanken wir das schöne Bild ›Schinkel in Neapel‹ von 1824. Es gehört der Nationalgalerie. Auf Schinkels Anregung beauftragte Prinz Heinrich von Preußen den Maler mit der Schaffung eines Altargemäldes ›Die Auferstehung Christi‹ für die von Schinkel neugestaltete Luisenkirche in Charlottenburg. Das 1834 feierlich übergebene und geweihte Bild ist 1943 durch Kriegseinwirkung vernichtet worden.

1841 wurde Catel während eines Aufenthaltes in seiner Geburtsstadt der Titel eines preußischen Professors

38 FRANZ LOUIS CATEL
Sonnenuntergang über
der Bucht von Neapel
Berlin, Galerie Westphal

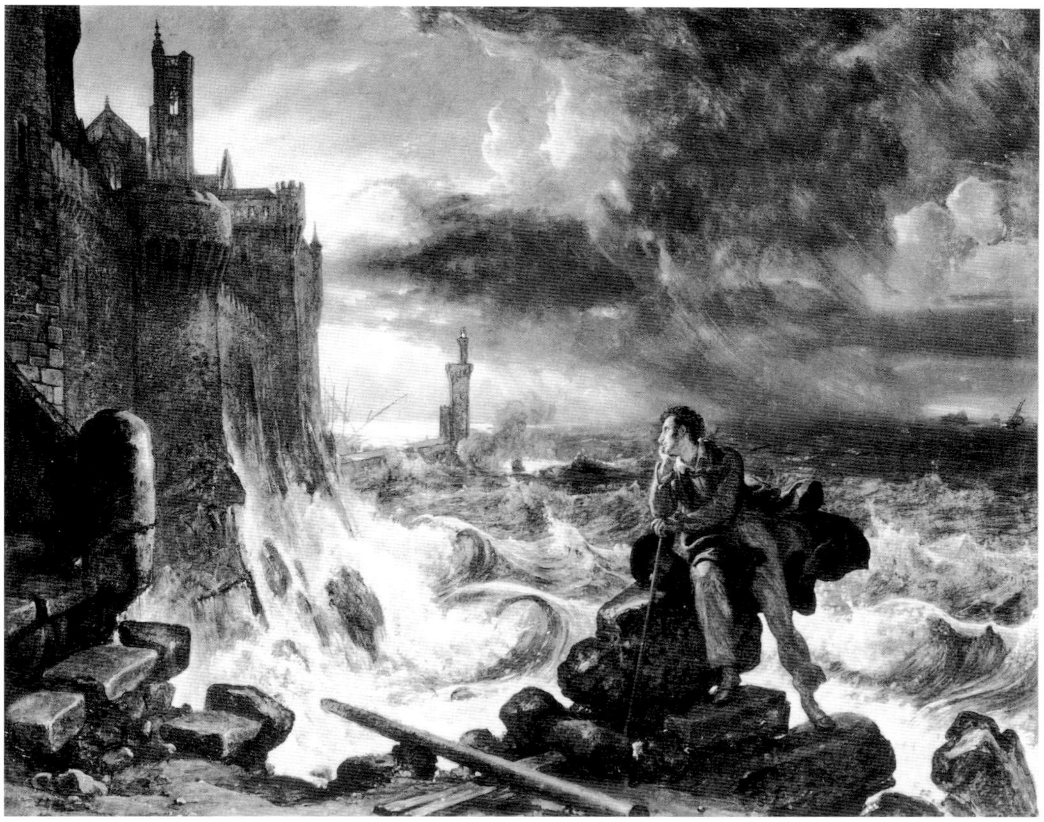

39 Franz Louis Catel
Nächtliche Szene nach
»René« von Chateaubriand
Kopenhagen, Thorvaldsens Museum

38 verliehen. Sein Gemälde ›Sonnenuntergang über der Bucht von Neapel‹ ist eine höchst wirkungsvolle, für ihn typische Synthese einer Schilderung süditalienischer Landschaft mit einem Genremotiv im Vordergrund. Die
39 romantische ›Nächtliche Szene‹ nach Chateaubriands Roman »René« mit dem Hauptakteur auf einem Felsen am aufgewühlten Meer und der dramatischen Wolkenbildung erinnert an sein Studium in Paris – effektvolle Romantik, die die Franzosen so schätzten. Der Einfluß der französischen Malerei auf Catels Schaffen war nicht zu übersehen, man etikettierte sie gerne als »geistreiche« Malerei. In Italien hat er, der in Rom bei den deutschen Freunden und Italienern hohes Ansehen genoß, mit der Stiftung des »Istituto Pio Catel« wesentlich zur Förderung der deutschen und italienischen Künstler beigetragen. Dabei darf nicht vergessen werden, daß die meisten Maler, die damals aus dem preußisch-protestantischen Berlin nach Italien, dem Land aller künstlerischen Verheißungen, gekommen waren, nicht eigentlich »Nazarener« wurden, auch wenn sie das Schaffen jener frommen, mindestens ehrfürchtig-religiösen Maler bewunderten. Es war wohl zuviel Sinn für Realität in ihnen, auch wenn sie sich dort in arkadischen Gefilden wähnten. Dem Geist der Antike huldigten sie weit eher als den Schöpfungen der frühen italienischen Renaissance, denen die kindlich gläubigen Nazarener in ihrer Kunst nachzueifern trachteten.

Zu den Malern, die in Italien endgültig oder vorübergehend ihre künstlerische Heimat fanden, gehörte auch Janus Genelli, Sohn des Kunststickers und Malers Joseph Genelli und Vater des bekannten Bonaventura Genelli, der nicht eigentlich zur Berliner Malerei zu rechnen ist. Als früher Landschaftsmaler – diese Gattung war immer noch wenig geschätzt – hat er, was damals noch ungewöhnlich war, auch der landschaftlich anspruchslosen Mark Brandenburg seine Aufmerksamkeit geschenkt. Leider sind davon keine bildlichen Zeugnisse mehr bekannt. Nach der Jahrhundertwende kam Genelli nach Berlin zurück und war von 1803–1804 Zeichenlehrer der Königin Luise.

Mit der näheren Umgebung Berlins hatte sich bereits auch der Zeichenmeister F. W. Schaub in der zweiten Hälfte der achtziger Jahre in kleinen anspruchslosen Ölbildern befaßt.

Die Entfaltung der Malerei in Berlin

Der Übergang in das 19. Jahrhundert

Manche Schöpfungen Berliner Maler können stilistisch weder dem einen noch dem anderen Jahrhundert zugeordnet werden. Etliche lebten und arbeiteten um die Wende vom 18. zum 19. Jahrhundert; ihre Werke behielten oft wesentliche Elemente des 18. Jahrhunderts bei, aber trugen daneben durchaus schon Merkmale einer neuen Auffassung.

Die »Bildnißmahlerinn« HENRIETTE FÉLICITÉ TASSAERT, verehelichte Robert, Tochter des in Berlin tätigen Bildhauers J. P. A. Tassaert, die von 1716 bis 1816 fast regelmäßig auf der Berliner Akademischen Kunstausstellung vertreten war, pflegte auch weiterhin das im letzten Drittel des 18. Jahrhunderts beliebt gewordene Pastellbildnis kleineren Formats. Sie hat bekannte Persönlichkeiten in Berlin dargestellt und außerdem Porträts des bekannten Bildnismalers F. A. Tischbein kopiert. Zu jenen gehört vermutlich auch das Pastellbild der Königin Luise nach einem bereits 1914 als verschollen bezeichneten Tischbein-Gemälde, das sich im Hohenzollern-Museum in Schloß Monbijou befand. Das anmutige Pastell mit dem König Friedrich Wilhelm (III.) darstellenden Pendant befindet sich im Schloß Charlottenburg. Die Mode der Pastellporträts wurde auch noch von anderen Künstlern zu Beginn des neuen Jahrhunderts beibehalten. Angefangen von J. H. P. Bardou, der für längere 40

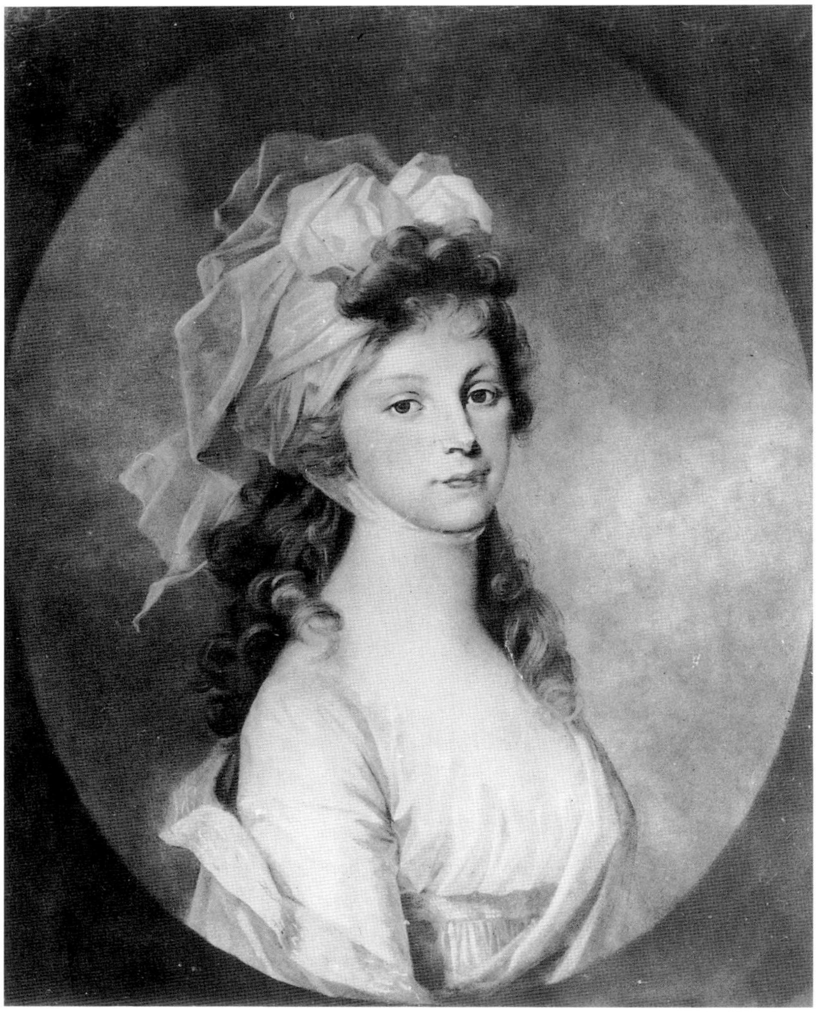

40 FÉLICITÉ TASSAERT
Königin Luise von Preußen, um 1797
Pastell
Berlin, SSG, Schloß Charlottenburg

Zeit nach Warschau ging, gehörten Paul Joseph Bardou, Carl Wilhelm und schließlich Alexander Bardou d. J. und andere dazu. JOHANN AUGUST KRÜGER SEN., dem wir das 1789, also postum entstandene ernste Ölbildnis des alten vereinsamten Königs Friedrichs II., des Großen, verdanken – er hat den König zu dessen Lebzeiten nur von fern in Potsdam gesehen –, hat sich bereits vorwiegend dem bürgerlichen Bildnis zugewandt; von seinen Söhnen August d. J. und Wilhelm ist kein Werk mehr bekannt. Ein fast vergessener Porträtist war auch der Maler und Stecher FRIEDRICH WILHELM BOCK, der mit dem Bildnis Friedrichs des Großen und dem Gemälde ›Friedrich im Sarge‹ bekannt geworden ist.

Während die wenigen Bildnismaler nach der Jahrhundertwende ihre Werke der interessierten Öffentlichkeit in der Berliner Akademischen Kunstausstellung vorstellen konnten, waren die Historienmaler auch weiterhin mit der Ausmalung von Decken und Wänden in Schlössern und Privatpalais so beansprucht, daß sie sich nur sporadisch an den Ausstellungen beteiligen konnten. Von ihren dekorativen Werken ist weit weniger erhalten geblieben als von den Malern, die in ihrem Atelier arbeiten konnten. Zu solchen fast Vergessenen gehört auch JOHANN CHRISTOPH KIMPFEL, der mit dekorativen Wand- und Deckenbildern für Räume und Bauten von Carl Gotthard Langhans tätig war. Sein bedeutendstes Historiengemälde, mit dem bereits einer Bildbeschreibung ähnelnden langatmigen Titel: ›Kurfürst Joachim II. von Brandenburg widerspricht 1547 im Lager von Wittenberg dem von Kaiser Karl V. über Kurfürst Friedrich von Sachsen nach der Schlacht von Mühlberg verhängten Todesurteil‹ und mit 34 dargestellten Persönlichkeiten, darunter Karl V., König Ferdinand I. und Herzog Alba, war auf der Berliner Akademieausstellung zu bestaunen. König Friedrich Wilhelm III. kaufte es an, und Nachstiche sorgten für die Verbreitung des Gemäldes. Es war zugleich der Auftakt zu den Historienbildern Berliner Maler im 19. Jahrhundert, die sich auch mit der Geschichte der Mark Brandenburg befaßten, wobei sie sogar Motive aus der Geschichte des Protestantismus in dieser Gegend berücksichtigten.

Ein nicht minder fleißiger Historien- und Bildnismaler war der Berliner FERDINAND COLLMANN. Erwähnenswert ist, daß er in sechs Jahren bis 1795 für den Halberstädter »Freundschaftstempel« des Dichters Gleim allein zehn Bildnisse gemalt hatte. Gleim sammelte die Bilder aller seiner Freunde und bekannter Persönlichkeiten und hat damit für die Nachwelt eine großartige bildliche Dokumentation etlicher bedeutender Zeit-

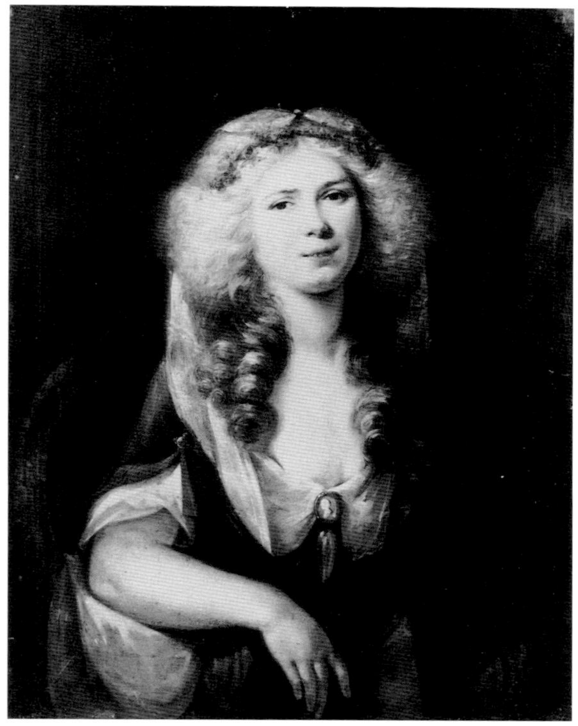

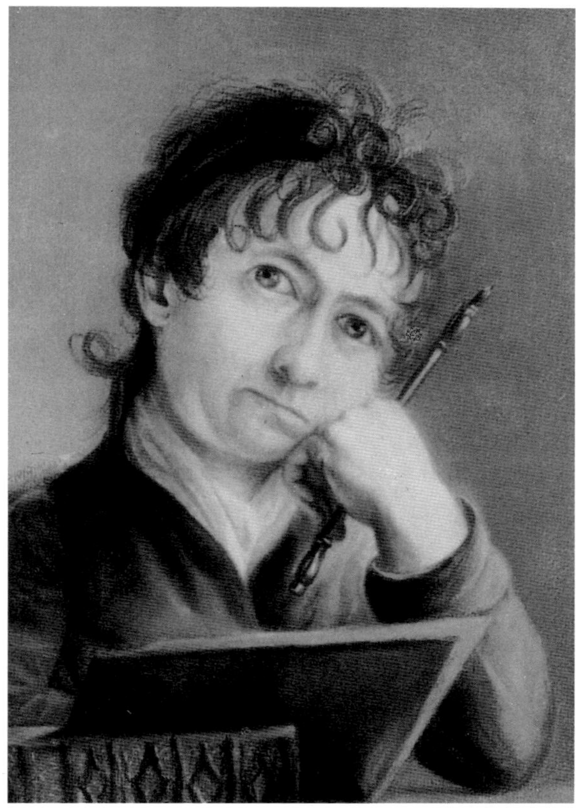

41 JOHANN GOTTFRIED NIEDLICH
Die Gattin des Künstlers, 1791
Kiel, Stiftung Pommern

42 SUSETTE HENRY
Selbstbildnis
Berlin (Ost), Märkisches Museum

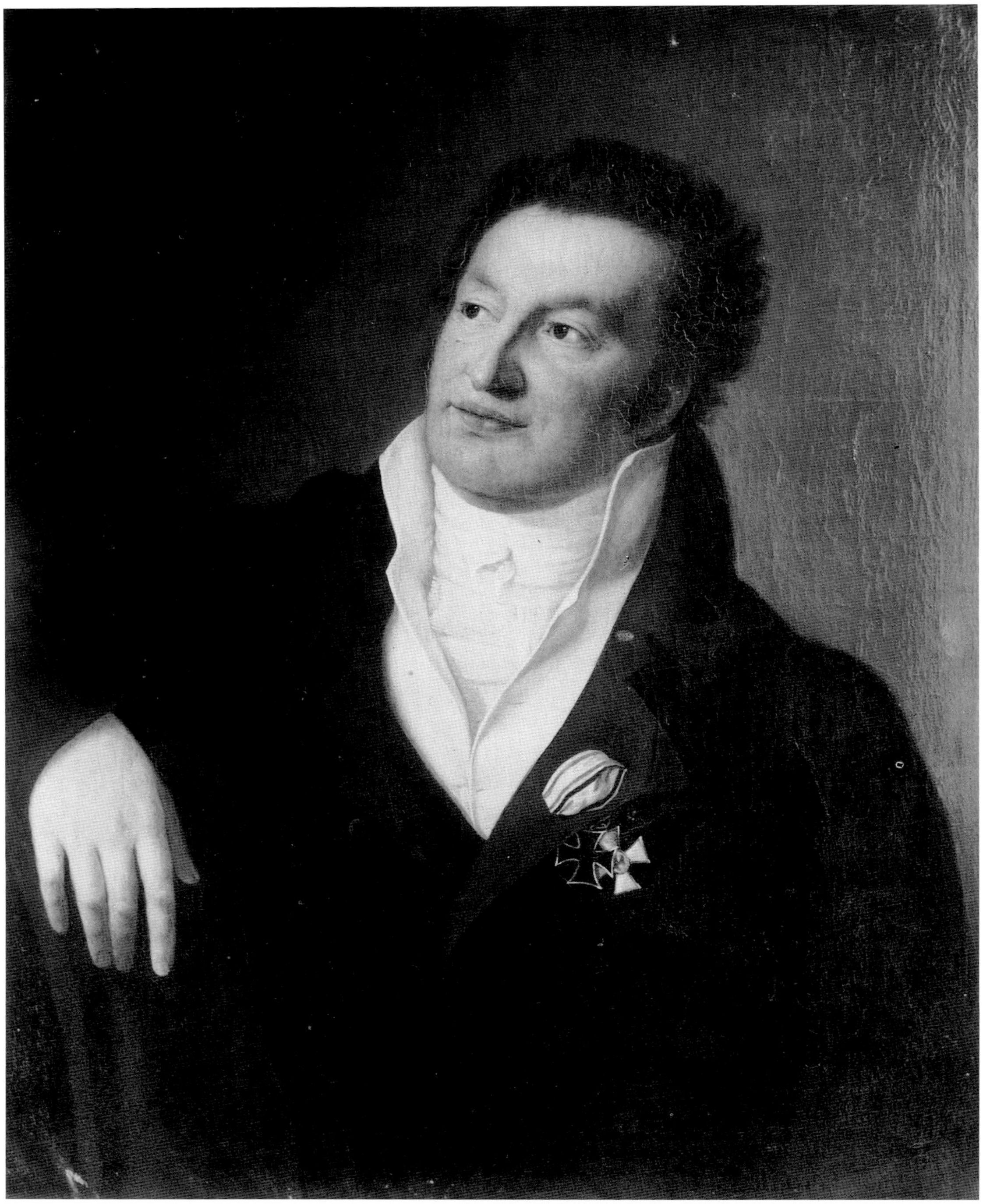

genossen geschaffen. Glücklicherweise ist die Sammlung in seinem ehemaligen Haus in Halberstadt bewahrt worden. Einige bekannte Berliner Maler haben sich damals ebenfalls an dieser löblichen Unternehmung beteiligt. Ein solcher Freundschaftskult war charakteristisch für jene auch von sentimentalen, frühromantischen Gefühlen geprägte Zeit.

43 SUSETTE HENRY
Staatsminister Ancillon, 1816
Berlin, SSG, Jagdschloß Grunewald

Die Maler der beiden Jahrzehnte vor der Jahrhundertwende, die bis in die Anfänge des 19. Jahrhunderts tätig waren, bevorzugten im allgemeinen antikische Stoffe, denn jene Epoche war seit langem erfüllt und bewegt von den neuen Erkenntnissen, die Gelehrte und Schriftsteller – in Deutschland vor allem Johann Joachim Winckelmann – auf ihren Reisen aus Funden, Grabungen

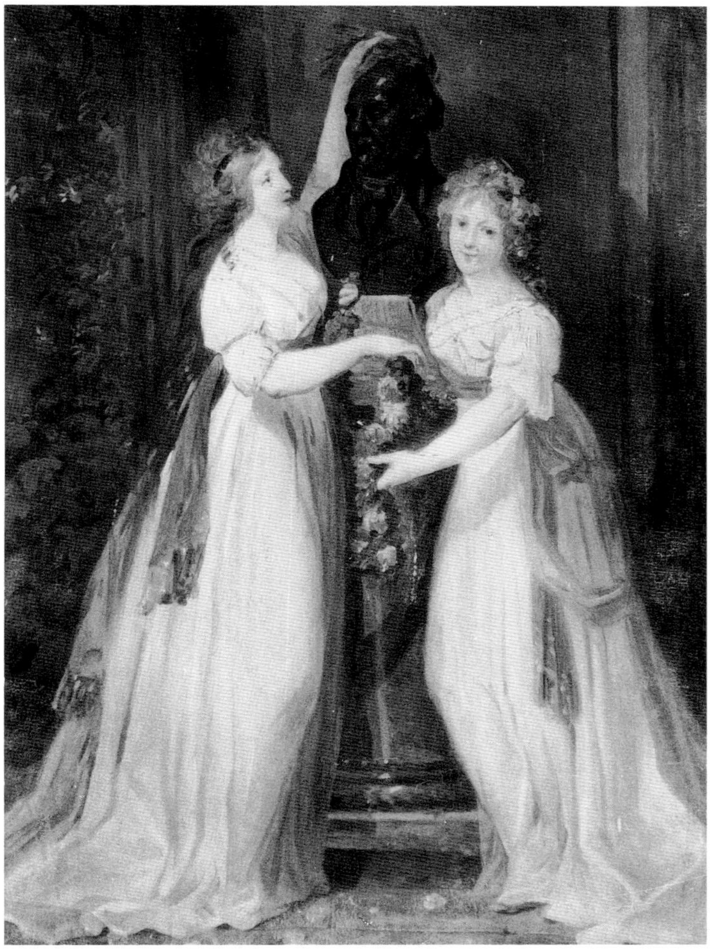

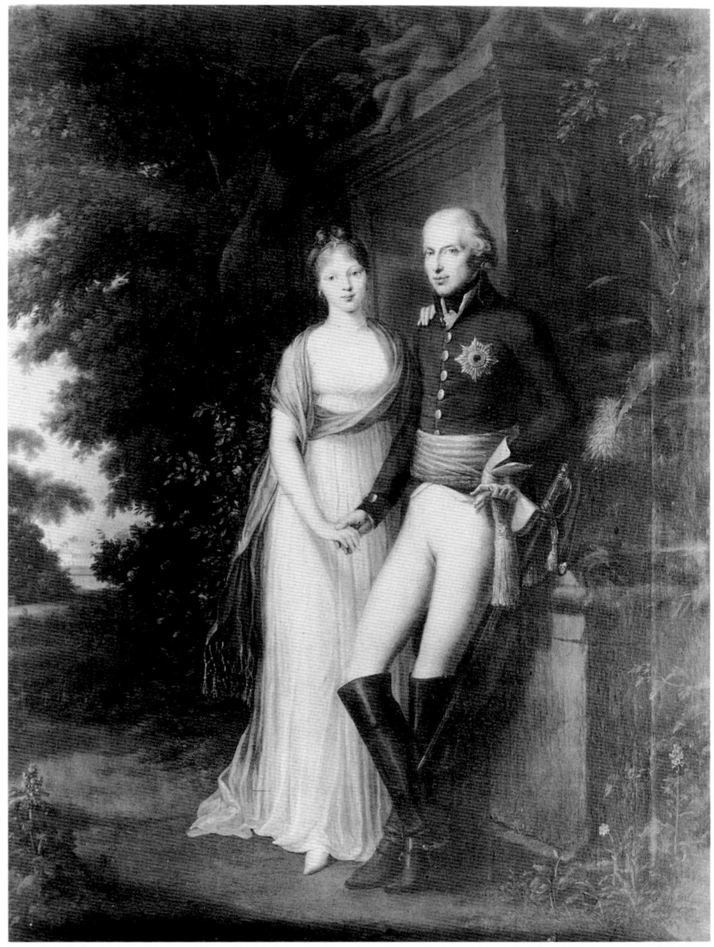

und schriftlichen Quellen gewonnen hatten. Es war, als hätte sich ihnen damit eine ganz neue Welt erschlossen. Daß antike Geschichte und Mythologie auch für Berliner Maler seit langem gefragte Sujets waren, versteht sich fast von selbst, und daß fern von den antiken Stätten zunächst weit mehr »Bildung« als echte Einfühlung ihr Schaffen leitete, ist nur zu begreiflich.

Im Bildnisfach hatten sich früh schon einige wenige berlinische Wesenszüge herauskristallisiert. Doch war auch hier, wie in der Historienmalerei, den Allegorien und dem Genre, auch noch der Geist des Rokoko erhalten geblieben, allerdings eher als schöne Reminiszenz in einer Zeit, die sich nach all dem Schweben und Schwärmen zur Ratio bekannte und auch in der Kunst zu dem Neuen drängte, das der gewaltige Sturm der Revolution entfacht hatte. Einer, der lange noch vom Geist der Vergangenheit zehrte, war JOHANN GOTTFRIED NIEDLICH, der sich seine Sporen bei Bernhard Rode und Johann Christoph Frisch an der Berliner Akademie verdient hatte. Das 1791 geschaffene Bildnis seiner Gattin 41
mit dem angedeuteten Kranz und Schleier im blonden Haar – vielleicht ist sie noch als Braut dargestellt – ist eine amüsante Mischung aus Rokoko-Nachklängen und ehrlichem Berliner Realismus.

Größere Begabung als Bildnismalerin bewies die auch im Genrefach tätige SUSETTE (SUSANNE) HENRY, eine Tochter von Daniel Chodowiecki, der neben Anton Graff ihr Lehrmeister gewesen war. Kopien und Pastellbildnisse standen am Anfang ihrer beachtlichen künstlerischen Karriere, darunter ihr frühes Selbstbildnis in 42
Pastell, in dem sie sich, zwar noch etwas ungelenk, ohne jede Beschönigung sah, das Ganze ein Stück jenes »prosaischen« Berlin, wie Goethe abschätzig meinte. Was sie zu leisten imstande war, zeigte das 1816 entstandene Bildnis des späteren Staatsministers Ancillon, der als Pre- 43
diger der französischen Gemeinde in Berlin 1790 die Nachfolge ihres Gatten Henry angetreten und sich als Gelehrter und Prinzenerzieher in Berlin einen Namen

44 FRIEDRICH GEORG WEITSCH
Königin Luise und ihre Schwester Friederike bekränzen die Büste König Friedrich Wilhelms II., 1795
Potsdam-Sanssouci, Staatl. Schlösser und Gärten

45 FRIEDRICH GEORG WEITSCH
König Friedrich Wilhelm III. und Königin Luise im Schloßpark Charlottenburg, 1799
Berlin, SSG, Schloß Charlottenburg

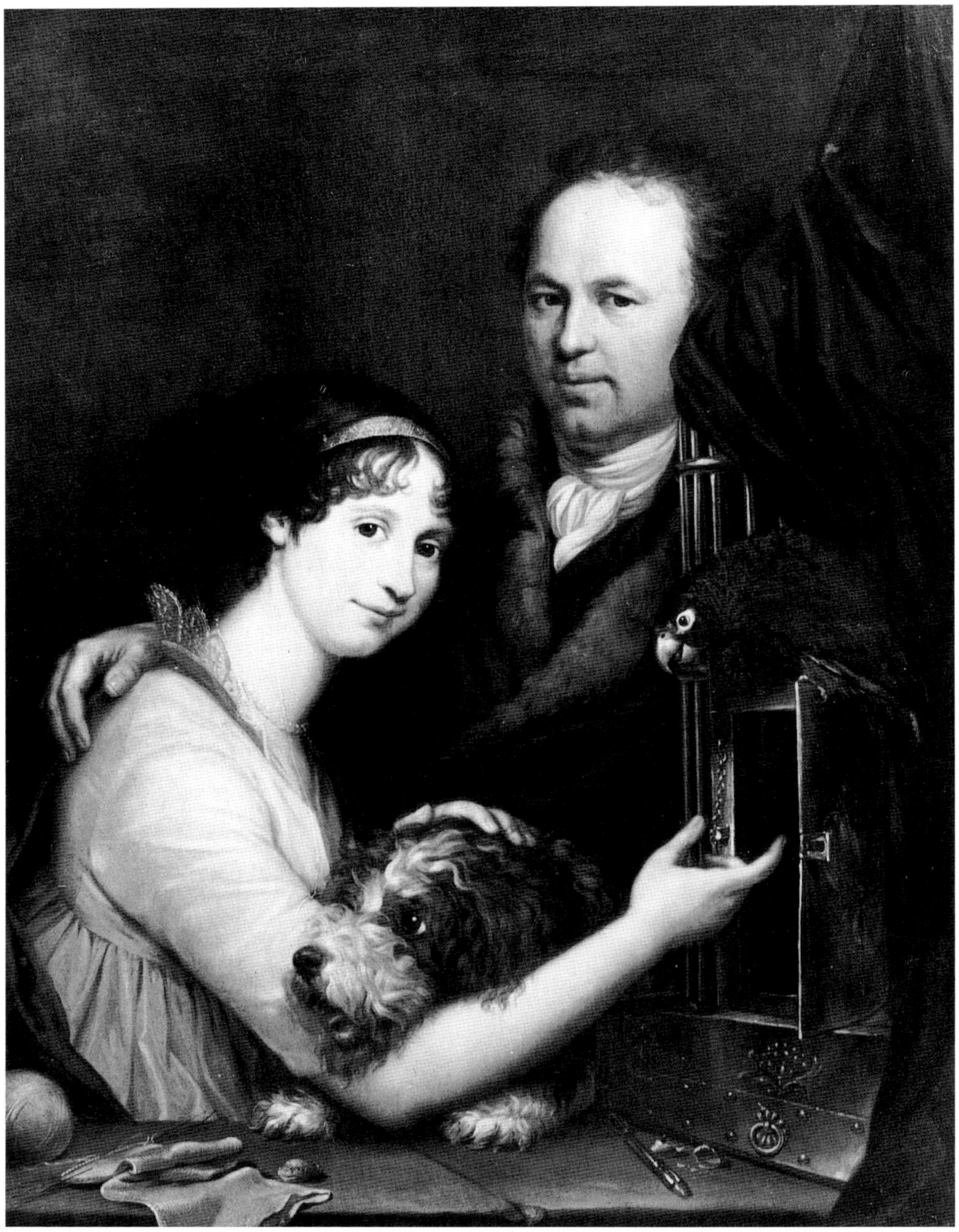

gemacht hatte. Es verrät in dem lebendigen Ausdruck des selbstbewußten energischen Mannes und der gediegenen Malweise die Schulung durch Anton Graff. Das prachtvolle Porträt ihres Vaters, im Märkischen Museum in Berlin, ist nicht minder lebendig aufgefaßt. Susette Henry hat auch seit 1800 in mehreren Gemäldefolgen ein Stück bürgerliches Leben ihrer Zeit in genrehaften Gegenüberstellungen überliefert. Da ging es um die gute oder schlechte Erziehung der Töchter, die Folgen glücklicher oder unglücklicher Ehen, die Freuden der Mitmenschen vom einfachen Volk bis zur großen Gesellschaft oder die Lebensweise eines verheirateten oder unverheirateten Mannes. Diese Darstellungen bildeten den Auftakt zum späteren, volkstümlich-berlinischen Genre des Biedermeier.

Auch nach 1800 hatte die Berliner Malerei bei der Bevölkerung immer noch einen schweren Stand. Ein Grund war die gedrückte Stimmung nach dem Zusammenbruch Preußens 1806. Berlin mußte eine französische Besatzung erdulden. Die Lage der Stadt und ganz Preußens war so ernst, daß auch den Künstlern der Antrieb fehlte, obwohl die Akademiekataloge der damali-

46 FRIEDRICH GEORG WEITSCH
Der Künstler und seine Gattin Christiane Elisabeth geb. Schröder, 1800
Braunschweig, Städtisches Museum

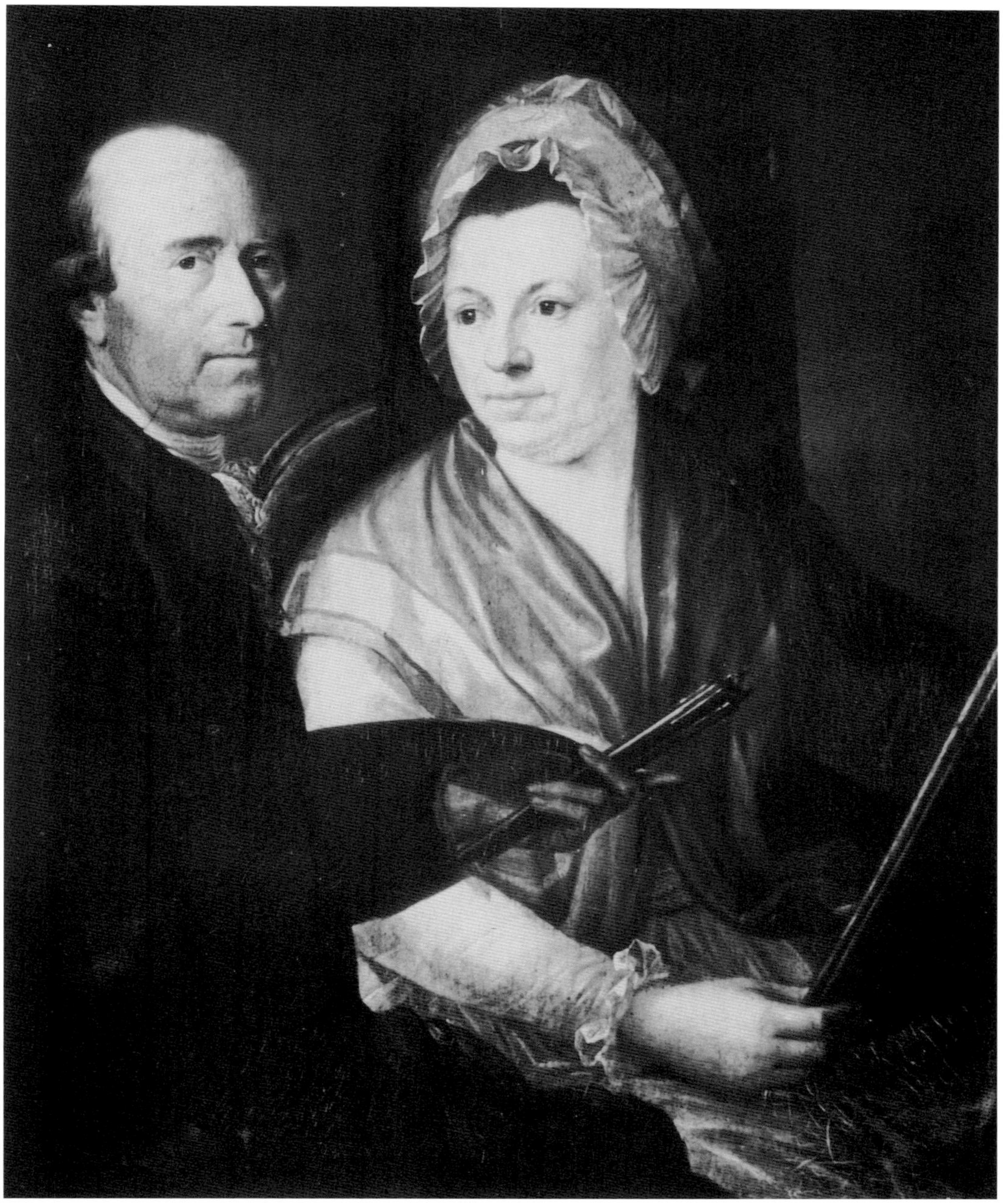

gen Jahre in ihren Einleitungen immer wieder ermunternd von der Bedeutung der bildenden Kunst in dunklen Tagen sprachen. Die Musen sollten auch im Kriegslärm nicht schweigen. Aber es lag so vieles im argen, und es gab vor allem auch kein himmelstürmendes Genie unter den Berliner Malern, das mitzureißen vermochte, es gab nur einige gute Begabungen.

Der Stimmungsumschwung begann wenige Jahre später, begünstigt von den Stein-Hardenbergschen Reformen und dem kulturpolitischen Wirken Wilhelm von Humboldts, der 1809 im preußischen Innenministerium die Leitung der Abteilung für Kultus und Unterricht übernahm. Ihm gelang eine umfassende Verbesserung des Bildungswesens, und in nur einem Jahr schaffte er es trotz mancher Widerstände, eine Universität in Berlin zu gründen, deren Gebäude – das ehemalige Palais des Prinzen Heinrich Unter den Linden – er dem oft unentschlossenen König Friedrich Wilhelm III. abringen mußte. 1810, im Todesjahr der vom Volk sehr geliebten Königin Luise, wurde die Universität eröffnet und leitete mit einer rasch zunehmenden Zahl bedeutender Gelehrter eines der hervorragendsten Kapitel der Berliner Geistesge-

47 FRIEDRICH GEORG WEITSCH
Der Künstler und seine Gattin
Berlin, SMPK, Nationalgalerie

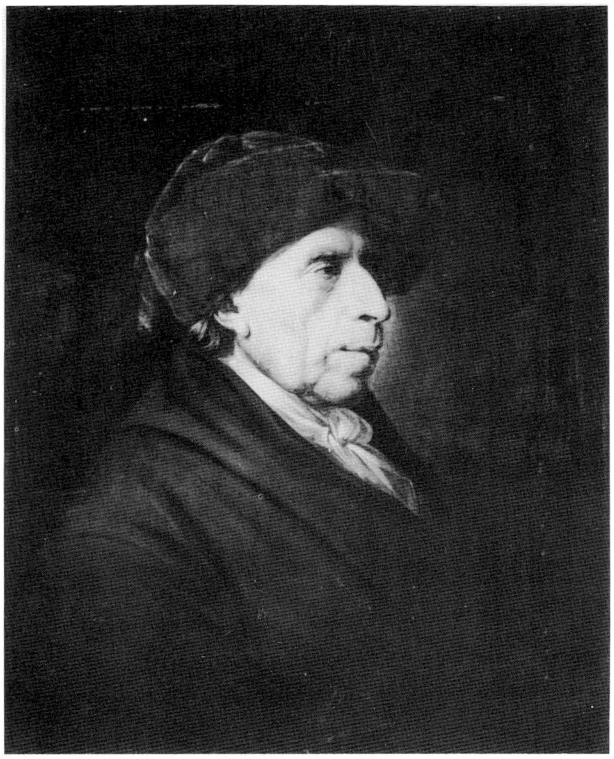

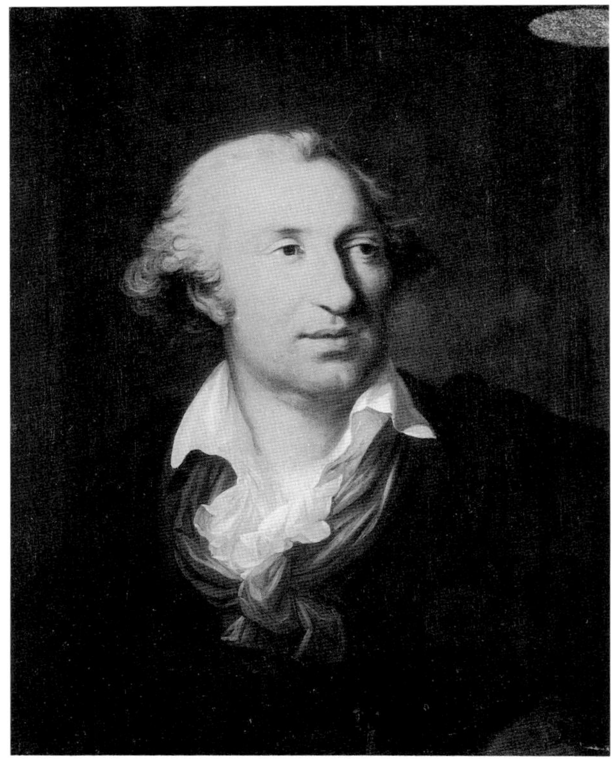

schichte ein. Auch auf anderen Gebieten, vor allem dem Theater und der Musik, regte sich neues Leben. Schon gegen Ende des 18. Jahrhunderts hatten die Maler des Frühklassizismus unter dem Eindruck der antiken Bildwerke in ihren Schöpfungen – erinnert sei an Carstens – größten Wert auf die vollendete zeichnerische Wiedergabe plastischer Formen gelegt. Zeichnungen in Feder, Kreide, Blei, vor allem in Sepia oder Bister wurden bevorzugt; Ölbilder dagegen waren noch lange Zeit weitgehend Kopien nach großen Meistern der Vergangenheit. 1806, »mitten unter dem Geräusche der Waffen«, zeigte die Akademieausstellung nicht nur Arbeiten der Eleven, Dilettanten und auswärtigen Künstler, sondern war auch mit einer großen Zahl von »Fabrik- und Gewerkarbeiten«, Stickereien und architektonischen Projekten angereichert. 1808 erschien – gewiß nicht freiwillig – der Ausstellungskatalog einmalig in deutscher und französischer Sprache. Die Vorbereitung und Durchführung dieser Ausstellungen in schwerer Zeit dürfte nicht leicht gewesen sein. Doch man verfolgte dabei ein anerkennenswertes Ziel: Die Kunst sollte den bedrängten Menschen Vergessen, den Künstlern aber wieder Ermunterung zu weiterem Schaffen schenken.

Vom Beginn des neuen Jahrhunderts an hatte die Bildniskunst in Berlin deutlicher eine genuin berlinische Prägung angenommen. Johann Friedrich Weitsch, genannt Pascha, hatte sich in braunschweigischen Landen als Landschafts- und Tiermaler einen Namen gemacht und war von 1787 bis 1802 auf den Berliner Akademischen Kunstausstellungen vertreten. Sein Sohn FRIEDRICH GEORG WEITSCH wurde nach Studienjahren bei seinem Vater und Wilhelm Tischbein in Kassel, Aufenthalten in Braunschweig, Fürstenberg und Düsseldorf sowie Studienreisen nach Holland und Italien zum Hofmaler in Braunschweig ernannt. Im letzten Jahrzehnt des 18. Jahrhunderts kam er nach Berlin, wo er es 1798 zum Rektor der Akademie und zum Hofmaler brachte. Hier und auch andernorts wurden ihm zahlreiche Bildnisaufträge zuteil. Der geschätzte Porträtist schuf nebenbei noch Ideallandschaften im Geschmack des ausklingenden 18. Jahrhunderts, Historienbilder aus der deutschen Geschichte und – mehr am Rande – Gemälde mit biblischen Themen. Die locker gemalte Ölskizze zu dem im 44
Schloß Charlottenburg befindlichen Gemälde mit der Darstellung der jungen Königin Luise und ihrer Schwester Friederike, die Schadows Büste des verstorbenen

48 FRIEDRICH GEORG WEITSCH
Dr. David Friedländer
Berlin, SMPK, Nationalgalerie

49 FRIEDRICH GEORG WEITSCH
Gottfried Schadow, 1795
Berlin, SMPK, Nationalgalerie

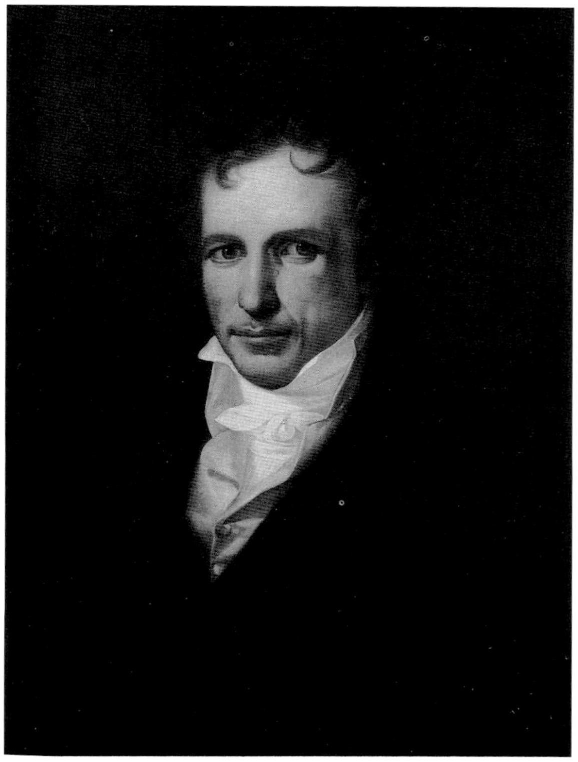

50 FRIEDRICH GEORG WEITSCH
Christian Daniel Rauch
Berlin, SMPK, Nationalgalerie

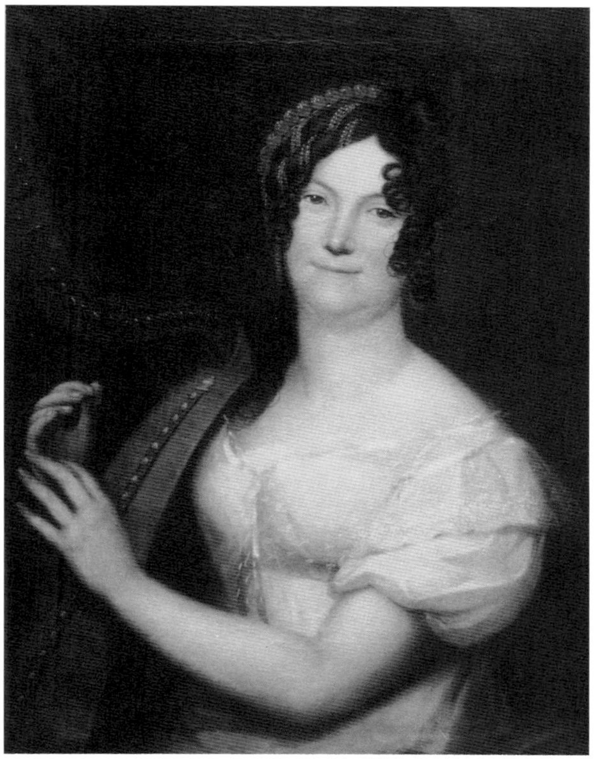

51 FRIEDRICH GEORG WEITSCH
Frau Rudolphi, Gattin des Physiologen
Prof. Rudolphi in Berlin
Wuppertal, Von-der-Heydt-Museum

Königs Friedrich Wilhelm II. bekränzen, hat in ihrer Auf-
fassung noch einen Abglanz des ausklingenden Rokokos.
45 Das Bildnis des jungen Königs mit seiner Gemahlin Luise
von 1799 wirkt dagegen zurückhaltender und repräsen-
tativer und verkörpert eher den frühromantischen Geist
des Jahrhunderts. Einen neuen realistischen Sinn zeigen
46 dagegen die beiden Doppelbildnisse, auf denen er sich
selbst im Jahr 1800 als erfolgreicher, selbstbewußter
Maler mit seiner hübschen jungen Frau darstellt, um die
er beschützend seine Rechte legt. Auf dem vermutlich ein
47 Vierteljahrhundert später entstandenen Doppelbildnis
sind die Gesichtszüge der beiden deutlich gealtert. Die nun das Bild beherrschende Gattin mit dem Skizzenblock auf dem Schoß hat matronenhaft-biedere, dennoch weltoffene Züge, das schmaler, strenger gewordene Antlitz des seitlich am Rand stehenden Malers wirkt dagegen greisenhaft und still. Mit unbestechlichem Blick für die Physiognomie, mehr noch für Geist und Temperament seines Gegenübers, schuf Weitsch in den ersten zwei Jahrzehnten des neuen Jahrhunderts eine beachtliche Zahl von Porträts Berliner Persönlichkeiten, in der Mehrzahl von Gelehrten und Künstlern. Es handelte sich vorwiegend um Brustbilder vor neutralem Hintergrund. Das
kluge, einprägsame Antlitz des Doktor David Friedlän- 48
der, Reformer und Oberältester der Jüdischen Gemeinde
zu Berlin, gehört ebenso dazu wie das des jugendlich-
genialischen Feuerkopfs Gottfried Schadow oder des jün- 49
geren Christian Daniel Rauch, hier noch nicht mit dem 50
sanft-schönen Antlitz und dem schlohweißen Haar seiner
späten Jahre, sondern energisch und fast ein wenig skep-
tisch in die Welt blickend. Oder – wahrscheinlich eine
Auftragsarbeit – das ungeschönte, dennoch liebenswerte
Porträt der harfespielenden Berliner Professorengattin
Frau Rudolphi von 1813 und die noch etwas steife Kin- 51
dergruppe von 1819. Das alles zeugt von solidem Kön- 52
nen. Das eindrucksvollste und gelungenste Bildnis von
der Hand Weitschs bleibt gewiß aber das des jugendli-
chen Alexander von Humboldt von 1806. Der Maler hat 53
den jungen Gelehrten mit den für den Naturforscher typischen Attributen, einem Herbarium und einer exotischen Pflanze, wiedergegeben und ihn groß vor die Kulisse der südamerikanischen Landschaft in der Gegend des Orinoko gesetzt. Der Maler selbst war nie dort, hat aber mit Humboldts Hilfe, der auf Reisen viel skizzierte, das Fremdländische der Vegetation glaubhaft geschildert. Der Ausblick in die Weite der in sanftes Licht getauchten

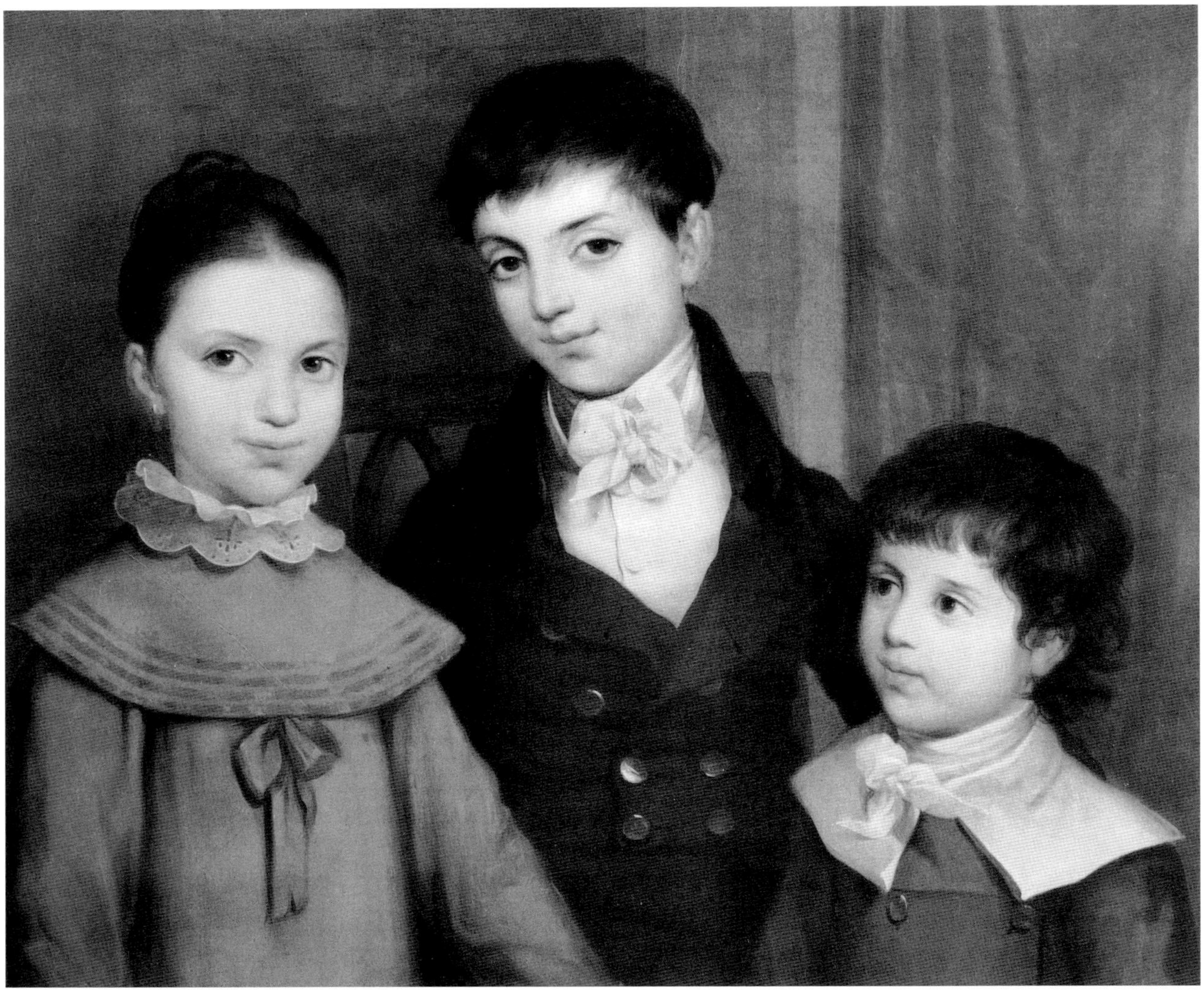

52 Friedrich Georg Weitsch
Drei Geschwister, 1819
Braunschweig, Städtisches Museum

Landschaft sollte nicht mehr sein als ein farbig stimmiger Hintergrund. Auf Humboldts Anregung entstand 1806 das Gemälde, das den Forscher mit einem Eingeborenen,
54 seinem eifrig schreibenden Freund Bonpland und Staffagefiguren vor dem gewaltigen Chimborasso zeigt, ein fast dokumentarischer Versuch, etwas von der Forschungsarbeit der beiden Gelehrten in einem fernen Kontinent festzuhalten. Die Grenzen der malerischen Begabung Weitschs sind nicht zu übersehen. Das gilt für seine historischen Darstellungen, für die Allegorien und auch für die Landschaftsbilder. Ein Beispiel dafür ist die schematische
55 Wiedergabe des Meeres bei Neapel in einem 1790 entstandenen Gemälde.

Wie schon Genelli, hat sich auch der Landschaftsmaler und Radierer Peter Ludwig Lütke gelegentlich mit der Umgebung von Berlin befaßt. Von 1785 bis 1787 ist Philipp Hackert in Rom sein Lehrer gewesen; daher galten seine frühen Gemälde der italienischen Landschaft, die er mit den bewundernden Augen des Nordländers erlebte und die das Publikum besonders schätzte. Nur allmählich und sehr sporadisch befaßte er sich dann auch mit der deutschen Landschaft. 1804 war im Akademiekatalog bei Lütke zum ersten Mal ein Bild der Umgebung Berlins, ›Die Mühle zu Glieneke‹ bei Potsdam, ver- 56
zeichnet, und 1810 hieß es bei zwei Gemälden vom Hafen 57
und der Festung Kolberg im Katalog: *»Beide Vorstellungen sind treue Portraits der Natur«* – Veduten also. Zwei Jahre später zeigte er zwei Bilder aus Charlottenburg: ›Das Mausoleum der Königin Luise‹ und ›Partie im königlichen Schloßgarten‹, 1814 ›Eine Landschaft in deutschem Styl‹, 1816 dann eine Landschaft in Öl ›Ideal im vaterländischen Styl‹ – was immer man sich darunter auch vorstellen mag. Letzteres Bild war laut Katalog außerdem: *»Ein Versuch über die Frage: inwiefern lassen sich die lokalgrünen Far-*

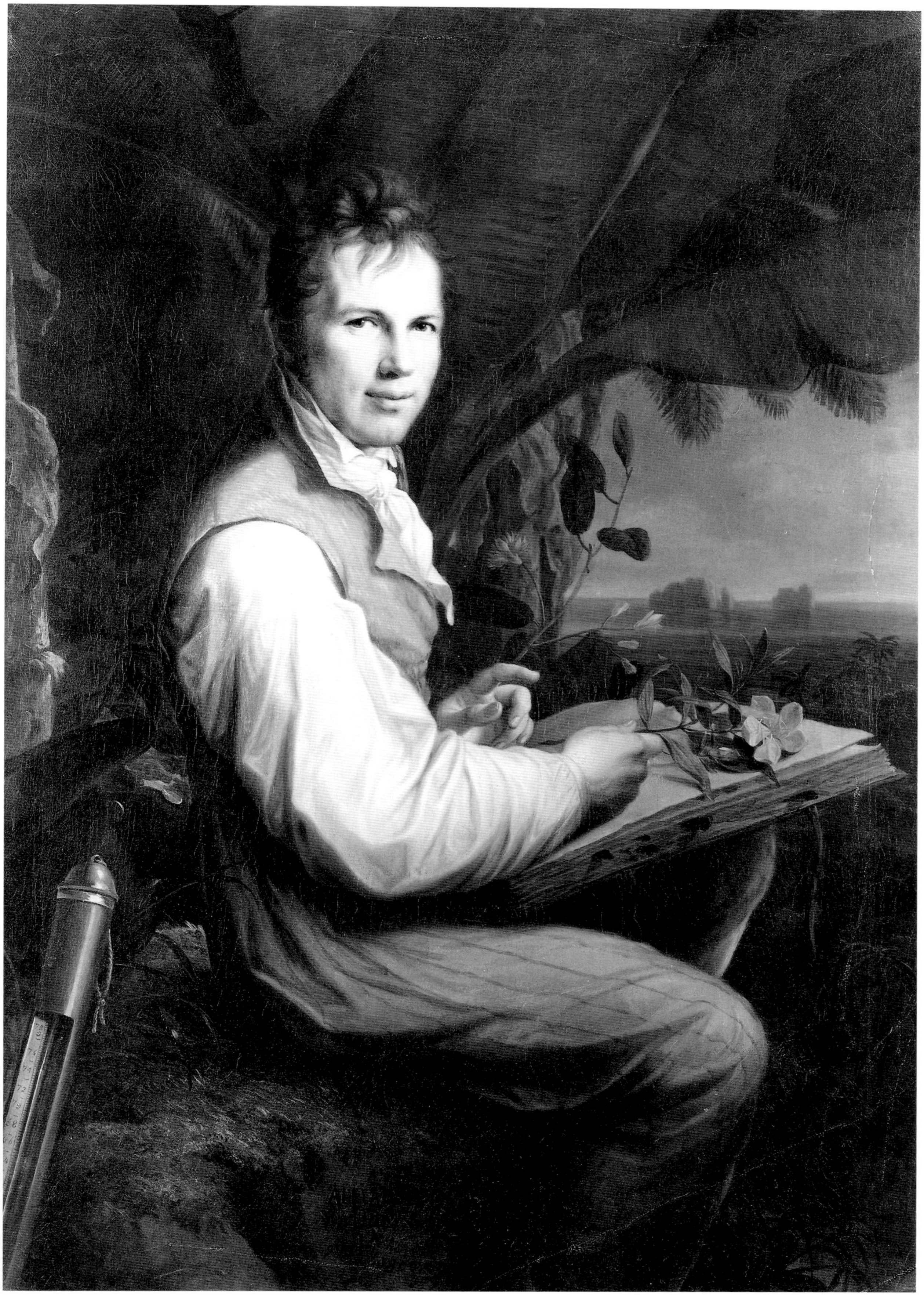

53 FRIEDRICH GEORG WEITSCH
Alexander von Humboldt, 1806
Berlin (Ost), Staatl. Museen zu Berlin, Nationalgalerie

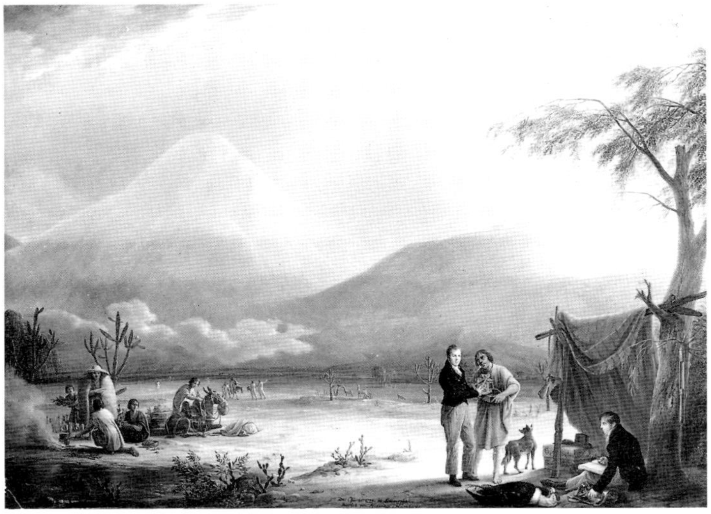

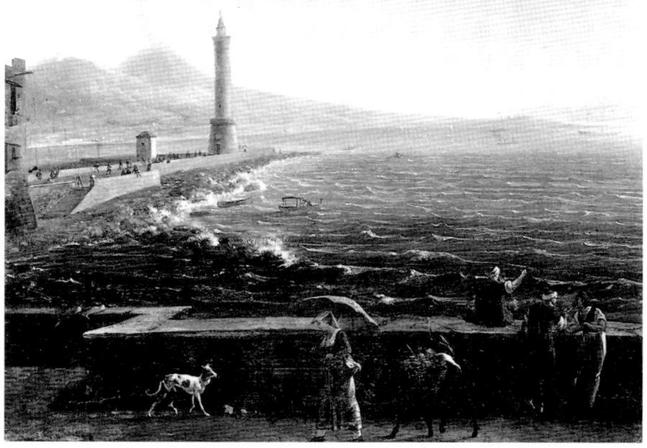

54 FRIEDRICH GEORG WEITSCH
Alexander von Humboldt am Fuß des Chimborasso
Früher Potsdam, Stadtschloß

55 FRIEDRICH GEORG WEITSCH
Blick auf den Golf von Neapel, um 1790
Kiel, Stiftung Pommern

ben der Natur unbeschadet der Wirkung und Täuschung in einem Landschaftsbilde anwenden und wo mag die Gränze dieser Anwendung liegen?« Lütkes drei Ansichten der Papierfabrik des »Herrn Ebert« in Spechtshausen bei Neustadt, ausgestellt 1820, waren eine Auftragsarbeit, die ihn sehr früh schon an die Schilderung einer Industrieanlage heranführten, Darstellungen, die leider verloren sind. 1822 begegnet uns im Katalog das Bild ›Ansicht der Pfaueninsel von der Mittagsseite‹ von 1821, bei dem es sich wahrscheinlich um das Gemälde im Märkischen Museum handelt. Gleichzeitig hat er auch den Geflügelhof auf der Pfaueninsel gemalt. Als Professor der Landschaftsklasse an der Berliner Akademie hat er gewiß gern auf solche ansprechenden Motive in der näheren Umgebung von Berlin zurückgegriffen, aber nur in Einzelheiten sind echte Wesensmerkmale in der Auffassung dieser berlinisch-märkischen Landschaft spürbar. Typisch Berlinisches in seiner liebenswerten Sprödheit ist eher in dem späten, echt biedermeierlichen Deckfarbenbild der ›Promenade bei den Zelten im Tiergarten‹ zu spüren, jenem 58
seit Hackerts Zeiten beliebten Lustort der Berliner vor den Toren der Stadt.

Gestalt und Werk des JOHANN GOTTLOB SAMUEL RÖSEL sind uns höchst anschaulich und lebendig durch Theodor Fontane überliefert. Fast 40 Jahre nach dem Tode des Malers hat er bei der Beschreibung des Röselschen Grabes auf dem Bornstädter Friedhof bei Potsdam im Band »Havelland« seiner »Wanderungen durch die Mark Brandenburg« die Frage gestellt: *»Wer war Rösel?«* und mußte sich nun durch Zuschriften aus aller Welt über den in Berlin einst sehr populär gewesenen Menschen und Künstler belehren lassen. Diese Briefe hat Fontane, der wegen seiner Unkenntnis gerügt wurde, nicht ohne Humor in dem genannten Band abgedruckt; sie sind mehr als nur eine wiederentdeckte Vita des Professors für Zeichnen an der Berliner Bauschule, denn sie geben zugleich auch einen Einblick in das gesellschaftliche Leben der Zeit, an dem Rösel, ein beliebter Junggeselle, lebhaft teilnahm. Die Kreise um Zelter, die Mendelssohns, Schadows, Spener und andere ergötzten sich an seiner Heiterkeit und an seinem oft auch gefürchteten sarkastischen Witz. Der Philosoph Hegel war sein Freund. Auch seine kleinen Gelegenheitsgedichte waren beliebt. Man schätzte vor allem die Landschaftsaquarelle und Sepiablätter des weitgereisten Mannes. Sie waren äußerst genau und sehr brav in der Zeichnung, im wesentlichen Veduten also, die einer gewissen berlinischen Trockenheit nicht entbehrten, doch waren sie mit ihrer fast schulmeisterlichen Genauigkeit nicht ohne Reiz. Selbst der

Olympier Goethe war von Rösels Talent angetan und hat sich mit zwei Gedichten für ihm geschenkte Zeichnungen bedankt. Ein charakteristisches Beispiel von Rösels
59 gediegenem Können war die ›Brücke im Schloßpark Charlottenburg‹ in Sepia und Tusche, die die Eleganz und zugleich materialgerechte Strenge der damals neuen Eisengußbrücke hervorhob. Von seiner so oft gerühmten geistreichen Art ist in Rösels künstlerischem Werk allerdings nichts zu spüren. Hatte er anfangs auch Landschaften nach eigener Idee gezeichnet, so war er später ein reiner Vedutenzeichner und -maler mit solider Technik, des-
60 sen beliebte Ansichten auch durch die Druckgraphik verbreitet wurden. Rösel – gewiß kein großer Künstler, aber eine liebenswerte, noch von der Berliner Aufklärung geprägte Persönlichkeit.

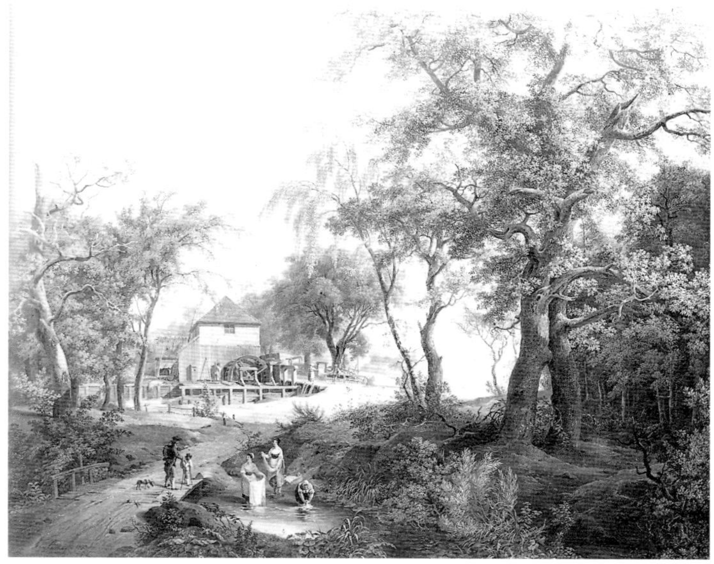

Wilhelm Schadow und Karl Wilhelm Wach. Ihr Beitrag zur Bildung einer Berliner Malerschule

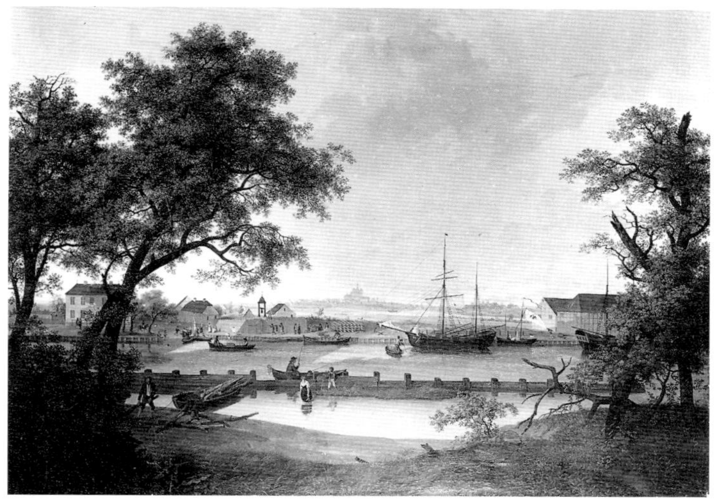

WILHELM SCHADOW, Sohn des Gottfried Schadow und seiner ersten Gattin, der schönen Wiener Jüdin Marianne geb. Devidels, hat die Malerei bei Friedrich Georg Weitsch an der Berliner Akademie erlernt. Beeindruckt von dem Ruf der jungen Nazarener ging er 1811 für acht Jahre nach Rom, wo er der 1809 von Pforr, Overbeck und anderen Malern in Wien gegründeten, gegen die Akademie gerichteten Lukas-Brüderschaft (auch Lukas-Bund oder -gilde genannt) 1819 beitrat. Die Reinheit ihres fast klösterlichen Lebens und ihrer künstlerischen Ziele, die nur der Wahrheit dienen sollten, ihr Rückgriff auf die frühe Malerei der italienischen Renaissance und die altdeutsche Malerei, ließen ihn unter dem Einfluß des Lübeckers Friedrich Overbeck in Rom zum Katholizismus übertreten. In seinem in jenen Jahren entstande-
61 nen auf Holz gemalten Selbstbildnis bezeichnete er sich – wohl nicht ganz ohne Stolz – als *»Guglielmus Schadow Berolinensis Pictor«*. Mit jenem den Nazarenern eigenen, fast keuschen Ernst und in der Tracht, die sie liebten, blickt er mehr in sich hinein als in die Welt hinaus. Der heilige Eifer, mit dem die Nazarener ihre Malerei als eine Art Mission betrachteten, ist auch in seinem Antlitz spürbar.

Wie seine Freunde wandte auch er sich fast ausschließlich der religiösen Malerei zu; Raffael war das große Vorbild. Für den Einfluß, den die Antike und die Renaissance

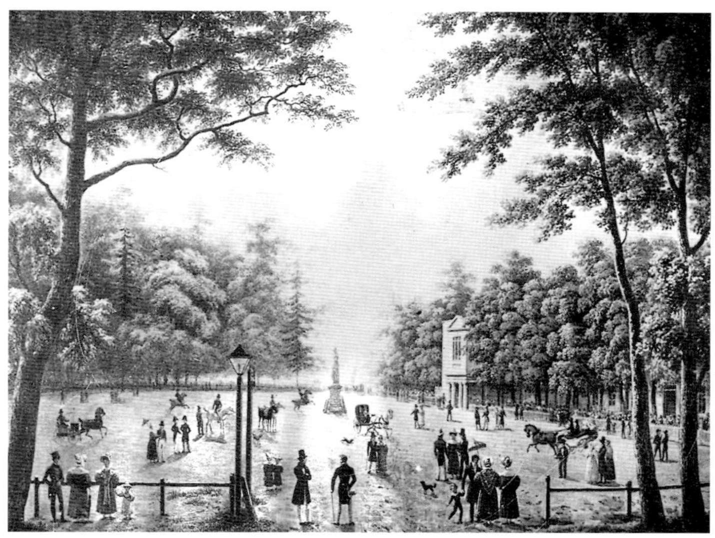

56 PETER LUDWIG LÜTKE
Die Mühle bei Glienicke, 1804
Potsdam-Sanssouci, Staatl. Schlösser und Gärten

57 PETER LUDWIG LÜTKE
Ansicht von Kolberg
Früher Schloß Berlin

58 PETER LUDWIG LÜTKE
Promenade bei den Zelten im Berliner Tiergarten
Verbleib unbekannt

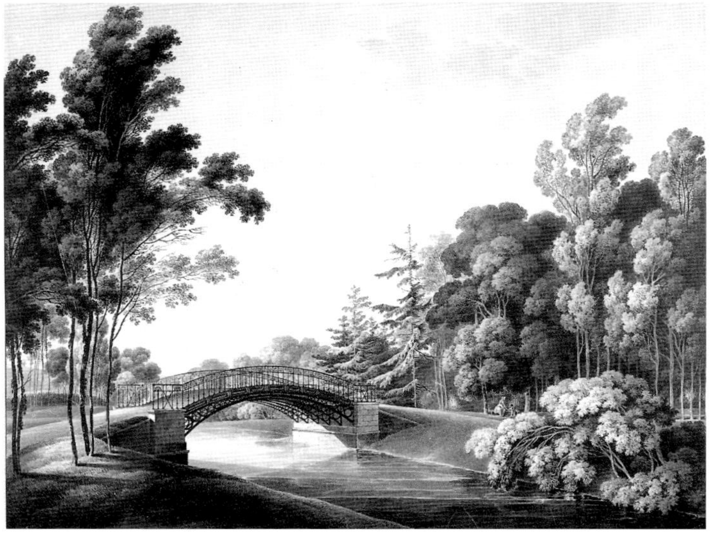

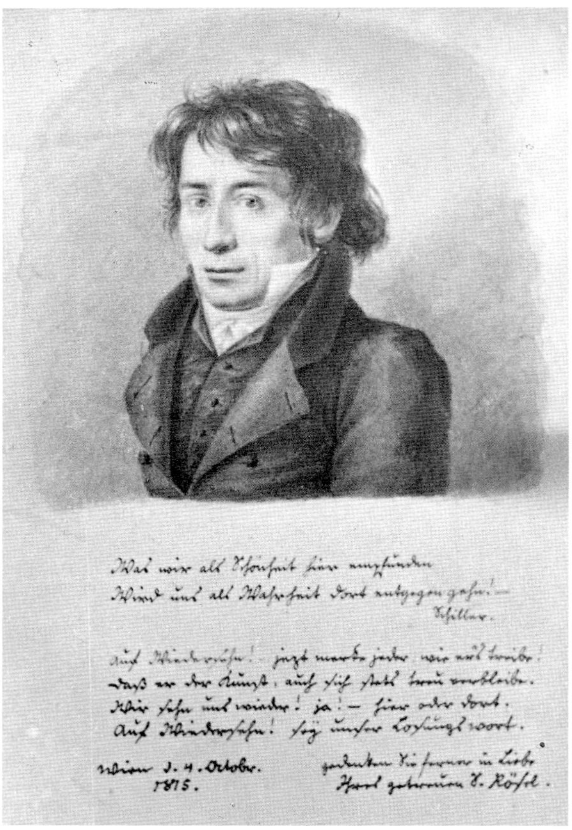

59 Samuel Rösel
Brücke im Schloßpark Charlottenburg, 1800
Sepia
Berlin, SSG, Schloß Charlottenburg

60 Samuel Rösel
Brief an den Maler Julius Schoppe
mit Selbstbildnis, 1815
Verbleib unbekannt

in Italien allgemein auf die Zeitgenossen ausübten, spricht allein die Zahl der in Rom tätigen deutschen Maler, Bildhauer und Architekten, die sich nach Hans Geller (Deutsche Künstler in Rom, 1961) zwischen 1800 und 1830 auf über 530 belief. Die meisten benötigten viel Idealismus, um ihren Zielen treu bleiben zu können, denn sie waren arm und lebten nur von kleinen Aufträgen.

Neben Cornelius, Overbeck und Veit war Schadow an den Fresken der Casa Bartholdy, der Wohnung des preußischen Generalkonsuls Jakob Salomon Bartholdy in Rom beteiligt. Bartholdy hatte den Künstlern die Wahl des biblischen Themas überlassen. Sie entschieden sich
für Szenen aus der Josephs-Geschichte. 1887 sind die 62 a
Wandbilder abgenommen und in die Nationalgalerie 62 b
(heute Ost-Berlin) übergeführt worden, wo sie als wohl eindrucksvollste Zeugnisse der Nazarener alle Kriegsgefahren überdauert haben. Das Bild Schadows, das den gefesselten Joseph darstellte, wie er seinen Mitgefangenen die Träume deutet, verrät echte Empfindung. Das gilt noch mehr für das auch kompositorisch geglückte
Gemälde ›Christi Gang nach Golgatha‹. Die Wegstrecke 63
mit dem unter der Last des Kreuzes zusammenbrechenden Christus in der Bildmitte, die Gesten der klagenden Frauen auf der linken Seite, die brutalen, in ihren Bewegungen dennoch »schön« wirkenden Kriegsknechte, die in der Ferne verschwindenden Reiter und die aufragenden Kreuze der beiden Schächer, das alles wird hier zum Symbol unschuldigen Leidens, der Trauer schlechthin. Die fein ausgeführte, phantasievolle Landschaft erhöht die Bedeutung des Geschehens. Ergriffenheit und tiefer Ernst sprechen aus dieser Schöpfung des Malers, der als Freskant nur noch von Cornelius und Overbeck überflügelt wurde.

1819 nach Berlin zurückgekehrt, wurde Wilhelm Schadow Lehrer an der Akademie der Künste und zum Professor ernannt, wo er eine rege Lehrtätigkeit entfaltete und einen großen Schülerkreis um sich scharte. Für die Berliner Malerei war er in jenem Stadium ebenso wegweisend wie Karl Wilhelm Wach, so daß Rosenberg beide als die eigentlichen Gründer einer mit dem Jahr 1819 einsetzenden Berliner Malerschule angesehen hat. Das aber läßt sich bezweifeln. Denn bereits seit 1786 hat es eine kontinuierliche Entwicklung der Berliner Malerei gegeben, die allerdings noch wenig Profil gezeigt hatte.

Das im Vergleich zu Rom so gänzlich andere Berliner Kunstklima führte Schadow wieder stärker zum Bildnis, das zunächst seine eigentliche Domäne bleiben sollte. Schon in seiner frühen Berliner Zeit hatte er in realisti-

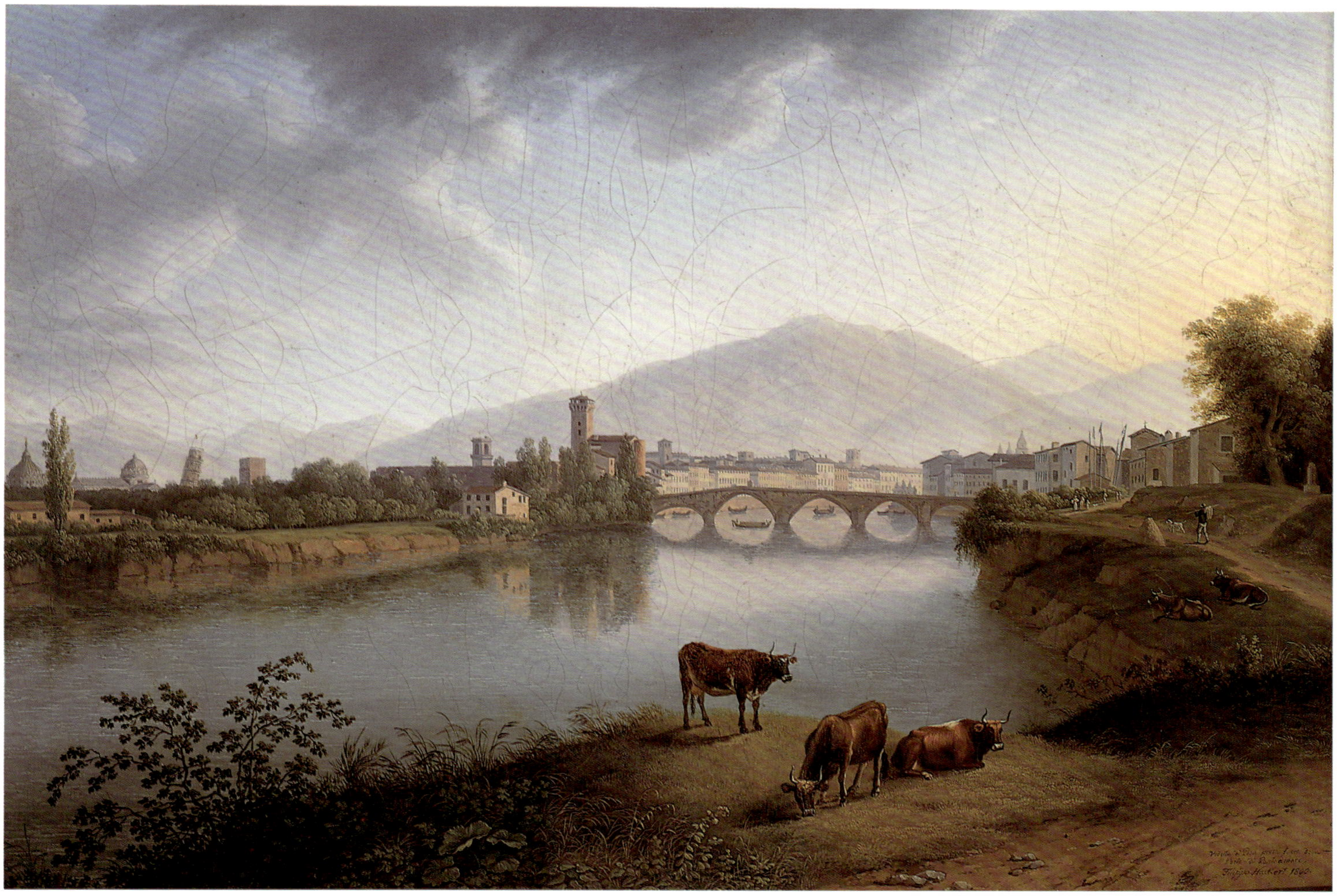

T 1 JACOB PHILIPP HACKERT
Ansicht von Pisa, 1800
Köln, Wallraf-Richartz-Museum

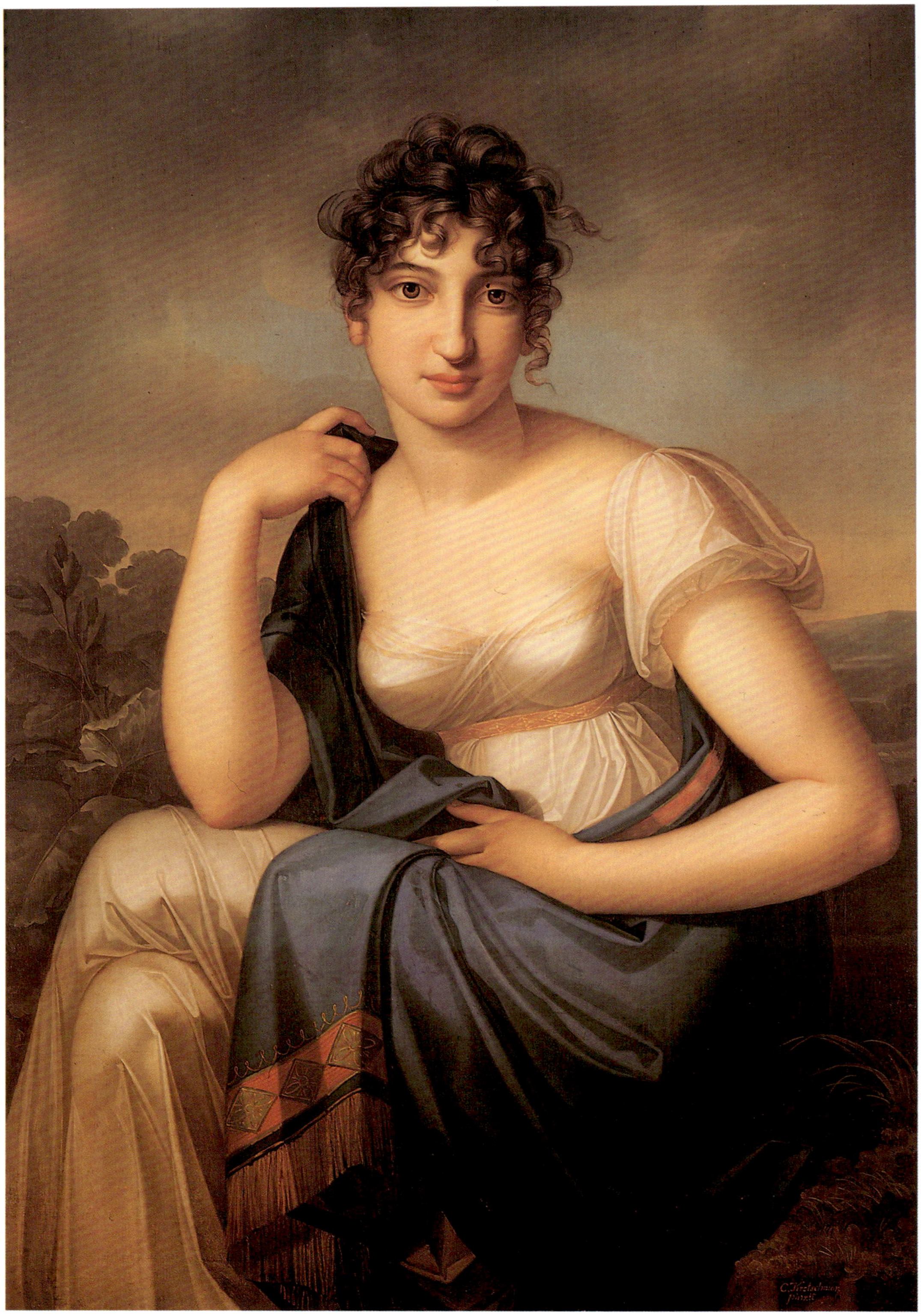

T2 Carl Kretschmar
Amalie Beer, vor 1800
Berlin, SMPK, Musikinstrumentenmuseum
(Meyerbeer-Archiv)

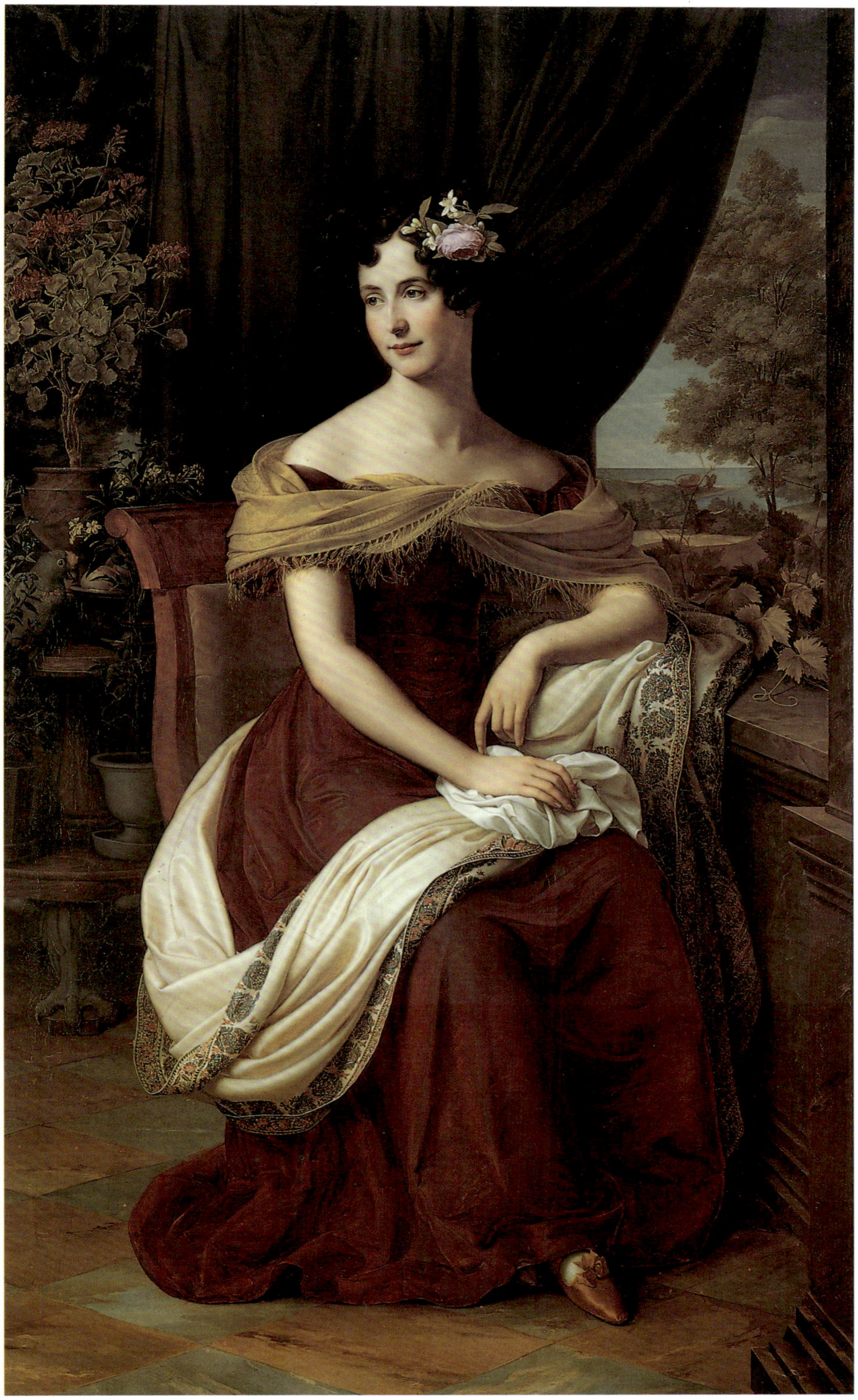

T 3 WILHELM VON SCHADOW
Fanny Ebers, 1826
München, Neue Pinakothek

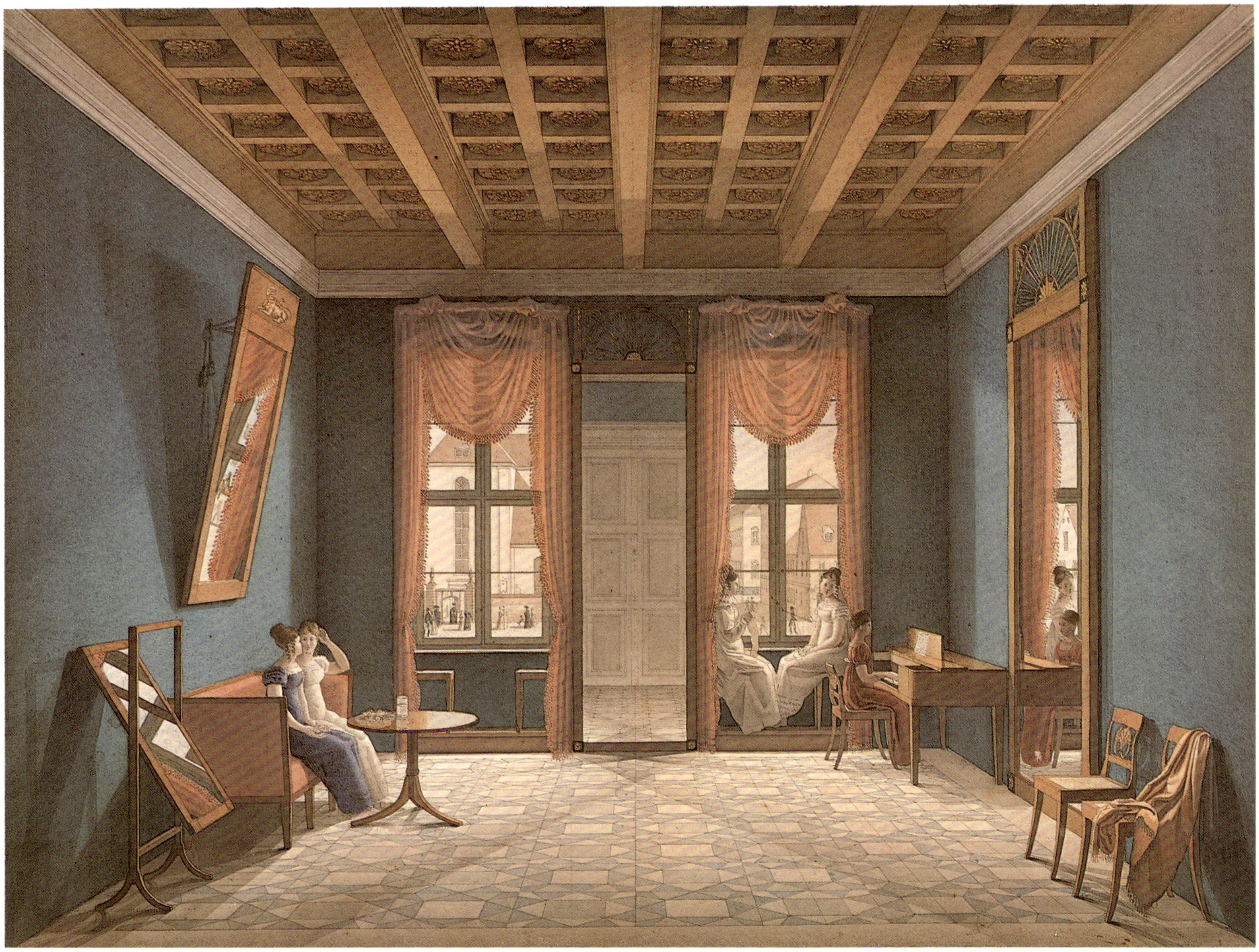

T4 Johann Erdmann Hummel
Berliner Wohnzimmer um 1820
Frankfurt/Main, Museum für Kunsthandwerk

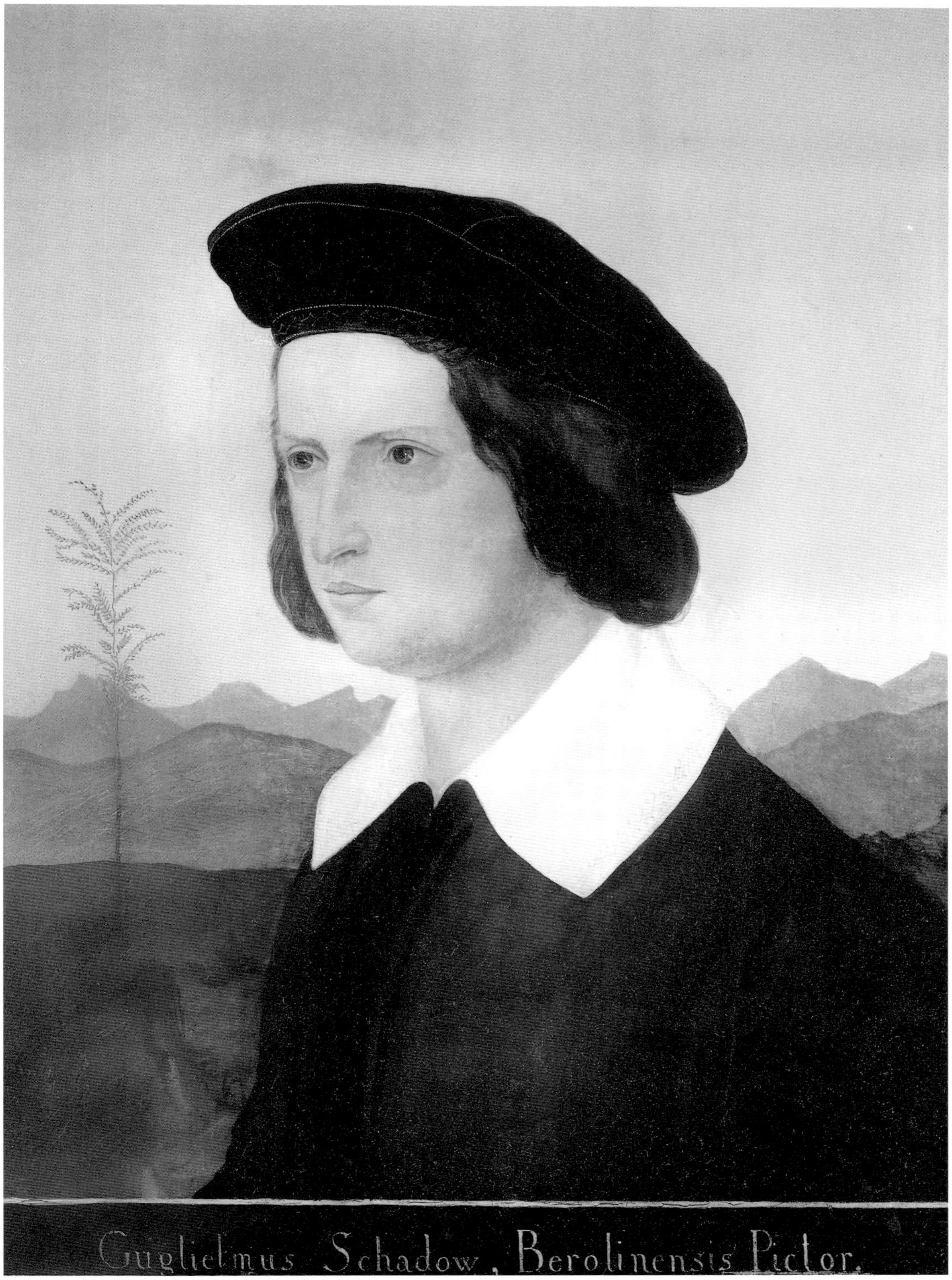

61 Wilhelm Schadow
Selbstbildnis
Entstanden zwischen 1811 und 1819
Öl/Holz
Berlin, SMPK, Nationalgalerie

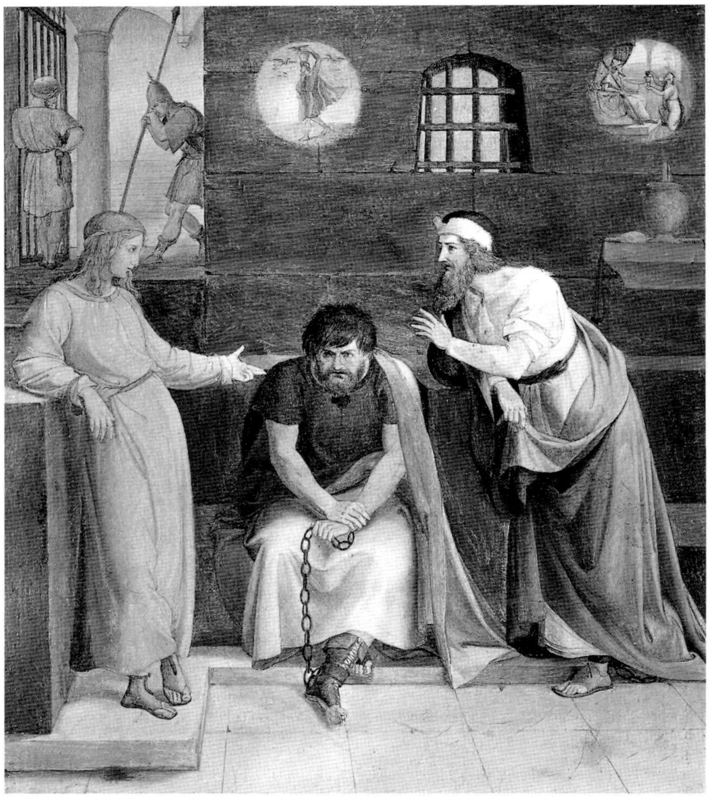

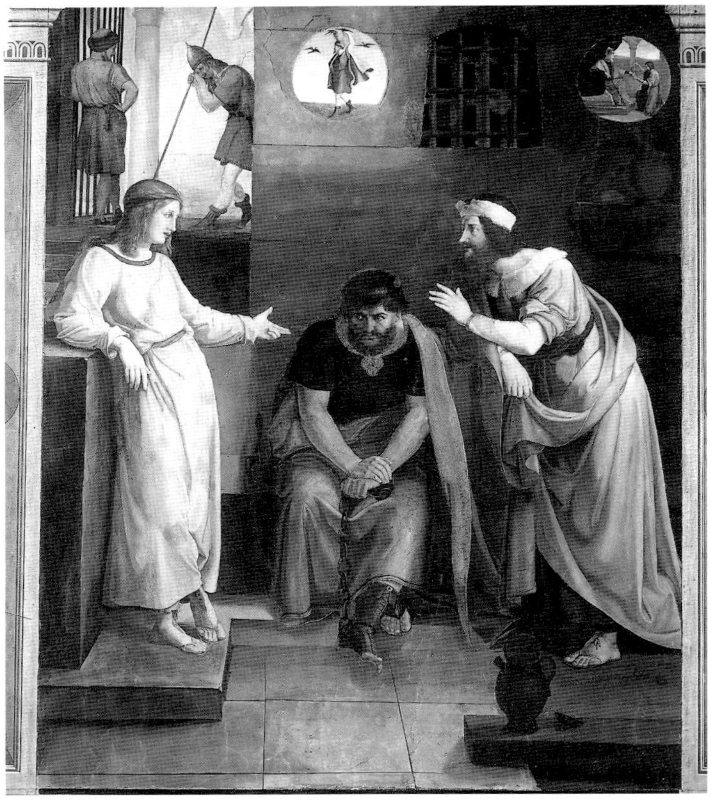

64 scher Manier eine matronenhaft wirkende Königin Luise gemalt. In Rom war er dann in Verbindung zu Wilhelm von Humboldt getreten und hatte in jenen Jahren das
65 Bildnis der Caroline von Humboldt geschaffen, das gut beobachtet ist und auch die besondere Atmosphäre Roms spürbar werden ließ. Dieses schöne Bildnis ist beim Brand des Münchener Glaspalastes vernichtet worden und nur noch in einer Kopie erhalten. Vor schlicht-neutralem
66 Hintergrund hat Schadow auch das Porträt der Prinzessin Charlotte von Preußen geschaffen, während er Agnes Rauch, später verehelichte d'Alton, die anmutige Tochter des Bildhauers Rauch, an eine steinerne Brüstung gelehnt, vor einer bewaldeten Landschaft darstellte.
67 Ihre Tochter Eugenie d'Alton-Rauch heiratete 1852 den Maler Felix Schadow, einen Sohn Gottfried Schadows aus dessen zweiter Ehe mit Henriette Rosenstiel. Wie Caroline von Humboldt hält auch sie ein Buch in der Hand, und wie jene scheint sie über das Gelesene nachzusinnen.

Ganz ähnlich hat Wilhelm Schadow auch die junge Lili Parthey (1823) aufgefaßt; ebenso die in Berlin zu Ruhm
68 gelangte, lorbeergekrönte junge Sängerin Anna Milder-Hauptmann, die, neben sich eine Harfe, an ein Grasstück lehnt. Echtes romantisches Empfinden hat hier das strengere Nazarenertum abgelöst. Ein besonders reizvolles Porträt ist das der Fanny Ebers, Gattin des Bankiers T 3
Moritz Ebers in Berlin, die mit fast königlicher Würde lebensgroß vor einer Landschaftskulisse dargestellt ist. Schadows Sinn für Feinheit des Kolorits wird hier besonders im Violett- und Bronzeton des Gewandes augenfällig. Diese Bildnisse können sich mit den zeitgleichen Arbeiten der Franzosen Gros und Gérard messen. Etwas gleichförmiger sind dagegen die mehr offiziellen, dabei doch schlichten Porträts der Prinzessinnen Friedrich und 69
Wilhelmine von Preußen, Brustbilder, rund oder acht- 70
eckig, vor neutralem Hintergrund.

1826 war Schadow einer Berufung an die Düsseldorfer Akademie gefolgt, wo er der Nachfolger von Cornelius wurde und sich als Direktor um die Neuorganisation dieses Instituts besondere Verdienste erwarb. Noch zweimal weilte er in Rom, wurde geadelt (Ritter Schadow von Godenhaus) und trat 1859 in den Ruhestand. Von 1826 an ist er daher der Düsseldorfer Malerei zuzurechnen. Er gehört aber, vor allem mit seinen Frauendarstellungen der Berliner Jahre, auch eindeutig zur Berliner Malerei. Bis 1826 hat er diese zweifellos auf ein höheres Niveau

62a WILHELM SCHADOW
Traumdeutung Josephs im Gefängnis, 1812
Öl/Pappe
München, Bayer. Staatsgemäldesammlungen, Neue Pinakothek

62b WILHELM SCHADOW
Traumdeutung Josephs im Gefängnis, 1816/17
Fresko der Casa Bartholdy
Berlin (Ost), Staatl. Museen zu Berlin, Nationalgalerie

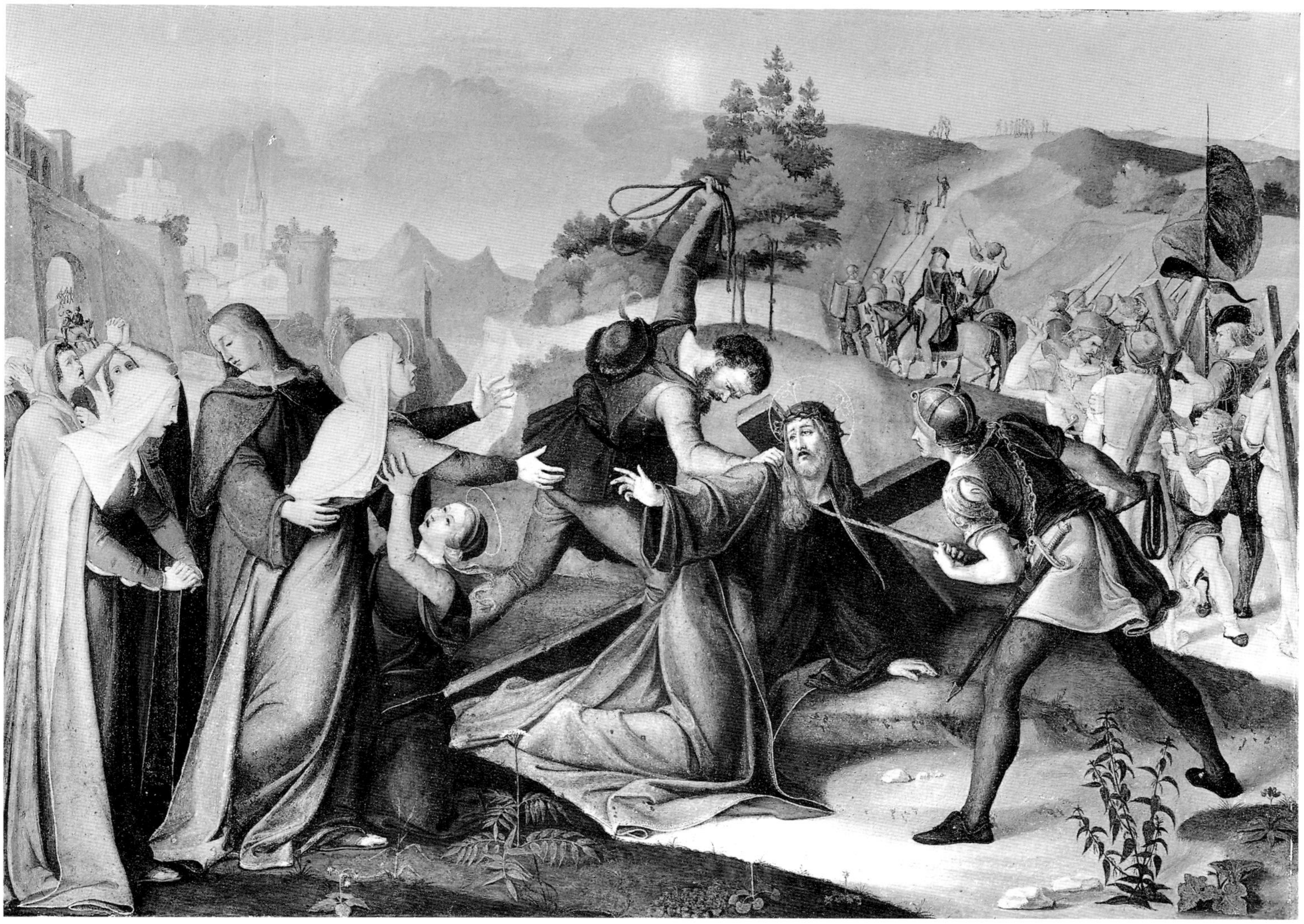

gehoben. In Düsseldorf hat er sich dagegen wieder fast ausschließlich mit religiöser Malerei befaßt.

Der bereits erwähnte Karl Wilhelm Wach, der wie Schadow entscheidend zur Entwicklung der Berliner Malerei beigetragen hat, ist von 1797 bis 1804 zu CARL HEINRICH KRETSCHMAR in die Lehre gegangen. Kretschmar war ein tüchtiger Bildnismaler, der sich vorwiegend dem bürgerlichen Porträt gewidmet hat und seit 1794 auf den Berliner Akademieausstellungen mit Bildnissen vertreten war. Darunter waren solche hoher Militärs und Beamter, oft in Lebensgröße, wie das der
71 Amalie Beer, daneben meist bescheidenere Brustbilder
72 von Bürgern Berlins. Kretschmars weibliches Bildnis
T 2 von 1819 ist ein gutes Zeugnis seines soliden Könnens.
Das gilt ebenso für das ihm zugesprochene Porträt des bereits erwähnten Bankiers Moritz Ebers, Enkel des bekannten Veitel Heine Ephraim in Berlin (jenes Münzjuden, dessen Palais jetzt in Ost-Berlin wiedererstanden ist). Dieses Brustbild ist im Format bescheiden; die Gesichtszüge des Dargestellten sind mit entschiedener Klarheit wiedergegeben – man spürt den willensbetonten, erfolgreichen jungen Geschäftsmann. Wie bei fast allen bekannten Bildnissen Kretschmars wölbt sich hinter dem Porträtierten ein hoher, wirkungsvoll von Wolken verdunkelter Himmel. Ein Hauch von Romantik liegt
über der späten Kreidezeichnung eines mit seinen blon- 73
den Locken und dem Spitzenkragen fast mädchenhaft wirkenden Knaben. Seinen Lehrer Kretschmar hat KARL WILHELM WACH schnell übertroffen. In einer weiß gehöhten Kreidezeichnung hat uns Wilhelm Schadow das
Bildnis des genialisch wirkenden jungen Wach übermit- 74
telt, der nach ersten Erfolgen und Bildnisaufträgen aus

63 WILHELM SCHADOW
Christi Gang nach Golgatha
Kopenhagen, Thorvaldsens Museum

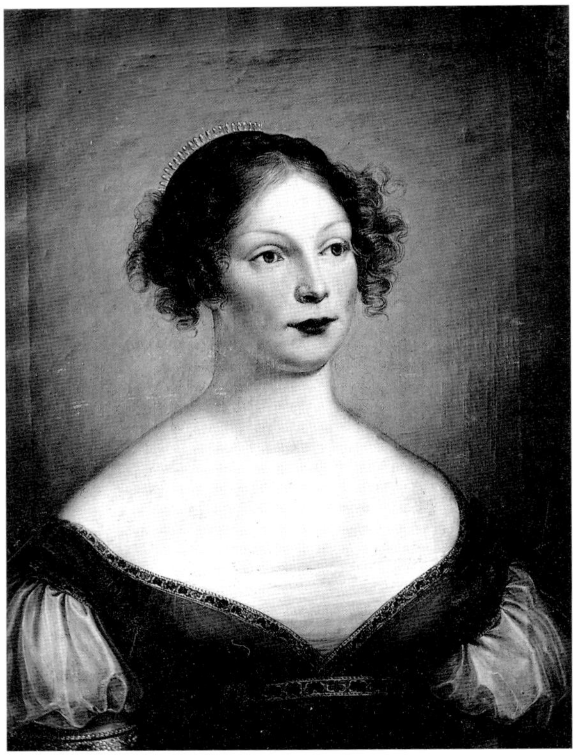

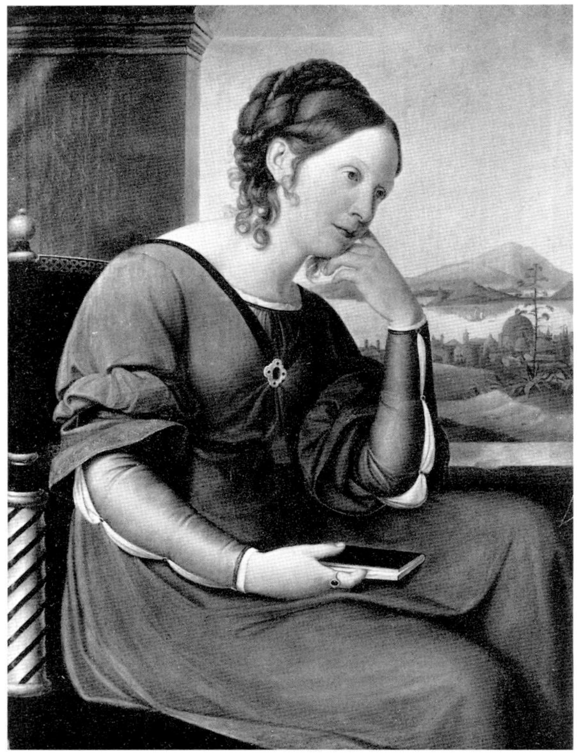

dem Herrscherhaus sich von 1813 bis 1815 als Adjutant des Generals Tauentzien in den Freiheitskriegen bewährte. Nach zwei für ihn wichtigen Jahren in Paris bei David und Gros und zwei weiteren als Stipendiat in Rom kehrte Wach wie sein Freund Schadow 1809 nach Berlin zurück. Fortan waren vor allem Bildnisse, danach erst biblische Stoffe, Historienbilder und Allegorien seine Themen. Im Lagerhaus in der Klosterstraße eröffnete er alsbald eine eigene Malschule nach französischem Muster und fand viel Zulauf, wie er denn überhaupt, darin Wilhelm von Schadow ähnlich, ein vorzüglicher Lehrer war. Seine pädagogischen Fähigkeiten nutzte er seit 1824 als Professor und Lehrer an der Berliner Akademie der Künste, brachte es 1840 sogar zum Vizedirektor dieses allmählich an Ansehen gewinnenden Institutes und genoß in Berlin als Hofmaler einen guten Ruf. Stand seine religiöse Malerei unter dem Einfluß der großen Italiener, allen voran Raffael, so zeigten Wachs Bildnisse seine gründliche Pariser Schulung, die sich aber auf äußere Merkmale, wie eine gewisse Eleganz und Geschicklichkeit in der Komposition, weniger auf das Kolorit erstreckte. Seine dort erlernte, virtuose Alla-prima-Malerei verführte ihn gelegentlich zu oberflächlich-bravourösen Leistungen, die in den Augen unkritischer Zeitgenossen großen Beifall fanden. Wilhelm von Schadow hat in seinem 1854 erschienenen Buch »Der Moderne Vasari« von ihm gesagt, daß sein Hauptcharakter *»ein tiefer Ernst, eine gewissenhafte Ergründung des Darzustellenden«* gewesen seien. Sein für den Grafen Raczynski auf Ahornholz gemaltes Ölbild von 1828 ›Der Heiland unter den 75
Jüngern bei Einsetzung des Abendmahls‹ gibt dieser Auffassung recht. In der Mitte steht Christus mit dem Kelch, umgeben von seinen Jüngern, die seinen Worten mit gebärdenreicher Anteilnahme lauschen, die vom Erschrekken bis zur anbetenden Bewunderung reicht. Eine höchst phantasievolle und reich ornamentierte Arkadenreihe zieht den Blick auf eine Stadt im Hintergrund, deren Bauten frei verarbeitete italienische Architektureindrücke widerspiegeln. Bereits als Zwanzigjähriger hat Wach sein erstes Altarbild geschaffen, dem später noch zahlreiche folgten, sogar ein Altarbild für die Peter-und-Pauls-Kirche in Moskau. Auch wurde er durch Friedrich Wilhelm IV. an der Schaffung von Kopien nach Raffael für den vom König ersonnenen Raffaelsaal in der Orangerie in Potsdam-Sanssouci beteiligt.

Populär war Wachs Deckengemälde ›Die neun Musen‹ 76
im Zuschauerraum des Schauspielhauses am Gendarmenmarkt. Im Kunstblatt von 1823 wurde *»die Reinheit der Zeichnung, der Geschmack und die Mannigfaltigkeit des Faltenwurfs wie die glückliche Eigentümlichkeit der Gestalten«* gelobt.

64 WILHELM SCHADOW
Königin Luise von Preußen
Potsdam-Sanssouci, Staatl. Schlösser und Gärten

65 WILHELM SCHADOW
Caroline von Humboldt
Entstanden zwischen 1811 und 1819
Früher Hamburger Kunsthalle. Im Münchner Glaspalast verbrannt

Dieses in neun fächerförmige Abschnitte geteilte und im Halbkreis angeordnete Deckengemälde war damals so beliebt, daß es nach Originalkartons von J. Caspar nachgestochen wurde und dadurch für die Nachwelt nicht gänzlich verlorengegangen ist. Wachs beste Leistungen waren – jedenfalls aus heutiger Sicht – seine Bildnisse. Aus seiner italienischen Zeit stammt das Bildnis, das wohl
77 erst später den Titel ›Die schöne Velletrinerin‹ erhielt und von Poensgen in einem Aufsatz fälschlich als die viel bäuerlichere Vittoria Caldoni bezeichnet wurde, die deutschen Malern in Italien, wie Overbeck, Catel, Magnus, und auch Bildhauern, allen voran Thorvaldsen, als Modell gedient hatte. Dieses Mädchen verkörperte für die Maler die Schönheit der Frauen des italienischen Volkes. Wachs Italienierin mit den edlen Gesichtszügen, wie auch immer sie heißen mochte, trägt kostbaren Schmuck zu ihrer Landestracht und scheint aus einem wohlhabenden Hause zu stammen. Der landschaftliche Hintergrund mit dem südlich-blauen Himmel gibt im rechten Teil des Bildes die Stadt Nemi mit ihren Mauern und Türmen topographisch genau wieder, was bei Bildnissen dieser Art recht ungewöhnlich war. Hier scheint,

66 WILHELM SCHADOW
Prinzessin Charlotte von Preußen
Dortmund, Museum für Kunst- und Kulturgeschichte

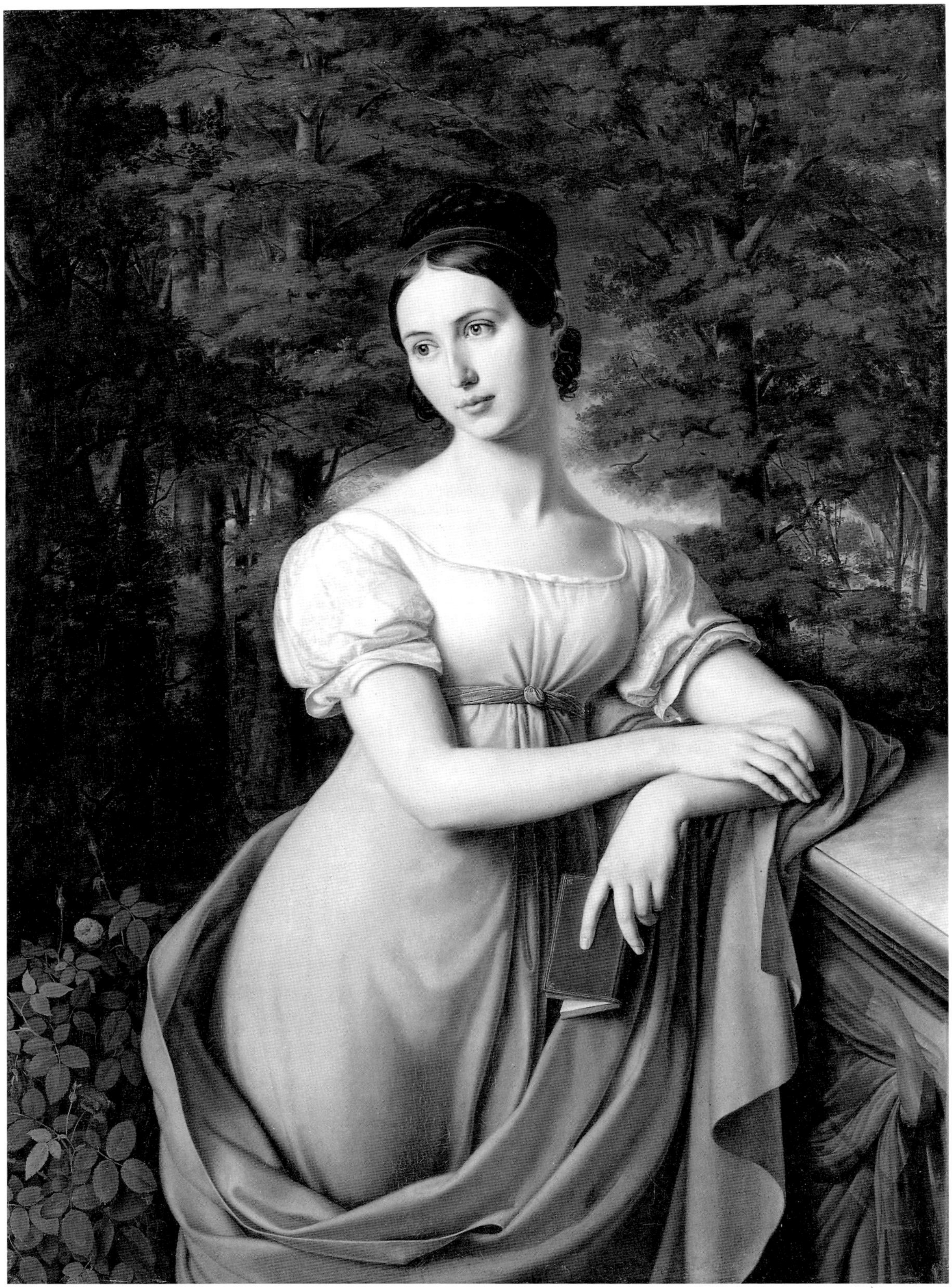

67 Wilhelm Schadow
Agnes Rauch (später Agnes d'Alton)
Hamburg, Hamburger Kunsthalle

wie schon bei Hackert, der Realitätssinn berlinischer Prägung spürbar zu werden, der bei Landschaften und Städten oft zur Vedute neigte.

Wieder anders aufgefaßt ist das Ganzfigurbildnis der
78 Prinzessin Luise von Preußen, der jüngsten Tochter der verstorbenen Königin Luise, die die Gattin des Prinzen Friedrich der Niederlande wurde und für deren Vermählung die Stadt Berlin bei Wach 1827 ein großes Gemälde mit der Madonna und dem segnenden Christuskind bestellt hatte. Die Prinzessin sitzt in einer reichgeschmückten, zum entfernten Schloß Sanssouci hin sich öffnenden Loggia, einem Phantasiebau. Der rote, hermelinbesetzte Mantel ist lässig über die Lehne ihres Sessels gelegt. Eine kleine Krone liegt auf einem Kissen. Sehr behutsam ist bei sonst etwas hartem Kolorit das rosa und violett schimmernde, hochtaillierte Gewand der Prinzessin gegen das volle Rot des Hermelinmantels gesetzt, insgesamt ein repräsentatives, geschickt angeordnetes Bildnis preußisch-kühler Prägung. Vor und nach seinen Auslandsaufenthalten wurde der Maler sowohl von Friedrich Wilhelm III. wie auch von dessen Nachfolger Friedrich Wilhelm IV. mit Bildnissen der Angehörigen des Königshauses, der Minister und hoher Beamter beauftragt. Ein weiteres für solche Auftragsarbeiten bezeichnendes Beispiel ist das Bildnis im
79 Rund der Prinzen Adalbert und Waldemar von Preußen (Berliner Akademische Kunstausstellung von 1836), Söhne des Prinzen Wilhelm, des Bruders von Wilhelm III., und der Prinzessin Marianne, beide vor einem landschaftlichen Hintergrund. Das Gemeinsame und Trennende in der Wesensart der Brüder ist schlicht und überzeugend darstellt. Bei dem Bildnis der Gräfin
80 Raczynska, Gattin des um die Berliner Kunst verdienten Grafen Raczynski – wiederum im Rund –, hat der Maler dagegen besonderen Wert auf die Wiedergabe des kostbaren Gewandes gelegt, denn das Vorbild war auf Wunsch des Auftraggebers das Bildnis der Johanna von Aragonien von Raffael im Pariser Louvre.

Überblickt man die künstlerischen Leistungen von Schadow und Wach, ergibt sich, daß beider Verdienste zunächst im religiösen Fach lagen, bei Schadow wohl stärker noch als bei Wach. Beide haben mit Ernst und echtem Gefühl biblische Themen behandelt, wie sie nach ihnen so innig und tief empfunden im protestantischen Preußen kaum wieder gestaltet worden sind. In späteren Jahren waren sie erfolgreich im Bildnisfach, was für Wach, der in Berlin blieb, noch stärker als für Schadow galt. Schadow und Wach haben für die Berliner Malerei im 19. Jahrhundert bei hochgestellten Persönlichkeiten das repräsenta-

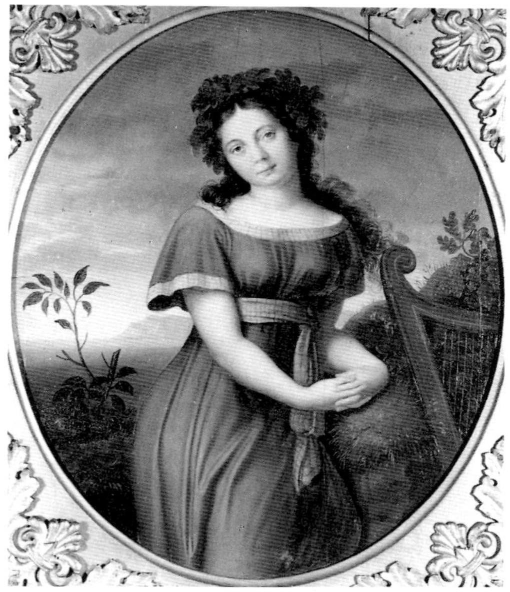

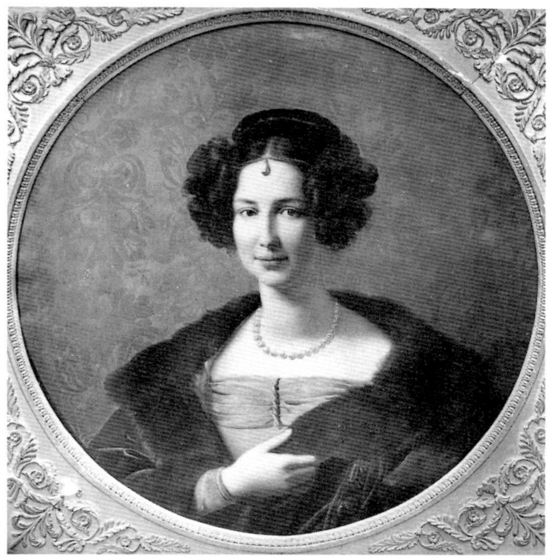

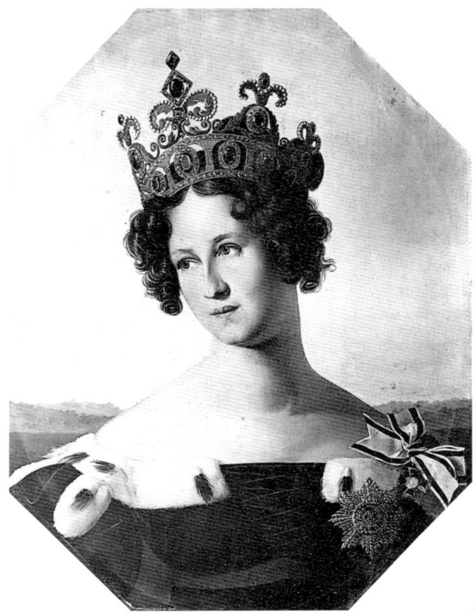

68 WILHELM SCHADOW
Die Sängerin
Anna Milder-Hauptmann
Berlin (Ost), Märkisches Museum

69 WILHELM SCHADOW
Prinzessin Friedrich von Preußen, um 1830
Berlin (Ost), Märkisches Museum

70 WILHELM SCHADOW
Prinzessin Wilhelmine von Preußen
Früher im Besitz des Königshauses

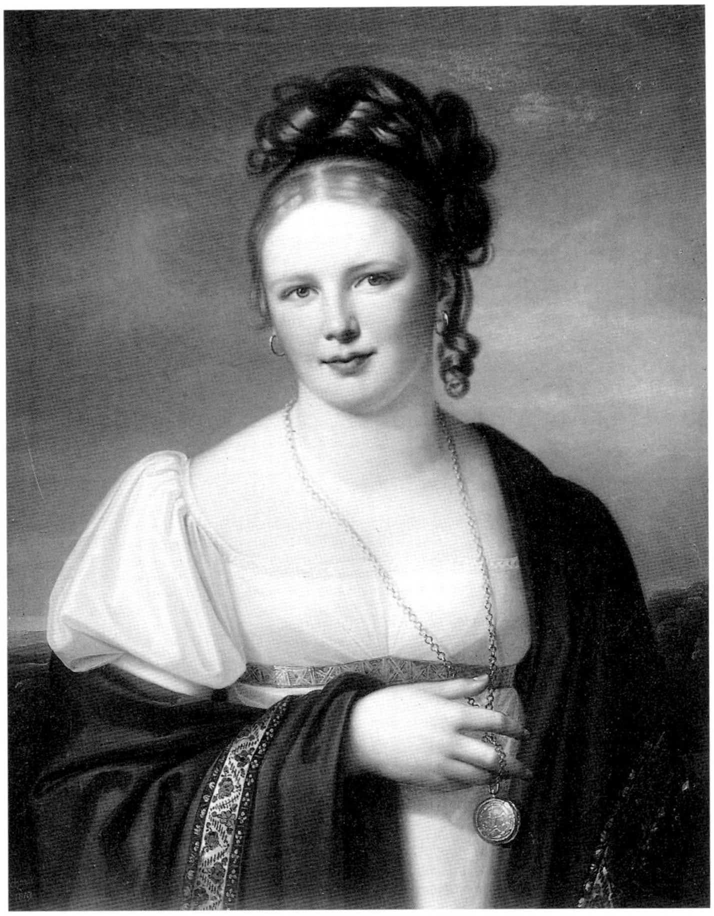

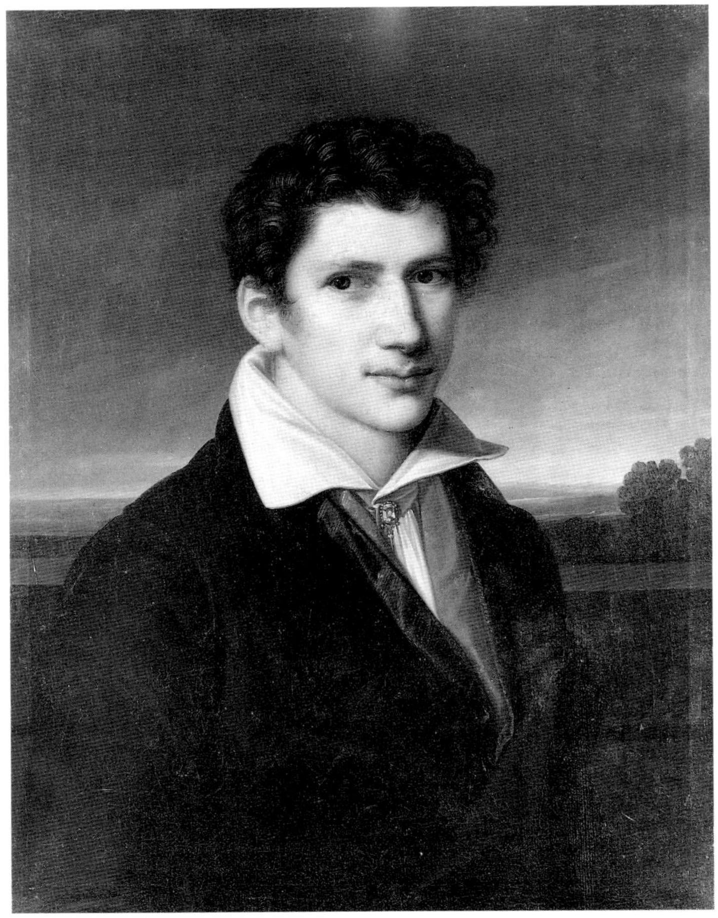

tive ganzfigurige Porträt oder Kniestück in Lebensgröße wieder eingeführt. In dem Maße, in dem die Zahl der Porträtaufträge auch von bürgerlicher Seite anwuchs, ist diese Tendenz zum Repräsentativen wieder zurückgegangen. Zweifellos sind diese großformatigen Bildnisse zum Teil unter dem Eindruck französischer Porträts des Klassizismus und der beginnenden romantischen Epoche entstanden.

Nach den Freiheitskriegen: Die veränderte Stellung der Künstler in der Gesellschaft. Kunstvereine, Kunstkritik, Sammler

Bereits in den letzten Jahrzehnten des 18. Jahrhunderts hatte sich die Stellung der Künstler in der Gesellschaft zu wandeln begonnen. Hatten die Künstler vorangegangener Zeit oft fest in Diensten des Hofes oder der Kirche gestanden, waren sie daher in ihrer Existenz zwar abgesichert, aber auch abhängig von deren Wünschen und Willen, so vollzog sich nun eine zunächst kaum spürbare Befreiung von diesen Fesseln. Erst nach der Französischen Revolution sollte sie sich allerdings deutlicher abzeichnen. Der Preis der neugewonnenen größeren Freiheit des Künstlers als eines schöpferischen Individuums war aber, daß er nun weitgehend auf sich selbst gestellt war. Aus den ehemaligen verläßlichen Brotgebern waren bestenfalls Auftraggeber und Stifter von Preisen und Stipendien geworden. Im protestantischen Preußen hat die Kirche als Auftraggeber allerdings immer schon eine weit geringere Rolle gespielt als in den katholischen Gegenden Deutschlands. Die Künstler waren nun freier, weltoffener geworden, den Anforderungen des täglichen Lebens aber auch schutzlos preisgegeben. Sie versuchten daher, sich enger zusammenzuschließen, um im wechselseitigen Austausch ihrer Gedanken und Pläne einen gewissen berufsbezogenen Halt zu finden. Das Zunftwesen des Mittelalters war dabei eines ihrer Vorbilder.

71 CARL KRETSCHMAR
Weibliches Bildnis, 1819
Verbleib unbekannt

72 CARL KRETSCHMAR
Bankier Moritz Ebers
Berlin, Berlin Museum

KUNSTVEREINE: Kunst- und Künstlervereine der Neuzeit waren bereits seit dem 18. Jahrhundert im Ausland (Schweiz, England) und in Nürnberg und Prag zu finden. Das wichtigste Vorbild für eine solche Gründung in Berlin war aber zweifellos der Lukasbund der Nazarener. Lukasbünde hatte es schon im Mittelalter gegeben, die sich später oft in Akademien umwandelten. Nach ihren Erfahrungen in Rom schwebte den Malern Schadow und Wach für Berlin auch ein ähnlicher Bund vor. Nachdem der Architekt Louis Catel mit einem Gründungsaufruf für eine Künstlervereinigung geworben hatte, wurde 1814 in Berlin – in der Aufbruchstimmung der Befreiungskriege – unter dem hoch angesehenen Gottfried Schadow der Berlinische Künstlerverein ins Leben gerufen, der sich schnell großer Beliebtheit erfreute und alle bekannteren Künstler in Berlin, insbesondere Maler, zu seinen Mitgliedern zählte. Diesem Berliner Vorbild folgten ähnliche Vereinigungen in anderen deutschen Städten. Im Gegensatz zum Lukasbund in Wien und Rom war der Berlinische Künstlerverein nicht akademiefeindlich gesinnt, gehörten doch etliche Mitglieder des Vereins zugleich der Akademie an oder waren dort sogar als Lehrer tätig.

Aus einem gewissen Unbehagen der jungen Künstler gegenüber der Mehrheit der arrivierten Akademiker im Berlinischen Künstlerverein wurde 1825, also nur elf Jahre später, der Verein der Jüngeren Künstler gegründet, zu dessen berühmtesten Mitgliedern seit 1834 der junge Menzel zählen sollte. Der ältere Künstlerverein, wie er sich nun auch nannte, wurde von den Jüngeren scherzhaft auch »Kadaververein« genannt. Aber damit nicht genug. In eben jenem Jahre wurde auch der »Verein der Kunstfreunde im Preußischen Staate« ins Leben gerufen, der sich der Gunst Wilhelm von Humboldts erfreute. Dieser Verein verstand sich als Förderverein und sorgte mit Preisen und Verlosungen für den Absatz von zeitgenössischen Kunstwerken. Die bekanntesten Architekten, Bildhauer und Maler gehörten ihm fast selbstverständlich an.

Zwei Jahre später entstand ausschließlich mit kunstgeschichtlicher und theoretischer Aufgabenstellung der »Wissenschaftliche Kunstverein zu Berlin«. Bekannte Gelehrte und Künstler zählten zu seinen Mitgliedern. In den Sitzungen dieses Vereins wurden oft auch zeitgenössische Kunstwerke ausgestellt und besprochen. 1841 wurde der später 1859 unter dem Namen »Verein Berliner Künstler« bekannte Berliner Künstlerverein gegründet, in dem in den siebziger Jahren der Berlinische Künstlerverein fast gänzlich aufging. Über alle politischen und künstlerischen Wandlungen hinweg besteht der Verein

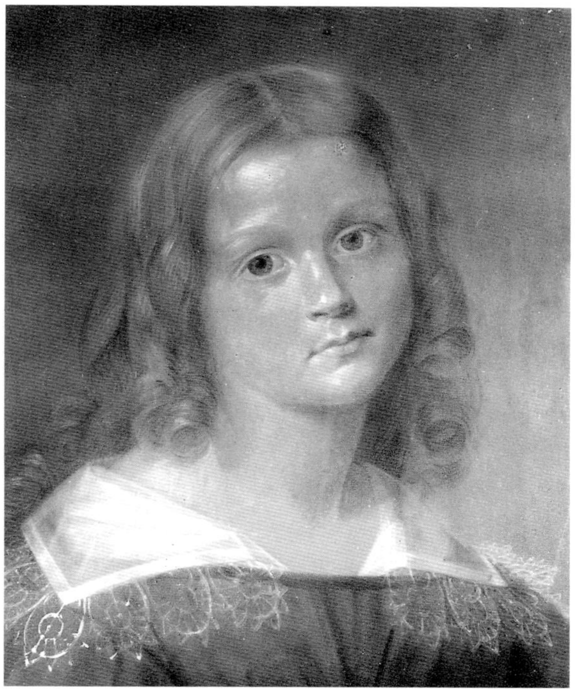

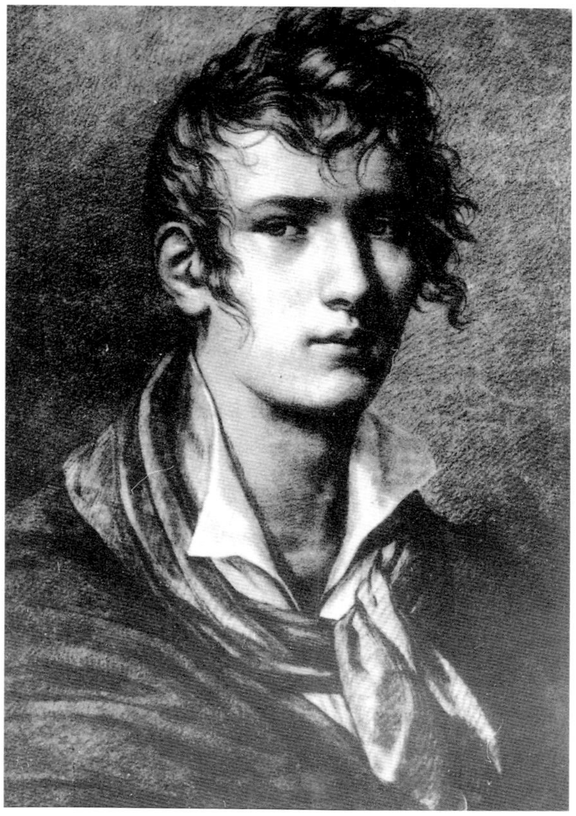

73 CARL KRETSCHMAR
Bildnis eines Knaben, 1840
Kreide/getöntes Papier
Berlin (Ost), Märkisches Museum

74 WILHELM SCHADOW
Der junge Wilhelm Wach
schwarze Kreide weiß gehöht
Verbleib unbekannt

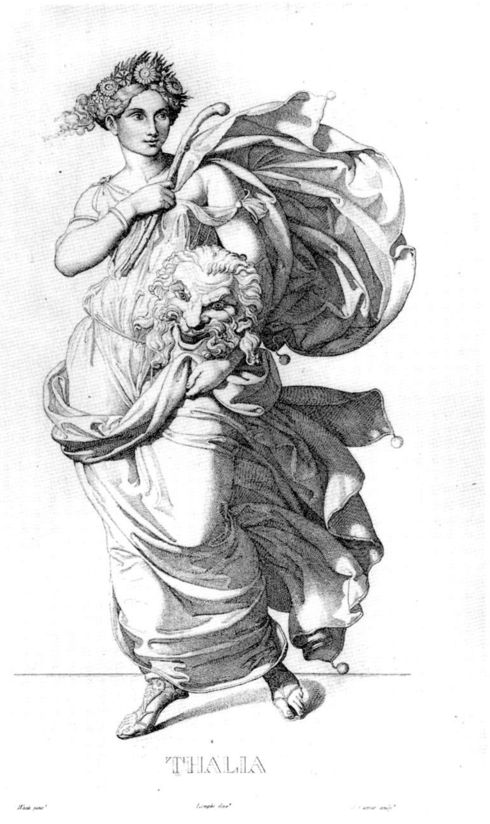

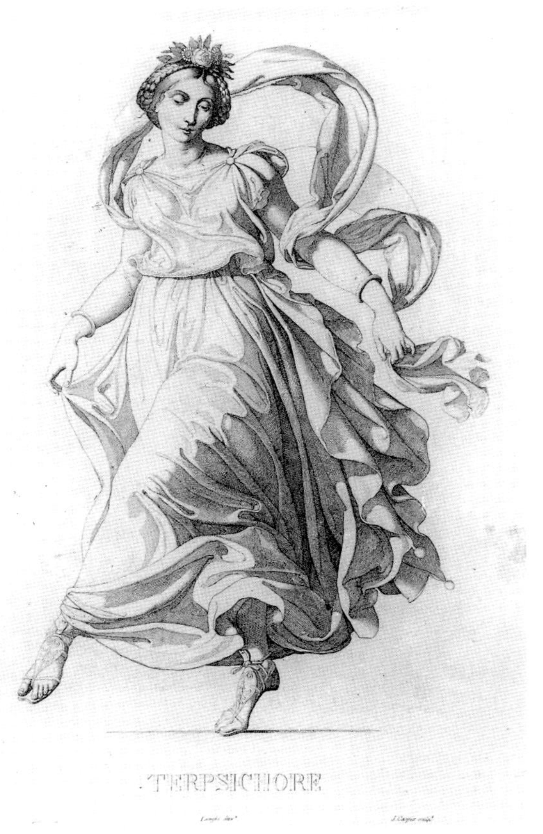

Berliner Künstler, von dem später noch die Rede sein wird, bis heute. Der Jüngere Berliner Künstlerverein, der vor allem auch durch seine Vereinsfeste von sich reden machte und alljährlich in einem besonderen Fest Albrecht Dürer als den großen Ahnherrn der deutschen Malerei ehrte, ging bereits in den vierziger Jahren sang- und klanglos ein. Nebenher gab es seit 1844 den vom Verein Berliner Künstler geförderten Künstlerunterstützungsverein in Berlin. Berühmt waren dessen Weihnachtsausstellungen, auf denen die von bekannten Berliner Malern geschaffenen beliebten großen Transparentbilder gezeigt wurden. Kein Geringerer als Menzel gehörte zum Vorstand dieses Vereins. Andere Gründungen fallen für die Geschichte der Berliner Malerei kaum ins Gewicht. 1848, im Jahr der Revolution, entstand die Vereinigung bildender Künstler in Berlin, die sich durch ihre juryfreien Ausstellungen von den übrigen Vereinigungen abhob. Das Vereinsleben der bildenden Künstler und Architekten in Berlin war seit den zwanziger Jahren des vergangenen Jahrhunderts, wie es deutscher Art entspricht, durchaus rege. Man blieb aber lange Zeit auf den offiziellen Pfaden der von der Akademie gewiesenen Kunst.

KUNSTKRITIK: Die Kunstkritik in Berlin erreichte wenige interessierte Menschen und entwickelte sich nur langsam. Das »Berliner Kunstblatt« widmete sich der bildenden Kunst und den Ausstellungen der Akademie. Unter Mitwirkung der Kgl. Akademie der Künste und des Wissenschaftlichen Kunstvereins wurde es von Professor Dr. E. H. Toelken herausgegeben, doch hat es nur von 1828 bis 1829 bestanden. Die überaus langatmigen Rezensionen der Berliner Akademieausstellungen mit der Besprechung jedes einzelnen ausgestellten Werkes erstreckten sich meist in Fortsetzungen über mehrere Nummern und waren für die Leser kaum zumutbar. Wichtige allgemeine Informationen, Daten und eingehende Ausstellungsbesprechungen fanden sich dagegen in dem von dem Kunsthistoriker Ludwig von Schorn (1793–1842) herausgegebenen, nach ihm benannten Schorn's Kunstblatt (oder nur »Kunstblatt«), das immerhin von 1820 bis 1849 erschienen ist. Auch hier wurde das Kunstgeschehen oft allzu ausführlich behandelt. Im ganzen spiegelte es die noch bescheidene Position der bildenden Kunst in Berlin. Erst mit der Zunahme des allgemeinen Interesses, gefördert durch das erste öffentliche, von Schinkel erbaute Museum am Lustgarten, sollte sich

76a WILHELM WACH
Die Muse Thalia
Detail aus dem zerstörten Deckengemälde
im Kgl. Schauspielhaus Berlin
Nachstich von J. Caspar

76b WILHELM WACH
Die Muse Terpsichore
Detail aus dem zerstörten Deckengemälde
im Kgl. Schauspielhaus Berlin
Nachstich von J. Caspar

das allmählich ändern. Neben Zeitschriften von geringerer Bedeutung wie »Museum. Blätter für bildende Kunst« oder »Christliches Kunstblatt« boten die »Dioskuren. Deutsche Kunstzeitung«, die in Berlin 1855 bis 1875 von Max Schasler herausgegeben wurde, wesentlich mehr. Diese Zeitschrift lebte sogar noch einmal von 1922 bis 1924 auf, allerdings ohne großen Widerhall zu finden. Zeitschriften wie »Kunst und Künstler«, von Max Scheffler herausgegeben, dominierten. Sie waren überregional orientiert, wobei Berlin mit seinen Künstlern als eine neue Kunstmetropole in Europa besondere Beachtung fand.

SAMMLER: Abgesehen von den Gemäldesammlungen im Besitz des Herrscherhauses, die später zum großen Teil in das neue, 1830 eingeweihte Museum übergingen, stieg die Zahl der Kunstsammlungen und privaten Sammler in Berlin zum Ende des 18. Jahrhunderts nur langsam an. Vor diesen rangierten lange Zeit die sogenannten Kunstkabinette, die in ihrer Anhäufung verschiedenartiger »merkwürdiger« Gegenstände in Berlin eine Art Vorbild in der ehemals Kurfürstlichen Kunst- und Wunderkammer im Schloß hatten. Der Historiograph Friedrich Nicolai hat diese ebenso wie die ihm bekannten »Gemäldesammlungen einiger Privatpersonen« in seiner bereits erwähnten Berlin-Beschreibung aufgeführt. 36 Namen hat Nicolai zusammengebracht, wobei er auch hin und wieder »Sammler« mit einer nur ganz geringen Zahl von Gemälden berücksichtigte. Auch Graphiksammlungen führt er auf. Die Berliner Sammler waren vorwiegend hohe und höchste Staatsbeamte, Adlige, Offiziere, Kaufleute und Künstler. Ihre Sammlungen enthielten an erster Stelle niederländische Gemälde, dann folgten französische und italienische, weit weniger deutsche, wobei auch solche von Berliner Malern des 18. Jahrhunderts vertreten waren.

Die schweren Jahre bis zur Beendigung der Freiheitskriege brachten nicht nur in Berlin für private Sammler und Sammlungen eine gewisse Zäsur. Mit wachsendem bürgerlichem Wohlstand erwachte erst zu Beginn des Biedermeier auch wieder die Sammelfreude, und die Zahl neuer privater Sammlungen nahm zu. Trotzdem blieb alles noch in bescheidenem Rahmen.

Die für das spätere Kunstleben in Berlin nicht mehr wegzudenkende Kunstsammlung des Konsuls Wagener bildete eine Ausnahme. Die 260 Gemälde seines Kunstbesitzes vermachte er dem Staat und legte damit den Grundstein für die spätere Nationalgalerie in Berlin. Wagener hatte auf direktem Wege von den Künstlern selbst deutsche Bilder im Geschmack seiner Zeit erworben. Zu den Berlinern zählten fast ausnahmslos anerkannte Maler des Biedermeier.

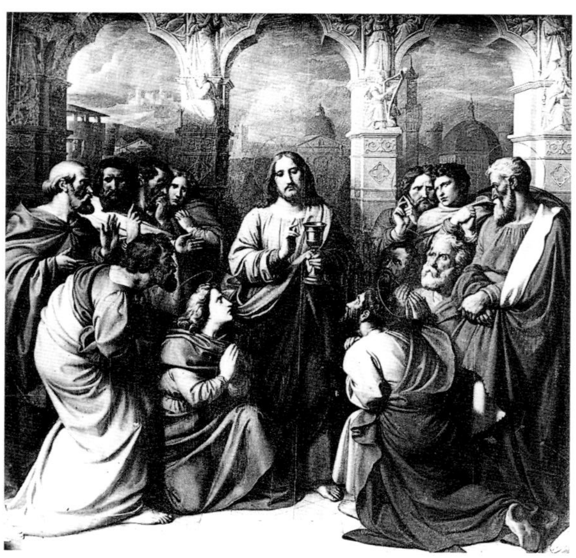

75 WILHELM WACH
Die Einsetzung des Abendmahls, vor oder um 1820
Früher Posen, Kaiser-Friedrich-Museum

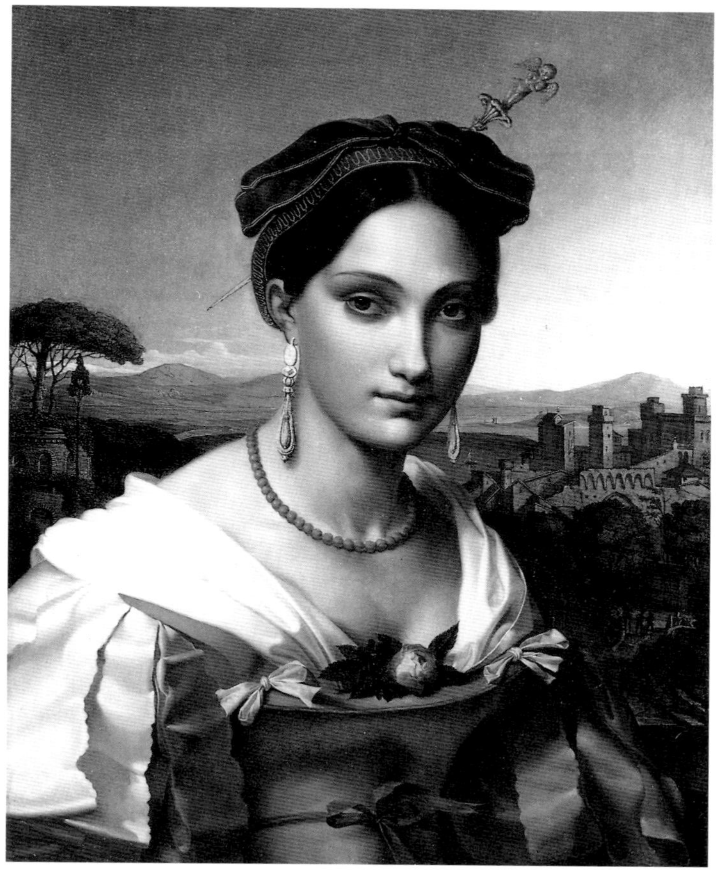

77 WILHELM WACH
Die schöne Velletrinerin, vor oder um 1820
München, Privatbesitz

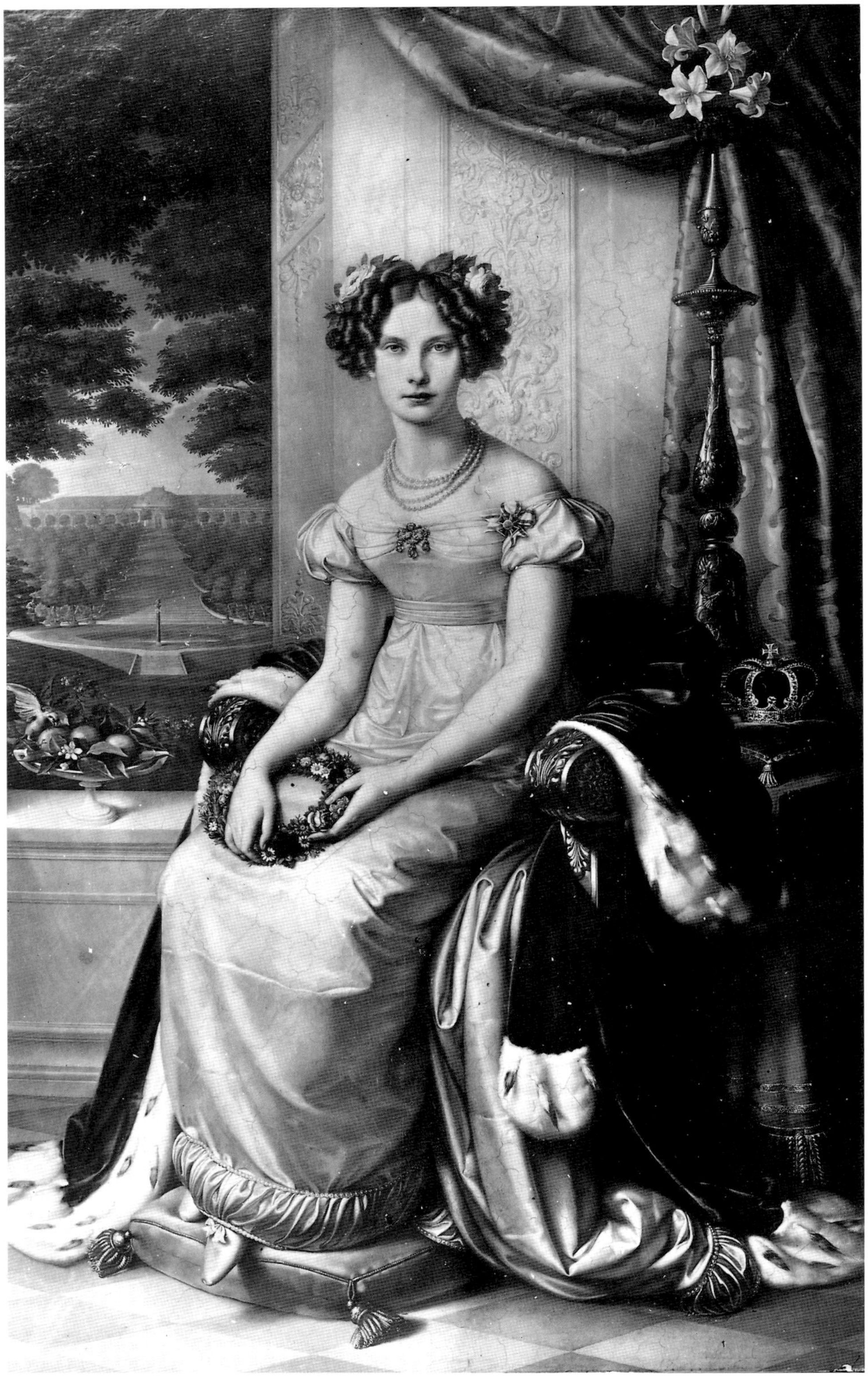

78 Wilhelm Wach
Prinzessin Luise von Preußen
Potsdam-Sanssouci, Staatl. Schlösser und Gärten

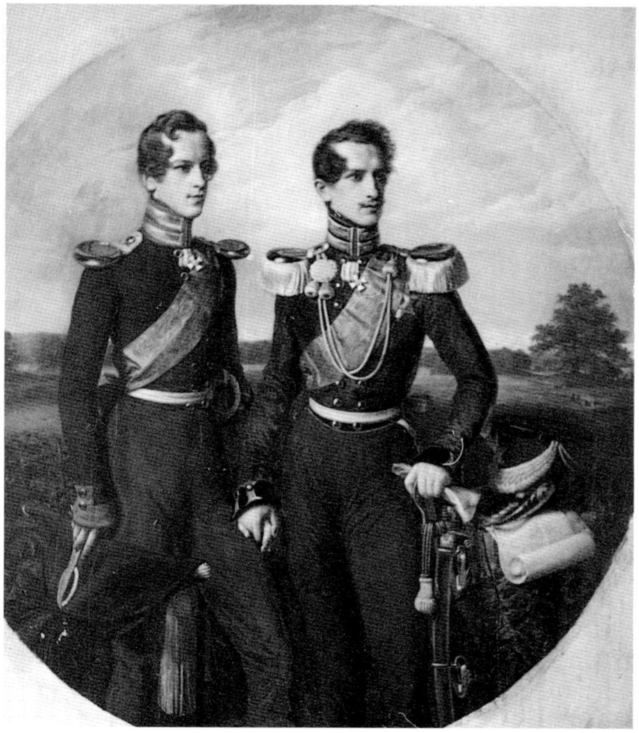

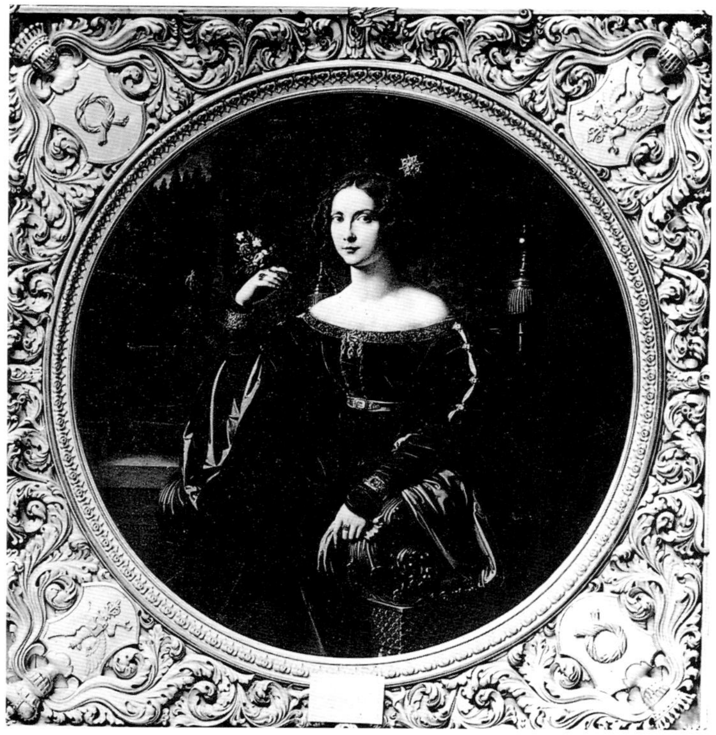

Eine Spur weltläufiger noch war die Sammlung des polnischen Grafen Athanasius Raczynski, der sich selbst auch als schreibender Kunsthistoriker betätigte und nebenbei ein guter Zeichner war. Seine »Geschichte der neueren deutschen Kunst«, 3 Bände, 1836, 1840, 1841 (auch französisch), die er dem von ihm hochverehrten Karl Friedrich Schinkel widmete, gibt in Band 3 eine noch heute nützliche Zusammenstellung der in Berlin in den ersten Jahrzehnten des 19. Jahrhunderts tätigen Maler. Der allgemeinen Rangordnung der Gattungen in der Malerei entsprechend, standen die Berliner Historienmaler bei ihm an erster Stelle. Der Begriff Historienmaler war – wie damals üblich – weit gefaßt, denn in seiner Aufzählung begegnen uns Namen von Malern, die sich fast ausschließlich, mindestens aber vorwiegend der Porträtmalerei gewidmet haben oder deren beste Leistungen eindeutig auf diesem Gebiet lagen.

Die Zahl der von ihm genannten Berliner Maler aller übrigen Gattungen war dementsprechend sehr viel geringer. Seine Unterteilungen waren sonst aber recht genau. Nach den Historienmalern rangierten die Genremaler, gefolgt von den Landschaftern. Raczynski hielt die künstlerische Aktivität in Berlin für sehr groß; er äußerte, daß das Studium der Künste mit Eifer und Methode betrieben würde und einige berühmte Künstler in Berlin viele talentierte Schüler herangebildet hätten. Die Existenz einer Maler*schule*, wie die in Düsseldorf und München, konnte er der Stadt dennoch nicht zuerkennen, wenn auch nach dem Weggang des von ihm bewunderten Schadow aus Berlin immerhin Karl Wilhelm Wach und Carl Begas in Berlin weiterhin schulbildend wirkten. Nach seiner Meinung gab es dagegen eine Schule der Architektur in Berlin mit Schinkel an der Spitze, die sich über ganz Preußen erstreckte. Raczynskis 1844 von Heinrich Strack am Königsplatz errichtetes und für den Neubau des Reichstags bereits 1884 abgerissenes Palais enthielt in einem Teil des Gebäudes das Atelier des von ihm geschätzten Peter Cornelius, wie denn Raczynski überhaupt Verfechter der Historienmalerei war und sich dafür einsetzte, daß Maler, begabte und weniger begabte, Aufträge für Wandbilder erhalten sollten. Raczynskis Sammlung – er war 1874 verstorben – wurde nach dem Abriß seines Hauses 1884 für 20 Jahre in die »Verwahrung und Verwaltung der Preußischen Staatsregierung« gegeben und im III. Geschoß der Nationalgalerie untergebracht, wo sie weiterhin öffentlich zugänglich war. Mit Ausnahme der Madonna mit Kind und Engeln, einem Tondo von Botticelli, heute in der Stiftung der Staatlichen Museen Preußischer Kulturbesitz, Gemäldegalerie, ging sie 1904 vertragsgemäß nach Posen.

79 WILHELM WACH
Die Prinzen Adalbert und Waldemar von Preußen
Potsdam-Sanssouci, Staatl. Schlösser und Gärten

80 WILHELM WACH
Gräfin Raczynska, 1827
Früher Posen, Kaiser-Friedrich-Museum

Im Geist des Idealismus:
Der Klassizismus.
Der Maler Karl Friedrich Schinkel
und sein Kreis

Die bis heute immer wieder geäußerte Meinung, die Berliner Malerei sei allein durch den nüchternen Wirklichkeitssinn ihrer Menschen geprägt worden und habe als einzige charakteristische Leistung jenen Realismus hervorgebracht, der sich wie ein roter Faden durch die bildende Kunst des 19. Jahrhunderts zieht, übersieht ein wichtiges Kapitel ihrer Entwicklung. Bereits Wilhelm von Schadow und Karl Wilhelm Wach haben seit ihrer römischen Zeit in ihrer Kunst andere Ziele verfolgt als die allein dem Verstand Huldigenden des Zeitalters der Aufklärung, wenn auch der Protestant Wach später in Berlin unter französischem Einfluß sich von den religiös inspirierten Nazarenern abwandte und mit seiner provozierend wirkenden ›Madonna zwischen Melanchthon und Luther‹ heftige Kritik von seiten seiner ehemaligen künstlerischen Weggefährten hervorrief. Es war nur ein Symptom dafür, daß das Nazarenertum im protestantischen Norden Deutschlands, insbesondere in Berlin kaum Wurzeln schlagen konnte.

Die Jahre der Freiheitskriege hatten bei den Menschen neue geistige und moralische Kräfte geweckt und, wie stets in Notzeiten, auch den Glauben und das patriotische Gefühl gestärkt. Der glückliche Ausgang jener Schrekkensjahre veranlaßte eine Besinnung auf die geschichtliche Vergangenheit; ein neues Nationalbewußtsein erwachte. Der junge Karl Friedrich Schinkel, Schüler des genialischen, früh verstorbenen Friedrich Gilly, wurde durch seinen Lehrer zur Baukunst als Lebensberuf hingeführt.

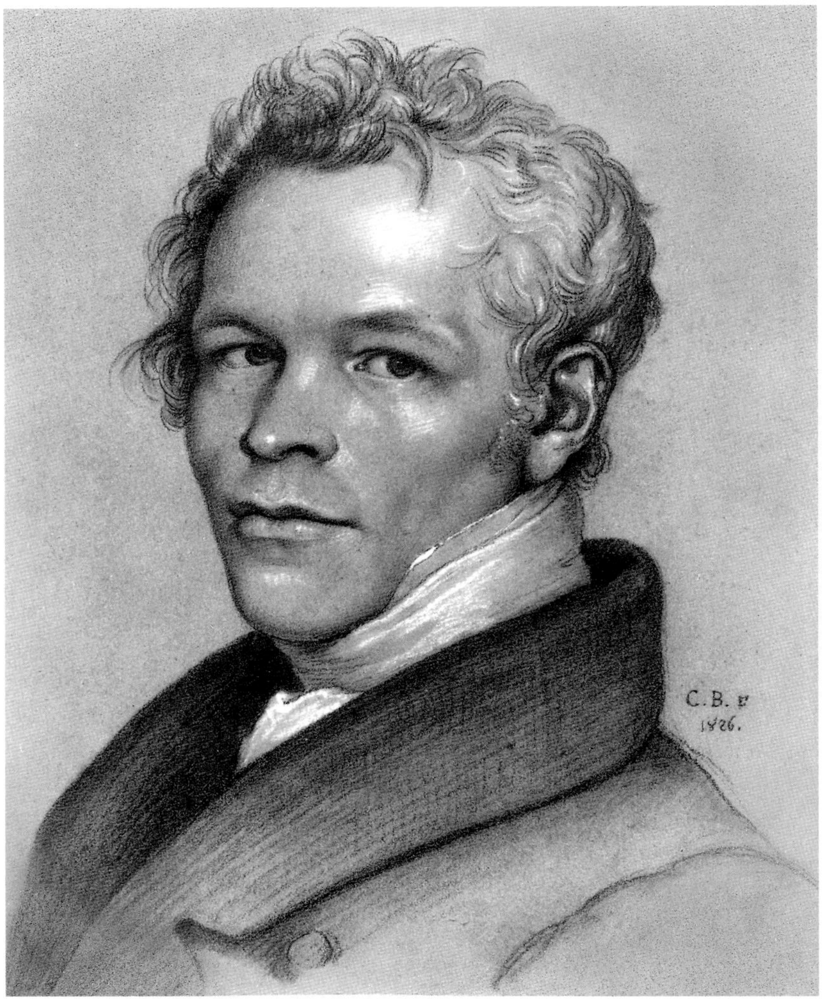

81 Carl Begas
Karl Friedrich Schinkel, 1826
Kreide, weiß gehöht/braunes Papier
Berlin, Architekten und Ingenieurverein zu Berlin

Geboren 1781 in Neuruppin, war Schinkel mit seiner verwitweten Mutter und seinen Geschwistern bereits 1794 nach Berlin gekommen; 1798 wurde er zunächst Schüler von David Gilly, größeren Einfluß übte aber dessen Sohn Friedrich auf ihn aus. In der Malerei war er Autodidakt. Sein erster Italienaufenthalt 1803/04 führte ihn nach Sizilien und auf dem Rückweg kurze Zeit nach Paris. 1810 wurde er Geh. Oberbauassessor und arbeitete fortan als Architekt für den preußischen Staat. Seine unglaublich vielfältigen Bauaufgaben, die in diesem Zusammenhang nicht erwähnt werden können, ließen ihm wenig Zeit für die Malerei, für die er kaum weniger begabt war. 1824 weilte er zum zweitenmal etwa sechs
81 Monate in Italien, 1826 besuchte er auch England und 1830 wiederum Paris. Der Staat übertrug ihm die Direktion der preußischen Oberbaudeputation, und acht Jahre später wurde er zum Oberlandesbaudirektor ernannt und vom In- und Ausland mit Ehrungen überhäuft. Die berufliche Überlastung zehrte an seinen Kräften und machte in seinen letzten Lebensjahren mehrere Kuraufenthalte erforderlich. 1841 starb er, erst sechzigjährig, in seiner Wohnung, in dem von ihm selbst errichteten Gebäude der Bauakademie. Nach der Konsolidierung Preußens hat Schinkel bis zu seinem Tode mit seinen Bauten der Haupt- und Residenzstadt Berlin ein neues Gesicht gegeben und in ganz Preußen bedeutende steinerne Zeugnisse seines Genies hinterlassen. Der Maler Wilhelm von Schadow äußerte 1854 in seinem Buch »Der moderne Vasari« nachträglich über Schinkels Erfolge: *»Die Zeit war seinem Streben günstig, die großen Kriege waren siegreich vollendet, die Monarchie war hergestellt, und der König hatte auf seinen Reisen erkannt, daß die Künste zur Verherrlichung solcher Zeiten nothwendig sind. Die Nation erholt und erhebt sich an Denkmälern der Baukunst, sie bilden gleichsam die steinernen Paniere ihrer Größe.«* Und er fügte hinzu: *»Er [Schinkel] war nicht allein Architekt, sondern seine reiche Fantasie machte ihn ebenfalls zum Figuren-*

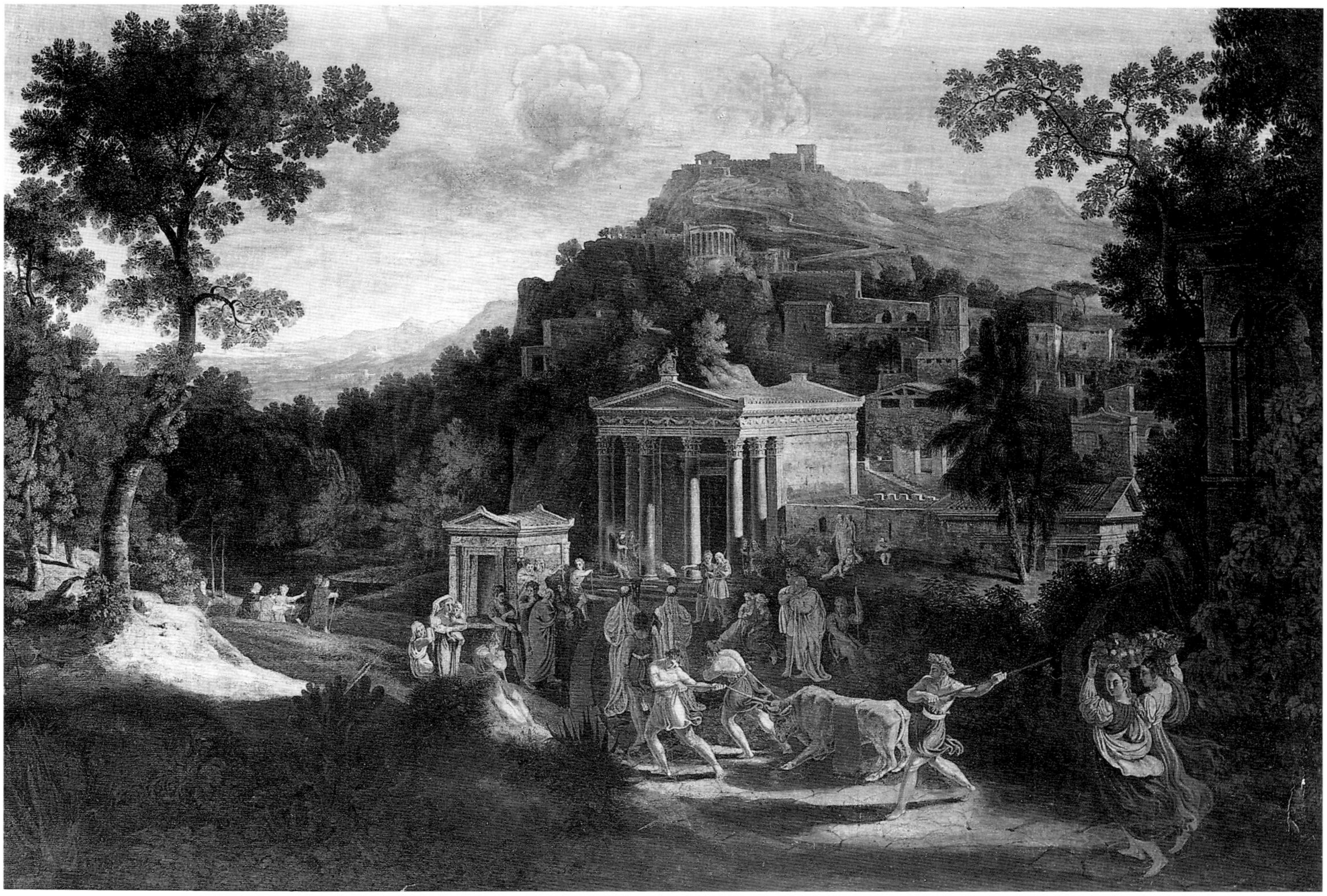

82 Karl Friedrich Schinkel
Antike Stadt an einem Berg, um 1805-1807
Berlin, SMPK, Nationalgalerie

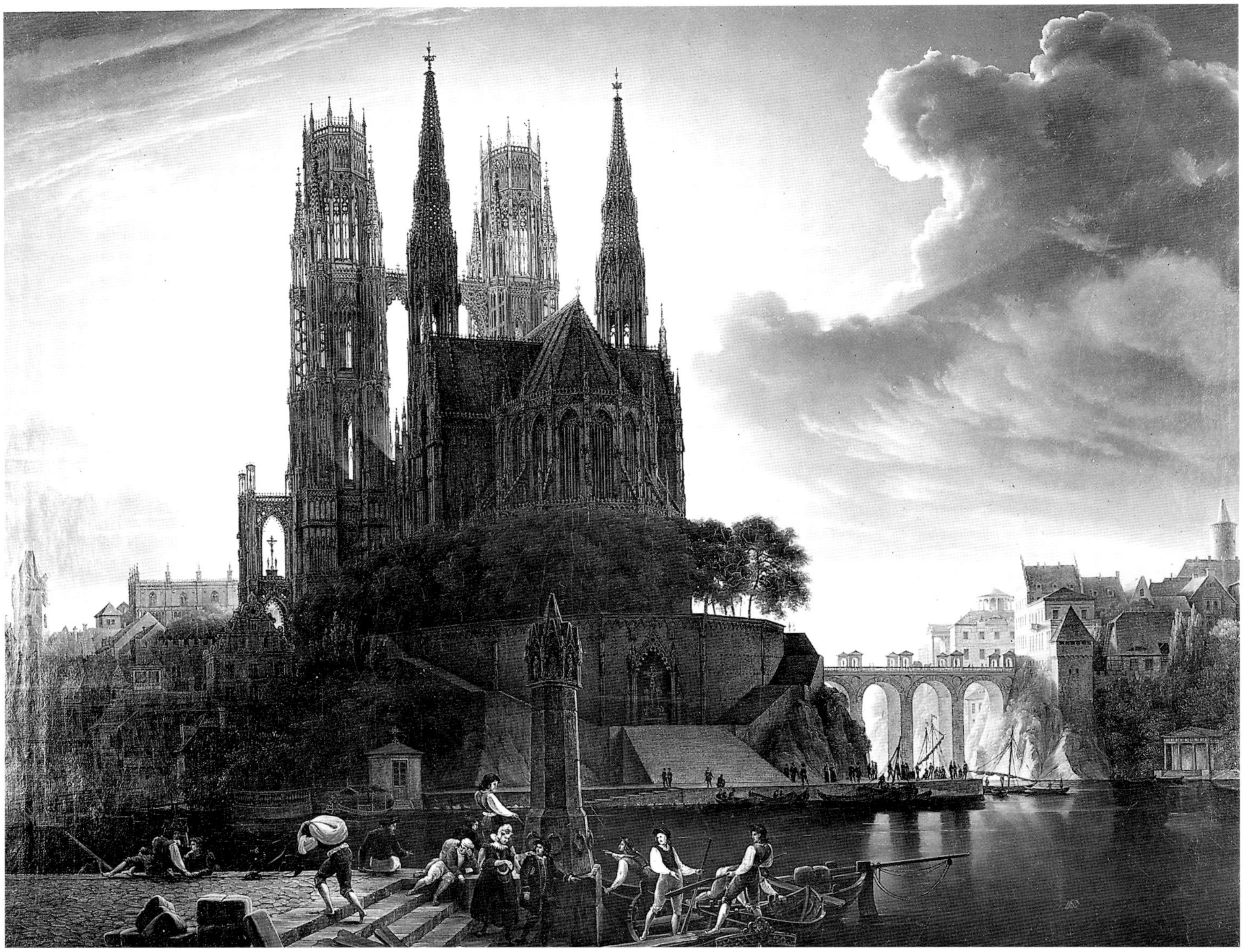

und Landschaftsmaler.« Ob Baukunst oder Malerei, *»das Griechenthum ging ihm über alles ...«* Im übrigen verwies Schadow auf Kuglers 1842 erschienene Schinkel-Biographie. Kugler hat hervorgehoben, was später sonderbarerweise fast vergessen wurde, daß nämlich Schinkel nicht nur Architekt, sondern auch Maler und nebenbei auch »der Feder mächtig« war: *»Schinkel wird den vorzüglichsten Landschaftsmalern zugezählt, welche an dem neuen Aufschwunge der Kunst im gegenwärtigen Jahrhundert teilhatten ...«*

Die Jubiläumsausstellungen zum 200. Geburtstag von Schinkel 1981 in West- und Ost-Berlin haben das große Verdienst, mit allem Nachdruck an den Maler Schinkel erinnert und dessen große Leistungen auf diesem Gebiet neu interpretiert zu haben. Heute wissen wir es wieder: Schinkel gehört auch als Maler zu den Großen des 19. Jahrhunderts.

Schinkels malerisches Werk war zuerst weitgehend Auftragskunst. Kritiker und Kunsthistoriker waren daher lange Zeit allzuleicht geneigt, Schinkels frühe Tätigkeit als Panoramen- und Dioramenmaler allein als Broterwerb abzutun.

Seine »perspektivisch-optischen Gemälde«, die er nach der Rückkehr von seiner ersten Italienreise seit etwa 1806 für Wilhelm Gropius ausführte, waren beachtliche Leistungen, bei denen er sein malerisches Können wie auch seine Kenntnisse der Architektur unter Beweis stellen konnte. Die von ihm geschaffenen landschaftlichen Darstellungen mit berühmten Bauwerken Italiens – etwa

83 KARL FRIEDRICH SCHINKEL
Gotischer Dom am Wasser, 1813?
Kopie von Ahlborn, 1823
Berlin, SMPK, Nationalgalerie

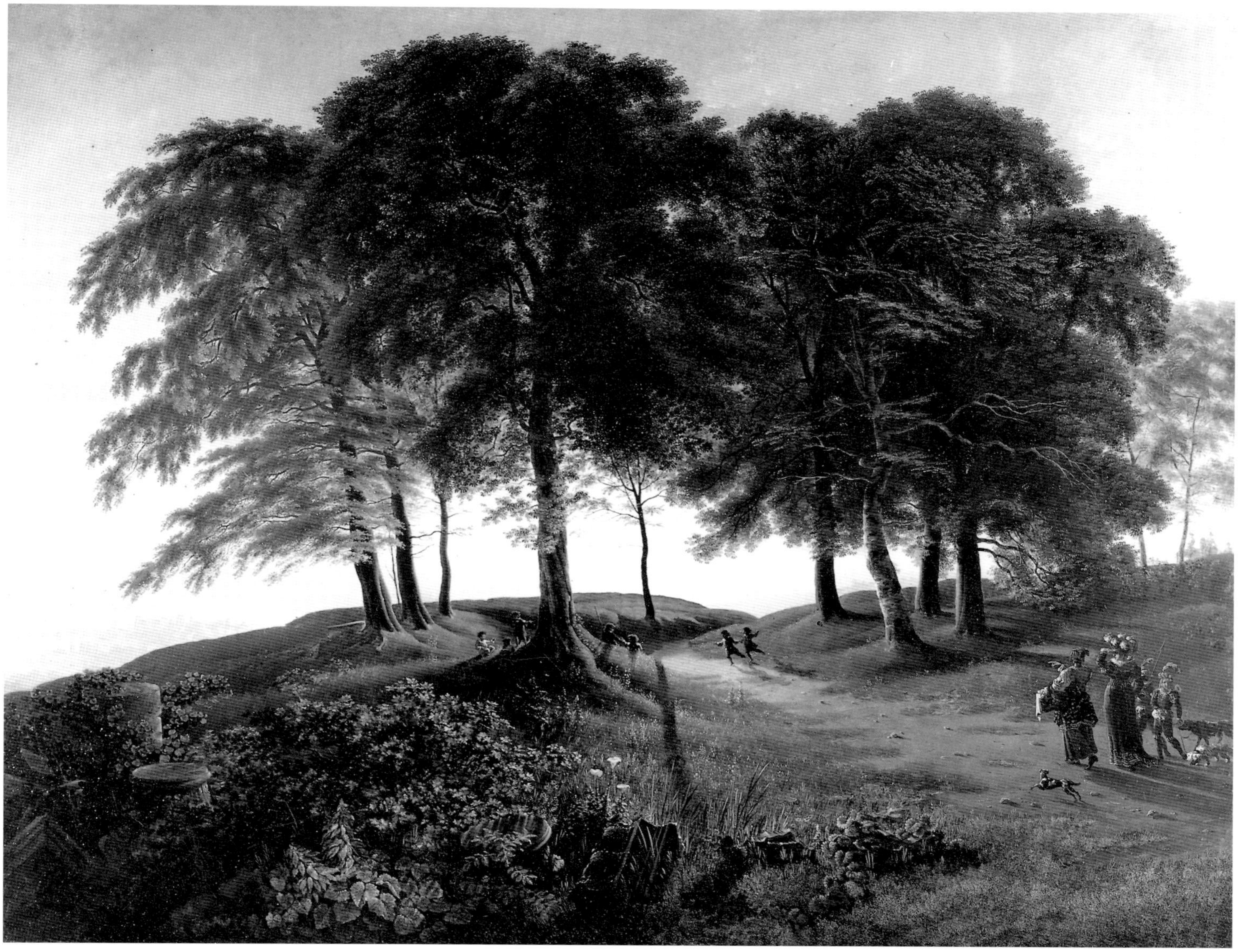

ein halbes Hundert – erfreuten sich großer Beliebtheit. Die Panoramen malte er auf Papier, das auf einfache Leinwand geklebt wurde, während die Dioramen für die Beleuchtung durchscheinend bleiben mußten. Am bekanntesten war damals sein 90 Fuß langes Panorama von Palermo, der Stadt, die er in Italien am meisten liebte. Vier Monate hatte er für diese Arbeit benötigt. Nicht weniger populär waren seine ›Sieben Weltwunder‹ von 1812. Doch seine Schilderung eines weltgeschichtlichen, fast noch aktuellen Ereignisses übertraf alle seine anderen Erfolge. Kugler schilderte die Wirkung auf die Berliner: *»Ein ungemeines Aufsehen, das freilich durch den Enthusiasmus jener Tage zunächst hervorgerufen war, erregte das für die Gropiussche Weihnachtsausstellung des Jahres 1813 gemalte Bild ›Der Brand von Moskau‹. Schon um sechs Uhr des Abends waren alle Straßen in der Nähe der Ausstellung mit Equipagen gefüllt, und nur mit wahrer Lebensgefahr vermochte man zum Eingange zu gelangen.«* Die auf den Weihnachtsausstellungen von Gropius gezeigten Panoramen wurden übrigens bei ihrer Vorführung an einigen Tagen durch ein bekanntes Gesangsquartett wirkungsvoll untermalt. Auch als Schinkel der große Baumeister Preußens geworden war, hat ihn diese populäre Kunstgattung noch interessiert, die viele sonst der Kunst ferner stehende Menschen in ihren Bann zog. Auftragskunst gewiß, doch nicht allein als Broterwerb, sondern auch als eine Möglichkeit, durch die Malerei seine Gedanken und Gefühle, seine Weltanschauung zum Ausdruck zu bringen. Ähnlich zu verstehen waren auch

84 KARL FRIEDRICH SCHINKEL
Der Morgen, 1813
Berlin, SMPK, Nationalgalerie

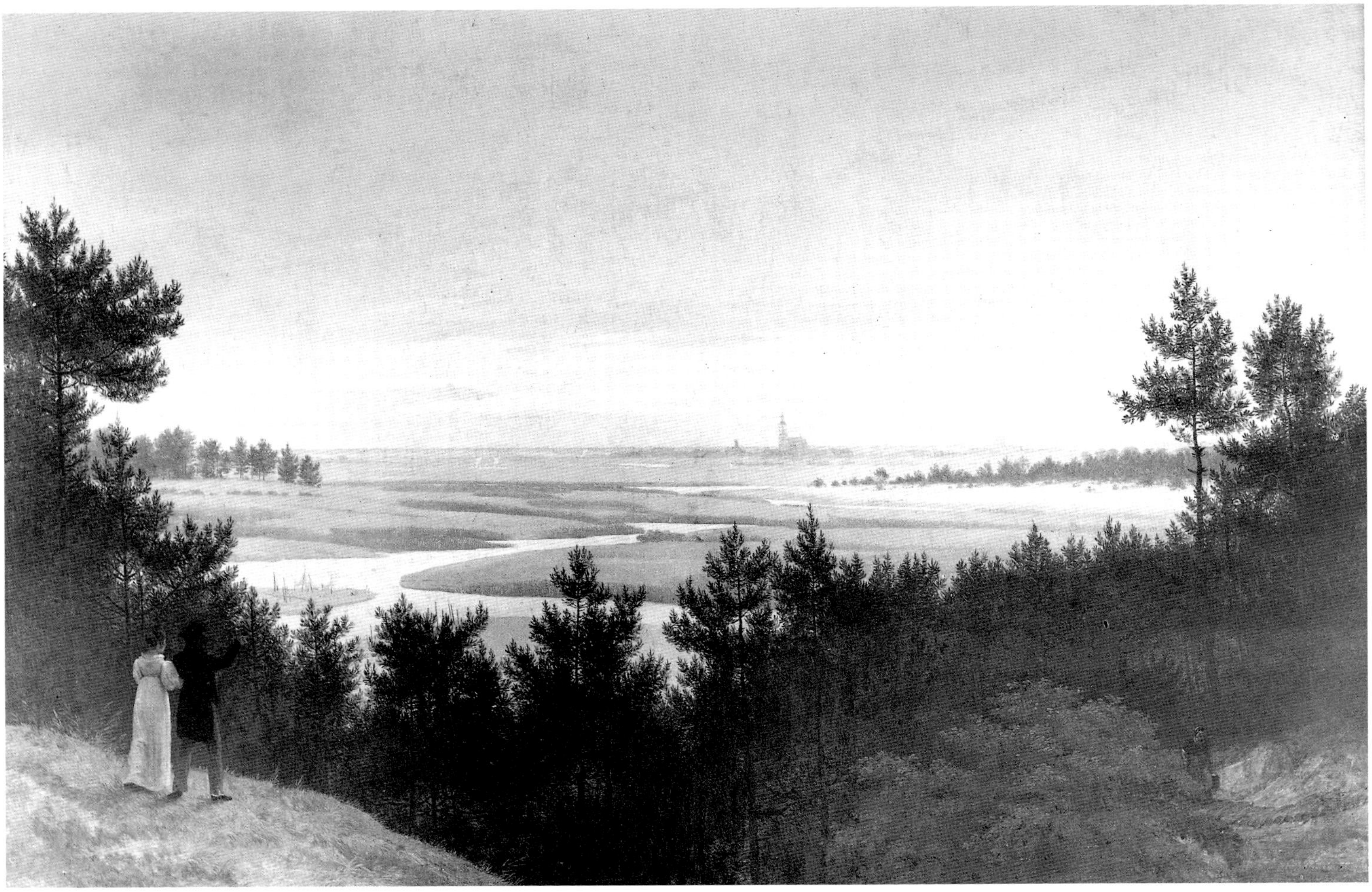

die von ihm 1814 bis 1818 für den Kaufmann Humbert geschaffenen, in Öl gemalten Tapetenbilder.

Eine Reihe seiner freien Arbeiten, ein heute noch erhaltenes Ölbild (zum Teil in ausgezeichneten Kopien von Wilhelm Ahlborn und J. F. Bonte), umreißt sein Wol-
82 len und Können als Maler. Das frühe Gemälde ›Antike Stadt an einem Berg‹ mit Tempeln, Heiligtümern, Türmen, Brücken und Häusern und der Fülle der Gestalten, die vor dem großen Tempel in der Bildmitte auf die Opferung eines Stieres warten, der gerade herangeschafft wird, ist noch im Anklang an seine Italienerlebnisse und unter dem Einfluß Joseph Anton Kochs und Hackerts geschaffen. Seitlich umrahmt von einer Baumkulisse und vor einer bergigen Landschaft zeigt dieses Bild ein Kompendium frei gestalteter antikischer Bauten und bewegter, noch etwas ungelenk wirkender menschlicher Gestalten, die an italienische Vorbilder in Malerei und Skulptur erinnern. Man spürt in diesem Bild die Begeisterung für die südliche Landschaft und für die antike Architektur. Man mag an diesem Frühwerk gewiß manches bemängeln, doch ist da ein neuer Atem spürbar, eine Auffassung, die weniger von archäologisch-literarischem Wissen als von eigener intensiver Anschauung, feinnerviger Einfühlung und Ehrfurcht zeugt.

Das neu erwachte Nationalgefühl führte fast zwangsläufig zu Motiven aus dem fast vergessenen deutschen Mittelalter, das zunächst zu einer Domäne der Dichter wurde, aber bald auch Maler zu inspirieren begann.

Diese patriotische Rückbesinnung war mit einer Hinwendung zum Glauben verbunden. Solch hochgestimmte Symbiose aus Vaterlandsliebe und Religiosität hat Schinkel in seinem nicht ausgeführten Entwurf für einen Dom zur Erinnerung an die Freiheitskriege vollzogen. Aus dem groß gedachten Dom, der für den Leipziger Platz vorgesehen war, wurde – sparsames Preußen – das bescheidene kleine, aber würdige Monument auf dem Kreuzberg; es ist in seinem Umriß die Turmspitze einer
gotischen Kirche. In Schinkels Gemälde ›Gotischer Dom 83

85 Karl Friedrich Schinkel
Landschaft bei Pichelswerder, 1814
Essen, Museum Folkwang

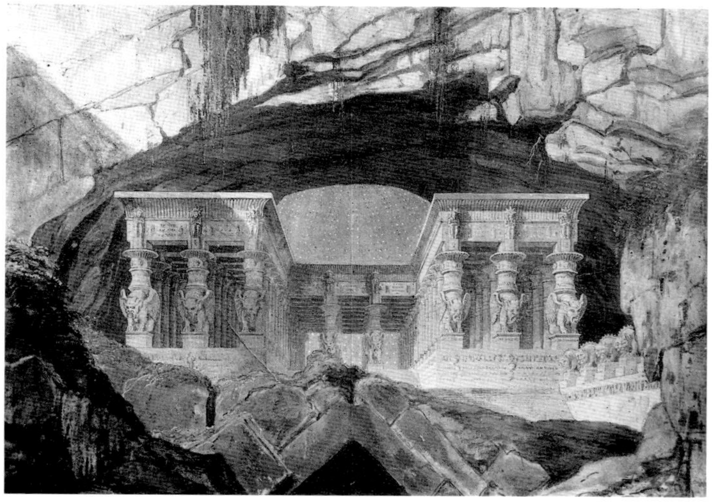

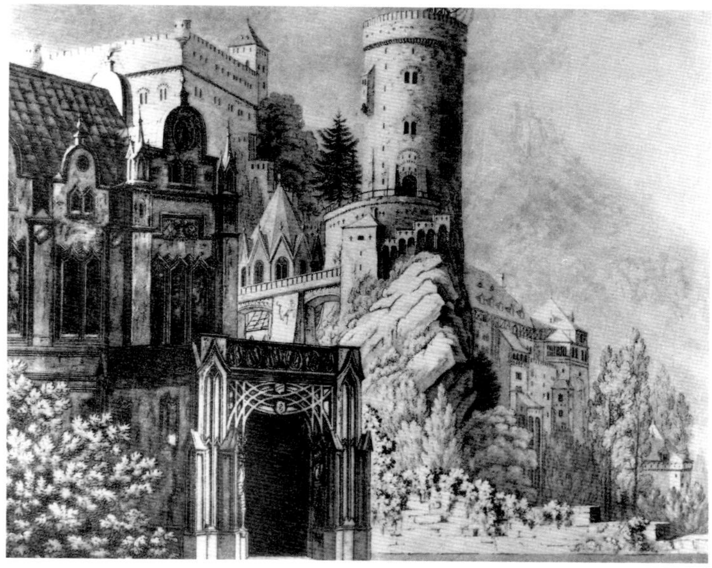

am Wasser‹ (wie sein Gemälde ›Gotische Kirche auf einem Felsen am Meer‹ wohl um 1815), ragt ein bis ins kleinste Detail ersonnener gewaltiger Dom auf einem hohen Unterbau feierlich in den Himmel. Im Mittel- und Hintergrund aber erkennen wir Bauten aus verschiedenen Epochen, von der Antike bis zur späten Renaissance, eine idealische, geträumte Architektur, die im Vordergrund durch tätige Menschen am Wasser belebt wird. Ein Gemälde (es ist in einer Kopie Ahlborns von 1823 erhalten) voller Gedankenreichtum und echten Gefühls für das Feierliche, Edle und Schöne dieser Welt. Für Schinkel war die Landschaft stets auch das Ergebnis menschlichen Tuns, war Kulturlandschaft, klassisch und romantisch zugleich. Im Blick auf Schinkels wenig später entstandene architektonische Schöpfungen sollte man seine Gemälde in ihrem Charakter vielleicht nicht so sehr berlinisch als eher preußisch nennen. Es gibt in der deutschen Malerei seiner Epoche kaum Vergleichbares.

84 Sein Gemälde ›Der Morgen‹ von 1813 mit dem Licht des anbrechenden Tages, das hinter der hügeligen Landschaft und den in sommerlicher Schönheit prangenden Baumgruppen in fast metaphysischer Helle jung und alt zu rufen scheint, ist wie die meisten seiner eigenständigen malerischen Schöpfungen von starkem Symbolcharakter. Das gilt auch für das verschollene, nur aus Abbildungen bekannte Gegenstück ›Der Abend‹. ›Das Spreeufer zu Stralau‹, eines seiner bekanntesten, oft abgebildeten Gemälde läßt in seiner feierlichen, wiederum symbolisch zu verstehenden Haltung den Einfluß der Auffassung Caspar David Friedrichs erkennen, wenn auch Schinkel gewiß nicht die tiefe Religiosität Friedrichs besaß. Aber Schilderungen von Tageszeiten, Jahreszeiten, Lebensaltern waren stets auch Symbole der Schöpfung, des menschlichen Seins. Selbst in dem vedutenhaft aufgefaßten Gemälde ›Landschaft bei Pichelswerder‹ von 1814 ist 85
in dem in Rückenansicht dargestellten Paar ein Hauch davon spürbar.

Von nicht geringer Bedeutung sind die seit 1815 entstandenen Schinkelschen Entwürfe für Theaterdekorationen. Nach dem Ableben des begabten Theaterdekorateurs Bartolomeo Verona hätte Schinkel gern dessen Nachfolge angetreten, doch der in Berlin bereits als Veduten- und Landschaftsmaler bekannte Peter Ludwig Burnat wurde ihm vorgezogen. Erst als dieser 1817 verstarb, betraute ihn der Intendant der Kgl. Bühnen, Graf Brühl, endgültig mit dieser Aufgabe, die dem Maler wiederum alle Möglichkeiten bot, sein Können und Wissen in kulturgeschichtlichen, die jeweiligen theatralischen Schöpfungen interpretierenden, dabei auf die speziellen Möglichkeiten von Bühnenbildern Rücksicht nehmenden Darstellungen zu entfalten. Wir wüßten nichts mehr von diesen Arbeiten Schinkels, wären sie uns nicht in seinen sorgsam ausgeführten und als farbige graphische Blätter herausgegebenen Entwürfen erhalten geblieben. Dem jeweiligen Stoff angemessen, aber doch selbständig in seiner Auffassung, hat Schinkel auch hier seit 1815 Bedeutendes geleistet.

Hervorgehoben seien hier nur Schinkels geistreiche, in unserem Jahrhundert von Gustaf Gründgens wieder verwendete Entwürfe zur »Zauberflöte« von 1815 und zu 86

86 Karl Friedrich Schinkel
Bühnenbildentwurf zu der Oper »Die Zauberflöte«, 1815
Akt 1, Szene 1
Deckfarben
Verbleib unbekannt

87 Karl Friedrich Schinkel
Bühnenbildentwurf zu Kleists »Das Käthchen von Heilbronn«, 1816
Verbleib unbekannt

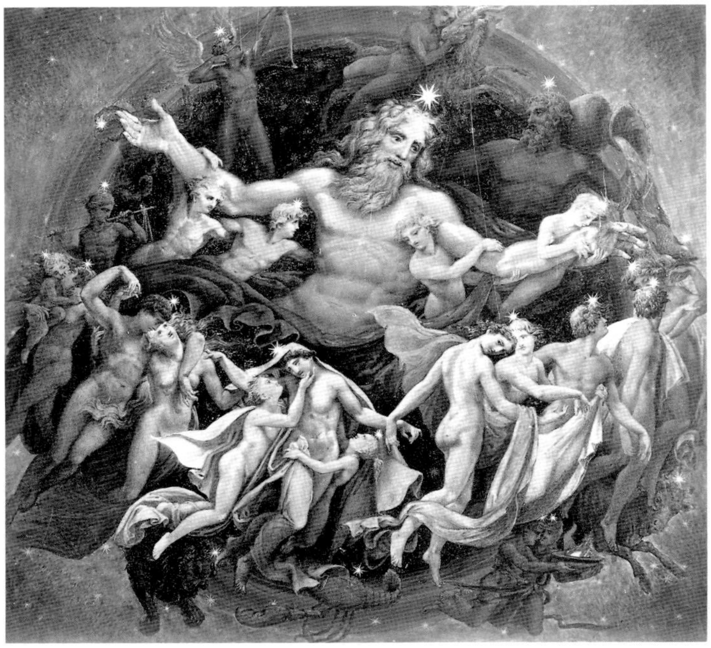

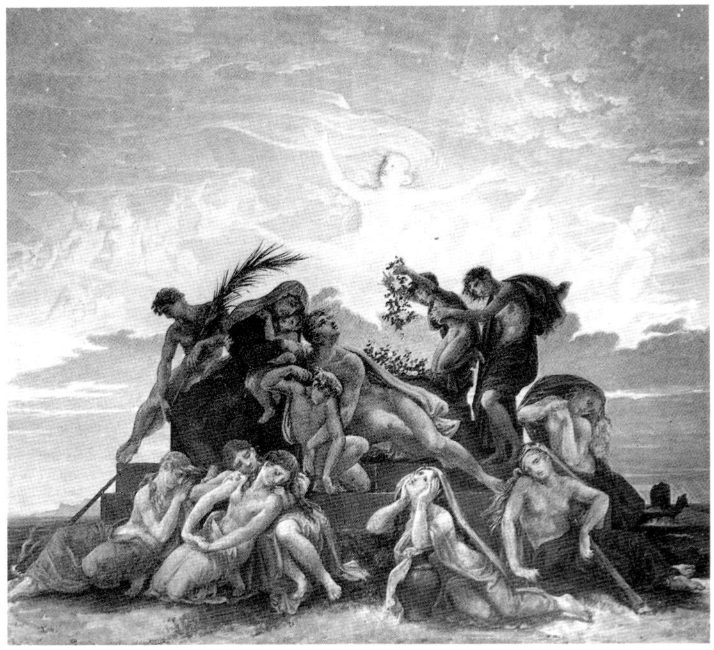

87 Kleists »Das Käthchen von Heilbronn« von 1816. Bis 1829 hat er mit größeren Unterbrechungen für eine Reihe bekannter Opern und Schauspiele die Bühnenbilder geschaffen.

Als Schinkel sich seit 1829 mit den Entwürfen für das erste große öffentliche Museum in Berlin, das später so genannte »Alte Museum« am Lustgarten, befaßte, hat er sogleich an eine Ausschmückung mit Wandbildern des der bildenden Kunst gewidmeten Gebäudes gedacht, obwohl er sich der Schwierigkeiten, seine Pläne durchzubringen, bewußt war. An den Geh. Oberfinanzrat Sotzmann schrieb Schinkel 1829: *»Sie kennen selbst den Zustand, in welchem sich die Kunst bei uns befindet, größtenteils werden nur die modernen Anforderungen befriedigt. Portraits und Genre haben allein den allgemeinen Beifall von Hohen und Niederen, aus Herkömmlichkeit wird hin und her ein Monument zustande gebracht oder ein größeres Staffeleibild zu einem Altar gemalt. Von dem Gefühl aber, daß es zur Würde der Staatsunternehmungen gehöre: die öffentlichen Gebäude durch Kunstwerke zu schmücken – davon ist man noch himmelweit entfernt ...«*

Als Cornelius die Ausmalung 1841 auf Wunsch Friedrich Wilhelms IV. nach seiner Übersiedlung nach Berlin übernahm, tat er es ziemlich lustlos und delegierte die Ausführung der Wandbilder an seine Schüler. Schinkel, der nach der Eröffnung des Museums weiter an den Entwürfen gearbeitet hatte, war es nicht vergönnt, sie zu seinen Lebzeiten an den Wänden der Vorhalle und des Treppenvestibüls im Obergeschoß zu sehen. Auch diese große, für den Architekten erstaunliche Leistung hat er selbst in Deckfarbenentwürfen vorbereitet, die uns zusammen mit Max Schaslers genauer Beschreibung einen Einblick in Schinkels Gesamtschöpfung geben. Er ersann einen auf die Kultur der Menschheit bezogenen gewaltigen weltgeschichtlichen Überblick, der aller Kunst, also auch der im Museum vertretenen, einen hohen Rang anwies. Die Folge begann kosmologisch, mit
dem Urgott Uranus, um den die Gestirne, begrenzt vom 88
Tierkreis, sich tanzend bewegen. Die übrigen Gestalten verkörpern die Liebe, die am Anfang der Welt und allen Geschehens steht. In den folgenden Szenen ließ Schinkel die Mächte der Finsternis im Kampfe erliegen, das Chaos der Harmonie weichen. Das menschliche Leben wurde durch die Jahreszeiten versinnbildlicht. Den Tod als Ende des irdischen Daseins symbolisierte er im Deckfarbenent-
wurf ›Trauer am Tumulus‹, dem Grab mit den trauernden 89
Gestalten, hinter denen aber schwebende Genien vor einem Morgenhimmel auf eine glückliche Zukunft der Menschen deuten. Eine gewaltige künstlerische Aufgabe hatte sich Schinkel da gestellt. Seine Entwürfe lassen nicht nur sein umfassendes Wissen, sondern seine humanistische, auch von der Romantik geprägte Geisteshaltung erkennen. Sein bekanntes großes Gemälde ›Ein Blick in Griechenlands Blüte‹ symbolisierte für ihn einen Wunschtraum auch für seine eigene Zeit.

88 KARL FRIEDRICH SCHINKEL
Uranus und der Tanz der Gestirne, 1831
Entwurf für ein Wandbild im (Alten)Museum, Vorhalle
Deckfarben
Berlin (Ost), Staatl. Museen zu Berlin, Sammlung der Zeichnungen

89 KARL FRIEDRICH SCHINKEL
Trauer am Tumulus, 1832
Entwurf für ein Wandbild im (Alten)Museum, Vorhalle
Deckfarben
Berlin (Ost), Staatl. Museen zu Berlin, Sammlung der Zeichnungen

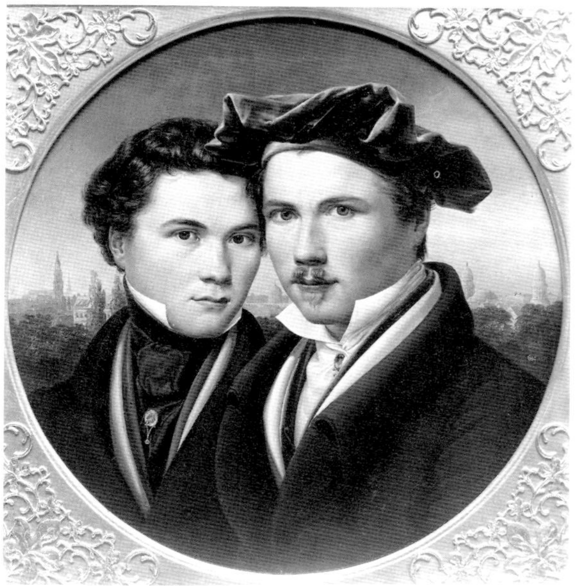

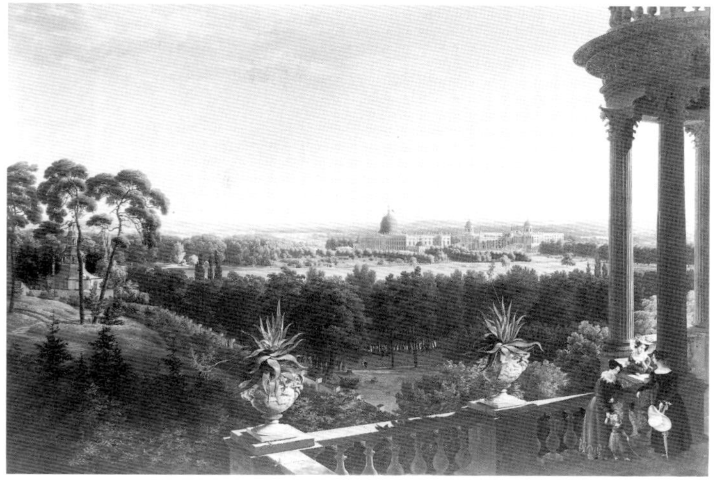

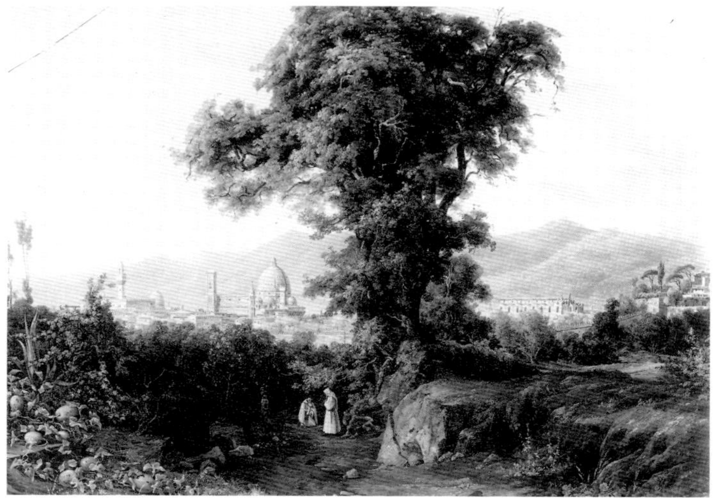

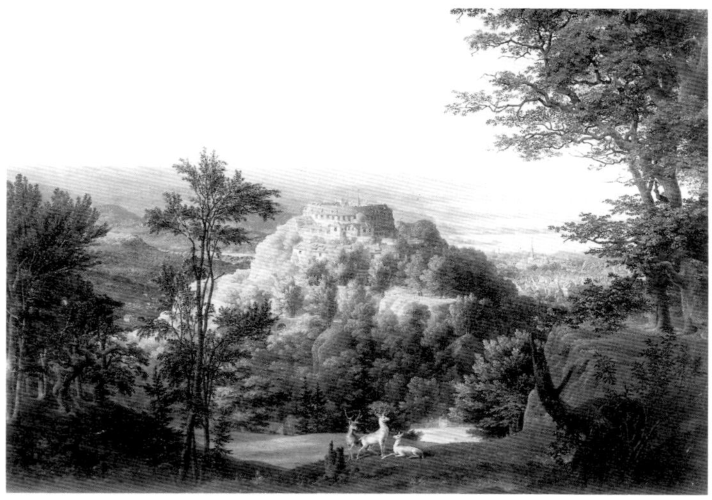

Die edle klassische Formensprache des Architekten Schinkel, die romantischen Menschheitsträume des Malers, das Genie eines hochbegabten Menschen, der dennoch auf dem Boden der Wirklichkeit stand, dies alles sollte auf die Entwicklung der Malerei in Berlin nicht ohne Einfluß bleiben. Sie führte sie in gewissem Sinne von ihrem früheren ersten Realismus für eine Weile auf eine höhere kunst- und geistesgeschichtliche Ebene. Griechenland blieb für Schinkel und die Maler seiner Epoche nur ein Traum. Selbst den großgriechischen Süden Italiens erreichten außer ihm damals nur wenige Maler. Aber dieser lebendige Traum brachte Werke von bleibendem Wert hervor.

MALER UM SCHINKEL: Der Einfluß auf die zeitgenössische Malerei in Berlin war nicht allzu nachhaltig, denn es gehörte nicht nur Können, sondern auch eine gewisse Wesensverwandtschaft dazu, seiner künstlerischen und geistigen Auffassung nahezukommen.

Der 1796 in Hannover geborene, aber seit seinem 20. Lebensjahr in Berlin zunächst als schlichter Malergeselle, dann als Studierender der Berliner Akademie der Künste unter Hummel und Peter Ludwig Lütke sich der Malerei widmende WILHELM AHLBORN hat allein schon durch das Kopieren von Bildern Schinkels viel von seinem großen Vorbild in sich aufgenommen. Bereits 1826 hatte er mit seinem großformatigen, von Friedrich
91 Wilhelm III. angekauften Gemälde ›Blick auf das Neue

92 WILHELM AHLBORN
Blick von San Miniato auf Florenz, 1832
Früher Berlin, Nationalgalerie

90 WILHELM AHLBORN
Selbstbildnis mit Bruder
Hannover, Niedersächsisches Landesmuseum, Landesgalerie

91 WILHELM AHLBORN
Blick auf das Neue Palais und die Communs, 1826
Hannover, Niedersächsisches Landesmuseum, Landesgalerie

93 WILHELM AHLBORN
Blick auf Wernigerode von jenseits des Christianentales, 1827
Früher Berlin, Nationalgalerie

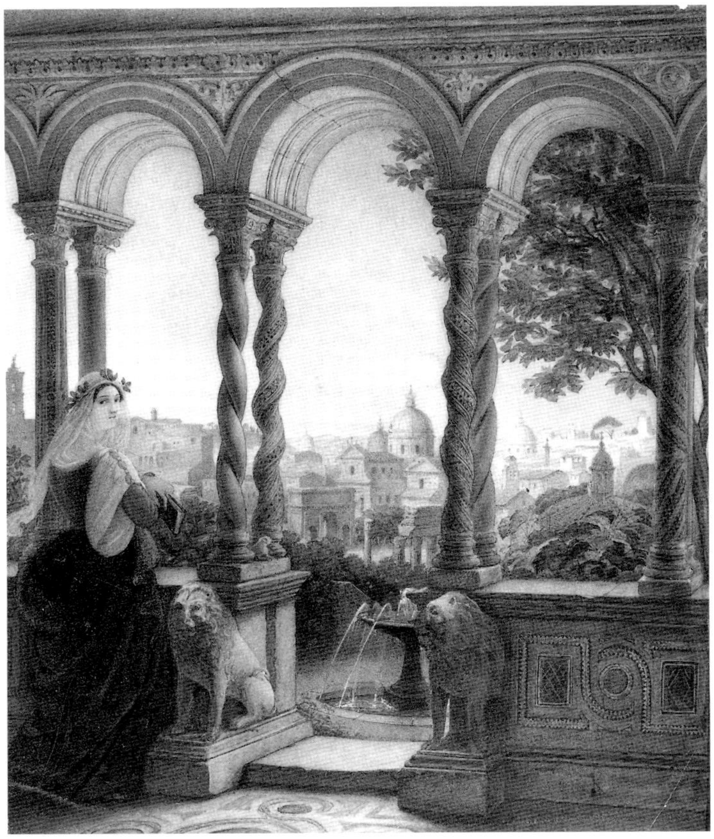

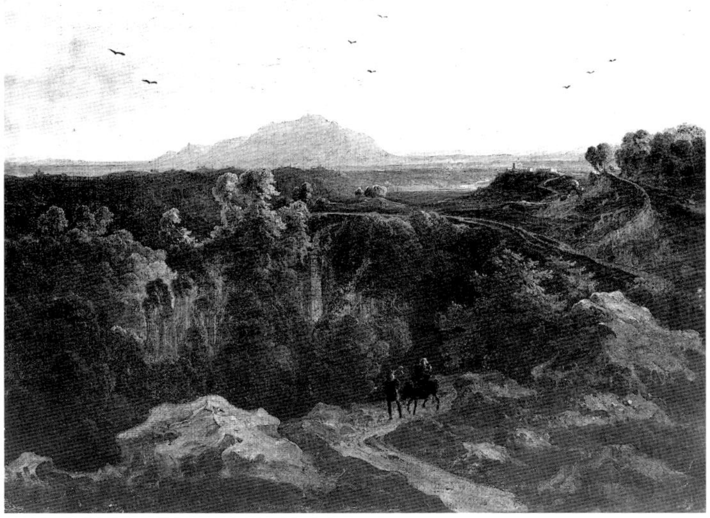

94 August Wilhelm Schirmer
Blick auf Rom
Deckfarben
Verbleib unbekannt

95 August Wilhelm Schirmer
Landschaft mit der Flucht nach Ägypten
Hannover, Niedersächsisches Landesmuseum, Landesgalerie

Palais in Potsdam‹ seinen ersten großen Erfolg. Von der
Höhe des Belvedere in Sanssouci schilderte er die Parkan-
lage mit dem chinesischen Drachenhaus im Mittelgrund
links, die die Bildmitte einnehmende imposante Bau-
gruppe des Neuen Palais mit den Communs und der wei-
ten Landschaft im sanften Licht eines sommerlichen Spät-
nachmittags. Bei aller vedutenhaften Genauigkeit im ein-
zelnen, die den Einfluß seines Lehrers Hummel nicht
leugnet, und den biedermeierlichen Gestalten vorn an
der Balustrade, ist seine Gesamtschau geprägt von den
groß aufgefaßten Kulturlandschaften Schinkels, ist
Geschichte und Gegenwart zugleich, klassisch erlebte
Landschaft im Herzen Preußens. Das Doppelporträt mit 90
seinem jüngeren Bruder von 1827 vor der Kulisse Berlins
ist ein eindrucksvolles Zeugnis für den ernsthaften
Künstler, dem durch das Potsdam-Gemälde der Wunsch-
traum einer Studienreise nach Italien in Erfüllung ging,
Land der Sehnsucht so vieler Maler, das in seinen letzten
Lebensjahrzehnten seine eigentliche Heimat werden
sollte. Aus innerer Überzeugung war er, wie andere deut-
sche Maler auch, vom Italien-Erlebnis angeregt, mit sei-
ner Gattin zum Katholizismus übergetreten. Den zweiten
Italienaufenthalt von 1840 bis 1845 verdankte er einem
Auftrag der Königin Friederike von Hannover für das
neue Schloß ihrer Hauptstadt, das sie mit Wandbildern
verschiedener Gegenden geschmückt sehen wollte, die
aber nicht ausgeführt wurden. Geblieben sind Ahlborns
vorbereitende Aquarelle. Nach einem Jahr in Hannover
kehrte er 1847 nach Italien zurück, wo ihn nach dem
Tode seiner Gattin zunehmende Schwermut befiel. Er
starb in Rom. Seine italienischen Landschaftsbilder, wie
der Blick auf Florenz von San Miniato aus, blieben in ihrer 92
Auffassung, in ihrer tiefempfundenen Liebe zu dem Land
seines Herzens seinem Vorbild Schinkel nahe. Die Schil-
derung der Architektur der Arnostadt hatte er allerdings
im präzisen Stil der Vedutenmalerei Hummels durchge-
führt. So blieb er dem Maler Schinkel, im weiteren Sinne
aber auch der Berliner Malerei des Klassizismus und ihrer
Vedutenmalerei verpflichtet. Diese idealische, in Einzel-
heiten wiederum auch sachlich-genaue Auffassung fand
sich auch in seinen wenigen Gemälden, in denen er deut-
sche Landschaften schilderte. Das preußische Königs- 93
haus hat für seine Schlösser vor allem seine frühen italie-
nischen Landschaften angekauft.

Zu dem kleinen Kreis der im Geiste Schinkels schaffenden Maler in Berlin gehörte ferner der erst nach der Jahrhundertwende geborene August Wilhelm Schirmer, dessen Bruder Johann Wilhelm im Gefolge von Schadow nach Düsseldorf gegangen war und dort bald ein geschätzter Maler wurde. AUGUST WILHELM SCHIRMER begann, wie so mancher andere Kunstjünger, eine Lehre bei der Kgl. Porzellanmanufaktur, wo sein Vater als Buchhalter tätig war. Sein Lehrer war der Blumenmaler Völcker, gleichzeitig besuchte er die Berliner Akademie der Künste und befaßte sich zunächst mit der damals beliebten Blumenmalerei. Schinkel erkannte sein Talent und förderte gewiß auch Schirmers Entschluß, sich nach einem Aufenthalt in Thüringen und im Harz als freier Künstler zu versuchen. Die märkische Landschaft allein bot damals offenbar noch keinen Anreiz, sich der Landschaftsmalerei zuzuwenden.

Fast selbstverständlich gehörte damals zur Ausbildung der Maler ein Italienaufenthalt, den Schirmer zum erstenmal zwischen 1827 und 1831 verwirklichen konnte. Seine Liebe galt der italienischen Landschaft, die er in seinen Bildern wie Schinkel durch Architektur und Menschen belebte und die schnell Anklang fanden. Dabei half ihm vielleicht auch die Verbindung zu Joseph Anton Koch und anderen bekannten Malern in Rom. Schirmers
94 Deckfarbenbild ›Blick auf Rom‹ mit der erfundenen Architektur einer Arkade im Vordergrund und der mit dem Beschauer kokettierenden Schönen, die graziös ein Buch in der Hand hält, ist romantisch gefärbt. Seine
95 ›Landschaft mit der Flucht nach Ägypten‹ zeigt einen Blick aus der Vogelperspektive auf eine in allen Teilen gut durchkomponierte weiträumige Landschaft, in der die Flucht nach Ägypten auf einem in den Vordergrund führenden Weg eine nur beiläufige Rolle spielt, sie ist eine Belebung des Landschaftsbildes durch ein religiöses Motiv, das ebensogut auch ein weltliches hätte sein kön-
96 nen. An Schinkel erinnert vor allem sein Bild ›Küste bei Neapel‹, in dem das Licht ähnlich wie in den großen Gemälden seines Gönners eine wesentliche Rolle spielt. Zu Schirmers reizvollsten Bildern, die er seiner Heimat-
97 stadt Berlin widmete, gehört das Gemälde, das den Garten des Wohnhauses von Gottfried Schadow in der heutigen Schadowstraße darstellt und in seiner liebevoll-sachlichen Schilderung ein typisches Beispiel guter berlinischer Malerei ist, was auch für seine Ansichten von Charlottenburg und Glienicke gilt. Im ganzen war die Zahl der Berlin und Potsdam gewidmeten Bilder allerdings nur gering.

In Berlin hatte Schirmer ein eigenes Atelier und unterwies mehrere Schüler in der Landschaftsmalerei. 1835 war er Mitglied der Akademie geworden, und 1839 übernahm er die Landschaftsklasse der Akademie. Nach 1850 arbeitete er auch mit an den Wandbildern im Neuen Museum. Davon wird noch die Rede sein.

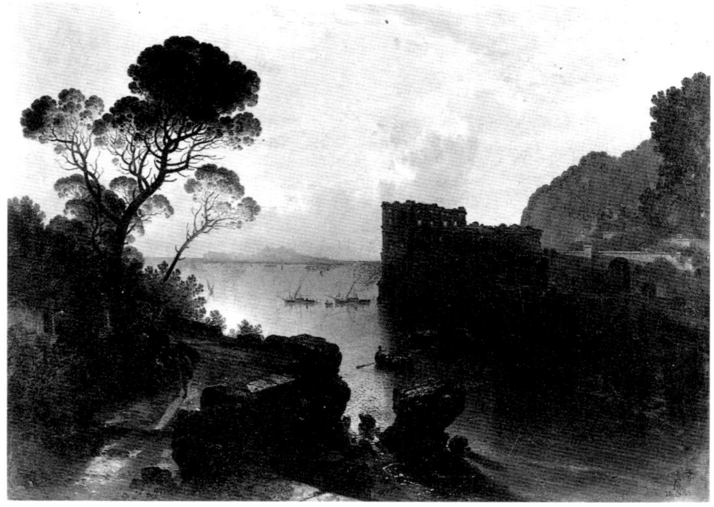

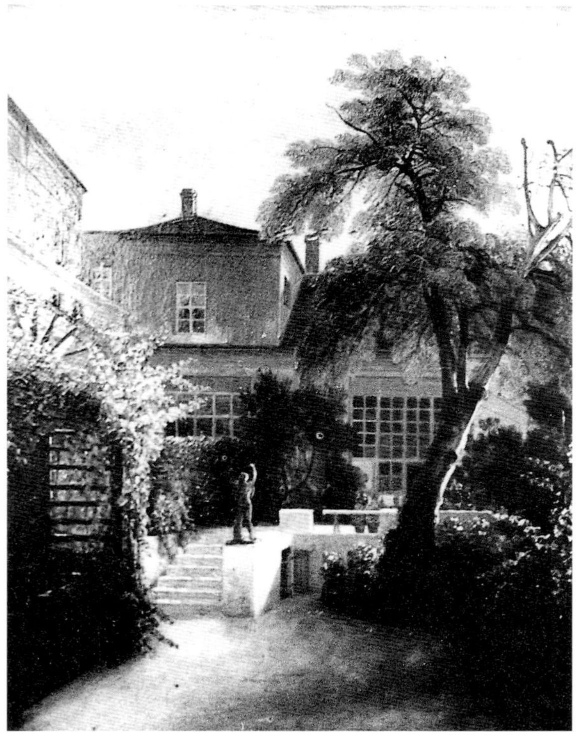

96 AUGUST WILHELM SCHIRMER
Küste bei Neapel
Erfurt, Angermuseum

97 AUGUST WILHELM SCHIRMER
Gartenseite des Hauses
von Gottfried Schadow in Berlin
Berlin, Berlin Museum

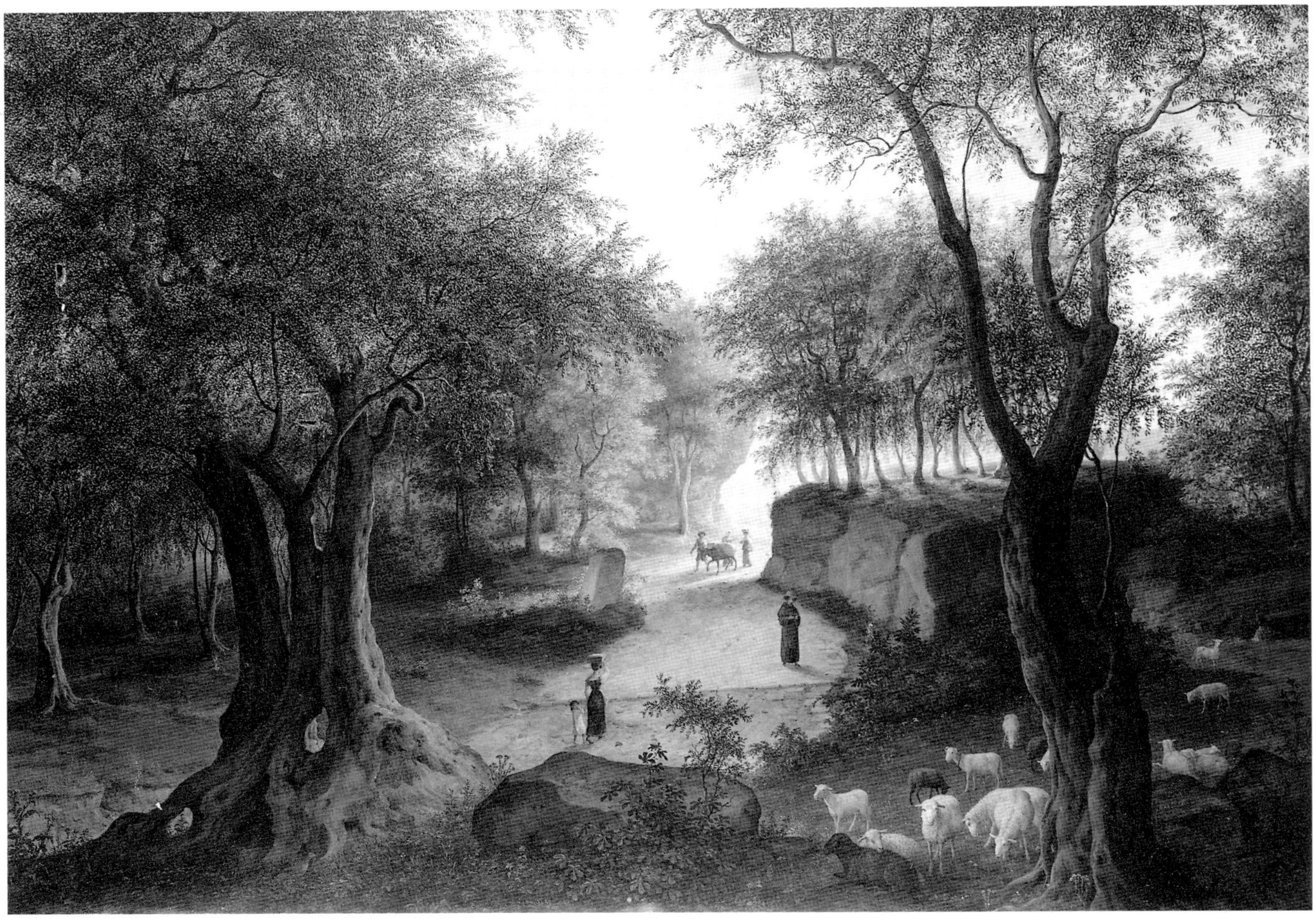

Schinkel hatte die Monumente der Antike und des Mittelalters durch eigene Anschauung und weniger durch gelehrte Werke in sich aufgenommen; er hatte in griechischen Mythen nach idealer Geistesverwandtschaft gesucht. Die Maler, die seinen Spuren folgten, haben sehr viel mehr aus den seit der zweiten Hälfte des 18. Jahrhunderts erschienenen gelehrten Veröffentlichungen geschöpft. Die Gefahr der Überfremdung der Malerei durch Buchstabenwissen und trockene Gelehrsamkeit war groß. Das änderte sich auch in der Romantik nicht sogleich. Auch die Maler entdeckten »ihr« Mittelalter und die romantische Märchenwelt. Den religiösen Darstellungen, die oft als Altarbilder in Berliner Kirchen dienten, fehlte häufig der heilige innere Eifer, mit dem die Nazarener sich der religiösen Malerei als eigentliche Lebensaufgabe ihrer Kunst gewidmet hatten. In Preußen wurden sie eher als Auftragsarbeiten angesehen, wobei auch zunehmend protestantische, genremäßig aufgefaßte Stoffe in der religiösen Genremalerei zu finden waren. Die Durchschnittsmaler versuchten, möglichst vielseitig zu sein und sich nicht nur auf eine Gattung zu beschränken. Die Berliner Akademie, die einige ihrer besten Maler im Gefolge von Wilhelm von Schadow an Düsseldorf verloren hatte, zog dennoch weiterhin jüngere Kunstadepten an.

Der 1789 in Schlesien geborene FLORIAN GROSPIETSCH (auch Großpietsch) kam erst nach einem mehrjährigen Italienaufenthalt 1830 nach Berlin, hatte sich aber schon vorher an einzelnen Akademieausstellungen beteiligt. Obwohl er in Italien zum Kreis um Joseph Anton Koch gehört hatte, entwickelte er eine eigenständige Malerei, die nichts mit der heroischen Landschaftsauffassung Kochs gemein hatte, sondern eher zur romantisch-idyllischen Bearbeitung der biblischen Stoffe im Stile der Nazarener neigte. Wie auch in seinen anderen Landschaftsbildern belebte er das Gemälde ›Olivenwald bei Rom‹ mit Staffagefiguren. Er wählte dafür biblische, mythologische oder beim Publikum beliebte italienische 98

98 FLORIAN GROSPIETSCH
Olivenwald bei Rom, 1829
Berlin, SSG, Schloß Charlottenburg

Volkstypen. In Berlin hat er sich auch als Radierer und Lithograph betätigt und eine Reihe von interessanten Veduten – auch als reizvolle Deckfarbenbilder – geschaffen.

Der in Hannover geborene HEINRICH ANTON DÄHLING, in mancherlei Gattungen der Malerei versiert, hatte seine Lehre an der Berliner Akademie begonnen. Früh wurde er durch Miniaturen, seit 1806 besonders durch seine Aquarellporträts der königlichen Familie, bekannt. Zu den ersten Darstellungen der Königin Luise gehörte eine noch ganz in der Art des ausklingen-
99 den 18. Jahrhunderts entstandene Tuschzeichnung von 1798, die seine Verehrung für die junge Herrscherin ahnen läßt. Dähling wurde der malende Chronist des Lebens der Königin Luise, seine Bildnisse von ihr und ihrer Familie, auch von einzelnen bedeutsamen Ereignissen ihres Lebens, sind durch Nachstiche überaus populär geworden und geblieben. Zu den bekanntesten zählten die Begegnung der Königin und ihres Gemahls Friedrich
100 Wilhelm III. mit Zar Alexander von Rußland in Memel, des weiteren Napoleon an der Gruft Friedrichs des Großen und das beliebte Bild von Luise mit ihrem Gemahl und ihren Kindern bis hin zu dem alle Preußen anrührenden Gemälde ›Königin Luise auf dem Sterbelager in Hohenzieritz‹, das als Lithographie weite Verbreitung fand.

Die brave, etwas nüchterne, aber verläßliche Art des malenden Chronisten zeigt auch das 1805 entstandene
101 Gemälde ›Parade vor Zar Alexander von Rußland und Friedrich Wilhelm III. vor dem königlichen Schloß in Berlin am 25.10.1805‹. Dagegen hat Dähling das vom Grafen Wetter vom Strahl schlafend aufgefundene Käth-
102 chen von Heilbronn innig-märchenhaft nachempfunden und wie stets fein säuberlich gemalt. Seine Tätigkeit als Lehrer an der Akademie nahm er sehr ernst. In dem Nekrolog der Akademie hieß es, daß er bis an sein Ende eine *»musterhafte Berufstreue«* bewiesen habe.

Maler der Romantik

Die romantische Literatur befaßte sich häufig mit Werken der bildenden Kunst, dem Leben großer Künstler und ihren moralischen Wirkungen auf die Menschheit. In Berlin kam das am stärksten bei den Berlinern Wilhelm Heinrich Wackenroder und Ludwig Tieck in ihren kleinen Aufsätzen zum Ausdruck, die unter dem Titel »Herzensergießungen eines kunstliebenden Klosterbruders«,

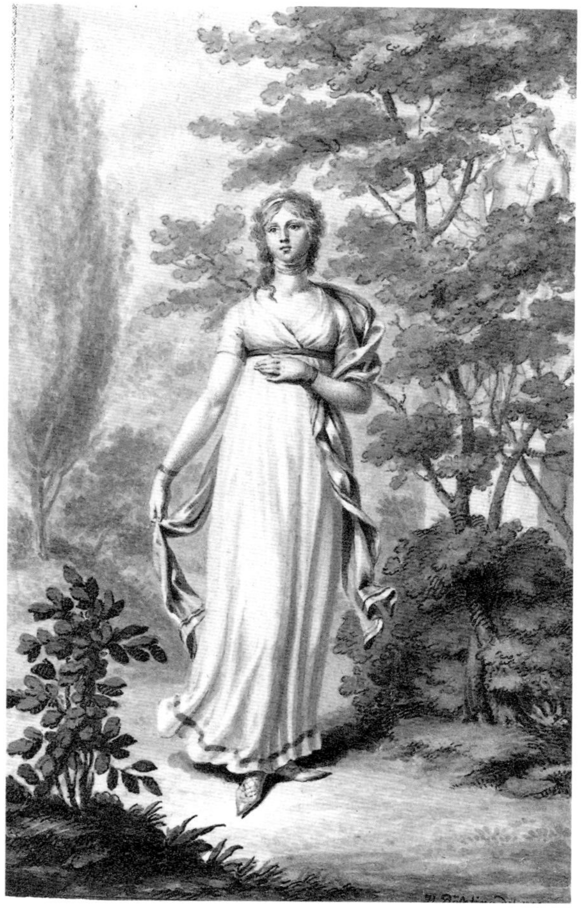

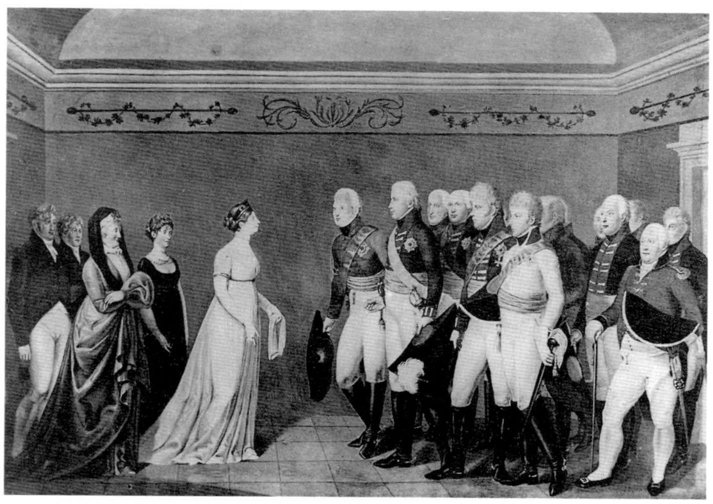

99 HEINRICH DÄHLING
Königin Luise, 1798
Tusche
Hannover, Niedersächsisches Landesmuseum, Landesgalerie

100 HEINRICH DÄHLING
Begegnung zwischen Königin Luise, Friedrich Wilhelm III. und Kaiser Alexander von Rußland in Memel, 10.6.1802
Aquarell
Früher Berlin, Hohenzollern-Museum Schloß Monbijou

einem bereits 1796/97 erschienenen Bändchen, in Berlin populär wurde. Die bildende Kunst und die Musik wurden von ihnen gefeiert, an große Künstler wurde erinnert, zu denen neben den bekanntesten Italienern nun auch Albrecht Dürer zählte. Wackenroder schrieb über »Die Werke herrlicher Künstler«: *»Sie sind nicht darum da, daß das Auge sie sehe, sondern darum, daß man mit entgegenkommendem Herzen in sie hinein gehe und in ihnen lebe und atme. Ein köstliches Gemälde ist nicht ein Paragraph eines Lehrbuches, den ich, wenn ich mit kurzer Mühe die Bedeutung der Worte herausgenommen habe, als eine unnütze Hülse liegen lasse: viel mehr währt bei vortrefflichen Kunstwerken der Genuß immer, ohne Aufhören, fort. Wir glauben, immer tiefer in sie einzudringen, und dennoch regen sie unsere Sinne immer von Neuem auf, und wir sehen keine Grenze ab, da unsre Seele sie erschöpft hätte. Es flammt in ihnen ein ewig brennendes Lebensöl, welches nie vor unsern Augen erlischt.«* Solche und ähnliche Äußerungen über bildende Kunst haben ihr schon zu Beginn des 19. Jahrhunderts eine bedeutendere Stellung, eine höhere Aufgabe innerhalb der Kultur eingeräumt, als es besonders in Berlin vorher je der Fall gewesen war. Die bildende Kunst spielte nun auch in der Literatur der Berliner Romantik eine wesentliche Rolle. Ludwig Tiecks »Die Gemälde« ist nur ein Beispiel dafür.

Einige Maler, die bereits im letzten Drittel des 18. Jahrhunderts geboren waren, haben auf ihre Weise zum Berliner Klassizismus und zu der der Landschaftsmalerei verwandten Romantik beigetragen. Der heute fast vergessene CARL LUDWIG KUHBEIL, der auch in Rom

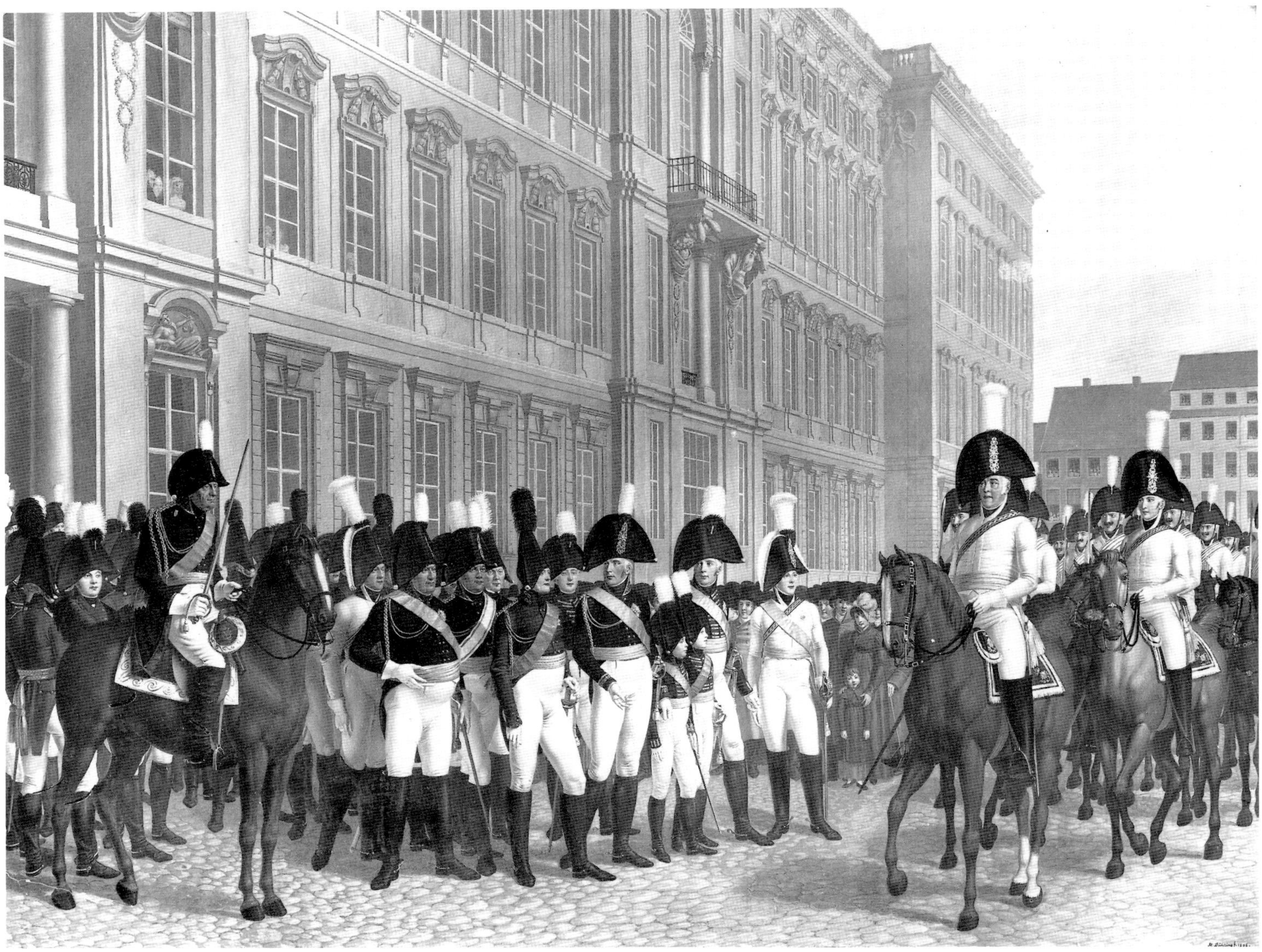

101 HEINRICH DÄHLING
Parade vor Kaiser Alexander von Rußland und König Friedrich Wilhelm III. vor dem Schloß in Berlin am 25. 10. 1805
Früher Berlin, Hohenzollern-Museum Schloß Monbijou

gewesen war, ist als guter Landschafter zu werten, hat
103 aber auch, wie in dem Gemälde ›Heiliger Hain‹, sich mit antiken mythologischen und religiösen Stoffen befaßt, wenn in diesem Gemälde auch das nur Erlernte, Gedachte, zu einer feierlichen Darstellung Hochstilisierte spürbar ist. Großen Erfolg hatte er mit seinen Landschaftsbildern und den in seinen besten Lebensjahren entstandenen radierten Veduten ›Ansichten von Rom und der Gegend umher‹, die 1822 datiert waren.

Ein echter Romantiker war auch CARL FRIEDRICH
104 HAMPE, dessen ›Felspfad‹ von 1824 gewiß auch von Bildern des genialen Caspar David Friedrich inspiriert ist; seine Gemälde konnten seit 1810 in den Ausstellungen der Berliner Akademie der Künste bewundert werden. Gelernt hatte er sein Metier aber bei den Berlinern Frisch und Niedlich und war auch ein guter Porträtist. Mit seiner ›Lutherstube in Wittenberg‹ gehörte er zu den Berliner Malern, die sich – wohl in bewußtem Gegensatz zu den Nazarenern – der Geschichte des Protestantismus mit der zentralen Gestalt Luthers widmeten.

Der Berliner ERNST FRIEDRICH BUSSLER, ein Dilettant, als Geh. Hofrat porträtiert von Franz Krüger, ist dagegen mit seinen religiösen Gemälden eher auf den Spuren der Nazarener gewandelt, wie das Gemälde
›Christus erscheint dem Thomas in der Versammlung der 105
Jünger‹ um 1820 zeigt. Der Abstand zu seinen Vorbildern jedoch bedarf bei Bussler, der sich auch als Kopist betätigt hatte, kaum eines besonderen Hinweises. Berlin war

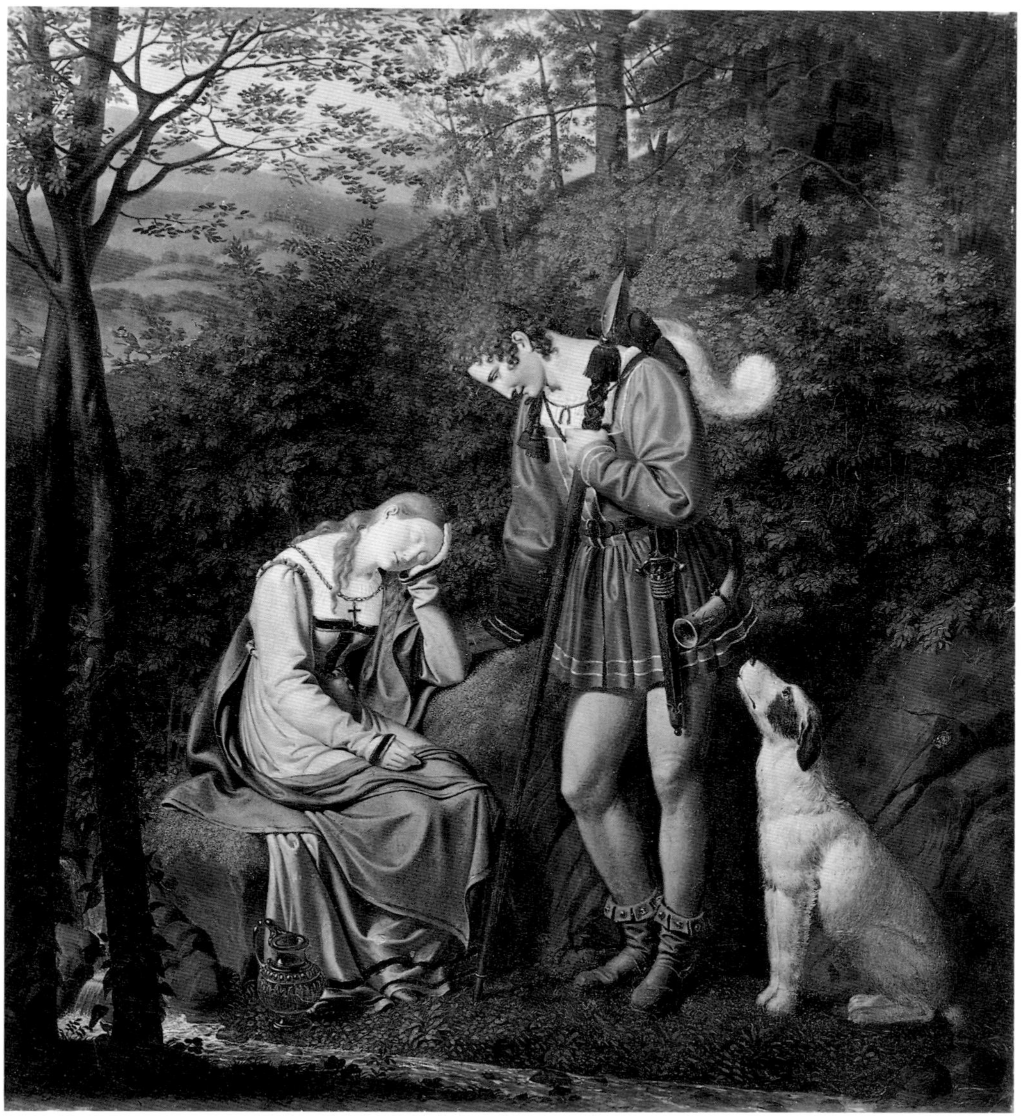

102 HEINRICH DÄHLING
Käthchen von Heilbronn und der Ritter vom Strahl
Hannover, Niedersächsisches Landesmuseum, Landesgalerie

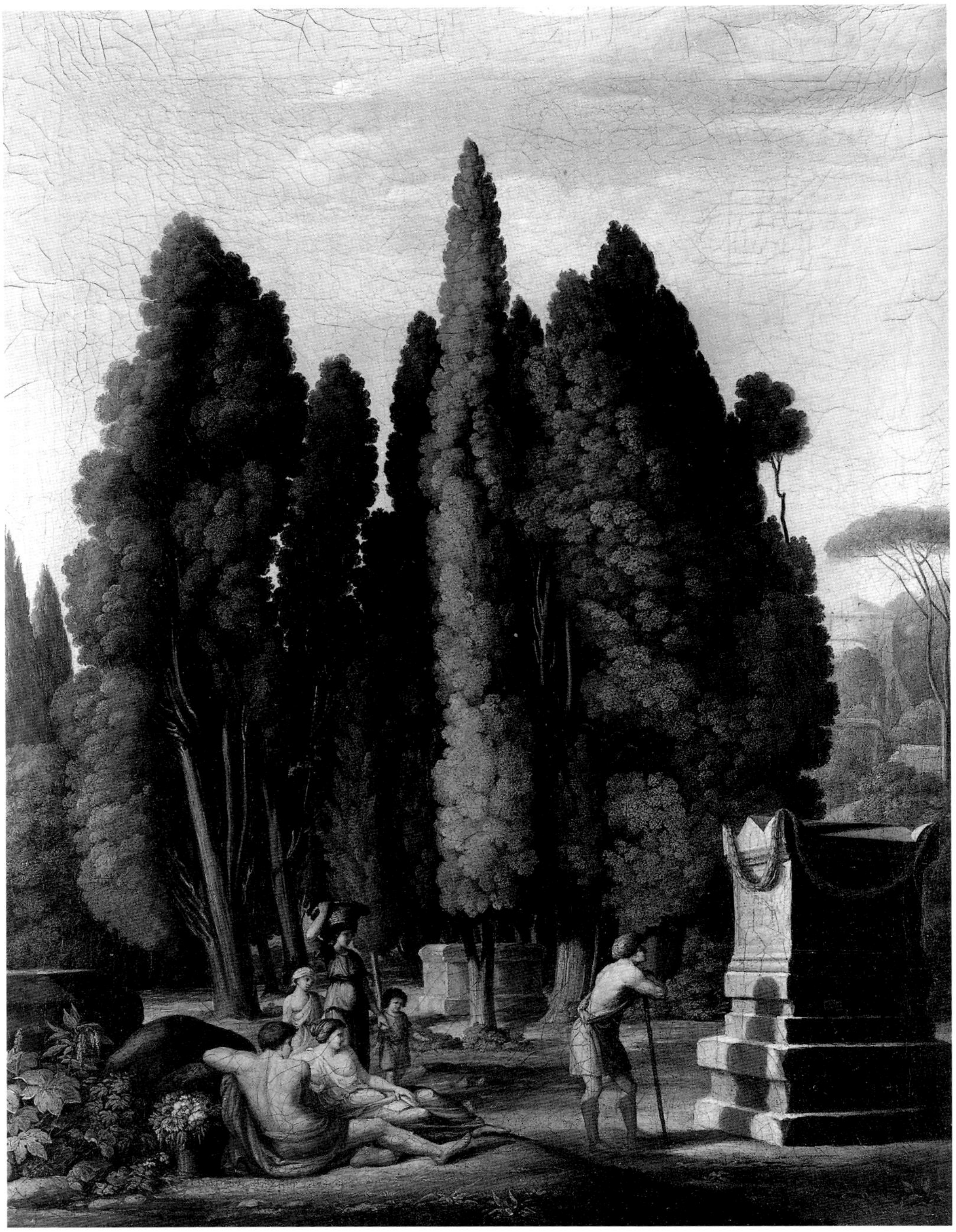

nicht Rom, seine protestantische Nüchternheit konnte die Gläubigkeit in der Metropole des Katholizismus nicht nachvollziehen.

Historienbilder und historisches Genre waren bei den romantischen Malern und bei ihrem Publikum sehr geschätzt. Einer der besten Maler in diesem Bereich war Carl Wilhelm Kolbe, der nicht nur Stoffe der literarischen Berliner Romantik in seinen Bildern gestaltete, sondern mit seinen romantischen Bilderfindungen umgekehrt auch den Dichtern einige Anregungen bot. Sein um 1812 entstandenes Gemälde ›Landschaft mit aufgehendem Mond‹ ist ein gutes Beispiel für die Berliner romantische Malerei. Die Lichtführung erinnert zwar an Schinkel, doch fehlt ihm der religiös-symbolische Charakter der Schinkelschen Bilder; dafür erinnert die Schilderung der Fischer in ihrem Boot, der Häuser am Ufer und der 106

103 Carl Ludwig Kuhbeil
Heiliger Hain
Berlin, SMPK, Nationalgalerie

Segelboote auf dem Wasser eher an niederländische Vorbilder, die ohnehin in der Berliner Malerei eine bedeutende Rolle spielten. Der vielseitig begabte Kolbe verfügte nicht nur über ein sehr solides malerisches Talent, sondern auch über eine lebhafte Phantasie und malerische Erfindungsgabe, wie sie bei seinen Zunftgenossen in Berlin nicht allzuhäufig anzutreffen war. Märchen liebte er besonders. Für ihn galt, was vor ihm schon der junge Wackenroder bekannt hatte: *Gern wandl' ich in der stillen Ferne, / In unserer Väter frommer Zeit, / Ich seh, wie jeder sich so gerne / Der alten guten Märchen freut.*

Im Zuge der romantischen Wiederbelebung des deutschen Mittelalters entdeckte Kolbe für sich auch die deutsche Ritter- und Sagenwelt, was dann auch bei anderen Malern Schule machen sollte. Auffallend bunt sind seine von Friedrich Wilhelm III. in Auftrag gegebenen acht in Öl gemalten Entwürfe für die Kartons zu den Glasfenstern des großen Remters der Marienburg. An den Kartons hatte er mehrere Jahre gearbeitet, die Fenster wurden 1827 fertiggestellt, ein Beispiel für eine Historienmalerei, die sich zwar an großen Vorbildern orientiert, aber doch eigenständig bleibt. Hier ging es um Szenen aus dem Leben der Deutschen Ordensritter. 1825 wurde jenes Bild fertiggestellt, das die Krankenpfleger des Deutschen
107 Ordens in Jerusalem und ihren Hochmeister Otto von Karpin zeigt. Wie ein Heiliger grüßt der ritterliche Hochmeister den auf einer Bahre hereingetragenen Kranken. Fackelschein und steinerne Fensterpfosten betonen wirkungsvoll den theatralischen Charakter der Szene. Nicht nur als Porträtist, auch als Freskenmaler machte sich Kolbe nebenbei einen Namen. So schuf er für die Vorhalle des Marmorpalais in Potsdam bis 1849 eine Szenenfolge aus dem Nibelungenlied.

Wie sogar hauptsächlich als Kopisten bekannt gebliebene Maler jener Epoche sich selbstbewußt als freie Künstler sahen, zeigt das Selbstbildnis des heute verges-
108 senen Malers EDUARD GLEICH, der sich in Anlehnung an größere Vorbilder in der damals beliebten altdeutschen Tracht der Maler hinter einer steinernen Bogenöffnung mit dem Blick in eine weite hügelige Landschaft darstellte. Sein bekanntestes, lange verschollenes Bild war die Darstellung der Sängerin Henriette Sontag in der Rolle der Agathe im »Freischütz«. Im Katalog der Berliner Akademischen Kunstausstellung hieß es dazu: *»Nach dem Leben gemalt, ganze Figur in Lebensgröße«.*

AUGUST KOPISCH, der ein Landschaftsmaler und zugleich Dichter und Kunstschriftsteller war und der sich, wie damals manche anderen Maler in Berlin, der italienischen Landschaft widmete, hat Potsdam beson-

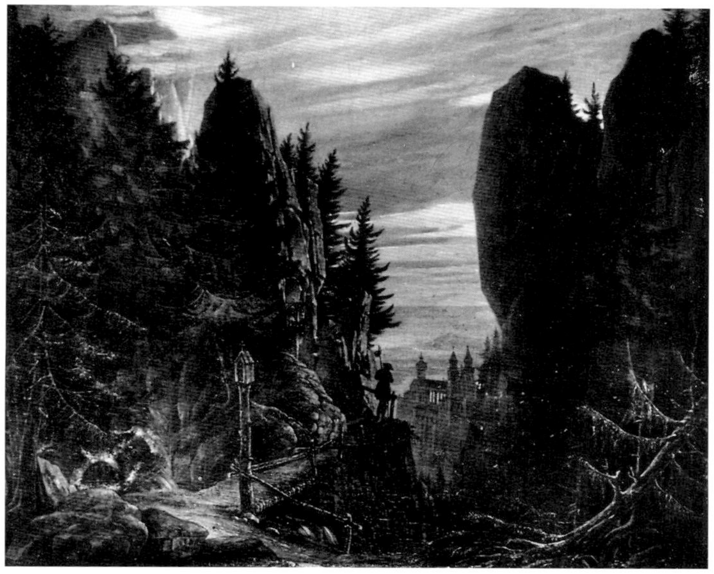

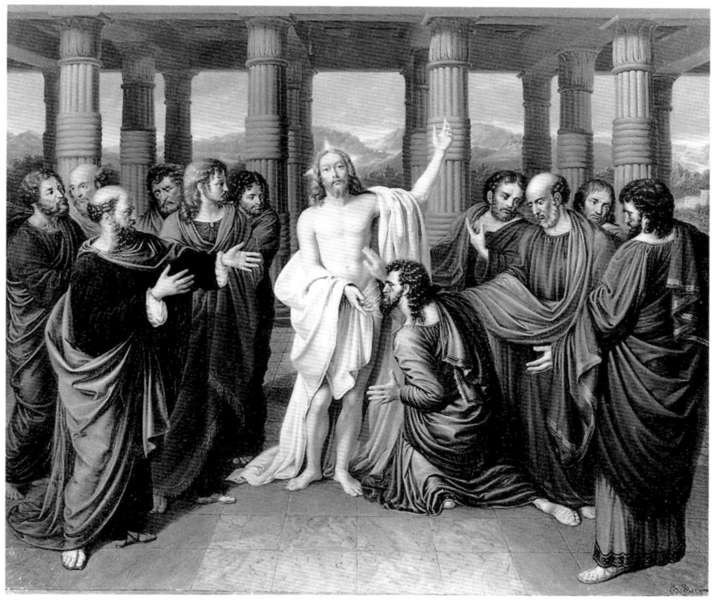

104 CARL FRIEDRICH HAMPE
Der Felspfad, 1824
Berlin, SMPK, Nationalgalerie

105 ERNST FRIEDRICH BUSSLER
Christus erscheint dem Thomas in der Versammlung der Jünger, um 1820
Berlin, Leo Spik KG

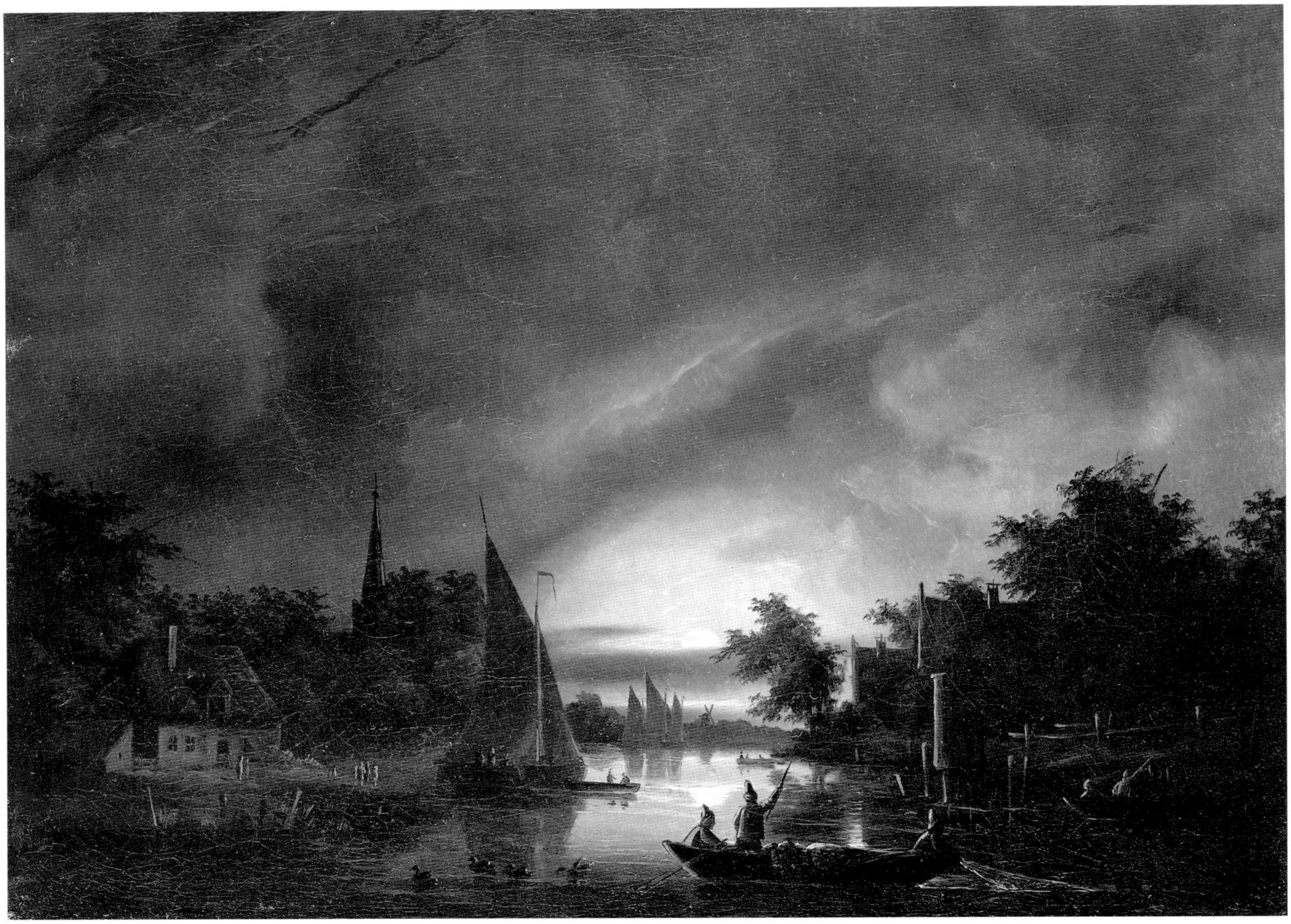

ders geliebt. Wir verdanken ihm eine 1854 erschienene »Geschichte der Kgl. Schlösser und Gärten zu Potsdam. Von der Zeit ihrer Gründung bis zum Jahr 1852«. Interessant war sein Versuch, die kleine Residenz des 17. Jahrhunderts nach historischen Vorlagen in einem verscholle-
109 nen Ölbild darzustellen, wobei der Blick auf die von Gewässern umschlossene Stadt mit ihrer hügeligen Umgebung ihn wohl gereizt haben mag.

Die im ersten Jahrzehnt des 19. Jahrhunderts geborenen Maler waren zum größten Teil noch Schüler der ersten berlinischen Malergeneration. Sie alle zog es zur Vollendung ihrer Ausbildung nach Italien, um den Ursprüngen der europäischen Malerei, der Antike und der Renaissance, nahe zu sein. Wachs Frankreichaufenthalt war dagegen noch eine Ausnahme geblieben. Die meisten hatten bei Wilhelm Schadow und bei Karl Wilhelm Wach studiert, andere in Schinkel ihren Lehrer gesehen, obwohl der Baumeister Preußens sich natürlich nicht unmittelbar mit der Ausbildung von Malern befaßte. In der Berliner Landschaftsmalerei geschah nun allerlei Neues. Den 1802 in Schlesien geborenen, früh an die Berliner Akademie zu Wach gekommenen GUSTAV ADOLF BOENISCH zog es nicht mehr nach Italien, sondern 1831 nach Schweden und Norwegen. Seine gelun-
gensten Werke waren nordische Landschaften in ihrer 110
Herbheit, Stille und Einsamkeit, Gemälde, die er 1832 in der Berliner Akademie ausstellte und die andere Maler beeinflußten, während er mit seinen Motiven dem großen norwegischen, in Dresden tätigen Johann Christian Clausen Dahl nahekam. Nach der Jahrhundertmitte hat Boenisch, der auch Bilder der schlesischen Landschaft schuf, sich nur noch als Zeichner betätigt.

106 CARL WILHELM KOLBE
Landschaft mit aufgehendem Mond, um 1812
Berlin, SSG, Schloß Charlottenburg

Der um ein Jahr jüngere EDUARD STEINBRÜCK, ebenfalls ein Schüler von Wach, zog, wie die meisten seiner Vorgänger, nach Rom. Nach mehreren Ortswechseln war er wieder von 1846 bis 1876 in Berlin tätig, später in Schlesien. Er hat gern Motive aus der Literatur gewählt, wobei er Tieck und Immermann bevorzugte, war aber auch ein gläubiger Gestalter religiöser Themen. Ein Beispiel ist die auf den ersten Blick raffaelisch anmutende
111 ›Madonna in der Werkstattür‹, die aber weit irdischer, deutscher ist als italienische Madonnen. Steinbrück hatte noch die Gläubigkeit der Nazarener, die er 1858 durch seinen Übertritt zum katholischen Glauben auch in seinem eigenen Leben kundtat. Die Mehrzahl seiner Bilder war religiösen Stoffen gewidmet. In Berlin hat er als Professor an der Akademie gewirkt, später hier auch einige Wandgemälde geschaffen.

Historienbilder, vor allem als historisches Genre, waren in den zwanziger und dreißiger Jahren des 19. Jahrhunderts in Berlin sehr begehrt, ebenso Darstellungen nach literarischen Vorlagen.

WILHELM NERENZ, ein Schüler von Wilhelm Schadow, absolvierte als Dreißigjähriger von 1843 bis 1846 die übliche Studienreise nach Rom, die aber kaum Spuren in seinem malerischen Werk hinterlassen hat. Neben Genrebildern hat auch er gern Stoffe nach literarischen
112 Themen gemalt. 1836/37 schuf er einen Zyklus von fünf
113 Bildern mit Szenen aus Kleists »Käthchen von Heil-
114 bronn« in einer romantisch-märchenhaften Bildsprache. Sie zeigen handwerkliches Können und echtes Empfinden, waren allerdings besonders bei der Darstellung der Engelserscheinung nicht frei von Süßlichkeit. Gleichwohl verrieten sie poetischen Sinn, den Goethe der Berliner Malerei bekanntlich abgesprochen hatte.

CARL DUNCKER, wie Nerenz ein Schüler Schadows, ist seinem Lehrer nach Düsseldorf gefolgt, aber später nach Berlin zurückgekehrt. Seine Bilder waren meist religiöse Darstellungen.

Ganz ähnliches gilt für den Wach-Schüler EDUARD DAEGE, der als Professor der Akademie in Berlin Genredarstellungen, aber auch religiöse Bilder schuf und später an den großen Aufgaben für die Wandmalerei in der Schloßkapelle und im Neuen Museum beteiligt war. Der bereits erwähnte Romantiker Carl Wilhelm Kolbe d. J. hat an der Berliner Akademie gleichfalls Schüler herangebildet. HERMANN ANTON STILKE war einer von ihnen. Ihn zog es aber schon während seines Studiums zuerst nach München und dann zu Schadow nach Düsseldorf. Später kehre er in seine Heimatstadt Berlin zurück und hat sich – auch darin ist er seinem ersten Lehrer Kolbe

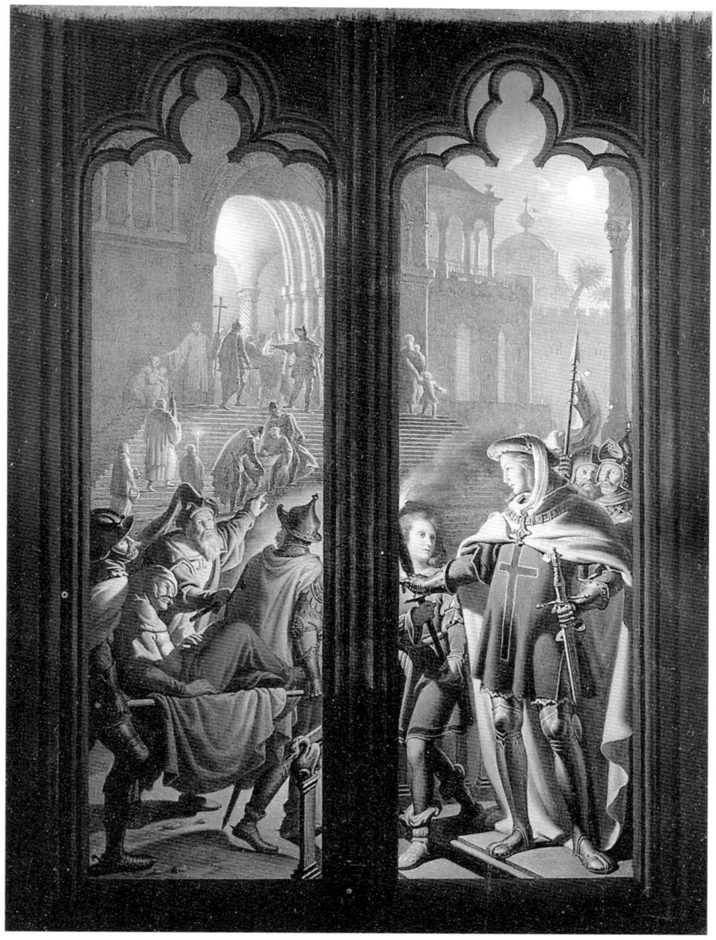

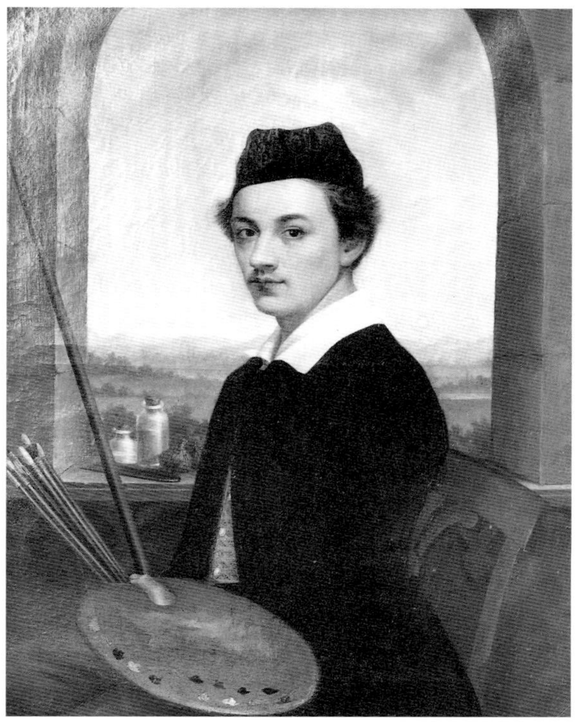

107 CARL WILHELM KOLBE
Krankenpfleger des Deutschen Ordens in Jerusalem unter dem Hochmeister Otto von Karpin
Berlin, SMPK, Nationalgalerie

108 EDUARD GLEICH
Selbstbildnis
Berlin, Berlin Museum

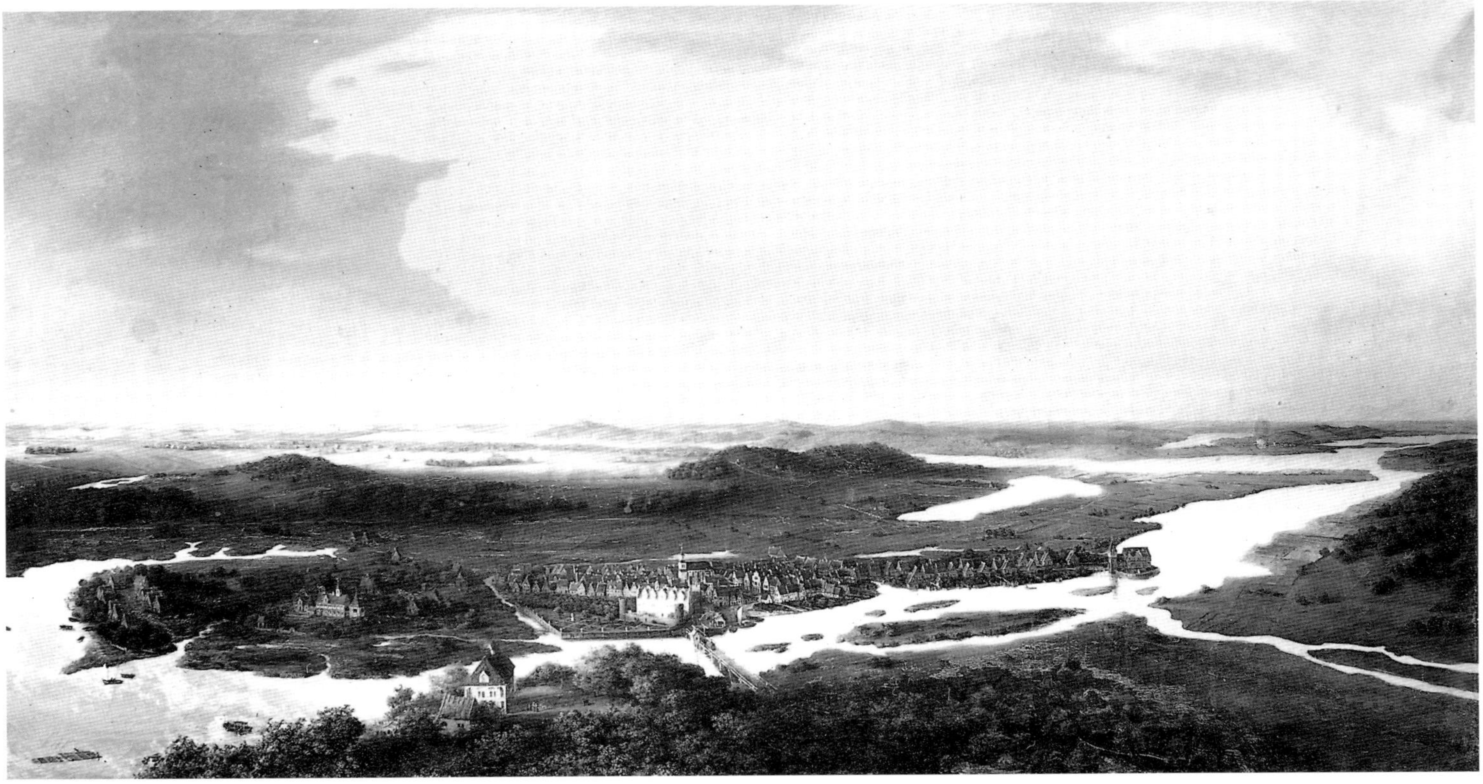

109 AUGUST KOPISCH
Potsdam im 17. Jahrhundert
Früher Potsdam, Stadtschloß

gefolgt – der Wandmalerei gewidmet, die in Berlin damals zahlreiche Möglichkeiten der Betätigung bot. In der Regel konnten die Historienmaler sich sehr gut in entfernte Epochen hineinversenken. Das beweist auch Stilkes virtuos komponierte vielfigurige Zeichnung aus der
115 Stauferzeit: ›Friedrich II. von Hohenstaufen begrüßt am
Rhein seine Braut Isabella von England‹, in schwarzer Kreide über Bleistift mit Weißhöhung fein ausgeführt. Die Zeichnung war wohl als Entwurf für ein Wandgemälde gedacht.

Auch der Berliner ADOLPH EYBEL war ein Schüler von Kolbe, hat seine Ausbildung aber nicht mehr in Italien, sondern von 1834 bis 1839 in Paris bei dem damals in Frankreich populären Paul Delaroche fortgesetzt. Neben historischen Darstellungen, von denen ›Der Große Kurfürst in der Schlacht von Fehrbellin‹ die wohl bekannteste war, hatte er auch Genredarstellungen wie das sauber gemalte, anmutig-kokettierende ›Winzermädchen im Weinberg‹ gemalt.

Der Schlesier JULIUS HÜBNER studierte seit 1821 an der Berliner Akademie; er ist aber wegen seiner häufigen Ortswechsel nur bedingt als Berliner Maler anzusprechen. 1831–1833 war er noch einmal an der Spree, am Ende aber in Dresden als Geschichts- und Bildnismaler tätig. Doch wegen seiner beiden in seiner Berliner Zeit entstandenen Porträts des Pater patriae der Berliner
Kunst, Gottfried Schadow, und des 86jährigen Armen- 116
arztes Ernst Ludwig Heim, der als der »alte Heim« bei der 117
Berliner Bevölkerung überaus beliebt war, verdient er hier genannt zu werden.

Alle diese im ersten Jahrzehnt des 19. Jahrhunderts geborenen und in Berlin ausgebildeten Maler waren dem romantischen Fühlen aufgeschlossen. Der Einfluß ihrer Lehrer war zwar nicht zu leugnen, aber beharrlicher als jene wandten sie sich neuen Stoffen zu, vor allem dem Genre, für das besonders Italien mit seinen malerisch so ergiebigen Menschen und Szenen reiche Motive bot. Die meisten Maler jener Generation kehrten wieder als Lehrer an die Berliner Akademie zurück, um ihr solides Handwerk und ihre von den Jüngeren nicht immer akzeptierten Anschauungen weiterzugeben. Immer noch zog es die meisten jungen Künstler für eine gewisse Zeit in das damalige Mekka der bildenden Kunst, nach Italien. Doch die in den Berliner Akademieausstellungen gezeigten – meist mittelmäßigen – Bilder französischer Maler machten sie auf Frankreich und seine Malerei neugierig, wo sie, wie vor ihnen Wach, gewiß auch manches lernen konnten. Zunächst waren es nur wenige, die sich auf den Weg nach Paris machten, aber das sollte sich sehr bald ändern.

Die Historienmalerei stand in der Rangfolge der Gattungen nach wie vor obenan, die Genremalerei nahm beständig zu, und immer beliebter wurde auch die Landschaftsmalerei, die nach wie vor Motive des »malerischen« Italiens bevorzugte, die nicht immer wirklich geschaut und erlebt, sondern oft nur geschickt komponiert waren. Neu war auch, daß jemand wie Boenisch aus der Tradition der südlich-schönen Darstellungen ausbrach und sich Schilderungen der einsamen norwegischen Landschaft zuwandte, für die es noch kaum Klischees gab, wie sie bei italienischen Darstellungen inzwischen häufig verwendet wurden.

Der aus Freienwalde/Oder stammende ALBERT EICHHORN, der nach seiner Ausbildung als Architekt sich in Berlin der Malerei zuwandte, hat sich ausnahmslos mit Architektur- und Landschaftsbildern befaßt und mit märkischen und Harzer Landschaften begonnen. Durch ein Königliches Stipendium konnte er von 1840 bis 1842 eine größere Studienreise unternehmen, die ihn nach Südfrankreich, nach Rom und als ersten Berliner Maler auch nach Griechenland führte. Vor ihm war unter den deutschen Malern als erster Carl Rottmann 1834/35 in Griechenland gewesen und hatte in seinen Bildern die Besonderheit der griechischen Landschaft erfaßt. Eichhorns nach seinem Tode 1852 auf der Berliner Akademieausstellung gezeigtes Gemälde mit dem ›Blick auf die
118 Akropolis von Athen‹ war in seiner Gesamtstimmung noch ganz dem Berliner Klassizismus verhaftet, seine Malweise war aber bereits lockerer, was sich auch in seinen schlichten griechischen Landschaftsbildern zeigte. Mit diesen und mit seinen Potsdamer Darstellungen war Eichhorn in Berlin sehr erfolgreich.

1813 wurde EDUARD GRIEBEN in Berlin geboren und an der Berliner Akademie als Graphiker ausgebildet. Nachdem er sich zunächst als reproduzierender Radierer, dann auch als Kopist von Gemälden Berliner Maler betätigt hatte, wandte auch er sich der Landschaftsmalerei zu. Erwähnenswert ist, daß er seine Motive auch im Spreewald, in der sogenannten Märkischen Schweiz, der Eifel und in Holland suchte, was in der ersten Jahrhun-
119 derthälfte noch ungewöhnlich war. Seine ›Eifel-Landschaft‹ mit dem gotischen Bildstock am Wege und den beiden ihn betrachtenden Mönchen im Vordergrund ist ein Stück Romantik, wobei die Landschaft nicht nachempfunden, sondern in ihrer Besonderheit erlebt worden ist.

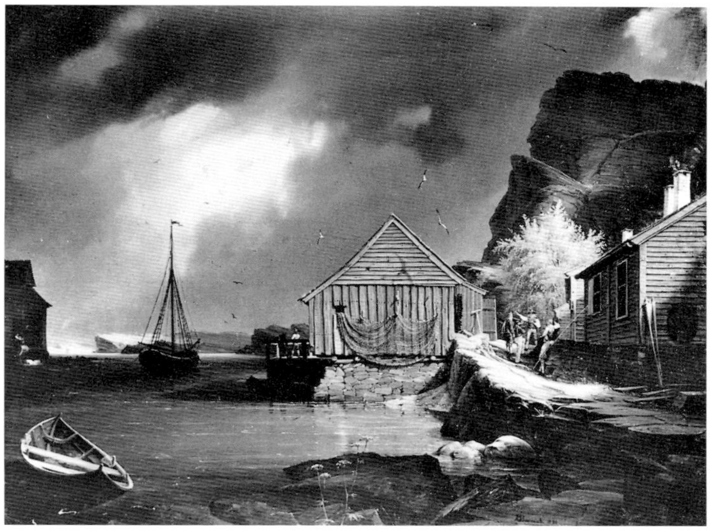

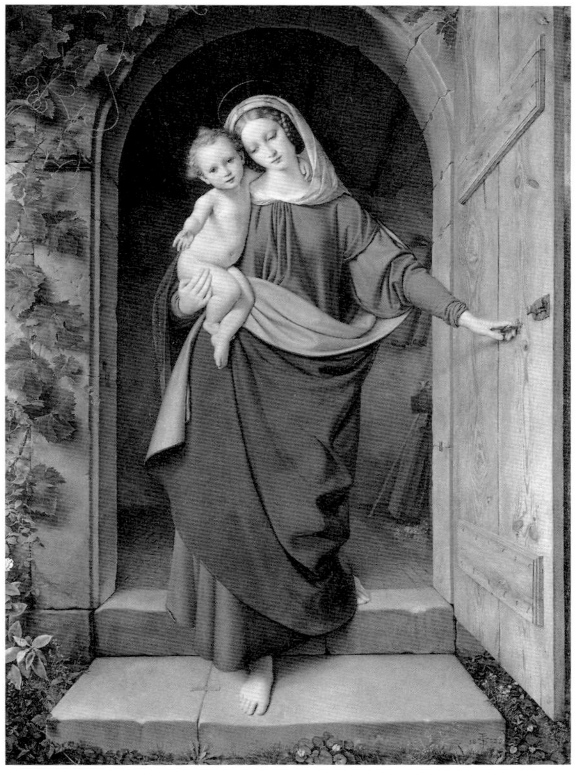

110 GUSTAV ADOLF BOENISCH
Fischerei in Norwegen
Berlin, SMPK, Nationalgalerie

111 EDUARD STEINBRÜCK
Madonna in der Werkstattür
Hannover, Niedersächsisches Landesmuseum, Landesgalerie

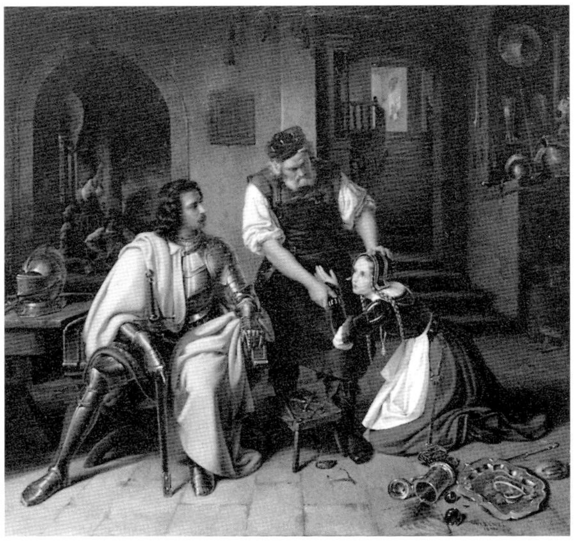

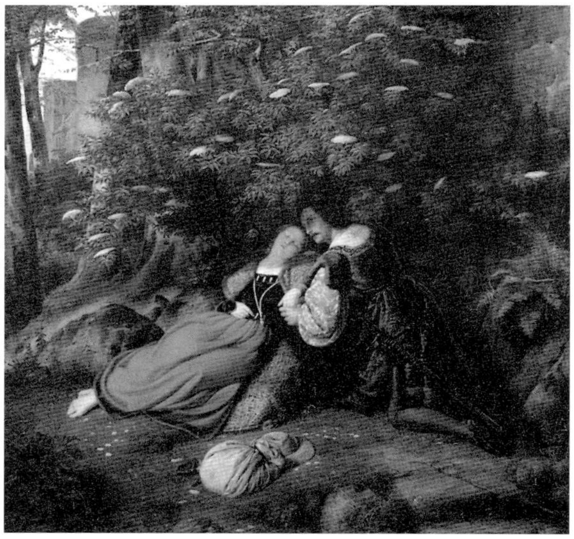

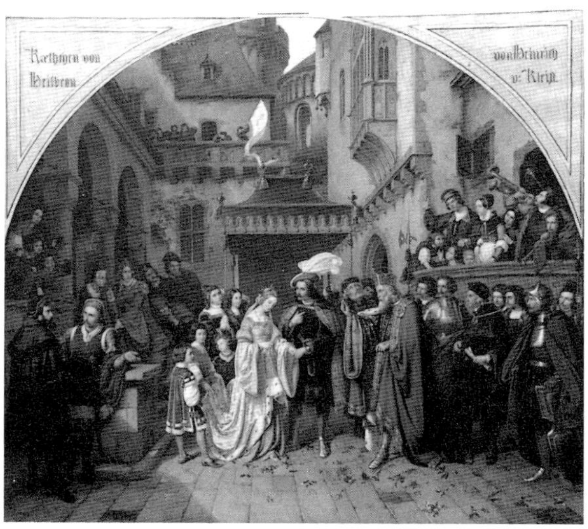

Carl Begas und seine Schüler

In seinem selbstverfaßten Lebenslauf von 1836 für das bereits erwähnte Werk von Raczynski »Die neuere deutsche Kunst...« hat Carl Begas bekannt, daß er in seinen Anfängen sich gewissermaßen zwischen den Fronten befand. Sein Lehrer in Paris, der bekannte Maler Baron Gros, habe ihn gescholten, daß seine Bilder zu deutsch seien, und in Deutschland habe man sie als zu französisch empfunden. Den Zwiespalt in seinem eigenen Inneren schilderte er mit großer Offenheit: »... *Mit den Augen und Händen war ich in Frankreich, das Gemüth aber sehnte sich nach deutscher Weise.*« Der in Hainsberg bei Aachen geborene, mit den Eltern als Achtjähriger nach Köln übergesiedelte Carl Begas (frühe Schreibweise des Familiennamens bis etwa 1825 Begasse) war nach einem kurzen Studium in Bonn als 19jähriger nach Paris gekommen, das vom Rheinland aus mehr im künstlerischen Blickfeld lag als Berlin. Dort machte er die persönliche Bekanntschaft Friedrich Wilhelms III. Der König erwarb von ihm das
heute verschollene Bild ›Hiob von seinen Freunden 120
beklagt‹, das deutlich nazarenische Züge aufwies, und gewährte ihm eine dreijährige Pension. Begas, den man immer wieder einen Eklektiker schalt, nahm nicht nur in Paris, sondern wenige Jahre später in Italien sehr unterschiedliche Anregungen auf, besaß aber die Gabe, sie in seiner Malerei mit einer gewissen Selbständigkeit miteinander in Einklang zu bringen.

1821, auf der Reise nach Berlin, hatten ihn die altdeutschen Gemälde der Sammlung Boisserée tief beeindruckt. 1822 erhielt er ein Stipendium für Italien, wo er den Nazarenern begegnete, die ihm für seine religiösen Gemälde lange Vorbild blieben. 1824 ließ er sich endgültig in Berlin nieder, heiratete und bezog 1832 das von Cantian für ihn »Auf dem Carlsbade« nahe beim Landwehrgraben errichtete Haus. 1826 wurde er Professor an der Akademie, 1829 Mitglied des akademischen Senats und hatte ähnlich wie vor ihm schon Schadow und Wach als Lehrer einen großen Zulauf. Sein Einfluß auf die jüngeren Maler sollte sich sogar nachhaltiger als der anderer Lehrer in Berlin bemerkbar machen. Umgekehrt hatte er auch vom geistigen und künstlerischen Klima Berlins profitiert und in den Jahren bis 1840 seine nazarenisch bestimmte Auffassung zugunsten einer berlinisch-realistischen Malerei aufgegeben, wobei er nicht vergaß, was er im Umgang mit Technik und Farben Frankreich verdankte. Seine zahlreichen religiösen Bilder schuf er fast

112 WILHELM NERENZ
Die Begegnung in der Waffenschmiede, 1836
Aus dem Zyklus H. von Kleist »Das Käthchen von Heilbronn«
Düsseldorf, Galerie G. Paffrath

113 WILHELM NERENZ
Graf Wetter vom Strahl findet das schlafende Käthchen, 1836
Aus dem Zyklus H. von Kleist »Das Käthchen von Heilbronn«
Düsseldorf, Galerie G. Paffrath

114 WILHELM NERENZ
Die Hochzeit, 1836
Aus dem Zyklus H. von Kleist »Das Käthchen von Heilbronn«
Düsseldorf, Galerie G. Paffrath

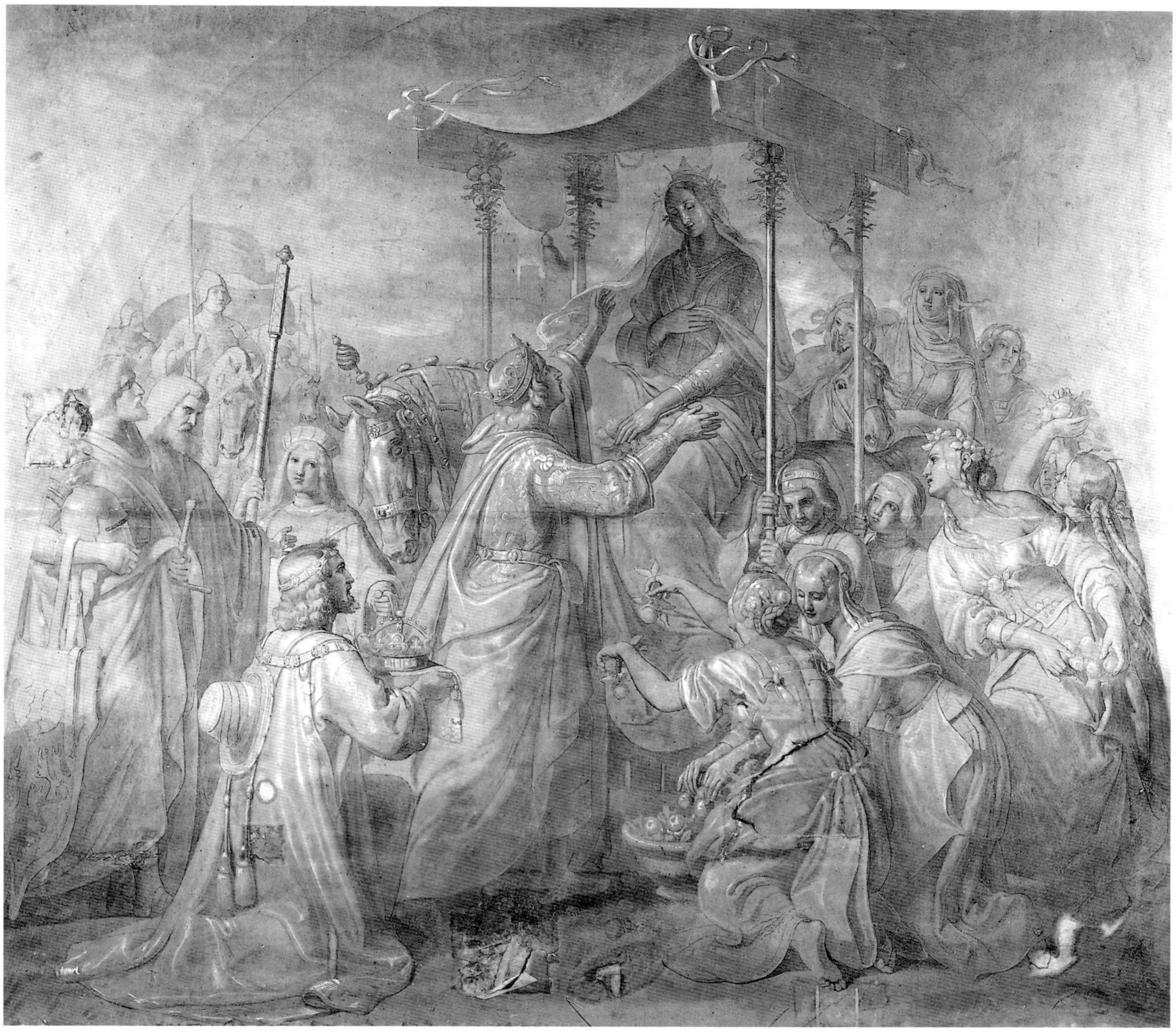

115 HERMANN STILKE
Friedrich II. von Hohenstaufen begrüßt am Rhein seine Braut
Isabella von England
Schwarze Kreide über Bleistift, weiß gehöht, Papier auf Leinwand
Bremen, Kunsthalle Bremen

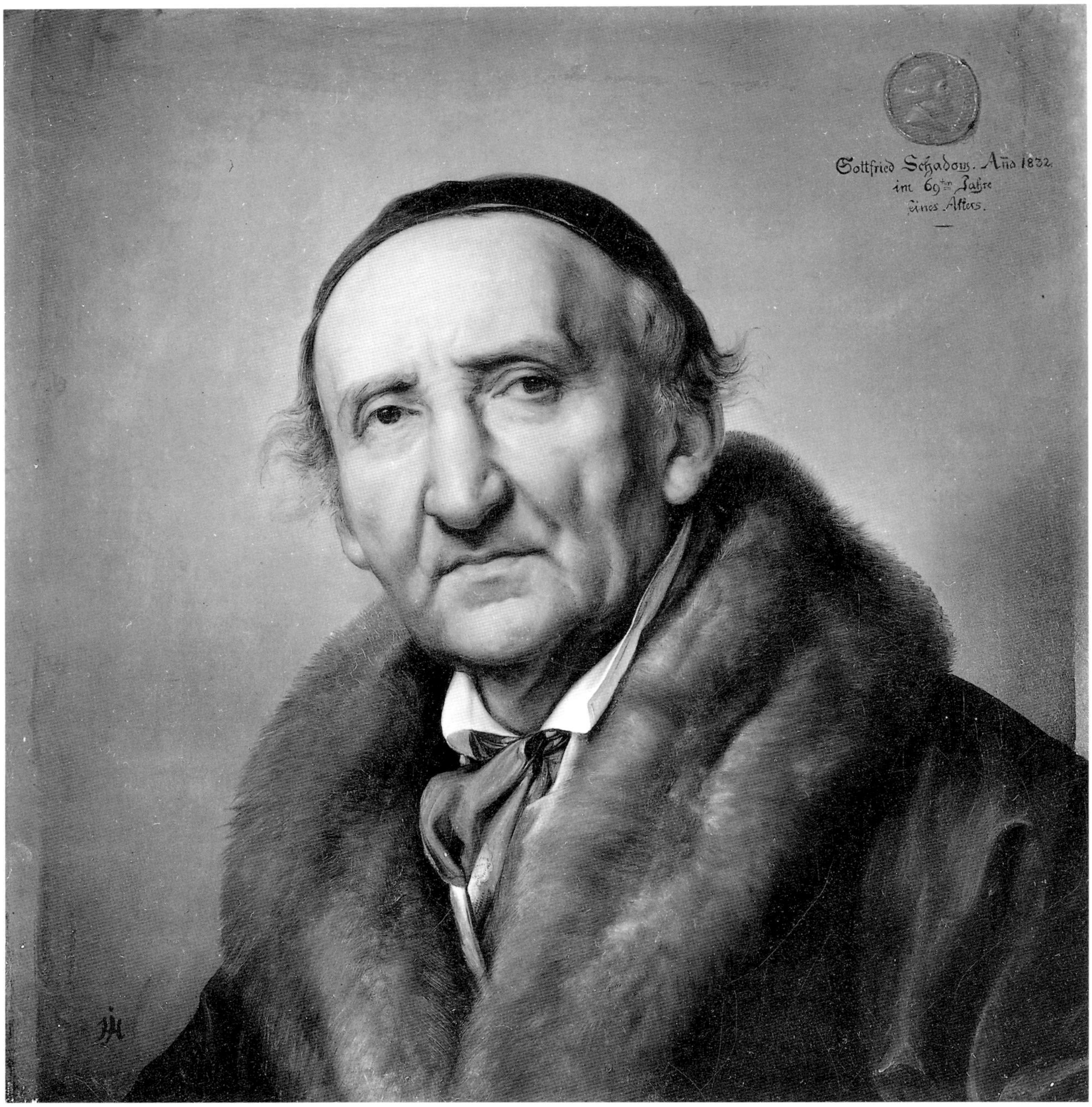

116 Julius Hübner
Gottfried Schadow, 1832
Berlin, SMPK, Nationalgalerie

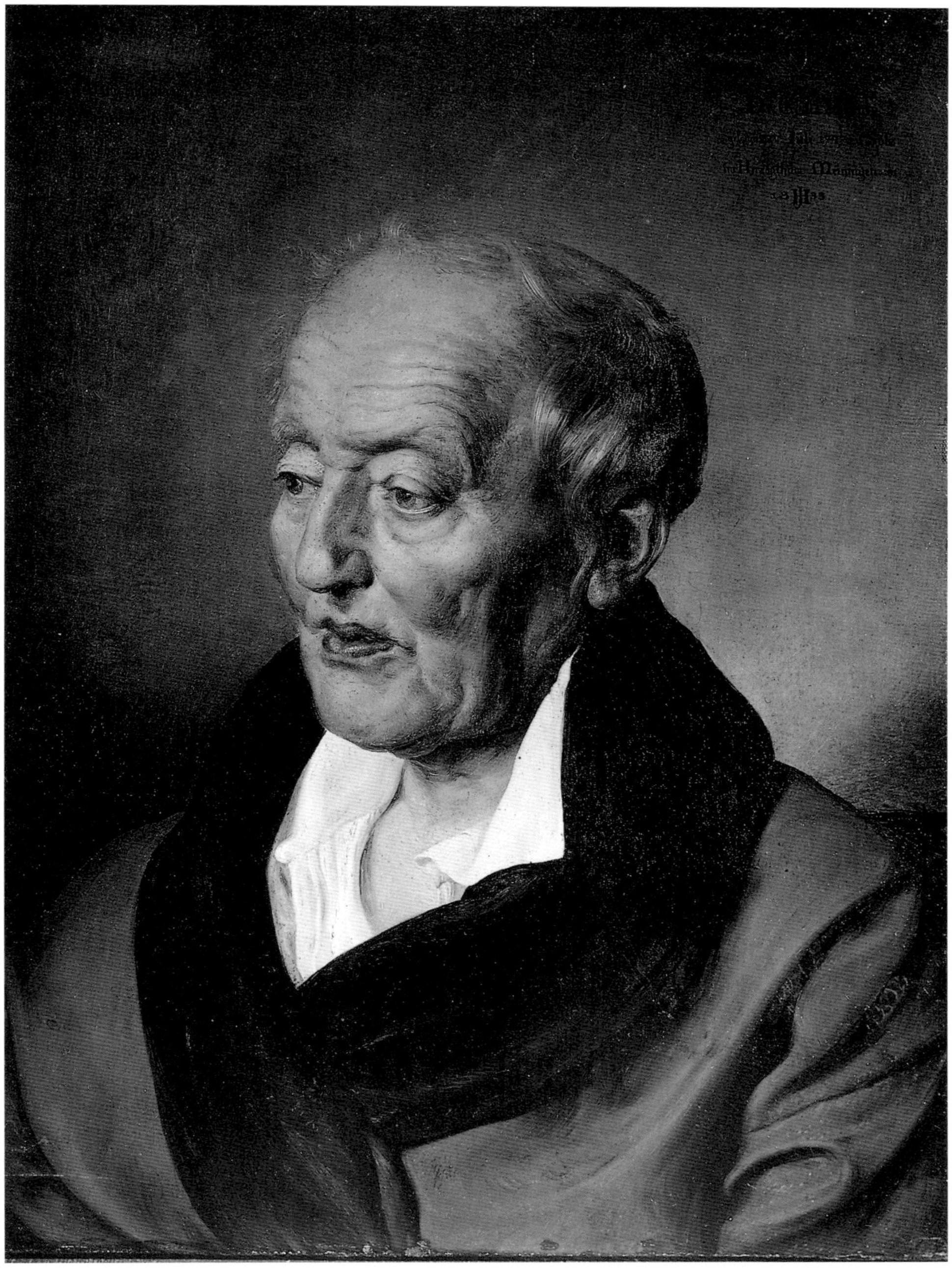

117 JULIUS HÜBNER
Ernst Ludwig Heim, 1833
Berlin, SMPK, Nationalgalerie

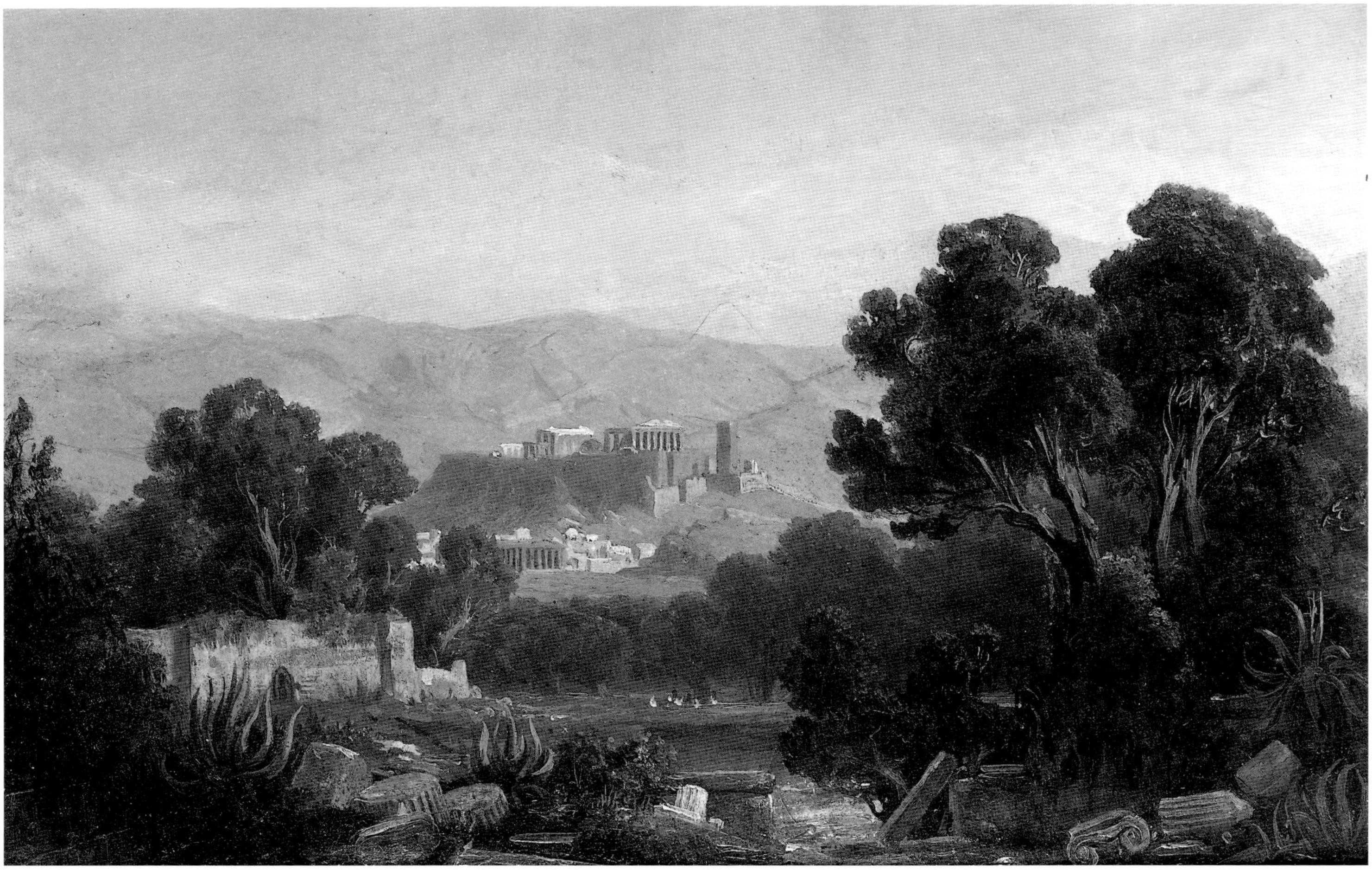

ausnahmslos für Kirchen in Berlin und in Preußen. Sie hätten ihm in ihrer zwar tüchtigen, doch recht stereotypen, oft etwas blutarmen Art kaum zu dauerndem Ruhm verholfen, wäre er nicht an der Spree, wo die Bildnismalerei einen bedeutenden Platz unter den Gattungen der Malerei einzunehmen begonnen hatte, zu einem ausgezeichneten Porträtisten geworden. Für ihn, den Stammvater einer über mehrere Generationen reichenden Künstlerfamilie in Berlin, gab es Bildnisaufträge von allen Seiten, denen er mit sicherem Geschmack und mit feinem Gespür für das Charakteristische des Porträtierten nachkam. Pariser Vorbilder und der berlinische realistische Stil beeinflußten gleichermaßen günstig seine Bildnismalerei, die sein größtes Verdienst geblieben ist. Raczynski hielt Begas für den besten deutschen Bildnismaler und lobte sein *»liebliches und bezauberndes Colorit«*. Im Nekrolog der Akademie von 1856 wurde, dem Geschmack der Zeit entsprechend, *»die ganze Fülle seiner genialischen Kraft«* in seinen Genrebildern hervorgehoben, deren Wert man damals für unvergänglich hielt. Das Königshaus war ein eifriger Abnehmer seiner Gemälde, unter denen sich damals auch so hochgelobte Genrebilder wie ›Die Mohrenwäsche‹ von 1843 befanden. Vorher hatte er bereits mit seiner Lurley (=Lorelei) und mit seinen ritterromantischen und humoristischen Darstellungen Erfolg gehabt. In diesem Genre orientierte er sich anfangs an der Düsseldorfer Malerei, die hier führend war.

1819 schuf Begas das bezaubernde, doch leider verschollene Bildnis des zehnjährigen Felix Mendelssohn 121
Bartholdy vor einer italienisch-romantischen Kulisse. Damals hatte Begas Italien noch nicht gesehen, aber es gab Vorlagen genug, um den Sybillentempel rechts im

118 ALBERT EICHHORN
Blick auf die Akropolis von Athen
Berlin, SSG, Schloß Charlottenburg

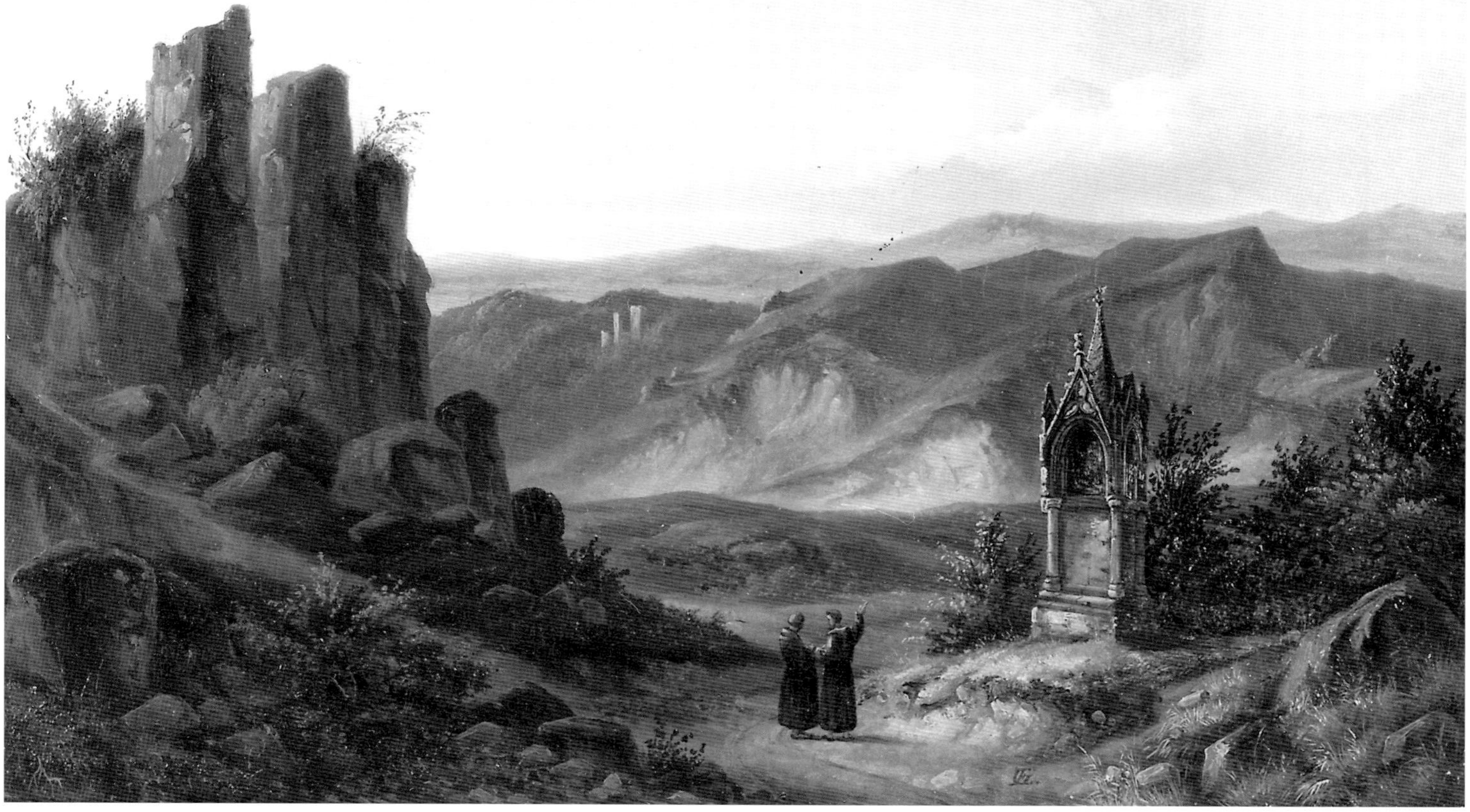

Bild und einen ansprechenden landschaftlichen Hintergrund komponieren zu können. Der junge Mendelssohn Bartholdy wirkt trotz seiner Jugend und der langen Locken fast männlich-entschlossen, klug und wach.

Nach bewährten Vorbildern gestaltet, zeigt auch das um 1821 entstandene Bildnis der beiden Schwestern
122 Hulda und Rosalind Hufeland, Töchter des berühmten Berliner Mediziners und Staatsrates, Begas' Begabung im Porträtfach. Die Verbindung von echter Einfühlung und feiner Zurückhaltung ergibt bei fast allen seinen Bildnissen eine innere Noblesse, die nur wenige seiner malenden Zeitgenossen in Berlin so selbstverständlich und ohne aufgesetzte Pose erreicht haben.

1821 hatte er auf der Durchreise in Köln das Gruppenbild seiner Familie mit seinem Vater, dem Gerichtspräsidenten Begas, als Familienoberhaupt, seiner Mutter und seiner Geschwister geschaffen, in dem er sich selbst als junger Künstler vom Bildrand überschnitten darstellte. In der Gesamtstimmung und der Komposition ist es gewiß eines seiner schönsten Bildnisse überhaupt. Die Eltern hat er fünf Jahre später in zwei altmeisterlich
streng wirkenden Profilbildnissen im Rund gemalt und 123
sie mit einem prachtvoll geschnitzten goldenen Rahmen zusammengefügt (eine Replik in der Nationalgalerie Berlin). In jenem Jahr schuf er in Berlin auch das Grup-
penbildnis der Familie Bethmann-Hollweg. Trotz seiner 124
malerischen Qualität ist es in seiner Gruppierung etwas steif und trocken, ein Kennzeichen berlinischer Bildniskunst des Biedermeier, von der noch die Rede sein wird.

Ein in seiner Schlichtheit sehr gelungenes Werk ist
Begas' Bildnis des Gartenbaudirektors Peter Joseph 125
Lenné von 1830.

119 Eduard Grieben
Eifellandschaft
Berlin, Leo Spik KG

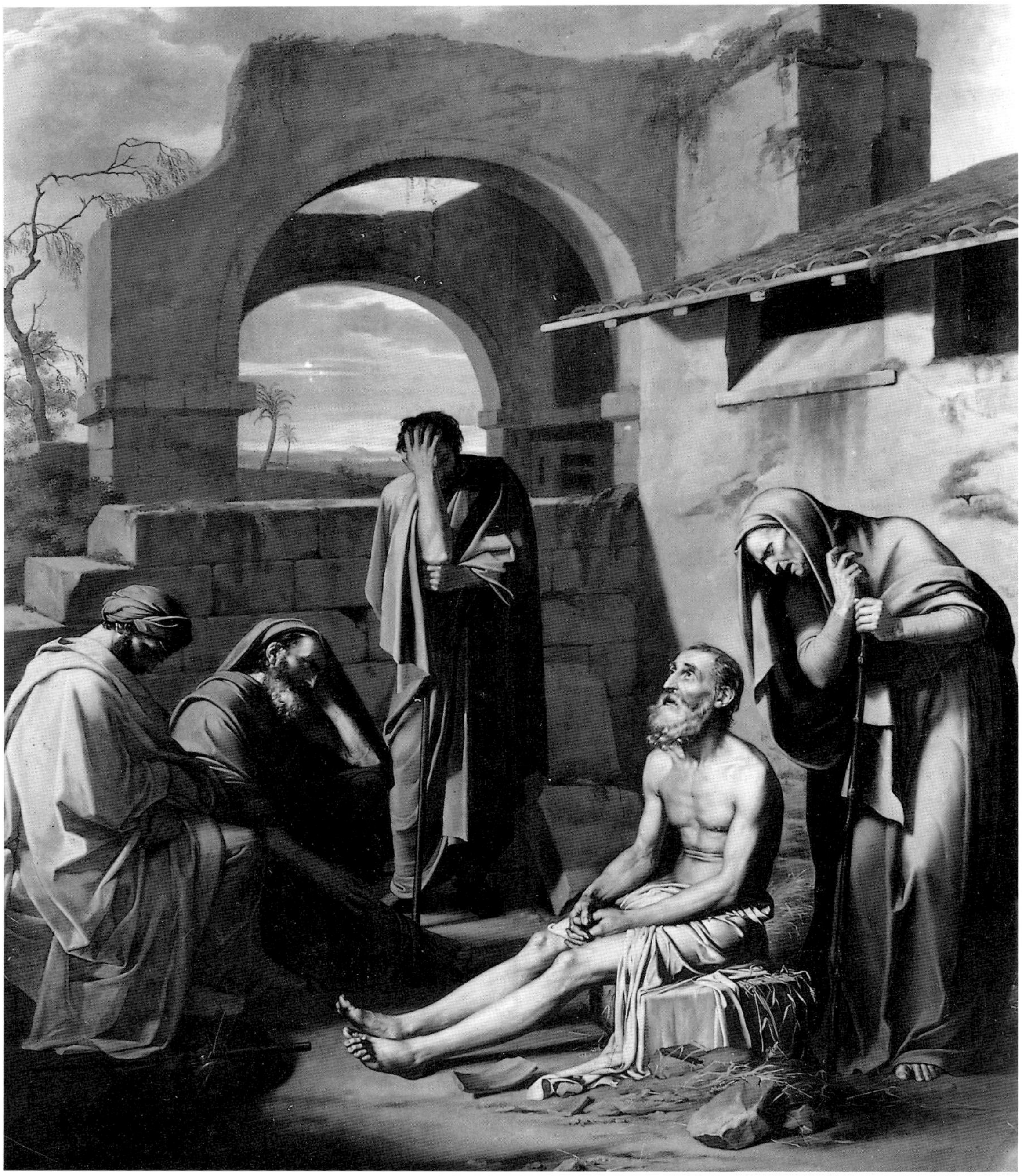

Im Gegensatz zu diesem eher sachlich aufgefaßten Porträt des schöpferisch tätigen Mannes hat Begas in die beiden Bildnisse der schönen Töchter des Kriminalrats Hit-
126 zig, eines engen Freundes von E. T. A Hoffmann, viel Gefühl gelegt. Er hat ihren Charme, ihre Weiblichkeit und ihre feinen schlanken Hände sprechen lassen. Die ältere Schwester mit Pelz und Diadem im Haar ist wiederum, wie meist bei Begas, vor einem neutral dunklen Hintergrund, die jüngere, mit noch verträumterem jugendlichem Gesichtsausdruck, vor einer Landschaftskulisse wiedergegeben.

Carl Begas hatte fünf Söhne und eine Tochter, fast alle waren künstlerisch begabt. Seinen ältesten Sohn Oskar, 127
der später ein renommierter Porträtist in Berlin wurde und seit seinem siebten Lebensjahr im Atelier seines Vaters mit Pinsel und Palette umzugehen lernte, hat der

120 Carl Begas
Hiob von seinen Freunden beklagt, 1817
Früher Königsberg/Pr., Schloß, Verbleib unbekannt

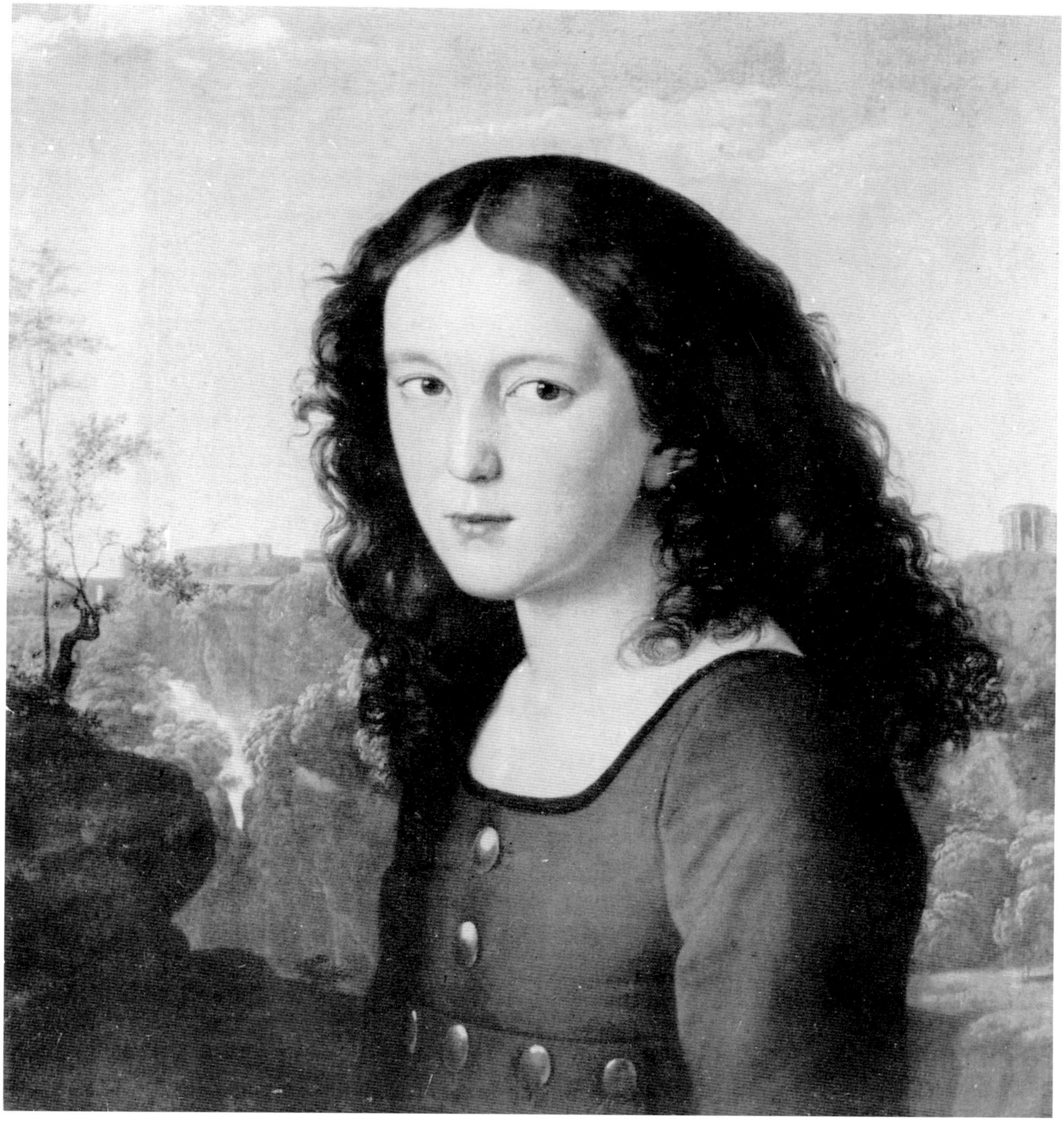

stolze Vater an seiner kleinen Staffelei beim Malen eines Ölbildchens in seinem Künstlerrock dargestellt. Aus Oscars unveröffentlichten kindlichen Tagebuchaufzeichnungen geht das Bedauern des Sohnes darüber hervor, daß sein Vater so zahlreiche Porträts malen mußte, um seine große Familie zu ernähren, und zu wenig Zeit für eigene, freie Schöpfungen fand. Oft fühlte sich Carl Begas in seiner Kunst mißverstanden und zu hart kritisiert, seine Bildnisse aber fanden früh schon viel Anerkennung. Friedrich Wilhelm IV. übertrug daher Begas die Ausführung von Porträts all jener berühmten und bekannten Persönlichkeiten, die zu Rittern der Friedensklasse des Ordens Pour le Mérite (für Kunst und Wissenschaft) ernannt worden waren oder zur Ernennung anstanden. Eine derartige Sammlung – weit weniger anspruchsvoll als die Walhalla – mußte damals dem

121 CARL BEGAS
Der junge Felix Mendelssohn Bartholdy, entstanden 1819
Früher Märkisches Museum, Verbleib unbekannt

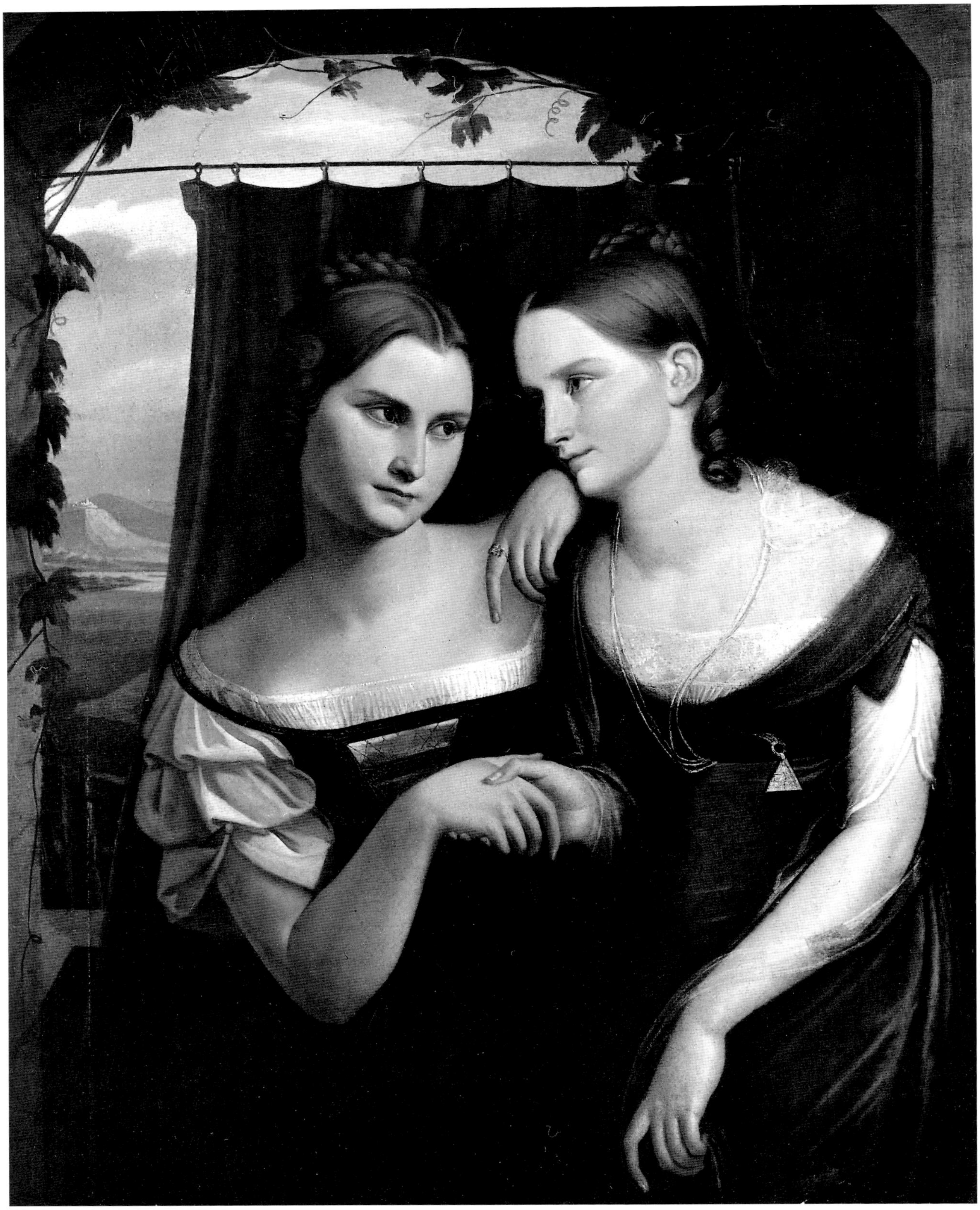

122 Carl Begas
Die beiden Schwestern Hufeland, um 1821
Schweinfurt, Sammlung Georg Schäfer

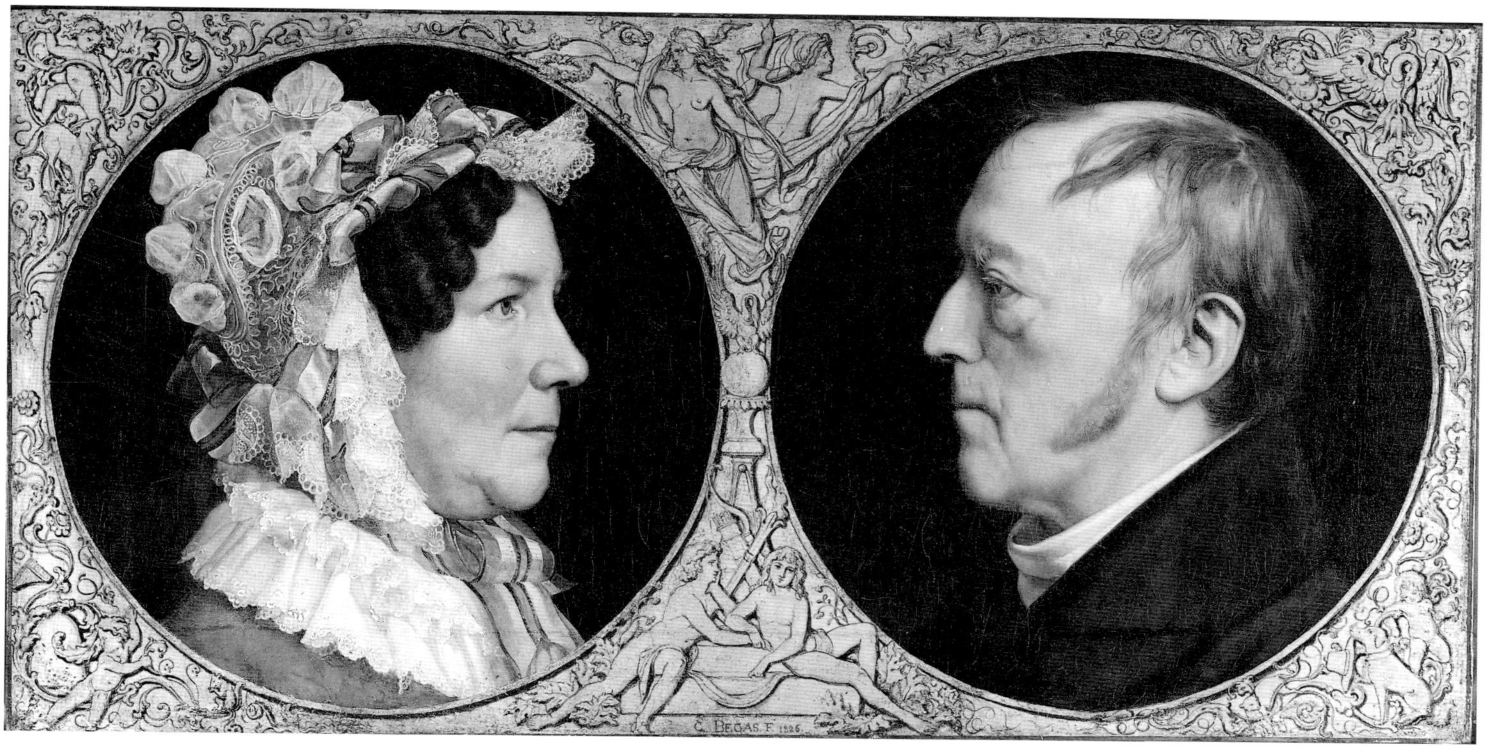

Gedenken der verdienten Männer Preußens Genüge tun. Sie befand sich seit der Weimarer Republik im Hohenzollern-Museum im Schloß Monbijou und ist in Potsdam
129 erhalten. Carl Begas hat für diese Serie die Bildnisse von Gottfried Schadow, Jakob Grimm, Leopold von Buch,
133 Carl Ritter, Giacomo Meyerbeer, Peter von Cornelius, Alexander von Humboldt, Christian Daniel Rauch und Friedrich Wilhelm Schelling geschaffen. Nach seinem Tode wurde sie von seinem Sohn Oscar fortgesetzt, aber auch andere Maler, wie Franz Krüger, Eduard Radtke, Johannes Wolff, wurden hinzugezogen. Begas' letztes, in einem Schabkunstblatt seines Sohnes Adalbert aus dem
128 Jahre 1859 vervielfältigtes Selbstbildnis von 1848 zeigt den 1846 zum Hofmaler ernannten sympathischen Künstler, dem nach langem Mühen am Ende größte Anerkennung in Berlin zuteil geworden war.

130 BEGAS-SCHÜLER: Die Vielfalt der Begabungen
131 einiger der besten Schüler von Carl Begas zeigt, daß seine
132 Lehre nicht einseitig war und allen Talenten Spielraum für die eigene Entfaltung ließ.

Der 1802 in Königsberg geborene CARL LUDWIG RUNDT, der fünf Jahre bei Begas lernte, hat sich in seinen Ölbildern Architekturdarstellungen und insbesondere der Wiedergabe von Innenräumen (im Gegensatz zu frei gestalteten Interieurs richtiger Innenraum-Veduten) gewidmet, die für uns zum Teil zu wichtigen Bilddokumenten geworden sind. Ein frühes Beispiel war die Capella Palatina in Palermo von 1838, ein weiteres die bis ins Detail genaue Darstellung der Bildergalerie des 134
ehemaligen Berliner Schlosses, von der alten Kapelle aus gesehen. Die Gemälde im Vordergrund sind auf dem Aquarell trotz der Verkleinerung und Schrägansicht gut erkennbar. Das gilt übrigens auch für das für jene Epoche so aufschlußreiche Atelierbild des Malers Théodore Gudin in Paris von 1855, das sich heute im Damenflügel von Schloß Sanssouci befindet. Außerdem hat Rundt sich der Landschaft und dem Genre gewidmet.

Der Berliner EDUARD HOLBEIN studierte zunächst im Atelier von Begas, später war er sein Schüler in der Akademie. Er blieb auch weiterhin in Berlin und hat vor allem religiöse Stoffe gestaltet. Als Dekorationsmaler hat er bei der Ausmalung der Schloßkapelle mitgewirkt und die zwölf Erzväter auf den Nordpfeilern geschaffen. Im übrigen war er ein begabter Illustrator und guter Lehrmeister. Der starke Einfluß seines Lehrers Begas kommt in seinem Selbstbildnis zum Ausdruck, das in der Mal- 135
weise dem noch ganz französisch wirkenden des jungen Begas – beide in der Nationalgalerie West – ähnlich ist.

123 CARL BEGAS
Die Eltern des Malers, 1826
Köln, Wallraf-Richartz-Museum

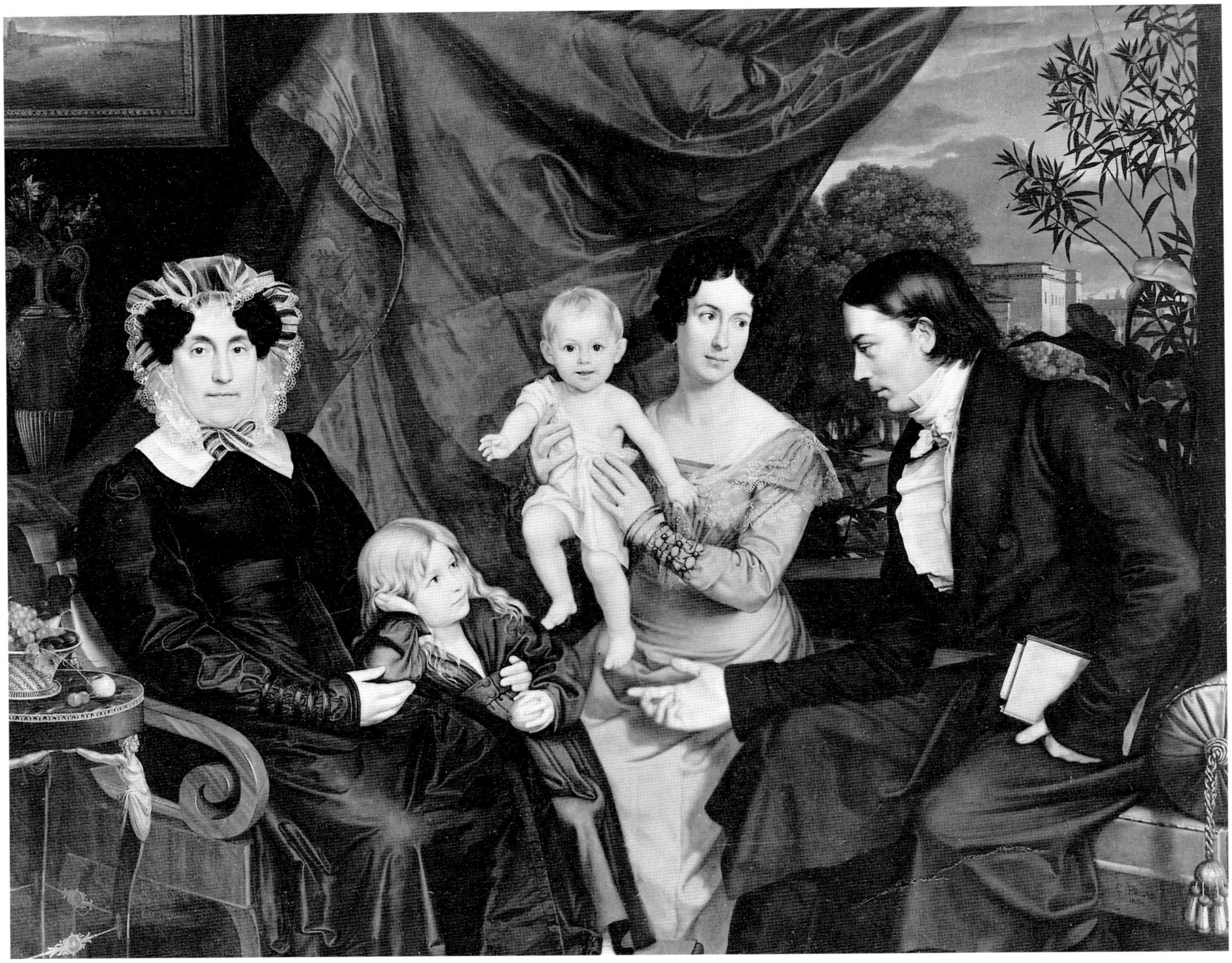

Zu größter Popularität hat es der aus Marienwerder stammende Genremaler AUGUST VON RENTZELL gebracht. Für Rosenberg war er »*der Maler des Tohuwabohu, des Kunterbunt und der Konfusionen*«, der es liebte, »*allerlei komische Fatalitäten des Menschenlebens in humoristischen Genrebildern darzustellen*«. Ein Bild beispielsweise zeigt einen hoff-
136 nungslos verregneten Grunewaldausflug einer sonntäglich herausgeputzten Familie; ein anderes schildert ein Mißgeschick an der Großen Fontäne in Sanssouci, wo promenierende Pärchen vom Wasserstrahl, den ein Windstoß umlenkt, besprüht werden. Höchst humorvoll hat er
T 32 auch das aufgeregte Durcheinander an einer österreichischen Zollstation geschildert. Am populärsten ist wohl das biedermeierlich-hübsche Gemälde von 1836, das Friedrich Wilhelm III. mit dem Zaren Nikolaus in einer 137
offenen Equipage vor Schinkels Neuer Wache unter den Blicken neugieriger Spaziergänger vorbeifahrend darstellt.

Der Berliner EDUARD GEORGE hat in seinen jungen Jahren bei Begas die religiöse Malerei erlernt und sich mit romantisch-literarischen Stoffen und mit Genremalerei befaßt. ›Der wandernde Troubadour‹ von 1844 ist ein T 5
bezeichnendes Beispiel für die auch noch gegen Ende des Biedermeier fortdauernde Freude an märchenhaften Stoffen. Nach der Jahrhundertwende hat George vorwiegend Bildnisse geschaffen.

124 CARL BEGAS
Die Familie von Bethmann-Hollweg, 1826
Frankfurt/Main, Bankhaus Bethmann

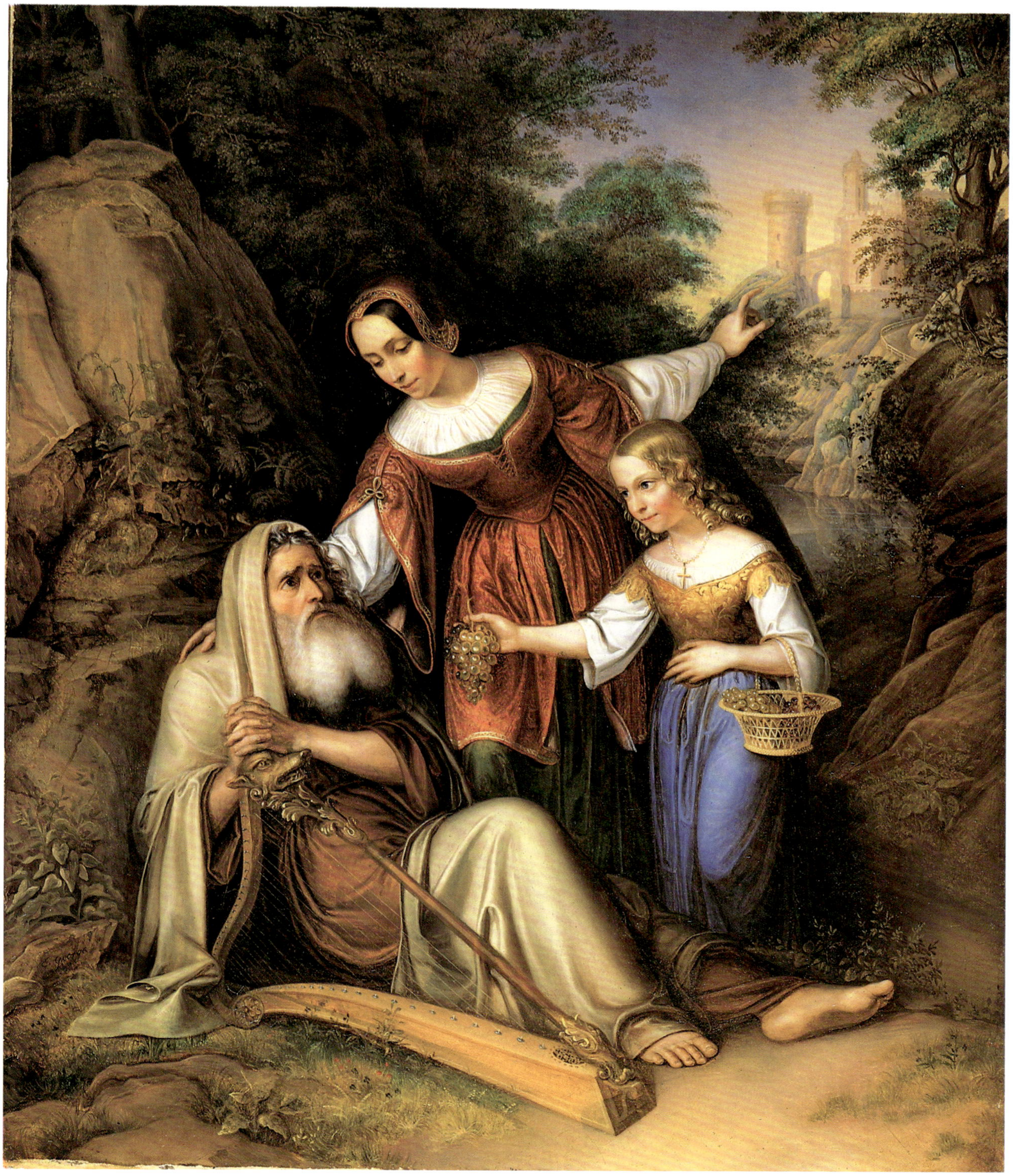

T5 EDUARD GEORGE
Der Wandernde Troubadour, 1846
Berlin, Galerie Tableau

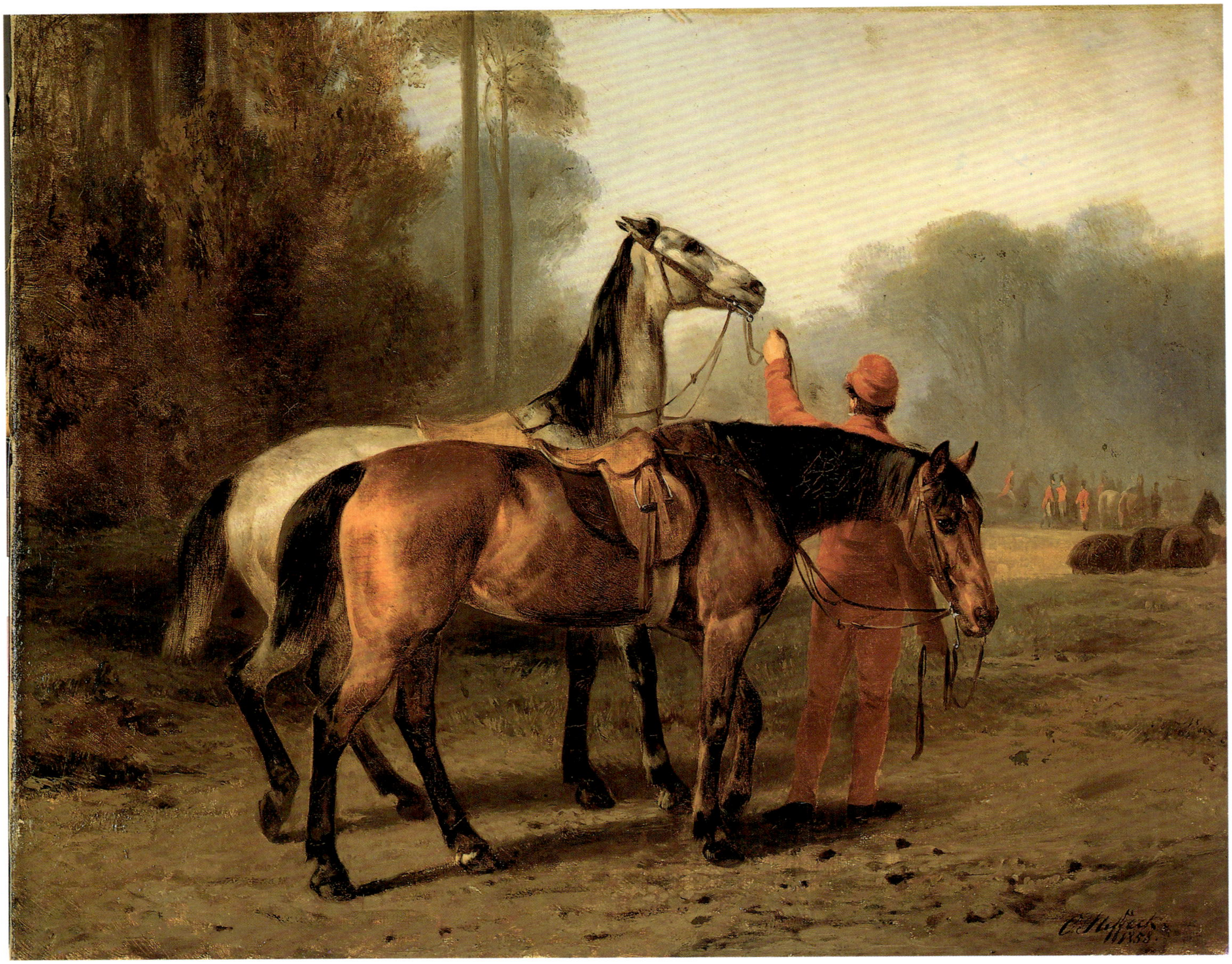

T6 Carl Steffeck
Szene auf der Parforcejagd im Grunewald:
Treiber mit Pferden, 1858
Kiel, Stiftung Pommern

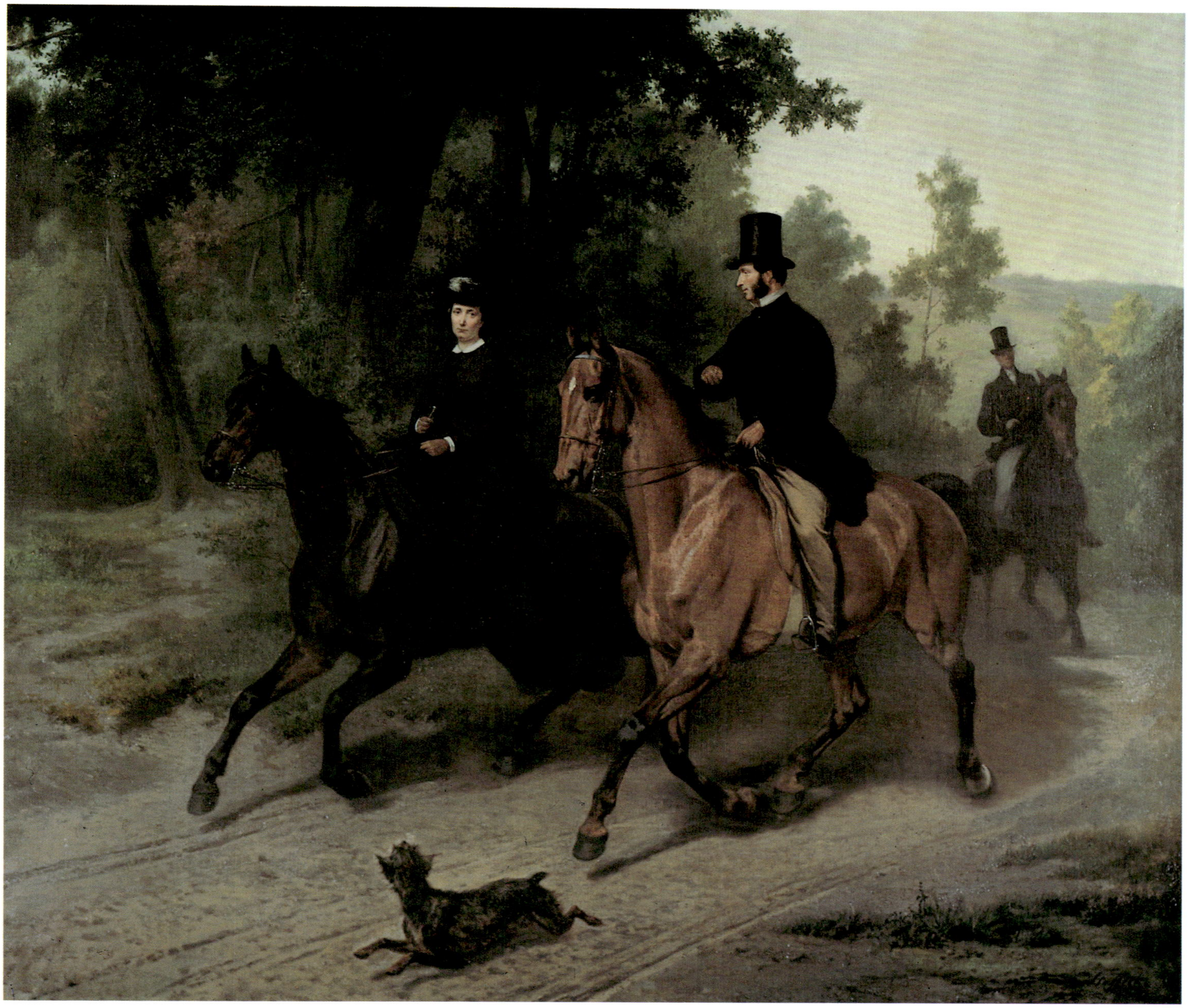

T 7 Carl Steffeck
Der Ausritt. Kronprinz Friedrich Wilhelm
(später Kaiser Friedrich III.)
und seine Gemahlin Princess Royal Victoria.
Entstanden 1856
Berlin, Sammlung Springer

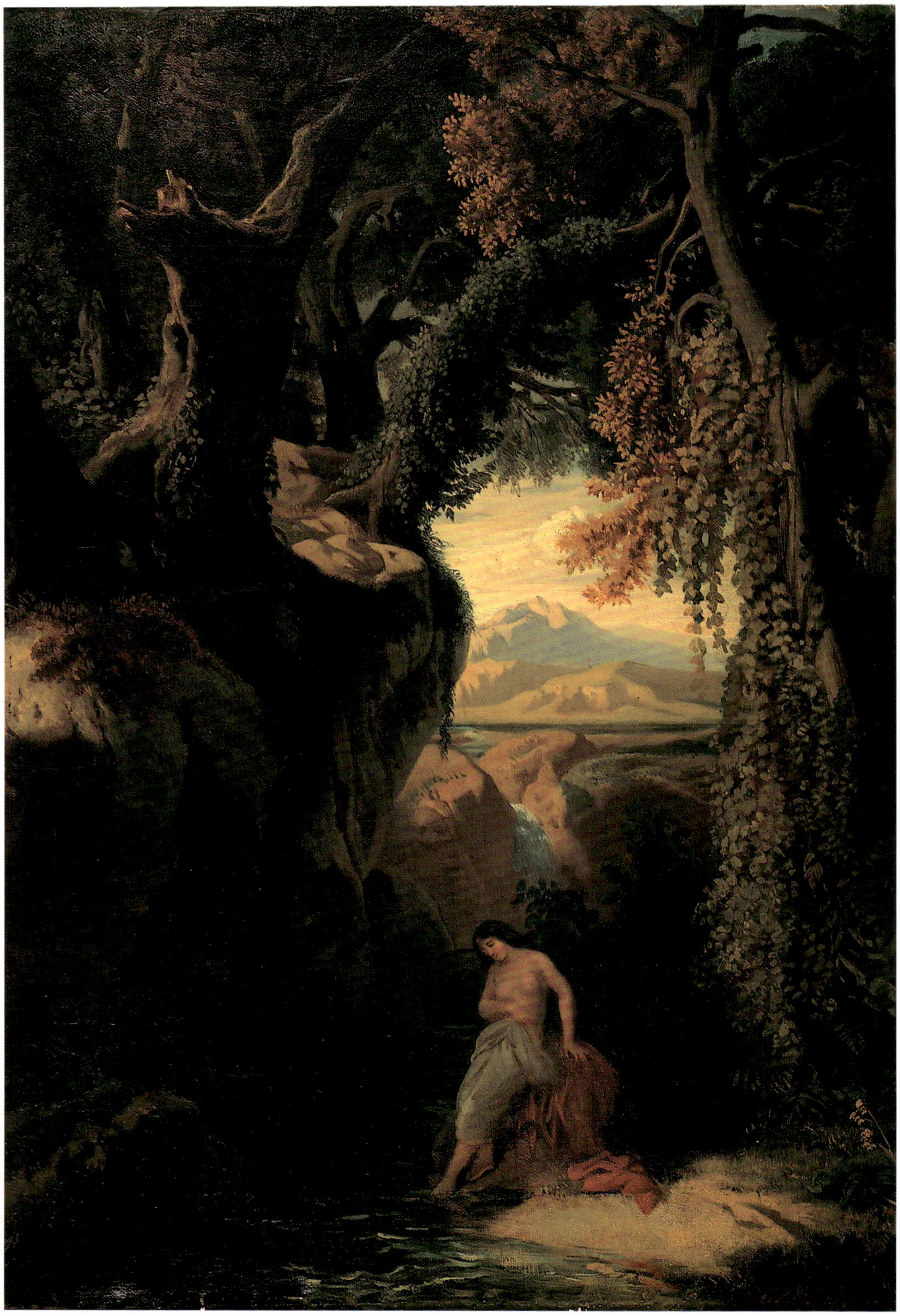

T8 Felix Schadow
Nymphe in Landschaft, 1850er Jahre
Berlin, Privatbesitz

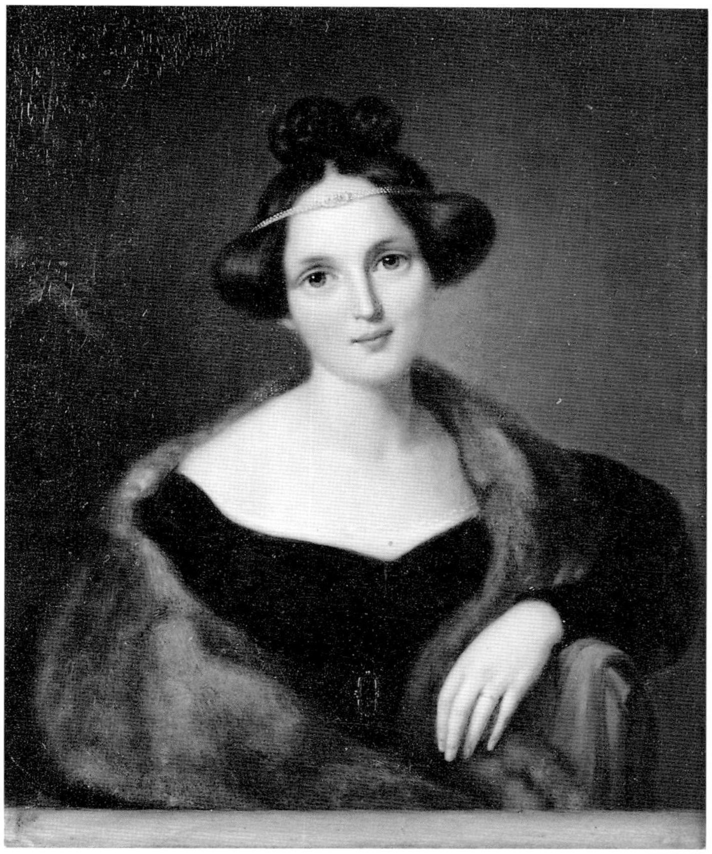

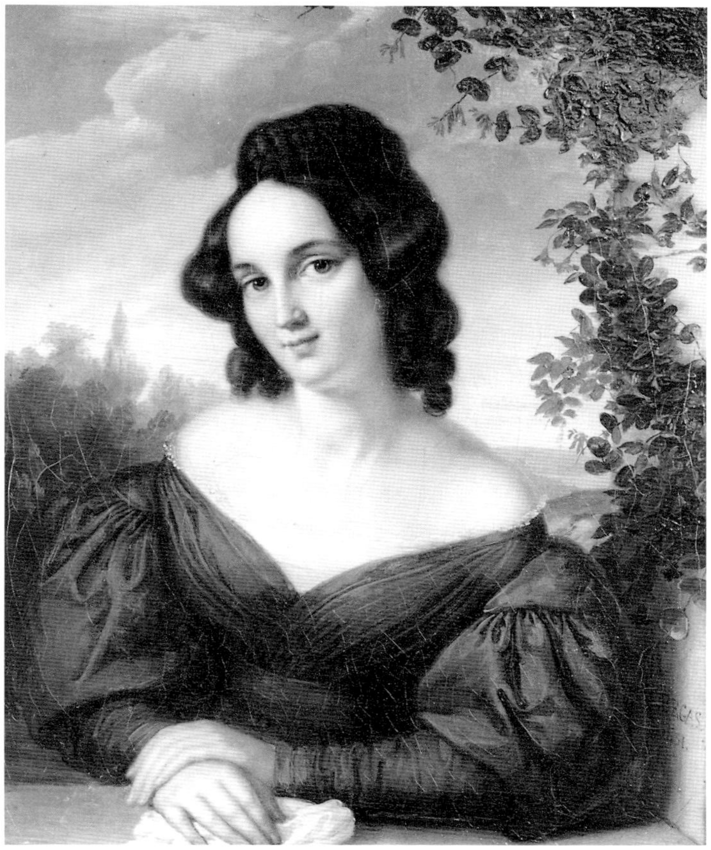

Wie die meisten Schüler von Carl Begas hielt sich auch der Maler OTTO MEYER mehrere Jahre in Rom auf. Seine Genredarstellungen stammten hauptsächlich aus dem italienischen Volksleben, Szenen, von denen die Berliner offenbar nicht genug bekommen konnten. Daß er
138 auch Humor hatte, beweist sein Bild ›Zwiegespräch‹, das ein am Wegesrand rastender Alter mit einem neugierigen Ziegenbock führt, dem die Herde mit den Hirten folgt. Wie bei allen Begas-Schülern ist das Gemälde sicher komponiert und sauber gemalt.

Der 1819 in Berlin geborene, bereits mit 42 Jahren verstorbene FELIX SCHADOW, Sohn des Bildhauers aus dessen zweiter Ehe mit Henriette Rosenstiel, war ein Schüler Julius Hübners und Eduard Bendemanns in Dresden. Wie schon zuvor sein Stiefbruder Wilhelm war er in
139 seinem 1842 geschaffenen Gemälde ›Maria und Martha‹ noch von nazarenischer Malerei beeinflußt, faßte aber diesen Stoff bei aller Strenge der Komposition sehr viel weltlicher auf – Christus wird gegenüber den Frauen des Vordergrunds fast zu einer Nebenfigur. Dennoch war Felix Schadow einer der letzten, der ohne Pathos in nazarenisch-keuscher Schlichtheit ein religiöses Thema zu gestalten vermochte. Aus den fünfziger Jahren stammt
seine ›Nymphe in Landschaft‹, die immer noch roman- T 8
tisch aufgefaßt ist und an ähnliche frühere Schöpfungen Blechens erinnert. Auch als Bildnismaler hat er sich betätigt.

Der Schritt nach vorn: Carl Blechen

Einer der Berliner Maler, die in künstlerisches Neuland vorstießen, war der in Cottbus geborene und frühverstorbene Carl Blechen. Nach Gottfried Schadows späteren für die Kunst in Berlin so ergiebigen Aufzeichnungen »Kunstwerke und Kunstansichten« ist Blechen als »*Handlungsdiener von Cottbus*« (er war Kassendisponent) um 1823 in die Berliner Akademie aufgenommen worden. Nach ersten Unterweisungen im Zeichnen in seiner Heimatstadt Cottbus war Blechen bereits als Vierzehnjähriger nach Berlin gekommen, um sich künstlerisch fortzubilden. Da er mittellos war, hatte er zunächst in

126a und b CARL BEGAS
Zwei Töchter des Kriminalrats Hitzig, 1831
Berlin, Berlin Museum

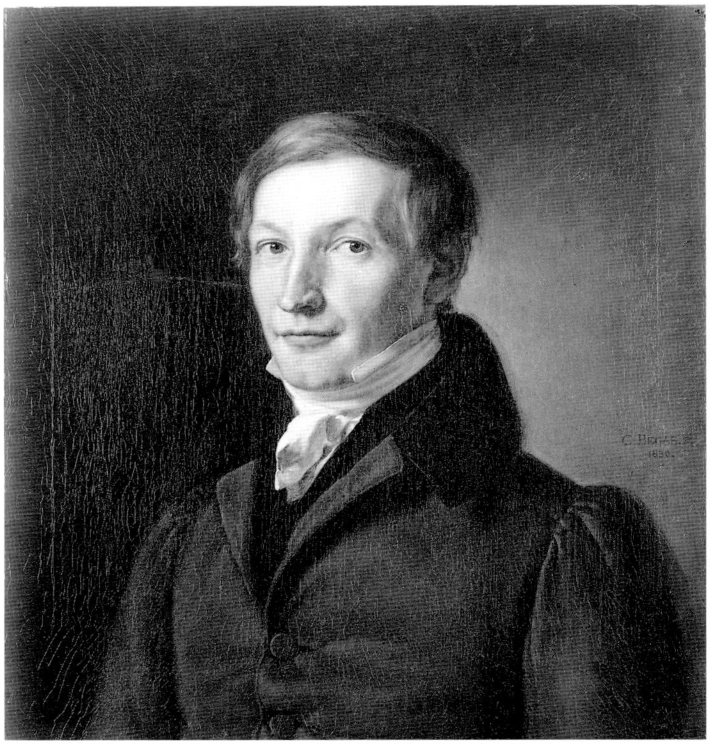

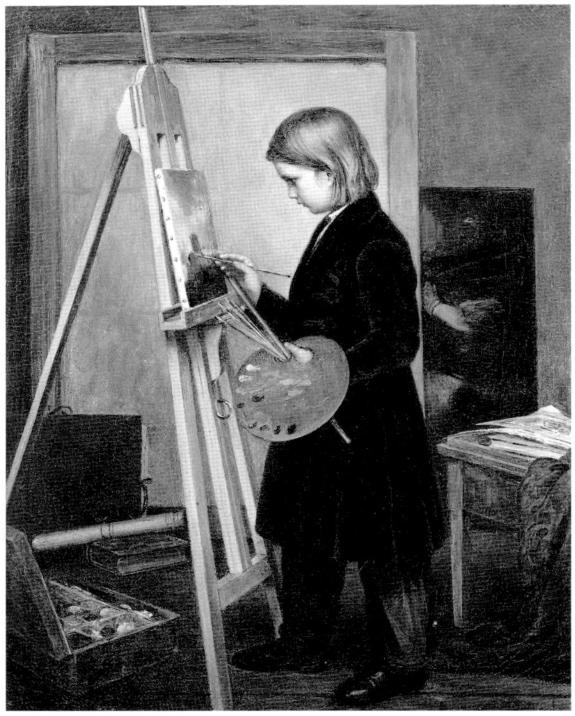

zwei Bankhäusern für seinen kargen Broterwerb arbeiten müssen und sich dann als Freiwilliger zu den Garde-Pionieren gemeldet. Mit der Aufnahme in die Berliner Akademie um 1822 wandelte sich sein Leben. Die Zeichenklasse behagte ihm allerdings wenig, erst in der Landschaftsklasse von Peter Ludwig Lütke, der sein malerisches Talent sehr bald erkannt haben muß, wurde er auf seinen eigenen Weg gewiesen. Auf einer 1823 unternommenen Reise nach Dresden lernte er den Maler Christian Clausen Dahl und, durch dessen Vermittlung, auch Caspar David Friedrich kennen. Die romantische Weltsicht dieser Maler erschloß sich ihm und sollte später in verwandelter Form in ihm fortwirken. Auf Empfehlung Schinkels hatte man ihn 1824 am neueröffneten Königstädtischen Theater als Dekorationsmaler eingestellt. In drei Jahren hat er – hierin dem Vorbild Schinkels folgend – zahlreiche Bühnenbilder für sehr verschiedenartige Stücke geschaffen. Sie erforderten ein hohes Maß an Einfühlungsvermögen, Phantasie und kulturgeschichtlichen Kenntnissen. Insbesondere seine landschaftlichen Bühnenbilder fanden viel Beifall und verrieten sein eigentliches Talent.

Seit seiner 1824 erfolgten Heirat mit der damals etwas abschätzig beurteilten Henriette Boldt, einer schlichten Frau, die ihm eine treusorgende Lebensgefährtin wurde, hatte er sich auch an den Berliner Akademieausstellungen beteiligt. Inzwischen hatte er sich aber vom Theater getrennt und arbeitete als freischaffender Maler. Die Kritik begegnete seinen Bildern mit einigem Wohlwollen.

Im Jahr 1828 erregte er mit seinem leider verschollenen Gemälde ›Das Semnonenlager‹ (zwei Skizzen dazu in T 9
der Nationalgalerie) zum erstenmal bei Kritik und Publikum Aufsehen, wobei aber die Ablehnung überwog. Der genaue Titel des 1,26 x 2,00 m großen Gemäldes lautete: ›Blick von den Müggelbergen bei Köpenick gegen Süden. Staffage: Semnonen rüsten sich zum Aufbruche gegen den Andrang der Römer‹. Es war eine zunächst befremdlich wirkende Darstellung der mit Schilden, Schwertern und Speeren kampfbereiten rauhen Krieger aus germanischer Vorzeit; die Landschaft aber war kein Phantasiegebilde, sondern die der Mark Brandenburg mit dunkelragenden Fichten auf einem welligen Gras- und Heideboden gegen einen fast eisig-blauen, bewölkten Himmel, karg und kalt. Daß dem Publikum das nicht behagte, darf nicht verwundern, war es doch lieblich-idyllische oder schöne, heroisch überhöhte Landschaften gewöhnt. Was Blechen geschaffen hatte, war eine nordische Natur, war märkische Landschaft, wie sie so ungeschönt noch nicht

125 CARL BEGAS
Peter Josef Lenné, 1830
Berlin, SMPK, Nationalgalerie

127 CARL BEGAS
Der Sohn des Künstlers, Oscar, 1840
München, Bayer. Staatsgemäldesammlungen, Neue Pinakothek

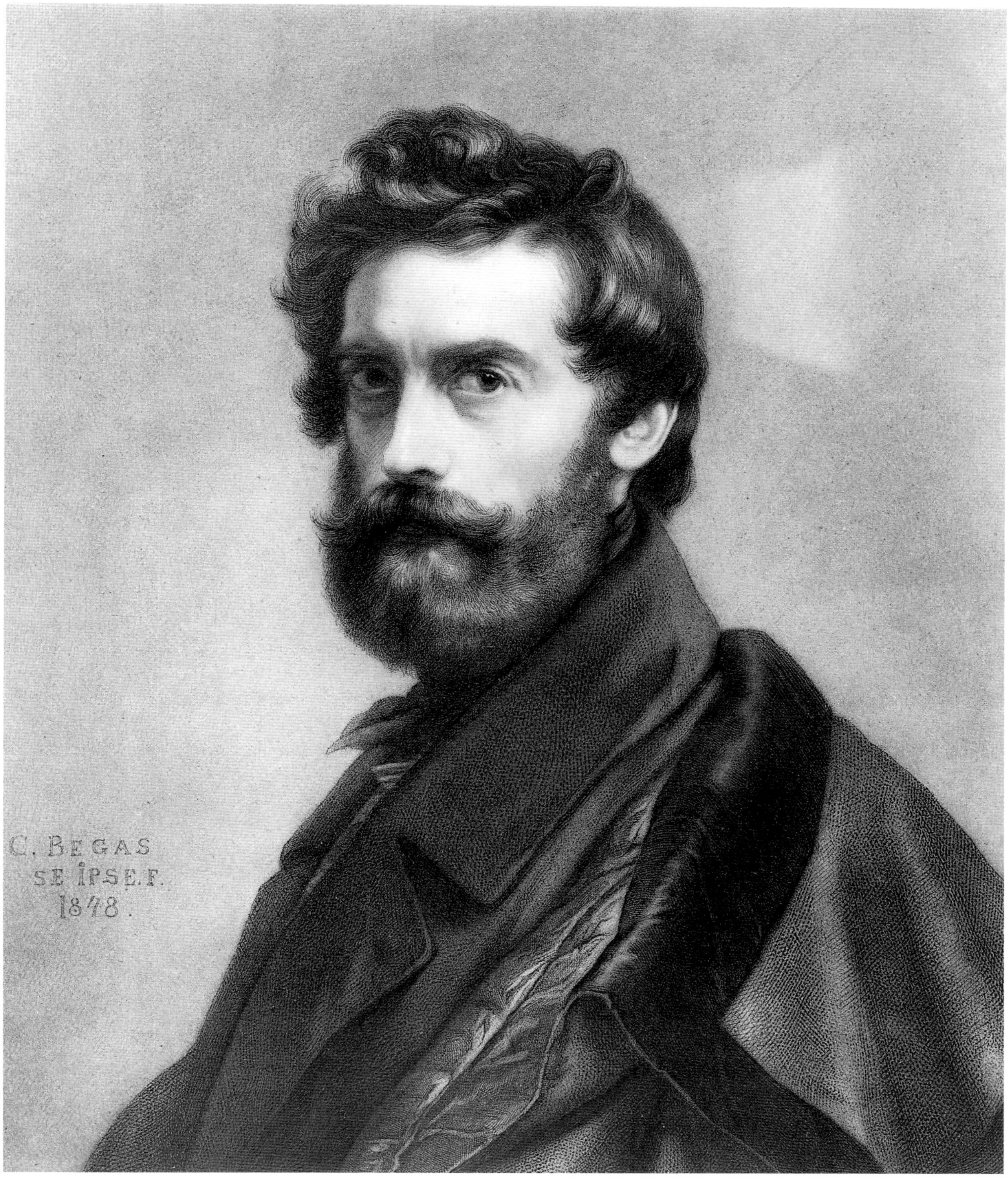

128 Carl Begas
Selbstbildnis, 1848
Schabkunstblatt von Adalbert Begas, 1859
Berlin, Berlin Museum

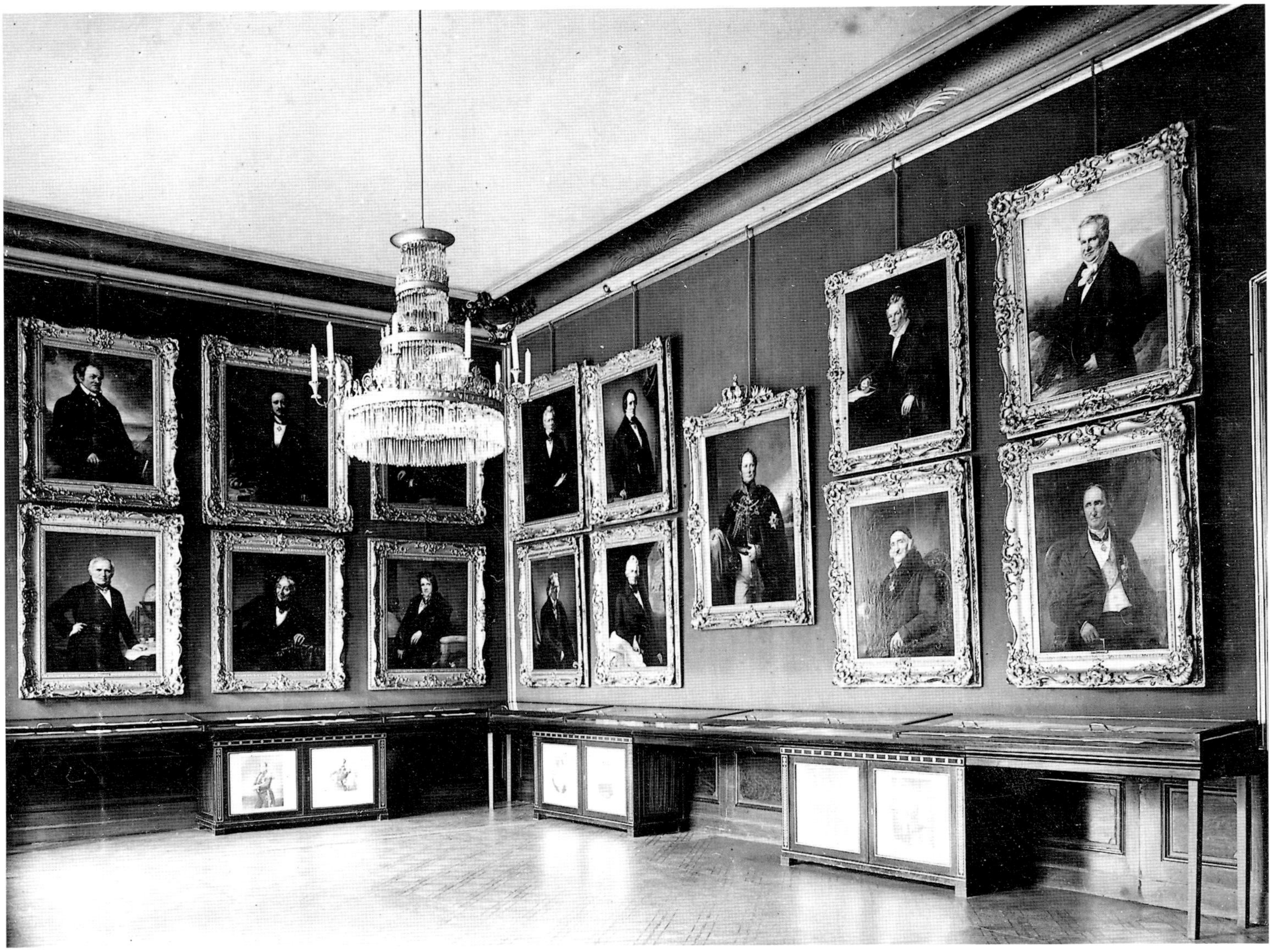

129 Bildnisse von Gelehrten und Künstlern, Trägern des Ordens
Pour le Mérite für Kunst und Wissenschaft
Früher Berlin, Schloß Monbijou, heute Potsdam-Sanssouci,
Staatl. Schlösser und Gärten

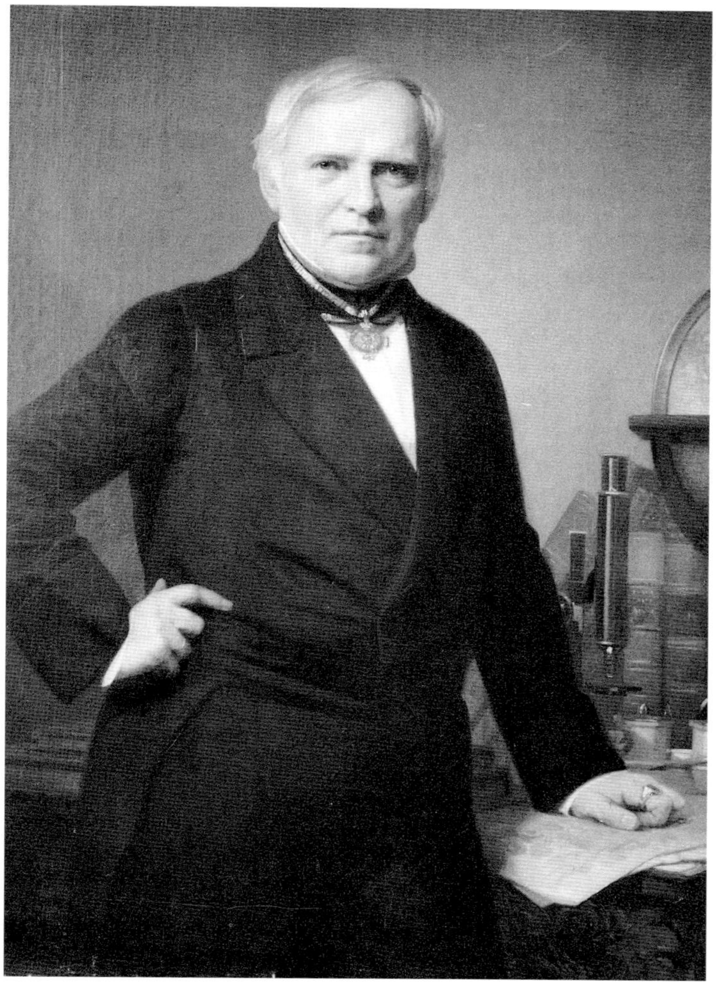

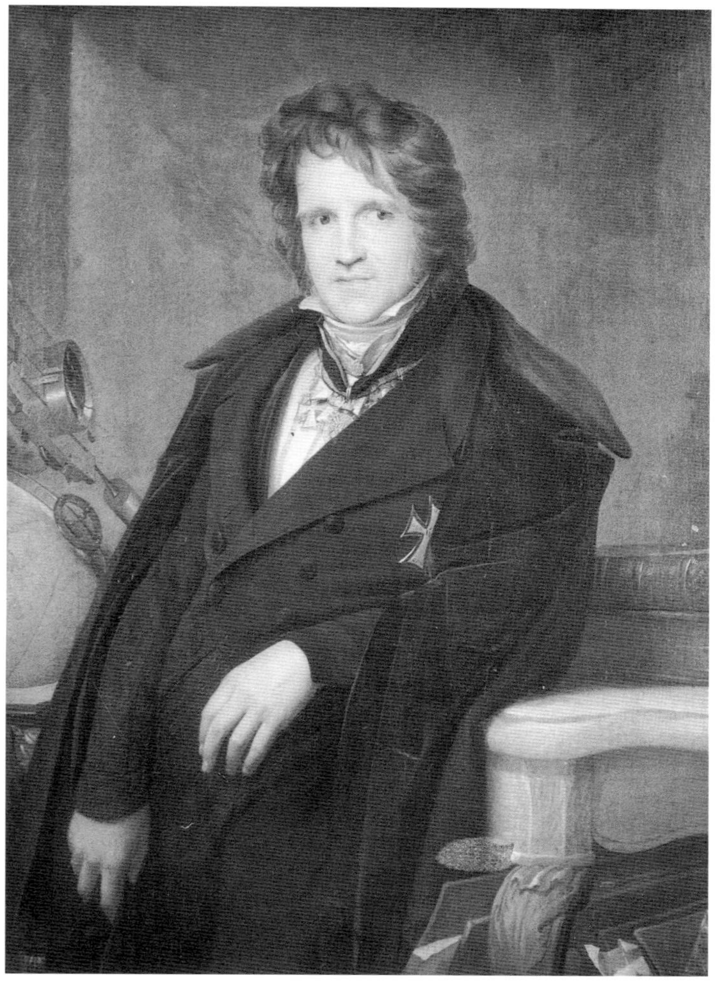

dargestellt worden war, eine Natur, in der es auch Unheimliches gab. Fontane jedenfalls war begeistert. In der Vossischen Zeitung schrieb er: »... *Das poetische Leben in diesem Bilde, die kühne Auffassung von Urformen der Tannenwaldung, die charakteristische Erhebung einer an sich unerfreulichen Gegend in das Gebiet schauerlicher Romantik, das Leben und die Wahrheit der Gruppen und einzelnen Figuren... all dies deutet auf eine geniale Keckheit, die sich nicht viel, und eben das loben wir, aus dem Urteile der Menge macht.*« In dem grundlegenden Werk über Blechen von Paul Ortwin Rave sind die Äußerungen bekannter Zeitgenossen über den Maler abgedruckt. Vergleichsweise spät haben sie dieses für Blechens Schaffen so wesentliche Gemälde in seiner Bedeutung erkannt und gewürdigt, wenn sie damals auch seine schöpferische Phantasie lobten und bereits einmal sogar das Wort »genial« verwendeten. Fontane hat sich in den »Wanderungen durch die Mark Brandenburg« mit dem von ihm bewunderten Maler befaßt. Eine Abschrift der fertiggestellten Teile seiner Fragment gebliebenen Blechen-Biographie ist 1970 in der Nymphenburger Fontane-Ausgabe abgedruckt worden. Das Original ging verloren. Seine Rezension in der Vossischen Zeitung hat Fontane in die Biographie übernommen. Mit dem ›Semnonenlager‹ hat er sich später noch einmal sachlicher auseinandergesetzt. Er schrieb: »*Also nicht absolut original, nicht vom Monde gefallen. Nichtsdestoweniger ist es und bleibt es etwas sehr Bedeutendes.*« Die Kunstbeflissenen unter den Berlinern haben erst spät das Bild zu würdigen vermocht. Fontane schloß seine Bildbeschreibung: »*Für den Märker bleibt der größte Zauber der, daß er seine Müggelberge wiedererkennt, aber auf eine höhere Stufe gehoben, ein nach der Seite von Geist und Charakter geschmeicheltes Porträt.*«

In seiner künstlerischen Grundauffassung war Blechen ein Romantiker wie Caspar David Friedrich, teilte aber dessen pantheistisch wirkende echte Religiosität nicht. Dafür hatte er – darin eher dem Dichter E.T.A. Hoffmann

130 EDUARD RADTKE
Professor h.c. Ch.G. Ehrenberg, Naturforscher
Potsdam-Sanssouci, Staatl. Schlösser und Gärten

131 JOHANNES WOLFF
Professor F.W. Bessel, Astronom, 1844
Potsdam-Sanssouci, Staatl. Schlösser und Gärten

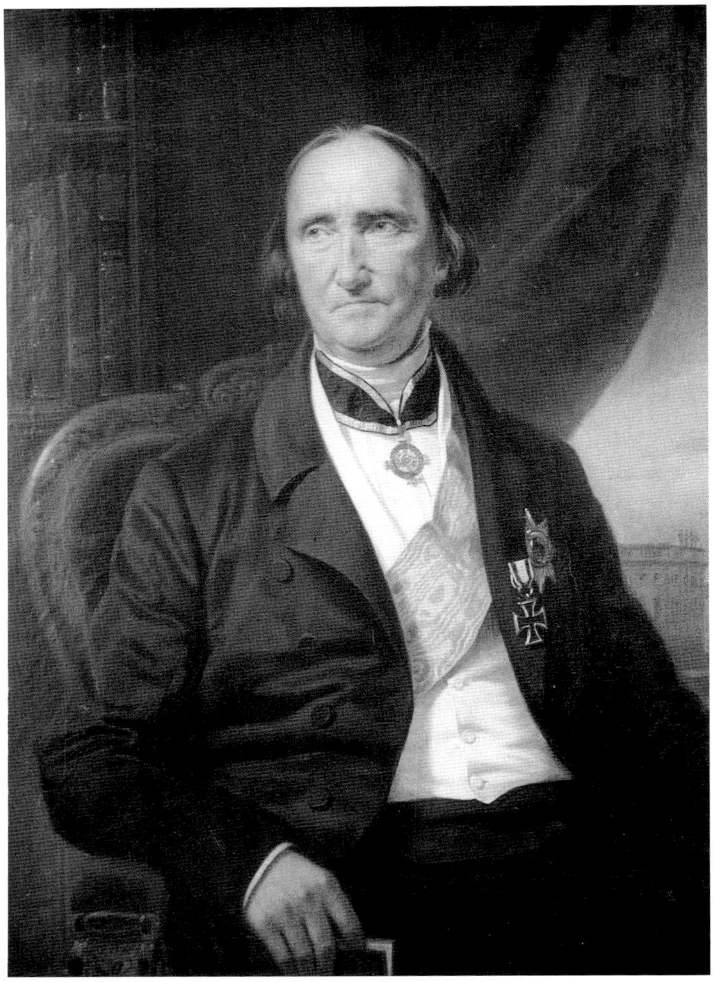

132 FRANZ KRÜGER
Professor F. K. von Savigny, Justizminister, um 1856
Potsdam-Sanssouci, Staatl. Schlösser und Gärten

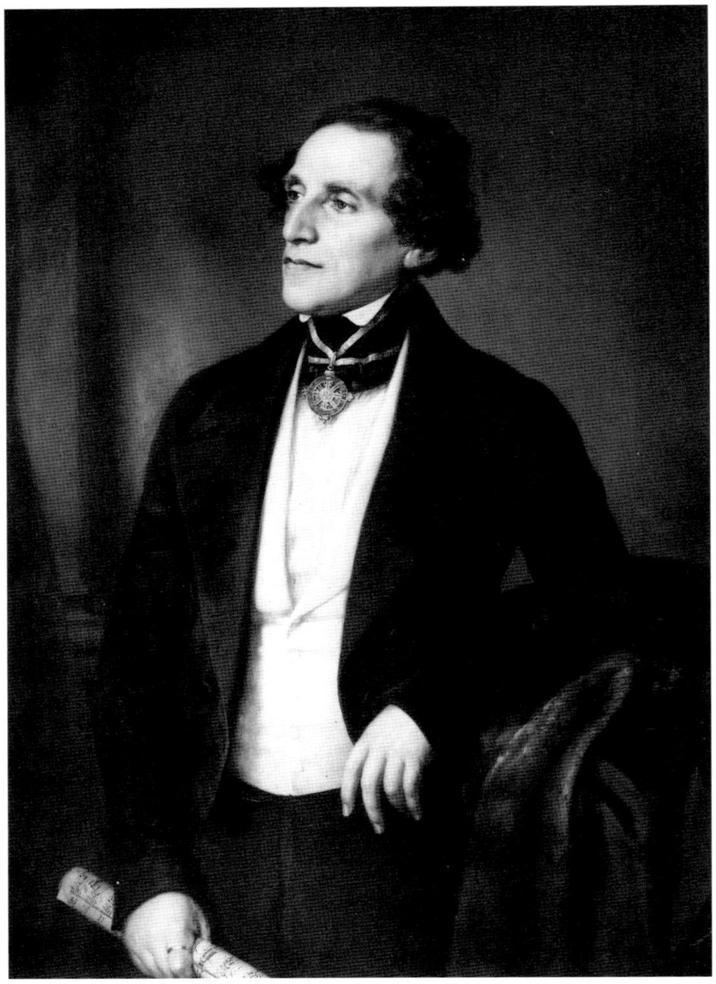

133 CARL BEGAS
Giacomo Meyerbeer, Komponist, 1851
Potsdam, Staatliche Schlösser und Gärten

wesensverwandt – einen ausgesprochenen Hang zum Dämonischen und Gespenstischen, das sich ihm in der Natur offenbarte. Daher stammt auch seine Vorliebe für die Darstellung dunkler Waldschluchten mit gestürzten, entlaubten und abgestorbenen Bäumen, wie in der
T 10 ›Schneelandschaft mit Kiefern‹, die die Winzigkeit der Menschen vor der unberechenbaren Gewalt der Natur offenbart. Vor einem düsteren Himmel steht bildbeherrschend eine fast magisch angestrahlte Kieferngruppe.
140 Ausgesprochen schaurig wirkt die ›Ruine im Abendlicht‹. Zwischen den Gesteinsbrocken im Vordergrund ringelt sich eine Schlange, etwas höher sitzt eine Eule mit fast teuflischem Blick. Ein Paar in einer Einführungsszene, wohl nach einem Opernmotiv (aus »Don Giovanni«?) vor einer düsteren Ruine, im Hintergrund auf der Höhe ragt eine Burg. Die Stoffe, die Blechen aus der Sage auswählte, waren meist ähnlicher Art, oft düster und rätselhaft. Blechens schauerlichstes Bild, der ›Galgenberg bei Gewitterstimmung‹, zeigt einen wie ein Geysir aus dem Waldboden hoch aufsteigenden Wasserstrahl, ein durchgehendes Pferd mit Wagen, einen am Boden getroffenen Mann, in anderen Bildern düstere Höhlen, abgestorbene Bäume, Kirchen- und Klosterruinen.

Auf einer Reise nach der Insel Rügen haben ihn Meer, Strand und Kreidefelsen wie vor ihm schon Caspar David Friedrich stark beeindruckt. Blechens Skizzen und Zeichnungen sind Naturdarstellungen mit leichter Hand, ohne zeichnerisches Gerüst und ohne Ängstlichkeit im Umgang mit Farbe, realistisch ausgeführt und doch mit den Augen eines romantisch empfindenden Malers gesehen.

Wie seine Vorgänger zog es ihn 1828 nach Rom, wo er Ende Dezember eintraf. Bereits seine ersten, in etwa vier Monaten entstandenen römischen Skizzenbücher

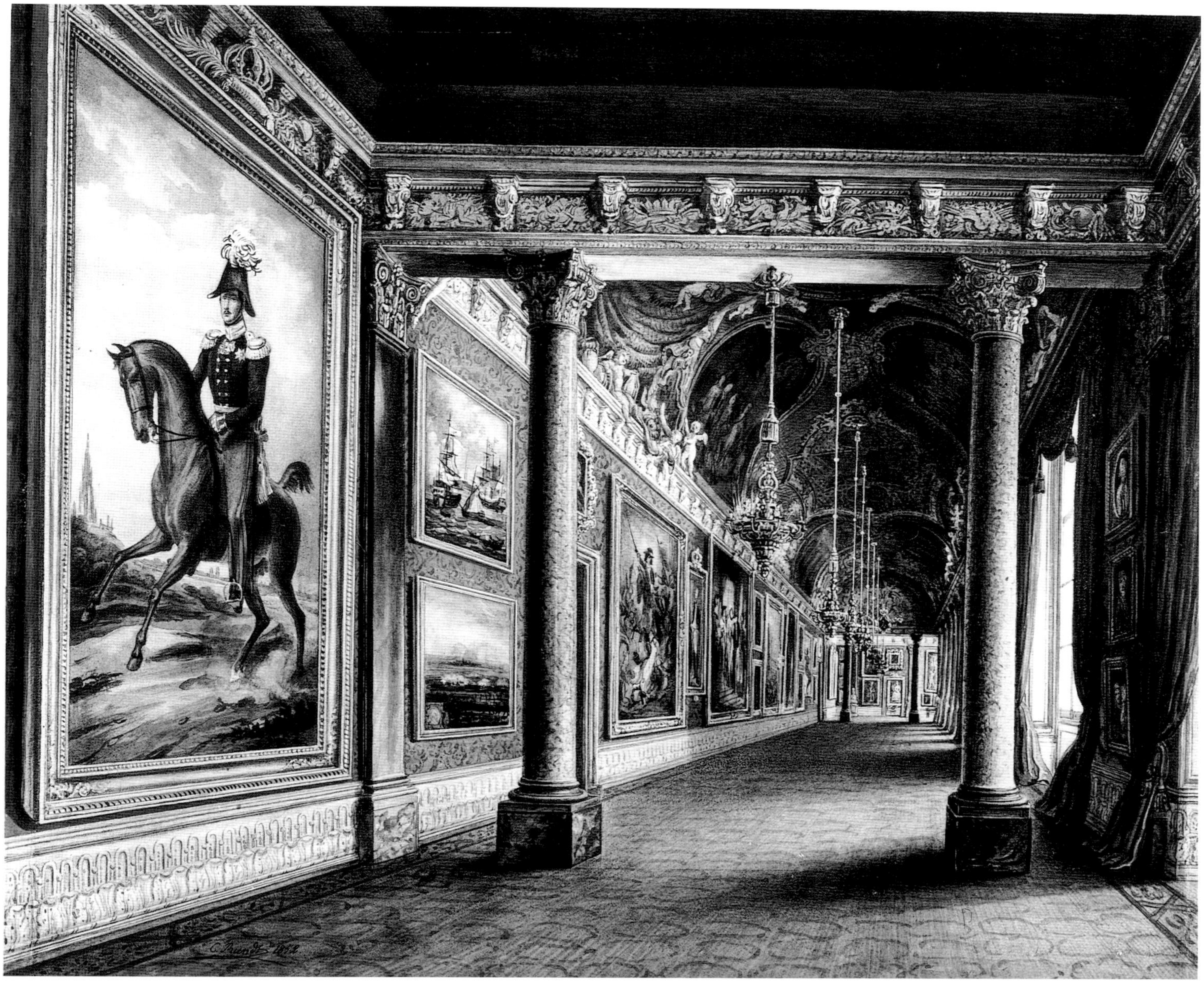

134 CARL RUNDT
Bildergalerie im Kgl. Schloß zu Berlin, von der alten Kapelle aus, 1852
Aquarell
Potsdam-Sanssouci, Staatl. Schlösser und Gärten

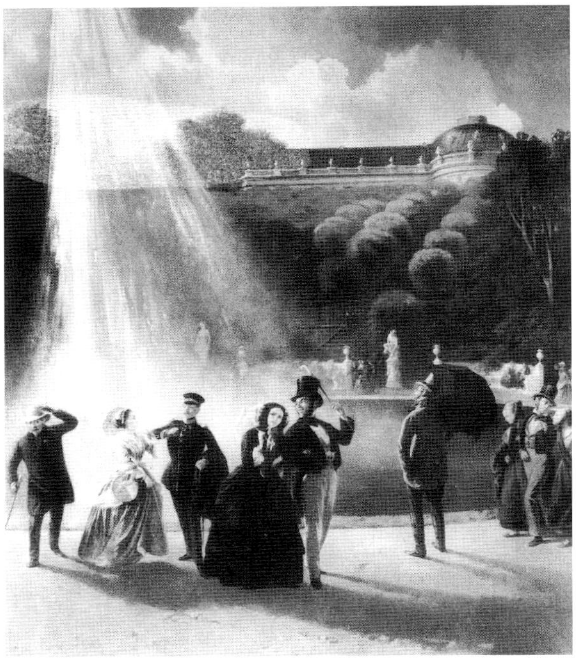

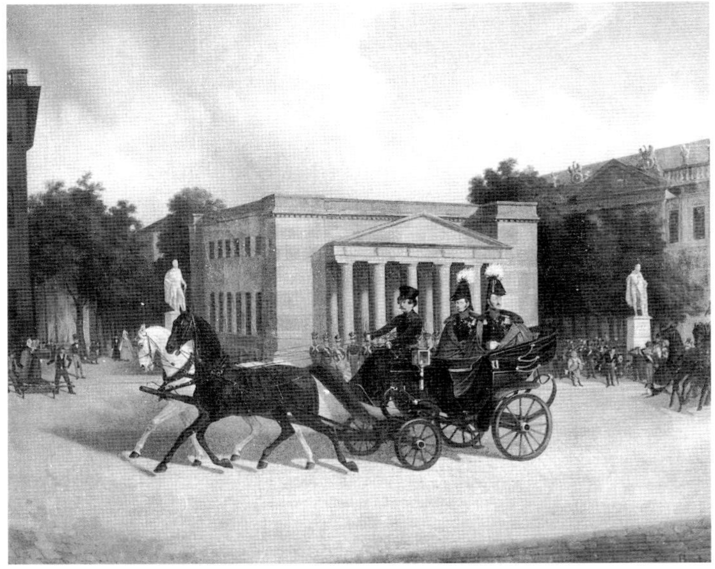

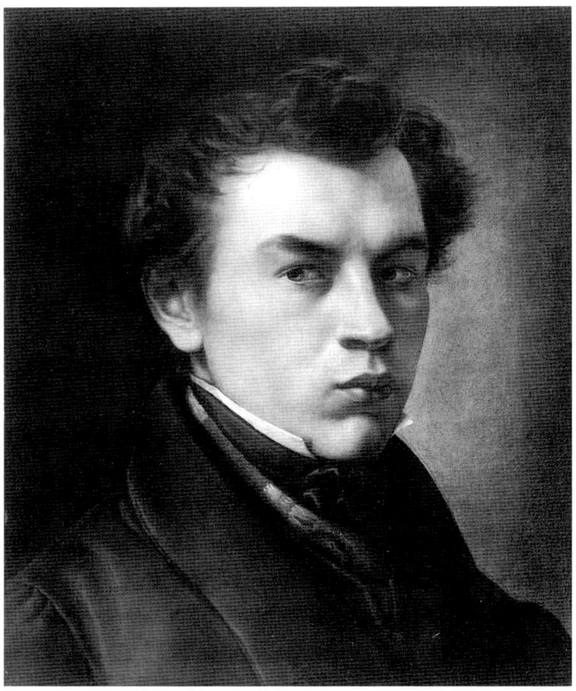

verraten, daß er Italien völlig anders erlebte als seine Vorgänger und Zeitgenossen. Das verstärkte sich noch bei seiner Reise in den Süden Italiens. Blechen sah allein die Natur, erlebte das ungewohnte Licht, das alles verwandelte. Den Bildungsballast, an dem so mancher Maler schwer trug, das Studium der Antike, der Bau- und Kunstwerke der Jahrhunderte, nahm er gar nicht erst ernsthaft auf. Hier und da skizzierte er auch einmal bedeutendere Bauten, aber die Natur und die Menschen bedeuteten ihm unendlich viel mehr, auch wenn er gewiß nicht ohne echte Bewunderung die Ausgrabungen in Pompeji besuchte und seine Eindrücke in leuchtend-farbigen Aquarellen festhielt. Für ihn aber war und blieb das Licht des Südens das größte Wunder. Er traute allein seinen Augen, brauchte keine literarisch-historischen »Unterweisungen«, er schaute und sog die blendende Helligkeit, die Hitze, den trockenen Sand und Staub, das tiefleuchtende Blau des Meeres und des Himmels mit allen Poren in sich ein und versuchte, allein in der Farbe wiederzugeben, was er in der südlichen Natur sah. Da gab es für seine Ölskizzen keine akademisch-braven, säuberlichen Vorzeichnungen mehr, auf die man auf der Akademie so viel Wert gelegt hatte, keine Ansichten in der Art der Vedutenmaler. Das Erlebnis des südlichen Lichtes muß Blechen in einen Rausch versetzt haben. Viel Zeit blieb ihm nicht – im ganzen war es nur ein Jahr –, und so war manches nur skizziert, nicht vollendet, trotzdem eine überreiche Ernte, mehr noch, etwas entscheidend Neues, das er nach Berlin heimbrachte, das aber zunächst nur wenige Men-

136 August von Rentzell
Die Überraschung an der Hauptfontäne in Sanssouci
Verbleib unbekannt

135 Eduard Holbein
Selbstbildnis
Berlin, SMPK, Nationalgalerie

137 August von Rentzell
Zar Nikolaus I. und König Friedrich Wilhelm III. in der Equipage vor der Neuen Wache, 1836
Berlin, SSG, Schloß Charlottenburg

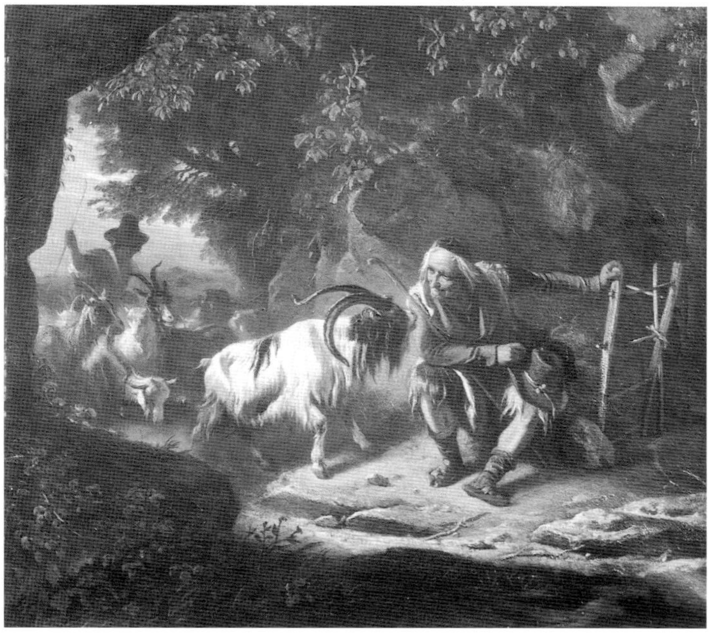

138 OTTO MEYER
Zwiegespräch
Kiel, Kunsthalle zu Kiel

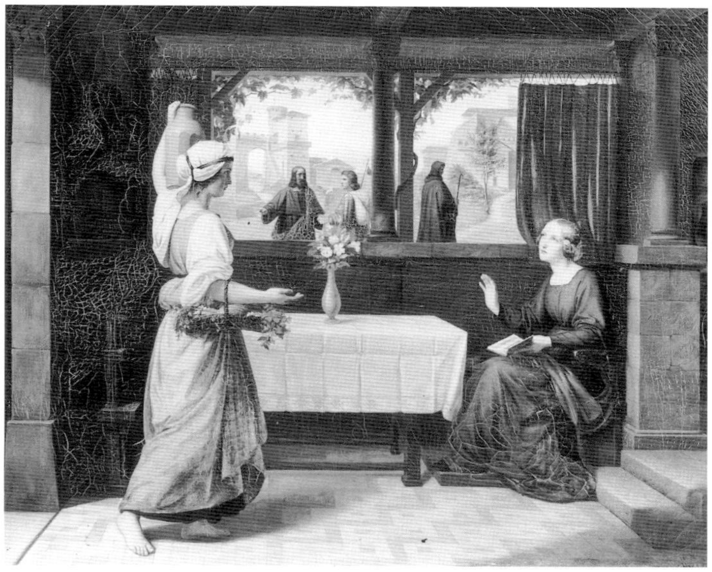

139 FELIX SCHADOW
Maria und Martha, 1842
Berlin, SSG, Schloß Charlottenburg

schen wirklich begriffen: Es war die Loslösung vom zeichnerischen Fundament, ohne das bis dahin nach akademischer Lehre Malerei nicht möglich war. Blechen war der erste Maler – und nur wenige minderbegabte Schüler folgten ihm zögernd darin –, der seine Gemälde nach sorgsam vorbereiteten Skizzen und Detailstudien rein aus der Farbe schuf. Die meisten großen Italiengemälde sind erst nach seiner Rückkehr nach Deutschland nach 1830 entstanden, die zahlreichen Aquarell- und Ölskizzen aber unmittelbar vor der Natur. Für uns sind sie abgeschlossene, im modernen Sinne »impressionistisch« wirkende Schöpfungen (diese Bezeichnung muß allerdings mit aller Vorsicht gebraucht werden), von seinen Zeitgenossen wurden sie jedoch in gewissem Sinne eher als unfertige Vorarbeiten angesehen.

Zu den schönsten, um 1830 in Berlin entstandenen
T 12 Bildern gehört das ›Kloster Sta. Scolastica bei Subiaco‹ in der weiteren Umgebung von Rom. Von einem sandigen Weg in der Tiefe geht der Blick von Westen hinauf zu der hochaufragenden, steilen Gebäudegruppe des Klosters, hinter der ein noch höher gelegener Campanile sichtbar ist. Zur Anhöhe hin hält ein Hirt mit seinen Schafen unter einem Busch im Schatten Rast und bläst auf seiner Flöte. Am Hang Agaven, Büsche und Bäume, Felsen und Berge im Hintergrund, kein lieblich-durchsonntes Arkadien, sondern gleißendes Licht, das auf einen von der Sonne ausgetrockneten Boden fällt, sengende Hitze, unter einem fast gnadenlos hellen Himmel. Der Blick aus der Tiefe auf die alten, anscheinend bis in den Himmel reichenden Gebäude hat den Maler fasziniert. Er hat dieses Motiv sogar dreimal wiederholt. Ohne »Vedute« zu sein – Ansichten im üblichen Sinne lagen ihm nicht –, gibt seine Darstellung den Eindruck der Landschaft und Architektur vollendet wieder.

In Rom hat er in den wenigen Monaten seines Aufenthaltes auch einige seiner Landsleute getroffen. Ein kleines auf Pappe gemaltes Ölbild gibt mit raschen Pinsel- 141
strichen den Garten und Eingang zum Atelier des Bildhauers Rudolf Schadow wieder, der als Sohn des Berliners Gottfried Schadow seinen Namen in Ridolfo italienisiert hatte. Gottfried Schadow hat Blechen in seinem bereits erwähnten Werk einen *»unvergleichlichen Skizzierer«* genannt, eine Äußerung, die für seine Zeit erstaunlich war, wenn man auch damals unter »Skizze« nur etwas Vorbereitendes verstand.

Blechens schönste Italienbilder entstanden als Ölskizzen in den Gegenden südlich von Rom am Golf von Neapel auf Capri, in Amalfi, am Golf von Salerno, später auch an der ligurischen Küste. Es waren Schöpfungen, wie sie bei anderen deutschen Malern in jenen Jahren noch nicht zu finden waren. Nach einem weiteren Aufenthalt in Rom ging Blechen auf die Rückreise, machte mehrere Zwischenstationen, wo er wiederum fast überall Landschaften und Menschen fand, die ihn fesselten und die er in seinen Skizzen notierte.

Eindrücke aus Mittelitalien sind festgehalten in Bildern wie ›Der Aufstieg nach Narni mit dem Zug der Maul- 142
esel‹ oder ›Badende Mädchen im Park von Terni‹. Das

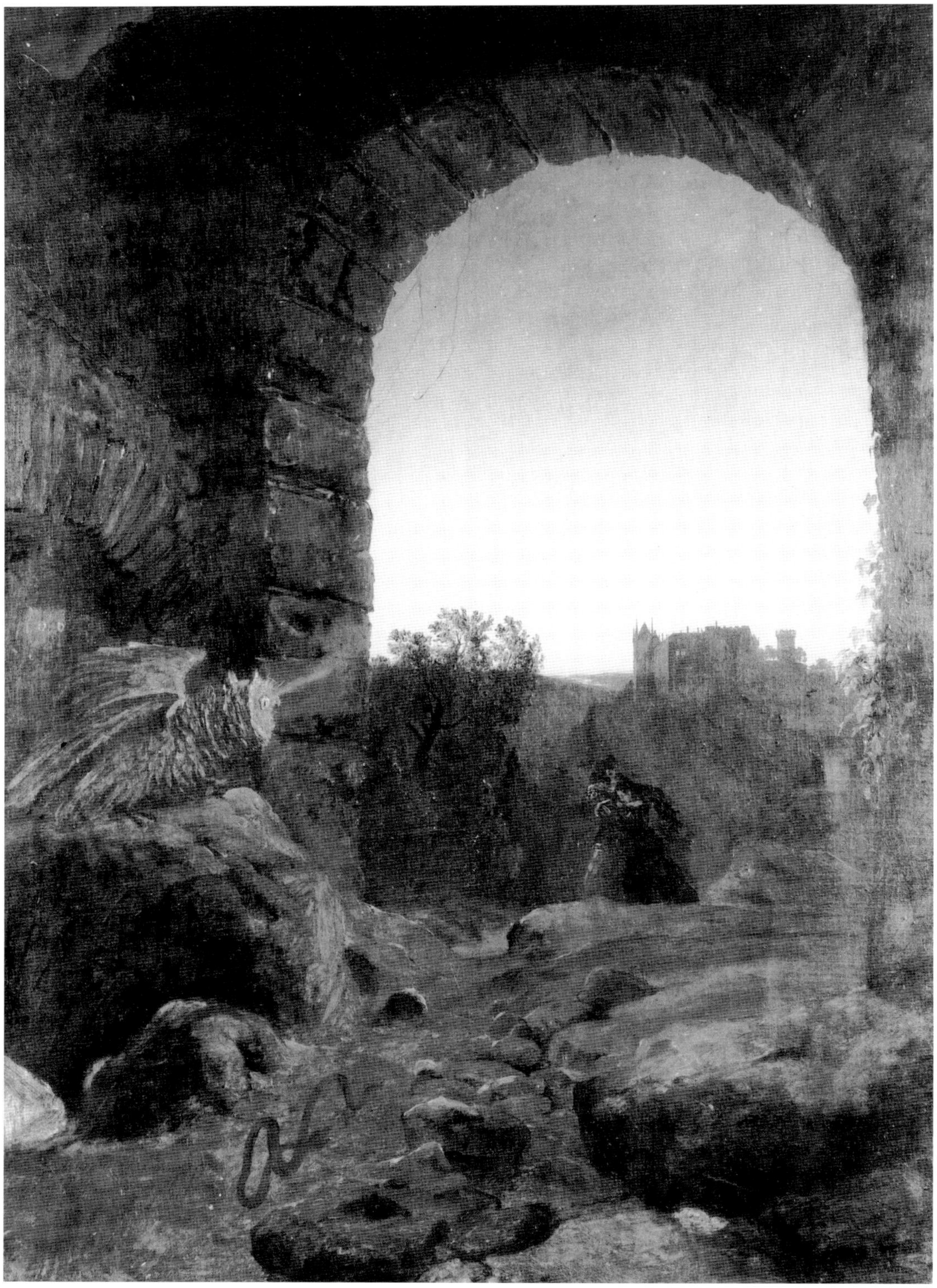

140 Carl Blechen
Ruine im Abendlicht
Münster, Westfälisches Landesmuseum für Kunst und Kulturgeschichte

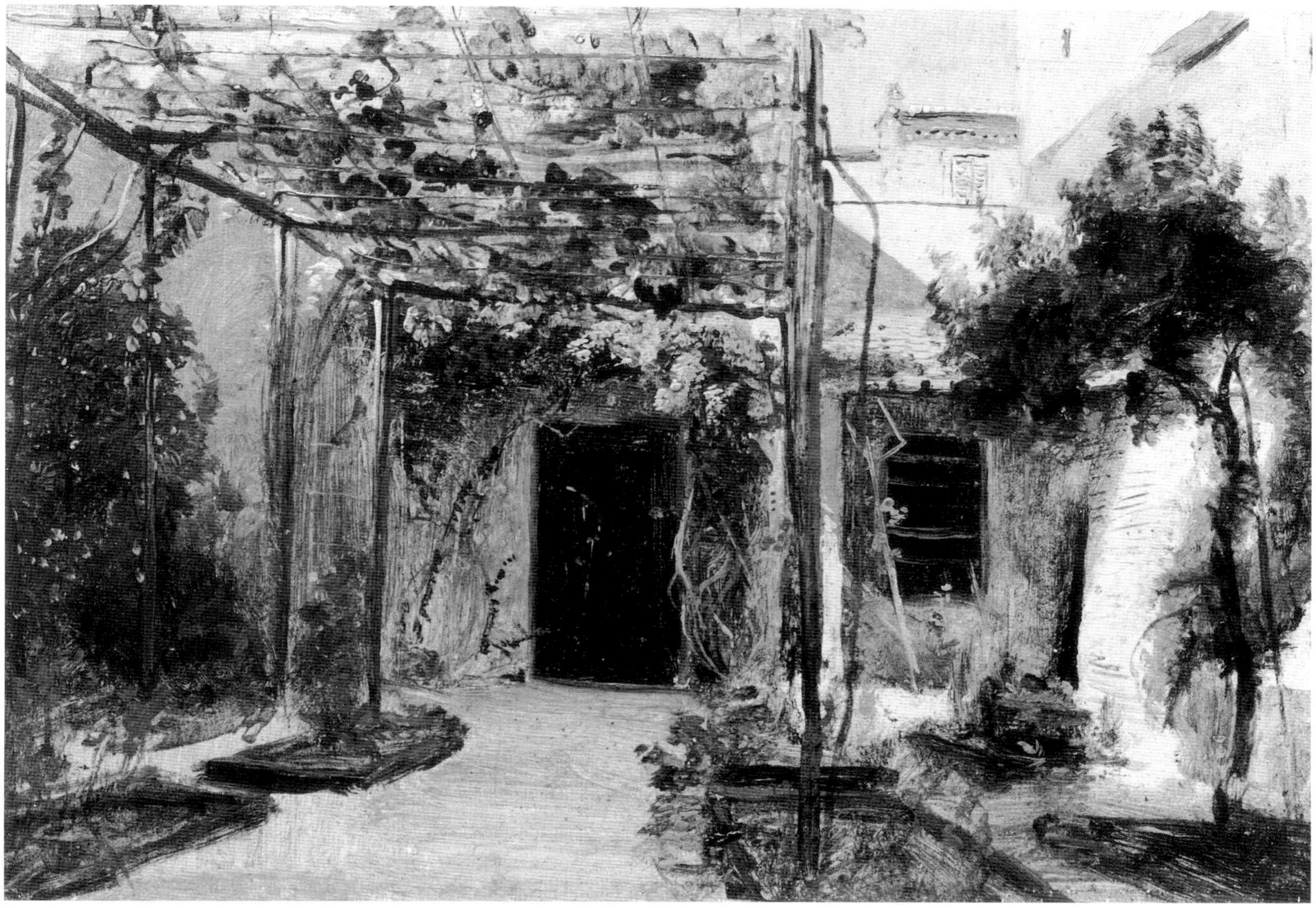

zuletzt genannte Bild hat wiederum etwas Geheimnisvolles. In Assisi entstanden Vorarbeiten zu dem Bild ›Assisi. Der Blick auf die Oberstadt mit Kirche und Kloster San Francesco‹; Pilger im Vordergrund beleben die Landschaft. In Ligurien lockte ihn die Küste mit dem Blick auf das Meer. Oft hat Blechen das Meer, wie beim Golf von La Spezia, mit einem einzigen, leuchtendblauen, breiten Strich dargestellt. Er schilderte es aber nicht nur im Sonnenlicht, sondern auch in anderen Stimmungen und Beleuchtungen.

Neben der Landschaft war es das italienische Volk, das er nicht nur als Staffage für seine Bilder wählte, sondern auch in zahlreichen Studien und Figurenbildern festhielt. Da gab es immer wieder Bäuerinnen, schöne junge italienische Mädchen, Hirten, Fischer oder die Pifferari und, meist in einsamer Landschaft, Pilger und Mönche, in denen er weniger die Religiosität als vielmehr romantisches Empfinden und Sehnsucht nach Einsamkeit zum Ausdruck brachte.

Das wohl bedeutendste Bild, dessen Farbskizzen er 1829 auf der Rückreise durch die Schweiz schuf, war der ›Bau der Teufelsbrücke‹ am St.-Gotthard-Paß. Hoch über T 11
dem Wasser der Reuß sollte die neue Brücke die alte baufällige ersetzen, auf der 1799 die Russen gegen die Franzosen gekämpft hatten. Der schwäbische Maler Johann Baptist Seele hat dieses Ereignis 1802 in einem Gemälde dargestellt. Die fast bis zum Bildrand aufragenden hohen Berge mit einem Stück Himmel darüber, das überhelle Licht, das auf den begonnenen Bau hinter der alten Brücke fällt, geben dem Gemälde wiederum einen beinahe gespenstischen Akzent; doch die im Vordergrund rechts sich ausruhenden Bauarbeiter führen den Betrachter unmerklich in die Realität zurück.

Der vergleichsweise kurze Aufenthalt in Italien hat Blechens Auffassung und Stil gewandelt. Seine künstlerische Handschrift hatte sich von akademischer Glätte und Bravheit völlig gelöst, war freier, spontaner geworden. Bei seinem Lehrer Lütke hatte er gründlich den »Baum-

141 CARL BLECHEN
Das Atelier des Bildhauers Rudolf Schadow in Rom, 1828 od. 1829
Bremen, Kunsthalle Bremen

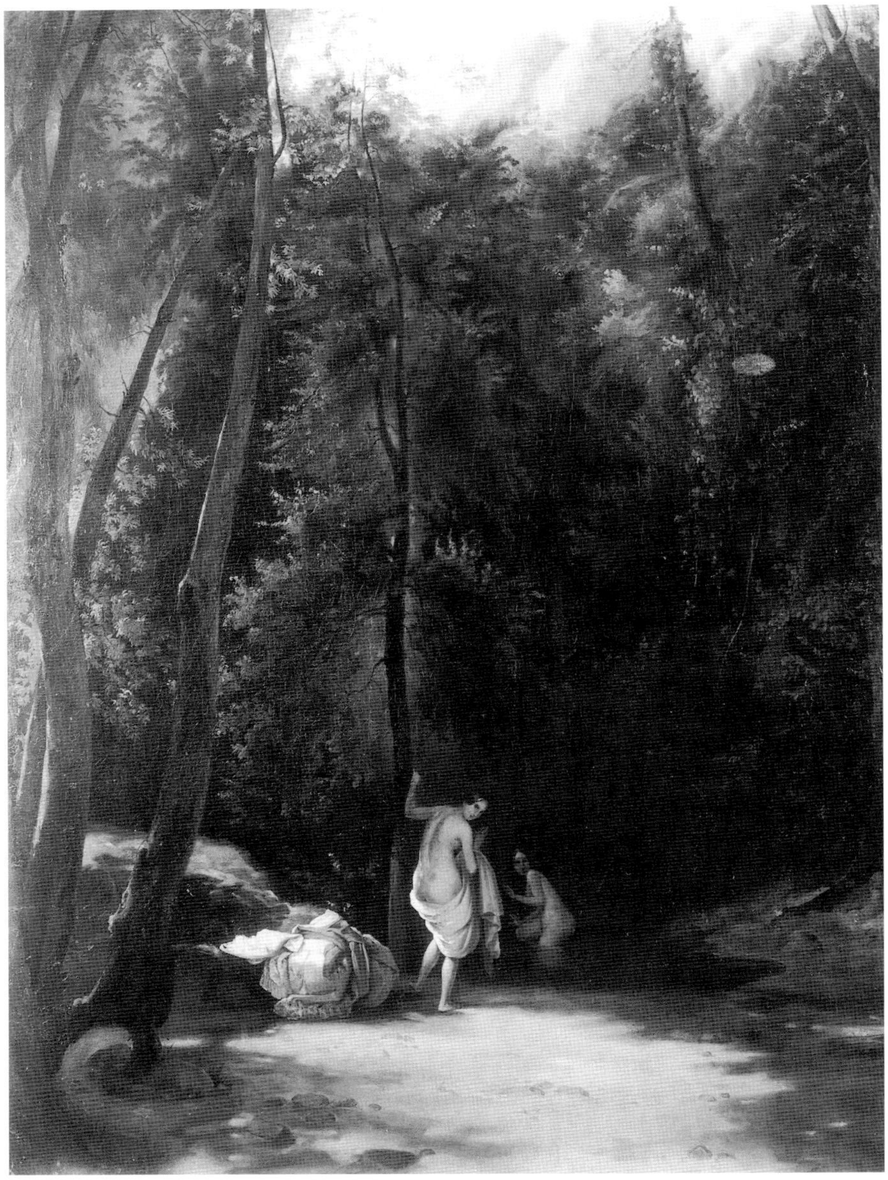

schlag« erlernt, und die Liebe zu Bäumen und zum deutschen Wald ist ihm geblieben. Sein Augenmerk galt nun auch wieder der näheren Umgebung Berlins, der märkischen Landschaft. 1833 unternahm er noch einmal eine Harzreise. In Potsdam hat Blechen vor allem gezeichnet und mit sparsamsten Mitteln ein paar wunderbar zarte Blätter geschaffen, die man fast mozartisch nennen möchte. Vor der Natur schuf er prachtvolle Baumstudien.
143 Sein lichtdurchflossenes ›Waldinneres mit Bach‹ ist nicht genau zu lokalisieren, es könnte sich dabei durchaus um eine Partie aus dem Spreewald handeln.

Hatte sich Blechen bis dahin schlecht und recht als freier Maler durchgebracht, so bedeutete seine besonders von Schinkel betriebene, 1831 erfolgte Ernennung zum Nachfolger seines verstorbenen Lehrers Lütke als Landschaftsmaler und Professor an der Berliner Akademie der Künste eine materielle Sicherung seiner Existenz, obwohl er noch immer unter mangelnder Anerkennung seiner Kunst litt. Sie wurde ihm endlich zuteil, als er 1834 die beiden Bilder ausstellte, die er im Auftrag Friedrich Wilhelms III. gemalt hatte: sie stellten das 1831 fertiggestellte (und 1880 abgebrannte) Palmenhaus auf der Pfau- 144
eninsel dar. Blechen hat das tropisch wirkende Innere des 144
Palmenhauses zunächst einfühlsam als fein durchgeführte Studien geschaffen. Bei den vom König erworbenen großformatigen Bildern ist der Pflanzenwuchs inzwi-

142 Carl Blechen
Badende Mädchen im Park von Terni, zwischen 1829 und 1835
Hannover, Niedersächsisches Landesmuseum, Landesgalerie

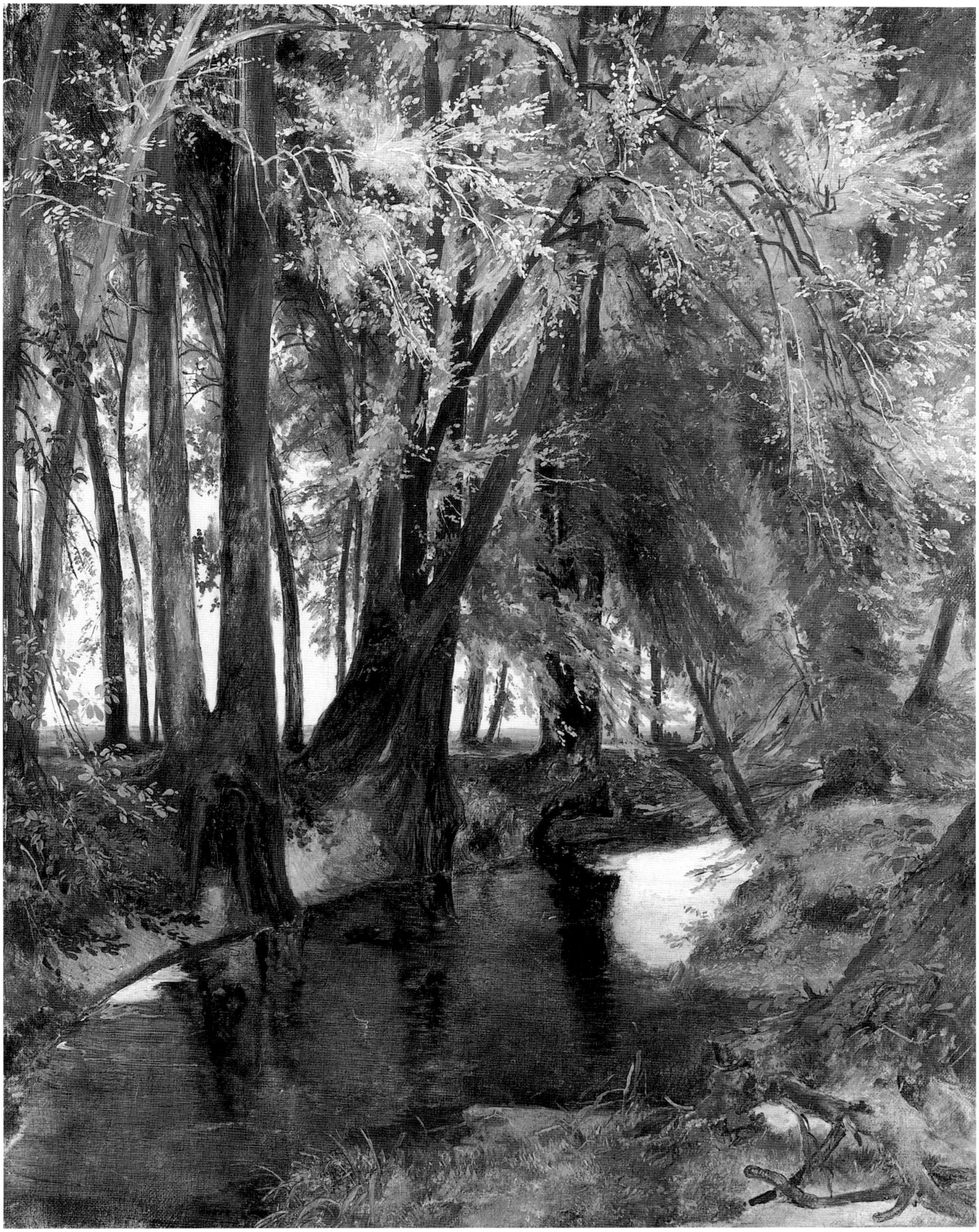

143 Carl Blechen
Waldinneres mit Bach, Anfang der 1830er Jahre,
Winterthur, Stiftung Oskar Reinhart

schen reicher geworden. Das durchgrünte Innere mit den kostbaren exotischen Pflanzen hat er naturgetreu als Innenraum-Veduten dargestellt, lediglich die Odalisken waren frei erfunden. Sie sollten den romantischen Reiz des Fremden erhöhen. Blechens Farben waren klar, leuchtend, fast hart, aber gerade diese Art der Malerei wurde vom Biedermeier-Publikum geschätzt. Auch vom Thema fühlten sich die Berliner angesprochen, denn sie waren stolz auf ihr Palmenhaus. Wiederum romantisch empfunden und gestaltet waren in jenen Jahren bis etwa 1835 die Darstellungen meist halb verfallener Klöster im Walde, vereinzelt mit Mönchen, die den Eindruck der Weltabgewandtheit und Einsamkeit solcher Bauten verstärkten.

Blechen hat seine Bilder meist nicht signiert und datiert, so können sie auch nur annähernd zeitlich einge-

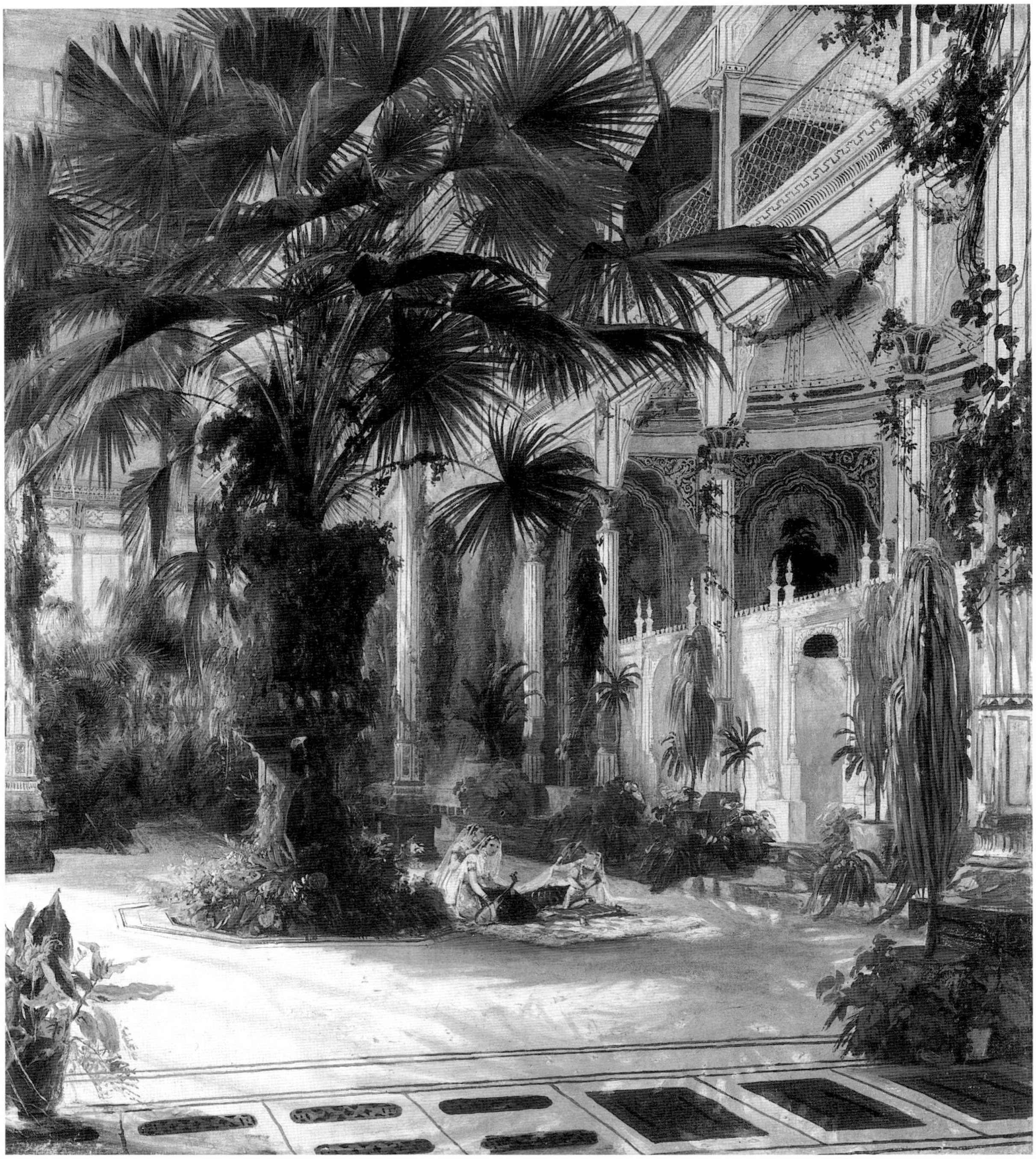

144a Carl Blechen
Im Palmenhaus auf der Pfaueninsel, um 1833
Öl/Papier auf Leinwand
Hamburg, Hamburger Kunsthalle

145 ordnet werden. Das fällt auch schwer bei dem Bild ›Landstraße im Winter bei Mondschein‹, einem romantischen Stimmungsbild aus der Mark Brandenburg. Auch hier spielt das Licht wieder eine entscheidende Rolle, der kalte weiße Mond läßt die schlanken Bäume im Gegenlicht als verzaubertes Ornament der Natur erscheinen.

Menschennäher, biedermeierlich-friedlicher waren seine Blicke auf Hausdächer und Stadtlandschaften, die sich in die Ferne verlieren. Der ›Blick auf Dächer und 146
Gärten‹ gibt ein schon fast verfallenes Dach eines schlichten Hauses wieder. Auch die übrigen Häuser – man mag den eingezäunten Bereich im Mittelgrund des Bildes kaum als Garten bezeichnen – sind schlichte, nur locker skizzierte Bauten in bräunlich-grünen Tönen. Dieser Blick, der so gar nichts äußerlich Gepflegtes oder Schönes bietet, ist von einer künstlerischen Wahrheit ohne-

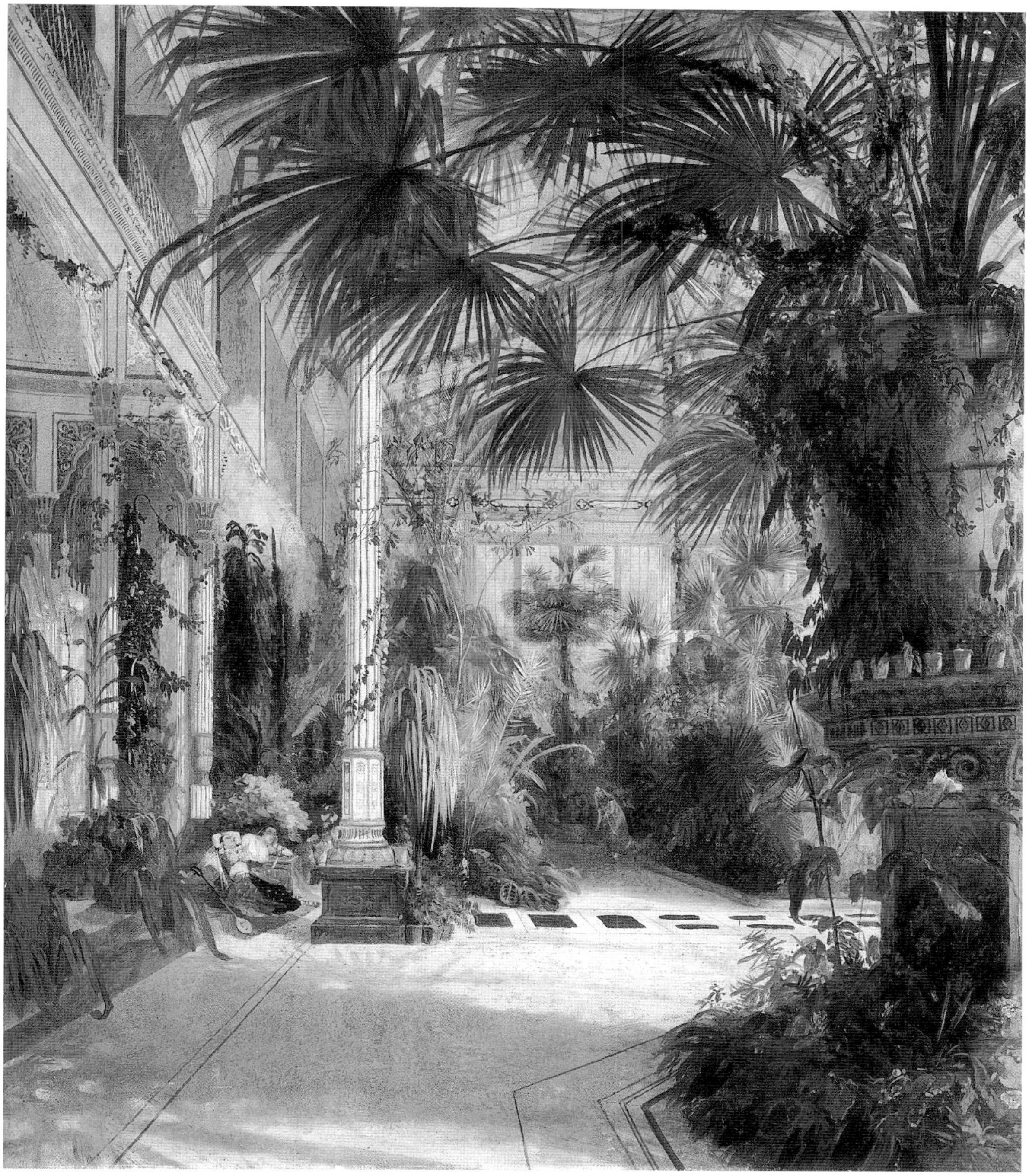

144b CARL BLECHEN
Im Palmenhaus auf der Pfaueninsel, um 1833
Berlin, SMPK, Nationalgalerie

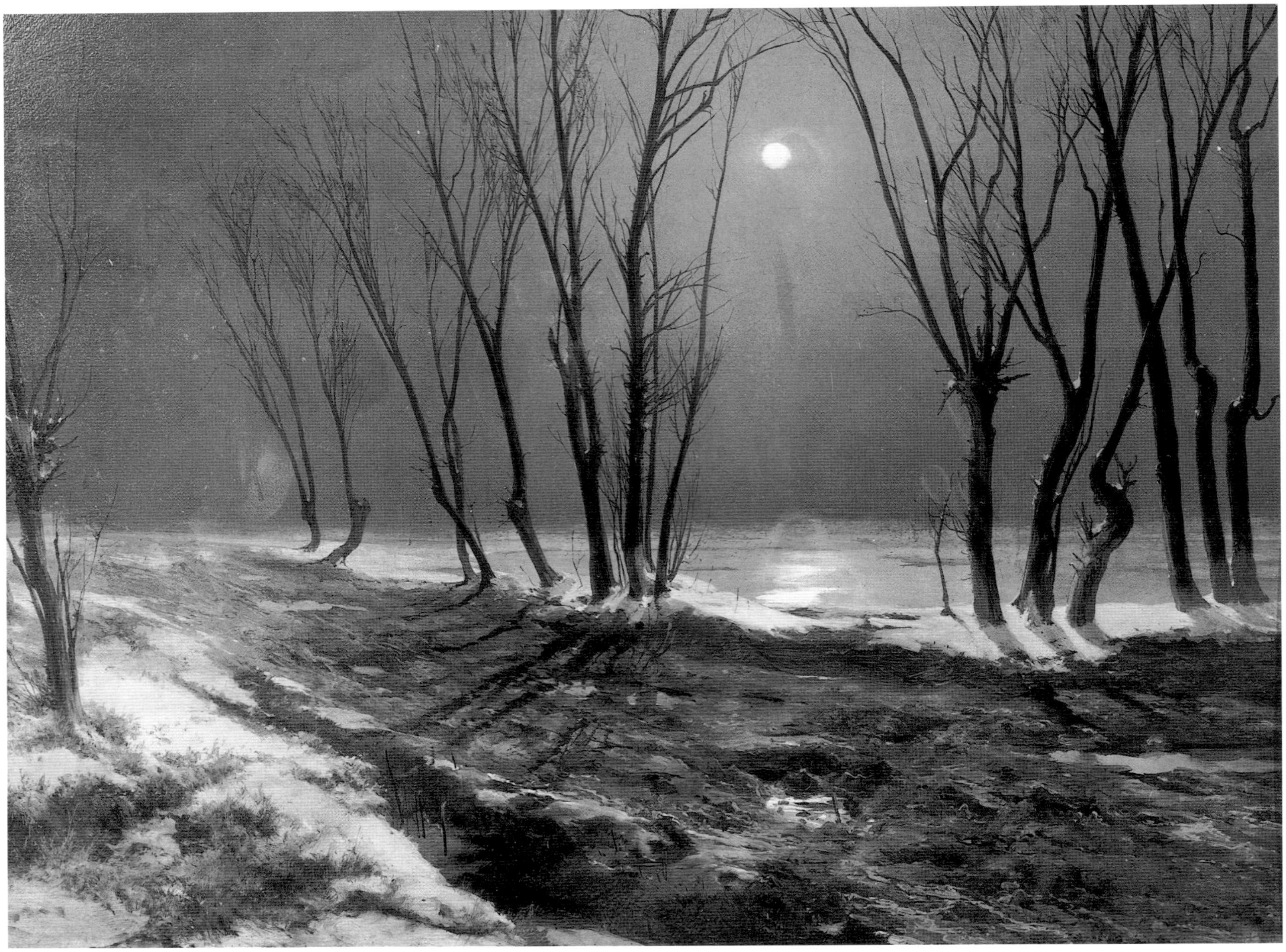

145 CARL BLECHEN
Landstraße im Winter bei Mondschein, nach 1829
Lübeck, Museum für Kunst und Kulturgeschichte der Hansestadt Lübeck, Behnhaus

gleichen. Mit diesem um 1835 entstandenen kleinen Ölbild auf Papier (auf Pappe aufgezogen) hatte Blechen einen völlig neuen, unkonventionellen Stil gefunden, an den gut zehn Jahre später Adolph Menzel anknüpfen sollte.

Ein anderes kleinformatiges Ölbild jener Jahre war thematisch für seine Zeit nicht minder erstaunlich. Während Landschaften damals gern durch Burgen, Schlösser, Klöster oder romantische Ruinen belebt wurden, wie auch Blechen sie gern darstellte, hat er einen äußerlich unschönen, plump wirkenden Bau mit eckigen Schornsteinen und einer gewaltigen Rauchfahne geschildert, ein
147 Walzwerk in Neustadt-Eberswalde: ein Bau des beginnenden Industriezeitalters, ein frühes Bild – allerdings nicht das erste – in diesem künstlerisch noch unerschlossenen Bereich der Malerei. Man sollte den inneren Anlaß dieser Darstellung allerdings nicht überinterpretieren. Das Walzwerk hat ihn gewiß vor allem als ein Kuriosum der Architektur gereizt. Im Vordergrund am Ufer des Finowkanals geht es mit den Fischern und den Anglern in bewährter Manier noch recht biedermeierlich-idyllisch zu. Trotzdem gehört das Bild als wichtiges Zeugnis an den Anfang der Industriedarstellungen in der deutschen Malerei und zeigt Blechens Weg von der Romantik zum Realismus.

Blechen fühlte sich in seinem Schaffen nicht verstanden. Das Publikum war zu sehr an die glatte »schöne« Malerei der Akademiker und deren bewährte Motive gewöhnt, um den großen Neuerer zu begreifen. Ein um 1836 (nach H. Brauer bereits 1825) entstandenes skiz-

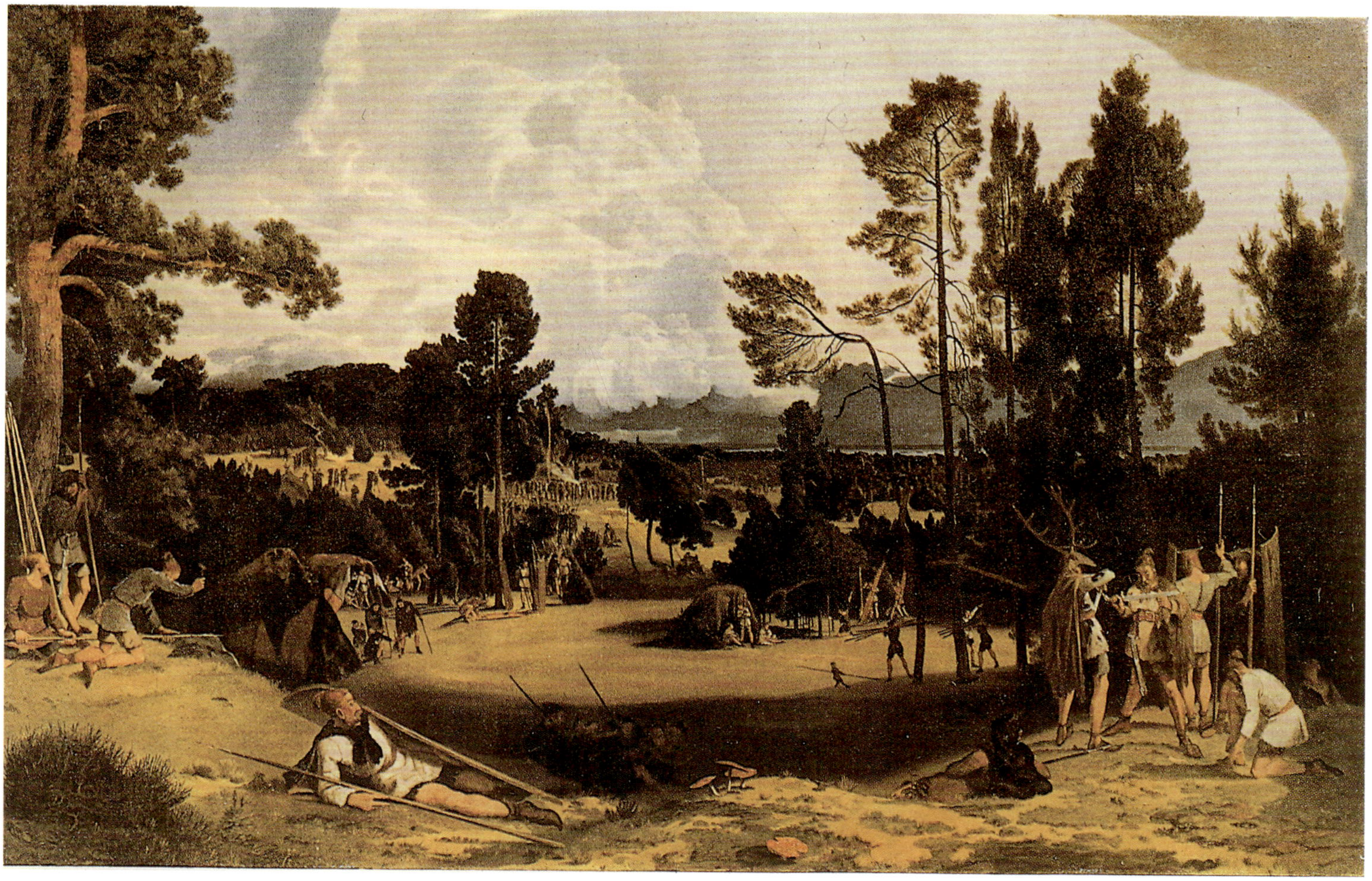

T9 Carl Blechen
Das Semnonenlager, 1828
Verbleib unbekannt

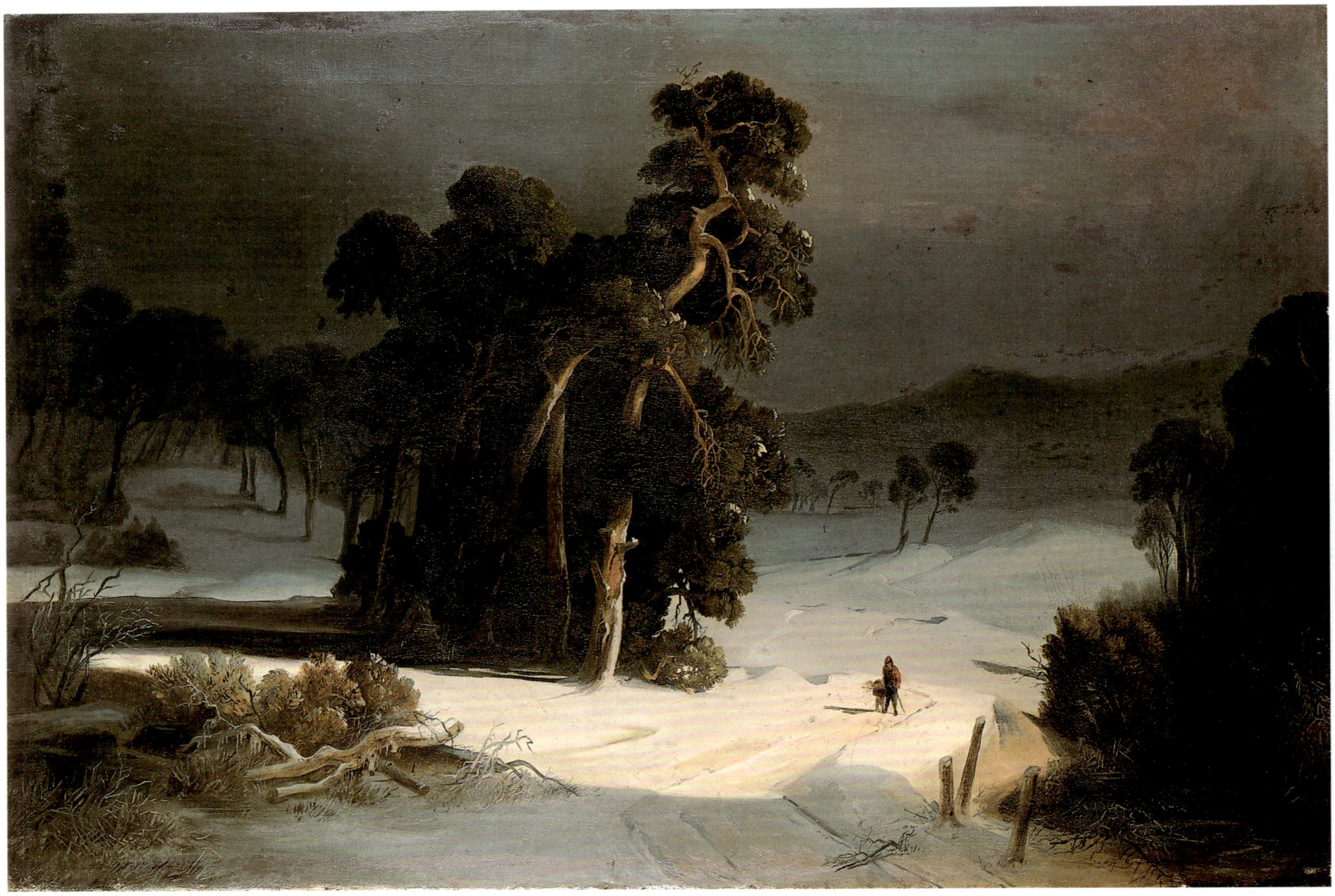

T 10 CARL BLECHEN
Märkische Winterlandschaft
Berlin, Berlin Museum
(Leihgabe der Bundesrepublik Deutschland)

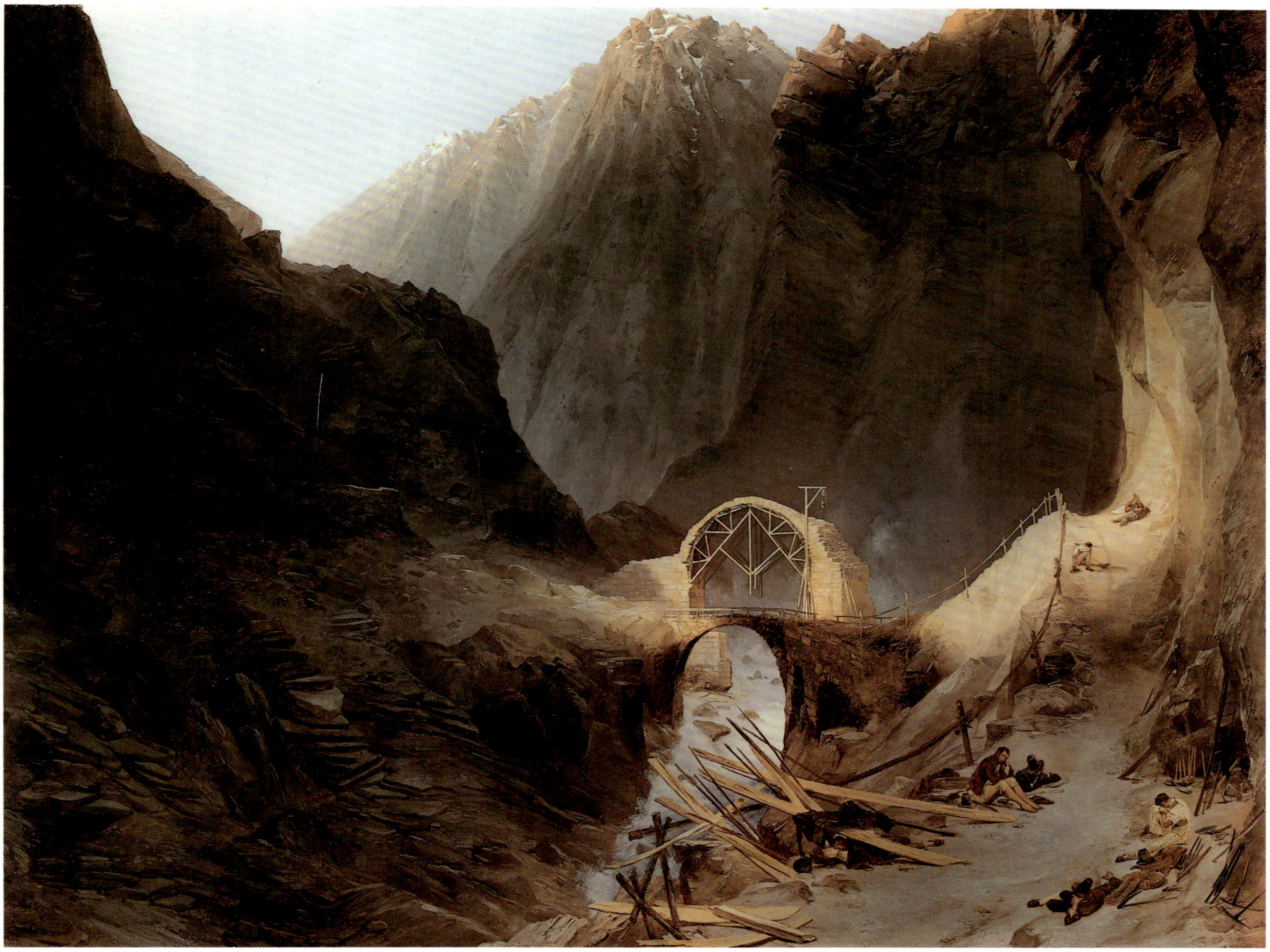

T 11 Carl Blechen
Bau der Teufelsbrücke, um 1833
München, Neue Pinakothek

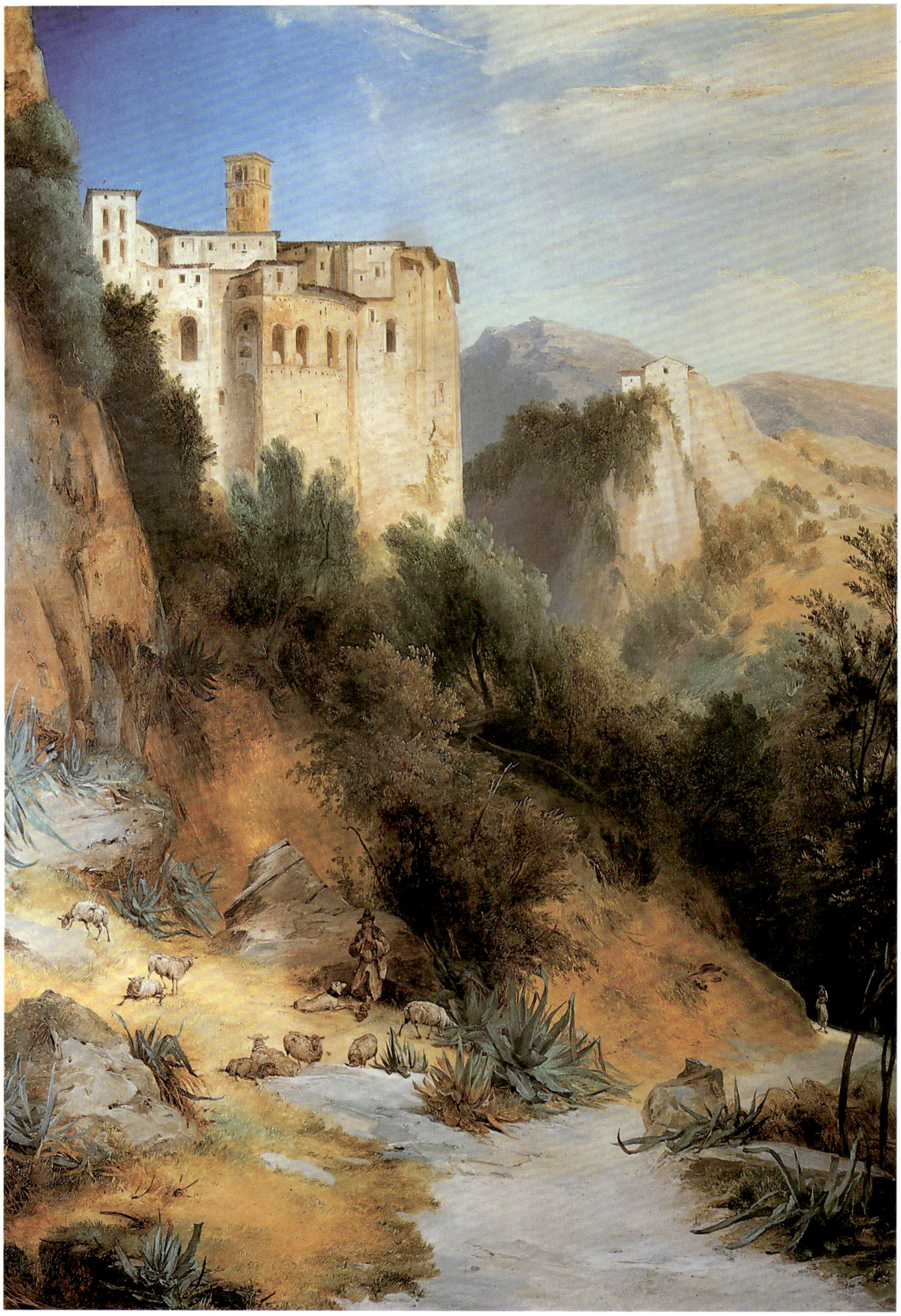

T 12 CARL BLECHEN
Das Kloster Santa Scolastica bei Subiaco, um 1832
Wuppertal, Von-der-Heydt-Museum

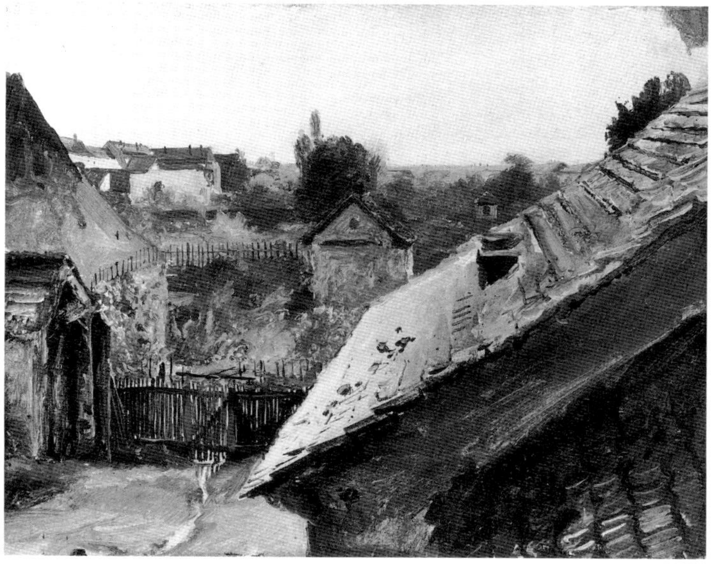

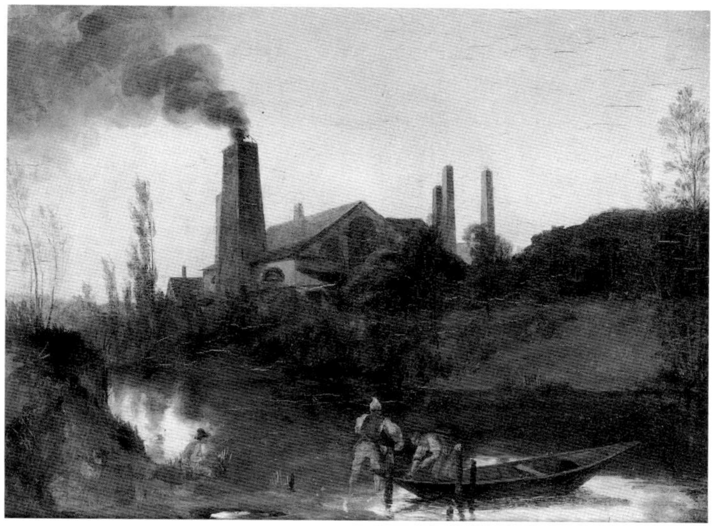

148 zenhaftes Selbstbildnis, das denen der jungen französischen Maler der époque romantique so ähnlich ist, zeigt tiefen Ernst und eine fast trotzige Bitternis in seinen Gesichtszügen.

In der zweiten Hälfte der dreißiger Jahre führte eine Verdüsterung seines Gemüts zu einer sich immer deutlicher abzeichnenden geistigen Verwirrung, so daß er sein Lehramt an der Akademie nur noch mit Unterbrechungen wahrnehmen konnte. Zu den Menschen, die ihm halfen und ihn auch finanziell unterstützen wollten, weil sie noch auf eine Heilung hofften, gehörte die ewig rührige Bettina von Arnim, die bei all ihren Bemühungen ein wenig über das Ziel hinausschoß und für die Gattin Blechens, die sie von oben herab behandelte, eine arge Belastung gewesen sein muß.

1840 starb Blechen erst zweiundvierzigjährig in geistiger Umnachtung. Die Berliner Malerei hatte mit ihm den ersten großen Maler verloren, der, befreit von akademischem Zwang, zu einer Malerei gelangte, die in ihrer zukunftsträchtigen Auffassung und Technik von den meisten Zeitgenossen noch nicht verstanden werden konnte. 1832 schrieb die Spenersche Zeitung über ihn und sprach damit aus, was die Mehrheit fühlte: *»Es ist nicht ganz leicht, sich der eigentümlichen Auffassung des Herrn Professor Blechen zu akkommodieren.«* Fast 100 Jahre später äußerte dagegen Karl Scheffler in der Zeitschrift »Kunst und Künstler«: *»Zwischen Schadow und Menzel, den knurrigen ›Altgesellen‹, steht der jung gestorbene Karl Blechen wie ein Prinz aus Genieland.«*

In knapp eineinhalb Jahrzehnten hat Blechen unglaublich viel geschaffen und erreicht. Eine kleine Einschränkung gibt es: Einige kleine Ölbilder und -skizzen unter seinem Namen stammten nicht von ihm selbst, sondern von einem seiner Schüler. In den Fragmenten seiner geplanten großen Blechen-Monographie hat Fontane erwähnt, daß der spätere Blechen-Sammler Bankier Brose bis zu seinem 21. Lebensjahr von seinem Vater alljährlich eine Kopie nach Blechen als Weihnachtsgeschenk erhalten hatte. In der darauffolgenden Zeit hat Brose allerdings ausschließlich Originalarbeiten von Blechen gesammelt. 1891 erwarb die Nationalgalerie einen wesentlichen Teil seiner Sammlung. Diese Kopien gerieten in Vergessenheit, so daß sie im Werkverzeichnis von Rave vermutlich mitgenannt sind. Börsch-Supan hat 1979 in seinem Aufsatz in der Festschrift für Martin Sperlich diese Tatsache wieder in Erinnerung gebracht und auch Beispiele aufgeführt, die Kopien sein könnten: *»Insgesamt 31 Werke, hauptsächlich italienische Skizzen, geraten in den Verdacht, Kopien zu sein.«* Es dürfte allerdings schwer, wenn nicht unmöglich sein, dies beweiskräftig zu erhärten.

Blechens Schüler sind, mit Ausnahme von Eduard Pape und Ferdinand Bellermann, in Vergessenheit geraten. Gewisse Ähnlichkeiten der Naturauffassung sind in frühen Werken von Arnold Böcklin zu finden, so in dessen Gemälden ›Der Einsiedler‹, 1863, ›Drachen in einer Felsschlucht‹, 1870 oder ›Herbst und Tod‹, 1870 (sämtlich in der Schack-Galerie München). Der einzige echte künstlerische Geistesverwandte sollte in einigen Werken seiner Frühzeit der 17 Jahre später geborene Adolph Menzel werden.

146 CARL BLECHEN
Blick auf Dächer und Gärten, um 1835
Berlin, SMPK, Nationalgalerie

147 CARL BLECHEN
Walzwerk Neustadt/Eberswalde, um 1834
Berlin, SMPK, Nationalgalerie

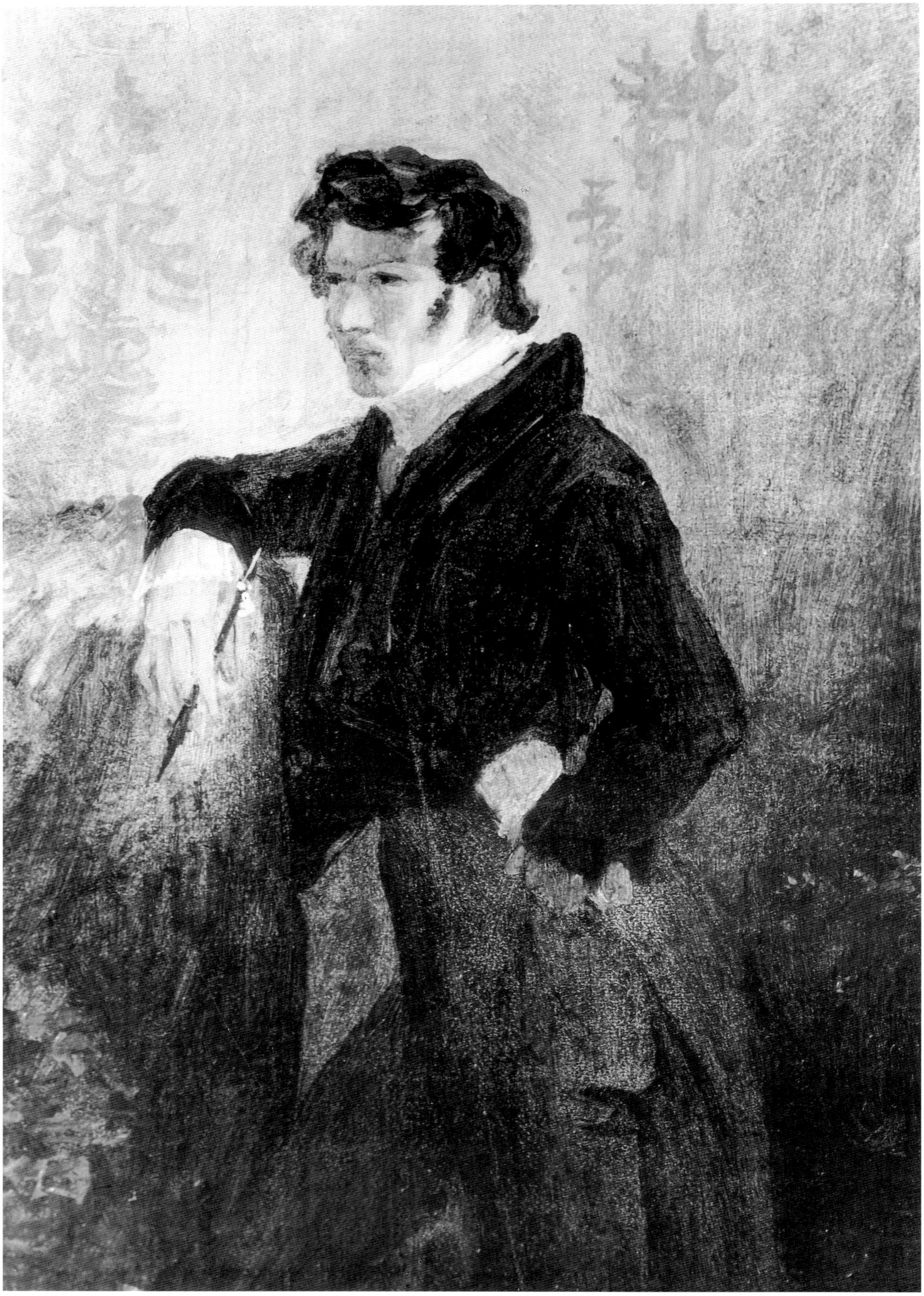

148 Carl Blechen
Selbstbildnis
Berlin, SMPK, Nationalgalerie

Der Berliner Realismus bis 1870

Das Biedermeier und sein Fortleben nach der Jahrhundertmitte

Das Berliner Biedermeier, das die Jahrzehnte von etwa 1815 bis zur Revolution 1848 umfaßt, war kein nur auf die bildende Kunst bezogener »Stil«, sondern im umfassenderen Sinn eine Kulturepoche, die sich in vielen Lebensbereichen der Bürger dokumentierte. Vieles davon ist erhalten geblieben. Da gibt es die Bürgerhäuser, die in ihren Formen schlicht-schönen, vom Empire oder deutschen Klassizismus her entworfenen Möbel, ferner die zum bürgerlichen Hausstand gehörigen Gegenstände des täglichen Gebrauchs, die Kleidung und die zahlreichen Bilder und graphischen Blätter, die den Alltag der Menschen mit all ihren kleinen und größeren Nöten, ihrem Humor, ihren Vergnügungen, kurz ihrer berlinischen Art darstellen. Der realistische Sinn der Berliner Maler kam diesem biedermeierlichen Stil sehr entgegen.

Der emanzipierte Bürger, mäßig wohlhabend, bemühte sich nun um Bildung, wozu auch der Zugang zur bildenden Kunst gehörte. Während früher in den Wohnstuben fast ausnahmslos Kupferstiche, Radierungen, später auch Lithographien hingen, wagten die Bürger sich seit der Mitte des Biedermeier auch öfter an kostspieligere Ölbilder. Und waren Porträts bislang hauptsächlich dem Herrscherhaus und bekannten Persönlichkeiten des öffentlichen Lebens vorbehalten, wollten nun auch wohlhabendere Berliner zu ihrer eigenen Freude und für ihre Nachkommen ihr gemaltes Konterfei an den häuslichen Wänden haben. Die Porträtmalerei in Berlin nahm daher bereits in den zwanziger Jahren des 19. Jahrhunderts einen ungeahnten Aufschwung, von dem auch mittlere

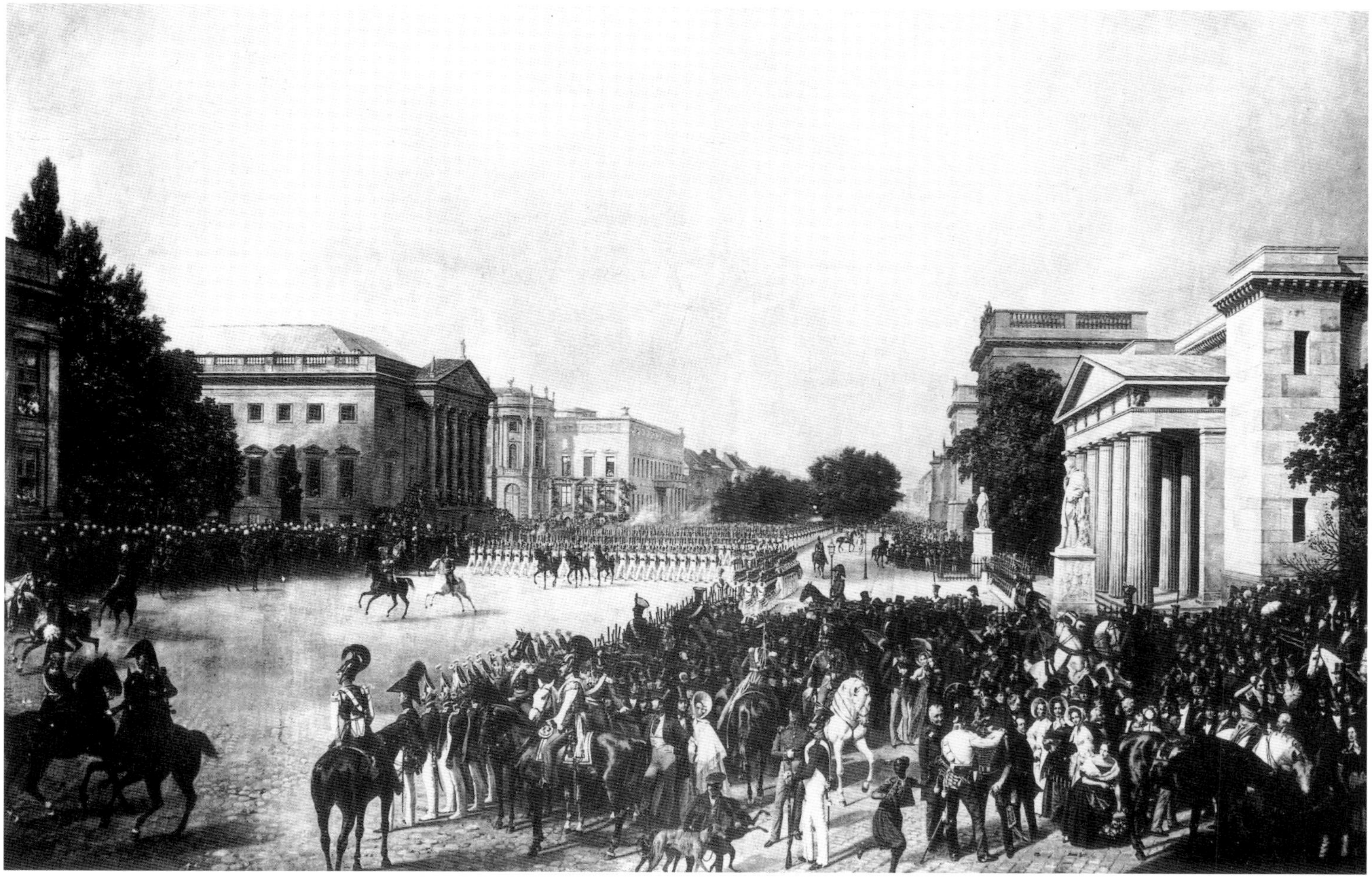

149 FRANZ KRÜGER
Parade auf dem Opernplatz, 1839
Potsdam-Sanssouci, Staatl. Schlösser und Gärten

und kleine Talente profitierten. Denn allzu viel durfte ein solcher Kunst-»Luxus« ja auch nicht kosten. Man war noch sparsam und lebte nicht über seine Verhältnisse. Ähnliches galt auch für bildliche Darstellungen Berlins, der Stadt, die größer und schöner wurde und auf die man mit Recht stolz sein konnte, wie denn auch andere Gattungen der Malerei beim bürgerlichen Publikum an Beliebtheit gewannen. In den meist humoristisch aufgefaßten Genredarstellungen sah sich das Berliner Volk selbst. Sittenschilderungen, besonders der humoristischen Art, blieben zumeist auf graphische Darstellungen beschränkt. Bei der Fülle der im Biedermeier entstandenen, thematisch breit gefächerten Ölbilder zeichnete sich eine klarere Scheidung der einzelnen Gattungen ab, es bildeten sich sogar im berlinischen Bereich neue, wie etwa die Jagd- und Tiermalerei, das Blumenstück oder das Stilleben, Themen, die vorher nur vereinzelt aufgegriffen worden waren.

Das positiv gestimmte Lebensgefühl des Biedermeier, das seinen Niederschlag auch in der bildenden Kunst gefunden hatte, sollte trotz der Revolution von 1848 besonders bei den älteren Malern in der bürgerlichen Behaglichkeit ihrer Lebensauffassung und des einmal erreichten künstlerischen Niveaus noch lange nachklingen.

Die Proträtmalerei: Franz Krüger, Julius Schoppe, Eduard Magnus und Maler in ihrem Gefolge

Unter den Porträtmalern in Berlin, die vom Bürgertum und vom Herrscherhaus gleichermaßen mit Aufträgen überhäuft wurden und ein kaum überschaubares Lebenswerk hinterlassen haben, stand FRANZ KRÜGER an erster Stelle, war er doch außerdem Schöpfer der bedeutendsten Paradebilder seiner Zeit und ein ebenso begabter Pferdemaler. Als Fünfzehnjähriger war er nach Berlin gekommen, wo er nach dem für ihn wenig ergiebigen Besuch der Akademie sich in den königlichen Marställen dem intensiven Studium der Pferde widmen durfte und

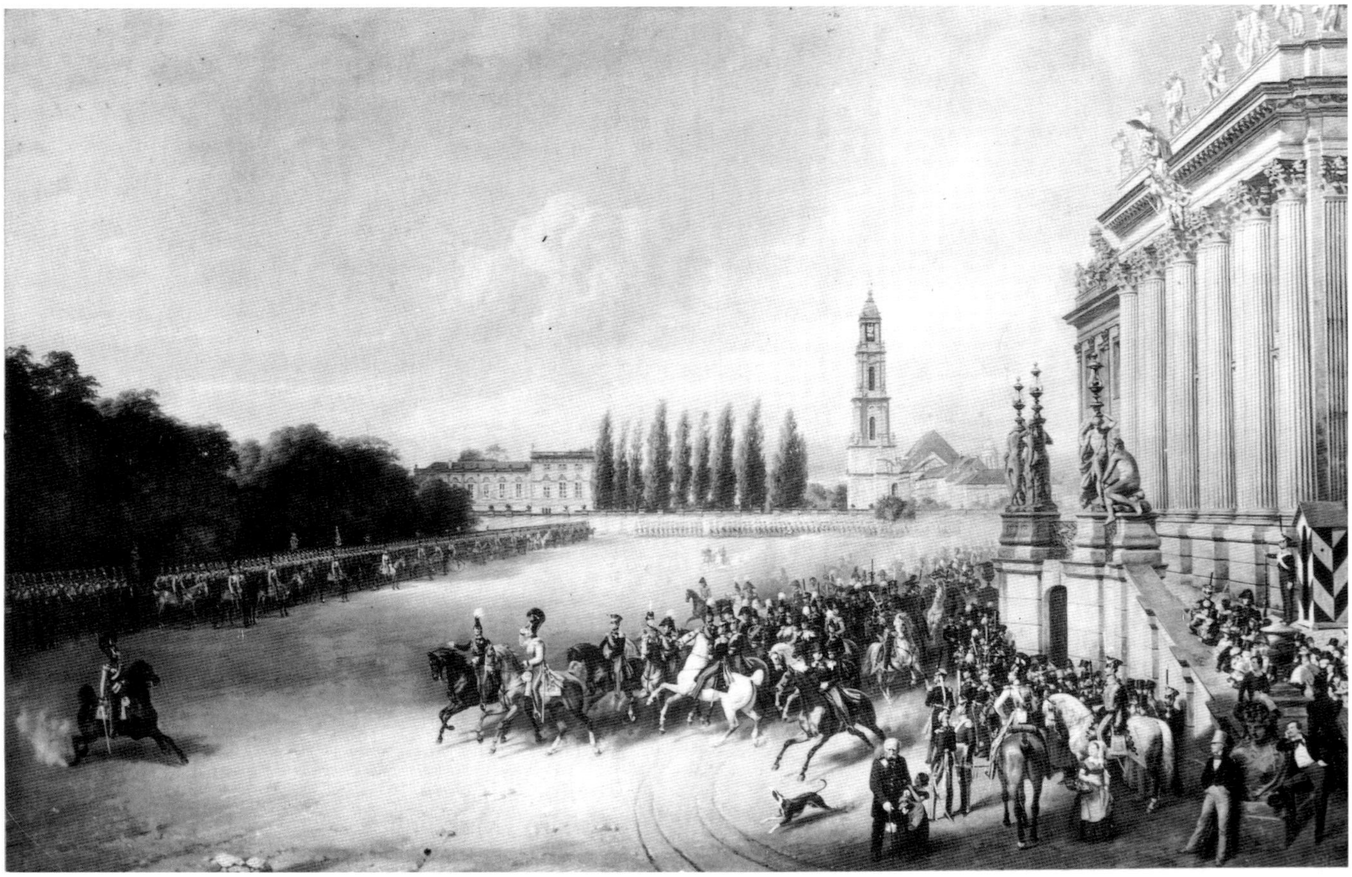

150 FRANZ KRÜGER
Parade in Potsdam, 1849
Berlin (Ost), Staatl. Museen zu Berlin, Nationalgalerie

schon bald mit Pferde- und Jagdbildern an die Öffentlichkeit trat. Gefördert wurde er durch den Prinzen August von Preußen und Generalfeldmarschall von Gneisenau, die sich von ihm in Reiterpositur malen ließen.

Für seine Laufbahn entscheidend war das Jahr 1824, als er die in Kreide ausgeführten Bildnisse der Königlichen Familie schuf und von Friedrich Wilhelm III. den Auftrag zu einem Paradebild bekam, an dem er fünf Jahre arbeitete. Es handelte sich um eine Truppenschau, bei der Großfürst Nikolaus, der spätere Zar, seinem Schwiegervater, Friedrich Wilhelm III., das 6. Brandenburgische Kürassier-Regiment vorführte, dessen Chef er seit seiner Eheschließung mit Prinzessin Charlotte von Preußen war. Nicht nur die Parade selbst, auch die Kulisse der Straße Unter den Linden in der Höhe der Neuen Wache und alle militärischen Details hat Krüger glänzend gemeistert. Solche Ereignisbilder behielten auf jeden Fall einen militärisch-dokumentarischen Wert. Populär aber wurden Krügers Paradebilder ihres »zivilen« Aspektes wegen: sie zeigten die Zuschauer, die das militärische Schauspiel zwar interessiert von der anderen Straßenseite aus verfolgten, vor allem aber bei diesem Spektakel sich begegnen und sich sehen lassen wollten. Und da waren denn auch zur Freude der Betrachter in der Menge etliche populäre Berliner Persönlichkeiten deutlich zu erkennen, hohe Offiziere, Künstler, Gelehrte. Das alles war dargestellt im schönsten Sonnenschein mit verschiedenen Abstufungen von Licht und Schatten. Das gelungene Kompositionsschema hat Krüger bei dem späteren Paradebild des 1. Garde-Regiments zu Fuß von 1839 wieder 149
angewendet. Bei der späten Parade im Lustgarten vor 150
dem Potsdamer Stadtschloß von 1849 – ein historischer Rückgriff auf die frühere Übergabe des 6. Kürassier-Regiments durch den König an den Großfürsten Nikolaus – ist er mit weit weniger Zuschauern ausgekommen. Zwei weitere Ereignisbilder bleiben noch zu erwähnen: Im Auftrag von Zar Nikolaus I. malte der häufig in Rußland weilende Krüger das Bild ›Russische Garden vor 151
dem Schloß Zarskoje Szelo‹: es zeigt nicht ein Regiment in strengem Paradeschritt, sondern Offiziere und Soldaten, die gerade pausieren und sich locker begegnen. Seine Darstellung der Huldigung vor Friedrich Wilhelm IV. 152
von 1840, 1844 vollendet, mit den Menschenmassen vor der Lustgartenfront des Schlosses, fiel wesentlich trocke-

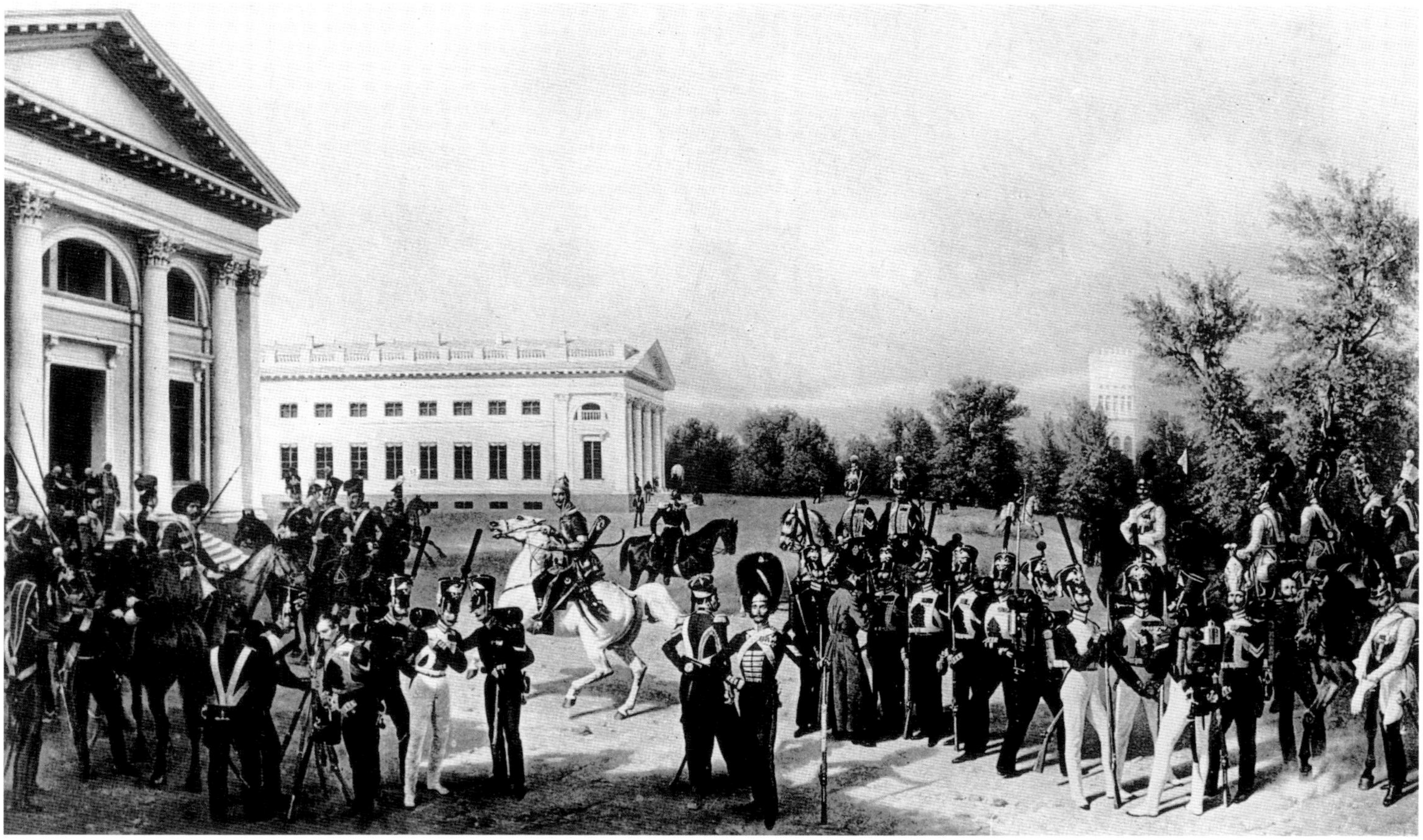

151 Franz Krüger
Russische Garden
Früher Petersburg, Zarskoje-Szelo

ner aus. Es ist, als habe er zuviel gewollt und nicht mehr
den Elan aufgebracht, mit dem er die Paradebilder von
1829 und 1839 gestaltet hatte. Besonders gelungen war
153 allerdings die rechte Ecke des Bildes, die auf einer Tri-
büne die prominenten Berliner als Zuschauer zeigte, wel-
che recht unterschiedlich auf das Schauspiel reagierten.
Krüger selbst äußerte 1841 in einem Brief, daß die in der
Wirklichkeit großartige Huldigungsszene im Gemälde
indessen höchst monoton und langweilig wirke.

Alle diese Riesenaufgaben hat der Maler neben seinen zahllosen Porträt-Aufträgen nicht allein bewältigen können. Seine Schüler Carl Steffeck, Gustav Schwarz, Adolf Perdisch, Karl Beckmann, auch Eduard Gaertner und Carl Graeb, halfen ihm vor allem bei der Architektur, zuweilen auch bei der Landschaft, nicht weil es ihm am Können, sondern an der Zeit fehlte. Der Maler hat diese Mithilfe niemals verschwiegen.

Franz Krüger, der königstreue Patriot, Maler des
Herrscherhauses und der erlauchten Jagdvergnügungen,
hat aber auch dem Berliner Volk »aufs Maul geschaut«
und sich an den volkstümlichen Serien, die von den
Gebrüdern Gropius herausgegeben wurden, mit berli-
nischem Witz beteiligt. Auch in dem Ölbild ›Einklei- 154
dung beim 4. Kürassier-Regiment‹ von 1835 schilderte er
humorvoll die mangelnde Begeisterung der jungen Ein-
berufenen, die nur widerwillig ihre zivile Kleidung gegen
die Uniform – und mochte sie noch so schmuck sein – ein-
tauschten. Gelegentlich hat Krüger, ähnlich wie Scha-
dow, sich sogar an Karikaturen gewagt.

Als Porträtist war er äußerst vielseitig und ein glänzen-
der Beobachter, der bei den Bildnissen berühmter Per-
sönlichkeiten zwar auf eine gewisse Haltung bedacht war,
aber den Dargestellten niemals schmeichelte. Eines sei-
ner repräsentativsten und gelungensten Bildnisse ist
zweifellos das um 1817 entstandene des Prinzen August 155
von Preußen, das diesen in Uniform stehend in seinem
gelbseiden ausgeschlagenen, von Schinkel eingerichte-
ten Empfangszimmer seines Palais in der Wilhelmstraße

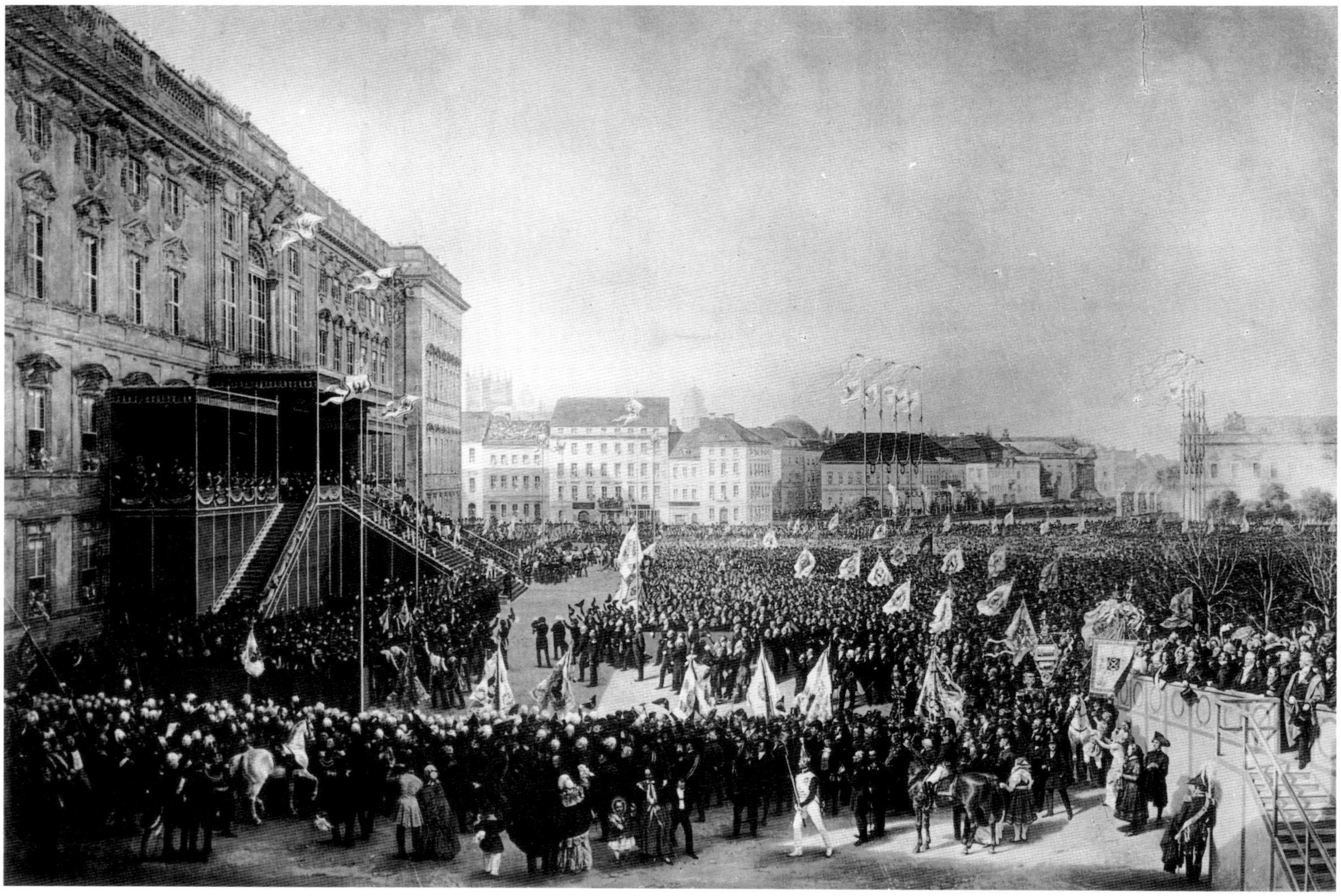

152 Franz Krüger
Huldigung vor Friedrich Wilhelm IV.
am 15. 10. 1840, 1844
Früher Berlin, Kgl. Schloß

darstellte. Die Rückwand des Raumes wird beherrscht von dem zauberhaften Bildnis der schönen, von Krüger im Gesichtsausdruck leicht veränderten Madame Récamier von François Gérard aus dem Jahre 1805, ein zarter Hinweis auf die entsagungsvolle Liebe des Prinzen zu der geistreichen Französin, die er bei Madame de Staël in Genf kennengelernt hatte. Julie Récamier hatte das Bildnis dem Prinzen geschenkt; nach dessen Tod kam es an sie zurück. Das Militärische, aufrecht Preußische in der Haltung des Prinzen verbindet sich hier auf das glücklichste mit der zarten Weiblichkeit der Récamier und mit der Erinnerung an die Romanze der beiden, angedeutet durch das Porträt von Gérard und der vornehm-zurückhaltenden Umgebung des Raumes. Gérard hatte 10 Jahre später, 1815, ein Bildnis Friedrich Wilhelms III. in Paris geschaffen. Nicht minder gelungen war das Brustbild des
156 jungen musischen Prinzen Carl von Preußen, das im Hintergrund am jenseitigen Havelufer das Casino seines Schlosses Glienicke zeigt. Friedrich Wilhelm III. ist von Krüger in offiziellen Bildnissen und nach dem Tode der Königin in einem bescheideneren Brustbild vor dem Mausoleum im Park des Schlosses Charlottenburg dargestellt worden, ebenso Prinz Wilhelm zu Pferde, mit ihm selbst als Begleiter ausreitend. Ein charakteristisches
Bildnis Friedrich Wilhelms IV. zeigt ihn in ganzer Figur 157
in seinem Arbeitskabinett in der alten Kapelle des Berliner Schlosses inmitten seiner Sammlungen. Wie es seit dem Biedermeier üblich war, ist jeder übertrieben repräsentative Aufwand in bezug auf die Person des Herrschers vermieden. Man gab sich eher bürgernah und richtete auch den gesamten höfischen Lebensstil danach aus. Friedrich Wilhelm IV., der Universaldilettant, wie er sich selbst auch nannte, wirkt hier wie ein guter Hausvater und stiller Gelehrter, der bei seinen Studien von der Außenwelt nicht allzugern belästigt werden möchte.

Die Porträts bekannter und bedeutender Persönlichkeiten des damaligen Berlin schuf Krüger meist in kleinerem Format als Brustbildnisse oder in Halbfigur, weil

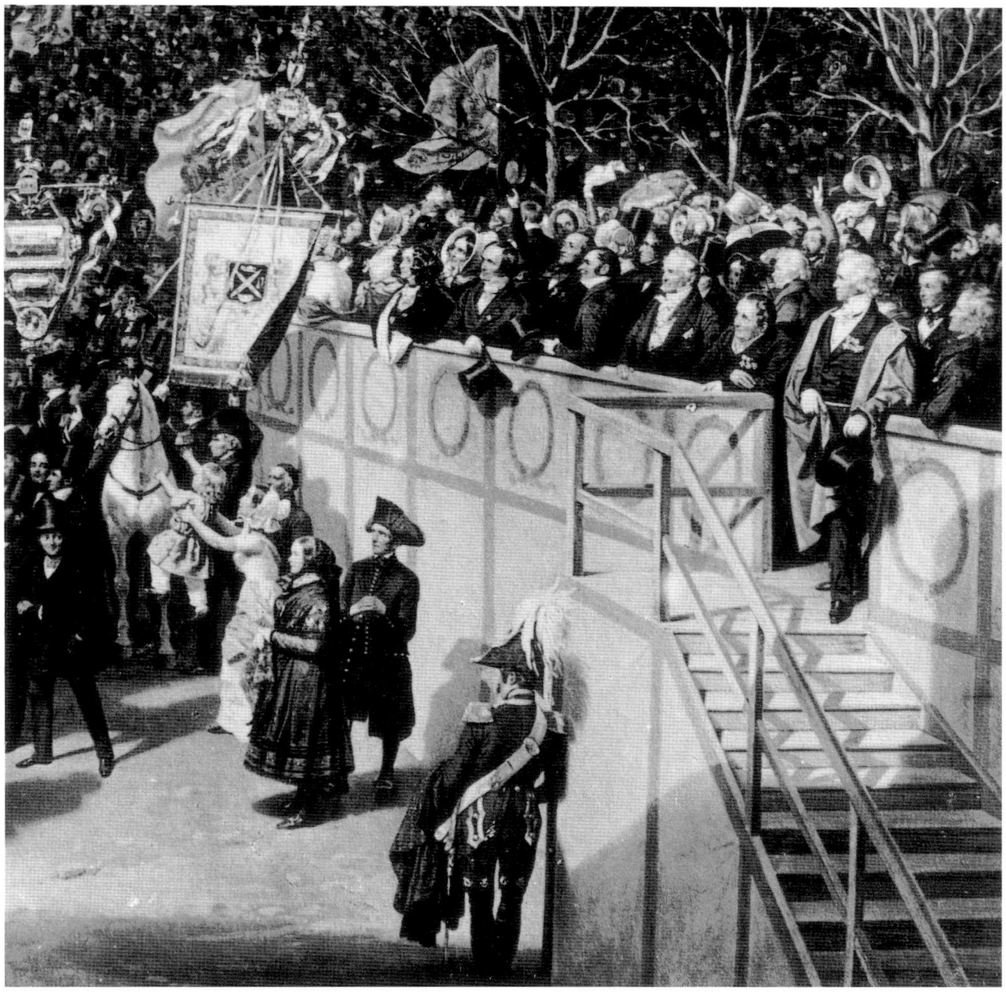

153 Franz Krüger
Detail aus Nummer 152
Verbleib unbekannt

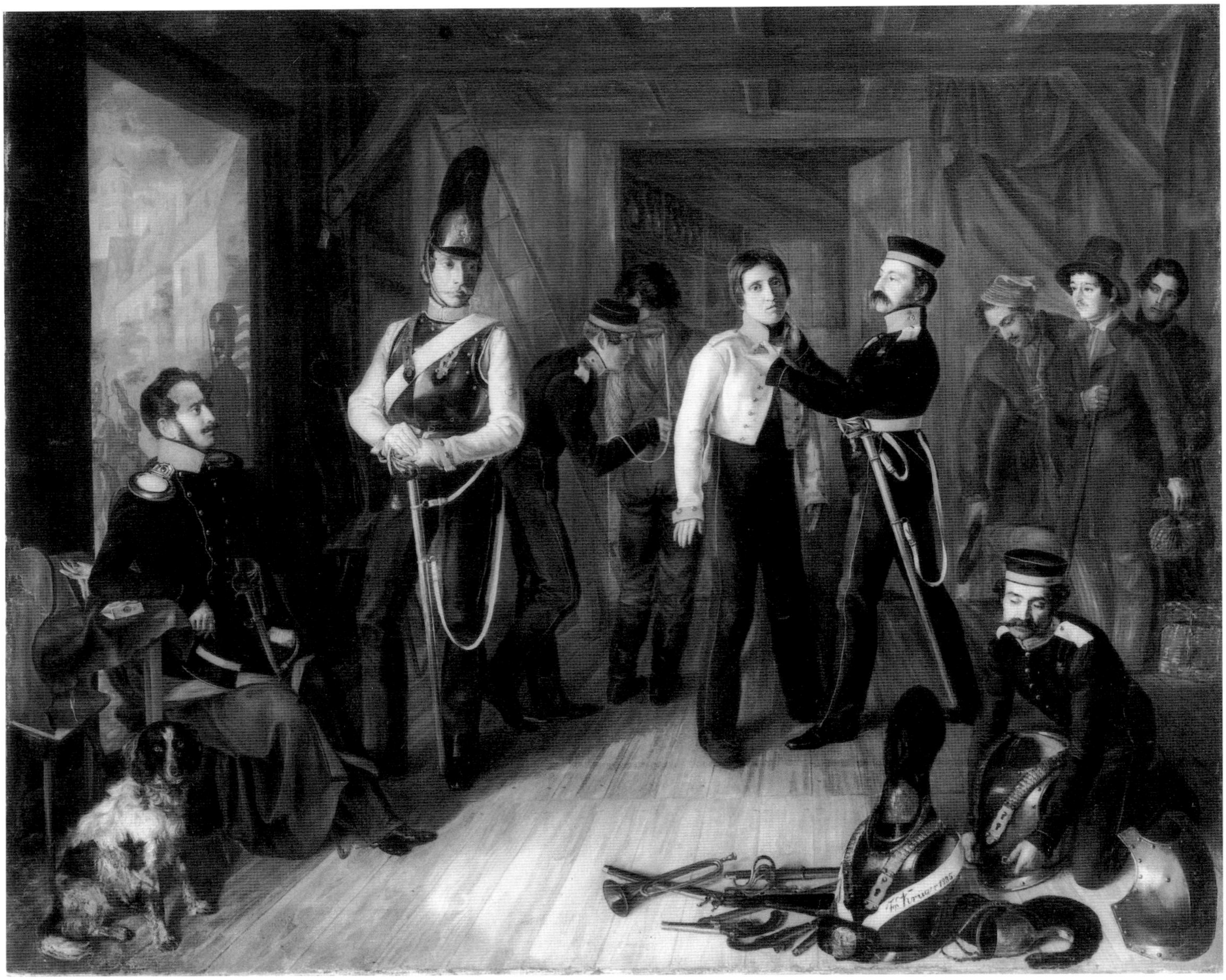

ihre Physiognomien für ihn entscheidender waren als ihre Kleidung, obwohl er diese auch noch im Ausschnitt mit aller Sorgfalt malte. Zu seinen späten Bildnissen zählten
158 das des Berliner Baumeisters Albert Schadow und das
159 besonders liebenswürdige des Justizrats Bennewitz, der der Adoptivvater des Malers Carl Bennewitz von Loefen war. Krüger als Maler des preußischen Herrscherhauses und hoher Militärs hat sich jedoch nicht etwa ausschließlich mit männlichen Bildnissen befaßt. Durch seine Gattin, die Sängerin Johanna Eunike, hatte er auch enge Verbindungen zu den Berliner Theatern. Eine Reihe von Bildnissen, wie das Halbfigurporträt der umschwärmten Henriette Sontag, hat er Sängerinnen und Schauspiele- 160
rinnen, aber ebenso gern auch jungen Bürgermädchen und -frauen gewidmet. Diese Sängerinnen, Schauspielerinnen und Tänzerinnen hat er gleichfalls in seinen großen Paradebildern verewigt. Die Skizzen und farbigen Studien für diese Gemälde sind zeichnerisch vollendet, von großer Feinheit und biedermeierlicher Anmut.

Die Zahl der in verschiedenen Techniken geschaffenen bürgerlichen Porträts – oft sind es Ehepaare in Pendants – ist bis heute kaum genau festzulegen. Sein Geschick zeigte sich bei den in feinen, lichten Farben gehaltenen Aquarellen, bei den Blättern mit Bleistift,

154 FRANZ KRÜGER
Einkleidung beim 4. Kürassierregiment, 1835
Münster, Westfälisches Landesmuseum für Kunst und Kulturgeschichte

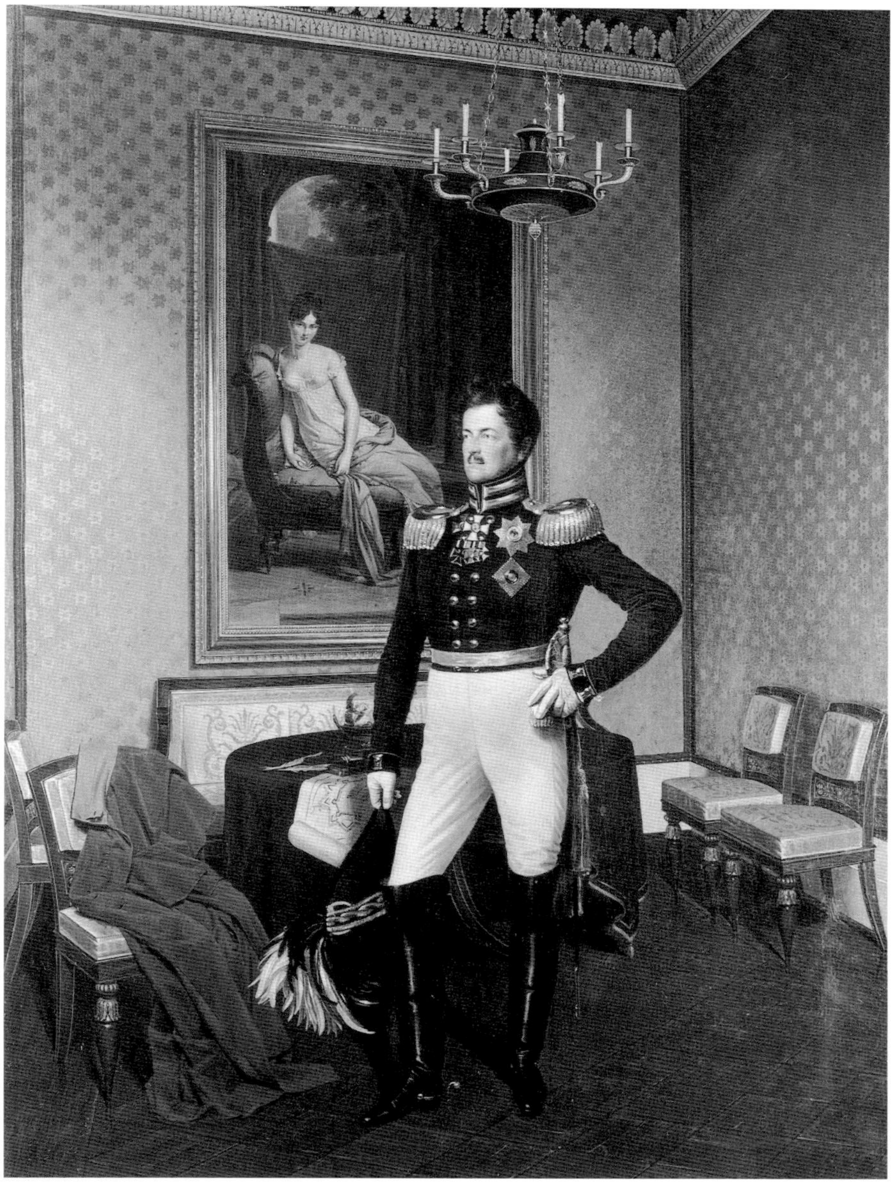

Feder und Tusche oder gar in farbiger Kreide, letztere vornehmlich in Brauntönen mit Weißhöhung. Bedingt durch die gebotene Eile bei der Fülle solcher Aufträge sind sie gelegentlich rascher und flüchtiger erfaßt, doch bleiben sie insgesamt eine besondere Leistung innerhalb der Berliner Bildnismalerei des Biedermeier.

161 Seine Pferdebilder – Pferde im Stall, beim Satteln und Ausreiten – sind unübertroffen in der Berliner Malerei. Deshalb nannte man ihn auch den »Pferde-Krüger«. In engem Zusammenhang mit diesen Tierbildern standen seine Jagddarstellungen, Auftragsarbeiten mit den Bildnissen der Jäger oder der meist vornehmen Jagdgesellschaften. Hier konnte er seine Liebe zur Jagd im Bilde verwirklichen. Bei drei Darstellungen der Ausfahrt zur
Jagd, der Enten- und der Hasenjagd in Dessau, spielt auch 162
die jeweilige Landschaft eine Rolle, allerdings gehörten Landschaftsschilderungen zu seinen am wenigsten überzeugenden Leistungen, sie waren für ihn nicht viel mehr als eine notwendige Kulisse.

Seiner männlich-preußischen, biedermeierlich-realistischen Malerei fehlte jeder idealische und romantisch-sentimentale Zug. Als er 1857 – er hatte vor allem nach der Revolution 1848 mehrmals die preußische Hauptstadt verlassen – hochgeachtet und geehrt in Berlin starb,

155 FRANZ KRÜGER
Prinz August von Preußen, um 1818
Berlin, SMPK, Nationalgalerie

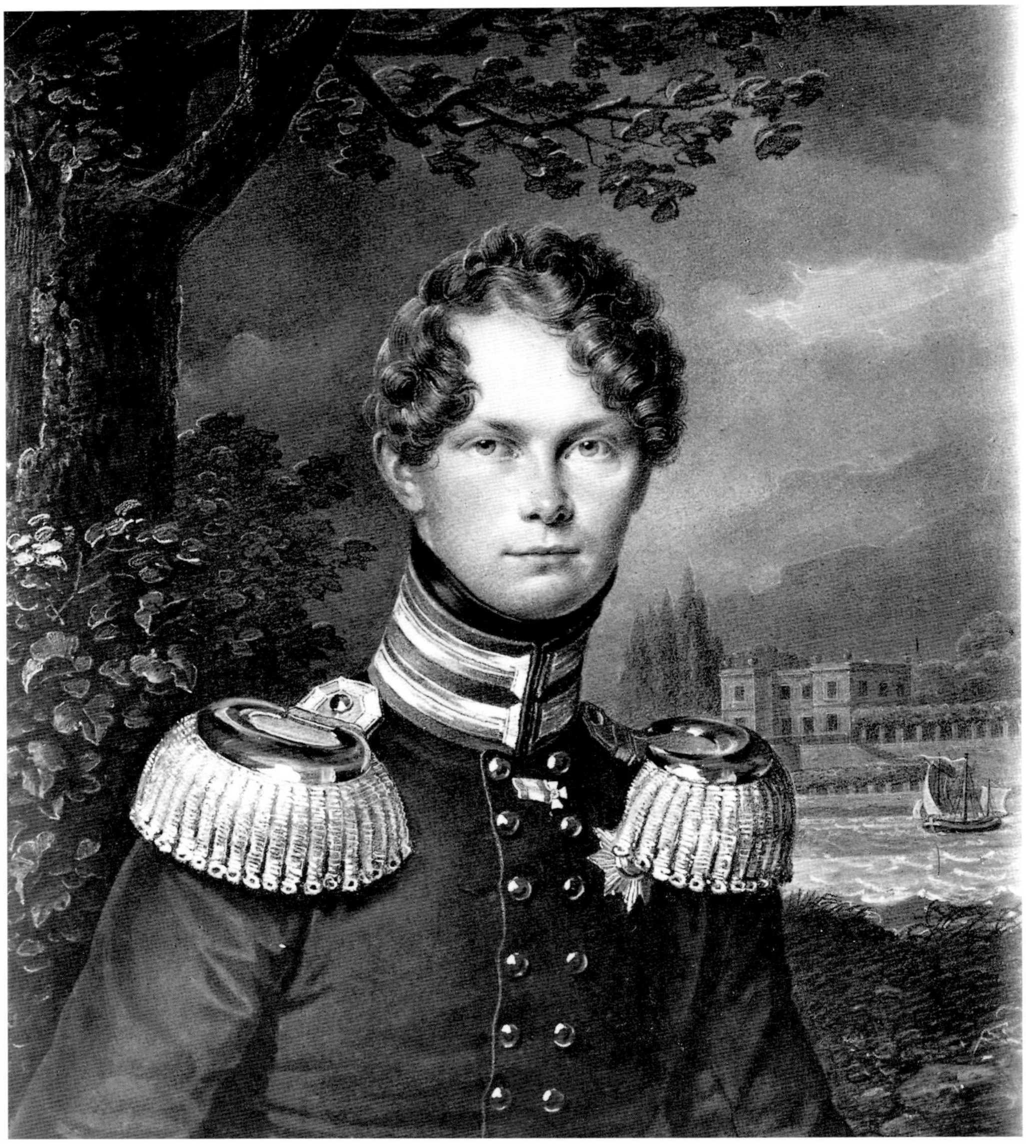

hatte er der Malerei in Berlin mit seinem Gesamtwerk ein neues Kapitel hinzugefügt, das noch lange Zeit nachwirken sollte.

Zu den besten Porträtmalern, deren Schaffen in die Biedermeierzeit und die folgenden Jahrzehnte fiel, gehört der Berliner JULIUS SCHOPPE. Obwohl er auch als Landschafts- und Historienmaler tätig war, zählen heute seine Bildnisse zu seinen bleibenden Leistungen. Nach langjährigem Studium bei Samuel Rösel und an der Berliner Akademie ging Schoppe 1816 nach Wien. Ein Jahr darauf unternahm er eine durch Österreich und die Schweiz führende Wanderung nach Rom. Seine Zeichnungen von dieser Wanderfahrt lithographierte er mit Carl Gropius; sie erschienen 1823/25. In Italien hat er hauptsächlich Maler der italienischen Renaissance kopiert, von denen allein sieben Raffael-Kopien in die Raffael-Sammlung Friedrich Wilhelms IV. in die Orangerie von Sanssouci kamen.

Nach seiner Rückkehr wurde Schoppe 1825 Mitglied der Akademie, 1836 zum Professor ernannt. Aus seiner Frühzeit ist kaum etwas erhalten. Doch zeigt das erst 1840 entstandene, noch in klassisch-romantischer Auffassung geschaffene Gemälde der hl. Elisabeth, die Almosen an die Armen verteilt, 163 daß er sich auch – und namentlich in seinen frühen Jahren – mit anderen Gattungen der Malerei befaßt hat, denn Historienmaler zu sein, blieb noch lange Zeit das oberste Ziel aller Kunstadepten. Die Landschaftsmalerei hatte er bei Rösel erlernt, und zu

156 FRANZ KRÜGER
Prinz Karl von Preußen
Berlin, früher Schloß Monbijou

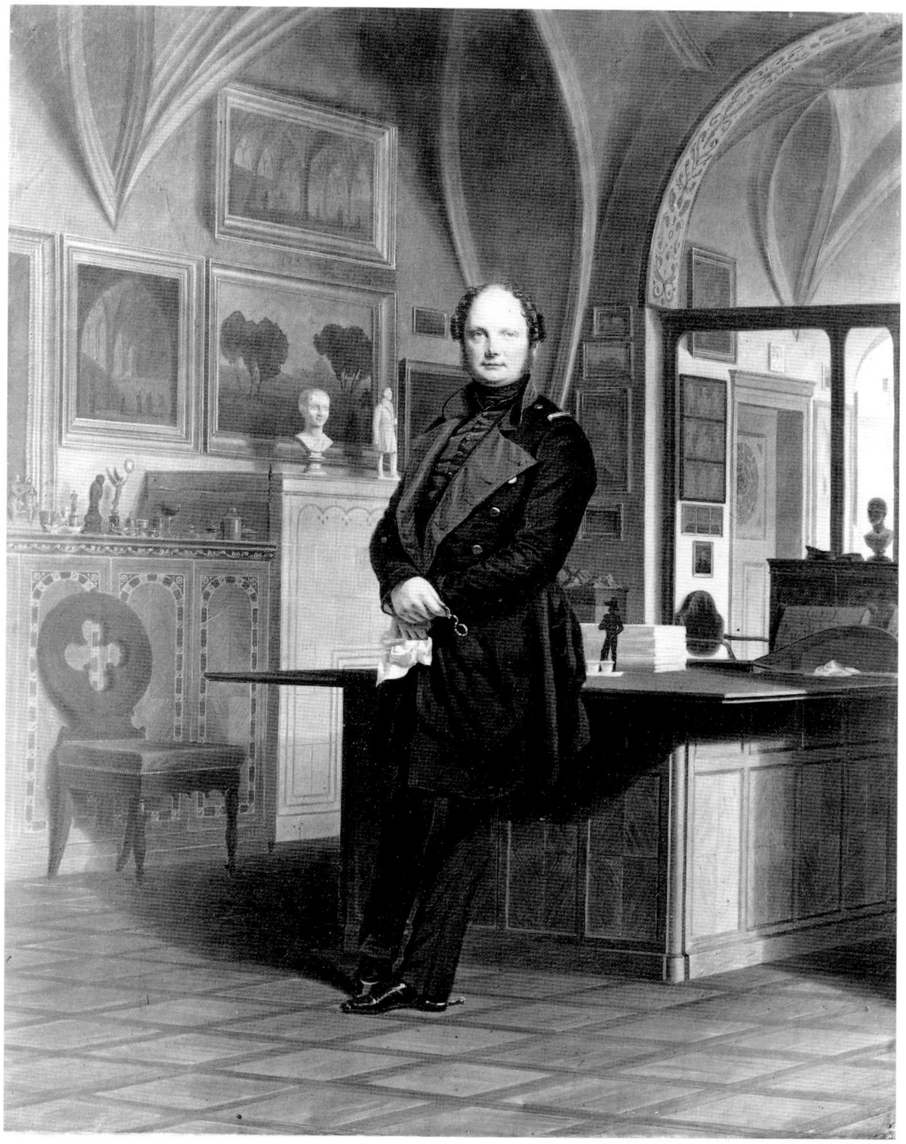

Themen der Antike wurde er in Rom angeregt. In Berlin aber wurde er in erster Linie zum Porträtmaler, der sich durch zwei Besonderheiten von den übrigen Bildnismalern in Berlin unterschied: Fast alle seine größeren Bildnisse sind nicht vor dem damals beliebten neutralen oder dem konventionellen, mit dekorativen Versatzstücken versehenen Hintergrund, sondern vor einer Landschaftskulisse – meist Parks großer Villen – gemalt; die dargestellten Häuser weisen auf den Besitz der Modelle oder stehen in einer besonderen Beziehung zu ihnen. Weiter hat er wie kein anderer Porträtmaler in Berlin mit viel Einfühlung und Liebe zahlreiche Kinderbildnisse
164 geschaffen. Die vierjährige Wanda von Graefe, Tochter des berühmten Augenarztes, sitzt »antikisch gewandet« mit einem Blumenkörbchen und Blumensträußchen im Garten der von Schinkel erbauten Villa Graefe, dem Charlottenhof im Tiergarten. Trotz der gezierten Pose hat sie einen kindlichen Gesichtsausdruck. Noch reizvoller und anmutiger ist ein namentlich nicht bekanntes Geschwisterpaar in einem parkartigen Garten darge- 165
stellt. Hinter der Steinbank rankt sich dichtes Weinlaub empor, während rechts im Hintergrund eine streng klassizistische Villa den Eindruck eines reichen Anwesens vermittelt. Die Köpfchen und Kleider der Geschwister sind malerisch fein ausgeführt, die Farbgebung und die Anmut der Gruppe erinnert von ferne an den Charme von österreichischen Biedermeier-Bildnissen – wer dächte nicht gelegentlich sogar an Waldmüller? Schoppe hat des-

157 FRANZ KRÜGER
Friedrich Wilhelm IV. in seinem Arbeitskabinett
Potsdam-Sanssouci, Staatl. Schlösser und Gärten

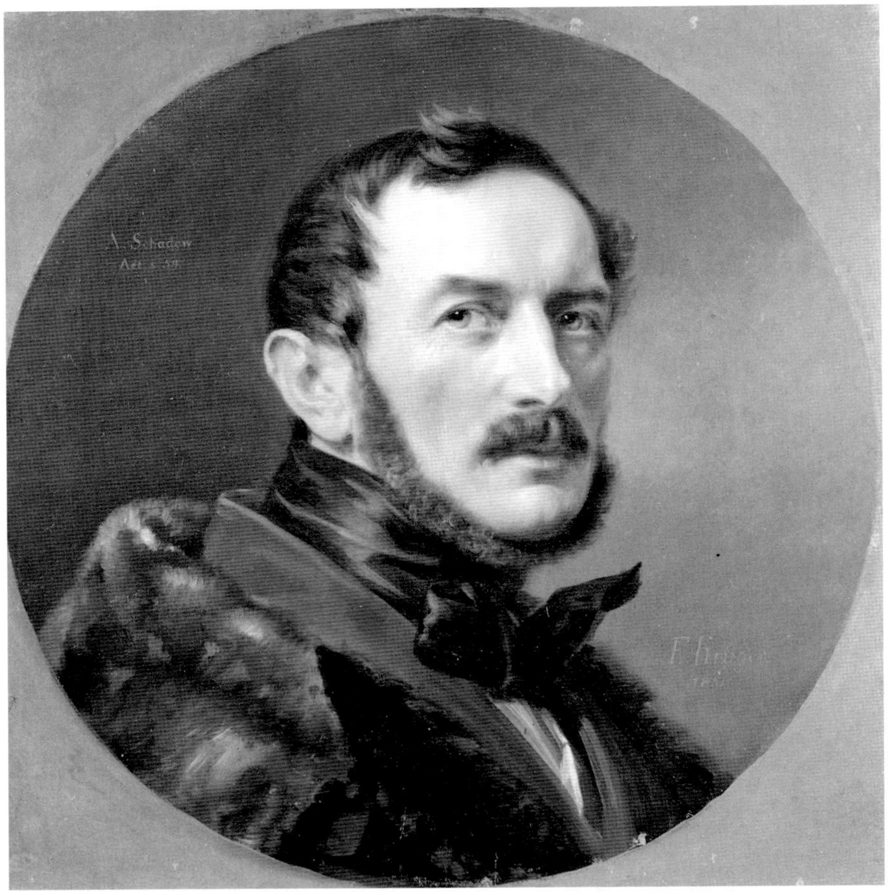

sen Porträts gewiß in Wien gesehen. Mit seinen Kinder-, oft auch Geschwister-Bildnissen war er so erfolgreich, daß er beispielsweise damit beauftragt wurde, die Brüder Max Ludwig und Otto Ludwig Volckhart in Berlin in drei Entwicklungsstadien von ihrer Kindheit bis in die Jünglingsjahre zu malen. Seine Auftraggeber reichten von wohlhabenden Bürgern, hohen Beamten und selbständigen Kaufleuten bis zum Königshaus. Bei dem Bildnis sei-
166 ner Gattin Friederike ist besonders fein das von dunklen Locken gerahmte Antlitz wiedergegeben, das wir in ver-
T 28 jüngter Form im Doppelporträt ihrer beiden festlich gewandeten 16- und 18jährigen Töchter Marie und Anna aus dem Jahre 1852 wiederfinden. Das anspruchsvolle Bildnis, ein Kniestück, gibt in den Physiognomien den Altersunterschied von zwei Jahren vortrefflich wieder. Doppelbildnisse von Geschwistern kamen in der Berliner Malerei des 19. Jahrhunderts des öfteren vor, sie scheinen damals so etwas wie ein Prüfstein für die Fertigkeiten eines Porträtmalers gewesen zu sein. Schoppe selbst hat sich ohne Allüren recht bürgerlich dargestellt. Allein sein durchdringender Blick verrät den genau beobachtenden 167
Maler.

Das Bildnis des 75jährigen Tabakwarenhändlers
Wilhelm Ermeler in seinem Kontor, laut Inschrift 1859 168
gemalt, weist zurück auf zwei Halbfigurbildnisse im 169
Märkischen Museum, die zweifellos den etwa fünfzig-
jährigen Kaufmann Ermeler und seine Gattin im Inneren 170
ihres Hauses darstellen. Sie müssen um 1834 gemalt sein. Die Auffassung und Qualität dieser Bilder erlaubt es, sie dem damals erfolgreichen Porträtmaler Schoppe zuzuordnen.

Eine für die Berliner Theatergeschichte höchst verdienstvolle Arbeit bleibt Schoppes Werk ›Die vorzüglichsten Schauspieler der Berliner Theater in ihren Darstellungen nach der Natur gezeichnet‹, das in Berlin in kolorierten Lithographien herausgegeben wurde.

Vergessen oder verschollen sind seine religiösen und seine Genredarstellungen, geblieben ist aber das große Gemälde, das ›Die letzten Augenblicke Friedrich Wilhelms III. auf seinem Sterbelager umgeben von seiner

158 FRANZ KRÜGER
Architekt Albert Dietrich Schadow, 1851
Berlin, SMPK, Nationalgalerie

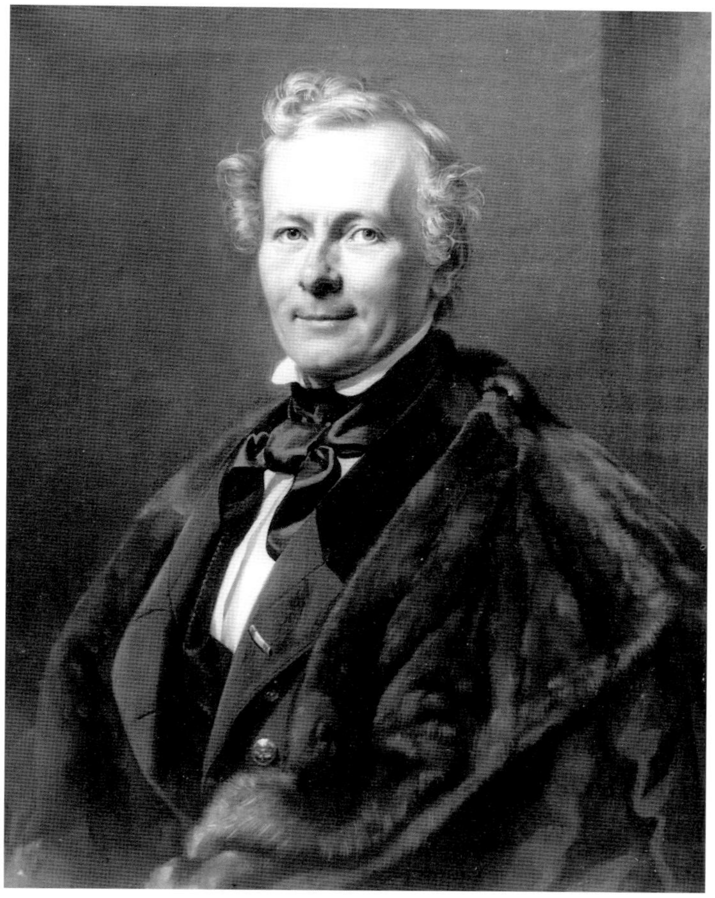

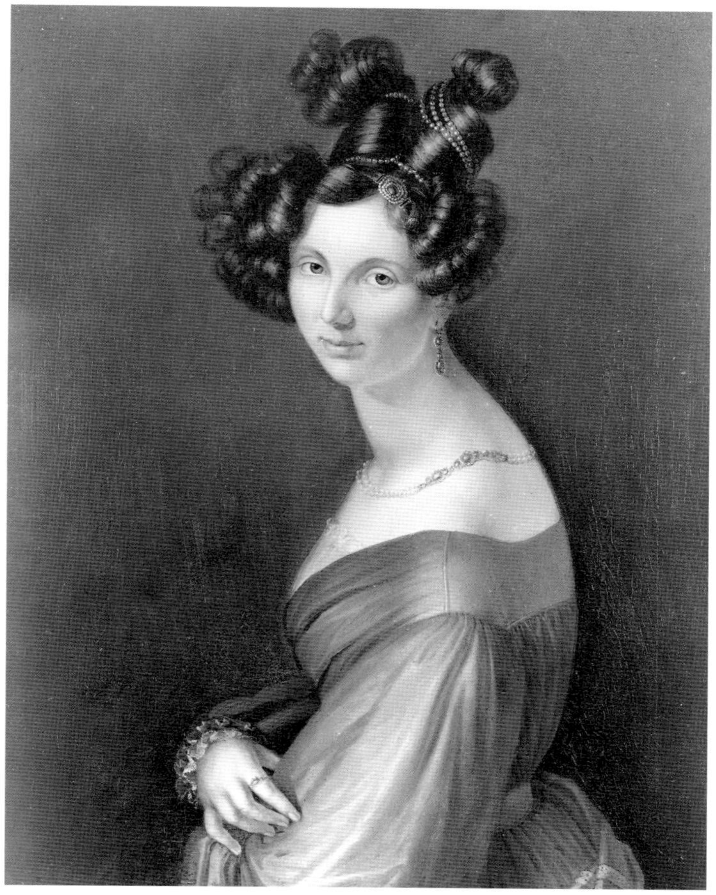

Familie‹, nicht frei von Sentimentalität, darstellt. Erwähnt werden muß, daß Schoppe, wie viele Berliner Maler seiner Zeit, zwischen 1825und 1844 auch Wandmalereien in Berlin schuf, deren Entwürfe allerdings von Schinkel stammten, soweit sie dessen eigene Bauten betrafen.

Sein Neffe Julius Schoppe, offenbar nur eine mittlere Begabung, erlernte die Malerei bei ihm, hat sich aber hauptsächlich der Landschaftsmalerei zugewendet.

EDUARD MAGNUS besaß als Bildnismaler die wohl feinste psychologische Einfühlungsgabe für sein jeweiliges Gegenüber, das er ohne Schmeichelei, Schönfärberei und falsche Pose durchaus anteilnehmend, aber dennoch mit gebotener Distanz wiedergab. In der Porträtmalerei des Eduard Magnus ist der klassische Begriff von Anmut und Würde wieder künstlerische Wirklichkeit geworden.

Dabei war der in Berlin als Sohn eines wohlhabenden Tuch- und Seidenhändlers Geborene, der – wohl auf Wunsch des Vaters – zunächst das Studium der Medizin, dann der Architektur ergriffen hatte, in der Malerei nahezu Autodidakt. Eine kurze Lehrzeit bei dem Maler und Restaurator Jakob Schlesinger, der über viele Jahre ein guter Berater und Freund blieb, vermittelte ihm alles Handwerkliche. Die guten Beziehungen der Familie verschafften dem jungen Maler Magnus Bildnis-Aufträge, und der Reichtum des Vaters gewährte finanzielle Unabhängigkeit, die er für eine mehrjährige Studienreise ins Ausland, nach Paris und Rom, Belgien und Holland nutzte. Trotz späterer Auslandsreisen blieb er in Berlin ansässig und hatte im Hause seiner Familie in der Behrenstraße auch sein eigenes Atelier. Sein bereits 1821 verstorbener Vater war schon 1807 mit seinen Söhnen zum christlichen Glauben übergetreten; seine Mutter, die diesen Schritt erst nach den Hardenbergschen Reformen vollzog, entstammte einer der bedeutendsten jüdischen Familien in Berlin. Auch als Witwe pflegte sie eine lebhafte Geselligkeit; ein Haus, in dem eifrig musiziert wurde und in dem sich einflußreiche Kaufleute und Bankiers ebenso wohl fühlten wie hohe Staatsbeamte, Künstler und Gelehrte. Zu den engsten Freunden gehörte die

159 FRANZ KRÜGER
Justizrat Bennewitz, 1849
Verbleib unbekannt

160 FRANZ KRÜGER
Henriette Sontag
Berlin, Berlin Museum

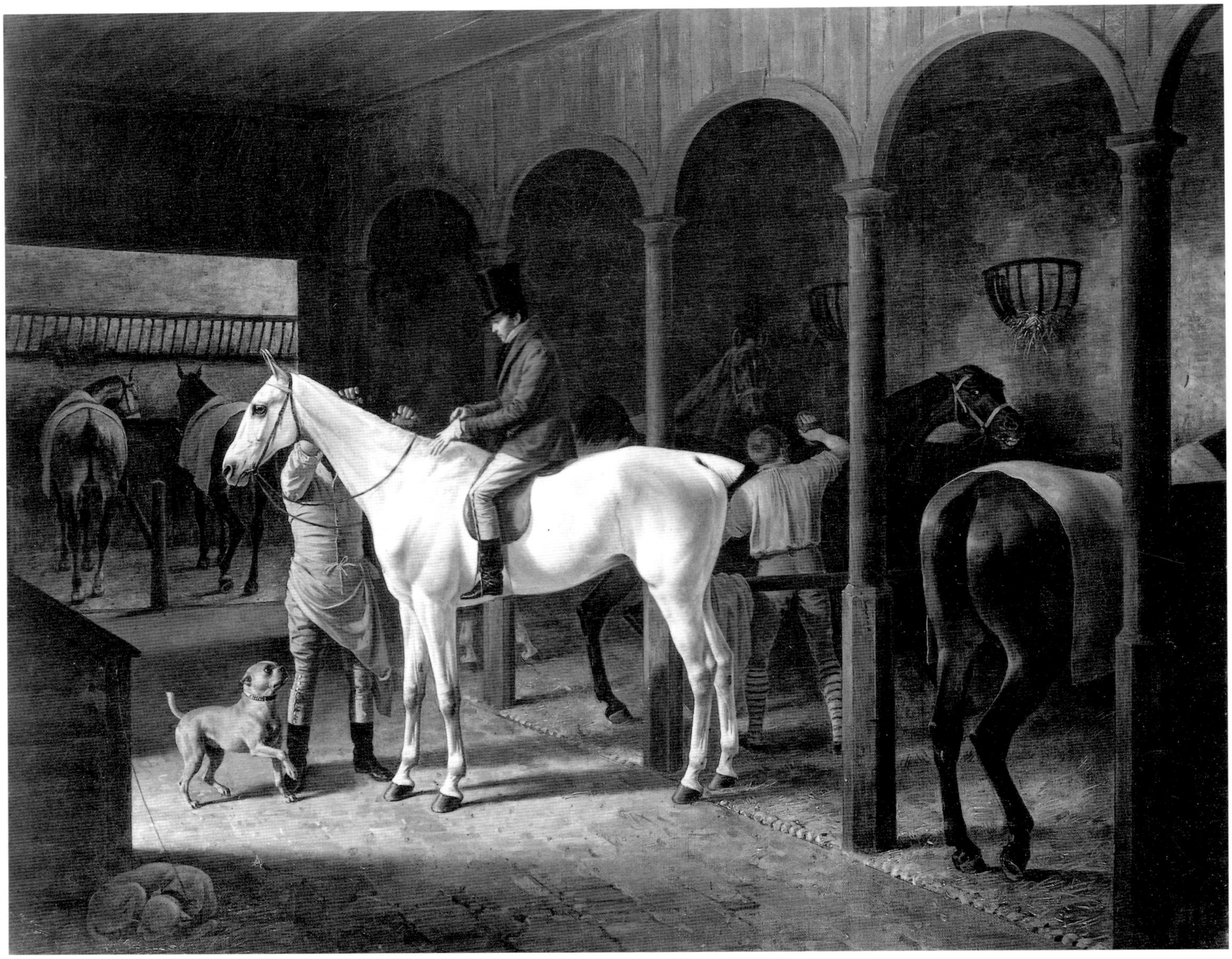

Familie Mendelssohn, deren Angehörige, allen voran Felix Mendelssohn Bartholdy, von Magnus öfter porträtiert wurden. Auch Magnus' Beziehung zu den Schadows war freundschaftlich. Der liebenswürdige und talentierte junge Maler war schon in Rom im Kreis der deutschen Künstler heimisch geworden, vor allem dem der dort tätigen Bildhauer und Maler aus Berlin. Zeitlebens stand ihm Christian Daniel Rauch am nächsten, doch auch den Dänen Thorvaldsen, den er mehrmals porträtiert hat, schätzte er sehr. In den dreißiger Jahren befreundete er sich auch mit Adolph Menzel, der die Porträtkunst von Magnus aufrichtig bewunderte. Magnus ist 1855 gemeinsam mit Menzel nach Paris gereist, er wußte genau, was deutsche Maler dort lernen konnten. Magnus war nicht auf die Malerei als Broterwerb angewiesen, und doch nahm er seinen Beruf sehr ernst. Er konnte es sich leisten, die ihm nicht genehmen Aufträge abzulehnen. Das schönste Lob hat Menzel dem verstorbenen Freund in einem Brief an Ludwig Pietsch gespendet. Es war für ihn selbstverständlich, daß ein jeder sich anzustrengen habe, der nicht ertrinken wollte, aber: *»Einer, der das nicht nötig hat und sich doch anstrengt, wie z. B. mein seel. Magnus, ist viel bewundernswerter . . . «.*

Wenn auch Magnus die akademische Laufbahn eines Malers bis hin zum Professor und zur 1866 erfolgten Berufung in den Senat der Kgl. Akademie der Künste

161 FRANZ KRÜGER
Im Pferdestall, 1831
Hamburg, Hamburger Kunsthalle

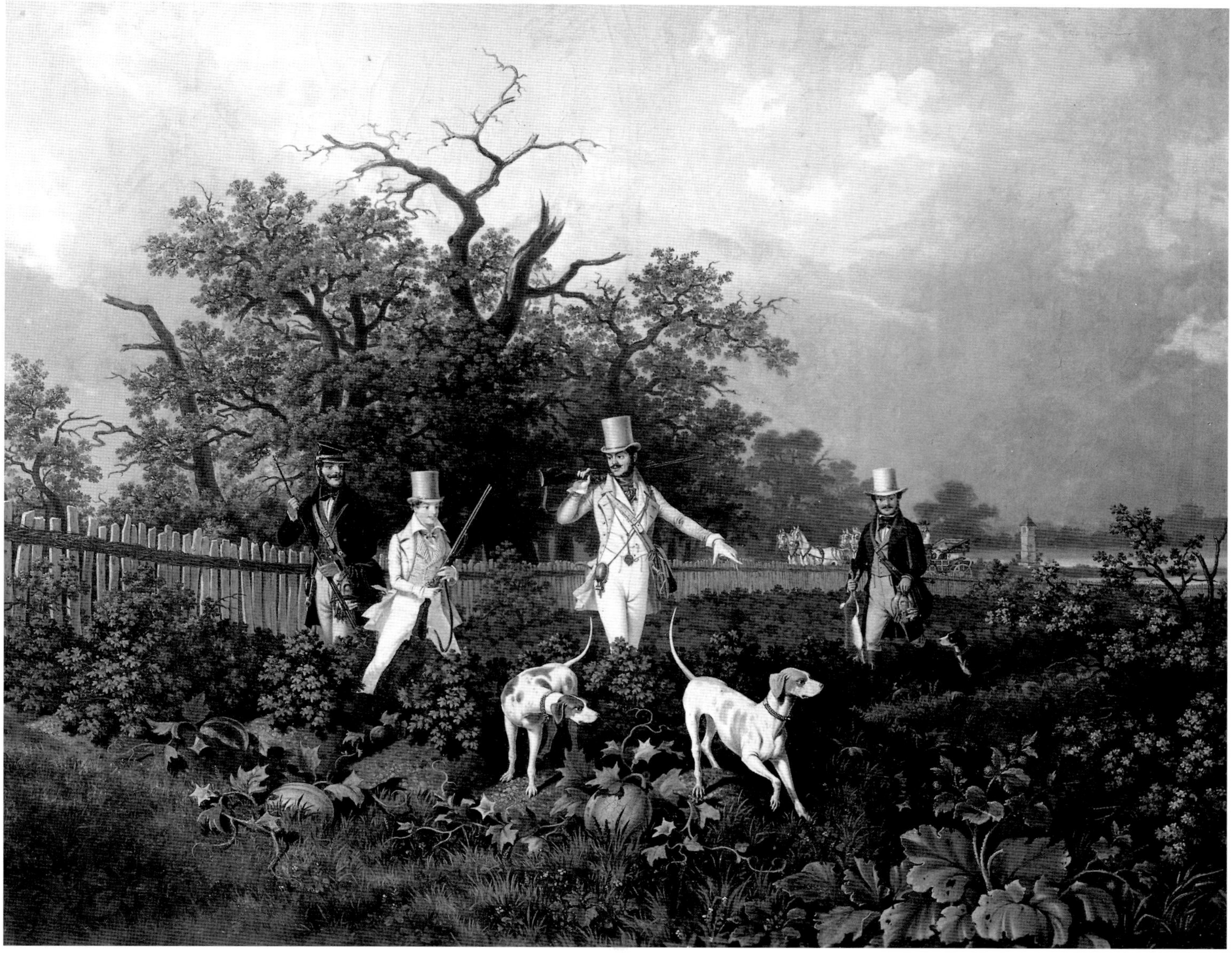

durchlief und andere Ehrungen erfuhr, hat es lange gedauert, bis er in seinen künstlerischen Leistungen gerecht beurteilt wurde, was aber wohl auch an der in der Rangordnung der Kunstgattungen immer noch zu gering beurteilten Porträtkunst gelegen haben mag. Seine Bilder hat er, damit einem verbreiteten Brauch seiner künstlerischen Zeitgenossen folgend, nur selten signiert und datiert (von den ermittelten Werken sind nur 34 signiert). Genaue Werkverzeichnisse seiner Gemälde und Zeichnungen gibt es nicht, so daß es fast unmöglich ist, sein künstlerisches Lebenswerk genau zu umreißen. Vieles muß als verschollen und verloren gelten. Ludwig Gläser hat immerhin in seiner 1963 veröffentlichten Dissertation 225 Bildnisse von Magnus ermitteln können. Obwohl Magnus in der Berliner Gesellschaft zu Hause war, hat er dennoch weitaus mehr schlichte Brustbilder geschaffen, wie sie für das Bürgertum üblich waren, als anspruchsvollere Halb- und Ganzfigurbildnisse, Darstellungen und Formate, wie die feine Gesellschaft sie bevorzugte.

Sein um 1827 in Rom entstandenes frühes Selbstbildnis ist noch beeinflußt vom Geist der Nazarener und der Romantiker. Doch der klare Blick aus den großen dunklen Augen spricht von Selbstbewußtsein und Aufgeschlossenheit dem Leben gegenüber, hat nichts Introvertiertes, träumerisch Sentimentales mehr. Ein um 1841 171

162 FRANZ KRÜGER
Hasenjagd
Dessau, Gemäldegalerie

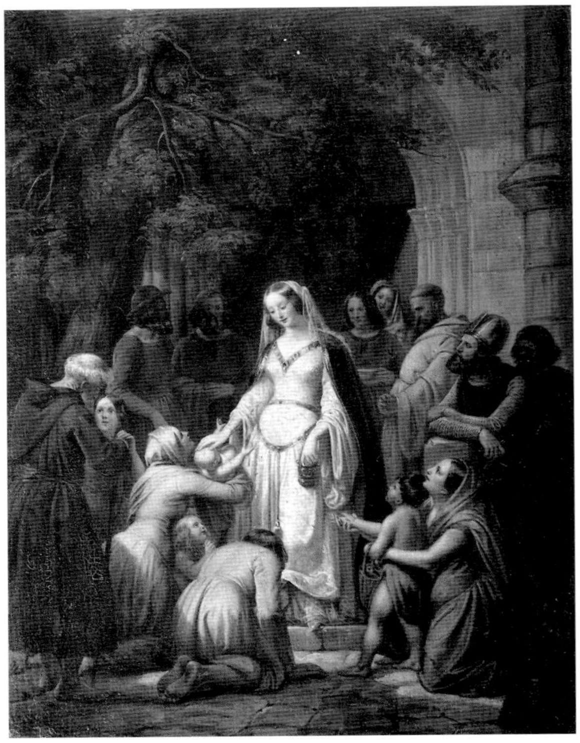

163 **Julius Schoppe**
Die hl. Elisabeth beschenkt die Armen, um 1840
Verbleib unbekannt

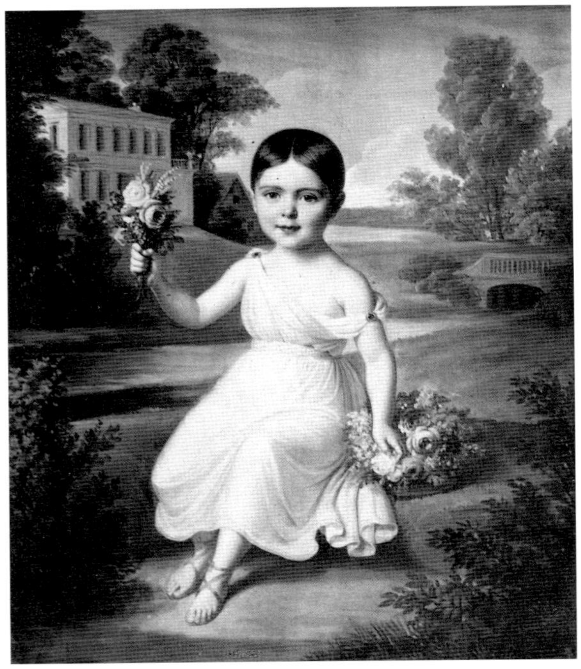

164 **Julius Schoppe**
Wanda von Graefe, 1834
Privatbesitz

entstandenes Bildnis zeigt seinen als Physiker und Che-
miker zu frühem wissenschaftlichem Ansehen gelangten,
172 drei Jahre jüngeren Bruder Gustav im Alter von etwa 39
Jahren. Magnus hat hier die kluge, stille Art eines Gelehr-
ten wiedergegeben, wobei es ihm allein auf das Antlitz
ankam. Den mit der Familie Magnus befreundeten Päd-
173 agogen Ludwig Cauer, der in Berlin eine fortschrittliche
Erziehungsanstalt gegründet hatte, porträtierte Magnus
1823 in feierlicher Pose vor den beliebten Versatzstücken
eines Pilasters und gerafften Vorhangs, im Pelz, die
Hände auf einen Tisch gestützt. Dieses frühe Porträt zeigt
noch die Wirkung eines aus der Vergangenheit überkom-
menen Bildnistypus, von dem Magnus sich sehr bald,
wenn auch nicht grundsätzlich, befreit hat.

174 In Rom hat Magnus 1828 den Bildhauer Bertold Thor-
valdsen gemalt, einfühlsam, verehrungsvoll, aber nicht
überhöht, sondern in der Kleidung, die er auch bei der
Arbeit trug. Wie selbstverständlich greift die linke Hand
des Bildhauers in den Pelz seines Rocks; im schmalen
Ausschnitt ist dieses eindringliche Brustbild eine gelun-
gene Komposition. Zwei 1830 entstandene Bildnisse der
beiden Kinder Gottfried Schadows aus seiner zweiten
Ehe, des elfjährigen Felix (des späteren Malers) und des-
sen neunjähriger Schwester Lida, die 1838 den Maler
Eduard Bendemann heiratete, zeigen Magnus' bereits
erlangte Meisterschaft. Die hellgekleideten Kinder sind
beide in Halbfigur vor dem weiten Himmel einer nur
angedeuteten Landschaft dargestellt; die zwei Porträts
sind ebenso reizvoll in ihrer Farbigkeit wie nobel in der
Auffassung. Die mit ernstem Blick aus dem Bild schau-
ende Lida mit ihren langen Locken und einem Eukalyp-
tuszweig in ihrer Linken wirkt allerdings erwachsener, als
man es nach ihrem Alter erwarten würde.

Adolph Menzel ist oft porträtiert und in seinen spä-
ten Lebensjahren noch öfter photographiert worden.
Magnus, der sich wohl ein wenig als Protektor des Jün-
geren fühlte und – wie Gläser vermutet – ihm anfangs
wohl auch Aufträge vermittelt hat, zeichnete den eifrigen
jungen Künstler mit seinem hohen Biedermeierzylinder
und widmete das später radierte Blatt dem gemeinsamen
Freund Eduard Meyerheim. 1843 hat er den Kopf Men- 175
zels porträtiert und damit das gültigste und schönste aller
Bildnisse von ihm geschaffen. In dem Antlitz hat Magnus
wohl schon etwas von Menzels Genie geahnt. Menzel,
der Porträtierte, hat auf der Rückseite sorgsam und nicht
ohne Stolz vermerkt: »Gemalt von meinem Freunde
Eduard Magnus, 1843. Adolph Menzel.« 1846 bestellte
die in Berlin umjubelte Sängerin Jenny Lind, die »schwe- 176
dische Nachtigall«, bei Magnus ein Porträt. Der Maler hat
die schöne junge Frau vor einen recht unauffälligen deko-

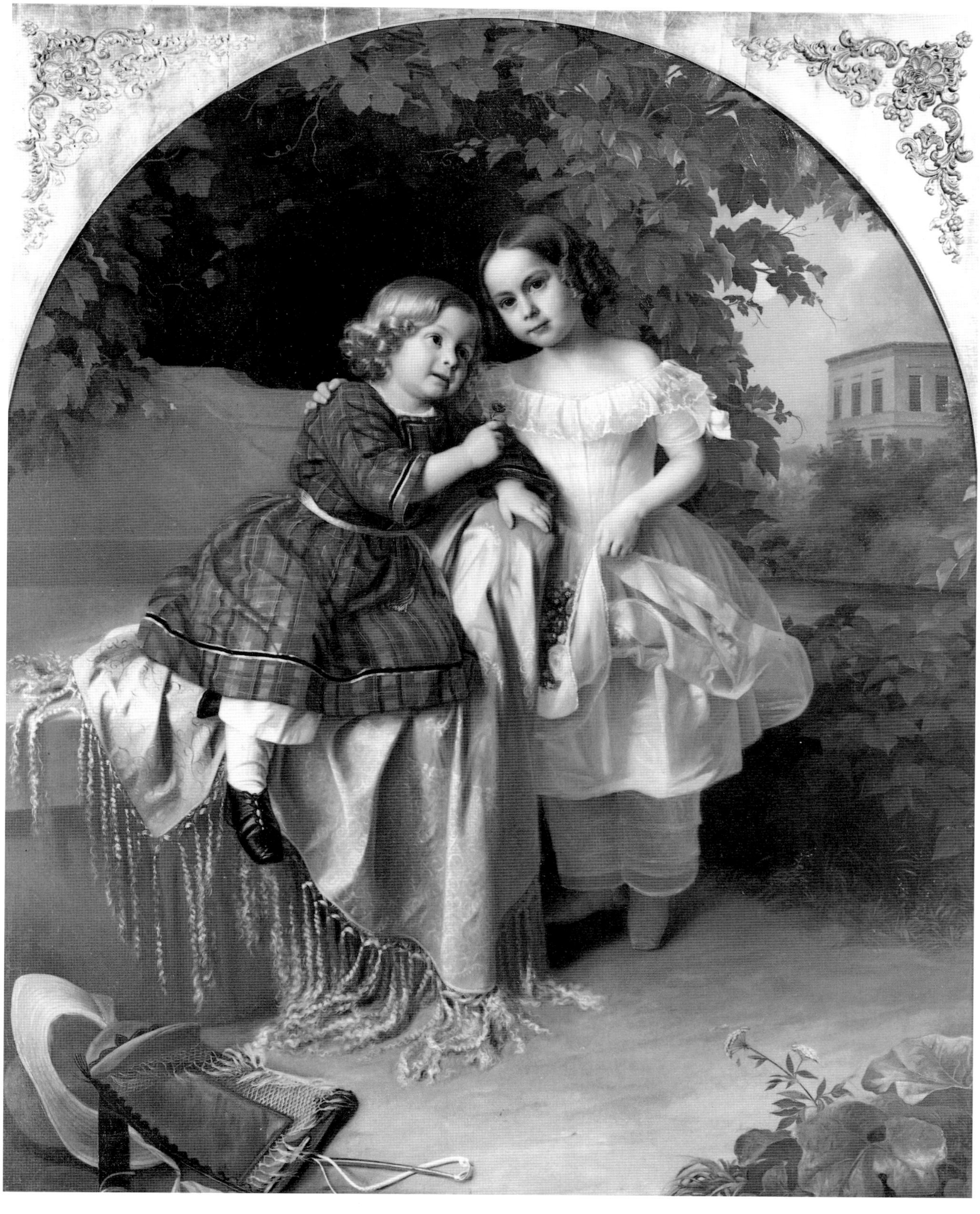

165 Julius Schoppe
Bildnis zweier Kinder
Berlin, Berlin Museum

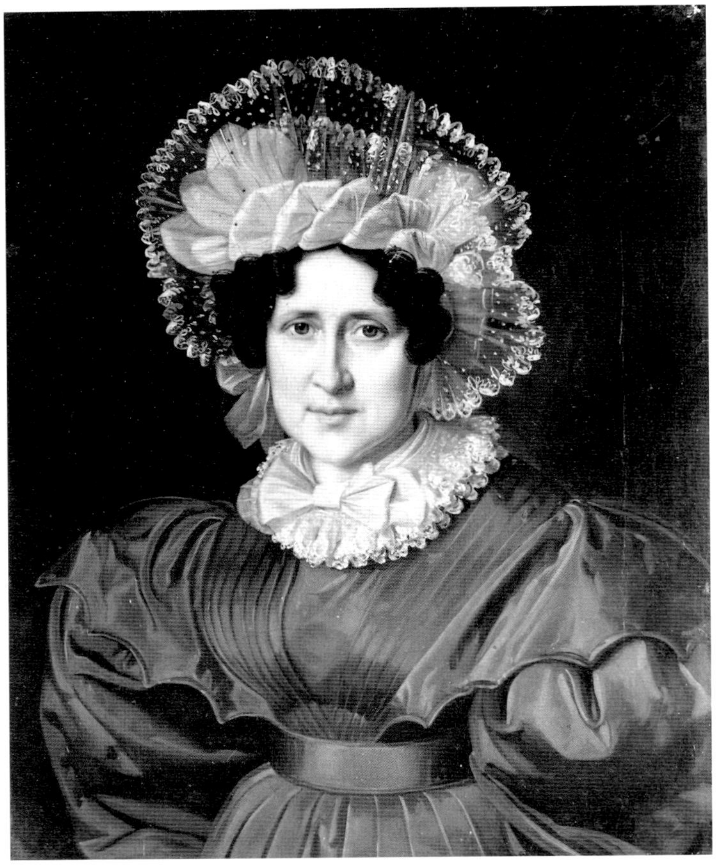

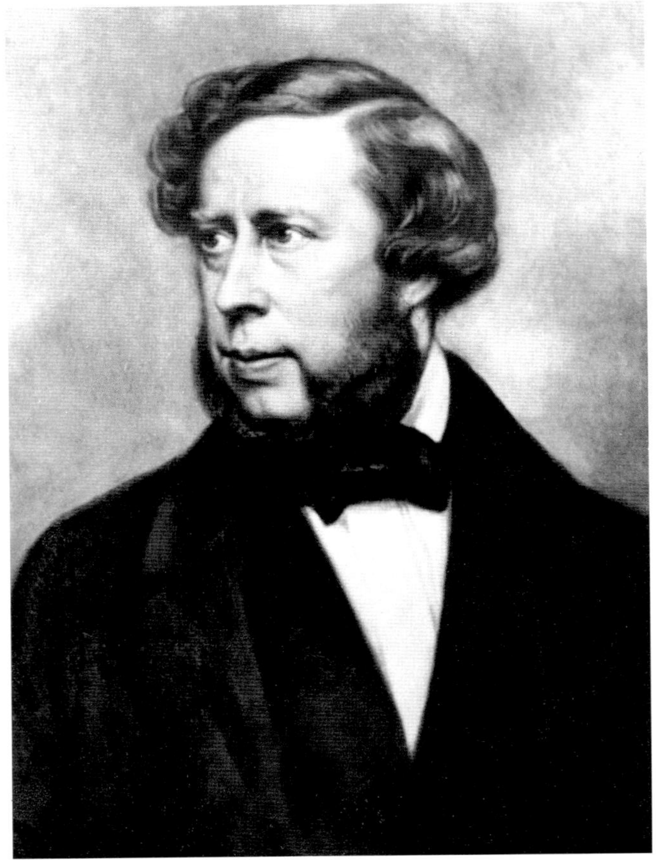

rativen Hintergrund im Stil der Vorhang-Säulen-Bilder gesetzt. Die weißen Rosen in ihrem Haar entsprechen dem kostbaren weißen Seidenkleid, das über den Knien von einer Decke verhüllt ist. Ein Biedermeier-Bildnis, das durch seine unaufdringliche Noblesse und das Fehlen jeglicher Pose besticht.

Bescheidener im Ausschnitt, aber voller Lebendigkeit, ist das wohl um 1854 entstandene Bildnis der Marie
177 L'Estocq, einer Nichte des Malers. Die Tochter seines Bruders Martin, eines Bankiers, war die Ehefrau des Generalleutnants Anton von L'Estocq. Die Magnussche Familienähnlichkeit ist unverkennbar, ihr Gewand deutet auf den modischen Wandel nach dem Biedermeier. In seiner betonten Schlichtheit kaum minder eindrucksvoll
178 ist das Bildnis der Agathe Nerly, Gattin des Malers Friedrich Nerly, das vor neutralem Hintergrund die feinen Gesichtszüge der Dargestellten hervorhebt.

Magnus hat die hübschen weiblichen Nachkommen seines Bruders Martin offenbar gern porträtiert. Die acht-
179 jährige Helene von Magnus (ihr Vater war geadelt worden), »Lili« genannt, mit ihren seidigen blonden, offenen Haaren, die durch ein dunkles Samtband zusammengehalten werden, hat er mit ihren noch leicht erstaunt fragenden Augen und dem kindlichen Mund um 1867 gemalt, ein Kind, das, fein gekleidet wie eine Erwachsene, stillsitzen mußte, während ihr Onkel sie porträtierte.

Das wenige Jahre zuvor entstandene Bildnis der Frau
Martha Wolff, geborene Kuhlmay, von 1860 ist ein 180
Glanzstück des nach der Jahrhundertmitte immer beliebter werdenden Gesellschaftsporträts. Vor einem nur locker angedeuteten Hintergrund aus Laubbäumen, in einem kostbaren dunklen, mit Spitzen bereicherten, dekolletierten Kleid und erlesenem Schmuck, die Hände graziös übereinandergelegt, blickt sie zum Beschauer. Ihre natürliche weibliche Anmut drängt sich nicht auf, ihr Blick ist eher kritisch. Solche Bildnisse von Magnus erinnern in ihrer vornehm-unaufdringlichen Haltung an englische Porträts. Die Wiedergabe alles Stofflichen ist vollendet gelungen. Daß er in seiner Auffassung bei männlichen Bildnissen, wo die Mode keine besonderen Anreize für die Maler bot, seinen biedermeierlichen Anfängen treu blieb, mag das 1862 geschaffene Bildnis

166 JULIUS SCHOPPE
Friederike Schoppe, Gattin des Künstlers
Berlin (Ost), Märkisches Museum

167 JULIUS SCHOPPE
Selbstbildnis um 1855
Privatbesitz

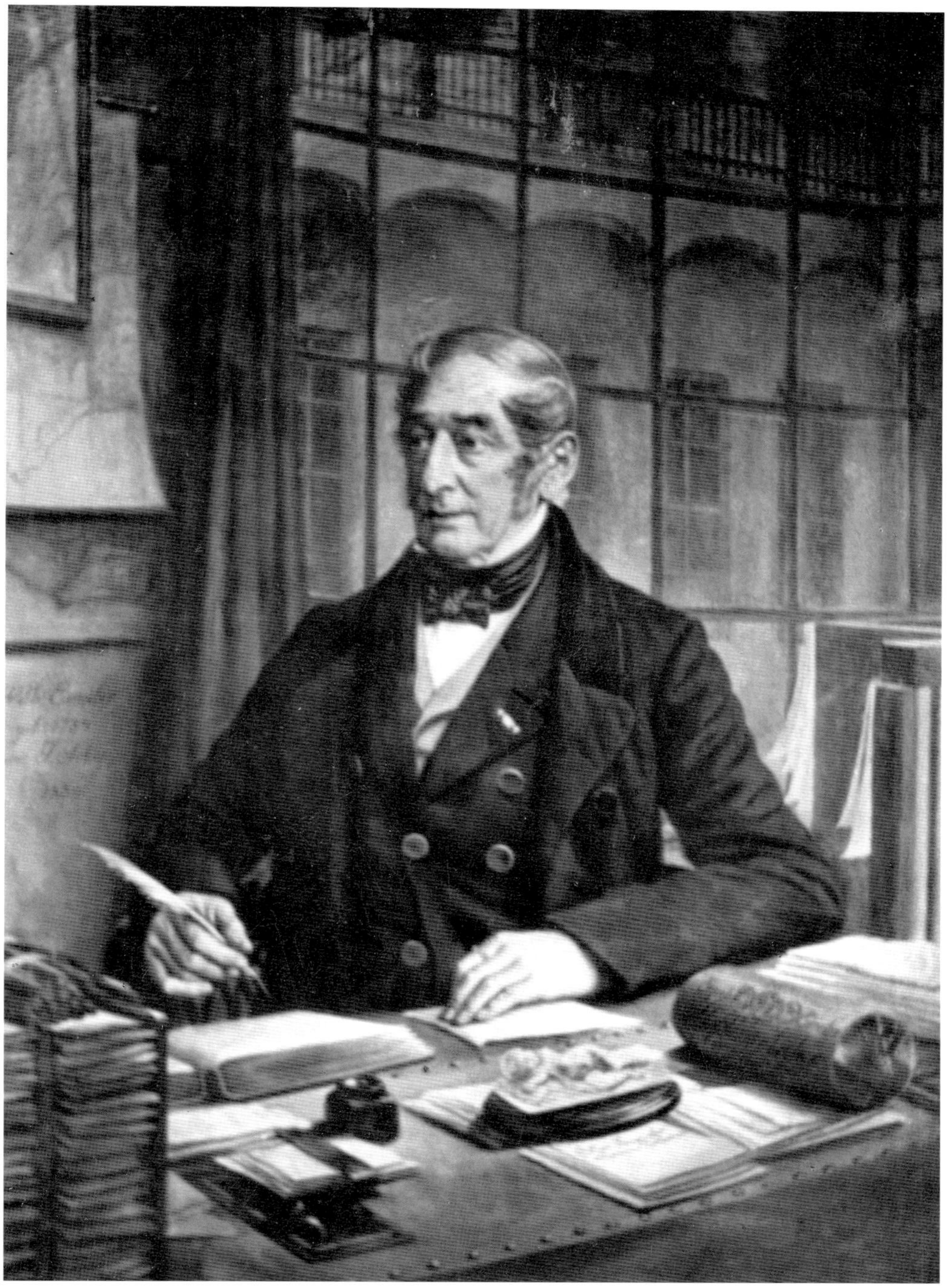

181 des Komponisten und Pianisten Wilhelm Taubert veranschaulichen, das zu den wenigen signierten und datierten Arbeiten von Magnus gehört.

Magnus hat uns in seiner Porträtmalerei nicht nur das Bild der großbürgerlichen Gesellschaft, des geistigen und künstlerischen Berlin überliefert, seine Bildnisse haben auch in der Eindringlichkeit der Beobachtung und künstlerischen Auffassung und Darstellung Maßstäbe gesetzt, die nur von wenigen Malern nach ihm erreicht werden konnten.

Bereits 1848 hat Franz Kugler zu einigen Bildern von Magnus lobend geschrieben, daß sie *»die vollkommene Schlichtheit der Naturauffassung mit gemessenster, aecht künstlerischer Haltung verbinden, ... er erreicht, ohne scheinbar auf irgend einen besonders malerischen Effekt hinzustreben, doch stets die klarste malerische Harmonie«.*

168 Julius Schoppe
Wilhelm Ermeler, 1859
Privatbesitz

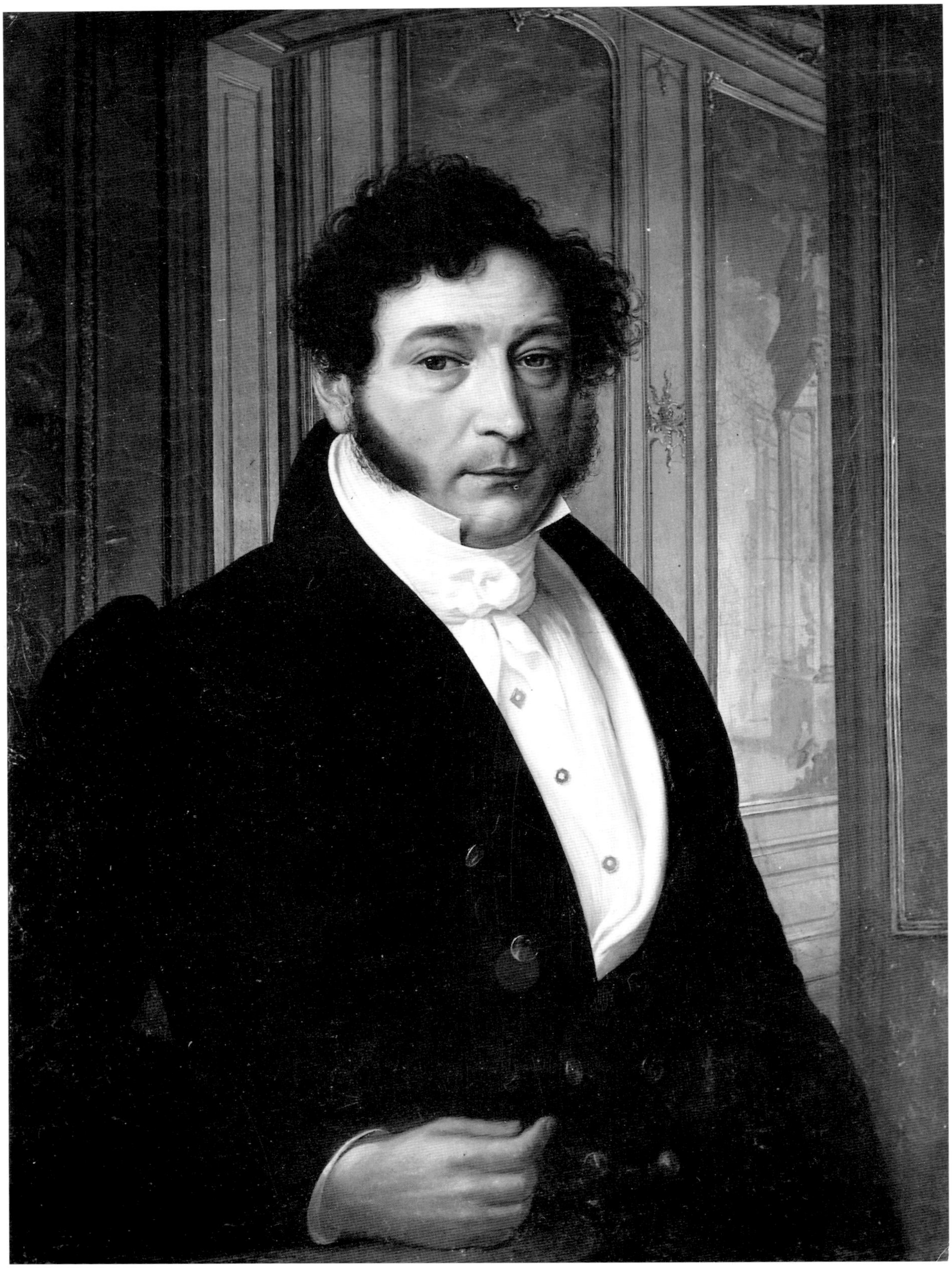

169 Julius Schoppe
Wilhelm Ermeler, um 1834
Berlin (Ost), Märkisches Museum

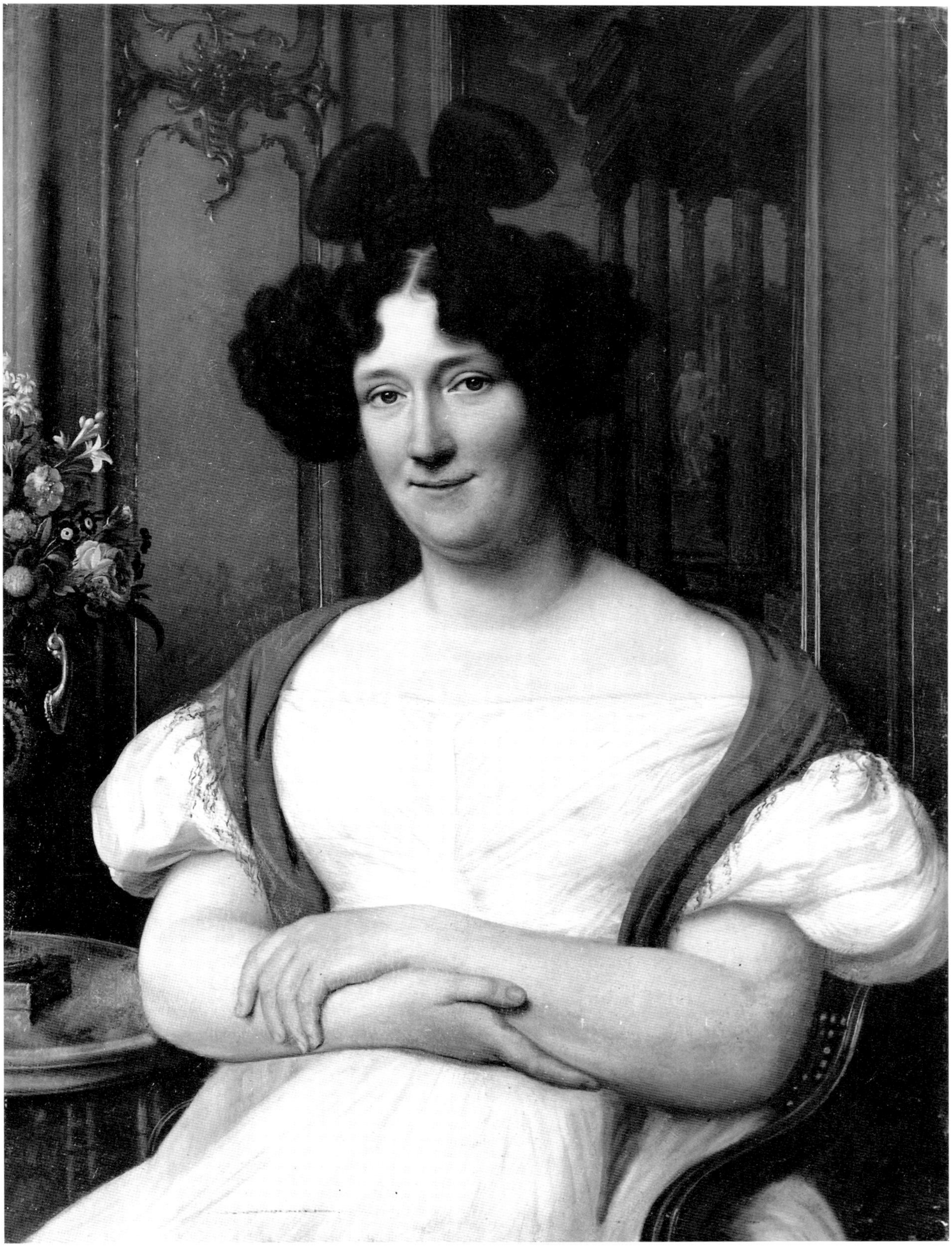

170 JULIUS SCHOPPE
Frau Ermeler, Gattin von Wilhelm Ermeler
Berlin (Ost), Märkisches Museum

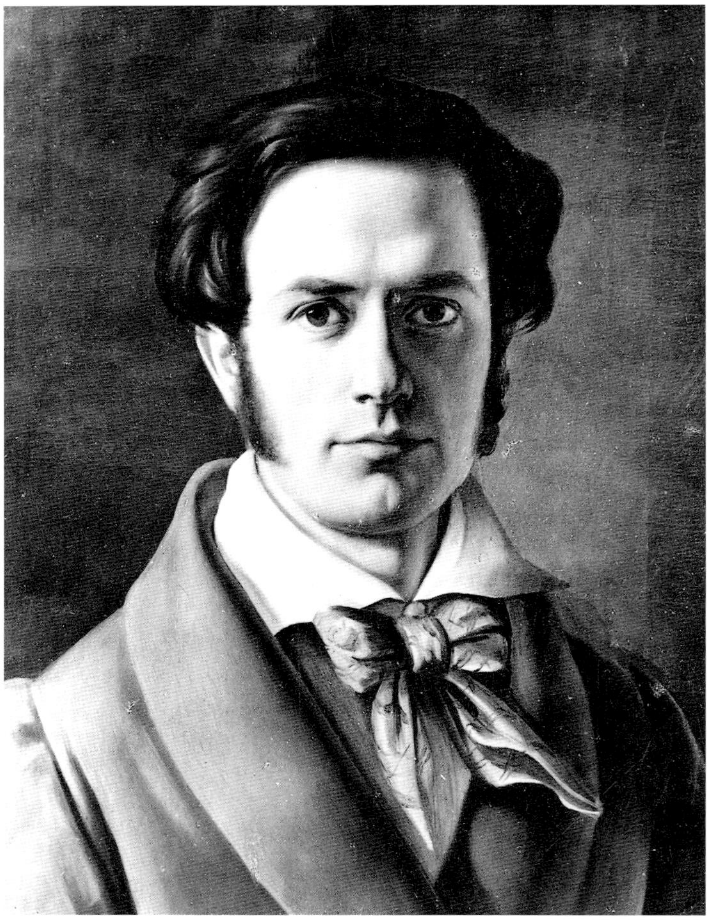

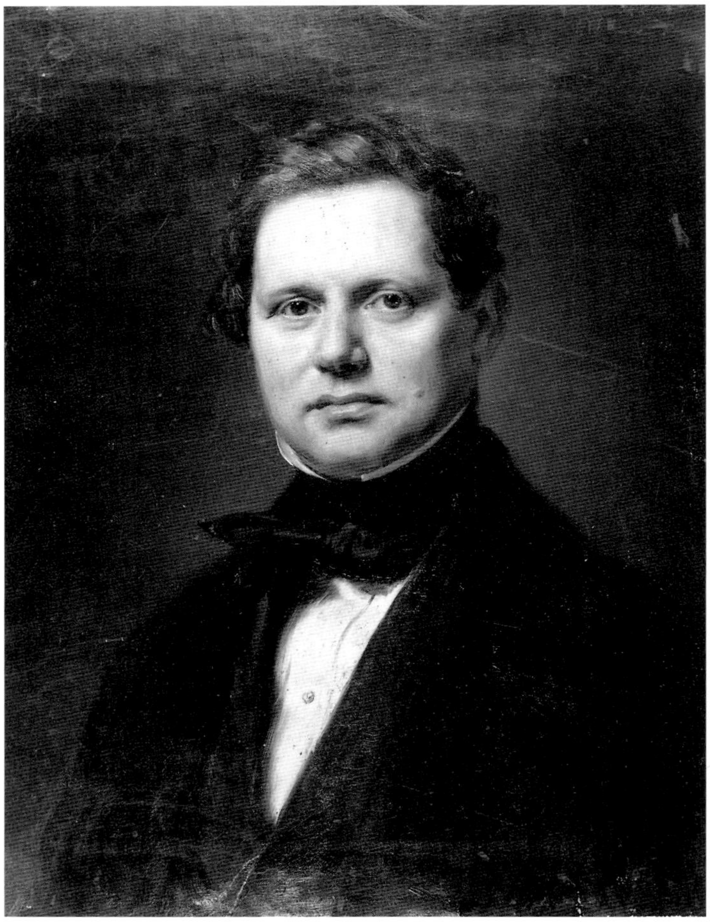

Vergessen werden sollte nicht, daß Magnus sich in späteren Jahren auch eindringlich und klug in Aufsätzen und Vorträgen mit theoretischen Kunstfragen befaßt hat, so mit Bauten für Kunstmuseen, ihre Einrichtung und vor allem ihre Beleuchtung. Fragen, die damals noch wenig interessant und aktuell waren. Museumsbauten als »Schreine« für die Kunstwerke hatten für ihn in erster Linie zweckmäßig zu sein und die bestmögliche Präsentation ihrer Schätze zu gewährleisten.

WILHELM HENSEL nimmt unter den innerhalb der letzten beiden Jahrzehnte des 18. Jahrhunderts geborenen Porträtmalern, deren künstlerische Entfaltung erst im Biedermeier lag, obwohl er als Maler nicht gerade zu den besten zählte, eine Sonderstellung ein.

Der aus Trebbin in der Mark stammende Hensel, dessen Studium unter Frisch an der Berliner Akademie begonnen hatte, war an den dekorativen Malereien in Schinkels Schauspielhaus beteiligt und zunächst hauptsächlich als Radierer und Illustrator tätig. Seinen künstlerischen Durchbruch erlebte er, als ihm die Gestaltung der für die Prinzessin Charlotte und ihren Gemahl, Großfürst Nikolaus, 1821 im Weißen Saal des Berliner Schlosses gegebenen Aufführung von zwölf lebenden Bildern nach einer Rahmennovelle von Thomas Moore, »Lalla Rookh« – »Die Tulpenwange«, übertragen wurde. Der Festzug mit 168 Personen und die lebenden Bilder in den von Schinkel geschaffenen Dekorationen mit der Musik von Spontini waren ein so großer Erfolg, daß der König den Maler Hensel mit der Schaffung von zwölf Aquarellen beauftragte, die dieses Ereignis, an dem 4000 Gäste teilgenommen hatten, festhalten sollten. Fontane hat in seinen »Wanderungen« bei der Ortschaft Trebbin dem dort geborenen Hensel ein Kapitel gewidmet und darin auch eine ausführliche Schilderung dieses Festes gegeben. Der erfolgreiche Hensel erhielt vom König ein fünfjähriges Italien-Stipendium als Belohnung. Nach seiner Rückkehr zum Hofmaler ernannt, ehelichte er Fanny Mendelssohn, die Schwester des Komponisten, und

171 EDUARD MAGNUS
Selbstbildnis in Rom, um 1827
Berlin (Ost), Staatl. Museen zu Berlin, Nationalgalerie

172 EDUARD MAGNUS
Physiker Gustav Magnus, Bruder des Künstlers, um 1841
Privatbesitz

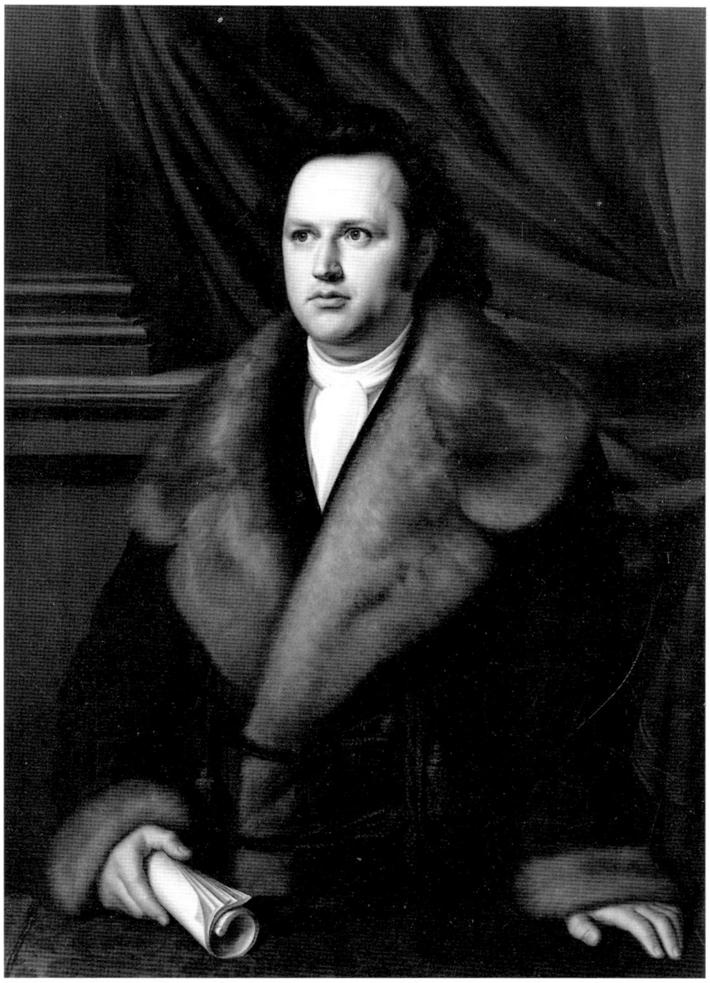

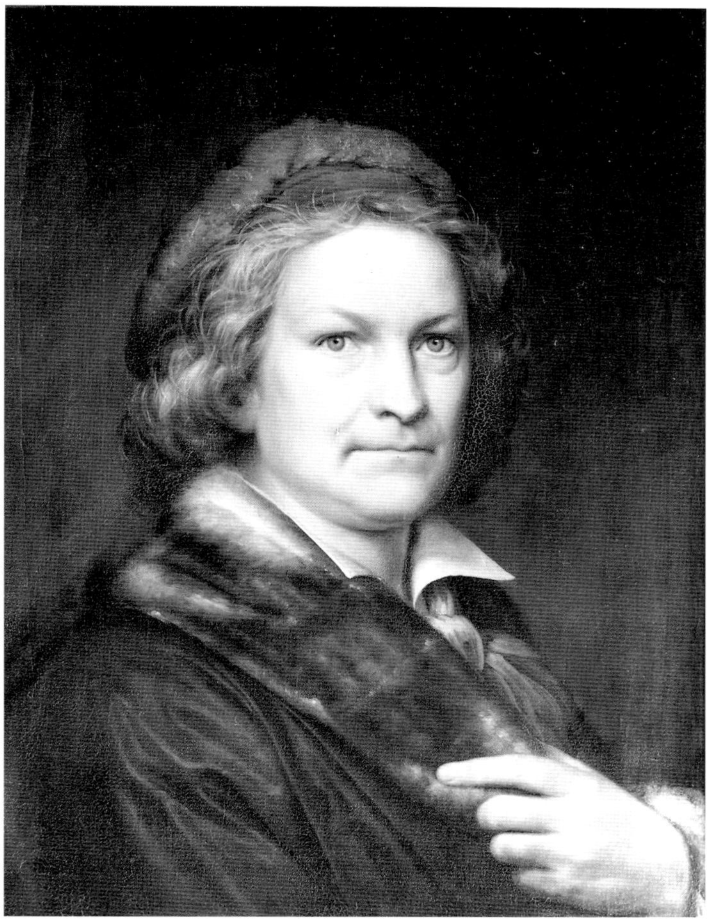

wurde 1831 Professor für Historienmalerei an der Berliner Akademie der Künste. Seine eigentliche Stärke aber lag weder in historischen noch in religiösen Stoffen, sondern in seinen zwischen 1815 und 1860 über tausend (insgesamt wohl 1082) geschaffenen Porträtzeichnungen in Bleistift, oft weiß gehöht, die in 47 Alben vereinigt wurden und viele bedeutende Persönlichkeiten nicht nur aus Berlin wiedergaben. Die Porträtierten haben meist ihren Namenszug, gelegentlich auch eine hübsche Sentenz auf ihrem Konterfei angebracht. Diese fast einmalige Leistung Hensels ist seit 1956 im Besitz der Nationalgalerie (West). Es handelt sich um eine bildliche »Quelle« ersten Ranges, auch wenn Hensel seine Modelle meist allzu vorteilhaft auffaßte und verschönte. 1981 wurden übrigens 231 Zeichnungen mit preußischen Porträts aus den inzwischen restaurierten Alben gelöst und mit großem Erfolg ausgestellt. 1847 starb Hensels Gattin, ein Verlust, den er nicht verschmerzt hat, doch blieb er der Berliner Gesellschaft bis zuletzt verbunden. Wie Franz Krüger war Hensel, ehemaliger Leutnant in den Freiheitskriegen, ein Erzroyalist und stand 1848, dem Königshaus bis zu seinem Tod 1861 treu ergeben, an der Spitze des »Berliner Künstlerkorps«.

Drei Ölbildnisse mögen die weniger bekannte Seite des Malers Hensel veranschaulichen. Aus ›Lalla Rookh‹
stammt das Porträt des Prinzen Wilhelm als Dschehander 183
im orientalisch-kostbaren, mit Schmuck überladenen Kostüm und phantastischem Kopfputz. Das Gegenstück
stellt seine von ihm geliebte Cousine Elisa dar, die Prin- 182
zessin von Radziwill, in der Aufführung als Peri ähnlich orientalisch aufgeputzt. Das 1843 in Schloß Windsor ad
naturam gemalte Bildnis des Prinzen Edward von Wales 184
ist trotz der gewollten Pose ebenso kindlich wie königlich aufgefaßt und mit großem Geschick komponiert. Der angekettete, mit Blumen bekränzte Adler unterstreicht symbolisch die Bedeutung des mädchenhaft-graziös wirkenden Prinzen. Das Bildnis ist offenbar ein wenig dem englischen Geschmack angepaßt. Hensels bedeutend-

173 EDUARD MAGNUS
Ludwig Cauer, 1823
Privatbesitz

174 EDUARD MAGNUS
Bertel Thorvaldsen, 1828
Kopenhagen, Thorvaldsens Museum

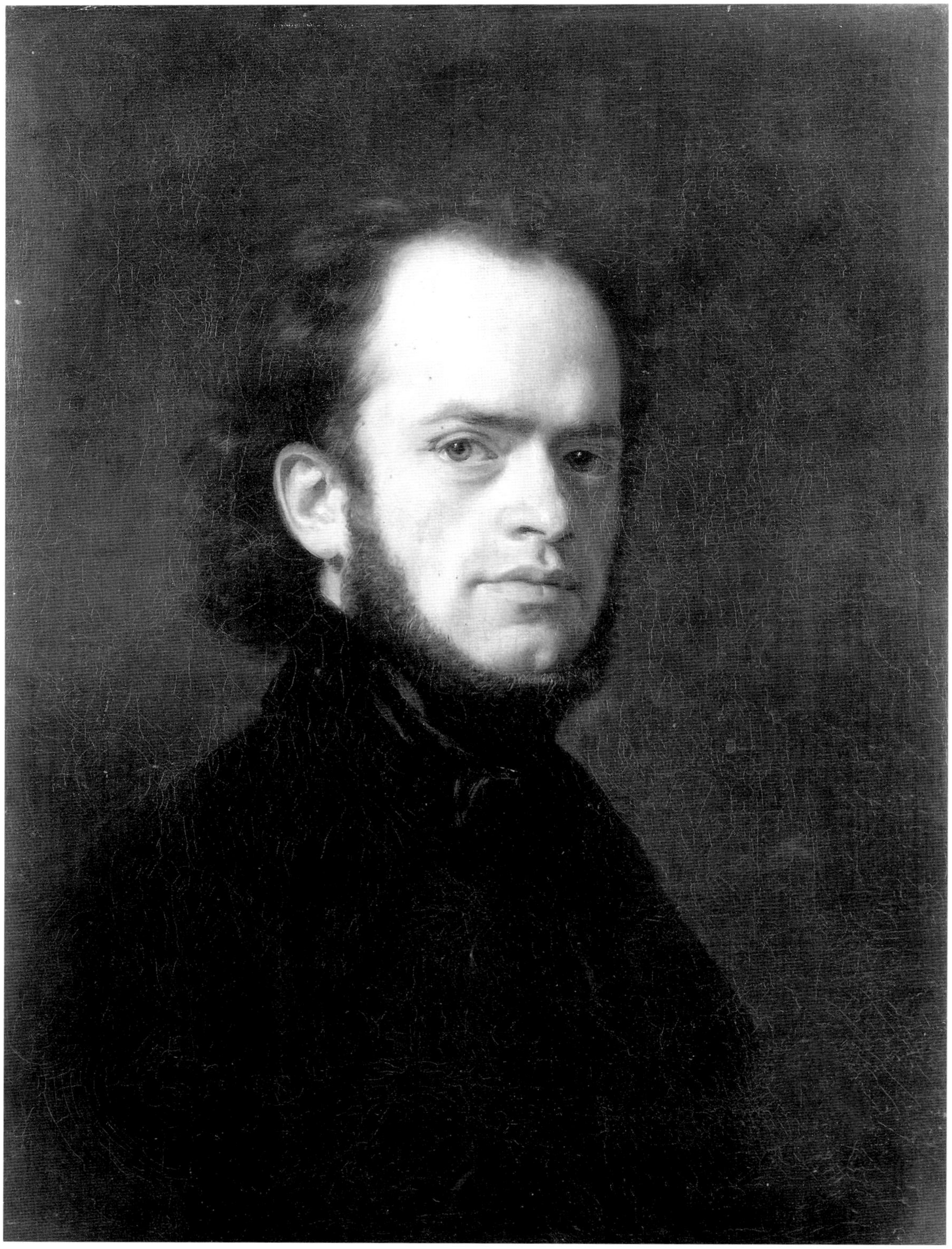

175 Eduard Magnus
Adolph Menzel, 1843
Privatbesitz

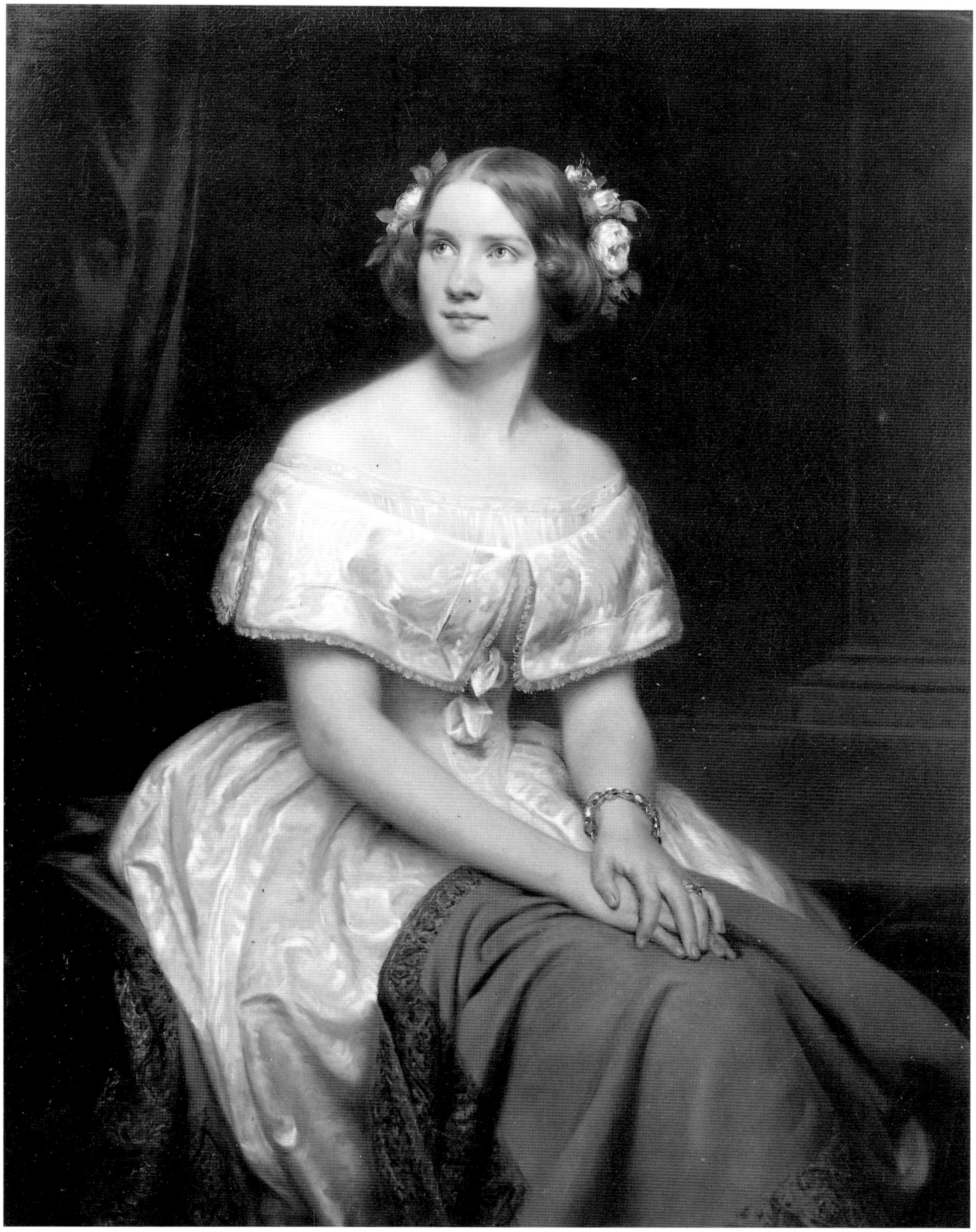

176 EDUARD MAGNUS
Jenny Lind, entstanden 1846
Berlin (Ost), Staatl. Museen zu Berlin, Nationalgalerie

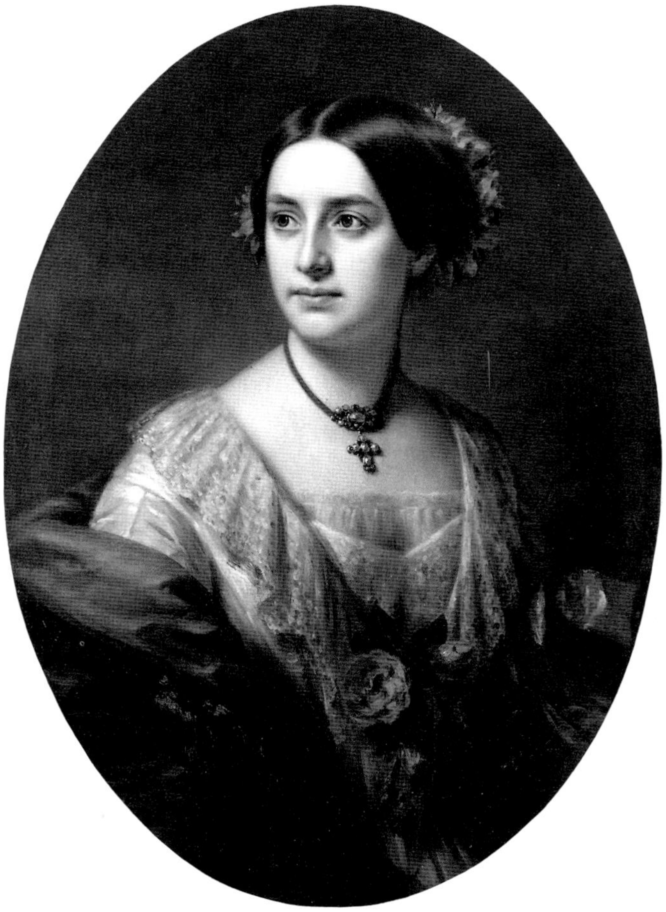

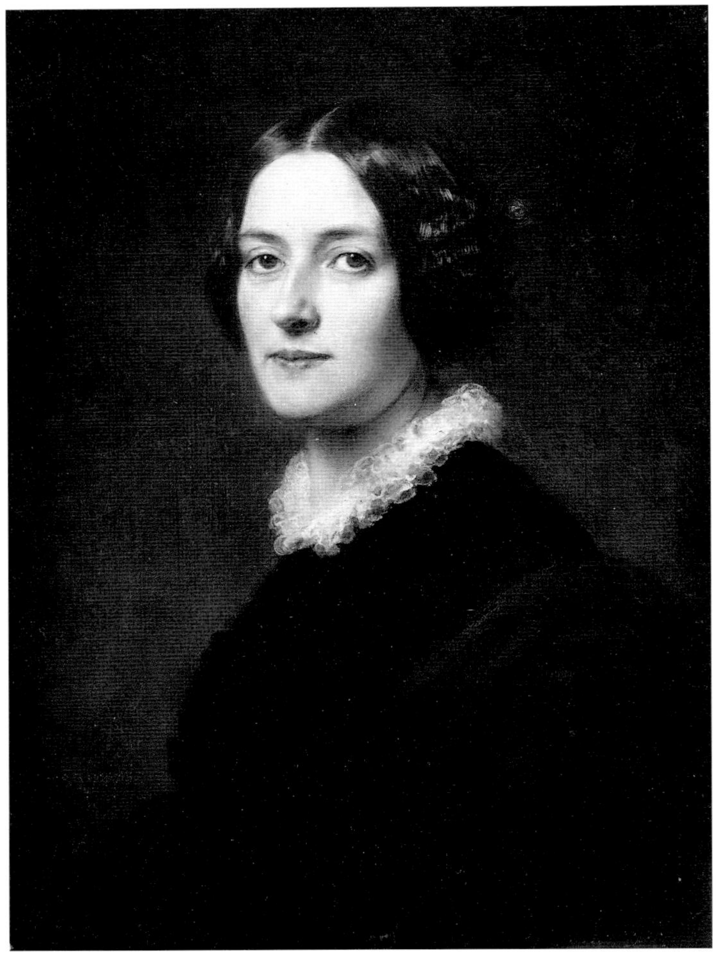

stes, 1834 geschaffenes und später in die Berliner Garnisonkirche gelangtes großes Altarbild ›Christus vor Pilatus‹ ist 1908 beim Brand der Kirche vernichtet worden.

Nach 1848 hat Hensel in ehrlicher Einschätzung seiner künstlerischen Möglichkeiten und Grenzen die Malerei zugunsten seiner Bildniszeichnungen und Illustrationen aufgegeben.

Für den Menschen und Künstler Hensel hat Fontane die trefflichste Charakteristik gefunden: *»Wilhelm Hensel gehört ganz zu jener Gruppe märkischer Männer, an deren Spitze als ausgeprägteste Type der alte Schadow stand. Naturen, die man als doppellebig, als eine Verquickung von Derbheit und Schönheit, von Gamaschentum und Faltenwurf, von preußischem Militarismus und klassischem Idealismus ansehen kann. Die Seele griechisch, der Geist altenfritzisch, der Charakter märkisch.«*

WEITERE PORTRÄTMALER

Schon vor Beginn des 19. Jahrhunderts waren junge Maler nach Berlin gekommen, um an der Akademie zu studieren und um Käufer für ihre Bilder zu finden; andere kamen, als ihr Ruf schon gefestigt war. Viele von ihnen spezialisierten sich später auf Porträts oder Veduten. Manche wurden zu seßhaften Berlinern und sind heute so gut wie vergessen, andere blieben nur wenige Jahre und haben dennoch menschlich und künstlerisch Entscheidendes zur Malerei in Berlin beigetragen. Zu den letzteren zählte FRIEDRICH BURY, der nach seiner Ausbildung in Hanau und Düsseldorf nach Rom, Neapel und Oberitalien ging, wo er enge Beziehungen zu dem Maler Wilhelm Tischbein, zu Goethe und der Herzogin Anna Amalia hatte. Auch der spätere Herzog von Sussex zählte zu seinen Gönnern. Bury war überall beliebt und hielt sich nach seinen Italienjahren in Kassel, Weimar und Dresden auf, bis sein Weg ihn nach Berlin führte, wo er

177 EDUARD MAGNUS
Marie von L'Estocq, um 1854
Privatbesitz

178 EDUARD MAGNUS
Agathe Nerly, entstanden 1851
Erfurt, Anger-Museum

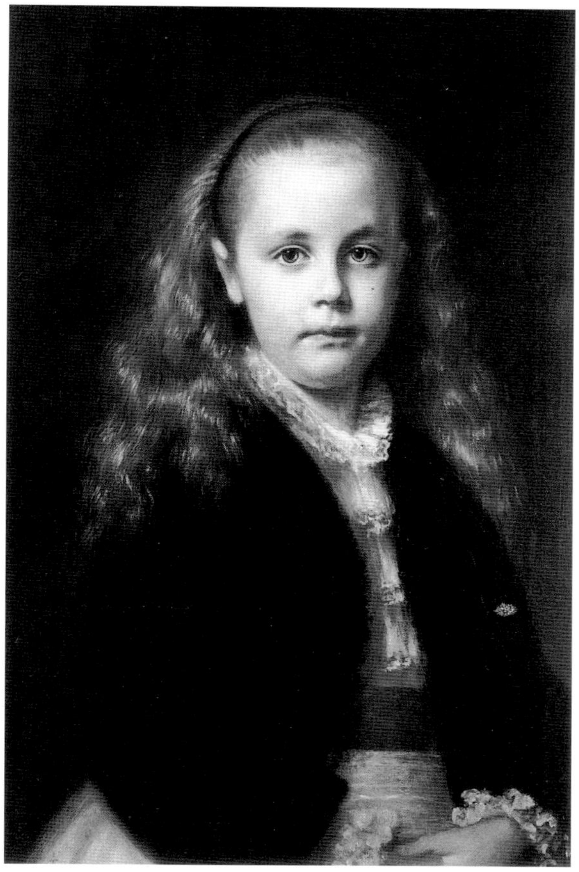

179 EDUARD MAGNUS
Helene von Magnus, um 1867
Privatbesitz

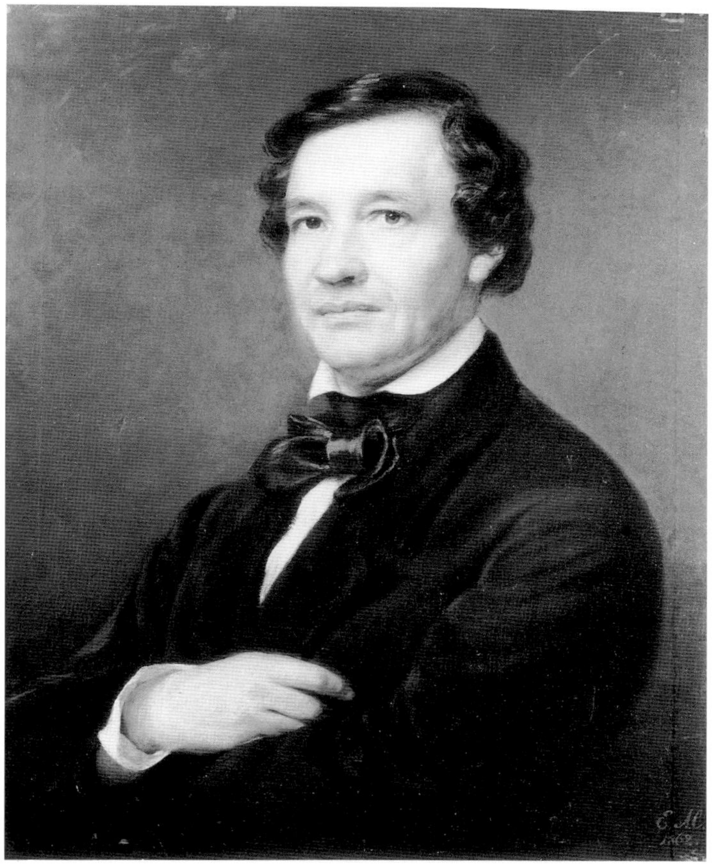

181 EDUARD MAGNUS
Komponist Wilhelm Taubert, 1862
Berlin, SMPK, Nationalgalerie

zwischen 1800 und 1824 fast regelmäßig an den Berliner Akademischen Kunstausstellungen teilnahm. Auch in Berlin fand er sogleich Zugang zu den höchsten Kreisen. Königin Luise erwarb einige seiner in Italien entstandenen Kopien. Als Lehrer für Malerei am Hofe wurde er schnell bekannt. Prinzessin Friederike Luise von Preußen, Gattin König Wilhelms I. der Niederlande, eine seiner fürstlichen Gönnerinnen, holte ihn an den Hof in Den Haag, wo er sie porträtierte. Kraftvoll und zupakkend, ohne Schönfärberei hat er General Gerhard von
185 Scharnhorst dargestellt, den verletzten Arm vor der Brust in den Militärmantel gesteckt, kein stolzer Haudegen, sondern ein willensstarker Mensch mit klugem Blick – ein vor 1813 entstandenes klassizistisches Bildnis, das in seiner Art ganz preußisch war. Burys Historien- und mythologische Bilder sind so gut wie vergessen, aber seine Bildnisse bleiben überzeugende Beispiele des Aufschwunges der Porträtmalerei nach 1800. JOHANN HEINRICH STÜRMER, der sich als Maler auch mit mancherlei anderen Stoffen beschäftigte, war – soweit man das heute noch beurteilen kann – als Bildnis-
maler am erfolgreichsten. Das Knabenbildnis von 1808 in 186
strenger Frontalansicht vermittelt in seiner präzisen, knappen Sprache viel von dem kindlichen Ernst seines jungen Modells. Eine kleine Persönlichkeit blickt ohne Scheu in die Welt, ist aber, im Gegensatz zu den meisten Kinderbildnissen der vergangenen Jahrhunderte, noch ganz Kind. Für den Berlinischen Künstler-Verein hat Stürmer eine Reihe von Zeichnungen geschaffen, eine wertvolle Sammlung von über 600 Blättern, die 1981 für das Berlin Museum erworben werden konnte. Auch an dem sogenannten »Großen Buch«, ein Besitz des Vereins Berliner Künstler, hat er sich mit einigen Arbeiten beteiligt. Stürmer gehört in die große Reihe der zwar nicht genialen, aber talentierten Porträtisten, deren Zahl im Laufe des Jahrhunderts in Berlin beständig anstieg. PHILIPP FRANCK kam als Zwanzigjähriger nach Berlin, war als Maler an der Kgl. Porzellan-Manufaktur tätig und stu-

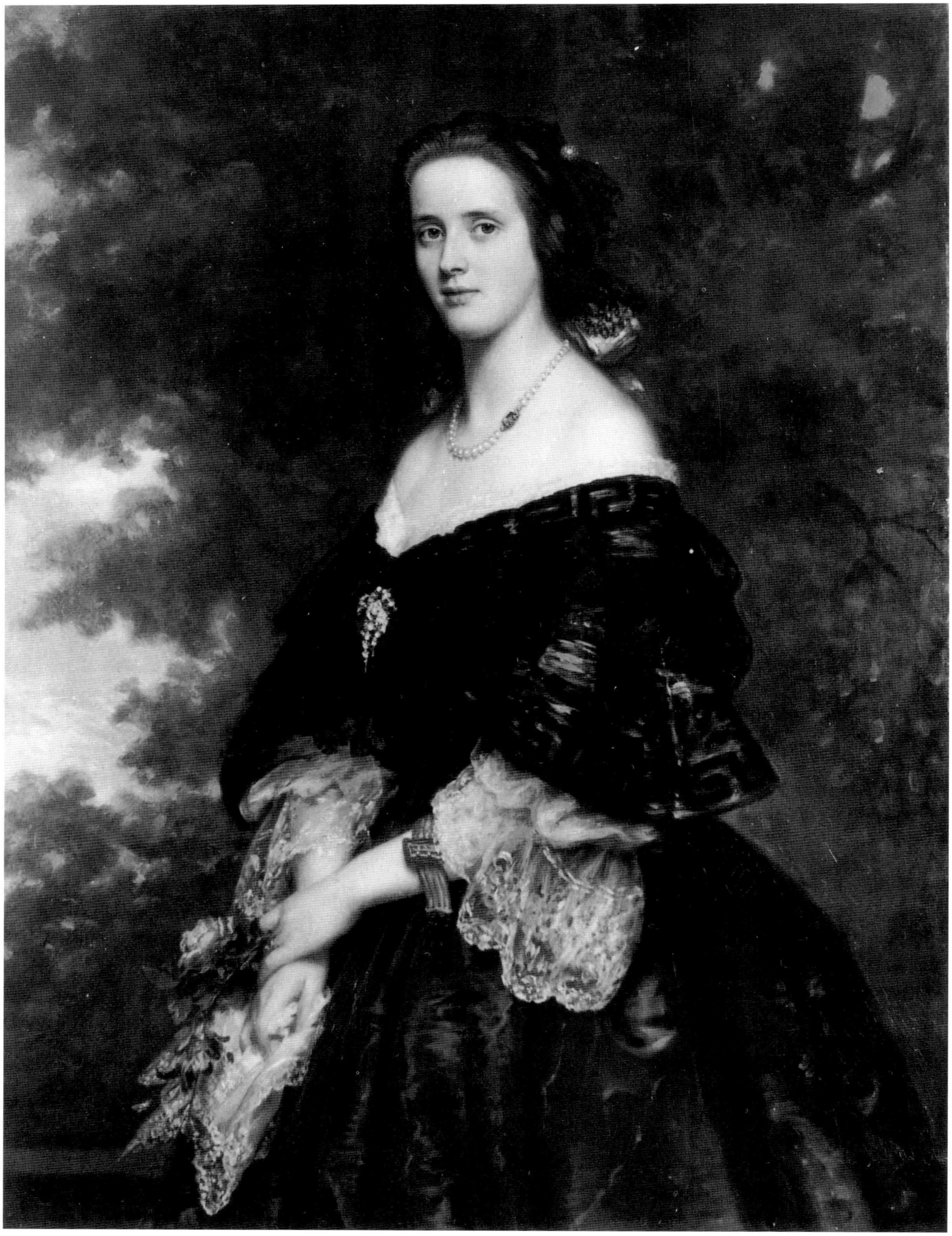

180 EDUARD MAGNUS
Martha Wolff, geb. Kuhlmay, 1860
Berlin (Ost), Märkisches Museum

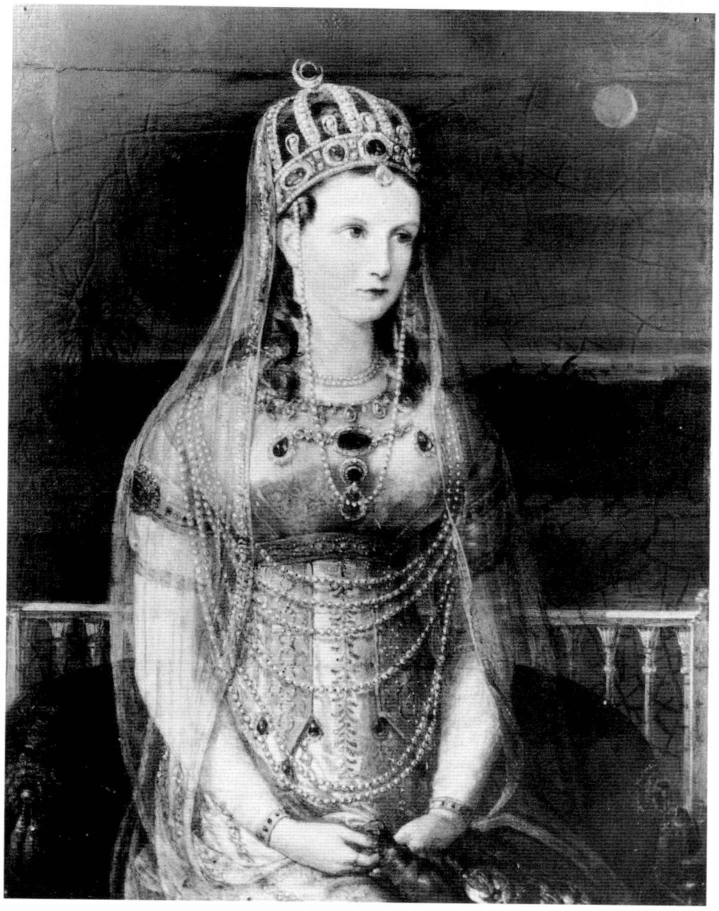

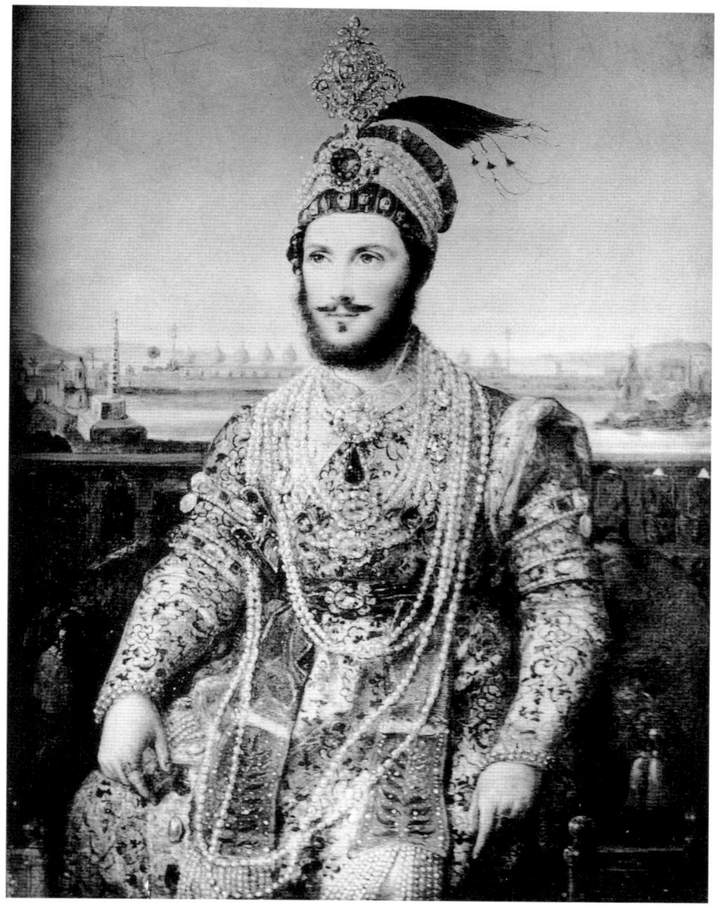

dierte gleichzeitig bei Friedrich Georg Weitsch, dem damaligen Direktor der Akademie der Künste. 1812 ging er, um sich zu vervollkommnen, zu J. L. David nach Paris. Während er in seinen Jugendwerken mythologische Themen bevorzugte, hat er sich später eingehender mit Bildnissen befaßt. Um 1810 porträtierte er den Berliner Zeichner, Holzschneider und Schriftsteller Wilhelm
187 Gubitz vor einem angedeuteten landschaftlichen Hintergrund. Das Bildnis zeigt einen sich wie die Stürmer und Dränger genialisch fühlenden jungen Künstler. Die aus Ballenstedt am Harz stammende Malerin CAROLINE BARDUA hat sehr zu Unrecht weder zu ihren Lebzeiten noch auch später ungeteilte Anerkennung gefunden, obwohl sie in ihrer Weimarer Zeit in Goethe einen Gönner gefunden hatte, der ihre Studien beim »Kunst«-Meyer mit einigem Wohlwollen beobachtete. Doch auch des Olympiers Urteil war nicht frei von jenen gönnerhaften Empfindungen, mit denen man damals den kunstausübenden Frauen begegnete. Allein schon sein halb scherzhafter Wunsch, sie möge »sich noch recht durch den Harz durchmalen«, verriet etwas davon. Bei Gerhard von Kügelgen in Dresden hat sie abschließend viel lernen können. 1819 siedelte sie mit ihrer fast 20 Jahre jüngeren Schwester nach Berlin über, wo sie als Bildnismalerin erstaunlich rasch Anerkennung fand; ihr kam zugute, daß sie, wie schon in Weimar, in der Gesellschaft beliebt war und in ihrem Heim trotz des bescheidenen Lebenszuschnittes wichtige Persönlichkeiten um sich zu sammeln verstand. Der Auftrag von 1821, die Familie des Prinzen von Preußen zu malen, wird ihr gewiß dabei geholfen haben. Bereits unter den Bildnissen ihrer frühen Zeit befanden sich gelungene Arbeiten, zu denen das Por-
trät von Caspar David Friedrich aus dem Jahr 1810 188
zählte, das, würde es ein männlicher Kollege gemalt haben, gewiß sehr viel mehr Beifall und Resonanz gefunden hätte. Knapp dreißig Jahre später hat die Bardua ihn noch einmal in Dresden porträtiert, eine gelungene Komposition, doch nicht ganz so glücklich wie das frühe Bildnis, denn es ist zu glatt in der Auffassung, und der Gesichtsausdruck des greisen Malers ist ein wenig senti-

182 WILHELM HENSEL
Prinzessin Elisa von Radziwill in »Lalla Rookh«, um 1821
Potsdam-Sanssouci, Staatl. Schlösser und Gärten

183 WILHELM HENSEL
Prinz Wilhelm in »Lalla Rookh«, um 1821
Potsdam-Sanssouci, Staatl. Schlösser und Gärten

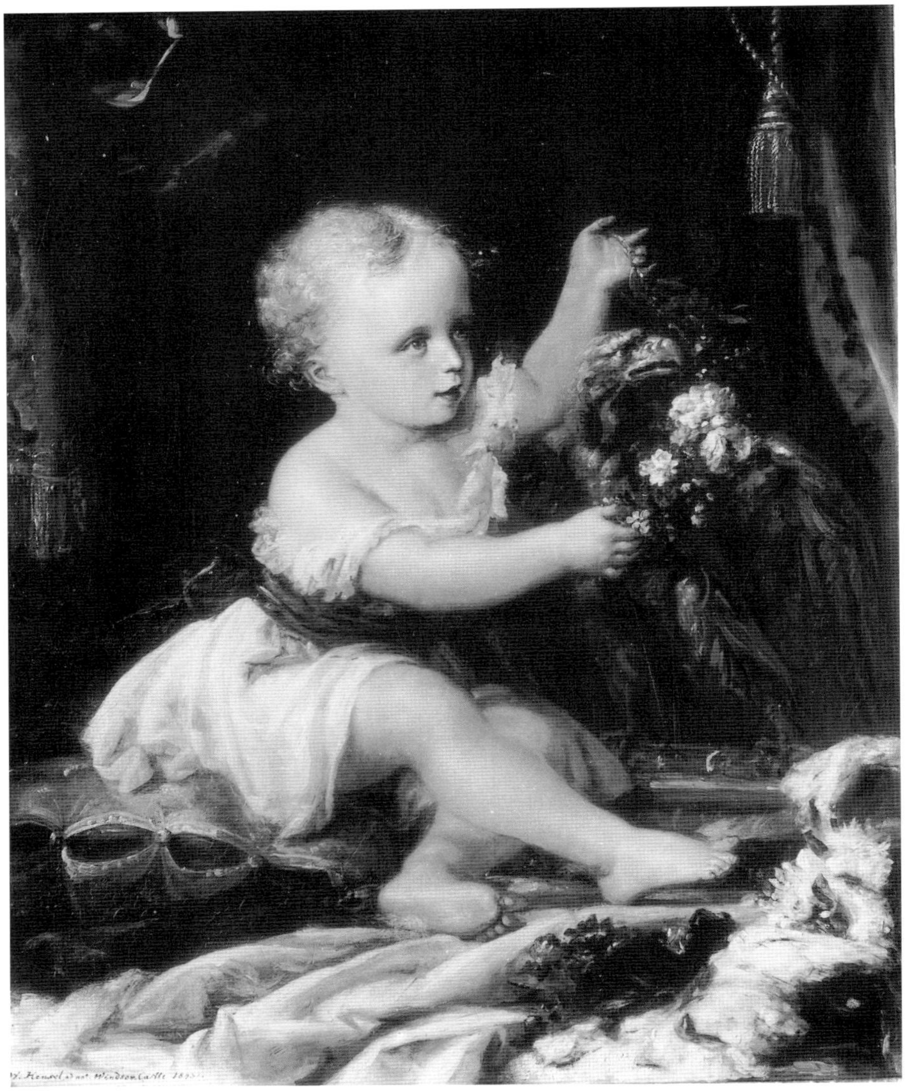

mental wiedergegeben. Allein diese beiden Porträts sollten genügen, ihr Talent als Bildnismalerin anzuerkennen. Ein wenig berlinisch-trocken und steif in der Ausführung, aber gut gesehen ist das Porträt des in Berlin durch seinen »Freischütz« populär gewordenen Komponisten Carl
189 Maria von Weber. Ihren weiblichen Bildnissen gab Caroline Bardua gern einen malerisch-romantisch wirkenden gebirgigen Hintergrund. Die enge Freundschaft zu Bettina von Arnim regte die Bardua zu verschiedenen Bildnissen der drei Arnim-Töchter an, wobei Maxe von Arnim, die sich oft und gern bei den Schwestern Bardua aufhielt, ihr Modell für verschiedene Figurenbilder wurde. Für ihre Porträtaufträge mußte Caroline Bardua sehr oft auf Reisen gehen. Im Bildnisfach war und blieb sie erfolgreich, weit weniger dagegen in ihren heute vergessenen religiösen Gemälden. Trotz ihrer vielfältigen Bindungen zu Berlin, trotz des geselligen Lebens, zu dem auch der weibliche Kaffeterbund als anspruchsvoller, literarisch-künstlerischer Kreis gehörte, zogen die beiden Schwestern Bardua 1852 in ihre Heimat nach Ballenstedt zurück.

Ernst Gebauer hatte als Zeichner in der damals florierenden Lackierfabrik von Stobwasser in Berlin angefangen. Von Friedrich Wilhelm III. wurde er gefördert, avancierte – was damals nicht selten war – zum Hofmaler und blieb seinem Gönner in Berlin ein Leben lang treu. Er hat in recht steifen Bildnissen einige große ordensgeschmückte Heerführer der Freiheitskriege porträtiert, ebenso den König und seine Familie, zu der auch seit 1817 Zar Nikolaus I. zählte. Diese volkstümlichen

184 Wilhelm Hensel
Prinz Eduard von Wales, 1843
Berlin, SSG, Schloß Charlottenburg

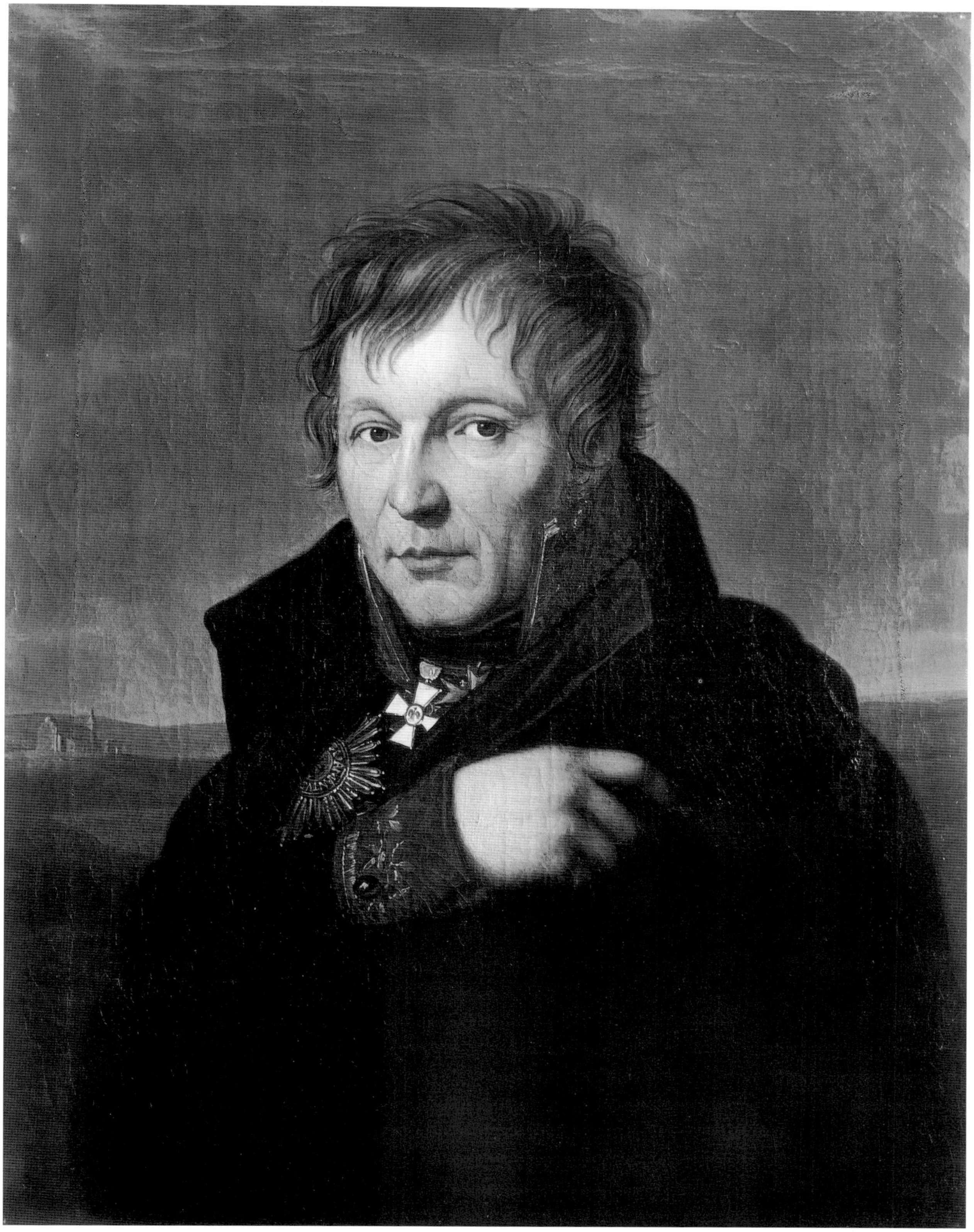

185 FRIEDRICH BURY
General Gerhard von Scharnhorst
Hannover, Niedersächsisches Landesmuseum, Landesgalerie

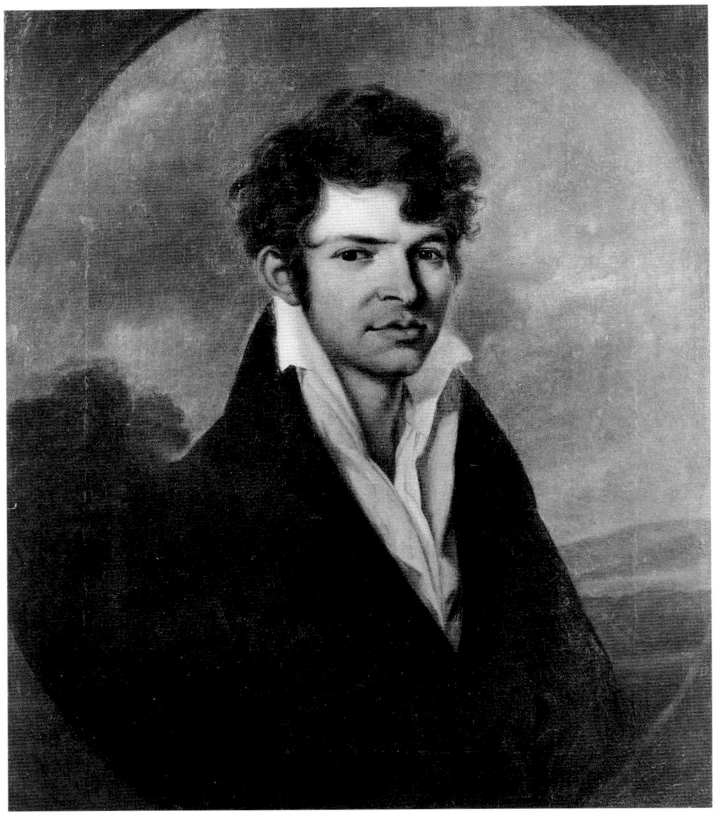

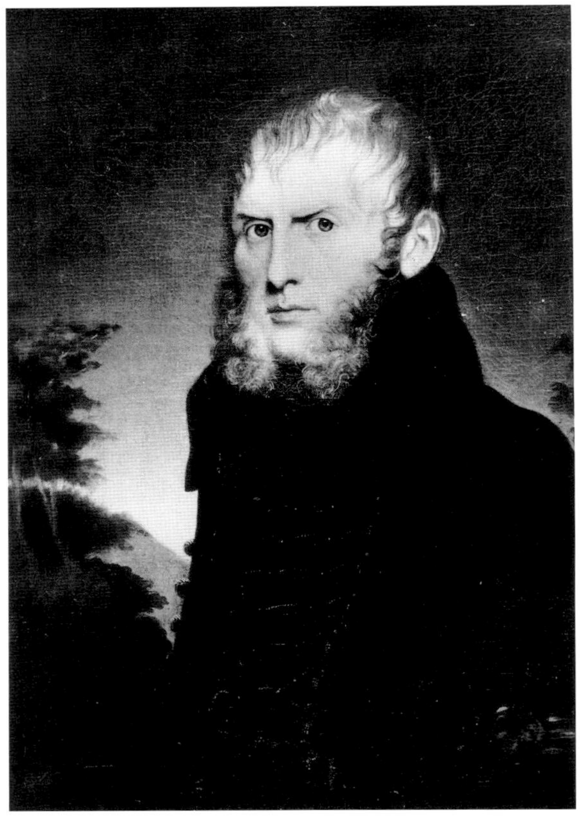

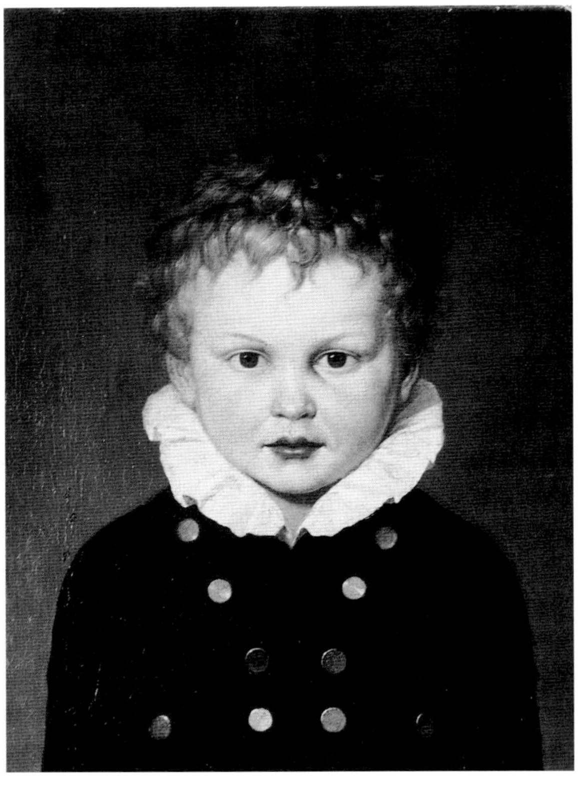

Porträts sind fast sämtlich durch Nachstiche bekannter Berliner Zeichner, Stecher und Radierer verbreitet worden. Gebauer, der es sich mit seinen Bildnissen oft etwas zu leicht machte und hier und da seinem hochgestellten Gegenüber auch ein wenig schmeichelte – aus dem verschollenen Bildnis des Kronprinzen Friedrich Wil- 190
helm (IV.) hat er 1820 einen fast weiblich wirkenden Schönling gemacht –, bewies, daß er auch anders konnte. Sein Ganzfigurbildnis des jungen Prinzen Karl von Preußen wirkte angenehmer durch die Phantasielandschaft, vor der er den Prinzen darstellte. Auch das härter gemalte Porträt des Generalfeldmarschalls von Gneise- 191
nau ist – wenn man von der übergenauen Wiedergabe der Uniform und der Orden absieht – ein gelungenes Bildnis des großen Heerführers der Befreiungskriege.

WILHELM TERNITE stammte aus Neustrelitz und ist hauptsächlich als bevorzugter Porträtist der Königin Luise in Erinnerung geblieben. Die anmutige Königin war für Bildnismaler das offenbar begehrteste »Modell« in Preußen. Es ist erstaunlich, wie unterschiedlich die Maler sie seit ihrer Vermählung bis zu ihrem Tode gesehen haben, und es ist für die Nachwelt müßig, darüber nach-

186 HEINRICH STÜRMER
Knabenbildnis, 1808
Mannheim, Städtische Kunsthalle

187 PHILIPP FRANCK
Wilhelm Gubitz
Berlin, Berlin Museum

188 CAROLINE BARDUA
Caspar David Friedrich, 1810
Berlin, SMPK, Nationalgalerie

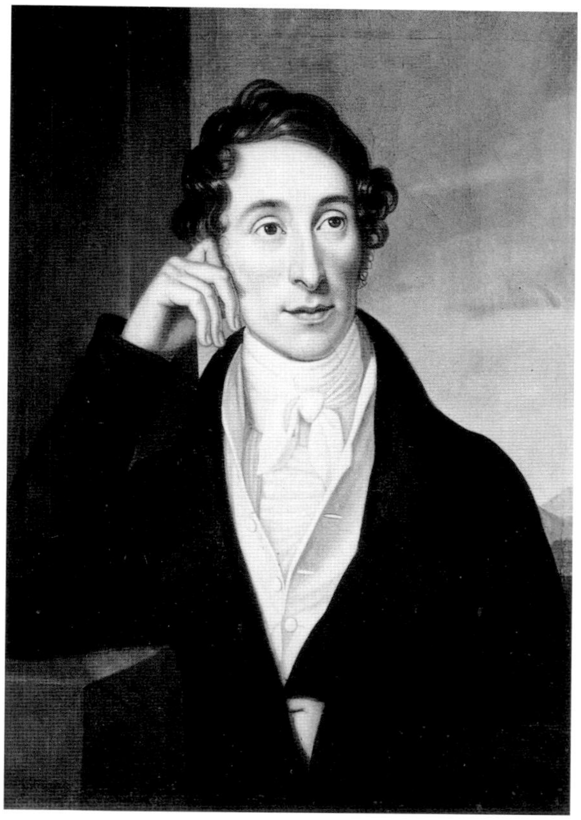

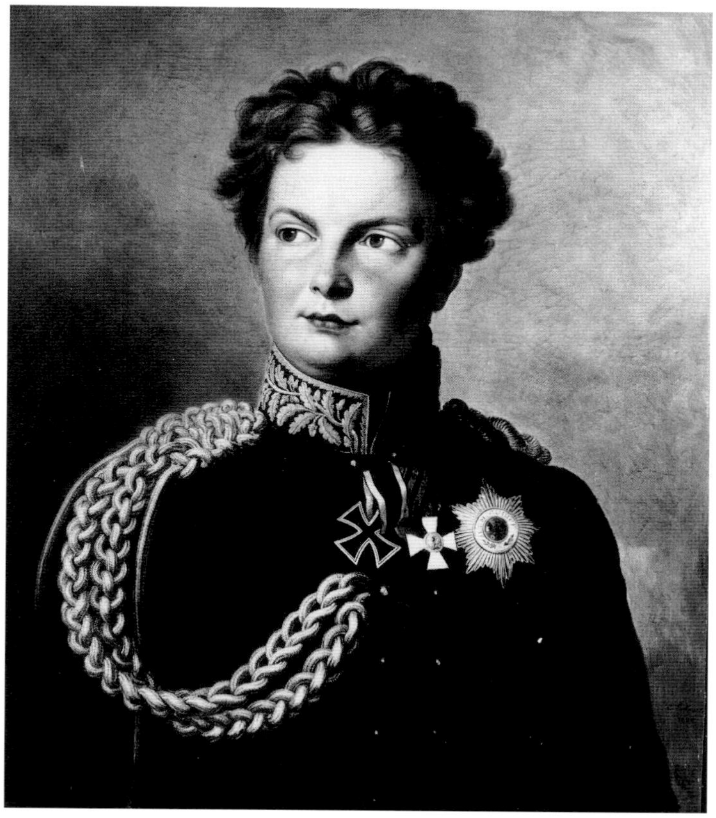

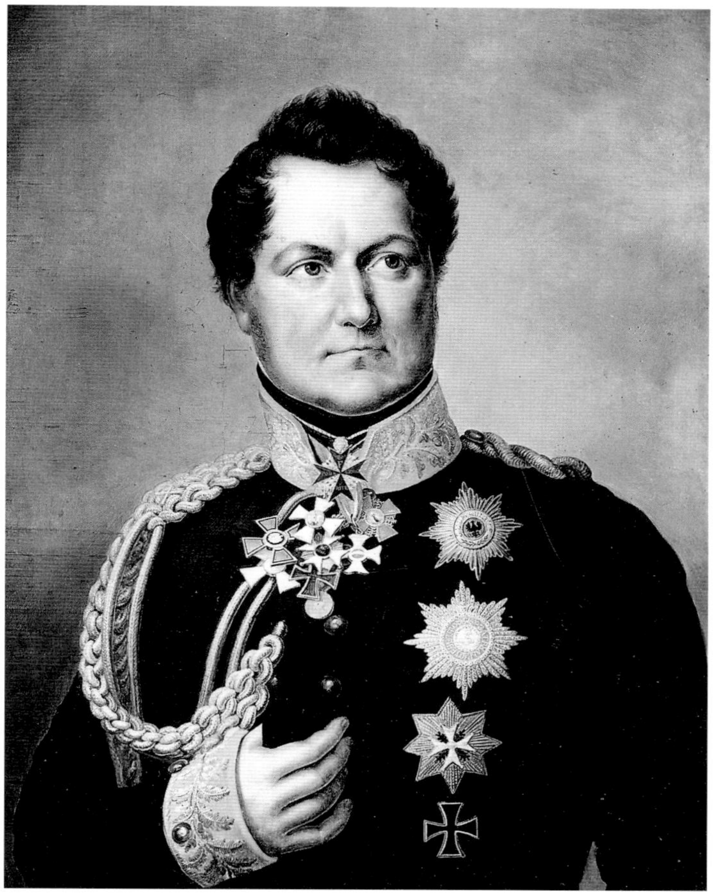

zusinnen, wer von ihnen sie am besten erfaßt hat. Ternite hat die Königin in Pastell auf Pergament mit noch sehr jugendlichem Gesichtsausdruck dargestellt, den sie auch in dem offizieller wirkenden Ölbildnis im Reitkleid etwas klischeehaft beibehielt. Am interessantesten ist wohl das
192 verschollene Bildnis der Königin in ganzer Figur in einer festlichen Robe mit Schleppe, das Haupt mit einem Diadem geschmückt. Der Hintergrund mit Baldachin und Thronsessel unterstreicht die offizielle Szenerie. Weniger geglückt ist das Bildnis ihres Gemahls, der ähnlich wie bei Gebauer steif und hölzern wirkt, während das Bildnis des in Berlin zeitweilig allmächtigen italienischen Komponisten Gaspare Spontini von 1830 den Charakter des allzu selbstherrlichen Italieners erkennen läßt, der, seit 1820 Generalmusikdirektor in Berlin, ein gehässiger Gegner
193 Carl Maria von Webers war.

JOHANN EDUARD WOLFF ist von Königsberg nach Berlin gekommen und dort seßhaft geworden. Nur seine Gelehrten-Bildnisse sind in Erinnerung geblieben. Um 1824 hat er den Altertumsforscher Friedrich August Wolf porträtiert, ein Jahr später den stadtbekannten Direktor der Singakademie, Karl Friedrich Zelter. FRIEDRICH

189 CAROLINE BARDUA
Carl Maria von Weber
Berlin, SMPK, Nationalgalerie

190 ERNST GEBAUER
Kronprinz Friedrich Wilhelm (IV.), 1820
Früher Berlin, Hohenzollernmuseum Schloß Monbijou

191 ERNST GEBAUER
Feldmarschall von Gneisenau
Berlin, SSG, Schloß Charlottenburg

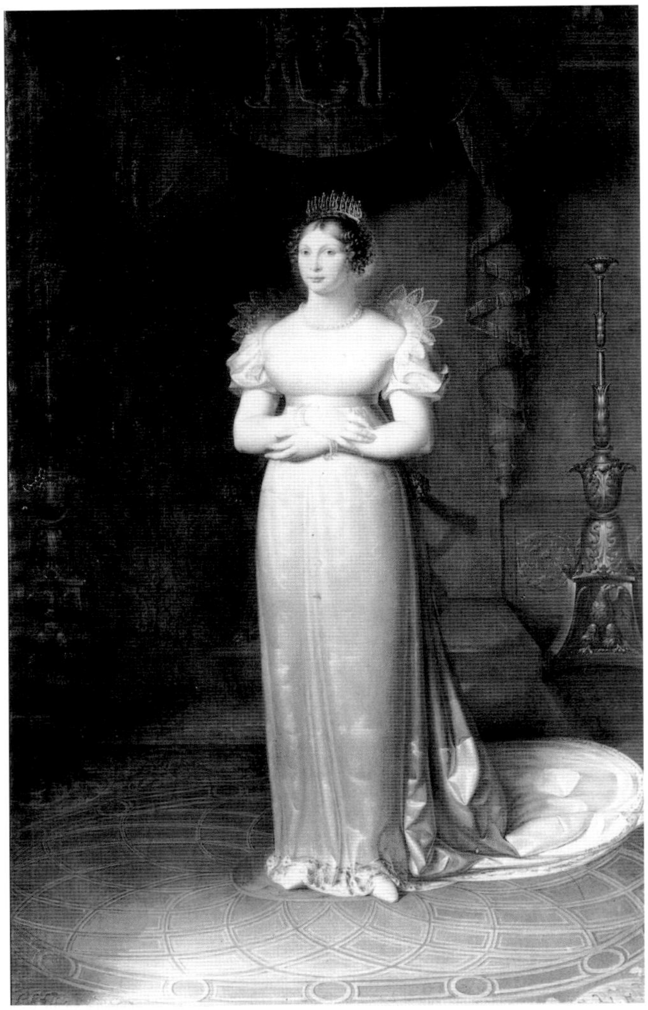

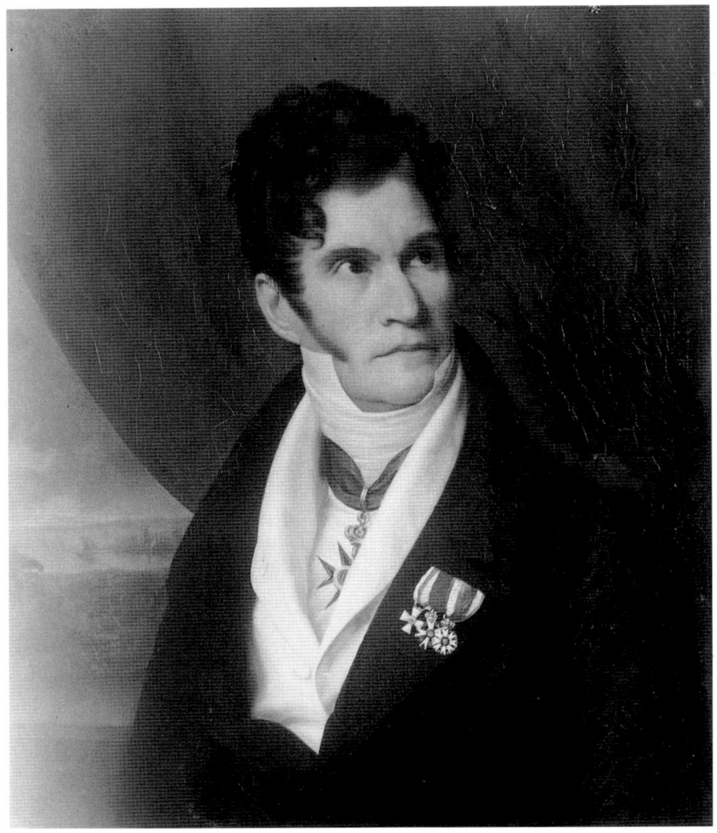

WILHELM HERBIG, der Potsdamer, ist als freiwilliger Jäger in den Freiheitskriegen durch seine Schlachtenszenen bekannt geworden, die er für den König schuf. In Berlin hat er die Stufenleiter der Akademie der Künste bis zur Leitung der Akademiegeschäfte nach Schadows Tod erklommen. Weniger aus Opportunismus als aus echtem Gefühl für die historischen Geschehnisse haben die jungen Maler in jenen Jahren die Bildnisse der von ihnen bewunderten Heerführer geschaffen; der begabte und beliebte Herbig, der sich auch mit religiösen Stoffen und Genredarstellungen befaßte, gehörte dazu. Betrachtet
194 man sein berlinisch-nüchtern wirkendes Selbstbildnis, das in seiner Art an Gottfried Schadows Auffassung von sich selbst erinnert, ahnt man kaum, daß er seine 1815 geehelichte Frau, umgeben von sechs ihrer Kinder, so liebenswert, fast poetisch darzustellen vermochte, ein Fami-
195 lienbild von 1824 voller biedermeierlicher, ein wenig von Italien entlehnter Anmut und – für die Berliner Malerei seltener – Grazie. Wie fast alle seine malenden Altersgenossen hat der Berliner FRIEDRICH WILHELM HERDT mit dem Kopieren berühmter Gemälde begonnen. Danach befaßte er sich mit religiösen Darstellungen, mit »Schlachtstücken«, um bei Hofe bekannt zu werden, mit historischen Bildern, mit Porträts der königlichen Familie. Seine eigentliche Begabung lag auf dem Gebiet der Bildnismalerei. Hier hat er sich durch seine Porträts von Angehörigen des Theaters und der Oper, vor allem in Rollenbildern, hervorgetan. Leider sind sie in den Akademiekatalogen nur summarisch unter einer Nummer ohne Angabe der jeweils Dargestellten angegeben. Genau zitiert ist dagegen das 1826 geschaffene Bildnis Friedrich Wilhelms III. zu Pferde, zu dem ihm der König nicht gesessen hat; damit mußten sich auch andere Maler abfinden. Im Katalog der Ausstellung hieß es: *»Das Porträt selbst nach der letzten Büste des Professors Rauch genommen«.* Herdt hat zwischen 1832 und 1836 den berühmten Tänzer Paul Taglioni, seine Gattin, die Tänzerin Amalie Galster und seine ältere Schwester porträtiert. Die beiden

192 WILHELM TERNITE
Königin Luise
Früher Königsberg/Pr., Schloß

193 WILHELM TERNITE
Gasparo Spontini, 1830
Berlin, SSG, Jagdschloß Grunewald

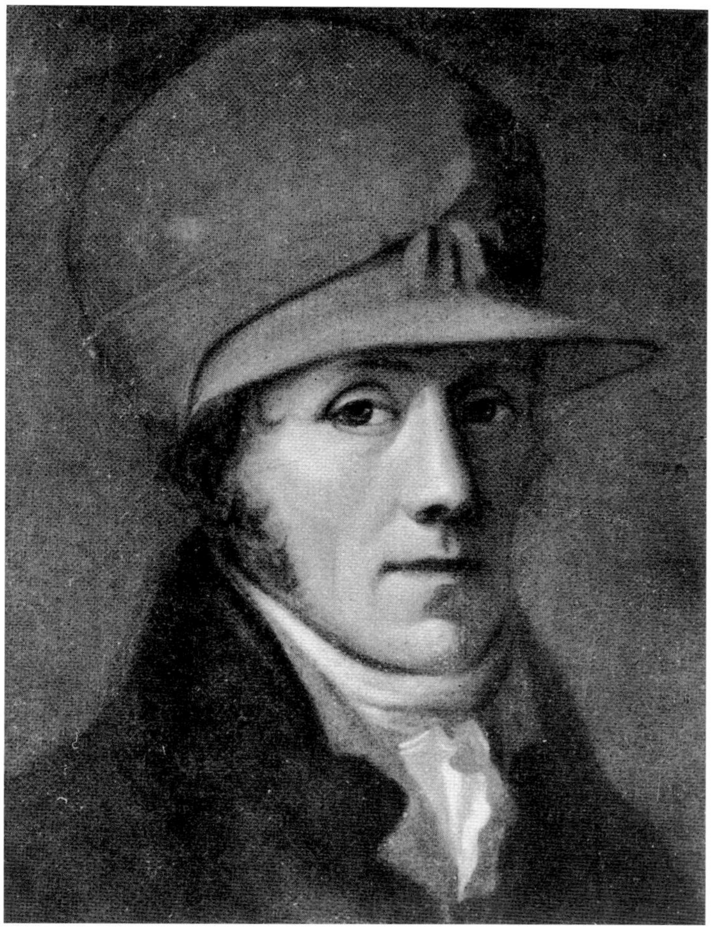

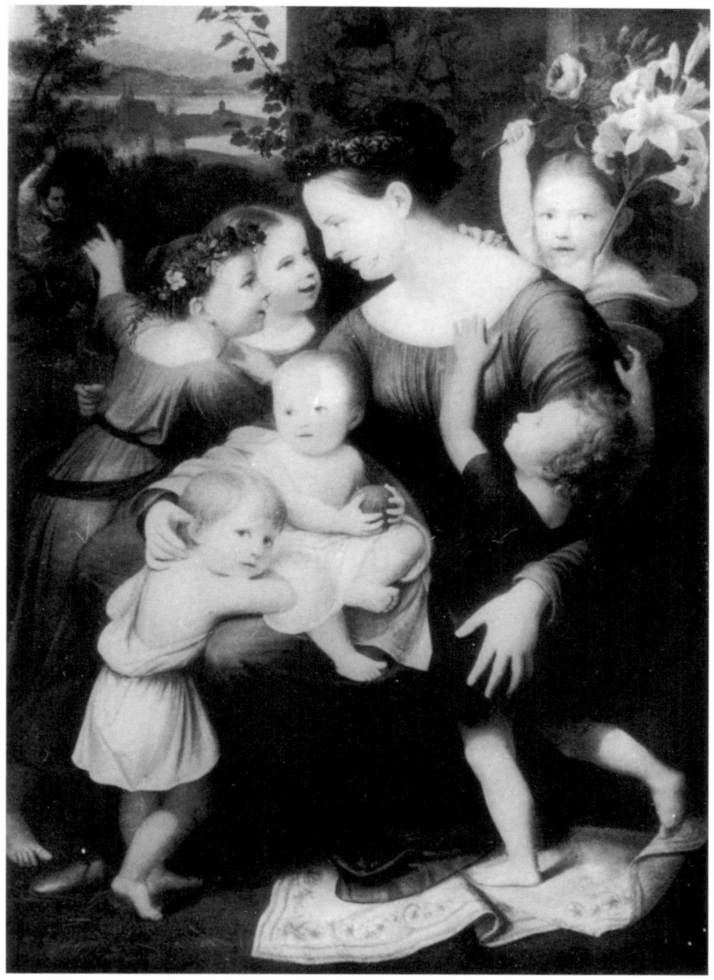

196 Bildnisse von Paul Taglioni und seiner Schwester Maria sind ein schöner Beweis, daß Herdt wie nur wenige Biedermeiermaler in Berlin eine echte Begabung für repräsentative Bildnisse besaß, wie man sie im Empire besonders schätzte. Vornehm und kühl, die Hände um sein linkes Knie geschlungen, sitzt Paul Taglioni auffallend elegant gekleidet in einem hohen Armstuhl. Ein reicher ornamentaler Vorhang gibt rechts den Blick auf eine nur dekorativ wirkende Landschaft frei. In dem Bildnis der
197 älteren Schwester, einer südländischen Schönheit, sind die gebauschten Ärmel ihres weißen Kleides und ein lokker um die Schultern gelegter durchsichtiger Schal das schmückende Element. Das schmale Antlitz der Tänzerin mit den dunklen Augen und der für jene Zeit betont schlichten Frisur ähnelt in seiner distanzierten Noblesse dem des Bruders. Das lebensgroße Bildnis der Amalie Taglioni als Sylphide in dem gleichnamigen Ballett, das damals zu den beliebtesten in ganz Europa zählte, ist im Zweiten Weltkrieg verlorengegangen. Erhalten geblieben ist hingegen das Halbfigurbildnis dieser Tänzerin. Der Lebenslauf des aus Stettin zu Wach an die Berliner Akademie gekommenen Malers HEINRICH LENGERICH ist typisch für die Maler seiner Generation in Berlin. Auch er nahm an den Freiheitskriegen teil, auch er ging nach Rom, um sich zu vervollkommnen. Friedrich Wilhelm III. hat ihn vor seinem zweiten Aufenthalt in Rom mit der Schaffung von Kopien nach Werken von Raffael beauftragt. Nach seiner Rückkehr ging er zunächst in seine Heimatstadt Stettin, um ungefähr 1828 als Lehrer an der Akademischen Zeichenschule endgültig in Berlin ansässig zu werden. Seine religiösen Darstellungen, wie
die der Heiligen Sebastian und Rochus zu beiden Seiten 198
der Madonna, sind akademisch trocken und den berühmteren italienischen Darstellungen der Renaissance nur nachempfunden, was für die meisten religiösen Bilder des Biedermeier im protestantischen Berlin zutrifft. Das Handwerkliche war dabei aber stets ohne Fehl und Tadel. Wie liebevoll und warmherzig hat Lengerich dagegen als

194 FRIEDRICH WILHELM HERBIG
Selbstbildnis
Verbleib unbekannt

195 FRIEDRICH WILHELM HERBIG
Die Familie des Künstlers, 1824
Verbleib unbekannt

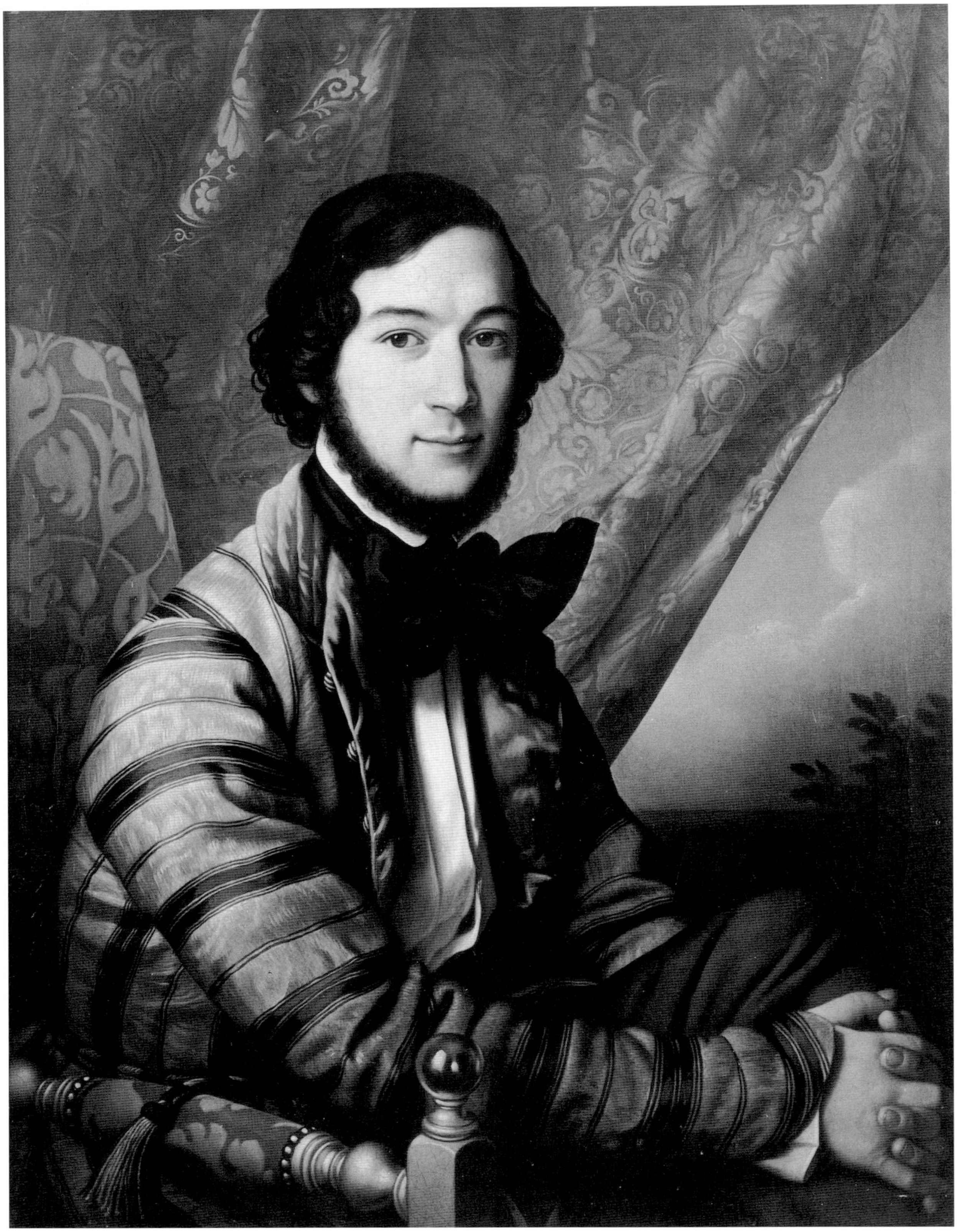

196 FRIEDRICH WILHELM HERDT
Paul Taglioni, 1836
Privatbesitz

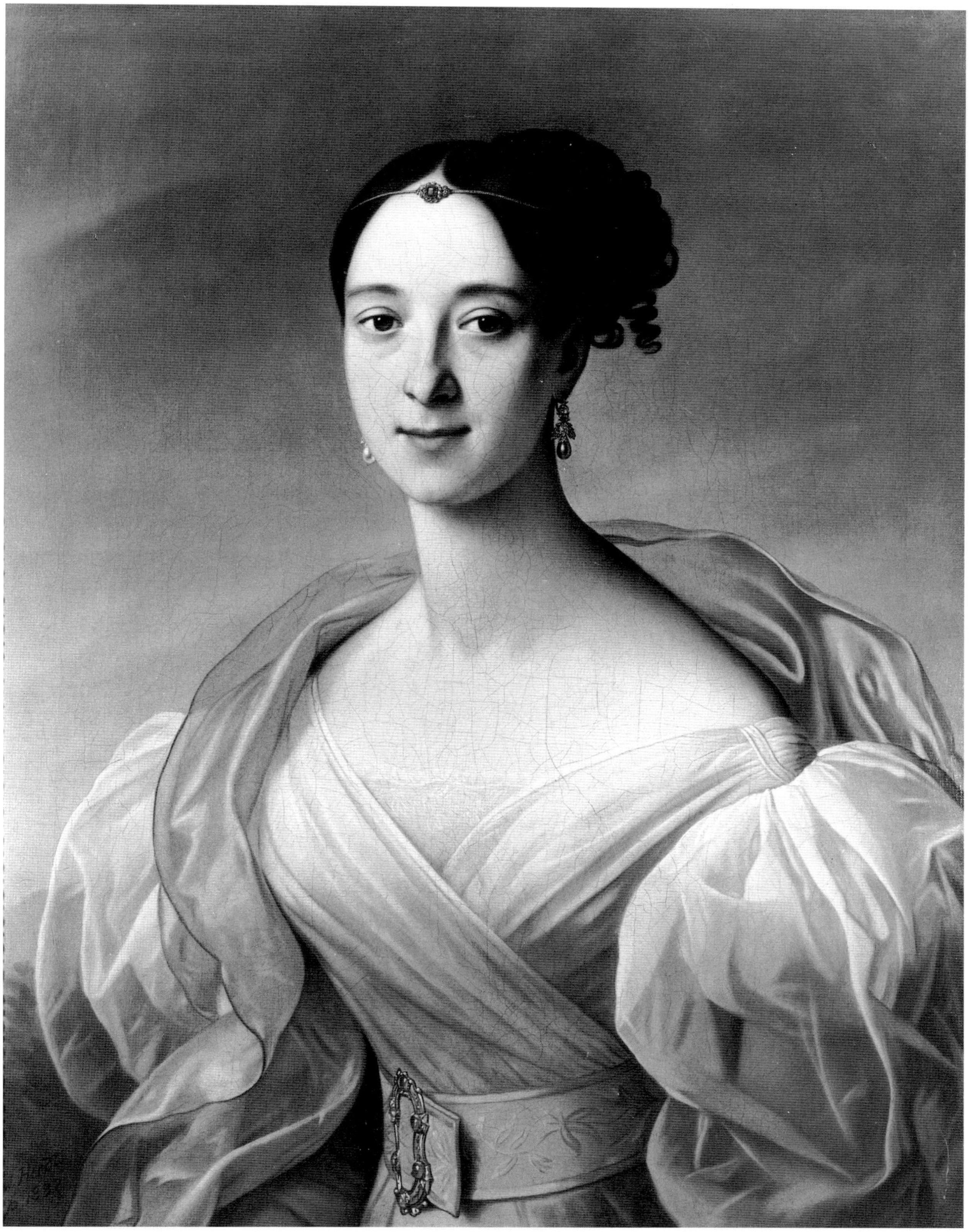

197 FRIEDRICH WILHELM HERDT
Maria Taglioni, 1832
Privatbesitz

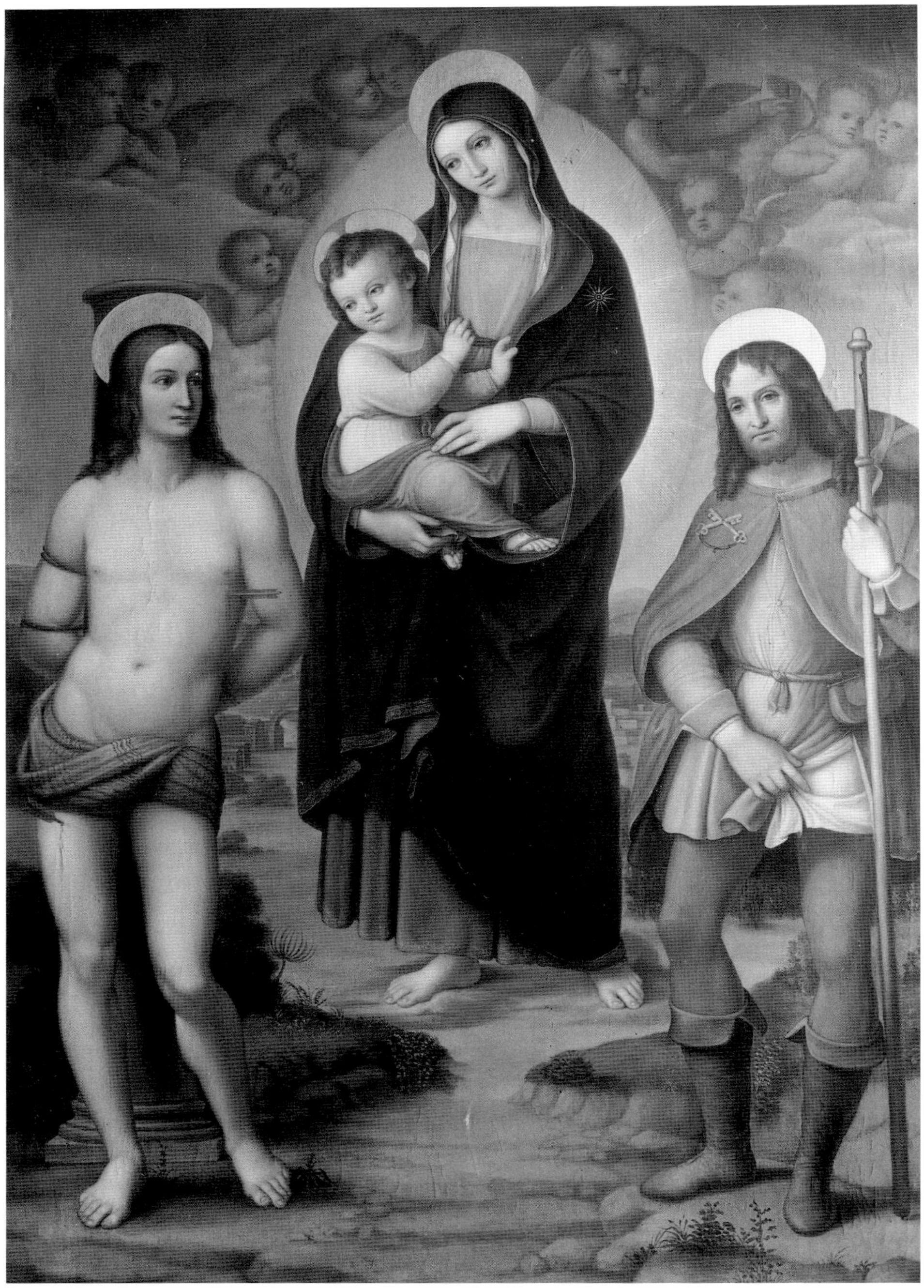

199 Bildnismaler das Porträt seines Bruders Gustav und dessen anmutiger junger Gattin gemalt! Auch er meinte wohl, auf den dekorativ drapierten, altertümlichen Vorhang nicht verzichten zu können. Das Instrument am linken Bildrand deutet auf den Beruf des Bruders als Musiker. Reizvoll ist die gewiß nicht erfundene, leicht hügelige Landschaft im Hintergrund rechts mit Bauernhäusern und einer Kirche (oder Burg) auf einer Anhöhe. Das Bild ist ein schönes Beispiel für die uns heute wieder ansprechenden bürgerlichen Porträts der biedermeierlichen Welt.

Dem zu Unrecht gering eingeschätzten JAKOB SCHLESINGER hat Eduard Magnus warmherzige Worte des Verständnisses und Dankes gewidmet. Daß er seit 1823 neben seiner Lehrtätigkeit an der Akademie als Gemälderestaurator an den Kgl. Museen in Berlin arbei-

198 HEINRICH LENGERICH
Maria mit dem Kind, dem hl. Sebastian und Rochus, 1842
Berlin, SSG, Schloß Charlottenburg

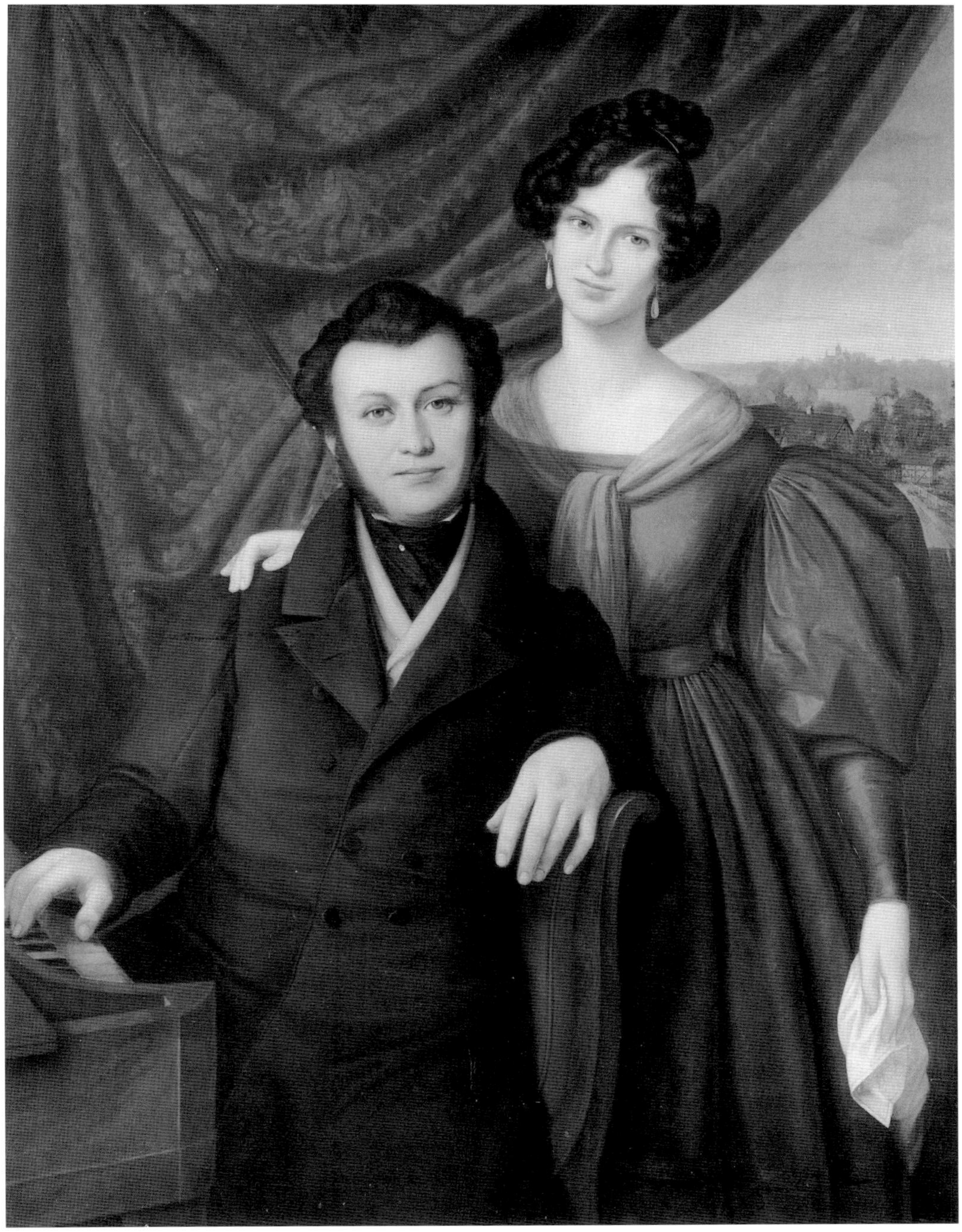

199 HEINRICH LENGERICH
Bildnis seines Bruders Gustav mit Gattin
Berlin, Berlin Museum

tete, hat seiner Karriere, die durch ein Augenleiden früh behindert wurde, Abbruch getan. Doch bleibt der von
200 ihm gemalte eindrucksvolle Kopf des Philosophen Hegel, der mit seinem Denken Kunst und Kunstschriftsteller seiner Zeit wesentlich beeinflußt hat, ein wichtiges dokumentarisches Zeugnis. Durchaus realistisch und mit gutem Gespür für ihre überlegene, leicht ironische Art,
201 hat er eine uns nicht bekannte ältere Dame von junonischer Körperfülle, zweifellos eine Berliner Jüdin, ohne den geringsten Anflug von Schmeichelei, aber mit Sympathie wiedergegeben – ein Glanzstück des Berliner Realismus. Der Berliner EDUARD PISTORIUS hatte einen ähnlichen Lebenslauf wie die meisten seiner malenden Zeitgenossen. Von 1830 an finden wir ihn endgültig in Berlin, nachdem er bereits seit 1812 die Ausstellungen der Akademie regelmäßig beschickt hatte. Genredarstel-

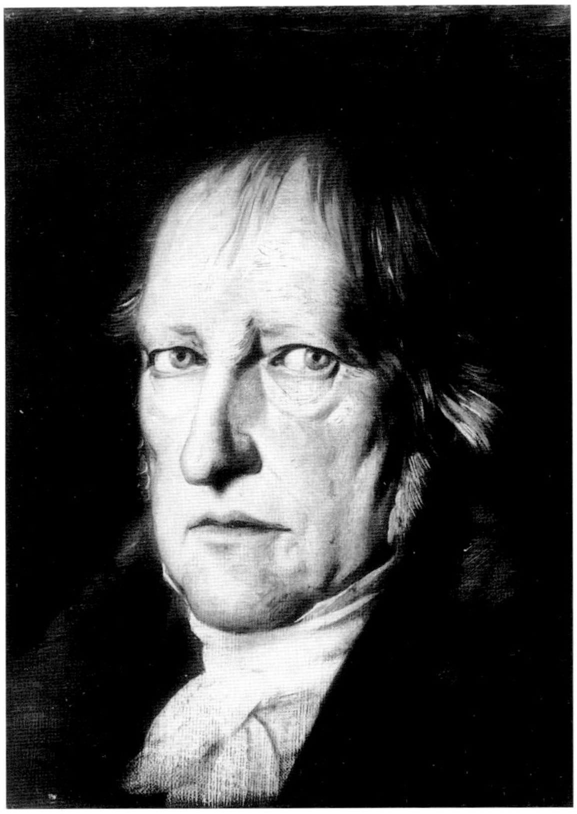

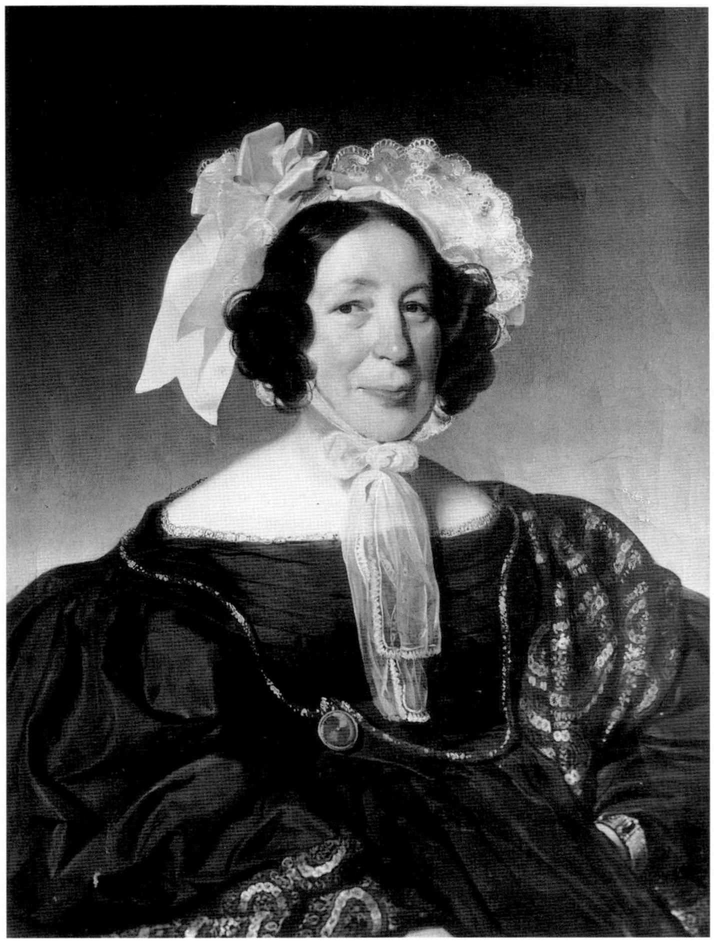

lungen mit italienischem Volksleben und Landschaften waren seine Hauptthemen. Den berühmten Schauspieler
202 und Freund E.T.A. Hoffmanns, Ludwig Devrient, hat er mit seinem genialisch-dämonischen, zum Beschauer gewendeten Blick und übergeschlagenen Armen, eine Rolle in seiner Rechten, dargestellt. Devrient steht in Halbfigur vor einer Brüstung mit Reliefs, die offenbar Anspielungen auf berühmte Theaterstücke sind. Links ist jedenfalls Hamlet mit dem Totenschädel erkennbar, eine der großen Rollen des Schauspielers. Der Vorhang gibt den Blick auf eine Ecke des Portikus des Französischen Domes, vor allem aber auf das Schauspielhaus von Schinkel frei, dem Ort seiner größten Erfolge. Das alles stimmt harmonisch zusammen und ist doch keine große Malerei.

Obwohl er heute so gut wie vergessen ist, darf der zu seiner Zeit beliebte Porträt- und Landschaftsmaler JOHANN SAMUEL OTTO nicht übergangen werden, der auch als Kupferstecher und Lithograph in Berlin tätig war und die Akademieausstellungen zwischen 1816 und 1876 ausschließlich mit Porträts beschickte. Er wurde Hofmaler und 1844 Professor an der Berliner Akademie der Künste. Erwähnenswert bleibt, daß er damals eine Vielzahl von Schülern hatte und nach der Meinung seiner Zeitgenossen ein hervorragender Lehrer gewesen sein muß. Bekannt geblieben ist Otto als Porträtist Friedrich Wilhelms IV.; doch fällt ein Urteil über ihn heute schwer. PAUL MILA wurde in Berlin geboren, war Schüler der Akademie und ist als Historien- und Bildnismaler seiner Stadt treu geblieben; lediglich von 1821 BIS 1824 weilte er in Rom. Während seine historischen, religiösen und mythologischen Bilder kaum erfolgreich waren und vergessen sind, ist der Bildnismaler in guter Erinnerung geblieben. Im letzten Jahr seines Romaufent-
haltes schuf er das Porträt der Wilhelmine Parthey, Gattin 203
des Archäologen Gustav Parthey, der ein Enkel von Friedrich Nicolai und außerdem Inhaber der bekannten Nicolaischen Buchhandlung war. Die Familie Parthey und ihr Kreis ist durch Lili Partheys später veröffentlichte

200 JAKOB SCHLESINGER
Georg Wilhelm Friedrich Hegel
Verbleib unbekannt

201 JAKOB SCHLESINGER
Bildnis einer älteren Dame
Verbleib unbekannt

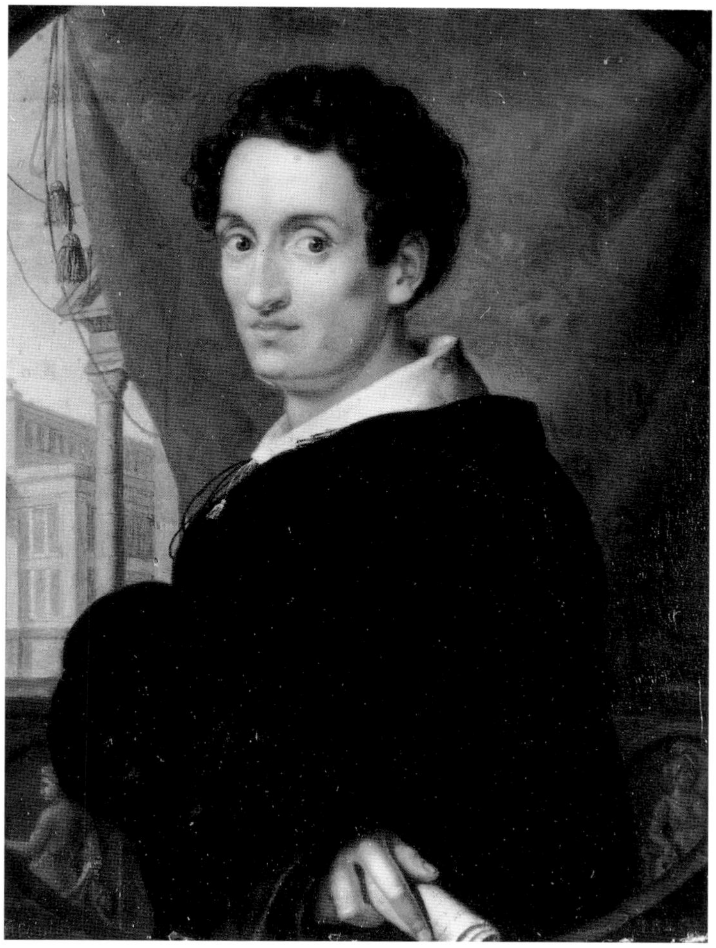

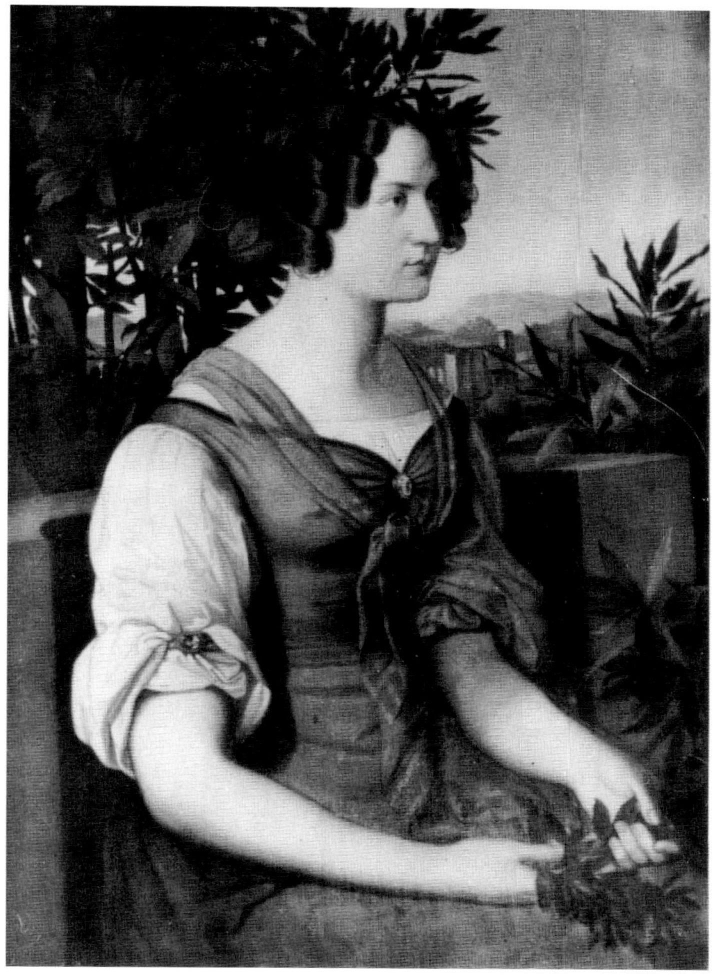

Aufzeichnungen in lebendiger Erinnerung geblieben. Die anmutige junge Frau mit ihren schönen, stillen Gesichtszügen und dem dunklen Haar sitzt vor einer südlichen Landschaft und hält einen Lorbeerzweig in den Händen. Trotz ihrer schlichten Kleidung ohne Schmuck ist sie in der Auffassung des Malers klassischen Vorbildern angenähert, ein Bildnis, das den Einfluß Roms auf den Maler veranschaulicht. Obwohl er wie die anderen deutschen Künstler in Rom die Kunst der Antike und der Renaissance eifrig studiert hat, ist das Porträt eine echt empfundene, eigenständige Leistung, was für die meisten seiner dem historischen Genre zuzurechnenden Darstellungen nicht gilt. Zu den bis vor wenigen Jahren vergessenen Malern, die sich durchaus mit den heute noch bekannten messen könnten, gehörte der in Graudenz geborene, zum Studium nach Dresden und Berlin gekommene EDUARD ERHARD. Auch er konnte mit Hilfe eines Stipendiums der Akademie von 1826 bis 1830 in Rom leben und arbeiten. Von seinen in Italien geschaffenen Bildern mit mythologischen und religiösen Themen wissen wir nichts mehr. Ein vor einigen Jahren aus Privatbesitz wieder aufgetauchtes Gruppenbildnis von 1826 ›Die Kinder der Familie Rohrbeck mit ihrem Eichhörnchen‹ 204
zeigt vor einem im Ausschnitt wiedergegebenen klassizistisch-bürgerlichen Interieur die recht ernsthaft blickenden, hübsch gekleideten fünf Kinder und ihren possierlichen kleinen Spielgefährten an der Kette. Sie sind in einer klassischen Dreieckskomposition und fast übergroß in »Nahaufnahme« dargestellt; biedermeierlich-bürgerlich sind die warmen Lokaltöne und die fein vertriebene, glatte Malweise. Der an der Wende zum 19. Jahrhundert geborene AUGUST RÉMY, nach einem Akademiestudium in Dresden und nach einem fünfjährigen Romaufenthalt innerlich der Historie und religiösen Themen verpflichtet, wurde 1830 als Professor an die Berliner Akademie berufen. Seine Stärke war die Bildnismalerei, mit der er auch auf den Akademieausstellungen zwischen 1818 und 1866 vertreten war. Die beiden Bildnisse – zwei

202 EDUARD PISTORIUS
Ludwig Devrient
Berlin, SMPK, Nationalgalerie

203 PAUL MILA
Wilhelmine Parthey, 1824
Verbleib unbekannt

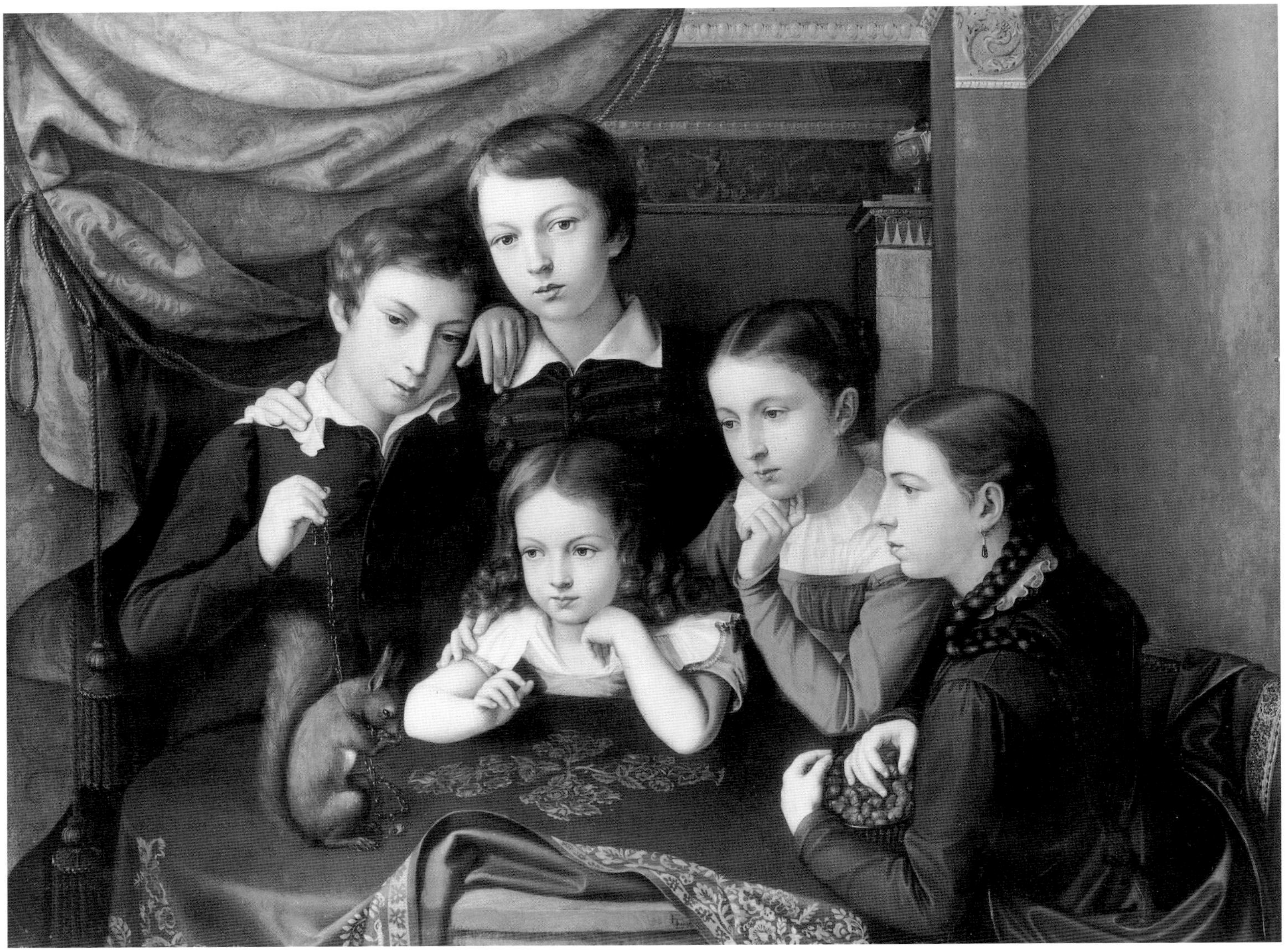

Kniestücke – des Ehepaares Funk von 1831 und 1833
verkörpern eine vornehme Haltung, wie sie auch in den
Porträts des Eduard Magnus zu finden war. Die zierliche
205 Gattin, eine geborene Gräfin Lüttichau, ist vor einer hell-
gemusterten Tapete dargestellt, ein Vorhang ist am rech-
206 ten Bildrand eben nur angedeutet, während Herr Funk
selbstbewußt mit einem Buch in der Hand vor einem Vor-
hang sitzt, der einen schmalen Ausblick auf Bäume und
Landschaft freigibt. Nicht minder reizvoll ist das lebens-
207 große Rundbild einer unbekannten Dame in einem kost-
baren Kleid mit ihrem kleinen Sohn, wobei hier kein die
hohe Abkunft unterstreichendes »Versatzstück« der Por-
trätkunst fehlt. Anmut und Grazie zeichnen dieses
geschickt komponierte Bildnis aus. Mit religiösen und
historischen Stoffen hat Rémy sich offenbar ebenso abge-
quält wie die meisten Berliner Maler seiner Generation.
Der Berliner AUGUST HOPFGARTEN ist nach seinem
Studium in Berlin bei Dähling, Niedlich und Wach und
einem sechsjährigen Italienaufenthalt in Berlin zunächst
ein später Romantiker gewesen. Sein 1832 entstandenes
Gemälde ›Das Wunder der hl. Elisabeth‹ ist von echt 208
romantischer Innigkeit und eher märchenhaft als streng
religiös aufgefaßt, doch hat er auch Fresken mit bibli-
schen Stoffen geschaffen, so für die neue Kapelle im Berli-
ner Stadtschloß, an deren dekorativ-malerischer Ausge-
staltung eine große Zahl Berliner Künstler beteiligt war.
Dem beliebten Genre hat auch er seinen Tribut gezollt.
Sein größtes Verdienst lag in seiner Porträtmalerei. Das
Porträt der Fürstin von Liegnitz (vorher Auguste Gräfin 209
Harrach), in morganatischer Ehe seit 1824 mit König

204 EDUARD ERHARD
Die Kinder der Familie Rohrbeck, um 1826
Berlin, Berlin Museum

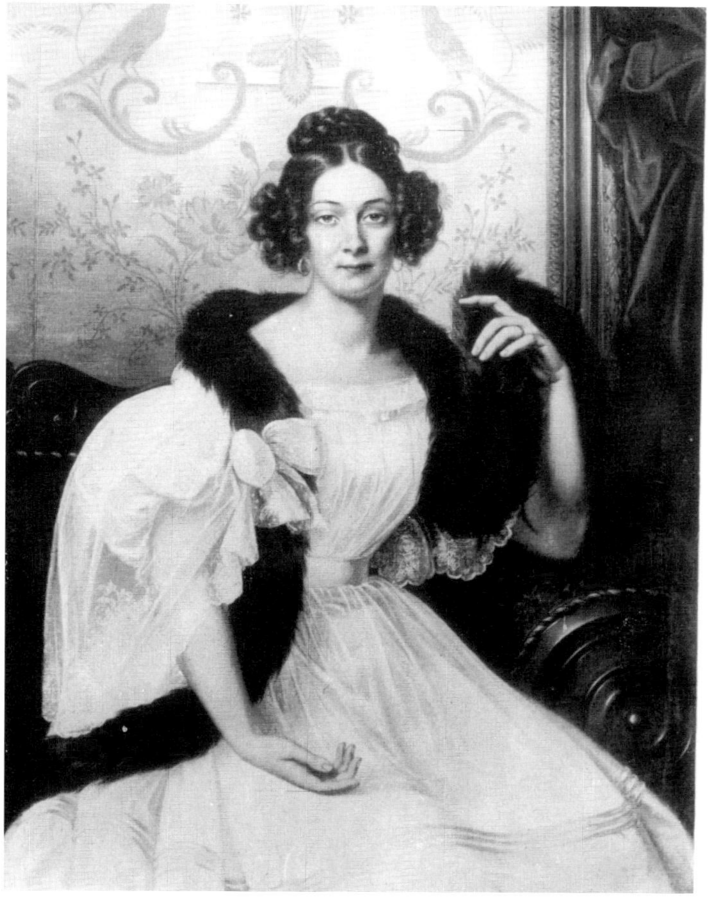

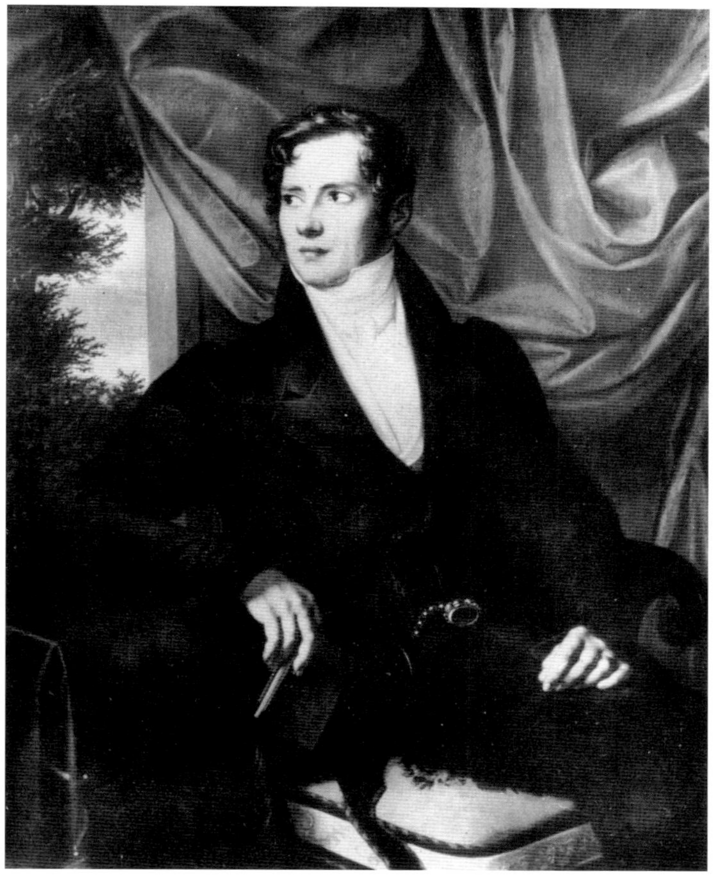

Friedrich Wilhelm verbunden, ist ein Beispiel des hohen Niveaus der Biedermeier-Porträtkunst in Berlin. Es ist im Stil des damals wieder beliebten Rundbildes, des Tondo der Renaissance, gemalt. Die Fürstin befindet sich im offenen Teil des Pavillons beim Schloß Charlottenburg, was angedeutet wird durch zwei rahmende Pilaster; im Hintergrund der weite Schloßpark mit der zierlich geschwungenen eisernen Brücke hinter dem Teich. Sie ist, wie bei vielen Porträts der Zeit, von einer statuarischen, fast marmornen Schönheit. Das dekolletierte helle Kleid mit dem um die Oberarme geschlungenen dunklen Schal, die Perlenkette und die Blumen in der kunstvollen Frisur unterstreichen das Edle ihrer Erscheinung, ein auch kompositorisch gelungenes Bildnis, das stellvertretend für eine Reihe anderer stehen kann.

Auch ADOLF HENNING war und blieb Berliner und einer der vielseitigsten und begabtesten seiner Genera-
210 tion. Seinen Vater, den Kgl. Hofkapellmeister Wilhelm Henning, hat er stehend mit Stock und Zylinder in der Rechten porträtiert. Im Hintergrund links ist das Opernhaus angedeutet. Auch er, einer der vielen Schüler der Malschule von Wach, hat sich einige Jahre in Italien und Frankreich aufgehalten, ehe er wieder in Berlin seßhaft wurde. Auch Henning hatte seine schöne Italienerin,
die »Fortunata«, die er in einem Rundbild, mit Lorbeer- 211
kranz im Haar, gemalt hat. Wieviel natürlicher und lebendiger wirkt dagegen das von Henning gemalte Jugend-
bildnis von Friedrich Nerly d. J. mit dem flotten breit- 212
krempigen Strohhut! Es ist allerdings sehr viel später, erst 1856, entstanden. Der Jüngling hat die Arme und Hände in seine Mantelärmel geschoben und auf einen geschnürten Koffer gestützt. Im Hintergrund ist ein bewegtes Meer angedeutet. Reist er in die Welt hinaus? Bekannt geworden war Henning durch Porträts von Mitgliedern der Familie Raczynski. Er konnte als vielbeschäftigter Maler, der auch an den großen Wandmalereien in Berlin beteiligt war, 1899 seine sechzigjährige Mitgliedschaft bei der Berliner Akademie der Künste feiern. Von seinen biblischen und mythologischen Bildern wollte man später nichts mehr wissen, worüber auch

205 AUGUST RÉMY
Frau Funk geb. Gräfin Lüttichau, 1831
Früher Posen, Kaiser-Friedrich-Museum

206 AUGUST RÉMY
L. A. Funk, 1833
Früher Posen, Kaiser-Friedrich-Museum

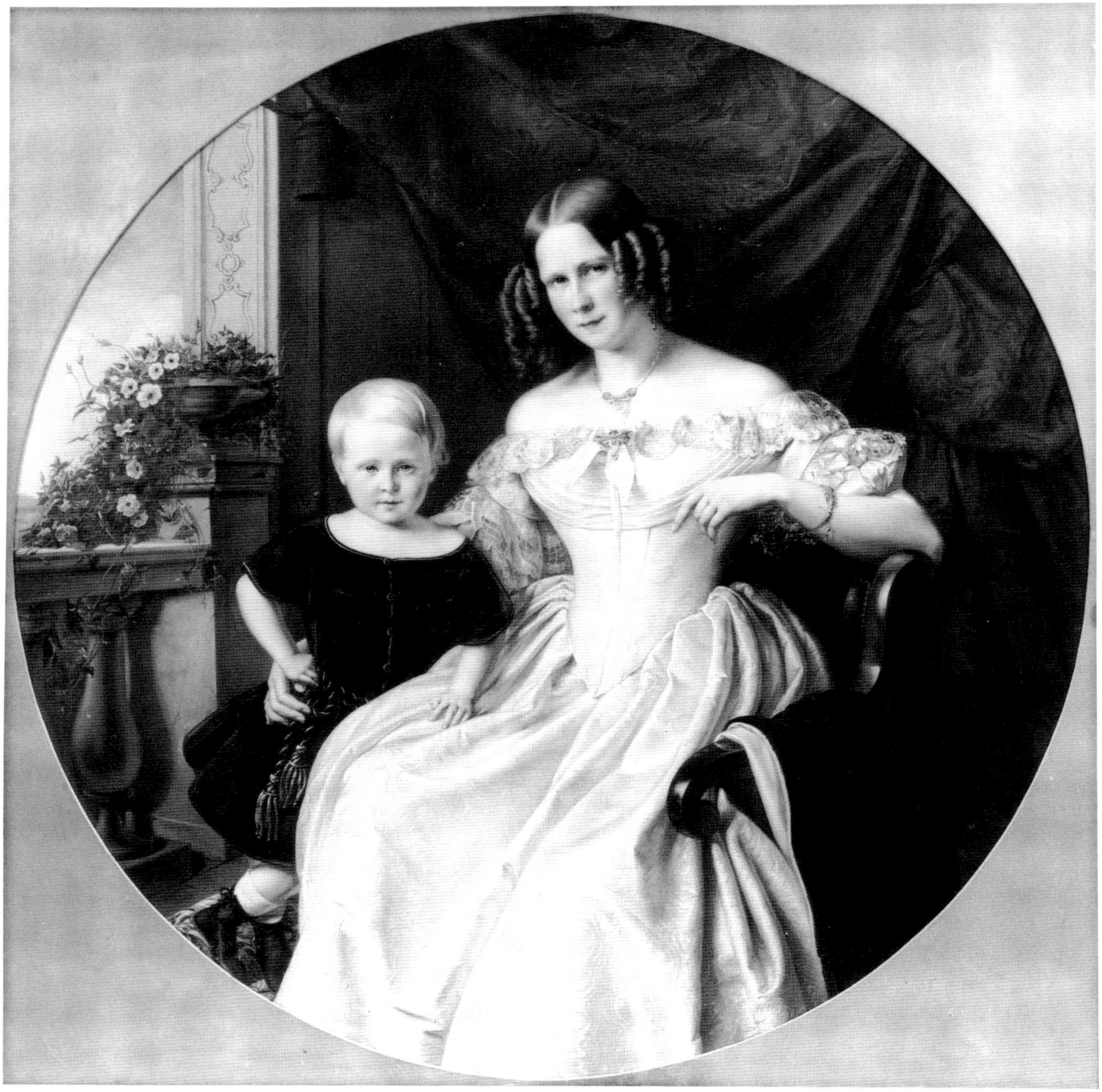

der sehr talentierte Bildnismaler zu Unrecht in Vergessenheit geriet. Auch auf der Jahrhundertausstellung von 1906, die so manchen Maler wieder in Erinnerung brachte, war Henning nicht vertreten. Erst die Rückbesinnung auf das lange Zeit verpönte Biedermeier machte wieder auf diesen guten und soliden Berliner Maler aufmerksam. Der 1810 in Potsdam geborene AUGUST KASELOWSKY, der siebzehnjährig zu Hensel an die Berliner Akademie ging, blieb, von einem fast zehnjährigen Italienaufenthalt abgesehen, in Berlin ansässig. Er hat sich als Kind seiner Zeit erfolgreich mit religiösen Stoffen, mit mythologischen und Genredarstellungen befaßt und viele Altarbilder auch für andere Städte geschaffen; daher wurde er auch fast selbstverständlich zu den großen Unternehmungen wie der Ausmalung der Schloßkapelle herangezogen. Die Bildnismalerei war eigentlich nicht sein Metier, doch gehört ein von ihm gemaltes Porträt, wie das des Friedrich Nerly als Kind, zum »eingebore-

207 AUGUST RÉMY
Unbekannte Dame mit ihrem Sohn, 1843
Privatbesitz

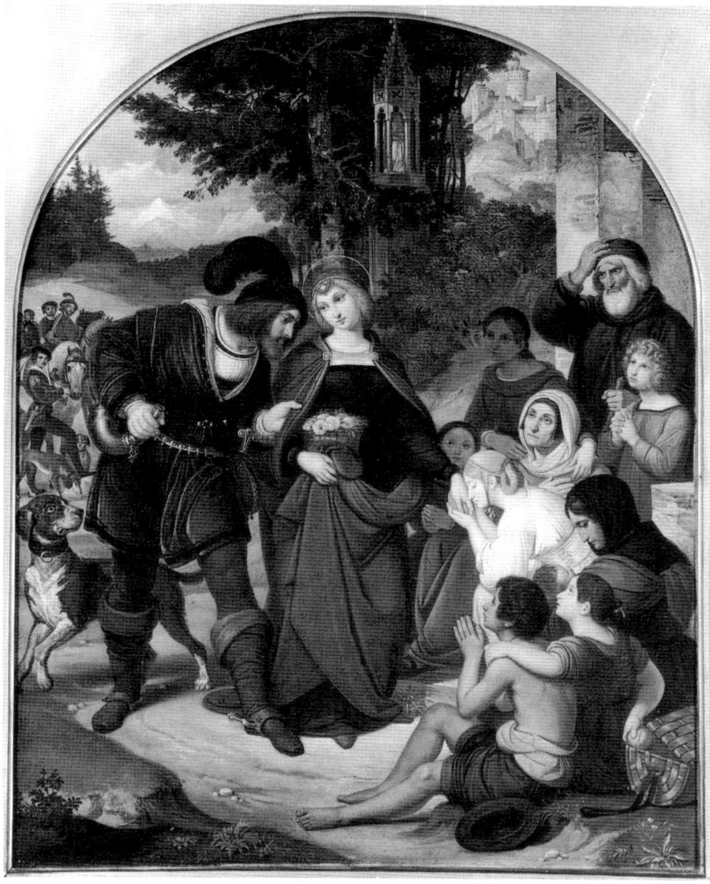

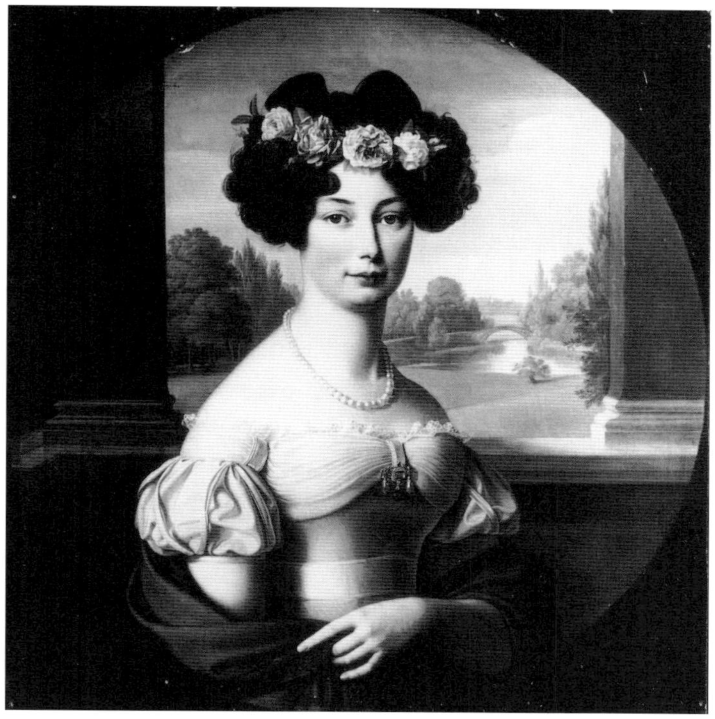

nen« Berliner Realismus. Das in seiner Ehrlichkeit so gar
213 nicht engelgleich dargestellte Kleinkind in seinem Kinderstühlchen ist ein beredtes bildliches Zeugnis dafür.

Von GUSTAV HERTZ, der ein später Schüler von Carl Begas war, wissen wir nur sehr wenig, kennen auch kaum noch Werke seiner Hand. Auf den Berliner Akademieausstellungen war er seit 1839 häufig, meist mit Bildnissen, vertreten, bei denen es sich offenbar um Aufträge gutsituierter Bürger handelte, deren Namen in den Katalogen nicht genannt wurden. Daß er aber in seiner Malerei seinem Lehrer Carl Begas verpflichtet blieb, beweist das 1848 von ihm geschaffene Bildnis des Astronomen
214 Christian Ludwig Ideler, das zur Reihe der von Friedrich Wilhelm IV. in Auftrag gegebenen Pour-le-Mérite-Träger für Kunst und Wissenschaft gehört und das, wie die meisten aus dieser Galerie verdienter Persönlichkeiten, erhalten geblieben ist.

Die Berliner Porträtmalerin CLARA OENICKE wurde 1818 geboren und gehörte damit bereits der nächsten Generation der Bildnismaler an. Rémy, Begas und Magnus waren ihre Lehrer, doch bildete sie sich autodidaktisch weiter. Zwischen 1840 und 1880 war sie regelmäßig an den Ausstellungen der Akademie beteiligt. Religiöse Stoffe, genrehaft gestaltet, bezog sie vor allem aus dem Umkreis der Gestalt Martin Luthers, historische Themen kamen hinzu. In den Akademie-Katalogen waren auch Bildnisse der Malerin verzeichnet. Eines ihrer ersten, wenn nicht gar das erste überhaupt, ist das
um 1840 entstandene Porträt der Henriette Gaertner, 215
Gattin des damals bereits weithin bekannten Architekturmalers in Berlin. Es ist ein Kniestück, das die noch jugendliche Frau ungeschönt und ohne großen Dekorati-
onsaufwand zeigt. Gaertner hat sie 1836 in dem Bild T 19
›Im Gewächshaus‹ dargestellt.

Pastellisten, Miniaturmaler

Neben den Porträtisten der ersten Hälfte des 19. Jahrhunderts, die vorwiegend Ölgemälde schufen, blieb die Pastellmalerei, die im letzten Drittel des 18. Jahrhunderts bei Berliner Malern sehr beliebt war, ebenso wie die für

208 AUGUST HOPFGARTEN
Das Wunder der hl. Elisabeth, 1832
Kopenhagen, Thorvaldsens Museum

209 AUGUST HOPFGARTEN
Fürstin von Liegnitz
Potsdam-Sanssouci, Staatl. Schlösser und Gärten

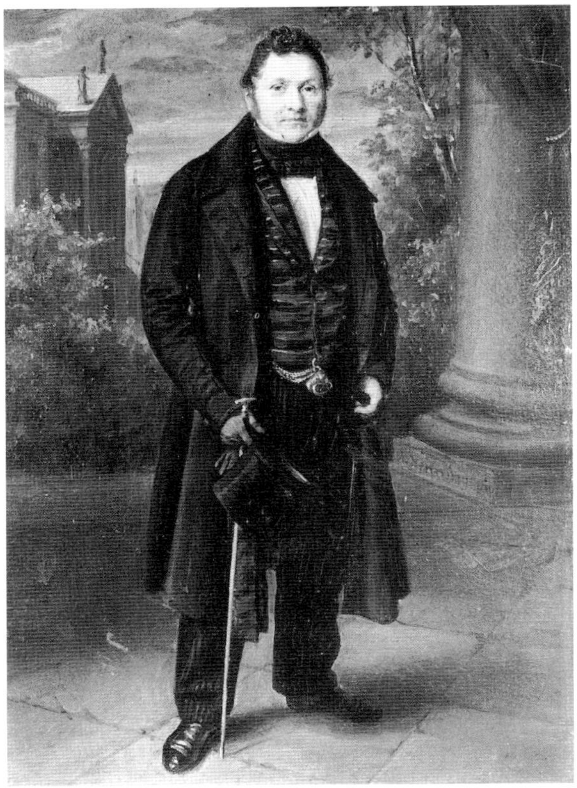

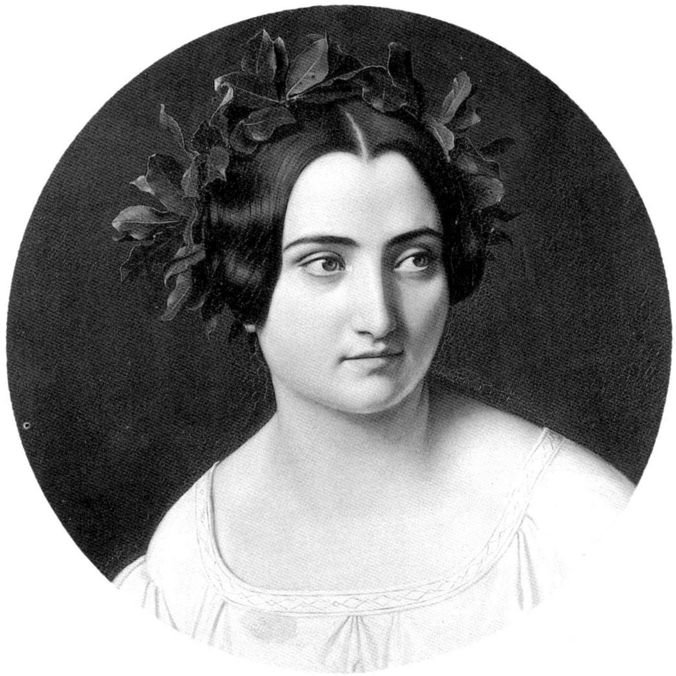

persönliche Geschenke vorzüglich geeignete Bildnisminiatur weiter bestehen, wenn auch in etwas geringerem Umfang. Die Silhouetten dagegen, ob als Scherenschnitt oder getuscht, verloren ihre Beliebtheit.

Noch im 18. Jahrhundert hatte sich FRIEDRICH ERHARD WAGNER (auch Wagener), der bis 1813 in Berlin tätig war, auf Pastellporträts spezialisiert. Das
216 Pastellbildnis des Geheimrats Johann Friedrich Delbrück, Erzieher des Kronprinzen Friedrich Wilhelm, nachmaligen Königs Friedrich Wilhelm IV., von 1810 steht in Qualität und Aussage Ölbildern in nichts nach. Gelegentlich wurde, wie hier, das strenge zeichnerische Gerüst, das bei den Malern in Berlin manchmal überdeutlich war, durch die Weichheit der Pastellstifte gemildert.

Der in Berlin tätige und weit gereiste Porträtmaler CHRISTIAN TANGERMANN hat sich mit größtem Erfolg der Bildnisminiatur, mehr noch dem Pastell, gewidmet. Sehr einfühlsam ist das Bildnis des Berliner
217 Malers Carl Friedrich Hampe, das die frühen Errungenschaften der Berliner Bildnisse vom ausgehenden 18. Jahrhundert mit den klassisch-romantischen Tendenzen des 19. Jahrhunderts in sich zu vereinen scheint; es wirkt gefühlvoller, persönlicher, wärmer als solche aus der Zeit der Aufklärung. Ebenso fein in der Ausführung
ist die in Pastell gefertigte Bildnisminiatur des Kronprin- 218
zen Friedrich Wilhelm (welch ein Unterschied zu Gebauers Ölporträt des Prinzen!). Daß Malerinnen, die es damals ohnehin neben ihren männlichen Kollegen schwer hatten, sich in ihrem Schaffen gern der äußerlich bescheideneren Miniatur widmeten, scheint fast selbstverständlich. Zu ihnen zählte die in Nürnberg geborene DOROTHEA STOCK, die 1815 nach Berlin kam und bis zu ihrem Tode hier ansässig blieb. In ihren feinen Pastell- und Silberstiftbildnissen und -miniaturen hat sie auch bekannte Persönlichkeiten verewigt, wofür das ovale
Pastellporträt der Dorothea Biron von Kurland mit dem 219
Turban ein gutes Beispiel ist, das auch ihre künstlerische, dem frühen Realismus verpflichtete Ehrlichkeit und damit ihre Zugehörigkeit zur Berliner Malerei erweist. Auch der Maler und Kopist JOHANN HEUSINGER hat sich viel mit Porträtminiaturen (meist in Sepia auf Pergament) befaßt und solche der königlichen Familie geschaffen. Heusinger war mehr Zeichner als Maler. Seine kleinformatigen Bildnisse von Mitgliedern des von Gottfried Schadow geleiteten Berlinischen Künstlervereins für das bereits erwähnte sogenannte »Große Buch« bleiben wichtige Bilddokumente der Berliner Künstlergeschichte.

210 ADOLF HENNING
Kgl. Hofkapellmeister Wilhelm Henning
Berlin (Ost), Märkisches Museum

211 ADOLF HENNING
Brustbild der »Fortunata«
Kopenhagen, Thorvaldsens Museum

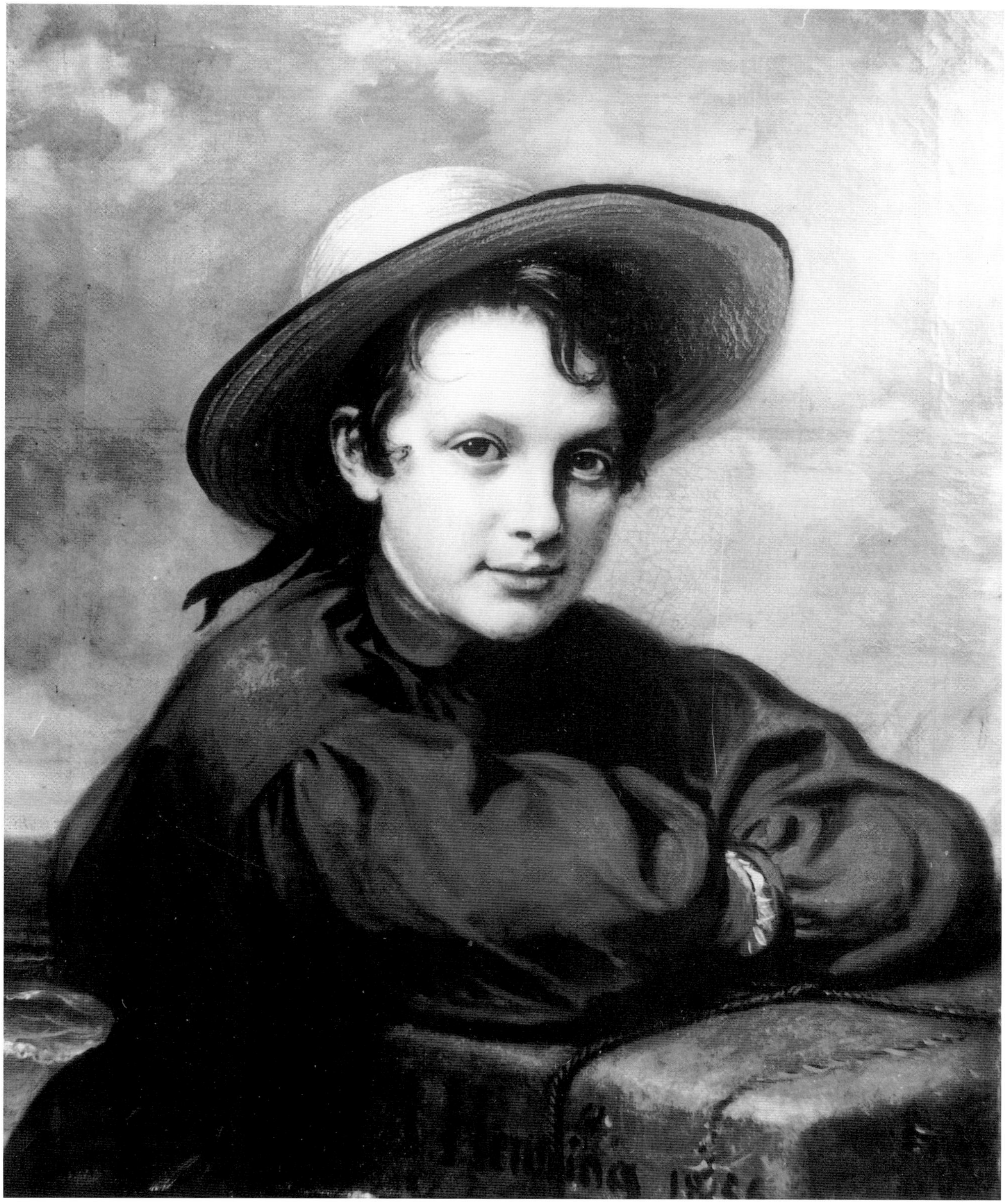

212 ADOLF HENNING
Jugendbildnis Friedrich Nerly d.J., 1856
Erfurt, Angermuseum

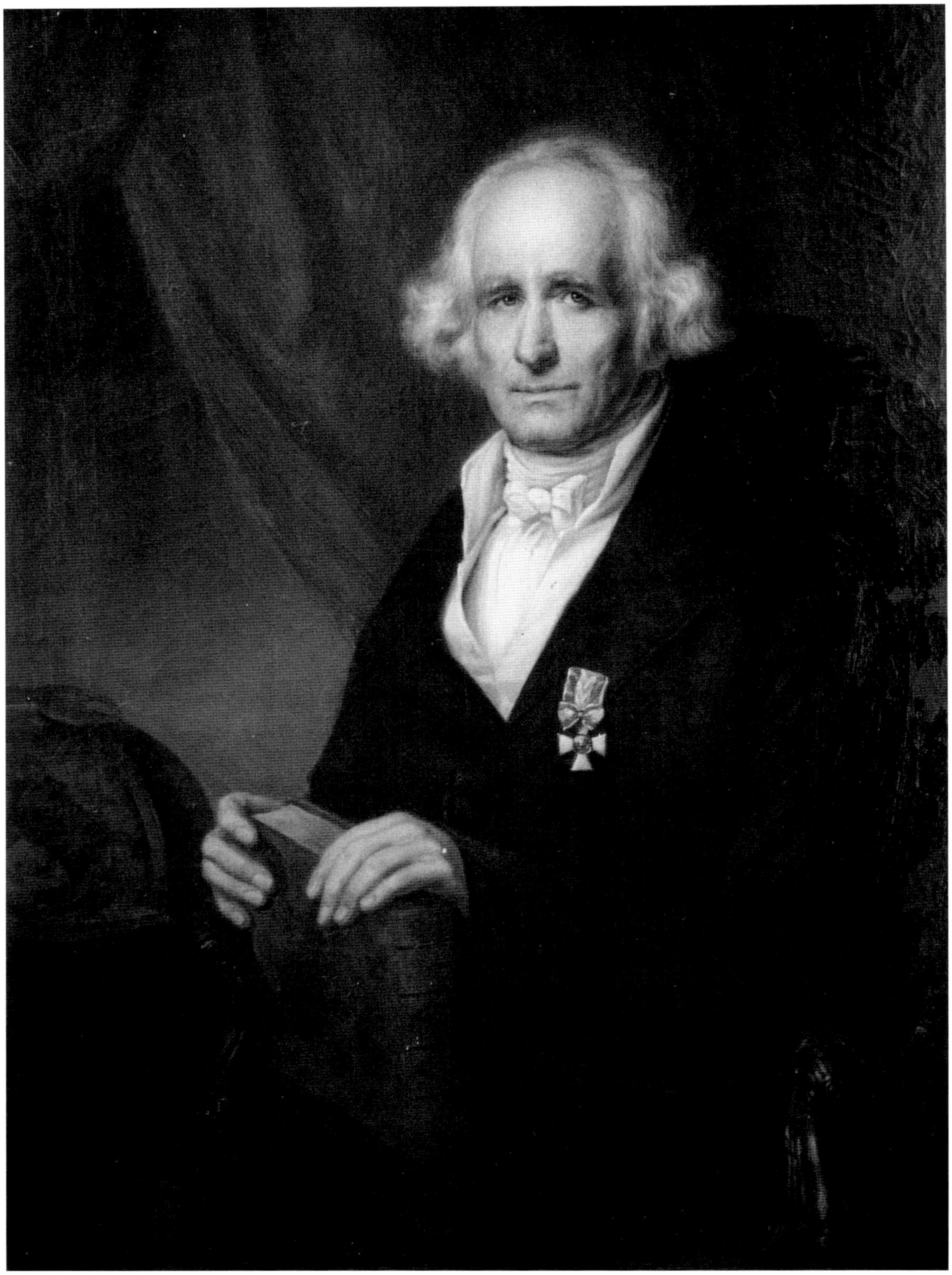

214 GUSTAV HERTZ
Der Astronom Ludwig Ideler, 1848
Potsdam-Sanssouci, Staatl. Schlösser und Gärten

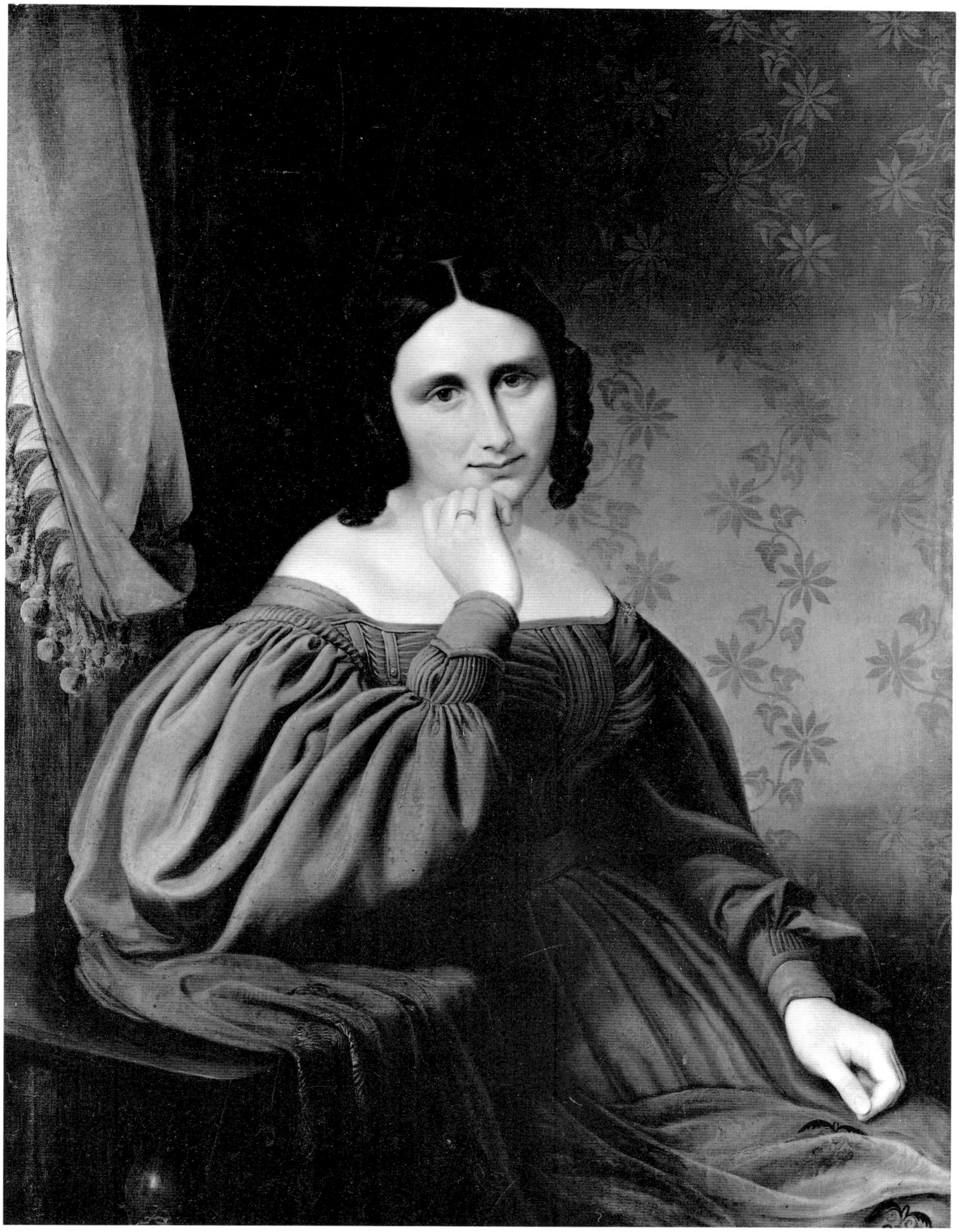

215 Clara Oenicke
Henriette Gaertner
Privatbesitz

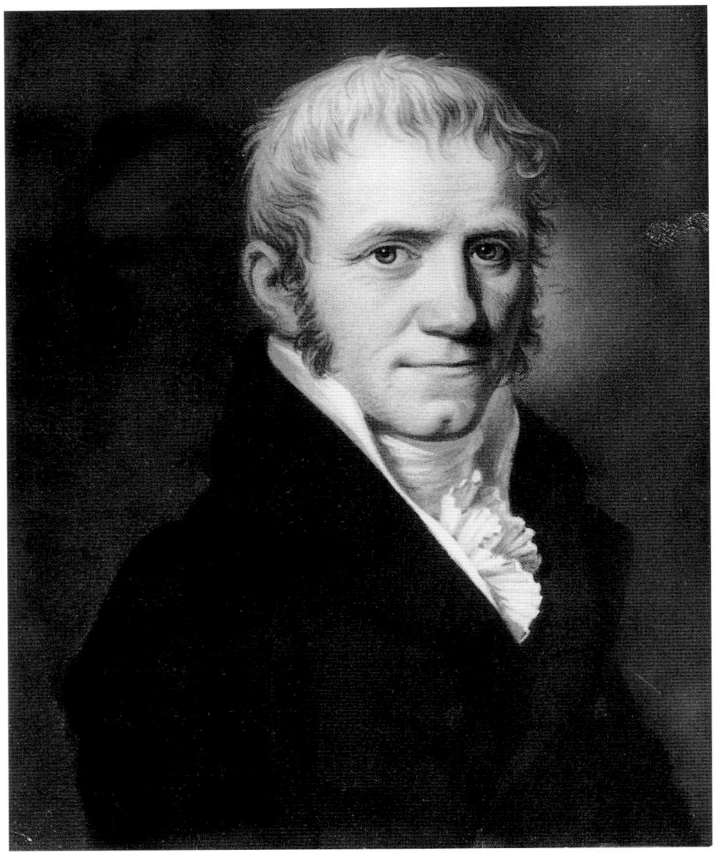

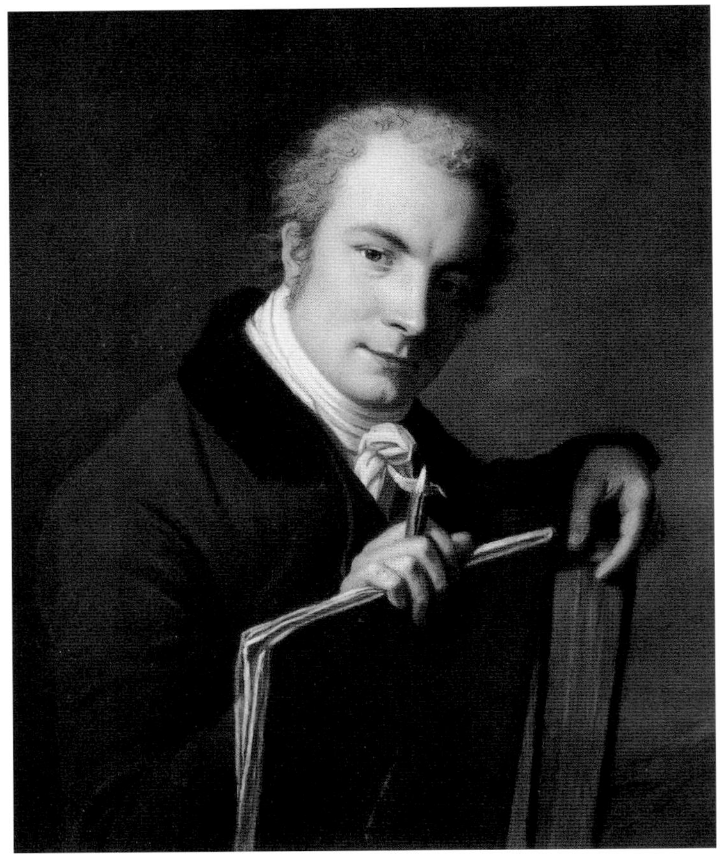

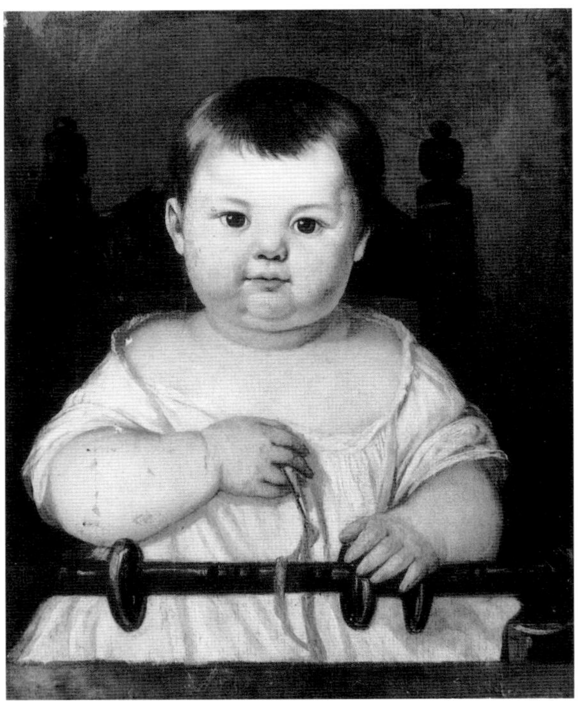

Der bedeutendste unter den Miniaturmalern im deutschen Bereich war AUGUST GRAHL, der nach seinem Studium an der Berliner Akademie der Künste als Schwarzer Husar und Offizier an den Befreiungskriegen teilnahm. Nach einem Italienaufenthalt, wo er in Rom beim preußischen Gesandten von Bunsen wohnte, war er später nicht nur in Berlin, sondern auch in Wien, Rom, in England und endlich in Dresden tätig. Daß er dennoch mit seinen künstlerisch vollendeten Miniaturen in gewisser Weise auch Berlin zuzurechnen ist, betonte schon Ernst Lemberger in seinem 1909 erschienenen Werk »Die Bildnisminiatur in Deutschland von 1550 bis 1850«: *»Er [Grahl] entstammte einer Berliner Familie und genoß den ersten Kunstunterricht in Berlin ... Will man dieses internationale miniaturistische Talent geographisch rubrizieren, dann wäre Grahl den Berliner Künstlern einzureihen. Als künstlerische Persönlichkeit verbindet ihn allerdings nichts mit den Berliner Miniaturisten.«* Grahl war ein vornehmer, weltgewandter Künstler, der in mehreren Ländern zu Hause war. Seine in Öl auf Elfenbein gemalten, fast normale Bildgrößen erreichenden Miniaturen zeichneten sich durch eine ungewöhnli-

216 FRIEDRICH ERHARD WAGNER
Friedrich Delbrück, 1810, Pastell
Früher Berlin, Hohenzollernmuseum Schloß Monbijou

213 AUGUST KASELOWSKY
Kinderbildnis Friedrich Nerly d. J.
Erfurt, Angermuseum

217 CHRISTIAN TANGERMANN
Carl Friedrich Hampe
Pastell
Verbleib unbekannt

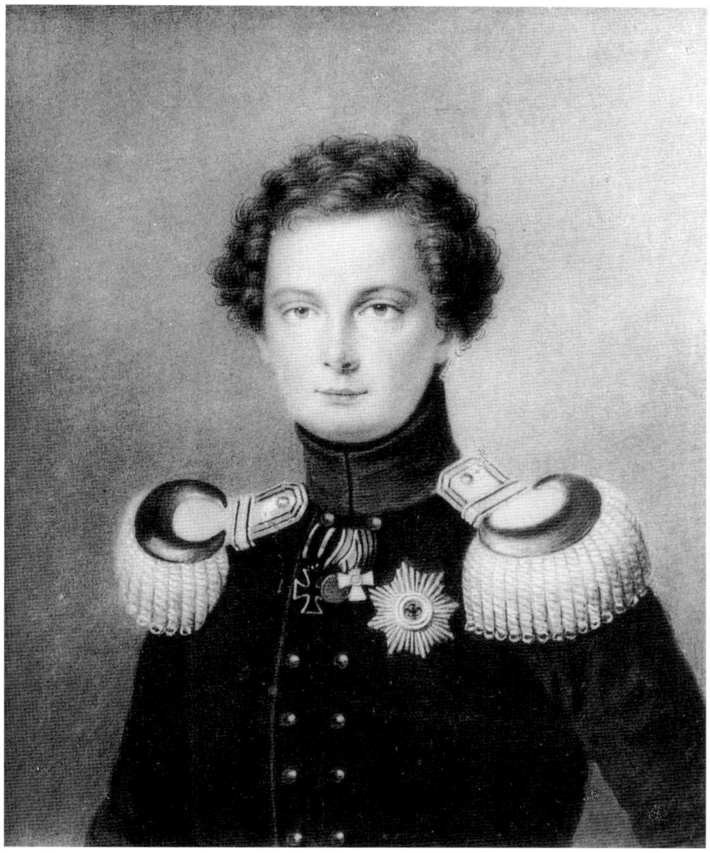

218 Christian Tangermann
Kronprinz Friedrich Wilhelm (IV.)
Miniatur, Pastell
Verbleib unbekannt

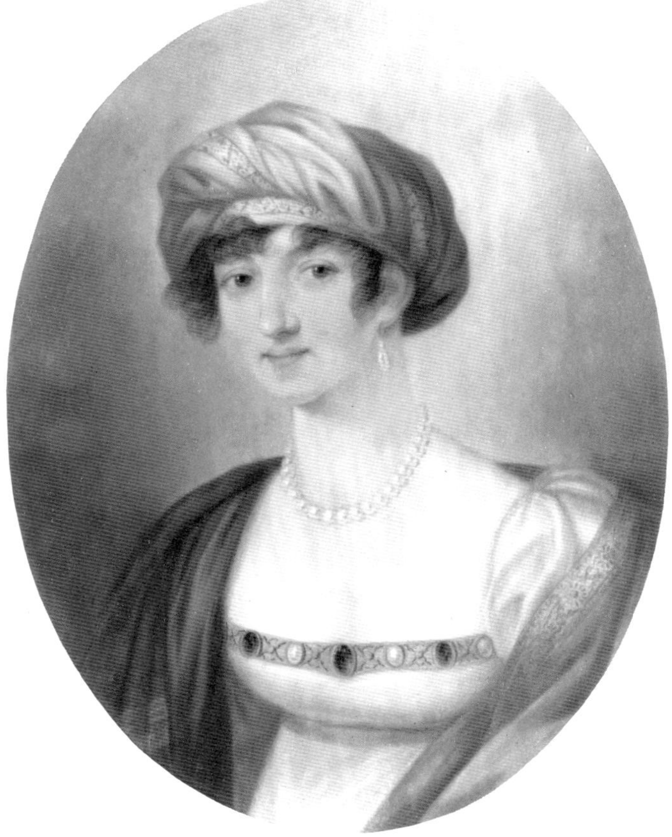

219 Dorothea Stock
Dorothea Biron von Kurland
Pastell
Leipzig, Museum der bildenden Künste

che Leuchtkraft der Farben aus; das Geheimnis ihrer Zubereitung hat er nie preisgegeben. Das Inkarnat war dabei oft so zart und transparent gemalt, daß noch das Elfenbein hindurchschimmerte. Aus seiner Berliner Zeit stammten einige Miniaturen bekannter Persönlichkeiten, zu denen auch das hervorragende Miniaturbildnis von
220 Karl Friedrich Zelter mit seiner auf die Musik sich beziehenden ornamentalen Rahmung gehört, ein Brustbild, das das Willensbetonte des tätigen Mannes zum Ausdruck bringt. Nicht weniger gelungen und eindrucksvoll
221 ist die Miniatur des Malers Wilhelm Hensel aus den dreißiger Jahren, der von Grahl als echter Künstler mit Pinsel und Palette und entsprechend reich gewandet dargestellt wurde und dem man sein liebenswürdiges Wesen ansieht. Diese große Miniatur hat er im Geschmack der Engländer mit breitem Pinsel gemalt. Miniaturen Grahls – er hat auch die Familie Mendelssohn Bartholdy oft dargestellt – können mit den großen Porträts seiner Zeit in jeder Weise konkurrieren.

Es gab in Berlin zahlreiche Miniaturisten. Das Künstlerlexikon der Miniaturmalerei von Lemberger nennt für den Zeitraum 1750–1850 über 130 bekannte, aber auch vergessene Maler in Berlin, die entweder ausschließlich oder nebenher Miniaturen geschaffen haben. Einer, der sich mit Miniaturen nur nebenher befaßte, aber auch darin Ausgezeichnetes leistete, war der bereits erwähnte Julius Schoppe. Die in Öl auf Karton gemalte Miniatur der
Eva Wartenegg entspricht seinen Bildnissen in großem 222
Format, doch konsequent hat er hier im Gegensatz zu seinen großen Porträts auf jegliches Beiwerk verzichtet.

Unter den Pastellmalern der ersten Hälfte des 19. Jahrhunderts ragte die aus einer Berliner Hugenotten-Familie stammende Louise Henry, geb. Claude, hervor. Ihr Ehemann war Prediger an der französischen Gemeinde in Berlin. Nach ihrem Studium in Berlin begann sie mit Kopien und Pastellbildnissen und war von 1812 bis 1839 auf den Ausstellungen der Akademie unter ihrem Mädchennamen Louise Claude vertreten. Später hat sie auch Genrebilder und Bildnisse in Öl geschaffen, ihr eigentliches Verdienst waren aber ihre Pastelle. Wie fein und einfühlsam sie zu zeichnen vermochte, zeigt ihr
bezauberndes Selbstbildnis um 1838, das vermutlich eine 223

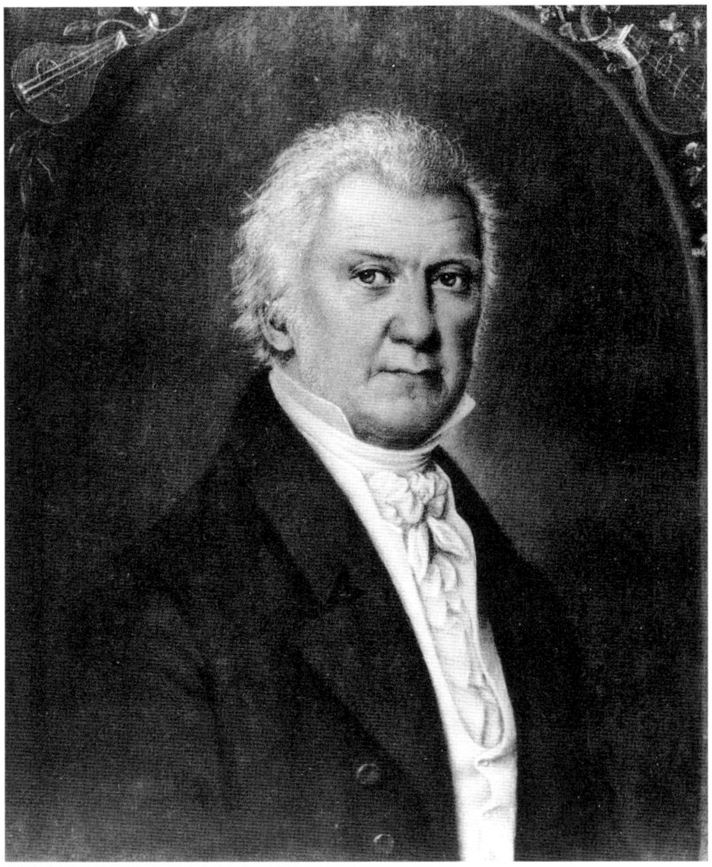

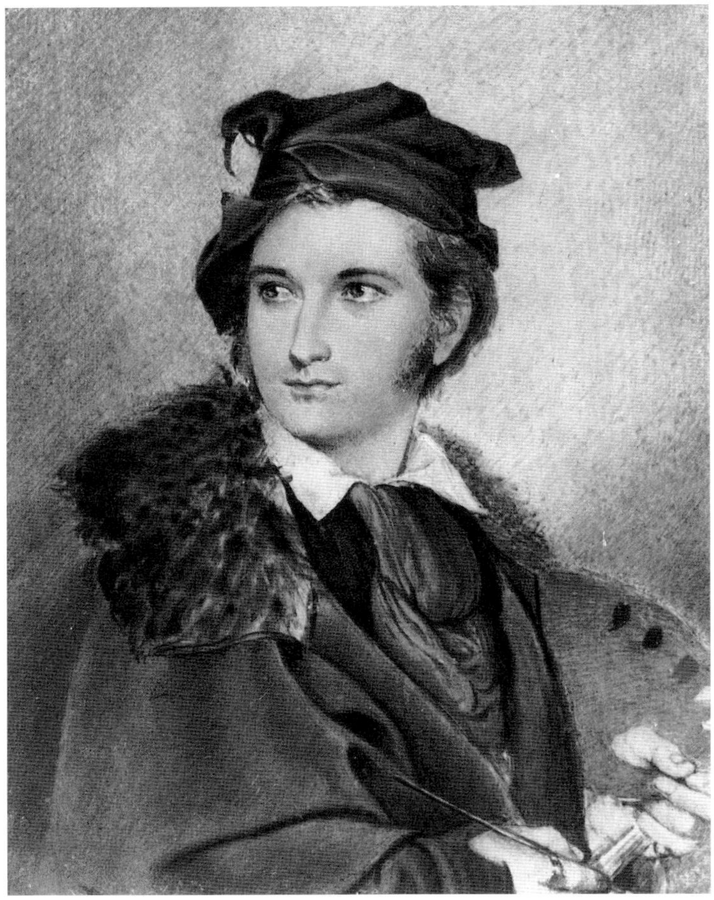

Studie für ihr in der Berliner Akademie der Künste 1839 gezeigtes Selbstbildnis in Öl war und das Eduard Eichens gestochen hat – nach der rückwärtigen Notiz auf der Zeichnung 1838 und noch einmal 1840, ein Jahr nach ihrem Tode. Vorwiegend Pastellbildnisse und Porträtminiaturen schuf auch GUSTAV TAUBERT, der als Sohn des Berliner Miniaturmalers Johann Friedrich Taubert seine künstlerischen Lehren hauptsächlich bei seinem Vater empfing und bis kurz vor der Wende zum 19. Jahrhundert, ähnlich wie Grahl, in großen europäischen Städten tätig war. Seine feinen Elfenbein- und Silberstiftminiaturen wie auch seine Pastellbildnisse kamen dem Geschmack der Gesellschaft entgegen. Nach der Rückkehr in seine Vaterstadt wurde er Vorsteher der Figurenmalerei an der Kgl. Porzellan-Manufaktur, und nach seiner Pensionierung 1825 war Taubert noch 14 Jahre als freier Maler tätig und hat neben seinen Pastellbildnissen
T 18 und Miniaturen auch Genrebilder geschaffen. Sein ›Lesecafé‹ ist ein gutes Beispiel für das damals noch ganz auf die berlinische Gegenwart bezogene Sittenbild, das nicht nur hübsch anzusehen war, sondern ein Stück alltäglichen Lebens wiedergab. Miniaturist und Pastellmaler war auch der Berliner KARL FRIEDRICH KOEPKE, der von 1820 bis 1846 häufig an den Berliner Akademischen Kunstausstellungen teilnahm.

Das Pastellporträt von zwei Kindern der bekannten 224
Berliner Familie Wollank ist typisch für die durchschnittliche Biedermeiermalerei in Berlin, für Maler, die ihre Aufträge vom Bürgertum erhielten. Zeichnerisch kann es nicht überzeugen, aber herzerfrischend wirkt die unbefangene Schilderung der beiden Geschwister, die auch in ihrer Sonntagskleidung Kinder bleiben. Doch entscheidend ist die biedermeierliche Stimmung der Darstellung, die hier im wahrsten Sinne treuherzig und bieder ist, dabei aber nichts von ihrer liebenswürdigen Einfalt und heiter gestimmten Weltsicht einbüßte. Das Lebensgefühl, das aus solchen Bildern spricht, steht allerdings in einem eigenartigen Kontrast zur politischen Wirklichkeit des Vormärz.

Ganz vergessen war übrigens auch in späteren, eher zu

220 AUGUST GRAHL
Karl Friedrich Zelter, nach 1831
Miniatur
Verbleib unbekannt

221 AUGUST GRAHL
Wilhelm Hensel
Miniatur
Verbleib unbekannt

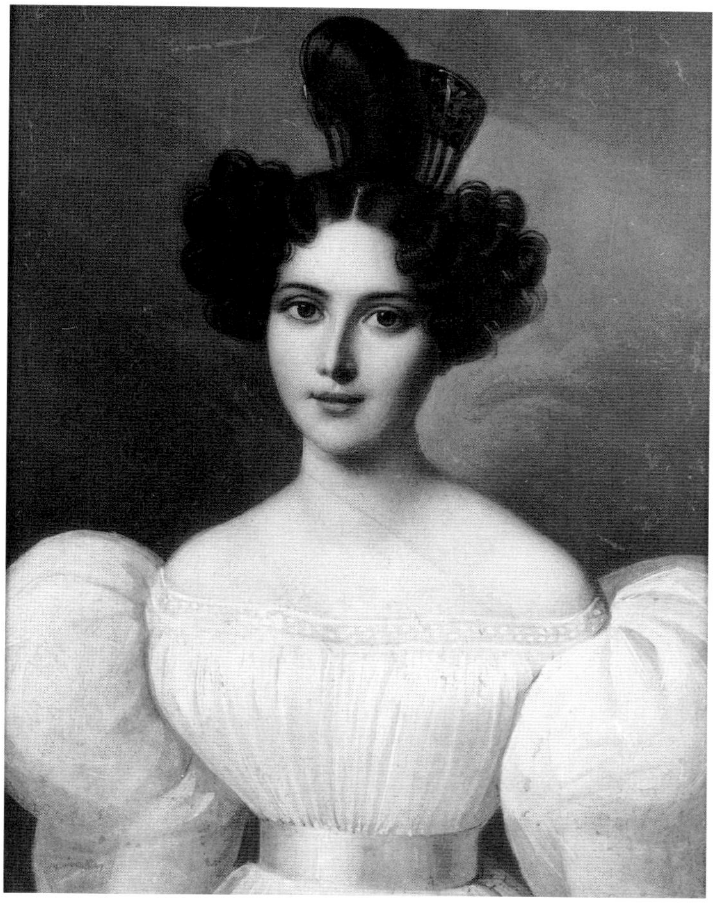

großen Bildformaten neigenden Jahrzehnten die Freude an Miniaturen nicht. So hat sogar noch der 1842 geborene Paul Graeb nebenher Miniaturen in Öl auf Elfenbein geschaffen.

Die Architektur- und Vedutenmalerei: Erdmann Hummel, Eduard Gaertner, Johann Heinrich Hintze, Friedrich Wilhelm Klose, Carl Hasenpflug, Wilhelm Brücke und andere. Die Landschaft

Die Porträtmalerei hatte in den Jahrzehnten des Biedermeier einen ersten, sehr berlinisch geprägten Höhepunkt erreicht und konnte sich nun durchaus mit den Leistungen anderer deutscher Kunstprovinzen messen, auch wenn außerhalb Berlins damals noch wenig davon wahrgenommen wurde. Grundlage aller Bildniskunst bleibt die genaue Beobachtung des zu porträtierenden Modells, seiner physischen und – weit schwerer erfaßbar – seiner seelisch-geistigen Physiognomie. In der ersten Hälfte des 19. Jahrhunderts ging es vor allem um das möglichst getreue Abbild des Darzustellenden; den begabtesten Malern gelang dabei zugleich eine psychologische Deutung ihres Modells. Die Berliner Maler haben mit ihrem starken Realitätssinn, ihrer gelegentlich bis zur Trockenheit reichenden, nüchtern beobachtenden Sachlichkeit diese Voraussetzungen für die Porträtmalerei besonders gut erfüllen können. War damals das »Menschenbild« bei den Malern in Berlin in besten Händen, so sollte mit den Berliner Vedutenmalern nun auch das »Stadtbild« nicht weniger begabte Schilderer finden. In der »vorphotographischen« Zeit waren auf diesem Gebiet keine persönlichen Deutungen gefragt, sondern zuverlässige Schilderungen wie in der Porträtkunst. Auch hier war neben dem soliden künstlerischen Handwerk sachliche Beobachtungsgabe Voraussetzung; Phantasie war nicht vonnöten.

Seit Hackert und den Fechhelms, Rosenberg und einigen anderen Künstlern hat es Stadtveduten von Berlin gegeben, nur waren sie, von Hackert abgesehen, weitgehend der Graphik vorbehalten, die weite Verbreitung fand; anspruchsvollere gemalte Architekturbilder, oder, wie man sie besser nennt, Veduten waren in Berlin allgemein noch nicht so sehr gefragt.

Nach den kargen Jahren bis zum Ende der Freiheitskriege war mit dem Wiederaufleben aller Kräfte so etwas wie ein berlinisch-preußischer Lokalpatriotismus erwacht, der nicht zuletzt durch die architektonische Wandlung Berlins auch optisch reiche Nahrung fand.

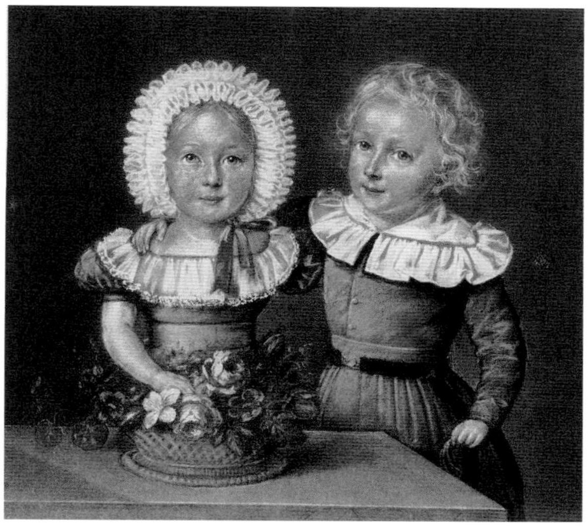

222 JULIUS SCHOPPE
Eva Wartenegg,
Miniatur, Öl/Karton
Wien, Graph. Sammlung Albertina

224 CARL FRIEDRICH KÖPKE
Zwei Kinder der Familie Wollank
Pastell
Berlin, Berlin Museum

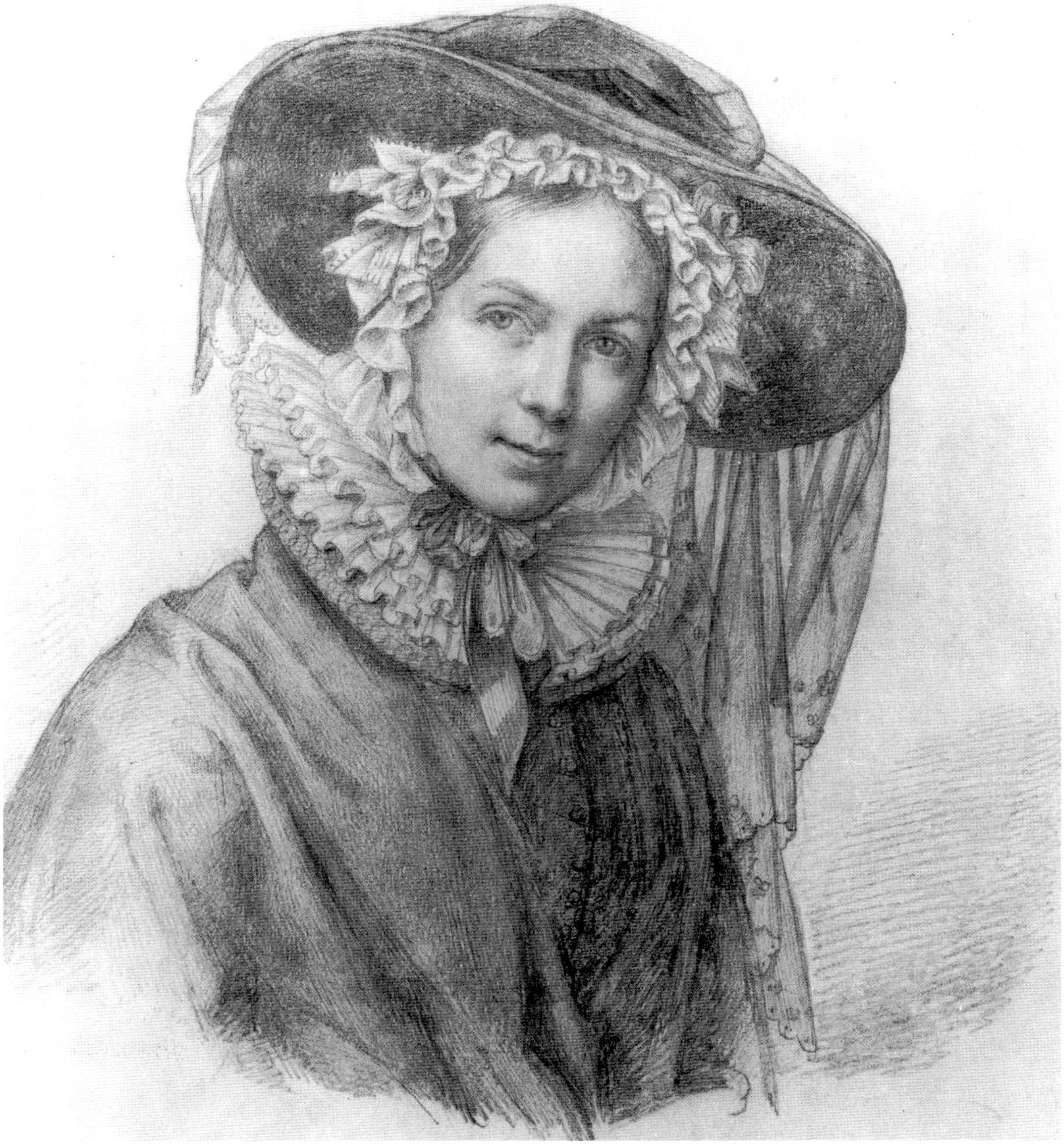

223 Louise Henry
Selbstbildnis
Bleistift
New York, Schaeffer Galleries

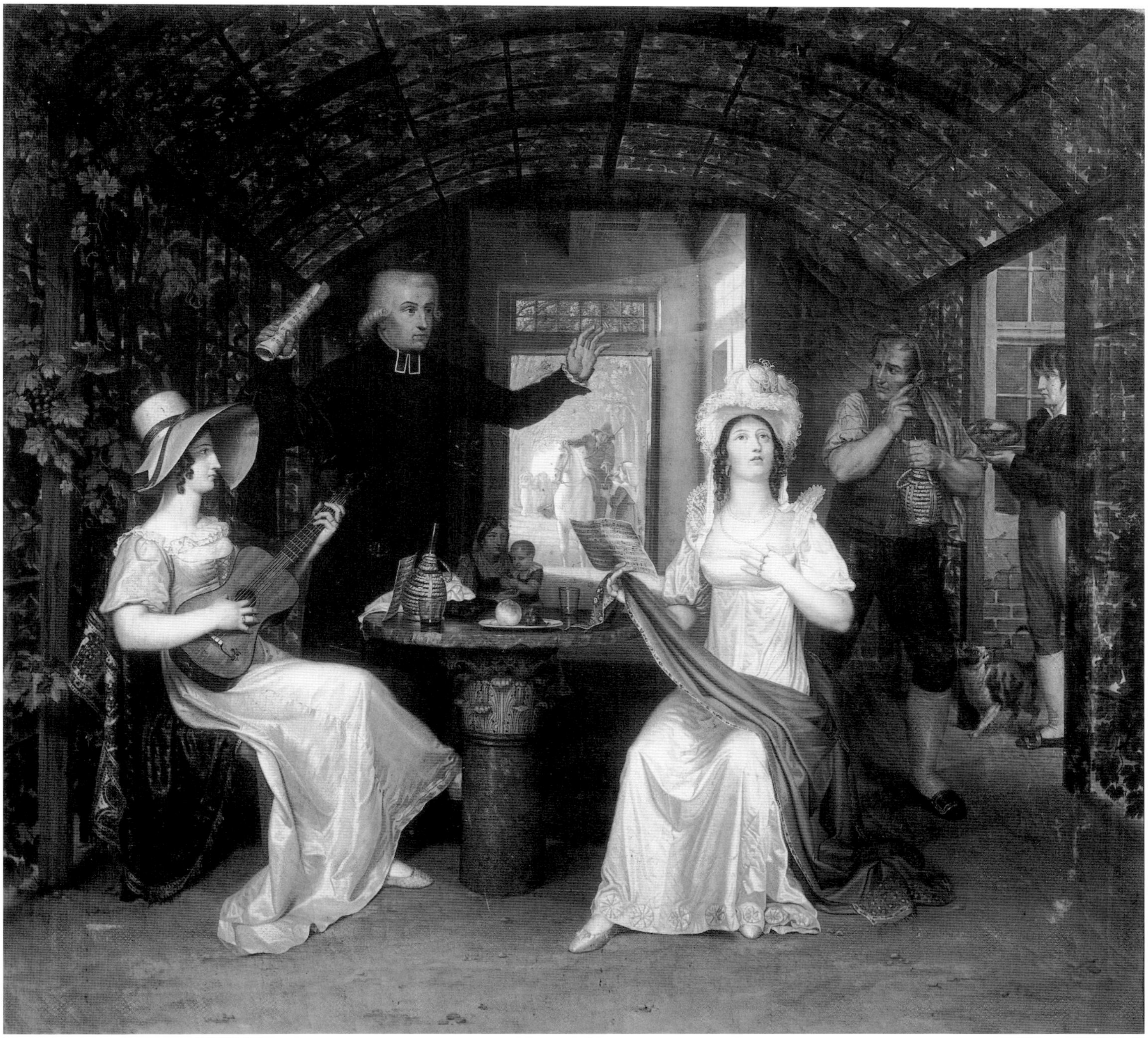

225 JOHANN ERDMANN HUMMEL
Singegesellschaft in einer Locanda, 1814
»Die Fermate«
München, Bayer. Staatsgemäldesammlungen, Neue Pinakothek

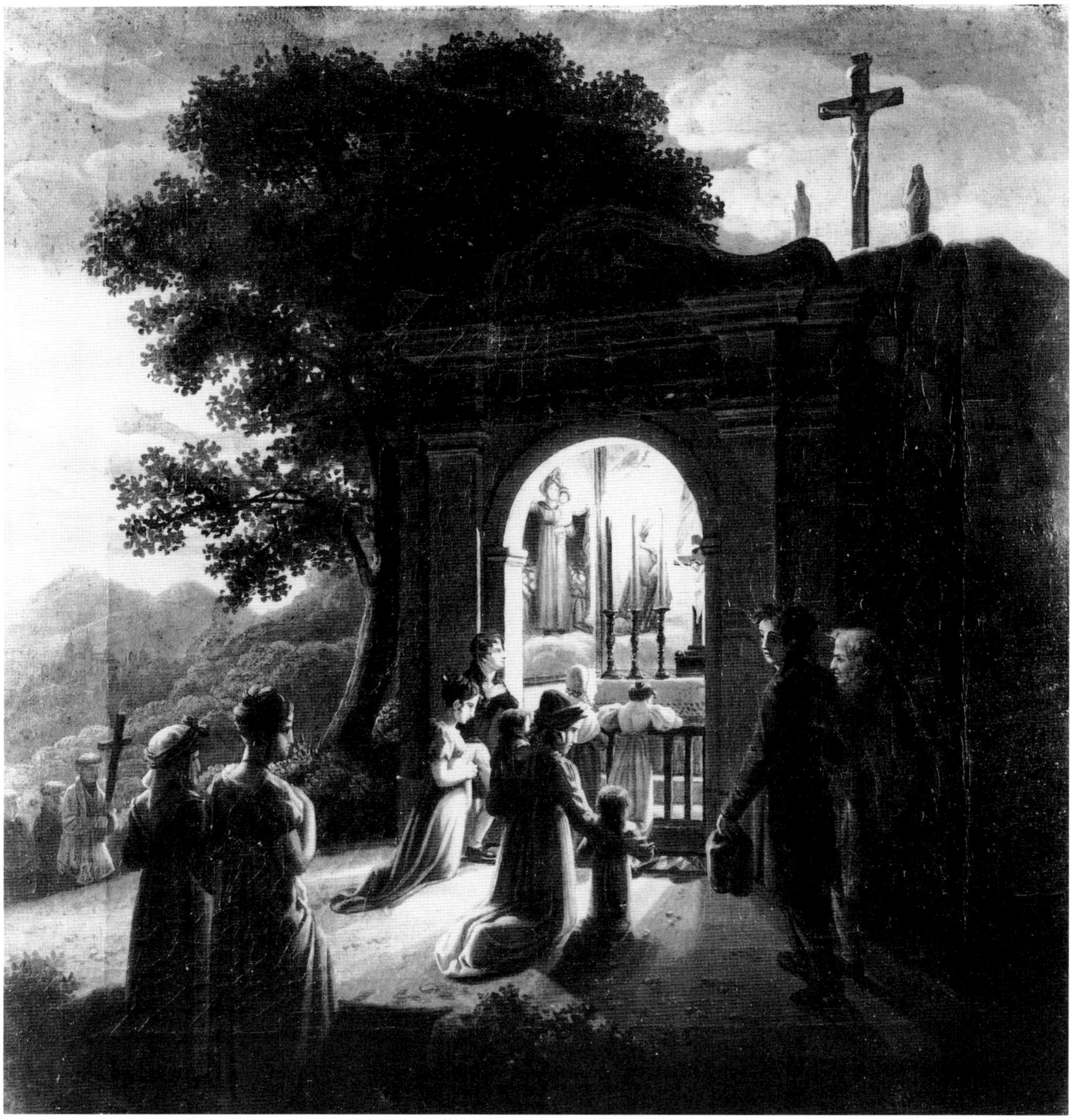

226 JOHANN ERDMANN HUMMEL
Die Kapelle, 1816
Erfurt, Angermuseum

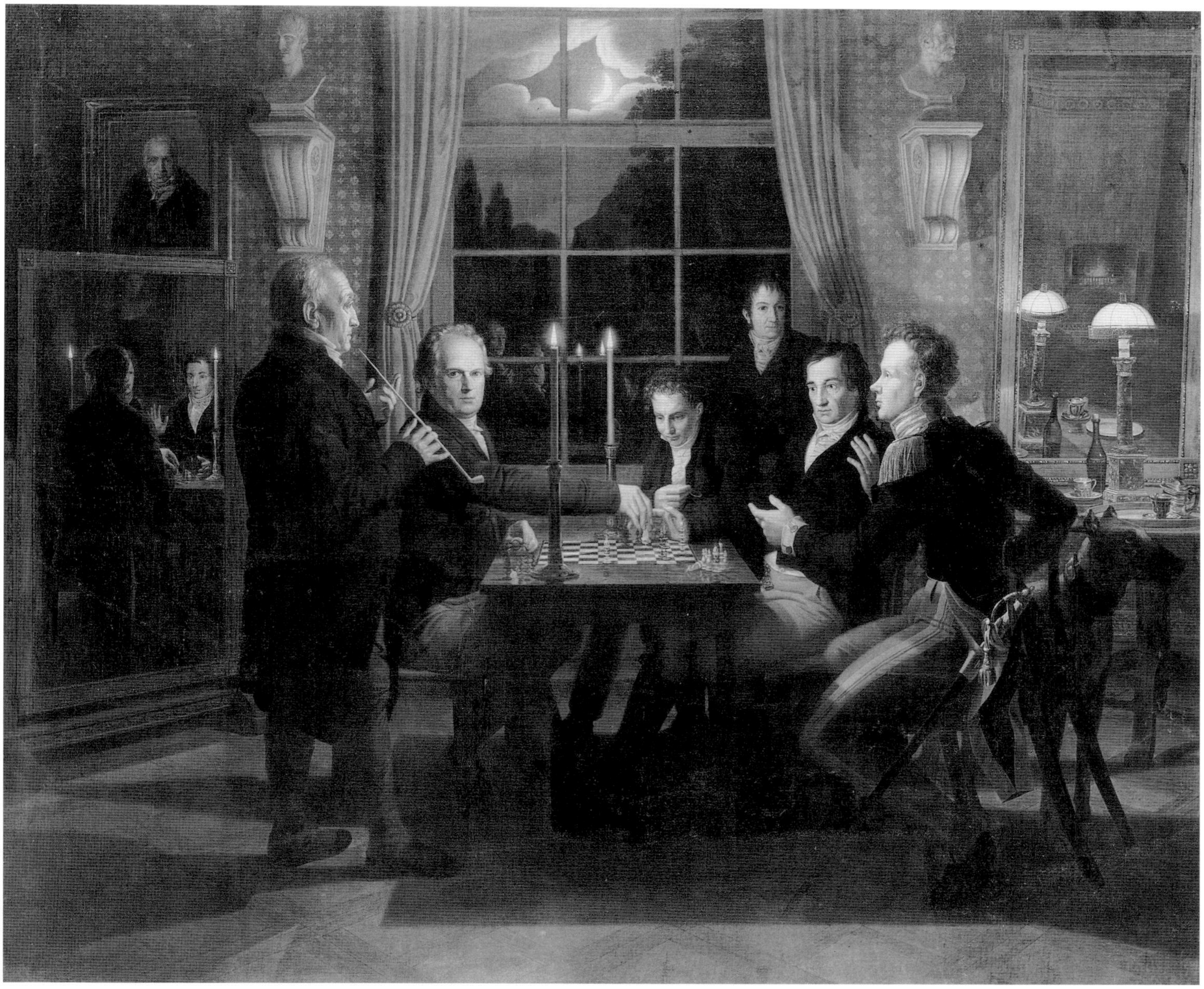

227 Johann Erdmann Hummel
Schachpartie im Palais Voß, um 1818/19
Hannover, Niedersächsisches Landesmuseum, Landesgalerie

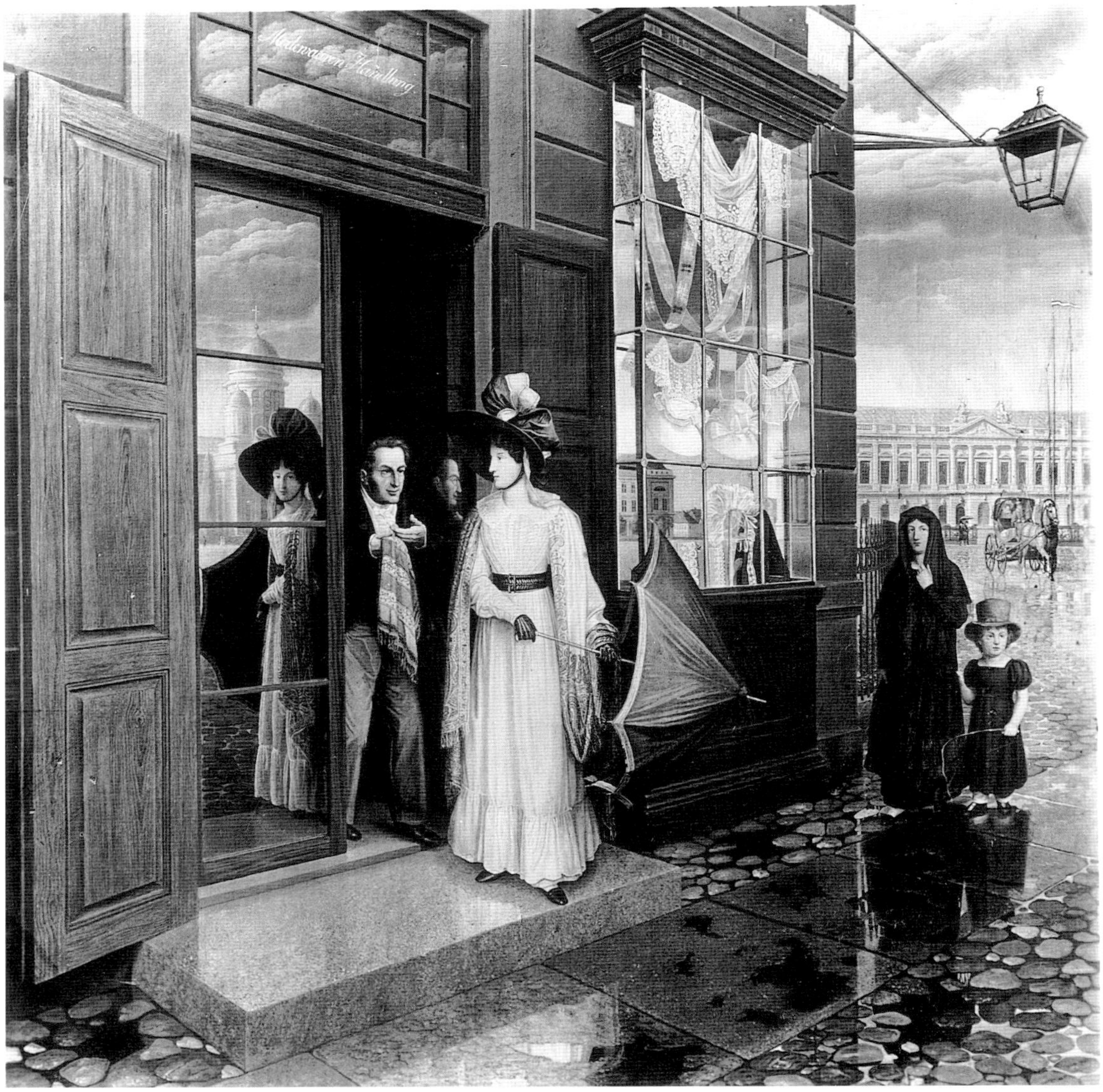

Denn zu den barocken Gebäuden gesellten sich nun in rascher Folge aus einem neuen Geist geschaffene Bauwerke, die sich wie selbstverständlich in die ältere Residenz einfügten. Begonnen hatte es schon vor der Jahrhundertwende mit Langhans' Brandenburger Tor. Der große Schinkel war der Genius, der diese Wandlung bewirkte. Berlin konnte sich, was seinen äußeren Umfang und die Zahl seiner Einwohner betraf, zwar noch nicht mit den großen europäischen Hauptstädten messen, aber das architektonische Bild der Stadt war nie wieder so geschlossen und harmonisch wie in jener bis etwa zur Gründung des Deutschen Reiches reichenden Zeit. Die neue reizvolle Aufgabe, das verwandelte Antlitz Berlins in schönen Ansichten darzustellen, zog – ähnlich wie bei den Porträtisten – künstlerische Kräfte auch von auswärts an, und junge Berliner Maler, die bis dahin von den hohen Aufgaben der Malerei träumten, stellten sich mit Eifer auf die Forderungen der Zeit ein. Ihre Zahl wuchs so schnell, daß auch hier nur eine Auswahl des Charakteristischen getroffen werden kann und nach Johann Erdmann Hummel zunächst nur fünf der bedeutendsten zwischen 1800 und 1804 geborenen Vedutenmaler berücksichtigt werden können. Unter ihnen wird Eduard Gaertner als der begabteste besonders hervorzuheben sein.

228 JOHANN ERDMANN HUMMEL
Eckladen der ehem. Schloßfreiheit in Berlin, 1830
Verbleib unbekannt

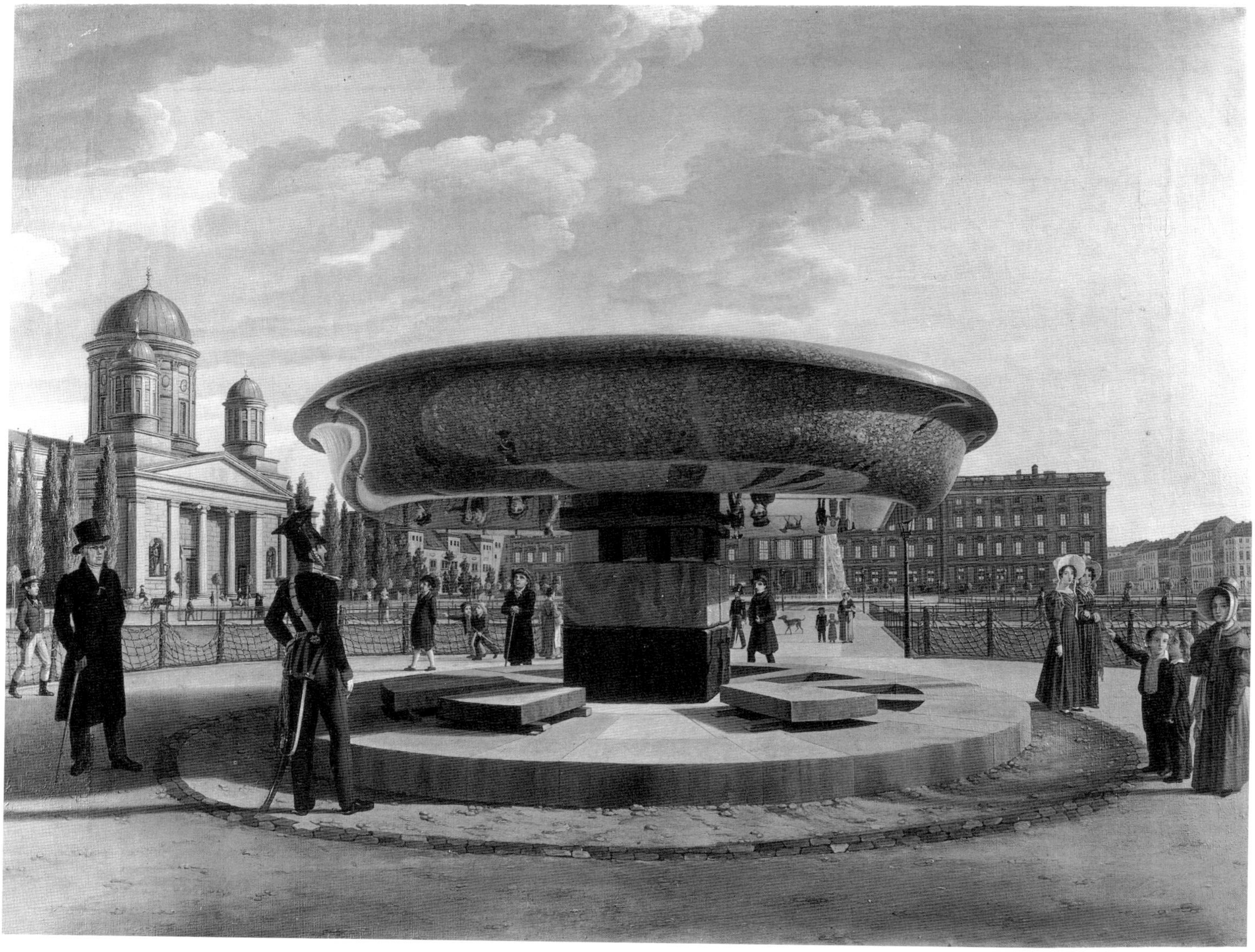

Wie stark Berlin bereits zu Beginn des 19. Jahrhunderts Maler so zu assimilieren vermochte, daß sie sich dem kulturellen Klima der Stadt nicht nur anpaßten, sondern selbst zu Prototypen einer vom Realismus geprägten berlinischen Malerei wurden, zeigt das Werk des JOHANN ERDMANN HUMMEL. 1769 in Kassel geboren, ging er nach seiner dortigen Ausbildung nach Rom, wo er sich für antike, mythologische und religiöse Stoffe begeisterte. Doch ähnlich wie bei Hackert waren schon damals seine Veduten seine eigentliche, ihm selbst noch nicht bewußte Stärke. 1799 kehrte er nach Deutschland zurück und kam 1800 nach Berlin, das ihm nach seinen römischen Jahren zunächst sehr fremd war. Hätte er nicht eine Berufung an die Berliner Akademie als Lehrer für Architektur, Perspektive und Optik erhalten, er wäre kaum in Berlin geblieben. Die neue Aufgabe half ihm, seine eigentliche Begabung zu erkennen und sie zu entfalten, obwohl ihn seine Erinnerungen an Italien auch in seinem späteren Schaffen nie völlig losließen.

Noch ganz unter dem Einfluß der italienischen Malerei und doch im Gegensatz zur religiösen Auffassung seiner römischen Freunde entstand 1806 in Berlin seine ›Verherrlichung Luthers‹. Das 1814 entstandene Gemälde ›Singegesellschaft in einer italienischen Locanda‹, das 225

229 JOHANN ERDMANN HUMMEL
Die Granitschale im Lustgarten, 1831
Berlin, SMPK, Nationalgalerie

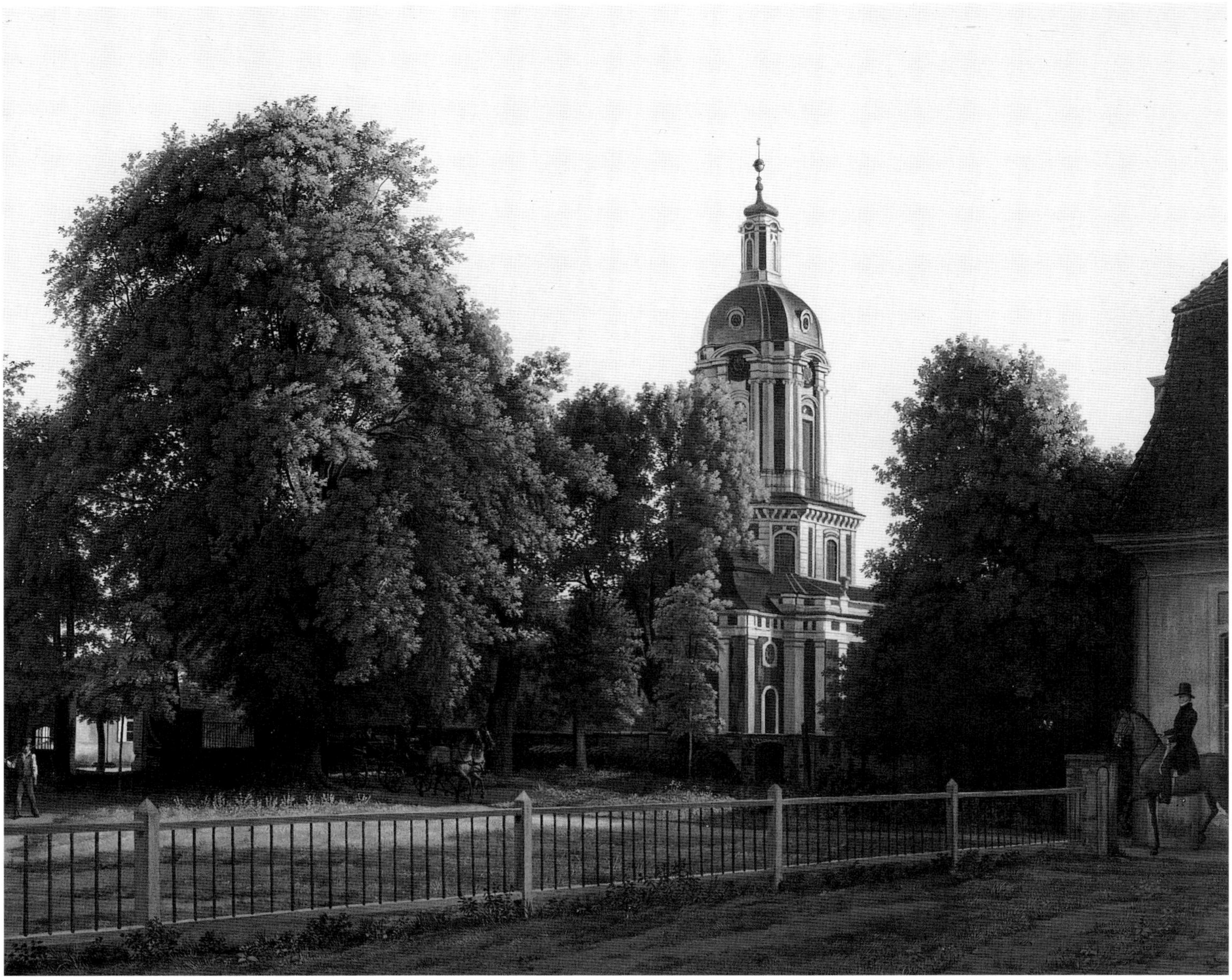

230 Johann Erdmann Hummel
Die Kirche im Park von Schloß Buch
Essen, Museum Folkwang

E.T.A. Hoffmann in seiner Novelle »Die Fermate« aufgriff, ist trotz des südländischen Themas in seiner Auffassung recht berlinisch. Romantisch dagegen wirkt das
226 Bild, das eine Kapelle auf einem Berg mit herannahenden Wallfahrern darstellt. Romantisch ist die Lichtgebung: helles Kerzenlicht aus dem Inneren der Kapelle taucht die davor Versammelten in eine magische Beleuchtung. Dem Künstler war nicht so sehr an der religiösen Stimmung, sondern an der malerischen Verbindung von Mondlicht und Kerzenschein gelegen. Seinem eigentlichen Können entsprach erst das um 1818/19 entstandene Gemälde
227 ›Schachpartie im Palais Voss‹, das den Gastgeber, Graf Ingenheim, mit seinen Freunden, bekannten Berliner Persönlichkeiten, in einem mit großen Spiegeln ausgestatteten Raum bei Kerzen- und Lampenschein vor einem hohen Fenster am Spieltisch zeigt. Der zweite von rechts neben dem Grafen Brandenburg ist der Maler selbst, hinter ihm steht sein Malerfreund Bury. Hier hat der Maler sein Interesse an optisch ausgeklügelten Spiegelungen geschickt in sein Bild umgesetzt. Die erste kleinere Fassung des Gemäldes ohne den rechten Wandspiegel befindet sich in der Nationalgalerie (West), eine dritte spätere war im Privatbesitz. Das Spiegelmotiv beherrscht auch
T 4 das Gemälde ›Berliner Zimmer‹, entstanden zwischen 1820 und 1825, in dem es sogar vier Spiegel gibt, die man erst bei genauerer Betrachtung entdeckt. Solche kunstreichen »Spiegeleien« hat Hummel auch in dem hübschen Gemälde von 1830 angewendet, das die damals allgemein
228 verehrte Sängerin Henriette Sontag zeigt, wie sie gerade aus einem Eckladen an der Schloßfreiheit tritt. Am bekanntesten wurde eine 1831 entstandene Folge von
229 drei Gemälden (und einer Wiederholung), die zeigen, wie aus einem Findling eine Granitschale herausgearbeitet und vor dem Alten Museum im Lustgarten aufgestellt wird. Diese höchst gelungene Bildfolge bot Hummel einen willkommenen Anlaß, die Spiegelungen dieses fein polierten Biedermeier-Wunderwerks wiederzugeben, wobei die beiden ersten frühe Darstellungen des mechanischen Handwerks sind, während das dritte zugleich auch eine Schilderung des Lustgartens mit dem Dom, dem Schloß mit dem Apothekerflügel und der Schloßfreiheit ist – also Vedute und Ereignisbild zugleich. Einige Berliner, links unter ihnen der verantwortliche Baukondukteur Cantian, bestaunen die Schale, sie alle wirken etwas steifleinern; nicht ohne Humor hat Hummel sie so angeordnet, daß ihre Köpfe sich umgekehrt im unteren Teil der Schale spiegeln. Dieses Gemälde hat alle charakteristischen Züge der damaligen Berliner Malerei. Hummel hatte mit diesen Bildern die Stadt entdeckt und schuf noch drei weitere Veduten von Berlin, darunter die bekannte Aussicht aus dem Fenster seiner Wohnung in der Marienstraße, in einer keineswegs besonders malerischen Umgebung. Seine ureigenen Qualitäten als Maler bewies er 1836 wiederum mit den drei im Auftrag des Grafen Voß-Buch geschaffenen Veduten vom Schloßpark 230
in Buch, der bemerkenswerten, von Diterichs erbauten Kirche und der neugotisch gestalteten Rückseite der ehemaligen Orangerie – erhalten gebliebene Gemälde, die in ihrer frischen, sauberen Auffassung eine wahre Augenweide sind.

Hummels Bemühungen um die bildliche Wiedergabe seiner perspektivischen und optischen Kenntnisse – man kann bei ihm von einem Wirklichkeitsfanatismus sprechen – gerieten später zunehmend trockener, waren eher Kunststücke als Kunstwerke. Sein Wissen hat er auch in Lehrbüchern vermittelt. Das Bildnis seines Sohnes, des 231

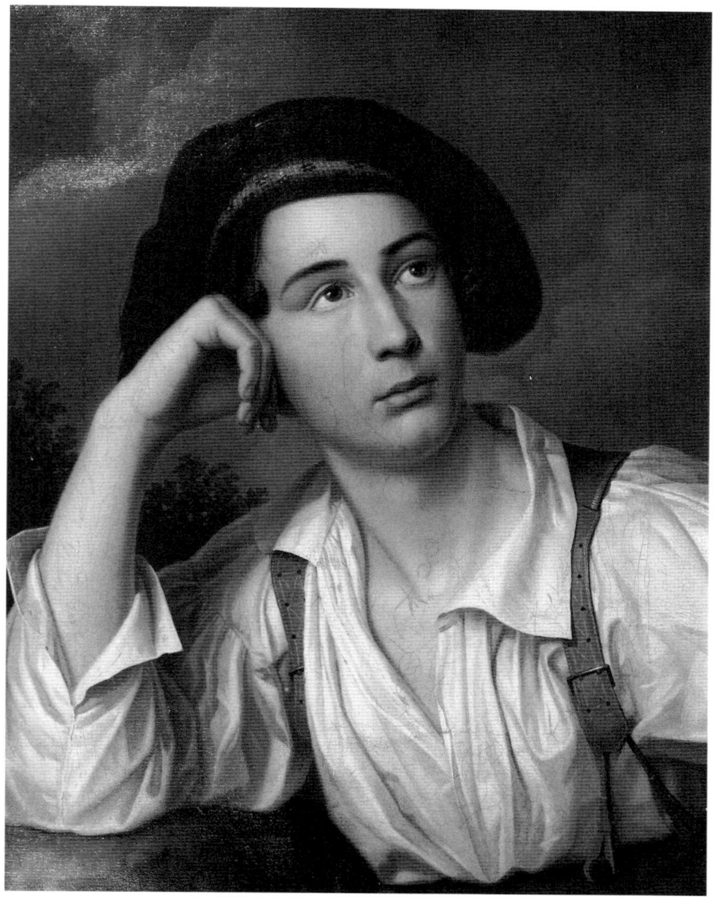

231 JOHANN ERDMANN HUMMEL
Der Sohn des Künstlers, 1844
Leipzig, Museum der bildenden Künste

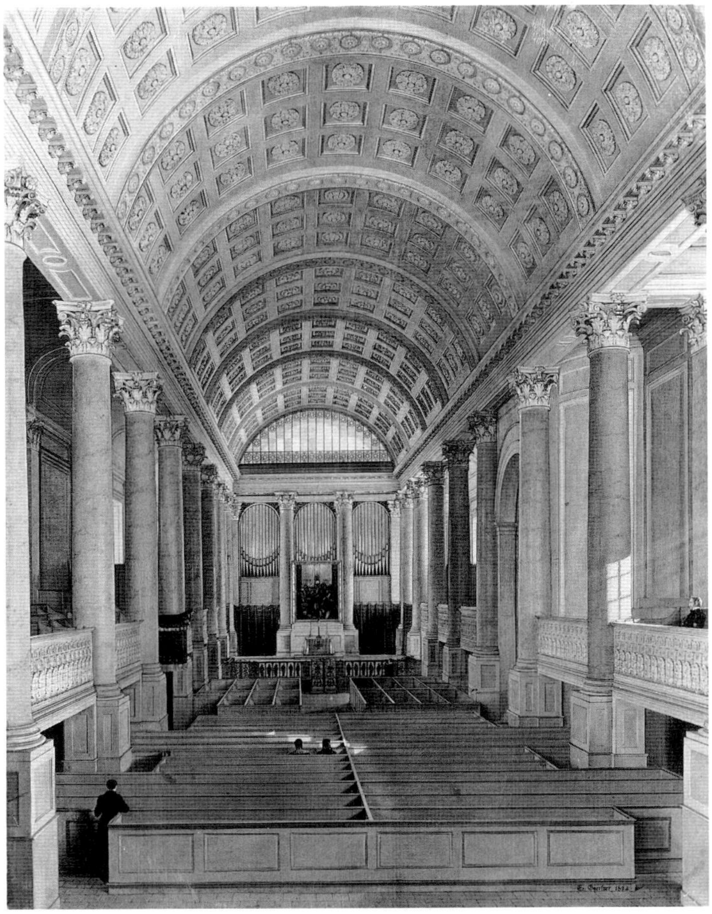

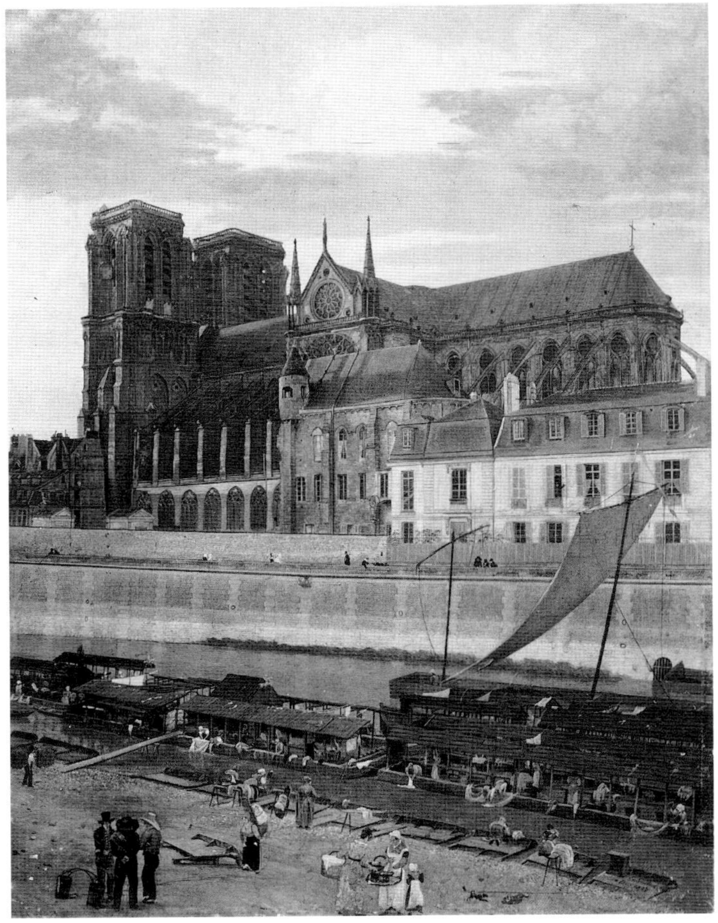

späteren Malers Fritz Hummel, ist farbig sehr reizvoll, wirkt aber mit dem himmelnden Blick etwas zu sentimental und gestellt. Als Hummel 1852 starb, hatte man ihn schon fast vergessen. In dem Nachruf der Berliner Akademie der Künste wurde noch einmal sein besonderes Verdienst gewürdigt; für kurze Zeit wiederentdeckt wurde er erst in der Jahrhundertausstellung von 1906.

Eduard Gaertners Lehrstätte war nicht die Akademie der Künste, Wunschtraum aller damaligen Kunstjünger, sondern die dem Kunsthandwerk zuzurechnende Königliche Porzellan-Manufaktur, in die er als Dreizehnjähriger eintrat, wo er sechs Jahre Lehrling war und danach noch ein weiteres Jahr beschäftigt wurde. Wer in der Porzellanmalerei die dort geforderte höchste Genauigkeit gelernt hatte, war gut gerüstet, wenn er dann als freier Künstler sich der Veduten- oder Porträtmalerei zuwandte. So verhielt es sich auch beim jungen Gaertner. Neue, entscheidende Anregungen bekam er dann im Atelier von Carl Gropius. Hatte er es bisher nur mit handlichem Porzellan und dessen gemalten Dekorationen, allenfalls mit kleinen Bildern zu tun gehabt, so gab es nun bei Gropius das aufregende Erlebnis der überdimensionalen Bühnenbilder für die königlichen Theater. Dort erst faßte er den Entschluß, sich künftig als freier Künstler der Malerei zu widmen. Seine ersten Aufträge bestanden in Aquarellen mit der exakten Wiedergabe von Innenräumen einiger Schlösser, Darstellungen, die damals nicht 232
nur bei Hofe beliebt waren; sie wurden »Aufnahmen« genannt und Jahrzehnte später durch die Photographie ersetzt. 1824 beauftragte Friedrich Wilhelm III. den jungen Maler mit der »Aufnahme« der Charlottenburger Schloßkapelle. Dieses Ölbild von 1825 brachte ihm als

232 Eduard Gaertner
Innenansicht des Berliner Domes, 1824
Berlin, SSG, Schloß Charlottenburg

233 Eduard Gaertner
Notre-Dame in Paris, 1827
Berlin, SSG, Schloß Charlottenburg

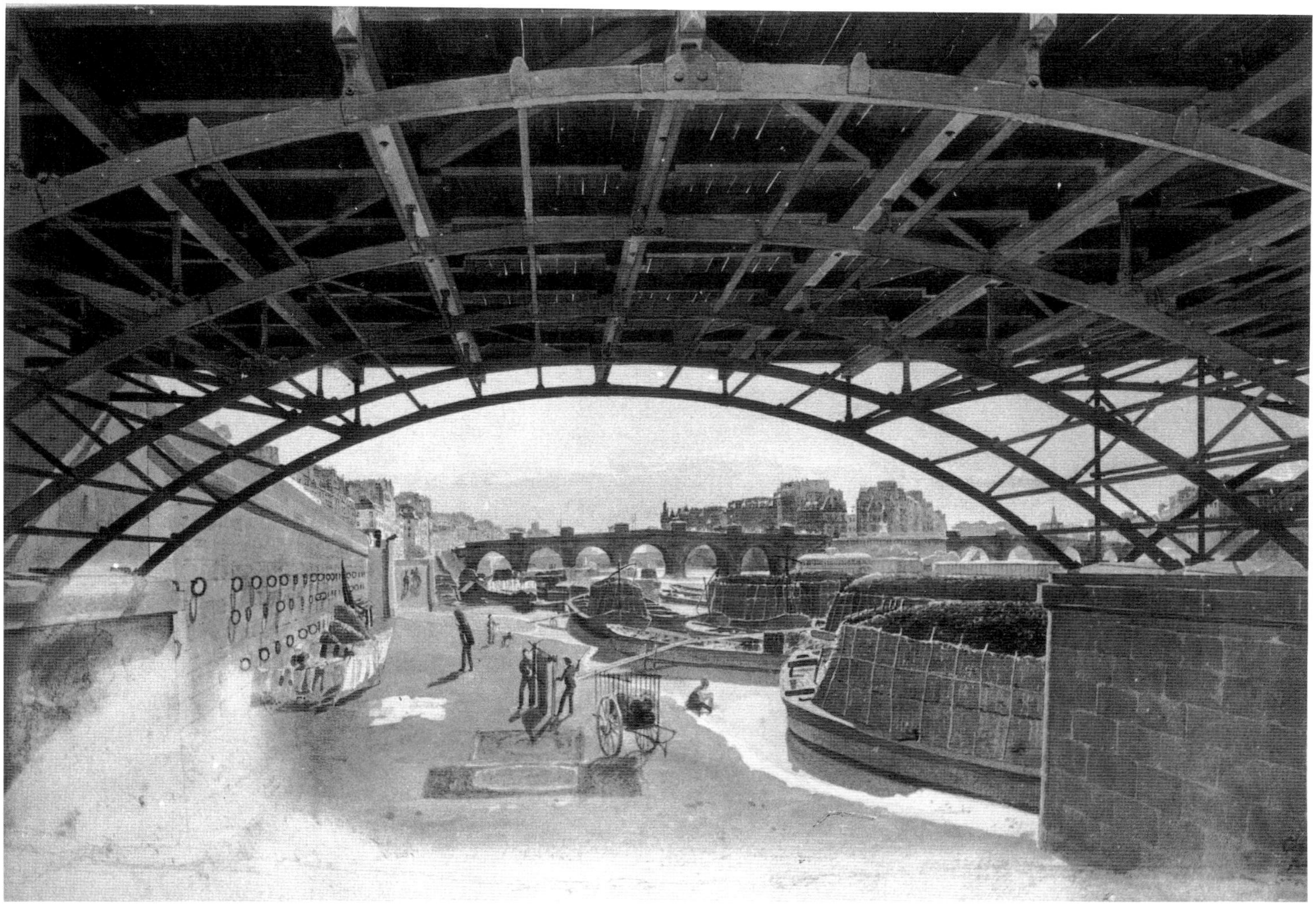

Gewinn einen fast zweijährigen Aufenthalt in Paris und eine Lehre bei dem Franzosen Bertrand ein. Gaertner hat diese beiden Jahre gut genutzt. Versenkten sich die malenden Rom- und Italienfahrer immer noch in das Studium der Antike und der Renaissance, lernte Gaertner indessen in Paris, was Farbe und Licht für die Malerei bedeuten, während doch nicht nur in Berlin die Verbindung von Zeichnung und Kolorierung als unverzichtbare Grundlage aller Malerei galt. In Paris hat Gaertner bereits einige sehr gelungene Stadtansichten geschaffen,
233 so 1827 den Blick auf die Südseite von Notre-Dame vom jenseitigen Seineufer gesehen, wobei er von einem erhöhten Standpunkt aus nicht nur das historisch bedeutende Bauwerk, sondern im Vordergrund das bunte Leben und Treiben am Ufer und auf den großen Waschbooten
234 (bateaux-lavoirs) schilderte. In seinem Aquarell ›Unter dem Pont des Arts‹ bewies er bereits seinen besonderen Sinn für ungewöhnliche, von den üblichen Ansichten abweichende Blickpunkte. Unter der dunklen Eisenkonstruktion der Brücke hindurch blicken wir auf die am Seineufer arbeitenden Menschen und auf ein Stück Paris im hellen Sonnenlicht. In Frankreich hat Gaertner nebenbei auch den Weg von der Stadtvedute zur freien Landschaftsschilderung gefunden, für die er nach seiner Rückkehr in die Heimat bis zu seinen stilleren Jahren nach 1870 indessen kaum jemals Zeit erübrigen konnte.

1828 begann die lange Reihe seiner Stadtschilderungen von Berlin. Dabei ging es bei den Aufträgen sowohl um einzelne Bauwerke wie um Stadtansichten oder -veduten. Die Vedute war nach dem Aufkommen der Photographie auch als Begriff im allgemeinen Bewußtsein fast verlorengegangen. Erst nach den Zerstörungen

234 EDUARD GAERTNER
Unter dem Pont des Arts, um 1826
Aquarell
Berlin (Ost), Staatl. Museen zu Berlin, Nationalgalerie

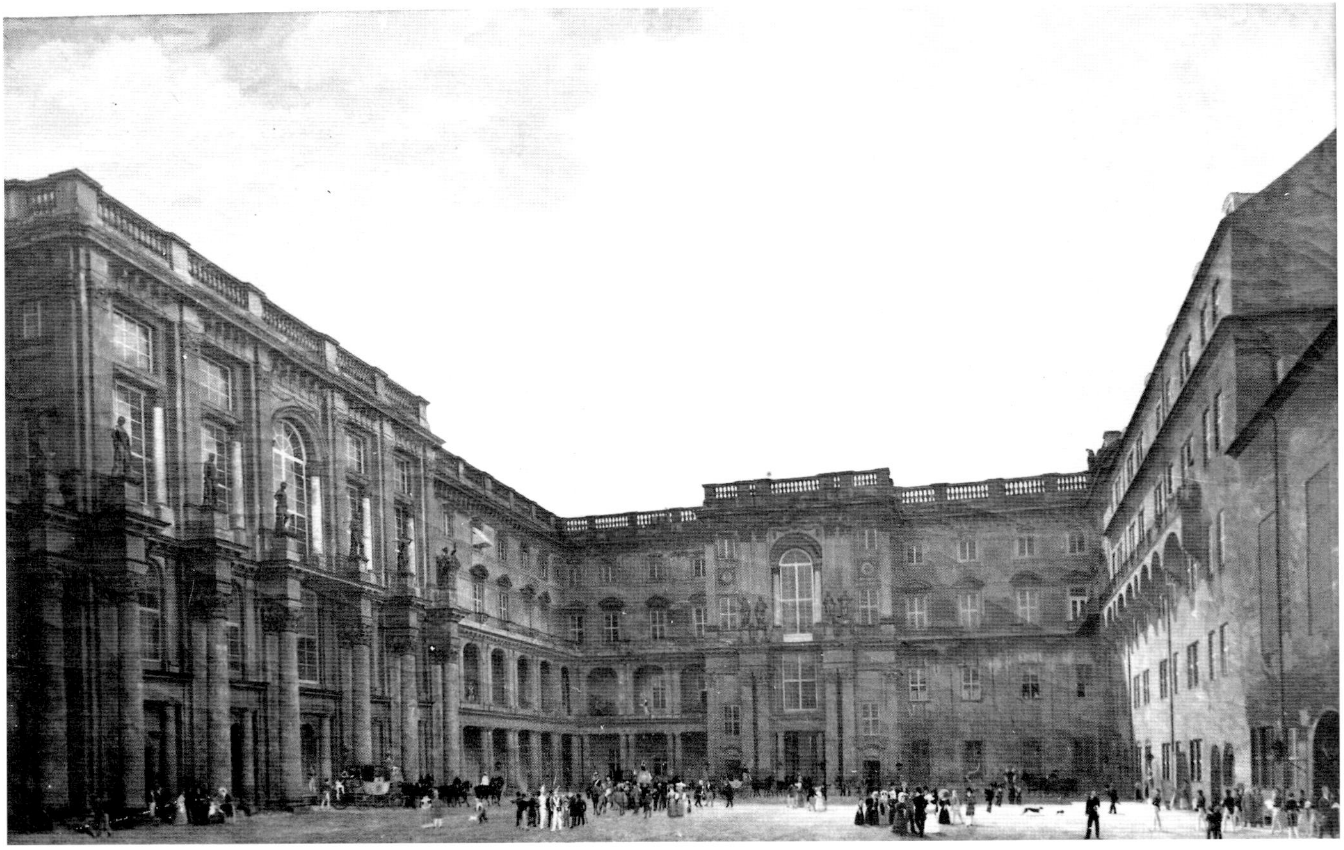

des Zweiten Weltkrieges wurden die Veduten jener Zeit wieder aufgewertet und sind heute wieder ebenso beliebt und gefragt wie zur Zeit ihrer Entstehung.

Von Gaertners Leben gibt es wenig zu berichten. Er hat mit seiner Frau und 12 Kindern das arbeitsreiche Dasein eines anerkannten Künstlers in Berlin geführt, zunächst nur unterbrochen durch seine Aufenthalte in Petersburg und Moskau. Nach 1860, als große Aufträge ausblieben, weil der Geschmack des Publikums sich gewandelt hatte und Veduten weniger beliebt waren, hat er häufiger Reisen unternommen und ist in den letzten Jahren seines Lebens nach Zechlin in der Mark übergesiedelt, wo er auch gestorben ist.

Die Jahre nach seinem Frankreichaufenthalt von 1828 bis gegen Ende der fünfziger Jahre, also mehr als ein Vierteljahrhundert, waren seine künstlerisch fruchtbarsten, wenn auch nach dem Tod Friedrich Wilhelms III. im Jahre 1840 die Aufträge des Hofes seltener wurden. Gaertners erste größere Schöpfungen bis etwa 1832 waren Darstellungen des Schlosses, von denen die beiden großformati-
235 gen Bilder vom Schlüter- und vom Eosanderhof des
Schlosses von 1830 und 1831 bis heute zweifellos die 236
bedeutendsten geblieben sind. Nie zuvor und auch später nicht mehr sind die beiden architektonisch großartigen Höfe, die die Baugeschichte des Schlosses seit kurfürstlicher Zeit widerspiegeln, in Bildern so vollendet dargestellt worden. Gaertner hat Architektur nicht nur genau gesehen und sich dabei, wie auch andere Maler, der Camera obscura bedient, er hat die Funktionen der einzelnen Bauglieder begriffen, das Tragen der Säulen, das Lasten der Gesimse, das spannungsreiche Wechselspiel aller vom Baumeister zu einem harmonischen Ganzen gebildeten architektonischen Kräfte, den Baukörper als Ganzes ebenso wie seine Proportionen, Gliederungen und dekorativen Teile. Daß Gaertner tiefer eindrang in das Wesen der Architektur und dies auch in seinen besten Gemälden zum Ausdruck bringen konnte, war nur eine Seite seiner herausragenden Begabungen. Die andere war die bereits erwähnte Fähigkeit, nicht nur die Schönheit eines Gebäudes, einer Straße oder eines Platzes von der bekanntesten Seite, sondern auch von einem ungewöhnlichen Standpunkt aus darzustellen, der eine ganz neue

235 EDUARD GAERTNER
Der Schlüterhof des Berliner Schlosses, 1830
Potsdam-Sanssouci, Staatl. Schlösser und Gärten

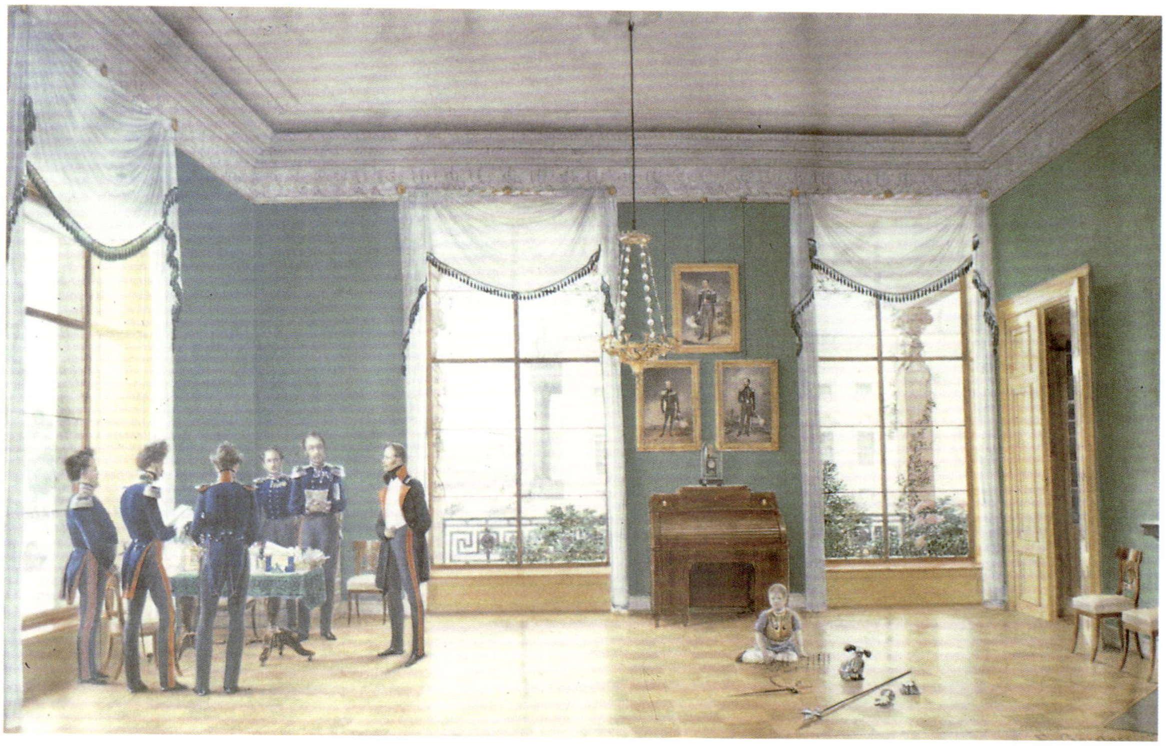

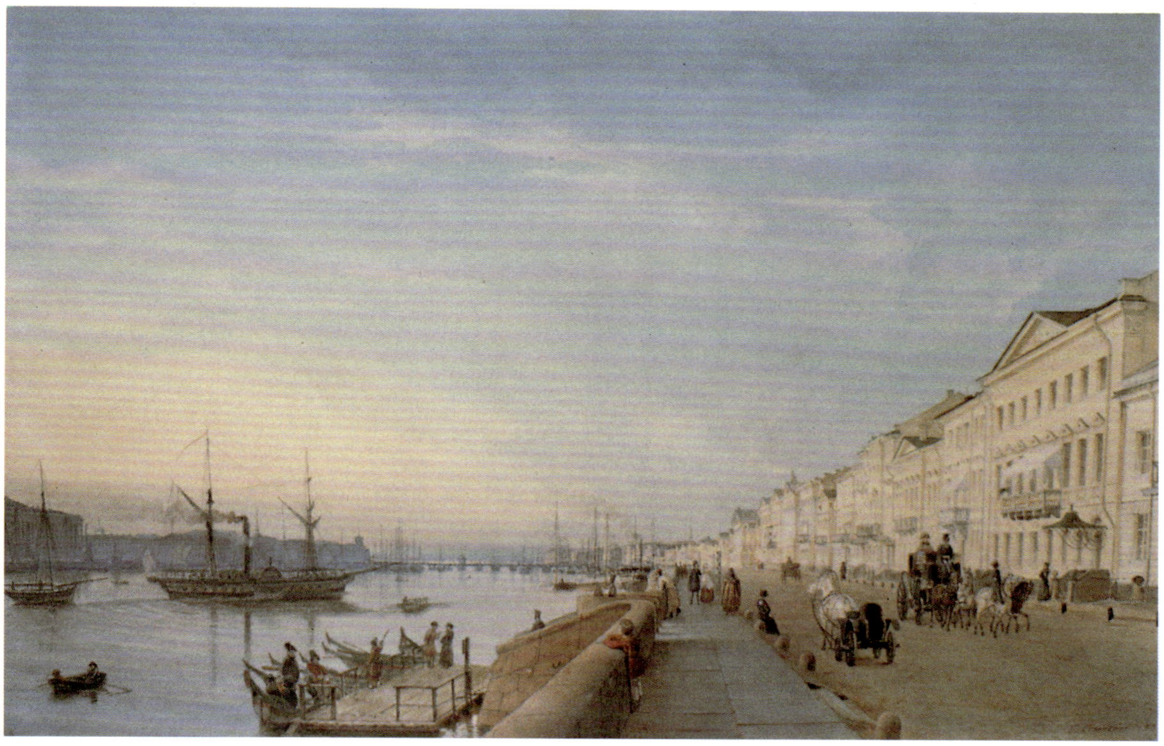

T 13 EDUARD GAERTNER
Die erste Audienz des Prinzen Wilhelm von Preußen, 1837
Aquarell
Leningrad, Ermitage

T 14 EDUARD GAERTNER
Uferpromenade an der Newa in Petersburg, 1838 oder 1839
Aquarell
Leningrad, Ermitage

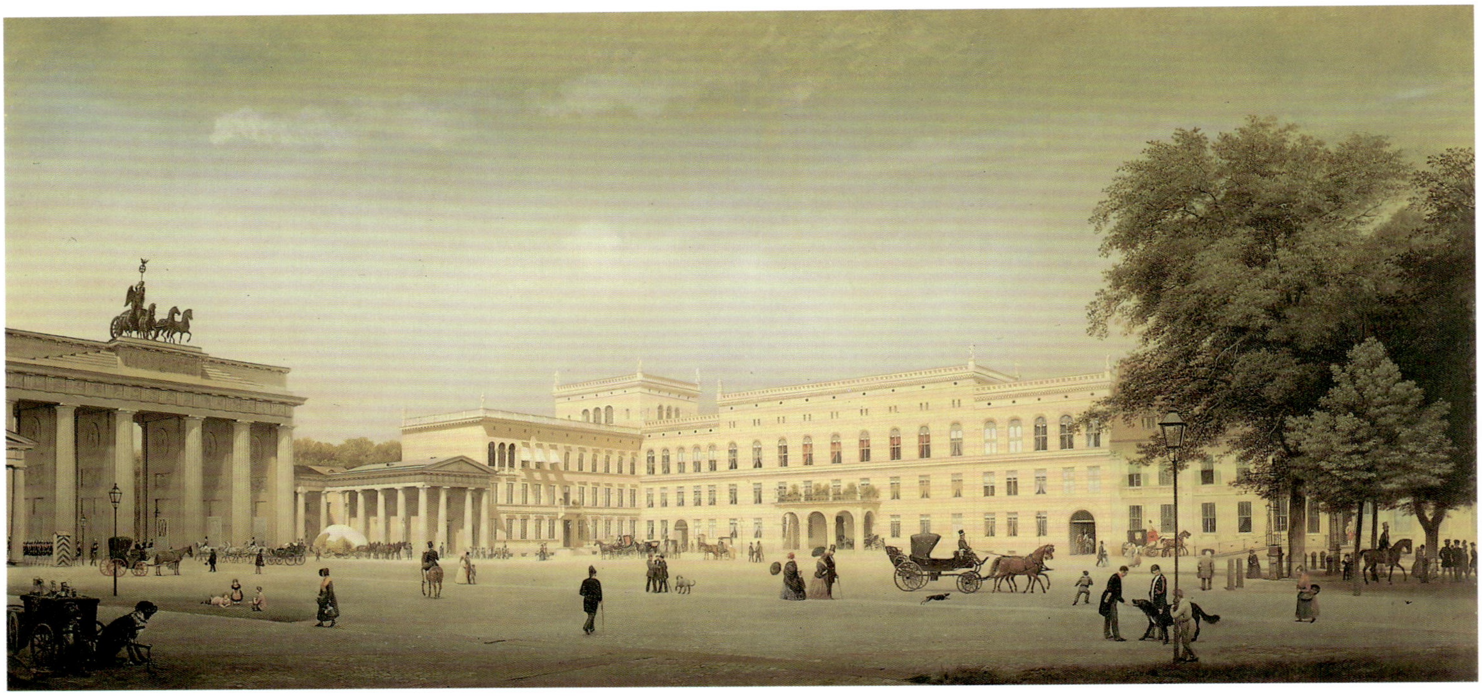

T15 EDUARD GAERTNER
Das Brandenburger Tor, 1846
Schweinfurt, Sammlung Georg Schäfer
(Leihgabe an die Neue Pinakothek München)

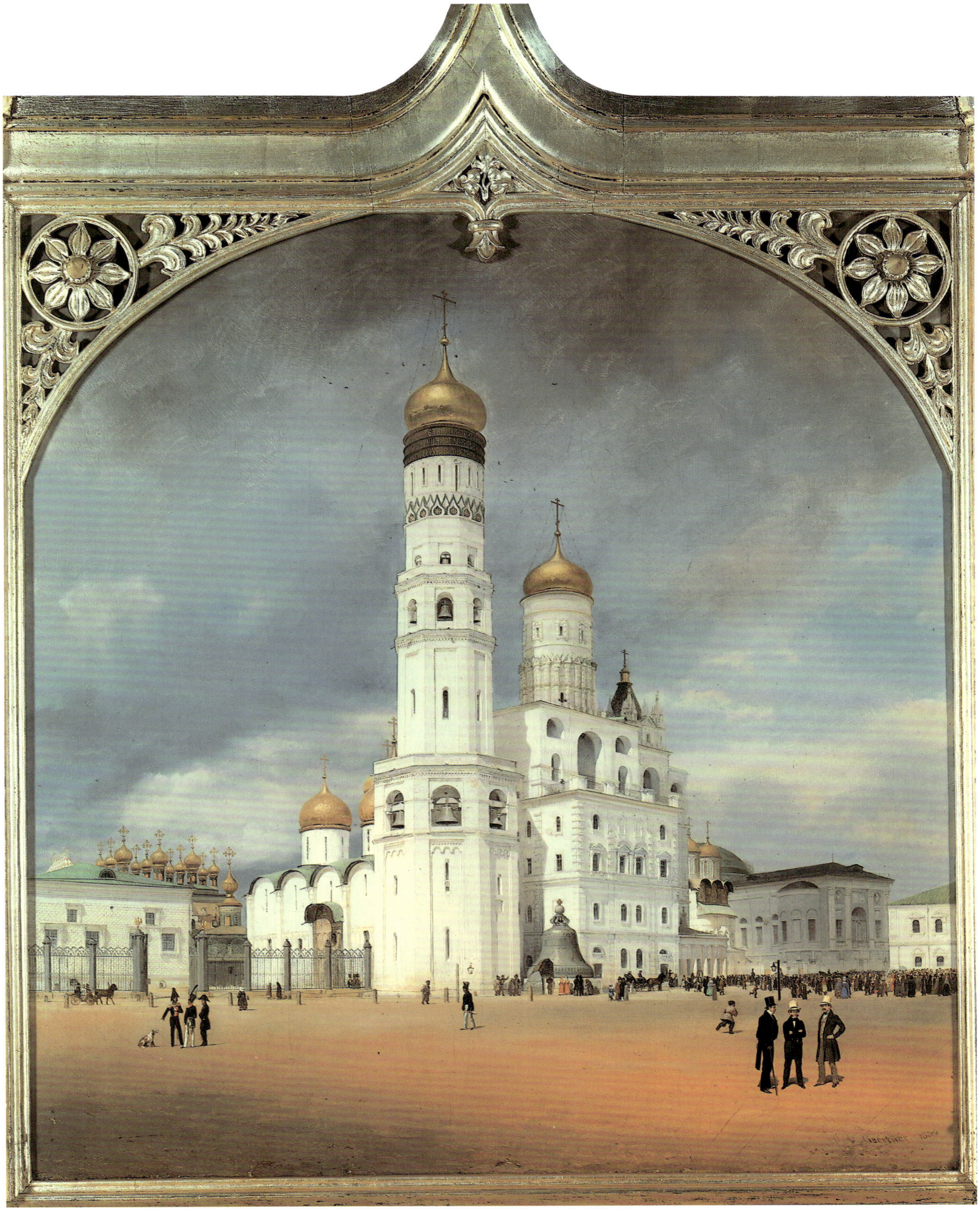

T 16 EDUARD GAERTNER
Panorama von Moskau (Kreml),
Mitteltеil, 1839
Berlin, SSG, Schloß Charlottenburg

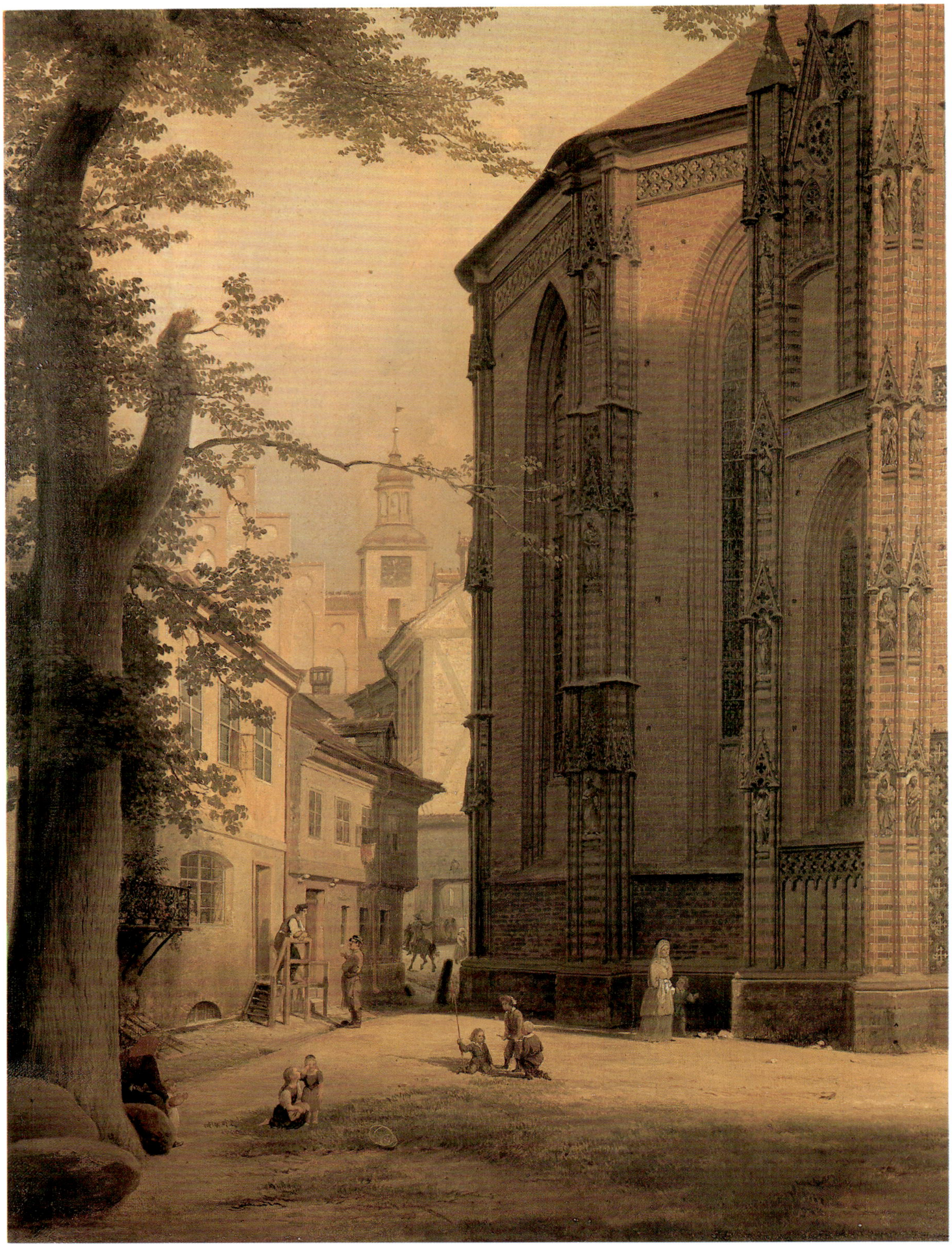

T 17 EDUARD GAERTNER
Die Katharinenkirche in Brandenburg, 1872
(Ausschnitt)
Berlin Museum

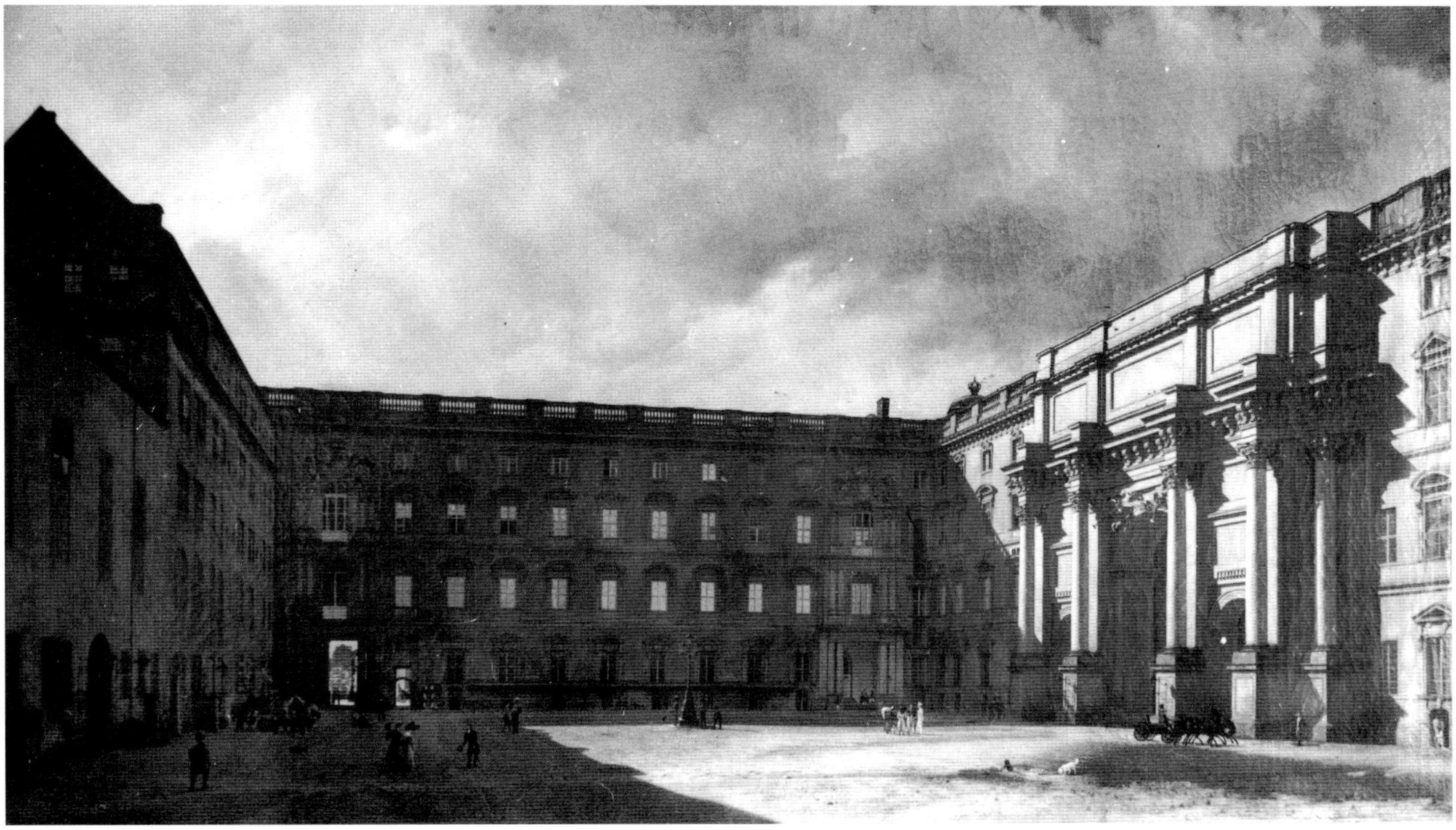

Perspektive bot. Und, was vielleicht noch wesentlicher war: Es gab bei ihm nicht nur den blauen, sonnigen Biedermeier-Himmel, sondern das Atmosphärische, das Spiel des Lichtes, das er feinfühlig einbezog, wodurch seine Bilder nicht mehr bilderbuchhaft-bunt und luftleer wirkten. In seinen wenigen erhaltenen Schreibkalendern finden wir häufig den Hinweis auf das *»Malen der Luft«*. An den Darstellungen seiner beiden Schloßbilder, auch den kleineren mit den einzelnen Portalen, ist erkennbar, daß damals das Schloß nicht allein der Königsfamilie vorbehalten blieb, sondern mit den einzelnen darin untergebrachten Behörden auch der Berliner Bevölkerung zugänglich war, und daß Herr und Frau Biedermeier offenbar gern in den großen Höfen des gewaltigen Bauwerks herumspazierten, weil es da stets so allerlei Interessantes zu sehen gab und es eben die lebhaft pulsierende Mitte der Residenz war.

Die Schloßbilder Gaertners fanden den Beifall des Königs, worauf ein weiterer, noch schwierigerer Auftrag 1832 folgte. Es galt, einen Rundblick, ein großes Panorama von Berlin zu schaffen, das die bedeutendsten historischen Bauten möglichst nahe, die anderen entfernt, aber doch gut erkennbar darstellen sollte. Gaertner wählte als Standort für sein Panorama das Dach der erst 1830 fertiggestellten, von Schinkel entworfenen neugotischen Friedrichwerderschen Kirche, deren Lage günstig war. Dieses 1834 vollendete Panorama ist ein Meister- 237
werk nicht nur der Berliner, sondern der deutschen Vedutenmalerei überhaupt. Es ist als Winkelpanorama angelegt (2 x 3 Teile) und würde zusammengeschlossen ein Sechseck ergeben. Während die dem Panorama vorausgehende Ölstudie von 1832/33 aus zwei langrechteckigen Friesen gebildet ist und allein den Rundblick auf die Stadt zeigt, steht der Beschauer in dem ausgeführten Original auf dem ausladenden Zinkdach der Friedrichwerderschen Kirche und erblickt die Stadt jenseits der oberen Bauteile der Schinkelschen Backsteinarchitektur. Zweifellos war dies nebenbei so etwas wie eine Huldigung Gaertners an den Baumeister Preußens. Neben allen offiziellen Aufträgen, die der in der Gunst von Friedrich Wilhelm III. stehende Gaertner zu erfüllen hatte, fand der Maler dennoch Zeit, einen Blick in das behaglich-klein-

236 EDUARD GAERTNER
Der Eosanderhof des Schlosses, 1831
Potsdam-Sanssouci, Staatl. Schlösser und Gärten

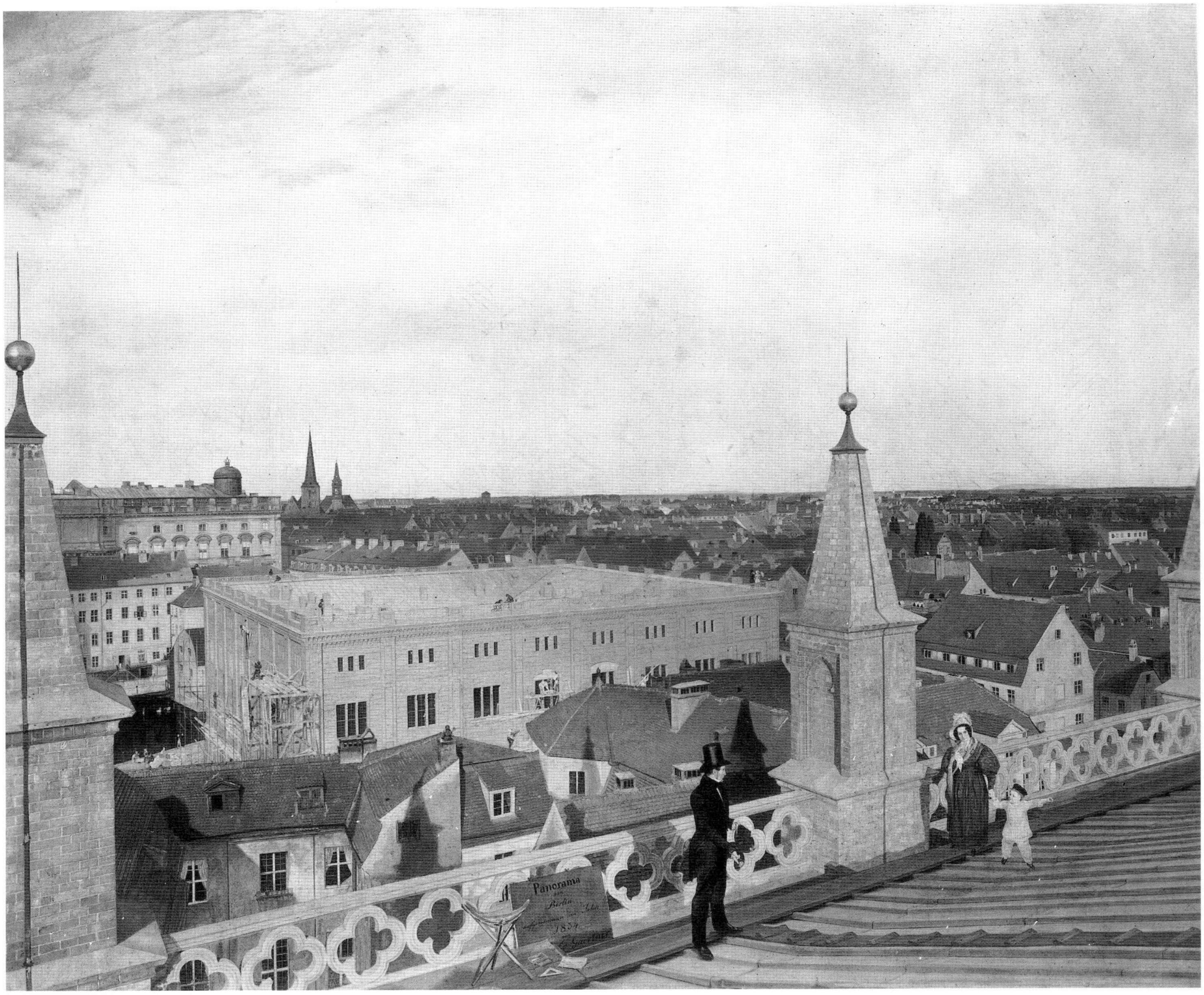

237 EDUARD GAERTNER
Teil des Panoramas von 1834
mit dem Maler, seiner Frau und einem seiner Kinder
Berlin, SSG, Schloß Charlottenburg

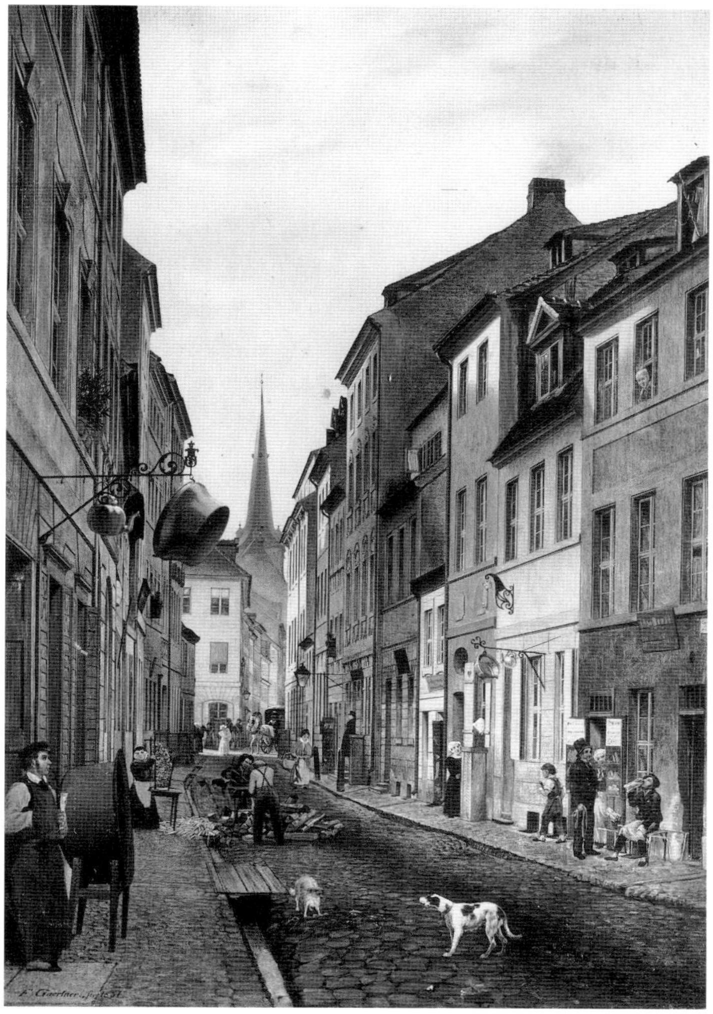

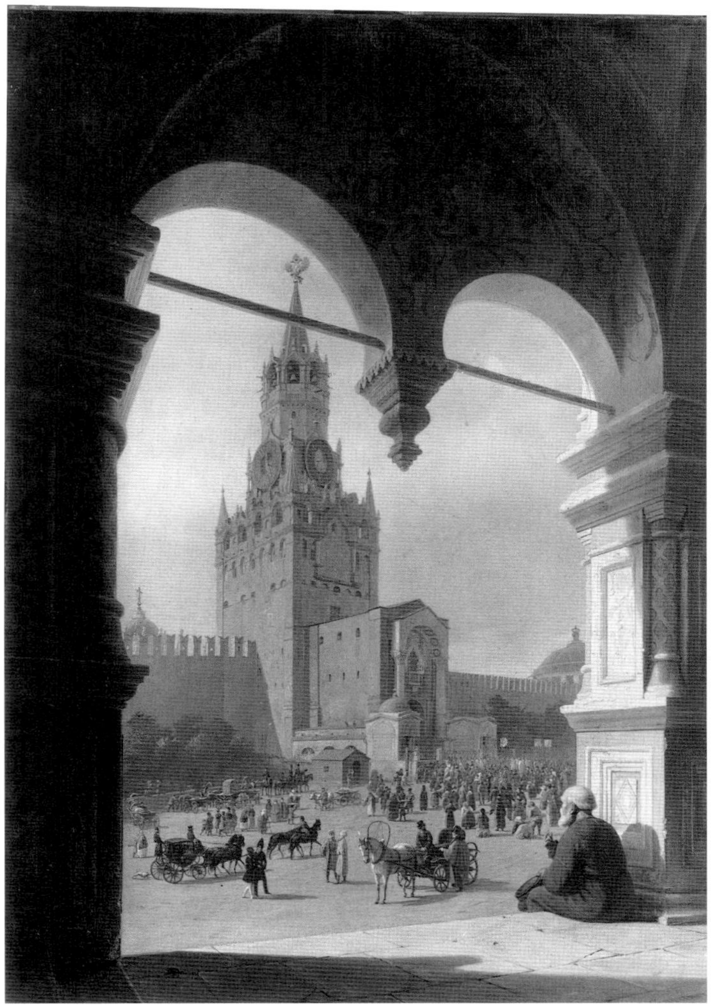

238 bürgerliche Berlin zu tun. In seinem Gemälde der Reetzengasse (= Parochialstraße) von 1831 findet das geschäftige, aber auch behagliche, fast südländisch wirkende Treiben vor den schmalbrüstigen, oft nur zwei- oder dreiachsigen Häusern auf der engen Straße statt. Die Kanalisation ist noch offen, hübsche Ausleger an den Hauswänden künden von den einzelnen Gewerken. Im Hintergrund ist die Nikolaikirche sichtbar. Alles in allem eine liebenswerte Darstellung voll biedermeierlicher Berliner Alltagspoesie, aber dabei auch gute Malerei. Die enge Verbundenheit Gaertners zum Königshaus zeigte sich
T 13 übrigens auch in dem 1837 entstandenen Aquarell, das die erste Audienz des Prinzen Wilhelm von Preußen im historischen Eckzimmer seines Palais umgeben von seinen Offizieren darstellt. In eben jenem Jahr reiste Gaertner zum erstenmal nach Petersburg und Moskau. Die Zarin Alexandra Feodorowna hatte im Gedenken an ihre frühere Heimat von Gaertner eine Wiederholung seines Berlin-Panoramas erbeten; er fuhr nach Rußland, um den Verkauf perfekt zu machen. Gleichzeitig schuf er mit unglaublicher Einfühlung in die dem Berliner weitgehend fremde russische Architektur eine Reihe von Stadtansichten von Moskau und Petersburg, sogar – leider ver- T 14
lorene – Porträts bekannter Persönlichkeiten. Erhalten sind lediglich einige in Berlin entstandene Bildnisse in Kreide in der Art Franz Krügers, die ihn auch als begabten Porträtmaler zeigen. Außerdem erhielt er den ehrenvollen Auftrag, ein Panorama von Moskau zu schaffen, dessen Vorarbeiten er in Moskau begann und das er in Berlin fertigstellte. So reiste er bis 1839 dreimal nach Rußland und hat das höchst eindrucksvolle dreiteilige Moskau-Panorama, das den Kreml mit seinen Bauten zum T 16
Mittelpunkt hat, sogar noch einmal wiederholen müssen. Zu den kleineren Ansichten aus Moskau gehört auch das

238 EDUARD GAERTNER
Die Reetzengasse = Parochialstraße, 1831
Berlin, SMPK, Nationalgalerie

239 EDUARD GAERTNER
Das hl. Tor im Kreml zu Moskau, 1838
Berlin, SSG, Schloß Charlottenburg

239 hl. Tor des Kreml in Moskau von 1838, in dem er sein
kompositorisches Geschick und seine malerischen Fähig-
keiten wiederum unter Beweis stellte. 1839, im Jahr sei-
nes größten Erfolges in Moskau, hat er – auf Berliner
240 Boden zurückgekehrt – die Werkstatt des ihm befreunde-
ten Schlossermeisters Hauschild und dessen Wohnzim-
mer mit der Familie gemalt. Dieses Bild ist ein frühes Bei-
spiel einer damals noch ungewöhnlichen bildlichen Dar-
stellung des Berliner Handwerks ohne verniedlichende
Genrezüge. Während eines Aufenthaltes in Dresden hat
Gaertner 1838 die im letzten Krieg zerstörte Frauenkir- 241
che gemalt, aber nicht als vereinzeltes barockes Bauwerk
im Sinne reiner Architekturmalerei, sondern eingebun-
den in die eindrucksvolle architektonische Umgebung
und durch Staffage belebt, eine Vedute, die das für immer
Verlorene schmerzlich vor Augen führt.

1844 muß er von Friedrich Wilhelm IV. wohl noch ein-
mal den Auftrag der »Aufnahme« des Rittersaals im Berli- 242
ner Schloß erhalten haben. Gaertner hat ein Ölbild (Ber-
lin Museum) und als Vorbereitung ein mit diesem völlig

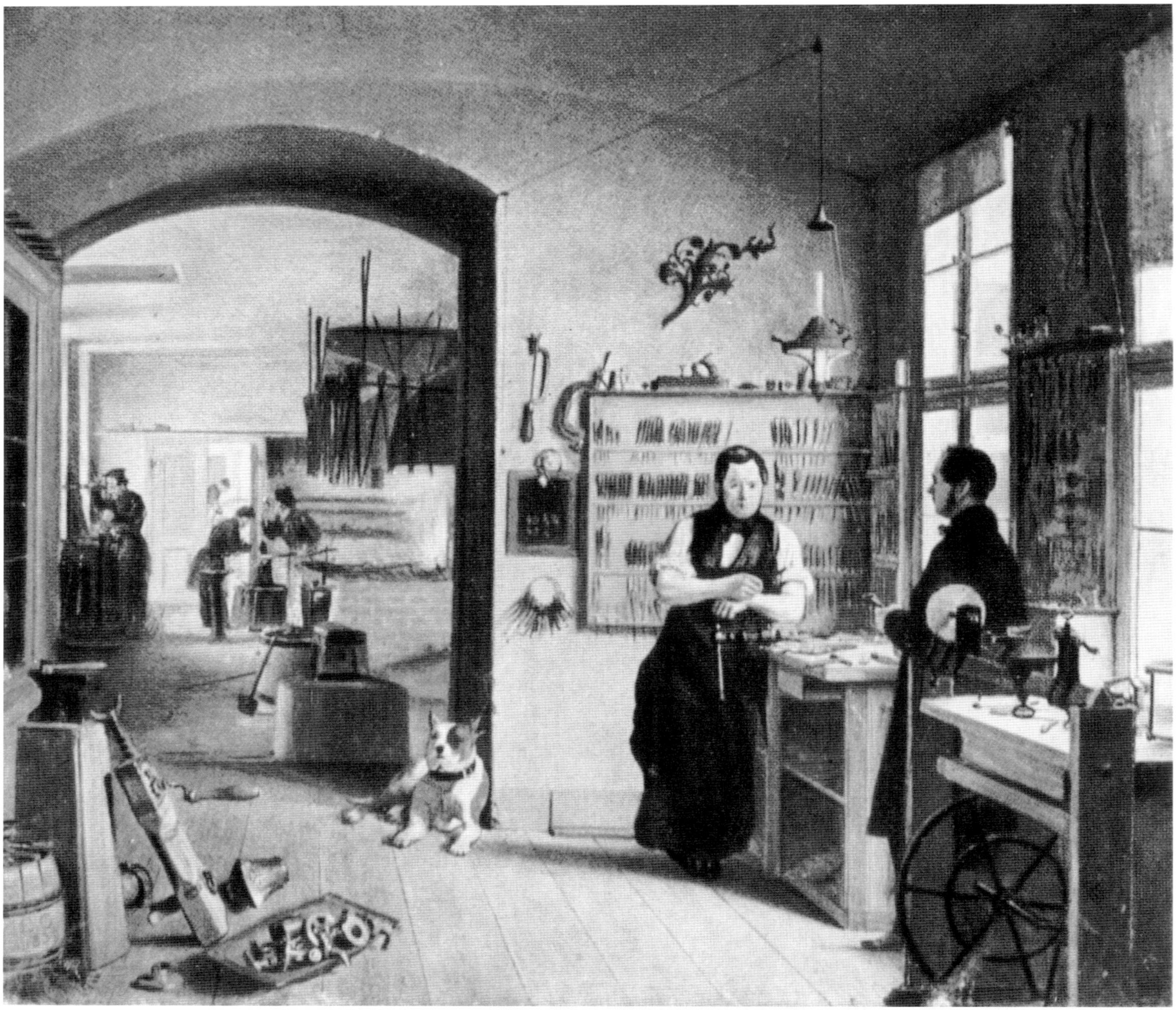

240 EDUARD GAERTNER
Die Werkstatt des Schlossermeisters Hauschild, 1839
Früher Berlin (Ost), Märkisches Museum, Kriegsverlust

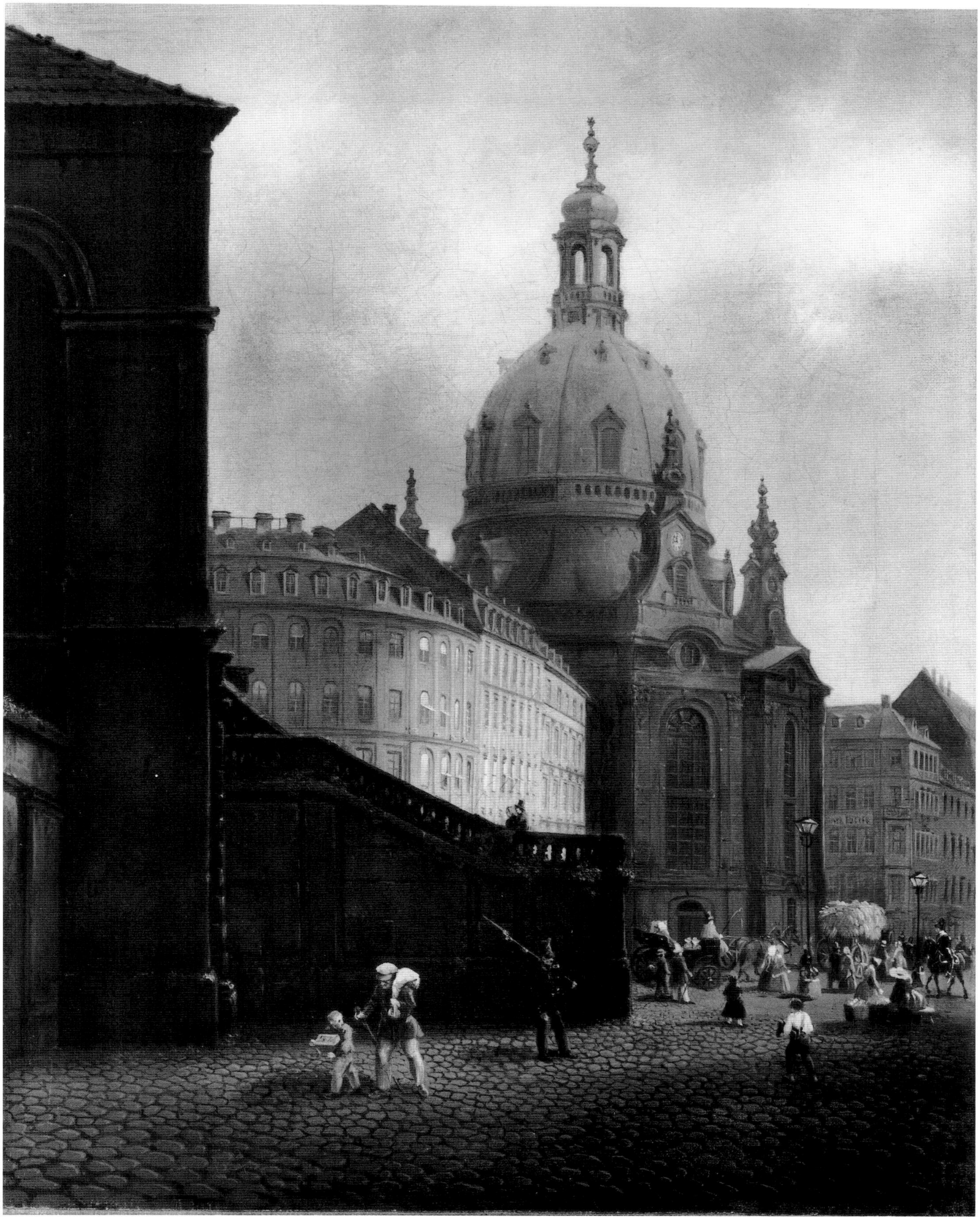

241 EDUARD GAERTNER
Die Frauenkirche zu Dresden, 1838
Schweinfurt, Sammlung Georg Schäfer

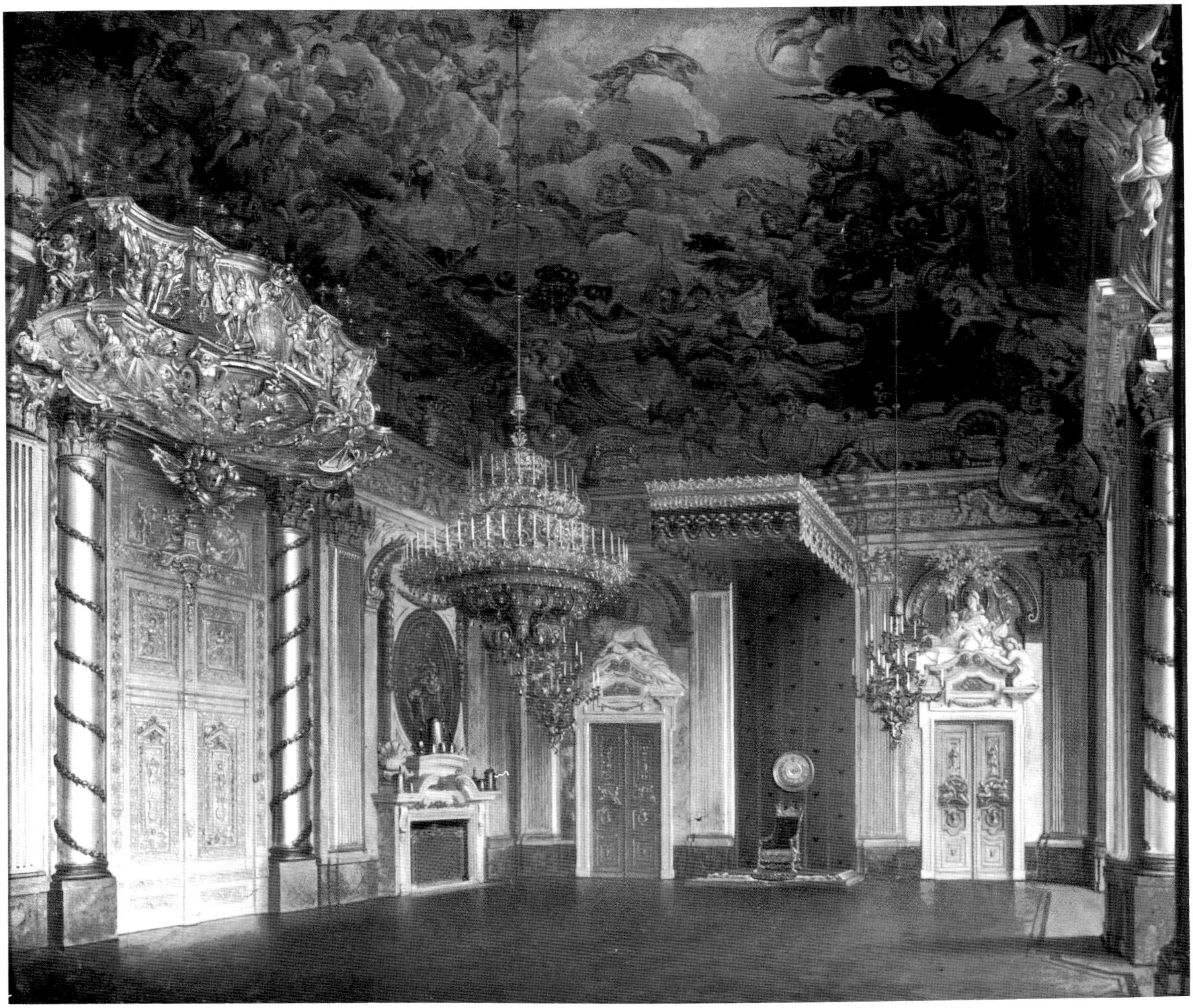

242 EDUARD GAERTNER
Der Rittersaal des Schlosses Berlin, 1844
Berlin, Berlin Museum

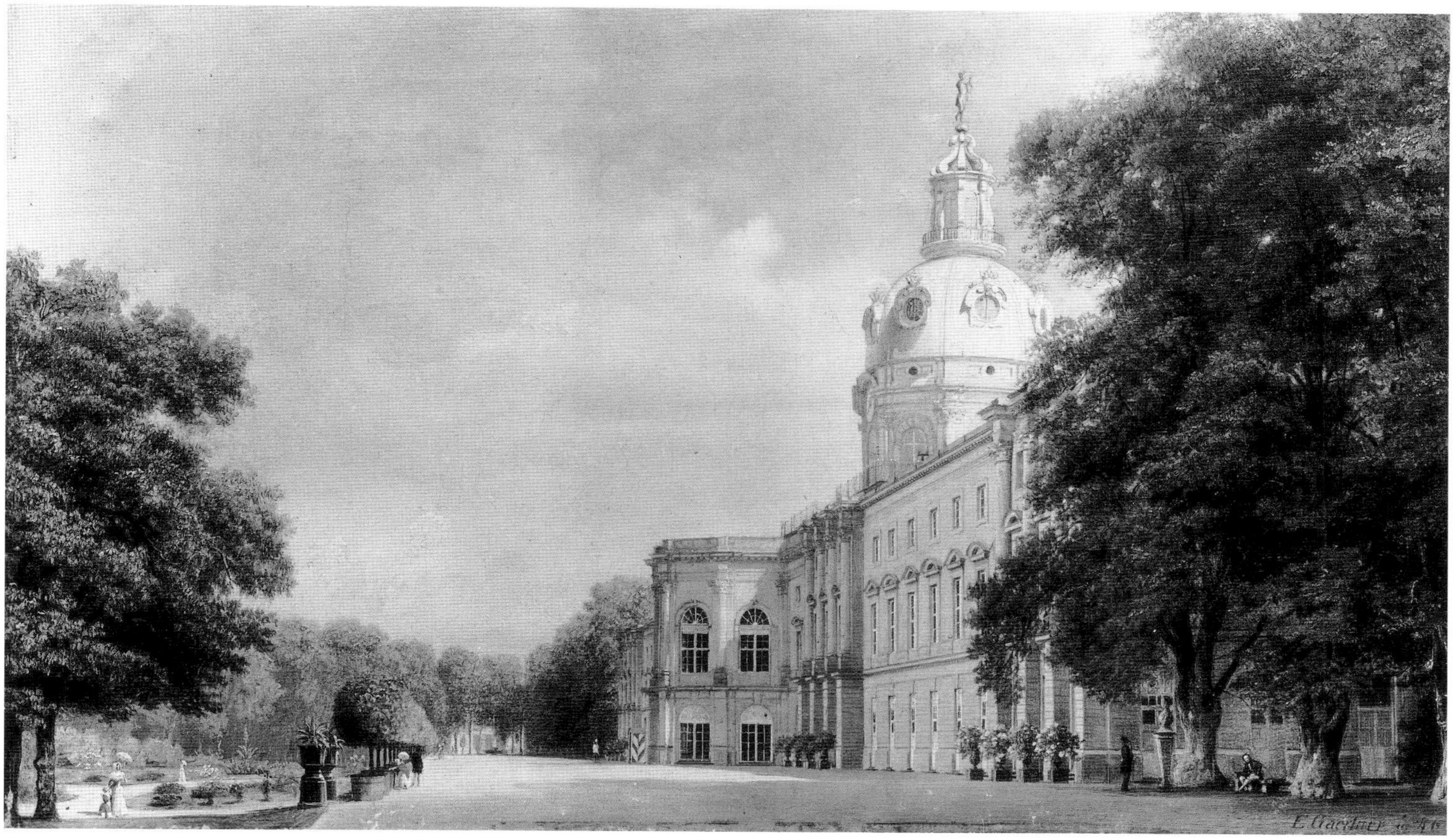

übereinstimmendes Aquarell in Wasser- und Deckfarben (Nationalgalerie Ost) geschaffen, das sein Geschick zeigt, die Akzente einer solchen Darstellung richtig zu setzen und dem prunkvollen leeren Raum durch die Lichtführung etwas Wärme und Leben zu geben.

243 Das kleine Gemälde vom Schloß Charlottenburg von der Gartenseite ist in seinen lichten Farben nicht nur ein malerisches Kleinod, sondern, da es die damalige Gartenanlage zeigt, auch ein historisches Dokument.

15 Gaertners Darstellung des Brandenburger Tores von 1846 ist gewiß im Blick auf die von Stüler neu erbauten Wohnhäuser am Pariser Platz entstanden. Der Maler hat ständigen Kontakt zu den bekanntesten Berliner Architekten gehabt und daher sogar gelegentlich noch nicht vollendete Bauwerke, aber auch später vorgenommene Veränderungen bereits in seinen Bildern berücksichtigen können. Den Architekten war im übrigen gewiß daran gelegen, nicht nur in druckgraphischen Blättern, sondern auch in Gemälden ihre Bauten dargestellt zu sehen.

Zu Gaertners eindrucksvollsten Bildern zählt der
244 ›Blick auf das Kronprinzen-Palais von der Neuen Wache aus‹ von 1849, das äußerst geschickt das Auge des Betrachters von der Wache und den Feldherrn-Denkmälern auf eine Ecke des Zeughauses, hinüber zur neuen Kuppel über dem Schloß und wieder zurück zur Kommandantur und dem Kronprinzenpalais lenkt. Nicht allzuviel biedermeierlich-bunte Staffage stört dieses großartige architektonische Ensemble. Die transparent blaue Helligkeit des Himmels überträgt sich auf die hellleuchtende Gesamtstimmung des Bildes. Viele Jahre später schuf Gaertner übrigens eine in dieser Hinsicht nicht mehr ganz so glückliche Wiederholung, die bei aller Genauigkeit der Wiedergabe nun in rosafarbenes Abendlicht getaucht ist – ein erster Hinweis auf Gaertners Spätstil der sechziger Jahre, in denen er oft zu süßlich rosafarbenen Tönen neigte. Er wollte damit offenbar dem veränderten Publikumsgeschmack entgegenkommen.

Ein anderes Meisterwerk Gaertners ist die 1853 entstandene Darstellung der Straße Unter den Linden. Das 245
Bild zeigt noch einmal alle Qualitäten Gaertners als Vedutenmaler: Die geschickte Komposition von einem Standpunkt aus, der die Straßenseite mit dem Opernhaus her-

243 EDUARD GAERTNER
Die Gartenseite des Schlosses Charlottenburg, 1846
Berlin, SSG, Schloß Charlottenburg

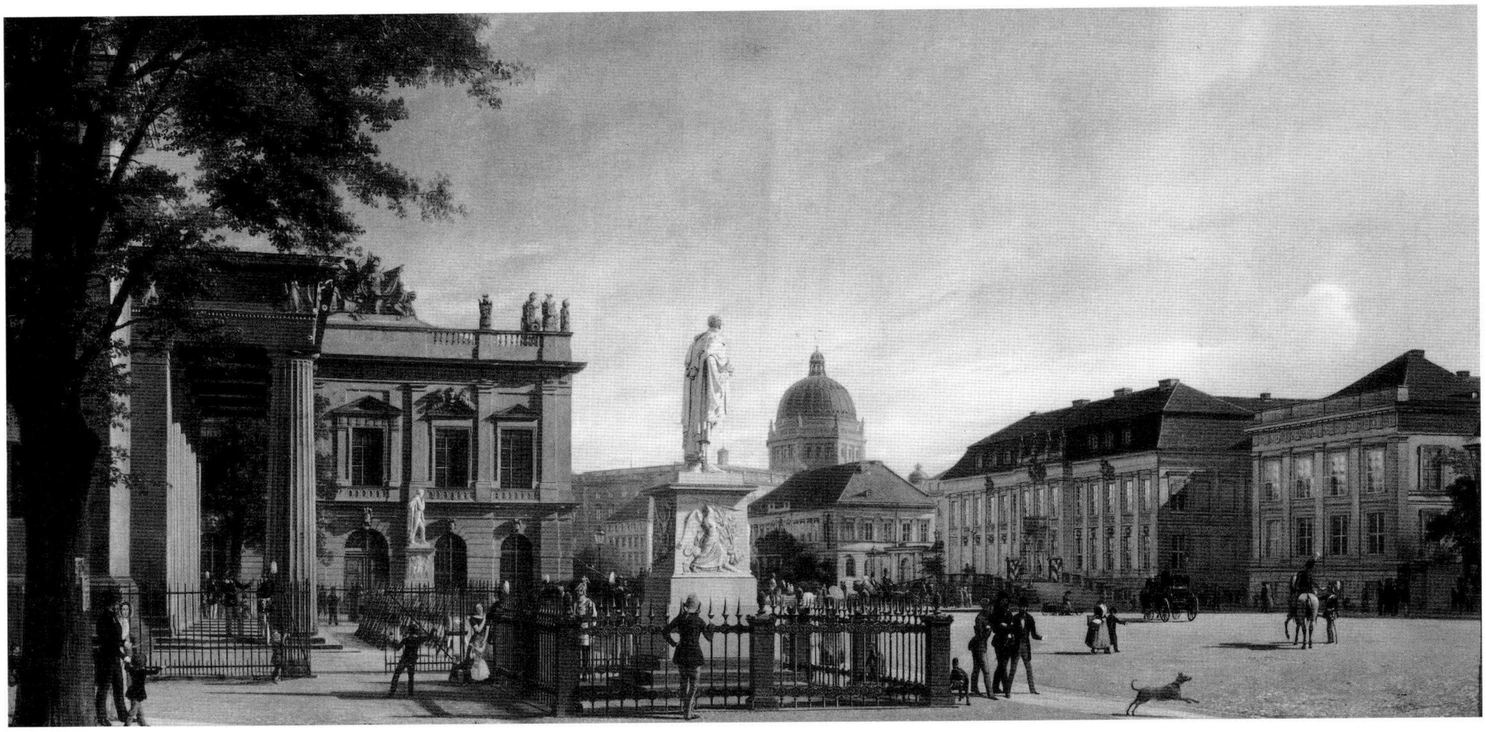

vorhebt, dabei aber das erst kurz zuvor eingeweihte Reiterdenkmal Friedrichs des Großen nicht minder eindrucksvoll ins Bild setzt. Das helle Licht, die Luft, das in der Ferne in einem leichten Dunst liegende Schloß mit seiner Lustgartenseite, das weit vorspringende Zeughaus und das kühn angeschnittene seitlich gesehene Universitätsgebäude (das frühere Palais des Prinzen Heinrich), die sich wiederum dem großen Gesamteindruck unterordnende Staffage, das alles ist hervorragend gestaltet und vermittelt in seiner künstlerischen Auffassung ein Stück bester berlinisch-preußischer Malerei.

Neben farblich weniger gelungenen Arbeiten Gaertners aus den sechziger Jahren zeigt das Gemälde der in
246 einem Bogen verlaufenden Brüderstraße mit dem Blick auf die nach manchen Veränderungen in neugotischen Formen wiedererstandene Petrikirche noch einmal Gaertners besondere Qualitäten. Anders als in der Reetzengasse waren hier in der Nähe des Schlosses gutsituierte Berliner wohnhaft; das Leben, das sich auf der vergleichsweise breit angelegten Straße abspielt, ist gemessener, großbürgerlicher. Die Nachmittagsstimmung taucht die Sonnenseite in ein anheimelnd warmes Licht und verleiht dieser Darstellung hohen malerischen Reiz.

Gegen Ende der sechziger Jahre, als Berliner Aufträge ausblieben, konzentrierte sich Gaertners Schaffen notgedrungen meist auf Schilderungen anderer Gegenden Deutschlands, wobei auf Reisen naturgemäß Zeichnungen und Aquarelle stärker in den Vordergrund traten. Die meisten waren durch Bauwerke bereicherte Landschaftsveduten, wie einst Hackert sie geschaffen hatte. In Berlin brauchte man Gaertner kaum mehr. Kein Zweifel, daß er über die Entwicklung einer Malerei, die den objektivsachlichen Realismus der Vedutenmaler als überholt empfand, enttäuscht war. Wenn auch ein etwas fatales Hellrot, ähnlich wie in dem Gemälde der Berliner Bauakademie von 1868, das große Ölbild mit der Fronleich- T 1
namskapelle der Katharinenkirche von Brandenburg von 1872 bestimmt – einer Wiederholung seines Gemäldes von 1870 –, bleibt doch die unglaublich sichere und präzise Art der Wiedergabe ihrer Backsteinarchitektur bewundernswert. Dem Gemälde haftet bei aller Genauigkeit dennoch nichts Trockenes an, was bei Bildern bescheidenerer Vertreter der Vedutenmalerei sonst häufig der Fall war.

In der Architektur- und Vedutenmalerei war Gaertner jahrzehntelang nicht nur in Berlin, sondern in Deutsch-

244 EDUARD GAERTNER
Blick auf das Kronprinzenpalais von der Neuen Wache aus, 1849
Hamburg, Hamburger Kunsthalle

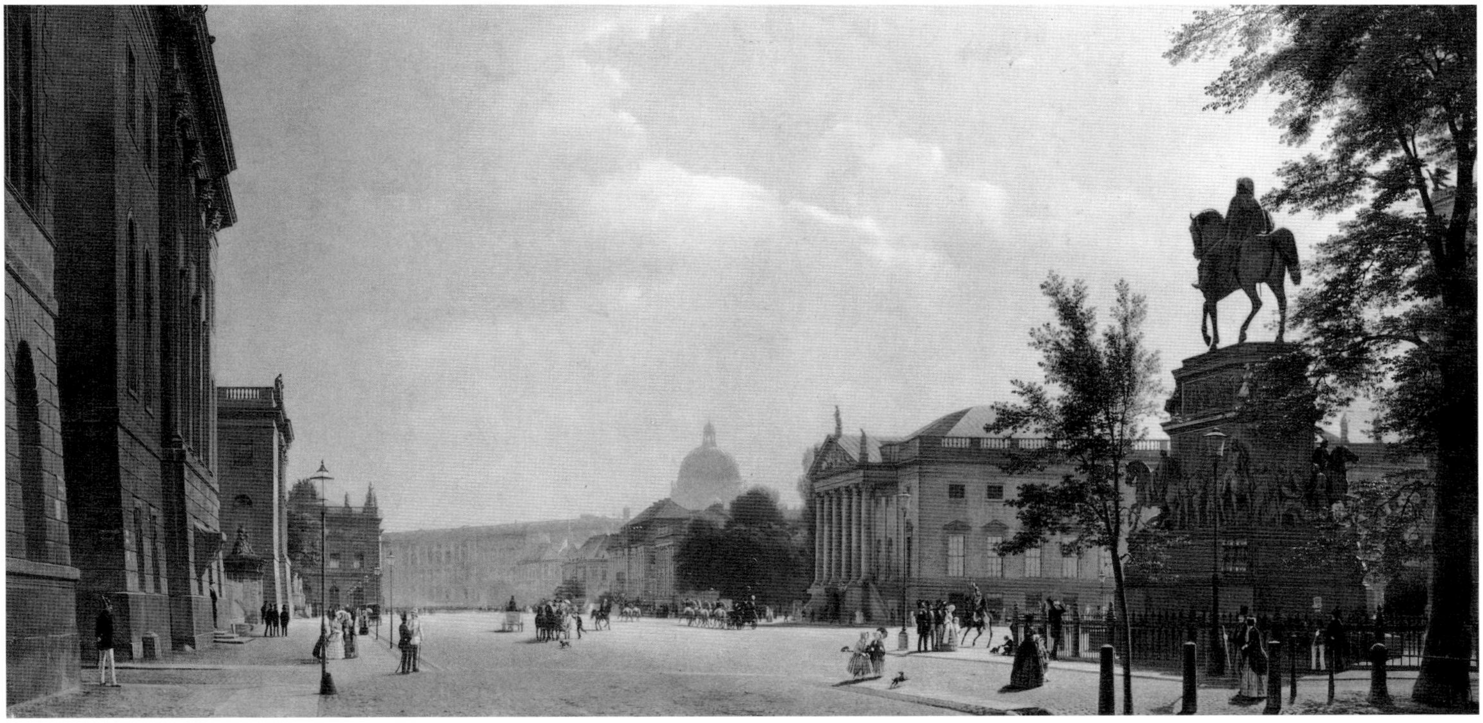

land führend; annähernd ebenbürtig waren ihm nur der Süddeutsche Domenico Quaglio und in Österreich Rudolf von Alt.

Während Gaertner sich mit Landschaftsmalerei und -zeichnungen nur nebenher und eingehender erst in seinen späteren Lebensjahren befaßte und sie meist im Zusammenhang mit irgendwelchen Bauten darstellte, hat der fast gleichaltrige, in Berlin als Sohn eines schlichten Schuhmachermeisters geborene JOHANN HEINRICH HINTZE in seinen Anfängen sich zunächst für die Landschaftsmalerei entschieden. Seit 1814 war er, wie Gaertner, Lehrling der Königlichen Porzellan-Manufaktur. 1820 unternahm er eine Studienreise nach Mecklenburg und Rügen und schuf für den Großherzog von Mecklenburg Landschafts- und Architekturbilder, reiste anschließend vom Norden Deutschlands bis nach Südtirol und fertigte Landschaftsveduten mit bedeutenden Bauwerken oder Architekturveduten mit landschaftlichem Hintergrund. 1830 kehrte er nach Berlin zurück und erhielt neben Gaertner und einigen anderen Berliner Architekturmalern den Auftrag, für Spikers bedeutendes Buch über Berlin und seine Umgebung Illustrationszeichnungen anzufertigen, die von anderen Händen in Stahl gestochen wurden. Hintze hat übrigens später einige seiner Darstellungen für Ölbilder verwertet. Von 1824 bis 1858 war er ein regelmäßiger Teilnehmer an den Berliner Akademieausstellungen. Friedrich Wilhelm III., der ihn sehr schätzte, wählte ihn für sich und seine Familie als zeichnenden und malenden Reisebegleiter. Der Stadt Berlin mit ihrer nächsten Umgebung galt jedoch sein Hauptaugenmerk. Bis zum Ende seines Lebens hat Hintze, darin Gaertner ähnlich, zumeist Ölbilder, daneben auch Aquarelle geschaffen, darunter etliche Ansichten anderer deutscher Städte wie Wien, Salzburg und Prag.

Für die Berliner Malerei am bedeutendsten sind seine zwei Ölbilder mit den beiden ältesten Kirchen Berlins von 1827 und 1828, der Nikolai- und der Marienkirche.
Die Nikolaikirche zeigt die ursprüngliche Form mit nur 247
einem Turm und die benachbarte Heiliggeist-Kapelle in einer noch kleinstädtisch wirkenden Umgebung im alten
Berlin, während die der Marienkirche am Neuen Markt 248
mit ihrem von Langhans geschaffenen feingliedrigen neugotischen Turm einen städtischeren Eindruck macht. Ähnlich wie in Gaertners frühen Werken ist die Staffage ein wenig steif. Die tätige, stetig wachsende Stadt wird durch das im Gerüst stehende Haus am linken Bildrand

245 EDUARD GAERTNER
Unter den Linden, 1853
Berlin, SMPK, Nationalgalerie

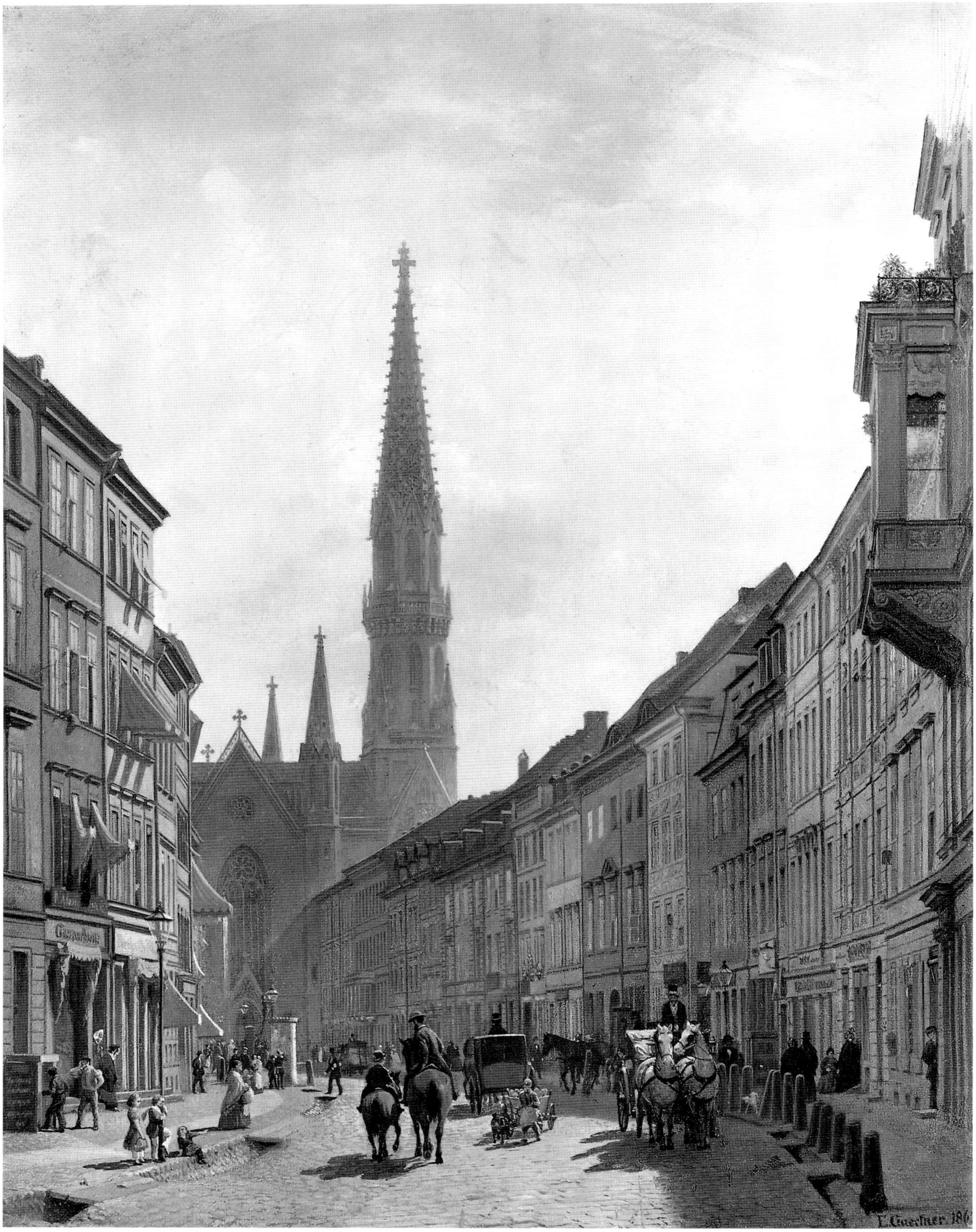

246 Eduard Gaertner
Die Brüderstraße mit der Petrikirche, 1863
Berlin, SMPK, Nationalgalerie

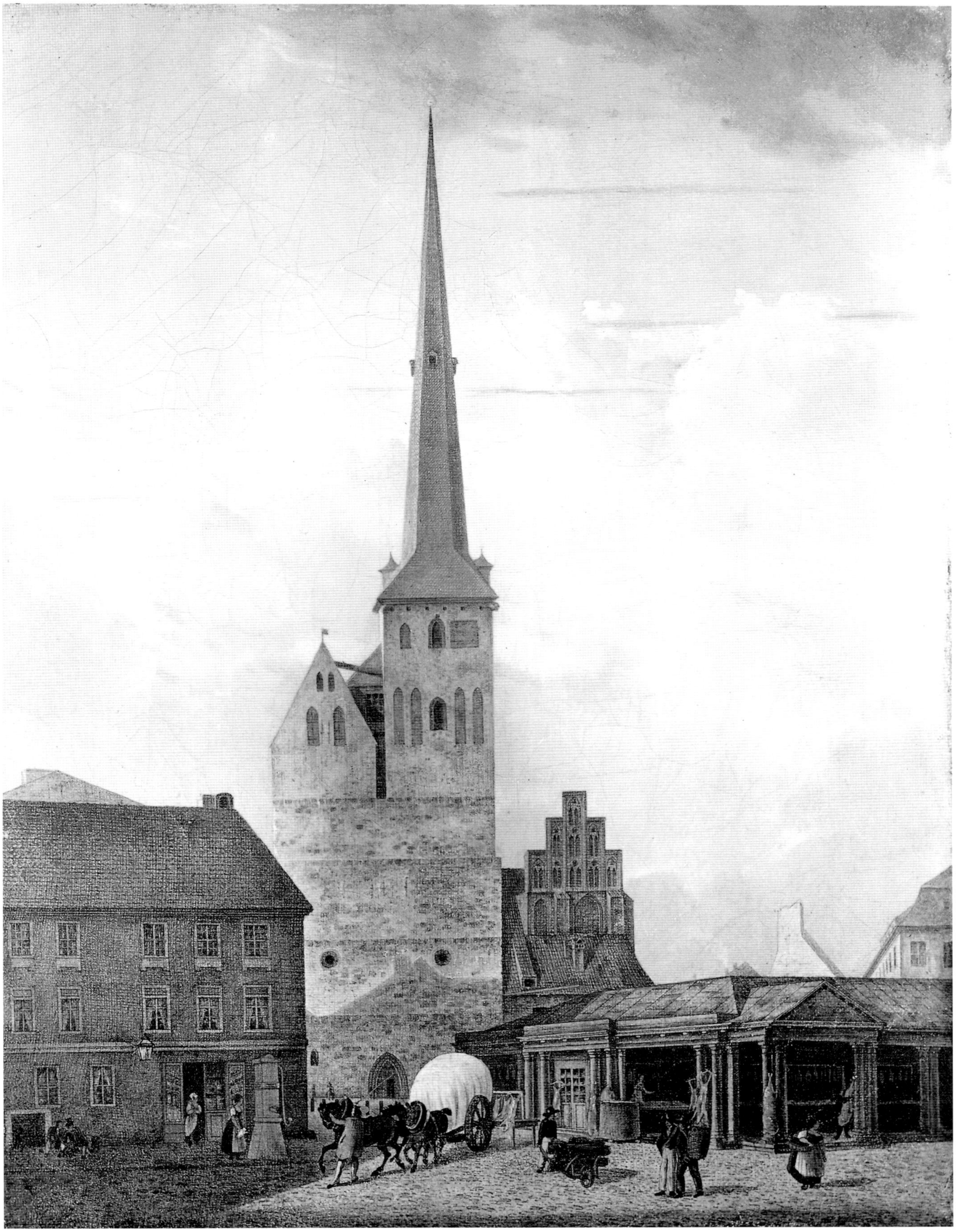

247 Johann Heinrich Hintze
Die Nikolaikirche in Berlin, 1827
Berlin (Ost), Märkisches Museum

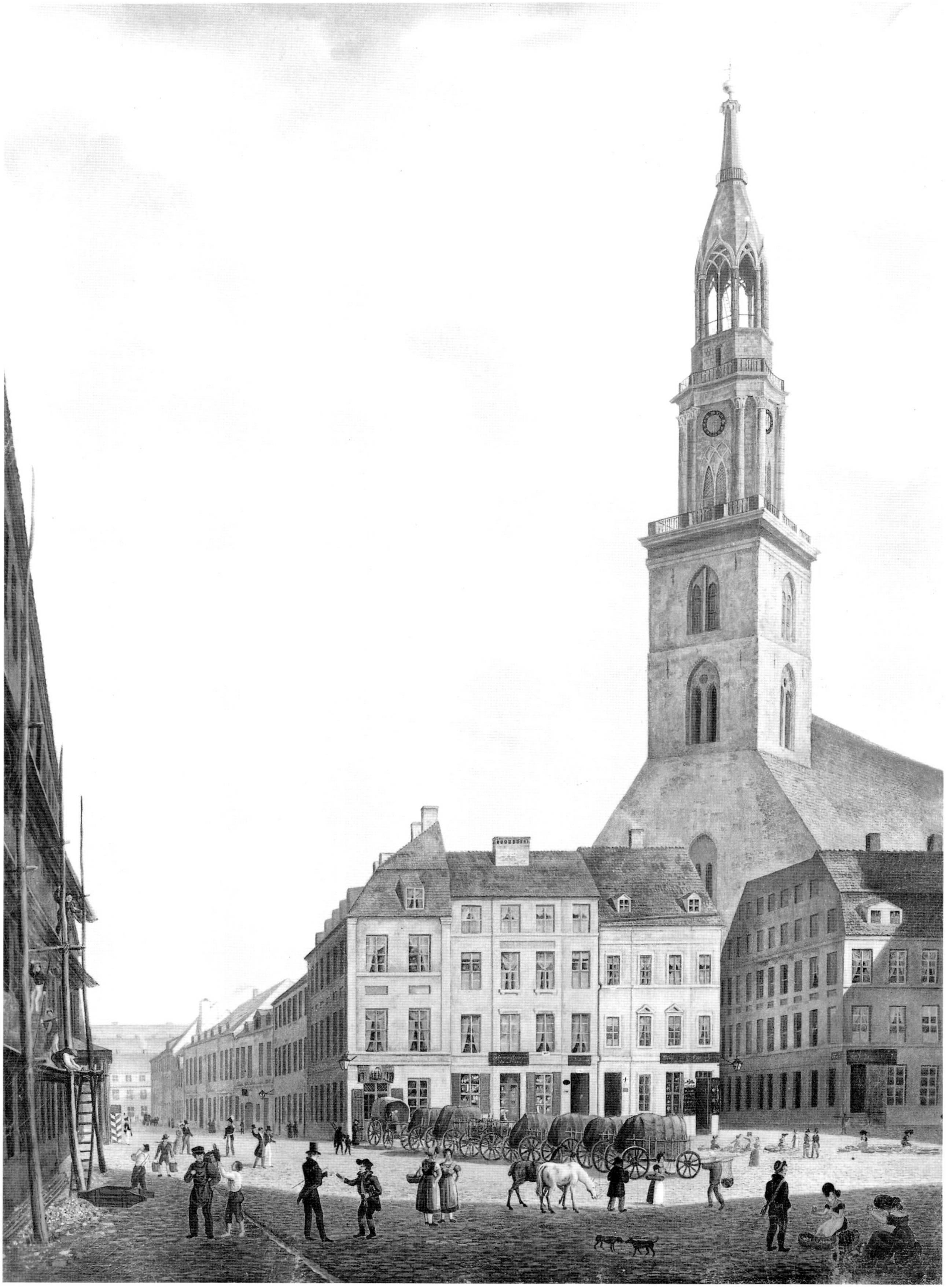

248 Johann Heinrich Hintze
Die Marienkirche in Berlin, 1828
Berlin (Ost), Staatl. Museen zu Berlin, Nationalgalerie

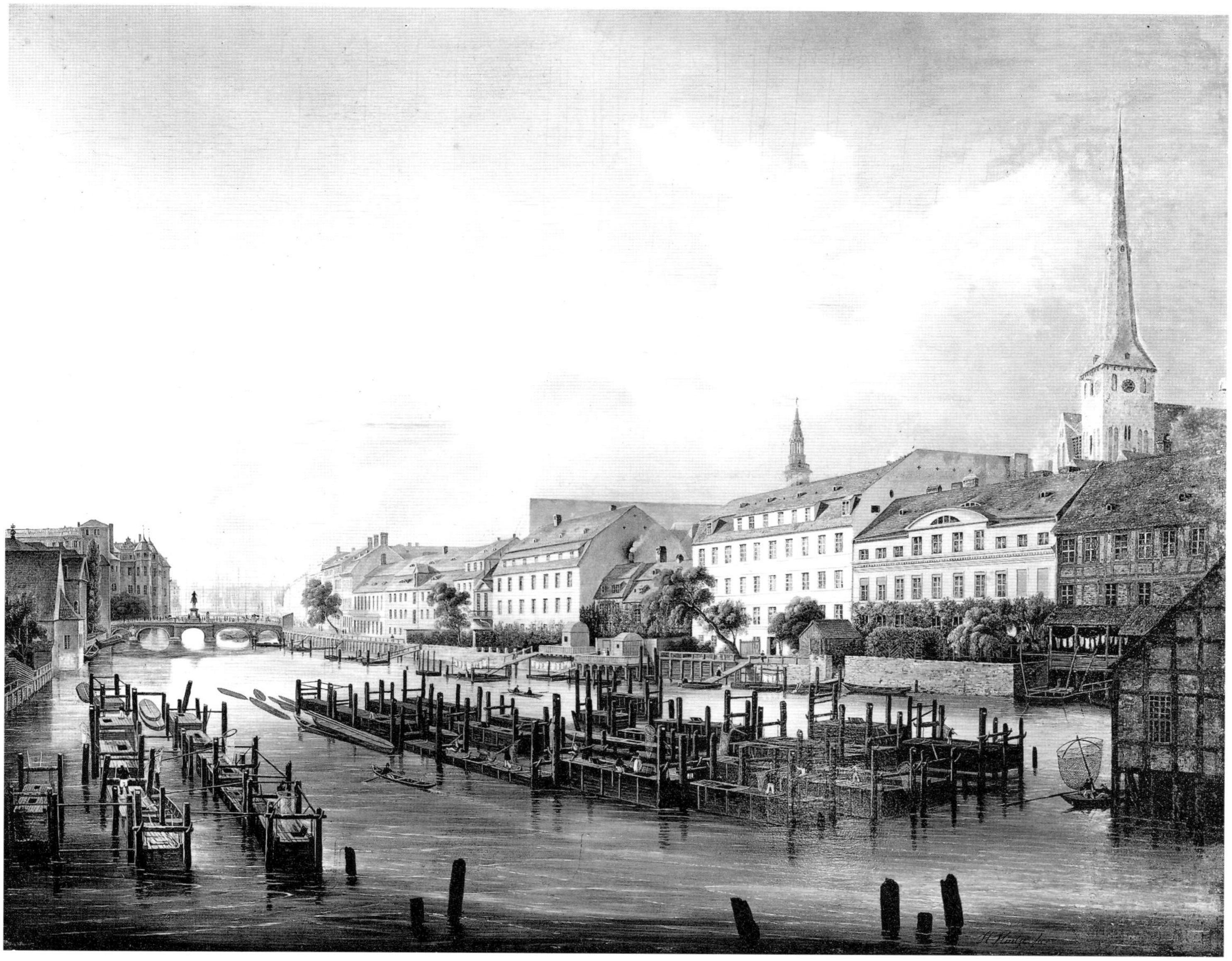

angedeutet. Beide Bilder zeigen Hintzes sichere Hand in der Wiedergabe von Architektur und sind zugleich wertvolle historische Dokumente.

Eine von Hintzes schönsten Ansichten von Berlin ist
249 das 1832 entstandene Gemälde ›Die Aussicht in Berlin hinter dem Mühlendamm nach dem Königlichen Schlosse hin‹. Der Blick geht über die Spree, in deren Mitte große hölzerne Fischerbänke zu sehen sind, hinüber zu den meist stattlichen Häusern der Burgstraße. Im Hintergrund ist die Lange Brücke mit dem Denkmal des Großen Kurfürsten als winzige Silhouette erkennbar, links davon das Schloß in seinen ältesten Teilen. In Bildern wie diesen war er Gaertner ebenbürtig. Zwei Jahre später schuf er die ›Aussicht vom Thurme des Doms über den Lustgarten in Berlin‹ mit einem panoramisch-weiten Blick, ein Bild, das zwar nicht an Gaertners großes Panorama heranreicht, aber als eine überdurchschnittliche Leistung zu werten ist.

Mehr noch als die Stadt selbst hat Hintze die Landschaft in Berlins Umgebung geliebt und in Ölbildern und Aquarellen festgehalten, die zu den seinerzeit schönsten Darstellungen dieser Landschaft gehören, die bis dahin von den Malern in der Regel als reizlos empfunden worden war. Er bevorzugte die Gegend um die Havel, etwa

249 Johann Heinrich Hintze
Blick auf die Kurfürsten-(= Lange) Brücke, 1832
Öl/Holz
Berlin (Ost), Märkisches Museum

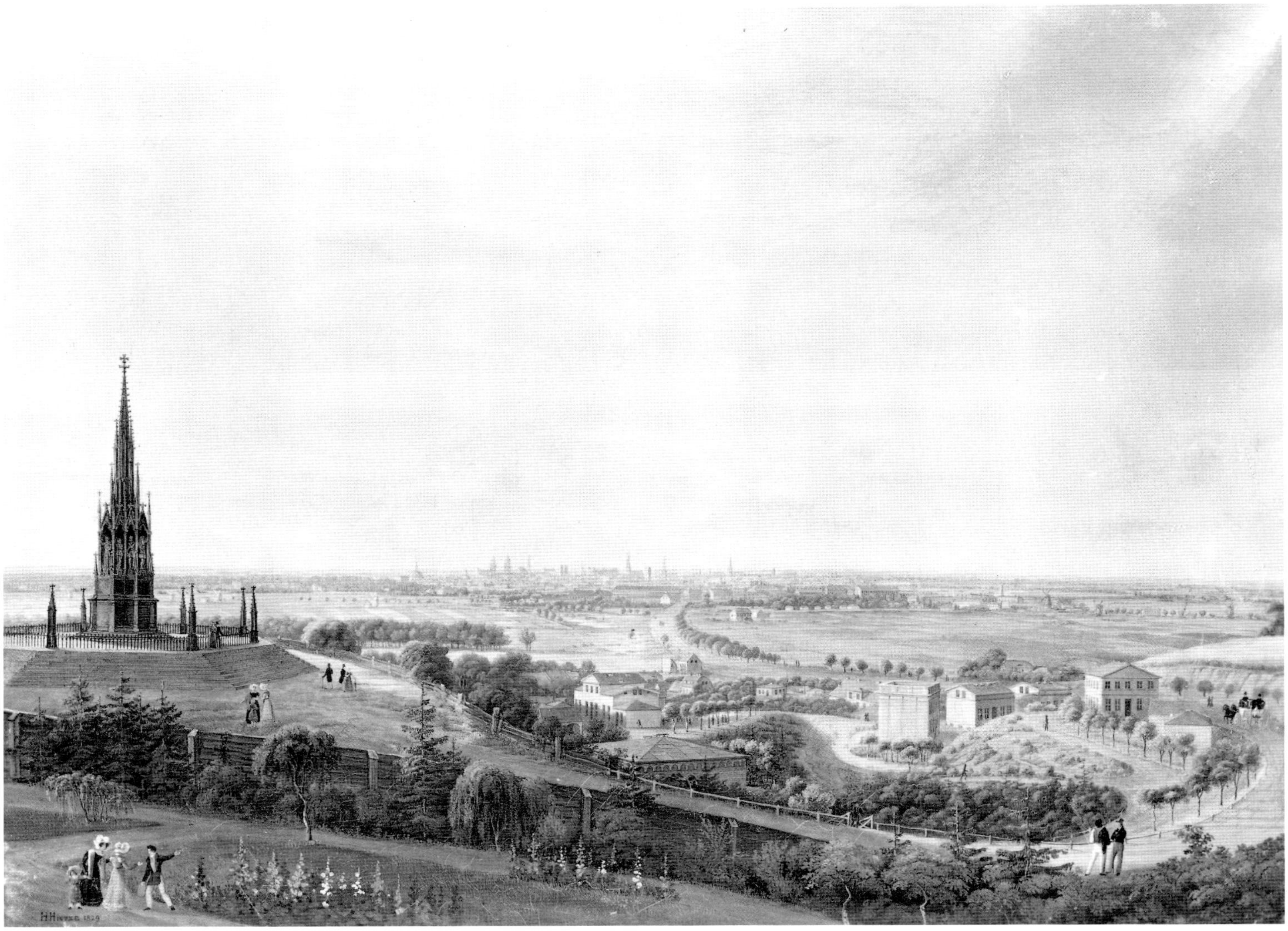

von Schildhorn bis Werder, aber auch den Müggelsee und Treptow, und schilderte sie in Ölbildern und Aquarellen. Wieder zusammengefügt und restauriert ist seit einigen Jahren ein großes zweiteiliges Panorama Hintzes, das die Aussicht vom Heineberg bei Geltow darstellt und den Staatlichen Schlössern und Gärten in Potsdam-Sanssouci gehört. Hintze liebte die weiten Blicke aus der Vogelschau. So hat er 1834 vom Dach des Schlosses auf der Pfaueninsel aus den größten Teil der Insel noch mit dem Palmenhaus und die sie umgebende Havellandschaft mit den sanften Höhen im Hintergrund dargestellt, ähnlich
250 bereits 1829 in einem Ölbild den Blick auf Berlin von der Höhe des noch weit vor der Stadt liegenden Kreuzbergs aus. Daß er auch Innenräume ebenso exakt wie künstlerisch gelungen aufzunehmen vermochte, zeigt das in lichten Farben gehaltene Aquarell des Konzertzimmers in 251
Schloß Sanssouci, das bei aller geforderten, fast photographischen Treue viel von dem Fluidum dieses Raumes ausstrahlt.

Es wäre aber verfehlt und dem Ansehen dieses Malers abträglich, wollte man Hintzes große auswärtige Leistungen unerwähnt lassen. 1826, also noch vor den beiden Gemälden der Nikolai- und der Marienkirche in Berlin, hat er den gotischen Dom St. Mauritius und Katharinen T 2
in Magdeburg gemalt, der noch heute ein weithin sichtbares Wahrzeichen der Stadt ist. Geschickt hat er das Gotteshaus schräg von Südwesten her dargestellt, so daß die beiden hohen Westtürme, das Langhaus mit seinen Kapellenanbauten und das Querhaus mit dem riesigen Spitzbogenfenster das Bild beherrschen, auch wenn im Hof eine

250 Johann Heinrich Hintze
Ansicht von Berlin vom Kreuzberg aus, 1829
Berlin, SSG, Schloß Charlottenburg

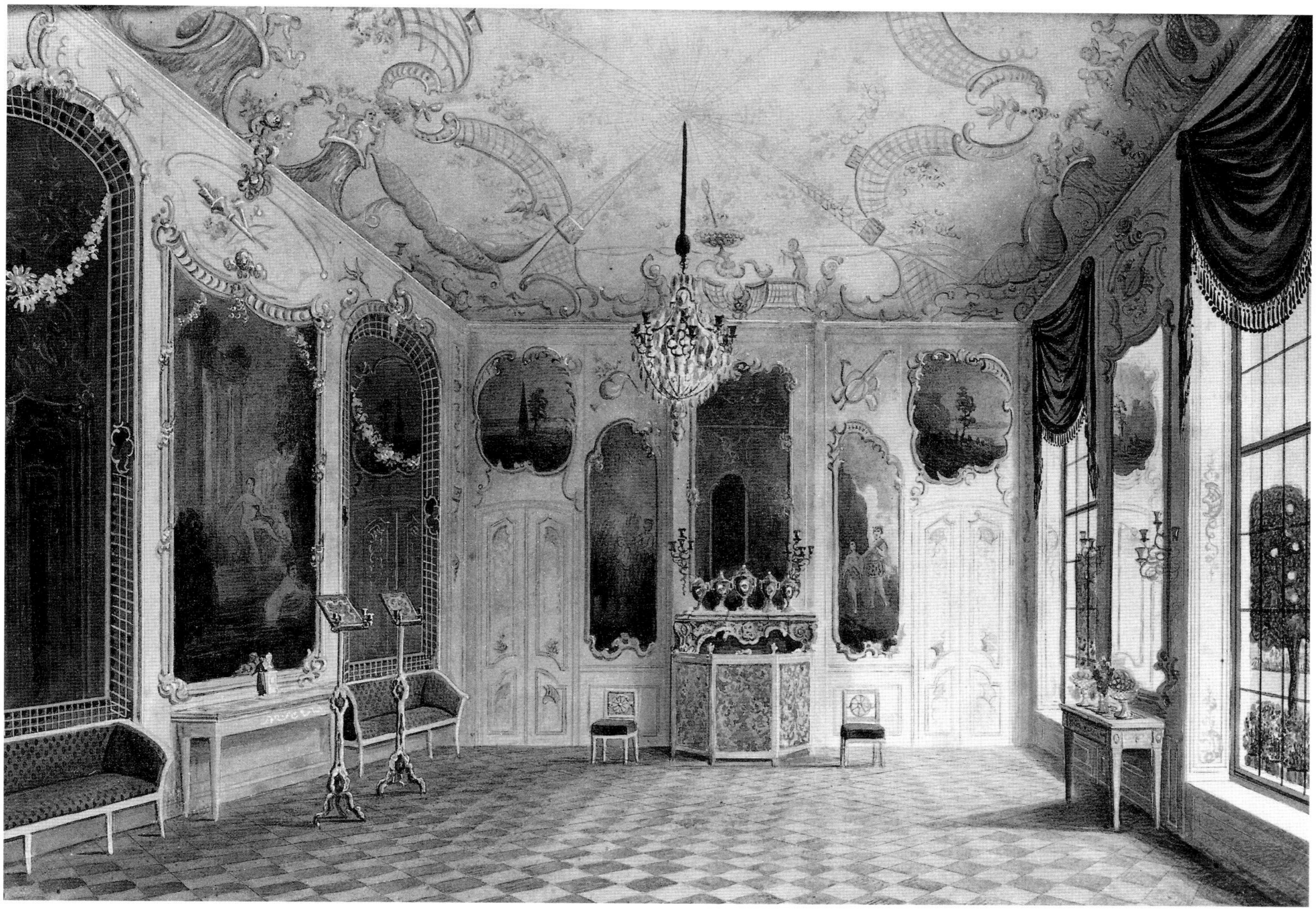

Staffageszene zu sehen ist, die nach biedermeierlicher Art das Bild bereichern soll.

Das große nationale Anliegen der damaligen Zeit, den
252 unfertigen Kölner Dom zu vollenden, klingt in Hintzes Ölbild von 1828 an. Die Darstellung der Langseite ›Aus dem Botanischen Garten gesehen‹ vermittelt einen besonders schmerzlichen Eindruck der riesigen Lücke zwischen Hochchor und Westseite. Die Kölner Kirchen müssen Hintze sehr beeindruckt haben. 1838 entstand
253 ›Maria im Capitol‹ und ›St. Martin im Schnee‹ mit zwei fehlenden Ecktürmchen am großen Turm. Gotteshäuser malte er auch in Neuß, Xanten, in Nürnberg, Regensburg, Wien. Beachtenswert ist auch die um 1830
254 entstandene Darstellung von Kiel, bei der die schmale Förde der Ostsee mit ihren Schiffen ihn offenbar weit mehr interessiert hat als die Stadt selbst, die fast nur den Hintergrund für die Darstellung abgibt.

Zu Hintzes letzten Veduten gehörten zwei Darstellungen vom ›Alsterbassin‹ in Hamburg, wo er 1861, inzwischen bereits vergessen, gestorben ist.

Schon als Schüler der Akademie hat sich der zwanzigjährige Stralsunder WILHELM BRÜCKE an deren Ausstellungen beteiligt. Seine erste Arbeit war eine Kreidezeichnung mit dem Bildnis Luthers und dem Zusatz: *»Nach der Büste von Herrn Direktor Schadow ausgeführt«.* Kopien, Landschaften, Porträts und erste Ansichten von Berlin folgten. Anders als die gleichaltrigen Gaertner und Hintze zog es Brücke 1829 nach Rom, wo er bis 1834 blieb und die römische Architektur und Landschaft wie auch ihre Menschen mit Begabung und Geschick schil-

251 JOHANN HEINRICH HINTZE
Konzertzimmer im Schloß Sanssouci
Aquarell
München, Xaver Scheidwimmer

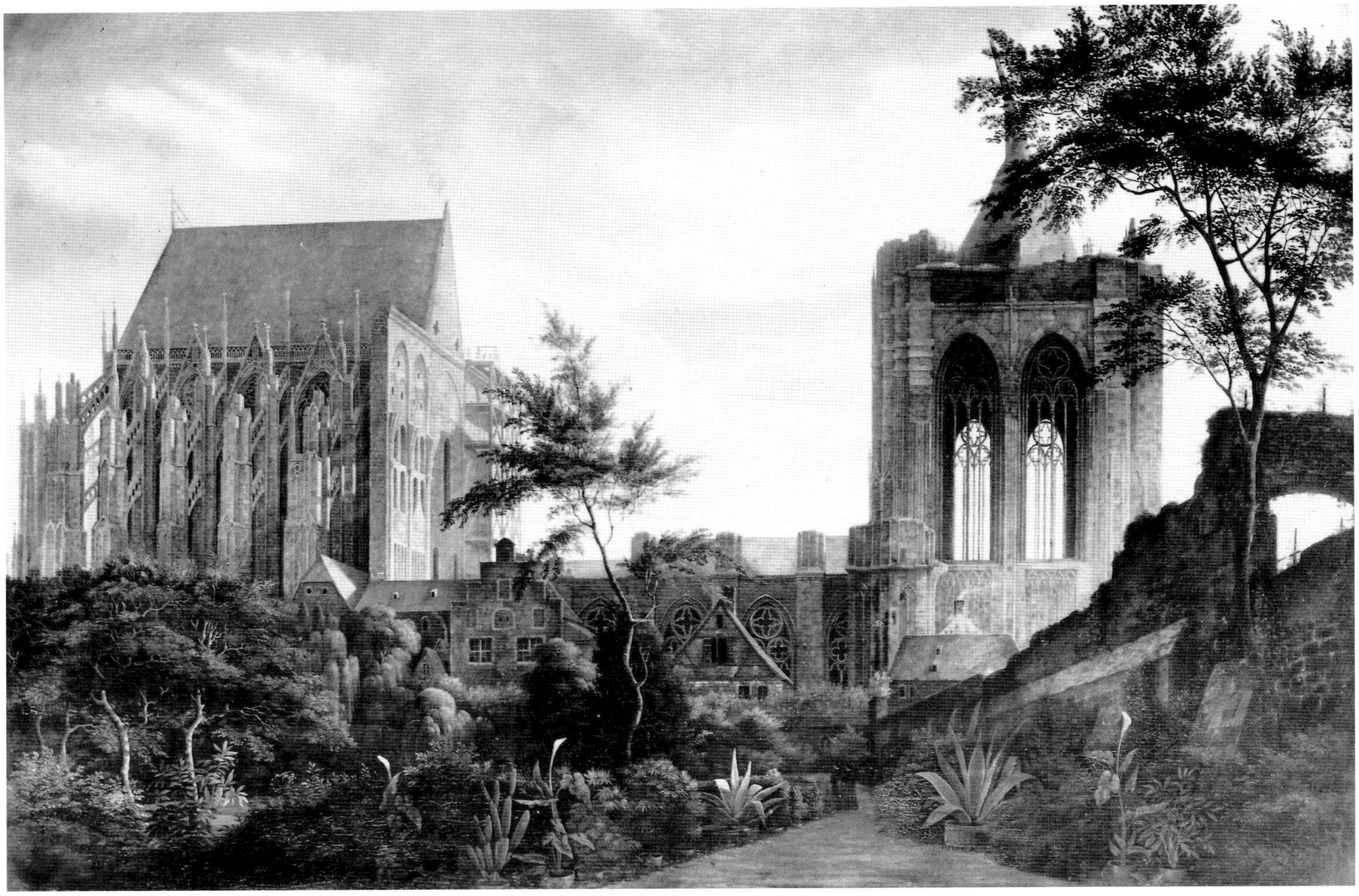

derte. Die gelungensten seiner italienischen Arbeiten waren die Veduten, die er zunächst zeichnerisch »aufnahm« und zum großen Teil erst nach seiner Rückkehr nach Berlin in Öl ausführte. Sein 1833 noch in Rom
255 geschaffenes Gemälde ›Blick vom Palast Caffarelli auf das alte Forum in Rom‹ erinnert in seiner Komposition, der Genauigkeit und Schärfe der Wiedergabe wie auch den das Bild belebenden Staffagefiguren im Vordergrund rechts an Ahlborns Gemälde mit dem Blick auf das Neue Palais in Potsdam. Bei aller imponierenden Genauigkeit ist es im Gegensatz zu Gaertners gleichzeitigen Bildern so »luftleer« wie bei den meisten Biedermeiermalern. Weicher in den Licht- und Schattenpartien ist das etwa 1835 entstandene, in Berlin fertiggestellte Gemälde mit dem ansteigenden Weg zum Kapitolsplatz in Rom, dessen Architektur rechts im Bild nur knapp angeschnitten sichtbar ist und den Blick über die Monumente hinweg zur schräg dahinter liegenden Fassade der Kirche S. Maria in Ara Coeli lenkt. Eine Strecke weit bleibt der 256
abwärts, an einem schlichten Haus vorbeiführende Weg erkennbar. Brücke hat hier einen glücklichen, gewiß auch ungewöhnlichen Standpunkt für seine überzeugende Darstellung gewählt.

Der Maler blieb nach seinen Italienjahren in Berlin ansässig und befaßte sich nun noch nachdrücklicher als in seinen Anfängen mit Veduten seiner Wahlheimat Berlin. Wie Krüger hat auch Brücke Paradebilder geschaffen.
Eigentümlich ist auf einem dieser Bilder der hohe Stand- 257
punkt, das Dach des Zeughauses, von dem aus Brücke den Militärzug auf der Straße Unter den Linden dargestellt hat. Das für den Zaren geschaffene Gemälde (früher im Winterpalais in Petersburg) ist leicht zu datieren, denn das im Hintergrund sichtbare Palais Wilhelms I. von Carl Ferdinand Langhans d.J., zwischen 1834 und 1836 errichtet, steht noch im Gerüst. Ähnlich wie Krüger, dessen erstes Paradebild von 1829 Brücke gekannt hat,

252 JOHANN HEINRICH HINTZE
Der unvollendete Kölner Dom, 1828
Berlin (Ost), Staatl. Museen zu Berlin, Nationalgalerie

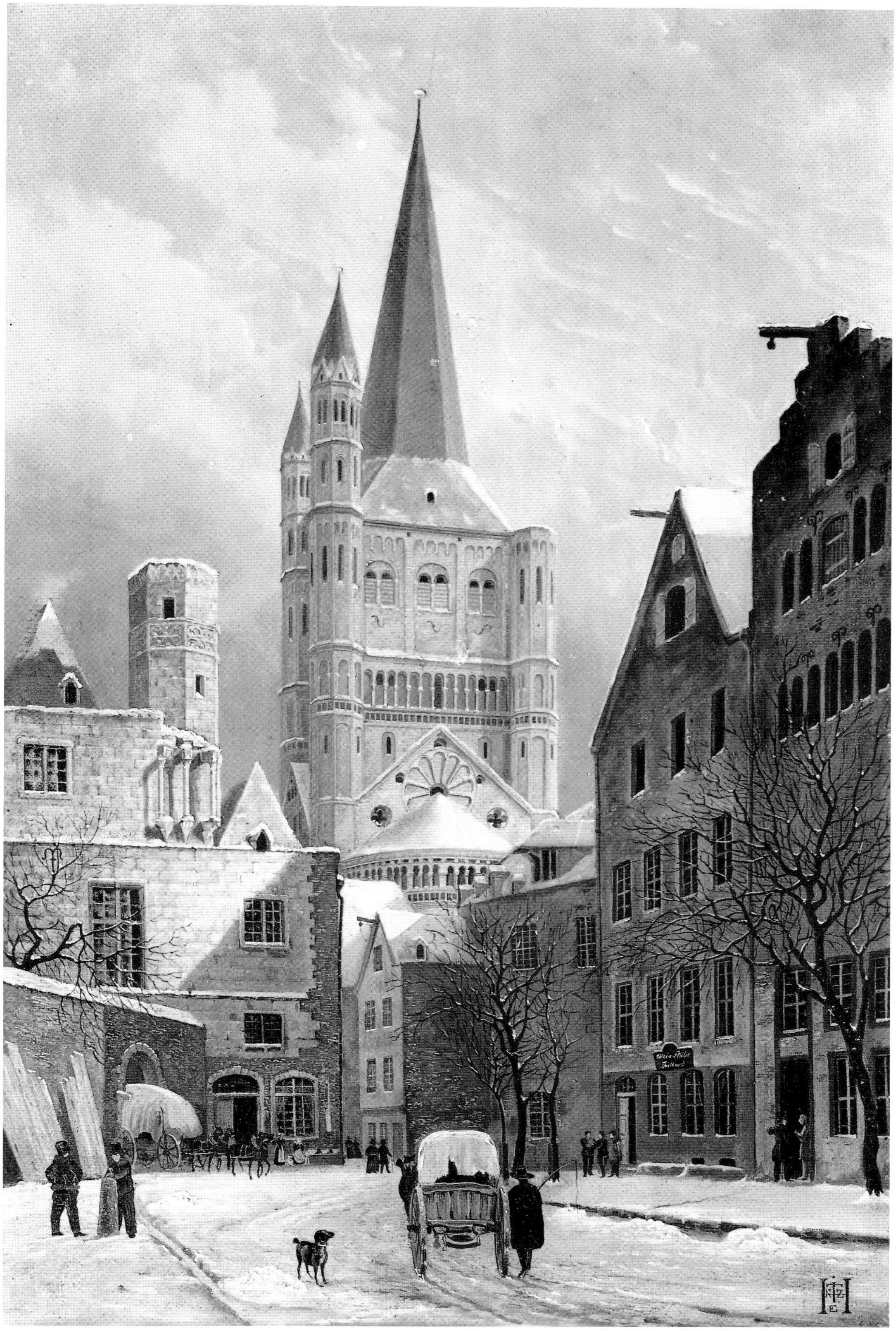

253 Johann Heinrich Hintze
Groß St. Martin in Köln im Schnee
Köln, Wallraf-Richartz-Museum

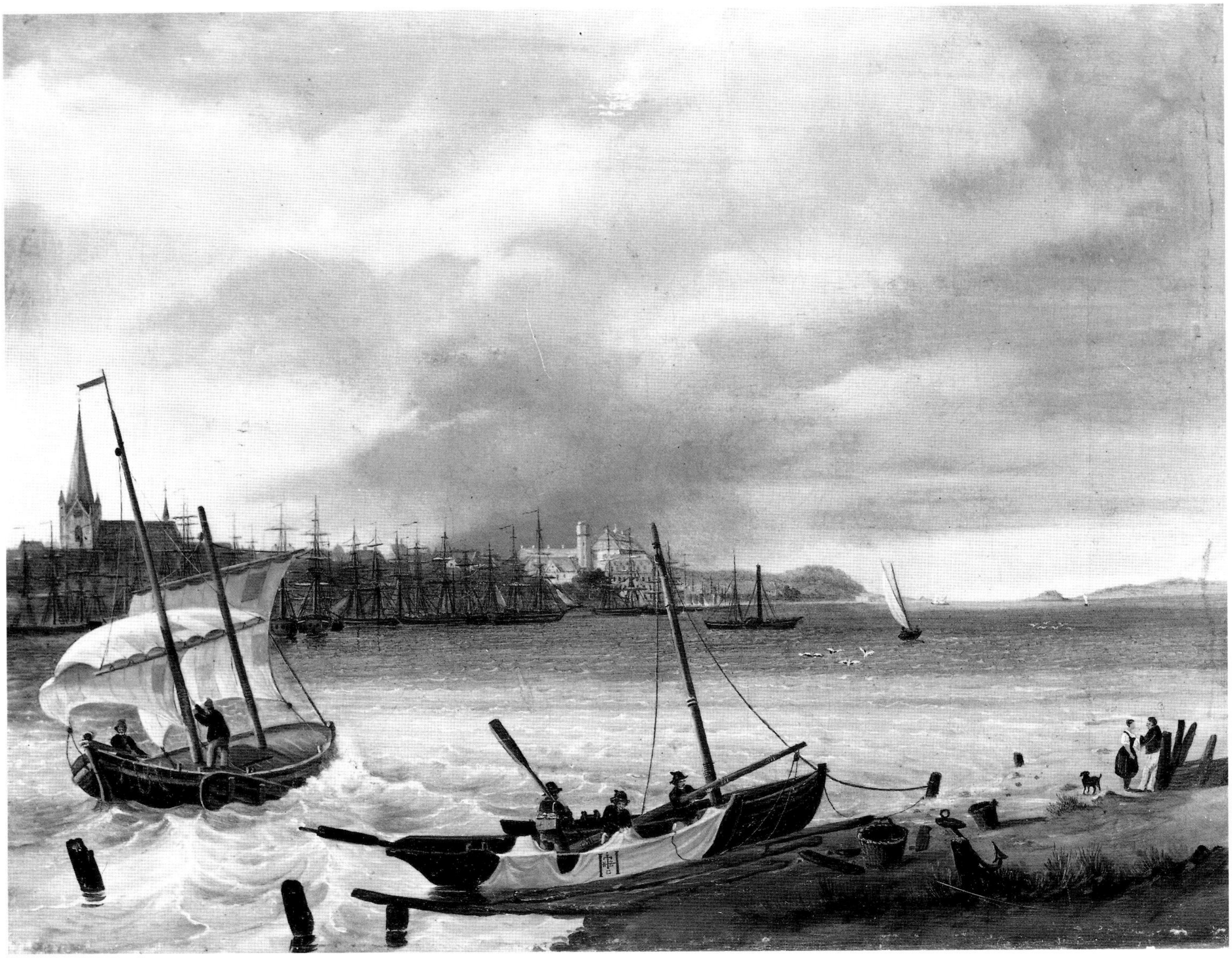

254 Johann Heinrich Hintze
Kiel und die Kieler Förde, um 1830
Kiel, Kunsthalle zu Kiel

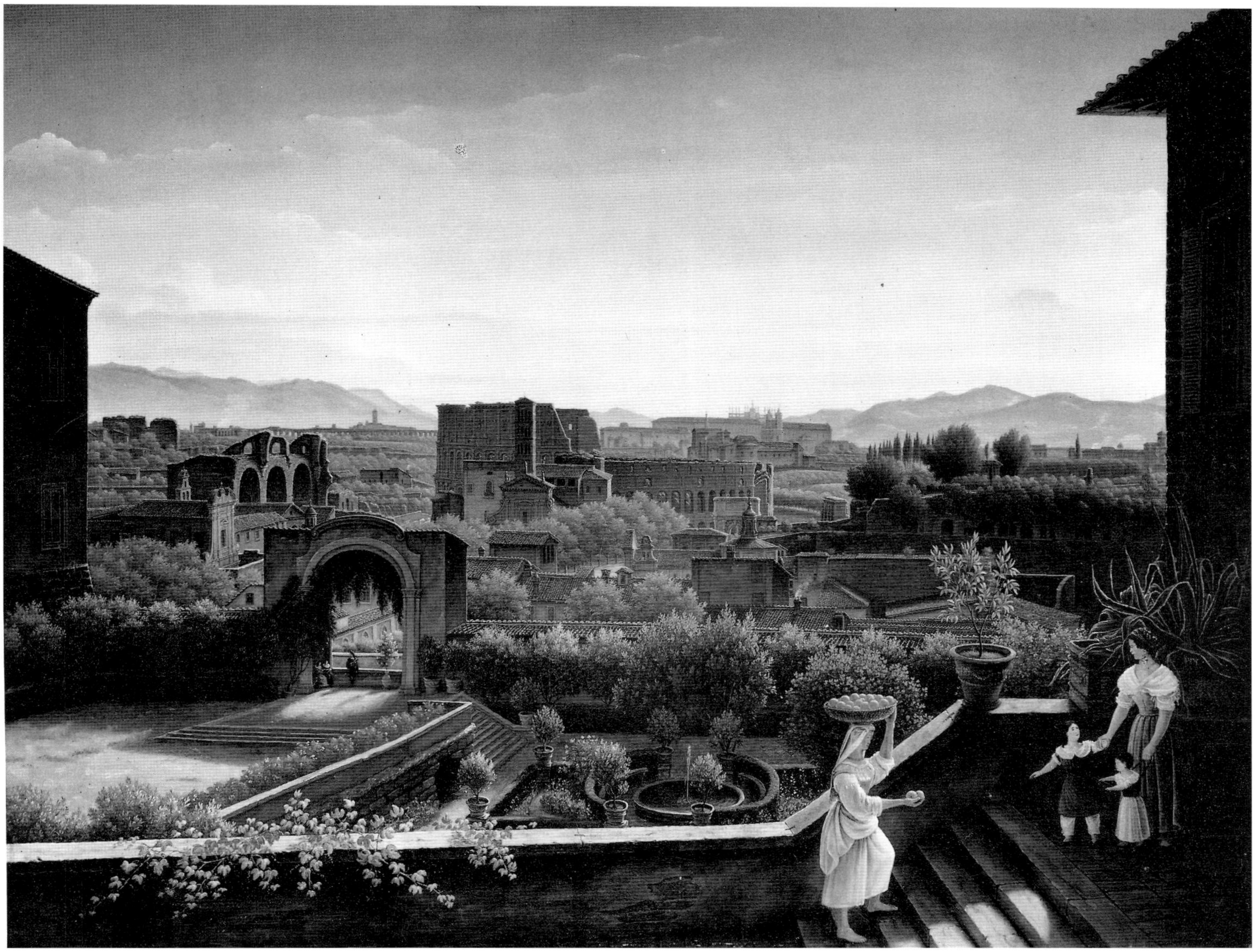

255 Wilhelm Brücke
Blick vom Palast Caffarelli auf das alte Forum in Rom
Verbleib unbekannt

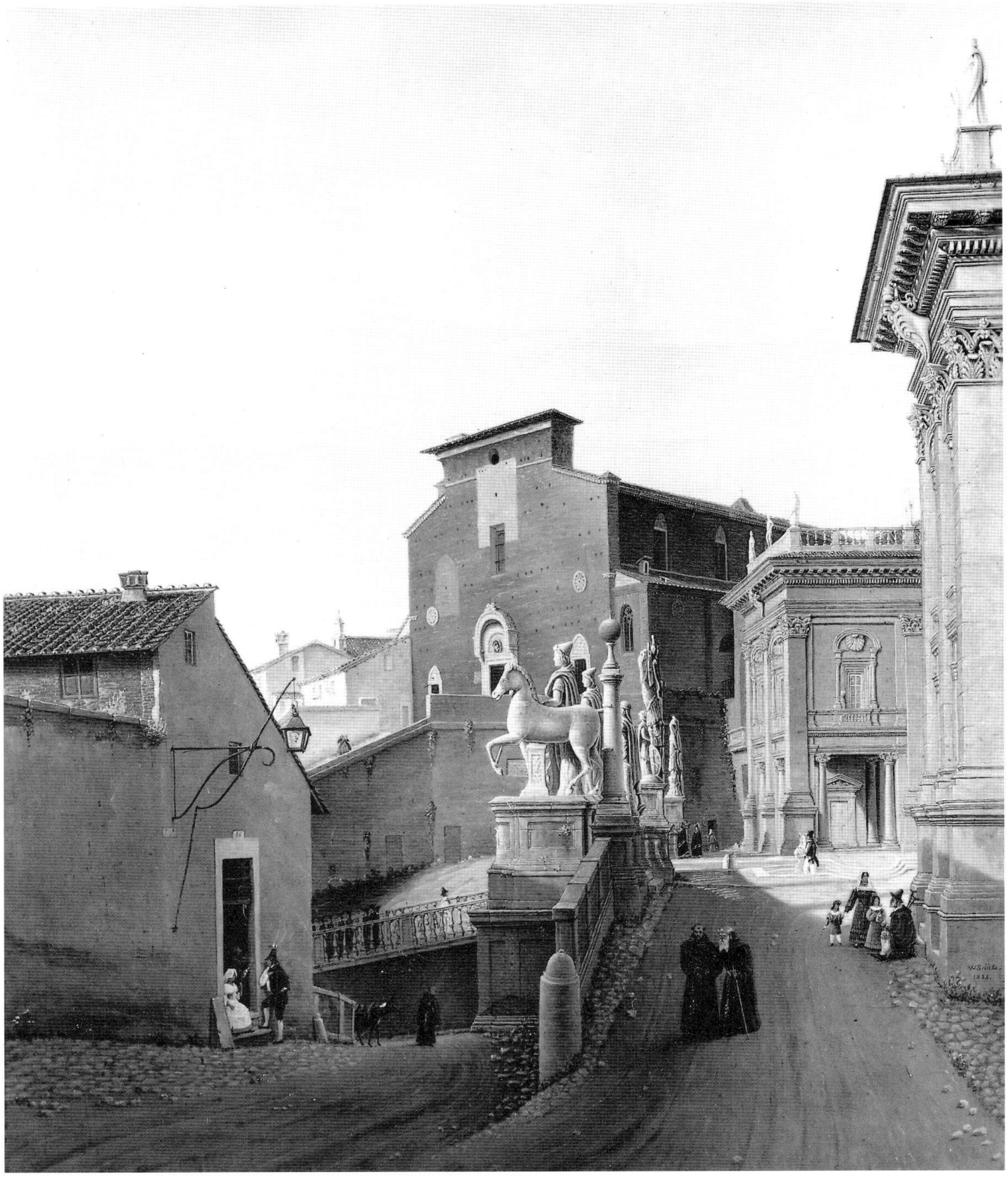

legte auch er Wert auf die Schilderung der Berliner »hinter den Kulissen« des offiziellen Ereignisses, nur wollte er höher hinaus, um noch mehr einfangen zu können, mit der Folge, daß die Gestalten schließlich doch nur Staffagefigürchen blieben. Krüger vermochte dagegen diese Szenen deutlicher darzustellen und prominente Persönlichkeiten Berlins auf den ersten Blick erkennbar wiederzugeben. In einem anderen Paradebild im Märkischen Museum hat Brücke sich auf einen kleinen Ausschnitt zwischen dem Zeughaus und den Palais der gegenüberliegenden Seite beschränkt; hier waren ihm die Berliner im Vordergrund wichtiger als die Parade selbst, so daß es mehr ein Genrebild als ein echtes Ereignisbild wurde. Wie kaum ein anderer unter den damaligen Vedutenmalern Berlins hat Brücke gewisse Ecken und Strecken der Straße Unter den Linden in größeren zeitlichen

256 WILHELM BRÜCKE
Blick auf den Kapitolsplatz und die Kirche Ara Coeli in Rom, 1835
Hannover, Niedersächsisches Landesmuseum, Landesgalerie

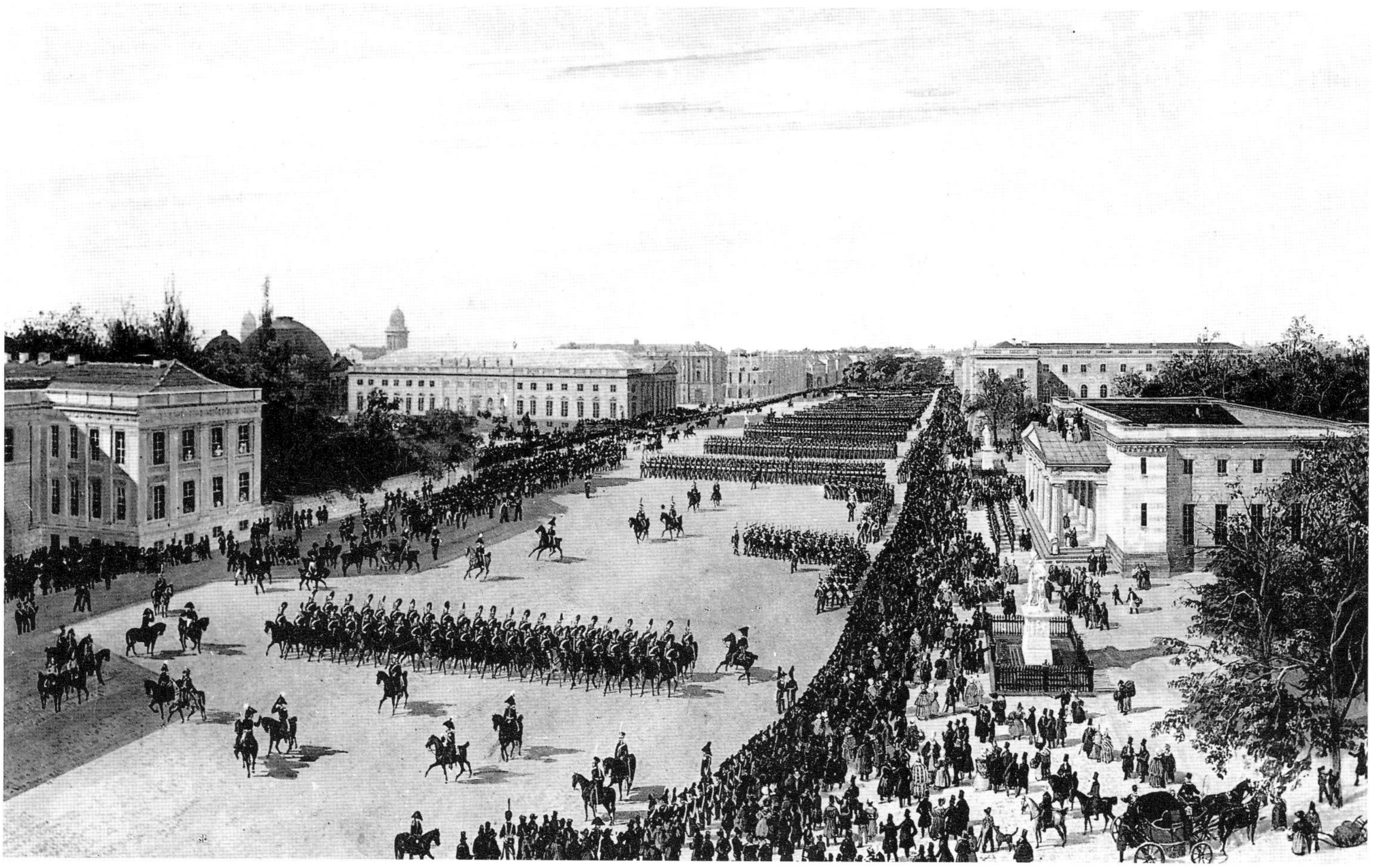

Abständen mehrmals dargestellt. Exakt schildert er die bedeutenden Bauwerke an den von ihm gewählten Standpunkten, achtet auch auf bauliche Veränderungen; aber während bei Gaertner die Architektur im Vordergrund stand, bei Hintze oft das Interesse an landschaftlichen Details unverkennbar war, hat Brücke mit biedermeierlicher Behaglichkeit die Schilderung des Volkes in vielen ergötzlichen Einzelszenen bevorzugt und eine unverhohlene Neigung zum Genre gehabt. Das Gemälde von 1841
258 mit dem Blick auf das Kronprinzen- und Prinzessinnenpalais und die Kommandantur, gesehen von der anderen Straßenseite vor der Neuen Wache, ist ein bezeichnendes
259 Beispiel dafür. Auf dem Gemälde von 1870 ›Die Schloßbrücke in Berlin mit dem alten Dom‹ – einer späteren zweiten Fassung – sind die einzelnen Gestalten auch in ihrer Kleidung so genau geschildert, daß man bei solchen späteren Wiederholungen den Wandel der Mode vom Biedermeier bis zum Ende der sechziger Jahre genau verfolgen kann. Liebevoll geschilderte Genreszenen machen auch den Hauptreiz des 1840 entstandenen
Gemäldes ›Das alte Berliner Rathaus in der Spandauer 260
Straße‹ aus. Die Architektur ist, wie immer bei ihm, verläßlich geschildert. Man begreift beim Anblick des alten Rathauses, daß es bald einem größeren, der ständig wachsenden Stadt angemessenеren Neubau hat weichen müssen. Was den Blick der Betrachter aber vor allem anzieht, ist das Schauspiel der Straße, wo Hökerinnen ihre Ware feilbieten, ein Reisender sich von einem Dienstmann sein Gepäck schleppen läßt, ein paar Frauen vor einem der Läden Platz genommen haben, wo feinere Herrschaften Kutschen entsteigen und promenieren, Dienstmänner auf ihren Karren schwadronieren und politisieren, wo etwas von der Buntheit des bürgerlichen Lebens der Stadt eingefangen ist.

Ein Gemälde von Brücke ist meist schon von seiner Farbgebung her leicht zu erkennen. Sein Kolorit neigte zu leichtem Rosa, Orange, Violett und warmem Braun, eine Tönung, die allein für ihn charakteristisch war und

257 WILHELM BRÜCKE
Parade Unter den Linden, um 1835
Verbleib unbekannt

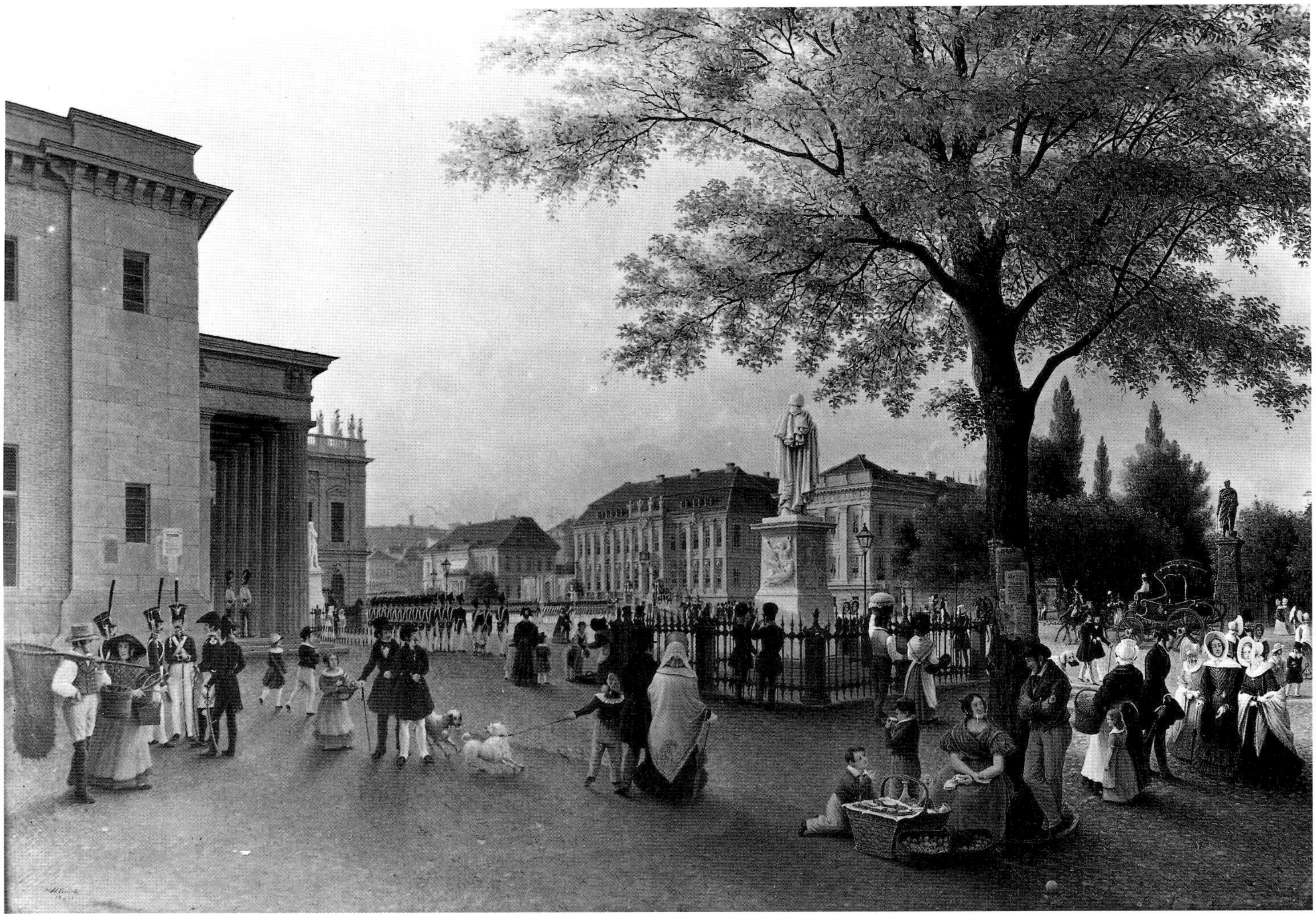

258 WILHELM BRÜCKE
Blick auf das Kronprinzenpalais von der Neuen Wache aus, 1842
Hannover, Niedersächsisches Landesmuseum, Landesgalerie

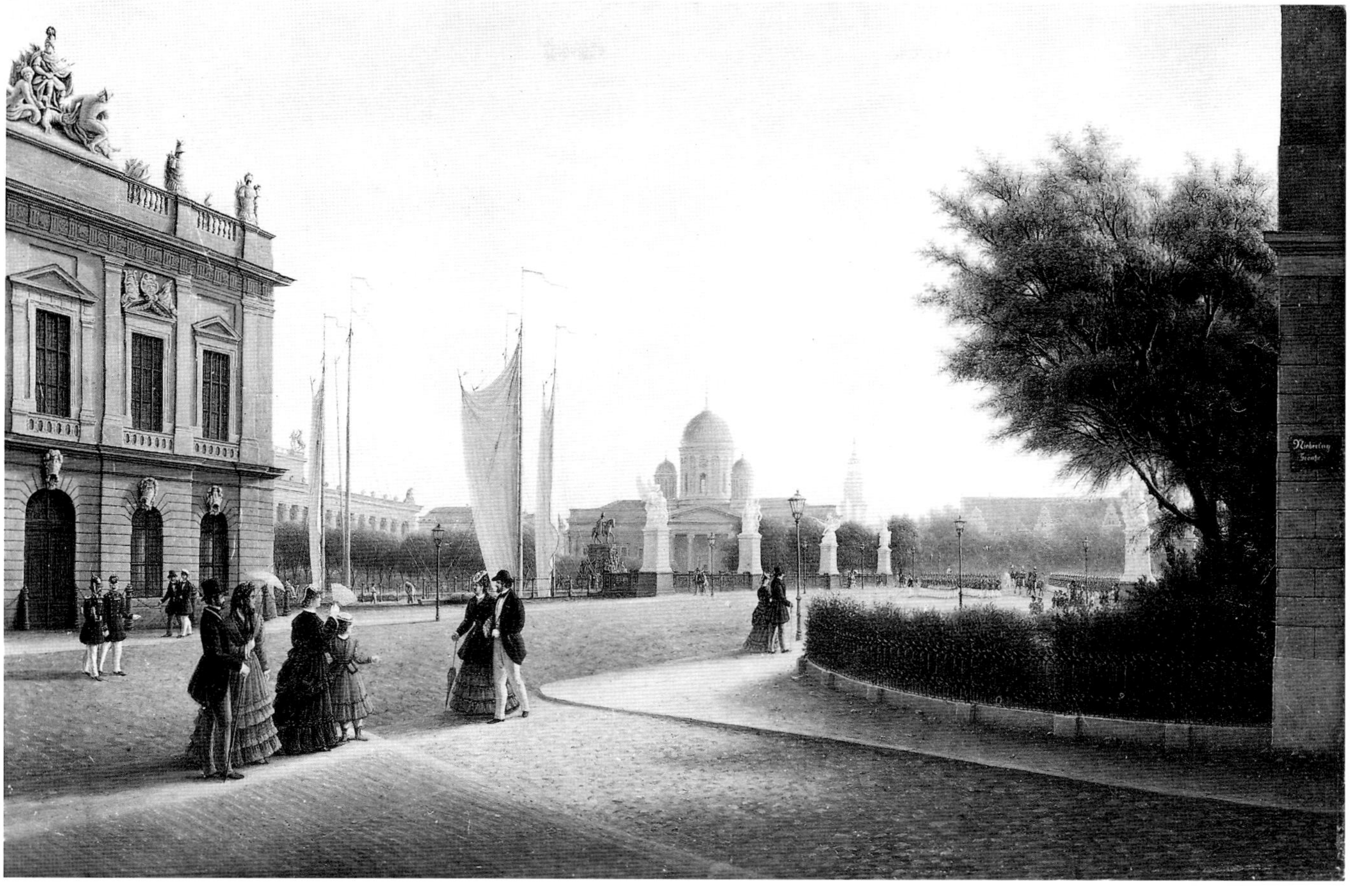

nicht den lichten Farben entsprach, die bei den damaligen Vedutenmalern in Berlin üblich waren. Daß Brücke immer noch und immer wieder, während er in Berlin mit Eifer seine schönen und kulturgeschichtlich interessanten Bilder schuf, schöpferisch von Italien träumte, soll hier nur eines seiner kleineren, in den vierziger Jahren
261 entstandenen Bilder, ›Die Küste von Capri‹, veranschaulichen, das jene berlinisch-preußische Genauigkeit, jene bei allem Überwältigtsein von der Schönheit der Natur noch spürbare Sachlichkeit aufweist, wie sie seit Hackert und den Berlinern in Italien immer wieder zu finden war.

Der Maler Gustav Brücke, vermutlich ein Bruder von Wilhelm, ist vergessen. 1836 und 1838 war er auf der Berliner Akademischen Kunstausstellung mit zwei Bildnissen und einem Stilleben vertreten, die heute nicht mehr bekannt sind.

Carl Hasenpflug, geboren in Berlin, wuchs in ärmlichen Verhältnissen auf und mußte zunächst bei seinem Vater, einem Schuhmacher, als Lehrling arbeiten. Dem Arzt der Familie fiel das zeichnerische Talent des Knaben auf, und er vermittelte ihm eine Lehrstelle im Atelier des Carl Gropius, der für die Ausführung seiner Theaterdekorationen begabte junge Leute ausbildete. Den jungen Hasenpflug nahm er sogar in sein Haus auf. Die talentiertesten Schüler blieben in der Regel nicht bei Gropius, denn sie wollten selbständige Maler werden und ihre Ausbildung möglichst in der Akademie fortsetzen. Hasenpflug glückte die ersehnte Aufnahme mit Hilfe einer Unterstützung des Königs. Er blieb allerdings nicht lange und bildete sich allein weiter. Sein künstlerischer Weg führte ihn fast zwangsläufig zur Architektur- und Vedutenmalerei. Wieder hatte er das Glück, sehr bald erste Aufträge vom König zu erhalten, der von ihm Ansichten von Teplitz und aus Brandenburg haben wollte. Bereits 1822 hatte er – es war eines seiner frühesten Bilder – den Gendarmenmarkt mit der Deutschen und Französischen Kirche und Schinkels neuem Schauspielhaus gemalt, jenen wunderbar zusammenklingenden Bauten verschiedener Epochen, die diesen Platz zu dem schönsten Berlins machten. Daß er noch Anfänger war, zeigen kleine perspektivische Unsicherheiten, die aber dem Gemälde nichts von seinem Reiz nehmen. Das

259 Wilhelm Brücke
Die Schloßbrücke in Berlin mit dem alten Dom, 1870
Früher Berlin, Staatl. Schlösser und Gärten

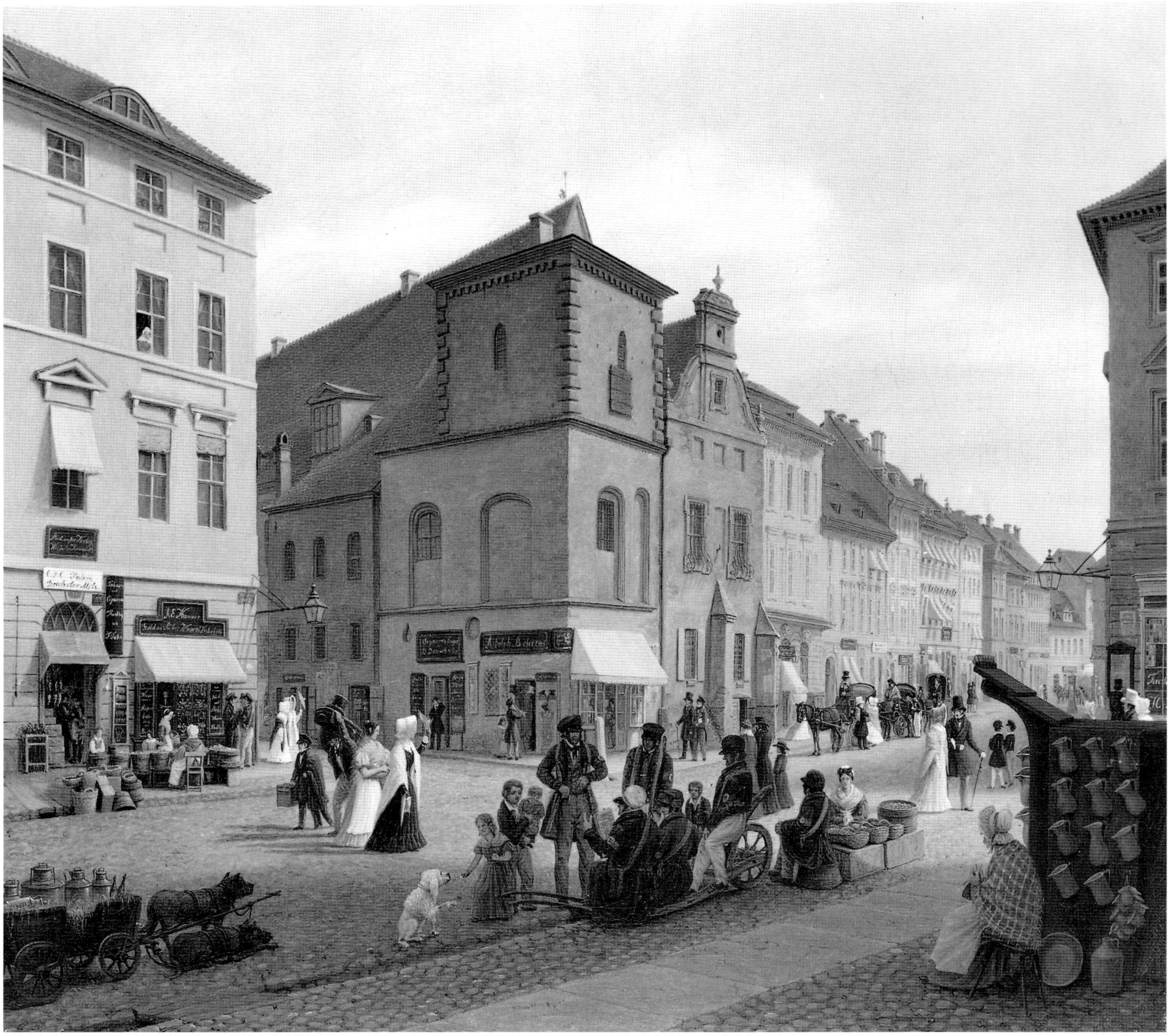

260 WILHELM BRÜCKE
Das alte Berliner Rathaus in der Spandauer Straße, 1840
Berlin, Berlin Museum

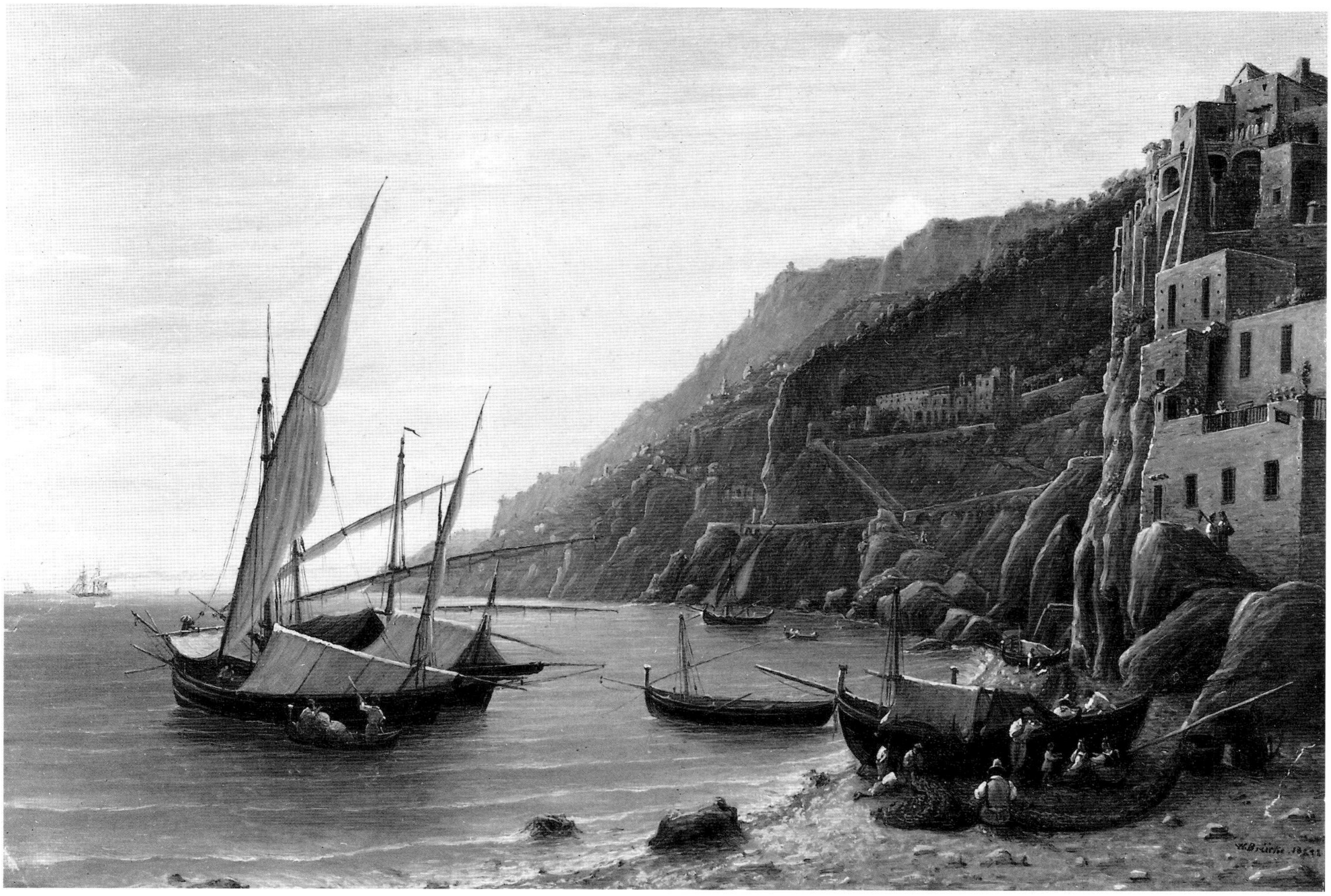

261 WILHELM BRÜCKE
Küste vor Capri, 1842
Öl/Papier
Potsdam-Sanssouci, Staatl. Schlösser und Gärten

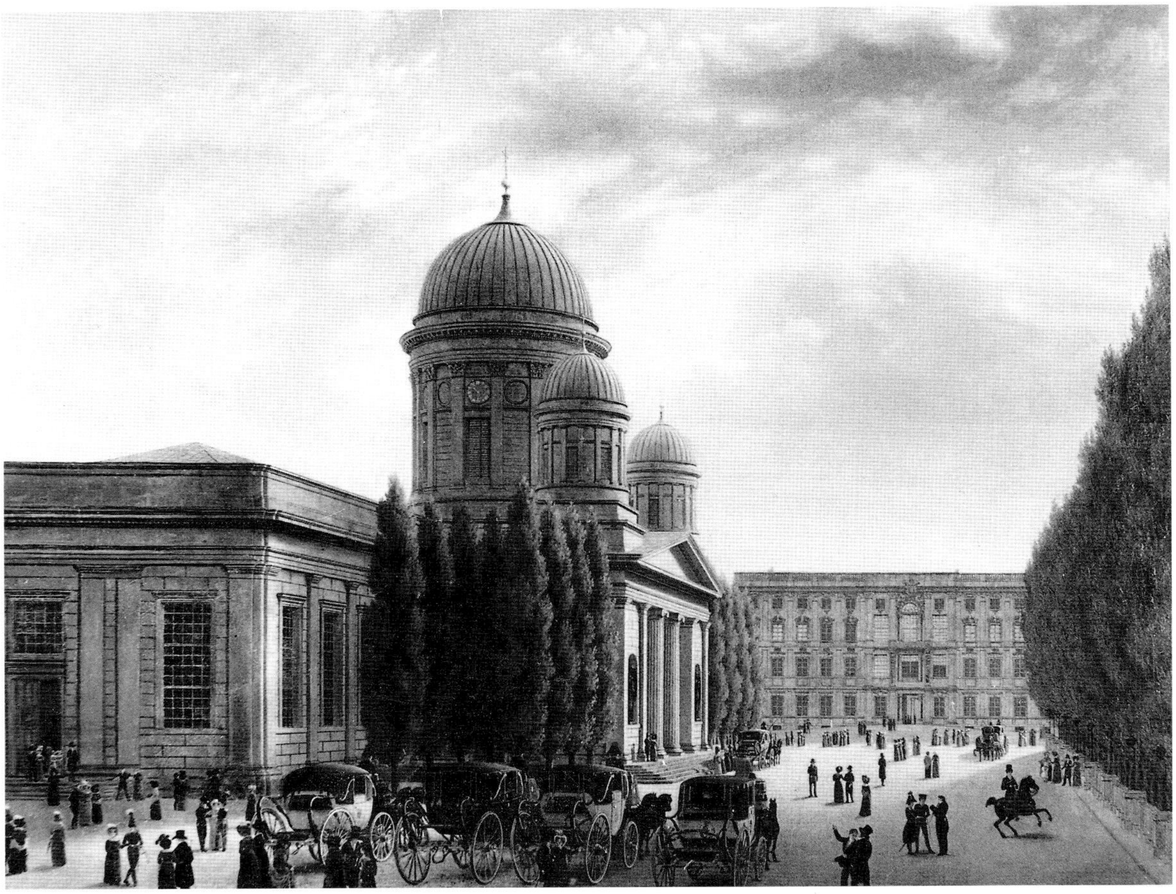

Bild war 1822 in der Rubrik »Eleven und Schüler« der
Berliner Akademie der Künste aufgeführt: ›Perspektivi-
sche Ansicht des Neuen Schauspielhauses und der beiden
Thürme zu Berlin‹. Ein für sein künftiges Schaffen ent-
scheidender Auftrag Friedrich Wilhelms III. waren Dar-
stellungen des alten Berliner Domes am Lustgarten. Auf
dem 1825 entstandenen Ölgemälde hat Hasenpflug den
262 Berliner Dom mit seiner westlichen Hauptfassade und
den drei Türmen sehr geschickt nicht unmittelbar von
vorn, sondern seitlich schräg ins Bild führend dargestellt,
so daß über die Lustgartenfront im Hintergrund eine Ver-
bindung von Herrscherhaus und Gotteshaus hergestellt
war. Eine beeindruckende Leistung des erst Dreiund-
zwanzigjährigen. Der Erfolg war so ermutigend, daß der
König ihn mit weiteren Aufträgen für Darstellungen deut-
scher Dome bedachte und Hasenpflug für eine gewisse
Zeit darin seine eigentliche Aufgabe, wenn nicht gar
Berufung sah. Dem Berliner und Brandenburger Dom
folgten im Abstand von wenigen Jahren weitere Ansich-
ten von bekannten Gotteshäusern. Das Gemälde mit der
Darstellung der Potsdamer Garnisonkirche von 1827, T2
ursprünglich ein Uhrenbild – in Öl auf Kupfer gemalt –,
zeigt die Kirche wiederum seitlich gesehen, wobei auch
hier der Blick über die Kanalbrücke und ihre Statuen hin-
weg zu dem im Hintergrund sichtbaren Stadtschloß mit
seiner Knobelsdorff-Kolonnade sehr geschickt gewählt
ist. Aber nicht nur die Umgebung, vor allem der schlichte
Bau mit seinem reichgestalteten Turm wird durch die
Wahl des Standortes besser verständlich als in einer Fron-
talansicht. Eindrucksvoll ist das mildgoldene Licht der
Spätnachmittagssonne wiedergegeben. Ähnlich wie bei
Gaertner wirken die Spaziergänger als unaufdringliche
Staffage. Ein Bild, das Hasenpflugs große Begabung zeigt
und heute um so kostbarer ist, als Kirche und Schloß für
immer verloren sind. Noch im gleichen Jahr entstand sein
nicht minder qualitätsvolles Bild des mit übergewaltigen
Substruktionsmauern hoch aufragenden Erfurter Domes 263
und des breiten Treppenaufgangs zur benachbarten (hier
nicht sichtbaren) Severikirche, insgesamt eine der schön-
sten mittelalterlichen Anlagen in Deutschland. Hasen-

262 CARL HASENPFLUG
Der alte Dom am Lustgarten, 1825
Berlin (Ost), Märkisches Museum

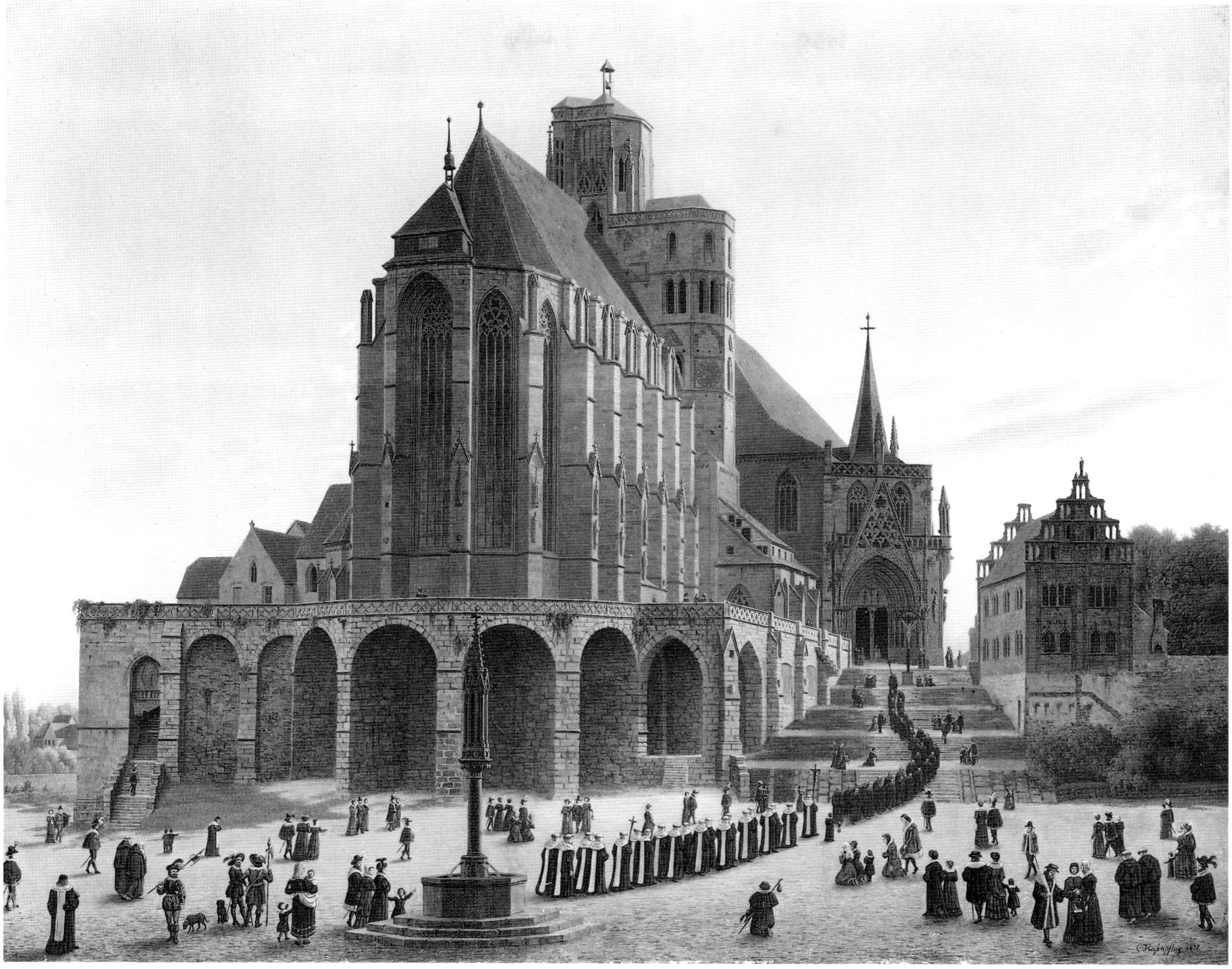

263 CARL HASENPFLUG
Der Dom zu Erfurt, 1827
Berlin, SMPK, Nationalgalerie

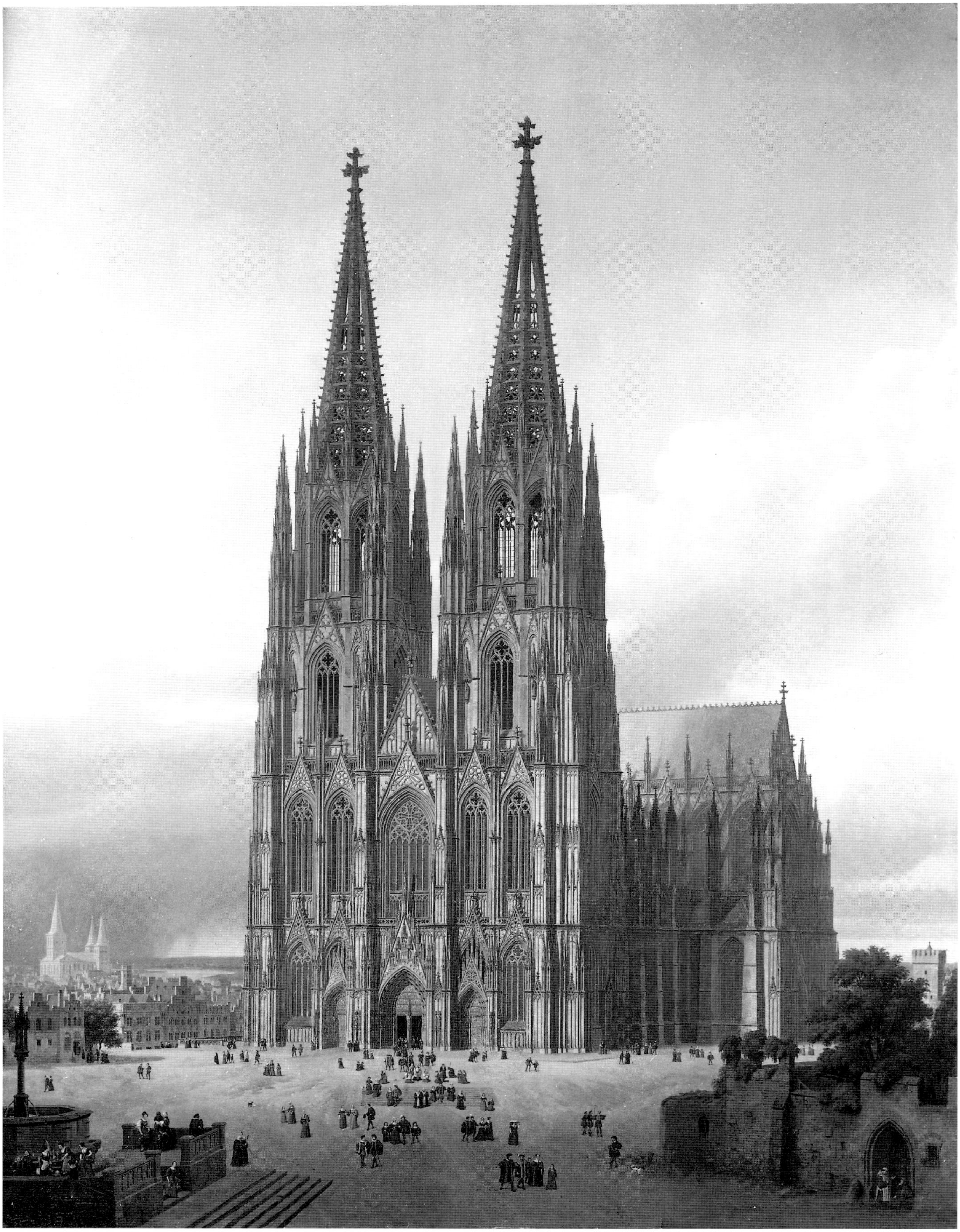

264 Carl Hasenpflug
Idealansicht des Kölner Domes, 1834-1836
Köln, Stadtmuseum

pflug bereicherte die gotische Architektur durch eine große Zahl von Staffagefiguren in historischen Gewändern des 17. Jahrhunderts; in der Mitte ein Brunnen und eine feierliche Prozession zum Dom hinauf. Das Gemälde erinnert an ein ähnlich eindrucksvolles Bild des Domes mit der Severikirche von dem Maler Vermeersch im Landesmuseum Hannover. Ein Jahr später (1828) schuf Hasenpflug eine Ansicht des Magdeburger Domes. Er wählte die Außenansicht von Nordosten, so daß, wie auch in Hintzes Bild, die mittelalterliche Architektur, vor allem die mächtige Chorpartie, in allen Einzelheiten voll zur Geltung kommt. 1831 malte er eine Stadtansicht Magdeburgs mit dem Dom, vom jenseitigen Elbufer aus gesehen, 1837 folgte noch einmal eine Darstellung der Westfassade des Domes, ein Gemälde im Besitz der Magdeburger Kunstsammlungen. Aufträge für berühmte Kirchenansichten erhielt Hasenpflug nun auch von anderer Seite, so vom Konsul Wagener in Berlin.

Bei allen Bemühungen des Künstlers um eine rein sachliche Wiedergabe wird hier immer wieder seine Begeisterung für das Mittelalter spürbar, die er damals mit so manchem anderen Künstler teilte. Für seine innere Einstellung bezeichnend, gewissermaßen sein künstlerisches Credo, war das 1830 von ihm geschaffene Triptychon mit drei mittelalterlichen Bildern, die eine Klosterkirche, eine Kaiserburg und eine alte deutsche Stadt darstellten. Zwischen 1828 und 1830 ging er nach Halberstadt, nicht allein wegen des Auftrages, das Innere und das Äußere des Halberstädter Doms zu malen, sondern auch, um den mittelalterlichen Bauten dieser Gegend

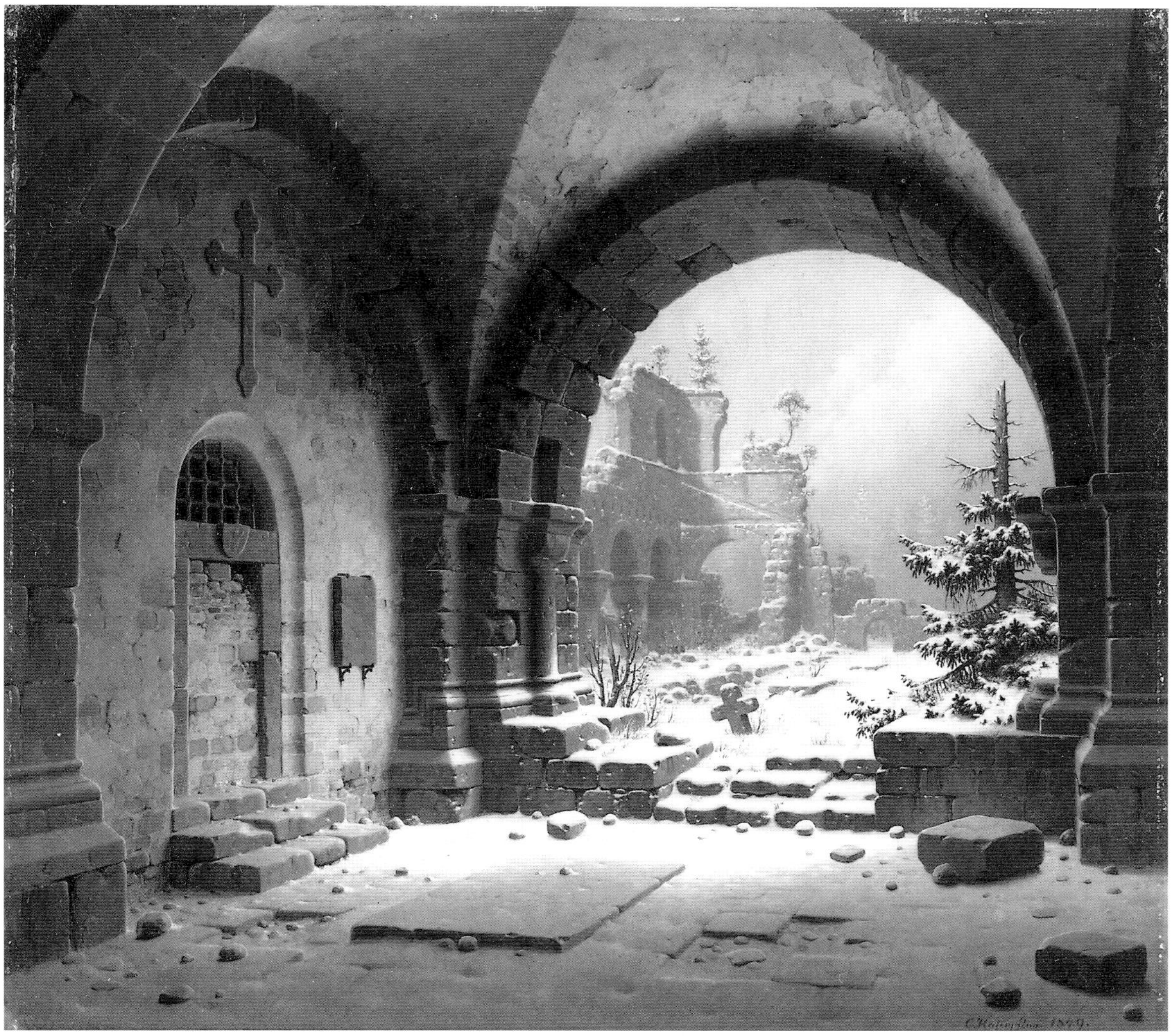

265 CARL HASENPFLUG
Klosterruine im Schnee, 1849
Dortmund, Museum für Kunst und Kulturgeschichte

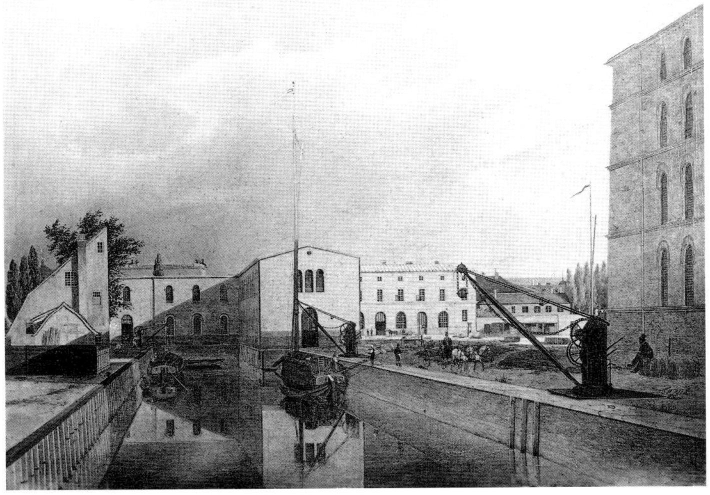

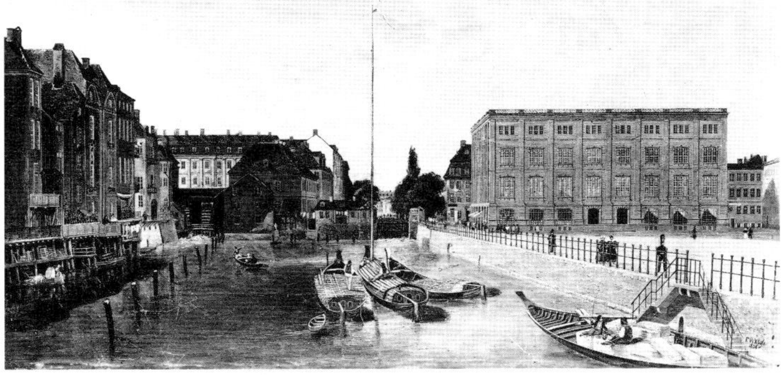

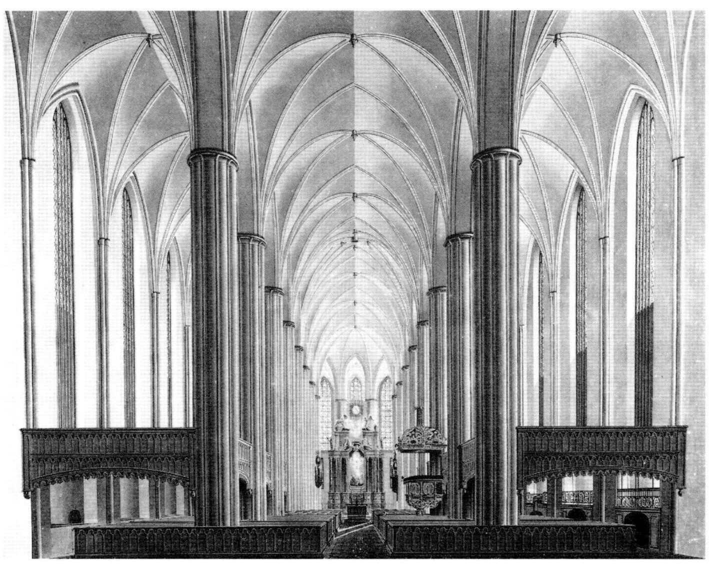

näher zu sein. Vom Halberstädter Dom hat er noch für andere Auftraggeber verschiedene Ansichten geschaffen.

Die Unfertigkeit des Kölner Domes hat, wie bereits erwähnt, die Phantasie der Künstler immer wieder angeregt. So ist es nicht verwunderlich, daß auch Hasenpflug den Auftrag eines Domherrn, dieses Bauwerk »vollendet gedacht« darzustellen, nur zu gern annahm. Er hat diese Idealansicht 1834–1836 gemalt: den Dom von Westen, 264
imposant und mit seinen Türmen mächtig aufstrebend, links von winzigen Giebelhäusern umgeben, auf dem weiten Platz davor nicht etwa Menschen seines eigenen Jahrhunderts, sondern wiederum historische Gestalten. In seiner Bewunderung für das deutsche Mittelalter wurde 265
Hasenpflug noch durch seine Düsseldorfer Malerfreunde, vor allem K. F. Lessing, bestärkt. Als er im Winter 1837/38 in der Gegend des Harzes im tiefen Schnee versinkende Ruinen alter Bauten erlebte, begann er Kloster- und Kirchenruinen, alte Friedhöfe und verfallene Burgen in ihrer verschneiten Einsamkeit zu malen, nicht so tiefsinnig religiös wie Caspar David Friedrich, aber höchst einfühlsam, nicht erfunden, sondern genau gesehen. Zu seinen Lieblingsorten gehörten die Klöster Walkenried und Heisterbach.

Alle diese Bilder fanden beim Publikum sofort großen Anklang; wir begegnen ihnen heute in mehreren deutschen Museen. In dem Lexikon von Müller/Klunzinger »Die Künstler aller Zeiten und Völker« wurden 1860 – zwei Jahre nach seinem Tode – diese Bilder besonders hervorgehoben, da sie ein *»wahrhaft poetischer Hauch«* durchwehe. Der arme Schuhmachersohn aus Berlin war insbesondere mit seinen Gemälden deutscher Kirchen zu einem der führenden Vedutenmaler der Berliner Malerei geworden.

Auch FRIEDRICH WILHELM KLOSE war ein Schüler von Carl Gropius, besuchte etwa von 1824 an die Akademie und bildete sich auf Reisen weiter. Es zog ihn vor allem nach Rom, aber auch nach Paris und Venedig. Danach wurde er in Berlin ansässig, nahm von 1824 bis 1860 an den Akademieausstellungen teil und schuf hauptsächlich Veduten als Ölbilder und Aquarelle. Von wenigen Ausnahmen abgesehen, galt sein Interesse den architektonischen Schönheiten seiner Heimatstadt Berlin und ihrer Umgebung. Kloses Veduten von Berlin konzentrierten sich, ähnlich wie bei den meisten anderen Vedutenmalern, auf das Schloß und dessen nähere Umgebung. Sein 1835 geschaffenes Ölbild mit der Ansicht des nach Schinkels Plänen neuerbauten Packhofes, von der 266
Salzbrücke aus gesehen, zeigt Nutzbauten, eindrucksvoll in ihrer schlichten Sachlichkeit. Das Bild lebt von der

266 FRIEDRICH WILHELM KLOSE
Ansicht des neuen Packhofes in Berlin, 1835
Berlin, SSG, Schloß Charlottenburg

267 FRIEDRICH WILHELM KLOSE
Die Werderschen Mühlen und die Bauschule = Bauakademie in Berlin, 1836
Berlin, SSG, Schloß Charlottenburg

268 FRIEDRICH WILHELM KLOSE
Das Innere der Nikolaikirche in Berlin
Aquarell
Potsdam-Sanssouci, Staatl. Schlösser und Gärten

strengen zeichnerisch-linearen Wiedergabe. In dem die
267 Gegend bei den Werderschen Mühlen darstellenden Ölbild von 1836 bietet der Gegensatz zwischen den älteren Gebäuden auf der linken Seite und der jenseits des Wassers hellrot leuchtenden, hochmodernen und streng-gegliederten Bauakademie Schinkels den eigentlichen Reiz. Kloses Farbgebung war in seinen Ölbildern ebenso licht wie in seinen Aquarellen, die seine wenigen heute noch bekannten Gemälde zahlenmäßig weit übertrafen und seine besten Schöpfungen waren. In der Aquarellsammlung Friedrich Wilhelms IV. in Potsdam-Sanssouci waren etwa 85 Aquarelle Kloses mit Ansichten von Bauwerken und von Innenräumen Berliner und Potsdamer Schlösser und Palais vereinigt und sind erhalten geblieben.

Das Helle, kristallinisch Klare und Präzise kommt wohl am eindrucksvollsten in seinen Innenraumdarstel-
268 lungen, wie denen der Nikolai- oder Marienkirche, zum
269 Ausdruck; beide stellen das dreischiffige Innere mit dem Blick von der Mittelachse des Raumes aus zum Chor dar und sind an zeichnerischer Genauigkeit nicht zu überbieten. Nach der Signatur auf dem Aquarell der Marienkirche (»Kloß« heute = Klose), sind sie um oder nach 1840 entstanden, weil er von jenem Jahr an die Schreibweise seines Namens geändert hat. Die beim Berliner Volk als des lieben Herrgotts Sommervergnügen oder auch »Pol-
270 kakirche« bezeichnete, beliebte Matthäuskirche am Tiergarten, von August Stüler 1844 bis 1846 errichtet, hat Klose in ihren zierlich wirkenden Formen, die über ihren wahren Umfang hinwegtäuschen, offenbar kurz nach ihrer Fertigstellung in einem Aquarell verewigt. Wieder war es, wie auch bei den zahlreichen, von ihm geschaffenen Innenraumdarstellungen, von größter, fast schon trocken wirkender Genauigkeit. Das war vom Auftraggeber gefordert und als selbstverständlich vorausgesetzt und machte den dokumentarischen Wert aus, zumal sich bei Innenräumen durch Neugestaltungen ihrer Ausstattung schneller Veränderungen ergeben können als bei Außenansichten. Mit Hilfe solcher Auftragsarbeiten, die später den Photographien weichen mußten, sind wir imstande, die durch den jeweiligen Zeitgeschmack veränderte Ausstattung einzelner bedeutender Schloßinnenräume fast lückenlos zu verfolgen. Der »geprüfte Zeichenlehrer« Klose, der er später nebenbei war, hat sich auch theoretisch mit der Zeichenkunst für Unterrichtszwecke befaßt. Mag auch sein künstlerischer Rang als Maler umstritten sein, so hat der Zeichner und Aquarellist dennoch seinen Platz unter den Besten jener Jahre und das Verdienst, einen wichtigen Beitrag zur Kenntnis des

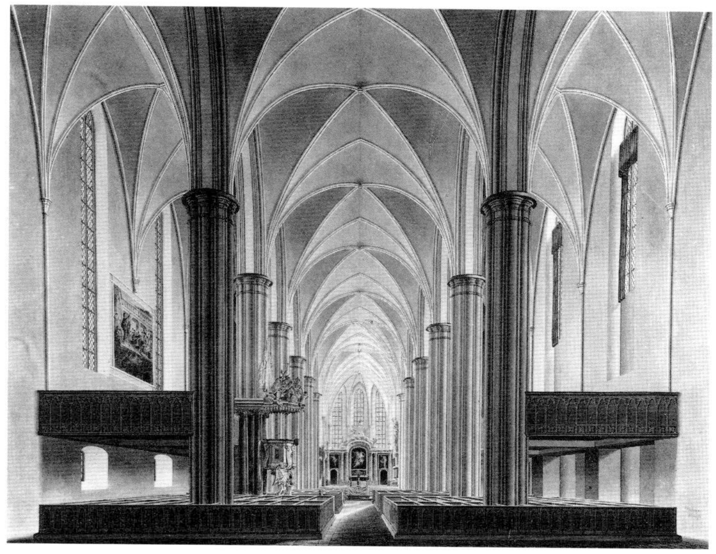

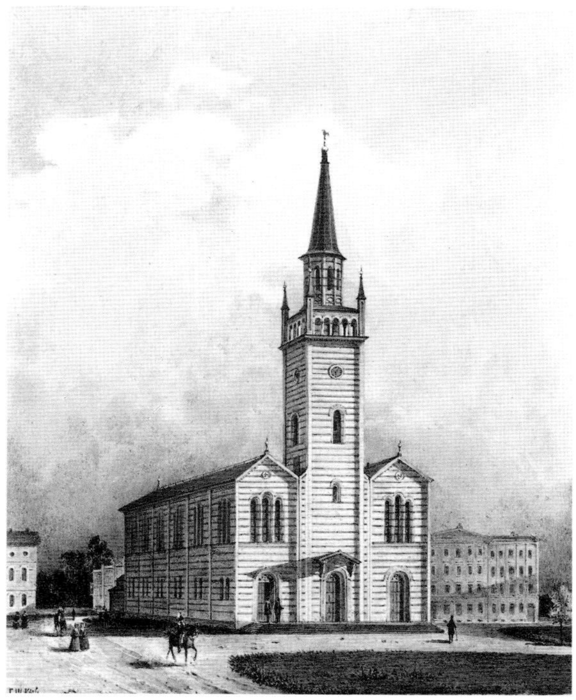

269 FRIEDRICH WILHELM KLOSE
Das Innere der Marienkirche in Berlin
Aquarell
Potsdam-Sanssouci, Staatl. Schlösser und Gärten

270 FRIEDRICH WILHELM KLOSE
Die Matthäuskirche in Berlin
Aquarell
Potsdam-Sanssouci, Staatl. Schlösser und Gärten

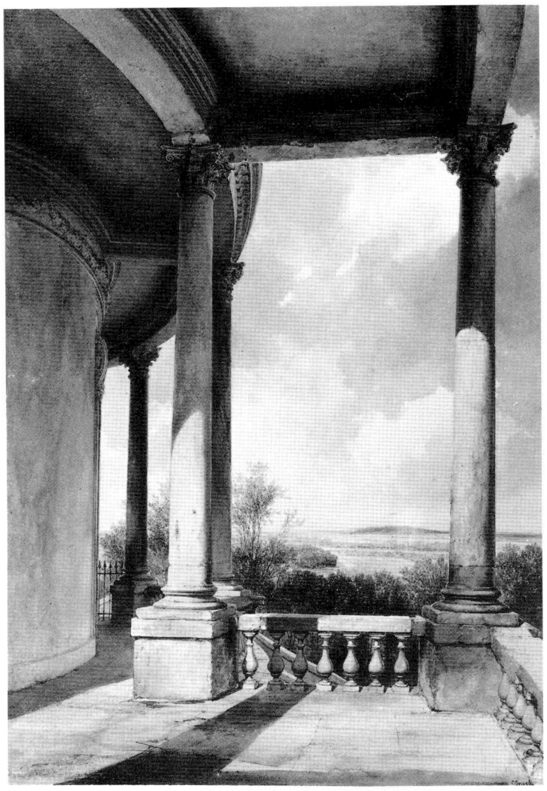

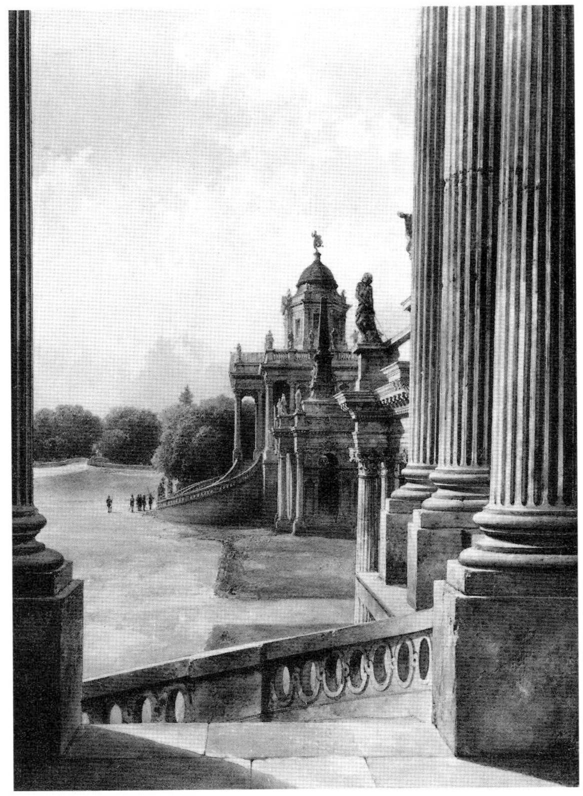

alten Berlin und seiner Bauten nach der Jahrhundertmitte geleistet zu haben.

Carl Graeb, mehr als ein Jahrzehnt später geboren als die fünf bereits genannten großen Berliner Vedutenmaler und doch zum Teil noch zu ihnen gehörend, begann mit eigenen Arbeiten erst gegen 1840, zu einem Zeitpunkt also, als das eigentliche Biedermeier bereits in seine letzte Phase getreten war. Auch er hat, ähnlich wie seine Vorgänger, in seiner Lehre bei dem Hoftheatermaler Gerst sich mit Theatermalerei befaßt und war seit 1838 als Dekorationsmaler am Königstädtischen Theater tätig. Nach einigen Auslandsreisen kehrte er 1852 nach Berlin zurück und wurde Mitarbeiter von Gerst. Der 1851 zum Hofmaler ernannte Graeb widmete sich als freier Künstler der Vedutenmalerei. In seinen im Vergleich zum frühen Biedermeier großformatigeren, farbkräftigeren Landschaftsveduten schien er zunächst von Blechen beeinflußt, doch war Graeb in seinen Bildern bewußt auf Wirkung bedacht, die bis zuletzt den Theatermaler verrieten und nur wenig von romantischer Stille oder biedermeierlich-sachlicher Bescheidenheit hatten.

Seine Art, bei aller Genauigkeit häufig auch in Architekturdarstellungen manches ein wenig großartiger, prächtiger, farbenfreudiger darzustellen, mit perspektivisch überraschenden Effekten seine Bilder »interessanter« zu machen, wurde vom Publikum begeistert aufgenommen. Der hochtalentierte und fleißige Graeb hat mit seinem Pfunde gewuchert und schnell erkannt, wo seine künstlerische Stärke lag. Die auf seinen Reisen gefertigten Zeichnungen und Aquarelle bildeten einen Schwerpunkt seines Schaffens, dazu kamen die »Aufnahmen« von Innenräumen Berliner und Potsdamer Schlösser. Nachdem er 1854 mit einer Goldmedaille für seine ›Innenansicht des Chors im Halberstädter Dom‹ ausgezeichnet worden war, verlegte er sich auf die Darstellung der Innenräume bekannter und weniger bekannter Kirchen, vorwiegend in südlichen, meist italienischen Landschaften gelegen. Graeb stand damit im allmählich ausklingenden Biedermeier am Beginn einer neuen künstlerischen Entwicklung.

Zu den Höhepunkten seines Schaffens gehörten die zahlreichen Aquarelle, die er Potsdamer Bauten widmete und die manche architektonische Schönheit einzelner Bauwerke in der lichtdurchfluteten Kulturlandschaft

271 Carl Graeb
Das Belvedere in Potsdam-Sanssouci
Aquarell
Potsdam-Sanssouci, Staatl. Schlösser und Gärten

272 Carl Graeb
Die Communs beim Neuen Palais
in Potsdam-Sanssouci, um 1850
Aquarell
Potsdam-Sanssouci, Staatl. Schlösser und Gärten

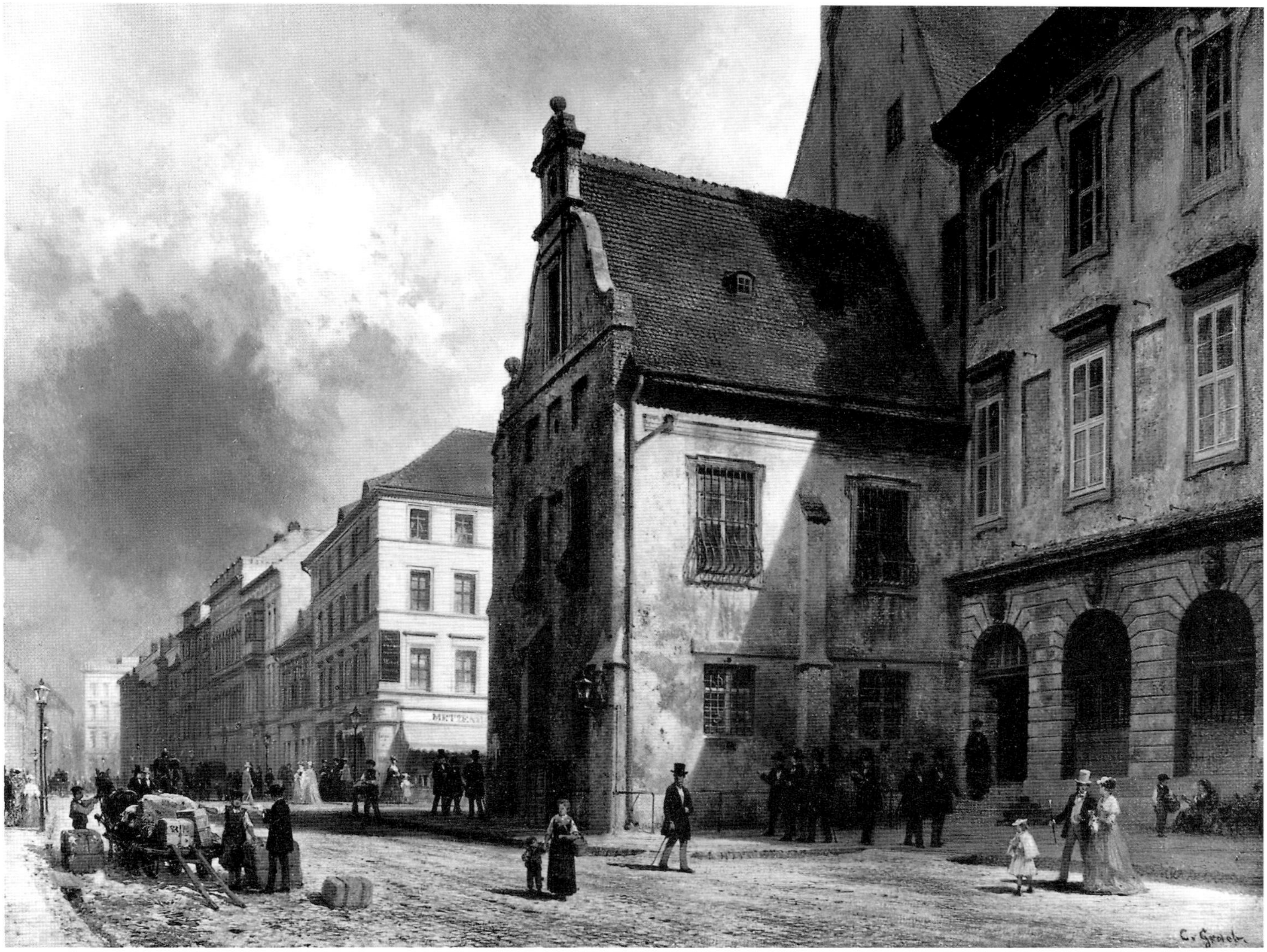

273 Carl Graeb
Das alte Berliner Rathaus
mit der Gerichtslaube, 1858
Berlin (Ost), Märkisches Museum

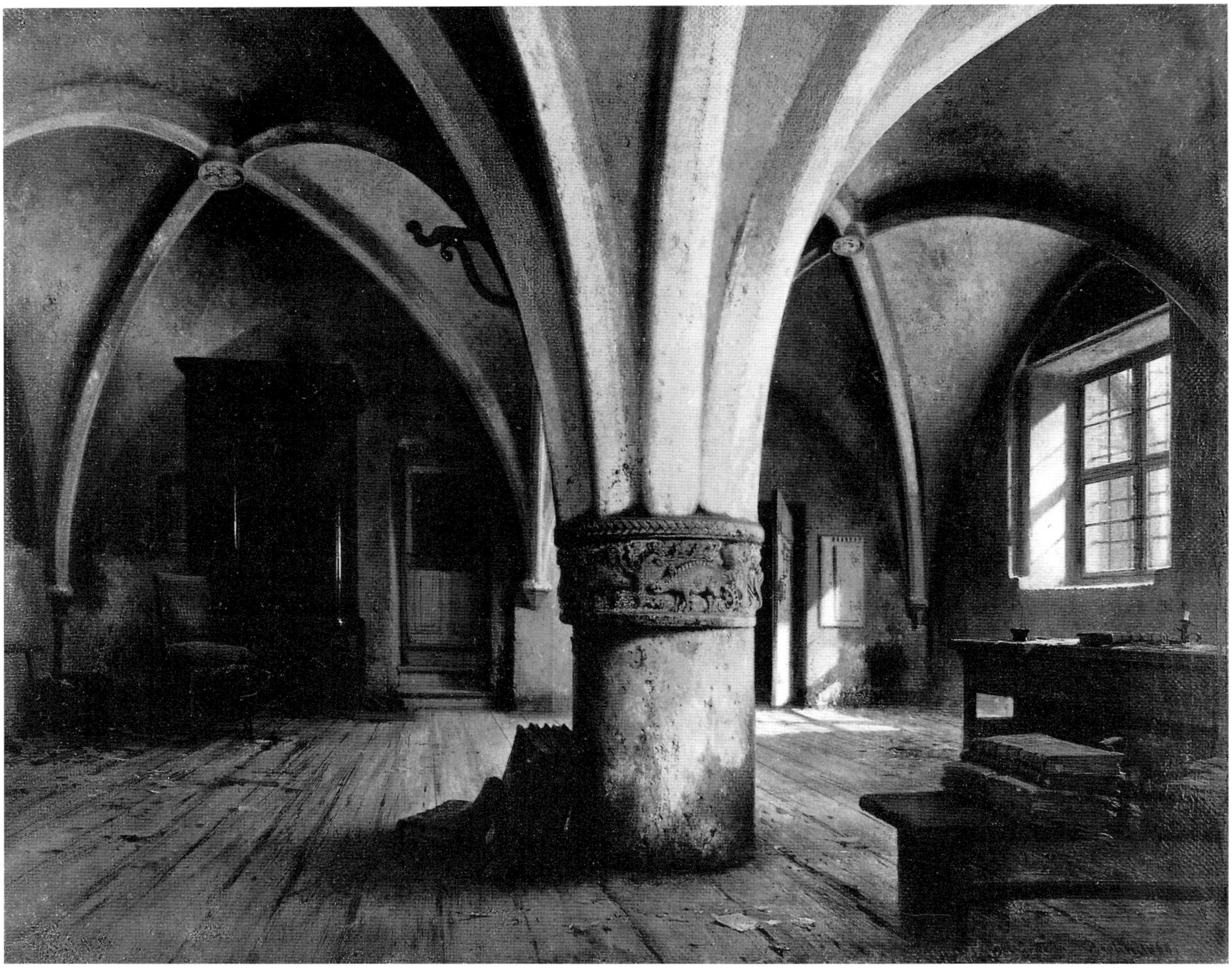

274 Carl Graeb
Innenansicht (Erdgeschoß)
des alten Berliner Rathauses, 1856
Berlin (Ost), Märkisches Museum

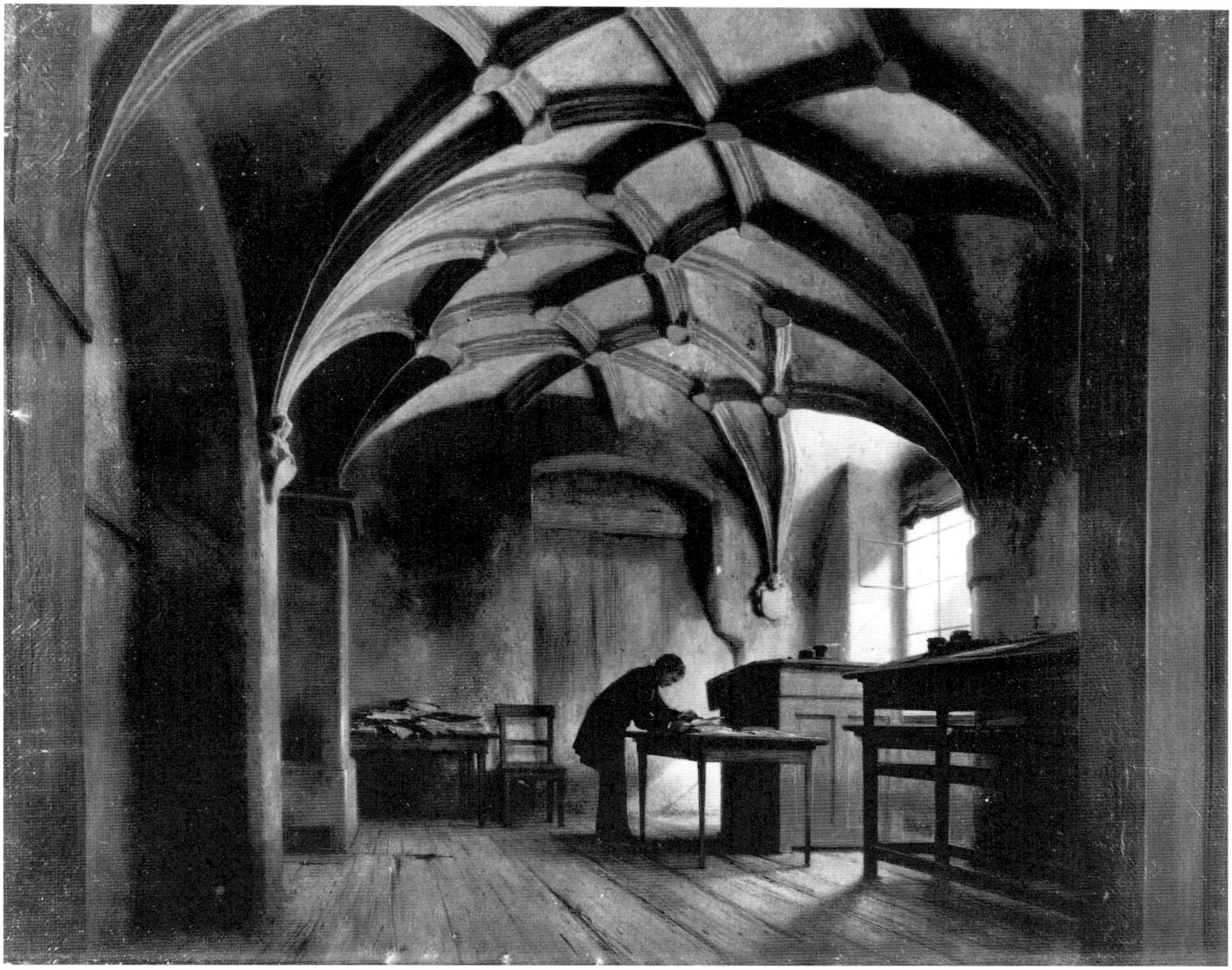

275 Carl Graeb
Innenansicht (Obergeschoß)
des alten Berliner Rathauses, 1858
Verbleib unbekannt

271 vollendet wiedergaben. Der Blick vom Belvedere im Park von Sanssouci auf die Weite der Havellandschaft aus dem Jahr 1849 ist ebenso beeindruckend wie der von 1850
272 von einem Pavillon der Communs auf einen Teil der mittleren Kolonnade und den gegenüberliegenden Pavillon – eine großartige, an Bühnenbilder erinnernde, auf Wirkung bedachte Architektur, die dem von der Theatermalerei nie ganz losgekommenen Graeb besonders gefallen haben muß. Einige dieser Potsdamer Aquarelle wollen in ihren allzu leuchtenden Farben die zarte Helligkeit der Landschaft um Potsdam übertreffen. Für einen der griechischen Säle des Berliner Neuen Museums von Stüler hat Graeb zwei Wandbilder geschaffen, die »Ansichten« des antiken Athen und von Olympia darstellten. Graebs Entwurf von Olympia, ein um 1850 entstandenes Aquarell, war in seiner theatralischen Beleuchtung und der etwas wahllosen, fast musealen Anhäufung von Monumenten von der Auffassung der Klassizisten weit entfernt. Ein sehr schönes und aussagekräftiges Ensemble in bester berlinischer Tradition bilden dagegen die drei wohl sämtlich aus dem Jahr 1858 stammenden Ölbilder vom ehemaligen Berliner Rathaus. Das erste zeigt die Ecke des
alten Rathauses in der belebten Spandauer Straße mit der 273
mittelalterlichen, später veränderten Gerichtslaube und einen Teil des gegen Ende des 17. Jahrhunderts errichteten Anbaues von Arnold Nering. Ebenso genau wie liebevoll ist die Architektur des damals zum Abriß bestimmten Rathauses wie auch die lange Reihe der Mietshäuser und

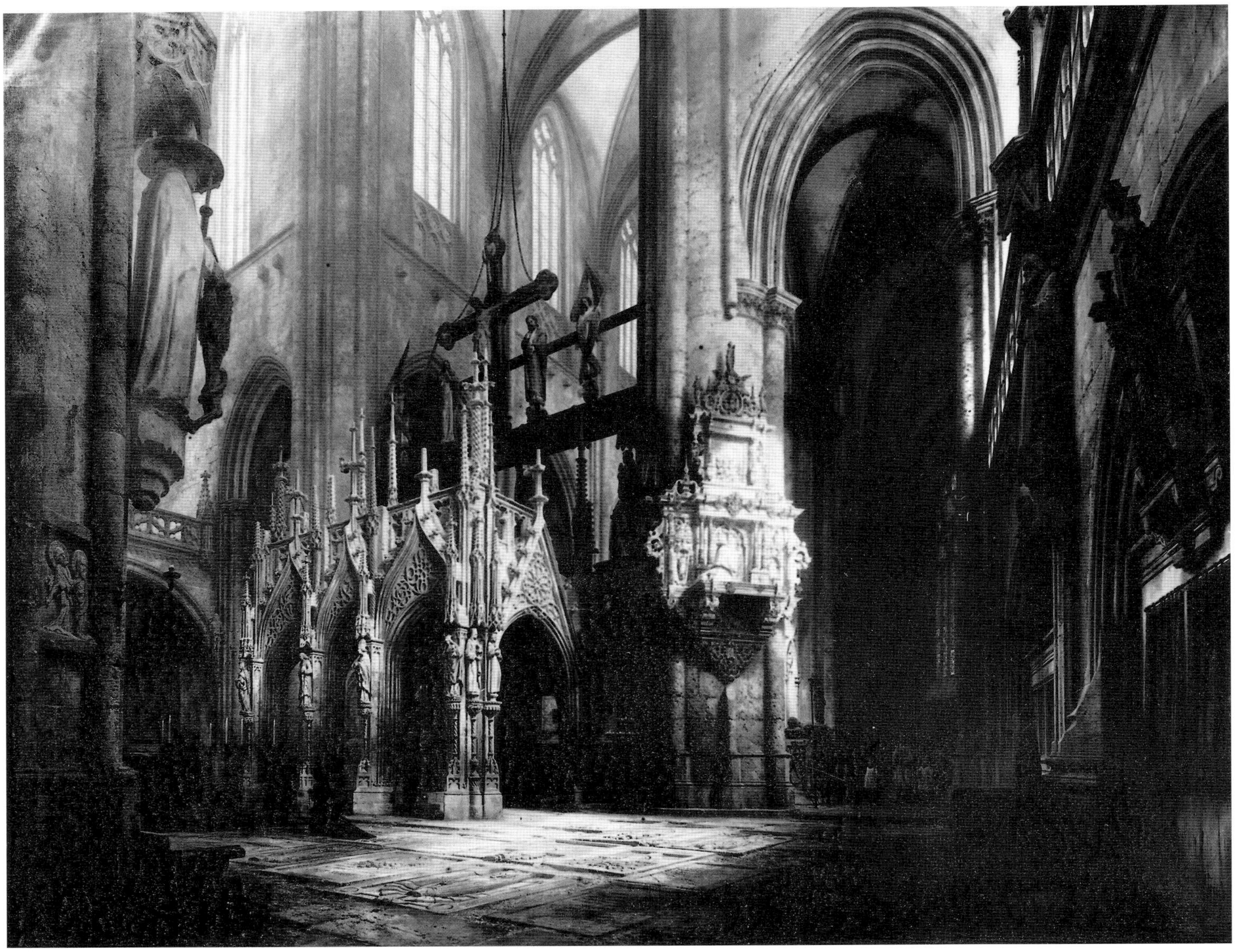

276 Carl Graeb
Der Lettner im Dom zu Halberstadt, um 1860
Berlin, SMPK, Nationalgalerie

das fast schon großstädtisch wirkende Leben der Span-
274 dauer Straße wiedergegeben. Das Innere der quadrati-
schen Gerichtslaube mit ihrem Kreuzrippengewölbe
über einer kräftigen kurzen Mittelsäule gibt ebenso wie
275 die Darstellung des Obergeschosses, des sogenannten
Ratsstuhles mit seinem Sterngewölbe aus dem 16. Jahr-
hundert, ein Stück berlinischen Mittelalters wieder. Der
zeitgenössische tüchtige Sekretarius an seinem Arbeits-
tisch unter dem niedrigen Gewölbe erinnert dagegen
eher an Spitzweg.

276 Wie eine optische Fanfare wirkt das große Ölbild Graebs um 1860 mit der schräg von unten gesehenen Darstellung des spätgotischen Lettners im Halberstädter Dom. Die Architektur des in allen Einzelheiten genau wiedergegebenen dreischiffigen Raumes wirkt imposant, ein Eindruck, den der Kontrast von übergroßer Helligkeit und Dunkelheit noch verstärkt. In der Auffassung ähnlich war auch das zehn Jahre später entstandene Ölbild mit dem Blick in das Querschiff des Domes. Solche auf eine gewisse Theatralik zielenden künstlerischen Raffinessen sollten in der Berliner Malerei damals allein Graeb vorbehalten bleiben. Auch in manchen seiner Aquarelle mit Schloßinnenräumen hat er, trotz größter Treue in der Wiedergabe, durch ähnliche Effekte die malerische Wirkung unmerklich gesteigert.

Paul Graeb d. J. Der Sohn und zugleich einzige Schüler Carl Graebs hat seinen Vater nur um acht Jahre überlebt. Er folgte dessen künstlerischen Zielen, ohne jemals mehr und anderes erreichen zu wollen. Während aber der begabtere Vater einen gewissen Hang zu großen Formaten, zu prunkenden Farben und manchmal auch zur Theatralik hatte, beschränkte sich Paul Graeb auf ähnliche Themen in kleineren Abmessungen bis hin zu Miniaturen und vermied in seinen Arbeiten jede Form der Übersteigerung, war im ganzen bescheidener, fast berlinischer in seinen Schöpfungen. Seit 1880 war er Lehrer an der Technischen Hochschule. 1888, vier Jahre vor seinem Tode, wurde er zum Professor an der Akademie ernannt.

Auf seinen Reisen quer durch Europa malte Paul Graeb zahlreiche Veduten in Öl, schuf Aquarelle, Landschaften mit Bauwerken ebenso wie Innenräume von Kirchen. Auch bei ihm überwogen Aquarelle, die er auch im Auftrag der Königin Elisabeth von Preußen und der Kaiserin Augusta fertigte. Bei allem Verständnis für Architektur und ihre exakte Wiedergabe versuchte er stets, in seinen Bildern eine gewisse Stimmung festzuhalten, für die das Publikum nach der Jahrhundertmitte immer empfänglicher wurde, doch glitt er dabei nicht in Sentimentalität ab.

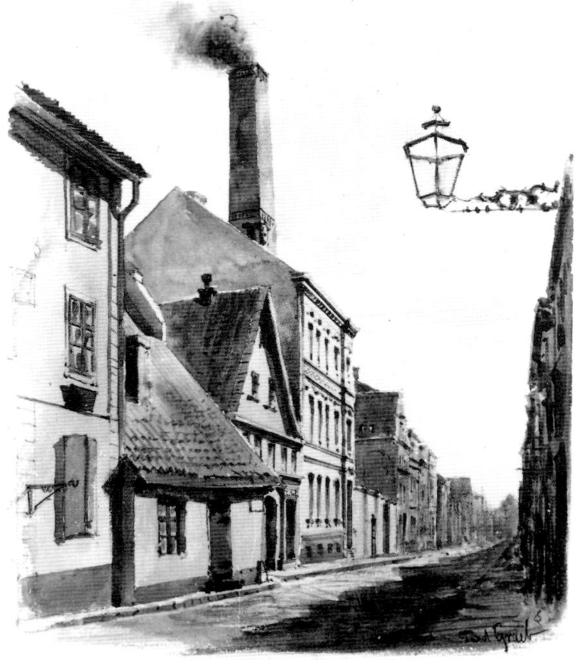

277 Paul Graeb
Eine Straße mit Fabrik, um 1865
Aquarell
Berlin (Ost), Märkisches Museum

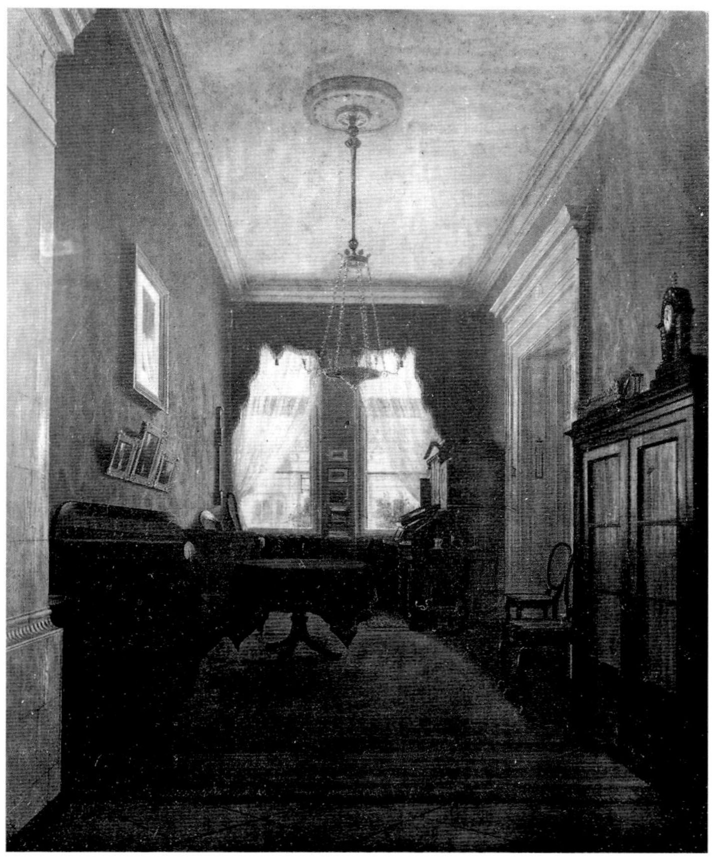

278 Paul Graeb
Zimmer einer Berliner Wohnung, 1885
Berlin, SMPK, Nationalgalerie

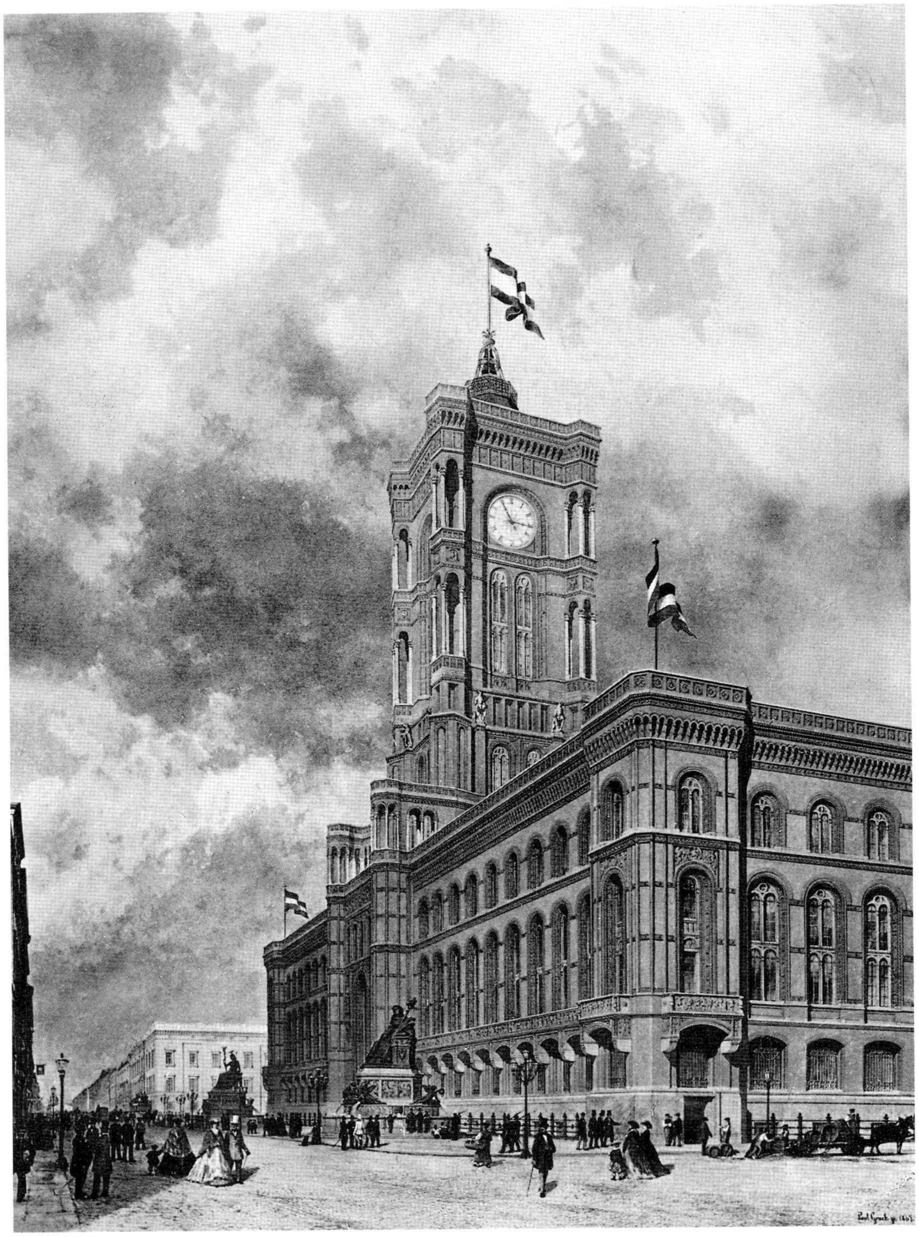

277 Das um 1865 entstandene Aquarell mit einer kleinstädtisch wirkenden Straße in Berlin, Potsdam oder in der Mark, in der inmitten einer kleinen Häuserzeile eine Fabrik mit rauchendem Schornstein angesiedelt ist, könnte ebenso von der Hand seines Vaters stammen. Das
278 kleine Ölbild des Wohnzimmers einer Berliner Wohnung mit hohem weißem Kachelofen von 1885 ähnelt in seiner braven Sachlichkeit hingegen älteren Berliner Darstellungen des Biedermeier.

Im Auftrag der Stadt Berlin schuf Graeb 1867 ein
279 Aquarell mit der Darstellung des neuen »Roten Rathauses«. Hier hatte er die Waesemannsche Architektur bis in die letzte Einzelheit genau wiederzugeben, konnte daher nur die Schilderung des Straßenlebens frei gestalten. Seine Stärke lag in der Verschmelzung von Landschaft und Architektur zu einer harmonischen Gesamtstimmung.

Aus der großen Zahl der Maler, die Ansichten von der nächsten Umgebung Berlins oder anderen deutschen Gegenden schufen, können hier nur einige genannt werden. Für die preiswertere und schnellere Fertigung der beliebten Ansichten waren – von den rein druckgraphischen Techniken abgesehen, unter denen die Aquatinten und die gut zu kolorierenden Umrißradierungen, später

279 PAUL GRAEB
Das neue Berliner Rathaus, 1867
Verbleib unbekannt

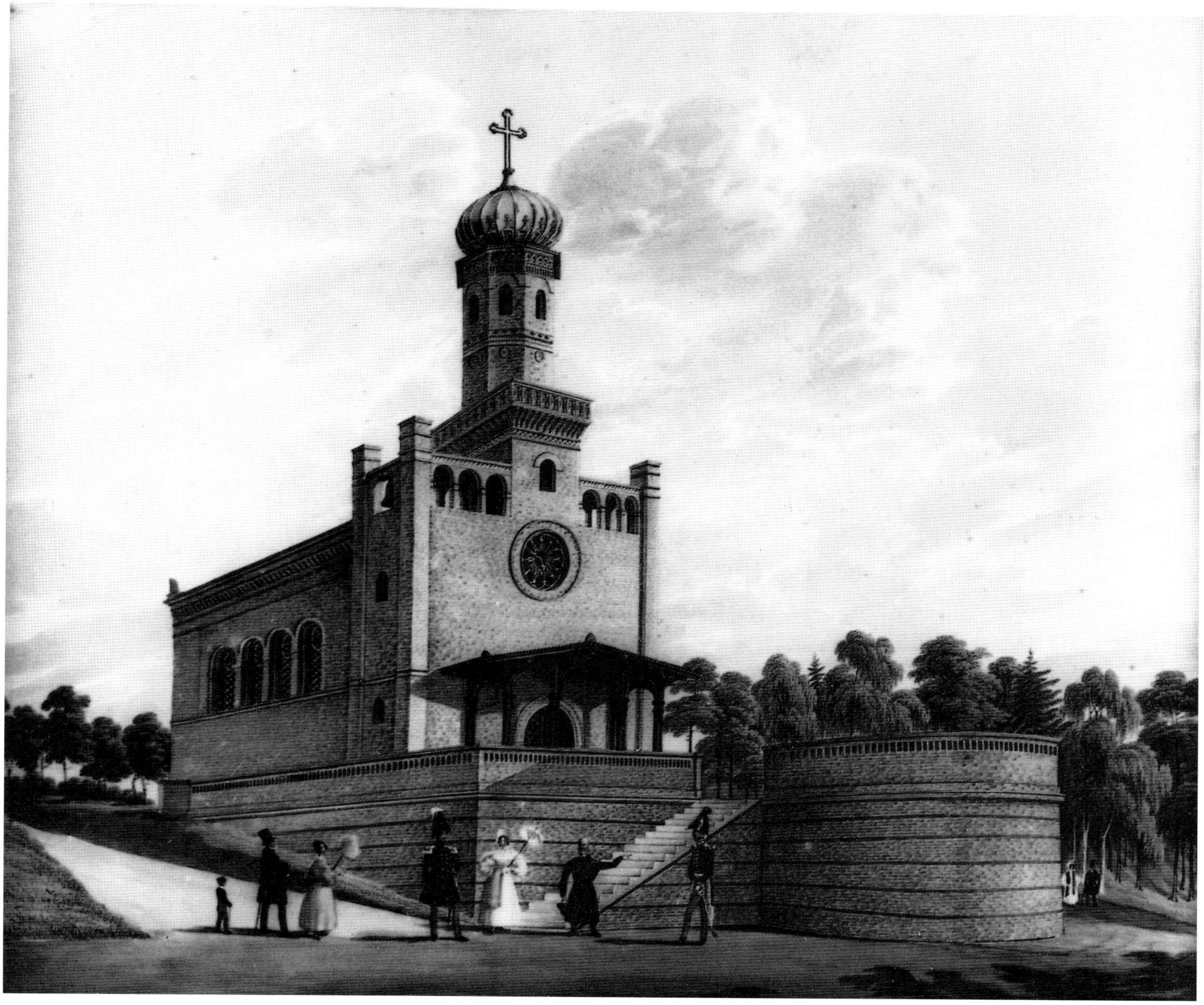

auch Lithographien gefragt waren – Aquarelle, besonders aber Deckfarbenbilder am geeignetsten, die in ihrer Wirkung Ölgemälden am nächsten kamen. Daß in den besseren Kreisen auch anspruchsvollere Ölbilder weiter gefragt waren, versteht sich von selbst. In der Königsfamilie waren auch Aquarelle mit Darstellungen ihrer Schlösser mit den wichtigsten Innenräumen nach wie vor beliebt und wurden gerne gesammelt oder verschenkt.

Der Berliner Maler und Kupferstecher JOHANN FRIEDRICH HENNIG hat seine Stiche häufig mit Deckfarben übermalt, so daß sie wie originale Blätter wirkten. Für die Entwicklung Berlins und für die Stadtgeschichte am interessantesten sind die mit Deckfarben übermalten Darstellungen der inzwischen längst eingemeindeten ehemaligen Dörfer um Berlin und der Berliner Kirchen aus dem Beginn des 19. Jahrhunderts. Hennig hat daneben, gewiß im festen Auftrag, auch einige Ölbilder geschaffen. Zunächst befremdend muß die im Anklang an das russische Blockhaus in Nikolskoe und mit russischen Architekturmotiven ausgestattete, 1837 fertiggestellte
Kirche St. Peter und Paul auf die damaligen Berliner 280
gewirkt haben, obwohl sich in ihr Russisches und Preußisches wie selbstverständlich verbanden. Hoch über der Havel gelegen, wurde das zierlich wirkende backstei-

280 JOHANN FRIEDRICH HENNIG
Die Peter-Pauls-Kirche in Nikolskoe
Berlin, SSG, Schloß Charlottenburg

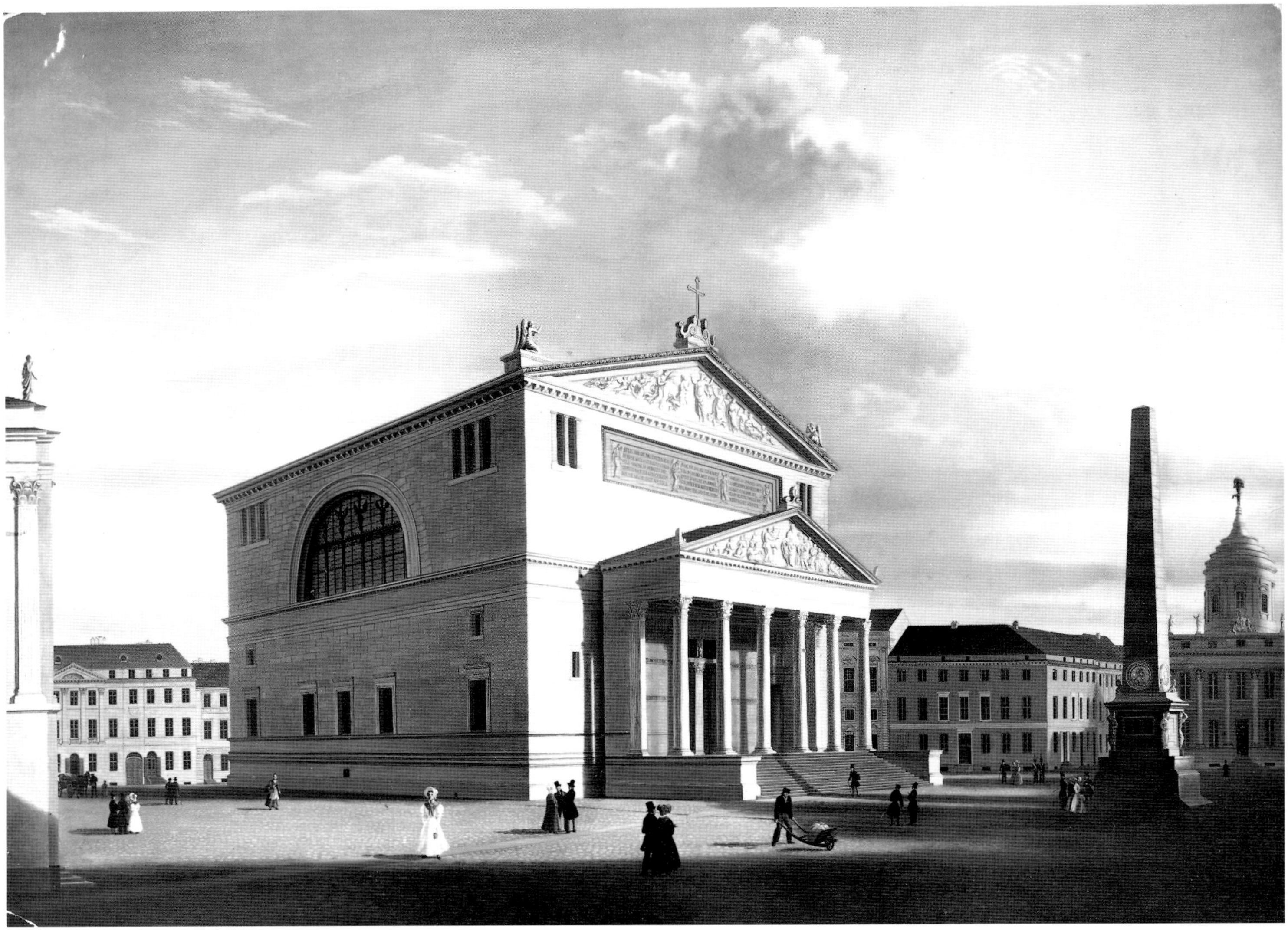

281 WILHELM BARTH
Nikolaikirche in Potsdam
Potsdam-Sanssouci, Staatl. Schlösser und Gärten

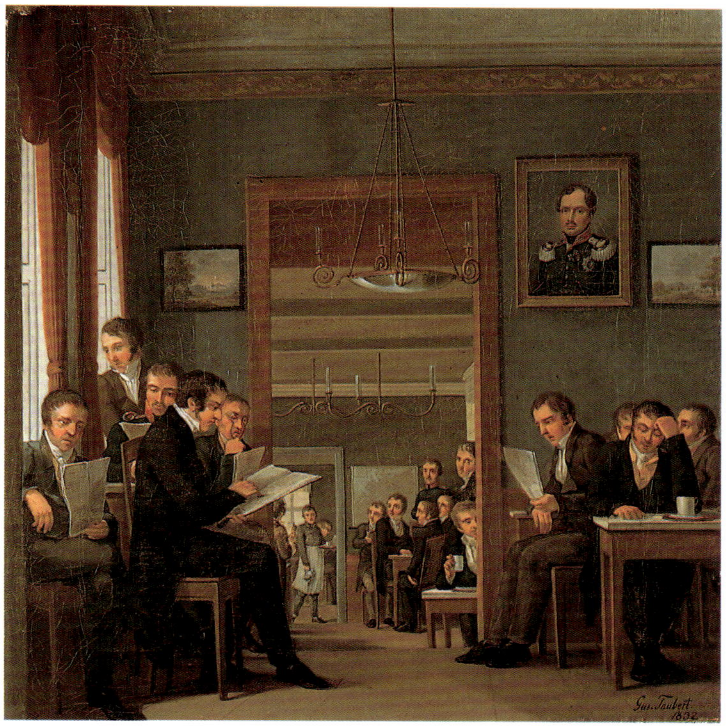

T18 GUSTAV TAUBERT
Im Lesecafé:
»Alles ließt alles«
Berlin, Berlin Museum

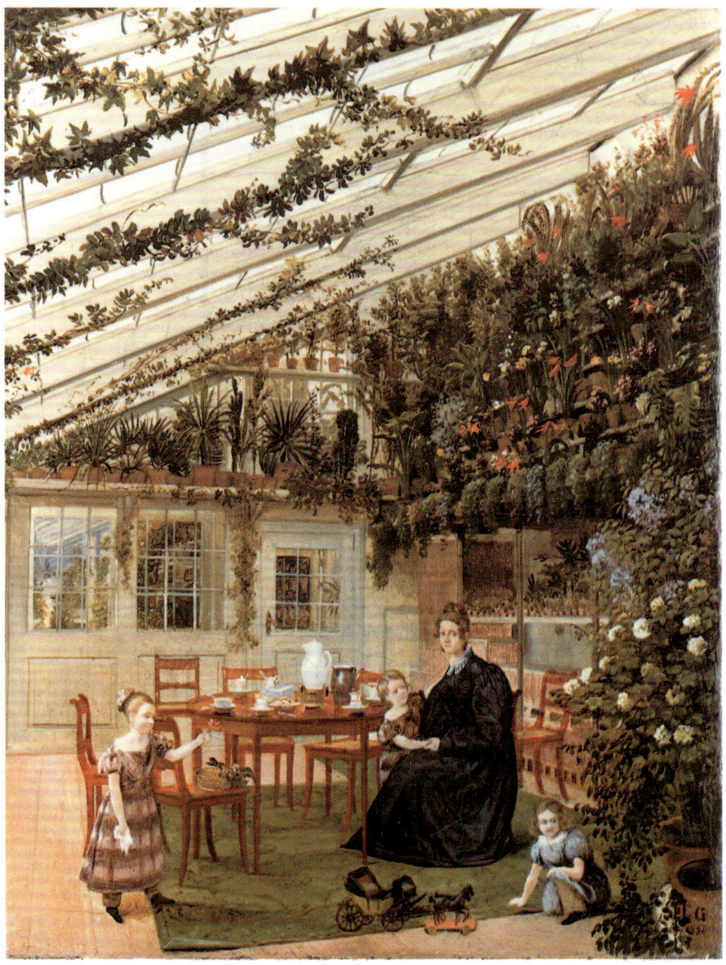

T19 EDUARD GAERTNER
Im Gewächshaus, 1836
München, Privatbesitz

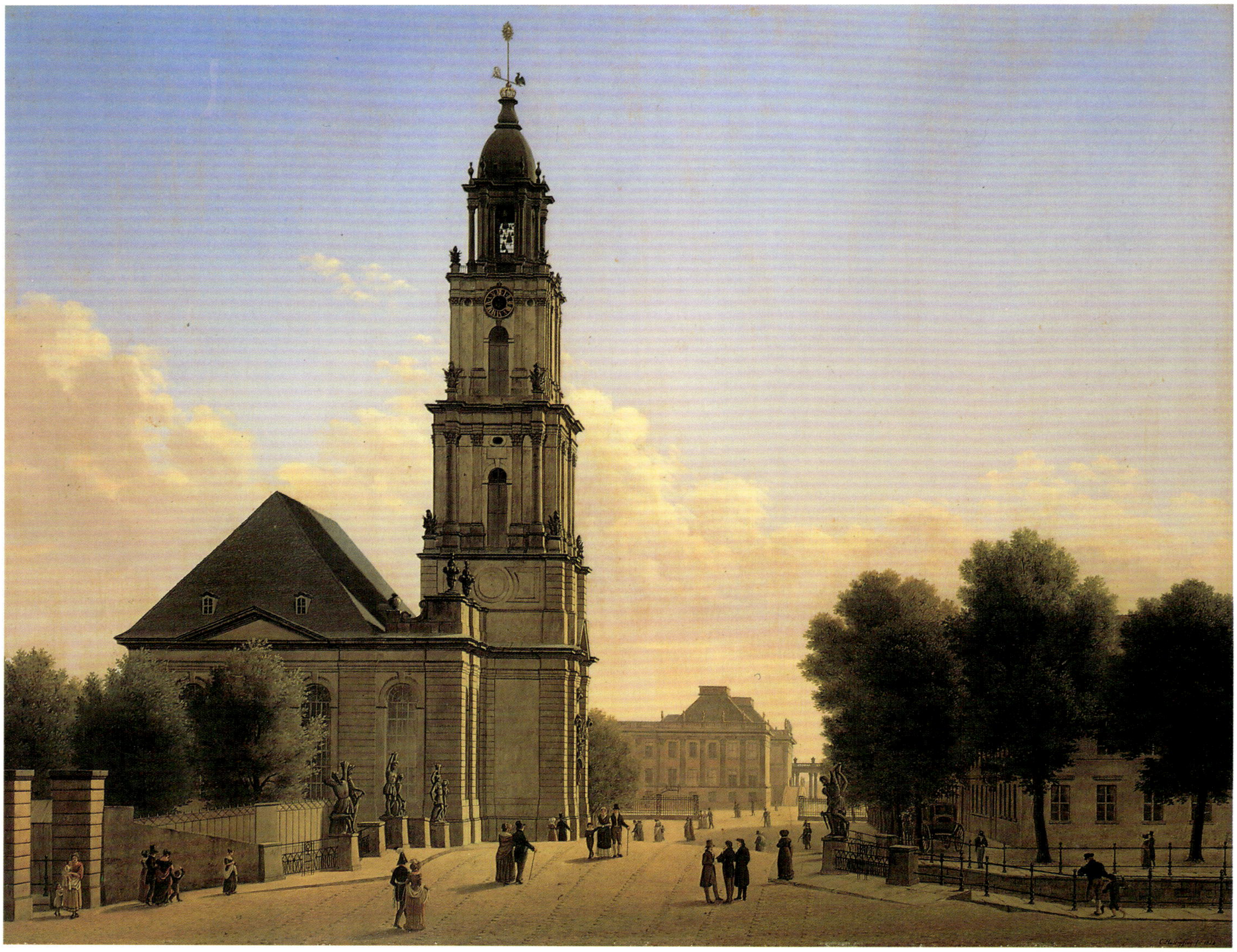

T20 CARL HASENPFLUG
Die Garnisonkirche in Potsdam, 1827
Berlin, Berlin Museum

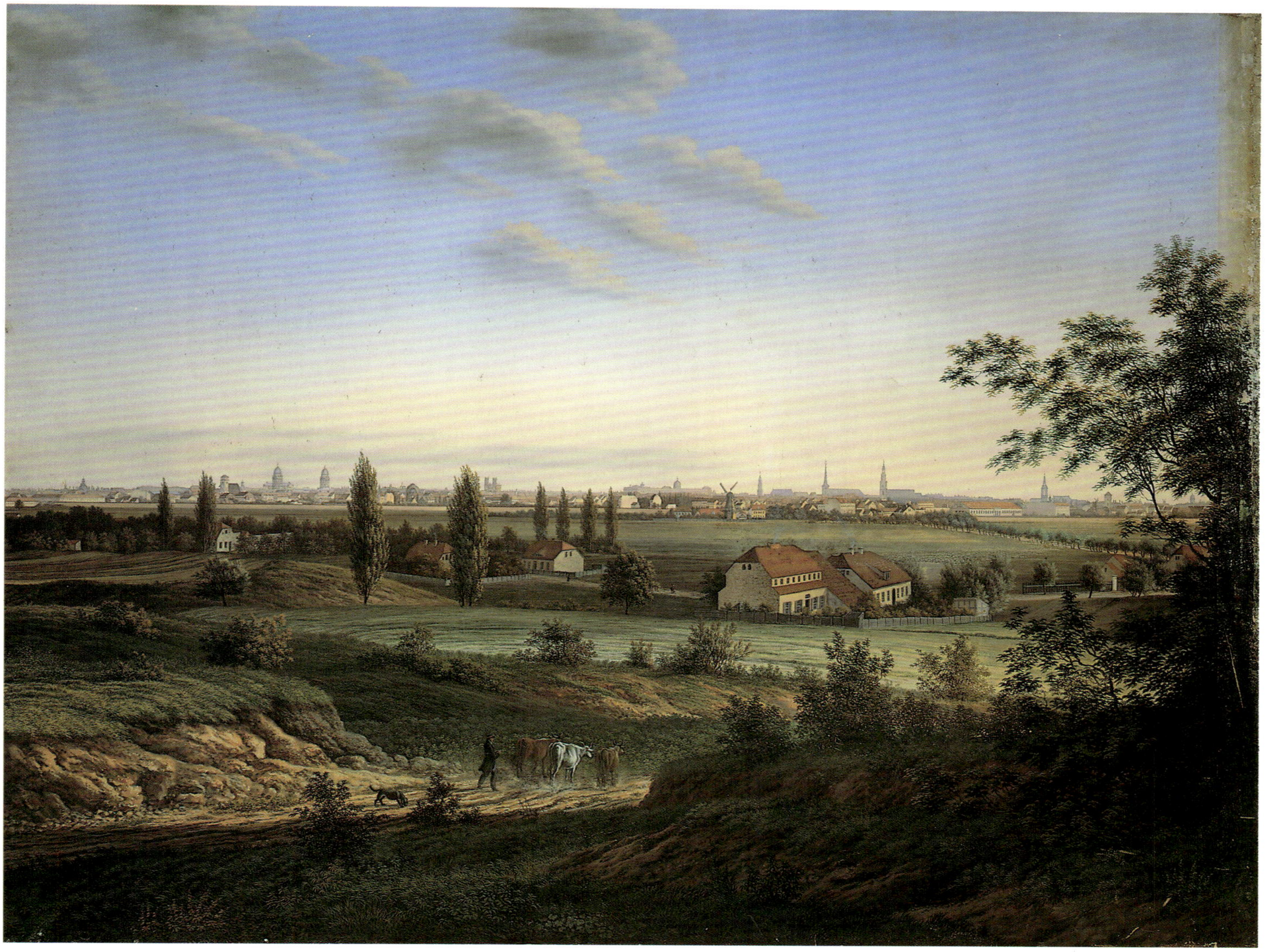

T21 Wilhelm Barth
Blick auf Berlin von den Rollbergen aus, 1834
Berlin, Berlin Museum

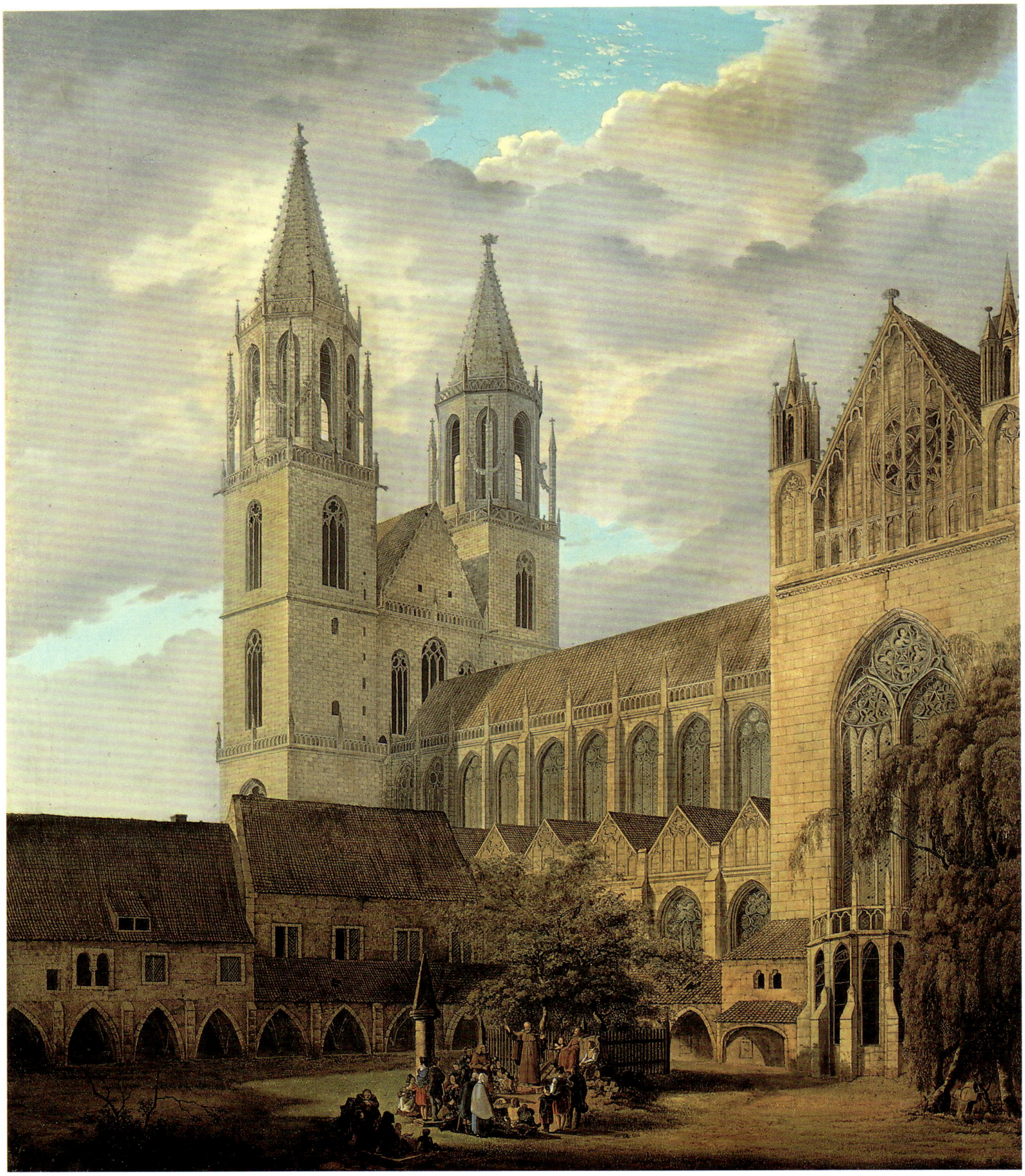

T22 JOHANN HEINRICH HINTZE
Der Magdeburger Dom, 1826
Düsseldorf, Privatbesitz

nerne Gotteshaus mit seinem schlanken, von einer Zwiebelkuppel gekrönten Turm und dem eine herrliche Aussicht bietenden Altan rasch beliebt und ist es bis heute geblieben; damals konnte man außerdem diese preußisch-russische Kirche als Symbol sehen: schließlich war die Zarin eine preußische Prinzessin.

Einer der fleißigsten und erfolgreichsten Vedutenmaler war der zunächst an der Berliner KPM als Porzellanmaler tätige WILHELM BARTH, der seit 1800 mit Landschaftsbildern und Graphiken auf den Akademieausstellungen vertreten war und der seit 1826 neben seinen Deckfarbenbildern und Aquarellen auch eine ganze Reihe von Ölbildern geschaffen hat, von denen sich allein 24 mit Veduten von Potsdam und anderen Orten in der Mark Brandenburg bis zum Zweiten Weltkrieg im Marmorpalais in Potsdam befanden. Eine Ausstellung von 1981 mit einer großen Zahl seiner Ölgemälde, Deckfarbenbilder, Aquarelle und Radierungen in der Orangerie in Potsdam-Sanssouci hat die Verdienste dieses kaum mehr beachteten Malers höchst eindringlich vor Augen
T 21 geführt. Sein großes Ölgemälde ›Blick auf Berlin von den Rollbergen aus‹ von 1834 ist eine unverzichtbare Ansicht des biedermeierlichen Berlin; ein Bild, das lebendiger als alle Angaben über die damalige Ausdehung und Bevölkerungszahl die vergleichsweise noch kleine Haupt- und Residenzstadt Preußens anschaulich in unser Bewußtsein ruft. Biedermeierlich in der Farbgebung sind auch seine
281 Ölbilder von der Nikolaikirche in Potsdam – noch ohne
282 Kuppel –, vom Jagdschloß Grunewald oder dem in Deck-
283 farben gemalten Schlößchen auf der Pfaueninsel ebenso
284 wie der Blick auf das Marmorpalais am Heiligen See in Potsdam, das er gewiß am meisten liebte und wohl am häufigsten dargestellt hat.

Ob der Maler E. BARTH ein Verwandter von Wilhelm Barth war, wissen wir nicht. Er reichte in seinen Deckfarbenbildern an seinen Namensvetter nicht heran, doch die
285 Darstellung des Finowkanals bei Neustadt-Eberswalde hat in der für ihn typischen, bilderbuchhaften Naivität dennoch etwas Anziehendes.

LEOPOLD ZIELCKE hat als Architekt und Architekturmaler am meisten von Johann Erdmann Hummel an der Berliner Akademie gelernt, dessen Assistent er anfangs war; 1826 wurde er Professor an der Kunst- und Gewerkschule in Berlin und hat mit feinem Gespür für Architektur eine Reihe von Straßenansichten als genaue
286 Veduten geschaffen. Sein Aquarell von 1835 zeigt, daß die Leipziger Straße noch eine reine Wohnstraße war, mit einigen bescheidenen Läden, aber voller urbanen Lebens. Zielcke war gewiß ein Logenbruder der 1740

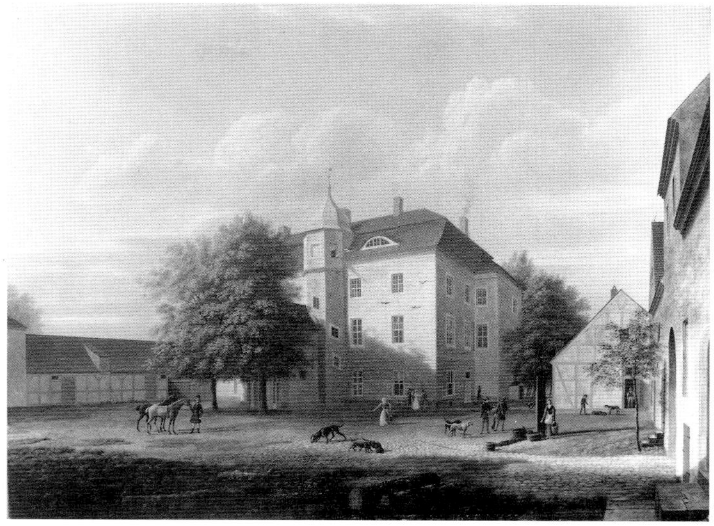

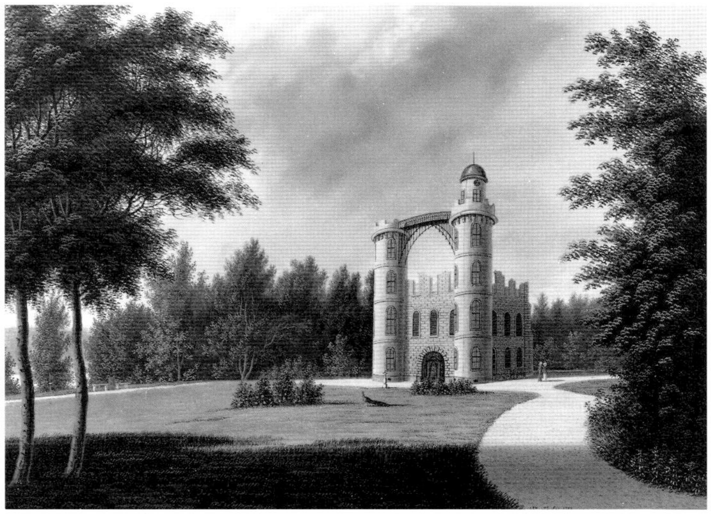

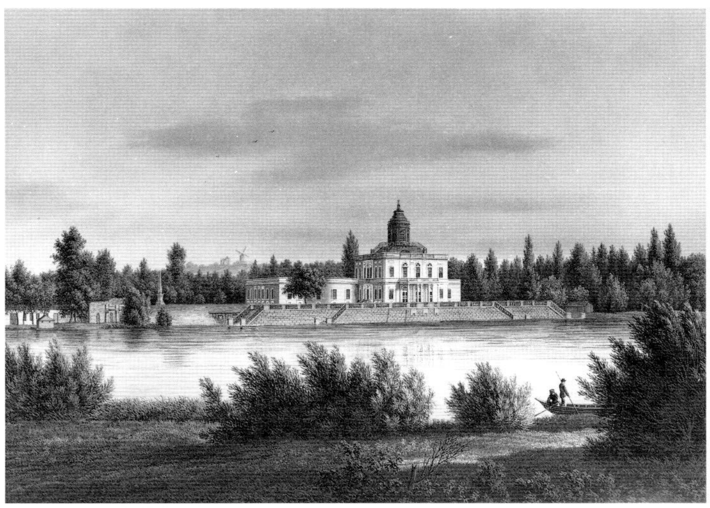

282 WILHELM BARTH
Das Jagdschloß Grunewald, 1832
Berlin, SSG, Schloß Charlottenburg

283 WILHELM BARTH
Das Schlößchen auf der Pfaueninsel
Deckfarben
Berlin, SMPK, Kupferstichkabinett

284 WILHELM BARTH
Das Marmorpalais am Heiligen See
in Potsdam, Deckfarben
Berlin, SMPK, Kupferstichkabinett

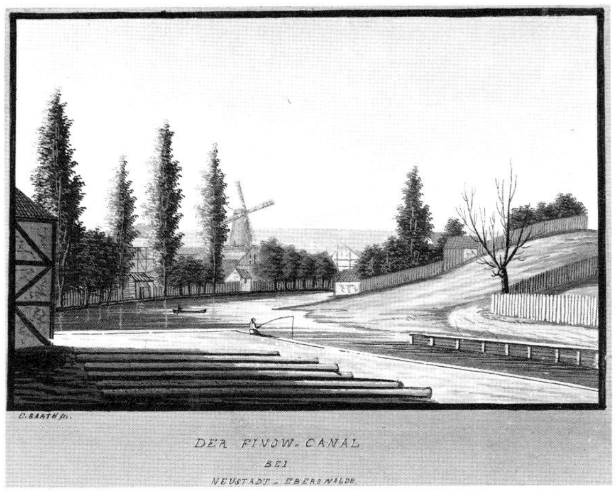

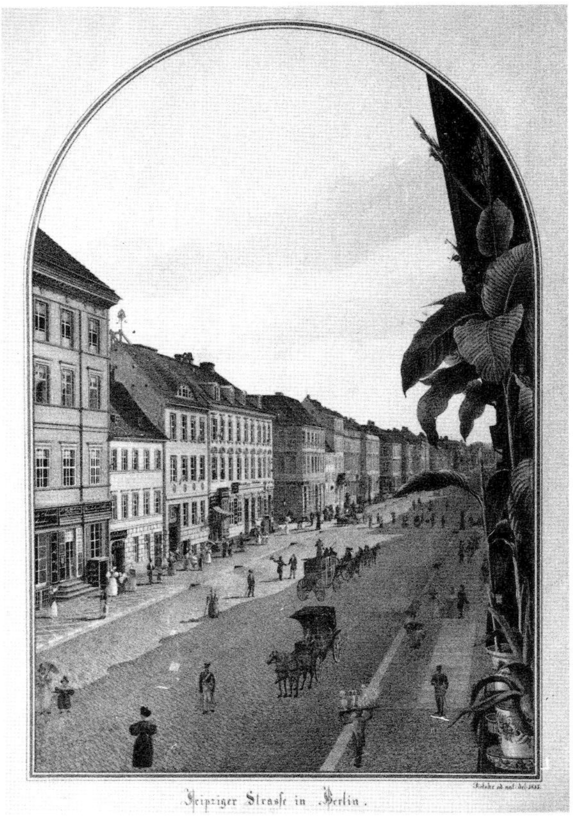

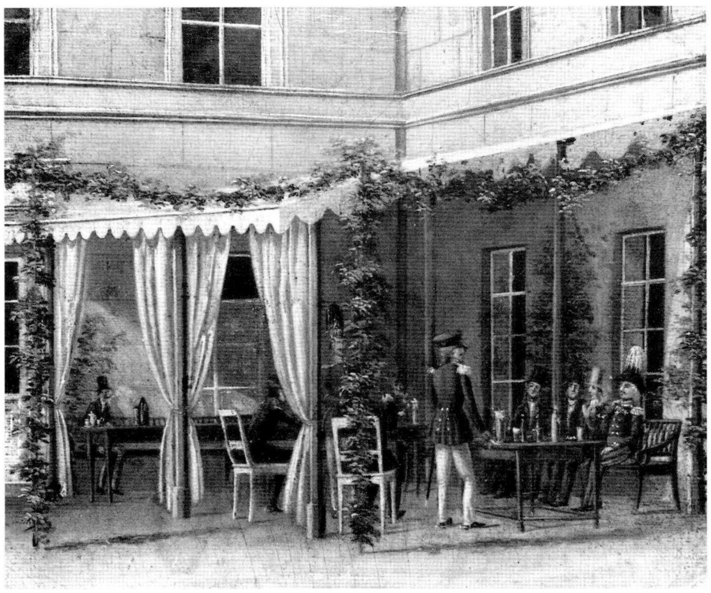

gegründeten Loge »Zu den drei Weltkugeln«, anfangs noch »Aux Trois Globes« genannt, deren Großmeister Friedrich der Große 1744 geworden war. Andernfalls hätte er kaum das sogenannte Männerzelt im Garten der 287
in der Splitgerbergasse gelegenen Loge darstellen dürfen. Bürger allerbester Reputation und Offiziere hatten sich im Zeichen der Humanität und Menschenliebe in dieser Loge zusammengeschlossen. Der Maler stellte sie nicht etwa bei ihren Zeremonien, sondern bei einem geselligen Beisammensein im Hofe dar. Seine Unbeholfenheit in der Menschendarstellung ist allerdings deutlich erkennbar. Zielckes Stärke waren seine Veduten, die zumeist Straßen in Berlin, im noch entfernten Charlottenburg und Potsdam zum Gegenstand hatten.

Die Theatermalerei dieser Epoche in Berlin kann nur gestreift werden anhand zweier Persönlichkeiten, die aus der Theatermalerei kamen, aber auch darüber hinaus als Maler tätig waren. Der Berliner Johann Carl Jakob Gerst hat sich von seiner Lehrzeit an mit Dekorationsmalerei befaßt und seit 1818 an den Kgl. Theatern viele Bühnenbildentwürfe Schinkels ausgeführt. Darüber hinaus betätigte er sich als freier Maler und bildete eine Reihe von Schülern aus. In einem Aquarell von 1843 hat er die letzten Löscharbeiten im ausgebrannten Kgl. 288
Opernhaus dargestellt. Bei aller Sachlichkeit in der Wiedergabe der erhalten gebliebenen Teile des aufgehenden Mauerwerks hat diese preußisch-streng wirkende Ruine etwas Großartiges, das der Theatermaler bühnenwirksam, aber doch unpathetisch, in ein Bild umzusetzen wußte, das ebenso auch als Dokument angesehen werden kann.

286 Leopold Zielcke
Die Leipziger Straße in Berlin, 1835
Aquarell
Potsdam-Sanssouci, Staatl. Schlösser und Gärten

287 Leopold Zielcke
Im Garten der Loge »Zu den drei Weltkugeln« in Berlin
Berlin (Ost), Märkisches Museum

285 E. Barth
Der Finowkanal bei Neustadt-Eberswalde
Deckfarben
Berlin, SMPK, Kupferstichkabinett

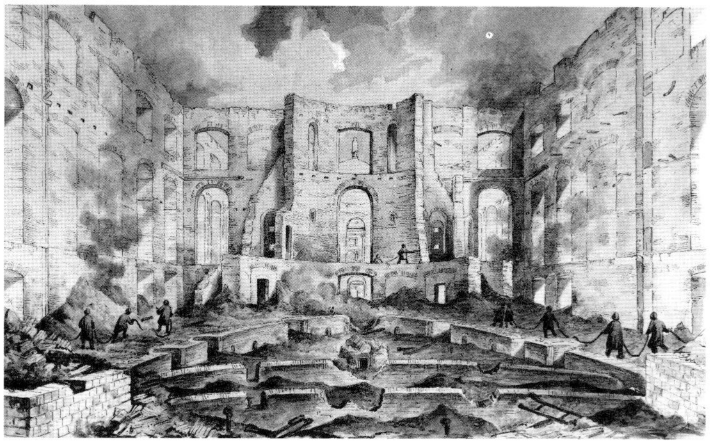

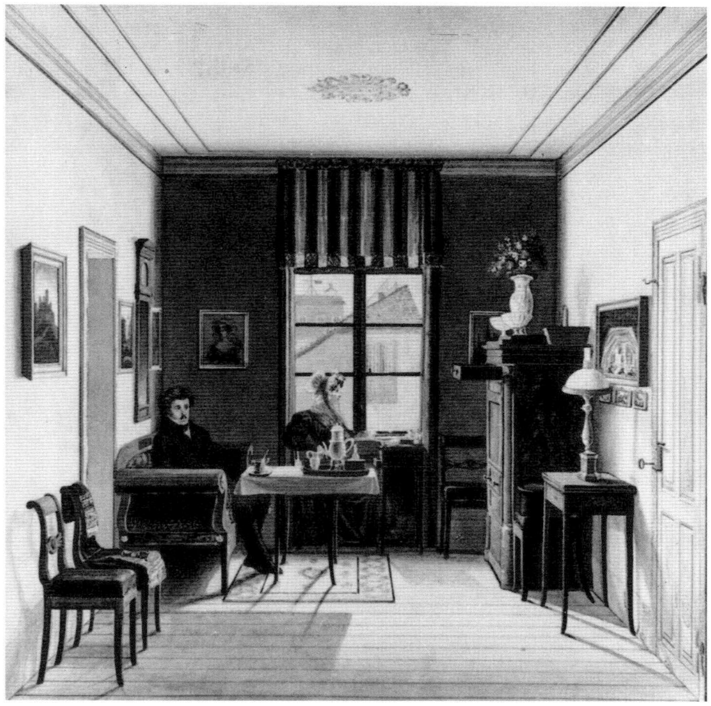

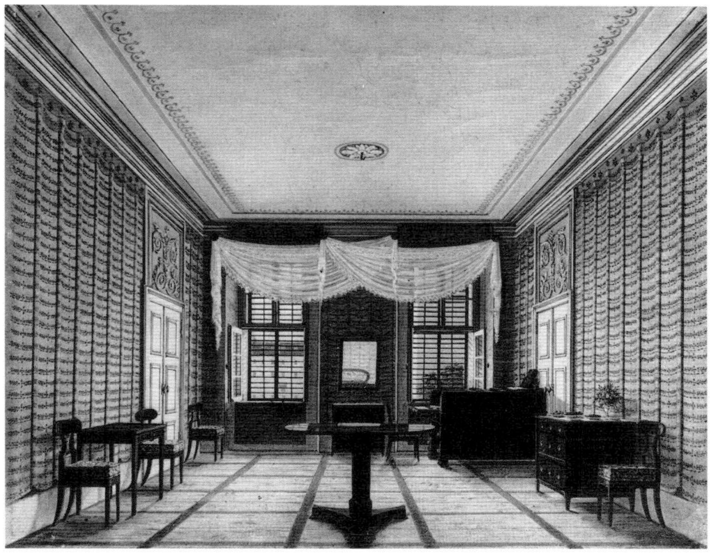

Der ein Jahr jüngere aus Braunschweig gekommene Carl Gropius war unter den zeitgenössischen Malern in Berlin eine einzigartige Persönlichkeit. Auch er wurde nach ausgedehnten Auslandsreisen zur eigenen Vervollkommnung in der Landschaftsmalerei in Berlin Theatermaler, wo er nicht nur Entwürfe Schinkels ausführte, sondern auch eigene Bühnenbilder schuf. Entscheidend für seine Laufbahn aber war das Kennenlernen des neuen Dioramas von Daguerre und Bouton in Paris. Er etablierte ein eigenes Dioramagebäude in Berlin, das 1827 seine vielbeachtete Premiere hatte und für die Berliner mit den zunächst von ihm selbst geschaffenen Landschaftsdioramen – einige davon waren auch von Schinkel – ein neues Medium der Unterhaltung wurde, gleichsam eine Vorform des späteren Kinos. Er war der künstlerisch begabteste von drei Brüdern, alle mit ausgeprägtem Geschäftssinn versehen. In seinem Ateliergebäude für Theater-, Architektur- und Landschaftsmalerei entstanden Bühnenbilder auch für andere Theater in Deutschland und im Ausland. Der Gropiussche Verlag mit seinem Bruder George an der Spitze war hoch angesehen. Im Diorama gab es eine Gemäldeausstellung im Kunstsaal und ein Berliner Kabinett mit allem, was Einheimische und Fremde zum Thema Berlin zu interessieren vermochte und manches außerdem noch in »boutiques à prix fixe«, auch mit ausländischen Artikeln, kurz: die Gropius-Brüder waren auch tüchtige Unternehmer. Darüber aber sollte der Maler Carl Gropius nicht vergessen werden, der ein guter Landschaftsmaler war. Biedermeierlich proper, in der Ausstattung recht bescheiden, wirkt sein
289 Wohnzimmer, in dem er sich selbst auf dem Sofa, sein

288 Johann Karl Jacob Gerst
Das ausgebrannte Opernhaus in Berlin, 1843
Aquarell
Berlin (Ost), Staatl. Museen zu Berlin, Nationalgalerie

289 Carl Gropius
Das Wohnzimmer des Malers, um 1835
Aquarell
Berlin (Ost), Märkisches Museum

290 Carl Gropius
Zimmer König Friedrich Wilhelms III.
im Schloß zu Teplitz
Aquarell
Berlin, SSG, Schloß Charlottenburg

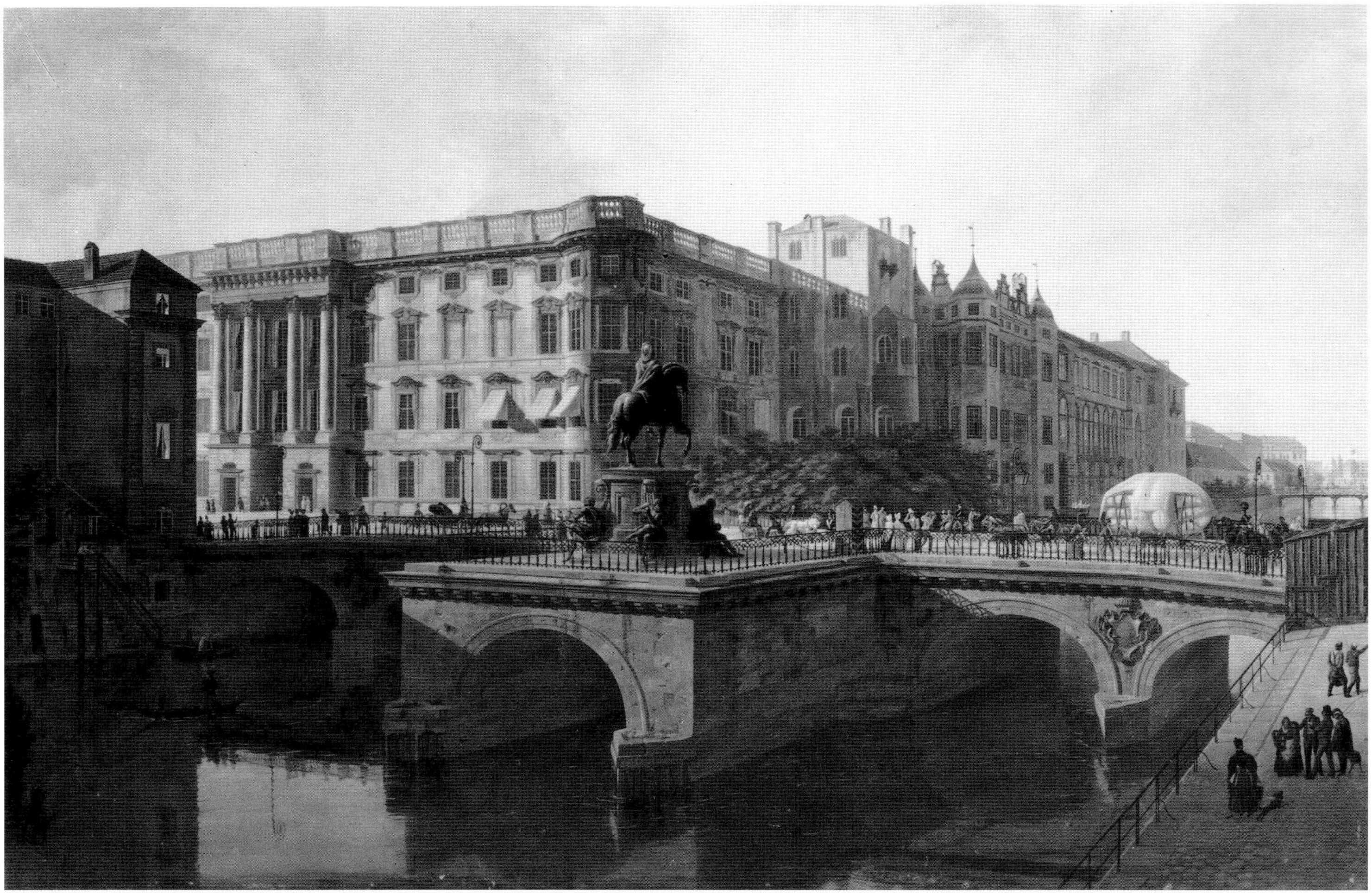

Eheweib auf dem damals so beliebten Platz in der Fensternische beim Nachmittagskaffee dargestellt hat. Daß er auch mit der ›Aufnahme‹ von Schloßinnenräumen beauftragt wurde und diese Aufgaben ebensogut wie die anderen Maler bewältigte, zeigt das im Auftrag von Friedrich
290 Wilhelm III. gemalte Wohnzimmer des Königs in Schloß Teplitz.

Der Sohn PAUL GROPIUS wurde wie sein Vater Dekorationsmaler und schuf auch einige Veduten. Die bekanntesten späteren Mitglieder dieser Familie waren Martin Gropius, den wir heute wieder als Architekten des damaligen Kunstgewerbemuseums kennen, und sein Großneffe Walter Gropius, ein Architekt von weltweitem Renommee.

Ein Kabinettstück der Berliner Vedutenmalerei ist das von MAXIMILIAN ROCH geschaffene Gemälde von
291 1834 mit der Darstellung der Langen Brücke und dem Berliner Schloß im Hintergrund. Von dem Maler, der sich hauptsächlich mit Landschaften an den Berliner Akademischen Kunstausstellungen beteiligte, von dem wir aber sonst nichts wissen, sind nur zwei Bilder bekannt geblieben. Diese auch von anderen Malern und Graphikern gern dargestellte Aussicht vom Obergeschoß eines Hauses der Burgstraße auf die Brücke mit dem Denkmal des Großen Kurfürsten, auf die ältesten Teile des Schlosses an der Spreeseite und auf ein Stück der Fassade am Schloßplatz, vermittelt zugleich einen Blick auf berlinische Geschichte und Kunstgeschichte seit der Zeit des Großen Kurfürsten.

Das Nebeneinander von Architektur- und Landschaftsveduten findet sich auch im Schaffen des kurz vor der Jahrhundertwende in Berlin geborenen KARL
BECKMANN. Sein Gemälde von 1836 ›Alt-Berlin‹ in der 292
Nähe der Waisenbrücke ist schönstes Biedermeier mit einem leisen Hauch von Romantik und in seinen warmen, sonnigen Farben koloristisch ansprechend. Als Schüler

291 MAXIMILIAN ROCH
Blick auf die Lange Brücke und
das Berliner Schloß, 1834
Berlin, S.K.H. Dr. Louis Ferdinand Prinz von Preußen

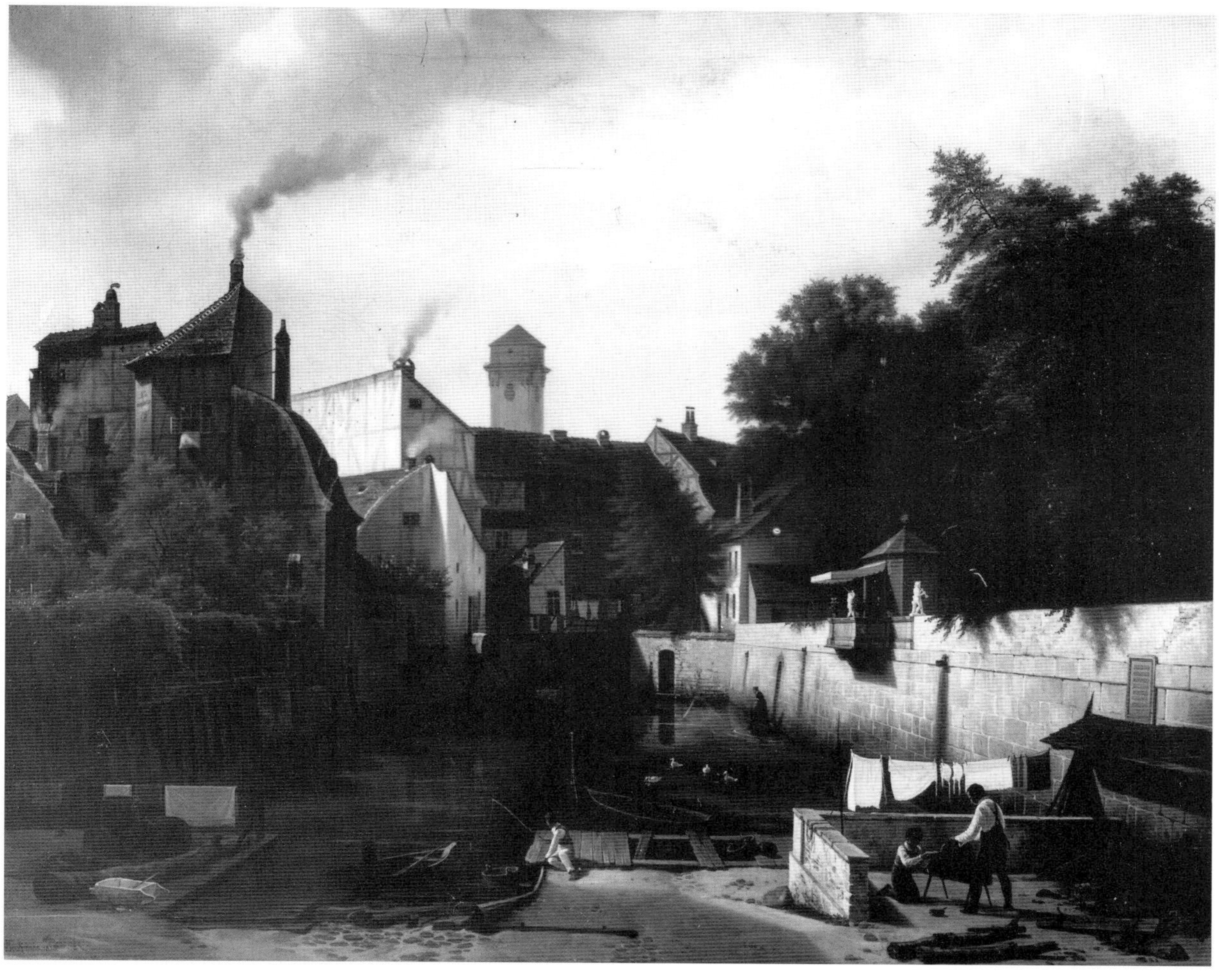

Wachs war Beckmann zuerst in Paris, danach vier Jahre in Italien und kehrte dann endgültig nach Berlin zurück, wo er Architektur und Perspektive an der Berliner Akademie lehrte.

EDUARD BIERMANN, ebenfalls ein Berliner, wurde mit August Wilhelm Schirmer und Carl Blechen gern als Begründer der Landschaftsmalerei in Berlin angesehen. Seine Bilder aus der Schweiz und Italien hatten noch romantische Züge, doch von 1840 an wandte er sich in Berlin auch der Architekturmalerei zu. Ein Aquarell
293 stellte das ehemalige Palais des Grafen Raczynski von Strack dar, in dem sich im Mittelbau die Gemäldegalerie des kunstsinnigen Grafen und in den Eckbauten Künstlerateliers befanden. Der aus drei durch Arkaden verbundenen Bauteilen bestehende, breitgelagerte Bau am Königsplatz hat Wallots Reichstagsgebäude weichen müssen. Deshalb hat das Aquarell auch dokumentari-
294 schen Wert. Vom Altan eines Potsdamer Wohnhauses aus hat Biermann einen Blick in einen Garten mit reichem Baumbestand und einem großen Gebäude im Hintergrund dargestellt. Zwischen den Baumstämmen taucht die ehemalige Garnisonkirche mit ihrem schöngegliederten Turm auf. Seine Potsdam-Veduten, meist Aquarelle, in denen er mit feinem Gefühl für das Kolorit verschiedene Stimmungen einfing, galten auch der umgebenden Landschaft. Daß er auch sachlich und genau sein konnte, bewies er in den in festem Auftrag geschaffenen Ölgemälden und Aquarellen der Borsigschen Maschinenfabrik aus der zweiten Hälfte der vierziger Jahre; er gehörte damit zu den Malern, die die ersten Industriebilder schu-
fen. Die ›Urzelle‹ Borsig vor dem Oranienburger Tor mit 295
der Gießerei und den seitlichen Anbauten der Werkstätten von 1847 stand am Anfang seiner malerischen Bemühungen um dieses große Werk in Berlin.

Der Berliner CARL FIELGRAF gehörte zu den Malern, die es zu Wilhelm Schadow nach Düsseldorf zog,

292 CARL BECKMANN
Alt-Berlin, 1836
Schweinfurt, Sammlung Georg Schäfer

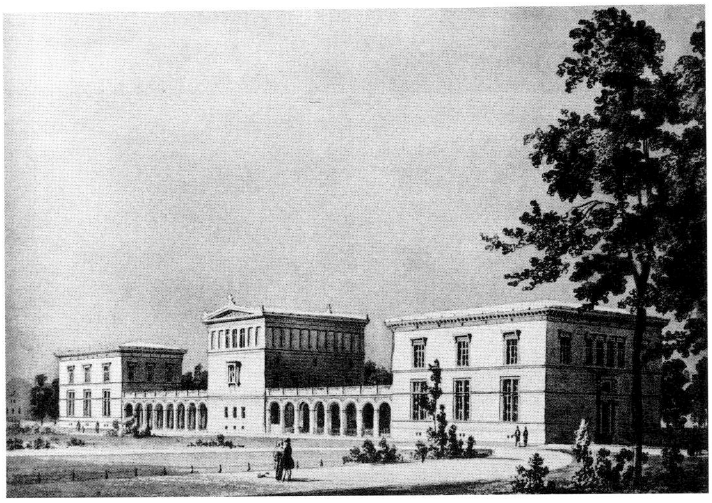

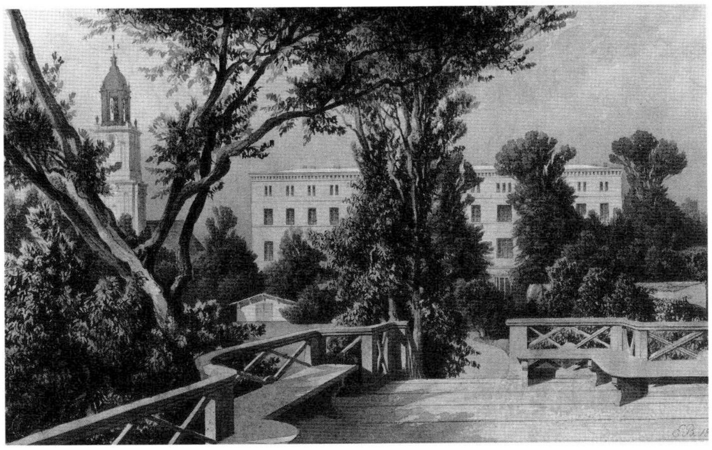

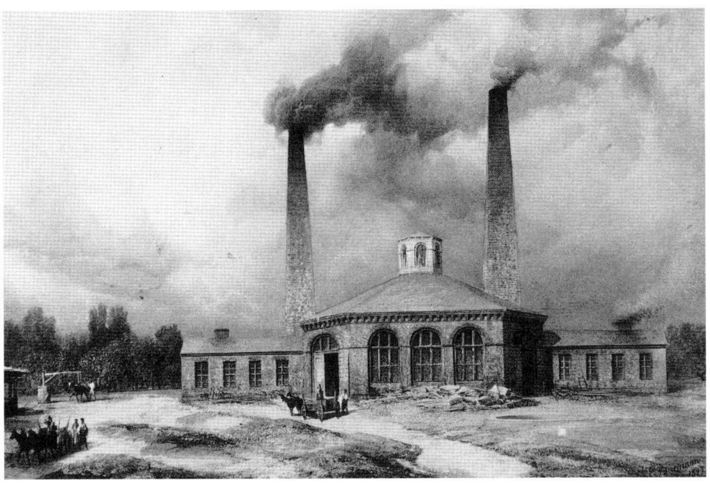

293 EDUARD BIERMANN
Das Palais Raczynski, 1843
Aquarell
Verbleib unbekannt

294 EDUARD BIERMANN
Ansicht aus Potsdam mit der Garnisonkirche, 1842
Aquarell
Bremen, Kunsthalle Bremen

295 EDUARD BIERMANN
Die »Urzelle« Borsig am Oranienburger Tor, 1847
Aquarell
Berlin, Archiv Borsig

doch kehrte er nach einigen Jahren 1834 an die Spree zurück, um in der folgenden Zeit sich mit religiösen, mythologischen und genrehaften Themen zu befassen. Daß er schon vor seinen Düsseldorfer Jahren beachtliche Leistungen zu vollbringen vermochte, zeigt sein bekanntes Biedermeierbildnis der Charlotte Müller in der Nationalgalerie. Sein erster Lehrer ist Wilhelm Wach gewesen, doch Schadows Malerei hat sein Schaffen nachhaltiger geprägt.

Der vielseitige Maler konnte noch anderes: Der Blick
auf das alte Berlin bei Nacht mit seinen schlichten Wohn- 296
häusern und den in den Wolkenhimmel ragenden Kirchtürmen (der vordere ist der von St. Nikolai) ist in der Art der lockeren, fast skizzenhaften Malerei Darstellungen Menzels aus den vierziger Jahren ähnlich. Das kleine Bild ist gewiß nebenher ohne Auftrag entstanden, keine großartige oder gar dokumentarische Ansicht, aber ein Stück geheimer berlinischer Poesie, ganz vom persönlichen Eindruck her gestaltet.

CARL WILHELM POHLKE, ein Schüler von Hensel, mit Studienaufenthalten in Paris und Italien, widmete sich, wie die Mehrzahl seiner malenden Zeitgenossen, dem beliebten Genre, Landschaftsdarstellungen und der Bildnismalerei. Mit größter Akribie hat der Einundzwan-
zigjährige das Innere der Klosterkirche von der Orgelem- 297
pore aus in einem Aquarell »aufgenommen«, mit dem er sich als den professionellen Vedutenmalern ebenbürtig erwies.

CARL DANIEL FREYDANCK war lange Zeit lediglich als Porzellanmaler an der Königlichen Porzellan-Manufaktur in Berlin bekannt, würde also nicht in die Reihe der hier nur in Auswahl erwähnten Vedutenmaler gehören. Doch vor wenigen Jahren ist er durch die im Tausch erfolgte Übernahme und Bearbeitung des Archivs der KPM, das sich heute im Schloß Charlottenburg befindet, auch als Maler gewissermaßen »entdeckt« worden. 1987 wurden seine Bilder in einer Ausstellung im Schloß Charlottenburg der Öffentlichkeit zum ersten Mal vorgestellt. Seine zwischen 1837 und 1848 entstandenen, meist kleinformatigen Gemälde, die er wohl meist als Vorlagen für ausgewählte, kostbare Porzellane der KPM schuf, zeigen ihn als tüchtigen Vedutenmaler mit den damals beliebten Ansichten der Gegend zwischen Berlin und Potsdam, aber auch von anderen deutschen Gegenden. Er hatte sein ganz in der Tradition der Berliner Vedutenmalerei stehendes Handwerk nicht allein als Lehrling bei der KPM erlernt, sondern auch die Berliner Akademie besucht und sich an ihren Ausstellungen beteiligt. Wie nahe er den Berliner Vedutenmalern kam, veranschau-

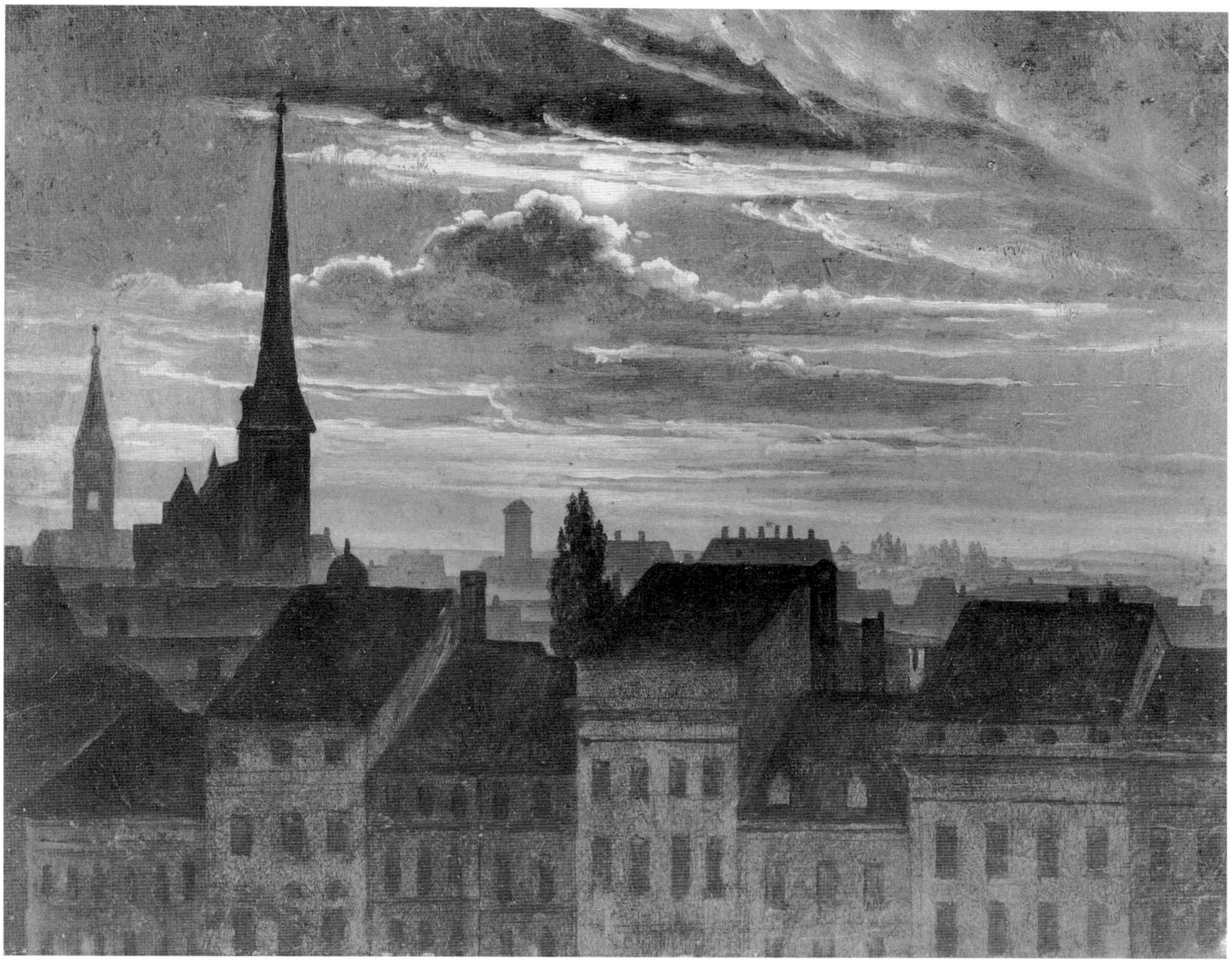

298 licht sein 1829 entstandenes Ölbild der Friedrichwerderschen Kirche.

Von den Zeichnern und Malern bei der KPM wurde vor allem eine bis ins letzte Teil exakte Wiedergabe aller Vorlagen verlangt, die von Insekten, Blumen und Früchten, allegorischen und mythologischen Darstellungen bis zu Architektur- und Landschaftsveduten reichten. Ähnlich verhält es sich auch bei zeichnerisch besonders begabten Architekten.

Als ein Beispiel für mehrere mag hier der Architekt und Maler FERDINAND VON ARNIM stehen, der in zahlreichen, in der Aquarellsammlung von Friedrich Wilhelm IV. befindlichen Veduten Potsdam und seine Schlösser zum Teil auch mit ihren Innenräumen in Aquarelltechnik dargestellt hat. Über seinen Lehrer Persius stand er wohl auch in Verbindung mit dem König selbst. Das Aquarell von 1857 mit der Darstellung des Wohnzimmers von Friedrich Wilhelm IV. in Sanssouci ist ein interessanter Hinweis auf den Geschmack jener Zeit. Wie im Biedermeier ist der damalige Wunsch zu spüren, einen edlen Raum des 18. Jahrhunderts wohnlicher, bürgerlicher zu gestalten. 299

Der Berliner AUGUST HAUN, 1815 geboren, ein Schüler von Blechen und August Wilhelm Schirmer, gehört zu jenen Malern, die sich in verschiedenen Gattungen der Malerei versuchten. Seine Landschaften und Genrebilder zeigten jene oberflächlich-gefällige Romantik, die das Publikum als stimmungsvoll liebte. Nach der Jahrhundertmitte betätigte er sich nur noch als Lithograph. In seinen graphischen Ansichten, dem wohl besten Teil seines Werkes, war er um malerische Wirkung und topographische Genauigkeit bemüht.

296 CARL FIELGRAF
Berlin bei Nacht
Berlin, Berlin Museum

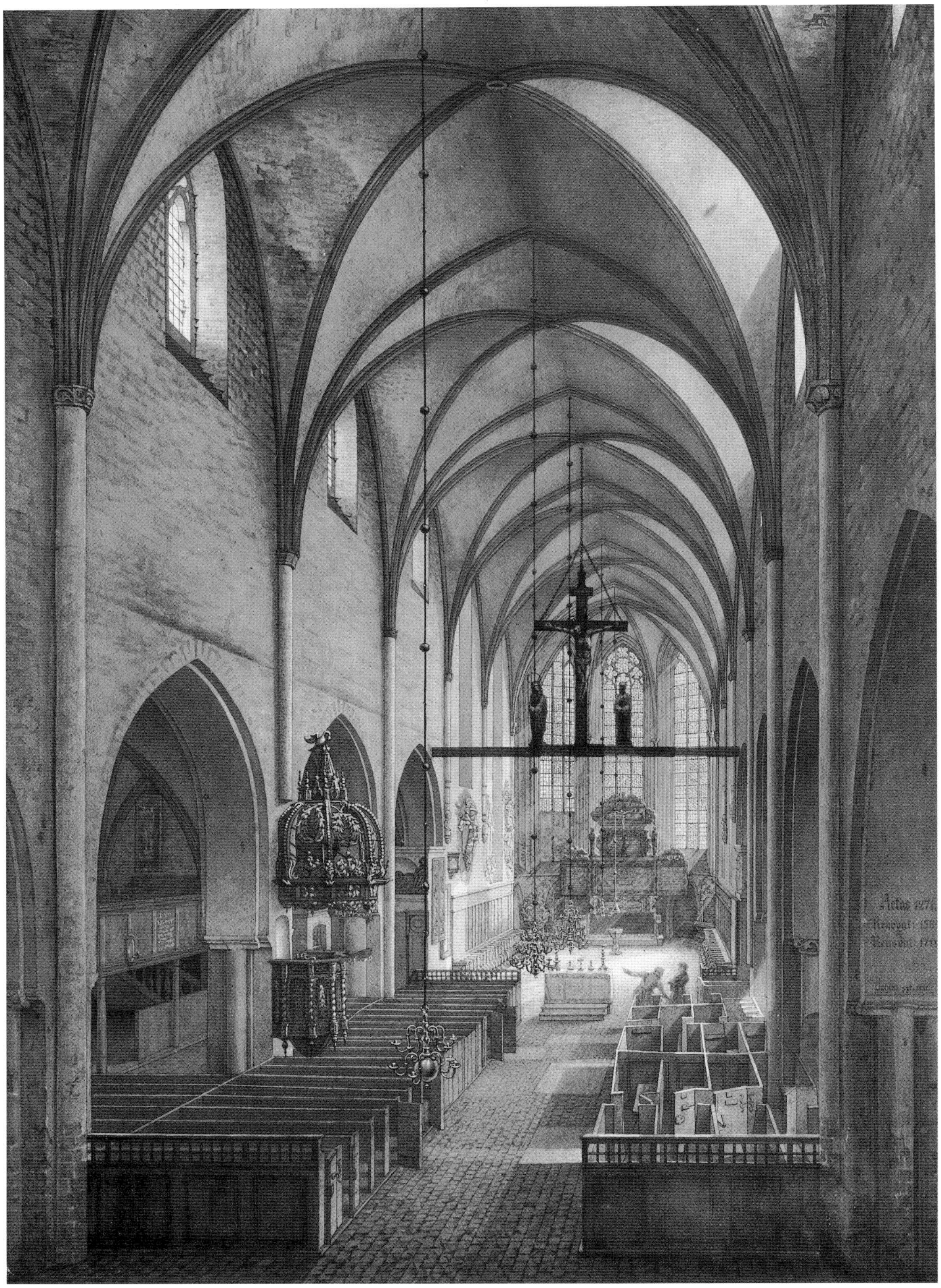

297 Carl Wilhelm Pohlke
Das Innere der Klosterkirche, 1831
Aquarell
Berlin, Berlin Museum

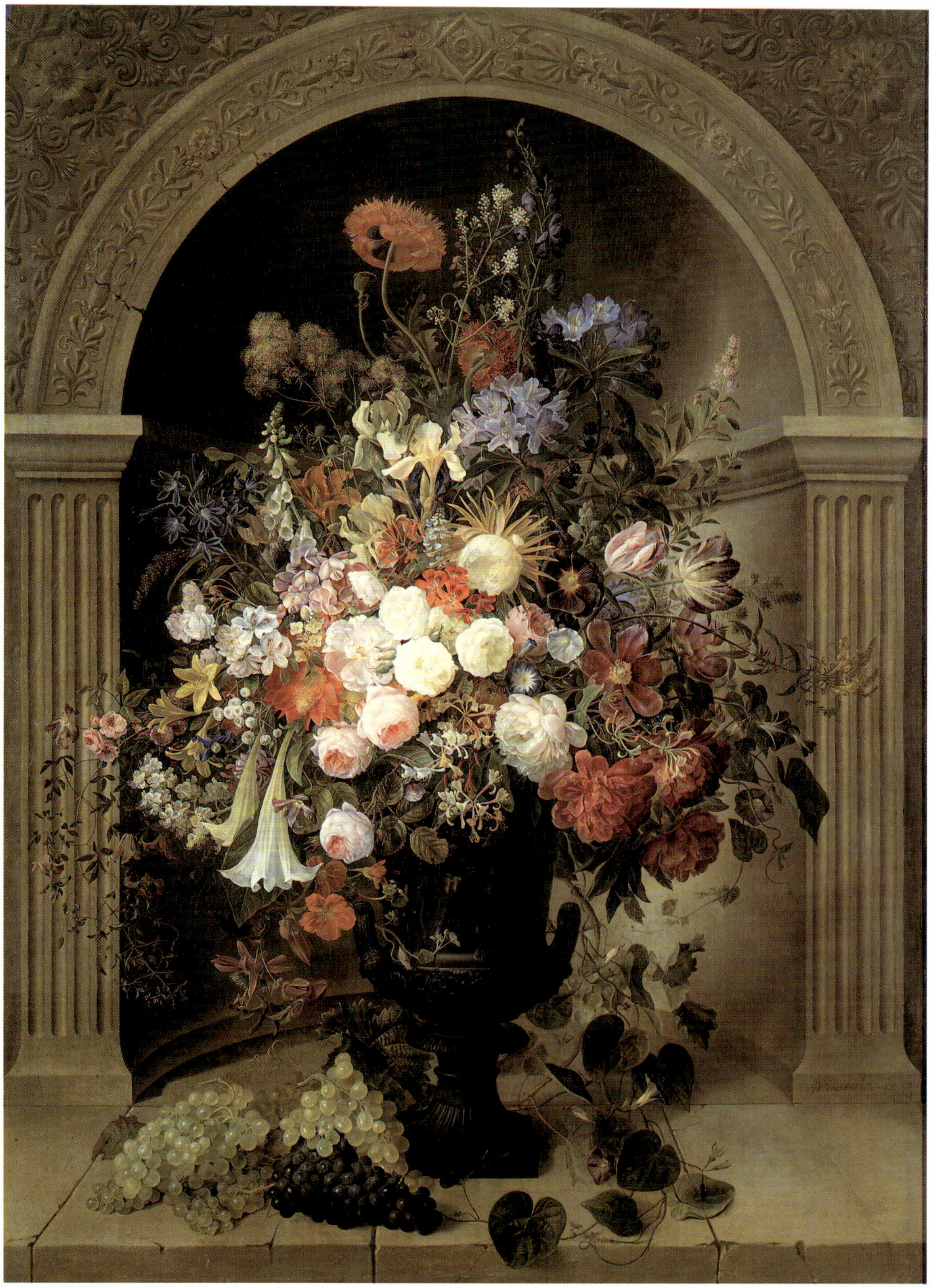

T23 Gottfried Wilhelm Voelcker
Blumenstilleben, 1832
Schweinfurt, Sammlung Georg Schäfer
(Leihgabe an das Germanische Nationalmuseum, Nürnberg)

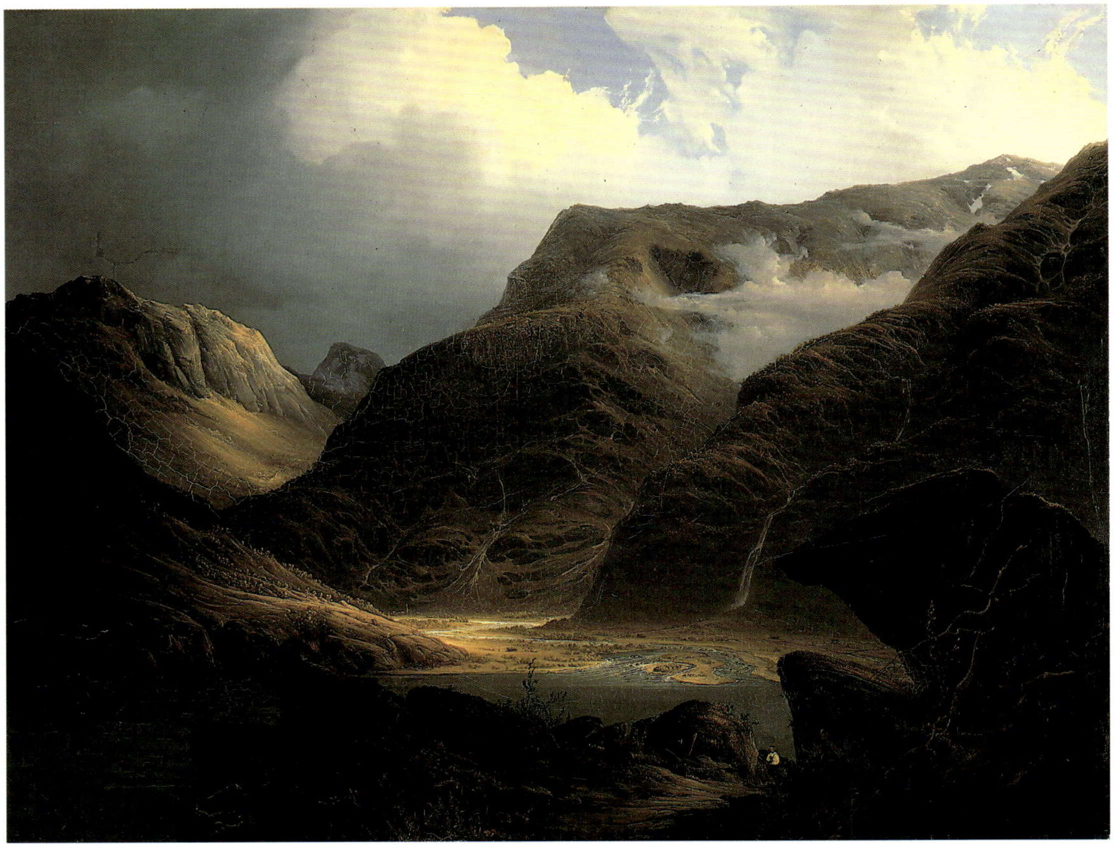

T 24 Gustav Adolf Boenisch
Norwegisches Fjordtal, 1833
Kiel, Stiftung Pommern

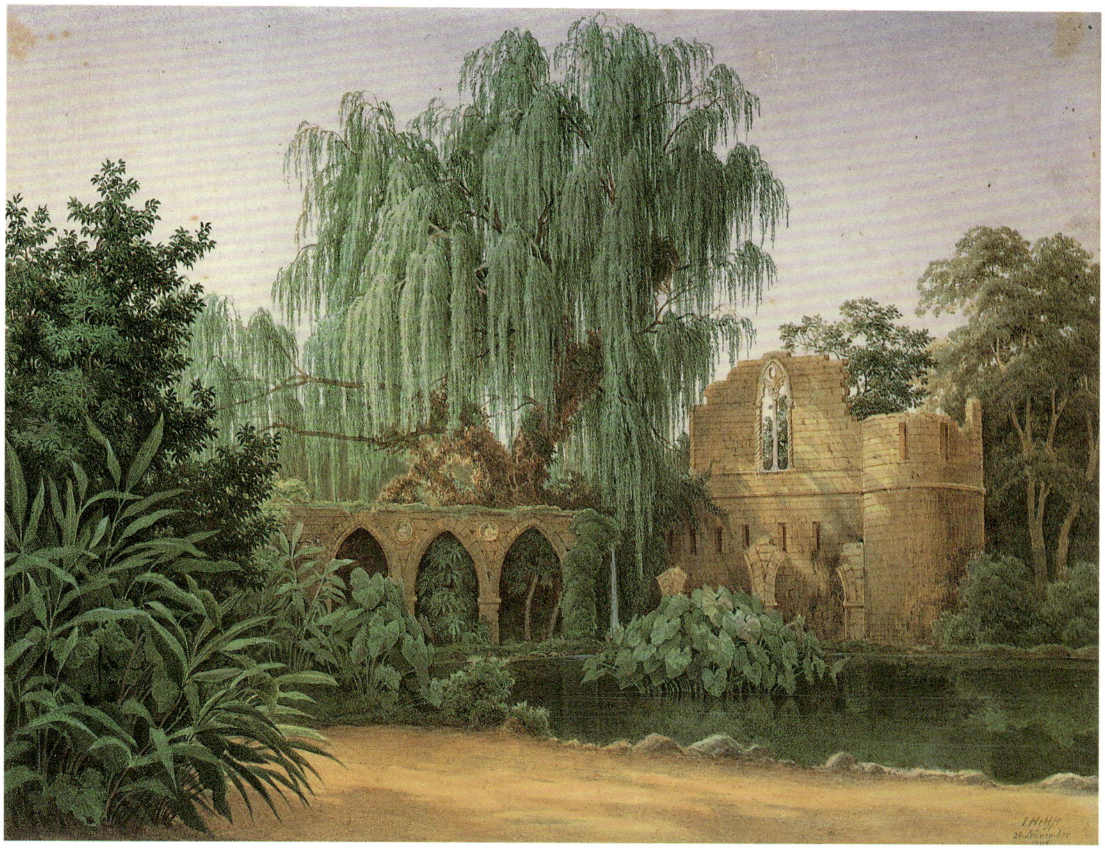

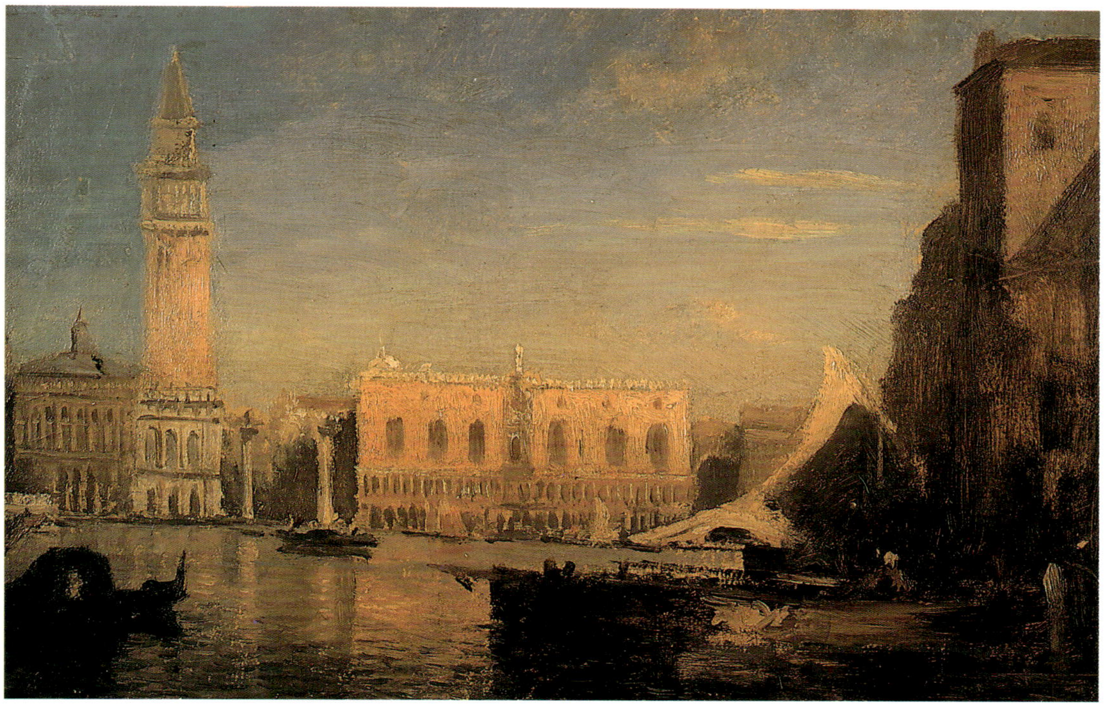

T25 Julius Helfft
Parklandschaft mit Ruine, 1845
Aquarell
München, Privatbesitz

T26 Julius Helfft
Blick auf den Markusplatz und den Dogenpalast in Venedig, 1856
Berlin, Privatbesitz

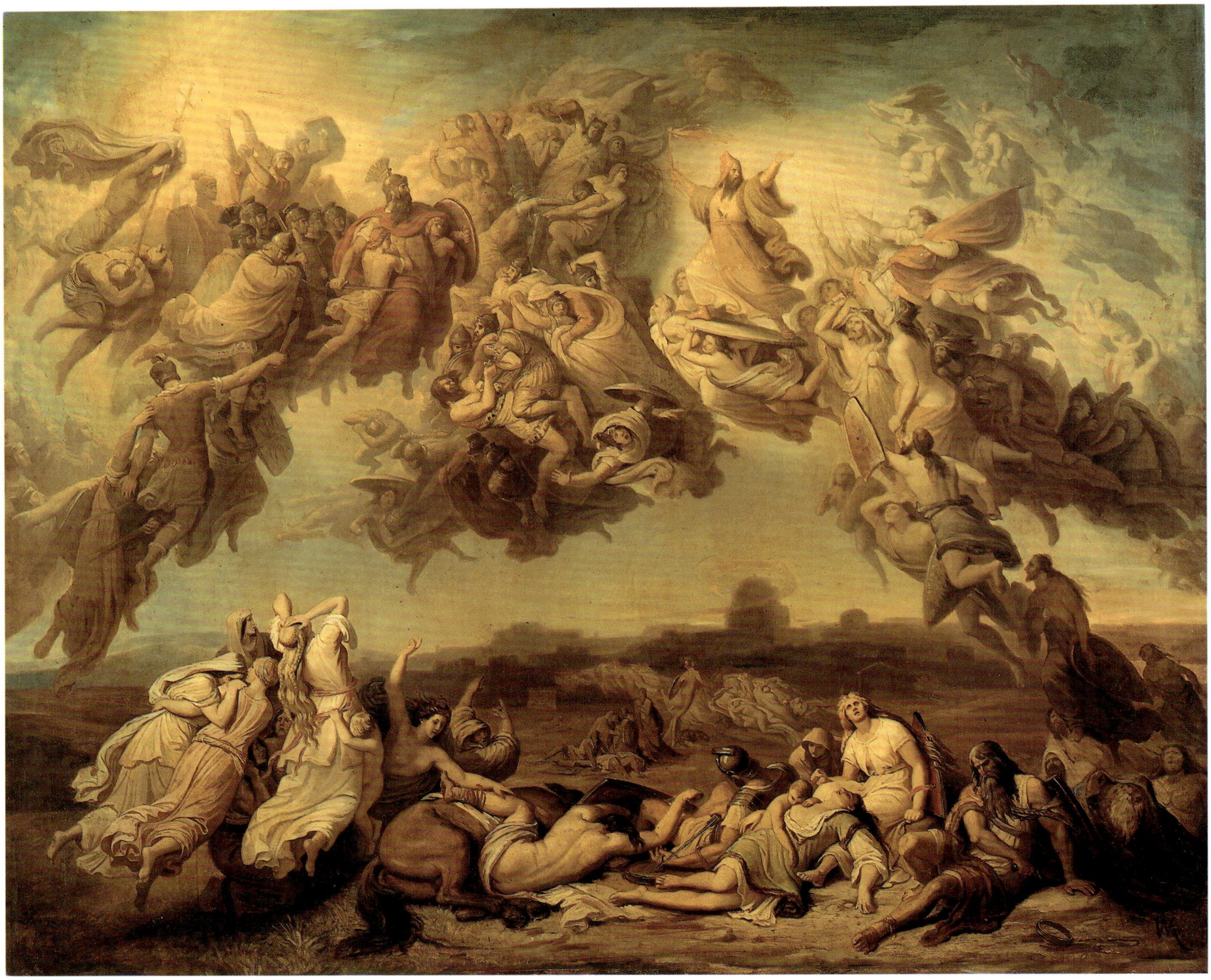

T27 Wilhelm Kaulbach
Die Hunnenschlacht auf den
Katalaunischen Feldern, um 1834-37
Stuttgart, Staatsgalerie

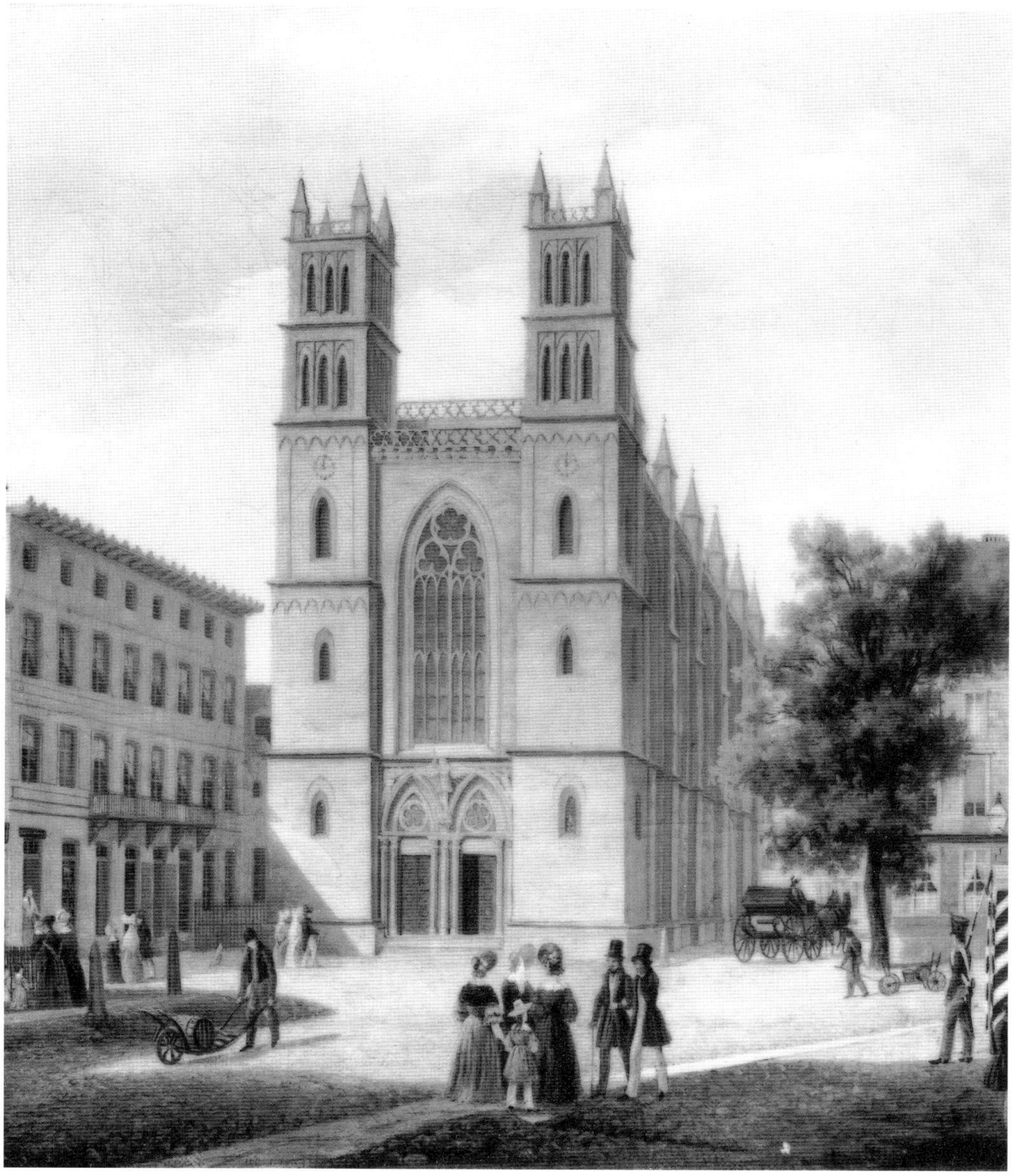

298 Carl Daniel Freydanck
Die Friedrichwerdersche Kirche, 1829
Berlin, SSG, Schloß Charlottenburg

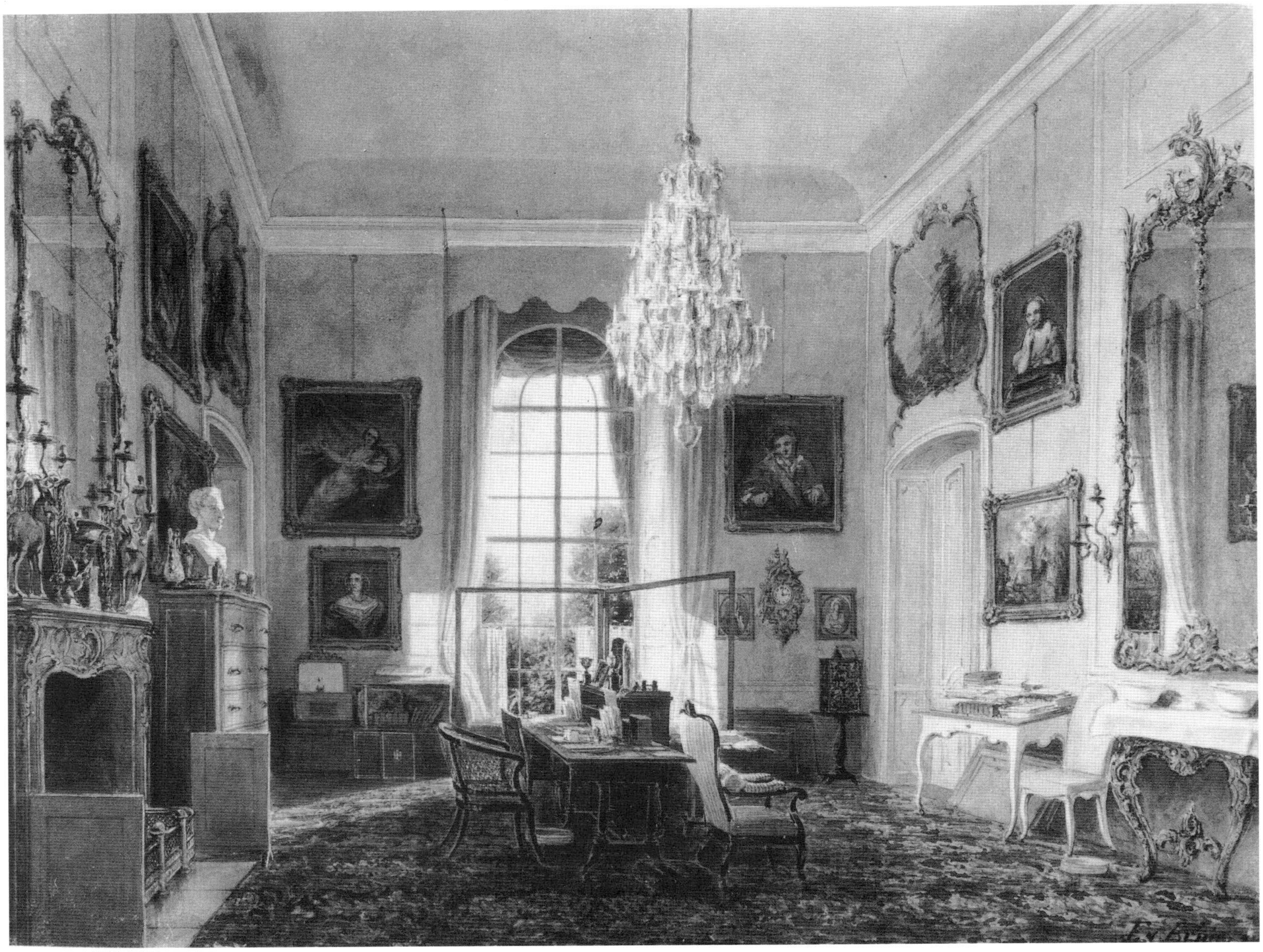

299 FERDINAND V. ARNIM
Wohnzimmer des Königs in Sanssouci, 1857
Potsdam-Sanssouci, Staatl. Schlösser und Gärten

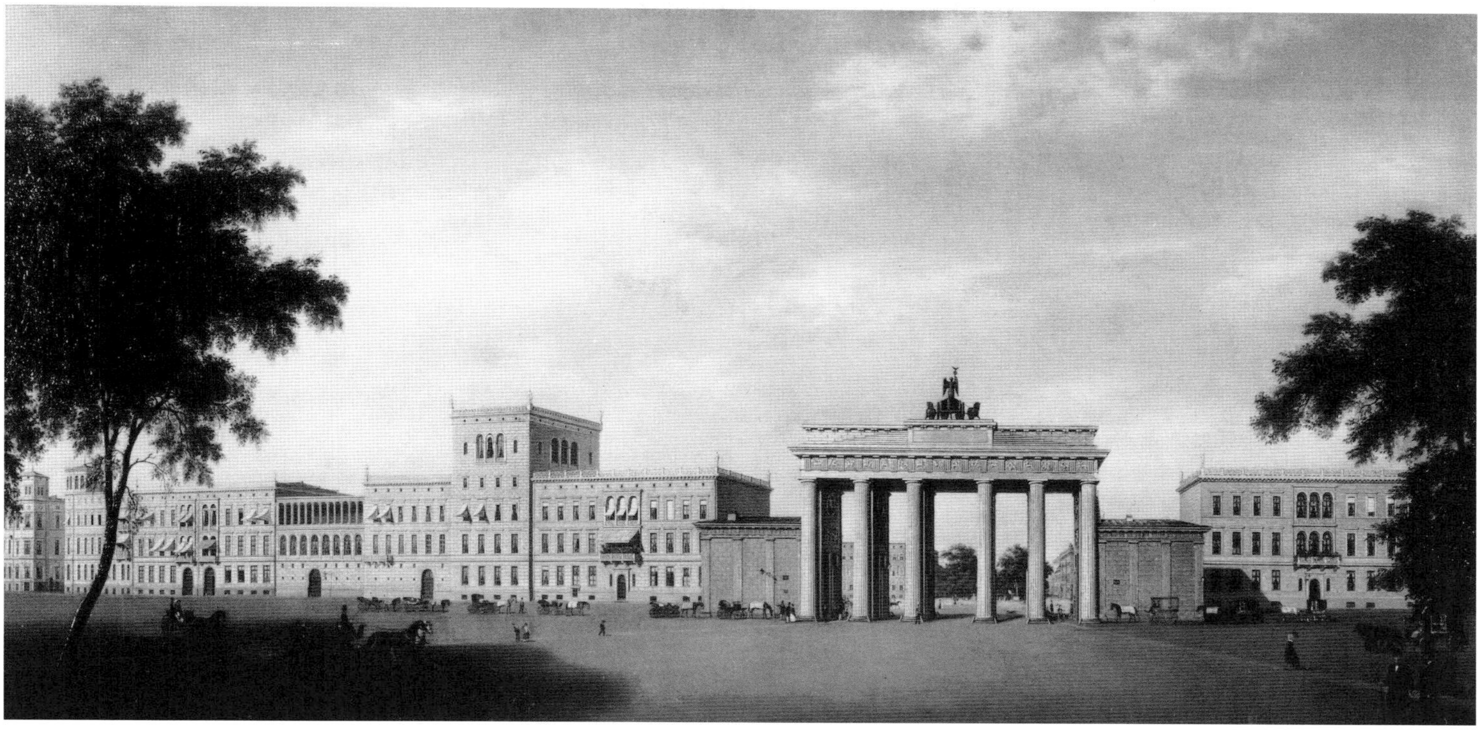

Von der Malerfamilie RABE in Berlin seien in bezug
auf die Vedutenmalerei ROBERT und sein Bruder
JOHANNES erwähnt. Das auf der Berliner Kunstausstel-
lung 1856 gezeigte Gemälde des letzteren mit der selte-
300 nen Ansicht des Brandenburger Tores vom Tiergarten
aus ist in seiner friesartigen Form und fast noch klassizi-
stisch wirkenden Kühle im Blick auf die angrenzenden
neugebauten Stülerschen Wohnhäuser gemalt. Rabe
hatte 1847 den Prinzen Albrecht von Preußen nach
Ägypten begleitet, ist also auch den frühen Orientmalern
301 zuzurechnen. Drei Jahre später hat er das Alte Rathaus
eher romantisch-stimmungsvoll geschildert.

Der 1818 in Berlin geborene JULIUS HELFFT hat sich
in seinem Schaffen auf Architektur- und Landschafts-
veduten beschränkt. Zwischen 1836 und 1870 schuf
er, angefangen von der Mark Brandenburg, zahlreiche
25 Ansichten aus Deutschland, doch seine schönsten
26 Gemälde entstanden in Italien, insbesondere in Venedig.
Er verstand es, topographische Genauigkeit mit maleri-
302 scher Qualität zu verbinden. Der ›Kreuzgang im Kloster San Gregorio in Venedig‹ von 1865 ist eins der vielen Beispiele, die »altmodisch« gewordene Vedute dem Publikum doch noch schmackhaft zu machen. Seine Gemälde müssen reißenden Absatz gefunden haben, denn er vermachte der Berliner Akademie der Künste außer einem Teil seines künstlerischen Nachlasses auch eine Stiftung für junge Landschaftsmaler.

Eine ähnliche Malweise pflegte auch der zwei Jahre
jüngere ALBERT SCHWENDY, von dem weniges erhal-
ten ist. Sein Gemälde ›Blick vom Mühlengraben auf die 303
Schloßkuppel‹ ist eine auf malerische Wirkung zielende Darstellung eines verträumten kleinstädtischen Winkels jenseits der großen Prachtbauten der preußischen Residenzstadt. Man würde kaum an Berlin denken, wäre da nicht im Hintergrund die mächtige neue Kuppel des Berliner Schlosses sichtbar. Die brillante Härte und Prägnanz der typischen Berliner Vedutenmalerei ist bei Schwendy einer eher malerisch-romantischen Auffassung gewichen.

Im Gegensatz dazu ist das Gemälde mit dem Blick auf
das Berliner Schloß von J. R. MARTIN, 1845 datiert, 304
eine zum Genre neigende Vedute, denn das im Bild ein wenig zur Seite gerückte Denkmal des Großen Kurfürsten bleibt bei den zahlreichen Spaziergängern unbeachtet, und die mächtige Fassade des Schlosses mit den alten Häusern der Stechbahn im Hintergrund fällt weit weniger ins Auge als alles, was auf dem Fahrdamm mit Kutschen und Mietdroschken und auf den Gehsteigen zwischen den Hökerinnen, den feingekleideten Bürgern und Militärs vor sich geht. Dieses Bild gehört zu den besten der

300 JOHANNES RABE
Das Brandenburger Tor vom Tiergarten aus, um 1856
Verbleib unbekannt

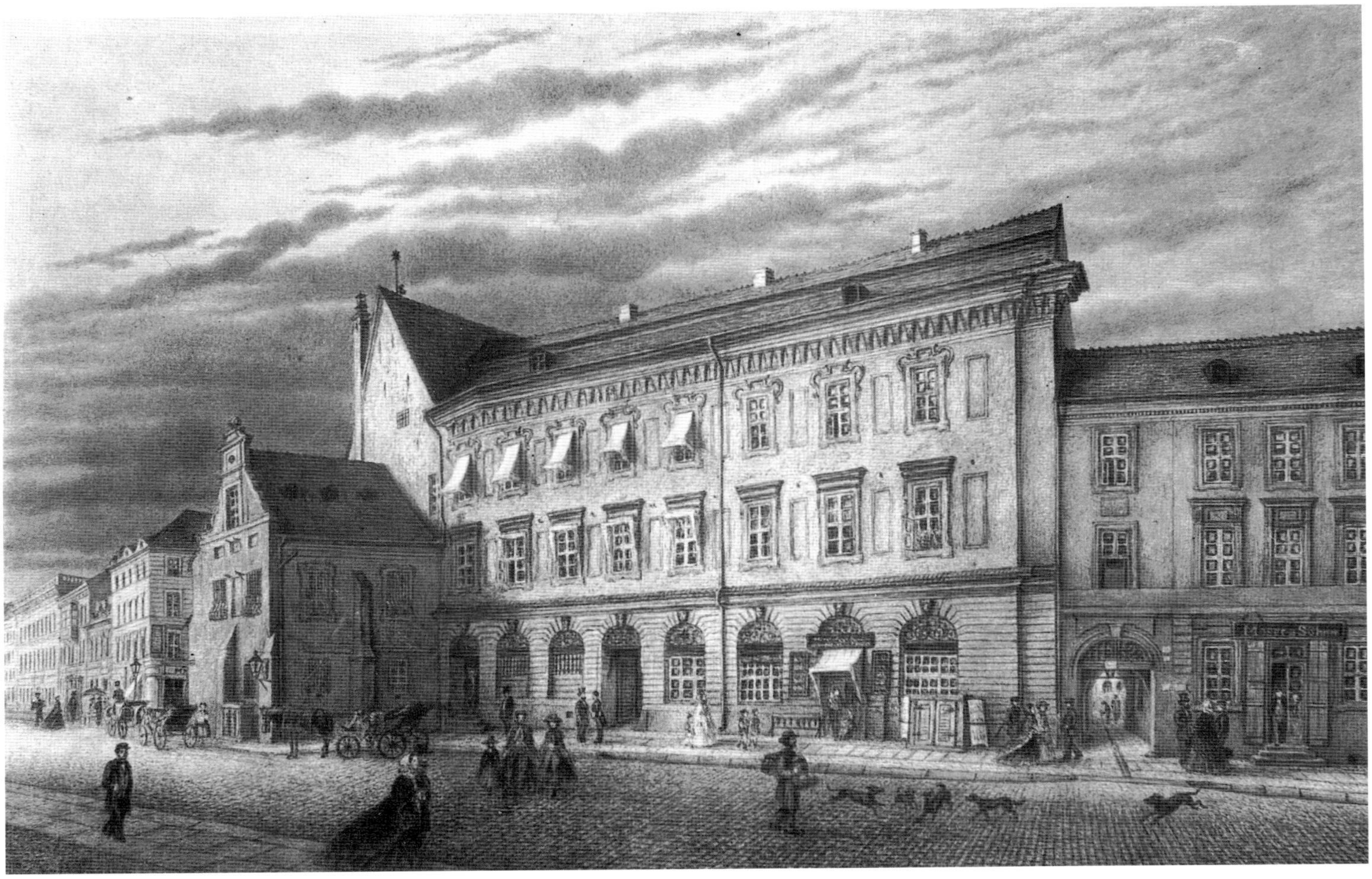

Berliner Vedutenmalerei. Vom Maler aber sind keine Lebensumstände überliefert, kein anderes Werk seiner Hand ist mehr bekannt.

Am wenigsten wissen wir von dem Schöpfer eines höchst ansprechenden Ölbildes im Schloß Charlottenburg mit der Darstellung der alten Häuser am schmalen Mühlengraben, deren nicht sichtbare Fassaden zur Brüderstraße gehörten. Gemalt hat es um 1820 LUDWIG DEPPE. Nach einer Notiz in Naglers Künstlerlexikon war er *»Geh. Secretär«* und schuf als begabter Dilettant *»Landschaften mit Architektur«*.

Es kann als unbestreitbar gelten, daß die Berliner Malerei des 19. Jahrhunderts ihre größten Leistungen nicht nur bei den Porträtmalern, sondern auch auf dem Gebiet der Architektur- und Landschaftsmalerei erbracht hat.

Genre und Humor. An der Spitze Theodor Hosemann

Wenn es gelegentlich humoristische Darstellungen im letzten Drittel des 18. Jahrhunderts in Berlin gegeben hat, waren sie so wenig wie das Genre, die Sittenschilderungen, besonders auf Berlin und seine Einwohner bezogen. Allein in graphischen Darstellungen konnte man sie antreffen. Wilhelm Rosenbergs ›Berliner Ausrufer‹ waren in ihrer Steifheit nicht eben sehr lustig; Sittenschilderungen und humoristische Szenen finden wir lediglich in Chodowieckis radierten Illustrationen. In der höfischen Kunst und im rational bestimmten Zeitalter der Aufklärung kaum gefragt, haben die Sittenschilderungen und mit ihnen humoristische Darstellungen berlinischer Färbung erst mit dem Biedermeier Einzug in die Berliner Malerei gehalten. Entscheidend war die Wendung zum

301 ROBERT RABE
Das alte Berliner Rathaus, 1859
Aquarell
Berlin (Ost), Märkisches Museum

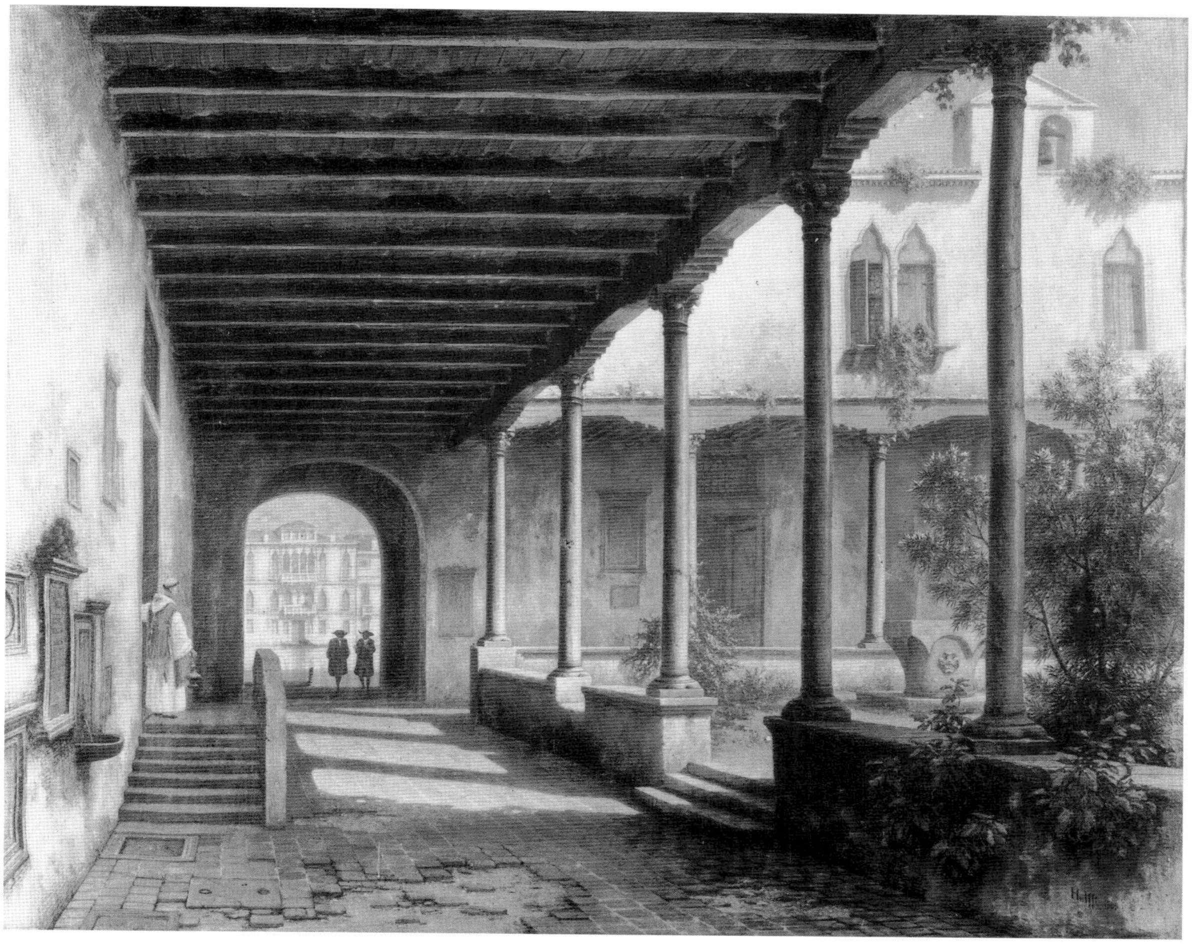

Bürgerlichen, wie sie vor allem in der Porträtmalerei zum Ausdruck kam. Beim Genre und in humoristischen Szenen wechselten nun die Akteure. Nicht nur der gutsituierte Bürger war darstellungswürdig, sondern nun auch das Berliner Volk, die Kleinbürger, Handwerker, Tagelöhner, jene beliebten Schusterjungen, Dienstmänner, Fuhrleute, Markthändler und fliegenden Händler, die in den Gemälden meist nur Nebenrollen als Staffage spielten.

Der Initiator einer neuen Auffassung und Schilderung des Berliner Volkes war der aus dem Baltikum stammende Franz Burchard Dörbeck, der für seine kolorierten Federlithographien als Verleger den ideenreichen Maler CARL GROPIUS fand: In seinen erfolgreichen Serien, beispielsweise den ›Berliner Redensarten‹, ging die Wirkung vom Berliner Witz aus, von der Schlagfertigkeit und unehrerbietigen Art der Berliner, die höchst anschaulich in lebendigen Szenen nicht immer sehr fein, aber treffend, dabei sehr vergnüglich charakterisiert wurden. Neben Dörbeck wurden andere Maler und Zeichner wie Krüger, Schroedter und Stürmer für Gropius tätig. In der Literatur jener Jahre war es vor allem Glaßbrenner, der mit seiner spitzen Feder und ohne Furcht vor persönlichen Nachteilen nicht nur Vergnügliches beobachtete und schilderte, sondern deutlich anprangerte, was ihm reaktionär und schlecht schien; und dies betraf alle Stände, von den höchsten Herrschaften bis hin zum kleinsten Spießer und Dummkopf.

THEODOR HOSEMANN, aus Brandenburg stammend, an der Düsseldorfer Akademie ausgebildet, kam 1828 mit dem Lithographen und Verleger Winckelmann nach Berlin, in dessen lithographischer Anstalt er Illustrationen für Kinderbücher und Gebrauchsgraphik fertigte. Daneben arbeitete er auch für Carl Gropius. Als Zeichenlehrer der Kinder des Intendanten Graf Brühl fand er Zugang zu den höchsten Kreisen in Berlin, doch das Berliner Kleinbürgertum interessierte ihn weit mehr. Glaßbrenner fand für seine Bunten Hefte in ihm einen

302 JULIUS HELFFT
Kreuzgang im Kloster S. Gregorio in Venedig, 1865
Lübeck, Museum für Kunst und Kulturgeschichte, Behnhaus

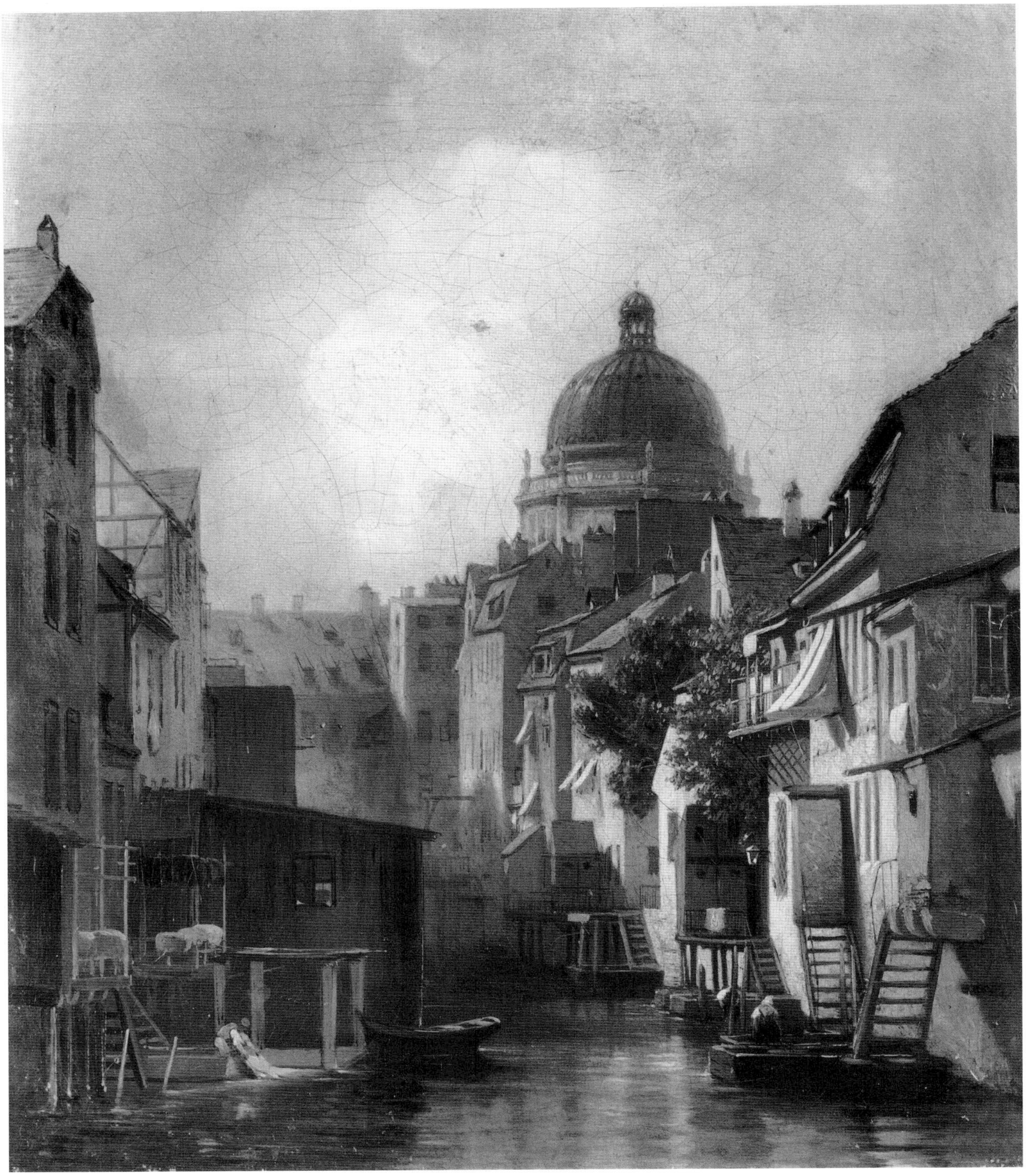

303 Albert Schwendy
Blick vom Mühlengraben
auf die Schloßkuppel, 1849
Berlin, Berlin Museum

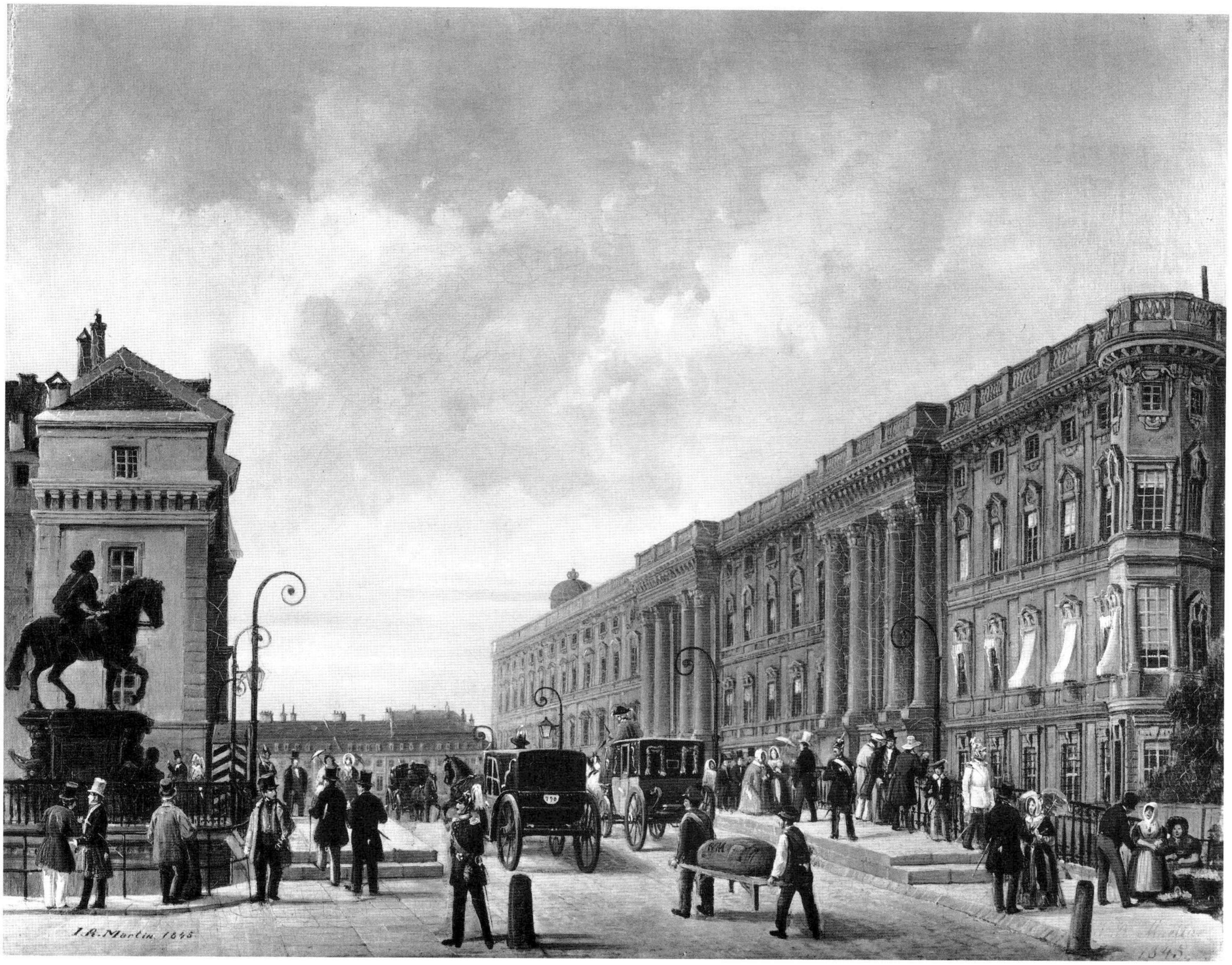

304 J. R. MARTIN
Blick über die Lange
Brücke zum Schloß, 1845
Privatbesitz

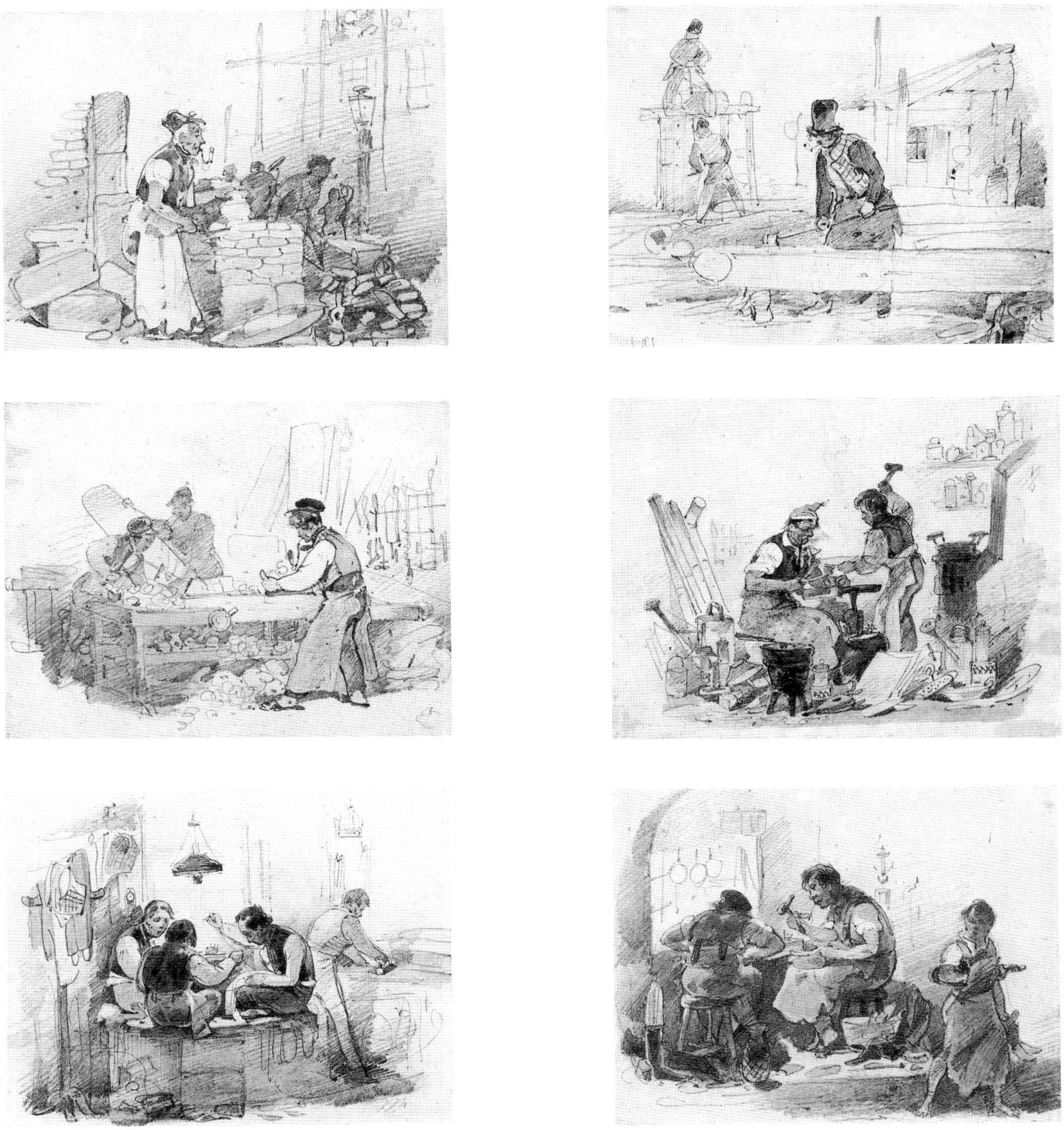

305 Theodor Hosemann
Berliner Handwerker, um 1830
Bleistift aquarelliert
Hamburg, Hamburger Kunsthalle

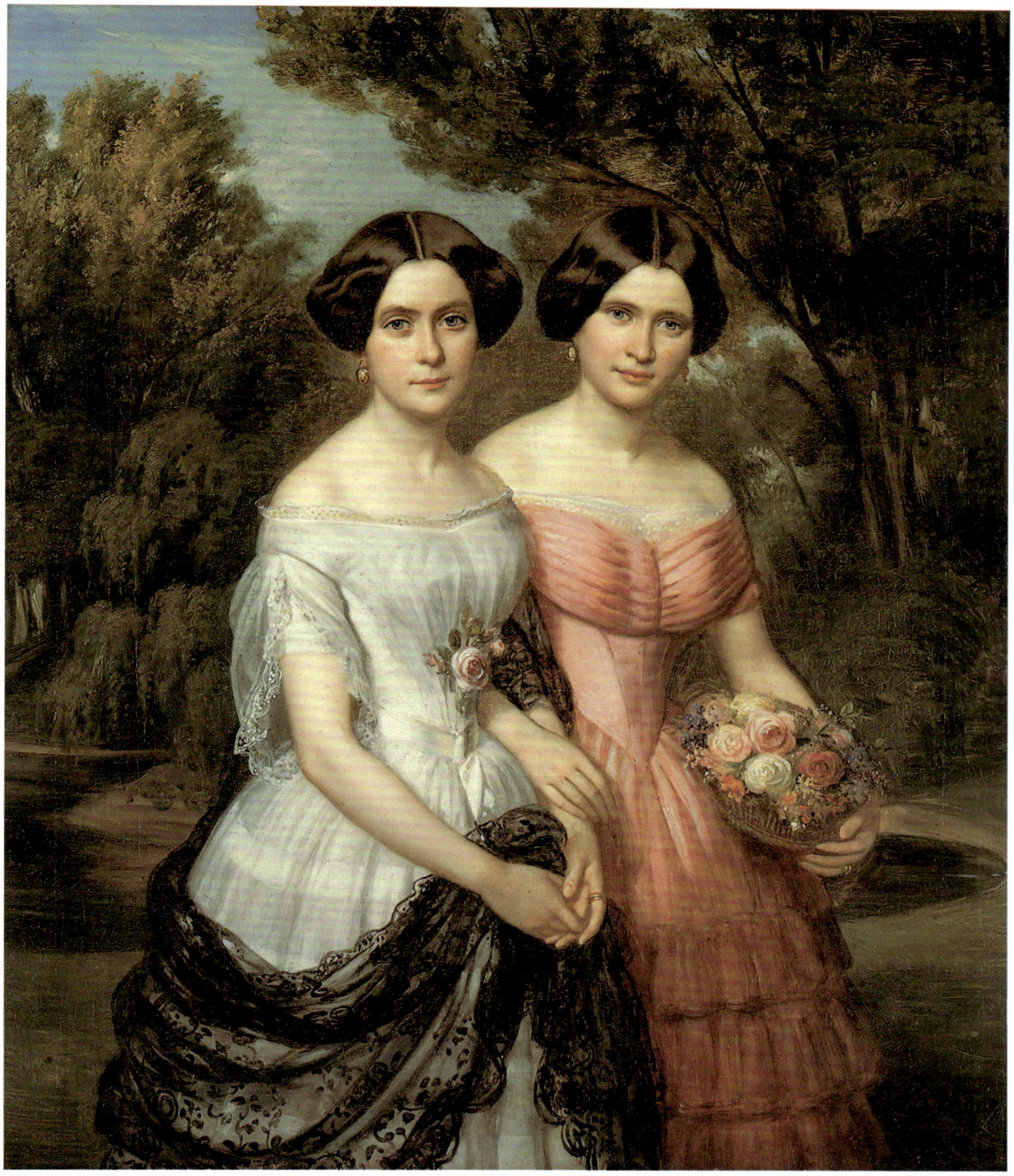

T28 Julius Schoppe
Die Töchter des Künstlers, 1852
Stuttgart, Kunsthaus Bühler

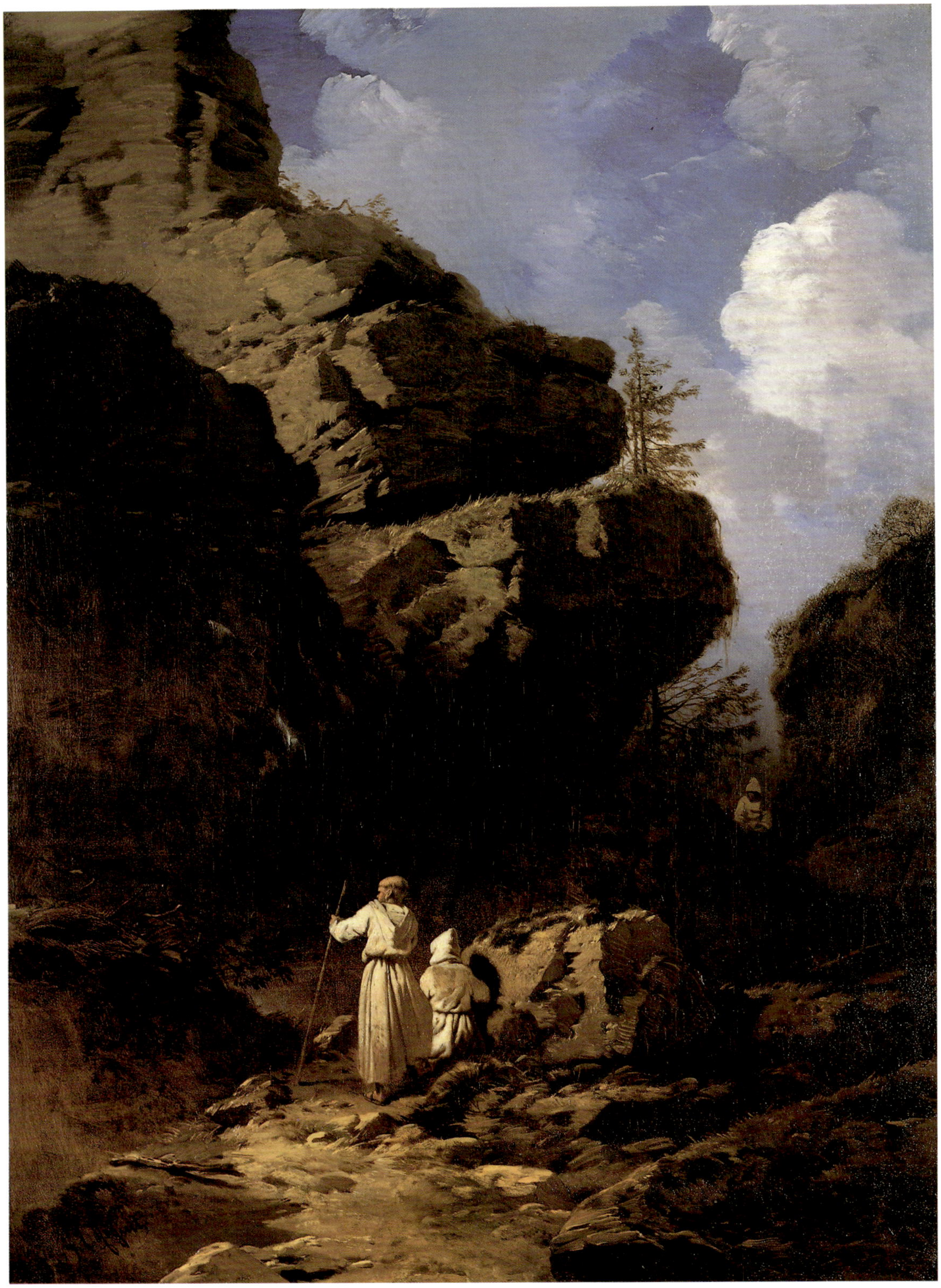

T29 CHARLES HOGUET
Mönche im Gebirge, 1849
Berlin, Bethmann-Hollweg Antiquitäten GmbH

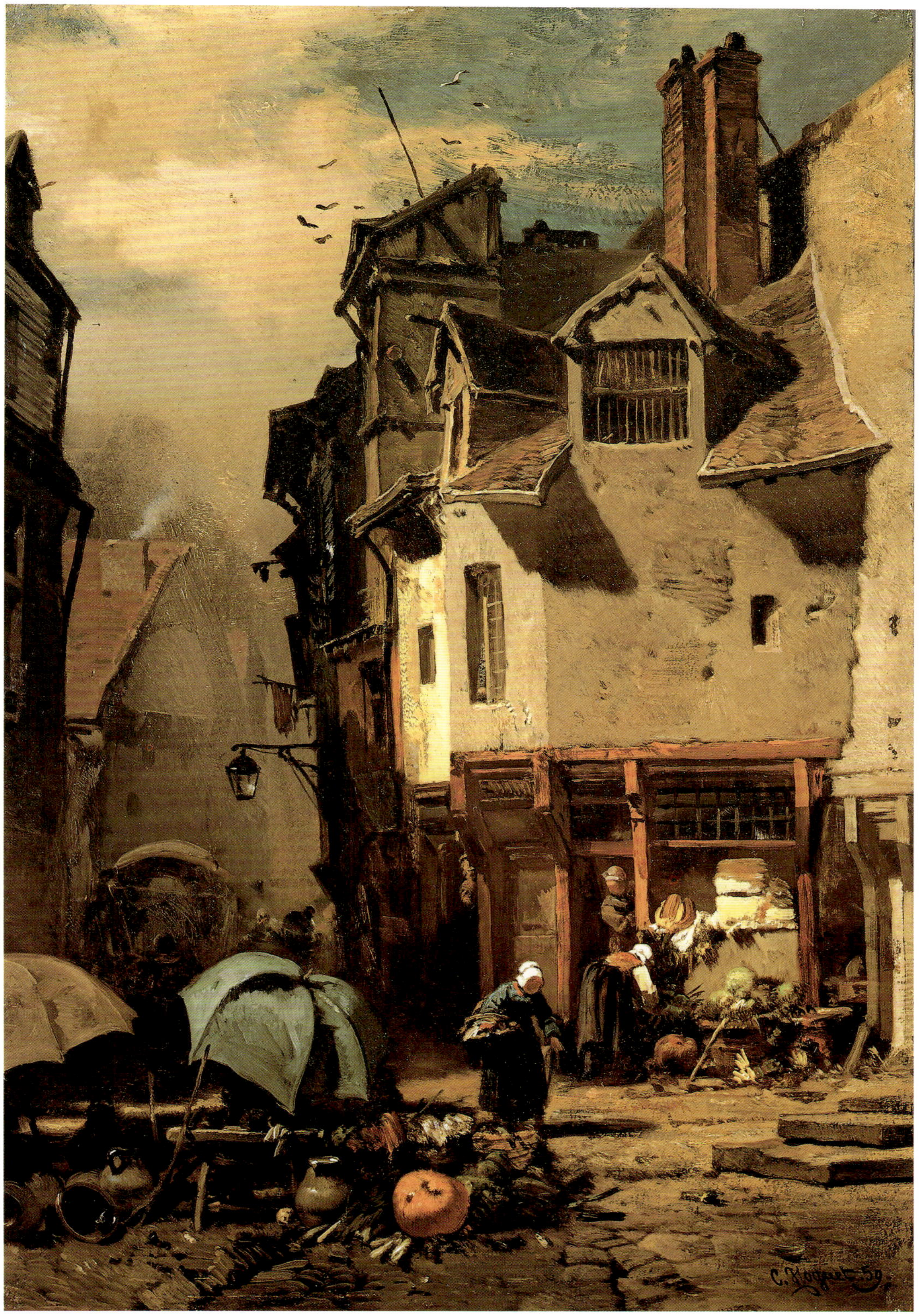

T30 Charles Hoguet
Markt in Rouen, 1859
Kiel, Stiftung Pommern

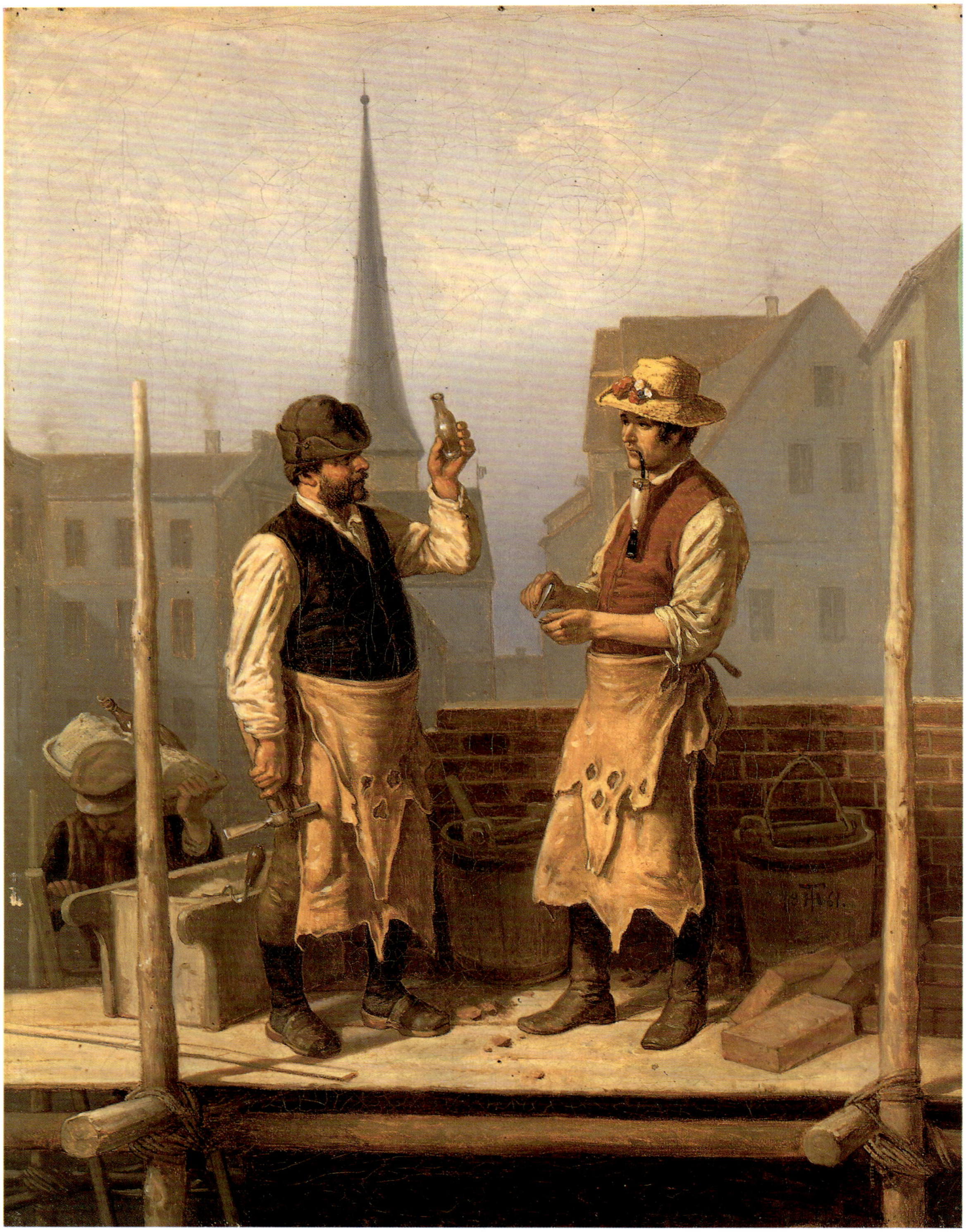

T31 THEODOR HOSEMANN
Berliner Maurer auf dem Bau, 1860
Berlin, Berlin Museum

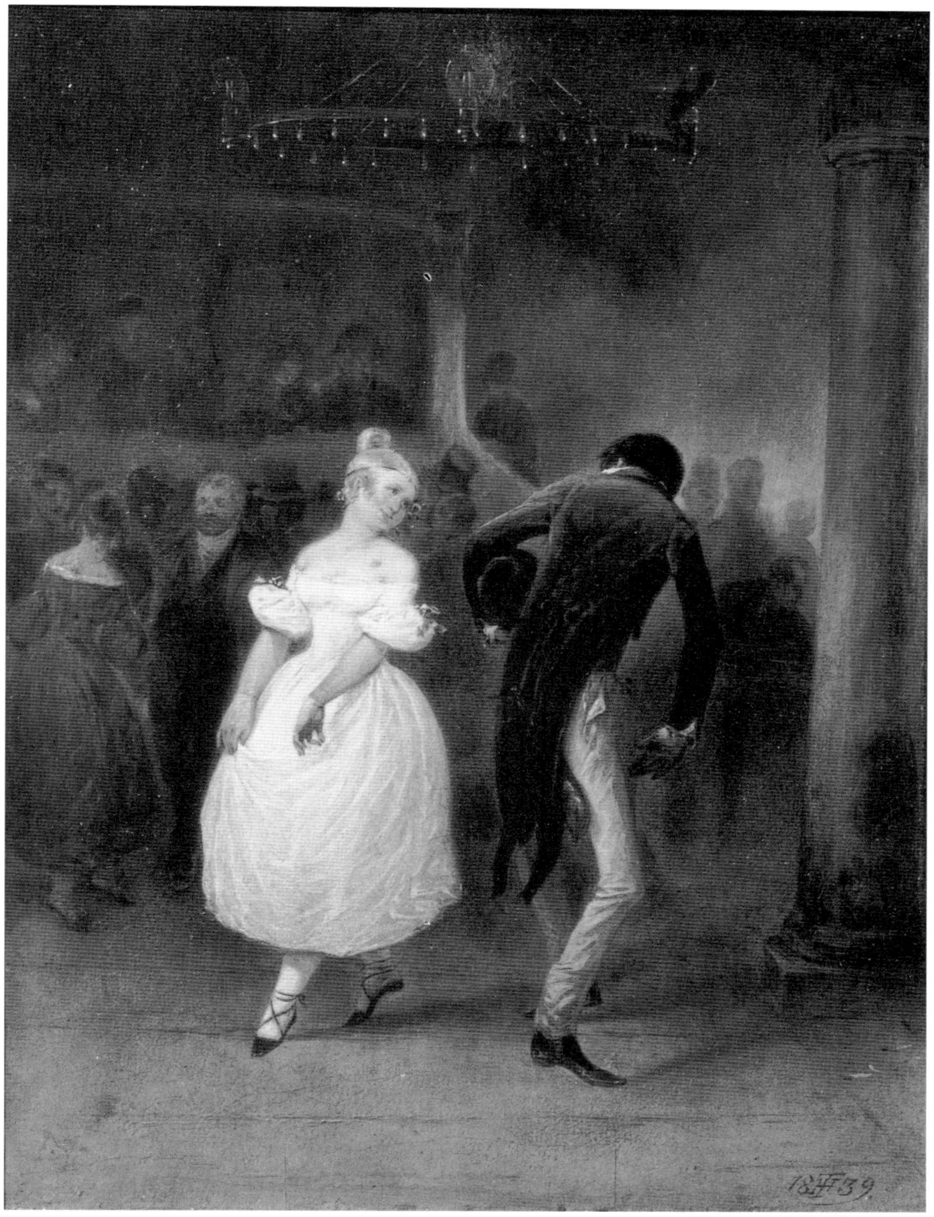

ebenbürtigen Partner, der ihm auch politisch nahestand. Während jener aber in seinen Schriften seine Gesinnung frei äußerte, war Hosemann vorsichtiger und verscherzte sich die Gunst der Adelskreise nicht, auch wenn einige lithographische Zeichnungen, wie die beiden Barrikadendarstellungen von 1848, seine linksgerichtete Gesinnung zum Ausdruck brachten. Der gewandte und fleißige Zeichner Hosemann, unterstützt von seinem Freunde Eduard Meyerheim, hatte bei Wilhelm Krause nebenbei die Malerei erlernt und hat fortan auch in einer stattlichen Zahl von Ölbildern und Aquarellen seine Kleinbürgerwelt mit sanft verhüllter Gesellschaftskritik geschildert.

In den sechs hübschen, skizzenhaften Vorzeichnungen in aquarelliertem Bleistift für spätere Lithographien mit volkstümlichen Darstellungen verschiedener Zweige des
Berliner Handwerks zeigte er, welchem Menschenschlag 305
er am meisten zugetan war, doch war er weder hier noch in irgendeiner anderen Arbeit sentimental oder allzu anklägerisch. Prinz Georg von Preußen, dessen Zeichenlehrer er war, veranlaßte 1857 seine Ernennung zum Professor, 1866 wurde er Lehrer an der Akademie. Seine berlinisch-märkischen Genrebilder, die ihn auch als begabten Maler auswiesen, waren außerordentlich beliebt und brachten ihm viele Aufträge ein, doch war er vor allem in

306 THEODOR HOSEMANN
Tanzvergnügen, 1839
Öl/Holz
Berlin, SMPK, Nationalgalerie

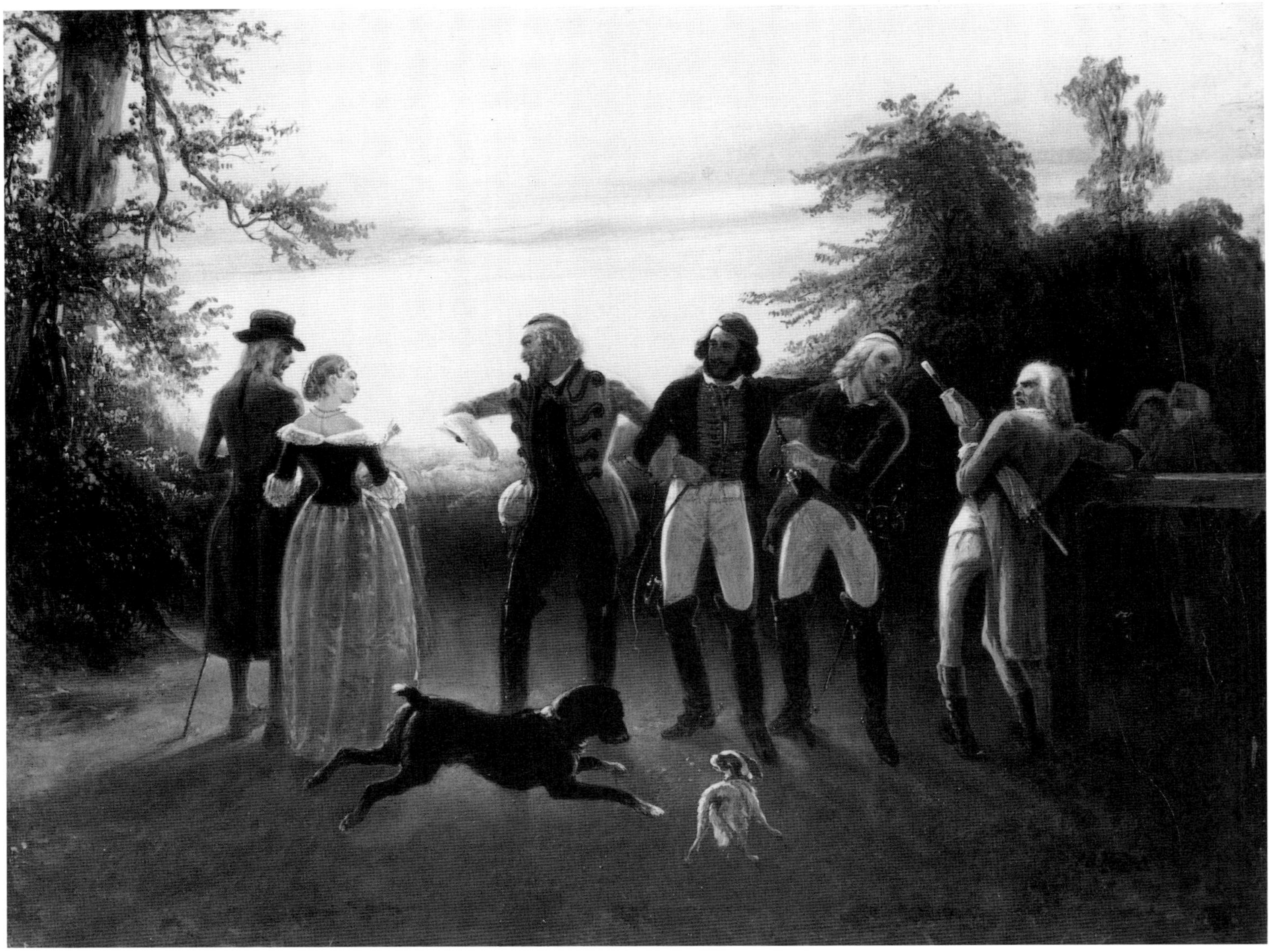

307 THEODOR HOSEMANN
Renommierende Studenten, 1840
Kiel, Stiftung Pommern

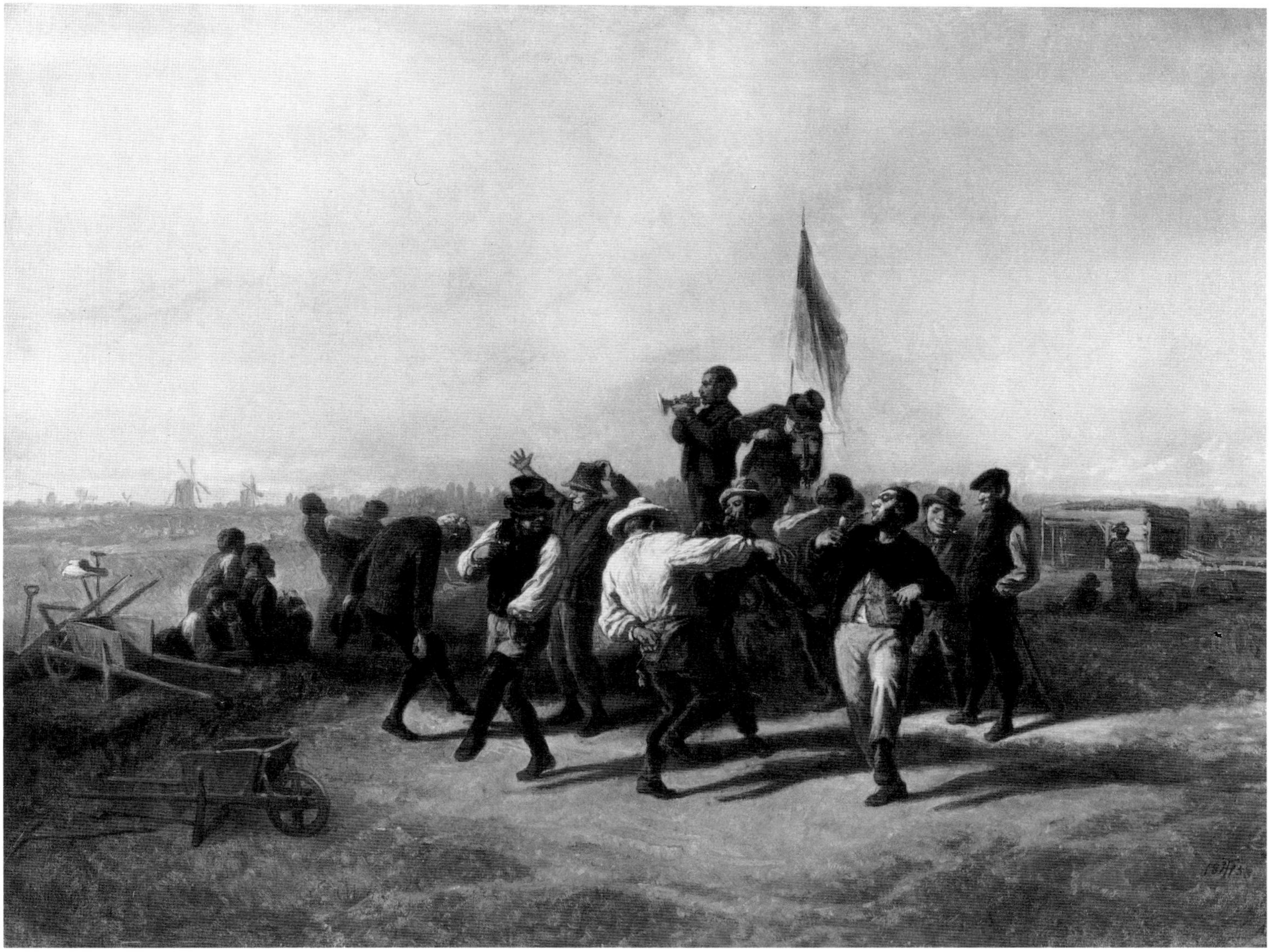

308 THEODOR HOSEMANN
Die tanzenden Rehberger, 1853
Zürich, Galerie Nathan

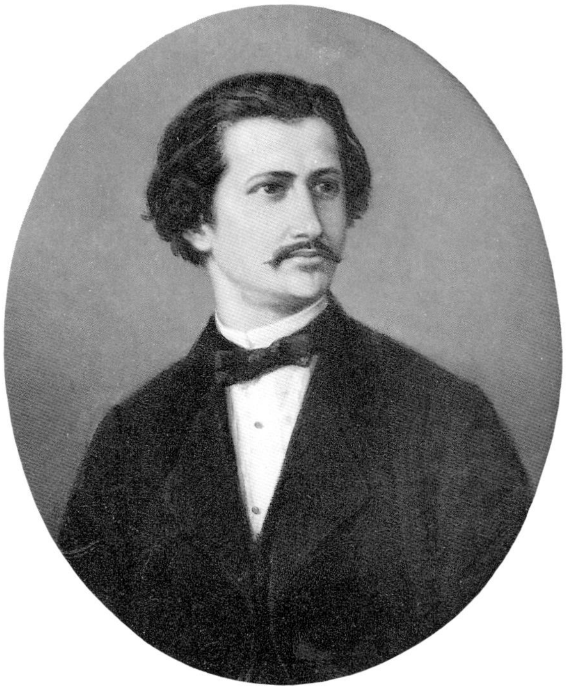

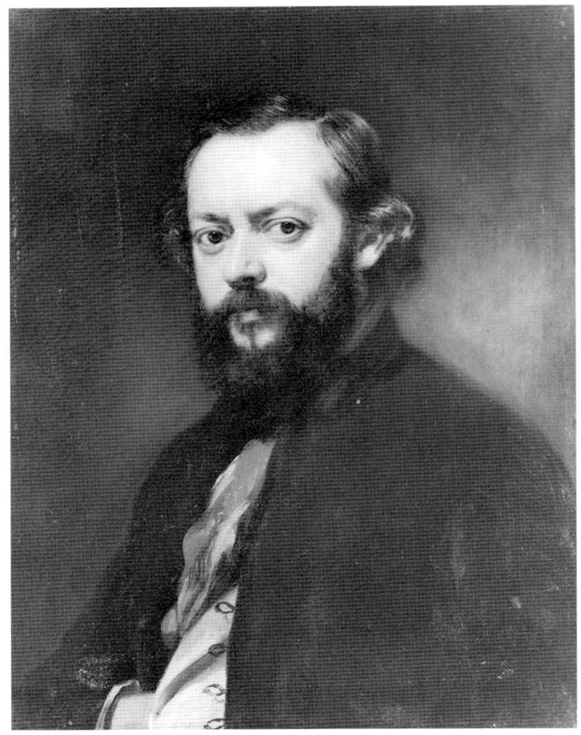

seinen frühen Jahren oft finanziell in Bedrängnis und lebte mit den Seinen äußerst bescheiden. Als Maler hat er für seine Szenen, sofern sie nicht die Stadt selbst zum Hintergrund hatten, meist die Mark Brandenburg gewählt und sie ohne Verschönerung realistisch, dabei auch ein wenig klischeehaft wiedergegeben – im Aquarell gelungener als in seinen Ölbildern. Keiner konnte wie er ein
306 kleinbürgerliches ›Tanzvergnügen‹ auf einem der Berliner Tanzböden so vergnüglich wiedergeben, wo der dünnbeinige Kommis und die kleine Mamsell beim Tanz am Sonntag so ganz bei der Sache sind. Viele andere Typen hat er beobachtet und mit leiser Ironie geschildert, wie zum Beispiel die angeheiterten, ein wenig arroganten
307 ›Renommierenden Studenten‹ in ihrem Wichs. In der in mehreren Fassungen existierenden Darstellung von 1853
308 ›Die tanzenden Rehberger‹ ist im wilden Tanz der Erdarbeiter auf dem kargen Boden der Vorstadt eine verhaltene Aufsässigkeit spürbar, die auch in anderen Darstellungen, wie den ›Kegelspielenden Arbeitern‹ oder dem ›Betrunkenen Sandfuhrmann‹ anklingt. Andere Bilder waren friedfertiger, gemüt- und humorvoller, da war er der malende Poet von Berlin, der seine Berliner mit all ihren Schwächen kannte und schätzte. Weil er dabei frei von Sentimentalität und Süßlichkeit auf dem Boden der Wirklichkeit blieb, sind seine Bilder neben seinen Illustrationen heute noch beliebt und begehrt, wobei die kleinformatigen, zarten Aquarelle mit häuslich-persönlichen Themen von höchster Qualität sind. Etwas konven-
tionell wirkt das Bildnis des Ferdinand Lassalle, lebens- 309
näher sein Selbstbildnis, in dem er sich als eindringlichen 310
Beobachter und aufrechten Mann sieht. Hosemann hat noch 1871 die Wandlung Berlins von der Hauptstadt Preußens zu der des Deutschen Reiches erlebt, doch seinen persönlichen Gefühlen dabei hat der damals inzwischen fast Vergessene keinen Ausdruck gegeben. Als eine Art Vorboten der künftigen Großstadt Berlin hat ihn der
Neubau des Rathauses offenbar bewegt. Als Auftragsbild T 3
schuf er 1860 den Ratsmaurermeister mit einem Gesellen beim Richtfest auf dem Dach des neuen »Roten« Rathauses – wohl auch in der Hoffnung auf eine gute Entwicklung der ihm zur Heimat gewordenen Stadt. Eine immer noch biedermeierliche Stimmung geht von dem 1870
entstandenen Gemälde ›Ein Sonntagnachmittag bei der 311
Familie des Künstlers‹ aus, in dem er sich selbst unter einem Baum im Hintergrund rechts mit seinem Freund Eugen Ephraim Müller, Mitbesitzer der Vossischen Zei-

309 THEODOR HOSEMANN
Ferdinand Lassalle
Berlin, Berlin Museum

310 THEODOR HOSEMANN
Selbstbildnis, um 1850
Berlin, Berlin Museum

tung, die liebevoll-spöttisch auch »Tante Voss« genannt wurde, dargestellt hat. Nur die Kleidung der Personen weist auf die veränderte Zeit. Der tüchtige Illustrator Hosemann war kein großer Maler, eine künstlerische Entwicklung ist in seinen Schöpfungen nicht abzulesen, aber er hat die Berliner Malerei den Blick auf das Volk gelehrt. Hosemann war ein kritischer Kopf, aber er brach nicht aus dem ordentlichen Leben eines braven Bürgers aus. Seine Art hat auf jüngere Maler in Berlin gewirkt. Der Berliner Carl Domschke, ein Schüler von Hensel, nahm sich Hosemann zum Vorbild. Am gelungensten waren seine humoristischen Darstellungen von kauzigen
312 Berlinern. Sein Bild ›Naturgenuß in der Mark‹ von 1837 mit dem wohlbeleibten Berliner, der, selbstzufrieden seine Stockpfeife rauchend wie ein Feldherr, ein wenig von oben herab auf die karge märkische Gegend blickt, hat die heiter-ironische Distanz, die auch die besten Bilder Hosemanns auszeichnete.

Jakob Munk, in Berlin geboren und hier bis zuletzt
34 tätig, hat gern bürgerliche Vergnügungen dargestellt, wie eine Szene vom Stralauer Fischzug, jenem Volksfest, das in jedem Jahr an der Spree in Stralau und dem gegenüberliegenden Treptow gefeiert wurde und bei dem es, wie Hosemann es in zwei großen Lithographien geschildert hat, stets hoch herging. In Munks Darstellung von 1843
313 geht es am Fährboot noch einigermaßen gesittet zu. 1848
314 hat er die stolze Berliner Bürgerwehr beim Feiern vor der Stadt, bestaunt und bewundert vom Berliner Volk, mit viel Sinn für Komik dargestellt.

Alexander Schramm, von dessen Leben und Werk kaum etwas bekannt ist, schilderte 1838 – gewiß im Zusammenhang mit dem Stralauer Fischzug – eine
315 feinere Gesellschaft, wohl alles Musiker, bei einem improvisierten Konzert am bewaldeten Spreeufer. In ihrer Kleidung und in ihren leicht gezierten Bewegungen heben sie sich deutlich vom lärmend-lustigen Volk ab.

Ähnlich hat auch Wilhelm Schütze eine Wasser-
316 fahrt mit feinen Herrschaften dargestellt. Erstaunlich lebendig trotz einer gewissen Pose wirkt sein um 1837
36 entstandenes Bild ›Spielende Kinder‹, in dem zwei fein angezogene Sprößlinge aus »gutem Hause« mit barfüßigen Dorfjungen ein vergnügtes Gespann bilden.

Die Malerfamilie Meyerheim war aus Danzig gekommen, wo schon der Stammvater der Familie ein Stuben- und Dekorationsmaler gewesen war: die drei Brüder Friedrich Eduard, Wilhelm Alexander und Hermann; die beiden ersteren und begabtesten verschrieben sich der Genremalerei, während Hermann Veduten- und Marinemaler wurde. Eduards Sohn Franz war wie sein

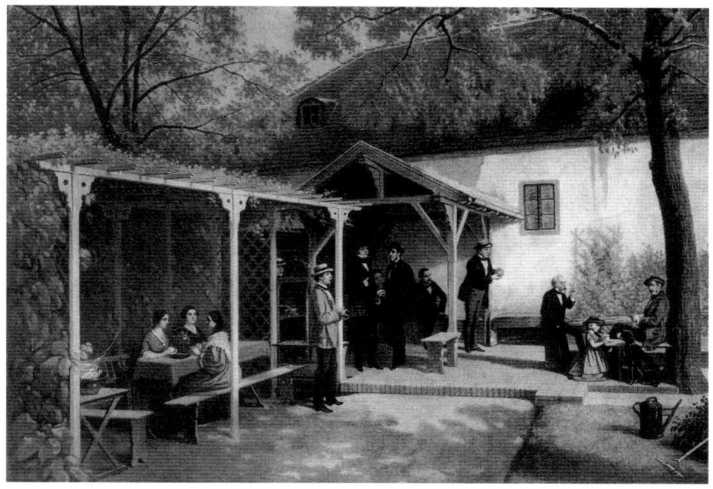

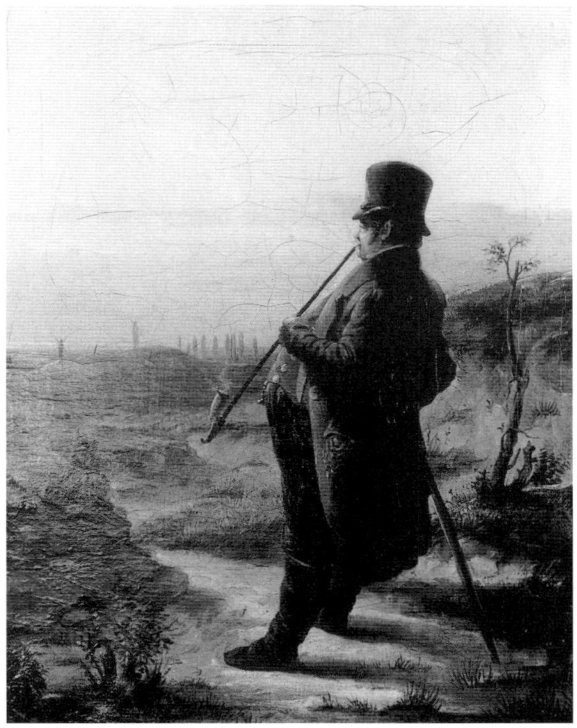

311 Theodor Hosemann
Ein Sonntagnachmittag bei der Familie des Künstlers, 1870
Verbleib unbekannt

312 Carl Domschke
Naturgenuß in der Mark, 1837
Verbleib unbekannt

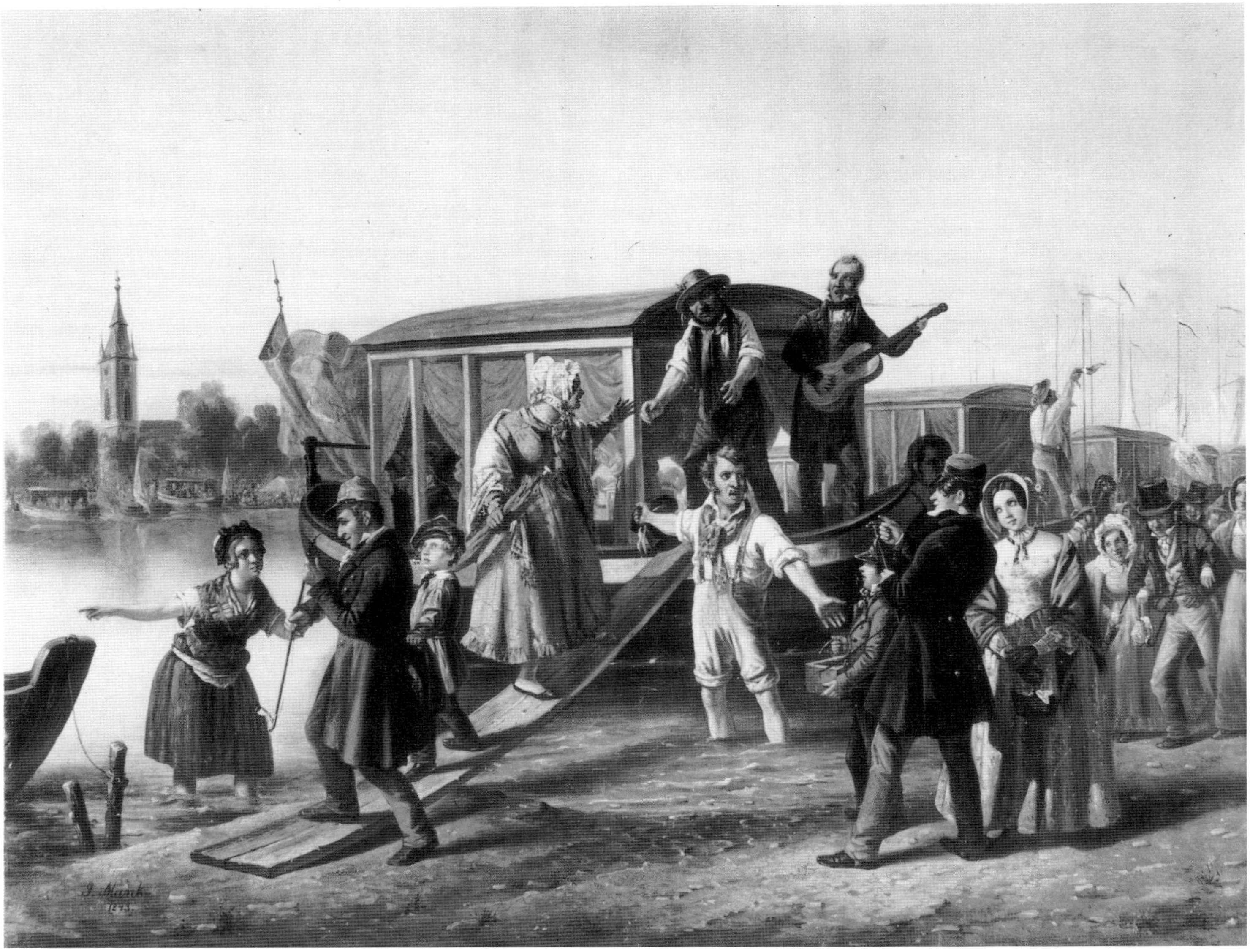

Vater ein guter Genremaler, Wilhelm Alexanders Sohn Paul, der bekannteste und begabteste von allen, gehörte mit seinem bis 1915 währenden Schaffen bereits einer späteren Zeit an. Über ein weiteres Mitglied der Familie, einen Bruder von Paul Meyerheim, ist nichts Näheres bekannt.

EDUARD MEYERHEIM kam 1830 mit zweiundzwanzig Jahren nach Berlin, ging zum Abschluß seiner Studien noch kurze Zeit zu Gottfried Schadow, Daege und Niedlich in die Akademie. Mit dem Architekten Heinrich Strack unternahm er im Auftrag des Kunsthändlers Sachse Wanderungen durch die Mark Brandenburg, wo er für diesen mittelalterliche Backsteinbauten zeichnete. Etwa zwanzig sind von ihm lithographiert worden und 1833 als ›Denkmäler der Altmark Brandenburg‹ erschienen. Mit seinen gezeichneten Danziger Ansichten war er schon vorher in Berlin bekannt geworden. Aber die Darstellung von Menschen war ihm wichtiger. In seinem wohl bekanntesten Gemälde ›Die Kegelgesellschaft‹ von 317
1834 schildert er das Beisammensein mit Freunden in einem Sommerlokal vor den Toren der Stadt. Es sind nicht die kräftigen, etwas wilden Männer aus dem Volk, die Hosemann in seinen Kegelspielbildern schilderte, sondern höchst respektable Herren, unter ihnen zwei Akademieprofessoren, die vor der Kegelbahn im Hintergrund die Zeit im Freien auch zu ernsthaftem Gespräch nutzen. Von leuchtend-warmer Farbigkeit und jener emailhaften Glätte, wie man sie damals liebte, waren auch

313 JAKOB MUNK
Szene vom Stralauer Fischzug, 1843
Berlin (Ost), Märkisches Museum

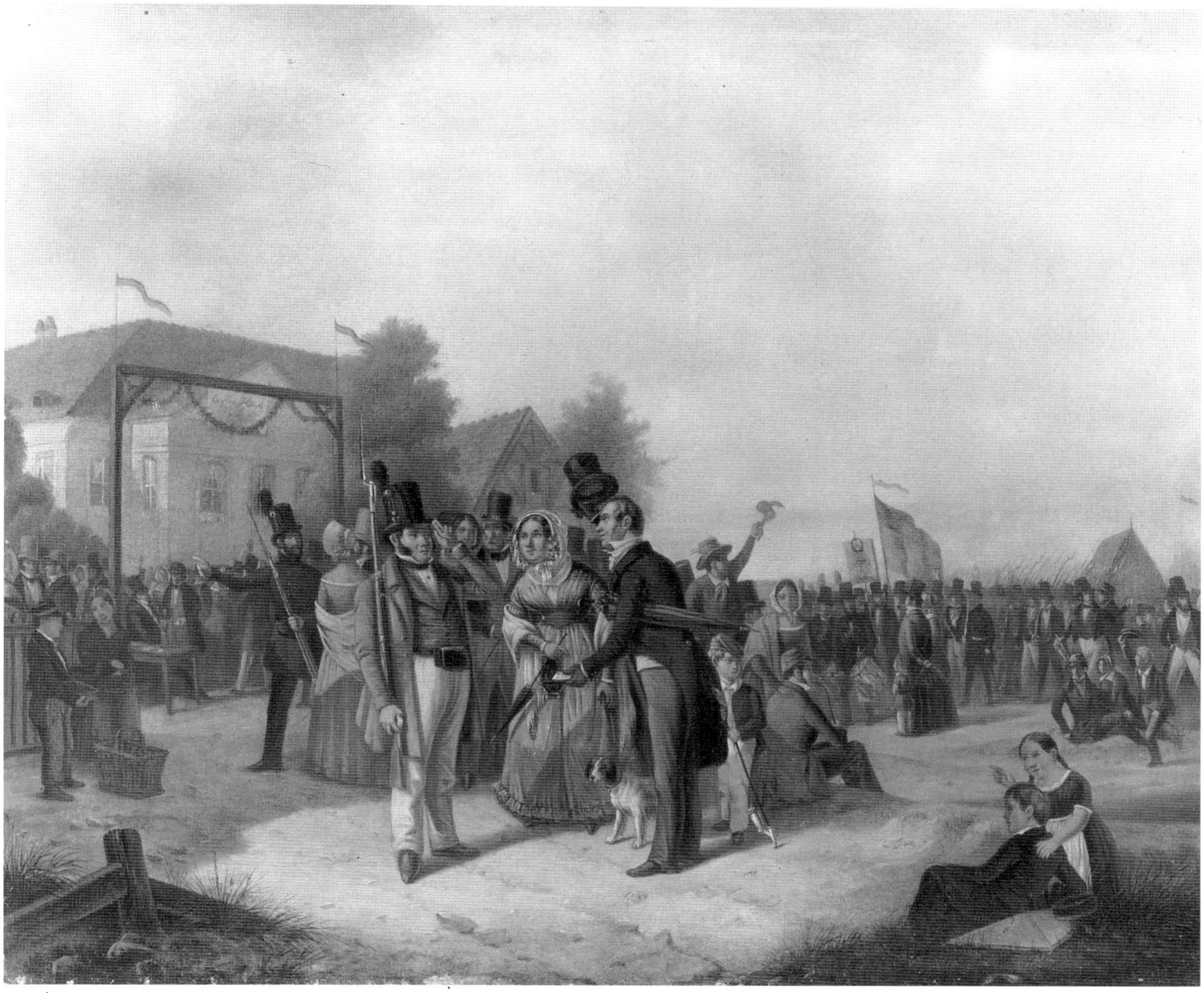

Eduard Meyerheims zahlreiche andere Bilder, kleine Genreszenen aus verschiedenen Gegenden Deutschlands, nicht sentimental, sondern zur Idylle neigend, biedermeierlich-gemütvoll und heiter. Das fein gemalte
318 Interieur mit der ›Großmutter und Enkelin‹ und einem kleinen Geschwister in der Wiege (von 1853) mag für viele intime, gut beobachtete Familienszenen dieser Art stehen. Meyerheim verdanken wir außerdem ein Jugendbildnis von Adolph Menzel, einem seiner besten Freunde. Ohne alle Eitelkeit hat Meyerheim eine später von Paul Meyerheim ergänzte Selbstbiographie geschrieben. Im Vorwort dazu wird ein von dem Schriftsteller Berthold Auerbach ausgesprochener Trinkspruch zu Meyerheims siebzigstem Geburtstag erwähnt, der für seine Kunst bezeichnend ist. Der Maler, so heißt es dort, sei kein Schönfärber, sondern ein Schönseher gewesen. Nach der Meinung seiner Zeitgenossen war Meyerheim eine stille Natur, die die Harmonie im Leben und in der Kunst suchte und auf seine Weise auch fand.

FRANZ MEYERHEIM hat, wie sein Vater und Lehrer, hauptsächlich das Genre gepflegt. Mit seinem Gemälde
›Mutter an der Wiege beim Abendgebet‹ von 1865/66 319
bleibt er im Stil der Mutter-und-Kind-Szenen seines Vaters.

WILHELM ALEXANDER MEYERHEIM, der sieben Jahre jüngere Bruder von Eduard, ist gleichfalls dem Genre verpflichtet geblieben. Unter seinen qualitätsvollen Gemälden finden sich in Berlin sonst seltene Winter-

314 JAKOB MUNK
Berliner Bürgerwehr, 1848
Berlin, Berlin Museum

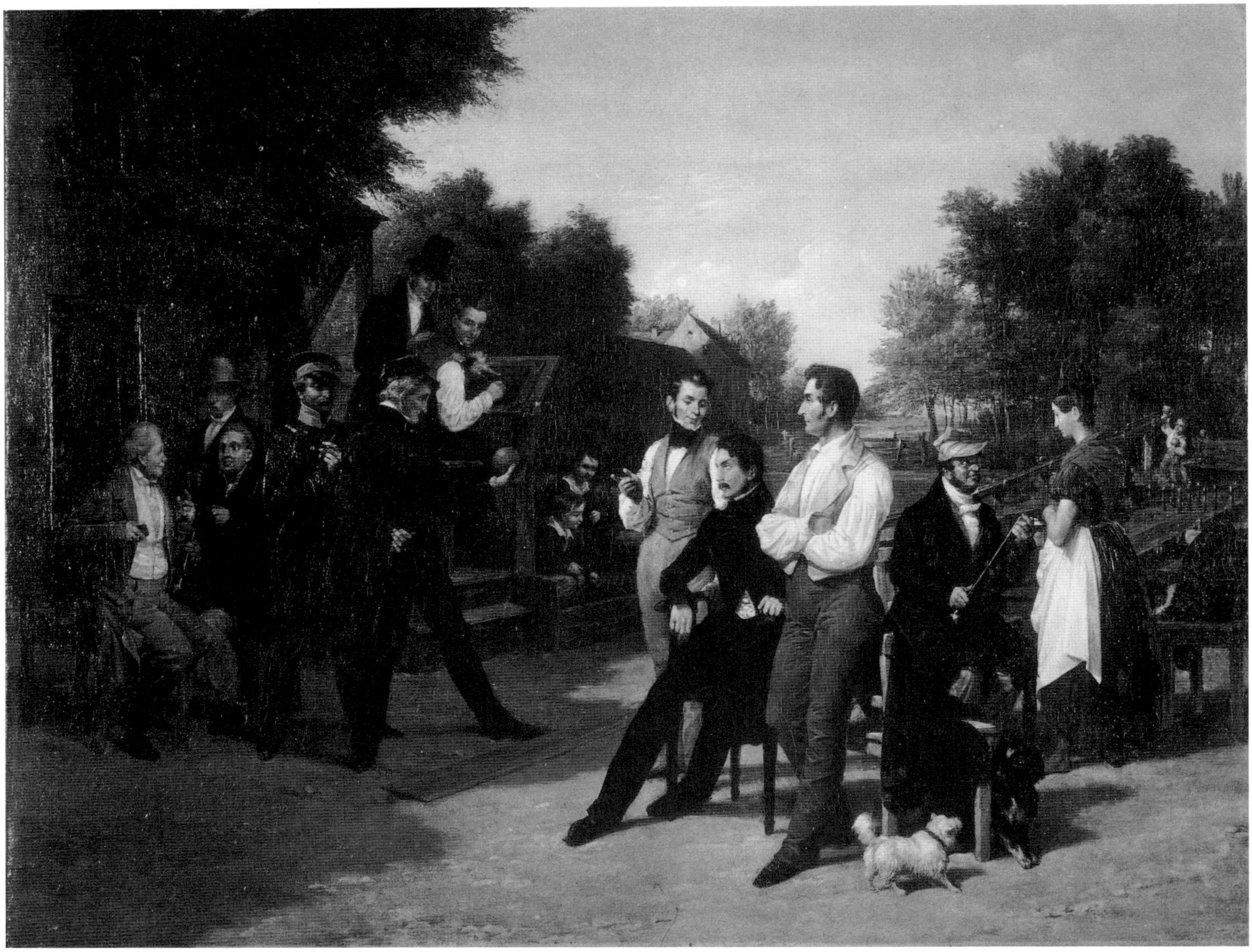

317 EDUARD MEYERHEIM
Kegelgesellschaft, 1834
Berlin, SMPK, Nationalgalerie

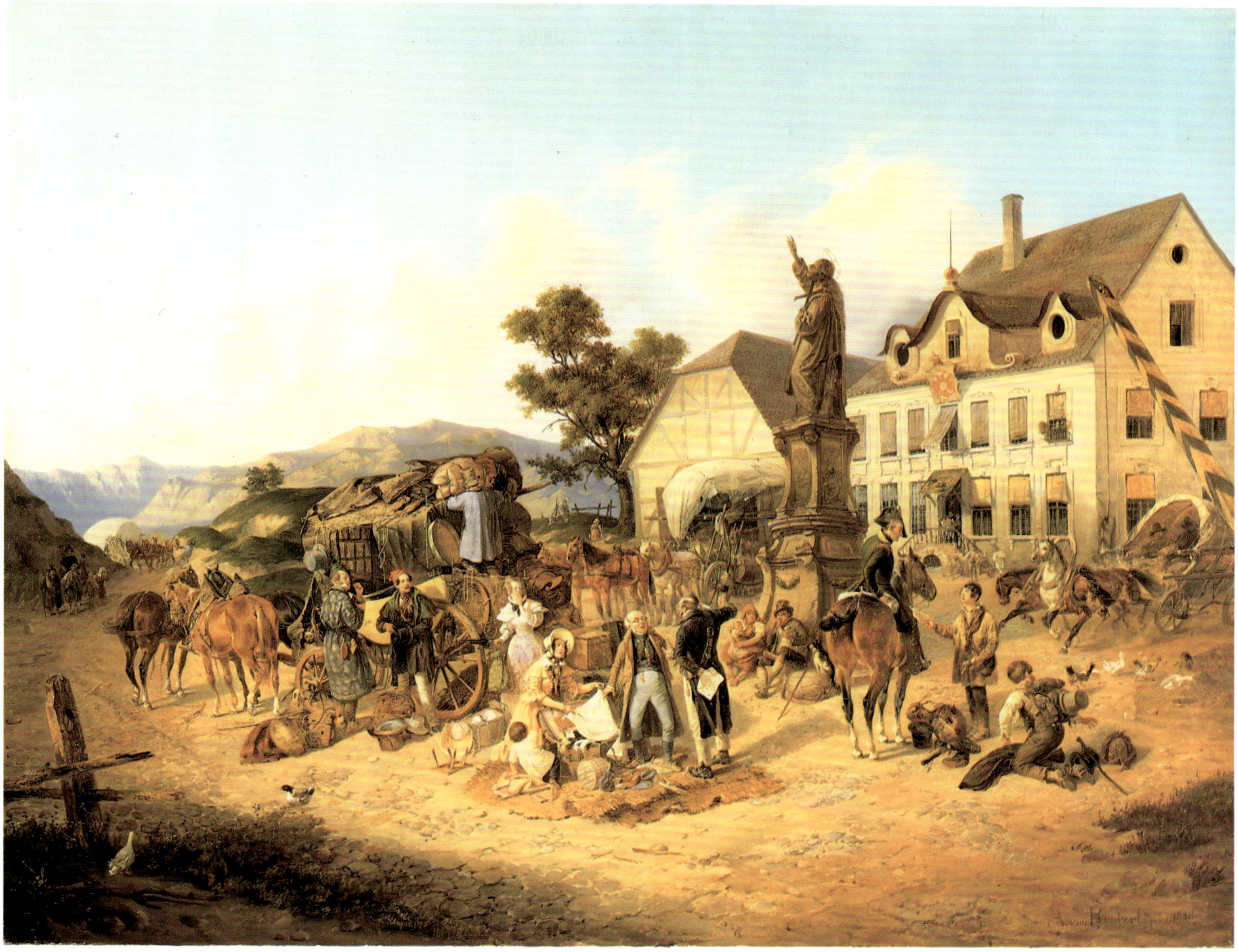

T 32 August von Rentzell
Österreichische Zollstation, 1838
Kiel, Stiftung Pommern

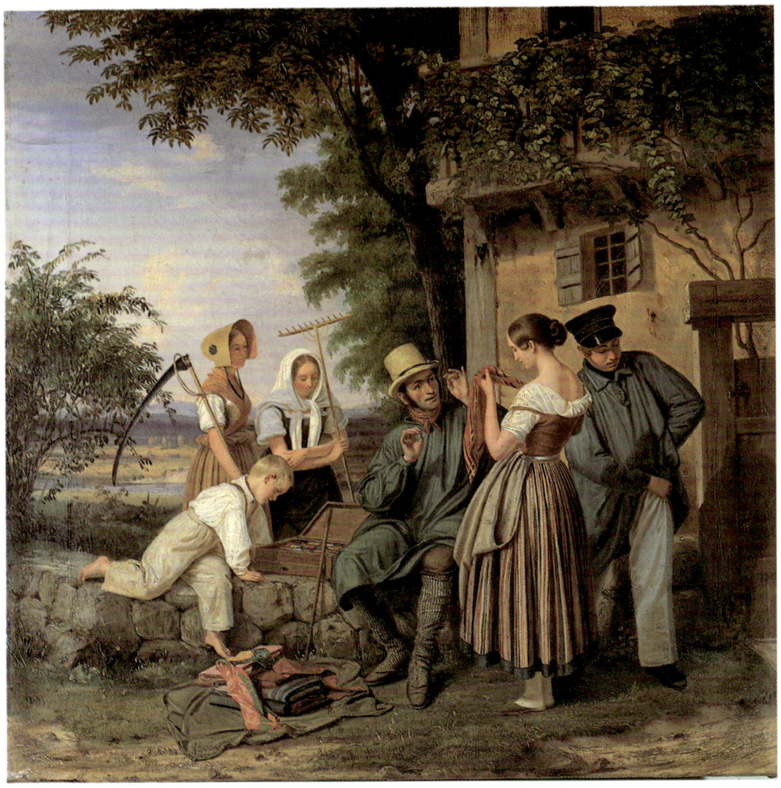

T 33 Adolf Schmidt
Stoff- und Bandhändler,
1840er Jahre
Berlin, Kunsthaus Klewer

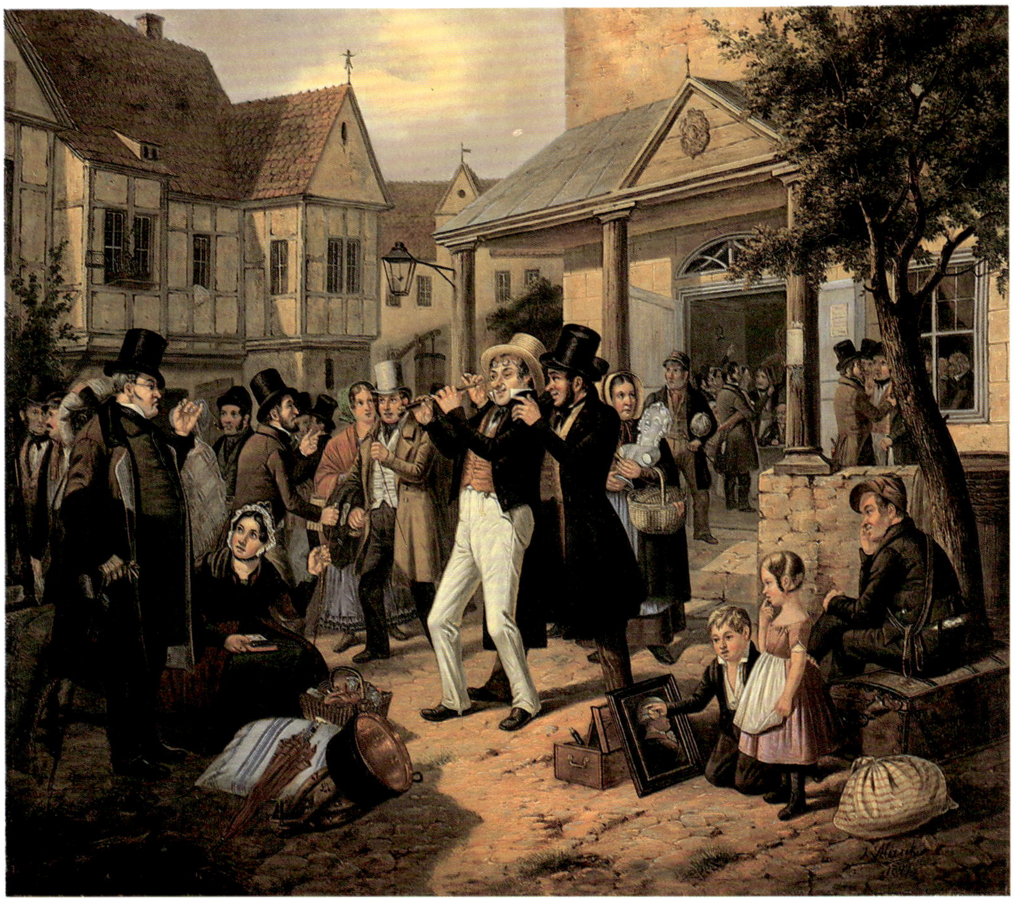

T 34 Jakob Munk
Auktion in der Alten Wache
in Quedlinburg (?), 1847
Köln, Hans H. Mischell, Antiquitäten

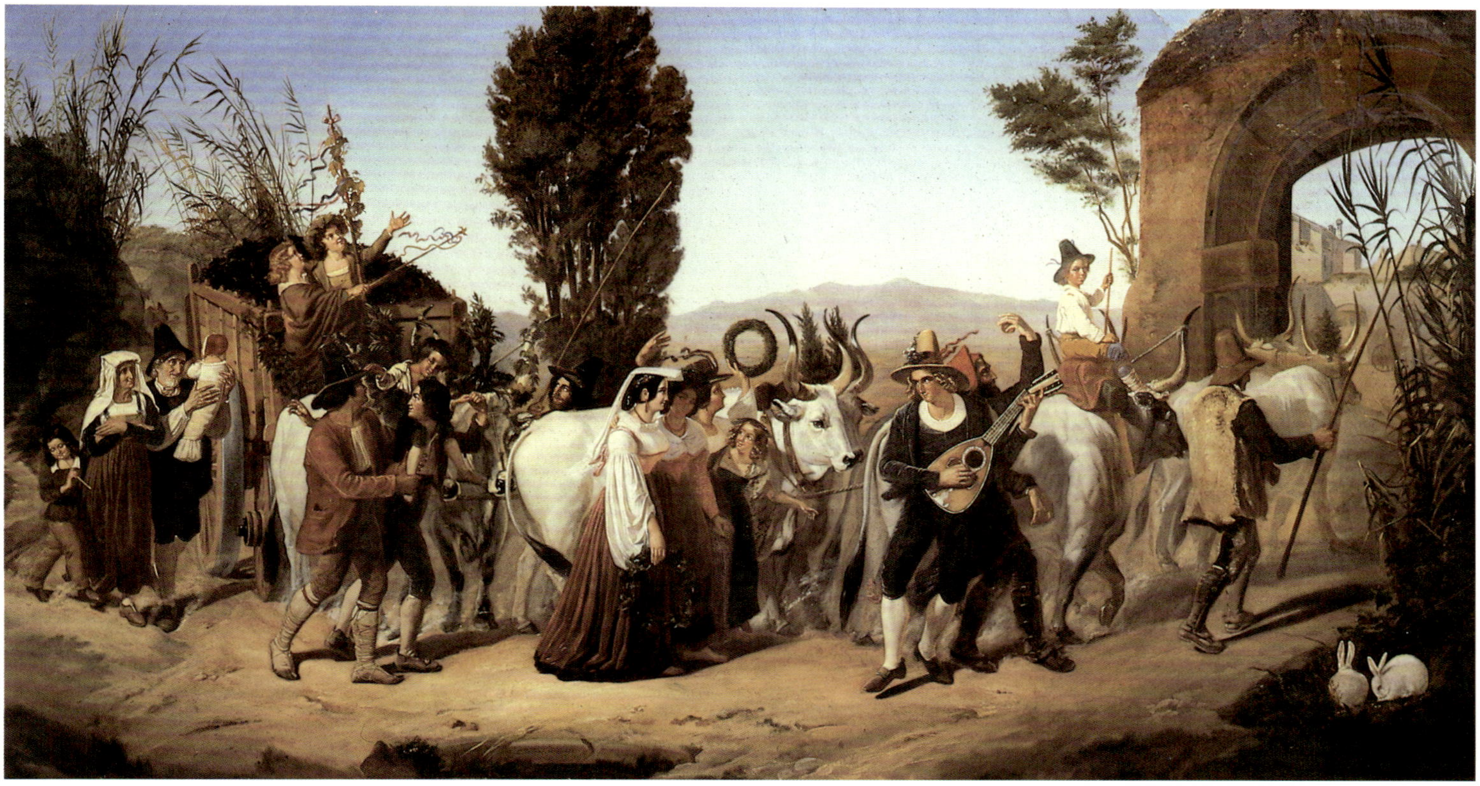

T35 EDUARD RATTI
Römisches Oktoberfest, 1841
Berlin, Leo Spik KG

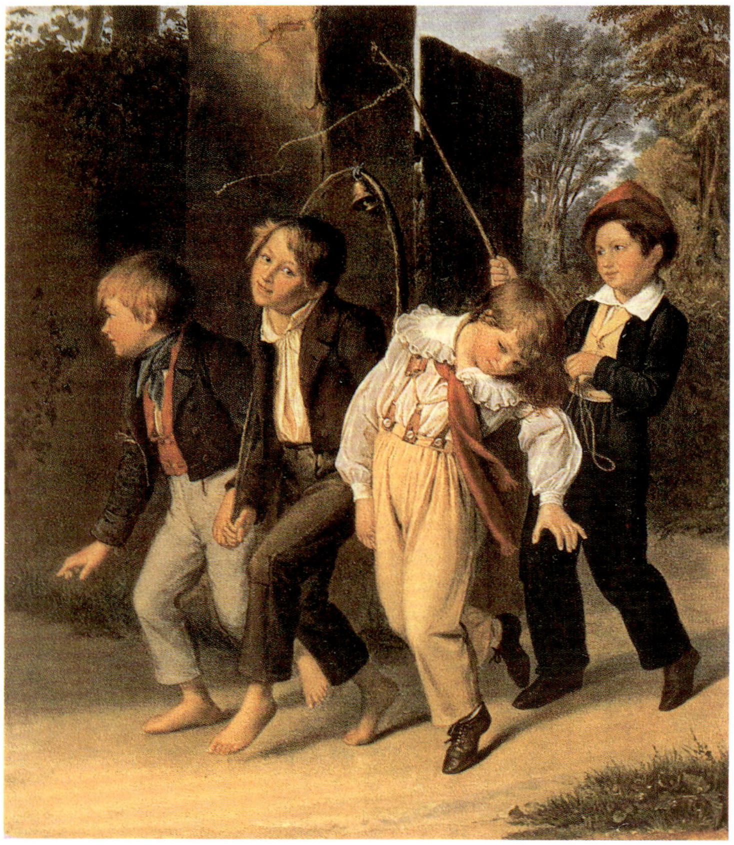

T 36 WILHELM SCHÜTZE
Spielende Kinder, 1830er Jahre
Früher im Berliner Kunsthandel

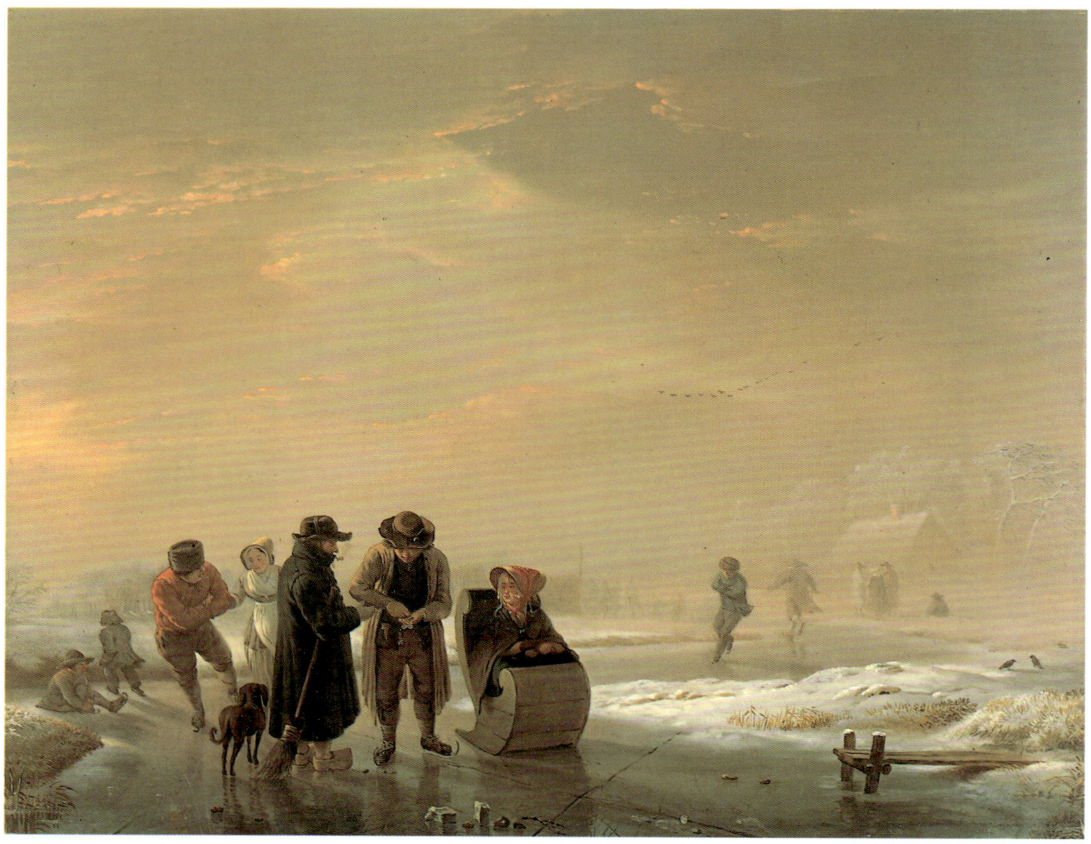

T 37 WILHELM ALEXANDER MEYERHEIM
Schlittschuhläufer und Schlittenfahrer auf dem Eis,
1850er oder 1860er Jahre
Hamburg, F.K.A. Huelsmann, Kunsthandel

37 darstellungen; die Schilderung von Kindervergnügungen auf dem Eis sind auch in der Naturstimmung besonders gelungen und erinnern an ältere niederländische Winterbilder. Auch mit militärischen Darstellungen hat er sich befaßt, und nicht zuletzt kam auch, wie in dem Gemälde der vor einer Vogelscheuche verschreckten
320 ›Bürgerwehr‹, der Humor bei ihm nicht zu kurz.

JOHANN GEORG MEYER VON BREMEN, der in Bremen geborene Johann Georg Meyer, hat den Namen seiner Heimatstadt dem Vaternamen beigefügt und ist so unverwechselbar bekannt geblieben. Nach seinem Studium bei Karl Sohn und Wilhelm von Schadow folgte er zunächst den Lehren der Düsseldorfer mit Themen aus der biblischen Geschichte. Seit 1841 hatte er ein eigenes Atelier. Auf seinen Reisen in Deutschland und der Schweiz wandte er sich volkstümlichen Darstellungen in Genrebildern zu. 1852 ging er nach Berlin, wo er bis zu seinem Tode blieb. Mit vielen gemütvollen und glänzend gemalten Genrebildern in der Art von Eduard Meyerheim hatte er weit über Deutschland hinaus bis in die USA einen ungewöhnlich großen Erfolg. Am beliebtesten waren seine Familienszenen, die wie ein Spiegelbild seines eigenen harmonischen Daseins waren. Das Gemälde
321 ›Die reuige Tochter‹ von 1852 ist trotz der sentimentalen Fabel weder pathetisch noch larmoyant, strahlt vielmehr echt empfundene und anrührende menschliche Wärme aus.

33 ADOLF SCHMIDT studierte in Düsseldorf, war aber seit den dreißiger Jahren in Berlin ansässig. In dem fast
322 monumentalen Figurenbild eines Milchmädchens mit dem edel wirkenden großen Krug von 1834 ist seine Schulung bei Wach deutlich erkennbar.

EDUARD RATTI, in Berlin ausgebildet, läßt in seinem
35 Bild ›Römisches Oktoberfest‹ von 1841 die liebenswürdigen Züge seines Lehrers Wilhelm Hensel anklingen. Er widmete sich, wie seine Gattin Julie, geb. Hüssener, der Genremalerei, hat sich aber auch mit anderen Gattungen der Malerei befaßt.

JULIUS WEYDE, ein Sohn des Bildners und Genremalers Theodor Weyde in Berlin, hat nicht nur in seiner Heimatstadt, sondern auch in Antwerpen und bei Delaroche in Paris studiert. Seit 1848 in Berlin, später auch kurz in Österreich und Italien, hat er sich dem Genre gewidmet.
323 Das figurenreiche ›Wirtshaus bei Triest‹ von 1854, wenige Jahre vor seinem Tode gemalt, erinnert in seiner Auffassung und künstlerischen Qualität an Eduard Meyerheim.

Die Genremalerei, thematisch dem Biedermeier verpflichtet und vom Berliner realistischen Geist bestimmt,

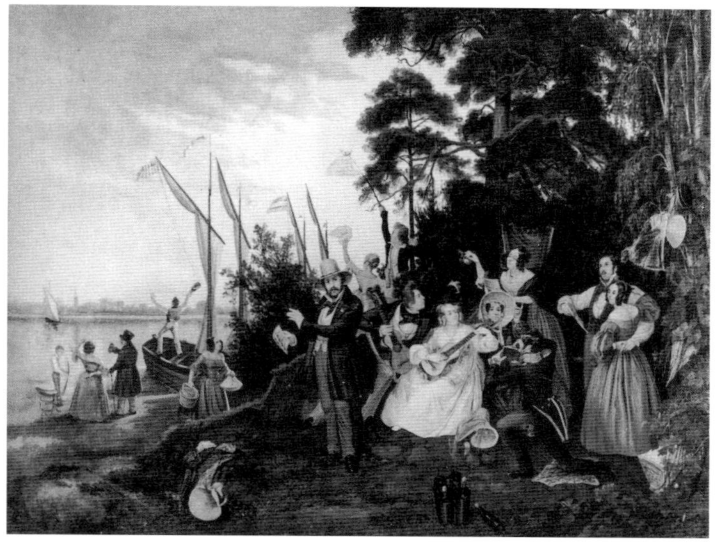

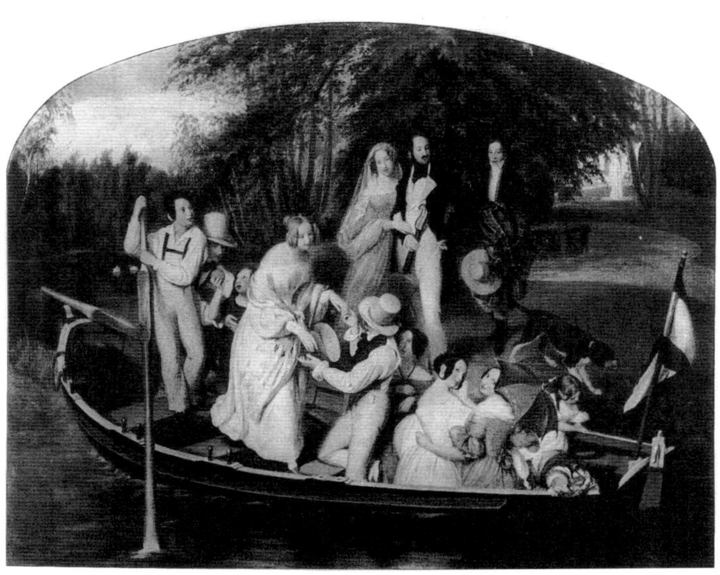

315 ALEXANDER SCHRAMM
Musizierende Berliner Künstler im Freien, 1838
Berlin (Ost), Märkisches Museum

316 WILHELM SCHÜTZE
Eine Wasserfahrt
Potsdam-Sanssouci, Staatl. Schlösser und Gärten

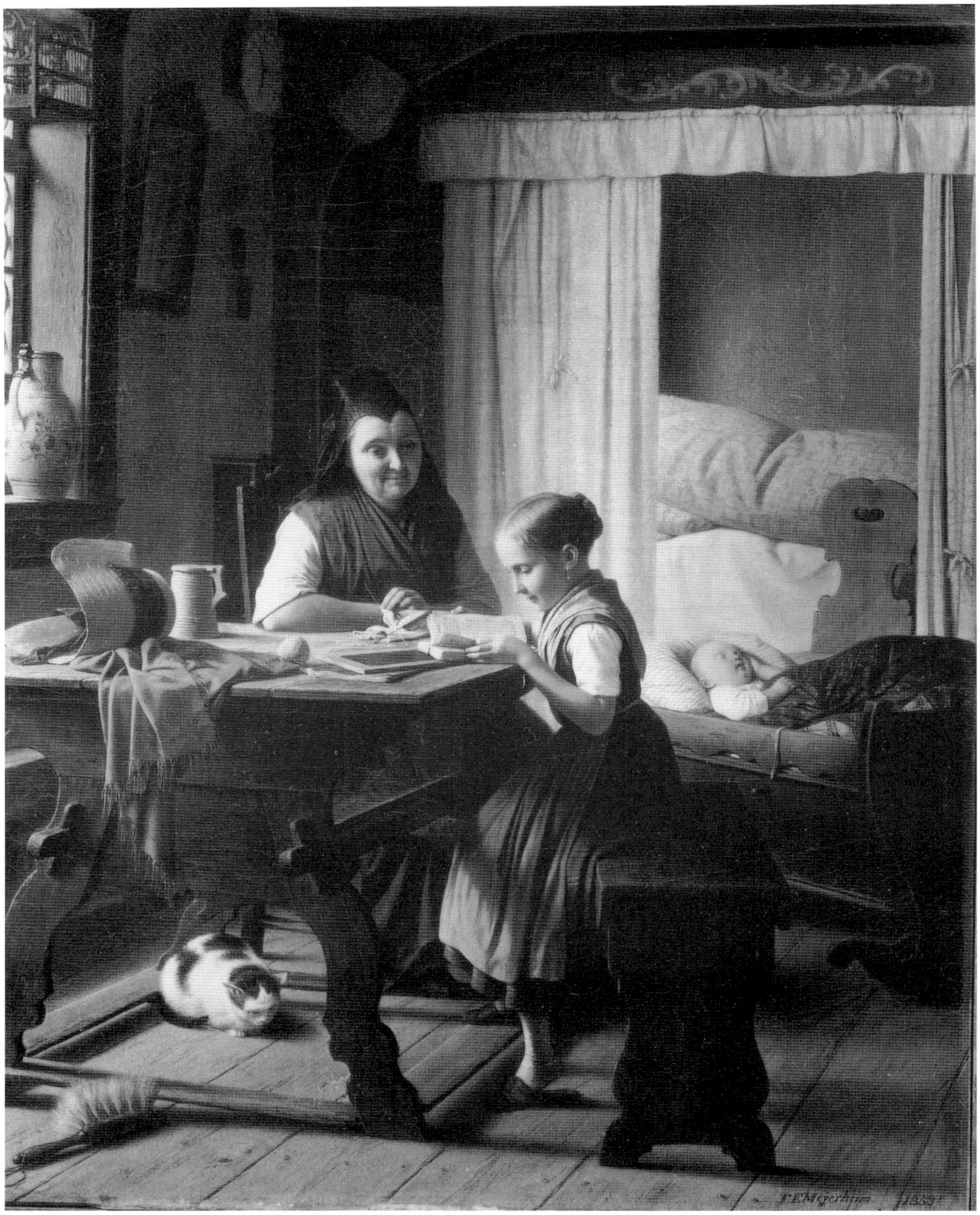

318 EDUARD MEYERHEIM
Großmutter und Enkelin, 1853
Leipzig, Museum der bildenden Künste

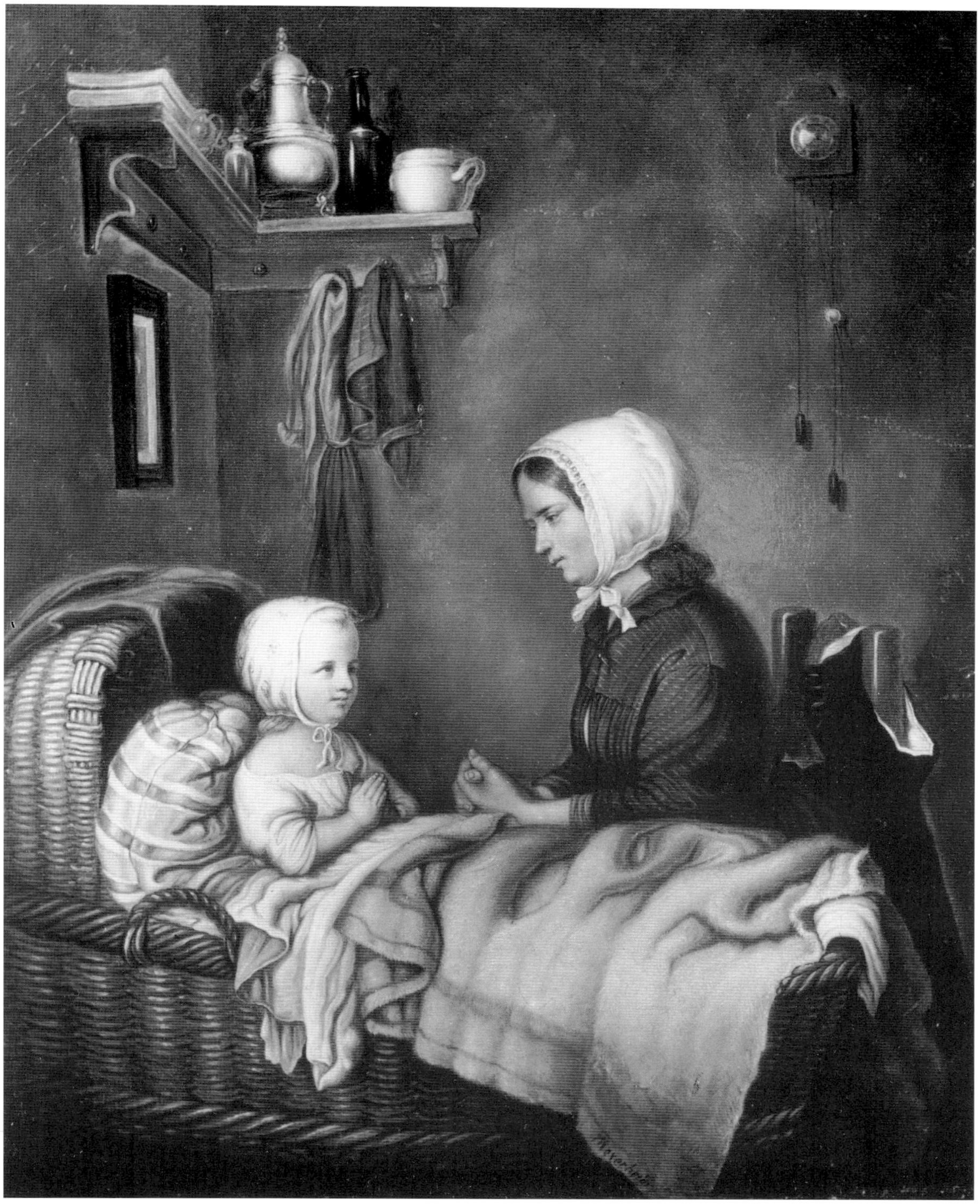

319 Franz Meyerheim
Mutter an der Wiege, 1865/66
Düsseldorf, Kunstmuseum

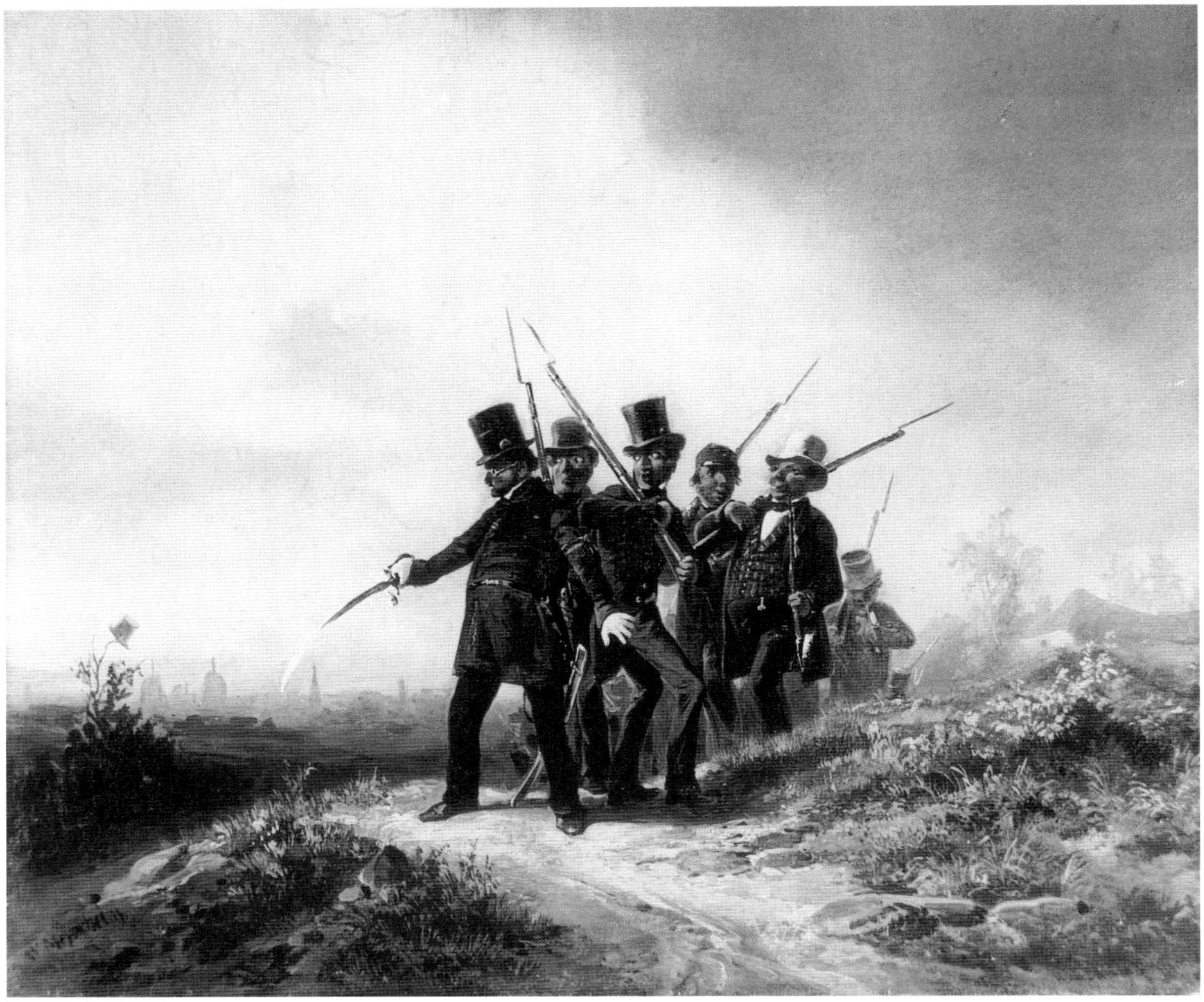

war noch echte Sittenschilderung und daher mehr als nur hübsch und vergnüglich anzusehen. Oft ging sie über die bekannten Berliner Typen, wie sie in den populären graphischen Folgen anzutreffen waren, hinaus und bleibt daher bis heute von kulturgeschichtlichem Wert. Das gilt mit gewissen Einschränkungen auch noch für die gemütvollen Genrebilder der Zeit bis etwa 1860, die beim großen Publikum an Beliebtheit kaum zu überbieten waren.

320 WILHELM ALEXANDER MEYERHEIM
Bürgerwehr
Essen, Museum Folkwang

Die Landschaft

In den Jahrzehnten, in denen die Vedutenmalerei, soweit sie die Architektur der Städte betraf, in der Berliner Malerei auch im nationalen Vergleich einen Höhepunkt erreichte, blieb die Landschaftsmalerei zurück. Sie war nach wie vor zum größten Teil Vedute, hat also den Weg eines Blechen und Menzel zunächst nicht mit- und nachvollzogen. Am besten war sie in der Verbindung von Landschaft mit Architektur. Das gilt etwa für den Landschaftsmaler FRIEDRICH FRÉGÉVIZE, aus Genf gebürtig, wohin er später zurückkehrte. Seine frühe Vedute
vom Genfer See von 1821 ist zuverlässig und anspre- 324
chend, aber etwas spröde und nach bewährtem Muster
komponiert, was auch für seine ›Landschaft mit der 325
Ansicht von Stettin‹ gilt. Wie manche anderen Maler seiner Generation hat Frégévize sich auch als Graphiker

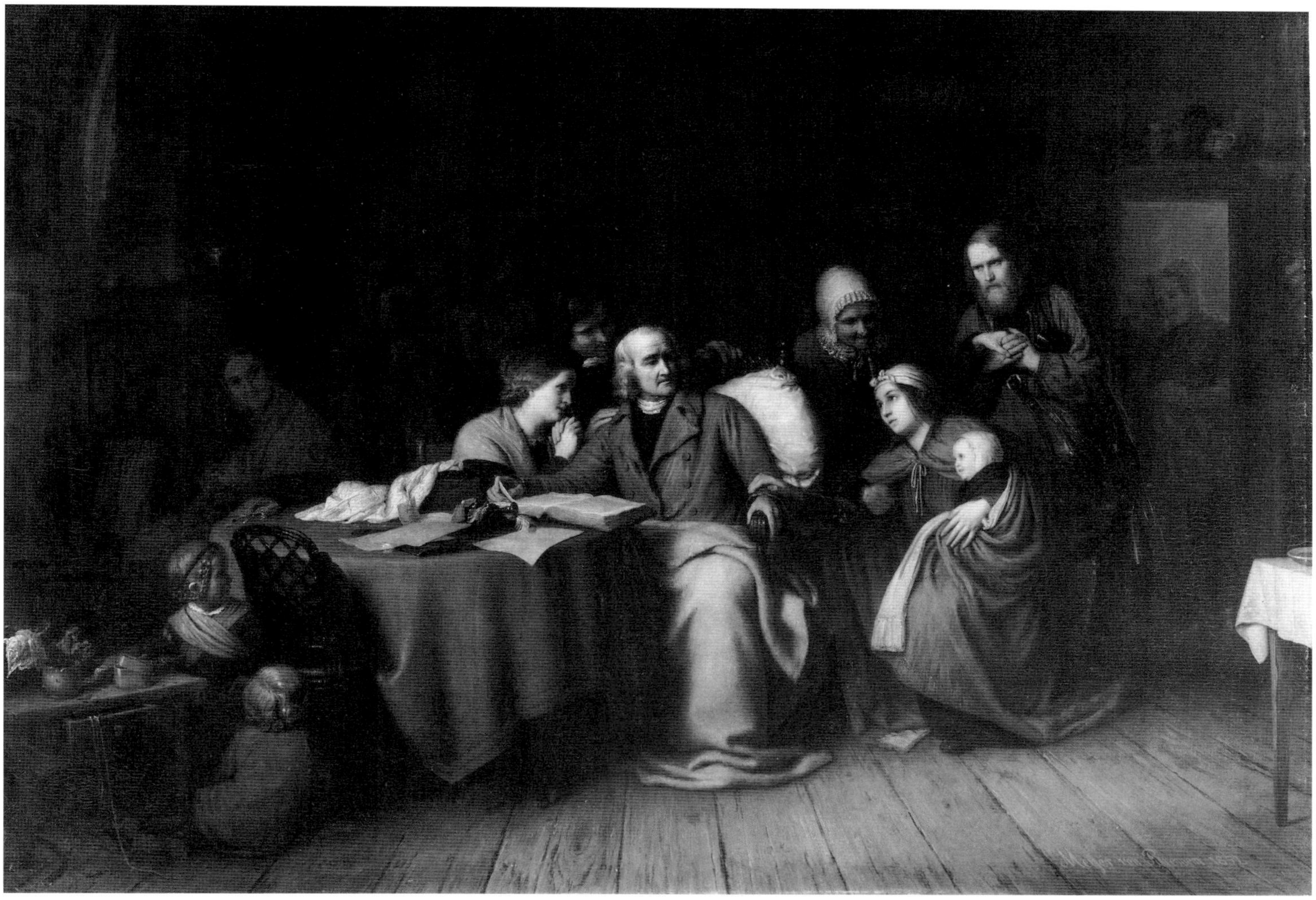

betätigt und neben Porträts auch Genredarstellungen geschaffen. Wenn bei der Architekturvedute die Trokkenheit der Wiedergabe sogar noch einen gewissen Reiz hat, wirkt sie bei Landschaftsveduten, mögen sie topographisch noch so getreu sein, eher langweilig, wenn nicht eine gewisse künstlerische Begabung ihr über die genaue Wiedergabe hinaus einen freieren Atem verleiht.

Dies traf auf den als Dilettant bezeichneten JEAN
326 BARTHÉLEMY PASCAL zu. Sein Ölbild ›Kirche von Pankow, gesehen bei Schönhausen an einem Sonntag-Nachmittag‹ von 1826, hat mit seinen winzig klein wiedergegebenen Ausflüglern einen trockenen Charme, dem man sich kaum entziehen kann. Zu dem Gemälde gibt es ein Gegenstück mit dem Blick auf die Kirche bei Stralau.

WILHELM EICHLER, als Landschaftsmaler »registriert«, hat in seinem kleinen, um 1830 entstandenen Ölbild ›Schlittschuhbahn hinter den Zelten‹ eine hüb- 327
sche, topographisch genaue Schilderung der Gegend zwischen den Zelten und Schloß Bellevue gegeben und sie auf amüsante Weise durch die kleinen Figuren der Spaziergänger, Schlittschuhläufer und Schneekehrer – auch ein Stuhlschlitten durfte nicht fehlen – bereichert; das ist zugleich Architektur- und Landschaftsvedute und Sittenschilderung. ERNST RIECK, der über zwei Jahrzehnte in Potsdam lebte, hat seine Landschaftsdarstellungen durch einzelne Szenen belebt, wobei er in guter Berliner Tradition Pferde und Reiter bevorzugte und sie groß ins Bild setzte, so auch in dem Gemälde von 1848 mit dem Jagdschloß Grunewald und einer Jagdgesellschaft im Hinter- 328
grund. 1858 ging er nach London, wo er bald verstorben ist.

Den aus Schlesien stammenden Landschaftsmaler CARL FRIEDRICH SEIFFERT, in Berlin ausgebildet,

321 JOHANN GEORG MEYER VON BREMEN
Die reuige Tochter, 1852
Bremen, Kunsthalle Bremen

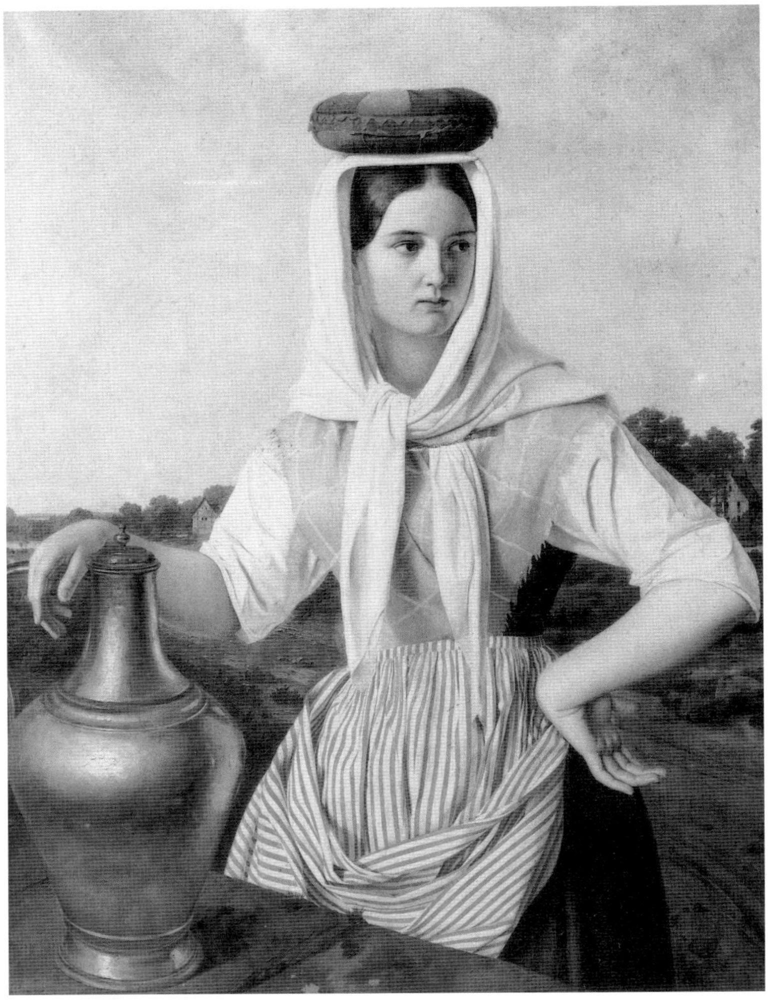

hat es immer wieder nach Italien gezogen, wo er sich in Rom und Neapel aufhielt und seine Themen fand. Sein
329 ›Monte Pellegrino bei Palermo‹ von 1848 ist eine Vedute, bei der es ihm vor allem um topographische Genauigkeit ging.

FRIEDRICH AUGUST ELSASSER, der in Rom früh verstorbene Maler aus Berlin, war noch beeinflußt von Blechen, in Rom dann auch von Catel und dessen Kreis, doch war er ein Künstler, der sich fast ausschließlich der südlichen Landschaft zuwandte und sie mit poetischem Gefühl erlebte und wiedergab, wobei ihn besonders das
330 südliche Licht beeindruckte. Seine ›Aussicht von dem antiken Theater in Taormina‹ von 1838, groß in der Auffassung, immer auch noch Vedute, ist ein glänzendes Beispiel für seine Art. Etwa ein Jahrzehnt zuvor hatte er in Berlin auch Veduten geschaffen, doch die volle Entfaltung seines Könnens gelang ihm erst in Italien. Sein jüngerer Bruder JULIUS ALBERT ELSASSER, der ihn nach Italien begleitete, war ebenfalls Landschaftsmaler, aber nicht so begabt wie er, und hat sich ausschließlich italienischen Motiven zugewandt.

Der Potsdamer CARL GUSTAV WEGENER hat sich in seinen nicht mehr bekannten Bildern meist mit märkischen und norwegischen Landschaften und mit Küstenschilderungen befaßt. In seinem Gemälde ›Johannes der 331
Täufer am Jordan‹ ist die Gestalt des Johannes in eine heroisch empfundene Phantasielandschaft eingebettet, die ihm offenbar der eigentliche Anlaß für das Gemälde war.

ALBERT DRESSLER ist in Berlin geboren und dort ansässig geblieben. Der fleißige Maler hat sich unter dem Einfluß seines Lehrers Schirmer zuerst mit antikischen Landschaften befaßt, um sich später der reinen Landschaftsmalerei und dabei auch der eigenen Heimat zuzu-

322 ADOLF SCHMIDT
Das Milchmädchen, 1834
Münster, Westfälisches Landesmuseum für Kunst und Kulturgeschichte

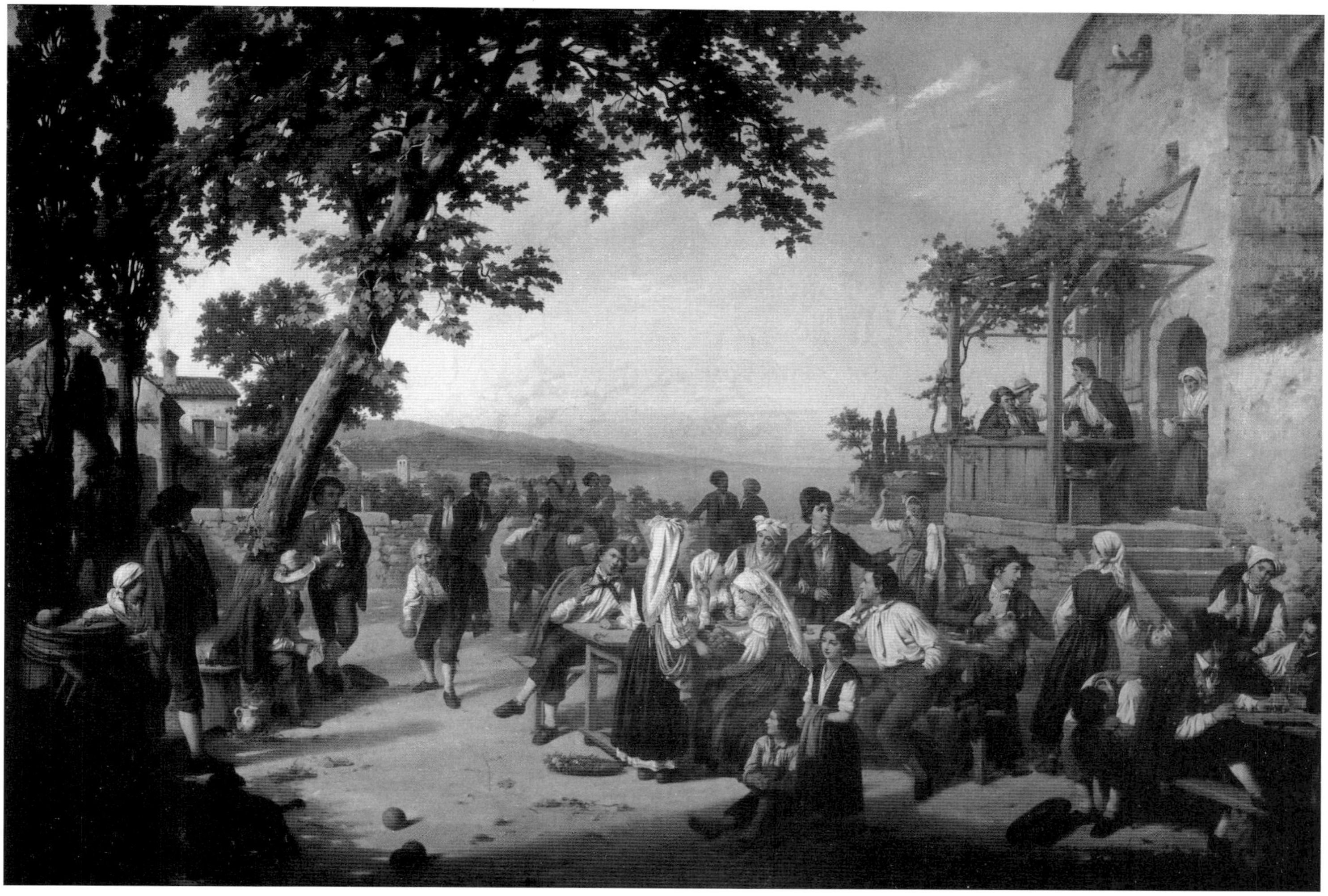

332 wenden. Ein ›Feuerwerk auf der Havel unterhalb von Schloß Babelsberg mit Illumination der Boote‹ hat der Maler mit sichtlicher Freude an den Beleuchtungseffekten 1849 in einem Aquarell festgehalten. Es galt der Rückkehr des Prinzen Wilhelm von Preußen von einem Feldzug, eine hübsche »Ereignis«-Darstellung, die später in die Aquarellsammlung Wilhelms I. gekommen ist.

LUDWIG (LOUIS) LINCKE, der Berliner Maler, Kupferstecher und Radierer, wurde an der Berliner Akademie und bei einem Kupferstecher ausgebildet und wandte sich der Landschaftsmalerei zu. Ein dreijähriger Aufenthalt in Italien durfte damals nicht fehlen. Bei seinen Bildern ging es immer noch um südländische Motive, nach denen das kunstliebende Publikum fast süchtig gewesen sein muß. Die Zahl der Italienmaler in der ersten Hälfte des 19. Jahrhunderts ist kaum überschaubar. Erstaunlich in seiner Schlichtheit und in der in seiner Zeit noch ungewöhnlichen Hell-in-hell-Lichtwirkung ist das Gemälde ›Fischer am Meeresufer‹ von 1855. Da kündet 333
sich – dem Maler noch nicht bewußt – bereits etwas Neues an.

EDUARD HILDEBRANDTS Lebensweg und Werdegang unterscheidet sich von dem der anderen Berliner Maler. Er kam aus Danzig, studierte bis 1840 bei dem Marinemaler Wilhelm Krause und erhielt, vermittelt durch Alexander von Humboldt, als fünfundzwanzigjähriger Maler von Friedrich Wilhelm IV. 1845 den Auftrag, in die Neue Welt zu reisen und dort zu zeichnen; auch Alexander von Humboldt hat er zeichnend begleitet und dessen Skizzen zu Zeichnungen umgearbeitet. 1856 unternahm Hildebrandt eine große Nordlandreise bis zum Nordpol, von der er Skizzen, Studien und Aquarelle mitbrachte, die der König für seine Sammlung erwarb. Hildebrandt war der erste Maler in Berlin, der eine Welt-

323 JULIUS WEYDE
Wirtshaus bei Triest, 1854
Kiel, Kunsthalle zu Kiel

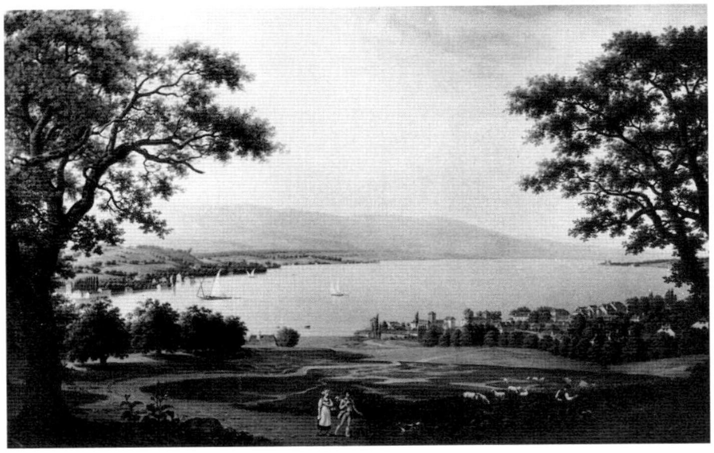

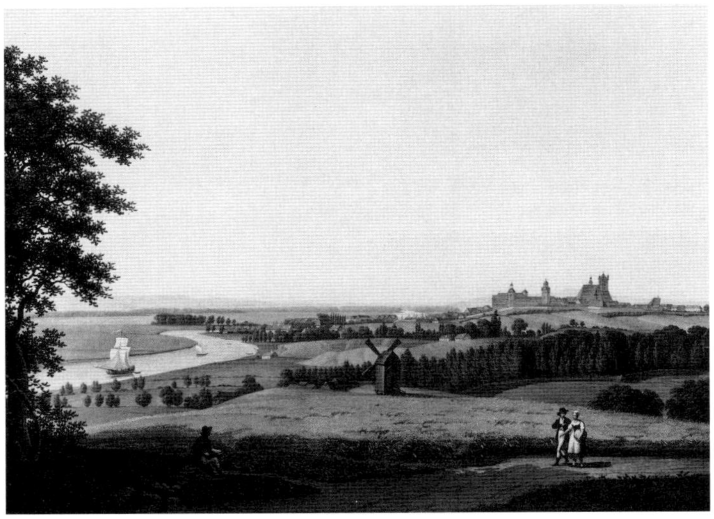

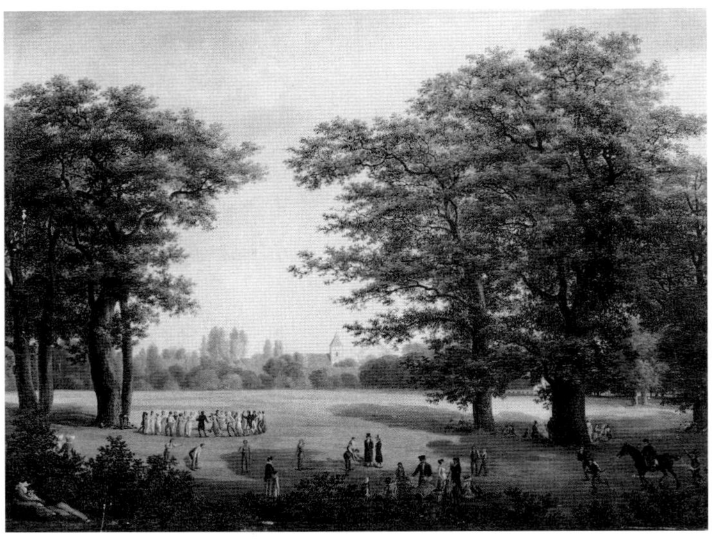

reise unternommen hatte. Nach seinen Reisen verwandte er viele Motive seiner Skizzen für Aquarelle und Gemälde. Seine Gemälde wurden im Kgl. Marstall ausgestellt, und in Karfunkels Centralausstellung konnte das Publikum die Aquarelle seiner Weltreise bewundern. Wie vor ihm Gaertner hatte er von der französischen Malerei die Wiedergabe des Atmosphärischen gelernt. In dieser Beziehung am gelungensten waren seine zarten Aquarelle; ein Beispiel von vielen ist das ›Steilufer von Hastings‹, das an beste englische Aquarelle erinnert. Frei T 5 und offen war seine Malweise in dem Gemälde ›Der Leuchtturm‹, einer Marine, die das Seeklima und die Beleuchtung unter einem weiten, hellen Himmel ohne akademische »Schönheit« wiedergibt. Später versuchte er oft, seine Bilder allzu routiniert und effektvoll zu gestalten, was dem erfolggewohnten Maler herbe Kritik einbrachte. Kaum jemand ahnte, daß Effekthascherei und Übertreibungen jeglicher Art die Malerei der zweiten Jahrhunderthälfte immer stärker bedrohen und verändern würden. 334

Übrige Gattungen: Jagd- und Tiermalerei

Fürstliche Jagdvergnügungen gab es schon Jahrhunderte zuvor. Auch im Märkischen war das seit dem Großen Kurfürsten nicht anders. Der Tiergarten war einst kurfürstliches Jagdgebiet, und die vielen Jagdschlösser in der Umgebung von Berlin und in der Mark zeugen von der Beliebtheit des Waidwerks; auch in Gemälden spiegelt sich das wider. Im 19. Jahrhundert ist der Kreis der Jagdliebhaber größer geworden, denn auch für wohlhabende Bürger mit Landhäusern vor den Toren der Stadt gehörten Jagden nun zu den sportlich-geselligen Veranstaltungen. Und die Maler fanden nun eine Fülle von hübschen und lohnenden Szenen, die sie meist in festem Auftrag ausführten. Eng verbunden mit der Jagdmalerei waren die Tierstücke, setzen doch Jagdbilder mindestens die Beherrschung der Wiedergabe von Pferden, Hunden und Wild voraus. Franz Krüger hat die bekanntesten Jagddarstellungen geschaffen; aber er blieb damit nicht allein.

CARL FRIEDRICH SCHULZ, bekannter unter der Bezeichnung »Jagdschulz«, in Berlin und Düsseldorf ausgebildet, hat sich in dieser Gattung besonders hervorgetan. 1833 stellte er eine vornehme Jagdgesellschaft dar, die vor einem Gutshaus oder Jagdschloß zur Treibjagd 335

324 FRIEDRICH FRÉGÉVIZE
Am Genfer See, 1821
Berlin, SMPK, Nationalgalerie

325 FRIEDRICH FRÉGÉVIZE
Landschaft mit Ansicht von Stettin von Frauendorf aus
Kiel, Stiftung Pommern

326 JEAN BARTHÉLEMY PASCAL
Die Kirche von Pankow, gesehen vom Gehölz bei Schönhausen, 1826
Berlin, SSG, Schloß Charlottenburg

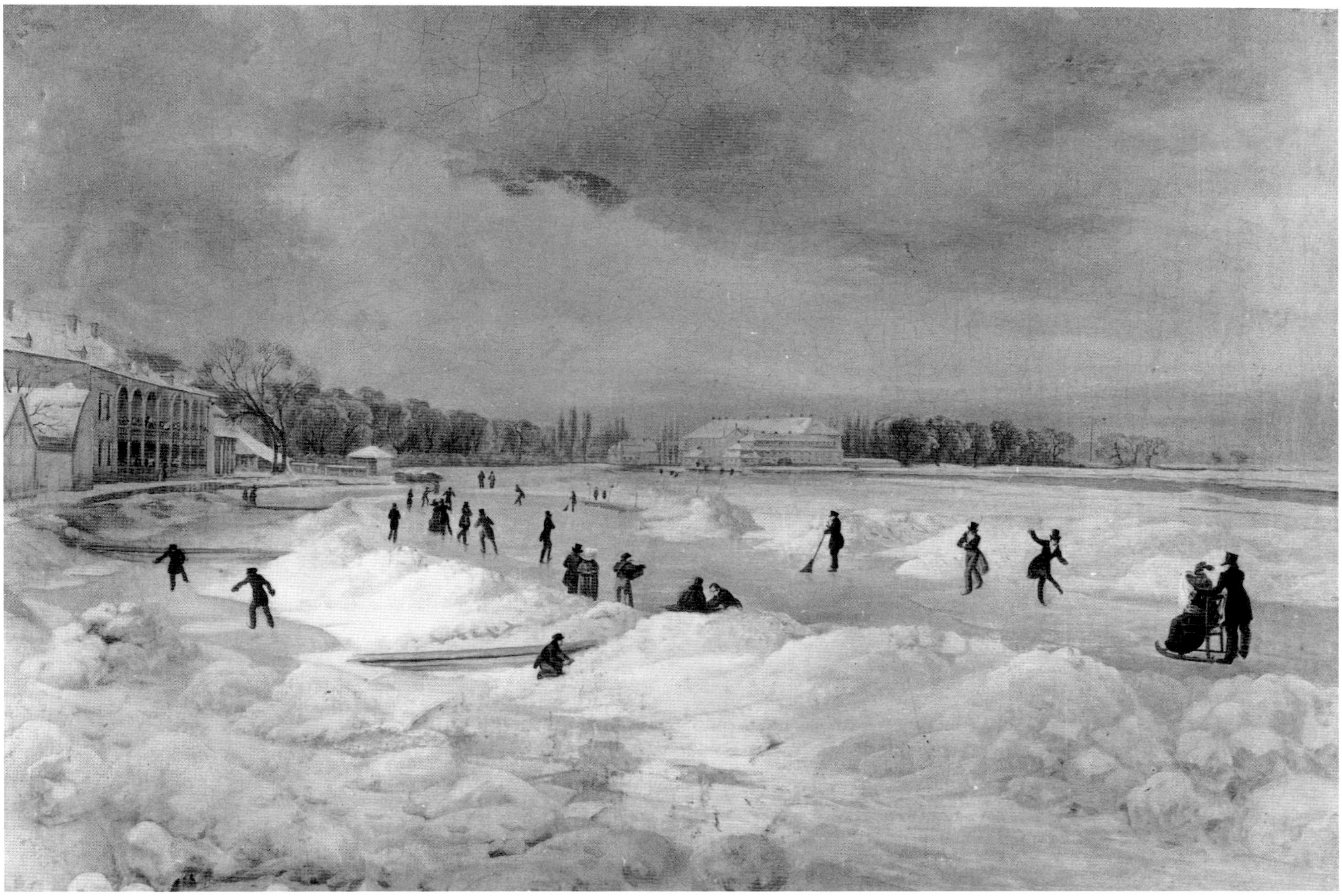

aufbricht. Während im Vordergrund ein lebhaftes Durcheinander von Reitern, Pferden und Hunden herrscht, bietet der Hintergrund eine friedlich-ländliche Idylle. Das Gemälde war farbenfroh und von jener Glätte, die das Biedermeier schätzte und die all seinen Bildern eignete. Schulz war auch Marine- und Historienmaler, wobei er in seinen militärischen Genreszenen gerne quer durch die Zeiten ging, sich besonders dem Zeitalter Friedrichs des Großen und den Befreiungskriegen widmete, an denen er selbst teilgenommen hatte. Romantisch aufgefaßt war sein den Tod Theodor Körners im Gefecht bei Gadebusch darstellendes Gemälde; eine Tuschzeichnung zu diesem Thema war bereits 1818 auf der Akademieausstellung gezeigt worden. Seine Namensvettern FRIEDRICH (FRITZ) SCHULZ und JULIUS SCHULZ (alle nicht miteinander verwandt), fast vergessene Maler, haben sich ebenfalls mit Jagd- und Militärszenen befaßt.

EDUARD GRAWERT galt in seinen Anfängen noch als halber Dilettant und wurde im Akademiekatalog von 1834 erstmals als »Musiklehrer und Maler« aufgeführt. Erst 1856 wurde er als Maler und Hofkünstler seiner Majestät des Königs bezeichnet. Seine Begabung als Maler erstreckte sich gleichzeitig auf das Porträt und die Jagdmalerei, die im weitesten Sinne zum Genre gehört. Die bekannteste höfische Jagd in der nächsten Umgebung Berlins war die vom Jagdschloß Grunewald ausgehende. Grawert hat mit dem Zug der berittenen Jäger, die den 336
Treibern mit den Hunden folgen, den Auszug der Teilnehmer am Ufer der Havel höchst anschaulich und lebendig wiedergegeben; die wichtigsten Persönlichkeiten sind Porträts. Den Feldmarschall Wrangel auf seinem Schimmel hat er ähnlich wie auf der Hubertusjagd als roten Jäger auch für sich porträtiert. Die Teilnehmer der Hubertusjagd trugen sämtlich einen roten Frack und

327 WILHELM EICHLER
Schlittschuhbahn hinter den Zelten, um 1830
Berlin (Ost), Märkisches Museum

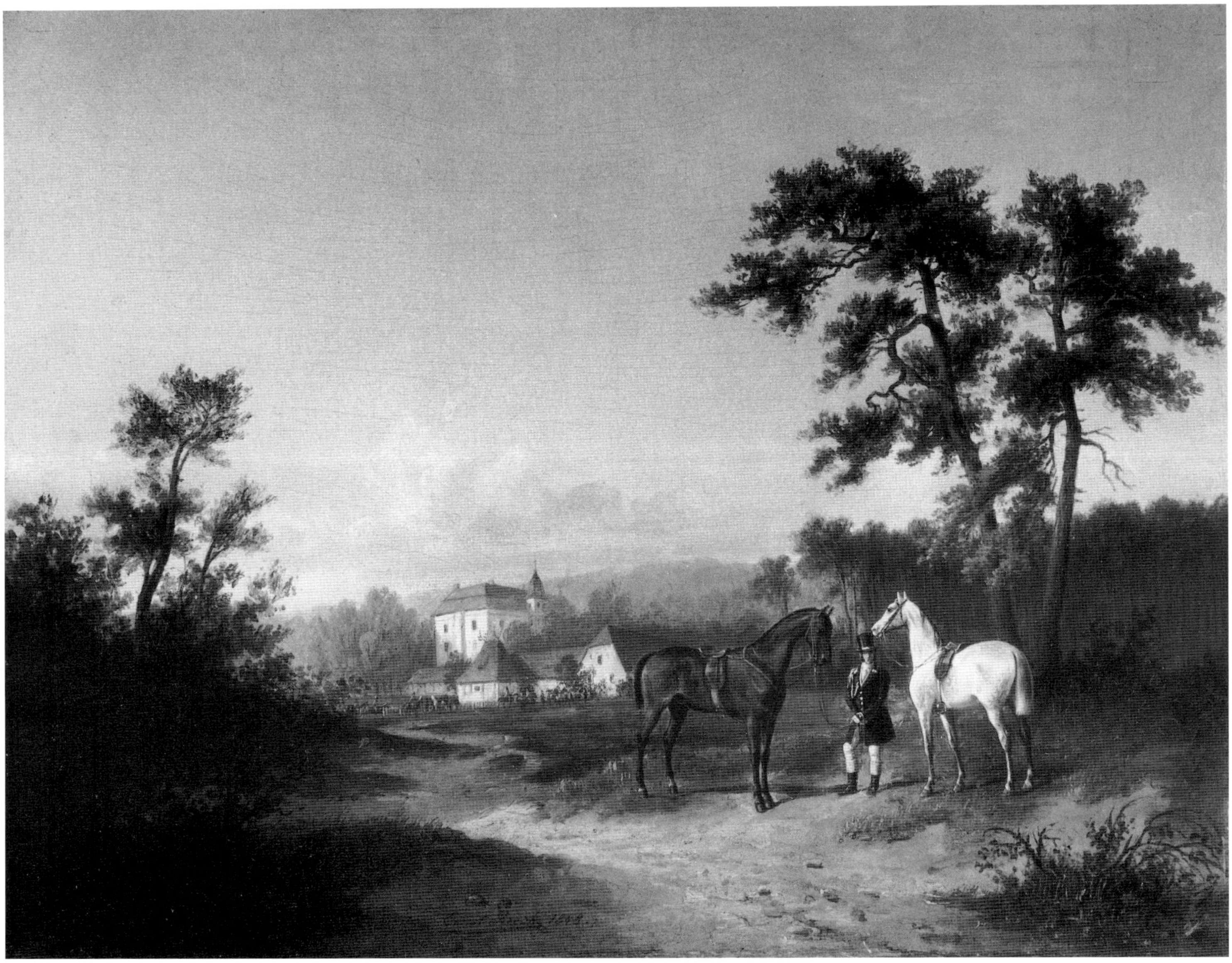

weiße Beinkleider. Neben einzelnen Tierstücken schilderte Grawert auch Jagden wohlhabender bürgerlicher
337 Familien. So stellte er eine Jagdszene in Bollensdorf bei Hoppegarten dar, wo der Vater, ein Kaufherr, der ein Reh erlegt hat, mit seinen Söhnen stolz neben seiner Beute steht. Den Familienvater hat er auch mit Mutter, Ehefrau und zwei Töchtern, brav aufgereiht wie auf einer photographischen Gruppenaufnahme, vor dessen Landhaus in Lichtenberg gemalt. In seinen offiziellen Bildnissen wie dem von König Friedrich Wilhelm IV., vor allem dem des Hausministers Graf Anton zu Stolberg-Wernigerode in Potsdam-Sanssouci, stand er den bekannten Berliner Porträtisten kaum nach. Mit Sinn für Humor hat Grawert in den Märztagen des Revolutionsjahres 1848 drei Vertreter der Bürgerwehr geschildert, die im Flur des Schlosses 338
den Schlaf des Königs bewachen sollen, von denen aber zwei in nicht eben bequemer Lage selbst entschlummert sind, wie denn die Bürgerwehr überhaupt für Berliner Maler und Zeichner willkommenen Anlaß für humoristische Darstellungen bot.

Die Berliner Tiermalerei, losgelöst von Jagdbildern, entwickelte sich nebenbei und später als die ersteren und erlebte ihre Blüte vergleichsweise spät. Sie wird, wie die Militär- oder Schlachtenmalerei, noch eingehender behandelt werden.

328 Ernst Rieck
Vor dem Jagdschloß Grunewald, 1848
Berlin, Kunsthaus Klewer

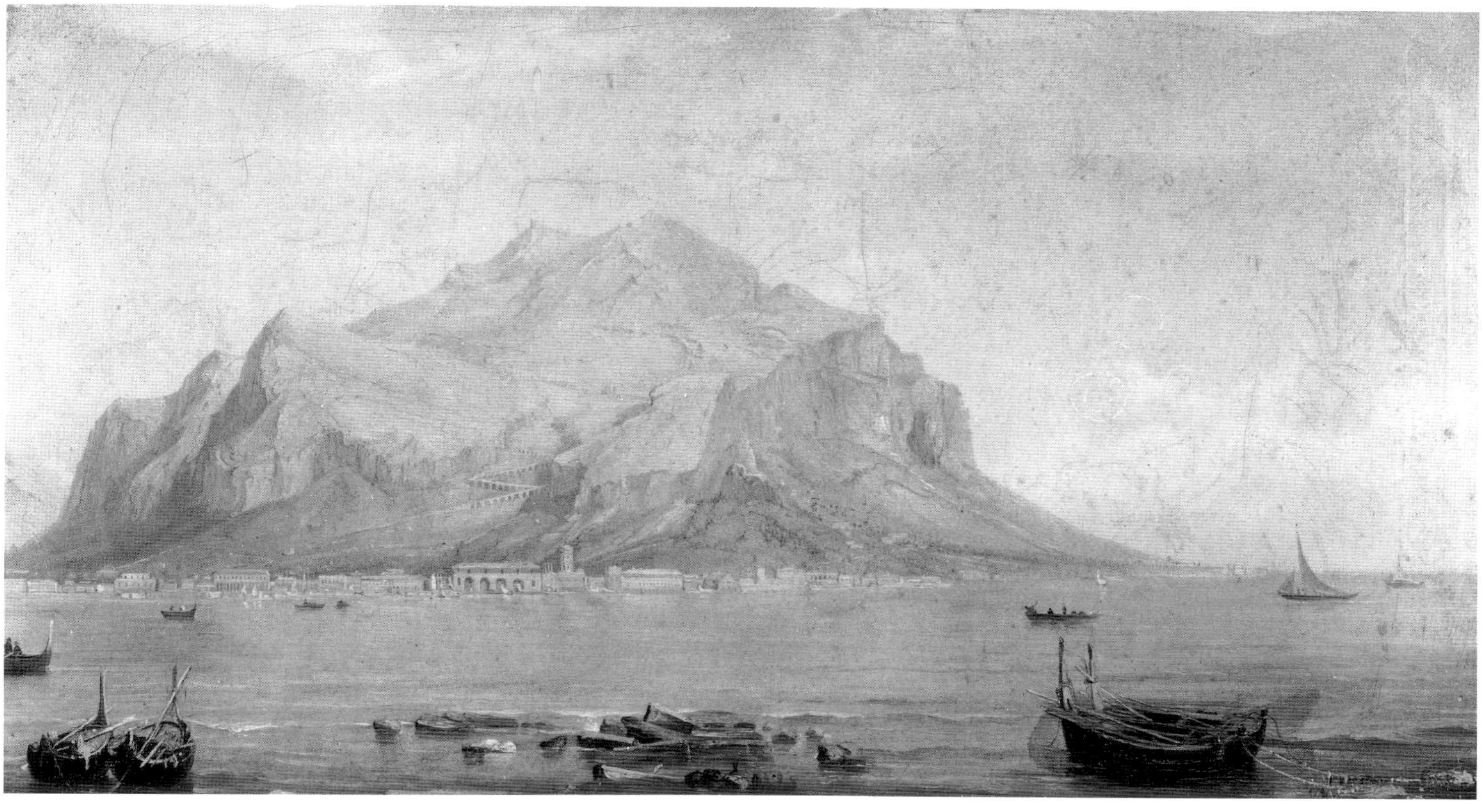

Blumen- und Stillebenmalerei

Durch die seit der Zeit des Großen Kurfürsten in Berlin tätigen niederländischen Maler waren Blumenstücke und Stilleben beliebt und begehrt. Einen echten Aufschwung aber nahmen Blumenbilder erst durch diejenigen Maler, die in Diensten der Königlichen Porzellan-Manufaktur in Berlin das Metier, also die genaue Kenntnis von Blumen, in strenger Zucht erlernt hatten, um teure Porzellane damit zu verzieren. Der alte Botanische Garten an der Potsdamer Straße bot ihnen Gelegenheit für ein eingehendes Studium vor der Natur. So waren sie halbe Botaniker, ehe sie darangingen, Blumen und Früchte auf Porzellan und auf Aquarellen und Gemälden – oft als Vorstufen für die Ausführung auf Porzellan gedacht – getreu und dabei künstlerisch ansprechend wiederzugeben. Manche erweitert. Der bedeutendste unter den Blumen- und Stilllebenmalern war der Berliner GOTTFRIED WILHELM VOELCKER, der als Nachfolger seines Lehrers J. F. Schulze 1803 Malereivorsteher an der KPM wurde. Sein
23 großes Blumenstilleben mit dem Krater aus Berliner Eisenkunstguß in einer steinernen Nische kann sich mit den besten Blumenstücken seiner Zeit messen. Sein Sohn FRIEDRICH WILHELM VOELCKER war, bevor er vierzigjährig nach Thorn ging, an der KPM als Porzellanmaler unter seinem Vater tätig und ebenfalls auf Blumenstücke und Stilleben spezialisiert. Sein jüngerer Bruder Otto Voelcker wurde Landschaftsmaler, starb aber in jungen Jahren. Gottfried Wilhelm Voelcker hat eine Reihe begabter Schüler herangebildet. Zu ihnen zählte ERDMANN SCHULTZ, dessen Blumen- und Fruchtstücke, vor allem in der Verbindung zu Stilleben, sehr gelungen sind. Sein ›Früchtestilleben in einer Nische‹ von 1831 ist 339
ein Beweis für sein kompositorisches und malerisches Können. Ähnliches gilt auch für Voelckers Schüler HEINRICH P. SCHMALZ (auch Schmaltz), in Berlin nachweisbar von 1824–1848, der sich ebenfalls auf Blumen- und Fruchtstücke spezialisierte. Auch er ordnete einen seiner Blumensträuße in einer dunklen (wohl 340
Eisen-) Vase vor einer in der Abbildung nicht erkennbaren Rundbogennische an. Von CARL EDUARD KRÜGER, der gleichfalls bei Voelcker die Blumen- und Stillebenmalerei erlernte und nach Vorlagen aus dem Botanischen Garten arbeitete, ist kaum mehr etwas bekannt (es

329 CARL FRIEDRICH SEIFFERT
Der Monte Pellegrino bei Palermo, 1849
Berlin, SMPK, Nationalgalerie

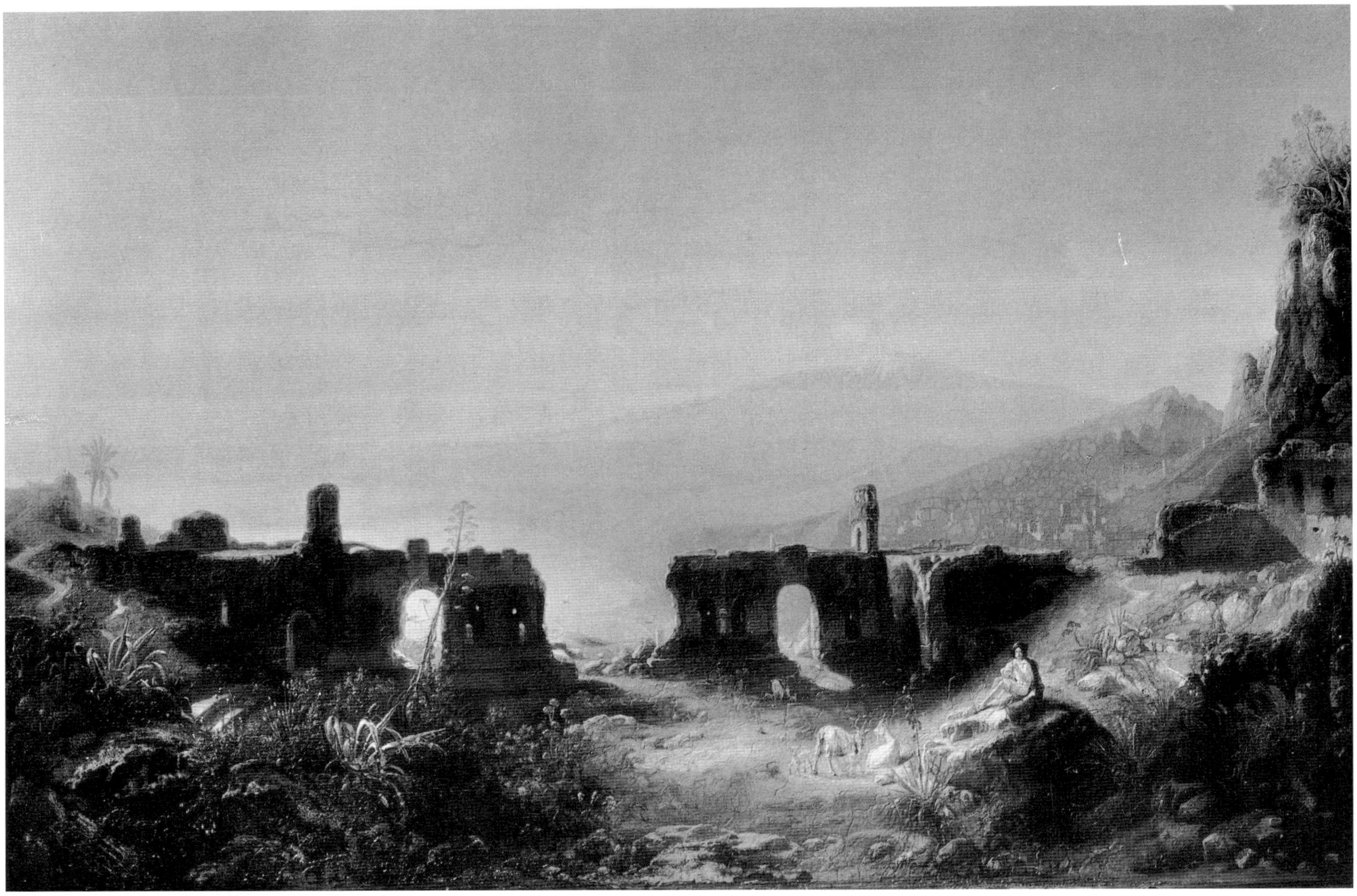

gab noch zwei weitere Blumenmaler mit dem Namen Krüger, von denen vielleicht einer mit Carl Eduard identisch war, doch ist das heute nicht mehr genau auszumachen). Ohne Zweifel haben die sehr guten Leistungen der Berliner Blumen-, Früchte- und Stillebenmaler des Biedermeier ihr Vorbild in der niederländischen Malerei des 17. und 18. Jahrhunderts gehabt, wenn sie auch, anders als jene, realistisch blieben und den Symbolcharakter, der bei den Niederländern hinter dem bloßen Abbilden der Realität stand, nicht erfaßt haben – oder für ihre Kunst nicht akzeptierten, wie denn überhaupt Allegorien in der Berliner Malerei der ersten Hälfte des 19. Jahrhunderts fast nur im Klassizismus zu finden waren und später eher aufgesetzt wirkten.

Ein Blick auf die Rolle der Monumentalmalerei. Peter Cornelius und Wilhelm Kaulbach in Berlin

Peter Cornelius, in Düsseldorf geboren, einer der bedeutendsten Nazarener, der, wie erwähnt, auch an der Ausmalung der Casa Bartholdy beteiligt war und der eine Erneuerung der deutschen Malerei durch die Freskenmalerei erstreben wollte, hat sich als künstlerisch im Süden beheimateter, bereits siebenundfünfzigjähriger Münchener Akademiedirektor 1840 bei König Friedrich Wilhelm IV. von Preußen, der in jenem Jahr zur Regierung gelangt war, um eine ihm gemäße Tätigkeit in Berlin bemüht. In München hatte er für Ludwig I. zuletzt in der Ludwigskirche das Riesenbild des Jüngsten Gerichts

330 August Friedrich Elsasser
Ansicht von dem antiken Theater in Taormina
Kopenhagen, Thorvaldsens Museum

geschaffen, sich darauf aber mit dem König und seinen Architekten entzweit. Sein Förderer und Freund in Berlin wurde Graf Raczynski, seinen größten Auftrag erhielt er von Friedrich Wilhelm IV. Neben dem Dom sollte nach italienischem Vorbild ein Camposanto für die königliche Familie entstehen, den der König an den Wänden der Halle mit Fresken von Cornelius ausgeschmückt wünschte. An diesem Auftrag arbeitete Cornelius seit 1843 mit Unterbrechungen bis zu seinem Tode, doch wurde das große Vorhaben am Ende nicht verwirklicht. Was davon blieb, war dennoch nicht wenig: Es waren die Gemälde, vor allem die Cartons mit Cornelius' Entwürfen, die zu seinen besten Leistungen gehörten und seine große Begabung für solche monumentalen Aufgaben erkennen ließen. Die Entwürfe (in der Nationalgalerie Ost) sind von Cornelius selbst 1848 als große Kupferstiche mit Erläuterungen herausgegeben worden. Der Künstler fand im vorwiegend protestantischen Berlin nicht allzuviel Verständnis, jedoch die Kunstkritik erkannte seine Begabung, auch wenn sie die ungewohnte Monumentalität seiner strengen Auffassung zunächst mit einer gewissen Reserve beurteilte. Franz Kugler, ihm gegenüber gewiß nicht unkritisch, hat das Gesamtkonzept für den Camposanto in seinen »Berliner Briefen« (Kleine Schriften III) 1848 genau aufgeführt und dazu geäußert: *»Es ist eine Größe und Energie in diesen Darstellungen, die der Grundrichtung entspricht, welche ihm von früh an eigen war, die aber hier das Gewaltsame und Übertriebene, was in seinen früheren Werken oft störend entgegentritt, zumeist sehr glücklich überwunden hat. Es ist eine Sicherheit und charaktervolle Bestimmtheit darin, die jeder Scene eine Wirkung von schlagend dramatischer Kraft giebt...«* Doch hatte Kugler auch Bedenken in bezug auf die Verquickung der christlichen Symbolik der Gesamtdarstellung mit mythologischen Szenen an einigen, allerdings untergeordneten Stellen. Solche Beziehungen gebe es wohl, meinte er, sie seien aber nur schwer nachvollziehbar. Um hier nur ein Beispiel seiner Kunst zu zeigen: Der Kupferstich mit dem imposanten Hauptbild der Apokalyptischen Reiter erinnert in seiner übersteigerten Dramatik nur noch von fern an Cornelius' bewundertes Vorbild Albrecht Dürer. Als Cornelius 1859 nach mehreren Auslandsaufenthalten seine Camposanto-Entwürfe in Berlin, Brüssel und Paris ausstellte, überwog allgemein die Zustimmung, und er glaubte noch einmal an die Verwirklichung des Vorhabens als einer großen und reinen Idee. Doch die Zeit hatte sich gewandelt. In jenem Jahr hat Cornelius für den Konsul Wagener
341 in Berlin eine Szene aus der zu Anfang des 19. Jahrhunderts wiederentdeckten Nibelungensage gemalt, die ihn

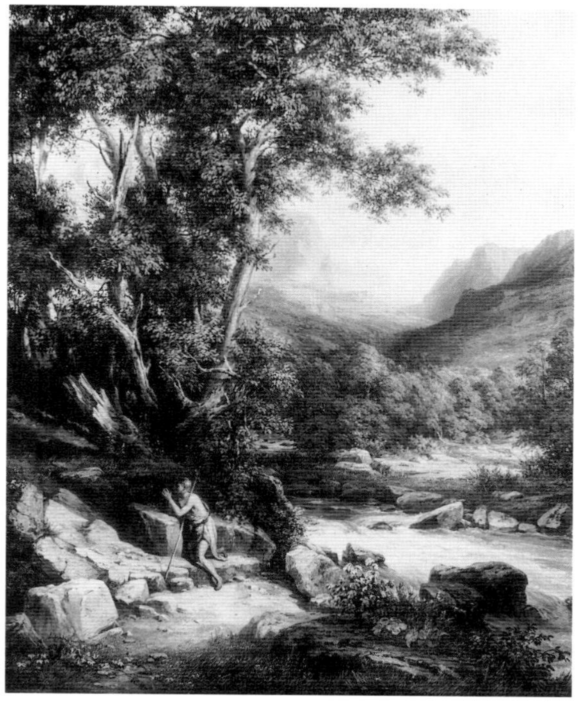

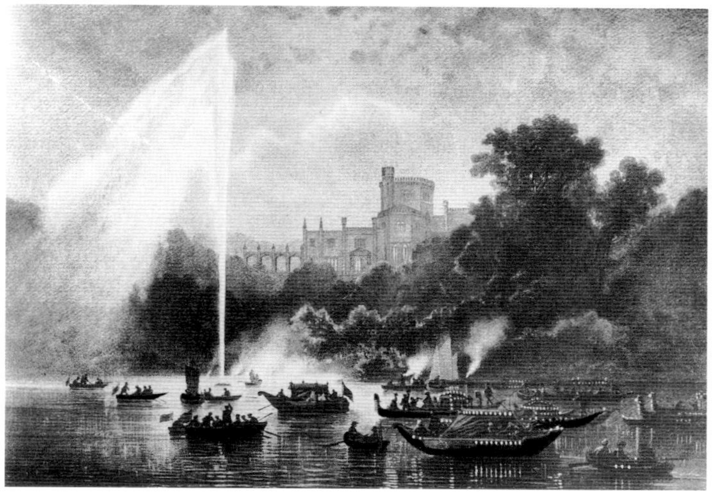

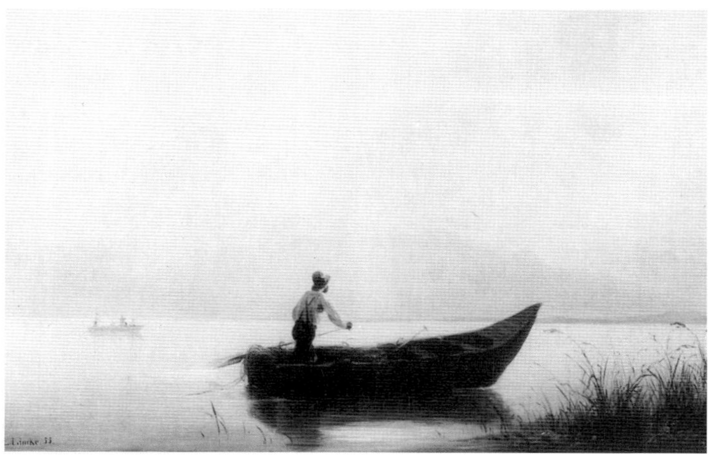

331 Carl Gustav Wegener
Johannes der Täufer am Jordan
Berlin, SSG, Schloß Charlottenburg

332 Albert Dressler
Illumination mit Feuerwerk auf der Havel am Babelsberg, 1849
Aquarell
Verbleib unbekannt

333 Ludwig Lincke
Fischer am Meeresufer, 1855
Berlin, SSG, Schloß Charlottenburg

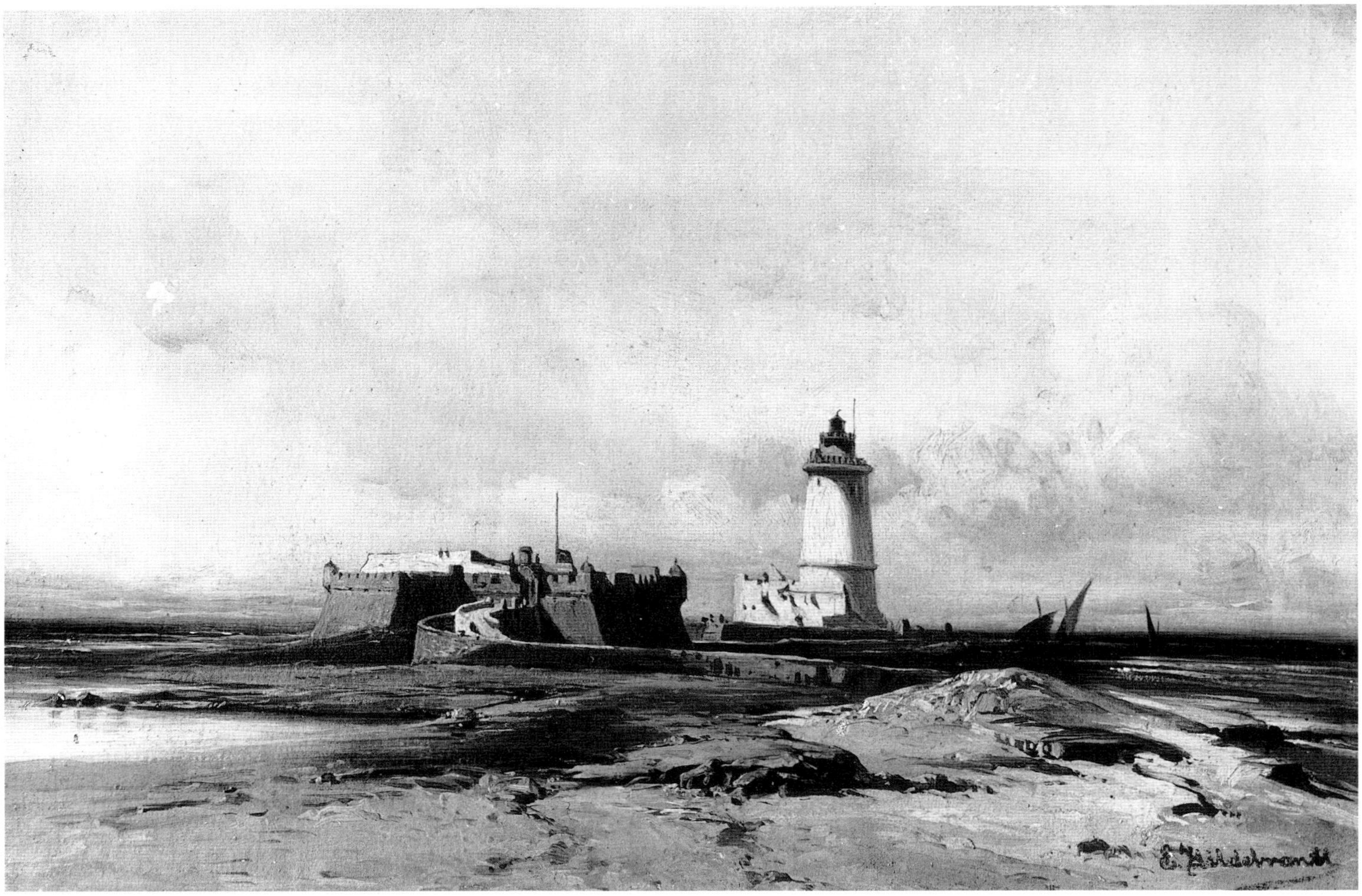

früh schon zu Zeichnungen angeregt hatte. Cornelius hat der Berliner Malerei des ausklingenden Biedermeier einen Zug von monumentaler Größe hinzugefügt, der gewiß auf die zeitgenössischen Maler, die mit ähnlichen Aufgaben befaßt wurden, nicht ohne Einfluß blieb. Er starb 1867 in Berlin.

AUGUST VON KLOEBER war einer der wenigen Maler in Berlin, die über Jahrzehnte sich der Dekorationsmalerei mit Erfolg widmeten. Nach seiner Teilnahme an den Befreiungskriegen ging er, im Anschluß an sein Studium an der Breslauer Bauschule, nach Paris und vier Jahre nach Wien, wo er sich nach dem Besuch der Akademie als freier Maler versuchte. Schinkel, der für die dekorativen Arbeiten in seinem Schauspielhaus geeignete Kräfte suchte, holte ihn 1820 nach Berlin, wo er, unterbrochen durch einen siebenjährigen Italienaufenthalt, als vielseitig begabter Maler in den folgenden Jahrzehnten ein reiches Betätigungsfeld finden sollte. Seit 1834 war er Professor und Leiter der Klasse für »Composition und Gewandung«, schuf mythologische und allegorische Gemälde, Porträts, Entwürfe für die KPM und für andere kunstgewerbliche Manufakturen. Wichtiger noch waren seine dekorativen Arbeiten, denen, angefangen von der frühen Mitarbeit am Schauspielhaus und dem Alten Museum, weitere Ausmalungen von Innenräumen folgten, so vor allem seit 1845 im Potsdamer Marmorpalais, im Opernhaus, in der neuen Schloßkapelle, für Privatvillen, wie etwa für die der Familien von der Heydt und Ravené. Zu seinen spätesten dekorativen Malereien gehörten die für das neue Victoria-Theater und für Hitzigs Börsenneubau von 1862/64. Von allen diesen Arbeiten sind wohl nur noch die Malereien im Marmorpalais erhalten geblieben, wo er bei den Blumendarstellungen mit G.W.Voelcker zusammenarbeitete. Zwei sehr frühe
Gemälde, ›Die Satyrfamilie‹ von 1822 und ›Die Toilette 34
der Venus‹ von 1831, mögen auch den Stil seiner nicht 34

334 EDUARD HILDEBRANDT
Leuchtturm
Essen, Museum Folkwang

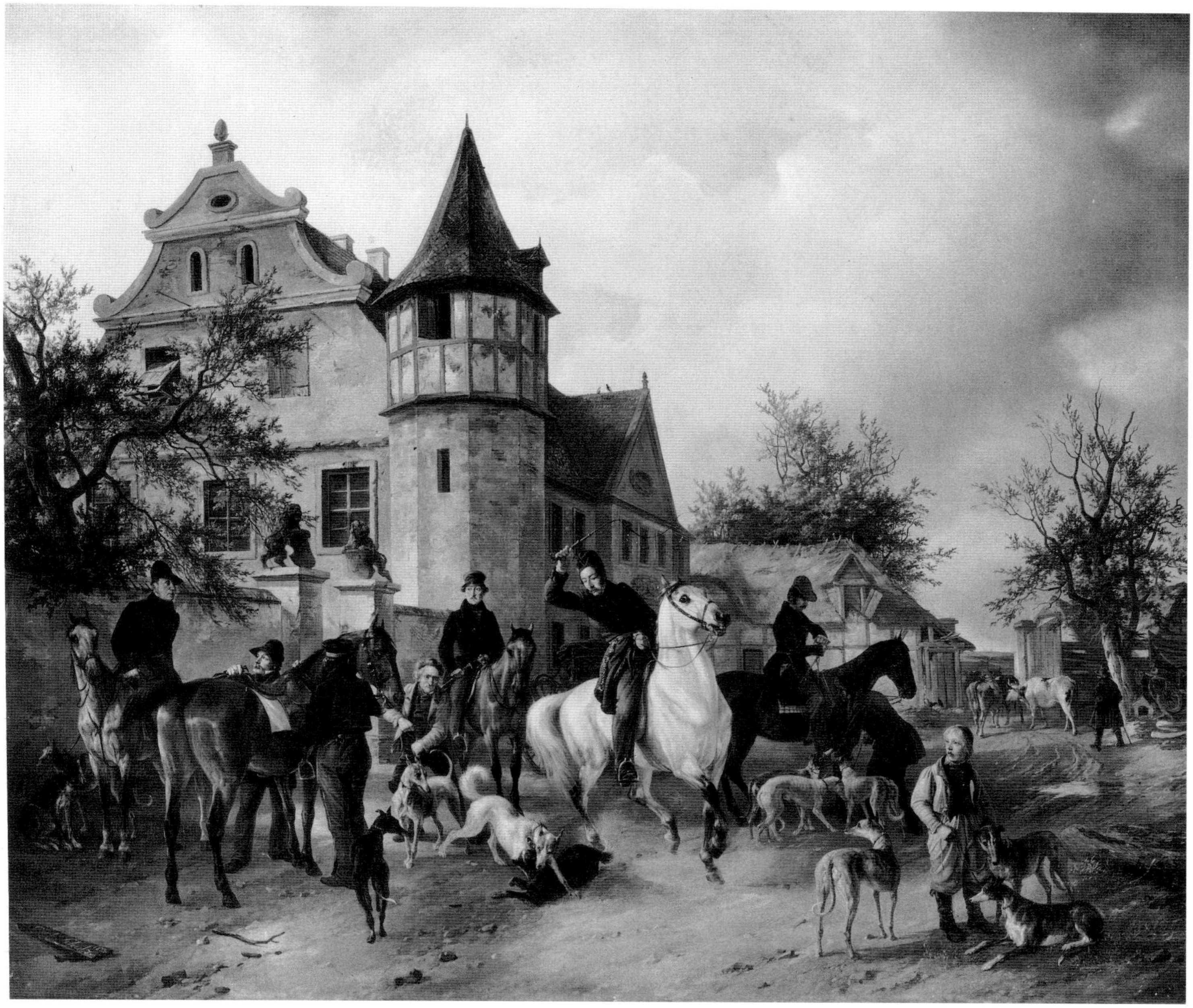

mehr erhaltenen Wandmalerei veranschaulichen. Der geschickte Eklektiker entwickelte aus teilweise gegensätzlichen Einflüssen eine eigene Handschrift. ›Die Satyrfamilie‹ zeigt sein Talent im kunstvollen Komponieren, ist lebendig erfaßt und von warmer, harmonischer Farbigkeit, wobei der Gegensatz zwischen dem bronzefarbenen Körper des Satyr und Kindes und dem hellhäutigen der Frau vor dem sanften Grün des Waldes äußerst reizvoll ist. ›Die Toilette der Venus‹ wirkt vor allem durch ihre in der Berliner Malerei nur selten anzutreffende Grazie und Leichtigkeit.

Sein Schicksal und das der meisten anderen Dekorationsmaler war es, in Vergessenheit zu geraten, weil die von ihnen ausgestalteten Räume und Gebäude verschwanden. So legen nur noch Entwürfe, Skizzen oder Staffeleibilder von ihrem Schaffen Zeugnis ab.

Carl Heinrich Hermann war der Lieblingsschüler von Peter Cornelius, dessen Gehilfe er in München war, wo er aber auch eigene Fresken ausführte. In Berlin, wohin er seinem Meister gefolgt war, hat er gegen das Bildprogramm am Museumsbau Einwände gehabt und die Mitarbeit niedergelegt. Seine selbständigen

335 Carl Schulz, gen. Jagdschulz
Aufbruch zur Jagd, 1833
Privatbesitz

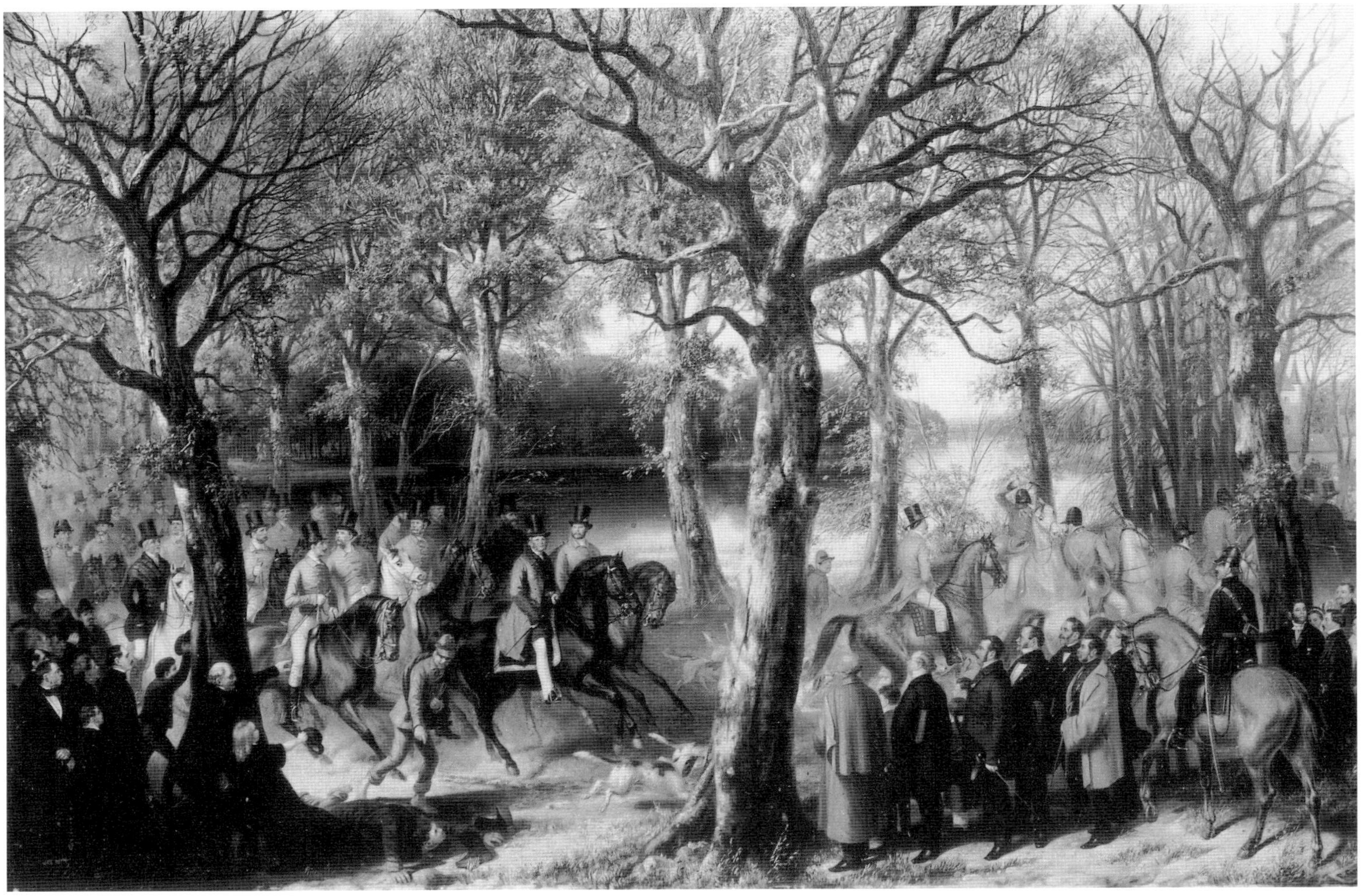

Arbeiten in der Klosterkirche und in der Schloßkapelle von Berlin sind verloren gegangen, manche Entwürfe von ihm nicht mehr ausgeführt oder nicht vollendet worden. Seine strenge Auffassung fand bei seinen kritischen Zeitgenossen nur wenig Anklang.

KARL STÜRMER, der in Düsseldorf bei seinem Vater und bei Cornelius studiert hatte, geriet später in Vergessenheit, obwohl er nach seiner Mitarbeit bei Cornelius in München die Leitung der Freskenmalerei im Alten Museum in Berlin übernommen und sich an den Arbeiten der Schloßkapelle beteiligt hatte.

Von CARL FRIEDRICH ZIMMERMANN ist lediglich ein im Zusammenwirken mit Franz Krüger 1820 entstandenes Gemälde, die neugotisch gestaltete Rüstkammer im Palais des Prinzen Friedrich von Preußen darstellend, im Schloß Charlottenburg erhalten.

Kaum ein anderer Maler des 19. Jahrhunderts ist zu seinen Lebzeiten so hoch gelobt und berühmt gewesen und nach seinem Tode in der Beurteilung der Nachwelt so tief gesunken, ist so vergessen worden wie WILHELM KAULBACH. Der aus Arolsen gebürtige Maler hat bei Cornelius in Düsseldorf studiert, ging danach wie sein Lehrer nach München, weilte in der Zwischenzeit ein Jahr, von den Nazarenern beeinflußt, in Italien, um in den vierziger Jahren wieder in München eine fruchtbare Tätigkeit zu entfalten. Eine seiner besten Leistungen waren die Fresken der Hofgartenarkaden, die ihm weitere Aufträge einbrachten. Kaulbach war ein hochgebildeter Künstler, der versuchte, im positivistischen Sinne die Geschichte der Menschheit in seinen Fresken darzustellen, als seien sie lesbar wie ein Bilderbuch.

1834 hatte Kaulbach einen Carton (Bleistift) mit der Darstellung der ›Hunnenschlacht‹ ausgestellt. Er schilderte den siegreichen Kampf der Römer unter Valentinian III. gegen die barbarischen Hunnen mit ihrem König Attila. Die Schlacht hatte 451 auf den Katalaunischen Fel-

336 EDUARD GRAWERT
Hubertusjagd unter Friedrich Wilhelm IV.
Berlin, SSG, Jagdschloß Grunewald

dern stattgefunden. Wie die Sage berichtete, gab es danach drei Nächte lang eine Geisterschlacht der Toten in den Lüften. An diese Sage knüpft Kaulbachs Darstellung an, die den Kampf zwischen Barbaren und Christen symbolisieren soll, eine in zwei Ebenen oder Etagen angeordnete Zeichnung – auf der Erde sind die verlassenen, die Opfer beklagenden Menschen, im oberen Bereich ist der wütende Kampf der Geister dargestellt. Nach diesem Carton fertigte Kaulbach eine Farbskizze in der vergeblichen Hoffnung, daß König Ludwig ihm den Auftrag für ein Wandbild erteilen würde. Graf Raczynski, der den kleinen Carton bewunderte, bestellte bei ihm
T 27 eine größere Fassung als Ölbild, die Kaulbach 1835 bis 1837 ausführte. Es wurde eine größere Komposition mit einer in Sepia ausgeführten Untermalung. 1837 zeigte er sie der Öffentlichkeit in seinem Atelier am Königsplatz mit dem gleichen Erfolg wie in München. In Berlin war man entzückt, und Kugler schrieb in der Zeitschrift Museum 1837: »*Wir dürfen uns glücklich schätzen, daß einem Werke, welches zu den ersten Leistungen unserer Zeit gehört, welches die Bedeutung der in unserer Zeit vorhandenen Kräfte abschätzen läßt wie wenig andere Werke der Kunst und welches keinen Vergleich mit den Leistungen der Vorzeit zu scheuen hat, in unsern Mauern ein Aufbewahrungsort zu Theil geworden ist, wo es, durch die Liberalität seines Besitzers, dem Genusse eines jeden Kunstfreundes freisteht.*« Auch Friedrich Wilhelm IV. war begeistert – er hatte ursprünglich ›Die Zerstörung Jerusalems‹ bestellt, die aber König Ludwig bereits erworben hatte. Der Auftrag für ein Wandbild nach der Hunnenschlacht wurde von ihm auf sechs Bilder für das große, von August Stüler erbaute Treppenhaus des Neuen Museums, das in seinen Räumen noch mehrere große Wandbilder enthalten sollte, erweitert, eine Riesenaufgabe für den Künstler, die er von 1847 bis 1862 ausführte und die von seinen Malerfreunden Echter und Muhr vollendet wurde. Kaulbach war Gast bei Raczynski, der sein größter Mäzen blieb, hatte später eine Sommerwohnung in der Potsdamer Straße in Berlin, weilte aber jedes Jahr im Winter bei seiner Familie in München. An den Enden des Treppenhauses vom Neuen Museum kündeten vier allegorische Darstellungen von der geistigen Grundlage der Bilder: es waren die Sage, die Geschichte, die Kunst, die Wissenschaft. Die Hauptbilder waren ›Der Turmbau zu Babel‹, ›Homer und die Griechen‹, ›Die Zerstörung Jerusalems‹, ›Die Hunnenschlacht‹, ›Die Kreuzfahrer vor Jerusalem‹, ›Die Reformation‹. In seinen großen Bildern behielt Kaulbach die Komposition in zwei, sogar auch in drei Ebenen bei, um der Fülle der Figuren und Geschehnisse Herr zu werden. Für dieses überwältigende Programm nahm

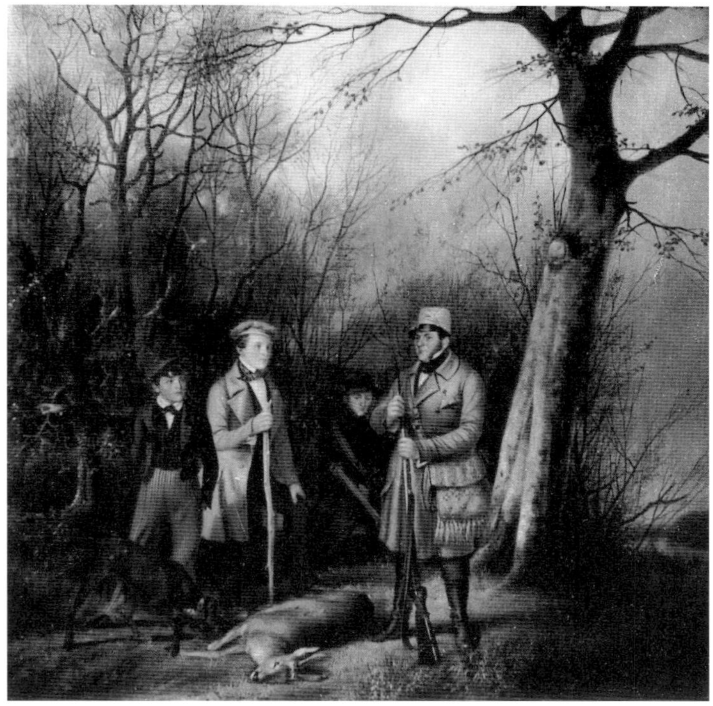

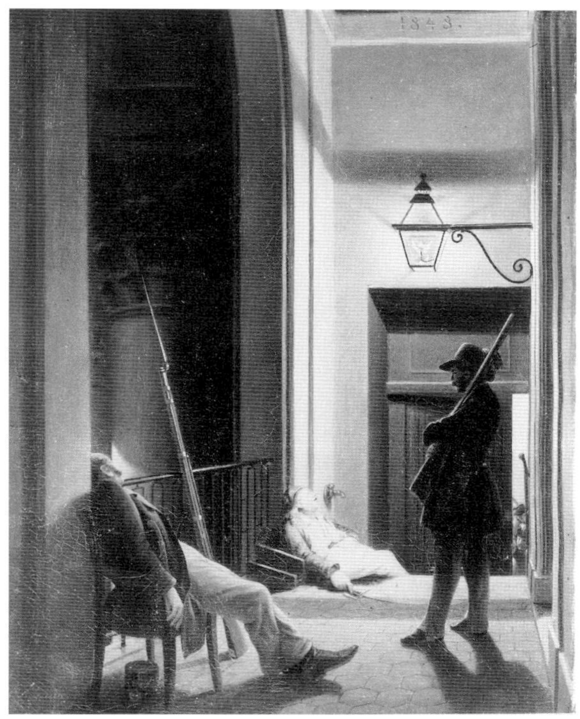

337 EDUARD GRAWERT
Jagdszene in Bollensdorf bei Hoppegarten
Privatbesitz

338 EDUARD GRAWERT
Bürgerwehr bewacht das Zimmer Friedrich Wilhelms IV.
Berlin, SSG, Schloß Charlottenburg

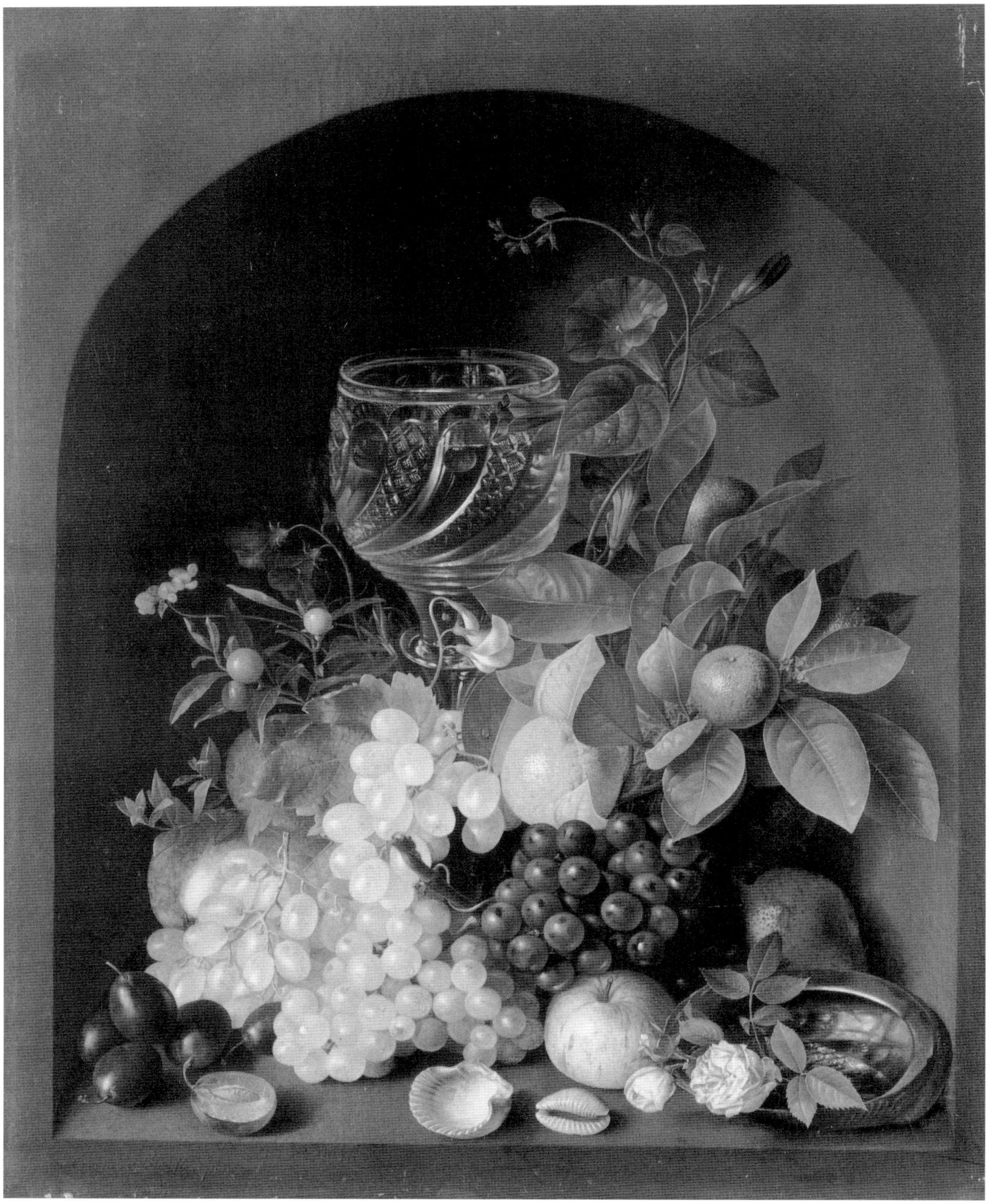

339 Erdmann Schultz
Früchtestilleben, 1831
Köln, Wallraf-Richartz-Museum

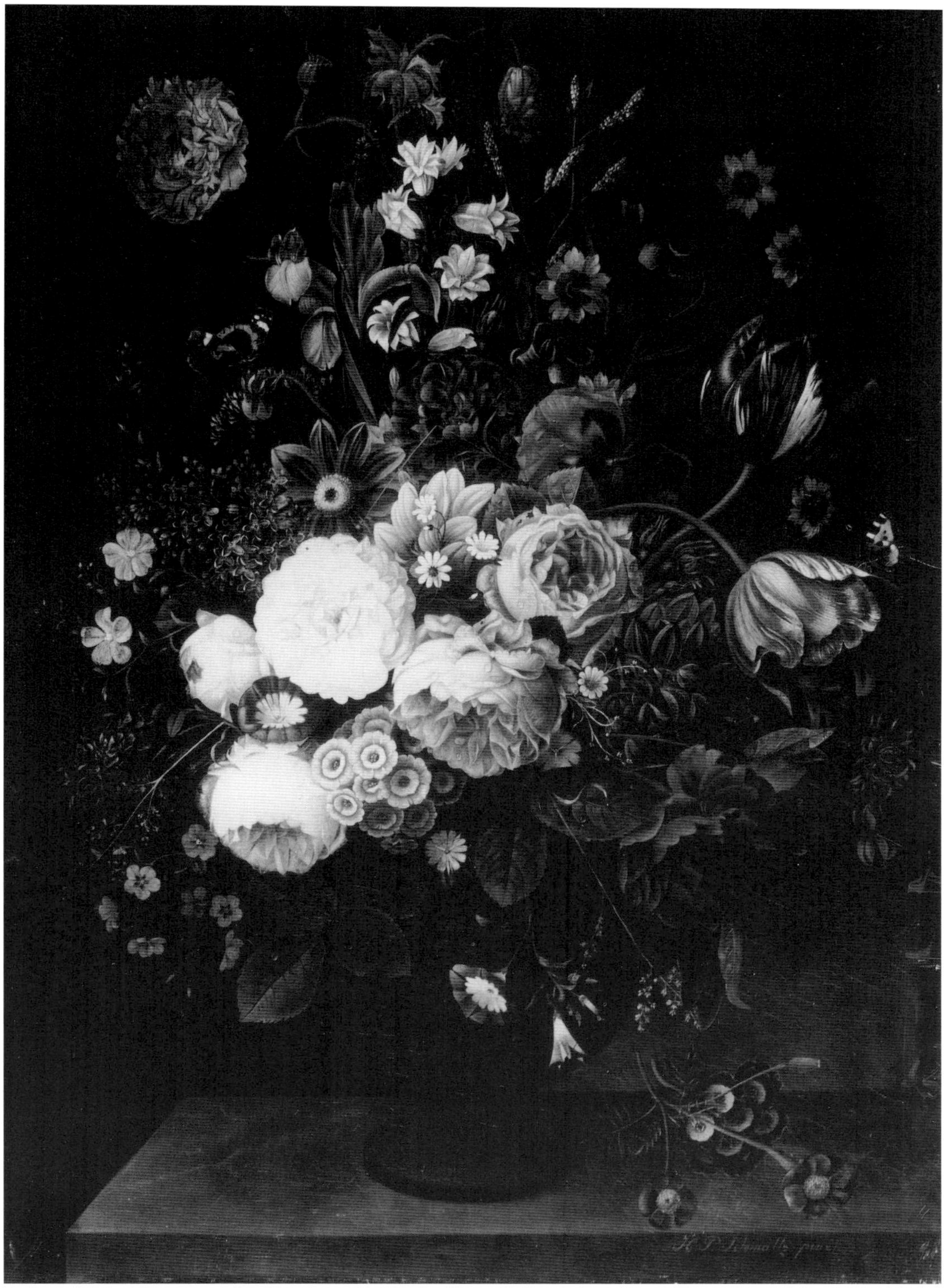

340 H. P. SCHMALTZ
Blumenstrauß in Vase
Kiel, Stiftung Pommern

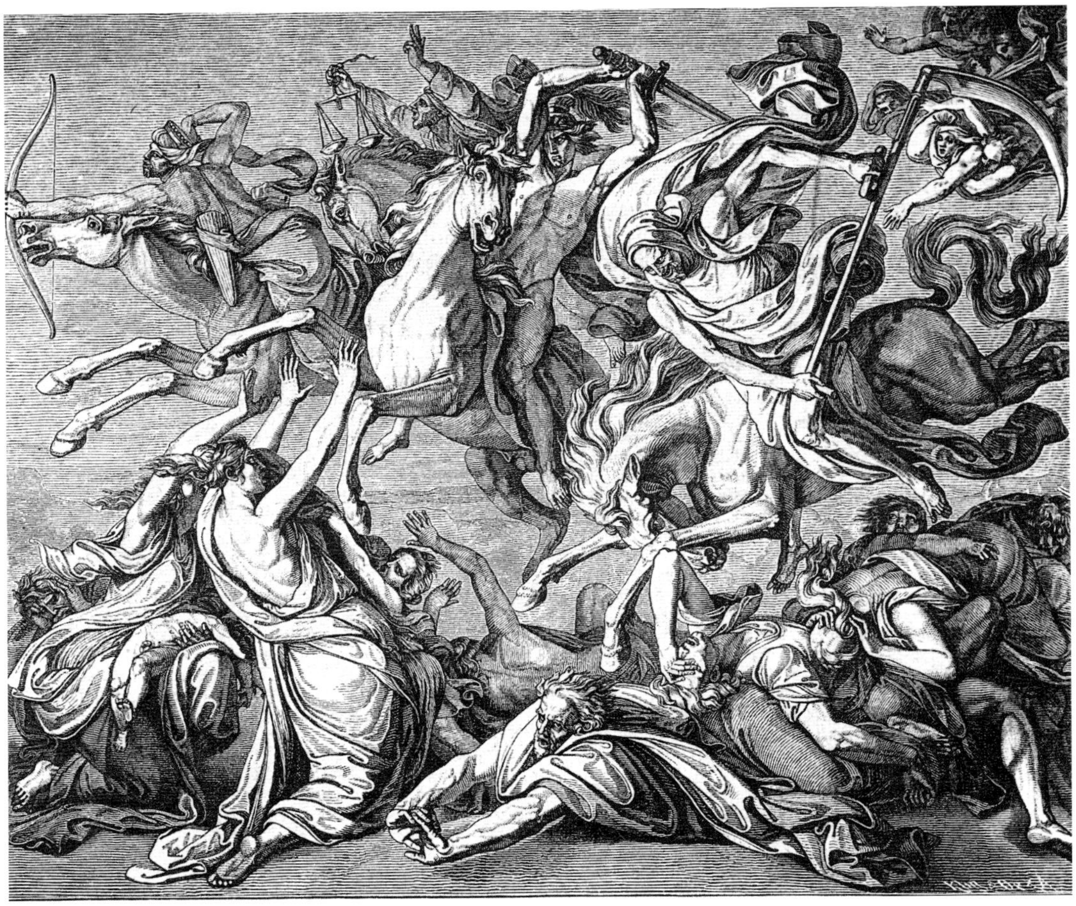

Kaulbach auch die Hilfe von Gelehrten in Anspruch. Für die Betrachter waren allerdings seine die Möglichkeiten der Malerei überfordernden Darstellungen nicht ohne helfende Erläuterungen zu begreifen – es waren große philosophische und religionsgeschichtliche Gedanken, deren Verständnis ein hohes Maß an Bildung verlangte, wie denn überhaupt die Historienmalerei in der ersten Hälfte des 19. Jahrhunderts im weitesten Sinne stets Bildung voraussetzte, mindestens aber Bildung vermitteln wollte, mehr dachte als malte. Das Riesenwerk von Kaulbach ging mit der Zerstörung des Neuen Museums im Zweiten Weltkrieg verloren. Zwei Bilder mögen für das gesamte Programm stehen: Wie die ›Hunnenschlacht‹ ist auch das die Antike symbolisierende Wandbild ›Homer
344 und die Griechen‹ in zwei Ebenen angeordnet. Die seitlich rahmenden Bilder stellen oben allegorisch Ägypten und Griechenland dar, darunter Moses und Solon.
344 a Geschickter komponiert war das Bild ›Die Reformation‹, das Porträts einiger Zeitgenossen Luthers enthielt. Es gab viel Beifall, aber auch Kritik, weil Luther mit den hochgehaltenen Evangelien, wie manche boshaft meinten, eher einem Auktionator als dem Reformator gliche.

Anzumerken bleibt noch, daß Kaulbach seine Fresken nicht, wie früher üblich, als Malerei auf feuchtem Putz gestaltete, die nicht mehr veränderbar waren, sondern eine neue, die sogenannte stereochromatische Malerei anwendete, bei der zu Korrekturzwecken die Farbe wieder abgewaschen und die Wand neu bemalt werden konnte, die schließlich mit Wasserfarbe fixiert wurde. Die Monumental- oder Dekorationsmalerei sollte auch weiterhin eines der schwierigsten, geistesgeschichtlich aber auch interessantesten Kapitel nicht nur der Berliner, sondern der deutschen Malerei des 19. Jahrhunderts bleiben.

Im Vergleich zum 18. Jahrhundert hat im darauffolgenden die dekorative oder Monumentalmalerei, weil neue Gebäudegattungen hinzukamen, an Bedeutung noch zugenommen. Nicht nur im Klassizismus, auch später blieb der Wunsch nach malerischer Ausgestaltung lebendig. Die Freude daran steigerte sich im Laufe des Jahrhunderts noch. Bald gab es kein großes Privatgebäude, kein

341 PETER CORNELIUS
Die apokalyptischen Reiter (Mittelteil)
Kupferstich nach dem Karton von Cornelius

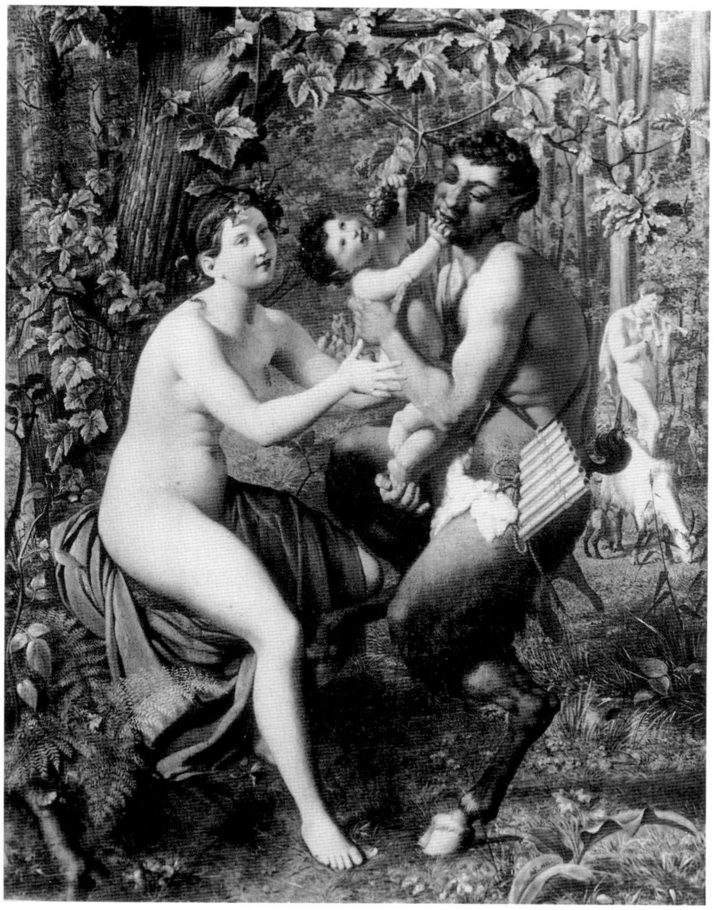

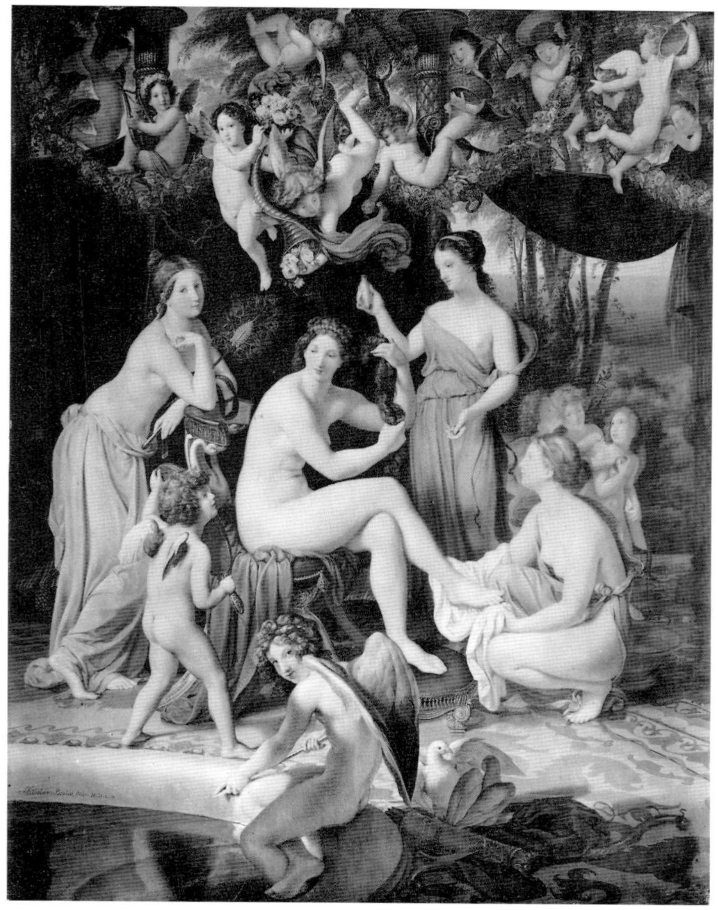

Gotteshaus, kein großes öffentliches Gebäude, keine Schulaula, die man nicht bildlich »ausschmückte«. Daß dabei auch Maler geringerer Begabung eingesetzt wurden, war bei der Fülle der Aufgaben unvermeidlich. Das meiste ist heute verloren oder zerstört und kann in diesem Zusammenhang nicht berücksichtigt werden. Doch wäre es eine wichtige Aufgabe, diesen Leistungen nachzugehen und sie möglichst auch bildlich zu belegen. Sie sind innerhalb der Malerei auch ein Stück Kultur- und Geistesgeschichte der Stadt.

Adolph Menzel

Mit dem Maler und Zeichner Adolph Menzel hat es eine eigenartige Bewandtnis. Es gibt seit seinem Tod eine Unmenge von Literatur über ihn, und doch halten sich beim breiten Publikum die überkommenen Klischees: Menzel sei ein genialer Zeichner, aber ein weniger begabter Maler gewesen; ein Verherrlicher Friedrichs des Großen; ein Hofmaler der wilhelminischen Ära; ein abweisender, bissiger, im Leben zu kurz gekommener Gnom. Manche sehen in ihm den heimlichen Revolutionär, andere die kaiserliche Hofschranze.

An diesen Klischees haben auch die großen Menzel-Ausstellungen der letzten Jahrzehnte wenig zu ändern vermocht. Bleiben doch die dabei gewonnenen neuen, gerechteren und differenzierteren Urteile, die ihren Niederschlag in umfangreichen Texten zu den Katalogen und neuen Monographien gefunden haben, wiederum nur einem begrenzten Kreis von Kunstfreunden zugänglich und kommen für die Revision eingefahrener Beurteilungen fast zu spät.

Einer der entscheidenden Gründe für das laue Interesse an einem der Größten der deutschen Kunst des 19. Jahrhunderts ist die mangelnde Präsenz seiner Werke in Museen und öffentlichen Sammlungen. Der Hauptteil seines immensen zeichnerischen Werkes findet sich in der Nationalgalerie in Ost-Berlin, aber wo auch immer sonst:

342 August von Kloeber
Satyrfamilie, 1823
München, Galerie Füssl & Jacob

343 August von Kloeber
Die Toilette der Venus, 1831
Verbleib unbekannt

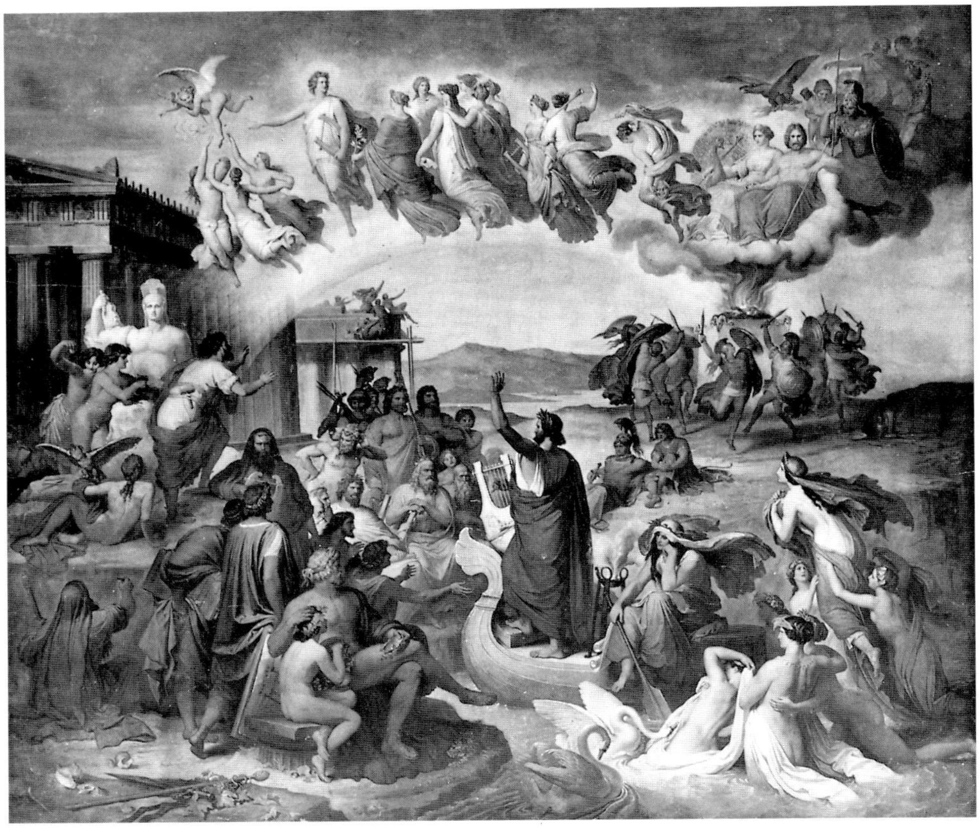

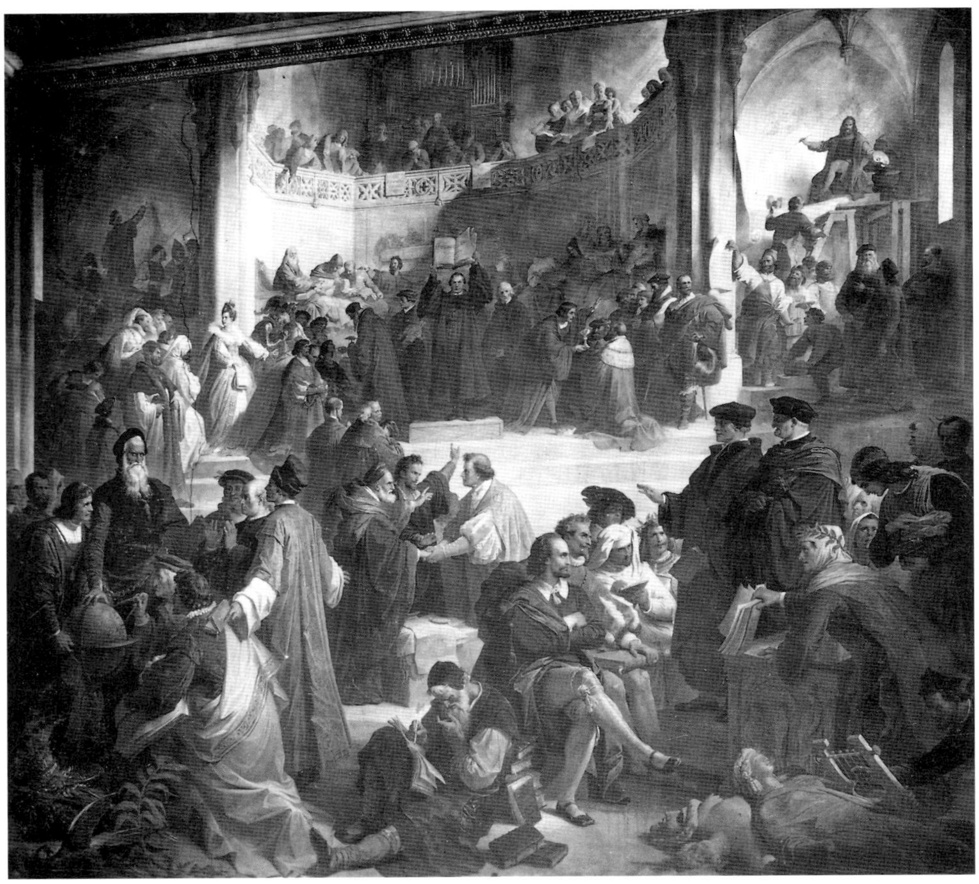

344 WILHELM VON KAULBACH
Homer und die Griechen, Wandgemälde
Früher Berlin, Neues Museum, Treppenhaus

344 a WILHELM VON KAULBACH
Die Reformation, Wandgemälde
Früher Berlin, Neues Museum, Treppenhaus

aus konservatorischen Gründen kann es nicht dauernd gezeigt werden. Das malerische Werk Menzels aber ist auf viele Museen verteilt und in Privatbesitz; vieles ist auch verschollen oder für immer verloren. Die großen Ausstellungen der letzten Jahrzehnte konnten Abhilfe auf Zeit schaffen. Die neueren Bücher bringen ersatzweise eine umfangreichere Übersicht, doch bleiben ihre Abbildungen am Ende nur Anschauung aus zweiter Hand.

Die immer wieder geäußerte Meinung, daß Menzels Werk nach dem Aufbruch in die Moderne völlig überlebt sei, ist heute nicht mehr haltbar. Das wiedererwachte, vor allem geistesgeschichtliche Interesse am 19. Jahrhundert brachte auch die Aufwertung jener Jahrzehnte, insbesondere der zweiten Hälfte des Jahrhunderts, denen man vor noch nicht langer Zeit meist nur mit Ablehnung begegnet war. Doch all dies ist noch nicht allein ausschlaggebend für die Schwierigkeiten mit einem der größten Künstler seines Jahrhunderts. Keinem noch so gründlichen und um Objektivität bemühten Fachgelehrten dürfte es möglich sein, Menzels Genius und sein kaum durchschaubares Wesen völlig zu erfassen und gerecht zu beurteilen, wenn auch vieles – um im Fachjargon unserer Tage zu bleiben – aufgearbeitet worden ist. Nicht nur die auf Distanz bedachte Person Menzels, auch manches Werk gibt kaum zu lösende Rätsel auf. Manchmal aber können Werk und Person sich wechselseitig erhellen; und da gibt es noch Menzels schriftliche Selbstzeugnisse: Ohne die von ihm selbst verfaßten Lebensläufe und ohne seine wundervollen Briefe an die Angehörigen und Freunde wüßten wir wenig von den persönlichen Nöten dieses extrem kleinwüchsigen Menschen (er maß nur 1,40 m), von seiner Herzlichkeit, seinen freundschaftlichen Gefühlen, seiner kritischen Gescheitheit und seinem erfinderischen und sarkastischen Humor.

Im Rahmen dieser Darstellung können Menzels malerische Schöpfungen in ihrer Bedeutung nur im Blick auf die gleichzeitige Malerei in Berlin gewürdigt werden.

Sein langes, fast ein Jahrhundert umspannendes Leben ist häufig geschildert worden, daher werden hier nur die für seine künstlerische Entwicklung wichtigsten Fakten und Ereignisse erwähnt.

Menzels schlesische Abkunft, zu welcher der zum Berliner Großstädter gewordene Maler sich zeitlebens bekannt hat, war auch für sein Schaffen nicht unwesentlich, verknüpften ihn doch bis an sein Lebensende enge verwandtschaftliche und freundschaftliche Bande mit den Schlesiern. Jauer und – wie er in einem seiner Briefe schrieb – sein *»geliebtes Jauer'sches Volk«* sind ihm immer ein Stück Heimat geblieben.

Sein Vater, »Schul-Instituts-Vorsteher« in Breslau, wurde 1818 Besitzer einer lithographischen Anstalt. Die Vorfahren stammten aus Städtel, Kreis Namslau, der Großvater war dort Besitzer einer Wassermühle. Der Vater war kaum künstlerisch begabt, aber voller Verständnis für das früh sich zeigende zeichnerische Talent seines Sohnes Adolph Friedrich Erdmann. Der Großvater mütterlicherseits war Zeichenlehrer an einem Gymnasium in Breslau gewesen. Bereits der dreizehnjährige Schüler war in Breslau mit einer Zeichnung »in Kupferstichmanier« aufgefallen, deren Thema ›Publius Cornelius Scipio und Lucius Caecilius Metellus im römischen Senat nach der Schlacht von Cannae‹ von einem seiner Lehrer gestellt worden war und die bereits seine überdurchschnittliche Begabung zeigte. Die Familie siedelte 1830 nach Berlin über, nicht zuletzt, um dem Sohn Adolph eine gute künstlerische Ausbildung zu ermöglichen. Als Menzel 1832 seinen Vater verlor, begann sein hartes Leben als allzu junger Ernährer seiner Mutter und seiner beiden Geschwister. Seine erstaunliche zeichnerische Fertigkeit brachte ihm anfangs nur kleinere Aufträge für Gebrauchsgraphik ein. An seine künstlerische Fortbildung war nun zunächst nicht mehr zu denken, aber er bemühte sich, wie er in einem Lebenslauf schrieb, auch bei den geringfügigsten Aufträgen *»das Jedesmalige ... so gut ich konnte und viel besser als nötig und verlangt wurde, zu leisten«*, eine Forderung an sich selbst, die er mit eiserner Disziplin ein Leben lang erfüllt hat.

Nach seinem kurzen, ihn enttäuschenden Akademiebesuch erhielt er in Berlin den ersten Auftrag für eine selbständige Arbeit. Für Goethes Gedicht »Künstlers Erdenwallen« (Auftraggeber war der Verleger und Kunsthändler Louis Sachse), schuf er elf Federlithographien, in die seine eigene Auffassung über das Leben eines Künstlers eingeflossen ist. Mit den 1836 wiederum bei Sachse erschienenen Illustrationen zu dem Werk »Denkwürdigkeiten aus der Brandenburgisch-Preußischen Geschichte« (12 Kreidelithographien und Titelblatt) näherte er sich zum ersten Mal der preußischen Geschichte und hat gewiß den Beweis erbringen wollen, daß auch er Historie, die als Kunstgattung damals am angesehensten war, künstlerisch – wenn zunächst auch nur zeichnerisch – zu gestalten vermochte. Doch erst seine 398 zwischen 1839 und 1842 geschaffenen Holzschnitt-Illustrationen zu Franz Kuglers Volksbuch »Geschichte Friedrichs des Großen« (wiederum für Sachse) brachten den Durchbruch mit erster öffentlicher Beachtung und Anerkennung. 1843–1849 folgten die 200 nur 12 cm großen Vignetten zu den Werken Fried-

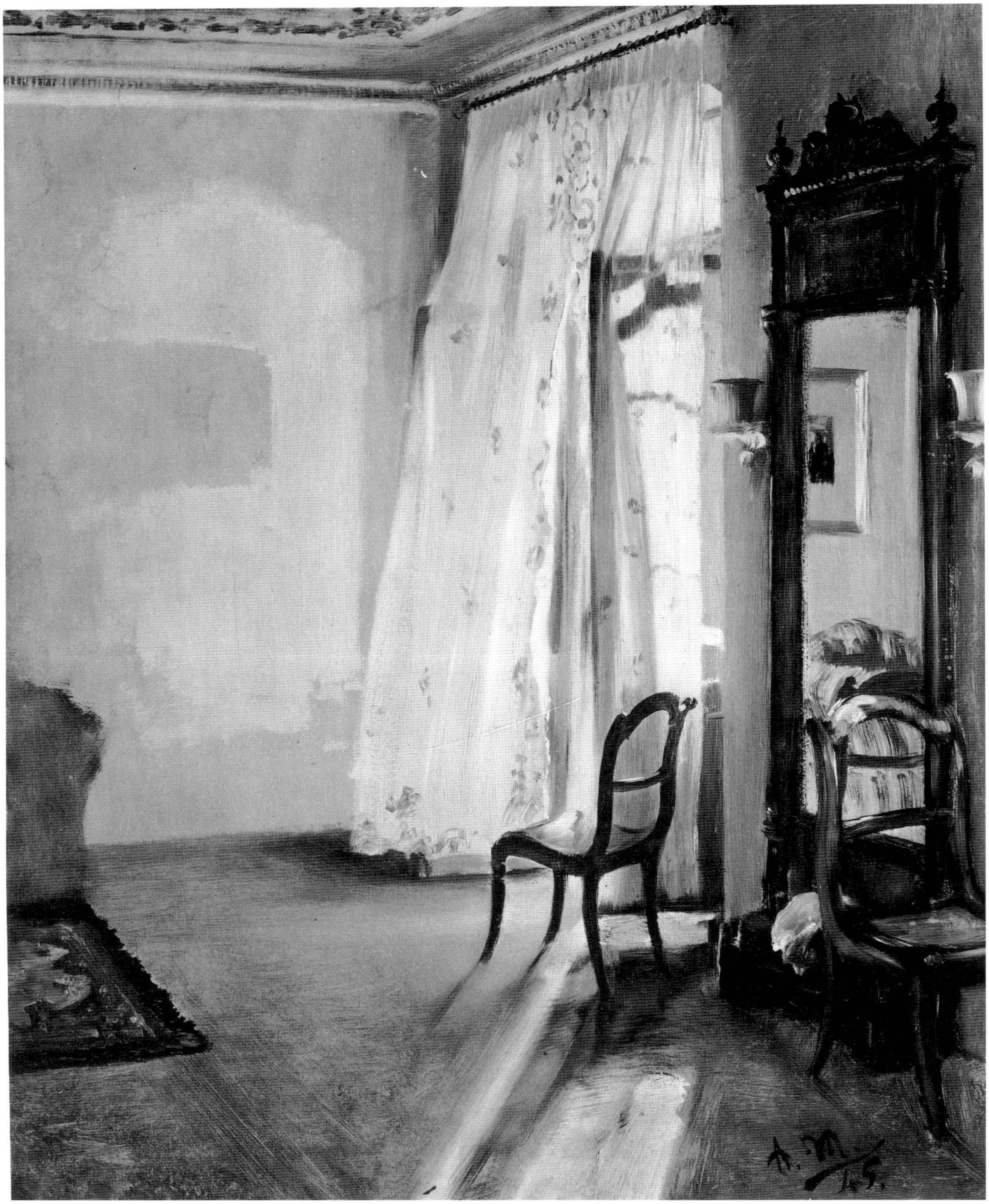

345 ADOLPH MENZEL
Das Balkonzimmer, 1845
Berlin, SMPK, Nationalgalerie

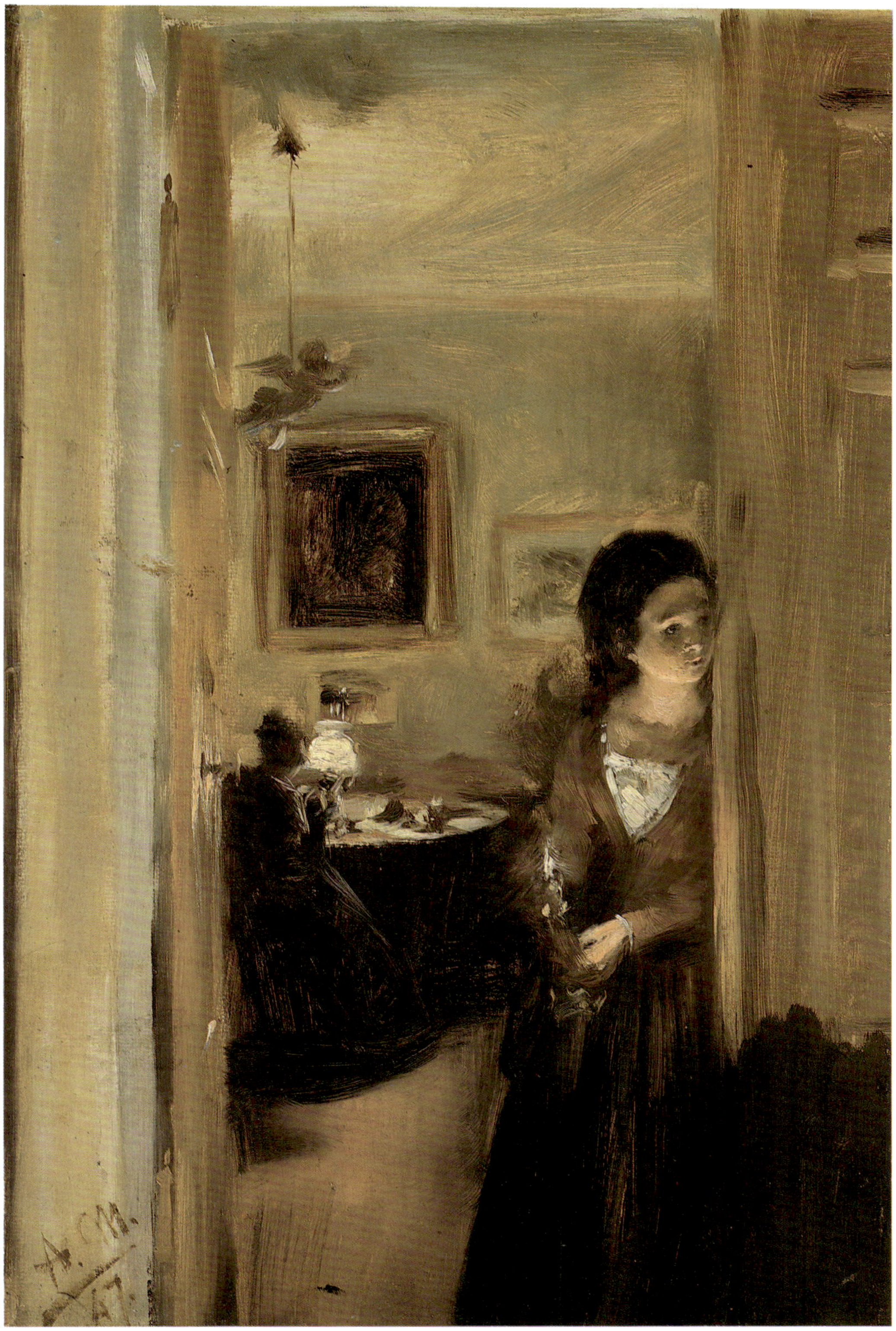

T 38 Adolph Menzel
Wohnzimmer mit Menzels Schwester Emilie, 1847
München, Neue Pinakothek

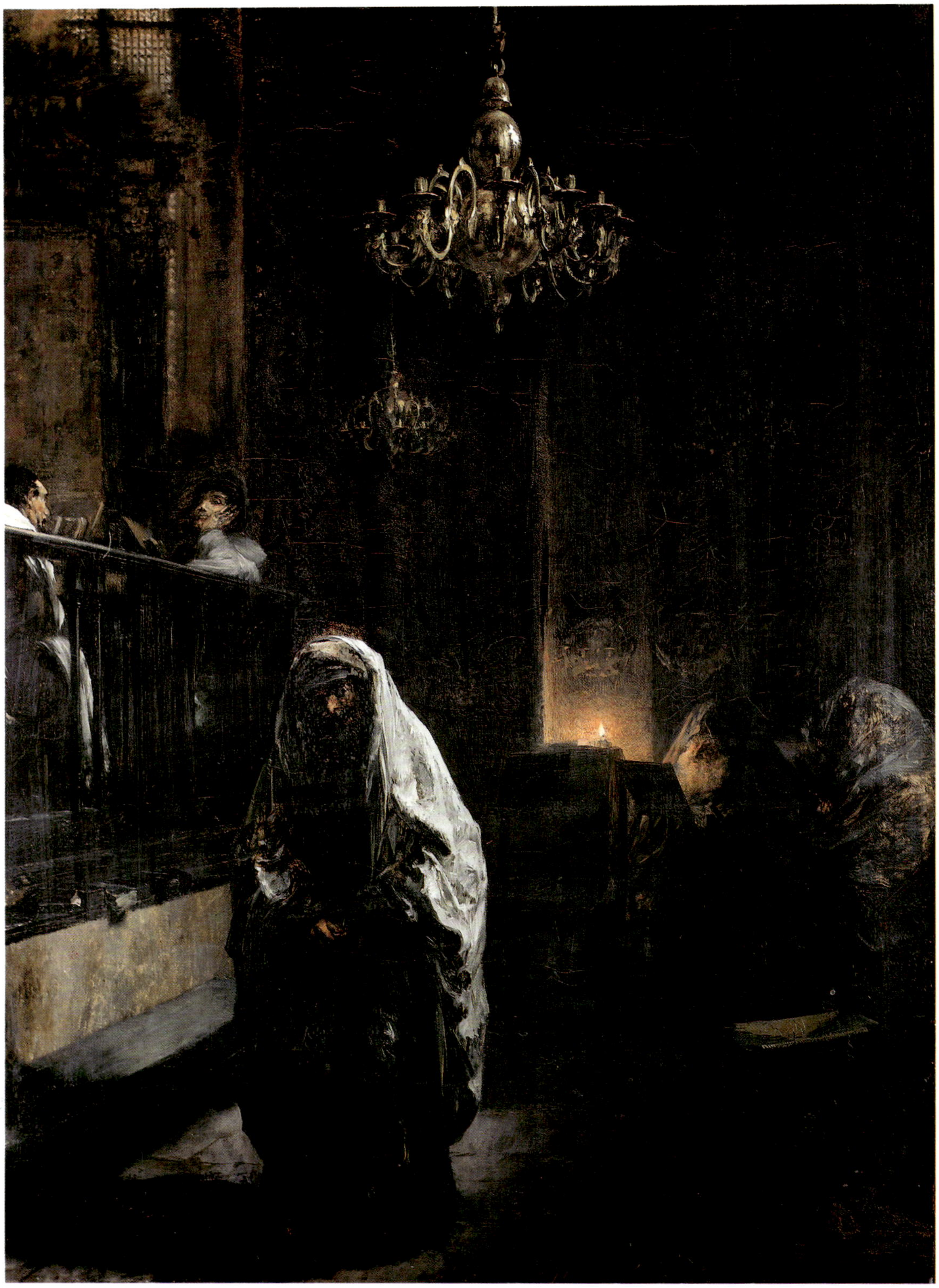

T 39 Adolph Menzel
Inneres der alten Prager Synagoge, 1853
Köln, Wallraf-Richartz-Museum

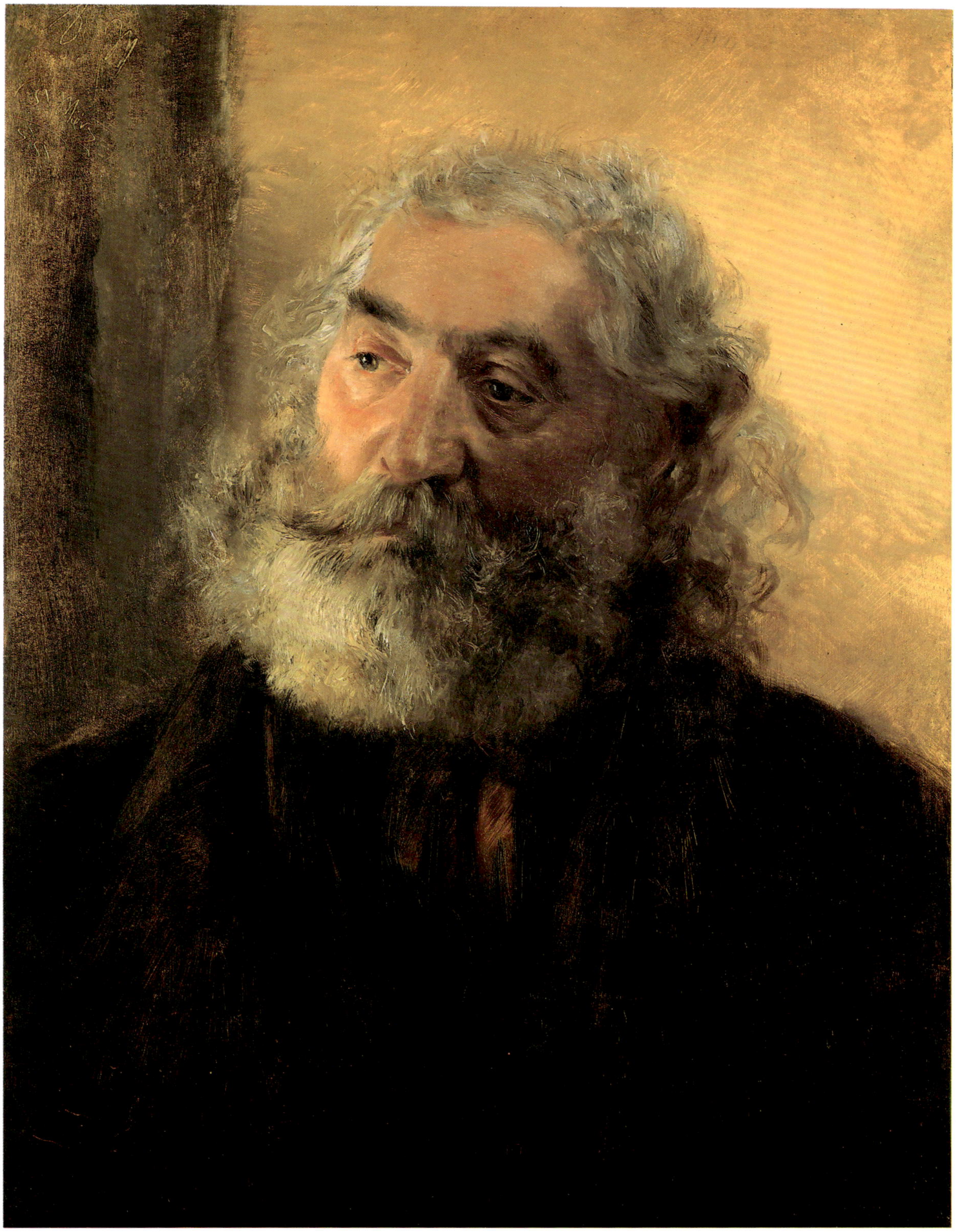

T 40 ADOLPH MENZEL
Kopf eines alten Juden
Karlsruhe, Staatliche Kunsthalle

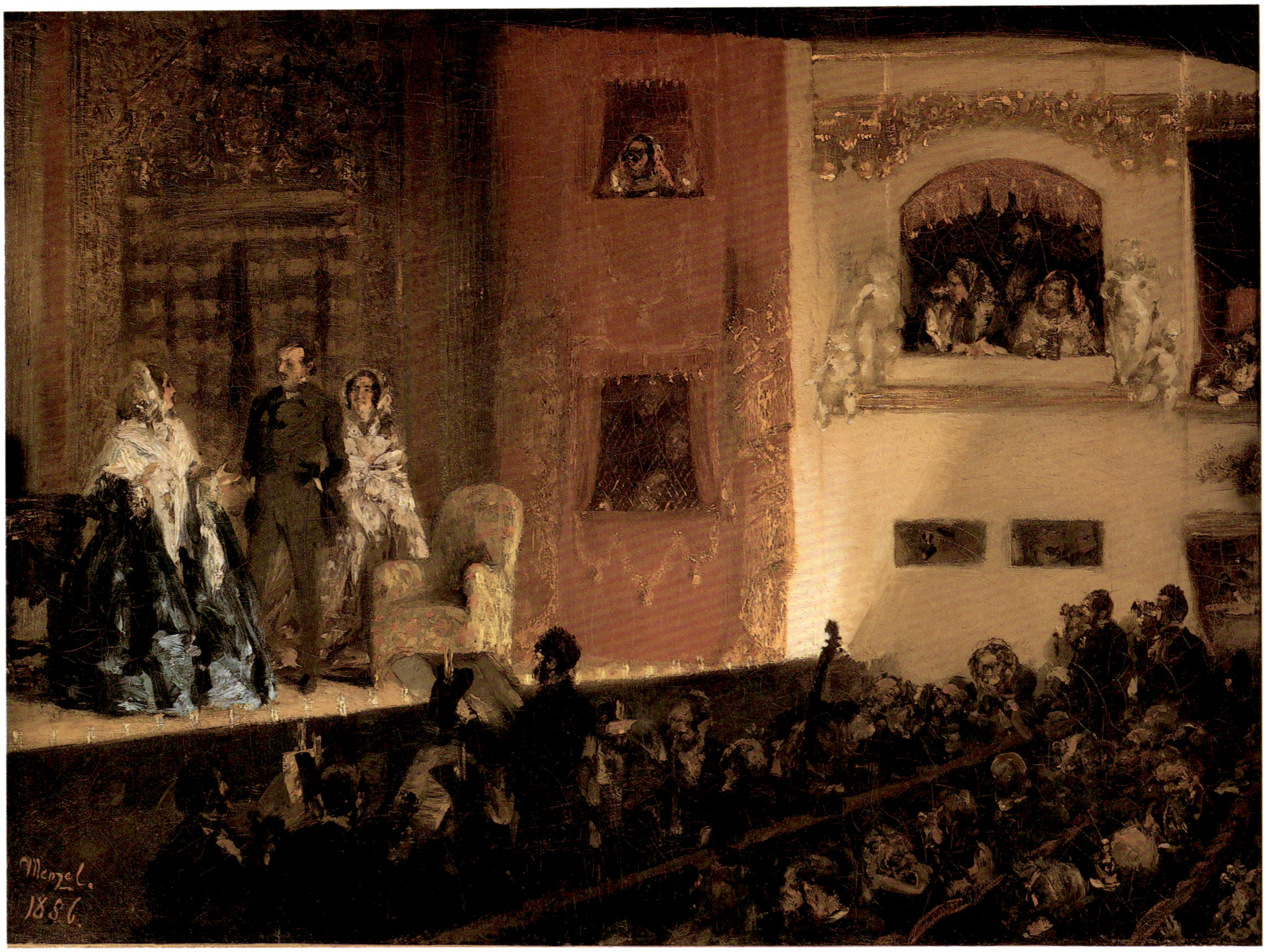

T41 ADOLPH MENZEL
Das Théâtre du Gymnase in Paris, 1856
Berlin, SMPK, Nationalgalerie

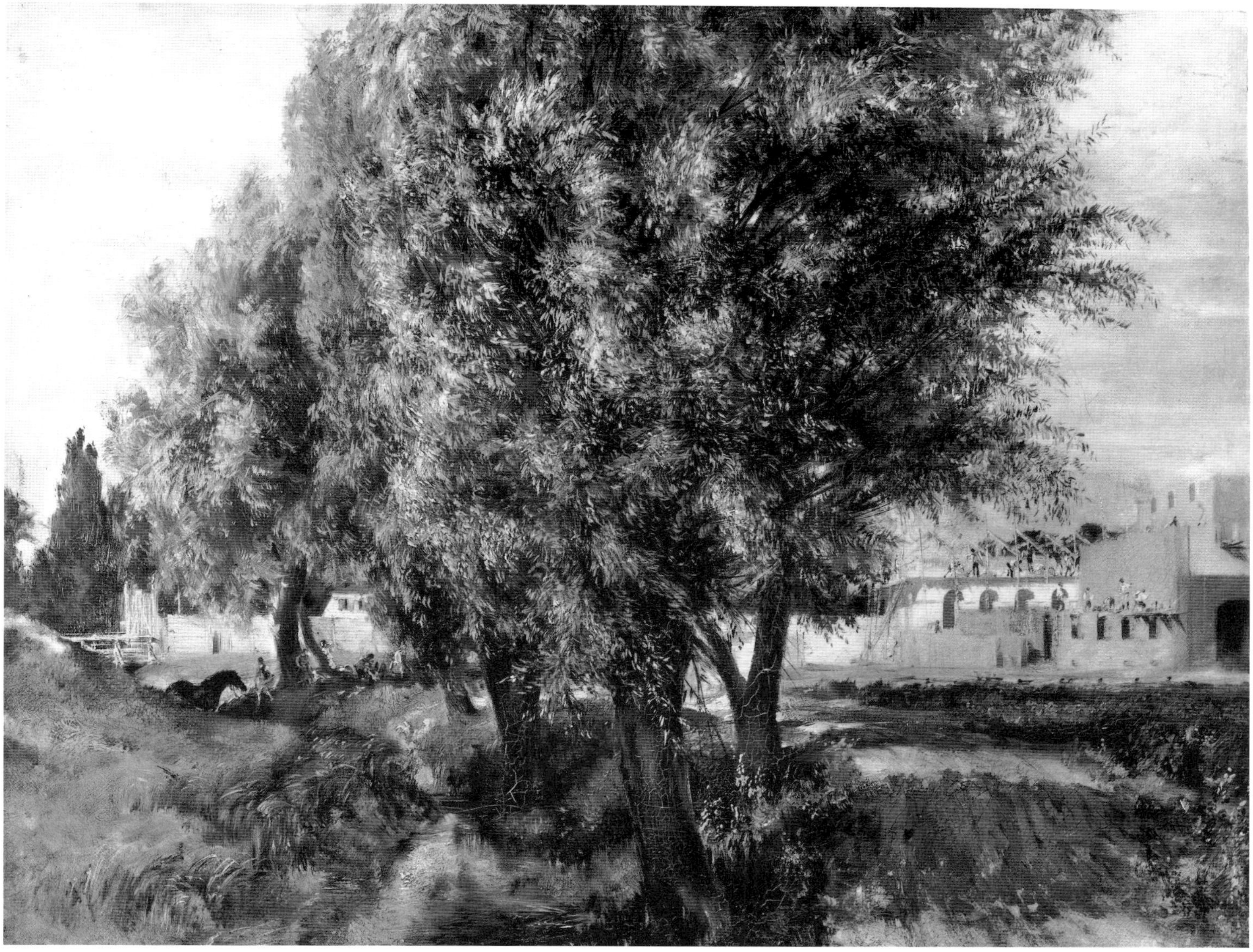

richs des Großen, wiederum Holzschnitte. Sie schmückten nicht nur im Sinne üblicher Vignetten die Texte rein ornamental, sondern deuteten und symbolisierten Friedrichs Werke in persönlicher Auffassung, eine erstaunliche geistige Leistung! Der um äußerste Genauigkeit in allen Einzelheiten bemühte Menzel – er sprach immer wieder von der ihm so unerläßlichen Authentizität – hat selbst mehrmals aufgezählt, was er für seine Arbeiten betrachtet, in Bibliotheken und Archiven gezeichnet, bei Buchhändlern und Trödlern gelesen und durchforscht, endlich *»durchexerziert«* hatte, um in den historischen Stoff eindringen zu können. Dabei vergaß er auch nicht zu erwähnen, daß er in seinen jungen Jahren noch nicht kritisch *»Schartecke und Geschichtsquelle«* zu unterscheiden vermochte, doch auch Hilfe durch Fachgelehrte gefunden hatte.

Diese beiden großen, populär gewordenen Holzschnittfolgen zogen weitere druckgraphische Aufträge nach sich, die thematisch fast ausschließlich in die Epoche Friedrichs des Großen gehörten, weil er nun wie kein anderer Künstler sich darin auskannte. Friedrich als König des Volkes wurde sein »Held«. Sein jugendliches enthusiastisches Bekenntnis in einem Brief an seinen Freund Arnold von 1840 kam aus vollem Herzen: *»Friedrich über alles. Mich hat nichts so bald so gegriffen«*. Er äußerte weiter: *»Der Stoff ist so reich, so interessant, so großartig ...*

346 ADOLPH MENZEL
Bauplatz mit Weiden, 1846
Berlin, SMPK, Nationalgalerie

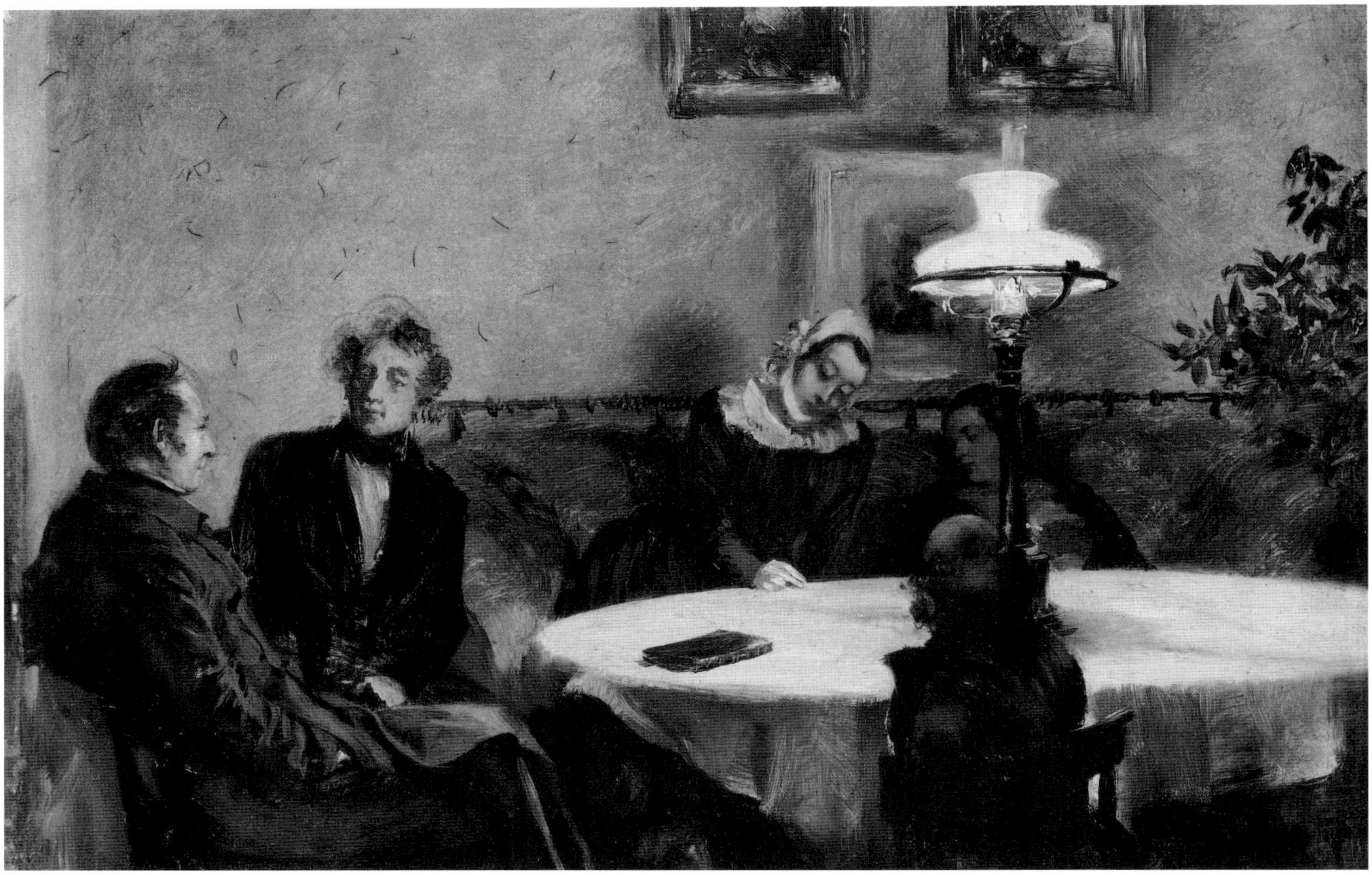

Wenn mans genauer kennenlernt, so malerisch, daß ich bloß einmal so glücklich werden möchte, aus dieser Zeit einen Ziklus großer historischer Bilder malen zu können.«

Diese Zeit sollte kommen. Doch zunächst mußte der Zeichner Menzel, ermutigt durch seinen väterlichen Freund Arnold, den Umgang mit Farbe und Pinsel erst lernen, was ihm als Autodidakt nicht leichtgefallen ist. Seine ersten bekanntgewordenen Ölbilder, um 1836 entstanden, waren historisierende Genredarstellungen, die, wenn man nicht absichtsvoll den künftigen Menzel in ihnen entdecken will, sich in nichts von der gängigen Genremalerei seiner Zeitgenossen unterschieden. Allein schon ihre Titel ›Die Schachpartie ›Der Feind kommt‹, ›Konsultation beim Rechtsanwalt‹, ›Der Familienrat‹ verraten etwas von dem thematischen Tasten eines Anfängers. Die kleinen, mit billigen Farben geschaffenen Aquarelle mit Darstellungen der alten Klosterkirche in Berlin zeigten hingegen bereits den auf die reale Umgebung gerichteten Blick des jungen Malers. Das 1839 entstandene Ölbild ›Der Gerichtstag‹ läßt erkennen, daß Menzel Bilder der damals bekanntesten Historienmaler studiert haben muß, die wie der Belgier Galleit damals auch in Berlin Furore machten; dennoch: eine gewisse Sicherheit und auf Wirkung bedachte Lebendigkeit in Aussage und Komposition waren unverkennbar.

Während Menzel seit 1829 und bis weit in die vierziger Jahre hinein intensiv mit Illustrationsaufgaben befaßt war, liefen erste Studien oder »Fingerübungen«, wie er sie auch nannte, in der Ölmalerei nebenher. Diese Versuche waren seine rein persönliche Angelegenheit. Sie sollten ersetzen, was andere in der Landschaftsklasse der Akademie zu erlernen strebten. Aber sie wurden zu etwas anderem, das weit über bloße akademische Studien hinausging. Schlicht und ungeschönt gaben diese Skizzen wieder, was er in seiner nächsten Umgebung sah – in jener zum Teil noch unbebauten, recht prosaischen Gegend um seine damalige Wohnung in der Schöneberger Straße. Spontan fixierte er Augenblickseindrücke, wie 1845 die

347 ADOLPH MENZEL
Abendgesellschaft, 1846 oder 1847
Berlin, SMPK, Nationalgalerie

345 ›Zimmerecke an der geöffneten Balkontür‹ seines bescheidenen Wohnzimmers. Das war keine sorgsam-genaue Schilderung eines Innenraumes mit seiner Einrichtung, sondern der Versuch, das faszinierende Spiel des Sommerlichtes und des leichten Windes in der wehenden Gardine wiederzugeben. Das gelang ihm so gut, daß der Betrachter den Windhauch zu spüren meint. Das kleine Gemälde, eine Studie, ein Malversuch Menzels, ist in Wahrheit eines der bedeutendsten Bilder des ausklingenden Berliner Biedermeier, mit dem es nur noch die Behaglichkeit des bürgerlichen Milieus gemein hat. Die Aussage, der Inhalt, war für ihn kaum von Belang. Was uns bis heute ergreift, ist das Licht, der Lufthauch, kurz das Atmosphärische dieses Bildes. Ein Meisterwerk der deutschen Malerei seines Jahrhunderts. Ähnlich hat Menzel, der beim Skizzieren im Freien die Öffentlichkeit scheute, auch seinen bescheidenen Schlafraum mit Blick auf reizlose, vorstädtisch wirkende Hinterhäuser im Schnee wiedergegeben. Eine seiner schönsten Skizzen ist
346 der lichterfüllte, schlichte ›Bauplatz mit Weiden‹ von 1846. In einer noch fast unbebauten Gegend wächst da ein Neubau hervor, rot leuchten die Ziegel im Sonnenlicht, ein leichter Wind streift durch die silbrig-zartgrünen Weiden – wiederum eine Darstellung, die im akademischen Sinne damals als nicht bildwürdig gegolten hätte, die aber in ihrer Alltäglichkeit bei Menzel voller Poesie des Lichtes ist. Von seinem Atelierfenster aus blickte er in den Garten des Palais des Prinzen Albrecht, in einer anderen Ölstudie nur auf die Baumwipfel, sah und liebte den Himmel über der Stadt im lichten Blau, grau verhangen, oder wie in dem Bilde ›Gewitter am Tempelhofer Berg‹ in fahlem Licht mit drohend nahenden dunklen Wolken. Ein Jahr später entstanden das große Kreuzberg-Bild des Märkischen Museums und die ›Berlin-Potsdamer Eisenbahn‹ mit der Schilderung jenes aufregenden neuzeitlichen Verkehrsmittels, das Menzel so gern für seine Fahrten zum Freund, Dr. Puhlmann, nach Potsdam nutzte. Kühn hat er die Kurven der Bahn von oben wiedergegeben. Souverän und locker sind die Brauntöne hingestrichen, wie denn überhaupt in seinen Ölstudien nichts mehr von der fein vertriebenen, lasierten Malweise der Akademiker übriggeblieben war. Selbst
348 sein schlichtes, recht düster wirkendes Berliner Treppenhaus mit einem Blaker an der Wand war ihm wenig später eine Studie wert.

Bei all diesen Bildern müssen wir uns fragen, ob es für den Autodidakten Menzel in der Malerei irgendwelche Anregungen oder Vorbilder gegeben hat. Er selbst hat die ihm von den Berliner Akademieausstellungen her bekannten französischen Maler seiner Tage sehr geschätzt. In einem undatierten Brief an den bekannten Berliner Kunstkritiker Ludwig Pietsch, den er in einem seiner Briefe wegen seiner Kritiken scherzhaft *»Kloppstock des Jahrhunderts«* nannte, hat er im Rückblick geäußert: *»Noch war überhaupt hier die Epiphanie französischer Bilder seit 1834 bis nach 1840 (wesentlich durch Sachse) ein einflußreiches Ereignis, unter dem ich in gleichem Grade in meinen eigenen anfäng. Malquälerein viel litt und gewann.«* Die Landschaftsbilder von Constable, die er in Berlin gesehen hat, haben ihn sichtlich beeindruckt.

Menzel war kein Porträtmaler und hat sich auch später trotz einzelner großer Leistungen auf diesem Gebiet nicht als solcher gesehen. Trotzdem hat er sich schon früh mit der künstlerischen Erfassung und Wiedergabe von Menschen und ihren Physiognomien auseinandergesetzt. Seine »Modelle« waren meist die Verwandten und Freunde, allen voran seine innig geliebte Schwester Emilie, seit 1859 Gattin des Musikdirektors Hermann

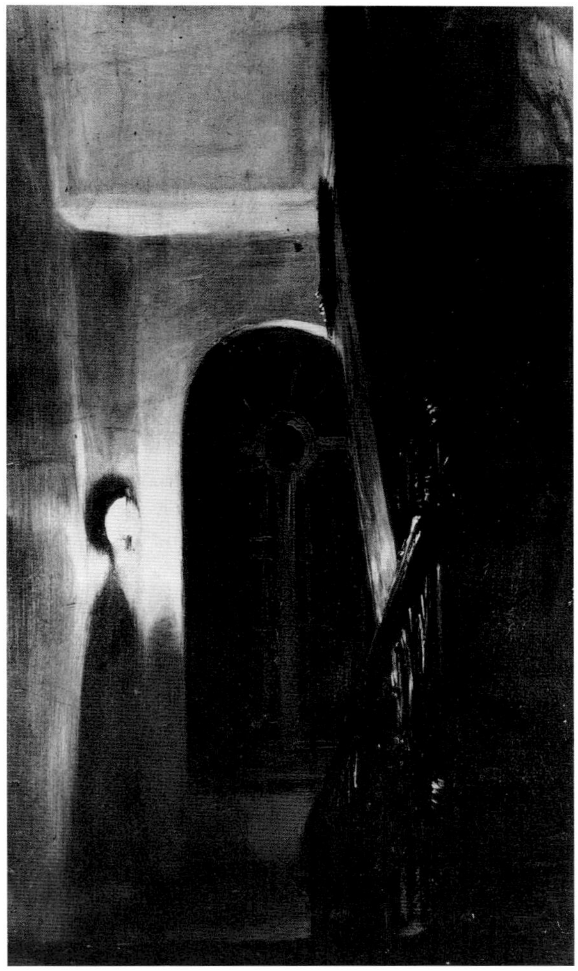

348 ADOLPH MENZEL
Treppenflur bei Nachtbeleuchtung, 1848
Museum Folkwang, Essen

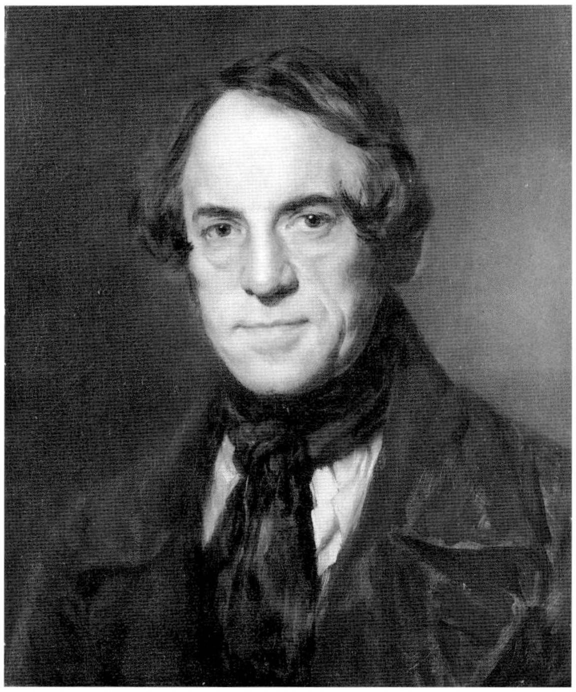

349 ADOLPH MENZEL
Carl Heinrich Arnold, 1848
Berlin, SMPK, Nationalgalerie

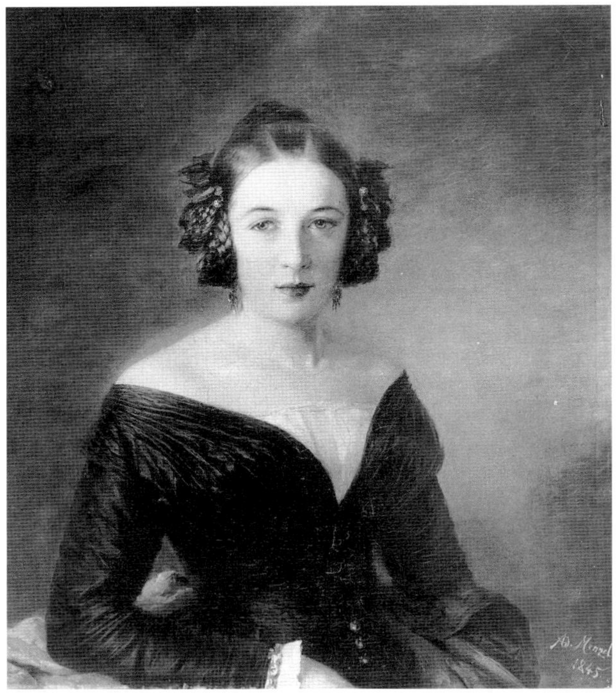

350 ADOLPH MENZEL
Friederike Arnold, 1845
Berlin, SMPK, Nationalgalerie

Krigar. Mit diesen beiden wird er in späteren Jahren
zusammenleben. Mit solchen Familienporträts verband
347 er gern Beleuchtungsstudien, wie bei dem Gruppenbild-
nis, das seine Schwester, den befreundeten Justizrat
Maercker, dessen Frau und einen auswärtigen Gast dar-
stellt. Sie sitzen um einen großen runden Tisch mit
Lampe. Für Menzel war das wiederum nur eine Studie, auf
der er sich selbst mit bitterem Humor gnomenhaft in
Rückenansicht dargestellt hat. In solchen Bildern spürt
der Betrachter aber auch, daß diese kleine private Welt
ihm die Geborgenheit und menschliche Nähe gab, die er
T 38 brauchte. Das Bild seiner Schwester, die mit einer Kerze
in der Hand im Türrahmen vor dem Hintergrund des
abendlichen Wohnzimmers steht, konzentriert sich auf
das Spiel zweier verschiedener künstlicher Lichtquellen
und erinnert an niederländische Bilder des 17. Jahrhun-
derts. Trotz dieses malerischen Lichtexperiments ist die
Darstellung ganz Bild geworden und in ihrer warmtoni-
gen Farbigkeit eine der schönsten unter den zahlreichen,
meist spontan gezeichneten oder gemalten Szenen aus
seinem Familienleben. Diese Bilder waren keine Porträts
im üblichen Sinne, sondern eher Schilderungen von
Häuslichkeit. Porträtartiger waren die offizieller wirken-
den Bilder des Freundes und Gönners Karl Heinrich
349 Arnold und dessen Tochter Friederike, »Fritzchen«
350 genannt, für die einmal in seinem Leben Menzels Herz
höher geschlagen hat. Während des Aufenthalts bei seinen Freunden in Kassel, wo er an einem Auftrag für das große Historienbild ›Einzug der Herzogin Sophie von Brabant in Marburg, 1247‹ (dem sogenannten Kasseler Karton) arbeitete, entstand jene zarte Beziehung. Sie sollte die einzige dieser Art bleiben. Als »Fritzchen« wenige Jahre später einen Hofrat heiratete, war diese Herzensepisode zu Ende. Wie die Nachfahren Menzels betonten, habe nicht Friederike ihn abgewiesen, sondern Menzel selbst habe nicht gewagt, ihr die Ehe anzutragen. Damals war er noch ein kaum bekannter Maler mit geringem Einkommen, wesentlich aber war wohl, daß er zu sehr unter seiner Kleinwüchsigkeit litt, um eine Frau an sich binden zu wollen. Die Distanz, die er sich auch hier auferlegte, ist in dem schönen, kühlen Bildnis seiner Angebeteten spürbar. Menzel hätte, wie dieses oder auch andere Porträts beweisen, auch im Porträtfach unter den Berliner Malern seiner Zeit einen sehr achtbaren Platz einnehmen können. Aber bereits die frühen Ölbilder lassen ahnen, daß das Genie Menzel sich nicht in eine bestimmte, von Auftraggebern abhängige Gattung der Malerei fügen konnte.

In den Jahren seit 1845, in denen ihm die Geniestreiche seiner Ölstudien gelangen, die er aber bis zu seinem Tode vor der Öffentlichkeit verbarg, weil er selbst sie nur als Versuche wertete, in diesen Jahren also hat er sich in seinen Briefen über seine Arbeiten, seine Erlebnisse im Kreise der Familie, seine kurzen Reisen oder über starke künstlerische Eindrücke, vor allem auf musikalischem Gebiet, geäußert. Sein Interesse galt damals offenbar mehr der Geschichte als dem politischen Geschehen der Gegenwart. Als der junge Menzel 1830 mit den Eltern nach Berlin gekommen war – in eine biedermeierliche Stadt von nahezu 250 000 Einwohnern –, war von dem nationalen Aufschwung der Freiheitskriege, von der reformerischen Begeisterung und von der großen Hoffnung auf eine Ablösung des Ständestaats nicht mehr viel übriggeblieben. Die Zeit der Restauration war politisch farblos; den Bürgern ging es wirtschaftlich nicht schlecht. Prosperität und ein gewisses Behagen bestimmten das Bild. Doch bei liberalen Geistern wuchs die Unzufriedenheit mit einem König, von dessen fortschrittlicher Gesinnung man sich nach 1840 viel versprochen hatte. Was Menzel damals fühlte und dachte, wissen wir nicht – wahrscheinlich war er in die Probleme seiner eigenen persönlichen und künstlerischen Entwicklung zu sehr verstrickt, um an den politischen Zeitereignissen lebhaften Anteil nehmen zu können. Dann aber, am 23. März 1848, nahm er plötzlich sehr engagiert Stellung, schrieb den berühmten, oft abgedruckten Brief an seinen Freund Arnold mit der ausführlichen Schilderung jener Stunden und Tage nach dem 18. März. Seinem Freund, dem Stabsarzt Dr. Puhlmann, schreibt er scherzhaft: *»Bist du gleich garde – und ich durchaus plebejisch gesinnt, welches Erstere ich hiemit ferner getadelt haben will.«* Das war ein ebenso offenes Bekenntnis zum Volke, wie es der Moralist La Bruyère im absolutistischen 17. Jahrhundert des Sonnenkönigs in Frankreich in seinen »Les caractères ou les moeurs de ce siècle« im Abschnitt »Les Grands« geäußert hatte: *»Je veux être peuple«.*

Der liberal gesinnte Menzel wäre allerdings nie auf die Barrikaden gegangen, er war und blieb königstreu, blieb Preuße, hatte aber gehofft, daß Friedrich Wilhelm IV. die berechtigten Forderungen, auf die sein Vorgänger Friedrich Wilhelm III. nicht eingegangen war, erfüllen würde. Was er wie die meisten gemäßigten Liberalen wünschte, war eine Art konstitutioneller Monarchie und das Ende der deutschen Kleinstaaterei. Doch die Revolution von 1848 erreichte nicht, was sie hatte erringen wollen. Sein brieflicher Kommentar an den Freund Arnold lautete: *»Man hat wieder einmal der Menschheit zuviel zugetraut; zur (gerechten) Indignation über Oben ist nun nur die Indignation über Unten gekommen. Nichts als der Schwung von einer Schulbank zur anderen.«* Enttäuschter und kürzer hätte dieser Kommentar nicht ausfallen können.

Die Revolutionstage von 1848 haben in der bildenden Kunst in Berlin kaum einen Niederschlag gefunden. Es gab allerdings im Schnellpreßverfahren hergestellte unzählige Flugblätter und populäre graphische Blätter in der Art der Neuruppiner Bilderbogen, die auf ihre naiv volkstümliche Art die Ereignisse ungewollt bagatellisierten. Menzel jedoch hat mit seinem unvollendet gebliebenen Ölbild ›Die Aufbahrung der Märzgefallenen‹ von 1848 sich künstlerisch dem Thema der Revolution zugewandt. 351
Er schilderte die bewegende Szene des traurigen Finales auf dem Gendarmenmarkt vor dem Deutschen Dom: Schwarze Fahnen aus den Fenstern der benachbarten Häuser, Trauerflor um die Säulen des Porticus und davor die Särge der in den Straßenkämpfen gefallenen Opfer, ein von links heranschreitender Trauerzug, die Bürgerwehr und die Berliner, die auf den hohen Wangen der Freitreppe von Schinkels Schauspielhaus und wo immer sie Platz fanden, das tragische Geschehen, das sein Ende auf dem Friedhof von Friedrichshain finden sollte, miterleben wollten. Menzel stellte aber auch einige Figuren im Vordergrund dar, die sich offenbar gleichgültig abwandten; andere waren nur neugierig, wollten wohl nur dabeigewesen sein. Die Gestalten in der linken unteren Ecke seiner Darstellung hat Menzel nur skizziert, nicht mehr ausgeführt. Daß er dieses gewiß mit großer innerer Anteilnahme geschaffene Bild auf seine Art dennoch für »vollendet« hielt, bezeugt seine auf der skizzierten Seite angebrachte Signatur mit dem hinzugefügten Datum 1848. Es scheint, als habe Menzel ein ihn bewegendes Kapitel des politischen Geschehens jener Tage innerlich abgeschlossen, wenn er auch in zwei Darstellungen der »Urwähler« auf die weiteren Folgen noch einmal zurückkam. Aber die späteren Kompromisse haben ihn offenbar nicht mehr sehr bewegt. Er wandte sich wieder ausschließlich seiner Arbeit zu und lebte und arbeitete, wie er es Anfang 1848 seinen Geschwistern brieflich geschildert hatte: *»Vor dem Rahmen bin ich in meinem Amt, und in Gottes Hand und darf weder rechts noch links fragen.«*

Zugleich begann ein neuer Abschnitt seines Schaffens. Er konnte nun verwirklichen, was er sich damals gewünscht hatte: Friedrich dem Großen nicht nur in bescheidenen Illustrationen, sondern auch in anspruchsvolleren Ölbildern zu huldigen. Man könnte fragen, weshalb er Friedrich und nicht einen anderen Herrscher wählte, wie den Großen Kurfürsten, mit dem er sich früh schon befaßt hatte. Und warum das 18. Jahrhundert, wo doch die Freiheitskriege am Beginn seines eigenen Jahrhunderts so reichen historischen Stoff zu liefern vermochten? Das Interesse an Friedrich war durch Franz Kuglers

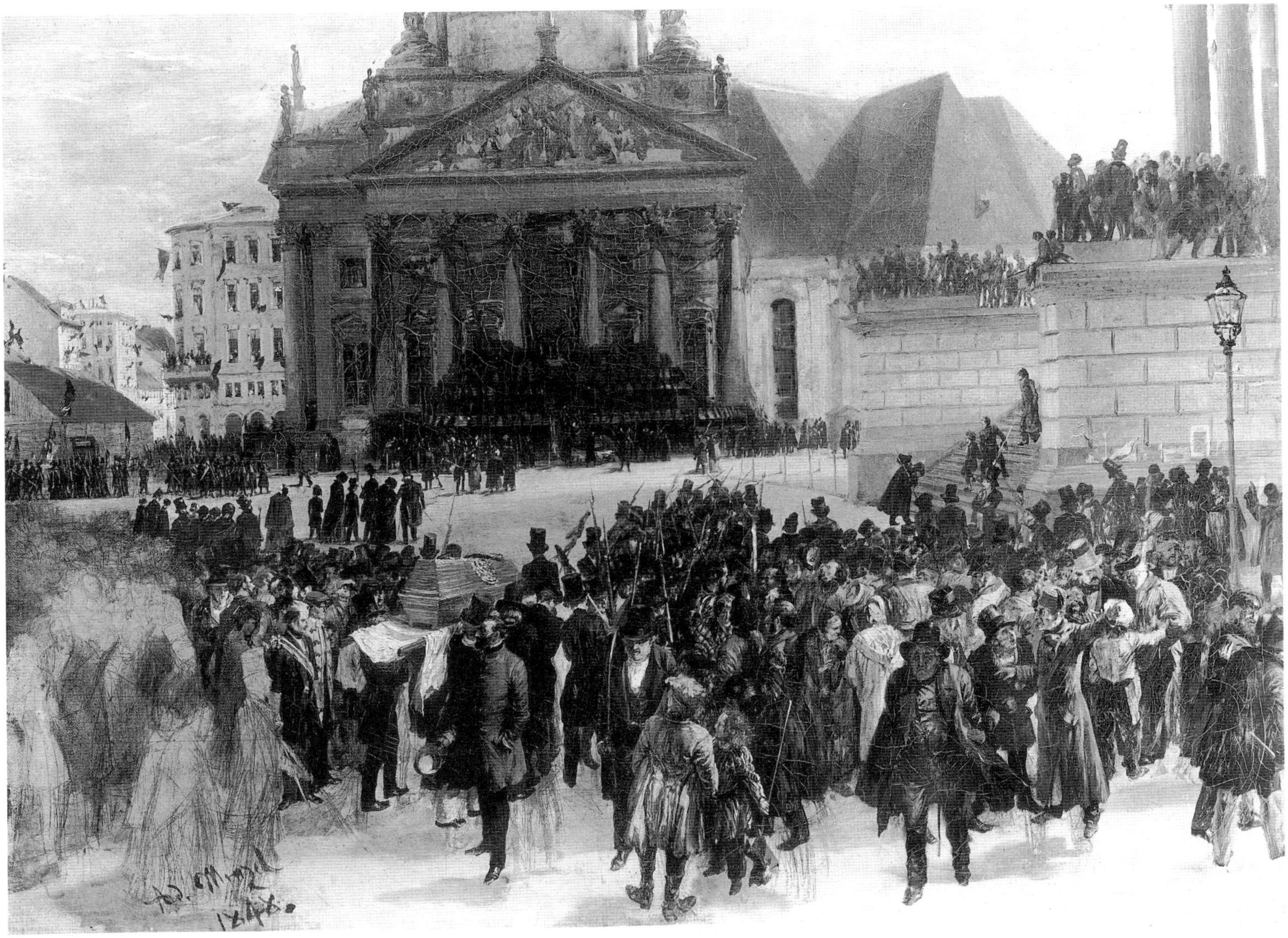

Buch und die Herausgabe der Werke Friedrichs mit Menzels graphischen Beiträgen in weiten Kreisen neu geweckt worden, und das hundertjährige Regierungsjubiläum des Königs im Jahre 1840 brachte in der Kunst sogar eine gewisse Renaissance jenes Jahrhunderts, die wir in der Malerei und im Kunsthandwerk als Neurokoko bezeichnen.

Nicht allein das eingehende Studium des friderizianischen Zeitalters, wovon Menzels Erläuterungen zu den Kugler-Illustrationen Zeugnis ablegen, konnte Ansporn zu größeren bildlichen Darstellungen zum Thema Friedrich sein. Nicht etwa eine billige patriotische Heldenverehrung, nicht der volksnahe König allein bildeten das innere Motiv für Menzels Ölgemälde, die Szenen aus Friedrichs Leben und Taten darstellten. Mehrere andere Komponenten spielten dabei eine Rolle, auf die bisher kaum geachtet worden ist. Der Schlesier Menzel stammte aus einer protestantischen Familie, hatte in Breslau die evangelische Grundschule besucht. Während der österreichischen Herrschaft hatte die protestantische Minderheit Schlesiens zu leiden, waren ihr doch einige Beschränkungen in der Ausübung ihres Glaubens auferlegt. Der preußisch-protestantische Friedrich als Gegenspieler von Maria Theresia brachte mit der Eroberung Schlesiens der eng zusammengeschlossenen protestantischen Minderheit die Glaubensfreiheit und wurde daher von ihnen als ihr Retter und Befreier angesehen. Diese Erlebnisse seiner Vorfahren haben sich dem Knaben tief eingeprägt. Wenn Menzel später auch in allen religiösen Fragen tolerant war, sich kaum öffentlich dazu äußerte und

351 ADOLPH MENZEL
Die Aufbahrung der Märzgefallenen, 1848
Hamburg, Hamburger Kunsthalle

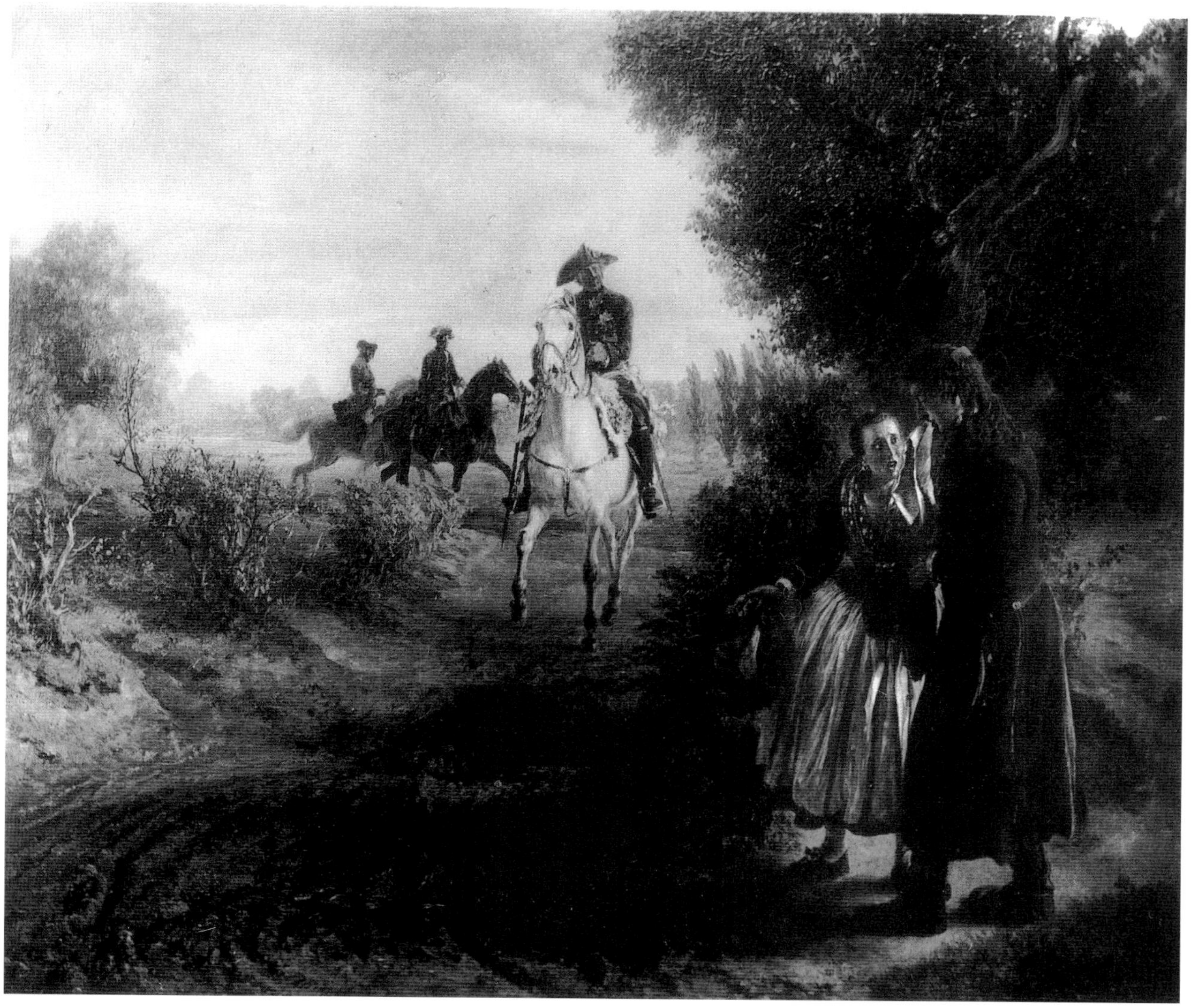

nach der Jahrhundertmitte besonders gern im katholischen Bayern und Österreich weilte, um barocke Kirchen und Klöster zu beliebten Motiven für Zeichnungen und Aquarelle, Deckfarben- und Ölbilder zu wählen, blieb er doch auch der protestantische Schlesier, für den Friedrichs Eroberung Schlesiens eine Befreiungstat gewesen war. Aber es gab über die Zeiten und den Unterschied der Lebensbereiche hinweg wohl noch etwas tiefer Greifendes, eine Art innerer Wesensverwandtschaft: Friedrichs Pflichtbewußtsein, die Hingabe an die ihm als Herrscher gestellten Aufgaben, eiserne Selbstdisziplin, die Liebe zur Musik, das Verlangen nach Freundschaft und die Einsamkeit, die wenig heldisch wirkende äußere Erscheinung – das waren Affinitäten, die dem Maler wohl kaum bewußt waren, die ihm aber ein besseres Verständnis, ein tieferes Eingehen auf den Menschen und König Friedrich ermöglichten, als es bei anderen Künstlern der Fall war, auch wenn diese später das künstlerische Vokabular für ihre Bilder oft von Menzel übernahmen. Für uns, die wir die Lebensleistung des Preußenkönigs und des großen Malers Menzel zu begreifen und zu deuten versuchen, bleiben – und auch das haben beide gemeinsam – gewisse Widersprüchlichkeiten in Charakter und Tun, bleibt ein Rest von Nichterklärbarem, manches, das sich dem Verständnis entzieht.

Wäre Menzel ein echter Historienmaler des 19. Jahrhunderts gewesen, hätte er gewiß eine abgestimmte Folge von gleichformatigen Friedrich-Bildern geschaffen, die allein die Glanz- und Höhepunkte des Königs gefeiert hätten. Was aber schuf der Maler tatsächlich? Zunächst

352 ADOLPH MENZEL
Die Bittschrift, 1849
Verbleib unbekannt

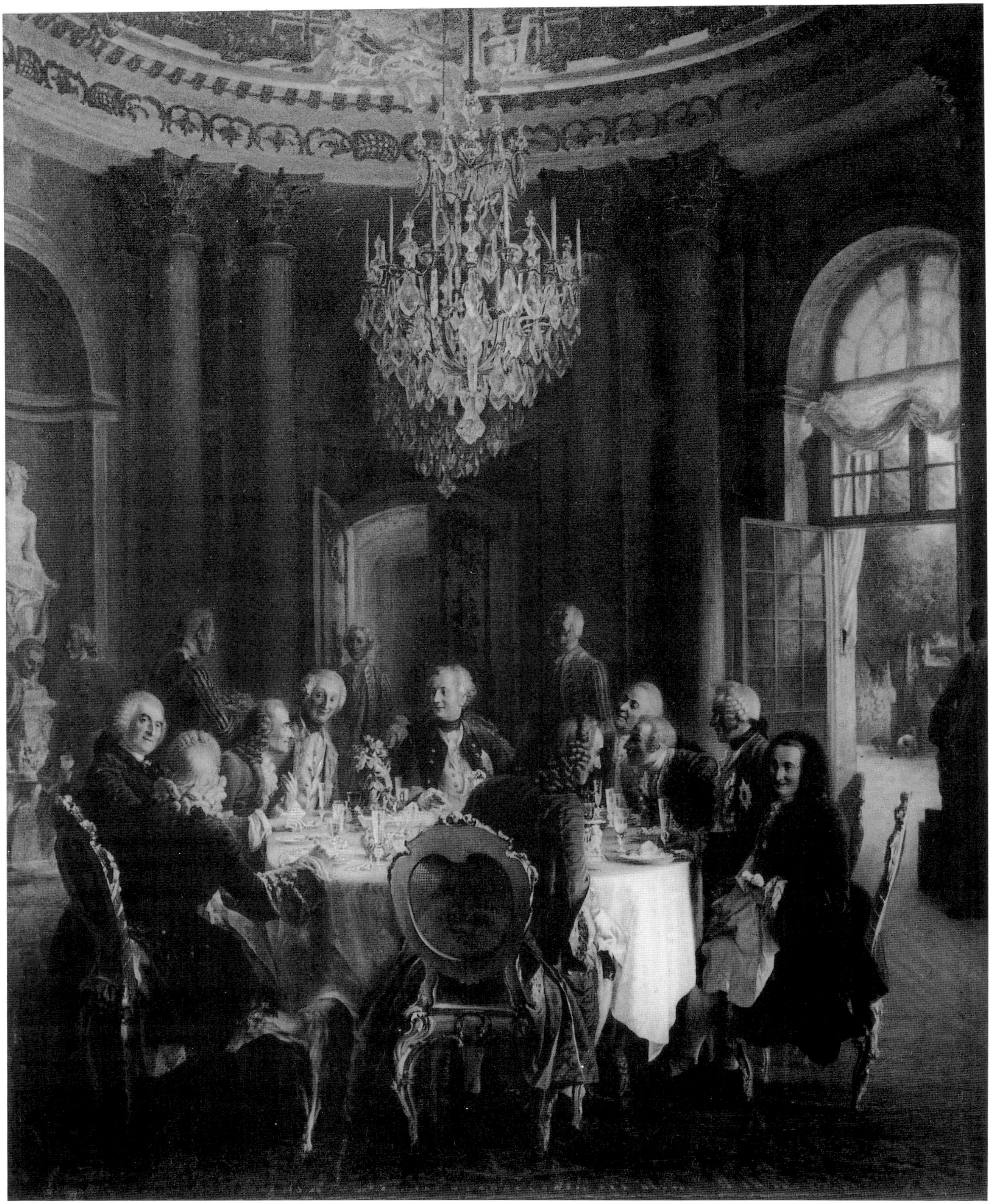

353 ADOLPH MENZEL
Die Tafelrunde Friedrichs des Großen, 1850
Früher Nationalgalerie Berlin, Verbleib unbekannt

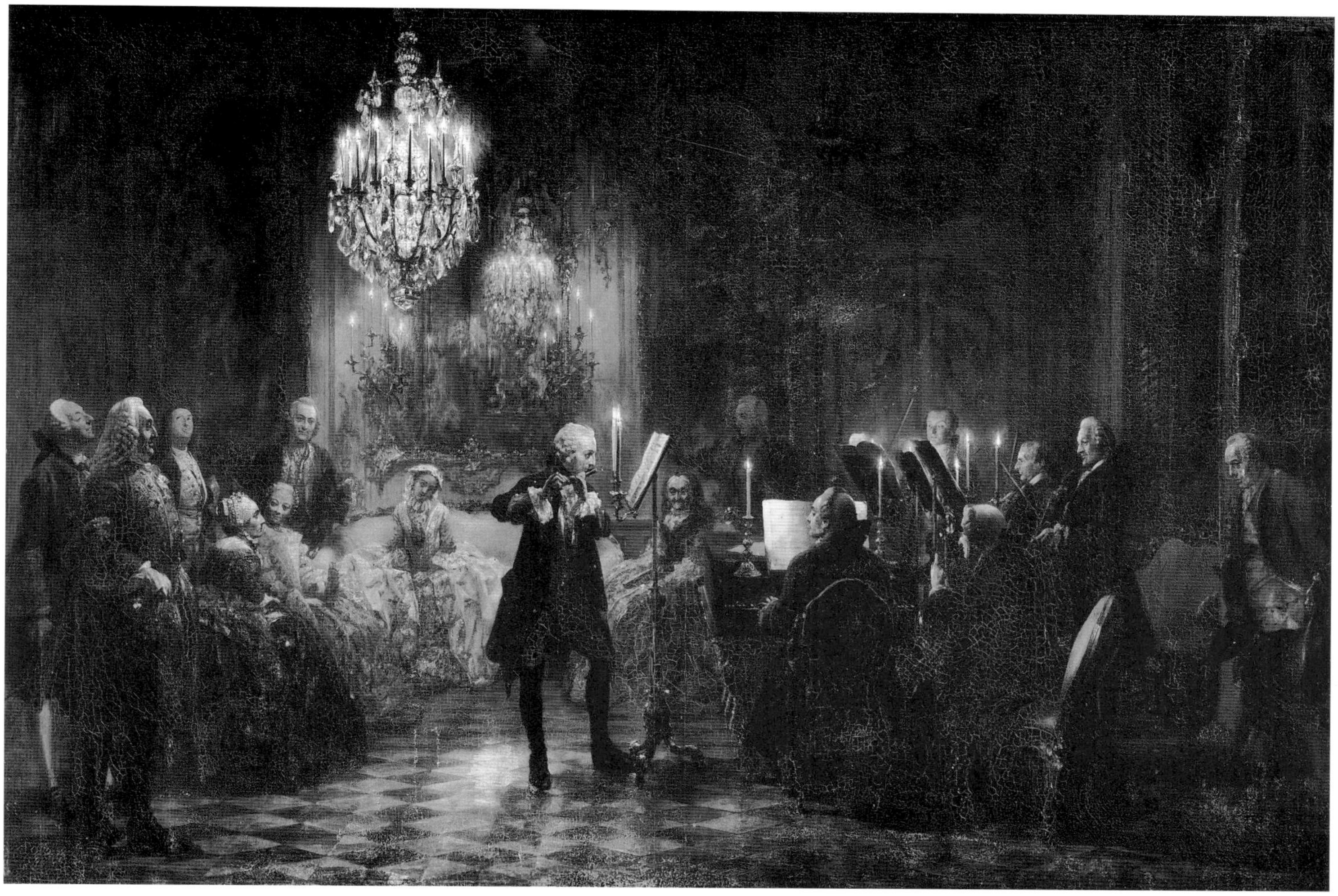

einmal ist festzuhalten, daß die neun bedeutendsten Friedrich-Bilder zwischen 1849 und 1858, also in nur neun Jahren, aus unterschiedlichen Anlässen, frei oder als Auftragsarbeiten (was nicht immer klar zu erkennen ist), entstanden sind und sich daher auch in ihren Formaten unterscheiden.

352 ›Die Bittschrift‹, auch der ›Spazierritt‹ genannt, das erste Bild von 1849, ist eine Anspielung auf den volksnahen König, den Verfasser des Antimachiavell. Als würde der König den verängstigten, von seiner Frau kräftig ermunterten Bittsteller beim Vorbeireiten gewiß nicht übersehen, sondern dessen Anliegen mit Wohlwollen prüfen, so wendet sich sein Blick dem am Wegrand stehenden Paare zu. Die Szene ist eingebettet in die märkische Landschaft und ist in ihrer unaufdringlichen Schilderung eines vom Maler ersonnenen, fast alltäglichen Geschehens die Versinnlichung dessen, was Menzel unter einem Volkskönig verstand. Das Bild, vermutlich eine Auftragsarbeit, blieb in Dresdner Privatbesitz.

Menzels 1859 entstandenes Bild ›Die Tafelrunde‹ ist 353
verloren gegangen. Ein besonders schmerzlicher Verlust. Auf dem Gemälde strömt helles Tageslicht durch die geöffnete Terrassentür des Speisesaales von Schloß Sanssouci (Menzels Illustration für Kugler schilderte die Tafelrunde am Abend). Das Bild zeigt die Runde der Tischgenossen des Königs nach der Mahlzeit, bekannte Persönlichkeiten, unter ihnen Voltaire, dem sich der König zuwendet, um dessen lebhaftem Disput mit Graf Algarotti zu lauschen. Sie alle sind gescheite Köpfe, unter ihnen französische, in ihrem Lande verfemte Aufklärer, die am Hofe Friedrichs Zuflucht gefunden hatten. Die Architektur des von Knobelsdorff ersonnenen Raumes, das Gespräch unter den Gästen, die der mit Philosophie, Literatur und den schönen Künsten vertraute König an seinen Hof zu ziehen verstand, Friedrich, der nicht nur verständnisvoller Zuhörer, sondern selbst schöpferisch in Literatur und Musik war – das alles klingt in Menzels Bild zusammen, das mehr ist als »historisches Genre«, das

354 ADOLPH MENZEL
Flötenkonzert Friedrichs des Großen, 1852
Berlin, SMPK, Nationalgalerie

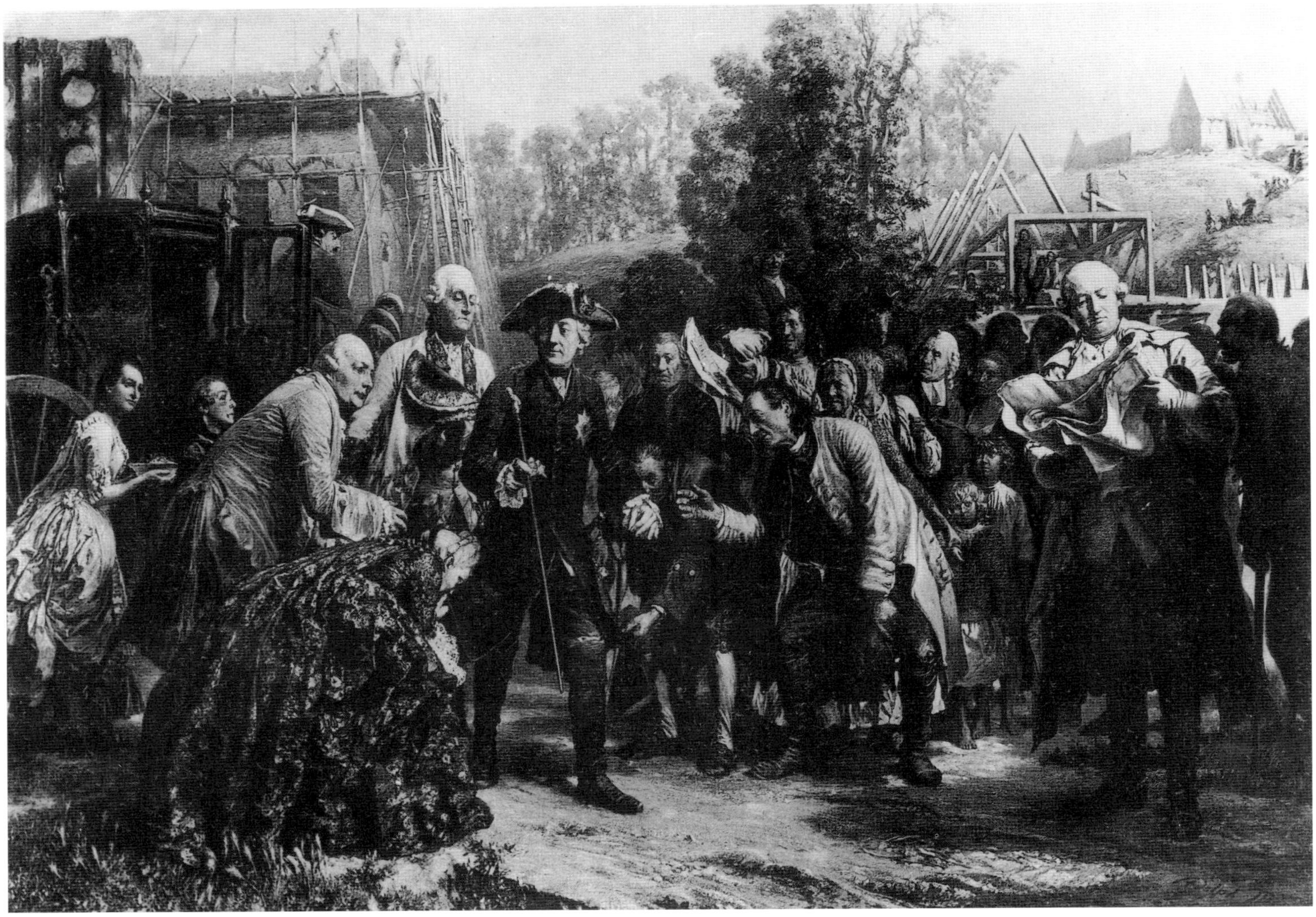

vielmehr eine intime Vertrautheit mit dem Charakter des Königs und mit den Einzelheiten seines Lebensraumes verrät. Die Menschen an Friedrichs Tafel, die Architektur und das Mobiliar des Raumes – alles wirkt so echt, so lebensnah, daß man vergißt, was Menzel zunächst einmal geistig leisten mußte, um seinem Bild so viel künstlerische »Authentizität« zu verleihen. Diese unglaubliche Lebensnähe seiner Friedrich-Darstellungen hat dazu geführt, daß wir, ob bewußt oder nicht, die friderizianische Zeit noch heute durch Menzels Darstellungen sehen – ein Phänomen, das sich in diesem Umfang in der Malerei nie mehr wiederholt hat. Es war die Verschmelzung und Verwandlung von tausend zusammengebrachten, notierten, skizzierten Einzelheiten, mit dem gleichzeitigen eingehenden Studium der zeitgenössischen Literatur, zu einer schöpferischen, dabei eben authentischen Leistung, bei der all die aufgewendeten Mühen nicht mehr spürbar waren. Es scheint noch heute, als sei der Künstler dabeigewesen, ein Zeitgenosse, der aus nächster Nähe große Ereignisse und alltägliche Begebenheiten um Friedrich als Chroniqueur im Bilde festhielt. Der Verein der Kunstfreunde in Preußen hatte das Bild für seine Galerie erworben, später kam es in die Nationalgalerie.

Nach dem Verlust der ›Tafelrunde‹ ist von allen großen Friedrich-Bildern Menzels das ›Flötenkonzert Friedrichs des Großen in Sanssouci‹ von 1852 das beliebteste geblieben. Es war nicht, wie man meinen könnte, aus eigenem Impuls entstanden, sondern ein Auftrag des Kommerzienrats Jakob in Potsdam. Daß dem musikbegeisterten Maler der musische König besonders lag, daß auch bis 354

355 ADOLPH MENZEL
Friedrich der Große auf Reisen, 1854
Früher Nationalgalerie Berlin,
heute schwer beschädigt in Verwahr

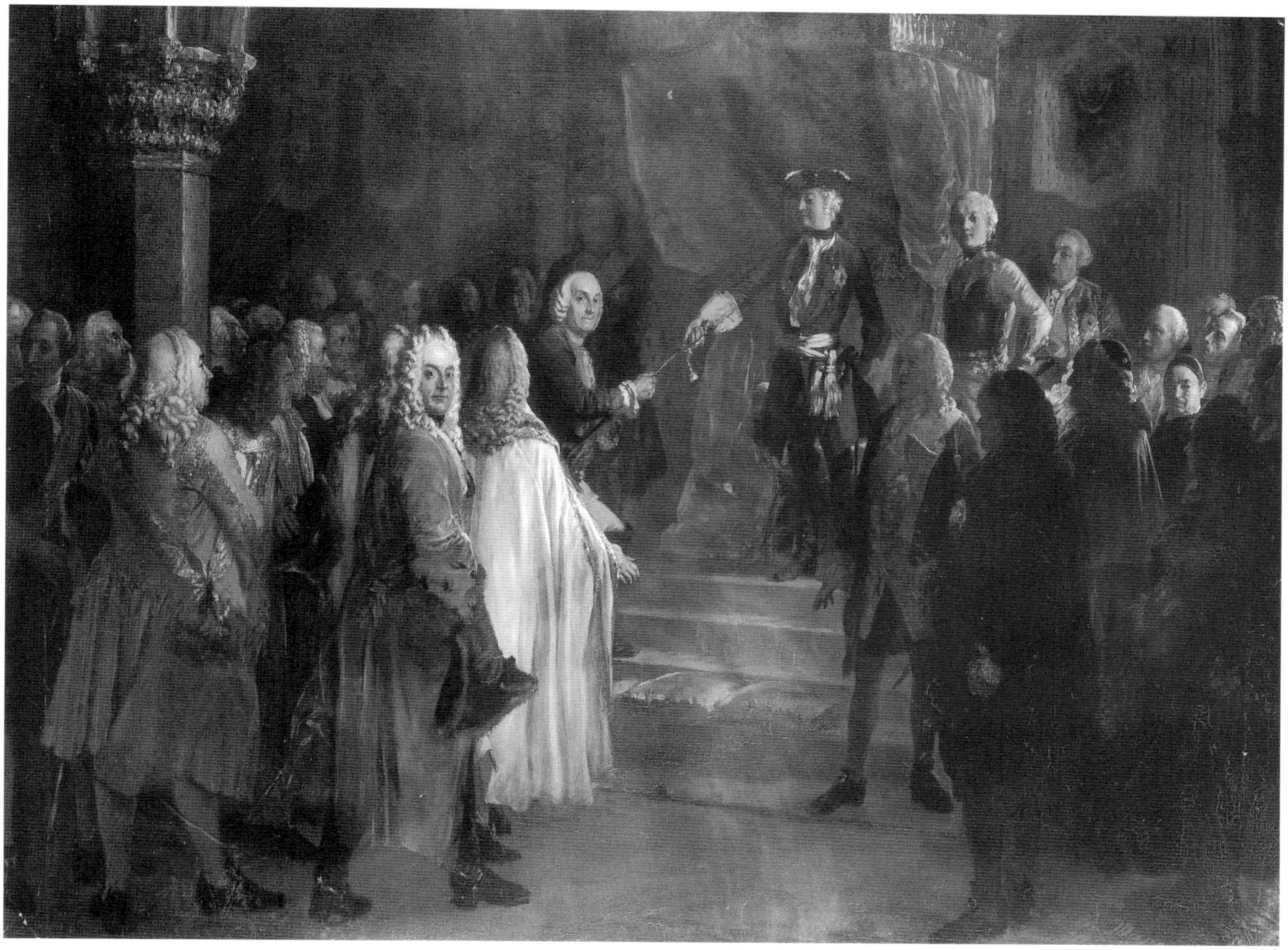

heute die Betrachter das Gemälde mit dem abendlichen Konzertsaal von Sanssouci im Kerzenschimmer, dem flötespielenden König mit seinen Musikern und den glänzend charakterisierten Zuhörern besonders schätzen, steht außer Zweifel. Daran ändert auch die Tatsache nichts, daß der alte Menzel einige recht abfällige Bemerkungen über dieses Bild machte. Seinen anläßlich der Verleihung der Ehrendoktorwürde der Friedrich-Wilhelms-Universität in Berlin in seinem Dankschreiben geäußerten Grundsatz *»Es lebe die Selbstkritik«* hat er namentlich im Alter, auf frühere Werke zurückblickend, allzu ernst genommen. Aber es spricht für ihn, daß es stets seine künstlerischen Probleme – hier die Darstellung der Kerzenlichtatmosphäre – waren, die seine Selbstkritik herausforderten.

356 Adolph Menzel
Huldigung der schlesischen Stände
in Breslau vor Friedrich II., 1855
Berlin, SMPK, Nationalgalerie

Das zwei Jahre später vollendete Gemälde ›Friedrich der Große auf Reisen‹ zeigt den das eroberte Schlesien besuchenden Herrscher, der sich an Ort und Stelle anhand von Plänen über Maßnahmen für den Wiederaufbau zerstörter Gebiete berichten läßt. Wiederum hat Menzel in den Persönlichkeiten, die an der Visitation des Königs teilnehmen, sehr unterschiedliche Reaktionen dargestellt, die von devoter Haltung und Bewunderung einiger Adliger und Vertreter des Volkes über Selbstgefälligkeit, Gleichgültigkeit und bewußte Distanz reichen. Auch hier also kein billiger Hurra-Patriotismus. Menzel hat das Bild im Auftrag von Louis Ravené in Berlin geschaffen. 355

1855 malte er für den Schlesischen Kunstverein ein erstes echtes Historienbild, richtiger, er bemühte sich

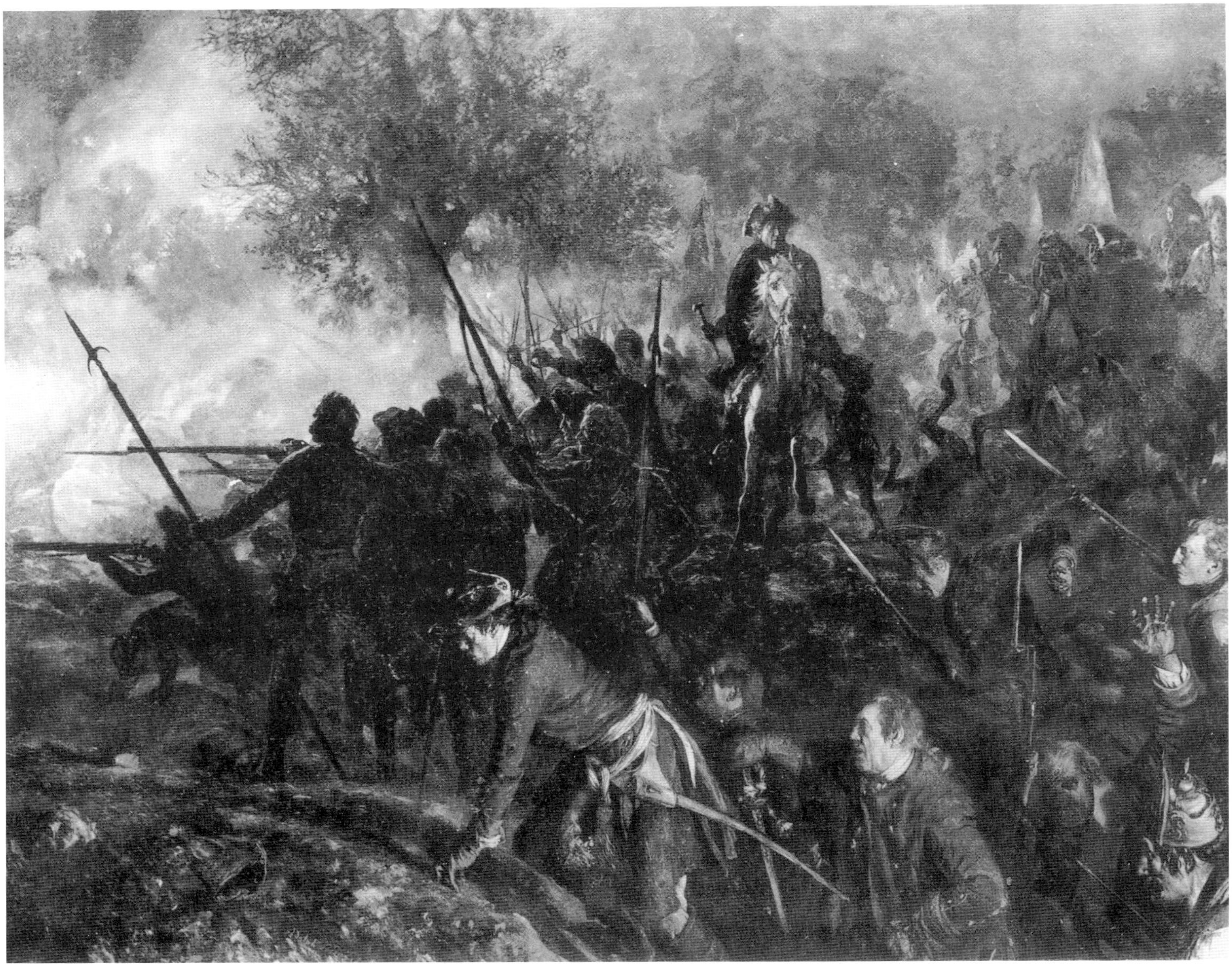

357 ADOLPH MENZEL
Friedrich und die Seinen bei Hochkirch, 1856
Früher Nationalgalerie Berlin. Kriegsverlust

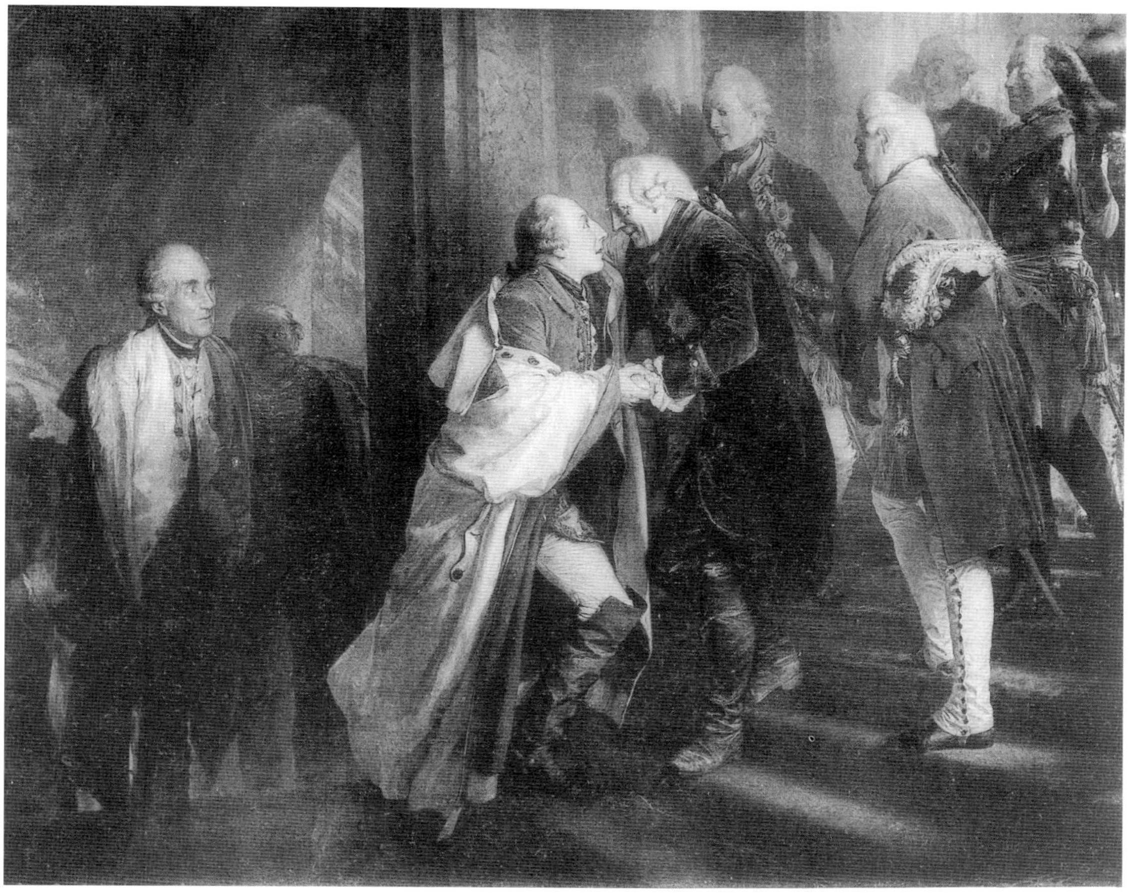

356 darum: Es ging um ›Die Huldigung der schlesischen Stände in Breslau im Jahre 1741‹, mit dem der Auftraggeber gewiß feste Vorstellungen verband; auf jeden Fall war hier die Schilderung eines offiziellen politischen Aktes in angemessener repräsentativer Form erwünscht. Der in der Mitte des Bildes erhöht unter einem Baldachin stehende König ergreift den ihm von Feldmarschall Graf Schwerin gereichten Degen, eine symbolische Handlung von historischer Bedeutung im Rathaus zu Breslau, der die hohen Herrschaften offenbar gleichgültig und gelangweilt beiwohnen, denn die meisten blicken nicht auf Friedrich und das Geschehen, sondern wie Feldmarschall Graf Schwerin sogar aus dem Bild heraus auf den Betrachter. Menzel hat wohl andeuten wollen, daß nicht alle Vertreter der schlesischen Stände und des Adels diese Huldigung innerlich akzeptierten, was für ihn durchaus verständlich war. Die Interpretation, daß der Breslauer Menzel es den Preußen nicht unbedingt zu danken schien, daß sie Schlesien mit seiner Heimatstadt erobert hätten, ist nach allem, was wir von ihm und seiner Familie wissen, wohl ein Fehlschluß. Daß er vieles bei Friedrich auch kritisch sah und beurteilte, ging bereits aus den Illustrationen zu dessen Werken hervor, doch das änderte auch später nichts an seiner Bewunderung für den aufgeklärten musischen Fürsten, der vor allem als »Alter Fritz« ein König des Volkes war, wie Menzel ihn sich in König Friedrich Wilhelm IV. gewünscht hätte. Er begriff aber auch, daß Friedrich II. nicht nur Bewunderer und Freunde hatte und schon gar nicht in den eroberten Gebieten, daß er nicht nur hart errungene Siege erfocht, sondern auch schwere Niederlagen für sein Volk erleiden mußte. Das 1856 vollendete große Bild (2,95 x 3,78)
›Friedrich und die Seinen bei Hochkirch am 13./14. 357
Oktober 1758‹ zeigt den seine Truppe anfeuernden König inmitten seiner verzweifelt gegen den übermächtigen Feind sich wehrenden Soldaten auf einem Pfad ohne Ausweg. Die mit letzter Kraft emporklimmenden Soldaten im Vordergrund lassen die nahe Niederlage ahnen. Das offenbar ohne Auftrag gemalte Bild wurde später von Kaiser Wilhelm erworben, fand sich dann in

358 ADOLPH MENZEL
Friedrichs Begegnung mit
Kaiser Joseph II. in Neisse, 1857
Berlin (Ost), Staatl. Museen zu Berlin, Nationalgalerie

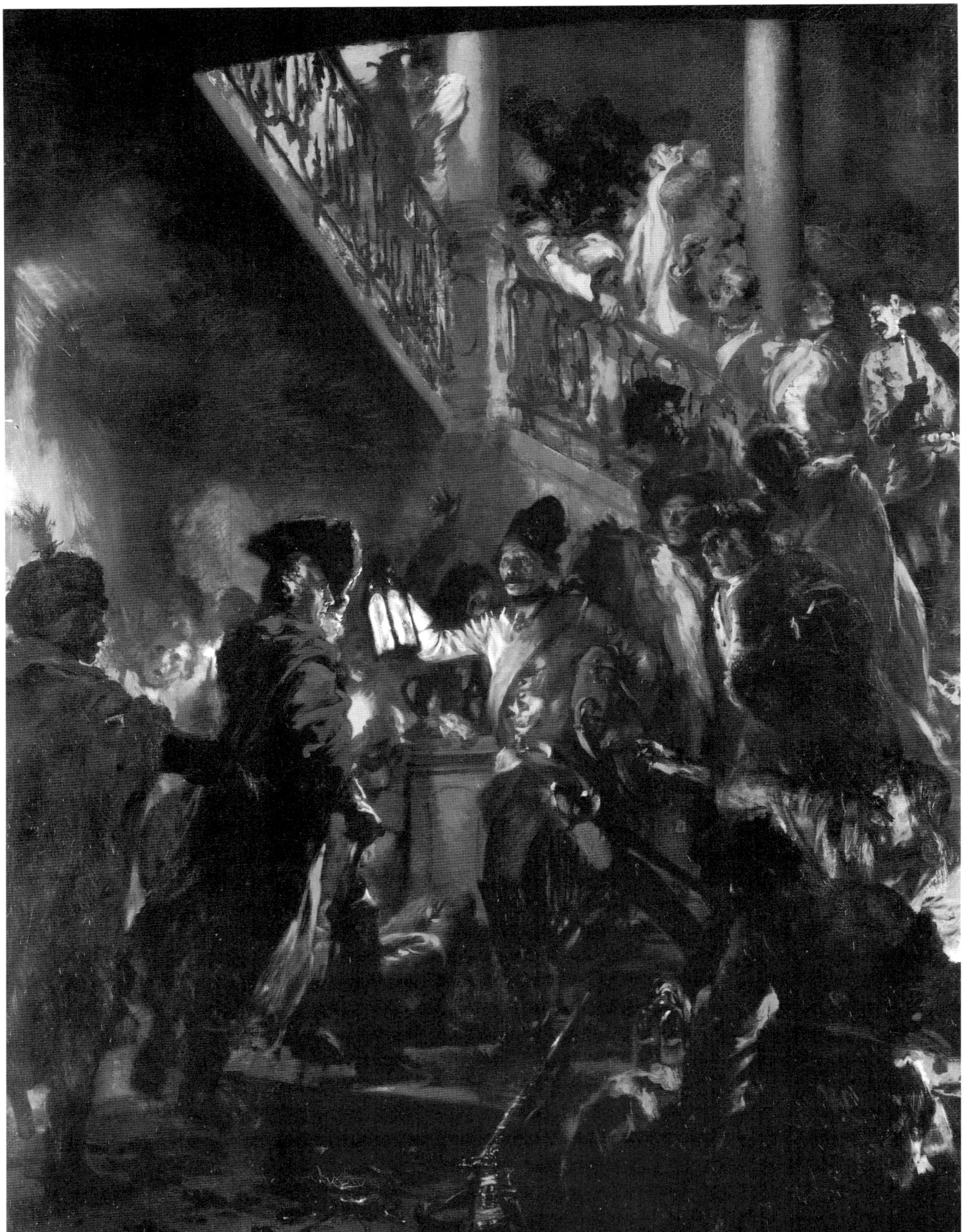

359 ADOLPH MENZEL
Bon soir, Messieurs! Friedrich der Große in Lissa, 1858
Hamburg, Hamburger Kunsthalle

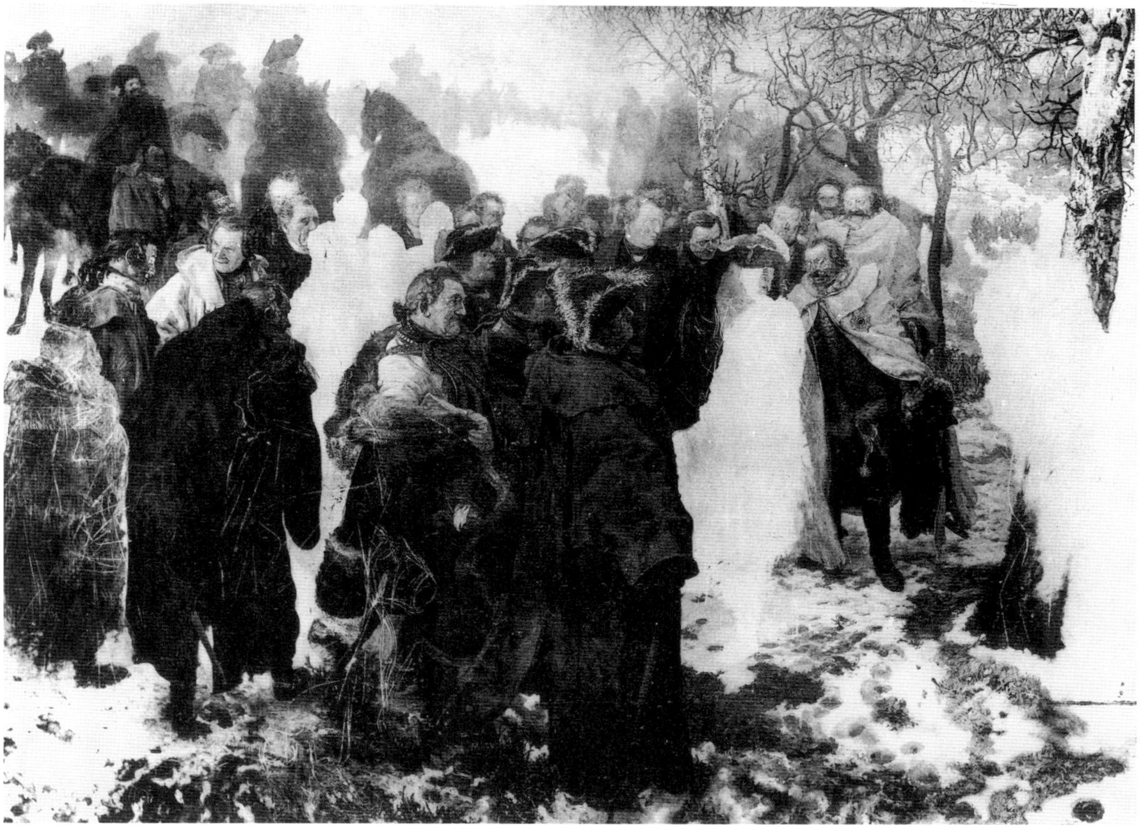

der Nationalgalerie und ist im Zweiten Weltkrieg vernichtet worden.

Die »Verbindung für Historische Kunst« erteilte Menzel den Auftrag, ein Ölbild zu schaffen, das die überra-
358 schende Begegnung Friedrichs mit Kaiser Joseph II. in Neiße im Jahre 1769 darstellen sollte, ein reizvolles Thema, mit dem sich schon andere Künstler vor Menzel befaßt hatten. Menzel gab die Szene im Treppenhaus des Schlosses zu Neiße so wieder, daß man den Eindruck gewinnt, die Vertreter zweier feindlicher Mächte wollten bei der respektvollen, fast herzlichen Begrüßung die politische Lage, in der sie agieren müssen, vergessen machen. Menzel schildert das atemberaubende Schauspiel auch im Spiegel der unterschiedlichen Reaktionen der Begleiter, deren Auf- und Abstieg im Treppenhaus er geschickt komponierte. Menzels Darstellung dieser Begegnung, die durchaus unfeierlich wirkte, fand keinen ungeteilten Beifall, schien sie doch dem Geschehen nicht eigentlich angemessen zu sein, war im heutigen Sinne zu sehr »Momentaufnahme«, zu beiläufig.

Noch erstaunlicher dann das nicht ganz vollendete
359 Bild von 1858 ›Bon soir, Messieurs‹, in dem Menzel Friedrichs und Zietens völlig überraschendes Auftauchen bei den Österreichern im Schloß zu Lissa in dem von indirektem Licht und einer Laterne malerisch erhellten, im Halbdunkel liegenden Treppenhaus höchst wirkungsvoll darstellte. Der Text der Anekdote lautete: *»Bon soir, Messieurs. Gewiß werden Sie mich hier nicht vermuten. Kann man hier noch mit unterkommen?«* Friedrichs dramatischer Auftritt, diese nächtliche Epiphanie, löst bei dem österreichischen Wachhabenden, der, seinen Augen nicht trauend, die Laterne vor das Antlitz des Königs hält, ungläubiges Staunen aus, das bei den im Treppenhaus Anwesenden und Herbeieilenden sich zu Erschrecken und Panik steigert. Das Bild, mit raschen, nervösen Pinselstrichen skizzenhaft angelegt, ist im herkömmlichen Sinne nicht vollendet, als Kunstwerk aber eben doch »fertig«, in seiner unruhigen Hell-Dunkel-Wirkung und kühnen überzeugenden Komposition ein genialer Wurf, künstlerisch das wohl überzeugendste der Friedrich-Bilder. Das für eine Bilderversteigerung der »Vereinigung für Historische Kunst« vorgesehene Gemälde wurde in seiner Skizzenhaftigkeit völlig mißverstanden und vom Auftraggeber zurückgewiesen. Wie manches andere Bild blieb es in

360 ADOLPH MENZEL
Ansprache Friedrichs an seine Generale
vor der Schlacht bei Leuthen, 1858-1861
Berlin (Ost), Staatl. Museen zu Berlin, Nationalgalerie

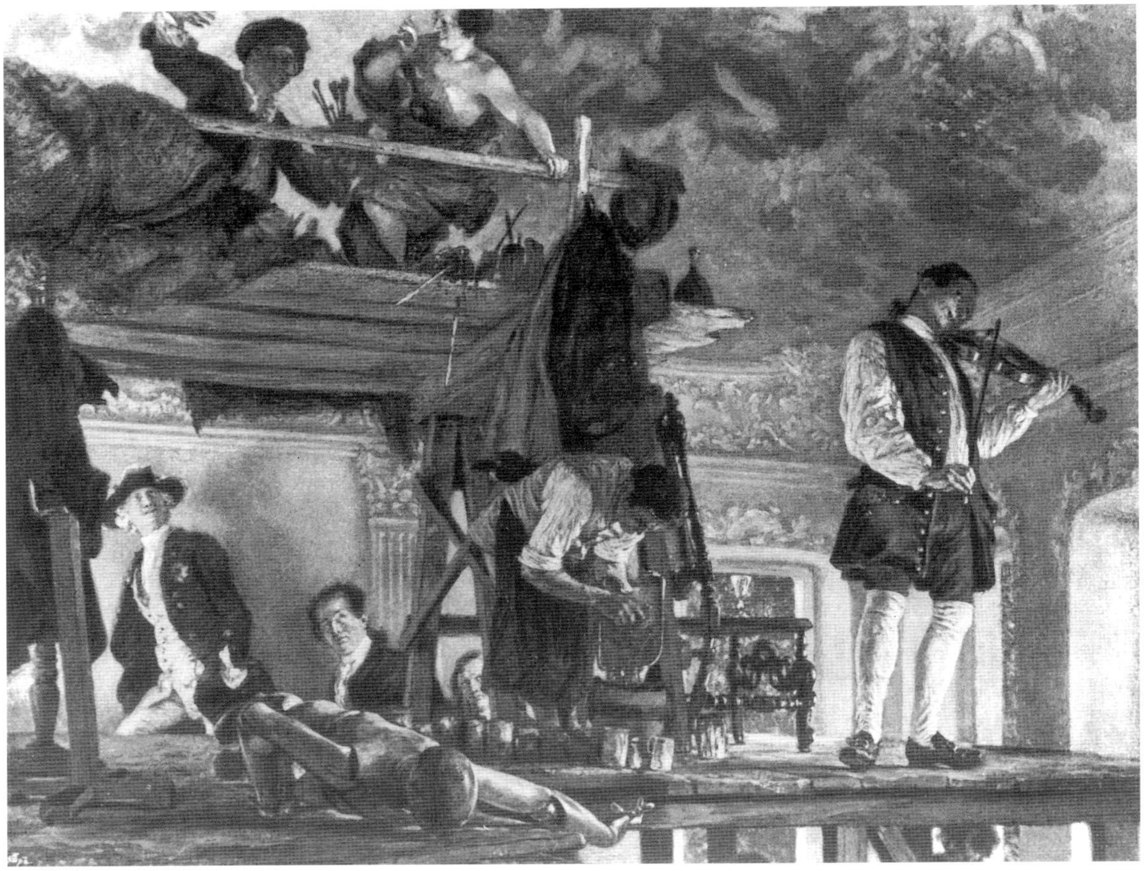

Menzels Atelier. Das war gewiß schmerzlich für ihn, hatte er doch gerade bei den Friedrich-Bildern auf Erfolg und Anerkennung gehofft – nicht zuletzt auch auf größere Einnahmen.

Das letzte der großen Friedrich-Bilder, das er 1858 begann (es war auch das größte, 3,18 x 4,24 m) sollte einen historisch bedeutungsvollen Augenblick vor einem
360 Sieg, die bekannte ›Ansprache Friedrichs an seine Generale vor der (entscheidenden) Schlacht bei Leuthen im Jahre 1757‹ darstellen. Das Gemälde blieb jedoch unvollendet. Wir wissen nicht, warum er auch später keinen Versuch machte, es zu vollenden. Im Gegenteil: er scheint es sogar verachtet zu haben. War es eine Sinneswandlung seinem König gegenüber? Gewiß war der reifere Menzel kritischer geworden, doch hatte er sich nicht in Ablehnung oder gar Haß hineingesteigert, denn im Laufe seines langen Lebens hat er sich immer wieder einmal – und dies bis kurz vor seinem Tode – mit Darstellungen Friedrichs befaßt. Offenbar konnte er es sich aber nicht verzeihen, wenn er, wie er meinte, bei diesem anspruchsvollen Gemälde sein Thema so verfehlt hatte, daß auch Änderungen nichts bewirkt hätten. Vernichtende Selbstkritik, wie so oft bei ihm. Er hat das riesige Gemälde dennoch nicht aus seinem Gesichtskreis verbannt oder gar gänzlich zerstört. Es war ihm offenbar ein Bedürfnis, sich seine Fehler und Schwächen immer wieder einmal vor Augen zu führen und sogar andere Menschen darauf hinzuweisen, als wolle er sich mit seinem bitteren Sarkasmus selber strafen.

Mit seinen Friedrich-Bildern wollte Menzel beweisen, daß er ein Historienmaler sei, aber eben das war er nur bis zu einem gewissen Grade geworden. Und das war auch der Grund, daß der große Erfolg in der Öffentlichkeit, auf den er so sehr gehofft hatte, lange Zeit ausblieb. Kritiker fanden seine Darstellungen ihrem Gegenstand gegenüber nicht feierlich und erhaben genug. Mit seinen Friedrich-Bildern, einer künstlerisch-kulturgeschichtlichen Leistung, wie sie nicht ihresgleichen hatte, ist Menzel keiner Gattung, keiner Stilrichtung eindeutig zuzuordnen. Ihm ging es um den geistreichen Philosophen Friedrich, den Dichter und Schriftsteller, den hochmusikalischen König des Flötenkonzerts, der dieses Instrument spielte

361 Adolph Menzel
Kronprinz Friedrich besucht Pesne auf dem Gerüst, 1861
Deckfarben
Schweinfurt, Sammlung Georg Schäfer

und der selbst komponierte, ebenso auch um den Niederlagen erleidenden Feldherrn in der Schlacht bei Hochkirch. Eine brave Schilderung der Ruhmestaten des Königs war nicht seine Sache. Solche aus eindringlichem Studium, Einfühlung, Phantasie und künstlerischer Intuition entstandenen Szenen wären bei anderen Historienmalern kaum möglich gewesen. Auch wenn immer wieder einmal Einzelheiten seiner Bilder kritisch unter die Lupe genommen werden, hat Menzel über alle Historien- und Genremalerei hinaus etwas Einmaliges, Unwiederholbares geschaffen. Und ob man es heute noch wahrhaben will oder nicht, er hat unsere Vorstellung vom friderizianischen Zeitalter wie kein anderer geprägt.

Neben und sogleich nach den großen Friedrich-Bildern hat Menzel eine Reihe anderer, dem Kronprinzen und König Friedrich gewidmeter Darstellungen geschaffen. Im Jahr 1852 waren es ›Friedrich mit dem General Fouqué auf der Terrasse von Sanssouci‹, ›Friedrich und die Tänzerin Barberina‹. Ein Jahr später entstanden die beiden den Geist des Rokoko spiegelnden Pastelle ›Friedrich in jungen Jahren‹ und als Gegenstück ›Prinzessin Amalie am Bücherschrank‹. Am Beginn der sechziger Jahre schuf er – zum Teil im Auftrag – ferner eine Reihe von kleineren Darstellungen, die vor allem die glückliche Rheinsberger Zeit des Kronprinzen Friedrich zum Thema hatten. Dazu gehörten ›Wasserfahrt in Rheinsberg‹ mit dem behaglich im Boot lesenden Kronprinzen
361 und die heitere Darstellung ›Kronprinz Friedrich besucht
den Maler Pesne auf dem Gerüst‹. Der Maler ist gerade mit der Ausmalung einer Decke im Rheinsberger Schloß beschäftigt und läßt sich die Arbeit durch Scherze und Musik versüßen. Diese Werke sind, wie auch ›Hofball in Rheinsberg‹, Deckfarbenbilder von unglaublicher Frische und Farbigkeit, wie denn Menzel überhaupt diese Technik neben den Arbeiten in farbiger Kreide für kleinformatigere Darstellungen souverän beherrschte.

Ein Ereignis, das auch in die Zeit der großen Friedrich-Bilder fiel, sollte nicht vergessen werden, verdanken wir ihm doch das wohl schönste Gemälde der fünfziger Jahre. 1855 reiste Menzel mit dem von ihm bewunderten, 16 Jahre älteren Malerfreund Eduard Magnus zur Weltausstellung nach Paris, wo nicht nur die Stadt, sondern auch ein Theaterbesuch ihn nachhaltig beeindruckte. Ein Jahr
41 später entstand in Berlin sein Bild ›Das Théâtre du Gym-
nase‹ mit seiner leuchtenden Farbigkeit, dem Rampenlicht der Bühne, auf der die Schauspieler agieren, dem Halbdunkel des Orchester- und Zuschauerraumes. Mit raschen, fast skizzierenden Pinselstrichen hat Menzel eine künstlerisch überzeugende Darstellung eines Theaterabends und wohl überhaupt eines seiner schönsten in jenem Jahrzehnt entstandenen Bilder geschaffen. Die besonderen Wirkungen des Rampenlichts von unten haben auch die französischen Maler Daumier und später Degas zu ähnlichen Gemälden inspiriert. Wie bei den Ölstudien der vierziger Jahre faszinierte Menzel auch hier das Licht.

In den fünfziger Jahren hat Menzel nebenbei auch einige Bildnisse von Angehörigen, Freunden und Bekannten geschaffen, meist Pastelle und Aquarelle, die von seiner guten Beobachtungsgabe zeugten und ganz und gar unprätentiös waren. Die persönliche Zuneigung spielte dabei eine nicht unwesentliche Rolle. Unter den Ölbildern befand sich auch eine Reihe der damals beliebten Genredarstellungen, ebenso Deck- und Wasserfarbenblätter mit der Schilderung von Eindrücken seiner Reisen, die ihn bis nach Böhmen und Tirol führten. In späteren Jahren interessierte ihn vor allem das Innere von
Gotteshäusern wie das der ehrwürdigen Alt-Neu-Syn- T 39
agoge in Prag. Rabbiner mit ihren prachtvollen Greisenköpfen hatte er bereits in Berlin gemalt und in Prag den alten Judenfriedhof mit den umgestürzten Grabsteinen gezeichnet. Der Protestant Menzel hatte in Berlin eine Reihe jüdischer Freunde und Auftraggeber, unter ihnen den im Hause Krigar-Menzel verkehrenden und dort auch musizierenden Geiger und Direktor der Hochschule für Musik, Joseph Joachim, später auch den Kommerzien-
rat und Sammler Magnus Herrmann. Der Rabbi in dem T 40
Ölbild der nur spärlich erleuchteten Prager Synagoge hat etwas Weihe- und Geheimnisvolles. Menzels Ehrfurcht vor der uralten Geschichte des jüdischen Volkes erinnert hier von Ferne an ähnliche, Szenen des Alten Testaments darstellende Bilder von Rembrandt.

Zu den schönsten Bildern jener Jahre gehörten auch wieder Darstellungen seiner eigenen Umgebung, in denen er nach wie vor auf »schöne Ansichten« verzichtete; ein gelegentlich fast poetisch wirkender Realismus,
wie in dem Bild ›Friedrichsgracht bei Mondschein‹ oder 362
im Deckfarbenbild seines Wohnzimmers in der Ritterstraße von 1851, und eine locker skizzierende Malweise mit souveränen Pinselstrichen zeichneten diese Arbeiten aus. Seinem künstlerischen Ahnherrn Chodowiecki widmete er das Gemälde ›Daniel Chodowiecki auf der Waisenbrücke‹, das er dem Verein Berliner Künstler stiftete (die Waisenbrücke auf dem Bild wird noch heute fälschlich als Jannowitzbrücke bezeichnet). Er wollte zeigen, daß der Künstler neben seiner eigenen familiären Umgebung bereits Motive der Stadt in seinem Skizzenbuch festgehalten hatte.

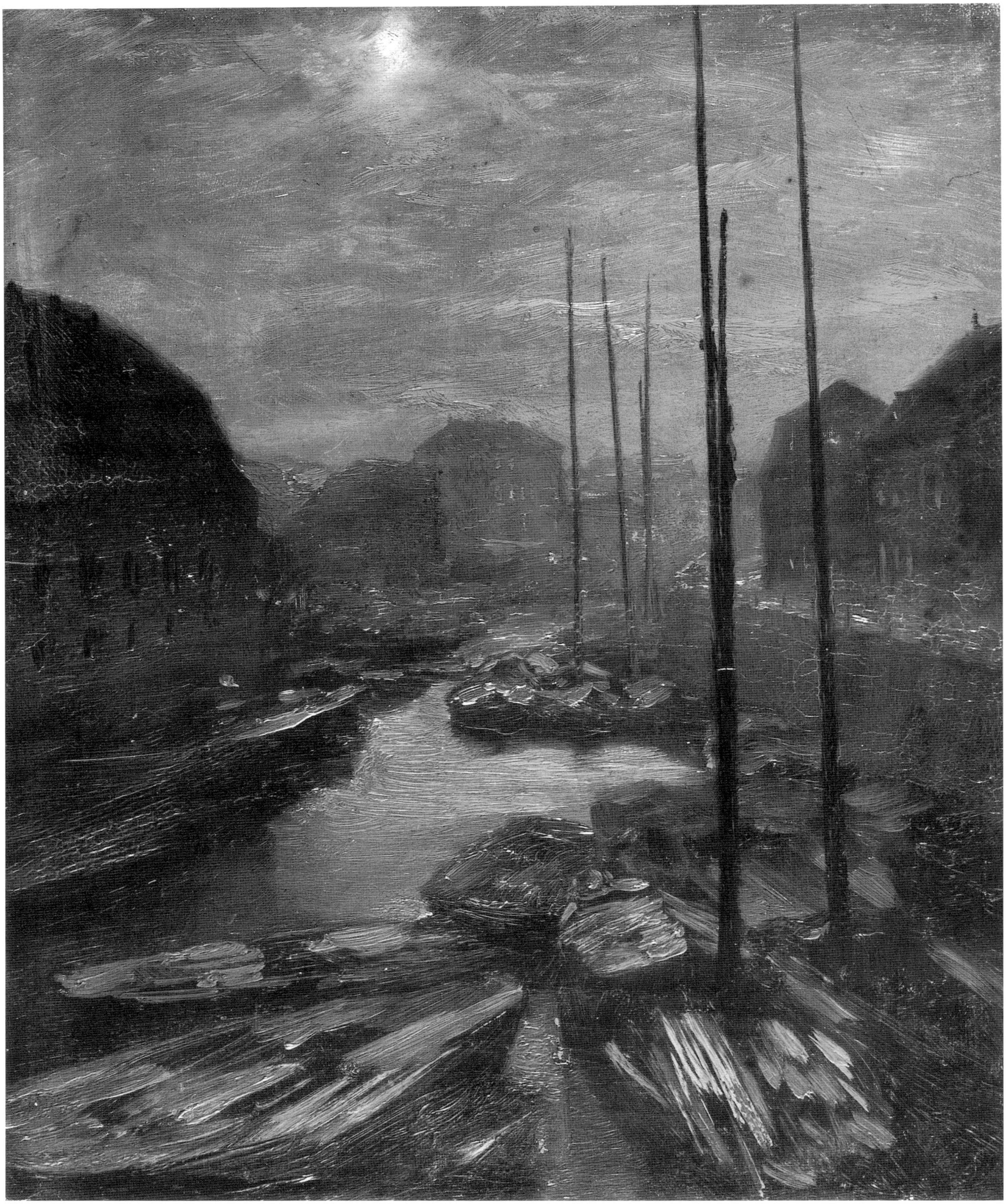

362 ADOLPH MENZEL
Die Friedrichsgracht im Mondschein, zwischen 1850 und 1860
Berlin (Ost), Staatl. Museen zu Berlin, Nationalgalerie

Mit Aufträgen vom Königshaus jedoch hat Menzel nicht allzuviel Glück gehabt; am ehesten hatte er noch mit seinen Friedrich-Bildern Maler seines eigenen Jahrhunderts angeregt, Friedrich den Großen in Historienbildern zu feiern, die dann allerdings dem Zeitgeschmack entsprechend aus dem musischen König des Volkes einen siegreichen, heldischen Feldherrn machten und vorwiegend seine gewonnenen Schlachten zum Anlaß ihrer Bildthemen nahmen.

In seiner ersten Lebenshälfte bis etwa 1860 hat Menzel mit der künstlerischen Erschließung der friderizianischen Epoche Großes geleistet. Seine Zeichenkunst ist im Deutschland des 19. Jahrhunderts unübertroffen. Einmalig und genial aber bleiben in ihrer neuen Auffassung und ihren malerischen Möglichkeiten seine in den vierziger, vereinzelt noch in den fünfziger Jahren fast beiläufig geschaffenen Ölbilder, Studien und Skizzen aus seiner nächsten Umgebung, von denen die Mitwelt lange Jahrzehnte nichts wußte, die man damals aber gewiß noch nicht verstanden hätte.

MENZELS ZWEITE LEBENSHÄLFTE: Mit den seiner Zeit künstlerisch vorauseilenden Ölbildern der vierziger Jahre, mit den großen Friedrich-Bildern, auf die er alle Hoffnungen als Historienmaler gesetzt hatte, hätte Menzels Lebenswerk bereits als abgeschlossen gelten können. Sein Nachruhm wäre gesichert gewesen, auch wenn keine großen Schöpfungen mehr gefolgt wären. Doch um 1860, in der Mitte seines Lebens, wuchs er mit einer neuen künstlerischen Aufgabe in eine veränderte Zeit hinein, der er sich zu stellen hatte, eine schwierige Aufgabe, die er mit seinem Ingenium, mit ehernem Willen und immensem Fleiß meistern sollte.

DAS KRÖNUNGSBILD: Als Wilhelm I. sich kurzfristig entschloß, in Erinnerung an die Krönung Friedrichs I. in der Schloßkirche zu Königsberg von 1701 sich gleichfalls dort in einer feierlichen Zeremonie krönen und dieses Ereignis in einem großen Gemälde als Dokument und Kunstwerk zugleich für die Nachwelt verewigen zu lassen, fiel bei Hofe die Wahl eines geeigneten Malers nicht ganz leicht. Gisbert Lammel hat in seinem Buch »Adolph Menzel. Fridericiana und Wilhelmiana«, Dresden 1988, sich auch mit der Vorgeschichte dieses Bildes befaßt und die Überlegungen geschildert, die zu der Wahl von Menzel führten. Hatte dieser sich doch bereits gründlich mit der Geschichte Preußens – allerdings nicht über den Tod Friedrichs des Großen hinaus – befaßt, er war Preuße, was bei diesen Überlegungen gewiß auch eine Rolle gespielt haben wird. Was Menzel gedacht und gefühlt hat, als der Kultusminister von Bethmann-Hollweg ihm, dem die Persönlichkeit des Herrschers noch fremd war, 1861 – nur sechs Tage vor der Krönungsfeier – den ehrenvollen Auftrag übermittelte, wissen wir nicht. Eine Absage hätte er nicht gewagt und sich nicht leisten können, denn er brauchte stärkere offizielle Anerkennung, einen dauernden Erfolg, der anderen Künstlern schon früher zuteil geworden war. So nahm er mit dem festen Willen, das Bestmögliche zu leisten, den Auftrag an und begab sich mit dem jüngeren, damals noch in Düsseldorf lebenden Fritz Werner als Gehilfen unverzüglich nach Königsberg, um den Ort des Geschehens, die Schloßkirche, in allen notwendigen Einzelheiten zeichnerisch festzuhalten. Selbstverständlich nahm er als Beobachter von einem erhöhten Standpunkt aus auch an der Feier selbst teil. Nach der Genehmigung seines Entwurfes ging er im Garde-du-Corps-Saal des Schlosses, den er wegen der großen Abmessungen des Gemäldes als Atelier erhalten hatte, unverzüglich an die Arbeit, die ihn bis 1865 voll in Anspruch nehmen sollte und die gewiß auch eine harte Fron für ihn war. Da dieses riesige Ereignisbild, das sich heute im Neuen Palais in Potsdam befindet, in allen Einzelheiten dokumentarisch genau sein sollte, was Menzels um Authentizität bemühter Auffassung entsprach, hatte er zunächst die wichtigsten Teilnehmer an der Krönungsfeier einzeln zu porträtieren. Diese Neben- oder Vorarbeit von mehr als hundert glänzend erfaßten Bildnisstudien in Wasser- und Deckfarben, außer zahlreichen Detailskizzen in Bleistift, bleibt ein großer künstlerischer Nebengewinn dieses riesigen Gemäldes, dessen Ergebnis in seiner realistischen Genauigkeit und künstlerischen Ausgewogenheit höchsten Respekt abnötigt. Der hier abgebildete, in Ölfarben realisierte Entwurf (eine Skizze in Deckfarben ohne näheres T 42
Eingehen auf die Personen befindet sich in der Nationalgalerie Ost) ist in der Haltung des Königs mit dem Zepter viel unpathetischer als im ausgeführten Gemälde. Diese neue Gebärde war eine von Menzel vorgenommene Veränderung, die dem König allerdings nicht sehr genehm war: Zepter und Schwert und das nach oben gerichtete Haupt des Gekrönten überhöhen das Geschehen, an dessen historische Bedeutung Menzel nur halbherzig glaubte. Bei aller geforderten Exaktheit der Wiedergabe blieben ihm dennoch, falls erforderlich, Möglichkeiten leichter kompositioneller Veränderungen, was auch für die Gestaltung der Lichtverhältnisse galt. Gegenüber dem Entwurf hat Menzel in dem Gemälde die Anordnung der Gestalten so geändert, daß sie für den Betrachter einen besseren Blick auf das Geschehen und

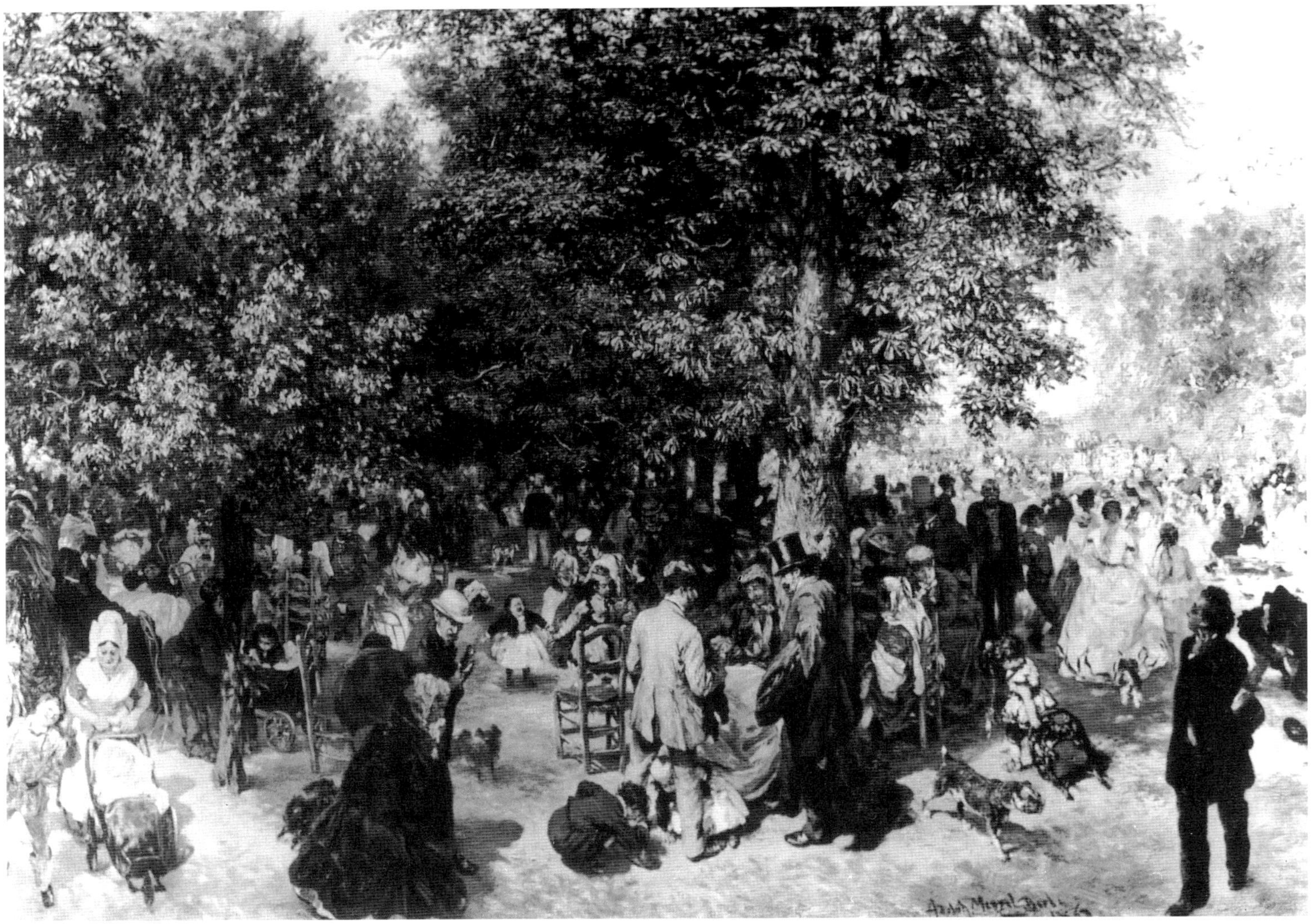

die Hauptpersonen ermöglicht. Menzel ließ sich von der Beanstandung des Königs, der die liberalen, von ihm entlassenen Minister nicht in den Vordergrund gerückt sehen wollte, nicht beirren: die Politiker der sogenannten »Neuen Ära« nehmen, im Profil deutlich erkennbar, einen bevorzugten Platz im Bilde ein. Das galt auch für den preußischen Gesandten Bismarck, der erst 1862, also nach der Krönung, zum Ministerpräsidenten ernannt worden war. Der bürgerlich-liberale Maler hat, wenn auch verhüllt, offenbar doch etwas von dem anklingen lassen, was ihn damals bewegte. Wie auch immer: Das Gemälde, das Menzel in entsagungsvoller Arbeit geschaffen hat, bleibt ein eindrucksvolles Zeugnis seines Könnens, mehr noch, es hält einen wichtigen geschichtlichen Augenblick fest, der vom alten, bescheideneren Preußen fort in eine größere, aber auch problematischere Zukunft führen sollte. Das Krönungsbild war der Auftakt für Menzels Hinwendung zur eigenen Zeit und zu Darstellungen des aktuellen höfischen Lebens, die allerdings keinen offiziellen Charakter trugen, sondern lediglich kleinere Episoden genrehaft wiedergaben. Berlin als Stadt kam in seinen Bildern – sie waren meist in Deckfarben ausgeführt – ebenfalls nicht zu kurz, nur waren diese locker gemalten Darstellungen von den präzisen Bildern der Vedutenmaler nach wie vor weit entfernt. Entstanden aus der Lust am Schauen, waren sie in ihrer Auffassung echt berlinisch, ohne Ansichten zu sein. Damals begann Menzel auch mit den für seinen Neffen und für seine Nichte geschaffenen, intensiv beobachteten, farbenfrohen Tierschilderungen aus dem Zoo, nicht nur Kinder begeisternde Darstellungen, die unter dem Namen »Kinderalbum« immer wieder reproduziert worden sind.

363 ADOLPH MENZEL
Ein Nachmittag im Tuileriengarten, 1867
Dresden, Staatliche Kunstsammlungen, Gemäldegalerie Neue Meister

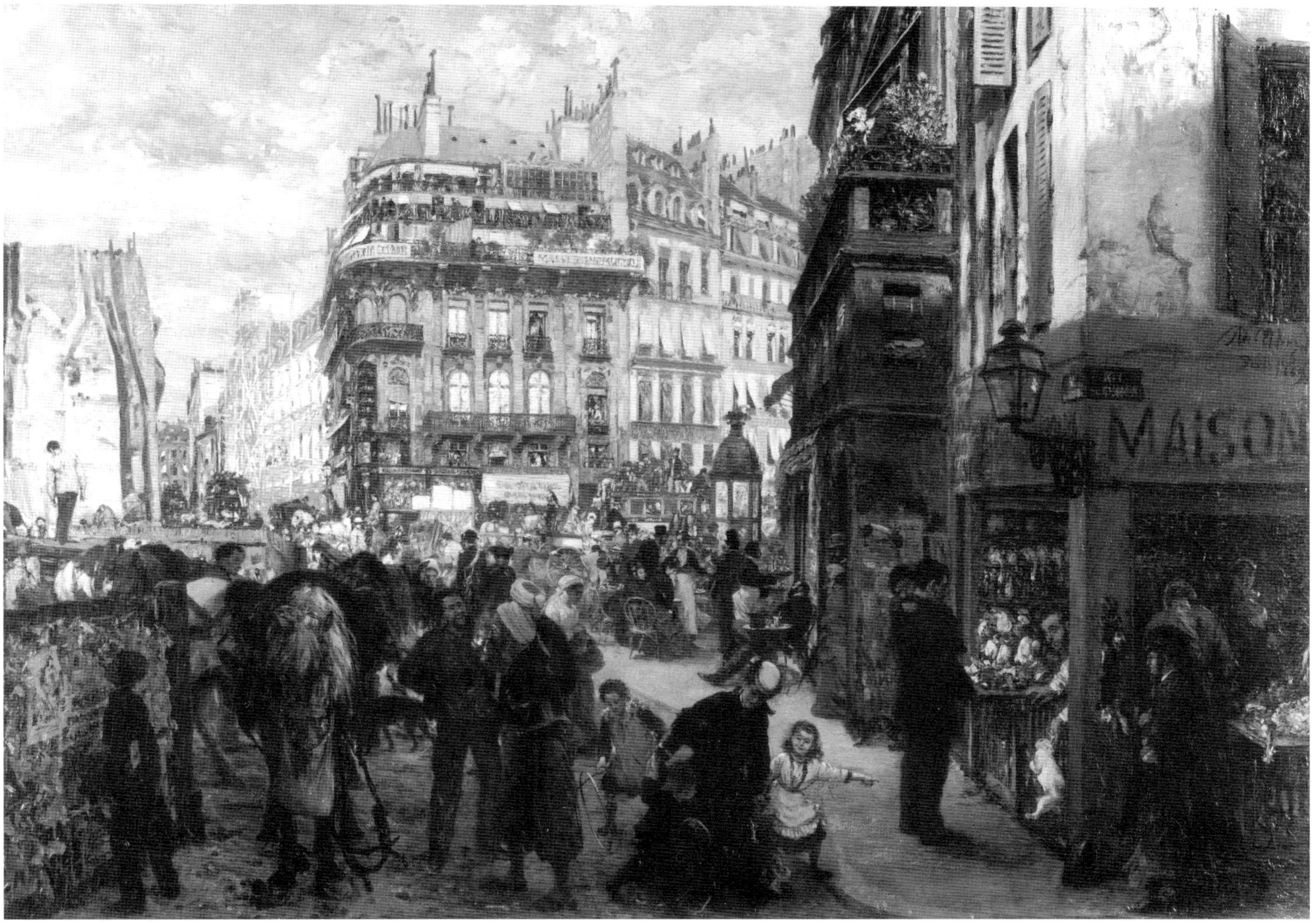

Alfred Lichtwark nannte es *»ein Bilderbuch, wie es, solange die Welt besteht, Kinder nicht besessen haben«.*

Der Autodidakt Menzel hat im Gegensatz zu einer großen Zahl von Studierenden der Berliner Akademie der Künste nie ein Reisestipendium zur eigenen Fortbildung erhalten, auch keine Gönner gefunden, die ihm Mittel zur künstlerischen Weiterbildung im Ausland gewährt hätten. Erst der Vierzigjährige hatte sich 1855 eine vierzehntägige Reise nach Paris leisten können, von der bereits die Rede war. Was ihn bewogen hatte, nach Frankreich zu reisen, war eine der großen Attraktionen des 19. Jahrhunderts, die Pariser Weltausstellung. Eine zweite Reise 1867 – diesesmal waren es vier Wochen – galt der zweiten Weltausstellung in Paris. Diese bunten internationalen Monster-Leistungsschauen mit ihren Besuchern aus aller Herren Länder haben eine große optische Anziehungskraft auf ihn ausgeübt (1873 besuchte er auch die Weltausstellung in Wien), wobei die Stadt Paris mit ihren Menschen und den vielen Möglichkeiten der Begegnungen mit der zeitgenössischen französischen Kunst ihn besonders fasziniert haben müssen. Ein Jahr später, 1868, kam er noch einmal für vier Wochen wieder. In Pariser Künstlerkreisen kannte und schätzte man ihn, und die Begegnung mit dem hochgeachteten Akademiker Meissonier war für ihn, der noch kaum über das eigene Land hinausgekommen war und mit ausländischen Künstlern nur wenig Kontakte gehabt hatte, eine willkommene Erweiterung seines Gesichtsfeldes. Paul Meyerheim, sein Reisegenosse von 1867 in Paris, hat übrigens allerlei interessante und amüsante Einzelheiten über Menzels Pariser Erlebnisse berichtet. Wesentlich bleibt allein der künstlerische Ertrag der Reisen der sechziger Jahre. Und

364 ADOLPH MENZEL
Pariser Wochentag, 1869
Düsseldorf, Kunstmuseum

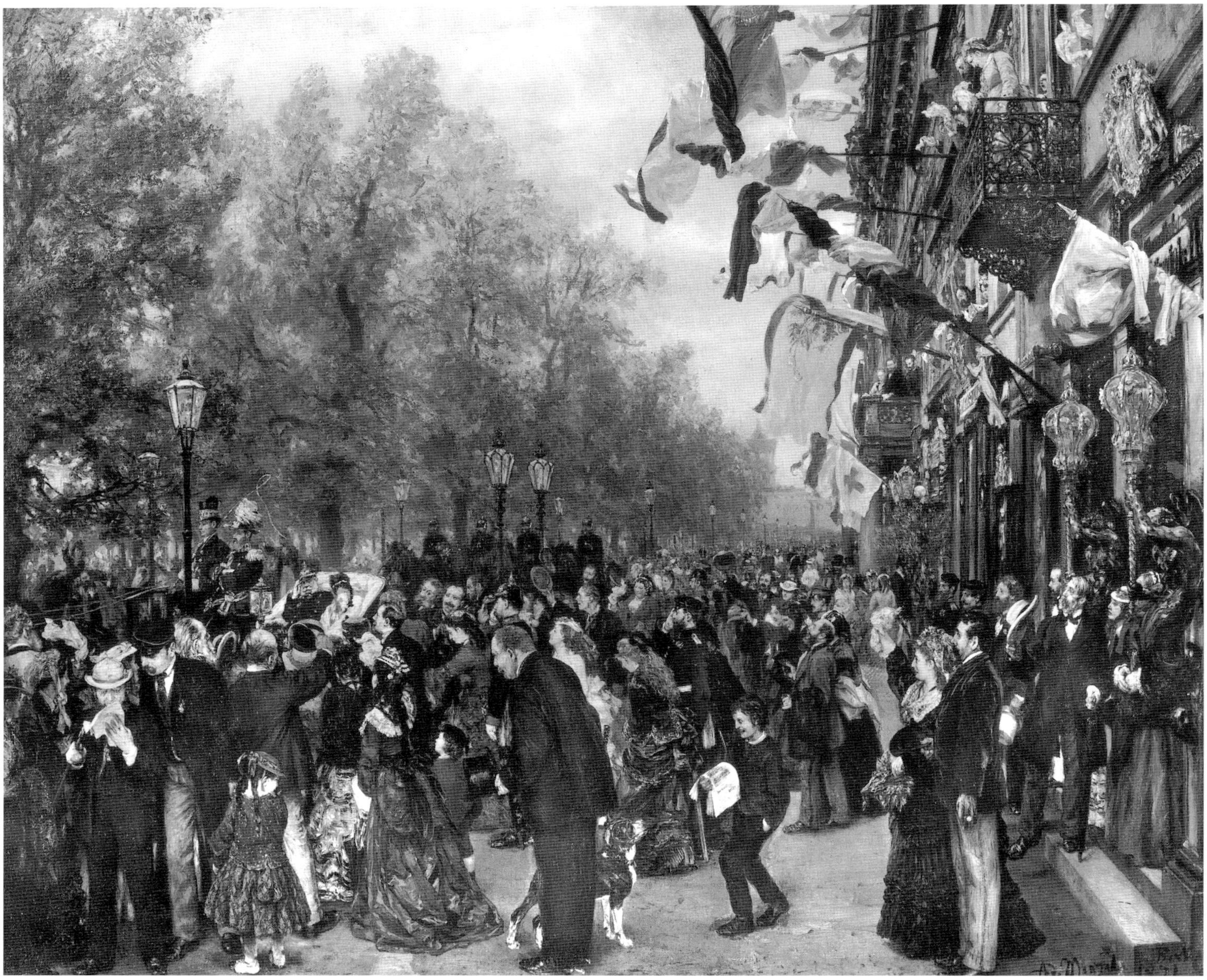

der war nicht gering. Sein 1867 entstandenes Gemälde
363 ›Nachmittag im Tuileriengarten‹ hat eine unübersehbare Ähnlichkeit mit Edouard Manets ›La musique aux Tuileries‹. Das Gemälde, das zu Manets frühen Meisterwerken zählt, war bereits 1863 und 1864 bei Martinet in Paris ausgestellt. 1867 hat Manet, ähnlich wie Courbet, am Rande der Weltausstellung 50 seiner eigenen Bilder in einem auf eigene Kosten errichteten Pavillon ausgestellt, die Menzel gesehen hat. Ähnlich wie Manet hat Menzel unzählige kleine Szenen, wie sie sich in einem dem gehobenen Bürgertum vorbehaltenen Park abspielten, genau beobachtet und das temperamentvolle Gebaren der französischen Nachbarn aller Altersstufen wiedergegeben.

Was alle diese einzelnen Szenen zusammenhält, macht die eigentliche künstlerische Leistung Menzels aus: Es ist die Atmosphäre dieses Sommertages, der leichte, von hellem Staub und Dunst durchsetzte Sonnenschein, der die Menschenmenge im Mittel- und Hintergrund auf der rechten Bildseite im Licht verschwimmen läßt, während einzelne Spaziergänger und Gruppen unter den schattenspendenden Bäumen deutlicher erkennbar sind. Von ähnlicher
Atmosphäre ist auch der ›Pariser Wochentag‹, den Men- 364
zel 1869 nach Pariser Eindrücken in Berlin gemalt hat. Auch in diesem Bild gibt es ein buntes, malerisches Gewimmel von Menschen und Tieren, Pferden, Fuhrwerken, Omnibussen. Rechts ein Straßencafé und ein Ver-

365 ADOLPH MENZEL
Abreise König Wilhelms I. zur Armee, 1871
Berlin, SMPK, Nationalgalerie

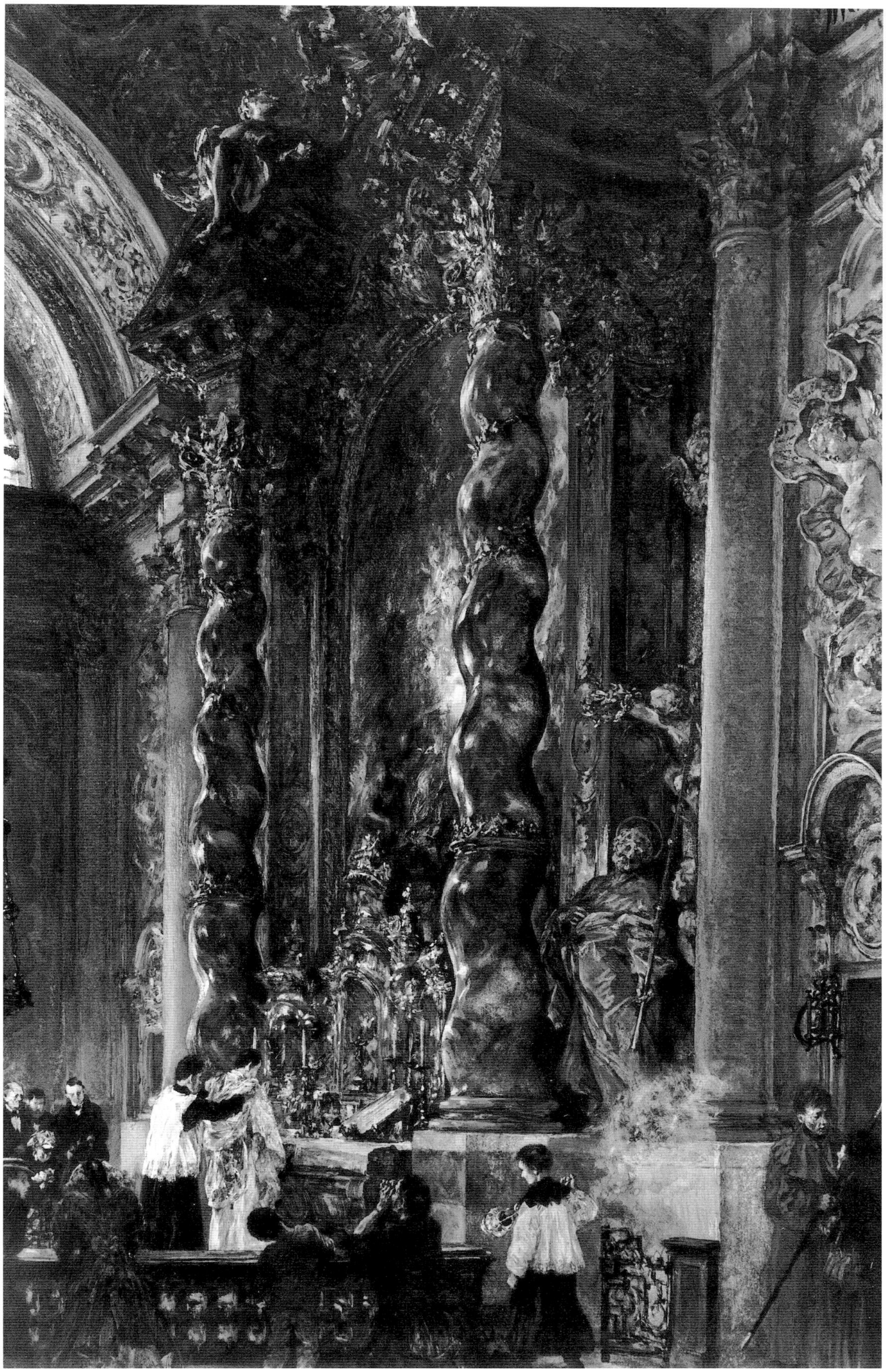

366 ADOLPH MENZEL
Damenstiftskirche zu München, 1873
Schweinfurt, Sammlung Georg Schäfer

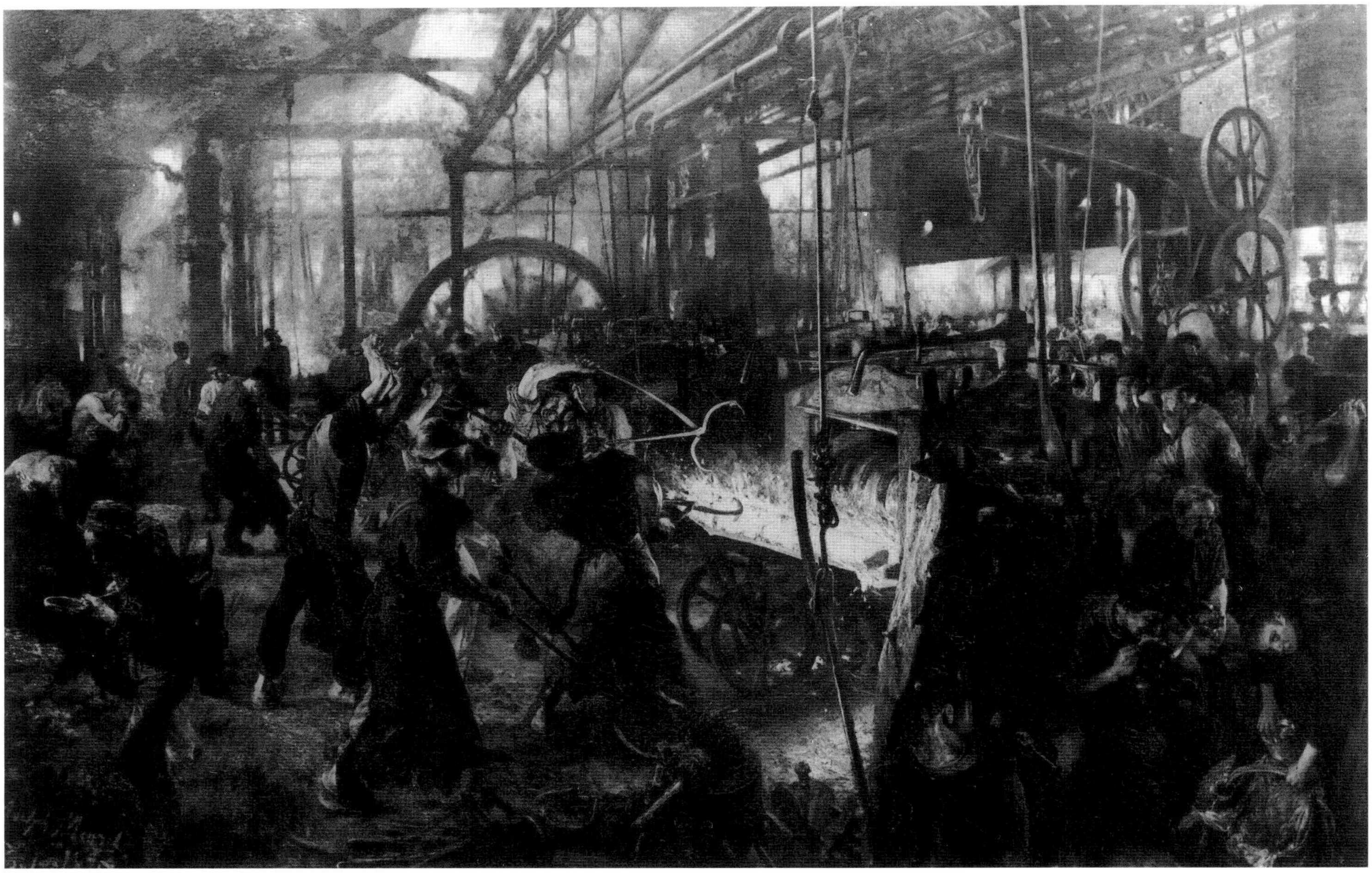

kaufsstand und das alles vor dem Hintergrund einer Straßenkreuzung, umsäumt von Geschäfts- und Mietshäusern feineren Zuschnitts, während die älteren im Hintergrund eher baufällig wirken. Dieses scheinbar wirre Durcheinander ist – für den Betrachter auf den ersten Blick kaum spürbar – dennoch kompositionell und in seinen Licht- und Schattenpartien straff gegliedert. Mit erstaunlicher Einfühlung hat Menzel das unverwechselbare Licht der Seine-Stadt, ihr lichtes silbriges Grau, erfaßt und wiedergegeben. Das Weltstädtisch-Offene von Paris, das seiner Heimatstadt Berlin noch fehlte, hat er offenbar mit Entzücken wahrgenommen. Diesen beiden wichtigen Gemälden folgten später noch kleinere Pariser Bilder. Sie alle eint Menzels Geschick, mit lockerem Pinselstrich die genrehaften Szenen und Gestalten optisch wirksam und überzeugend darzustellen. Man kann die Bilder mit gleichem Gewinn in Nah- und Fernsicht betrachten.

367 ADOLPH MENZEL
Das Eisenwalzwerk, 1872-1875
Berlin (Ost), Staatl. Museen zu Berlin, Nationalgalerie

Dem früher häufig geäußerten Vorwurf, Menzel sei im wilhelminischen Zeitalter zu einem königs- und kaisertreu-devoten, erzkonservativen Hofmaler geworden, kann allein schon mit dem 1871 entstandenen Ereignisbild, einem Auftrag des ihm befreundeten Bankiers
Magnus Herrmann, ›Abreise König Wilhelms zur Armee 365
am 31. Juli 1881‹ begegnet werden. Wer das Gemälde zum erstenmal betrachtet, hat Mühe, die Hauptpersonen des Ereignisses zu entdecken, die bei jedem anderen Maler den Mittelpunkt der Darstellung gebildet hätten. Denn im Vordergrund des Bildes hat Menzel die Berliner wiedergegeben, wie sie ehrfürchtig den Hut ziehen, sich verbeugen, mit Tüchern winken, oder – das gibt es auch auf dem Gemälde von 1848 – sich überhaupt nicht um den grüßenden König und seine ergriffene Gemahlin Augusta kümmern, die in einer offenen Equipage auf der Straße Unter den Linden an ihnen vorbeifahren. Der Fahnenschmuck an den Häusern betont das Ereignis, das in eine

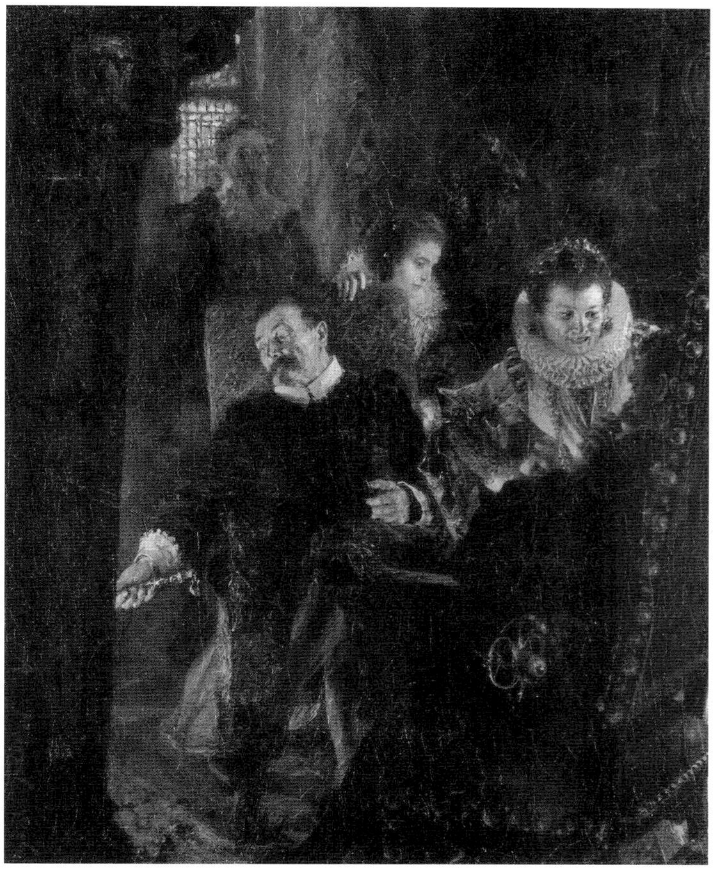

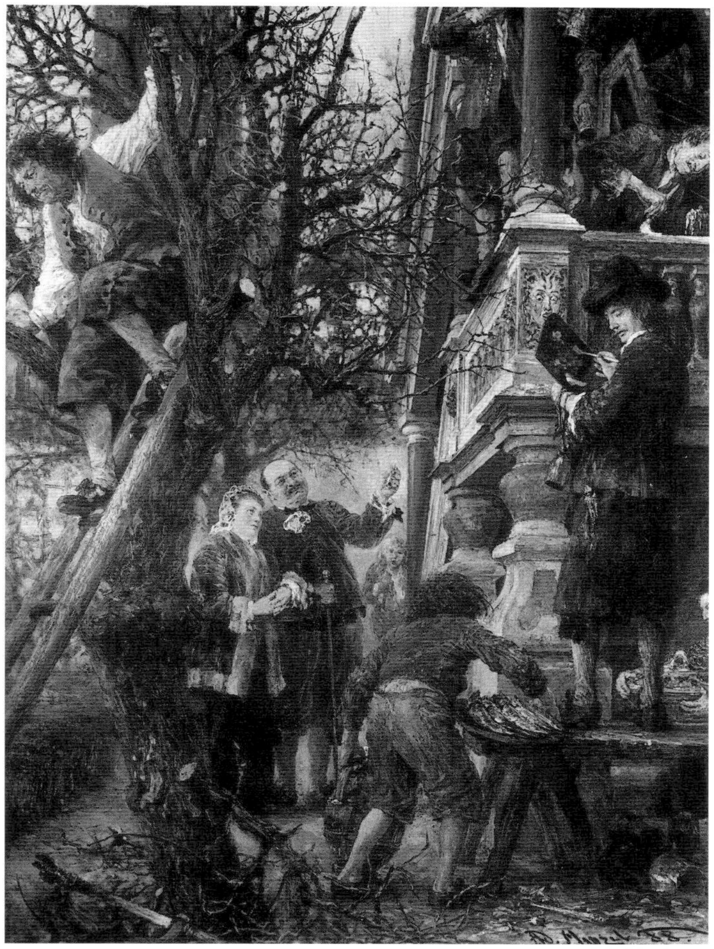

noch ungewisse Zukunft führen wird. Der feierlich-rührende Abschied vom König – Menzel hatte ihm beigewohnt, das Bild aber erst später gemalt – ist weniger als Ereignisbild denn als ein hübsches, in seiner Farbigkeit lebhaftes Genrebild ausgeführt, in dem auch noch Menzels Freund, der Maler Albert Hertel mit seiner Gattin, der Tochter des Auftraggebers, auf einem der Balkone zu sehen ist. Das Bild hat keinen ungeteilten Beifall gefunden. Für ein Historienbild war es manchen zu wenig patriotisch.

Endlich anerkannt und finanziell auch unabhängiger geworden, begann Menzel nun auch häufiger zu reisen, aber nicht nur der Gesundheit und des Vergnügens wegen, sondern auch, um zu schauen, zu zeichnen und den Horizont seiner Bildwelt zu erweitern. Er skizzierte, notierte, was er an Bemerkenswertem sah, und das war nicht wenig: Menschen, Monumente, Kirchen, Schlösser, Häuser, Städte, Altes und Neues, Großes und Kleines, doch tat er dies nicht etwa baedekerhaft und mit irgendeinem System. Er entdeckte die Schönheiten der süddeutschen und österreichischen Landschaft, er begeisterte sich an der architektonischen Schönheit barocker Kirchen und Klöster. Ohne zum Architekturmaler zu werden, hat er Innenräume barocker Kirchen in Skizzenbüchern und einzelnen Zeichnungen festgehalten, mit Hilfe deren er dann seine Öl- oder Deckfarbenbilder gestaltete. In dem Deckfarbenbild der ›Damenstiftskirche in München‹, einem Ausschnitt des Innenraumes, hat 366
er es nicht nur auf die Architektur des Hochaltars mit den gewaltigen gewundenen Säulen abgesehen, sondern auf die Gesamtstimmung mit dem schräg von oben einfallenden Licht, auf den feierlichen Raum. Der knieende Junge im Vordergrund mit seiner kindlichen Neugier ist im Gegensatz dazu wieder das Stück profaner Wirklichkeit, das Menzel als leisen, ironischen Unterton brauchte wie in anderen Schilderungen auch. In Städten wie Nürnberg,

368 ADOLPH MENZEL
Szene am Kamin, 1876
Verbleib unbekannt

369 ADOLPH MENZEL
Beati possidentes, 1888
Deckfarben
Schweinfurt, Sammlung Georg Schäfer

München, Innsbruck, Salzburg oder Wien, in ihren Kirchen, ihren Straßen und in romantischen Winkeln fand er tausend Menschen und Dinge, die er in seinen Skizzenbüchern mit seinem Stift festhalten mußte; manche wurden in Berlin zu Bildern, die seine Aufgeschlossenheit für die augenseligere Welt des Barock zeigen, wie sie dem jungen Menzel in Schlesien, der Heimat seiner Kindheit, begegnet war.

DAS EISENWALZWERK: Der Wahrheitsfanatiker und Realist Menzel, obwohl im bürgerlichen Milieu zu Hause, hat spätestens in seinem Gedenkblatt für die Firma C. Heckmann von 1869 begriffen, daß mit der Industrialisierung, die in Berlin schon mit Borsig, Egell und anderen Unternehmen begonnen hatte, ein Wandel in der Gesellschaft eingetreten war, daß man diese Neuerungen nicht mehr übersehen konnte. Hatte ihn das Auftragsgemälde zur Krönung Friedrichs I. endgültig unter die anerkannten Historienmaler eingereiht, so sollte ein ganz anders gearteter Auftrag ihm die Welt der Industrie erschließen. Der ihm seit Jahren befreundete Berliner Bankier Adolph von Liebermann, Besitzer einer Maschinenfabrik, hatte ihn angeregt, die neu entstandenen riesigen Anlagen zur Herstellung von Eisenbahnschienen in Königshütte/Oberschlesien zu besichtigen. Was Menzel dort sah und erlebte, hat ihn so gefesselt, daß Liebermann 1872 bei ihm ein Gemälde dieser Anlage in Auftrag gab. Wiederum begann Menzel zunächst mit zahlreichen
367 Skizzen und Studien aller Einzelheiten. Erst mußte er den gesamten schwierigen Ablauf der Arbeiten völlig begriffen haben, ehe er darangehen konnte, seine Eindrücke in seinem Atelier zu dem großen Gemälde zu gestalten, das in seiner Art der Malerei des 19. Jahrhunderts einen neuen Bereich erschloß. Obwohl es einzelne Darstellungen von industriellen Anlagen hin und wieder schon gegeben hatte, hat Menzel nicht etwa nur die Halle von außen oder überschlägig den Gesamteindruck des Inneren dargestellt, sondern die schwere Arbeit ihrer Menschen in allen Details erfaßt. Riesige eiserne Schwungräder, Treibriemen, Stangen, Feuer, Rauch und Hitze des Ofens, die ausladenden Bewegungen der Walzwerker mit ihren großen Zangen und an den Seiten des Bildes die Männer, die sich waschen, die sich stärken, deren Essen in einem Korb gebracht wird – das alles ist durch Menzel zu einem gewaltigen Epos der Arbeit geworden, wie es eindringlicher und wahrheitsgetreuer kaum vorstellbar ist. Souverän beherrschte er wiederum die Kunst, viele Einzelszenen deutlich zu schildern, sie dabei aber kompositionell und farblich zu einer einheitlichen Darstellung zusammenzuschließen. 1875 hat der Sechzigjährige das Bild vollendet. Es hing zunächst in Adolph von Liebermanns privater Galerie in der Tiergartenstraße, wo es unter Kennern höchste Bewunderung hervorrief. Dem damaligen Direktor der Nationalgalerie, Max Jordan, gelang es, den Bankier zum Verkauf des für die Kunst bedeutungsvollen Gemäldes an das Museum zu bewegen, wo es – Menzel hatte es ursprünglich ›Moderne Cyclopen‹ genannt – noch heute zu den größten Schätzen des Hauses (Nationalgalerie Ost) zählt. Für den Bankier schuf Menzel als Replik ein kleinformatiges Aquarell.

Nicht nur große epochale Werke entstanden nach der grandiosen Schöpfung des Eisenwalzwerkes; auch Menzel blieb nicht frei vom Geschmack seiner Zeit und hat hier und da in einzelnen Bildern den Wünschen des breiten Publikums Rechnung getragen. In historisierenden kleinen Genrebildern hat er vor allem den Renaissancismus gelegentlich mitgemacht. Seine ›Szene am Kamin‹ 368
von 1876, ›Die gestörte Mahlzeit‹ oder das erst 1880 entstandene Deckfarbenbild ›Beati possidentes‹, das den 369
prächtigen Hausbau eines reichen Ehepaares ironisiert, gehören dazu. Doch auch unter den eher beiläufigen Genrebildern Menzels, die in den siebziger und achtziger Jahren entstanden, waren oft kleine Juwele der Malerei, was besonders für die in Deckfarben ausgeführten gilt.

Nach der Enttäuschung von 1848 hat sich Menzel jeder offiziellen politischen Meinungsäußerung enthalten, aber er ist in seiner Gesinnung ein liberal denkender Preuße geblieben. Obwohl auch König Wilhelm I. gewiß nicht dem entsprach, was die liberalen Geister sich von ihm erhofft hatten, war er doch als volkstümlicher Herrscher in den bürgerlichen Kreisen beliebt, und als er das Oberhaupt des Deutschen Kaiserreiches geworden war, wurden viele Menschen in Berlin nach allen Siegen und Erfolgen von einem Kaiserstadt-Taumel erfaßt. Menzel hat, nachdem er einmal einen Kriegsschauplatz mit Entsetzen gesehen hatte, keinen Krieg, keinen Sieg mehr darstellen wollen, aber den alten Kaiser in seiner jovialen, liebenswürdigen Art hat er persönlich doch geschätzt, wie das in dem Bild ›Cercle Kaiser Wilhelms I.‹ von 1879 zum Ausdruck kommt. So war der Maler nun auch öfter bei Hofe zu finden und hat aus einer gewissen wohlwollend-ironischen Distanz – er war eher Beobachter als echter Teilnehmer – allerlei hübsche Szenen mit dem Stift festgehalten, aus denen höchst ansprechende, glanzvoll-festliche Bilder wurden. Zu den bedeutendsten zählt sein
1878 geschaffenes ›Ballsouper bei Hofe‹. Es schildert 370
schöne Frauen in kostbaren Roben, hohe Offiziere und Staatsbeamte beim Schein unzähliger Kerzen im zwanglosen Beieinander, Steifheit und höfische Etikette schei-

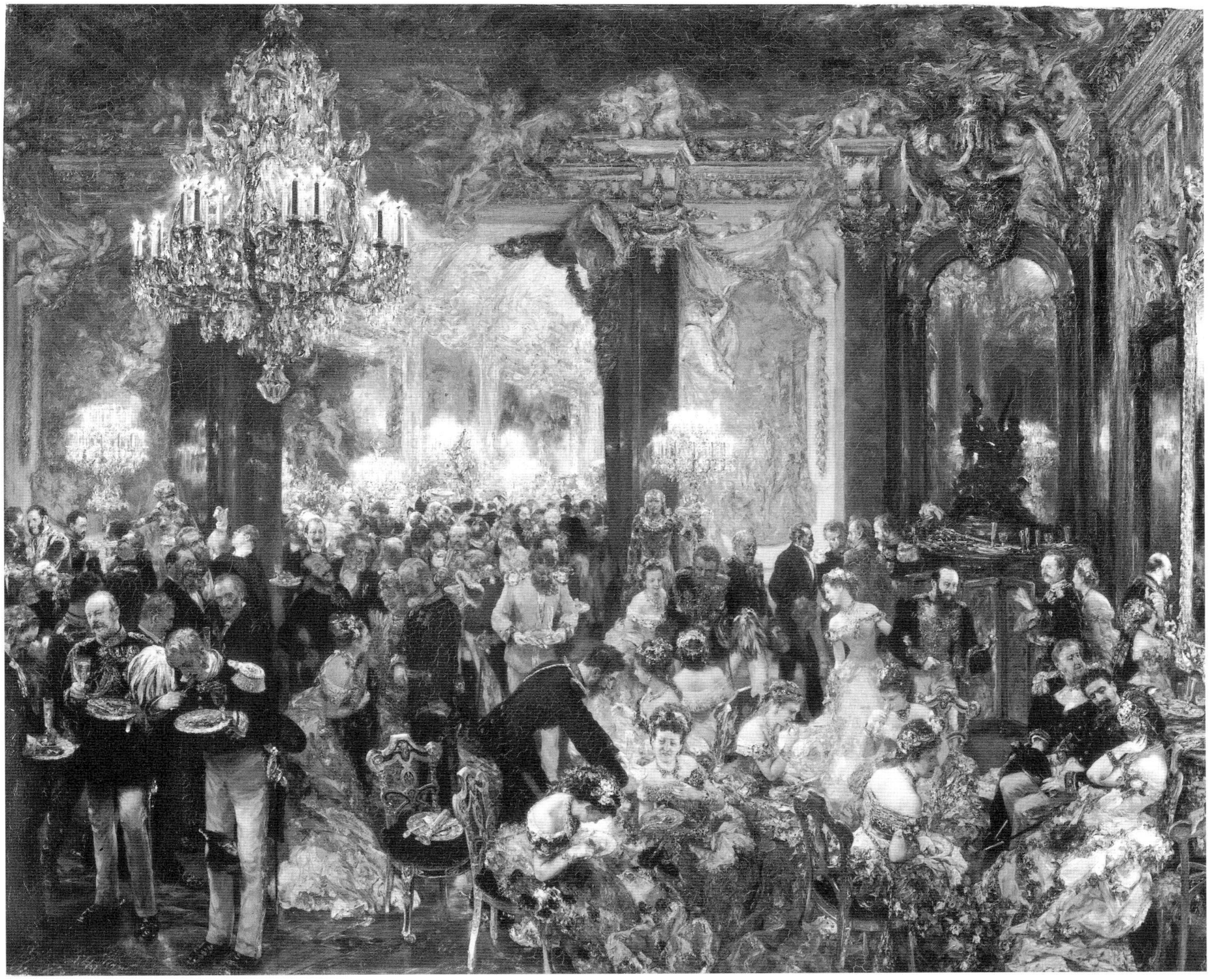

nen für Augenblicke verschwunden zu sein: das Soupieren nimmt alle Aufmerksamkeit in Anspruch. Menzel, der die einzelnen Szenen gerne »von oben herab« beobachtete, hat auch die unfreiwillige Komik des besonders im Stehen etwas mühevollen Genusses der Speisen nicht übersehen. Dem Gemälde des deutschen Hofmalers ist die Ehre widerfahren, daß der Franzose Degas in einer Zeit, in der noch die Nachwehen des Deutsch-Französischen Krieges bei den beiden Nationen spürbar waren, es skizzenhaft kopiert hat. Denn auch für Degas waren die Lichtwirkungen stets ein wesentlicher Teil seiner malerischen Bemühungen.

Seit den siebziger Jahren hatte Menzels Reiselust zugenommen. Gastein und Hofgastein boten ihm die schönsten und unterschiedlichsten Motive. Er war ein gerngesehener Gast im Hause des Berliner Bankiers Herrmann und dessen Familie in Hofgastein und konnte von dort aus vieles für sich entdecken, die Landschaft, die bei ihm fast immer durch Menschen, kleine Ortschaften oder einzelne Häuser belebt war, eine Schmiede oder in einem der schönsten Gemälde eine ›Prozession in Hofgastein‹: Die Prozession bewegt sich auf das Portal der im Hintergrund nur ausschnitthaft sichtbaren Böcksteiner Kirche am Ende des Gasteiner Tales zu, während 371

370 ADOLPH MENZEL
Das Ballsouper, 1878
Berlin, SMPK, Nationalgalerie

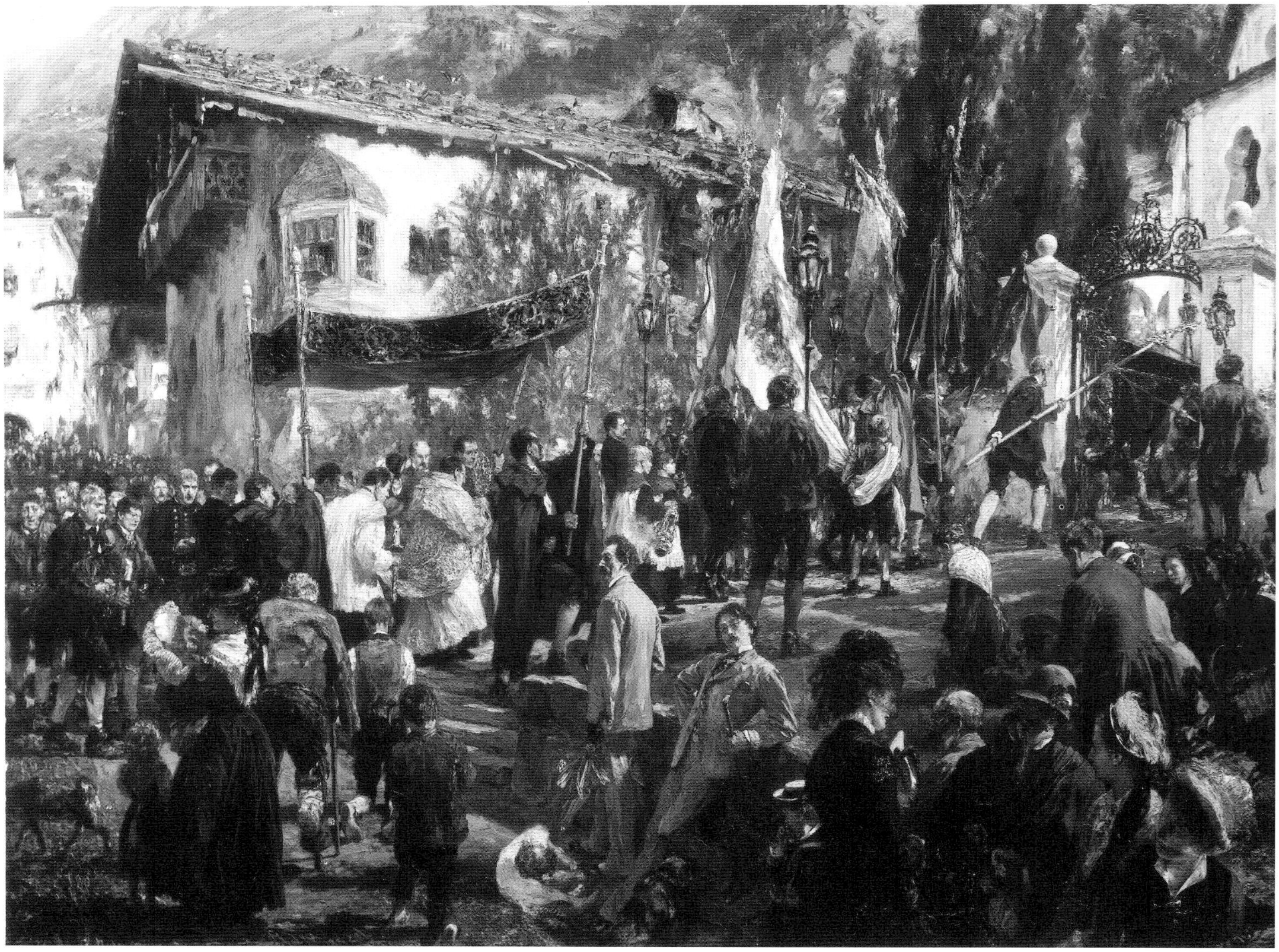

das stattliche Bauernhaus (heute ein Kaufhaus) fast die ganze Bildmitte einnimmt. Vor diesem Haus zieht hinter den Fahnen und den Priestern unter dem Baldachin die sich in der Ferne verlierende große Schar der einheimischen Gläubigen andächtig vorbei, Bauernvolk, während im Vordergrund feingekleidete Kurgäste dem Geschehen kaum Aufmerksamkeit schenken. Ein eleganter junger Herr blickt, lässig an die Mauer gelehnt, gelangweilt aus dem Bild heraus, ein anderer schaut auf einen Krüppel und den neben diesem knieenden Bauernjungen. Menzel liebte solche Kontraste wie die zwischen dem Landvolk und den wohlhabenden Städtern und Kurgästen. Über der in leuchtenden Farben gemalten Szene liegt das warme Licht eines Sommertages.

371 ADOLPH MENZEL
Prozession in Hofgastein, 1880
München, Bayerische Staatsgemäldesammlungen
Neue Pinakothek

In den achtziger Jahren ist Menzel auch nach Oberitalien gereist, wo ihn die Stadt Verona besonders begeistert haben muß, denn er war in kurzen Abständen dreimal zwischen 1880 und 1883 dort. 1884 hat er nach seinen Skizzen das vielfigurige Gemälde der ›Piazza d'Erbe‹, des großen Gemüsemarktes geschaffen, »randvoll« mit dem südländisch-bewegten, aufgeregten Treiben der Händler an ihren Ständen, der Kundschaft und vielen anderen, sich dort tummelnden Gestalten, jung und alt vor der Kulisse des Marktbrunnens und der alten Häuser im Hintergrund. Unmöglich, auf knappem Raum zu beschreiben, was sich da alles tat. Nur rechts unten blieb ein kleines freies Fleckchen um den Prellstein, doch war die Überfülle wiederum kompositorisch gebändigt; auch die T 4

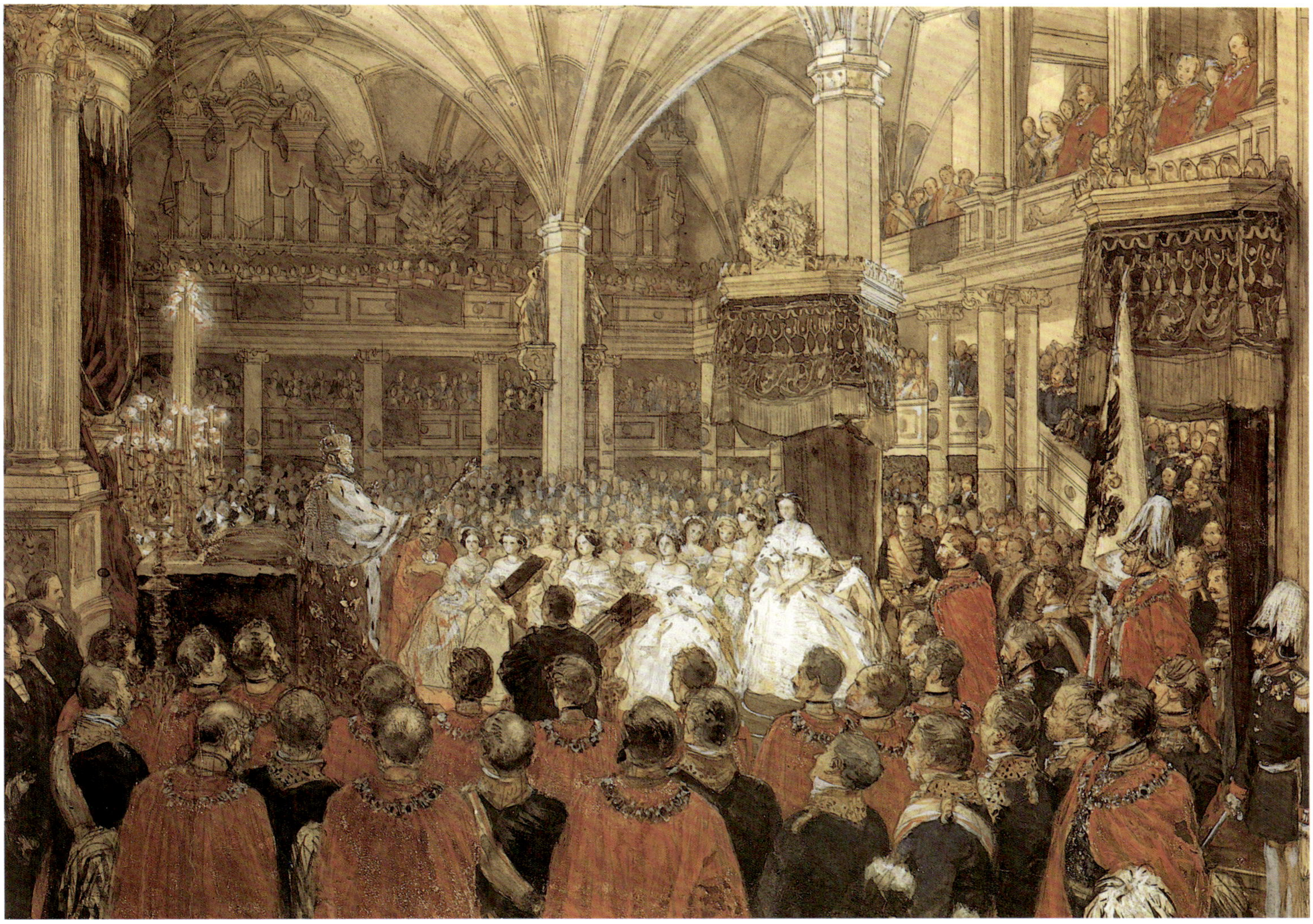

T42 ADOLPH MENZEL
Krönung König Wilhelms I. zu Königsberg, 1861
Hannover, Niedersächsisches Landesmuseum, Landesgalerie

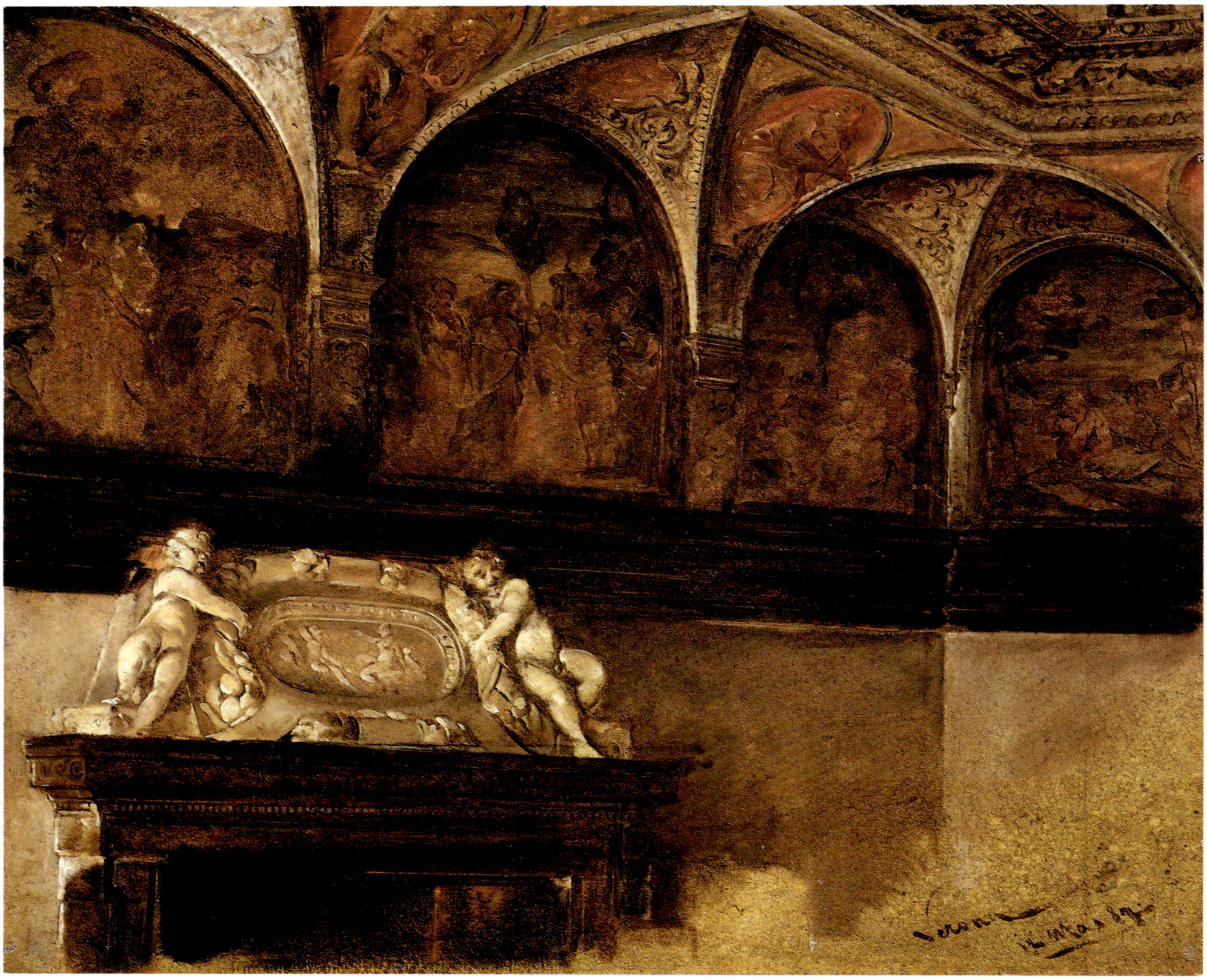

T 43 ADOLPH MENZEL
Ecke des Musiksaales in einem Palazzo
in Verona, 1887
München, Galerie Füssl & Jakob

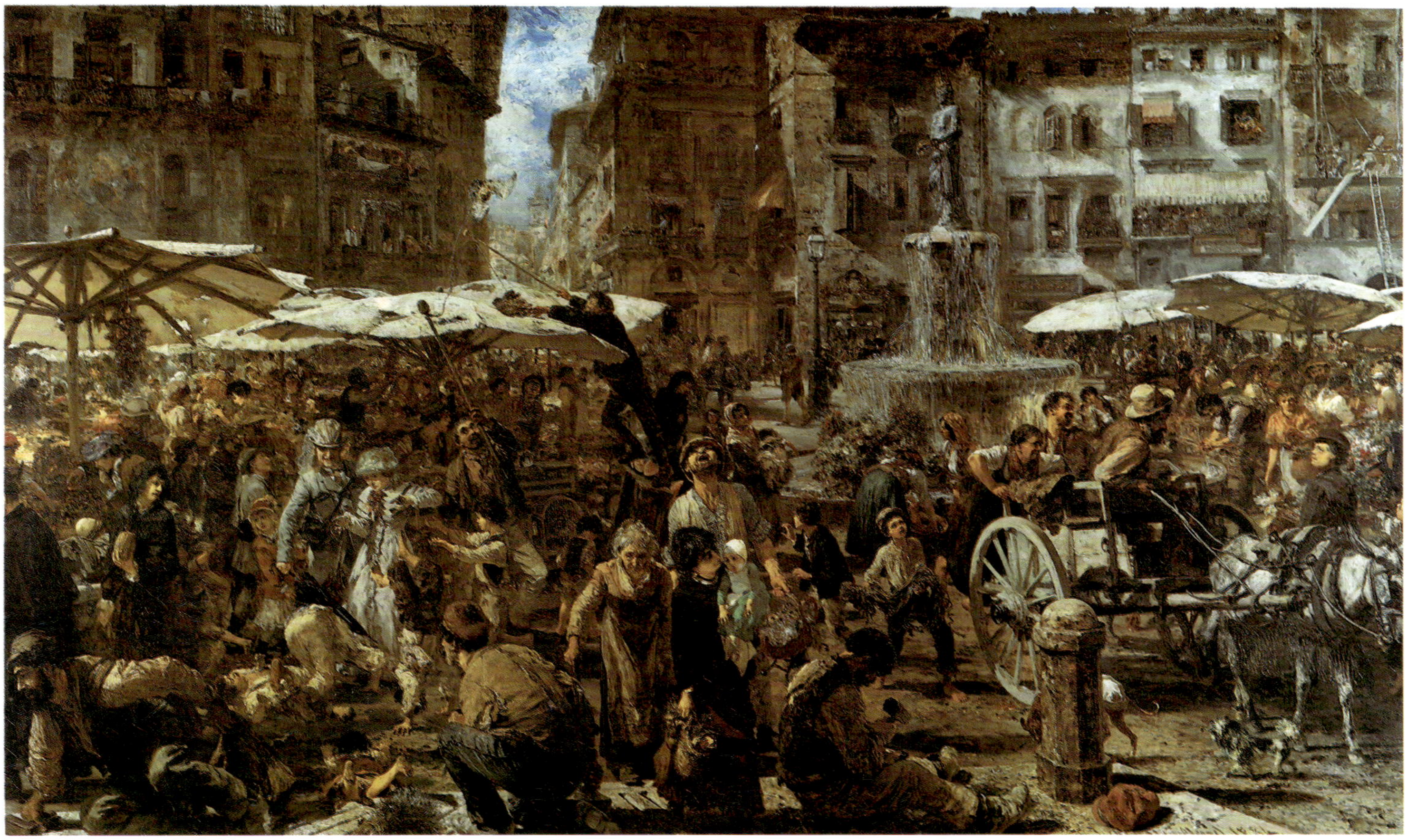

T 44 ADOLPH MENZEL
Die Piazza d'Erbe in Verona, 1884
Dresden, Gemäldegalerie Neue Meister, Albertinum

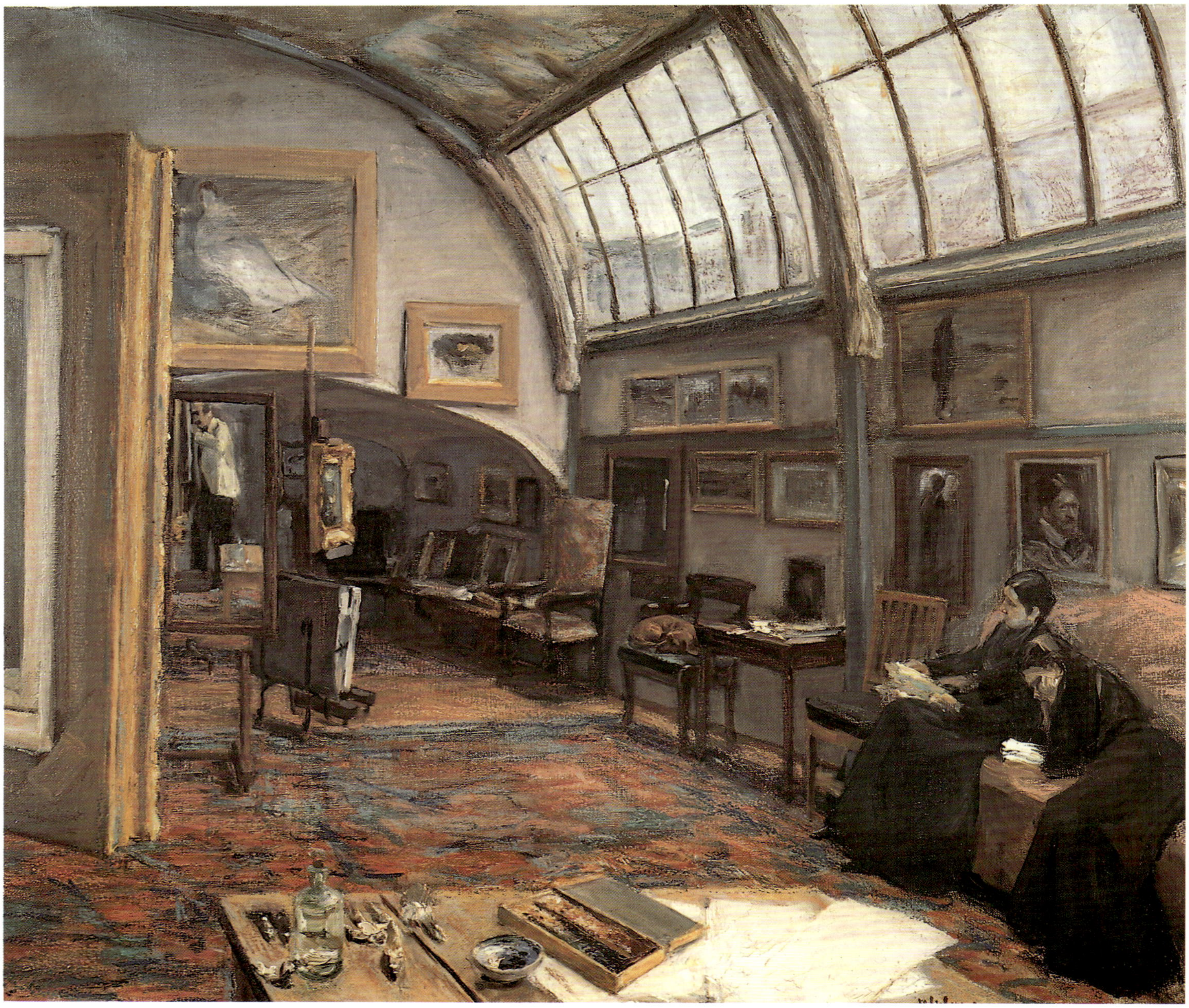

T45 Max Liebermann
Das Atelier des Künstlers
am Pariser Platz, 1900
St. Gallen, Kunstmuseum

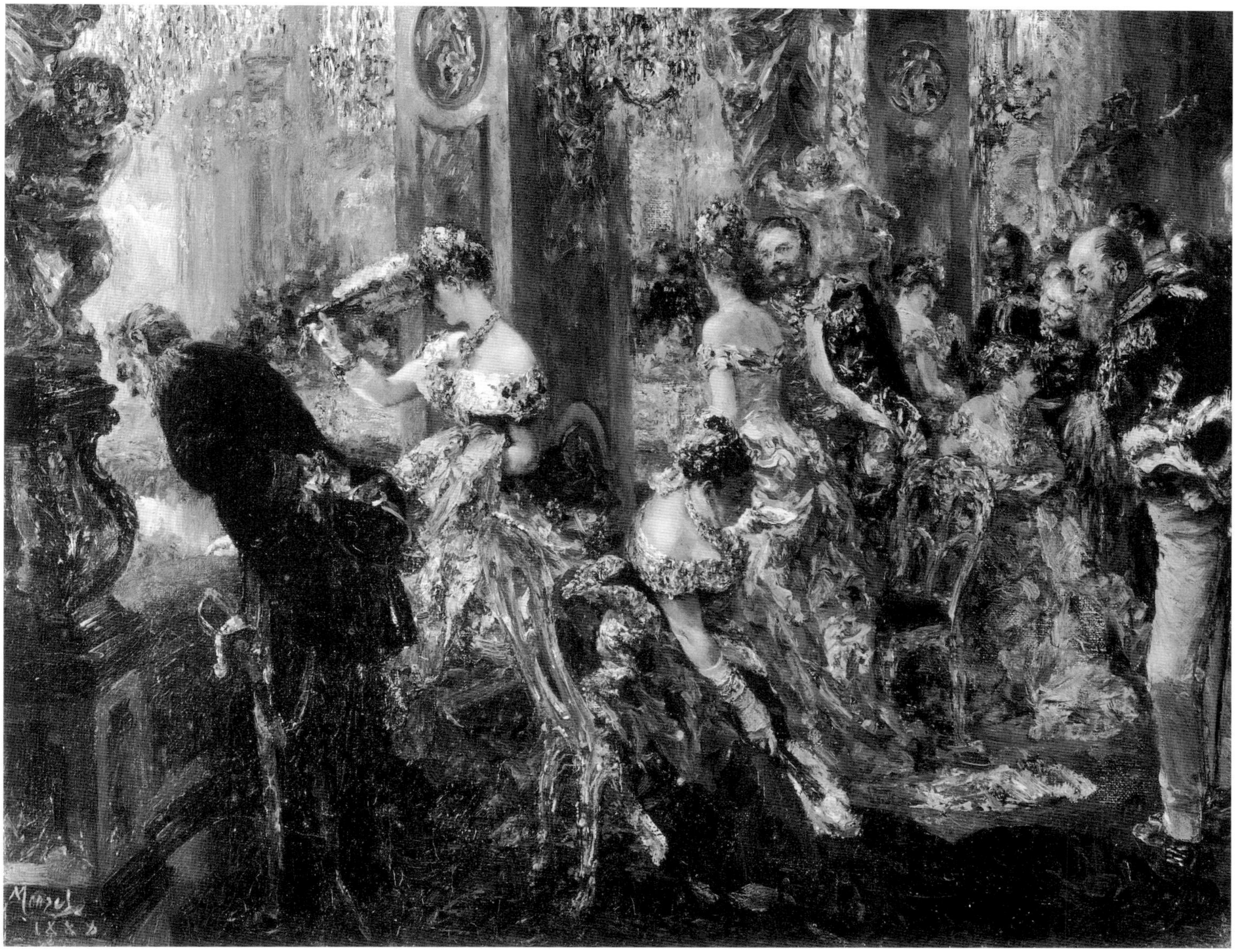

lebhaft-bunten Farbtöne ergaben, wie auch bei anderen Bildern, eine harmonische Gesamtstimmung. Eine bisher
T 43 unbekannte Ölskizze von Menzel, eine Ecke des Musiksaales in einem Veroneser Palazzo darstellend, ist ein bezeichnendes Beispiel für seine Fähigkeit, nicht nur das Gängige, allgemein Bekannte zu sehen und wiederzugeben, sondern auch Entlegeneres für sich neu zu entdekken. Hier fühlte sich der Musikliebhaber Menzel sofort angesprochen. Im Gegensatz zu einem Vedutenmaler, der einen möglichst großen Ausschnitt gewählt und versucht hätte, die Wandbilder über dem hohen Sims möglichst genau wiederzugeben, genügte es Menzel, die vielfigurigen, offenbar weltlichen Gesellschaftsszenen in dem von ihm gewählten Ausschnitt eben nur andeutend zu skizzieren, aber die ebenfalls gemalte Voute mit ihren Zwickeln zur Decke hin architektonisch richtig zu erfassen. Die steinernen, ein Relief mit einer antikischen Szene rahmenden, einen Früchtekranz haltenden Putti über dem Türsturz hat er, wie es scheint, mit größtem Vergnügen gemalt, begegneten ihm doch in Süddeutschland und in Italien Skulpturen allerorten und aller Art.

Die Ereignisse des Dreikaiserjahres 1888 waren für Menzel künstlerisch kein Thema. Er hatte es längst aufgegeben, als Historien- und Ereignismaler großes geschichtsträchtiges Geschehen darstellen zu wollen. Dafür gab es Maler wie Anton von Werner, die sich weit besser darauf verstanden. Lediglich mit einer Radierung für den Berliner Verein für Originalradierung war er offi-

372 ADOLPH MENZEL
Hofball im Weißen Saal
des Berliner Schlosses, 1888
Schweinfurt, Sammlung Georg Schäfer

ziell als Künstler beteiligt. Sie stellte mit der Jahreszahl 1888 gegenständig einen trauernden und einen fröhlichen Engelskopf dar und spielte damit auf den Tod der beiden Kaiser und auf den Thronfolger an. In jenem Jahr aber schuf er ein kleines Juwel, ein Gemälde in den Abmessungen von nur 21 x 28 cm mit einer Szene vom
372 ›Hofball im Weißen Saal des Berliner Schlosses‹. Es zeigt den 73jährigen im Vollbesitz seiner künstlerischen Kräfte und ist ganz nebenbei auch wieder ein »Beweis«, daß trotz einer vielzitierten Äußerung des Malers über seine Gleichgültigkeit dem weiblichen Geschlechte gegenüber er durchaus empfänglich für Frauenschönheit war. Es ist nur eine kleine Szene ohne Handlung im üblichen Sinne. Am Rande des Geschehens blicken einige Gäste von der Empore hinab in den Weißen Saal oder treiben höfische Konversation, kokettieren, bewundern sich gegenseitig, sind alle ein wenig gelockerter, als das Zeremoniell unten im Saal dies zuläßt. Die Ballroben der Damen mit ihren Dekolletés, den Schleppen, Schärpen, Schleifen, Spitzen und den Fächern, ihr reiches Geschmeide, das Schimmern von Atlas und Seide und die Galauniformen der Herren hat Menzel mit wahrer Augenlust sehr locker, sehr souverän gemalt – er schuf damit ein höfisches Genrebild von höchster künstlerischer Qualität.

In seinen letzten beiden Lebensjahrzehnten hat der Maler Menzel noch einige Genrebilder, darunter die schönsten von seinem Kurort Kissingen, ebenso Erinnerungen an seine Österreichreisen und auch Gelegenheitsarbeiten geschaffen. Sein Zeichenstift hat bis zuletzt nicht geruht.

Obwohl er Autodidakt gewesen ist und mit Akademien nichts im Sinne gehabt hatte, war die allgemeine Bewunderung der Kunstschüler und der jungen Maler für ihn groß, wobei sie alle nicht einmal seine frühen, für die damalige Zeit ungewöhnlichen Bilder kannten. Ungewöhnlich, um nicht zu sagen, gänzlich unakademisch, war auch seine Malweise. Er setzte seine Farben unvertrieben, oft pastos mit sicherem Gefühl für die Gesamtwirkung nebeneinander und haßte das damals übliche Lasieren, das die Bilder so »schön und glatt« machte; keck setzte er auch – besonders in den großen figurenreichen Gemälden – die Glanzlichter auf. Viele seiner Bilder sind wegen der damals verwendeten Asphaltfarben sehr nachgedunkelt. Ihren ursprünglichen Zustand haben dagegen seine Pastelle, Aquarelle, vor allem aber die Deckfarbenbilder bewahrt; sie zeugen von seiner Vorliebe für frische, offene Farbigkeit. Mit seinen Zeichen- und Malutensilien ging Menzel äußerst sparsam um. Auch der schon betagte, berühmte Maler besaß kein Atelier, das auch nur entfernt den Prachtateliers der Malerfürsten seiner Zeit geglichen hätte.

Im Laufe seines langen Lebens hat Menzel vielerlei Ehrungen im In- und Ausland erfahren. Der 80jährige wurde zum wirklichen Geheimen Rat mit dem Prädikat Exzellenz, drei Jahre später zum Ritter des Schwarzen Adlerordens ernannt, zugleich wurde ihm der Adelstitel verliehen. Alle diese Auszeichnungen, wie die auch auf Betreiben des Kaisers für ihn veranstalteten Feste haben ihn, den Hofmaler, nicht bewegen können, Wilhelm II. zu porträtieren. Es gibt von Menzels Hand lediglich eine Zeichnung mit dem jungen Prinzen in Leutnantsuniform mit hoher Blechmütze. Dieses kleine Werk diente dann als Vorlage für einen Holzschnitt von anderer Hand. Kaiser Wilhelm II. hat das respektieren müssen und Menzel als den Historienmaler der Welt seines Vorfahren, Friedrichs des Großen, geehrt, was vor allem in dem feierlich begangenen Staatsbegräbnis für den Maler zum Ausdruck kam. Wenn auch im Laufe des Jahrhunderts bis in unsere Zeit hinein das Urteil über Menzel sehr unterschiedlich ausgefallen ist und noch ausfällt, so steht doch fest, daß – unabhängig von dem genialen Zeichner – der berlinisch-preußische Maler Menzel einen überaus bedeutsamen Beitrag zur Malerei des 19. Jahrhunderts in Berlin und in Deutschland geleistet hat.

Berlinisch – Preußisch – National

Die Hochblüte der akademischen Malerei und der Historismus

War die Akademie der Künste anfangs eine rein berlinische Institution, an deren Ausstellungen sich vor allem einheimische Schüler, Dilettanten und Kunsthandwerker beteiligten, so sollte sich das nach 1850 bis zum Jahrhundertende überraschend schnell ändern. Vier Stichjahre mögen das verdeutlichen: 1852 nahmen 207 Maler aus Berlin und der Mark Brandenburg, 122 auswärtige und 41 ausländische Maler an der Akademieausstellung teil; 1872, also kurz nach der Gründung des Deutschen Kaiserreiches, waren es 190 Maler aus Berlin und der Mark, die Beteiligung der Auswärtigen stieg auf 235, übertraf also sogar die Zahl der Berliner und Märker; die der Ausländer belief sich auf 42; 1888 – im sogenannten Dreikaiserjahr – lagen die Berliner und märkischen Maler mit 305 wieder an der Spitze, die auswärtigen waren auf 188 zurückgegangen und die Ausländer auf nur 29. Reagierten die ausländischen Künstler auf die wechselvollen politischen Ereignisse in Deutschland mit abwartender Zurückhaltung? 1900 endlich, während die Secession auch im Ausland bereits von sich reden machte, waren es 228 Berliner und märkische, 243 auswärtige und 196 ausländische Maler. In jener Mammutausstellung konnte das Publikum eintausendvierhundertachtundfünfzig Ölgemälde betrachten, falls es physisch und geistig dazu überhaupt in der Lage war.

Die zunehmende Bedeutung Preußens bis zur Reichsgründung, die wachsende Prosperität des Bürgertums hatten sich nach der Jahrhundertmitte auch auf das allgemeine Interesse an der Berliner bildenden Kunst ausgewirkt. Mit dem jungen Industriestaat war die Zahl der großen Unternehmer und Bankiers angestiegen, von denen etliche auch Sammler wurden. 1866 hatte der renommierte Kunsthändler und Verleger Louis Sachse seine erste öffentliche Gemäldeversteigerung in Berlin durchgeführt; die eifrigen Privatsammler erwarben meist auch zeitgenössische Berliner Malerei, und reiche Bürger benötigten mehr »Wandschmuck« für ihre herrschaftli-

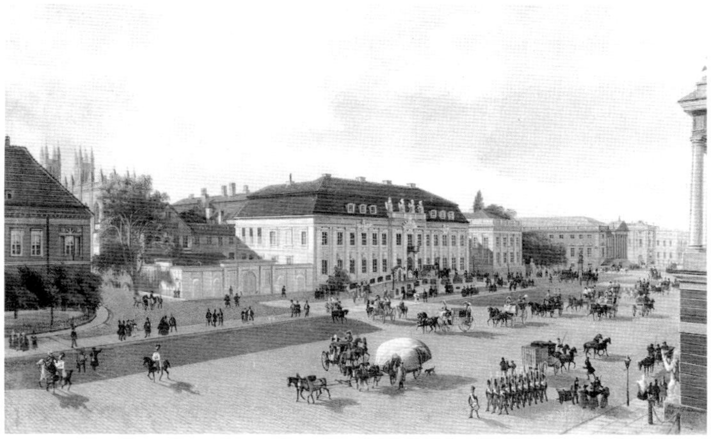

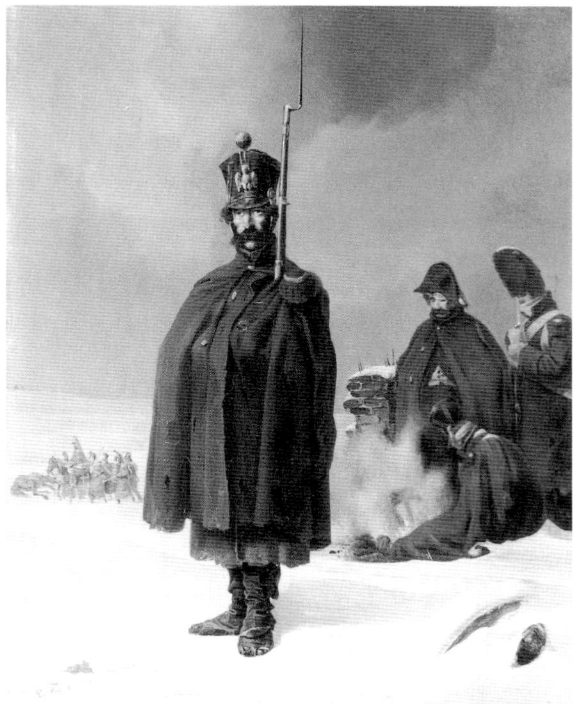

373 Gustav Schwarz
Wagenauffahrt vor dem Kronprinzenpalais
Unter den Linden, 1835
Deckfarben
Berlin, SSG, Schloß Charlottenburg

374 Edmund Rabe
Russische Soldaten auf Posten, 1835
Früher Königsberg/Pr., Schloß

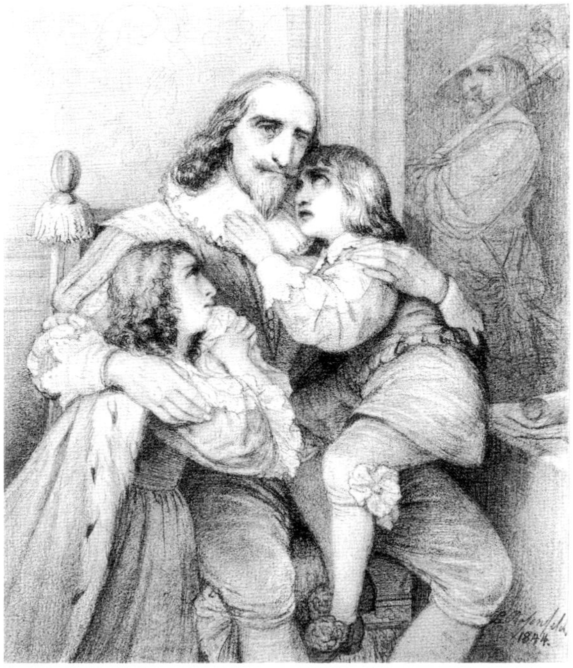

cher gewordenen Wohnungen, kurz, die steigende Nachfrage stimulierte Künstler, was der Qualität ihrer Hervorbringungen durchaus nicht immer förderlich war.

Bereits vor den Gründerjahren war ein nicht zu übersehender Geschmackswandel eingetreten. Die Künstler, die sich ihm anpaßten – es waren die meisten –, waren nicht mehr zu einer echten Stilbildung fähig, wohl aber zu einem Virtuosentum in der Nachahmung und Abwandlung verschiedener historischer Stile. Thematisch kamen sie dem allgemeinen Wunsch nach hübschen, gefälligen und erzählenden Inhalten entgegen. Dabei spielte auch das Imposante der größeren Bildformate und aufwendigen Goldrahmen eine nicht zu unterschätzende Rolle. Der Historismus, wie wir heute diese Kunstepoche nennen, entwickelte sich gewissermaßen zu einem »Kompositstil«, der bereits um 1840 mit den Gedenkbildern zum hundertjährigen Regierungsantritt Friedrichs des Großen begonnen hatte. Die klaren und schlichten Formen der vorausgegangenen Zeit wurden nun immer öfter von einem nur oberflächlich nachgeahmten Rokoko, dem sogenannten zweiten Rokoko, verdrängt, das in der Malerei am ehesten in Genrebildern anzutreffen war. Noch größere Verbreitung fand der Renaissancismus: die geschickte Verwendung von Renaissancevorbildern in der Baukunst und dem Kunstgewerbe, die Bevorzugung von historischen oder frei erfundenen Themen aus jenem Zeitalter in der Historien- und Genremalerei. Man sprach damals sogar von einer »Renaissancekultur«. Ihr folgte, in der Berliner Malerei allerdings weniger verbreitet als in der Architektur und Bildnerei, der Neubarock. Im Gegensatz zur klassizistischen und romantischen Hinwendung zur Antike und zum Mittelalter machten es sich die Maler des Historismus leichter. Denn es gab nun genug Vorlagen und Vorbilder aller Art, die sie oberflächlich kopieren und abwandeln konnten. Von einer echten geistigen Durchdringung, wie das noch bei Menzel in bezug auf das friderizianische Zeitalter der Fall war, konnte nicht die Rede sein. Der nach Erfolg strebende Maler wurde dabei zum fa presto, zum Fixmaler, und mußte möglichst schnell den Wünschen der Auftraggeber nachkommen und auf den Ausstellungen mit stets neuen Werken präsent sein, wollte er von der Kunstkritik nicht übersehen werden. Einzelne Kritiker haben diese Malerei schon damals, noch vor Gründung der Secession, und erst recht in unserem Jahrhundert in Bausch und Bogen verdammt. Man übersah dabei, daß die Vertreter des Historismus fast sämtlich ihr Handwerk gut, oft sogar meisterlich beherrschten und daß sie im übrigen Kinder ihrer Zeit waren. Max Liebermanns Wort, daß jede Zeit die Kunst habe, die sie verdiene, trifft auf diese schwierige Epoche in vollem Umfang zu. Der zu Pracht, Prunk und Protz neigende Lebensstil der Neureichen wollte seine Vorstellungen von Schönheit, seine Wünsche und Träume in Bildern, die seinem Geschmack entsprachen, widergespiegelt sehen. Was der Maler selbst in seiner Kunst aussagen wollte – falls er es überhaupt noch erstrebte und vermochte –, war nun ohne Belang. Diese auch in Berlin hochgefeierte Malerei, die nur wenige mutige Kritiker offen bekämpften, ist durch die weltoffene moderne Kunst am Ende erbarmungslos in Acht und Bann getan worden. Dieses Verdammungsurteil gegen die sogenannte Salonmalerei, die es ähnlich auch in anderen Ländern gegeben hatte, ist inzwischen teilweise zurückgenommen worden, bisweilen ist man sogar ins gegenteilige Extrem verfallen. John Canaday, Kunstkritiker und Herausgeber des Kunstteiles der New York Times, schrieb bereits 1960 in der Zeitschrift »Horizon« einen Aufsatz mit dem Titel »From Salon to Cellar – and back?« und plädierte für eine Revision des Urteils über die akademische Kunst des 19. Jahrhunderts, ein Vorschlag, dem bei der 1968 in der Berliner Akademie der Künste veranstalteten Ausstellung »Le salon imaginaire« Rechnung getragen wurde. Die Nostalgie ließ das Pendel allzusehr nach der anderen Seite ausschlagen; doch ist die zeitweilige Überschätzung einer vergangenen Kunst immer noch besser als ihre ignorante totale Verdammung.

375 LUDWIG ROSENFELDER
Karl I., König von England, am Tage vor seiner Enthauptung
Entwurf für das gleichnamige Gemälde, 1844
Bleistift
Potsdam-Sanssouci, Staatl. Schlösser und Gärten

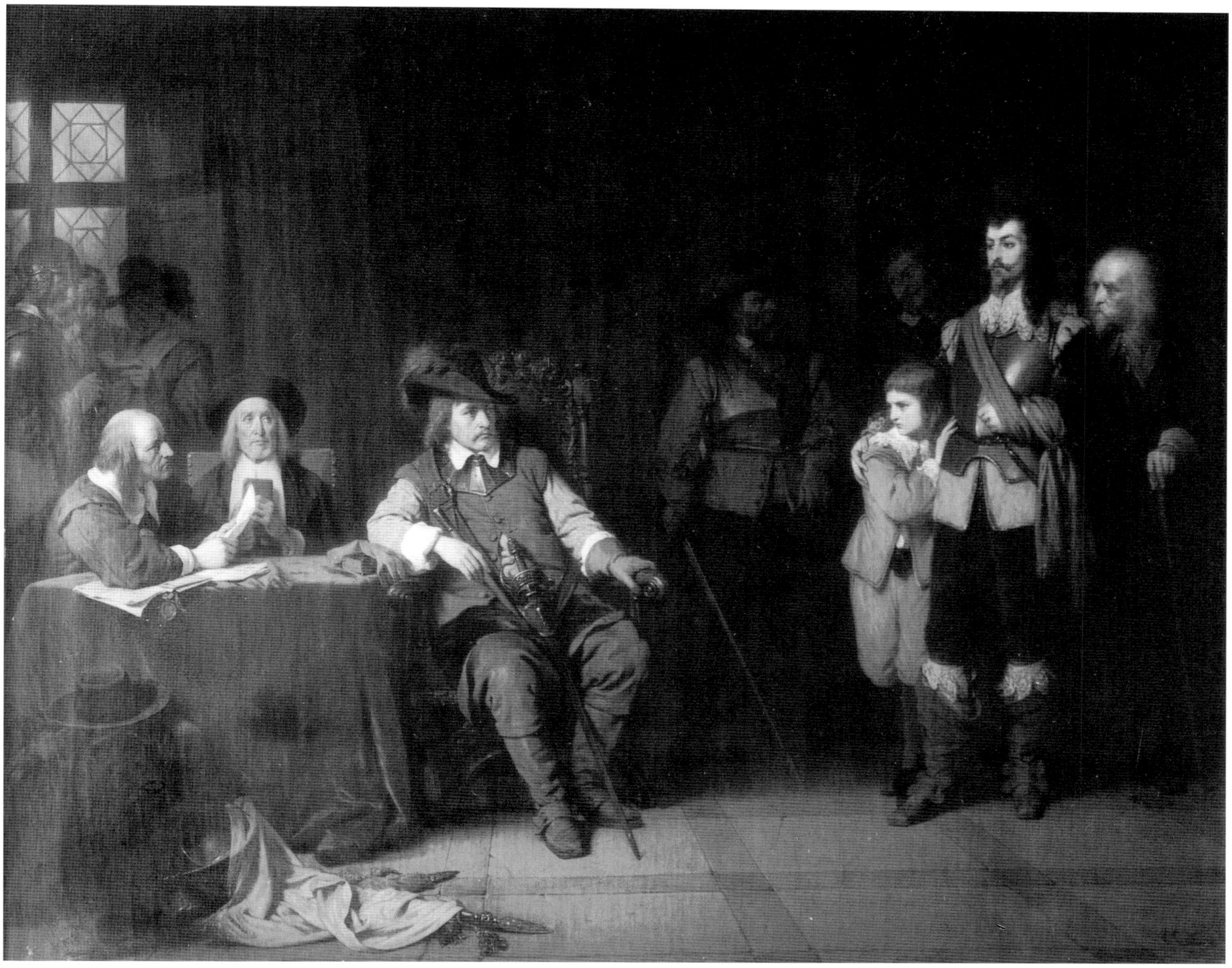

Die Aufgaben der Malerei in der Hauptstadt des Deutschen Reiches. Anton von Werner als Funktionär der neuen Staatskunst. Akademie und Nationalgalerie

Bereits die beiden siegreichen Kriege Preußens gegen Dänemark und Österreich in den sechziger Jahren hatten die patriotischen Herzen höher schlagen lassen. Was da geschehen war, wollte man in Wort und Bild verewigt haben. Der stolze Ausdruck eines solchen patriotischen Verlangens war die Siegessäule auf dem Königsplatz in Berlin, die an die Siege der sechziger Jahre bis 1871 erinnern sollte und deren Schicksal ein beinahe kurioses Kapitel preußisch-deutscher Geschichte bleibt. Nach den Freiheitskriegen wurden die preußischen Heerführer in Standbildern und in Bildnissen geehrt, und es wurden einzelne historische Begebenheiten dargestellt. Nach der Gründung des Deutschen Kaiserreiches ging es um weit Höheres: die neue nationale Einheit Deutschlands sollte gefeiert und der Blick zurückgelenkt werden auf eine heroische Vergangenheit, auf ihre großen Geister, Herrscher und Feldherren. Leuchtende Vorbilder waren dabei die großen Geschichtsgemälde der Napoleonischen Ära in Frankreich, doch gab es dort in dieser Gattung eine

376 Konstantin Cretius
Gefangene Kavaliere vor Cromwell, 1867
Berlin, SMPK, Nationalgalerie

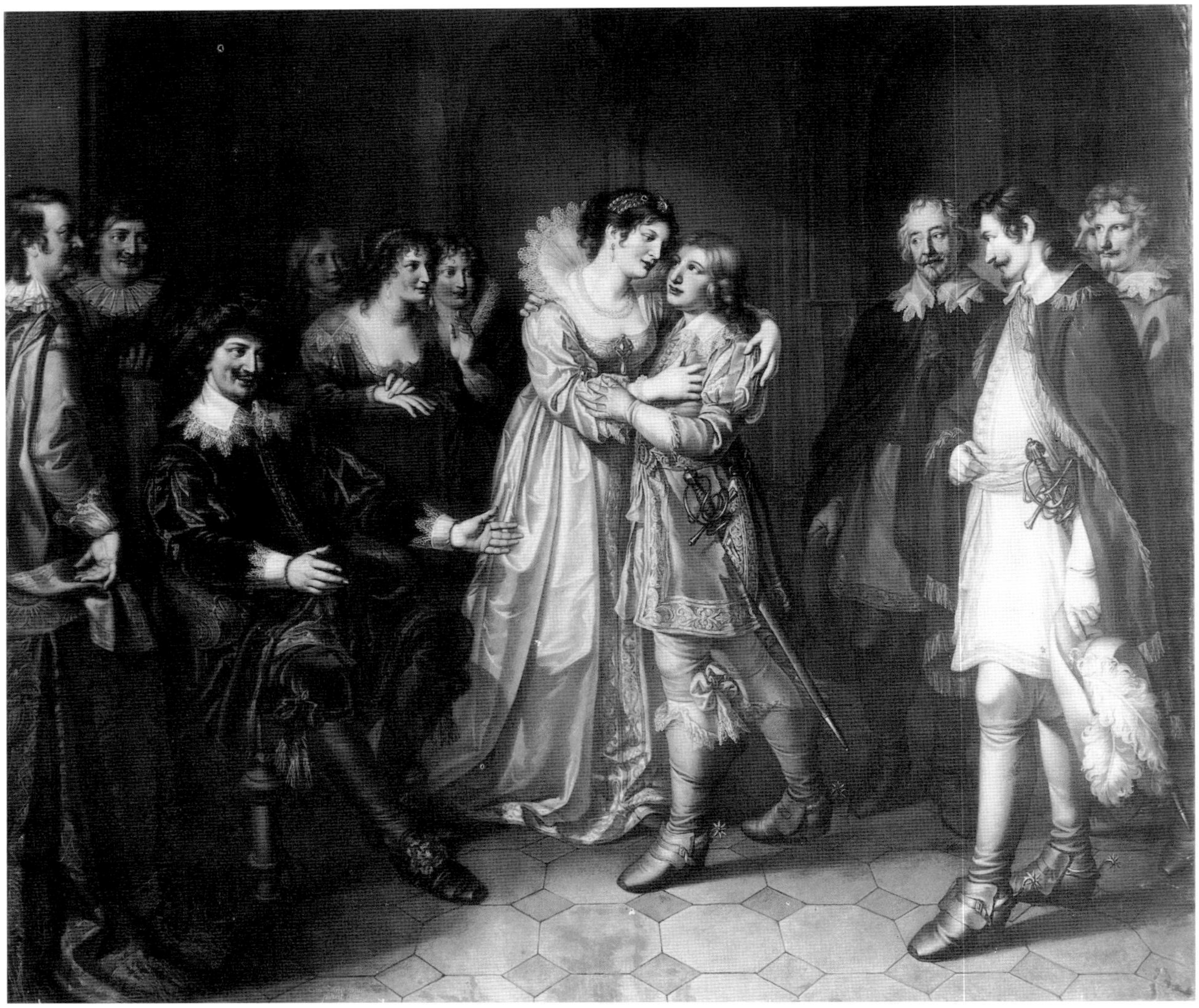

lange Tradition und zahlreiche begabte Künstler. Beides fehlte in Deutschland. Hier herrschte ein Hurrapatriotismus, der eine Flut künstlerischer Hervorbringungen von fragwürdigem Niveau hervorrief. Die größte Unternehmung zur Verherrlichung der preußisch-deutschen Geschichte bis zur Reichsgründung war die Ausstattung einer von Friedrich Hitzig 1877–1880 errichteten Ruhmeshalle im Zeughaus mit einer Reihe von großen Wandbildern, die von den damals bekanntesten deutschen Historienmalern ausgeführt und durch Standbilder ergänzt wurden. Dieses bezeichnende Beispiel für die künstlerische Auffassung der siebziger Jahre ist im letzten Krieg vernichtet worden. Kaiser Wilhelm I. beabsichtigte, das nationale Anliegen der Würdigung der großen historischen Begebenheiten durch Monumente und bildende Kunst zu unterstützen. Sein Nachfolger Wilhelm II. aber wollte mehr. Als Herrscher und dilettierender Marinemaler meinte er, auch oberster Richter und bester Kenner in Sachen bildender Kunst zu sein und bestimmen zu können, was gut und was schlecht sei. Er bekämpfte arrogant alle Neuerer, die in ihrem Schaffen auch nur geringfügig von den akademischen Bahnen abwichen. In einer Reichstagsrede hat er geäußert: »*Eine Kunst, die sich über die von mir bezeichneten Schranken hinweggesetzt, ist keine Kunst, ist Fabrikware*.« Seinen treuesten Sachwalter fand er in dem begabten und diplomatisch geschickten Maler Anton von Werner, der seine Überzeugungen teilte und mit genügend Macht ausgestattet

377 ALBERT KRETSCHMER
Der (Große) Kurfürst kehrt aus den Niederlanden zurück
Berlin, SSG, Schloß Charlottenburg

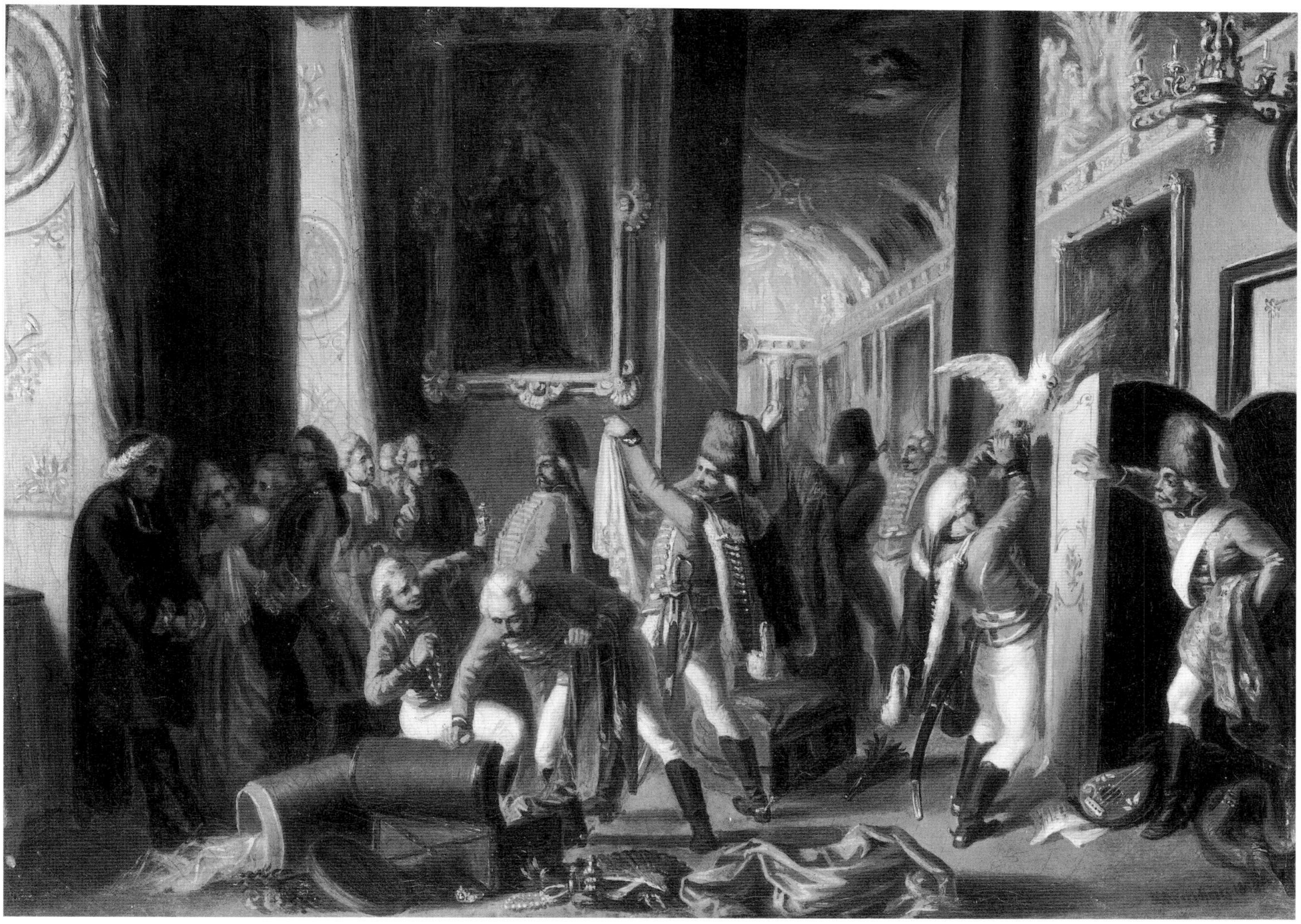

wurde, um sie durchsetzen zu können. Anton von Werner wurde in seiner Malerei zum größten Verherrlicher des Kaiserreiches.

DIE AKADEMIE DER KÜNSTE, das oberste Kunstorgan im Staate, gegen deren Lehrmethoden sich schon 1859 Herman Grimm in seiner Schrift »Die Akademie und das Verhältnis der Künstler im Staate« gewendet hatte, in der er zu dem Schluß kam, daß die Erziehung zur Kunst keine Staatsangelegenheit sein dürfe, wurde seit 1875 reorganisiert. Der Unterricht sollte fortan in gesonderten Instituten, der Hochschule für die bildenden Künste (und für die angehenden Musiker in der Hochschule für Musik) erfolgen, deren Direktor Anton von Werner von 1875 bis an sein Lebensende war. Hier hat er allerdings nicht nur diktatorisch gewirkt, sondern die Lehranstalt auch aus der Bedeutungslosigkeit herausgeführt. Schlimm war seine völlige Blindheit gegenüber echten jungen Talenten, die nicht in seine patriotischen Vorstellungen paßten. Als jahrelanger Angehöriger der 1859 gegründeten Preußischen Landeskunstkommission hatte er auch über die staatliche Kunstförderung mitzubefinden. Und endlich hatte er als engagierter Vorsitzender des Vereins Berliner Künstler, dem er durch seine starke Persönlichkeit ein ganz neues Ansehen gab, ein weiteres Machtmittel in der Hand.

Abgesehen von der Reorganisation des Unterrichts hat sich die Akademie der Künste im Kaiserreich nicht wesentlich geändert, denn ihr Senat, die Mitglieder und

378 ALBERT KRETSCHMER
Seidlitzsche Husaren beim Plündern
im Schloß zu Gotha
Berlin, SMPK, Nationalgalerie

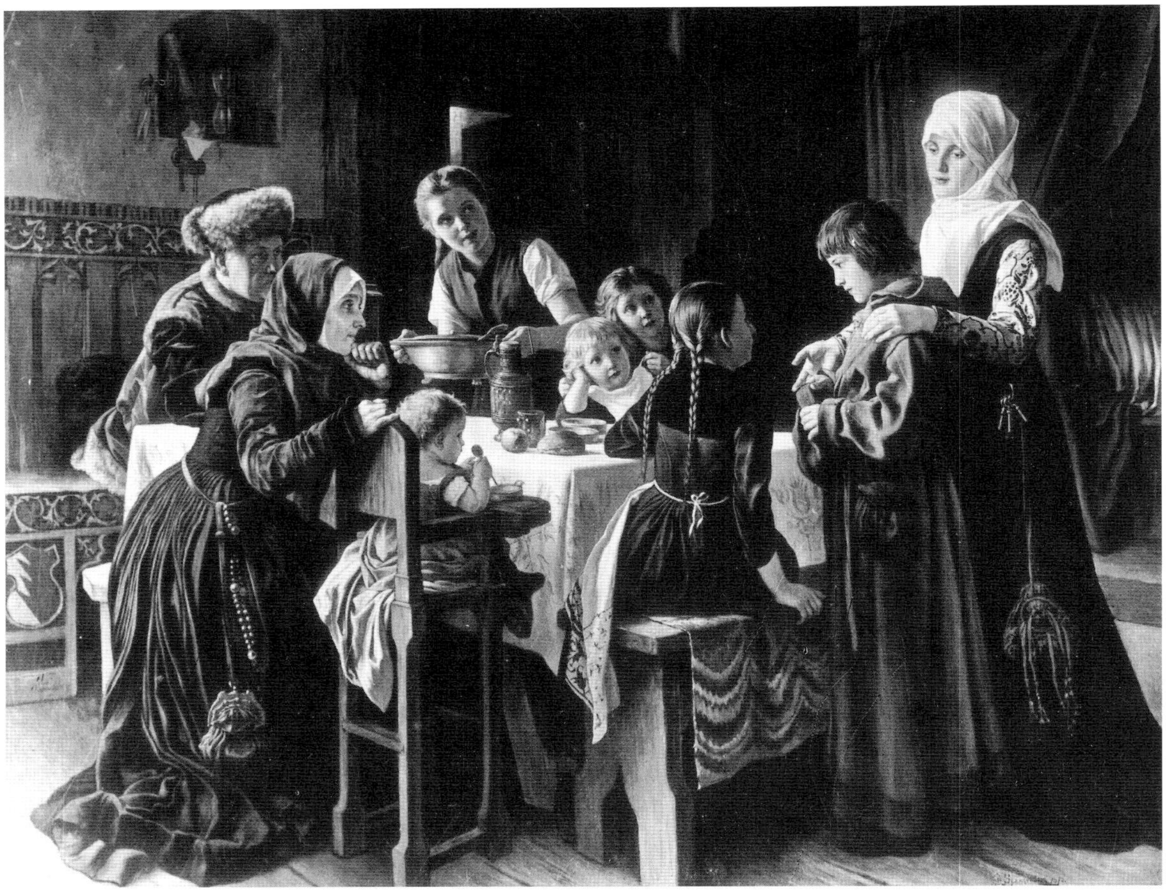

der Lehrkörper bewegten sich auf der vom Staat geförderten akademischen Linie. Sie blieb populär, vor allem durch ihre dem Publikumsgeschmack entgegenkommenden Ausstellungen, sie hatte aber unter selbständig und frei schaffenden und denkenden Künstlern auch viele Gegner, die die Macht eines Anton von Werner fürchteten. Frauen waren nach wie vor nicht zum Studium zugelassen.

1867 hatten die Malerinnen Clara Oenicke, Rosa Petzel und Marie Rémy als Selbsthilfe und Standesvertretung »zur gegenseitigen Förderung in Leben und Kunst« unter dem Protektorat der Königin Elisabeth und unterstützt von dem für die Frauenbildung eintretenden Präsidenten Wilhelm Adolf Lette den »Verein der Künstlerinnen und Kunstfreundinnen« gegründet. Nach dem Tod der Königin 1873 übernahm Kaiser Wilhelm I. das Protektorat. Auch einige Künstler engagierten sich für die Frauen. Die »Malweiber«, wie sie von den männlichen Kollegen und der Kritik spöttisch genannt wurden, konnten lediglich in den privaten Malschulen anerkannter Berliner Künstler studieren, bis der Verein selbst eine Malschule eröffnete. Ihre ersten jährlichen Ausstellungen in der Leipziger Straße wurden stets schlecht beurteilt, sogar als »notwendiges Übel« angesehen. Nur ganz wenige Künstlerinnen – sie beschränkten sich fast ausnahmslos auf Blumenbilder, Stilleben und Landschaften – fanden Gnade vor den Augen der Kritik. Bessere Rezensionen wurden anfangs von anderer Seite als »Galanterie« abgetan. Erst 1898 konnten die Malerinnen mit ihrer Ausstellung in das Gebäude der Akademie einziehen.

DIE NATIONALGALERIE: Der Gedanke einer Galerie, für die der Staat ein Gebäude errichten und Mittel zum Erwerb und zur dauernden Präsentation nationaler deutscher Kunst der Gegenwart bereitstellen sollte, war in Berlin nicht neu. Angesichts des erfreulichen Wachstums des ersten Museums und der Errichtung des Neuen Museums mit Schätzen aus aller Welt war die Forderung einer Nationalgalerie in dem genannten Sinne berechtigt. Neben zahlreichen privaten Sammlungen, wie die bereits erwähnte des Grafen Raczynski, gab es nur

379 GUSTAV SPANGENBERG
Luther als Knabe bei Frau Cotta
Verbleib unbekannt

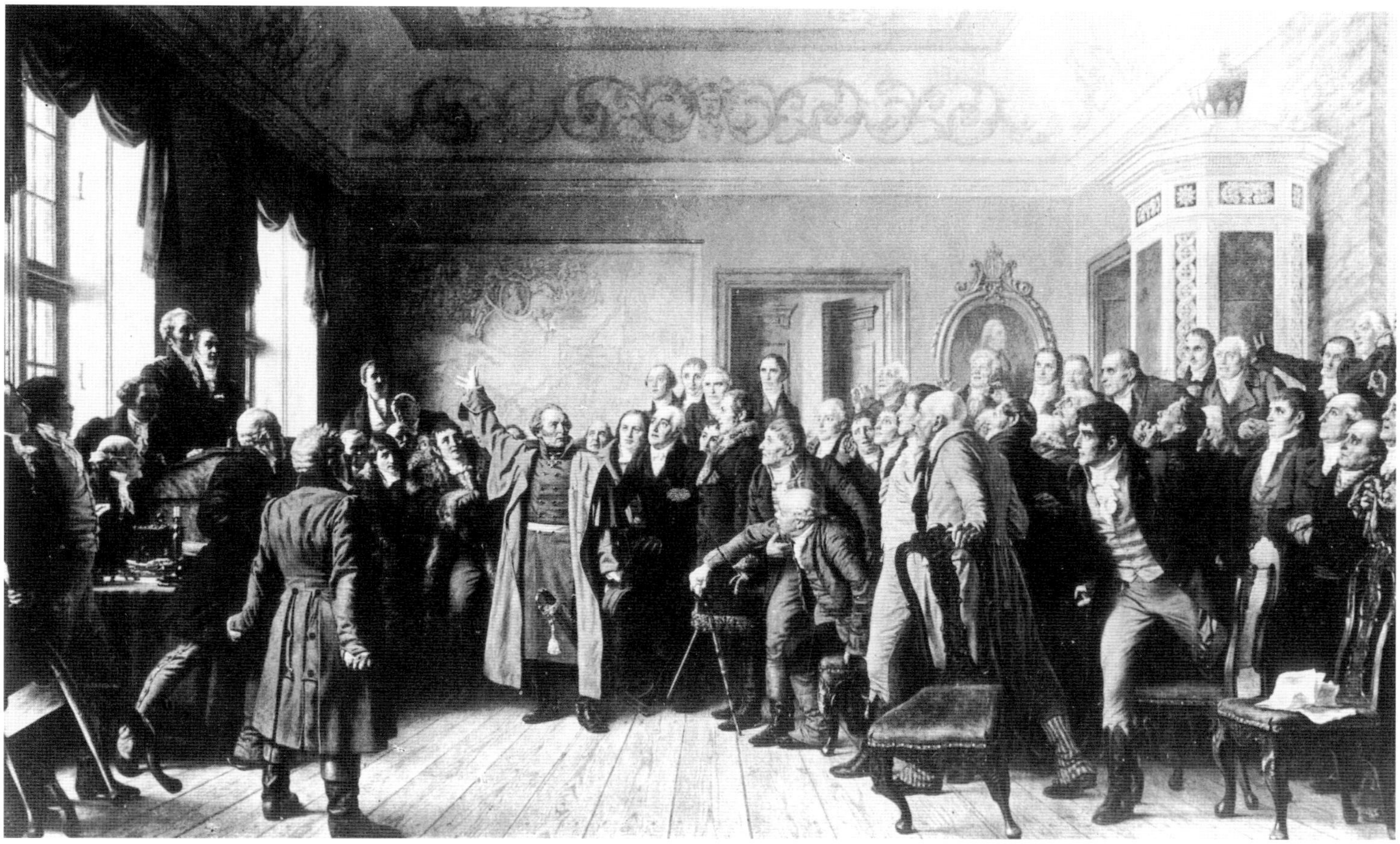

wenige der Öffentlichkeit zeitweilig zugängliche Sammlungen wie die Gemäldeausstellung im Diorama-Gebäude der Brüder Gropius oder die des überaus rührigen Kunsthändlers Sachse; doch die dort gezeigten Werke waren für den Verkauf bestimmt, so daß diese an sich löblichen Einrichtungen doch eher Ausstellungen als kleinen Museen glichen. Das Königshaus zeigte seit 1844 in zehn Zimmern des Schlosses Bellevue Teile der von ihm erworbenen Gemälde des 19. Jahrhunderts, doch war deren Zahl begrenzt, der Ausstellungsort nicht wirklich populär. Trotz mehrfacher Anträge seitens der Berliner Künstler um Bereitstellung von Mitteln, die – vorsichtig allgemein formuliert – »zur Förderung der bildenden Künste« dienen sollten (gedacht war dabei auch an Aufträge für Wandgemälde), wurden sie zunächst abschlägig beschieden. 1861 bewilligte der Finanzminister endlich bescheidene 25 000 Taler für die Nationalgalerie. Das aber war für das große Vorhaben, ein nationales Museum für deutsche Kunst des 19. Jahrhunderts aufzubauen, entschieden zu wenig. Die interessierten Kreise aber hörten nicht auf, den Plan weiter zu verfolgen; doch wäre wahrscheinlich alles am Geldmangel gescheitert, hätte nicht ein gütiges Geschick in der Gestalt des kunstliebenden Konsuls Joachim Wagener nachgeholfen. Der weitblickende Geschäftsmann und Teilhaber eines Bankhauses in Berlin war Wahlkonsul für Schweden-Norwegen und hatte seit 1815 eine höchst beachtliche Privatsammlung von Werken lebender Maler im In- und Ausland zusammengetragen, die er 1848 in dem Gemäldesaal seines neuen Hauses ausgestellt hatte. Auch er stimmte der Idee einer nationalen Galerie zu und vermachte 1859 seine Sammlung, als Geschenk an den Prinzen Wilhelm, dem preußischen Staat. Dies geschah im Blick auf ein künftiges Museum, das seinen Besitz von 262 Gemälden mehren sollte. Als er 1861 verstarb, war mit seiner Sammlung der Grundstein für die spätere Nationalgalerie gelegt. Dabei stand es von vornherein fest, daß für dieses künftige Museum ein eigenes Gebäude errichtet werden müßte. Den Entwurf für die Nationalgalerie lieferte, angeregt von nicht ausgeführten tempelartigen Bauten

380 OTTO BRAUSEWETTER
General Yorcks Ansprache an die preußischen Stände
im Februar 1813, entstanden 1888
Verbleib unbekannt

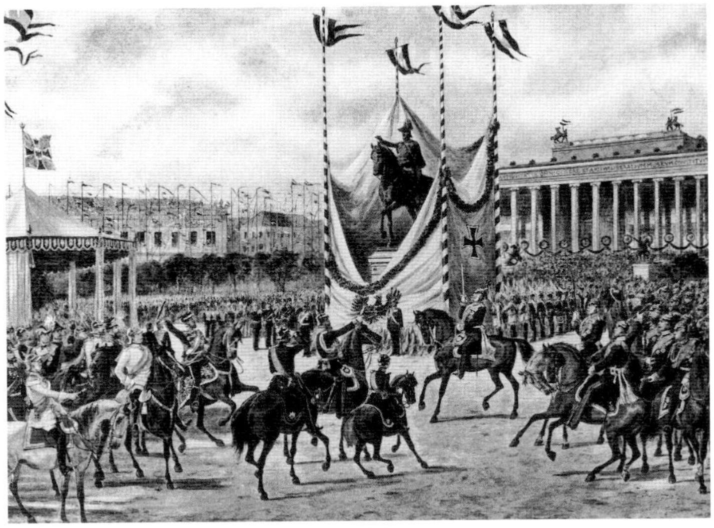

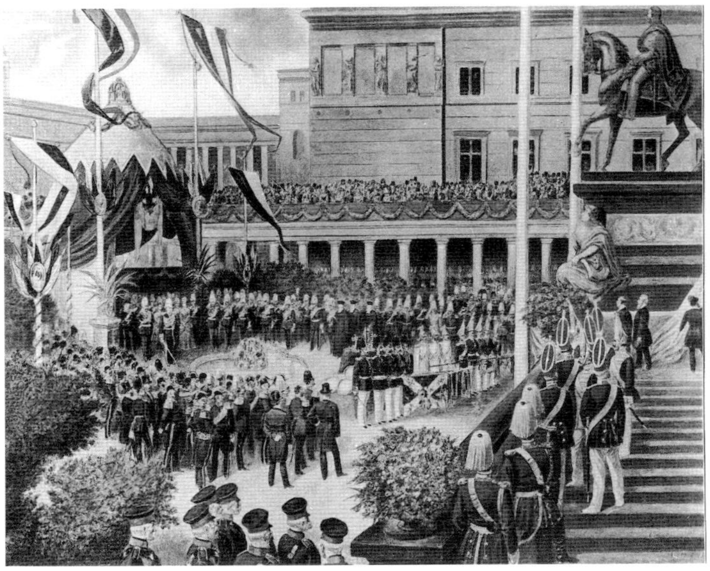

Gillys und Schinkels, der Schinkel-Schüler August Stüler; nach dessen Tod wurde Oberhofbaurat Heinrich Strack 1865 zum künstlerischen Leiter der Bauausführung ernannt.

1876, fünf Jahre nach der Gründung des Deutschen Reiches, wurde dieser feierlich hochaufragende, innen und außen mit plastischen Bildwerken aller Art und Wandbildern geschmückte Tempel vaterländischer Kunst eingeweiht. Man hatte an nichts gespart und im Geiste der Gründerzeit für die Ausstattung nur kostbare Materialien verwendet. In den Museumsräumen waren auch Werke der deutschen Bildhauerkunst des 19. Jahrhunderts vereinigt. Unter den 391 Gemälden des Bestandes von 1876 waren nur wenige von zeitloser Bedeutung, und was an zahlreichen Schenkungen hinzugekommen war, entsprach meist dem Geschmack der Zeit.

Ihr erster Direktor seit 1874, Max Jordan, tat sein Bestes, die Qualität der Sammlung durch wichtige Erwerbungen zu erhöhen. Hierzu gehörten Gemälde, Entwürfe und Handzeichnungen von Carl Blechen, Böcklin, Feuerbach, ferner die schönsten Deckfarbenblätter und etwa 1200 Handzeichnungen Menzels. Besonders glücklich war die von Jordan betriebene Erwerbung und schwierige Überführung der Fresken aus der Casa Bartholdy in Rom. Neben dem Ankauf von Werken des frühen 19. Jahrhunderts und solchen, die dem damaligen Zeitgeschmack entsprachen, hat Jordan den Mut gehabt, Gemälde des damals noch stark umstrittenen »Naturalisten« Max Liebermann zu erwerben.

Die Geschicke dieses neuen Museums, das beim Publikum Begeisterung hervorrief, die wohl nicht allein dem Museum, sondern auch der zugrundeliegenden nationalen Euphorie galten, hat Jordan mit Geschick und Umsicht mehr als zwei Jahrzehnte geleitet. Daß neben dem regen Kunstbetrieb jener Jahre die Nationalgalerie für deutsche Kunst, die die Gegenwart mit einbezog, bei den Malern neue Hoffnungen weckte, versteht sich fast von selbst. Berlin durfte sich fortan eines noch stärkeren Zuzuges von Künstlern erfreuen, von denen viele – nicht immer zu Unrecht – bald vergessen waren. Obwohl die meisten Maler sich schon früher im wesentlichen auf eine Gattung spezialisierten, haben sie ihre Fähigkeiten nebenher auch auf anderen Gebieten der Malerei unter Beweis stellen wollen.

Um bei der kaum noch überschaubaren Zahl der Maler der zweiten Jahrhunderthälfte in Berlin eine gewisse Übersicht zu behalten, werden sie im folgenden im Zusammenhang der Gattungen vorgestellt, denen ihre Werke hauptsächlich zuzuordnen sind.

381 Fritz Schulz
Enthüllung des Denkmals Friedrich Wilhelms III. am 16.6.1871, entstanden 1875
Deckfarben
Verbleib unbekannt

382 Hermann Lüders
Enthüllung des Denkmals Friedrich Wilhelms IV. auf der Freitreppe der Nationalgalerie am 10.6.1886
Aquarell
Verbleib unbekannt

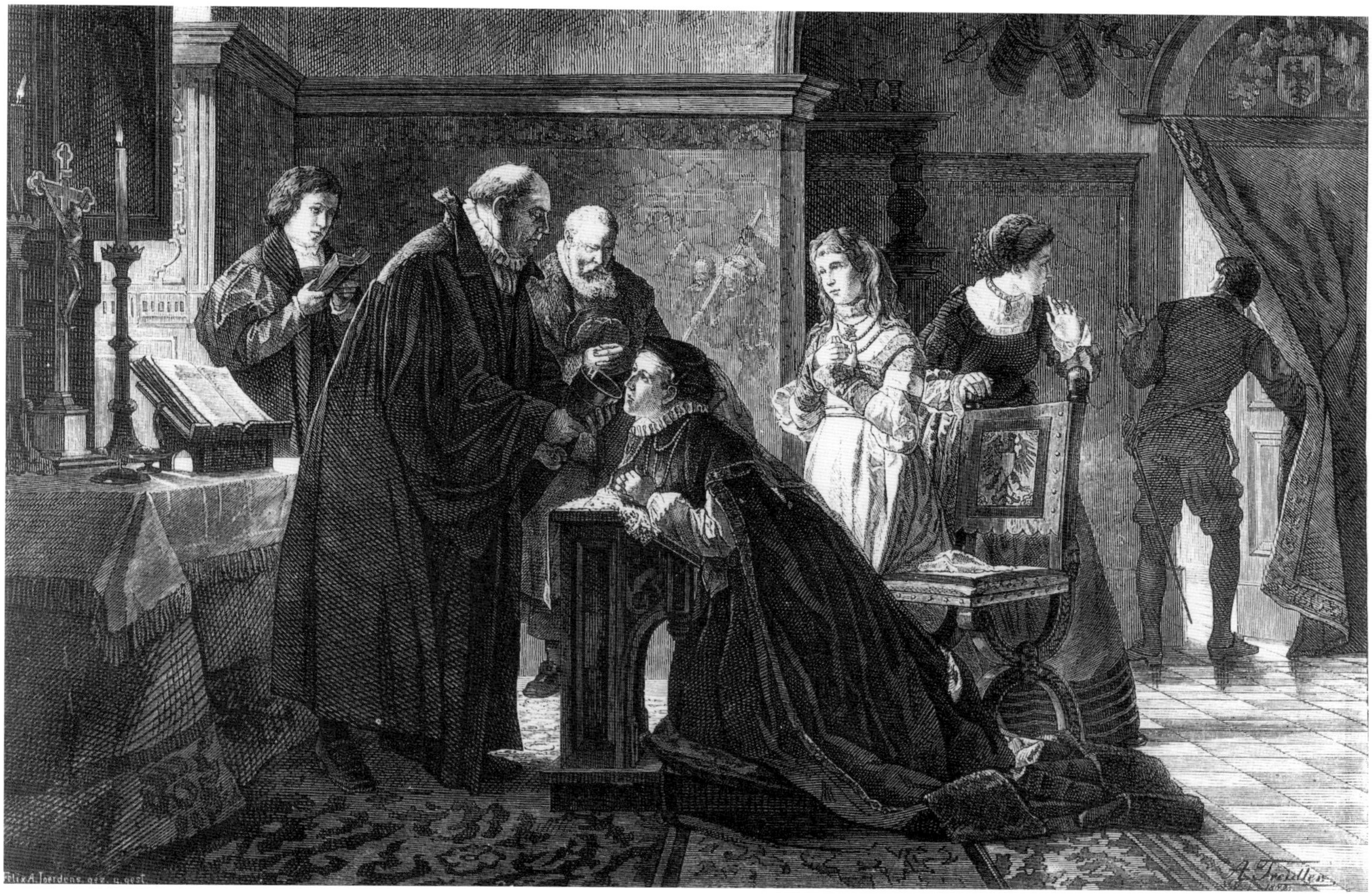

383 ADOLPH TREIDLER
Elisabeth, Kurfürstin von Brandenburg, nimmt heimlich das Abendmahl in beiderlei Gestalt, 1872
Kupferstich nach dem verschollenem Gemälde

Geschichts-, Schlachten- und Ereignisbilder. Religiöse Themen

Die Grenzen zwischen reiner Geschichtsmalerei, Schlachtenmalerei, Ereignisbildern und dem historischen Genre sind nur schwer zu ziehen, ihre lexikalische Einordnung ist zuweilen nicht richtig. Der Begriff Historienmalerei sollte für diesen Zeitraum entfallen, denn man verstand ursprünglich unter diesem alle figürlich-thematischen Darstellungen aus der Mythologie, Geschichte, Religion.

Gewisse Schwierigkeiten der Zuordnung deuten die folgenden Beispiele an. So lag der Schwerpunkt der Begabung des später in Petersburg lebenden GUSTAV SCHWARZ eher beim historischen Genre und Ereignis-
373 bild als bei der Darstellung von Schlachten. Das Deckfarbenbild mit dem festlichen Zug der Staatskarossen vor dem Kronprinzenpalais Unter den Linden von 1835 ist gewiß ein Ereignisbild, dessen Anlaß wir nur nicht mehr kennen, es könnte mit der genauen Schilderung aller Gebäude andererseits auch als Vedute gelten. Die hübschen Manöverszenen, wie die am Kreuzberg in Berlin (Schloß Charlottenburg), sind dagegen reines historisches Genre.

EDMUND RABE, ein Schüler Franz Krügers, hat in seinen militärischen Genrebildern gewisse Situationen am Rande des Geschehens geschildert. Sein 1835 ent-
standenes Gemälde ›Russische Soldaten auf Vorposten in 374
der Winterkälte‹ gehört zu solchen Episoden, die das Publikum gewiß mit Anteilnahme betrachtet haben wird.

Der aus Breslau stammende LUDWIG ROSENFELDER, in Berlin ausgebildet und tätig, war ein Geschichtsmaler, der zum historischen Genre neigte. Sein Entwurf
in Bleistift von 1844 für das Gemälde ›Karl I. von Eng- 375

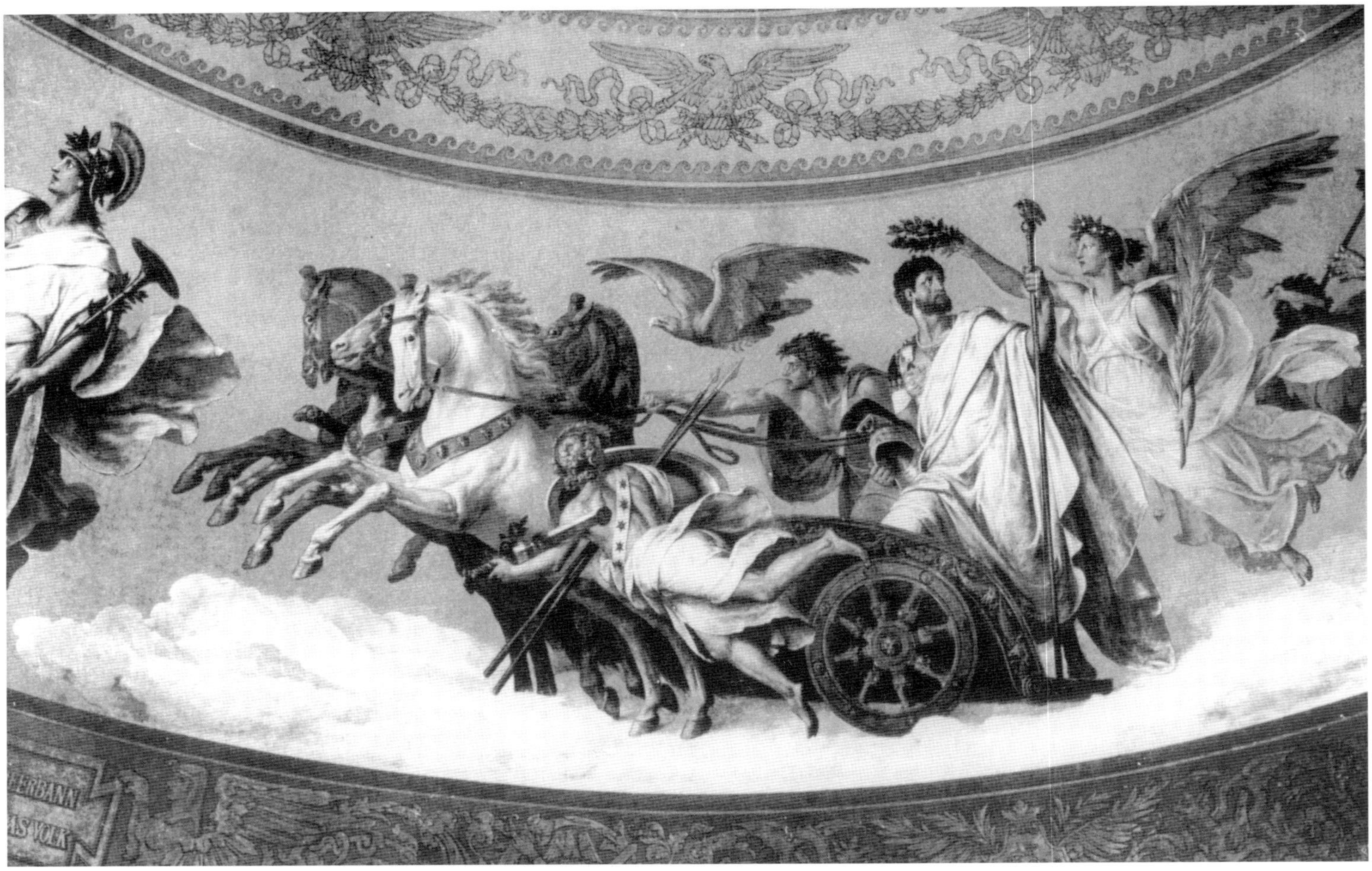

land, am Tage vor seiner Enthauptung von seinen Kindern Abschied nehmend‹ ist nicht frei von jener Rührseligkeit, die man dann am Ende des Jahrhunderts besonders schätzte. Als Schüler von Ternite und Hensel hat er auch Bildnisse gemalt, doch seine historischen und religiösen Schilderungen blieben am bekanntesten und begehrtesten.

Ein Thema aus der englischen Geschichte hat auch der aus Schlesien stammende KONSTANTIN CRETIUS behandelt, der seit 1846 in Berlin tätig war. Er schilderte
376 ›Gefangene Kavaliere vor Cromwell‹. Für dieses 1868 auf der Berliner Akademischen Kunstausstellung gezeigte Gemälde erhielt er die Goldene Medaille. Cretius war in seinen Bildern ein ausgezeichneter Erzähler, was damals für das Publikum bedeutsamer war als künstlerisch-formale Raffinesse. Bilder wurden zuerst und fast ausschließlich nach ihren inhaltlichen Aussagen beurteilt.

Eine ähnliche Begabung zeigte der aus Schlesien stammende ALBERT KRETZSCHMER, einer der vielen Schüler von Carl Begas. Kretzschmer schilderte in einem seiner Gemälde einen wichtigen Abschnitt aus dem Leben des jungen Kurfürsten. Die bewegte Szene am kurfürstlichen Hofe in Berlin stellt die Heimkehr Friedrich 377
Wilhelms aus den Niederlanden dar. Gestik und Mimik der Dargestellten wirken leicht manieriert, um so liebevoller sind die Kostüme der Beteiligten wiedergegeben. Der Maler hat intensiv die Kostümkunde studiert. Seine Kenntnisse konnte er als »Costumier am Kgl. Hoftheater in Berlin« auch praktisch verwerten. Daß Kretzschmer Humor hatte, bewies er in seinem Gemälde ›Seydlitzsche 378
Husaren beim Plündern im Schloß zu Gotha‹, wo es vor den Augen der Schloßherrschaft hoch herging und die tapferen Krieger sich als rüde Eroberer aufführten.

Einer der bekanntesten Geschichts- und Genremaler seiner Zeit war der Hamburger GUSTAV SPANGENBERG. Er studierte in Hamburg, Antwerpen, Paris und Rom. Seit 1858 lebte und arbeitete Spangenberg in Berlin. Seine Bilder fanden viel Beifall. Neben phantasti-

384 FRIEDRICH GESELSCHAP
Der siegreiche Fürst. Ausschnitt aus dem gleichnamigen Fries in der Ruhmeshalle des Zeughauses, 1883
Früher Berlin, Zeughaus. Im Krieg zerstört.

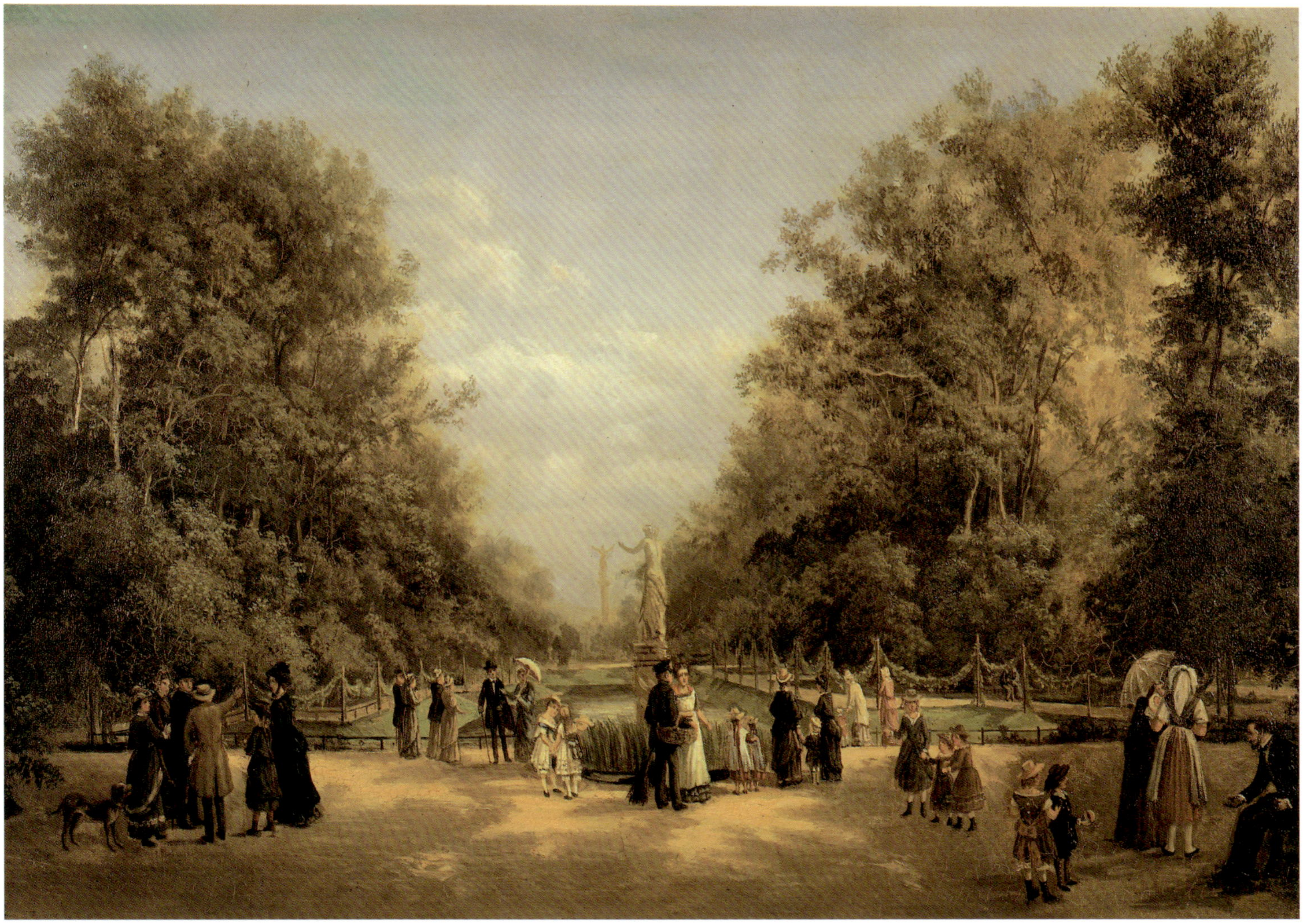

T 46 ADOLPH CHEVALIER
Partie am Goldfischteich im Tiergarten,
1870er Jahre
Düsseldorf, Privatbesitz

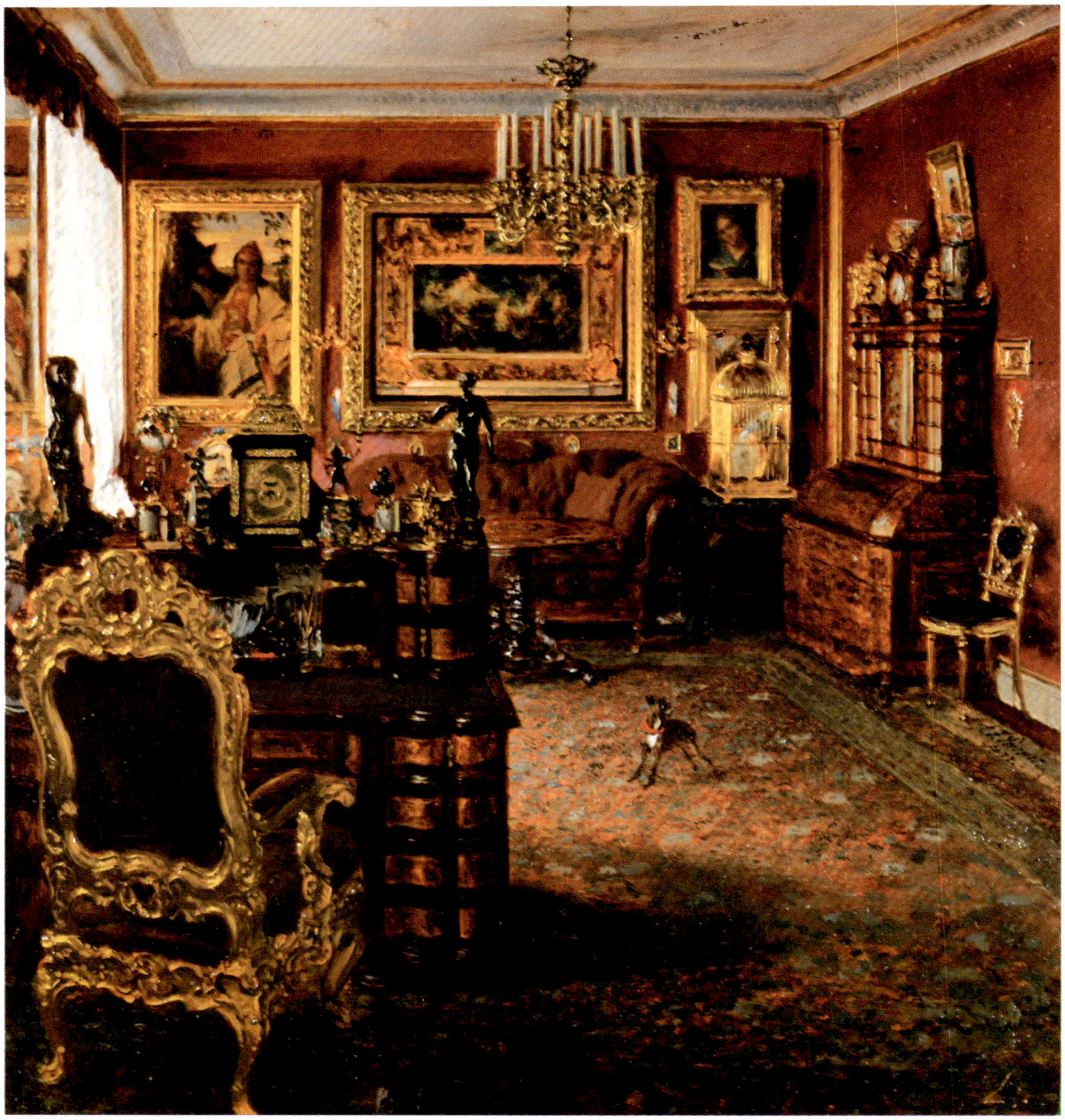

T 47 Fritz Werner
Interieur der Gründerzeit, 1877
Berlin Museum

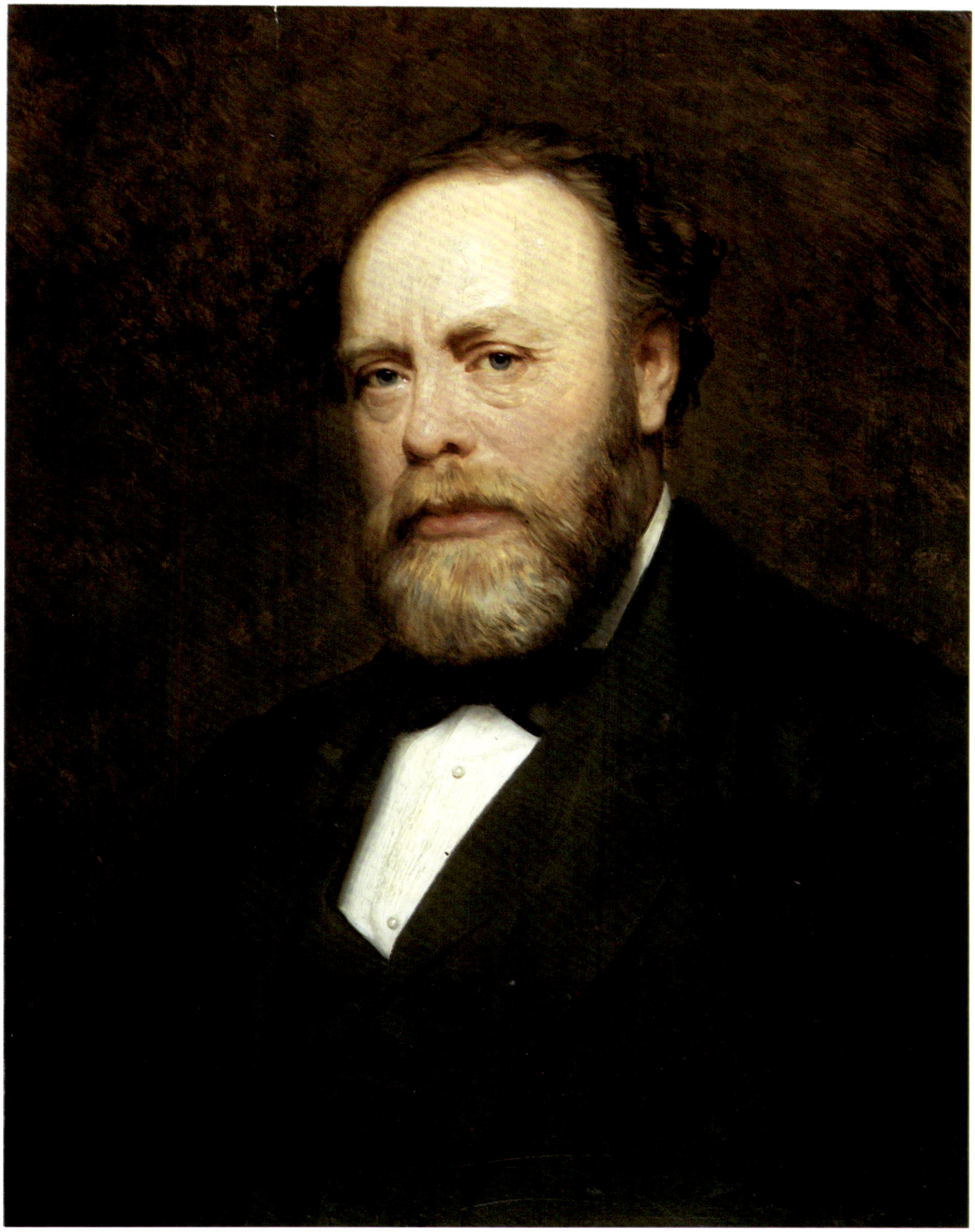

T 48 Oscar Begas
Leopold Ullstein, 1882
Berlin, Sammlung Springer

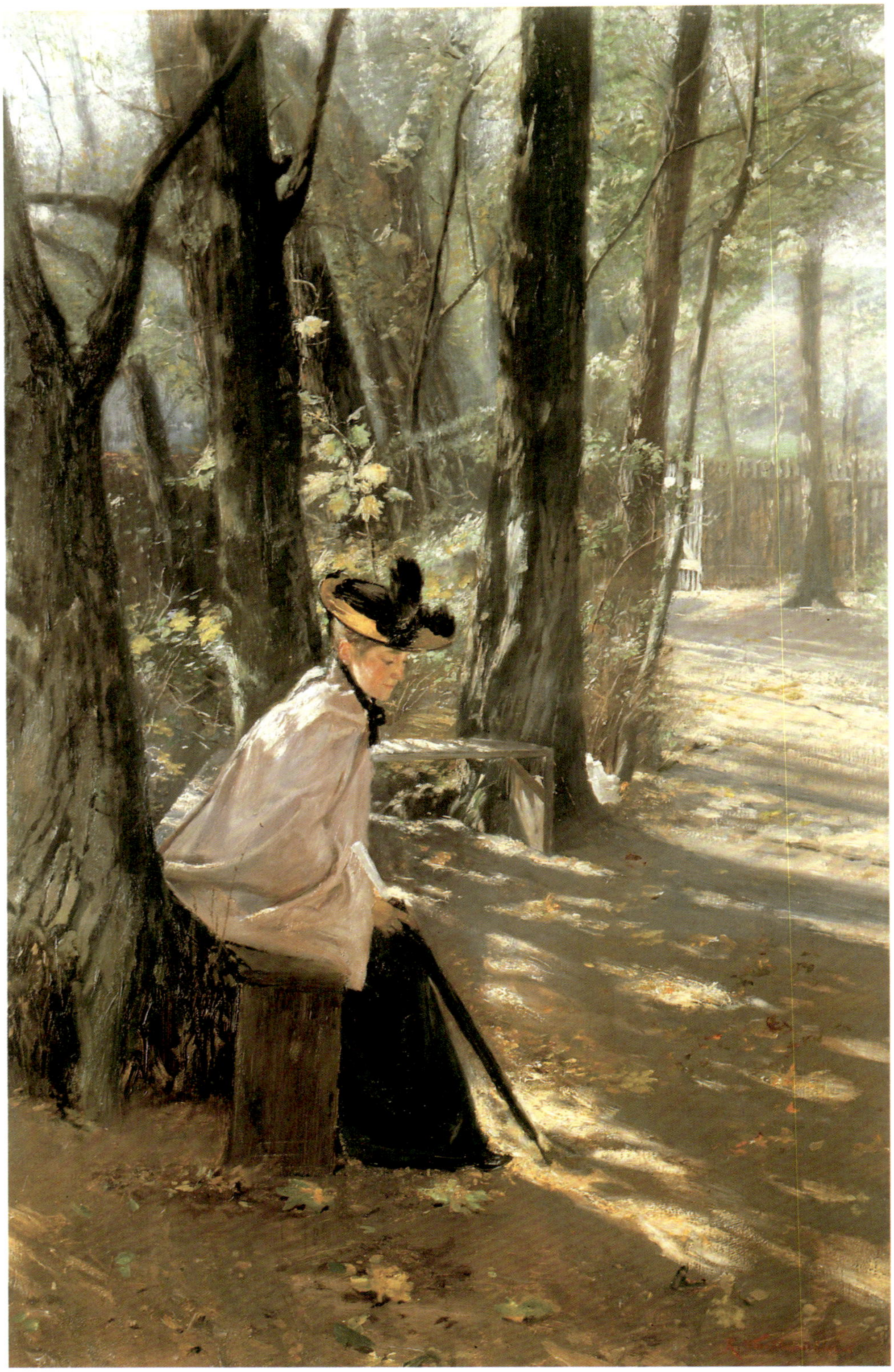

T49 Robert Warthmüller
In Erwartung, 1892
Hamburg, Privatbesitz

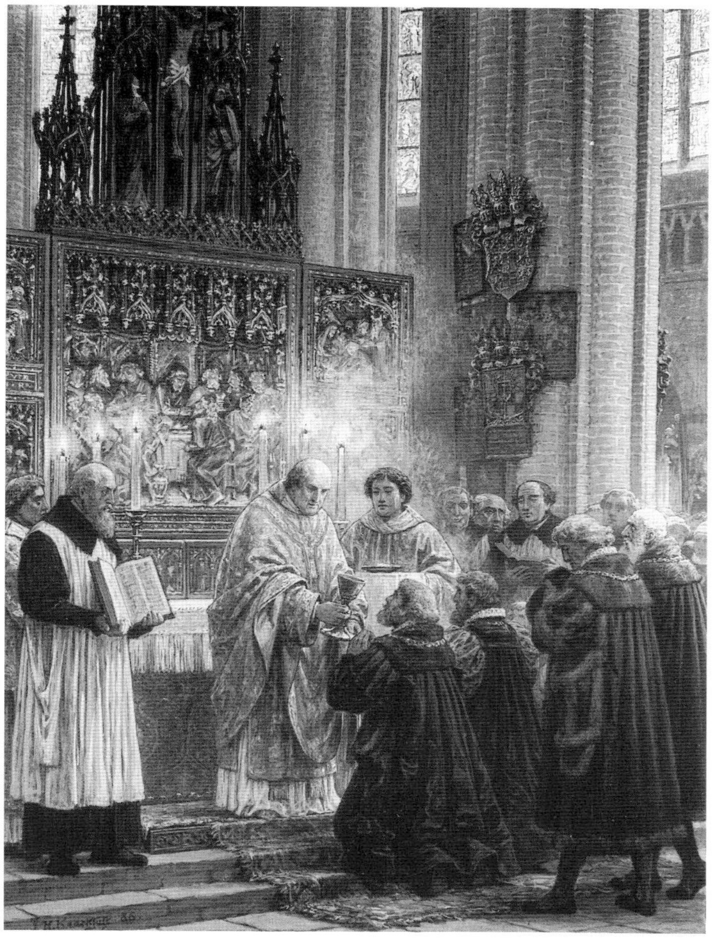

385 Hermann Knackfuss
Die Räte von Berlin nehmen das Abendmahl, 1886
Aquarell
Berlin (Ost), Märkisches Museum

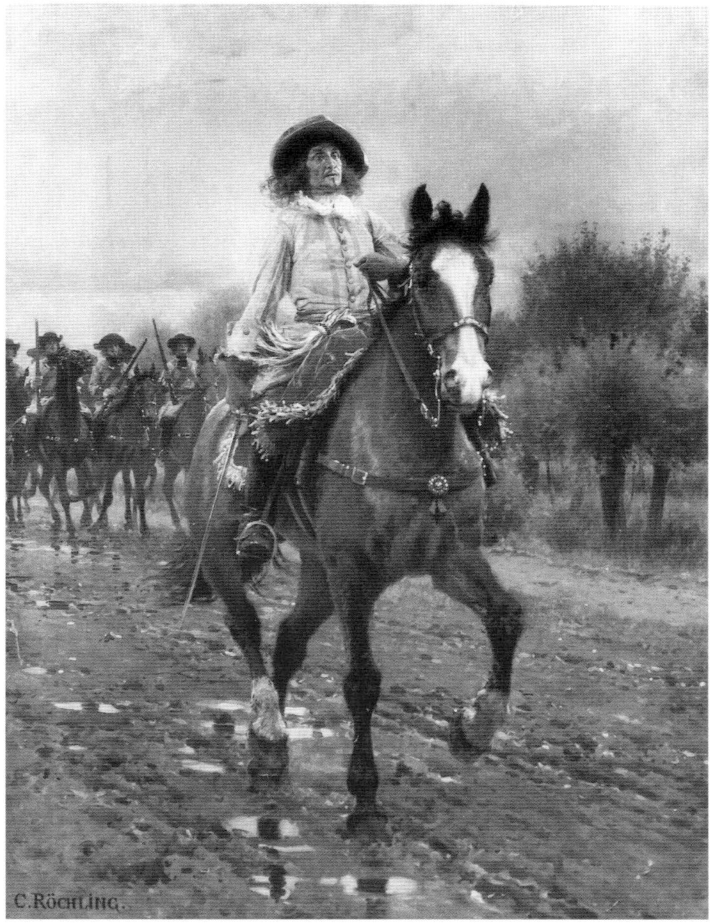

386 Carl Röchling
Feldmarschall Derfflinger
Mischtechnik
Berlin, Leo Spik KG

schen Motiven und Märchendarstellungen schuf er die
379 bekannten Bilder aus dem Leben Luthers: ›Der Knabe Luther im Hause der Frau Cotta‹, ›Martin Luther als Junker Georg‹, und ›Luther mit seiner Familie und Melanchthon‹. Seine größte Auftragsarbeit waren die Wandbilder im Treppenhaus der Universität Halle. 1892, ein Jahr nach Spangenbergs Tod, veranstaltete die Nationalgalerie eine Gedächtnisausstellung für ihn. Ihr Direktor Max Jordan würdigte seine Verdienste und betonte, daß er sich sein »*Rüstzeug in der strengen Zucht der Franzosen*« geholt habe, »*um als Meister das vaterländische Wesen zu verherrlichen*«. Dabei lobte er die besondere Fähigkeit Spangenbergs, sich in die »*heilige Phantasiewelt des Volkes*« zu versetzen und ihm seine Helden in großen Stunden zu zeigen.

Zu den grundsoliden Geschichtsmalern zählte der 1869 aus Ostpreußen nach Berlin gekommene Otto Brausewetter. Sein geschickt komponiertes Ge-
380 mälde von 1888 ›Ansprache General von Yorcks an die ostpreußischen Stände am 5.2.1813‹ spiegelt die Anteilnahme des Malers wider.

Friedrich (Fritz) Schulz hat bei Horace Vernet in Paris studiert und Geschmack an geschichtlichen und militärischen Darstellungen gefunden. Zunächst war er wie manche anderen seiner malenden Freunde in Berlin 1864, 1866 und 1871 als Kriegszeichner an den Fronten tätig. Später war er einer der Künstler, die für Kaiser Wilhelm I. Aquarelle fertigten. Der Kaiser hatte, wie schon seine Vorgänger, eine Aquarellsammlung angelegt, die die großen Ereignisse seiner eigenen Zeit oder der Geschichte Preußens festhalten sollten. In einem seiner Aquarelle schilderte Schulz die Feier anläßlich der
Enthüllung des Reiterbildes Friedrich Wilhelms III. im 381
Lustgarten, keine künstlerisch wertvolle Schöpfung, aber ein nützliches Bilddokument wie viele andere aus der Sammlung des Kaisers.

Hermann Lüders, zunächst als Illustrator in Budapest tätig, kam 1866 nach Berlin, nahm ebenfalls an

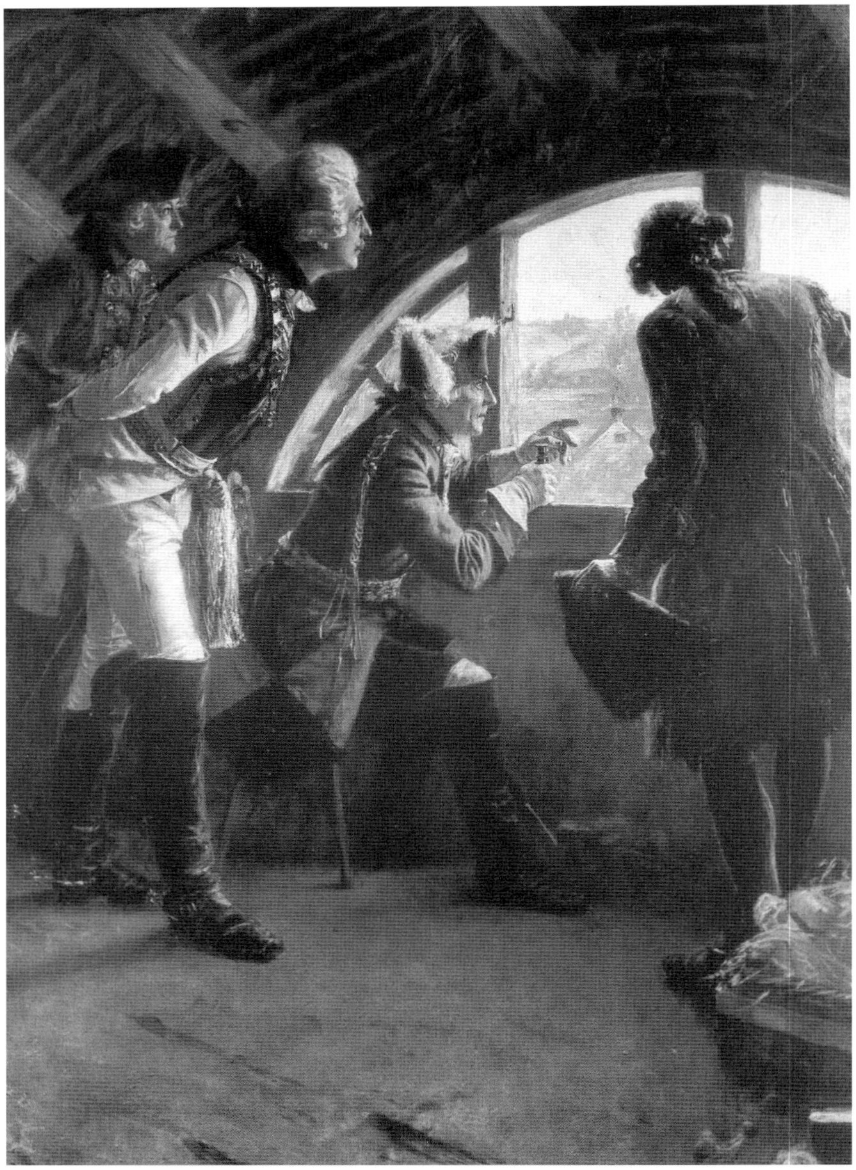

den Feldzügen dieser Jahre teil und reiste danach im Gefolge des Herrscherhauses durch halb Europa. Er verkörperte, wie Schulz, den Typ des zeichnenden und malenden Berichterstatters, der seine Erlebnisse danach auch schriftstellerisch verwertete. Sein Aquarell von
382 1886 mit der Enthüllung des Denkmals Friedrich Wilhelms IV. auf der Freitreppe der Nationalgalerie ist ebenfalls dokumentarisch zu werten.

Der bei Julius Schrader an der Akademie der Künste in Berlin ausgebildete ADOLF TREIDLER, ein Berliner, der 1880 nach München ging, hat sich in mehreren Gattungen der Malerei versucht. Sein bekanntestes Gemälde, entstanden 1872, stellte Elisabeth, Kurfürstin von 383
Brandenburg, dar, wie sie heimlich das Abendmahl in beiderlei Gestalt nimmt. Das Bild ist verschollen, aber der Nachstich vermittelt die anekdotisch zugespitzte, auf Rührung angelegte Handlung. Ludwig Rosenfelder hatte diese für den Protestantismus bedeutsame religiöse Szene ebenfalls dargestellt und das Gemälde bereits 1858 auf der Berliner Akademieausstellung gezeigt.

Hatte Wilhelm Kaulbach mit den Wandbildern im Treppenhaus des Neuen Museums eine eindrucksvolle

387 ROBERT WARTHMÜLLER
Friedrich der Große
vor der Schlacht bei Roßbach, 1895
Privatbesitz

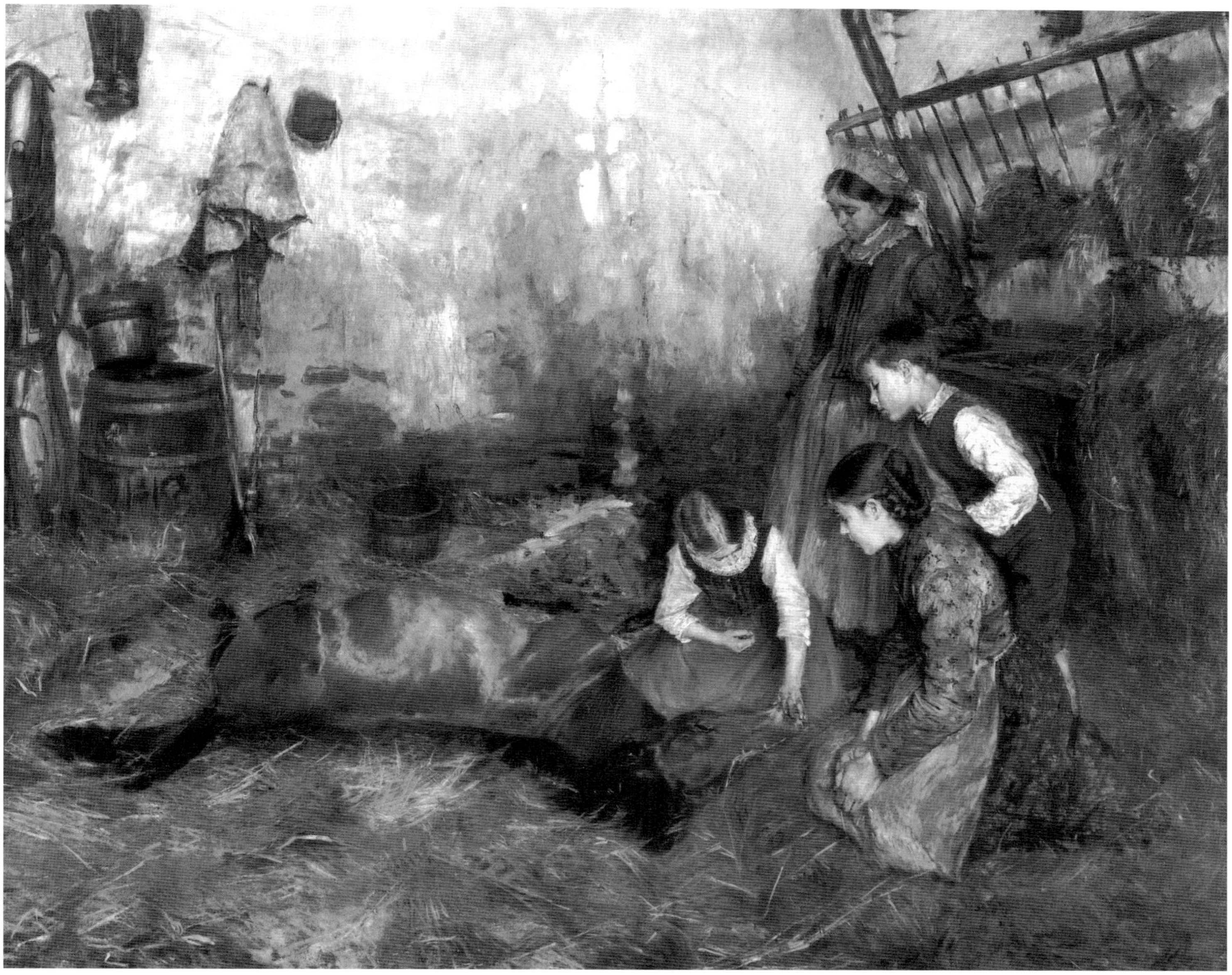

Leistung vollbracht, so sollte ihm der Geschichtsmaler FRIEDRICH GESELSCHAP, Bruder des Düsseldorfers Eduard G. aus Wesel, darin kaum nachstehen. 1871 zog es ihn nach Ausbildung und Tätigkeit in Breslau, Dresden und Düsseldorf in die neue Hauptstadt des Deutschen
384 Reiches. Er übernahm die Ausmalung der Ruhmeshalle des Zeughauses (mit Ausnahme der Wandbilder), eine Arbeit, die er von 1879 bis 1890 durchführte. Er schuf einen um das Oberlicht der Kuppel als Fries angelegten Triumphzug von 70 m Länge, und in vier Bogenfeldern stellte er allegorisch den Krieg, das Reich, den Frieden und Walhalla dar. Seine in leuchtenden Kaseinfarben ausgeführten Fresken waren, wie die Zeit das liebte, monumental aufgefaßt. Nach dieser Riesenleistung häuften sich die Aufträge für Wandmalereien und Entwürfe für Mosaikarbeiten in Kirchen und öffentlichen Gebäuden. Die Ausführung mußte er, wegen eines körperlichen Leidens, häufig anderen überlassen. Das Leben dieses erfolgreichen Malers, der auf seinem Gebiet ein großer Könner war, endete tragisch: Er erhängte sich in Rom. Da es kaum ein Staffeleibild von ihm gab, hat ihm der Beifall der Öffentlichkeit gefehlt. Obwohl er mit seinem Pathos dem

388 ROBERT WARTHMÜLLER
Das tote Fohlen, 1891
Privatbesitz

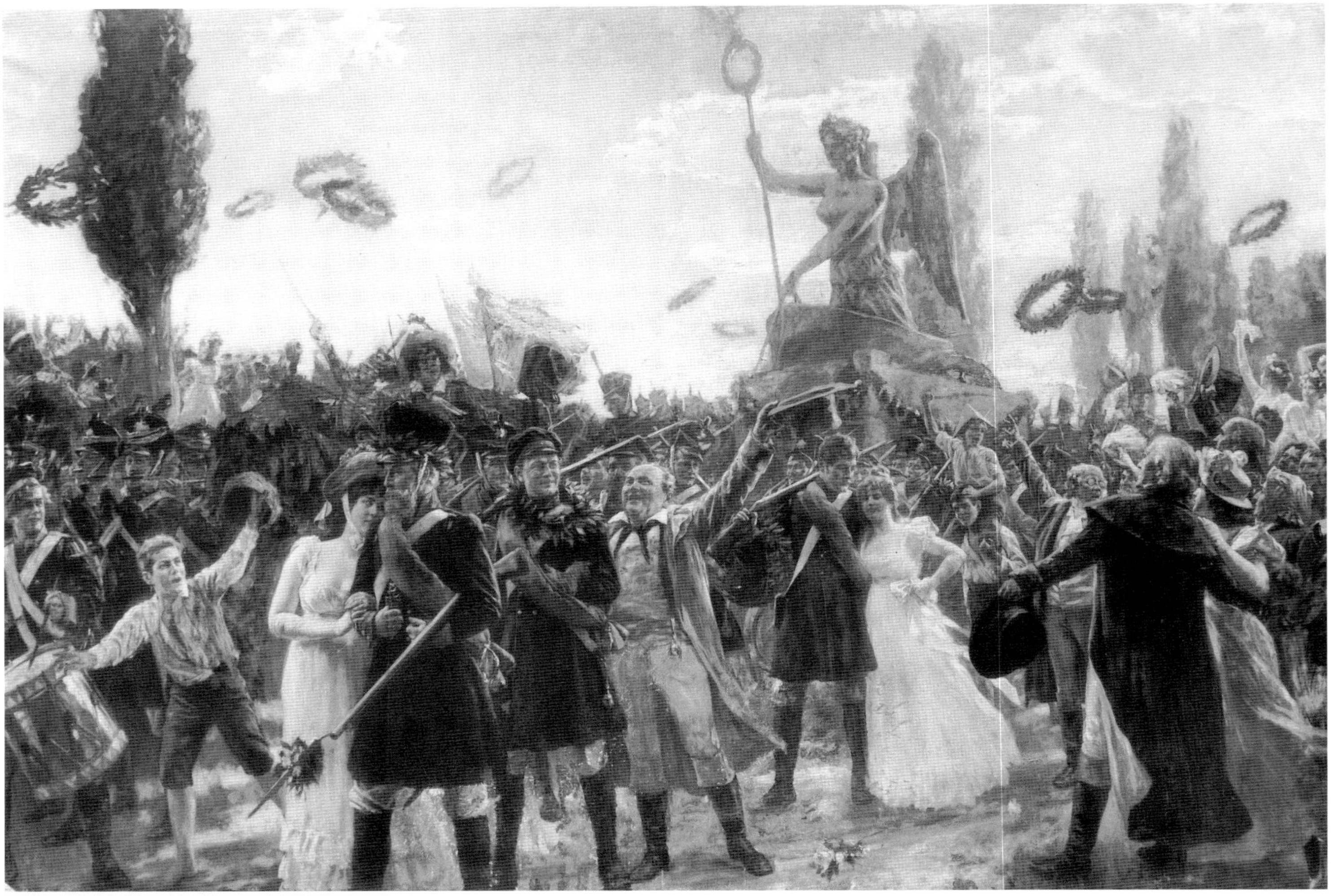

Geist seiner Zeit entsprach, ist er mit seinen Wandbildern niemals populär geworden. Nur die damalige Kunstkritik hat ihn gewürdigt.

Nicht minder bemüht um die preußische Geschichte war Hermann Knackfuss, der – als vielseitiger Maler so gut wie vergessen – durch die Herausgabe der nach ihm benannten Künstlermonographien bekannt geblieben ist. Auch er war ein Maler, der im Gefolge des Kaisers weit herumgekommen und an verschiedenen Orten als Dekorationsmaler tätig war. Er hat an der Ausmalung der Ruhmeshalle des Zeughauses (Schlacht von Turin) mitgewirkt. Der Kaiser beauftragte ihn, Szenen der preußischen Geschichte zu malen; für verschiedene Kirchen schuf er Altarbilder. An den Sieg des Protestantismus in Preußen sollte die Darstellung der das Abend-
385 mahl empfangenden Räte von Berlin erinnern.

Zu den bekannten Geschichtsmalern zählte Carl Röchling, der mit seinem zusammen mit Richard Knötel herausgegebenen volkstümlichen Bilderbuch ›Der alte Fritz‹ populär geblieben ist. Militärische Ereignisbilder und genrehafte Soldatenszenen waren seine Stärke. Als Meisterschüler von Anton von Werner half er seinem Lehrer bei der Arbeit an dem riesigen Sedan-Panorama, das seit 1885 in einem eigenen Gebäude die patriotischen Berliner begeisterte. Die stolze und heldische Gesamtstimmung prägte auch das gut erfundene und
in Mischtechnik gemalte Reiterbild des Feldmarschalls 386
Derfflinger.

Robert Warthmüller – eigentlich Müller, den Doppelnamen gab er sich nach seinem Geburtsort Landsberg an der Warthe –, gehörte zu den ganz wenigen Malern, die den Menzelschen Friedrich-Darstellungen

389 Rudolf Eichstaedt
Victoria. Begrüßung der 1815 aus Paris heimgekehrten Quadriga vom Brandenburger Tor, 1896
Berlin, Leo Spik KG

nahekamen. In den Gründerjahren studierte er an der Berliner Akademie und in Kassel, 1886 wurde er Lehrer an der Hochschule für die bildenden Künste und erhielt endlich im Jahr seines Todes den Ruf an die Akademie. Sein Aufenthalt in Paris im Atelier von Lefebvre hätte sich gewiß günstig auf seine Malerei ausgewirkt, wenn er nicht so früh verstorben wäre, denn die akademische Glätte hatte er bereits zugunsten einer lockeren Malweise und eines differenzierteren Kolorits aufgegeben. Sein Gemälde ›Friedrich der Große besichtigt die Kartoffelernte in Schlesien‹ ist eine lebendige Schilderung des wechselvollen Schlesien-Kapitels aus Friedrichs Leben. In einem
387 seiner letzten Gemälde mit dem Titel ›Friedrich der Große vor der Schlacht bei Roßbach‹ hat Warthmüller glänzend die Spannung des Königs und seiner Offiziere wiedergegeben, die feindliche Stellungen von einem Dachfenster aus beobachten. Vier Jahre zuvor hat Warth-
388 müller eine bäuerliche Szene ›Das tote Fohlen‹ gemalt, ein Bild, das in seiner Farbigkeit und dem freien Pinselstrich, aber auch in der Zurückhaltung sich wohltuend von ähnlichen Darstellungen abhebt, die meist anekdoti-
49 scher oder tränenreicher ausfielen. 1892 malte er das kleine Bild ›In Erwartung‹, das auch ohne diesen Titel eine ganz eigene Stimmung hat. Ohne solche erzählenden Titel ist man aber damals offenbar nicht ausgekommen. Warthmüller war nebenbei auch ein guter, in der Berliner Tradition stehender Bildnismaler.

Einige Maler, die erst in den fünfziger oder sechziger Jahren geboren wurden, haben das nationale Pathos oder die Sentimentalität, die erheben oder rühren sollten, beibehalten und sich dabei immer weiter von der ursprünglichen berlinischen Nüchternheit und der preußischen Zurückhaltung entfernt. Das mag auch daran gelegen haben, daß sie in Wilhelminischer Zeit mit dekorativen Malereien beauftragt wurden, die alle dem nationalen Gedanken in Geschichte und Gegenwart dienen und unter Wilhelm II. vor allem die germanische Vergangenheit hervorheben sollten, ein Wunsch, dem allerdings nur wenige Maler nachkamen.

Der Bildnis- und Genremaler RUDOLF EICHSTAEDT hat Historisches gern aus der volkstümlichen Perspektive des Genre gesehen. Sein Gemälde (erster
389 Entwurf) ›Victoria. Die Rückkehr der Quadriga nach Berlin‹ (Napoleon hatte sie zuvor als Kriegsbeute nach Paris gebracht) schildert den Jubel und Trubel der Berliner so lebendig, als sei der Maler dabeigewesen. Zu den schönen jungen Frauen auf dem Bild hat der Maler sich allerdings nicht durch die historische Epoche, sondern durch die Gegenwart anregen lassen.

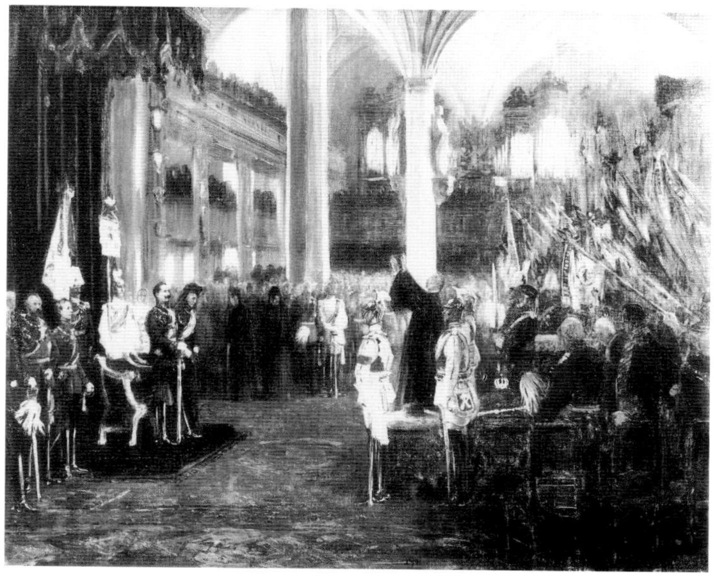

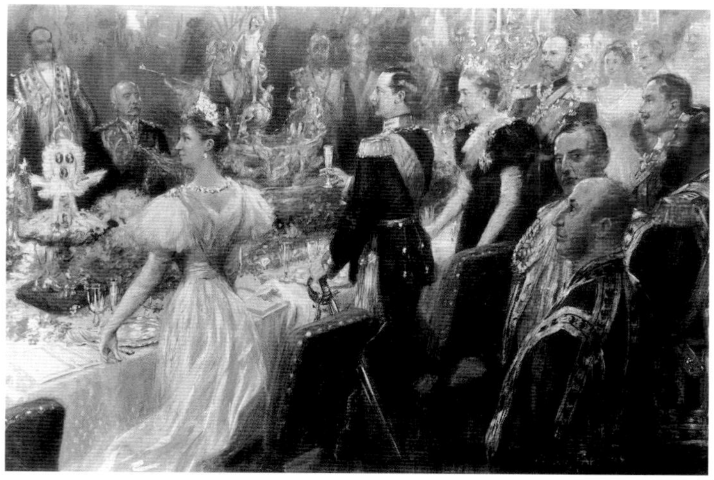

390 FRIEDRICH PAPE
Gottesdienst zur Zweihundertjahrfeier des Königreiches Preußen, 1901
Früher Königsberg/Pr., Schloß

391 WILLIAM PAPE
Die fünfundzwanzigjährige Jubelfeier der Kaiserproklamation im Berliner Schloß, 1898
Hannover, Niedersächsisches Landesmuseum, Landesgalerie

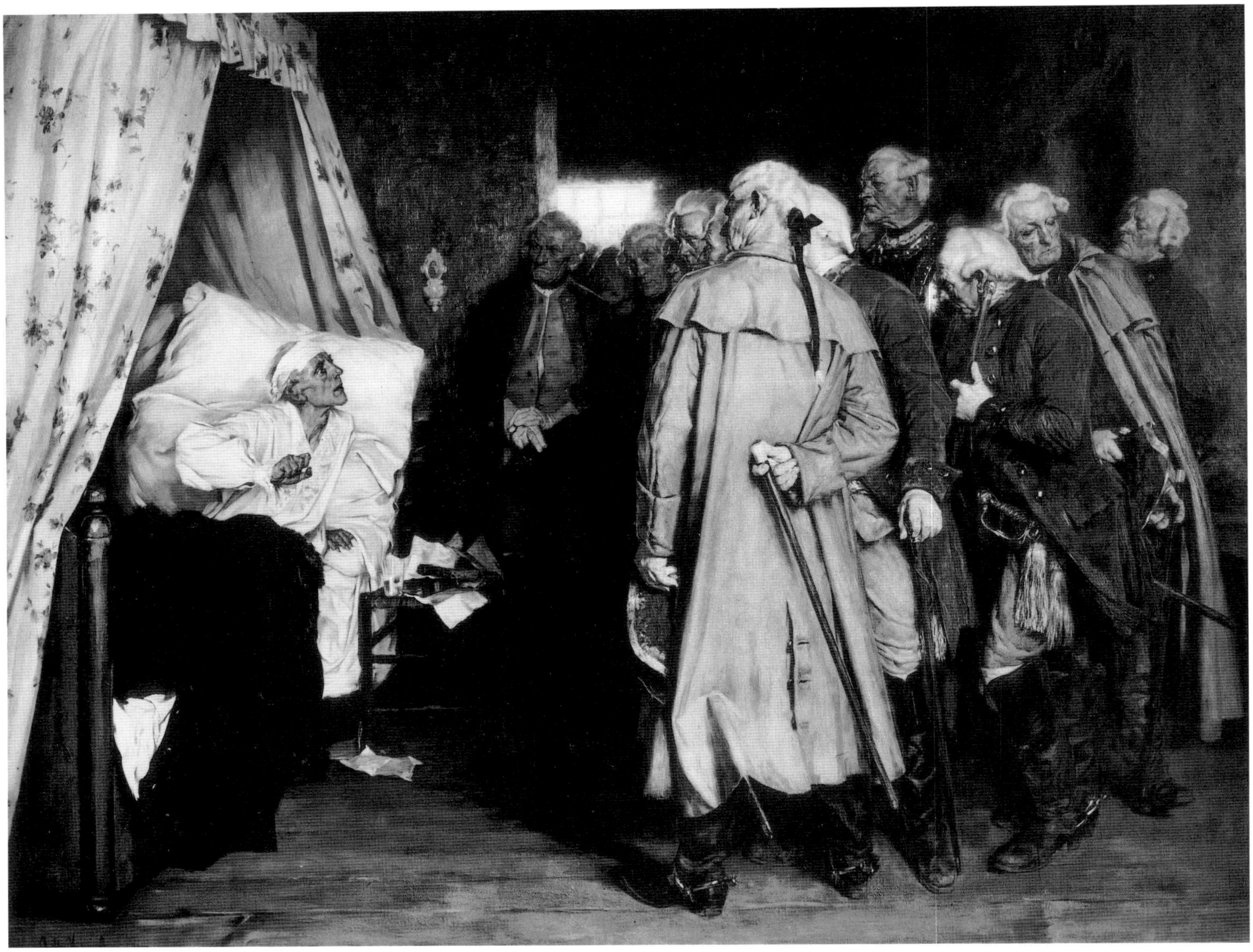

Der Berliner Landschafter EDUARD PAPE, der noch bei Blechen studiert hatte, wandte sich später, verlockt durch die lohnenden Aufträge, auch der Wandmalerei zu.
390 Als ein spätes Ereignisbild hielt er 1901 den ›Gottesdienst zur Zweihundertjahrfeier Preußens‹ in der Schloßkirche zu Königsberg in einem Gemälde fest, das seine künstlerischen Möglichkeiten bei weitem überstieg und als ein allzu später Nachklang der malerischen Lobpreisungen des Kaiserreichs anzusehen ist. Nicht verwandt mit ihm ist der später geborene WILLIAM PAPE. Er pflegte das historische Genre und hat in dem Gemälde
391 ›Die fünfundzwanzigjährige Jubelfeier der Kaiserproklamation‹ die Festtafel im Berliner Schloß mit dem Kaiser, seiner Familie und den erlauchten Gästen gewiß mit viel Eifer geschildert; aber die Diskrepanz zwischen den übergenau und übergroß Porträtierten im Vordergrund und der Skizzenhaftigkeit der barock überladenen Tafel und der weiter entfernt Stehenden wirkt fast peinlich, doch ist das Gemälde ein Dokument, weil solche in Innenräumen stattfindenden Feiern selten dargestellt und auch die Photographen, die es schon gab, nicht zugelassen wurden.

Als letzter in der Reihe der wichtigsten Geschichts- und Genremaler ist ARTHUR KAMPF aus Aachen zu nennen, der an der Düsseldorfer Akademie ausgebildet worden war. Auf den Spuren Menzels widmete er sich der Darstellung von Szenen aus dem Leben Friedrichs des Großen. Naturalistischer als Menzel, in seinen Anfängen

392 ARTHUR KAMPF
Rede Friedrichs des Großen an seine Generale bei Koeben/Oder, 1893
Düsseldorf, Kunstmuseum

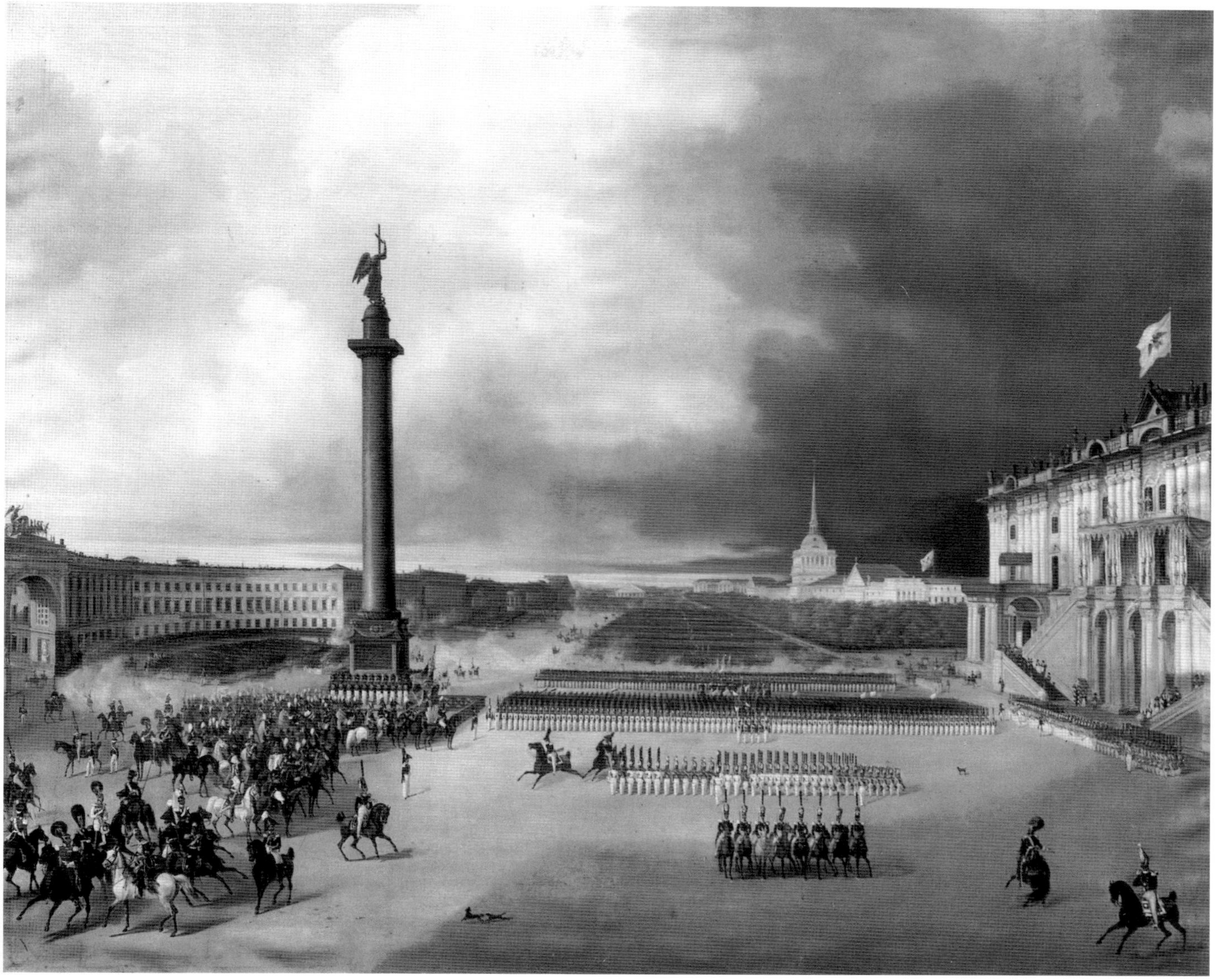

auch allzu pathetisch, hat Arthur Kampf in seinem 1895
392 entstandenen Gemälde ›Ansprache Friedrichs an seine Generale in Koeben an der Oder‹ sich dennoch ernsthaft mit seinem Stoff auseinandergesetzt. 1899 wurde er an die Berliner Akademie der Künste berufen, deren Präsident er von 1907 bis 1912 war. Daß Kampf, der zu den Akademikern zu rechnen ist, ein exzellenter Kolorist war, zeigt eins seiner schönsten Bilder, der ›Knabe in Rot‹
61 in der Nationalgalerie, dem das der spanischen Tänzerin, in dem ebenfalls das leuchtende Rot dominiert, kaum nachsteht.

Neben diesen und anderen Geschichtsmalern, die sich vorwiegend genremäßig mit der Historie Preußens (und auch der anderer Länder) befaßten, gab es reine Militär- und Schlachtenmaler, die sich fast ausschließlich dem kriegerischen Teil der Geschichte widmeten.

Carl von Rechlin, ein Zeitgenosse Franz Krügers, hat wie jener anfangs Paradebilder geschaffen. Das Gemälde ›Einweihung der Alexandersäule in Petersburg‹ 393
zeigte Rechlin auf der Berliner Akademischen Kunstausstellung von 1836. In seiner klaren, sauberen Art ähnelt es den allerdings ungleich interessanteren Paradebildern Krügers, der es zum Glück nicht bei dem militärischen Teil solcher Veranstaltungen bewenden ließ. In den vierziger Jahren hat Rechlin verschiedene Episoden aus Schlachten der Freiheitskriege dargestellt, daneben auch heitere Genreszenen fast ausschließlich aus dem militärischen Bereich geschaffen.

393 Carl Rechlin
Einweihung der Alexandersäule in Petersburg
Berlin, SSG, Schloß Charlottenburg

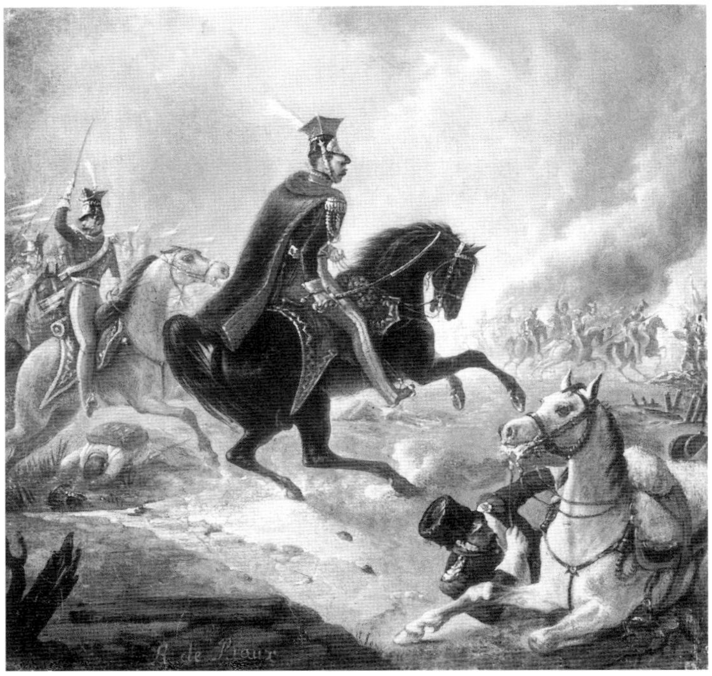

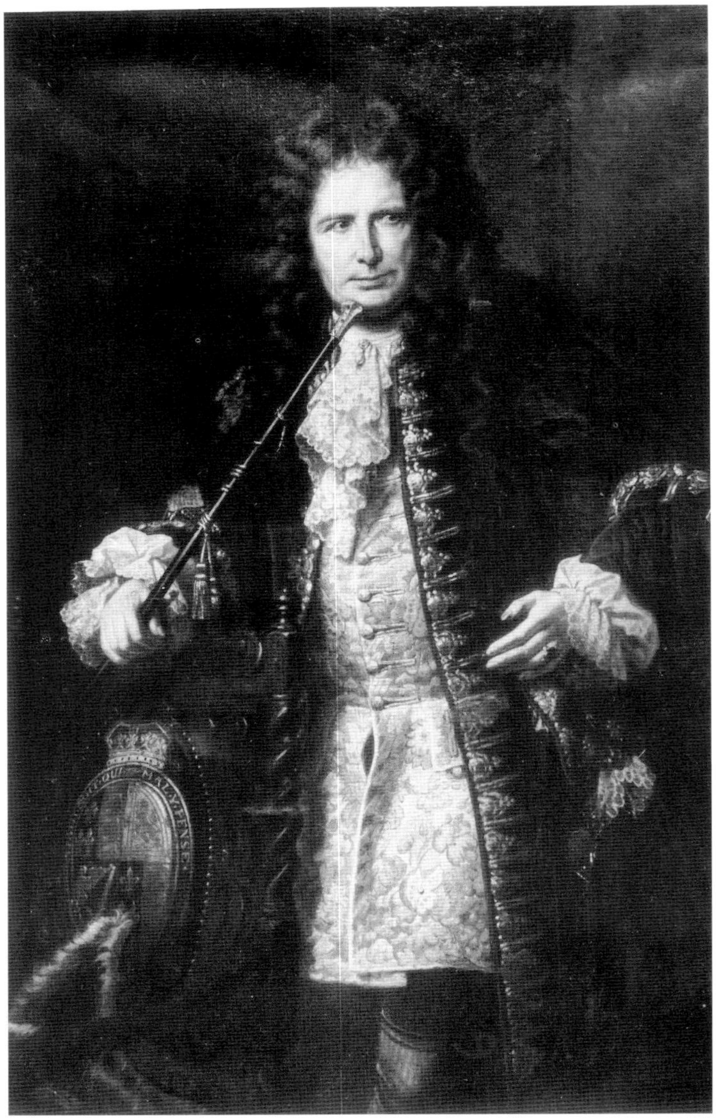

Zu den frühen Schlachtenmalern zählte auch der vielseitige und fleißige BLAISE RAYMOND DE BAUX, der zahlreiche Schlachten- und Gefechtsszenen aus den Befreiungskriegen, daneben auch Porträts und Genrebilder geschaffen hat. Sein um 1842 entstandener ›Ulanenangriff‹, ein kleines, geschickt komponiertes Bild, stellt den vorwärtsstürmenden Fürsten Poniatowski auf seinem Rappen, gefolgt von seinen Reitern, in einer wilden Attacke dar. Sein weniger begabter Sohn JULIEN RAYMOND widmete sich der Bildnis- und Genremalerei.

394

Auch der aus dem Badischen stammende FRIEDRICH KAISER, der 1850 nach Berlin kam, hat nach seinen Anfängen als Lithograph Schlachtenbilder mit Szenen aus den Kriegen zwischen 1864 und 1871 geschaffen, an denen er im Gefolge des Generalstabs teilgenommen hatte. Sein Vorbild war Horace Vernet, der ihn zum Studium der Malerei anregte. Seine Begabung reichte aber nur für Bilder in kleinerem Maßstab. Wie auch andere malende Teilnehmer an diesen Kriegen erzielte er seine größten Erfolge in der Aquarelltechnik. Eines seiner interessantesten Ölbilder, das auf den ersten Blick beinahe kriegerisch wirkt, zeigt wild angetriebene Pferdegespanne vor einer gleichförmig traurigen Großstadtkulisse. Das Bild trägt den bezeichnenden Titel ›Tempo der Gründerjahre‹. Es ist um 1875 entstanden und schildert die schnelle Bebauung einer Straße in Berlin (als Dragonerstraße erkannt) mit Mietskasernen. Schon 1859 hatte er den Neubau Oranienstraße 57/58 mit Bauarbeitern, Wagen und Pferden bildlich festgehalten. Kaiser war einer der zahlreichen Maler in Berlin, die man mit Recht

395

394 BLAISE RAYMOND DE BAUX
Kavallerieattacke
Berlin, Leo Spik KG

396 WILHELM CAMPHAUSEN
Der Schauspieler Haase als Lord Bolingbroke in »Ein Glas Wasser« von Scribe, 1884
Berlin, SMPK, Nationalgalerie

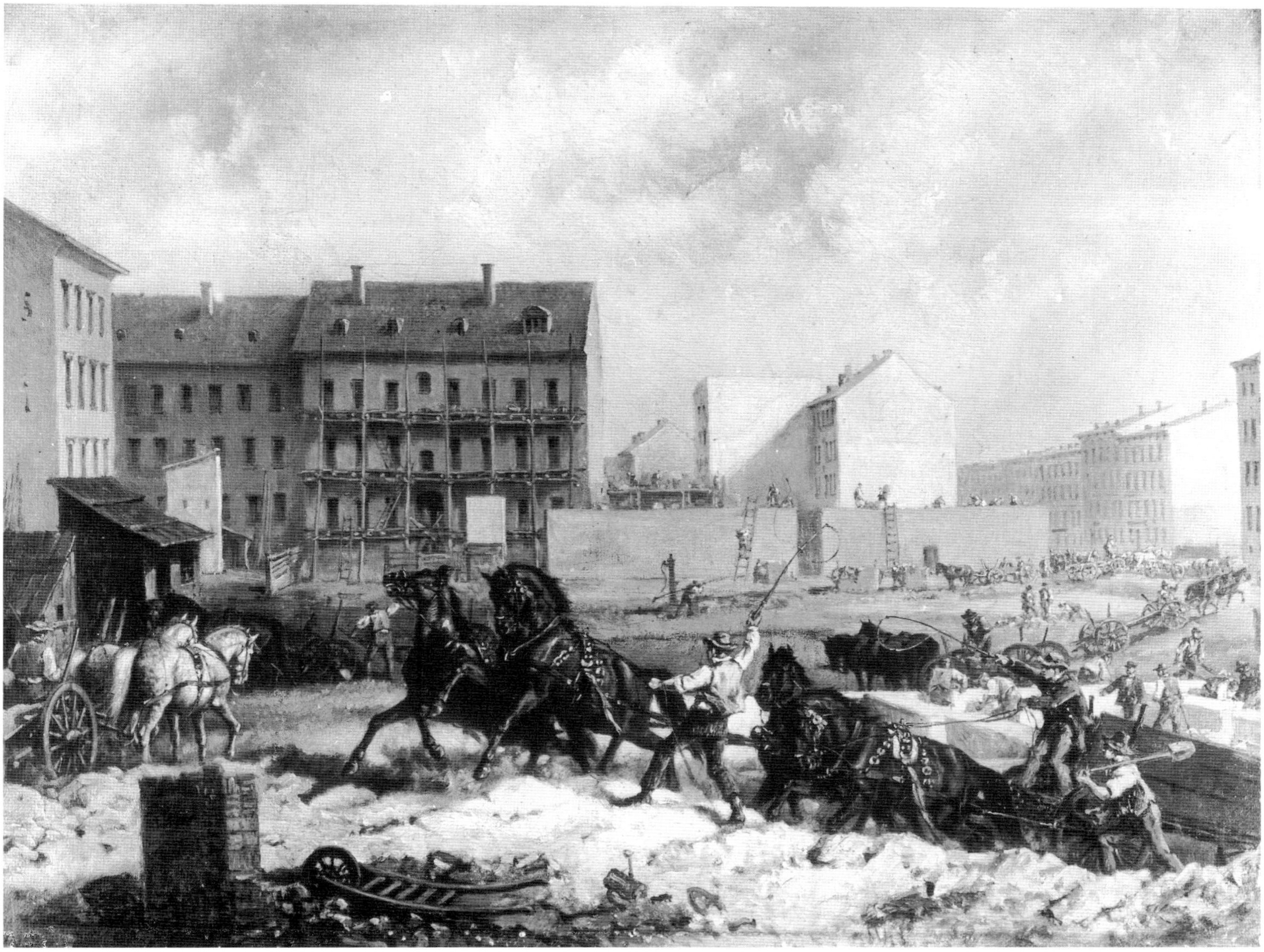

auch anderen Kunstprovinzen zurechnen kann; er gehört mit seinen frühen Szenen aus dem badischen Aufstand auch zur badischen Malerei.

Als preußischer Schlachtenmaler überaus populär geworden ist der Düsseldorfer WILHELM CAMPHAUSEN, der im Auftrag des Prinzen Friedrich Wilhelm von Preußen Ereignisbilder, später auch für dessen englische Gemahlin Victoria Darstellungen aus der englischen Geschichte schuf. Wie andere Maler nahm auch er am deutsch-dänischen Krieg und im Hauptquartier des Kronprinzen am österreichischen Feldzug teil. Was heute andere Medien von solchen Ereignissen in Bild und Schrift berichten, das mußten damals die Zeichner und Maler leisten, denn die Photographie war noch nicht beweglich genug. Es gab daher kaum einen an den Kriegen teilnehmenden Angehörigen des Herrscherhauses, der es versäumt hätte, einen künstlerischen »Kriegsberichter« in seinen Stab zu nehmen. Für die Maler bedeutete das eine sichere Existenz. Es ist aber aufschlußreich, daß Camphausen der Schilderung der Kriegsereignisse eher auswich und gerne in die Darstellung des fernen friderizianischen Zeitalters flüchtete. Als eine kleine Abschweifung von seinen eigentlichen Aufgaben, die ihm den Beifall des Publikums eintrugen, ist ein Rollenbild anzusehen: 1884 porträtierte er den Schauspieler Haase 396
in der Rolle des Lord Bolingbroke in dem beliebten Stück von Scribe ›Ein Glas Wasser‹. Die Berliner aber bestaunten in der zu einem neuen nationalen Wallfahrtsort gewordenen Ruhmeshalle des Zeughauses sein 1882 vollendetes Wandbild ›Schlesien huldigt Friedrich dem

395 FRIEDRICH KAISER
Tempo der Gründerjahre, um 1815
Berlin (Ost), Märkisches Museum

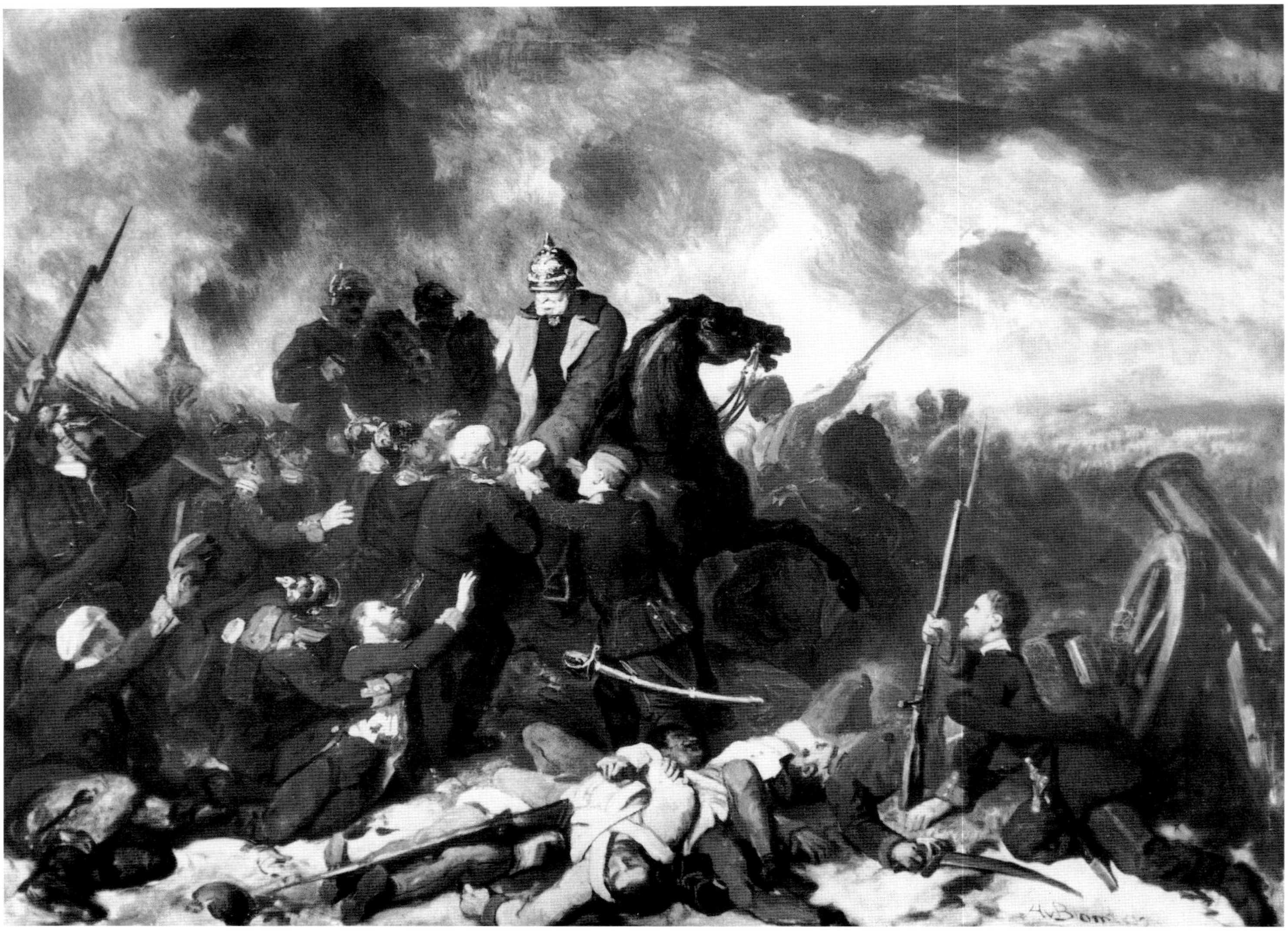

Großen‹ oder seine teilweise überdimensionalen kraftvollen Reiterporträts der Feldherren Friedrichs, die vom Herrscherhaus erworben wurden.

Der Berliner HUGO VON BLOMBERG, der die letzten Jahre seines Lebens in Weimar verbrachte, spielte in der Literaten- und Künstler-Vereinigung ›Der Tunnel über der Spree‹, der auch Theodor Fontane angehörte, eine vielbeachtete Rolle. Nach seinem Studium bei Wach hielt sich Blomberg bis 1848 bei Léon Cogniet in Paris auf, der kein großer Maler, aber offenbar ein sehr guter Lehrer war. Die für die Preußen siegreiche Schlacht bei Königgrätz mit Kaiser Wilhelm I. ist von den Schlachtenmalern in Berlin öfter dargestellt worden – ein dankbares Sujet, das Erfolg versprach. Blomberg hat in Paris die großen Geschichtsgemälde der Napoleonischen Ära offenbar genau studiert, denn seine Darstellung erinnert in vielen Einzelheiten an französische Vorbilder. Die ihrem obersten Feldherrn freudig entgegeneilenden Soldaten, die Verwundeten und Toten sind zu einer melodramatischen Szene zusammengefaßt. Unter einem dunklen Himmel ist König Wilhelm I. in seinem schlichten Soldatenmantel 397
eine Gestalt, die zum Symbol des Sieges wurde. Die ›Schlacht von Königgrätz‹ ist auch von EMIL HÜNTEN als Wandgemälde in der Ruhmeshalle des Zeughauses dargestellt worden. Hünten ist genaugenommen kein Berliner Maler gewesen und nicht einmal als Maler in Berlin zu bezeichnen, war aber einer der fleißigsten und tüchtigsten Schlachtenmaler im Dienste Preußens. Im Deutsch-Französischen Krieg 1870/71 nahm er als zeichnender Offizier im Hauptquartier des preußischen Kron-

397 HUGO VON BLOMBERG
König Wilhelm I. nach dem Sieg bei Königgrätz
Berlin, Leo Spik KG

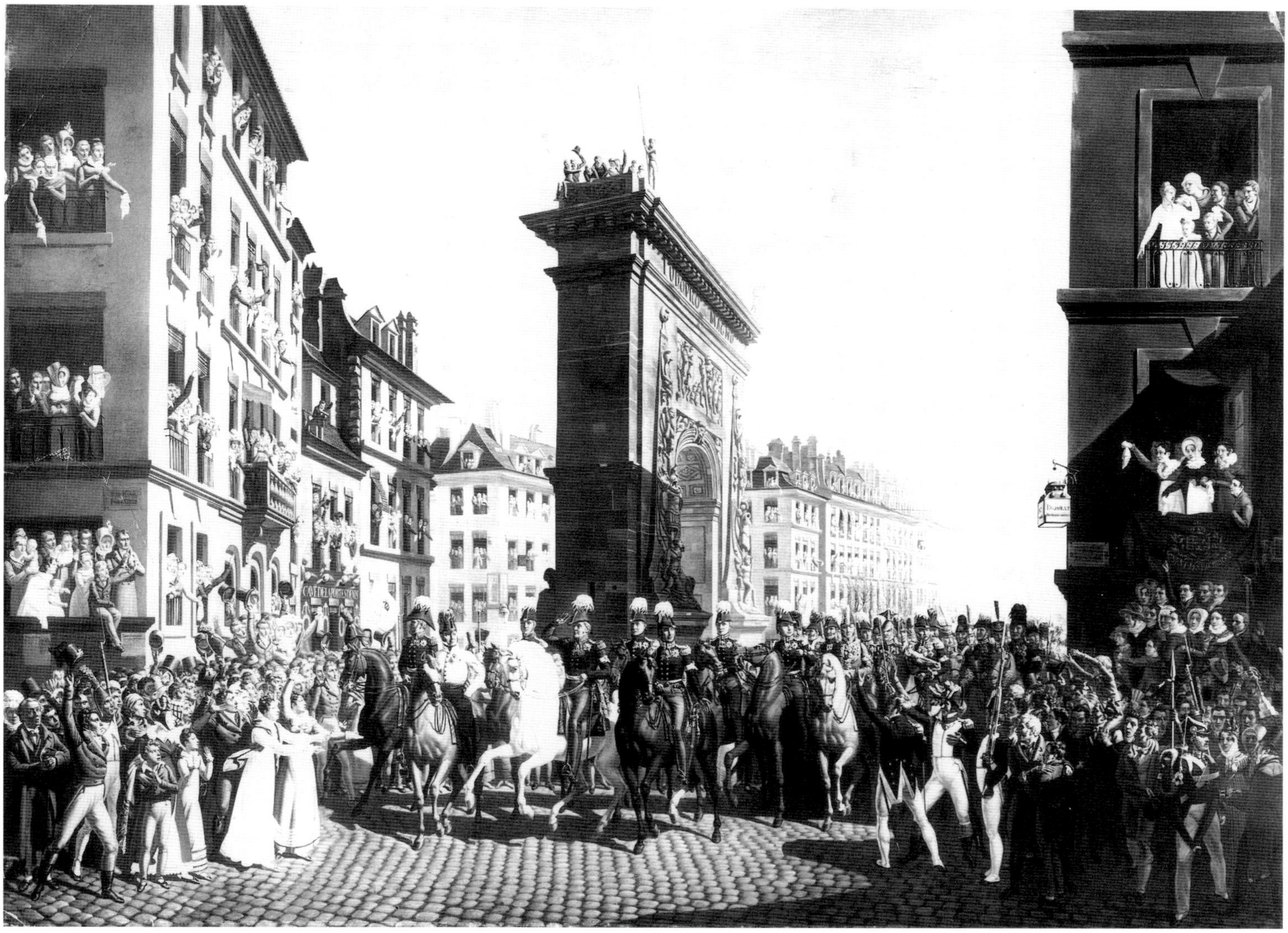

prinzen teil und schuf eine Reihe von Ereignisbildern. Hünten, der in Paris und Antwerpen bei bekannten Malern die wohl beste und vielseitigste Ausbildung, die damals möglich war, genossen hatte, darf daher nicht unerwähnt bleiben. Sein furioses Gemälde des Feldmarschalls Blücher zu Pferde erinnert in seiner Auffassung an ähnliche Reiterbilder der Franzosen.

Nicht nur der fleißigste, sondern wohl auch der begabteste unter den Schlachtenmalern war der aus Xanten stammende, in Düsseldorf ausgebildete GEORG BLEIBTREU. Ihm war weniger am allseits beliebten historischen Genre als an der Darstellung des politisch-kriegerischen Zeitgeschehens gelegen. So hat er mit dem Gefecht bei Flensburg und dem Untergang des Kieler Studenten- und Turnerkorps eine ›Episode aus der verunglückten Erhebung der Schleswig-Holsteiner gegen das dänische Joch‹ zum Anlaß eines 1852 an der Berliner Akademie ausgestellten Ereignisbildes genommen, das einmal nicht ein siegreiches Geschehen, sondern den Untergang der um Befreiung Kämpfenden darstellte, ein Thema, das ihn in bezug auf Elsaß-Lothringen und Siebenbürgen mehrfach beschäftigte. Als Geschichtsmaler befaßte er sich mit den Befreiungskriegen. So hat er – darin Franz Krüger nicht unähnlich – den Einzug der Ver- 398
bündeten in Paris mit den Porträts der Sieger hoch zu Roß an der Porte St. Denis dargestellt, aber mit nicht minderer Anteilnahme, wenn auch nur genremäßig, die sehr unterschiedlichen Gefühle des französischen Volkes vom tiefen Erschrecken bis zu einer erzwungenen Zustimmung nachzuempfinden versucht. 1858 war er nach Berlin

398 GEORG BLEIBTREU
Einzug der Verbündeten in Paris
Früher Besitz des Königshauses, Verbleib unbekannt

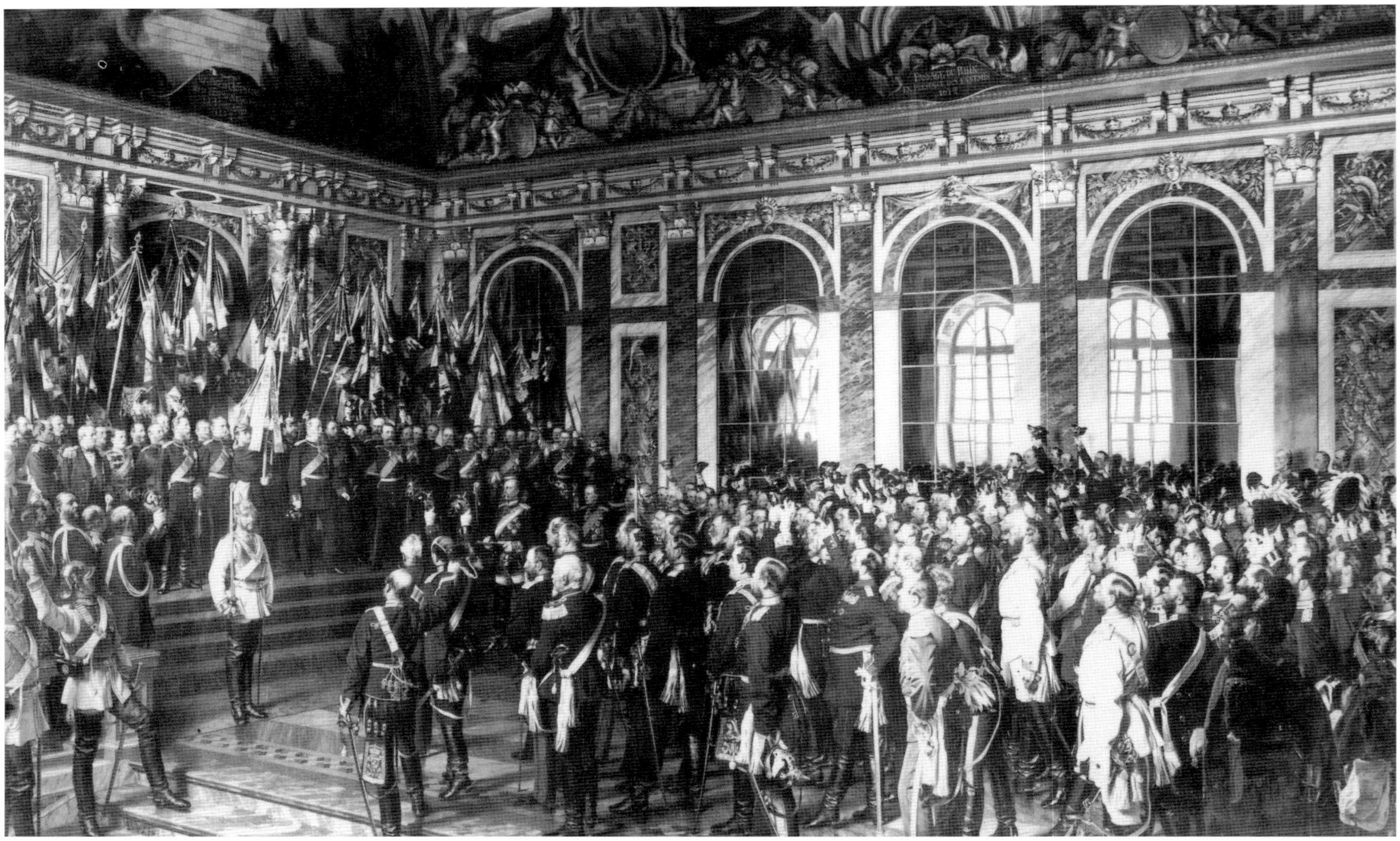

399 Anton von Werner
Die Kaiserproklamation zu Versailles, 1877
Früher Schloß Berlin, Kriegsverlust

gekommen, wo er zunächst als Illustrator tätig war, um sich seit 1864 den kriegerischen Ereignissen seiner eigenen Zeit zuzuwenden. Im Hauptquartier des Prinzen Karl von Preußen war er dem Kriegsgeschehen im Deutsch-Österreichischen Krieg nahe und schuf bei schwacher Gesundheit eine große Zahl von Ereignisbildern. Am bekanntesten geblieben ist sein Gemälde ›Kaiser Friedrich in der Schlacht am Mont Valérien‹ und ›Die Schlacht bei Königgrätz‹. Neben Geselschap hatte er mit drei Wandgemälden (auf Leinwand gemalt) den größten Anteil an der malerischen Ausgestaltung der Ruhmeshalle des Zeughauses. Diese bot mit der zentralen Herrscherhalle und den angrenzenden Feldherrnhallen viel Raum für historisch-militärische Darstellungen. Eines seiner Wandbilder stellte ›Das Zusammentreffen von Blücher und Wellington am Abend der Schlacht bei Belle-Alliance‹ dar, ein Stoff, den auch Menzel in sehr viel bescheidenerem äußerem Umfang behandelt hat. Bleibtreus Malerei folgte weitgehend dem Realismus der Berliner Malerei und mied nationale Übertreibungen und falsches Pathos.

Der Maler ANTON VON WERNER, oberster Funktionär der wilhelminischen Staatskunst, ist in seinem eigenen künstlerischen Schaffen sehr unterschiedlich beurteilt worden, wobei es vor allem den zeitgenössischen Kritikern offenbar schwerfiel, sein Werk ohne den kulturpolitischen Hintergrund seiner offiziellen Aktivitäten zu betrachten. Unter den Geschichtsmalern war der in Frankfurt/Oder als Sproß einer ostpreußischen Offiziersfamilie Geborene insofern eine Ausnahme, als seine Malerei zwei sehr unterschiedliche Gesichter hatte. Nach seiner 1859 begonnenen Ausbildung an der Berliner Akademie bei August von Kloeber und Adolph Schroedter, dessen Tochter Malvine er später heiratete, und Johann Wilhelm Schirmer in Karlsruhe hat sich Werner nur kurze Zeit und durchaus konventionell mit religiös-protestantischen und preußisch-historischen Stoffen und Genremotiven befaßt. Das literarische Werk von Viktor von Scheffel, dessen persönliche Bekanntschaft er in Karlsruhe machte, regte ihn über einen Zeitraum von etwa zwanzig Jahren zu historisierenden Illustrationen an. Sie entsprachen in ihrer Art dem dichterischen Vorbild Scheffels, der keiner der Großen der damaligen Literatur war. Nach Studienaufenthalten in Paris und Rom schuf Werner 1870 zwei heute verlorene Wandbilder für die Aula der Kieler Universität, die sich ebenfalls kaum von den damals gängigen Vorbildern unterschieden. Den Deutsch-Französischen Krieg mit seinen preußischen Heerführern konnte er im Hauptquartier der III. Armee

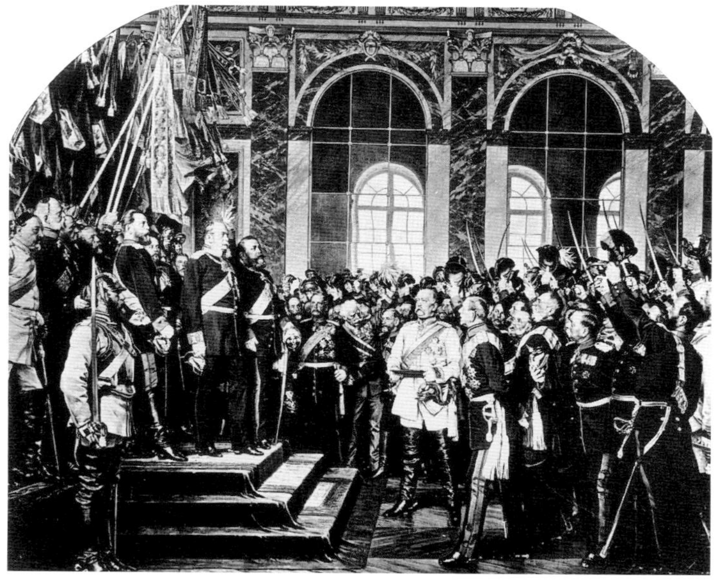

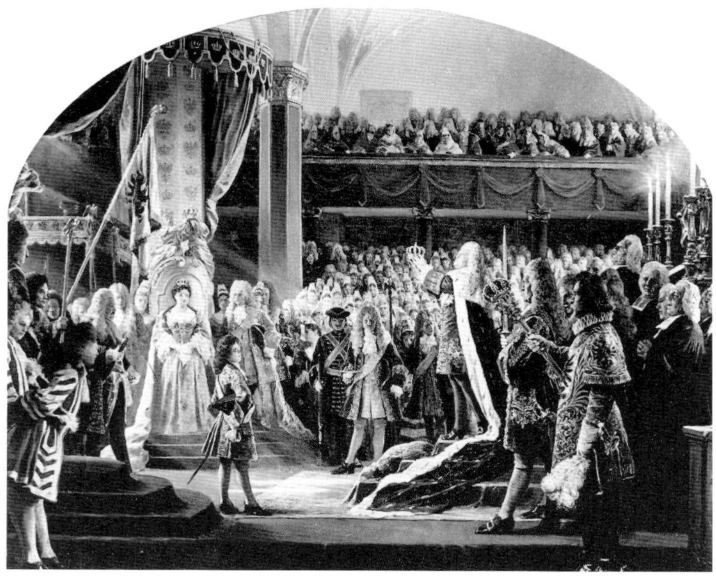

400 ANTON VON WERNER
Die Kaiserproklamation zu Versailles, 1883
Schloß Friedrichsruh, Bismarck-Museum

401 ANTON VON WERNER
Die Krönung Friedrichs I.
in Königsberg am 18.1.1701, 1887
Früher Berlin, Zeughaus. Im Krieg zerstört

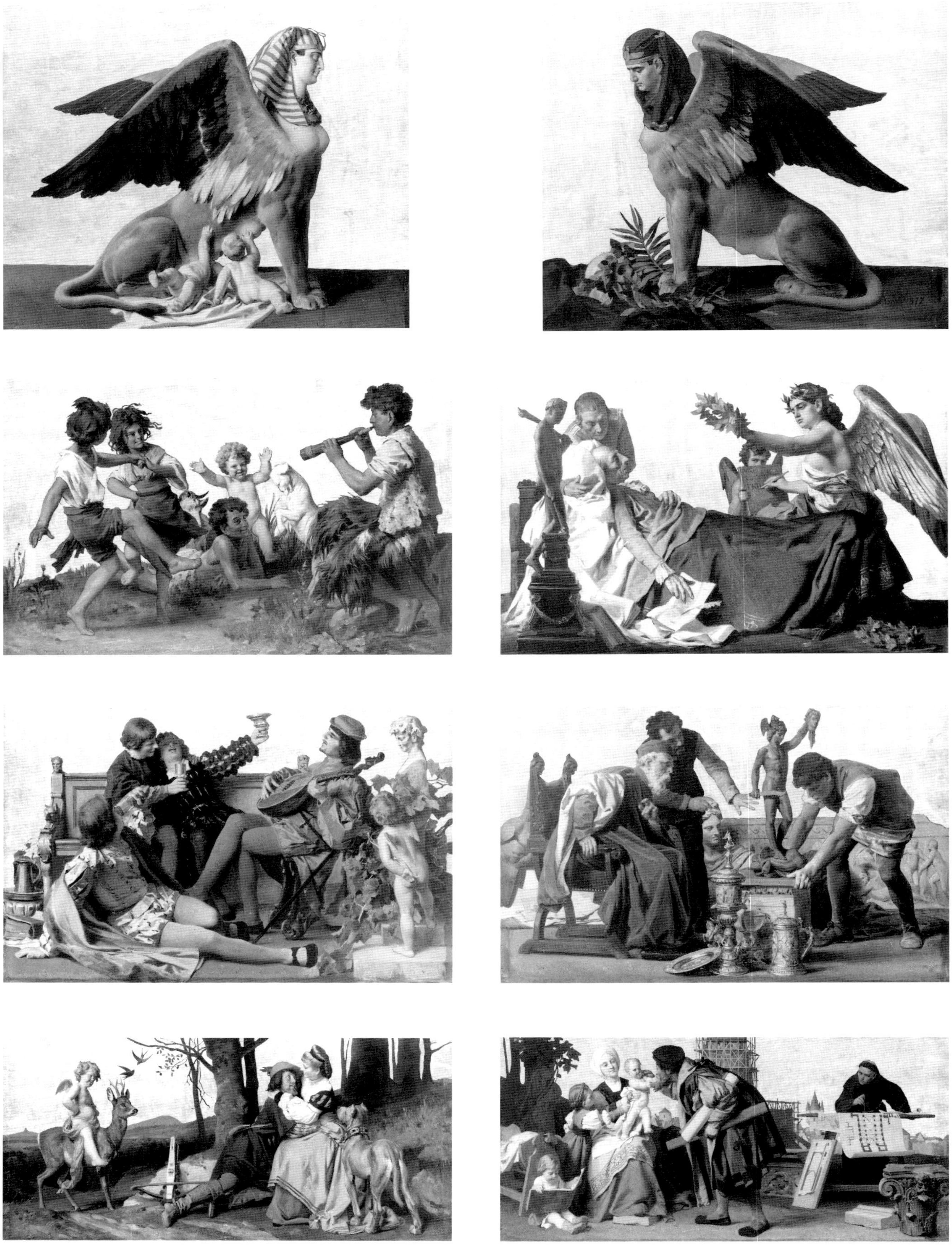

402 Anton von Werner
a–h Zyklus ›Das Leben‹ für das ehemalige
Palais Pringsheim, Berlin, 1872:
Initium, Iuventus, Amicitia, Amor,
Felicitas, Ars, Exitium, Finis
Privatbesitz

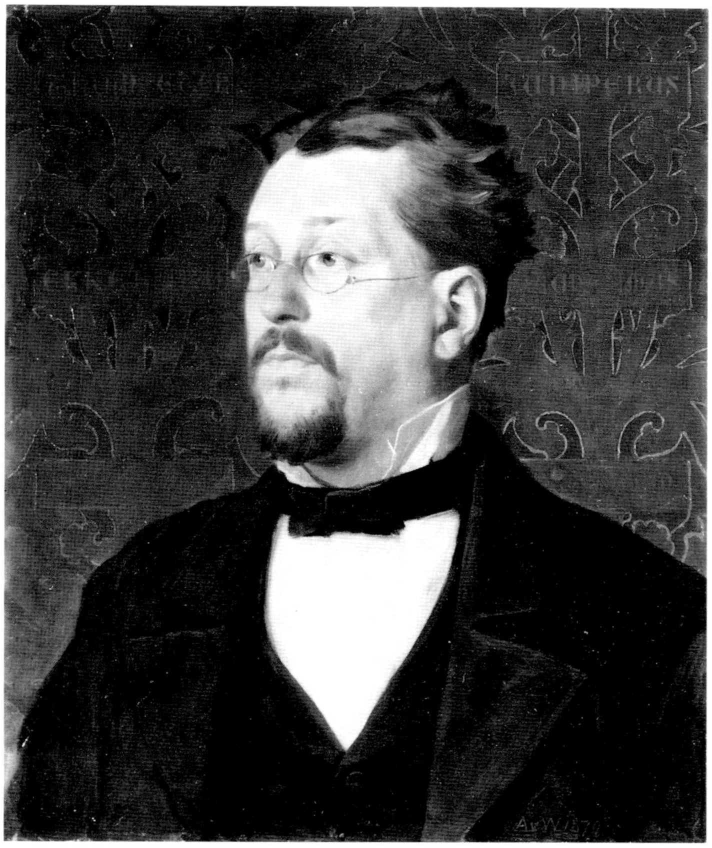

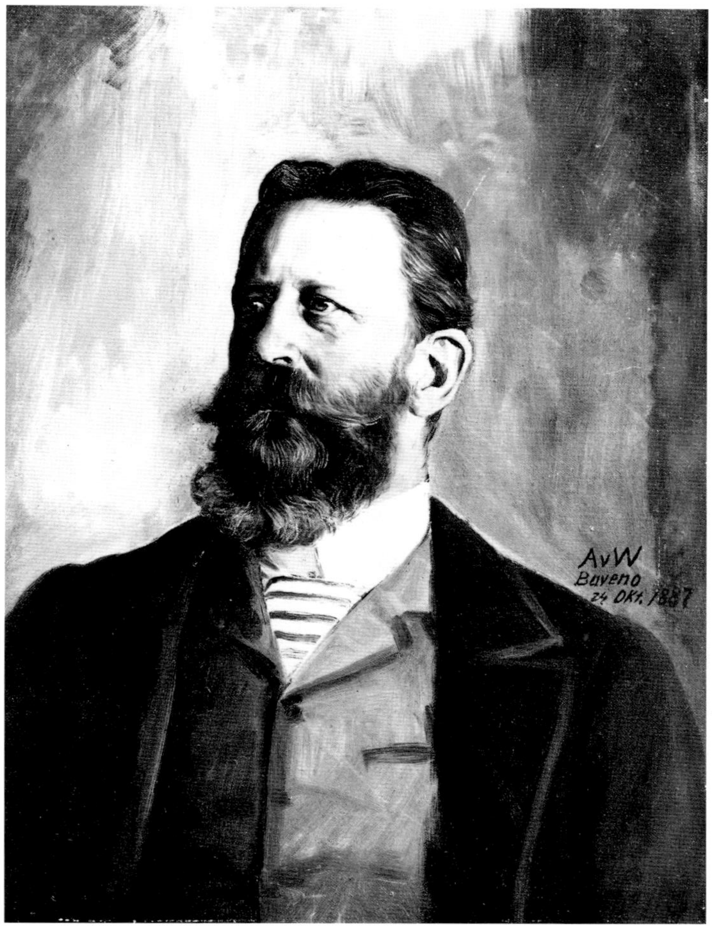

gewissermaßen »hautnah« miterleben. Das wurde zum Schlüsselerlebnis für sein künftiges Schaffen. Sein künstlerisches Interesse wandte sich nun den militärischen und politischen Geschehnissen der Gegenwart zu. 1871 übersiedelte Werner nach Berlin. Er wurde nun für Preußen der bedeutendste Schöpfer von Ereignisbildern, auch von militärischen Genreszenen der Kaiserzeit, deren Wert weit mehr im dokumentarischen als im künstlerischen Bereich lag. Die Reaktionen der Öffentlichkeit und Kritik reichten vom höchsten Lob bis zu dem vernichtenden Urteil von Harry Graf Keßler in der Zeitschrift ›Kunst und Künstler‹ von 1904. Zwei oder drei seiner zahlreichen Ereignisbilder sind bis heute bekannt geblieben.
399 Das populärste war und ist ›Die Kaiserproklamation zu Versailles‹ von 1877. Das Original, das sich in den historischen Räumen des Berliner Schlosses befand, ist, wie auch das 1882 geschaffene gleichnamige Wandbild in der Ruhmeshalle des Zeughauses, das Wilhelm I., weit stärker noch aber Bismarck in den Mittelpunkt der Darstellung rückte, im letzten Krieg vernichtet worden. Eine anläßlich des siebzigsten Geburtstages von Bismarck
1885 entstandene dritte Fassung befindet sich im Bis- 400
marck-Museum in Schloß Friedrichsruh. Vier Jahre später vollendete Anton von Werner das erste seiner vier großen Wandbilder im Zeughaus, die die wichtigsten Stationen der preußischen Herrschergeschichte bis zur Reichs-
gründung verherrlichten. Es stellte die Krönung Fried- 401
richs I. in Königsberg im Jahr 1701 dar. Hatte es sich bei dem Bild der Kaiserkrönung in Versailles um eine zeitgenössische Darstellung mit Angehörigen des Herrscherhauses und hohen Militärs gehandelt, von denen Werner die wichtigsten kannte und von denen er vorher zahlreiche Skizzen und Studien in verschiedenen Techniken fertigen konnte, so konfrontierte ihn das Krönungsbild Friedrichs I. mit einer ihm völlig fremden Welt, die er ohne jedes feinere Einfühlungsvermögen blutleer und hölzern darstellte. Auch das Versailles-Bild mit den zahlreichen Anwesenden war zwar penibel genau bis ins letzte Detail gemalt, wirkte dabei aber sehr trocken, als habe dieser patriotische Maler nichts empfunden, sondern lediglich

403 ANTON VON WERNER
Viktor von Scheffel, 1870
Berlin, SMPK, Nationalgalerie

404 ANTON VON WERNER
Kronprinz Friedrich Wilhelm
(1888 Kaiser Friedrich III.)
Früher Berlin, Schloß Monbijou

registriert. Keßler sprach dem Maler sogar echte patriotische Gefühle ab, er habe stets bloß eine »verstandesmäßige Gesinnung« vertreten, und ihm fehlten Geschmack und Phantasie. Der trockene Naturalismus, den man ihm nicht zu Unrecht vorwarf, diese übertriebene Genauigkeit – »ein paar Dutzend Stiefel« hatte er selbst zu diesem Bild gesagt – war in fast allen seinen Ereignisbildern anzutreffen. Neben und nach der Proklamation von Versailles gab es noch zwei weitere als zeitgeschichtliche Dokumente wichtige und populäre Bilder. Das eine stellte den von Bismarck geleiteten Berliner Kongreß von 1878 dar, das andere hielt die Eröffnung des ersten Reichstages durch Kaiser Wilhelm II. am 25. Juni 1888 bildlich fest. Andere Werke jener Jahrzehnte hatten Szenen aus dem Kriegsgeschehen oder Festlichkeiten bei Hofe oder auch in seinem eigenen Heim zum Thema. Für den umlaufenden Fries am Säulensockel der Siegessäule schuf er in Originalgröße 1873 einen Gemäldeentwurf, der nach auf Wunsch des Kaisers vorgenommenen Änderungen durch Salviati in Venedig bis 1875 in Glasmosaik ausgeführt wurde. Dargestellt war wunsch- und befehlsgemäß »die Rückwirkung des Kampfes gegen Frankreich auf die Einigung Deutschlands«. Zwischen 1882 bis 1885 malte er, unterstützt von den Malern Eugen Bracht, Carl Schirm, Carl Röchling und Georg Koch, das große Sedan-Panorama mit drei Dioramen, das zu einem ähnli-

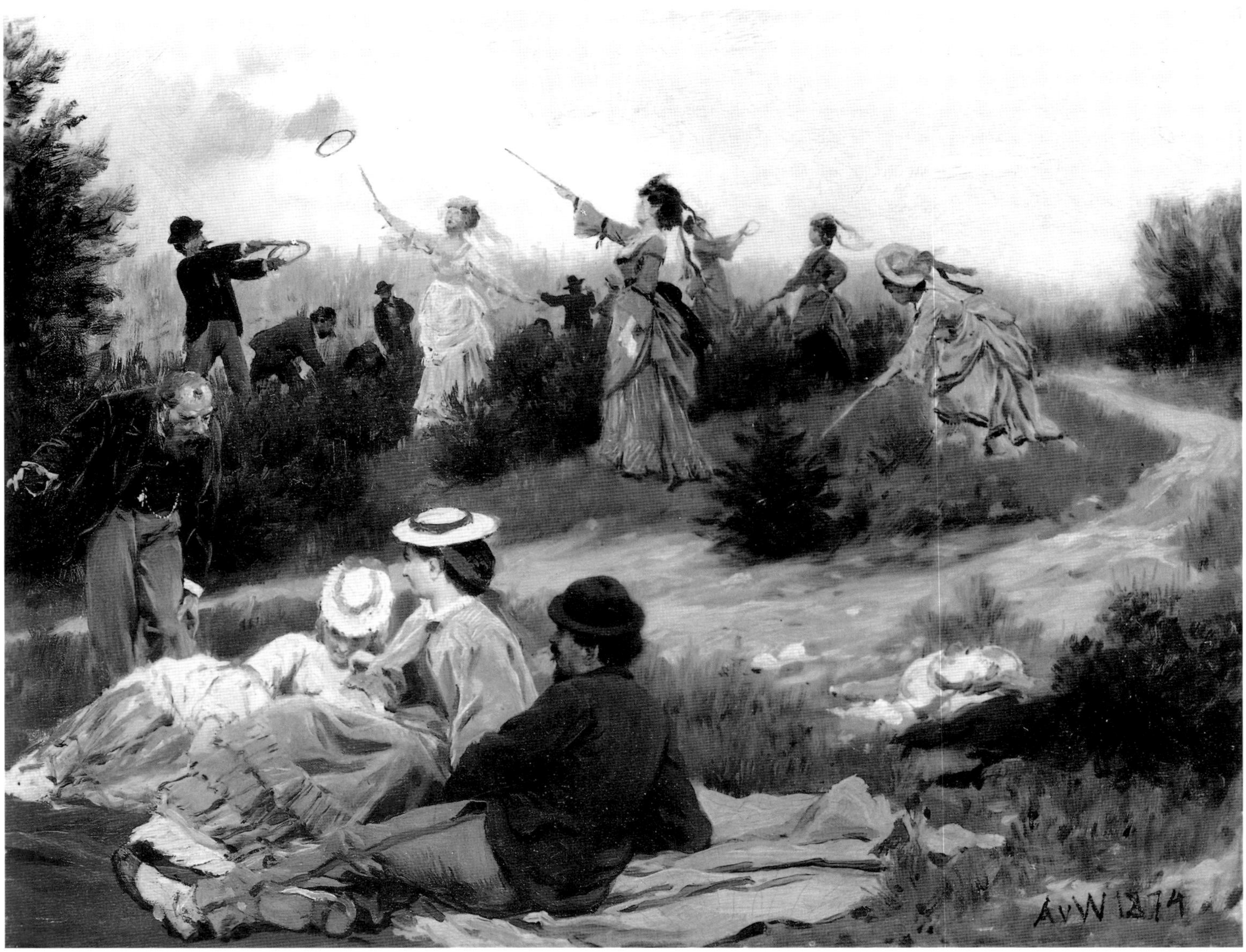

405 ANTON VON WERNER
Ringelspiel beim Sonntagsausflug, 1874
Mannheim, Städtische Kunsthalle

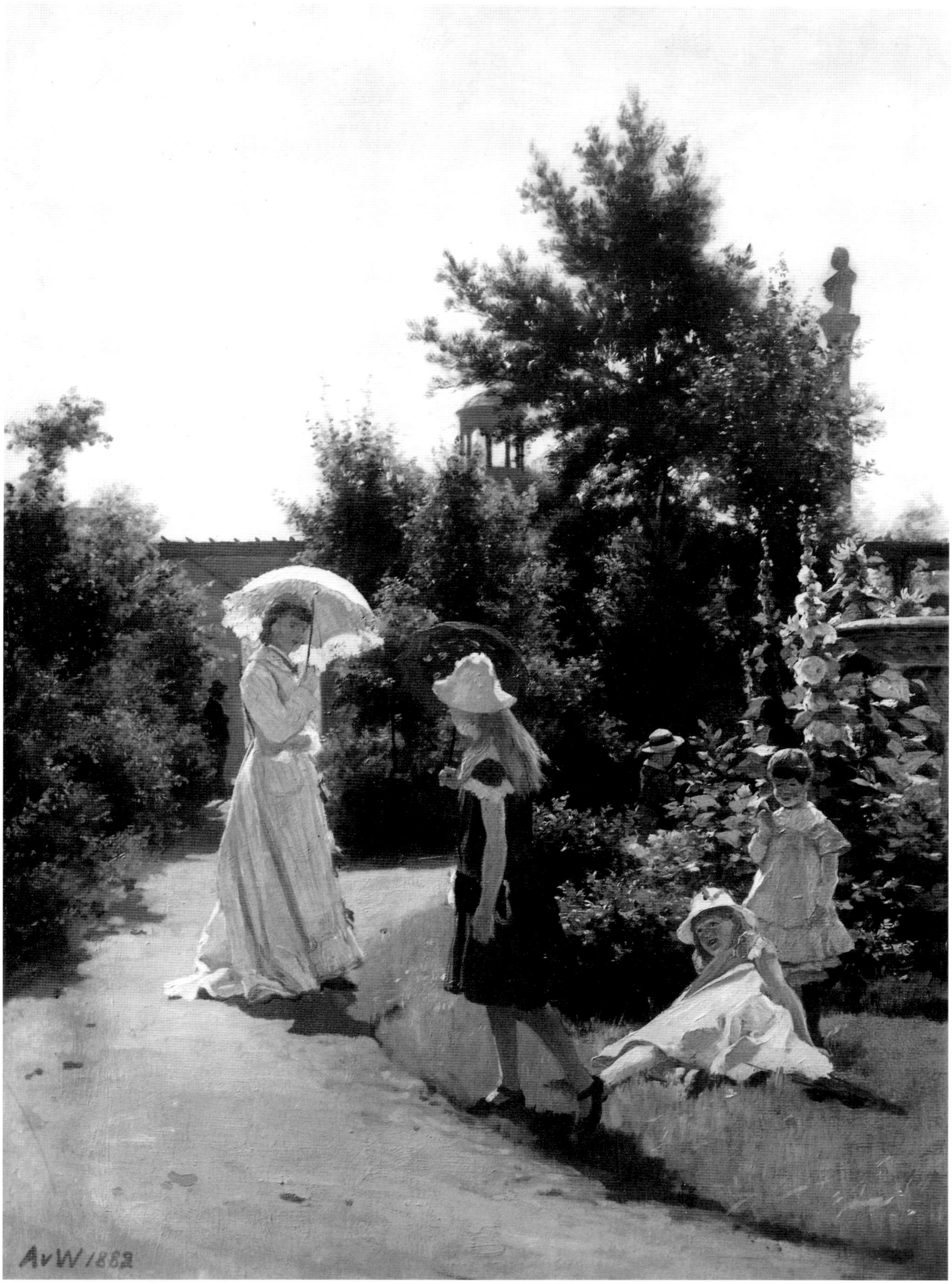

406 ANTON VON WERNER
Im Garten, 1882
Verbleib unbekannt

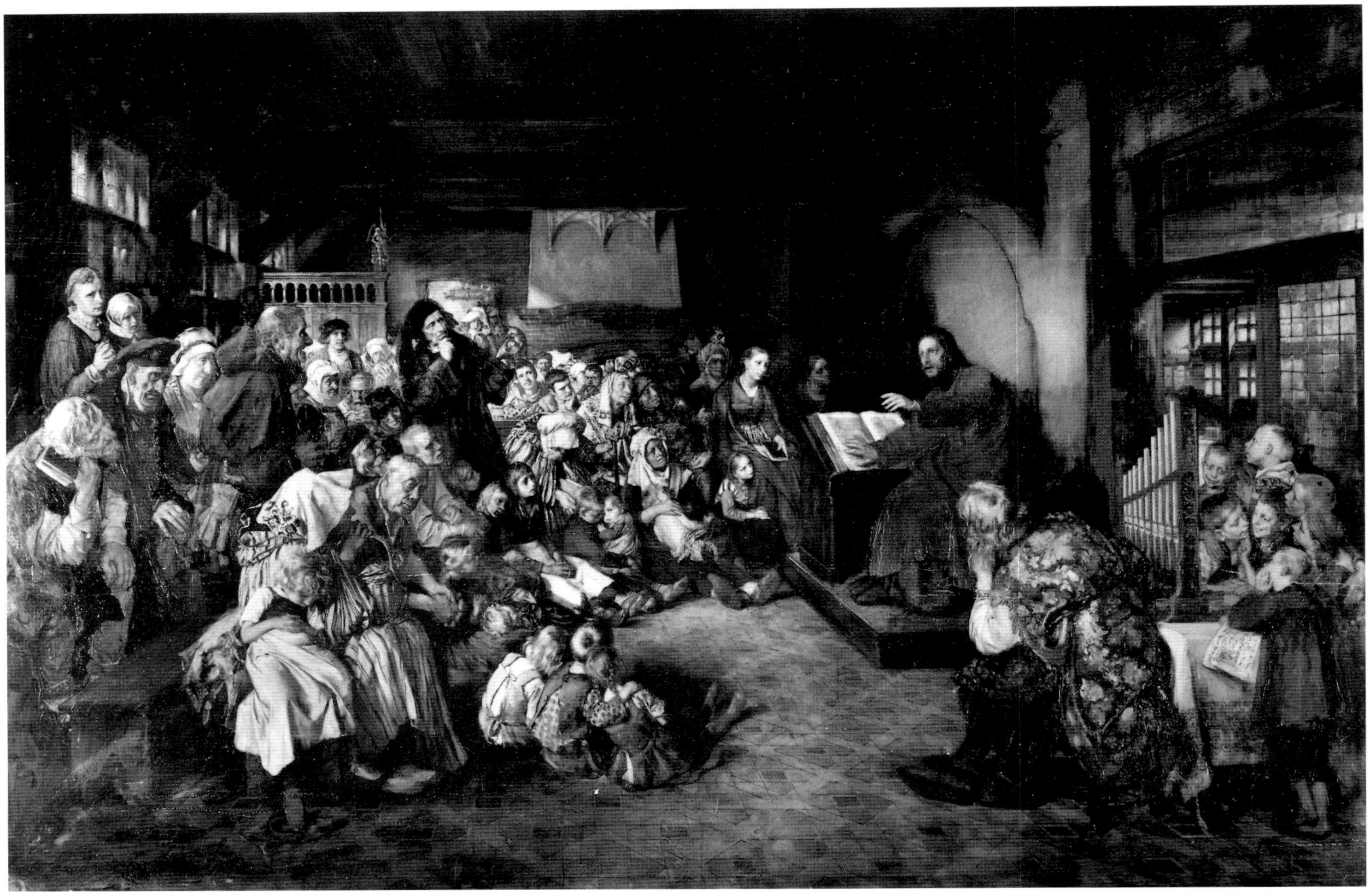

chen Anziehungspunkt der Berliner wurde wie das Gropiussche Diorama im Biedermeier. Seine allegorischen
402 Darstellungen, wie der Zyklus von acht Ölbildern ›Das Leben‹ von 1872 für das Palais Pringsheim in Berlin, die sein Geschick und seine Vertrautheit mit den damals als Dekorationsmalerei beliebten Allegorien offenbaren, sind später fast sämtlich vernichtet worden. Dazu gehörten auch die allegorischen Wandbilder für das Café Bauer Unter den Linden, ein Gemisch aus zahlreichen historischen Vorbildern und Stilrichtungen.

Diesen künstlerisch zum Teil fragwürdigen Bemühungen im Dienste des Reiches stand ein anderer, freierer Teil seines Schaffens gegenüber; von Werner war ein glänzender Zeichner, und seine Skizzen und Studien zu den großen Bildern wie auch seine ausgeführten Originalzeichnungen – denen Menzels oft nicht unähnlich – gehören zum besten Teil seines Werkes. Er war außerdem, wie
403 das Bildnis Viktor von Scheffels von 1870 und die Bildnisstudie des Kronprinzen Friedrich Wilhelm (seit 1888 404
Kaiser Friedrich III.) von 1887 veranschaulichen, ein gut beobachtender, gediegener Porträtist. Am freiesten aber war er in den Schilderungen von Szenen aus seinem privaten Bereich. Das Ölbild ›Ringelspiel beim Sonntagsaus- 405
flug‹ von 1874 ist in seiner lockeren Pinselführung von einer Frische und Natürlichkeit, die man im offiziellen Teil seines Schaffens vergeblich sucht. Besonders die lagernde Dreiergruppe links im Vordergrund – der sich herabbeugende Herr gibt dem Bild eine fast zu anekdotische Note – ist ein Stück Malerei voller Anmut und Leichtigkeit. Das gilt ebenso für das Ölbild von 1882 ›Im Gar- 406
ten‹ seines Hauses in Wannsee. Die Gruppe im Gegenlicht an einem hellen Sommertag – seine sechs Kinder boten ihm immer wieder neue Motive – ist ein Stück Hellmalerei auf dem Wege zum sogenannten Berliner Impressionismus. Es scheint, als habe er insgeheim selbst und mit Erfolg versucht, was er offiziell verdammte. Das ist

407 ERNST CHRISTIAN PFANNSCHMIDT
Christus predigt in Bethanien, 1895
Berlin, SMPK, Nationalgalerie

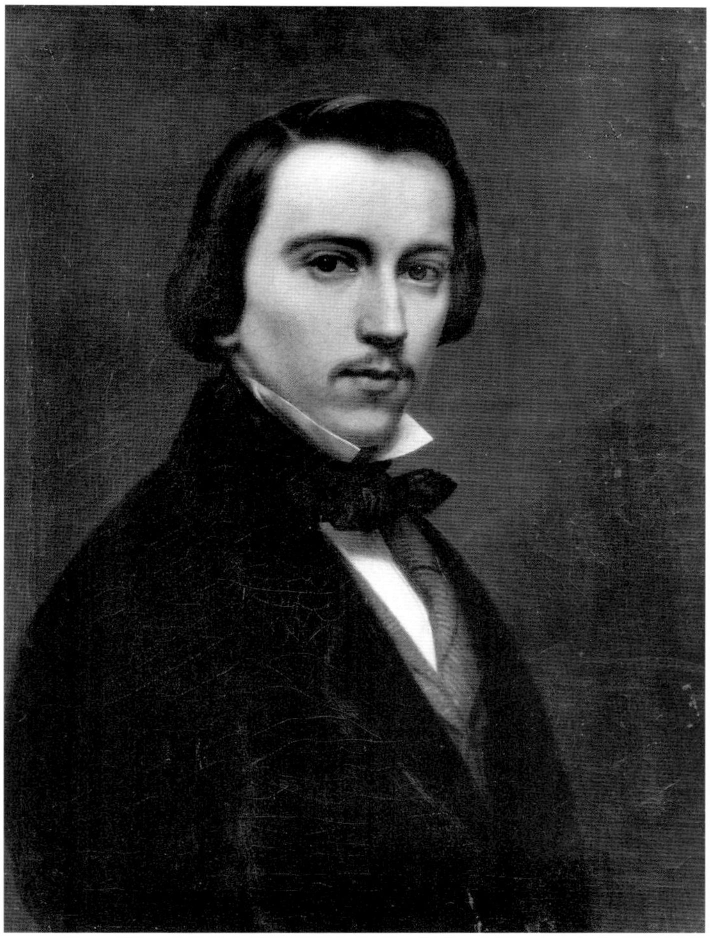

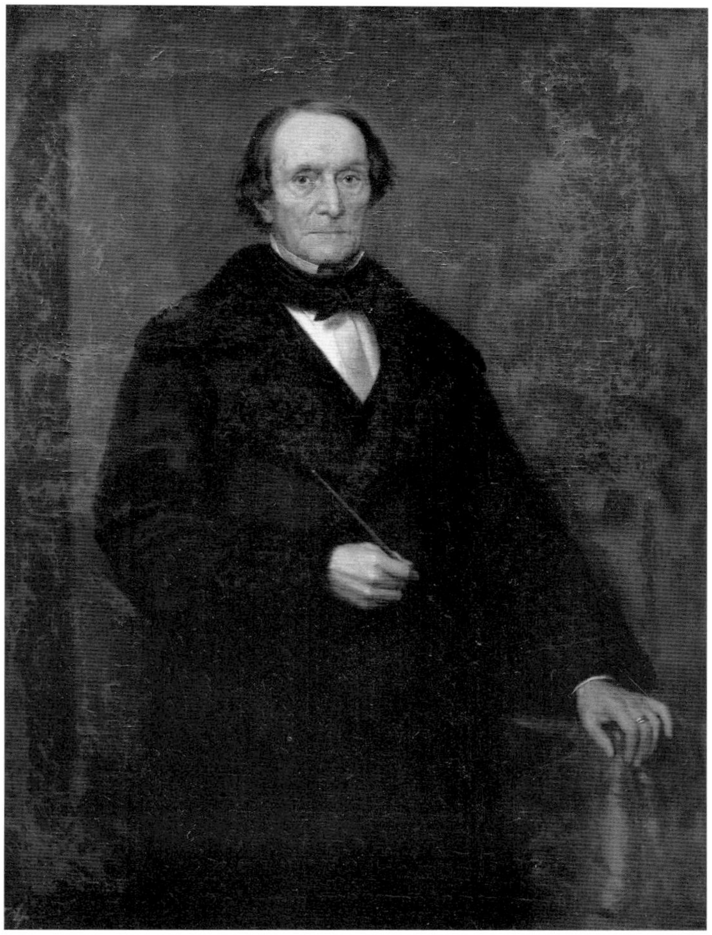

der andere Anton von Werner, den die Zeitgenossen wohl kaum so gekannt haben und den man gerecht beurteilen sollte.

Die religiöse Malerei blieb in der zweiten Jahrhunderthälfte im protestantischen Berlin noch weiter als zuvor hinter den anderen Gattungen zurück. Die religiösen Genredarstellungen befaßten sich meist mit der zentralen Gestalt Luthers. In den letzten Jahrzehnten des 19. Jahrhunderts wurden für die unter dem Protektorat der Kaiserin Augusta neu errichteten protestantischen Kirchen eine größere Zahl von heute verlorenen Altarbildern geschaffen, doch waren sie fast sämtlich nur akademischer Durchschnitt. Zu den wenigen Malern, die sich nachhaltiger mit religiösen Darstellungen befaßten, gehörten CARL GOTTFRIED PFANNSCHMIDT und sein Sohn. Der Vater, aus Thüringen stammend, in Berlin ausgebildet, hat sich nicht zuletzt unter dem Einfluß von Cornelius für die religiöse Malerei entschieden und ist nach der Mitwirkung bei den Wandbildern im Alten Museum und nach längeren Studienreisen 1846 nach Berlin zurückgekehrt. Der Protestant hat in der Heiligen Schrift die Hauptquelle für seine religiösen, meist für deutsche Kirchen bestimmten Bilder gefunden. Er beteiligte sich an Kaulbachs Wandbildern im Neuen Museum und an den religiösen Darstellungen in der Schloßkapelle. Für die Altarnische des Mausoleums im Charlottenburger Schloßpark schuf er das Wandbild von Friedrich Wilhelm III. und der Königin Luise, die ihre Kronen dem Heiland darbringen, ferner verschiedene Fresken und Entwürfe für kirchliche Glasgemälde. In dem Gemälde ›Lasset die Kindlein zu mir kommen‹ ist, wie in seinen übrigen religiösen Werken, eine innige Frömmigkeit zu spüren, wie sie im protestantischen Norden selten war. Nebenbei befaßte er sich auch mit Landschaftsbildern und Porträts. Sein Sohn ERNST CHRISTIAN PFANNSCHMIDT erlernte die Malerei bei seinem Vater

408 OSCAR BEGAS
Selbstbildnis, 1851
Berlin, Berlin Museum

409 OSCAR BEGAS
Der Maler Peter Cornelius, 1861
Antwerpen, Kgl. Museum der Schönen Künste

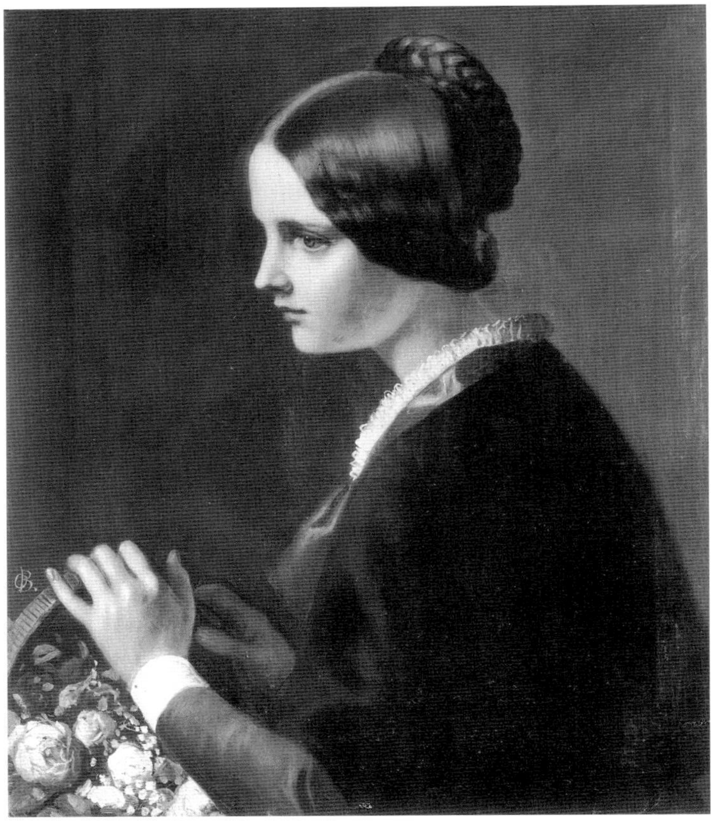

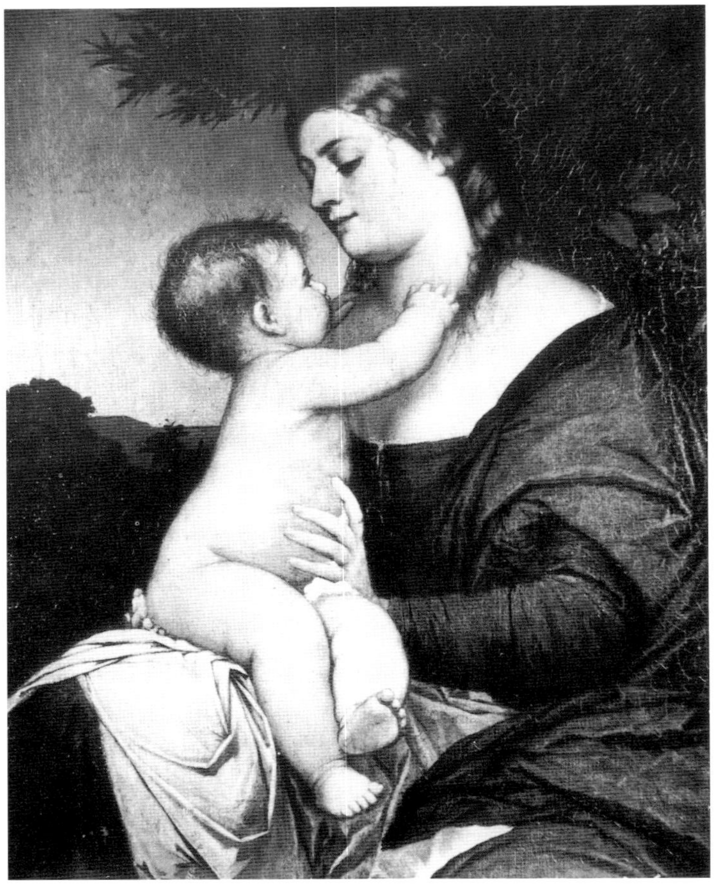

in Berlin und ging darauf fünf Jahre an die Akademie nach Düsseldorf zu Eduard von Gebhardt. Er gehörte, wie schon sein Vater, zu den Künstlern, die für neue Kirchen in Berlin und anderswo (sogar für die evangelischen Kirchen in Rom und Jerusalem) Altarbilder schufen. Für die Kaiser-Wilhelm-Gedächtniskirche in Berlin und das Rathaus Charlottenburg entwarf er außerdem die Mosaiken.
407 Sein Gemälde ›Christus predigt in Bethanien‹ von 1895 ist ein gutes Beispiel seines Könnens; doch verlockte es ihn offenbar, dem Zeitgeschmack folgend, gewisse genrehafte Elemente einzubeziehen, wie rechts im Bild die sich anderweitig amüsierenden Kinder als Gegensatz zu den andächtig Lauschenden. Die Malerei der zweiten Jahrhunderthälfte wandelte sich im Zeichen des Historismus in fast allen europäischen Ländern zu einer Publikumskunst, die mehr auf äußere Gefälligkeit und virtuose Effekte abzielte. Im Wilhelminischen Deutschland kam noch die nationale Komponente hinzu, vom Germanenkult bis zur Heroisierung der großen Gegenwart. Die oft geschmähte Nüchternheit der Berliner, ihre kritisch unpathetische Art hat aber andererseits – von wenigen Ausnahmen abgesehen – die Malerei in Berlin vor den schlimmsten Auswüchsen ins allzu Süßliche oder Kolossale und Hochpathetische bewahrt. Die ungezählten öffentlichen Monumentalmalereien, meist Staatsaufträge, waren ein Kapitel für sich und unterlagen anderen Kriterien.

Das neue Gesellschaftsporträt

Die gute und solide Porträtkunst der Berliner Malerei in der ersten Hälfte des 19. Jahrhunderts wurde allmählich durch eine neuere Auffassung abgelöst. OSCAR BEGAS, der älteste und als Maler begabteste Sohn von Carl Begas, erreichte in seinem Schaffen zwar nicht die Bedeutung seines Vaters, als Porträtmaler hat er aber bis zum Ende der siebziger Jahre in der Berliner Gesellschaft und bei Hofe mit seinen guten Leistungen eine wichtige Rolle gespielt. In seinem Werk vollzog sich unmerklich die Wei-

410 OSCAR BEGAS
Die Tochter des Hofgärtners Fintelmann
Privatbesitz

412 ADALBERT BEGAS
Mutter und Kind
Berlin, SMPK, Nationalgalerie

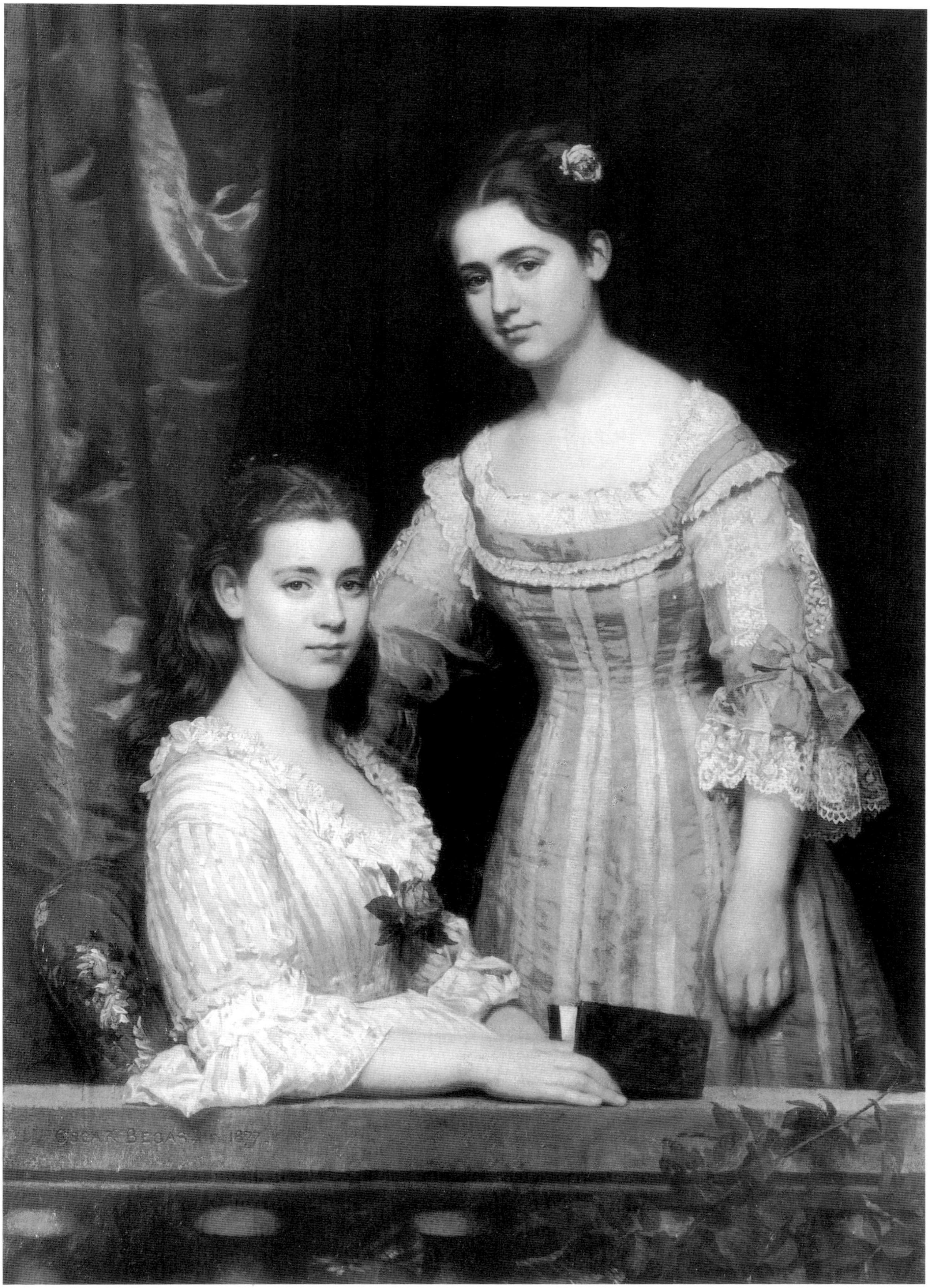

411 Oscar Begas
Die Töchter des Künstlers,
Elisabeth und Susanne, 1877
Privatbesitz

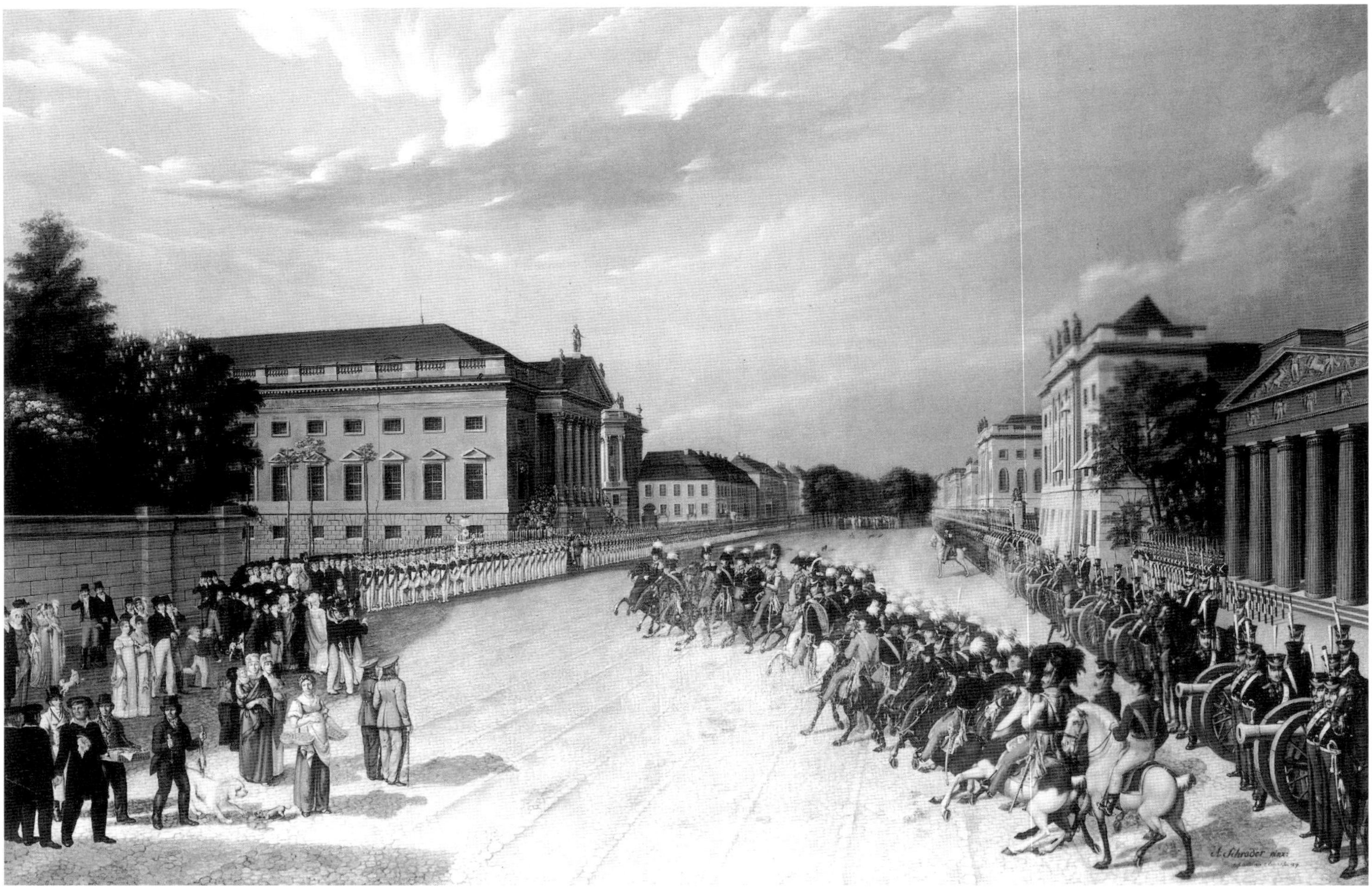

413 ANTONIO SCHRADER
Wagenauffahrt vor dem Kronprinzenpalais
Unter den Linden, 1819
Berlin, SSG, Schloß Charlottenburg

terentwicklung vom noch bürgerlich Biedermeierlichen zu einer anspruchsvolleren, repräsentativeren Auffassung, wie sie den Vorstellungen der Gesellschaft in einer veränderten Zeit entsprach. Nach seinen erfolgreichen
408 Anfängen – sein Selbstbildnis von 1851 zeigt ihn als selbstbewußten jungen Maler – erhielt er 1852 ein Stipendium für einen Aufenthalt in Italien. Wie seine Zunftgenossen wollte er damals eher ein Historienmaler als ein Porträtist werden. So war denn auch seine mit einer goldenen Medaille belohnte ›Kreuzabnahme‹ gewiß der Anlaß, ihm nach dem Tod seines Vaters 1854 die Fortführung der Reihe der Ritter der Friedensklasse des Pour-le-mérite-Ordens zu übertragen. Von seiner Hand stammen die Bildnisse des Zoologen und Botanikers Heinrich Friedrich Link, des Altertumsforschers August Boeckh, des Physiologen und Anatomen Johannes von Müller und des Arztes und Leibarztes Friedrich Wilhelms III., Professor Dr. Johann Lucas Schönlein, Porträts, die fast alle vom König selbst in Auftrag gegeben worden waren. Mit sicherem Blick für das Charakteristische des jeweiligen Gegenüber – er schuf in späteren Jahren meist nur großformatige Hüftbilder oder Kniestücke – und mit untrüglichem Gefühl für die Wahrheit der Wiedergabe unter Berücksichtigung einer gewissen repräsentativen Wirkung hat er 1861 im Auftrag des Museums in Antwerpen auch das Bildnis des 78jährigen, nach mancherlei Enttäu-
schungen verbittert wirkenden Peter Cornelius geschaf- 409
fen. Hinzu kamen in den sechziger Jahren Porträts von Angehörigen des Hofes, so von König Wilhelm, Moltke und Kronprinz Friedrich Wilhelm. Nicht minder begabt war Oscar Begas für die Auffassung des Weiblichen.
Die Reihe reichte vom Porträt der Tochter des Hofgärt- 410
ners Fintelmann in noch spätbiedermeierlicher Manier
über das seiner jungen Frau oder des Leopold Ullstein bis T 4
zu dem späten, liebenswürdigen Doppelbild seiner bei-
den erwachsenen Töchter Elisabeth und Susanne aus dem 411

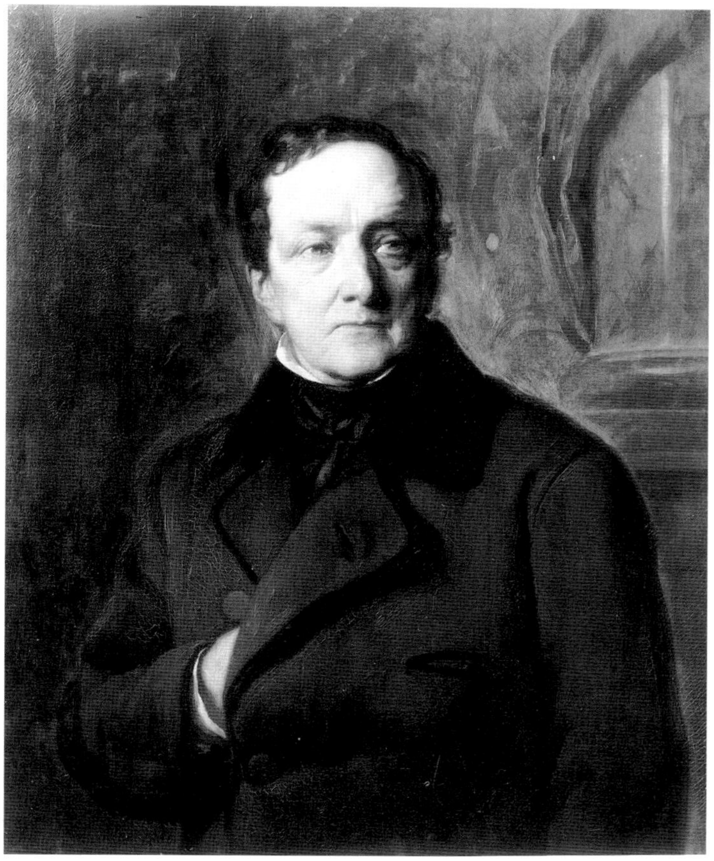

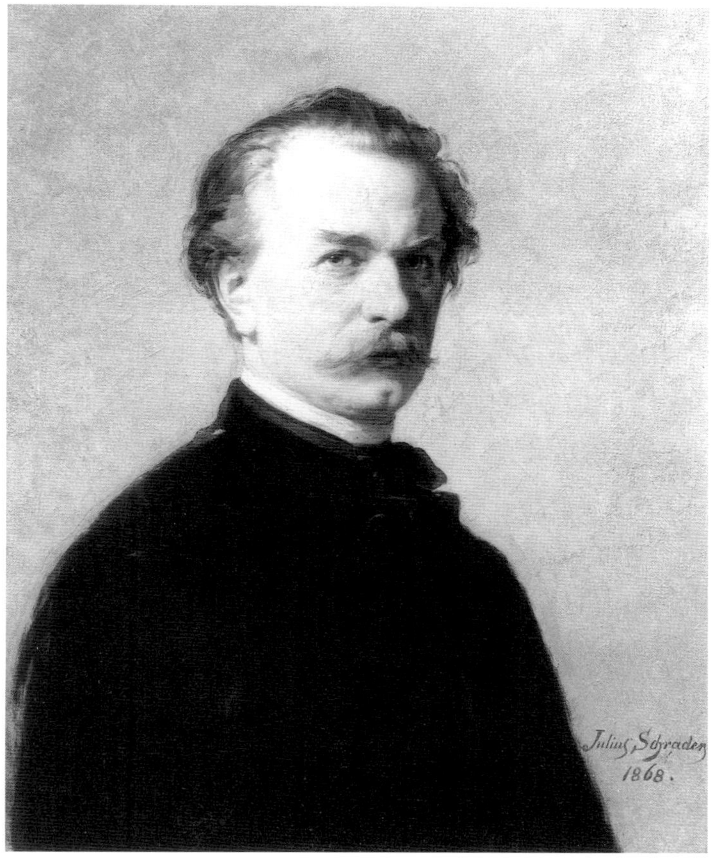

Jahr 1877. Von weitaus geringerer Bedeutung waren seine Landschafts- und Genrebilder. Mit mehr Glück versuchte er sich in Berlin auch als Dekorationsmaler, doch ist von diesen Arbeiten leider nichts mehr erhalten geblieben. Einzig die sechs noch vorhandenen Ölskizzen von 1869 für die Lünetten im Festsaal des neuen Berliner Rathauses geben einen ungefähren Begriff von dieser Seite seines Schaffens. Es handelt sich um die damals üblichen, gewiß nur durchschnittlichen allegorischen Darstellungen, die, mit der Borussia und Berolina an der Spitze, die Künste und die Jahreszeiten symbolisieren.

Der acht Jahre jüngere ADALBERT BEGAS, von dem
412 außer dem 1864 in Rom entstandenen Gemälde ›Mutter und Kind‹, das von italienischen Madonnenbildern beeinflußt war, kaum mehr ein Werk auftaucht, war der weniger begabte der beiden Brüder. Obwohl er seit den sechziger Jahren sich ebenfalls dem Porträtfach widmete, wurde er eher als Kopist und durch seine mythologischen Genrebilder und Allegorien bekannt. Rosenberg erwähnt, daß er 1872 mit seinem Gemälde ›Das Volkslied‹ sehr populär wurde, aber später in eine manieriert-süßliche Art abglitt. Seine Gattin LUISE BEGAS-PARMENTIER, in Wien ausgebildet, war seit ihrer Eheschließung 1877 fast ständig auf den Berliner akademischen und auswärtigen Ausstellungen vertreten. Sie schuf – damals offenbar wohl unvermeidlich – italienische Landschaften, Veduten und Stilleben. Der hochbegabte Bildhauer Reinhold Begas hat, das zeigt sein Selbstbildnis von 1874 und eine von ihm geschaffene Bildnisstudie Arnold Böcklins, sich auch in der Malerei versucht.

JULIUS SCHRADER aus Berlin, dort und in Düsseldorf ausgebildet, kam 1848 nach Berlin zurück, um sich an den Arbeiten für das Neue Museum und die Schloßkapelle zu beteiligen. Ein Maler, der damals nicht die sogenannte Historien- und Genremalerei ergriff oder sich wenigstens bei den großen Wand- und Deckenzyklen in

414 JULIUS SCHRADER
Konsul Wilhelm Wagener, 1856
Berlin (Ost), Staatl. Museen zu Berlin, Nationalgalerie

415 JULIUS SCHRADER
Selbstbildnis oder Porträt eines Freundes, 1886
Verbleib unbekannt

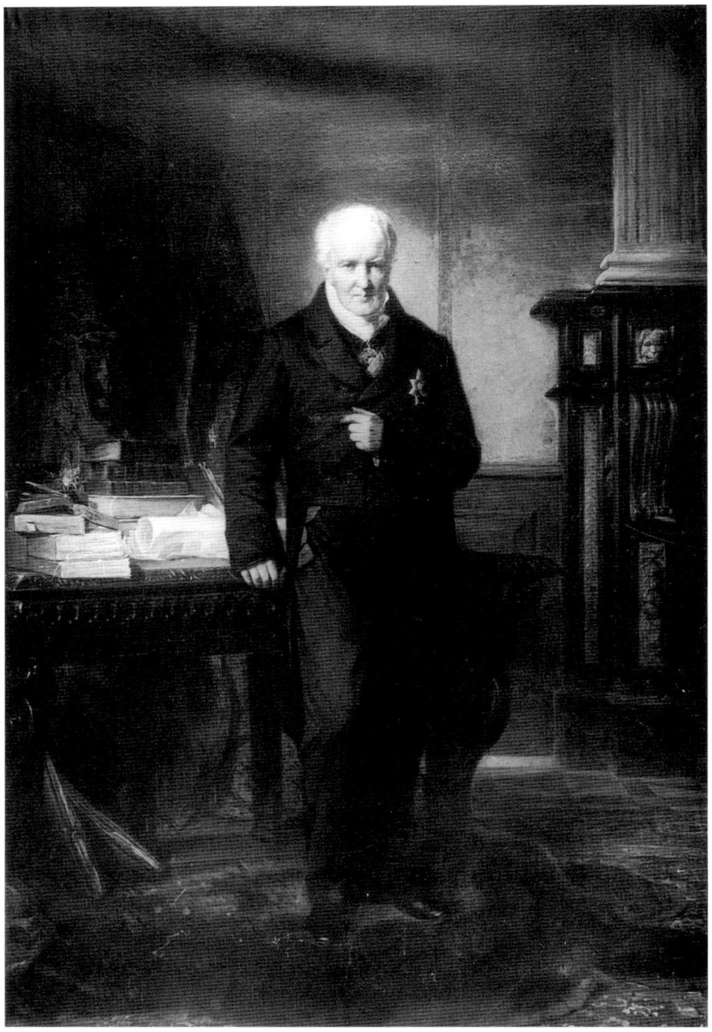

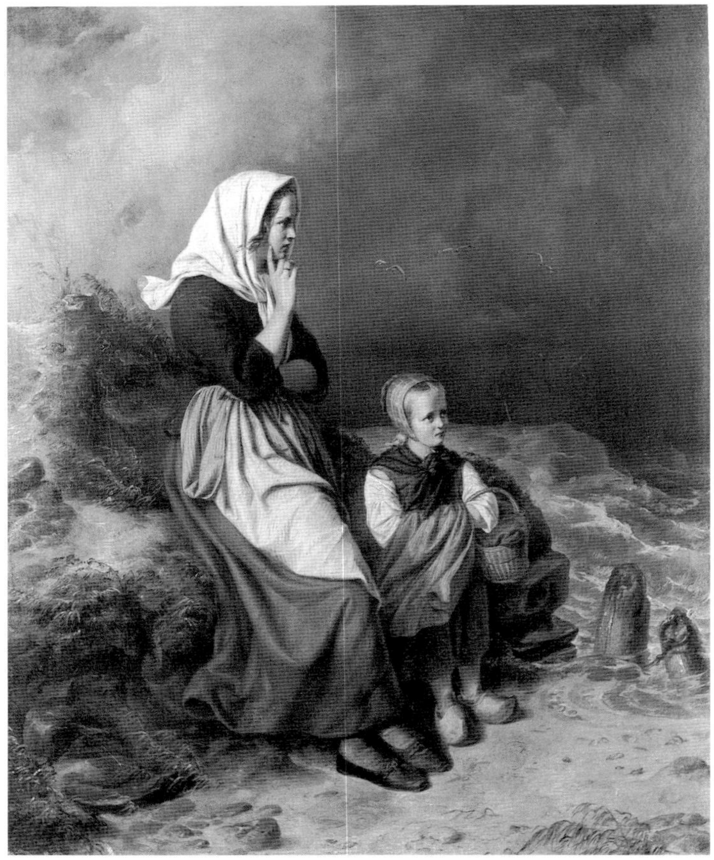

Berlin beteiligte, konnte in der Hauptstadt kaum auf öffentliches Interesse und auf Beifall rechnen. Schon sein Vater ANTONIO SCHRADER war Historienmaler gewe-
413 sen und hatte 1819 eines der frühesten Paradebilder (Schloß Charlottenburg) geschaffen, in dem die Darstellung des militärischen Aufzugs weniger überzeugt als die architektonische Wiedergabe der Straße Unter den Linden. Julius Schraders beste Leistungen waren seine Porträts einiger bekannter Berliner Persönlichkeiten. Den
414 verdienstvollen Kaufherrn und Konsul Wagener in Berlin hat Schrader 1856 mit napoleonischer Gebärde und stolzem Blick wiedergegeben und dabei nach altem Brauch skizzenhaft Säule und Vorhang im Hintergrund angedeutet, was noch eine gewisse Unsicherheit verriet, während er 1868 sich selbst oder einen seiner Freunde in schlich-
415 ten Umrissen – wiederum als Brustbild – vor einem neutralen, sehr hellen Hintergrund darstellte. Dies verriet aber auch etwas von der Schwierigkeit für die Maler, nach der farbig abwechslungsreicheren Herrenkleidung des Biedermeier den neuen dunklen, langweiligen Anzügen malerischen Reiz abzugewinnen. Eindrucksvoll und zurückhaltend ist das offizielle noble Ganzfigurbildnis des großen Gelehrten Alexander von Humboldt im Jahre 416
seines Todes, 1859, vor seinem Arbeitstisch. Ähnlich repräsentativ hat er auch den Historiker Leopold von Ranke 1868 mit dem Pour le mérite porträtiert.

1840 hatte Schrader das Genrebild ›Mutter und Kind 417
am Meeresufer‹ gemalt; das Bangen um den auf See befindlichen Mann und Vater vor dem Hintergrund des dunklen stürmischen Meeres hat er empfindsam und ein wenig märchenhaft aufgefaßt. Auch mit Friedrich dem Großen hat der Maler sich auseinandergesetzt. Sein Gemälde ›Friedrich II. nach der Schlacht von Kolin‹ ist 418
nicht einfach nur konventionell, sondern der Versuch

416 JULIUS SCHRADER
Alexander von Humboldt, 1859
Verbleib unbekannt

417 JULIUS SCHRADER
Frau mit Kind am Meeresufer, 1840
Kiel, Kunsthalle zu Kiel

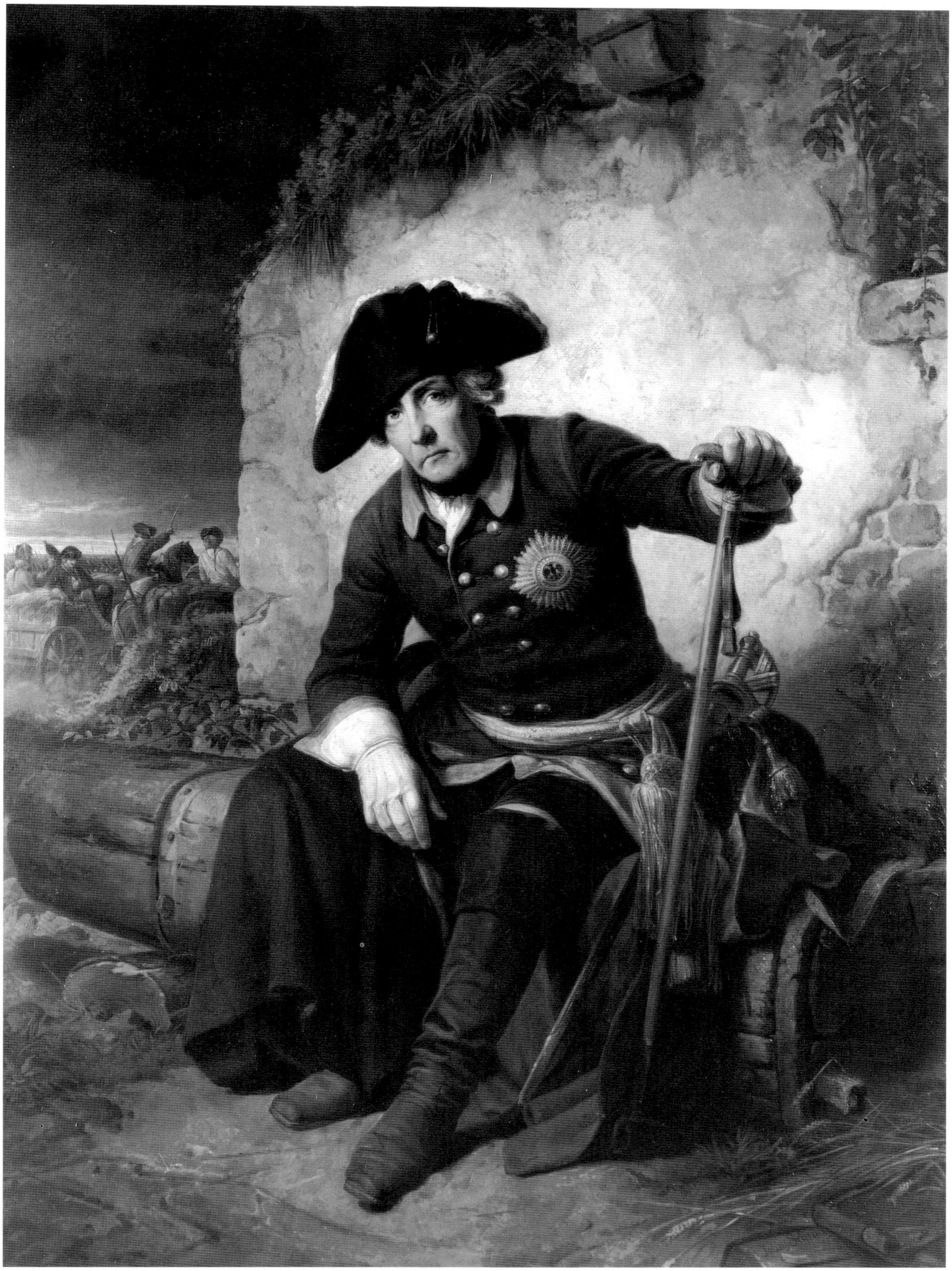

418 JULIUS SCHRADER
Friedrich der Große nach der Schlacht von Kolin
Leipzig, Museum der bildenden Künste

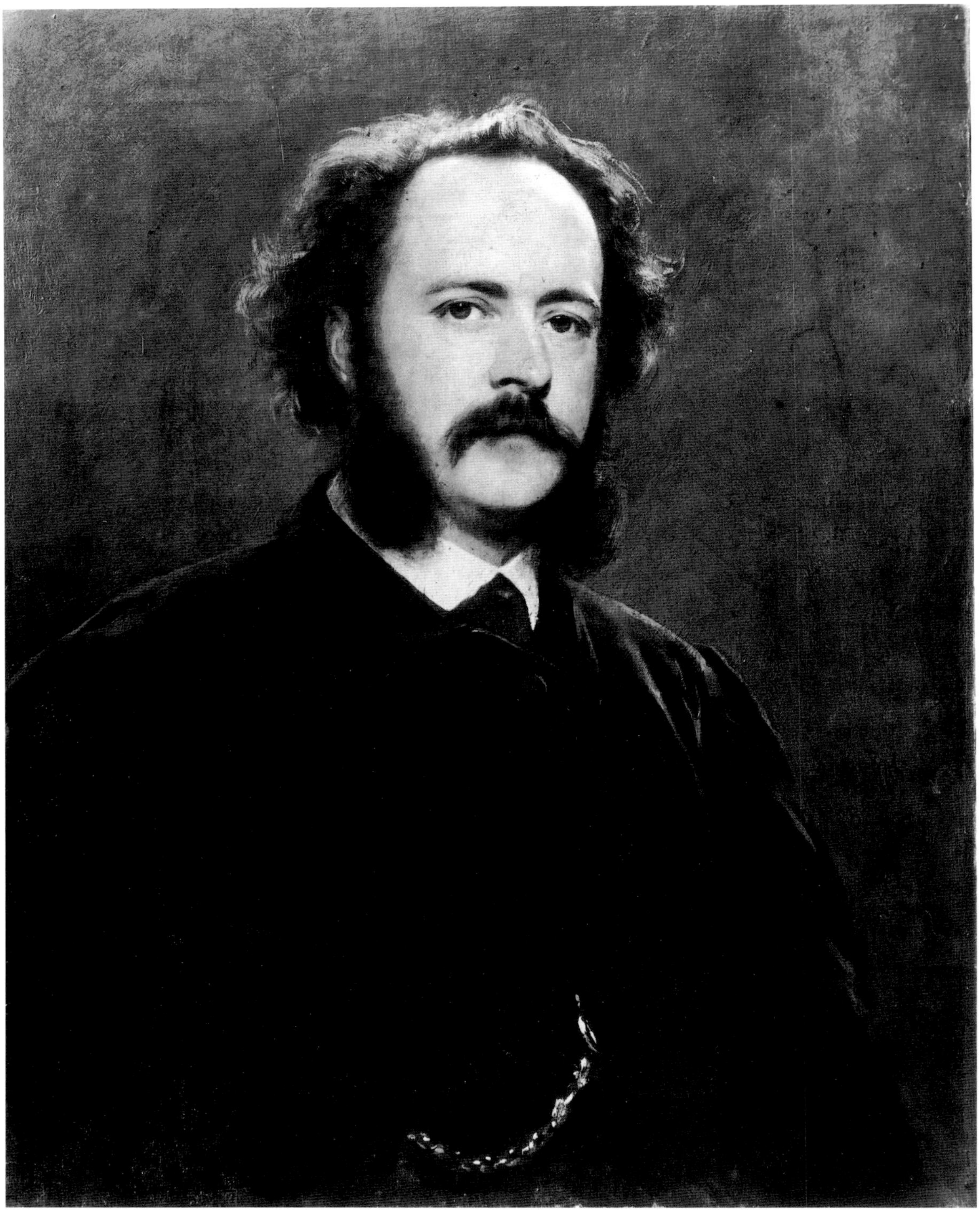

419 GUSTAV RICHTER
Männliches Bildnis
Berlin (Ost), Staatl. Museen zu Berlin, Nationalgalerie

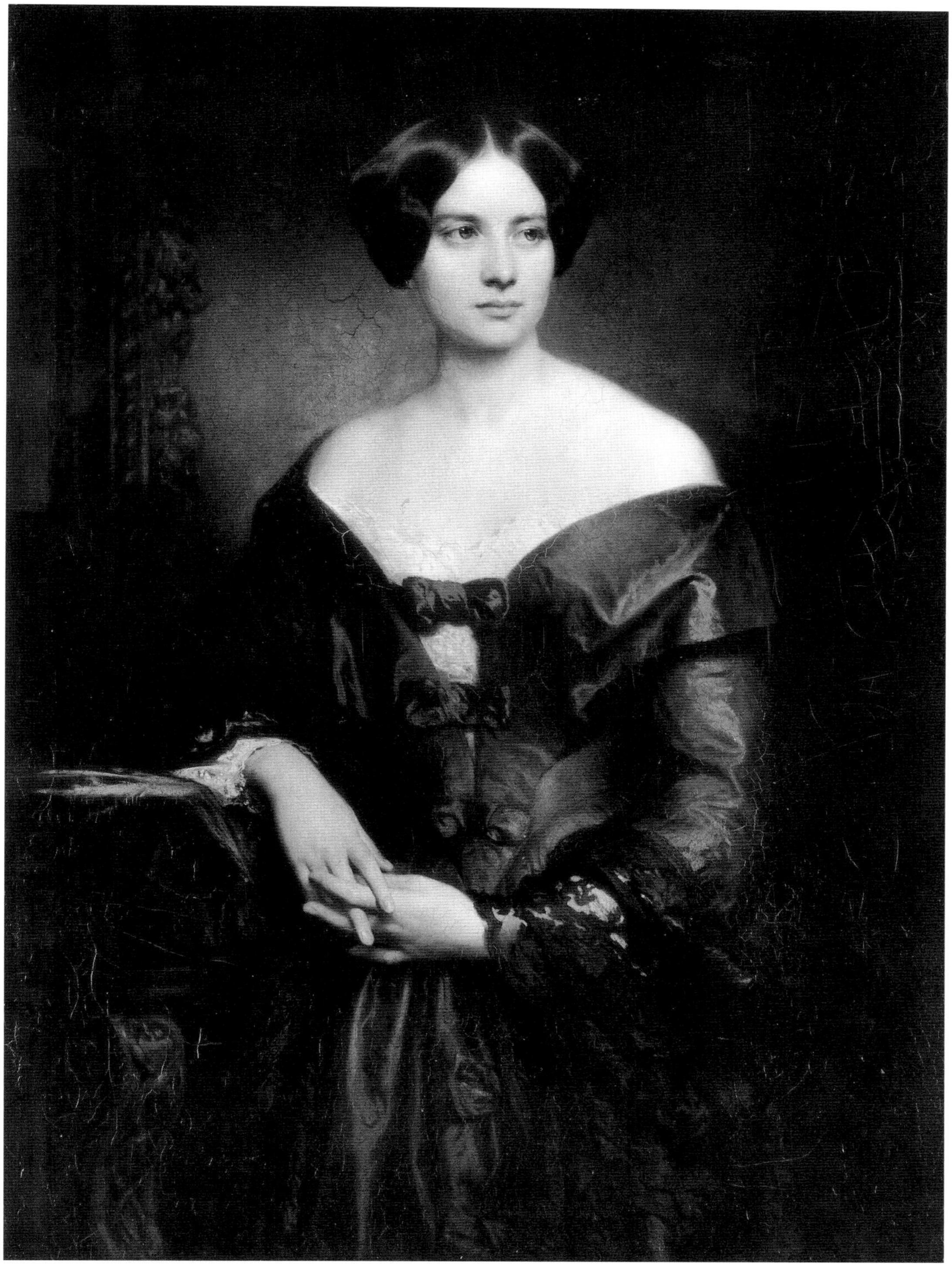

420 GUSTAV RICHTER
Dorothea Kraus, Schwester des Künstlers
Berlin (Ost), Staatl. Museen zu Berlin,
Nationalgalerie

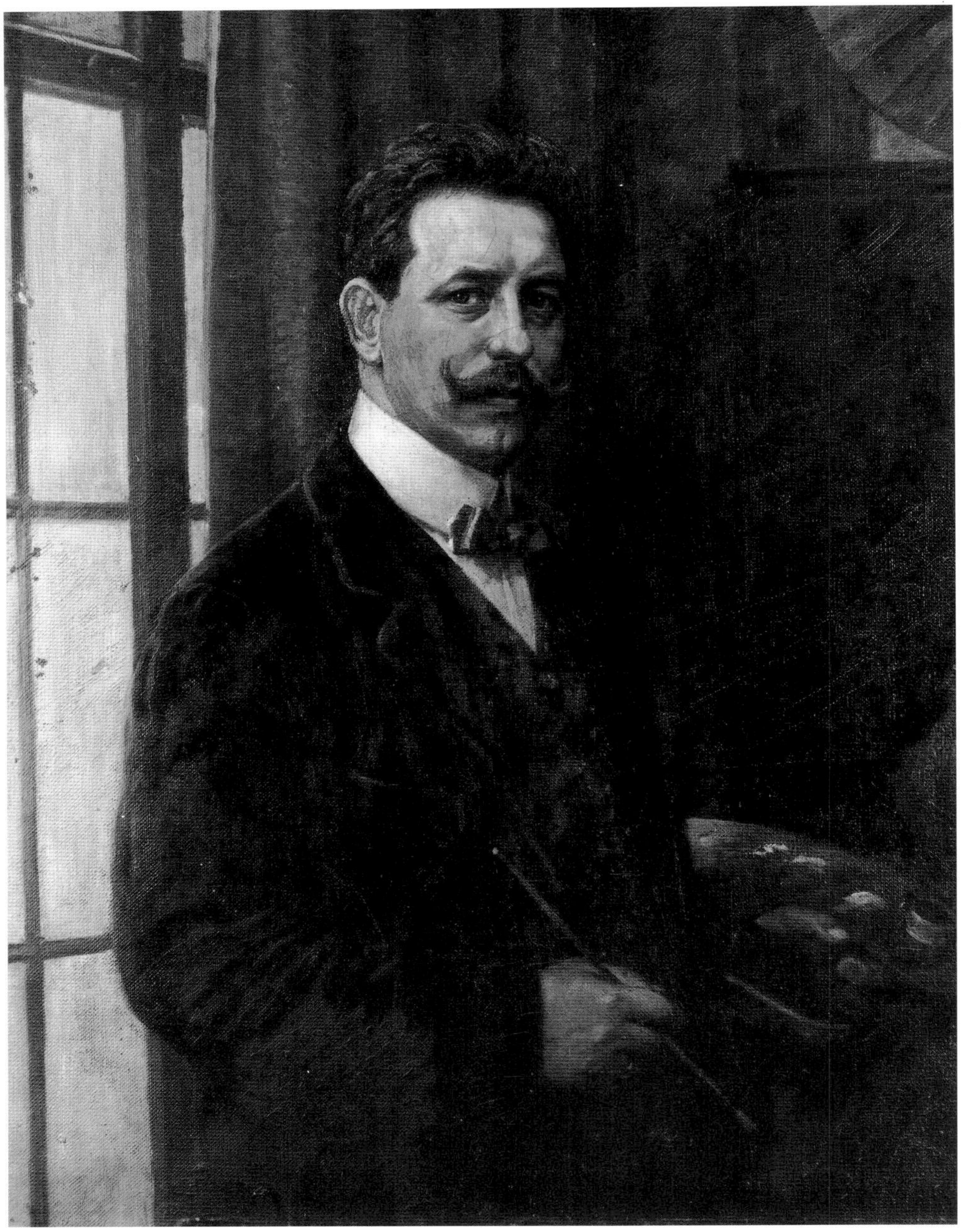

einer individuellen Deutung des in seinem Äußeren ein wenig idealisiert geschilderten Herrschers – eine der gelungensten Leistungen unter den Bemühungen verschiedener Maler, auf Menzels Spuren zu wandeln.

GUSTAV RICHTER war einer der beliebtesten Porträtisten der neuen Gesellschaft Berlins. Seine besten Bilder entstanden etwa zwischen 1860 und 1880. Das reiche Großbürgertum ließ sich gern standesgemäß von ihm konterfeien, am liebsten in großformatigen Bildnissen, bei Ehepaaren meist in Pendants. In Paris und auf einer Reise in den Orient – Richter war wie die meisten seiner Kollegen auch ein Reisemaler – hat er sich mit dem Studium von Lichteffekten befaßt und diese Kenntnisse in seinen Bildnissen verwertet, ohne jemals zu übertreiben. Die Formate waren zwar größer geworden, die Rahmen gewaltiger, aber es gab in seinen Porträts sonst kein überflüssiges Dekorum. Während sein hier abgebildetes
›Männliches Bildnis‹ ein bescheideneres Brustbild ist, das 419
Richter mit guter Beobachtungsgabe gemalt hat, ist das
Porträt der Schwester des Malers, Frau Dorothea Kraus, 420

421 GUSTAV GRAEF
Selbstbildnis
Hannover, Niedersächsisches Landesmuseum, Landesgalerie

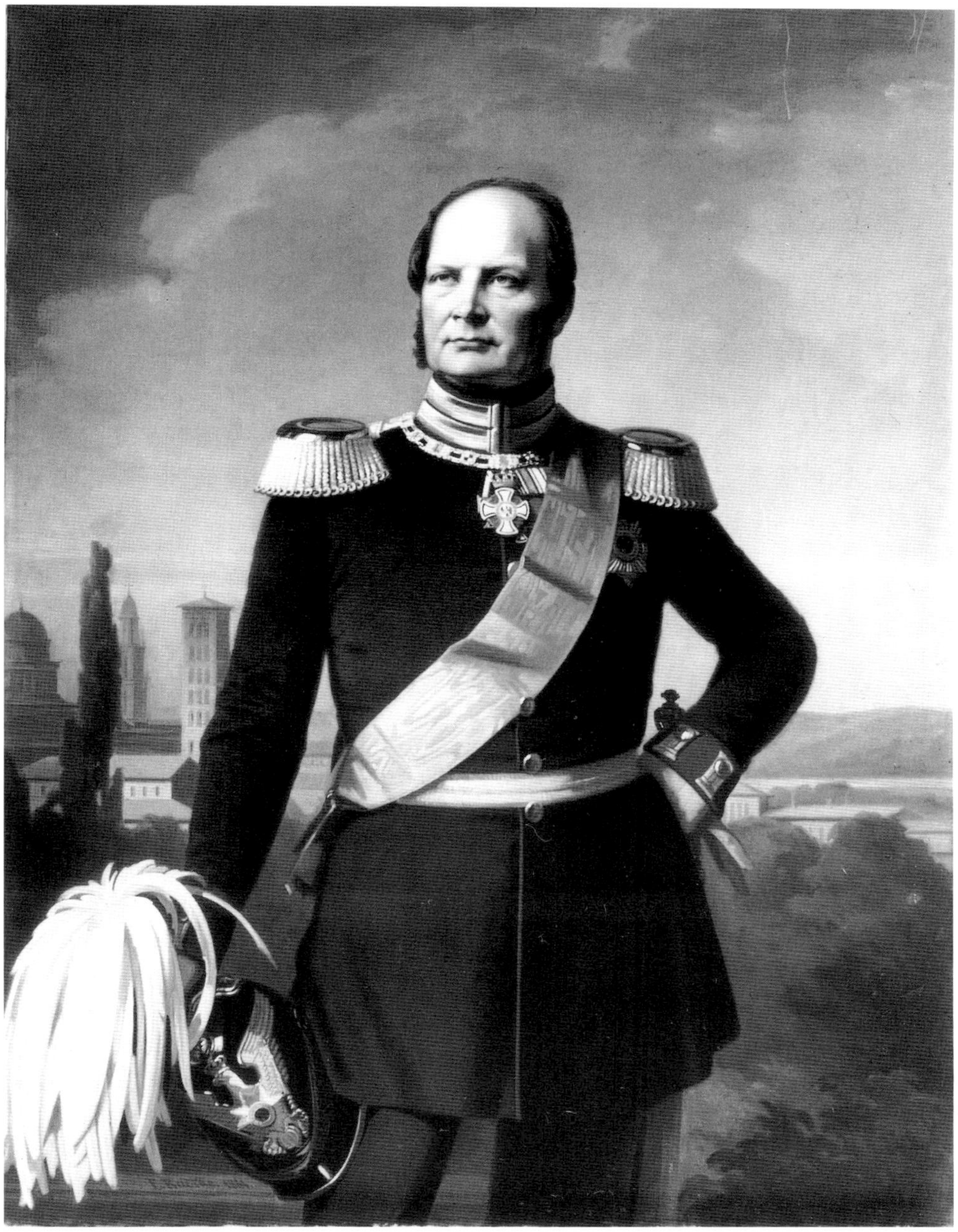

ein Kniestück, im Ausdruck und in der Kleidung von dezenter Eleganz. Es ähnelt den späten koloristisch feinen Porträts von Eduard Magnus. 1884 wurde in der Nationalgalerie eine Gedächtnisausstellung für Richter veranstaltet. Höchst bezeichnend für die Forderungen jener Zeit an die Malerei war eine Äußerung Rosenbergs in der Besprechung der Ausstellung in der Kunstchronik, die sich auf die Genrebilder bezog: »*Wenn seine Begabung auch keine im höchsten Sinne dramatische war, wenn er auch nicht erschüttern, nur rühren und ergreifen konnte, so besaß er doch eine Phantasie, deren poetische Kraft den Beschauer weit über alles Irdische erheben konnte.*« Rosenberg hat aber gleichzeitig Richters Bildnisse als »*vollkommenen künstlerischen Ausdruck seiner Zeit*« angesehen.

Ein diesem erfolgreichen Maler ebenbürtiger Porträtist war der aus Königsberg stammende GUSTAV GRAEF. Wie die meisten in Preußen geborenen Maler studierte er zunächst in Berlin, um dann – was seit Wilhelm Schadow ebenfalls häufig der Fall war – zum weiteren Studium nach Düsseldorf zu gehen und sich auf Studi-

422 EDUARD RADTKE
König Friedrich Wilhelm IV.
Berlin, SSG, Schloß Charlottenburg

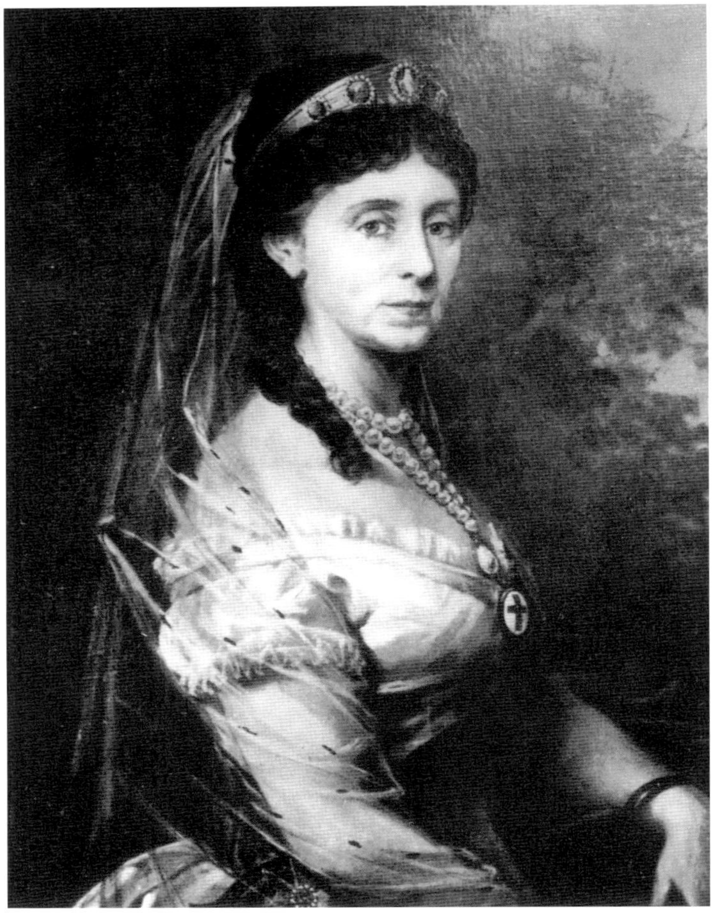

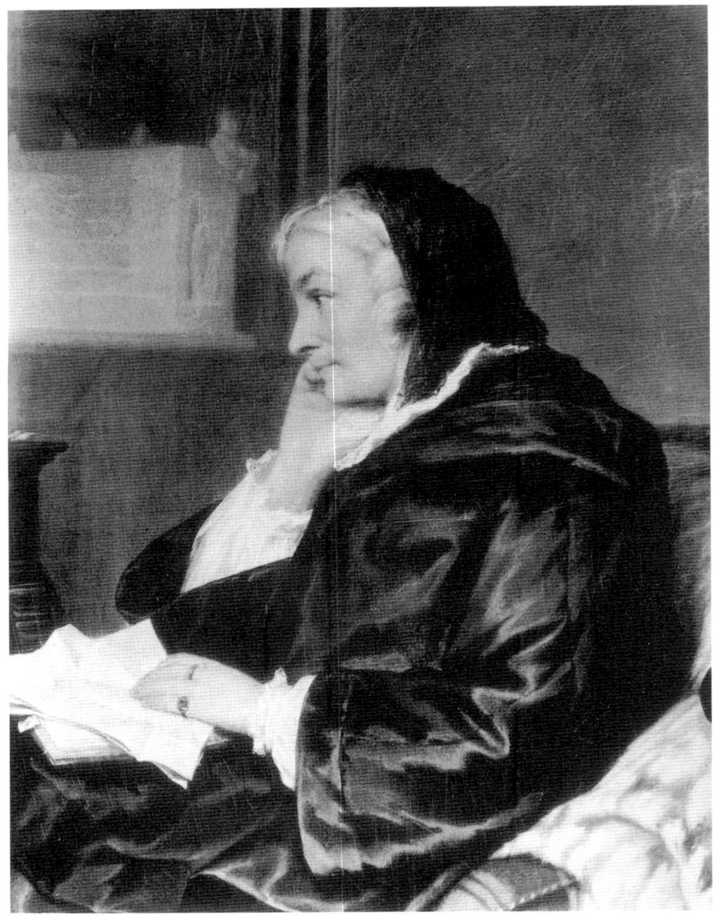

enreisen zwischen Paris und Italien fortzubilden. Berlin bot ihm die damals für junge Maler lohnenden Aufträge für Wandgemälde, an denen er sich mit religiösen, mythologischen und historischen Themen beteiligte. Neben den Wandbildern für die großen öffentlichen Bauten war er auch für das Palais Tiele-Winckler in der Regentenstraße tätig (allegorische Frauengestalten auf Kupfer gemalt).

Seine eigentliche Begabung lag ganz gewiß im Porträtfach. Bekannte und elegante Persönlichkeiten der Berliner Gesellschaft ließen sich von ihm malen. In seinem
421 Selbstbildnis sieht er sich als tüchtigen und erfolgreichen
Maler, immer noch schlicht und bürgerlich inb einer Zeit, in der andernorts die Ateliers der Maler prunkvoll ausgestattet waren. »Malerfürsten« wie Makart und Lenbach hat es in Berlin nicht gegeben. Eine gewisse Gefahr für die renommierten Porträtisten wie Richter und Graef lag darin, daß sie mit Aufträgen überhäuft wurden und deshalb nicht immer ihr Niveau halten konnten.

Der Berliner GOTTLIEB BIERMANN, der in seinen Bildnissen den Wünschen nach Eleganz und Prachtentfaltung entgegenkam, wurde der favorisierte Maler vornehmer Damen, der reichen Schönen und ihrer erfolgreichen Ehegatten, denen er in seinen Porträts zu schmeicheln wußte. Doch schuf der Akademieprofessor Biermann auch Bildnisse berühmter Politiker und Gelehrter. Fast selbstverständlich befaßte er sich auch mit der im letzten Drittel des Jahrhunderts besonders beliebten Genremalerei, besonders mit italienischen Themen.

EDUARD RADTKE, der mit dem Bildnis des Naturforschers Christian Gottfried Ehrenberg einen Beitrag zur Porträt-Reihe der Pour-le-mérite-Träger geleistet hatte,
schuf auch ein spätes Bildnis Friedrich Wilhelms IV. Im 422
Hintergrund sind die drei wichtigsten Potsdamer Kirchen dicht nebeneinandergerückt, gewissermaßen als Anspielung auf die Liebe des Herrschers zu Potsdam und seinen Bauwerken, die von Schülern Schinkels geschaffen worden waren. Radtke hat auch seinen Lehrer, den um die

423 BERNHARD PLOCKHORST
Königin Augusta, 1869
Früher Berlin, Schloß Monbijou

425 CARL ARNOLD
Bettina von Arnim (Detail)
Privatbesitz

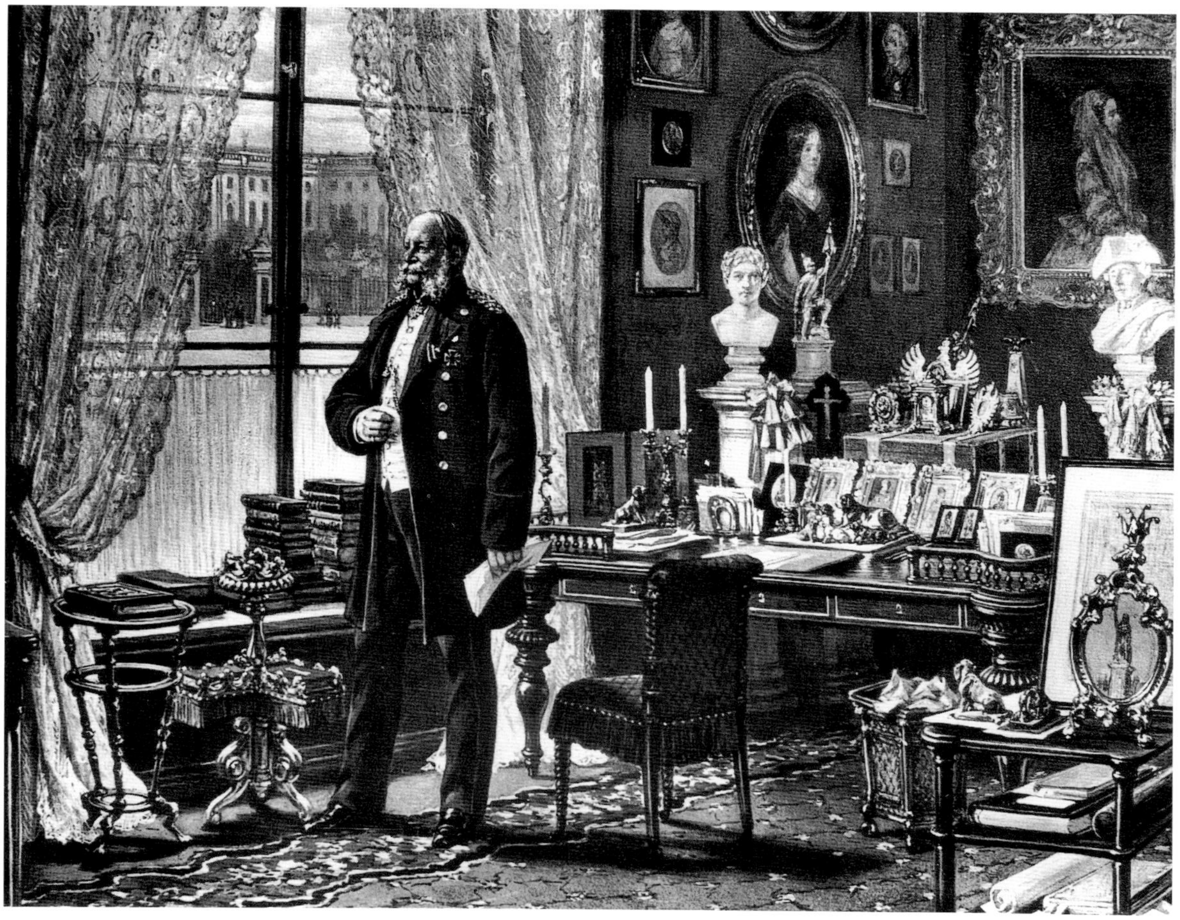

Ausbildung junger Maler an der Akademie besonders verdienten Samuel Otto, porträtiert.

BERNHARD PLOCKHORST aus Braunschweig, der in der zweiten Jahrhunderthälfte überaus geschätzt war, nach seinem Tode 1907 aber schnell in Vergessenheit geriet, war begabt für die religiöse und die Porträtmalerei. Fast auf allen Berliner akademischen Ausstellungen war er mit Bildern nach biblischen Stoffen und Bildnissen vertreten, zu denen auch solche des Herrscherhauses gehör-
423 ten. 1869 porträtierte er die Königin Augusta ohne allen äußeren Aufwand an schmückenden Details, aber durchaus angemessen, wie das bei den guten Berliner Bildnismalern üblich war. Einen menschlichen Zugang zu ihr hat er gewiß durch seine religiösen, akademisch glatten Bilder gefunden.

CARL JOHANN ARNOLD, Sohn des Mentors und Freundes von Adolph Menzel, Carl Heinrich Arnold, kam über Kassel und Antwerpen, wo er die Akademien besucht hatte, nach Berlin. Menzel nahm das »Carlchen« in seine Familie auf und förderte ihn künstlerisch, ohne indessen sein Lehrer zu sein. Die Tiermalerei, das Genre und Bildnisse waren sein Feld, er war aber auch ein begabter Graphiker. Den König und Kaiser Wilhelm I. 424
hat er später mehrmals porträtiert, so auch 1885 recht bieder in dessen Arbeitszimmer, das mit seiner Überladenheit den Ungeschmack der Zeit zeigt. Zu Arnolds besten Porträts gehört das der alt gewordenen Bettina von Arnim, die sinnend, den Kopf in die Hand gestützt, in 425
einem Zimmer ihres Hauses hinter den Zelten vor dem von ihr entworfenen, niemals ausgeführten Goethe-Denkmal sitzt.

Der Maler ERNST HILDEBRAND, der nach seiner Ausbildung bei Kloeber und Steffeck in Berlin und einem Paris-Aufenthalt zunächst Professor an der Kunstakademie in Karlsruhe war, kam 1880 endgültig nach Berlin, wo er Leiter der Malklasse an der Akademie wurde. Durch seine historischen und religiösen, stets gefühlsbetonten Genrebilder wurde er bald bekannt und beliebt.

424 CARL ARNOLD
Kaiser Wilhelm I. in seinem Arbeitszimmer, 1885
Verbleib unbekannt

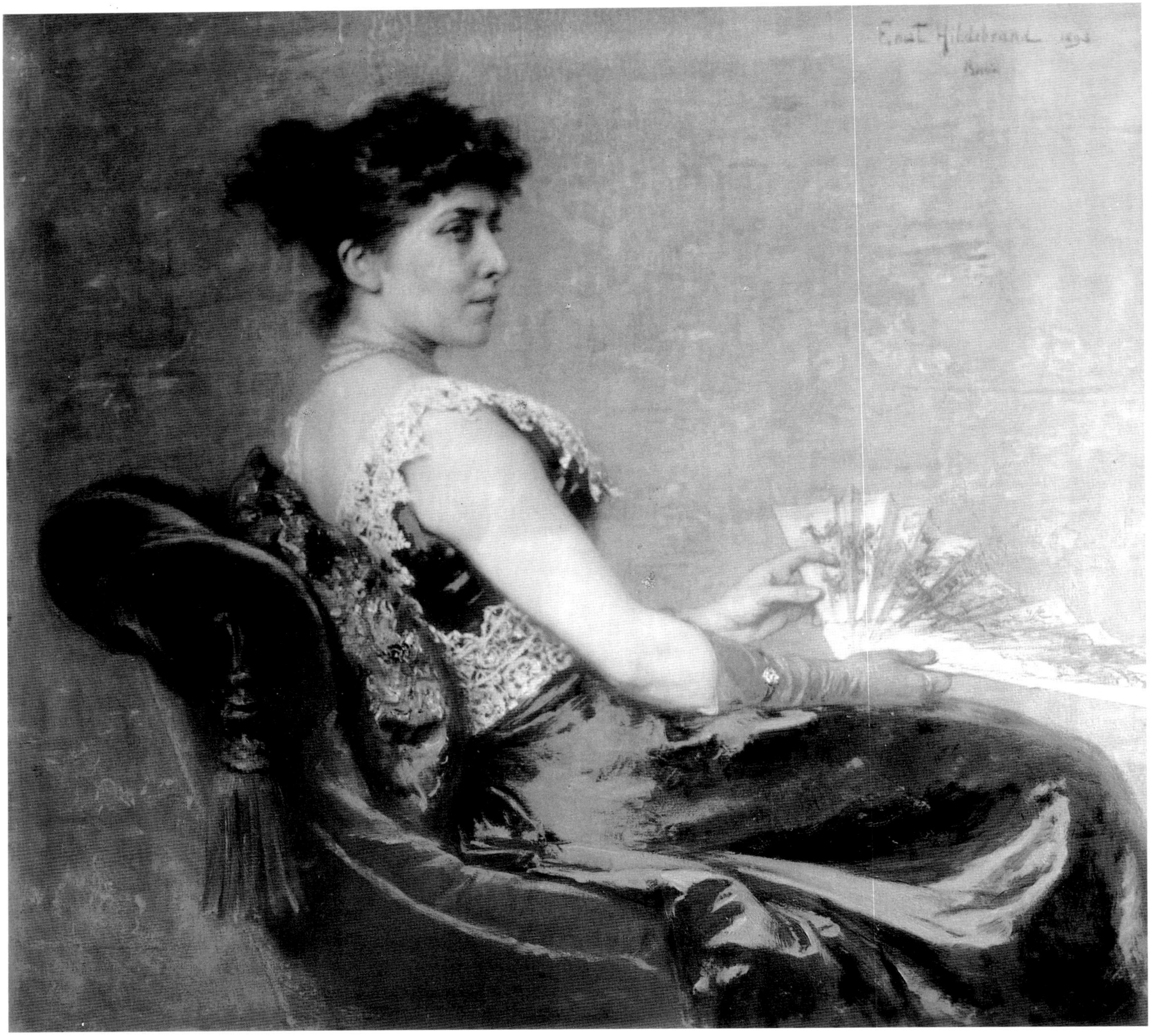

426 Ernst Hildebrand
Dame mit Fächer
Verbleib unbekannt

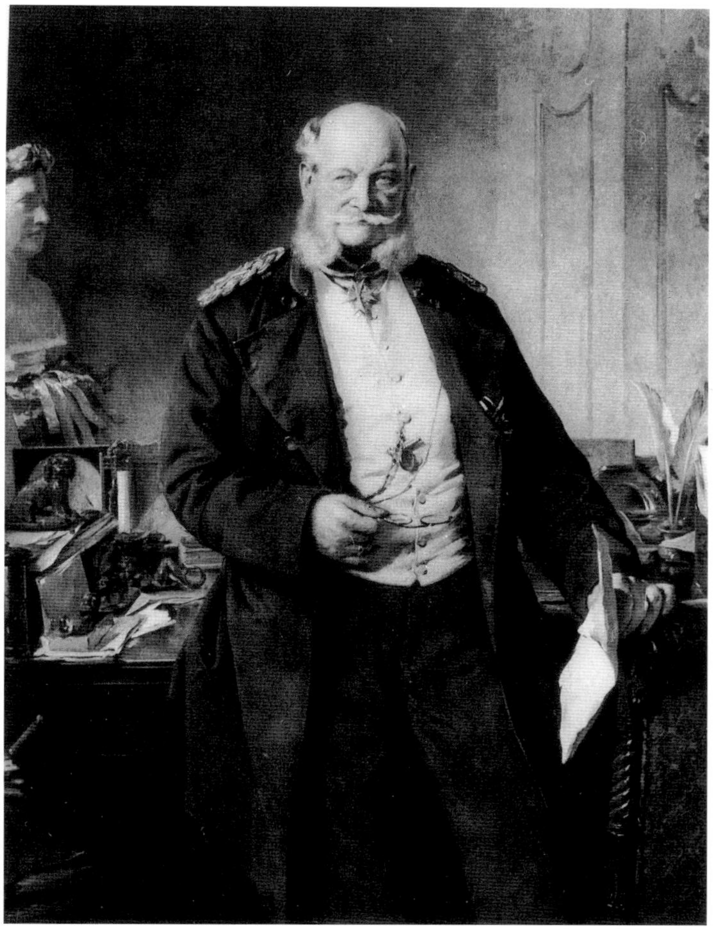

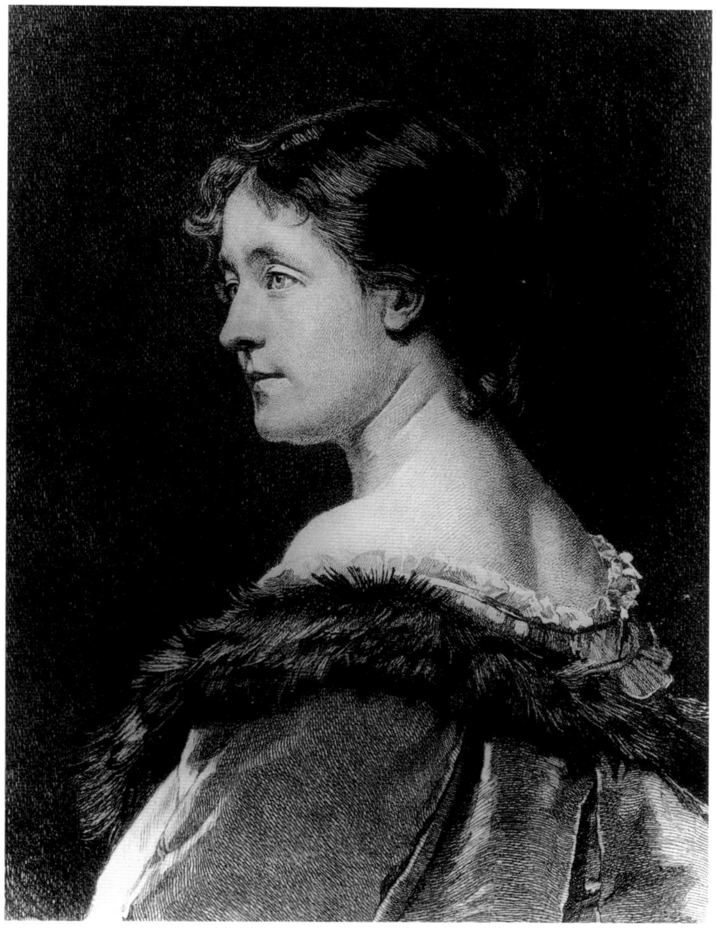

Sie befaßten sich hauptsächlich mit den Gestalten Luthers und der Königin Luise. In den neunziger Jahren widmete er sich vor allem der Porträtmalerei. Dem Geschmack seiner Zeit kam er mit seinen gutarrangierten, schönen Bildnissen, den ›Damenporträts‹, entgegen. Das Bildnis einer
426 Dame mit Fächer erinnert in seiner schönen Pose entfernt an Davids Madame Récamier. Doch aus dem edlen, strengen Klassizismus des frühen 19. Jahrhunderts ist hier am Ende eine von parfümierter Süßlichkeit nicht freie Salonkunst geworden, routiniert und koloristisch effektvoll, wie die damalige Geldaristokratie es sich wünschte.

Für die Hofkreise waren mehrere Maler tätig, die, wie der Berliner PAUL BÜLOW, sich fast ausschließlich mit Bildnissen der Mitglieder des Königs- und späteren Kaiserhauses befaßten und die zeitgenössische Aquarellsammlung Wilhelms I. bereicherten; gewiß eine einträgliche Tätigkeit, die ihnen aber als Maler wenig Spielraum
427 ließ. Kaiser Wilhelm I., in Bülows Porträt im offenen Militärrock, ließ sich offenbar gern in seinem Arbeitszimmer porträtieren, anders als sein eitlerer Enkel, der sich den Porträtmalern nur bei feierlichen Anlässen und in voller Uniform stellte.

KARL GUSSOW aus Havelberg, der über München, Weimar und Karlsruhe 1877 als Lehrer an die Berliner Akademie kam und von 1881 bis 1892 eine private Malschule leitete, hatte bei Piloty die anspruchsvolle Malerei der großen Historienbilder vor Augen gehabt. In seinen Anfängen schuf er vorwiegend romantisierende Genrebilder und Stilleben, wurde aber in Berlin zu einem begehrten Porträtmaler, wobei auch er Bildnisse schöner – oder von ihm geschönter – Damen der Gesellschaft bevorzugte. Doch sind ihm auch Bildnisse bekannter Zeitgenossen wie von Werner Siemens und Paul Wallot zu danken. Die Radierung nach einem seiner um 1880 entstandenen Damenporträts zeigt sein geschicktes Einge- 428
hen auf weibliche Wesenszüge. 1892 zog er nach München und ist von diesem Zeitpunkt an der Münchner Malerei zuzurechnen.

427 PAUL BÜLOW
Kaiser Wilhelm I. 1885
Früher Berlin, Schloß Monbijou

428 KARL GUSSOW
Damenporträt, um 1880
Radierung von W. Woerschke
nach dem Gemälde
Verbleib unbekannt

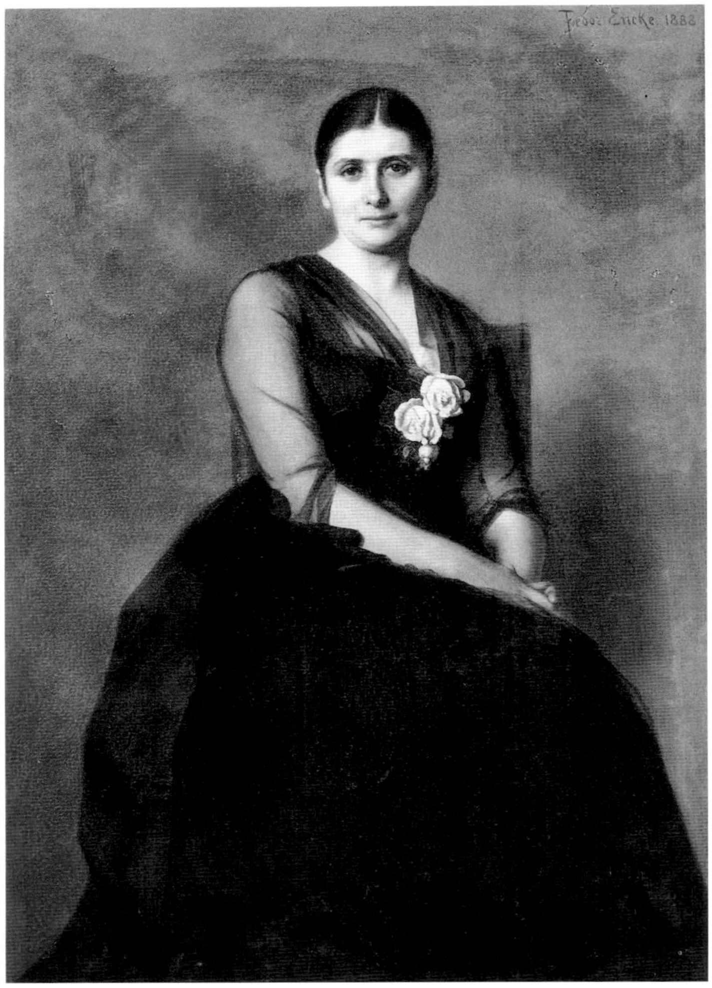

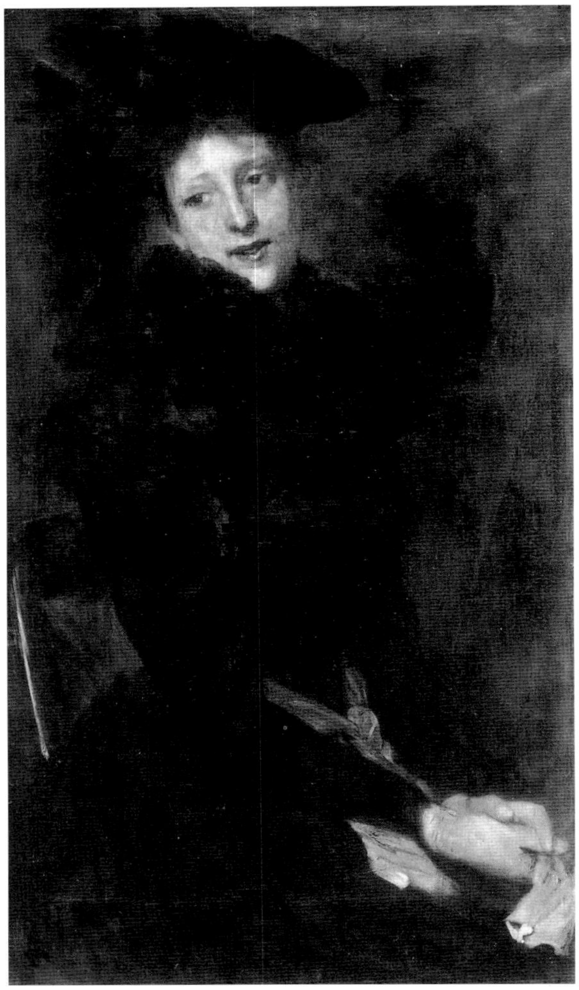

FEDOR ENCKE, Bruder des bekannten Berliner Bildhauers Erdmann Encke, studierte in Berlin, Weimar und Paris und erwarb sich als Bildnismaler einen guten Ruf. In den USA, wohin er mehrmals reiste, hat er Porträts bekannter Persönlichkeiten geschaffen; auch nach seiner Rückkehr nach Berlin hat er sich fast ausschließlich mit Bildnismalerei befaßt. Daß er in seinen Damenporträts auch bei aller Glätte durch seine schlichte Vornehmheit erfolgreich sein konnte, zeigt das 1888 gemalte Porträt
429 der Martha Liebermann, Gattin des Malers Liebermann, der sich ein Porträt mit dem üblichen Aufwand an dekorativem Beiwerk gewiß verbeten hätte.

Die weitgereiste DORA HITZ aus Franken hat bis 1878 in München studiert, ging nach Bukarest, wo sie für die dortige Königin tätig war, dann nach Paris, um ihre Studien zu beenden, und kam 1892 nach verschiedenen Auslandsaufenthalten endgültig nach Berlin. In ihren impressionistischen, meist lichterfüllten, locker gemalten Bildnissen und Figurenbildern – sie porträtierte am liebsten Kinder oder Mutter und Kind in inniger Verbundenheit – war sie frei von Rührseligkeit, die in der Salonmalerei häufig anzutreffen war. Sehr schlicht, im dunklen Mantel und Hut, feinfühlig, doch nicht sentimental, hat
sie um 1882 Marie von Broocken porträtiert. Ihr bezau- 430
berndes Mädchenbildnis vor einem Hintergrund mit nur 431
angedeuteten großen Blumen ist zart und hell in der Malweise und erinnert ein wenig an die sehr ähnliche ihres Lehrers Eugène Carrière in Paris. Inmitten der wilhelminischen Porträtkunst in Berlin vor dem Jahrhundertende müssen ihre locker gemalten Bilder im wahrsten Sinne Lichtblicke gewesen sein.

Der Berliner HANNS FECHNER, der in Berlin und in München studierte, wäre gewiß, wie schon vor ihm sein Vater, in Vergessenheit geraten, hätte er nicht 1890 das

429 FEDOR ENCKE
Martha Liebermann, 1888
Berlin, Leo Spik KG

430 DORA HITZ
Marie von Broocken, um 1882
Lübeck, Museum für Kunst und Kulturgeschichte, Behnhaus

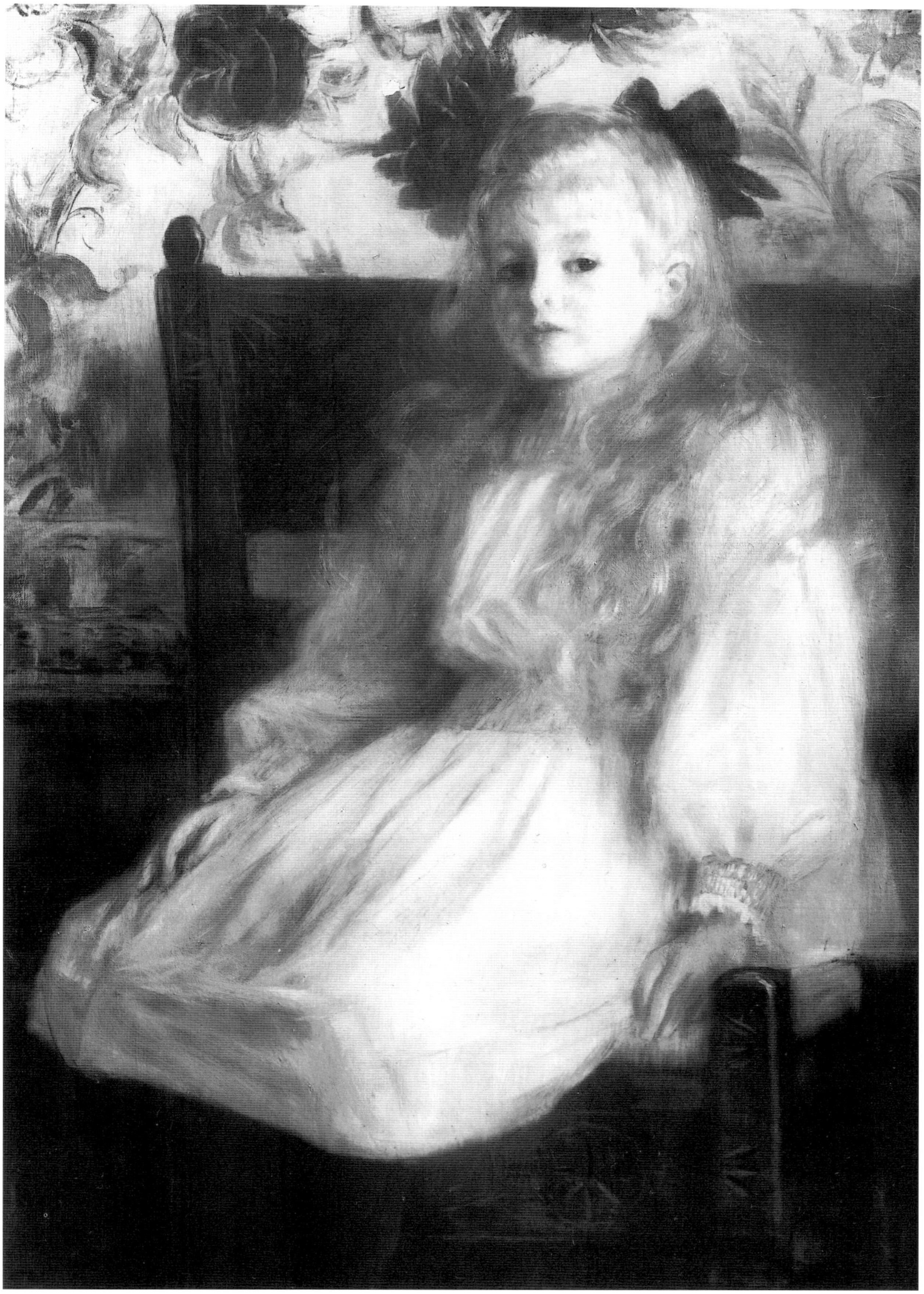

431 DORA HITZ
Mädchenbildnis
Berlin (Ost), Staatl. Museen zu Berlin, Nationalgalerie

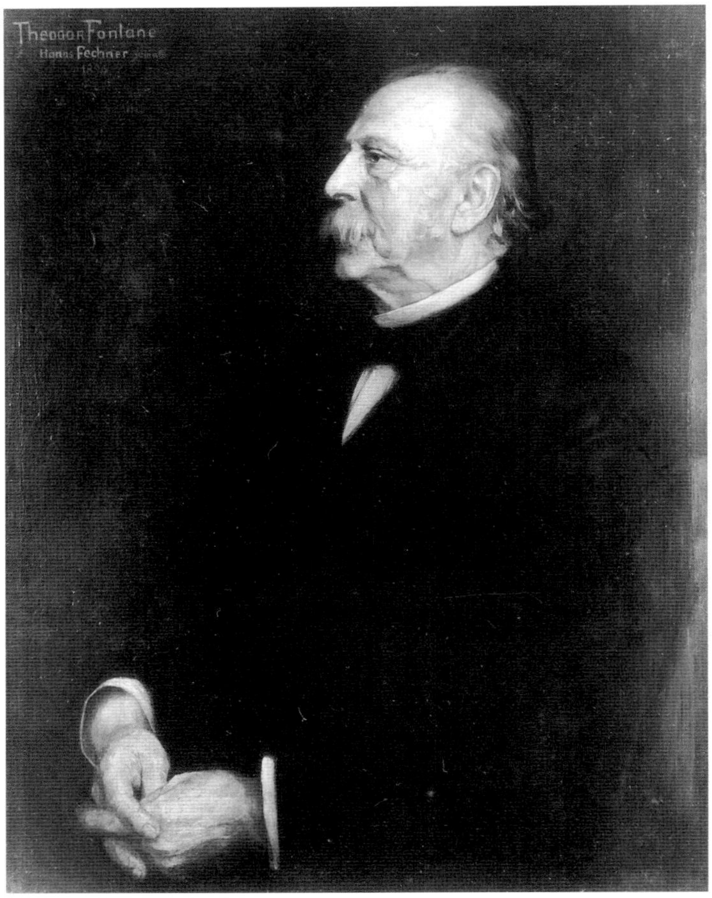

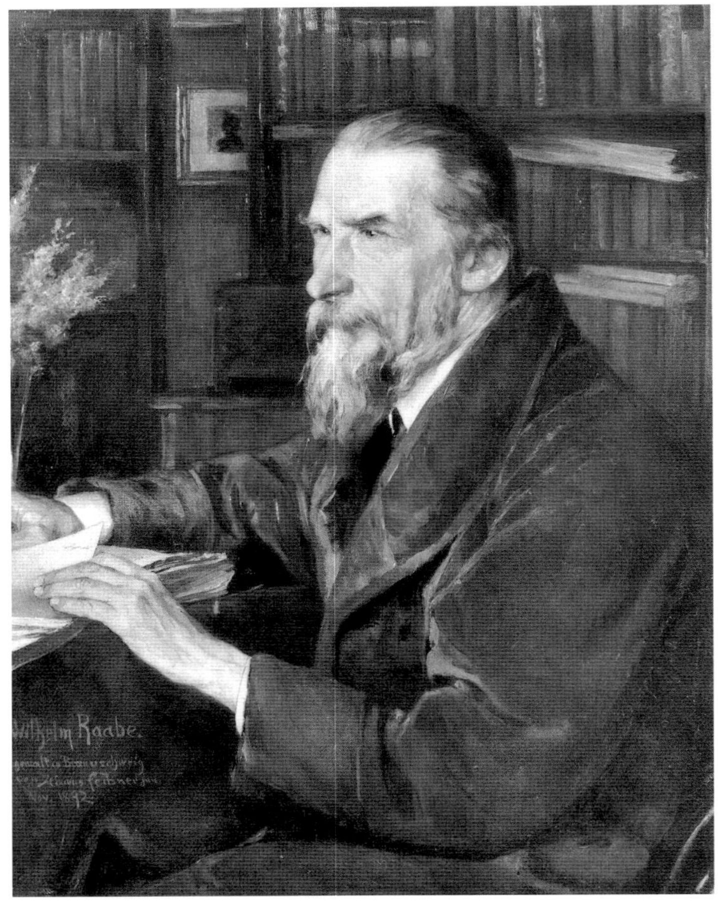

betont preußisch-schlichte Bildnis des großen Berliners
432 und Märkers Theodor Fontane geschaffen, sicherlich eines der gelungensten Porträts dieses Mannes. Bürgerlicher wirkt das zwei Jahre später entstandene Bildnis des
433 Dichters Wilhelm Raabe in seinem Arbeitszimmer; Raabe hat ihm – wie auch Fontane – mehrmals gesessen, denn dem Porträtisten ging es um die möglichst genaue Erfassung seines Gegenüber. Damals hat Fechner auch Gerhart Hauptmann, Rudolf Virchow und Ernst Curtius gemalt. Mit diesen allen unterhielt er auch eine persönliche Beziehung.

LUDWIG KNAUS, der 1829 in Wiesbaden geboren wurde, war einer der bedeutendsten Maler des 19. Jahrhunderts, der für die Malerei in Berlin nur in den späteren Jahrzehnten seines Lebens, von 1874 bis 1910, in Anspruch genommen werden darf. Eine erste öffentliche Vorstellung des dreiundzwanzigjährigen Knaus fand bereits 1852 in der Berliner Akademischen Kunstausstellung mit dessen Gemälde ›Ein Leichenbegängnis‹ statt. Seit 1864 hat er sich fast regelmäßig an diesen Ausstellungen beteiligt. 1874 berief ihn Anton von Werner als Leiter eines neuen Meisterateliers an die zur Akademie gehörende Hochschule für die bildenden Künste. Auch nach seinem Ausscheiden blieb er in Berlin. Er war als Maler eine große Begabung. Seine Genrebilder – oft Szenen aus dem Bauernleben – waren blutvoll, lebendig, von schöner Dichte und Farbigkeit, wenn auch bisweilen von sentimentalem Zeitgeschmack beeinflußt. Doch waren sie künstlerisch dem Durchschnitt weit überlegen. Was er sah und schilderte, war glänzend beobachtet, echt und wahr und entsprach dem Sittenbild in seiner ursprünglichen Bedeutung. Das 1863 entstandene Ganzfigurbildnis
der Frau Sußmann-Hellborn, Gattin des Berliner Bild- 434
hauers, lebt von dem duftigen Kleid aus weißem Tüll und Spitzen und stellt nach Vorbildern vergangener Jahrhunderte die junge Frau aus der Untersicht dar. Ein alter Lehnstuhl und ein rechts angedeuteter Vorhang rahmen das fast englisch wirkende, vornehm-zurückhaltende Bildnis. 1870 schuf Knaus das Porträt des Bethel Henry
Strousberg (alias Barthel Heinrich Straußberg) mit sei- 435

432 HANNS FECHNER
Theodor Fontane, 1890
Berlin (Ost), Märkisches Museum

433 HANNS FECHNER
Wilhelm Raabe, 1892
Braunschweig, Städtisches Museum

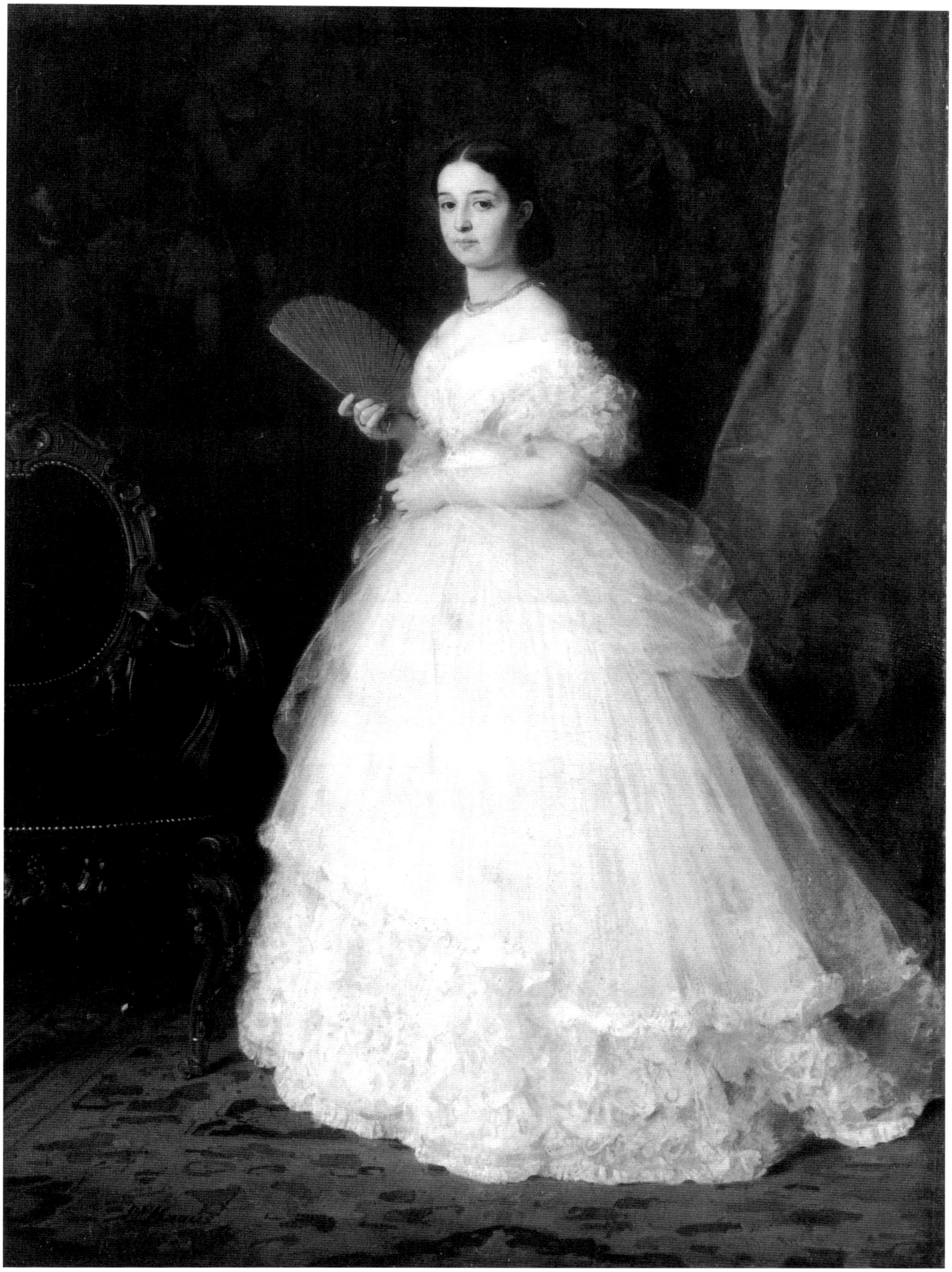

434 LUDWIG KNAUS
Frau Sußmann-Hellborn, 1863
Düsseldorf, Kunstmuseum

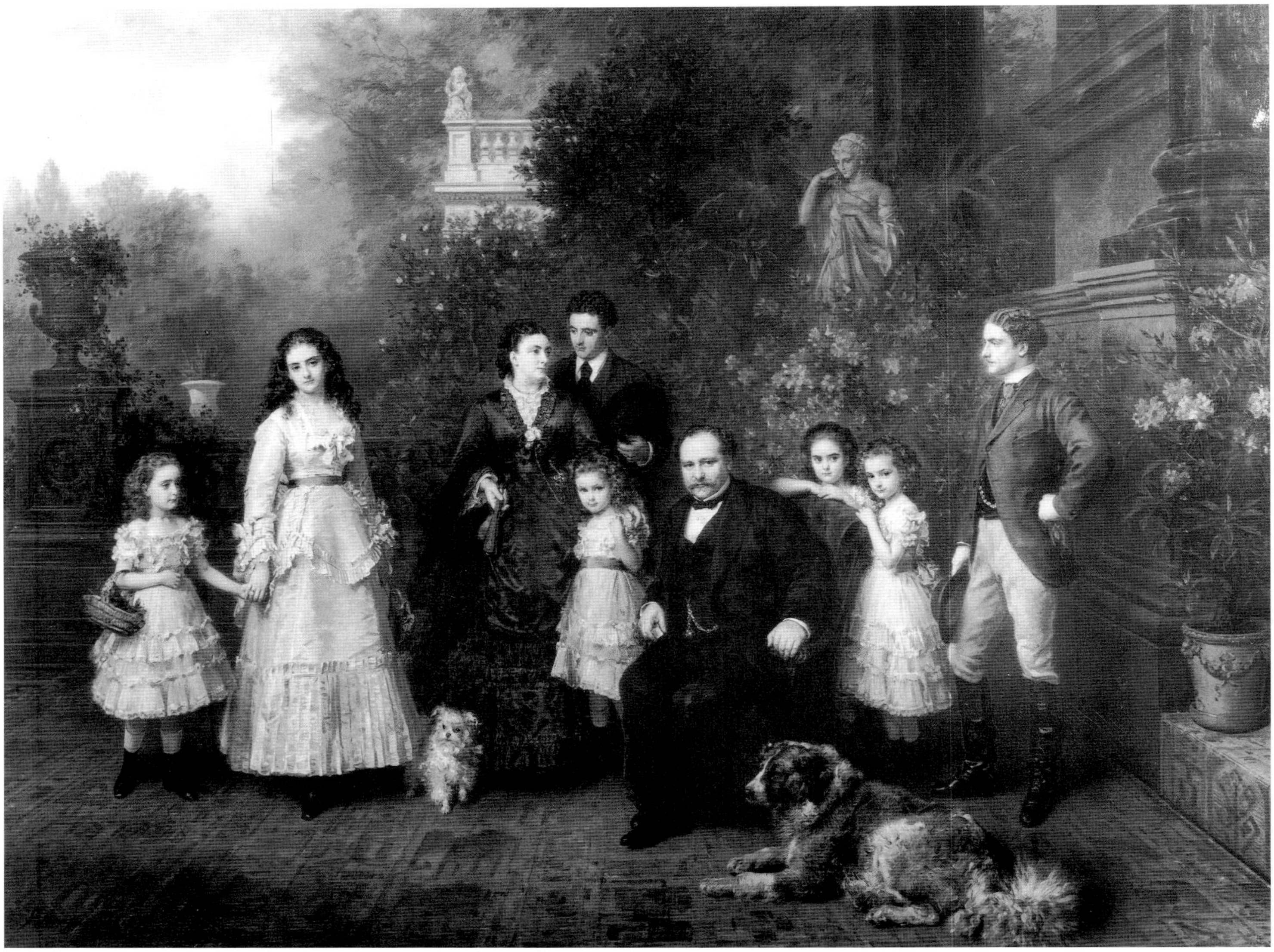

435 LUDWIG KNAUS
Henry Strousberg und seine Familie, 1870
Berlin, Berlin Museum

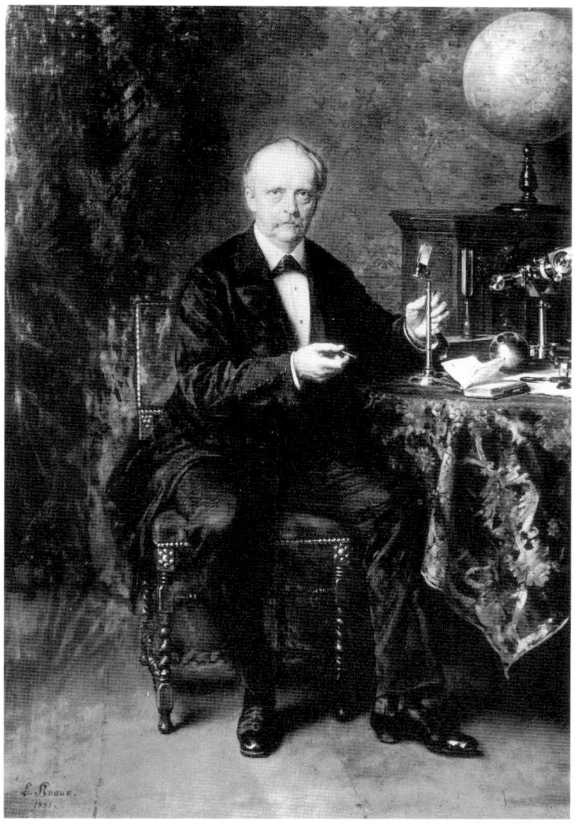

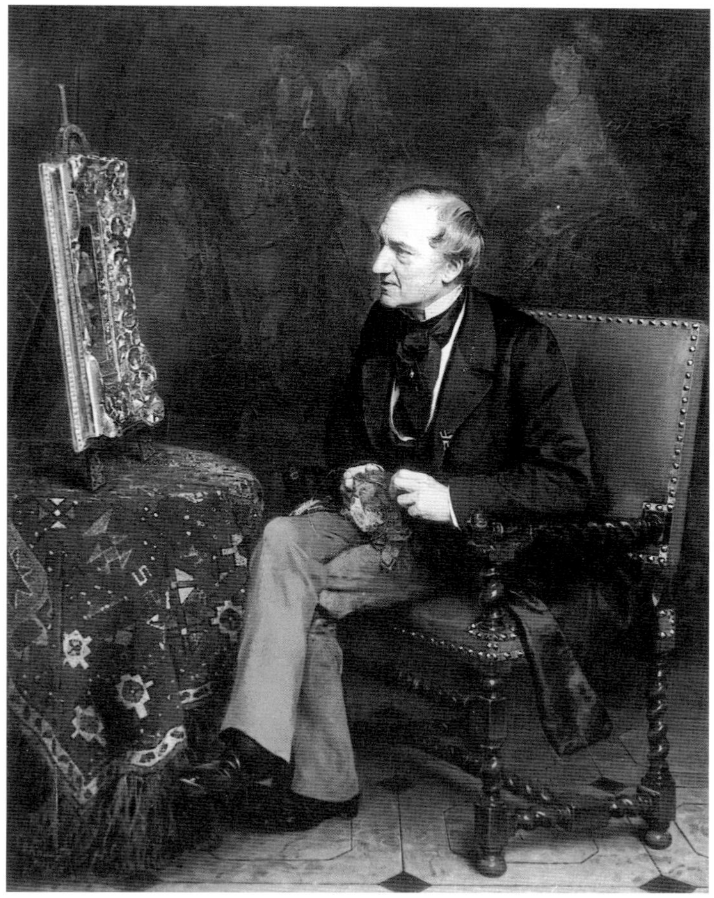

ner Frau und den sieben Kindern im Garten seines vielbewunderten Palais, der späteren Britischen Botschaft, in der Wilhelmstraße – ein Schlüsselbild, leuchtend farbig, aber nicht bunt, geschickt komponiert, das den Geist und den Geschmack der Gründerzeit in Berlin heraufbeschwört wie kaum ein anderes. Strousberg war als verwaister Junge zu seinem Onkel nach England gegangen, wo er in verschiedenen Berufen tätig war, Jura studierte und das Fundament seiner unternehmerischen Kenntnisse gelegt hatte, die er seit 1855 im aufstrebenden Berlin in die Praxis umsetzte. Der Eisenbahnkönig, wie er nach dem Bau deutscher, ungarischer und rumänischer Eisenbahnen genannt wurde, wollte zu hoch hinaus. Beim sogenannten Gründerkrach von 1873 verspekulierte er sich, wurde in Moskau, wo er noch einiges zu retten hoffte, sogar zwei Jahre inhaftiert und starb am Ende gänzlich verarmt und vergessen in Berlin. 1881 porträ-
436 tierte Knaus den Physiker Hermann von Helmholtz, ein Interieurbildnis mit optischen Arbeitsgeräten auf dem Tisch und dem von ihm erfundenen Augenspiegel in der Hand, überdeutliche Attribute des Gelehrten, alles naturalistischer, trockener als das Strousberg-Porträt und einer Photographie recht ähnlich. 1892, also etwa ein Jahrzehnt später, saß ihm der Fabrikant und stadtbekannte Sammler Peter Louis Ravené in einem Interieur, 437
an dessen Rückwand der Ausschnitt eines Gemäldes seiner Sammlung zu sehen ist. Die Idee von Knaus, Ravené in liebevoll-freudiger Betrachtung eines von ihm offenbar erworbenen Gemäldes zu zeigen, von dem der Betrachter nicht viel mehr als nur den reichen Goldrahmen sieht, ist gut ausgeführt und zeugt vom Einfallsreichtum des Malers.

Fleißig und in seiner Zeit hoch angesehen war der Berliner Porträtmaler MAX KONER, der nach dem Studium an der Akademie als Landschafter begonnen hatte. Von 1888 bis zur Jahrhundertwende schuf er von Aufträgen überhäuft – wie es heißt –, mehr als 100 Porträts, darunter allein 30 von Kaiser Wilhelm II. Besonders bekannt ist das Porträt des vom ihm bewunderten Menzel. Interessant wirkten seine effektvollen Bildnisse von Berliner Künstlern und Gelehrten, doch waren sie trotz ihrer flotten Malweise oft recht trocken und oberflächlich. 1880

436 LUDWIG KNAUS
Hermann v. Helmholtz, 1881
Berlin (Ost), Staatl. Museen zu Berlin, Nationalgalerie

437 LUDWIG KNAUS
Peter Louis Ravené
Verbleib unbekannt

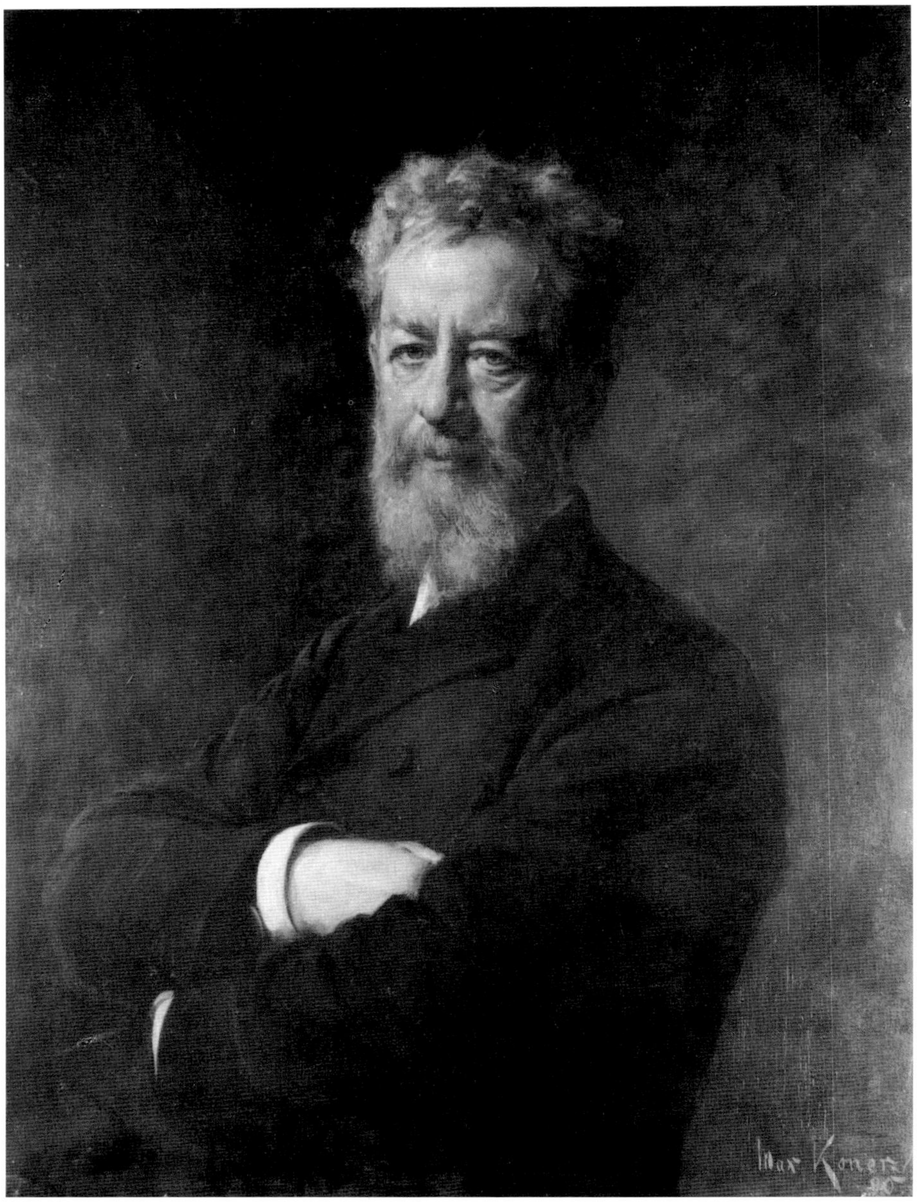

438 malte er Ludwig Pietsch, den Kunstrezensenten der Vossischen Zeitung, der selbst zeichnete und im damaligen Berlin so etwas wie ein Kunstpapst war – ein recht lebendiges Porträt des selbstbewußten Kunstkritikers. 1896
439 hat er den Altertumsforscher Ernst Curtius mit einer gewissen Grandezza in Gestik und Mimik porträtiert, die ausdrücken soll, daß er im Geistigen ein Herr und Herrscher war.

KARL STAUFFER, genannt STAUFFER-BERN, der vielseitige Maler, Graphiker, Bildhauer und Poet, der in Bern und München studierte, zog 1881 mittellos für einige Zeit nach Berlin, wo Anton von Werner ihm zuerst dekorative Aufträge verschaffte. Das von ihm in jenem Jahr für die Akademie eingereichte Porträt des Berliner
Bildhauers Max Klein wurde wegen seiner guten Charak- 440
terisierung und seiner malerischen Qualität sehr gelobt (seine Wirkung kommt in der Schwarzweiß-Wiedergabe kaum zum Ausdruck). Sehr ähnlich in der Auffassung war
das Porträt des Malers Graf von Harrach. Worauf es ihm 441
in seinen Bildnissen ankam, hat er selbst in einem Brief an seine Münchner Lehrer geäußert: »*Bei meinen Porträts sehe ich nicht auf flotte Behandlung und koloristischen Reiz, wohl aber auf mathematisch genaue Wiedergabe der Form und delikateste Modellierung, es ist das der sicherste Weg, denn ein Porträt muß vor allem so sprechend ähnlich sein, daß man erschrickt, alles andere ist darin enthalten.*« Während seiner kurzen Zeit in Berlin war

438 MAX KONER
Ludwig Pietsch, 1880
Berlin (Ost), Märkisches Museum

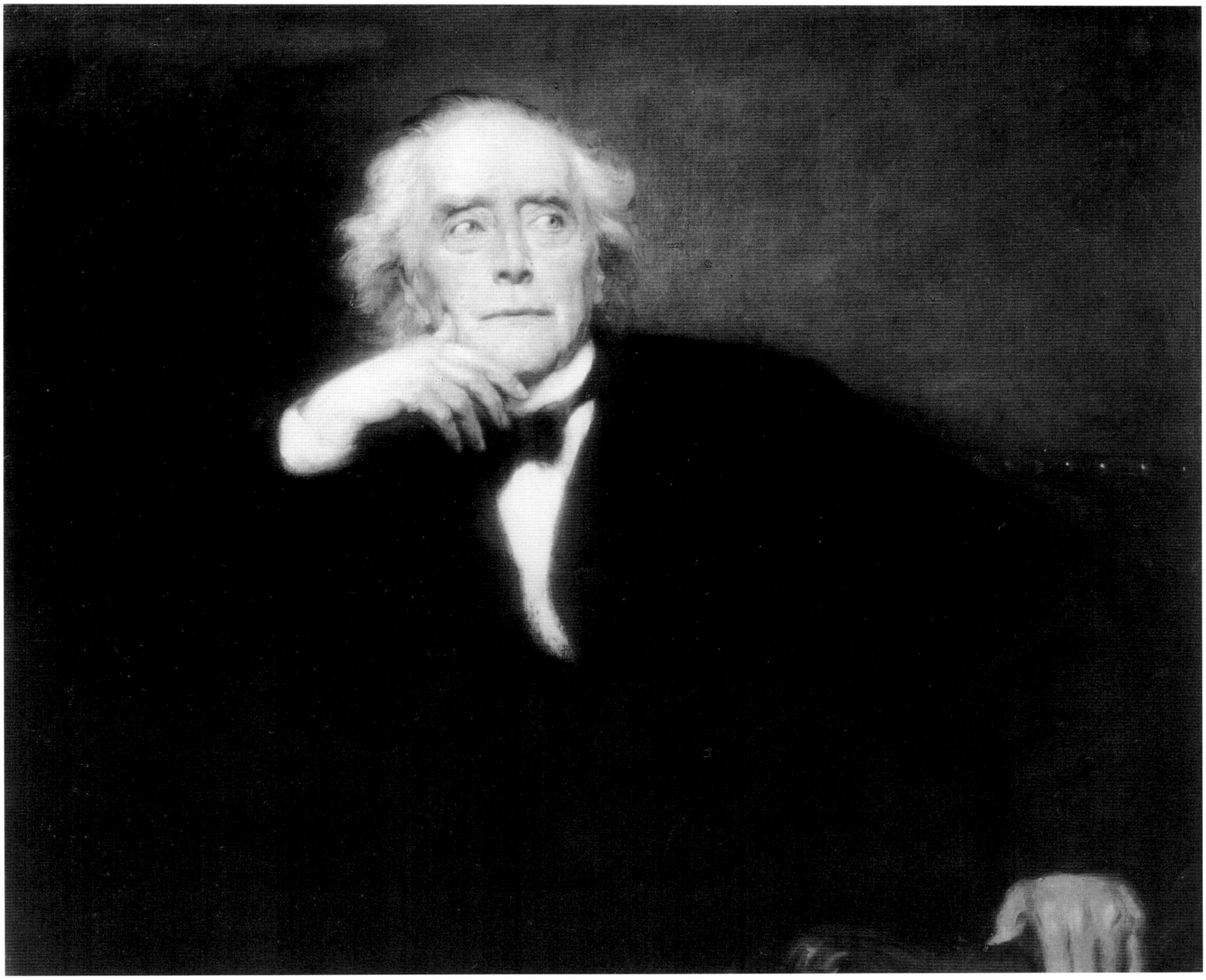

er mit Menzel und Reinhold Begas befreundet, die besonders seine Radierungen, seine eigentliche Begabung, zu schätzen wußten.

REINHOLD LEPSIUS, Sohn des Berliner Ägyptologen Richard Lepsius, wandte sich nach einem Studium bei Franz Lenbach in München der Porträtmalerei zu. Er beschränkte sich von Anfang an nicht auf die allseits beliebten Damenporträts, mit denen manche seiner Kollegen Furore machten, sondern bemühte sich vor allem, Männer der geistigen Elite Berlins zu porträtieren und ihnen bildlich gerecht zu werden. Das Bildnis des Berli-
442 ner Architekten Alfred Messel, der das berühmte Warenhaus Wertheim am Leipziger Platz errichtet hat, zeigt den genialen Architekten als bleichen, kränklichen Menschen in einer müden, fast nachlässigen Körperhaltung. In den Gesichtszügen spürt man Empfindlichkeit und kritischen Verstand. Lepsius' Malweise war zuweilen – vor
allem in seinen Damenbildnissen – impressionistisch 443
leicht, er liebte dabei auch helle, duftige, leicht verschleierte Farben.

Seine Gattin SABINE LEPSIUS, Tochter des Bildnismalers Gustav Graef, war als Porträtmalerin nicht minder begabt. Aufgewachsen in einem bürgerlich-künstlerischen Milieu, das sie in ihren kulturgeschichtlich interessanten Erinnerungen eingehend beschrieben hat, war der Berufsweg des künstlerisch begabten Mädchens vorge-

439 MAX KONER
Ernst Curtius, 1896
Verbleib unbekannt

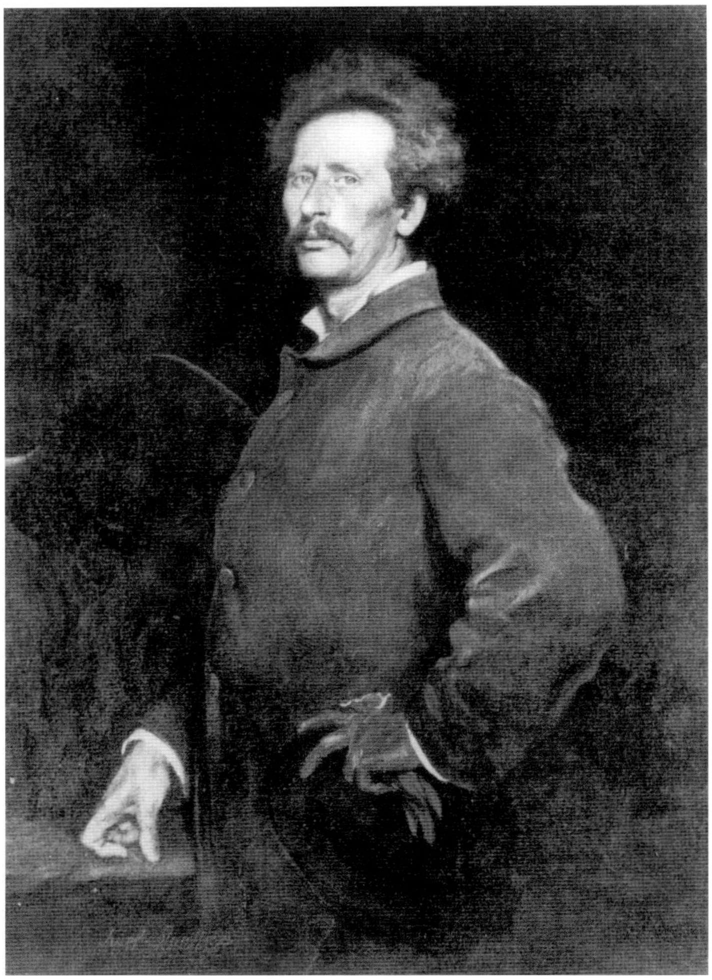

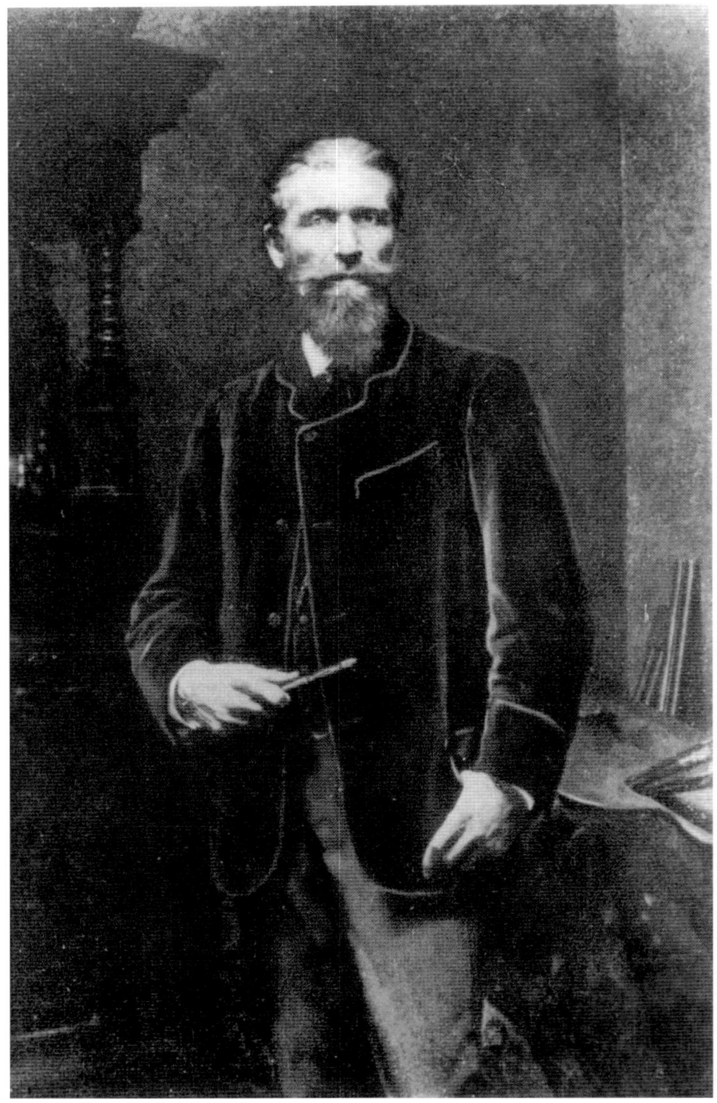

zeichnet. Wie selbständig und frei von den billigen Klischees ihrer Zeit sie empfand und wie sie sich schöpferisch zu äußern vermochte, zeigt das bereits souverän
444 gemalte Selbstbildnis der Einundzwanzigjährigen vor einem schlichten Hintergrund, mit leicht geneigtem Haupt und gesenkten Augenlidern, doch nicht ohne Selbstbewußtsein, Pinsel und Palette in ihrer rechten, weiblich zarten Hand haltend. Gerade die schlichte Art der Selbstdarstellung sticht vom damals Üblichen ab. Sabine Lepsius war eine begeisterte Anhängerin von Stefan George. In der Wohnung des Ehepaares Lepsius in der Kantstraße hielt George seine zeremoniellen Lesungen ab. Ihren Briefwechsel mit Stefan George, die Geschichte ihrer Freundschaft, hat Sabine Lepsius publi-
445 ziert. Sie hat ihn 1898 als Seher und Künder in einer fast surrealistisch wirkenden Umgebung in einem Bildnis dargestellt, höchst stilisiert, wie es der Selbstinszenierung Georges entsprach. Daß sie in ihrer Kunst sich selbst treu blieb, erkennt man an dem 1909 entstandenen Doppelbildnis von Dolly und Eva, zwei Töchtern des Tuchfa- 446
brikanten Mengers. Sie hat die beiden einander ähnlichen, bei geringem Altersunterschied dennoch verschiedenen Geschwister – die eine noch kindlich-offenherzig, die ältere schon ernsthafter – mit viel psychologischer Einfühlung wiedergegeben.

Auch die in Lübeck geborene Maria Slavona (ihr bürgerlicher Name war Schorer) war eine begabte Malerin, die in Berlin in verschiedenen Malschulen ausgebildet wurde, vor allem auch in der Zeichen- und Malschule des Vereins Berliner Künstlerinnen. Da die Berliner Akademie der Künste den Frauen noch verschlossen war, studierte sie bei Stauffer-Bern und in München. Von ent-

440 Karl Stauffer-Bern
Der Bildhauer Max Klein
Verbleib unbekannt

441 Karl Stauffer-Bern
Der Maler Graf Harrach
Verbleib unbekannt

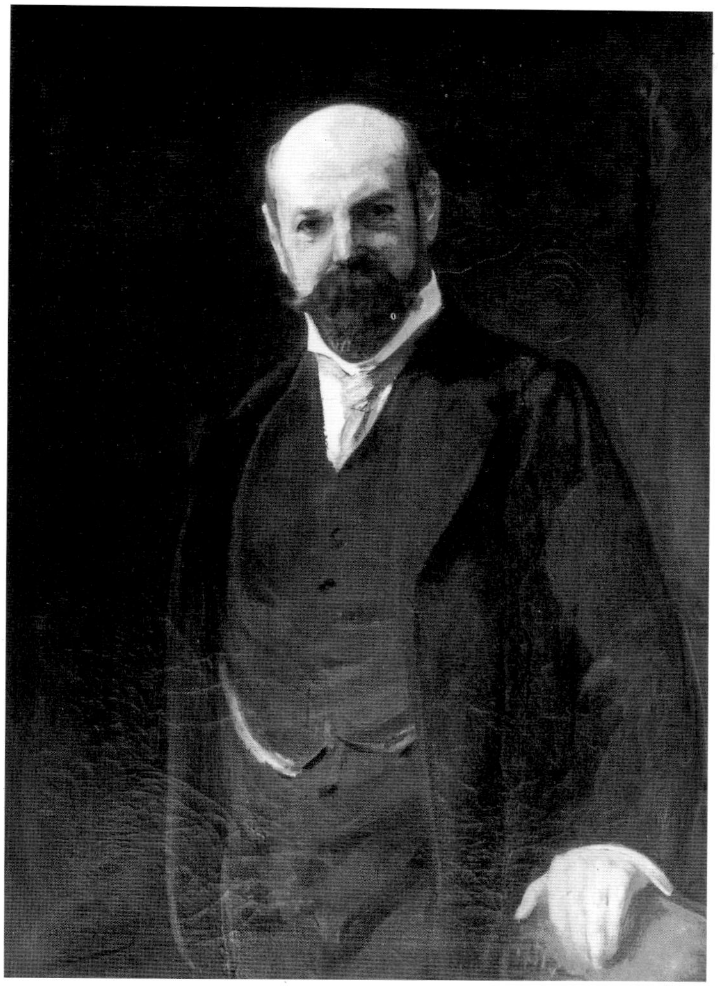

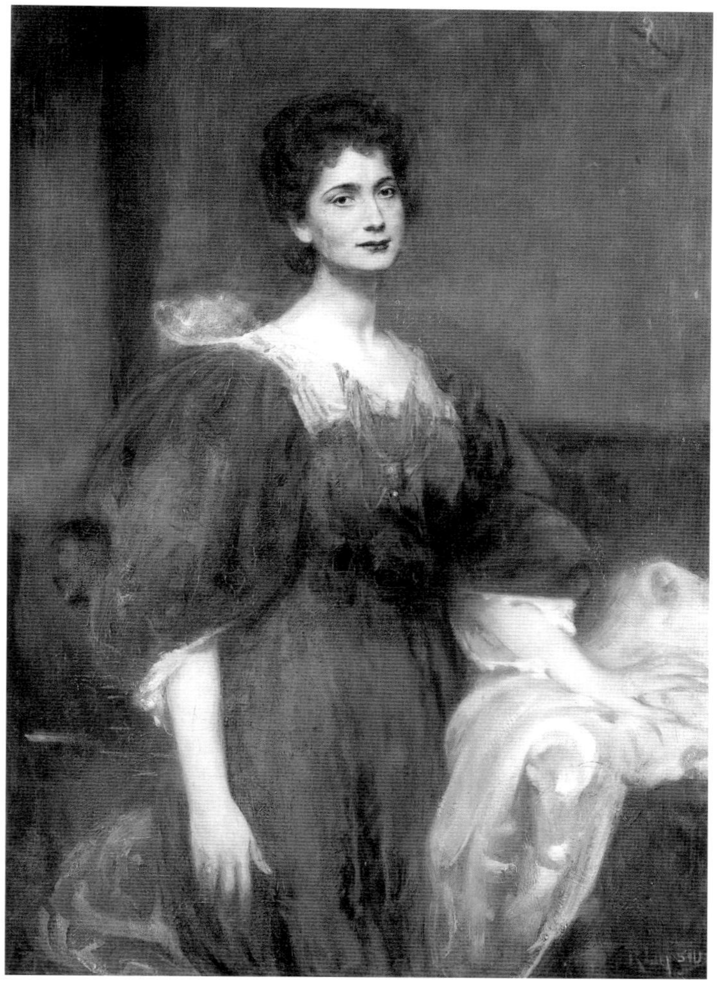

scheidendem Einfluß auf ihr Schaffen war Paris, wohin sie 1890 zog und wo sie 1900 heiratete. Eine neue Welt der Malerei erschloß sich ihr in den Bildern der französischen Impressionisten. Hier erlernte sie den breiten, skizzierenden Pinselstrich und die malerisch freie Behandlung ihrer Themen, erkennbar beispielsweise an dem Bildnis
447 von 1891, einen Mann mit Pelzmütze darstellend. Vom
448 Atelierfenster ihrer Wohnung am Montmartre blickte sie über einen kleinen Garten hinweg auf zwei typische Pariser Wohnhäuser, die sie in einem Ölbild festhielt. Das lichte, silbrige Grau, das für Paris typisch ist, hat sie meisterhaft wiedergegeben. 1909 zog sie mit ihrem Mann nach Berlin, wo sie sich wie selbstverständlich dem Kreis der Berliner Secession anschloß und danach Mitglied der Freien Secession wurde. Mit ihren Porträts, leuchtenden Blumenbildern und lichten Interieurs fand sie bei den fortschrittlichen Kritikern viel Verständnis. 1912 stellte Cassirer ihre Bilder aus, und nach ihrem Tod veranstaltete die fortschrittlicher gewordene Nationalgalerie für sie eine Gedächtnisausstellung.

Den begabten Malerinnen Dora Hitz, Sabine Lepsius und Maria Slavona hat man es nicht leichtgemacht: sie haben viel Gutes vorweisen müssen, bis die Kritik sie endlich ernst nahm. Anders die Porträtmalerin VILMA VON PARLAGHY-BRACHFELD, deren Eltern für die weitere Ausbildung ihrer künstlerisch begabten fünfzehnjährigen Tochter 1880 nach München zogen, wo ihre Arbeiten bereits ein Jahr später ausgestellt wurden. Wegen der größeren Chancen in der Hauptstadt des Deutschen Reiches übersiedelte die Familie 1880 nach Berlin. War es ihr Talent, ihre ungarische Abstammung oder ihre Schönheit – jedenfalls wurde sie auch in Berlin schnell bekannt

442 REINHOLD LEPSIUS
Der Architekt Alfred Messel
Berlin (Ost), Märkisches Museum

443 REINHOLD LEPSIUS
Damenbildnis
Frankfurt/Main, Städelsches Kunstinstitut

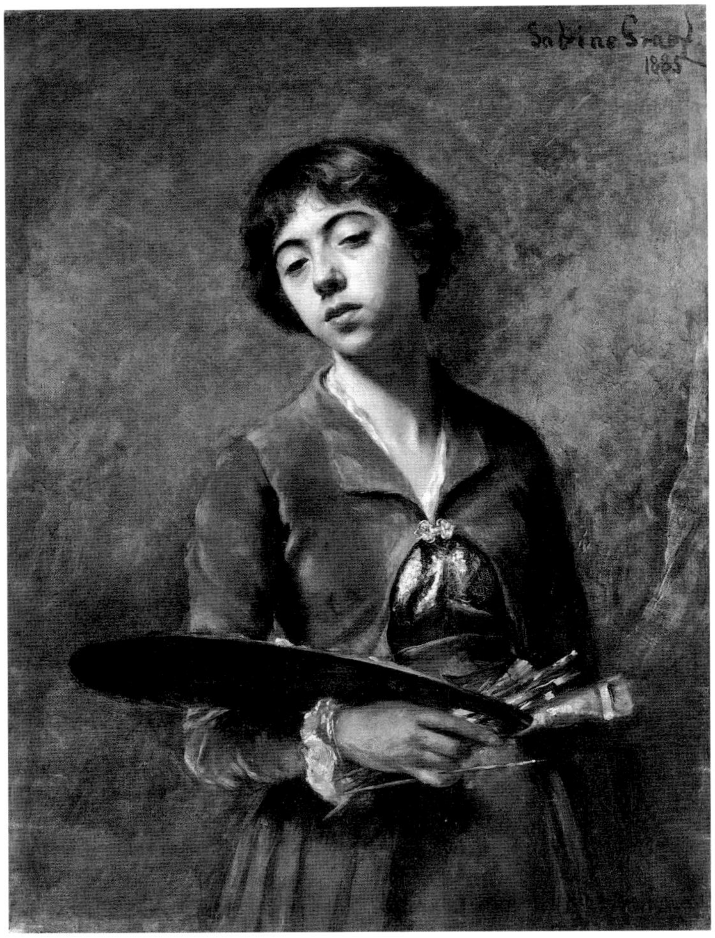

444 SABINE LEPSIUS
Selbstbildnis, 1885
Berlin, SMPK, Nationalgalerie

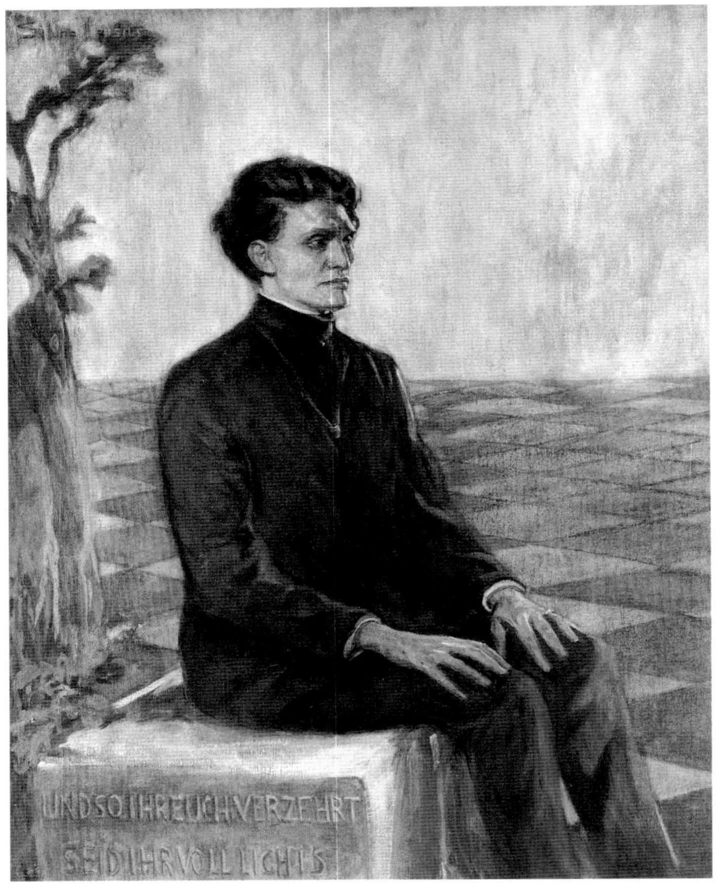

445 SABINE LEPSIUS
Stefan George, 1898
Frankfurt/Main, Städelsches Kunstinstitut

und vielfach ausgezeichnet. Sie porträtierte Wilhelm II., Bismarck und viele Persönlichkeiten des Berliner kulturellen Lebens. Seit 1887 nahm sie an den Ausstellungen der Akademie teil. In öffentlichen Sammlungen ist heute meines Wissens kein Bild mehr von ihr zu finden. Ihr gelang es zum erstenmal, eine Malerin zu werden, die »in Mode« war. Nach der Jahrhundertwende geriet sie in Vergessenheit. Bekannt ist nur noch, daß sie um 1912 in Nizza lebte und 1923 oder 1924 in New York gestorben ist.

Der Berliner ALFRED SCHWARZ, einer der vielen seit den achtziger Jahren in Berlin tätigen Porträtmaler, hat Kaiser Wilhelm II. nach der Verleihung der Ehrendoktorwürde von Oxford dargestellt. Reizvoller ist die winzige, friesartige Ölskizze auf Holz (8,5 x 28 cm)
449 ›Abendgesellschaft‹, in der Schwarz 1891 in Nahsicht mit raschen Pinselstrichen eine private Gesellschaft wiedergab, gewiß ein Geschenk an die Gastgeber. Der Maler hat die Beteiligten so angeordnet, daß der Betrachter glauben könnte, selbst mit an der Festtafel zu sitzen.

GEORG LUDWIG MEYN, in Berlin geboren, ausgebildet und tätig, wurde 1900 Lehrer an der Hochschule für die bildenden Künste; auf den Ausstellungen der Akademie war er seit 1886 fast ausschließlich mit Porträts und einigen Genrebildern vertreten. 1908 schuf er ein sehr großes, dekorativ wirkendes Bildnis seiner drei Kinder 450
beim Brettspiel, das noch ganz der Tradition der Gesellschaftsmalerei des 19. Jahrhunderts verhaftet und als Kinderbildnis fast ein wenig zu großartig ist.

CONRAD KIESEL war ein äußerst vielseitig begabter Künstler, studierte zuerst Architektur an der Berliner Bauakademie, ging dann zu Fritz Schaper, um sich als Bildhauer ausbilden zu lassen, wechselte darauf zur Malerei über und war Schüler von Wilhelm Sohn in Düsseldorf. Seit 1885 lebte und arbeitete er in Berlin, wo er häufig in der Akademie ausstellte, ihr Mitglied und schließlich Professor wurde. Kiesel war, wie es damals so vornehm hieß, Damen- und Salonmaler, stellte am liebsten junge schöne Mädchen oder Frauen allein oder in anmutigen Gruppen, oft auch in reich ausgestatteten Interieurs dar,

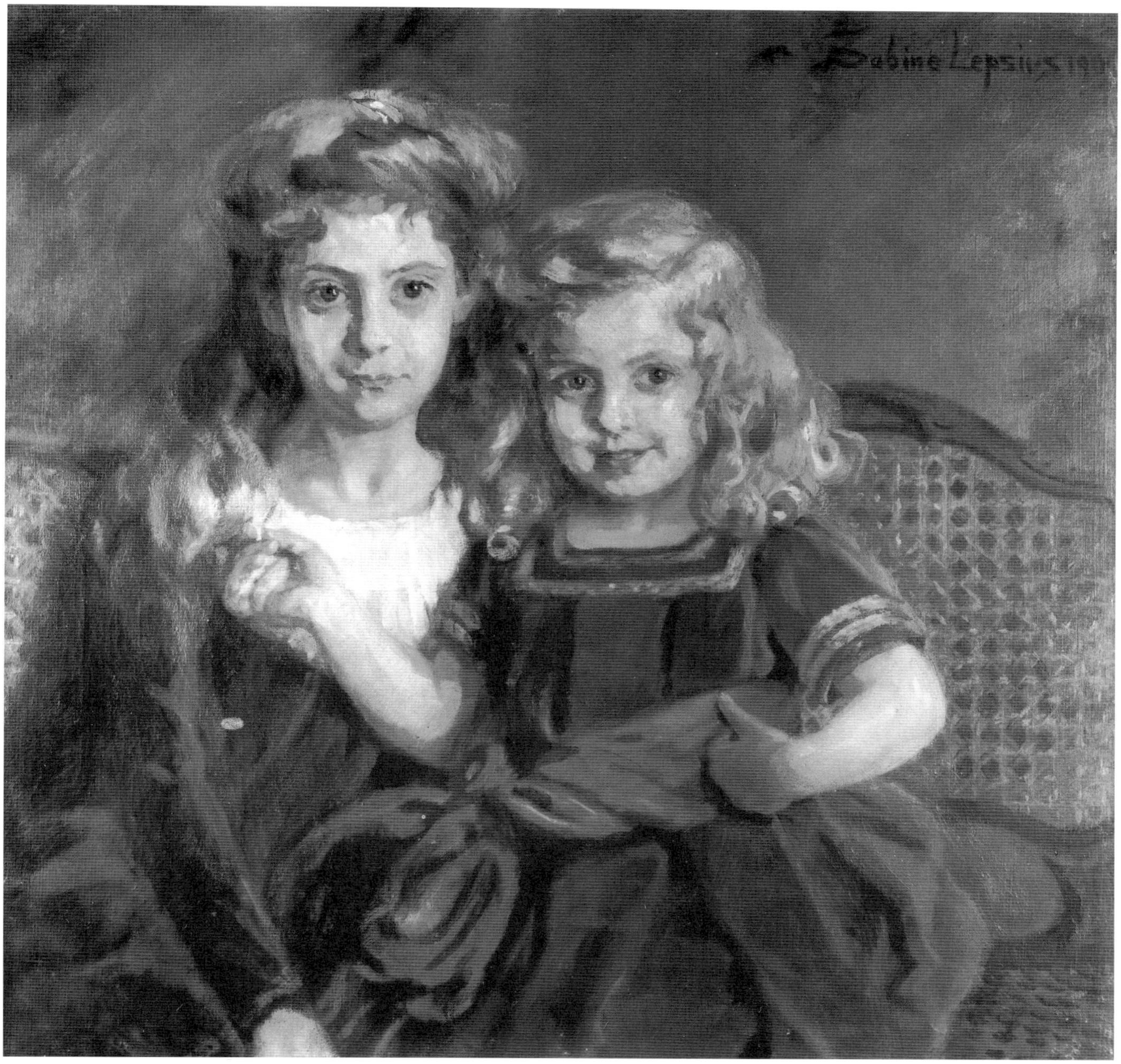

446 Sabine Lepsius
Dolly und Eva Mengers, Berlin 1909
Privatbesitz

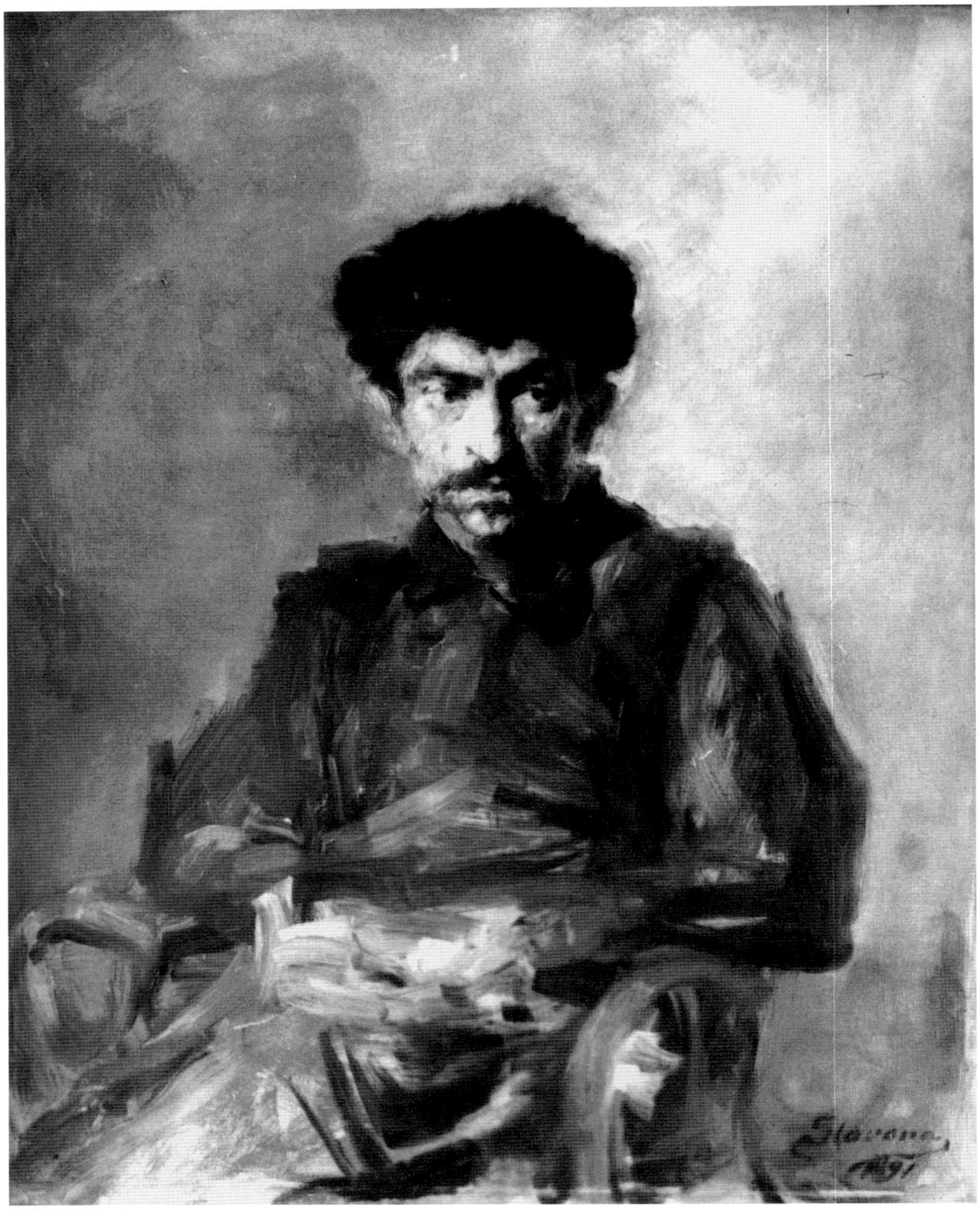

und hatte damit großen Erfolg. Die kunstliebenden Zeitgenossen sahen nur zu gern die holde oder mondäne Weiblichkeit und die eleganten Toiletten in seinen Bildern, denn man schätzte alles, was reich, schön und kostbar war. Wie die Belle Epoque in Paris in all ihrem äußeren Glanz, die ein Hauch von Dekadenz umwehte, war auch im wilhelminischen Berlin seit dem Beginn der Gründerjahre in der Gesellschaft und ihrer Kunst etwas Morbides, Endzeitliches spürbar. Kiesel, der wohl beste Porträtmaler jener Jahrzehnte, ist auch später sich selbst treu geblieben, allen Neuerungen gegenüber verschlossen. 1907 hat er in zwei Bildnissen Otto Heyl, Sohn der 451
bekannten Fabrikdirektorin und sozial engagierten Hedwig Heyl in Charlottenburg, mit seiner Gattin als Gegen- 452
stücke porträtiert. Im Gegensatz zu früheren Porträts gibt es bei beiden nur einen neutralen, in den Farben leicht schattierten, locker gemalten Hintergrund. Kiesels besondere Begabung in der vollendeten Wiedergabe alles Stofflichen ist hier nur noch in dem hellen Kleid der Gattin mit dem fein gefältelten Kragen spürbar. Die Bildnisse

447 Maria Slavona
Der Mann mit der Pelzmütze, 1891
Lübeck, Museum für Kunst und Kulturgeschichte, Behnhaus

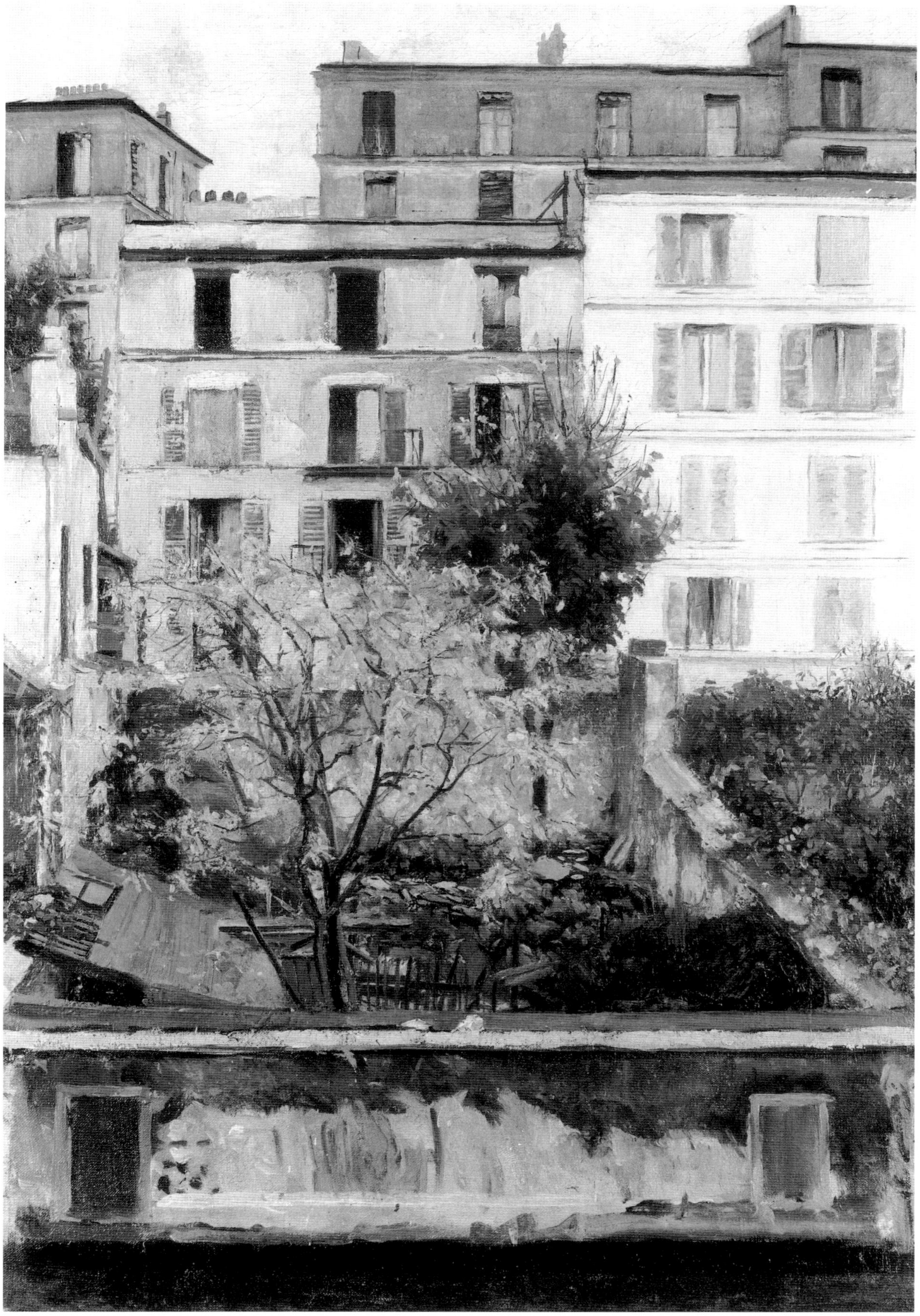

448 MARIA SLAVONA
Häuser am Montmartre
Berlin, SMPK, Nationalgalerie

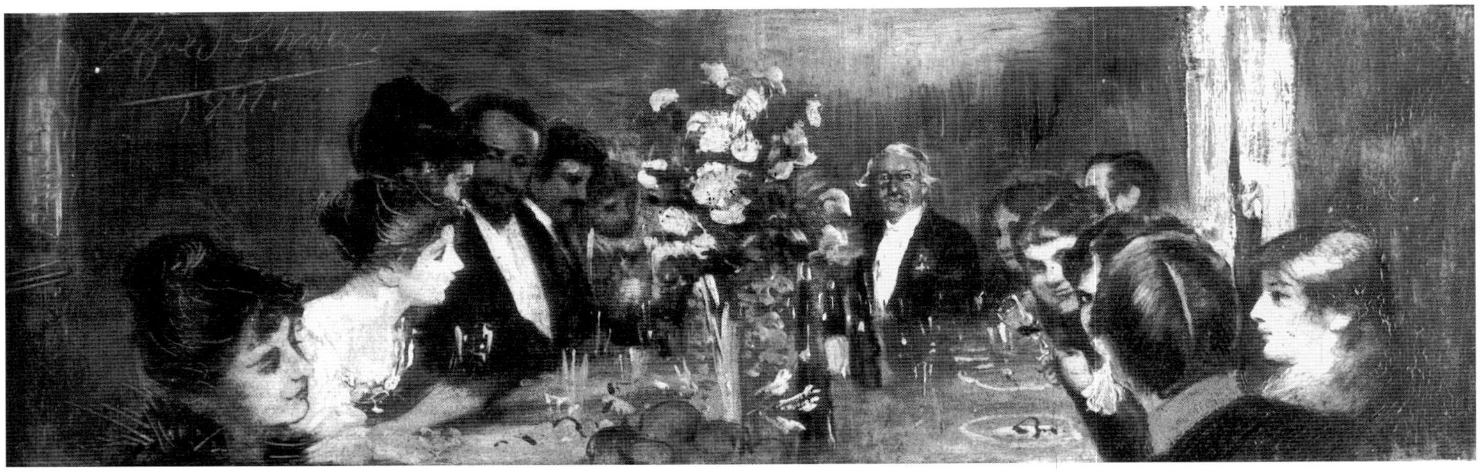

449 ALFRED SCHWARZ
Abendgesellschaft, 1891
Privatbesitz

zeigen, daß Kiesel sein Virtuosentum und seine künstlerische Auffassung in schlichterer Form in das neue Jahrhundert hinübergenommen hat. Sein Gesamtwerk steht für die gediegene Kunst des Gesellschaftsporträts im letzten Drittel des 19. Jahrhunderts.

Zwei zur gleichen Zeit entstandene Bildnisse zweier Maler in Berlin veranschaulichen die frappierende Ungleichzeitigkeit des Gleichzeitigen. RUDOLF SCHULTE IM HOFE, der gebürtige Westfale, der nach München ging und um die Jahrhundertwende nach Berlin kam, wo er bis zu seinem Tode ansässig blieb, war Radierer und Lithograph und als Maler vorwiegend im Porträtfach tätig. Sein 1907 entstandenes Bildnis des Berliner Kunst-
453 historikers und Museumsmannes Max J. Friedländer zeigt in der Art des Jugendstils den schlichten dunklen Umriß des Dargestellten vor einem hellen ornamentalen Hintergrund. Das Antlitz im Dreiviertelprofil verrät wachen Intellekt, die Augen schauen, durchschauen. Die knappe Sprache dieses Porträts ist faszinierend. Das gleiche gilt für das Bildnis des Architekten Peter Behrens von 1906, das der vielbegabte EMIL RUDOLF WEISS, Schriftkünstler, Kunstgewerbler, Dichter und Maler, Gatte der Renée Sintenis, der von 1907 bis 1933 in Berlin lebte und arbeitete, geschaffen hat. In strengem en face
454 geradeaus blickend, ist Peter Behrens, Erbauer der Berliner Fabrikgebäude der AEG, sitzend mit einer Schriftrolle – wohl einem Entwurf – dargestellt. Es ist eine eindringliche, knappe, alles Unwesentliche und Ablenkende vermeidende Darstellung.

Stadtbilder

Stadtdarstellungen als sachlich-treue Veduten, Glanzpunkte der Berliner Malerei in der ersten Jahrhunderthälfte, waren seit den siebziger Jahren nicht mehr in Mode. Und dies nicht nur, weil das neue Medium Photographie sich immer weitere Bereiche erschloß, wozu auch Berliner Ansichten gehörten, sondern auch, weil der Publikumsgeschmack zunehmend nach Bildern erzählenden Inhalts verlangte, nach Darstellungen, die die Gemüter bewegten und erregten. Daher fanden sich auch kaum Maler, die sich ausschließlich noch Stadtansichten widmeten; es fehlten die Aufträge, und es gab nur noch wenige gute Künstler in dieser Gattung der Malerei. Von ihnen soll im folgenden die Rede sein.

PAUL ANDORFF aus Weimar, bei Julius Schrader an der Akademie in Berlin ausgebildet, schuf für die Groß-
wäscherei und Färberei Spindler 1881 ein Gemälde, in 4
dem er die große Anlage an der Oberspree vom jenseitigen Ufer aus zwar getreu darstellte, aber der Flußlandschaft mit den Booten viel Raum gewährte. Auch das Verwaltungsgebäude der Firma in der Innenstadt hat Andorff in einem Bild überliefert, außerdem schuf er Motive aus der Gegend der Wallstraße, vom Neuen Markt, von der Unterspree bei Moabit und Marktszenen verschiedener Ortsteile. Recht aufschlußreich ist das Gemälde von
1887, das die Kurstraße mit dem ehemaligen Fürsten- 456
haus, im Hintergrund den Werderschen Markt, das damals neue Konfektionsviertel, und die Friedrichwerdersche Kirche darstellt. Das einst vornehme Fürstenhaus mit seiner barocken Architektur ist zu einem

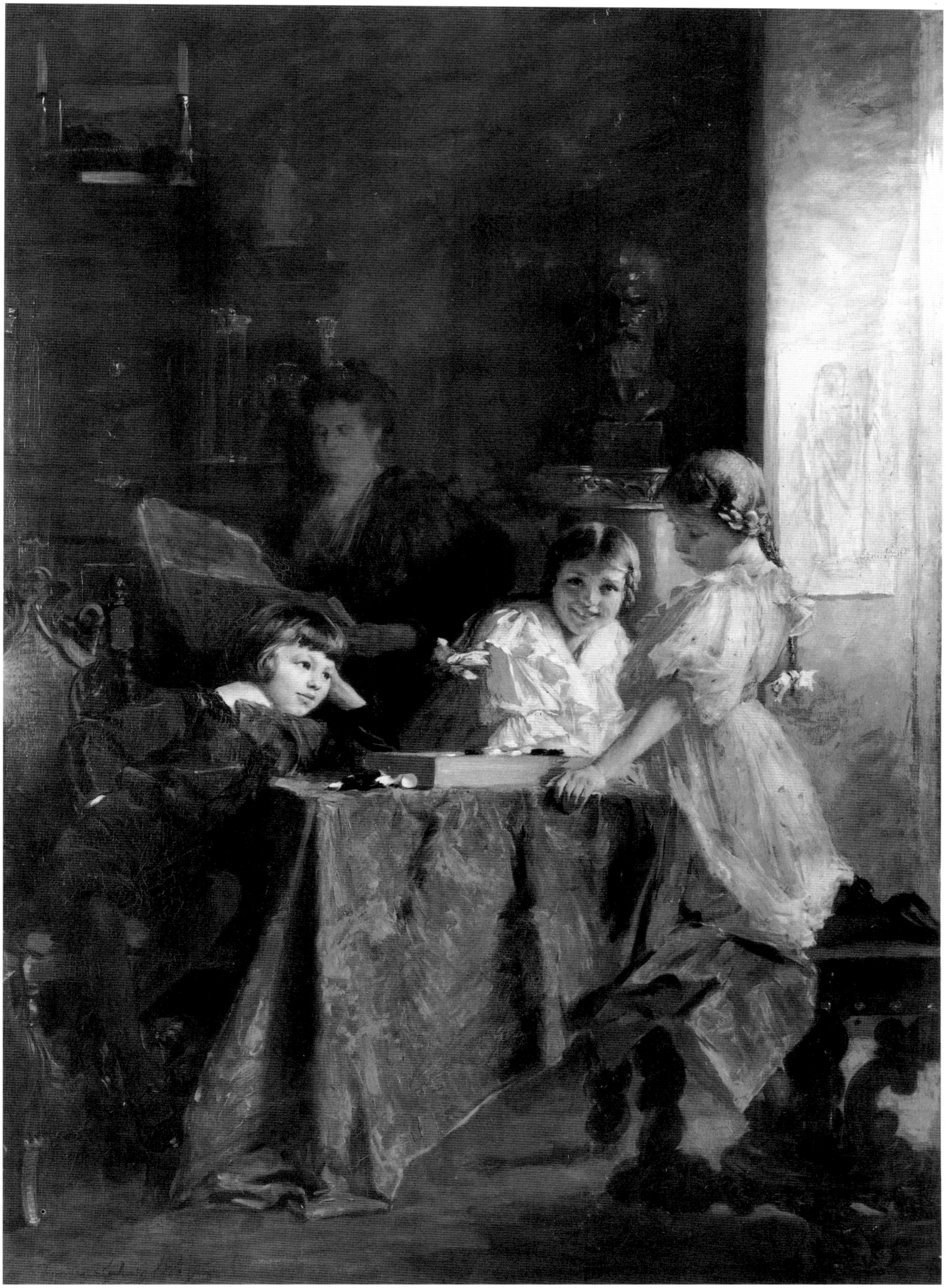

450 LUDWIG MEYER
Die Kinder des Künstlers beim Brettspiel,
entstanden 1908
Berlin, Berlin Museum

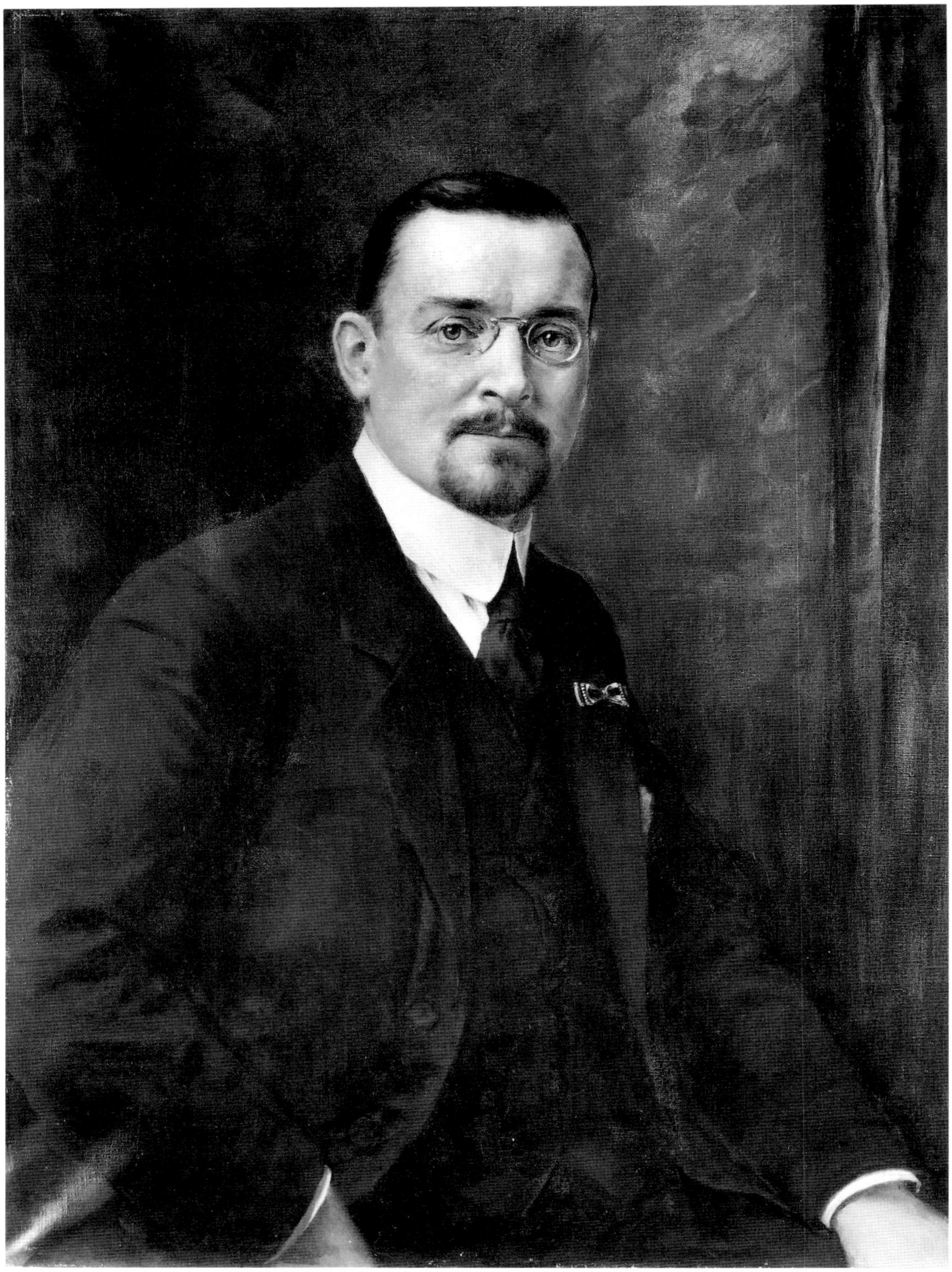

451 Conrad Kiesel
Otto Heyl, 1907
Berlin, Berlin Museum

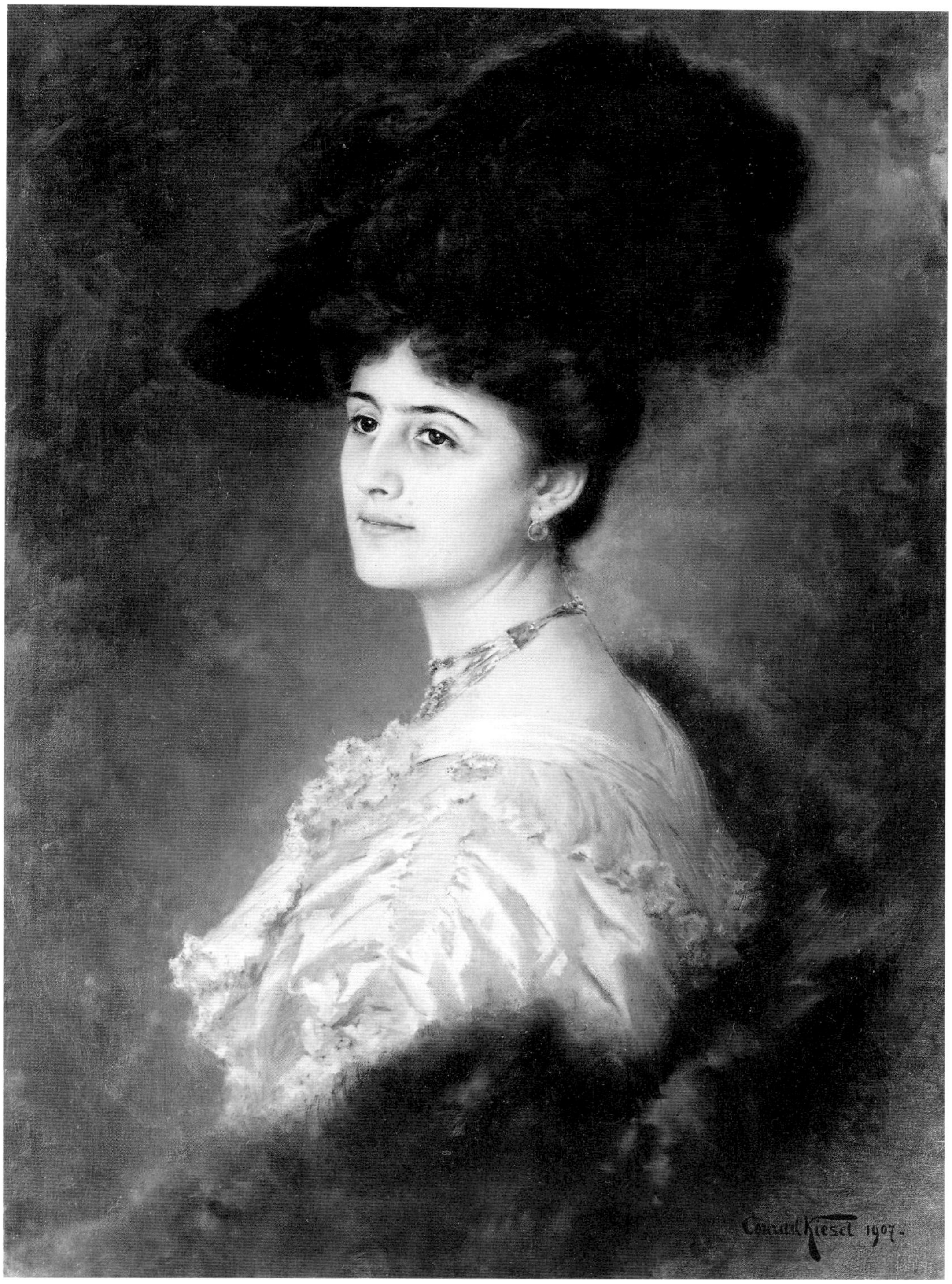

452 Conrad Kiesel
Die Gattin von Otto Heyl, 1907
Berlin, Berlin Museum

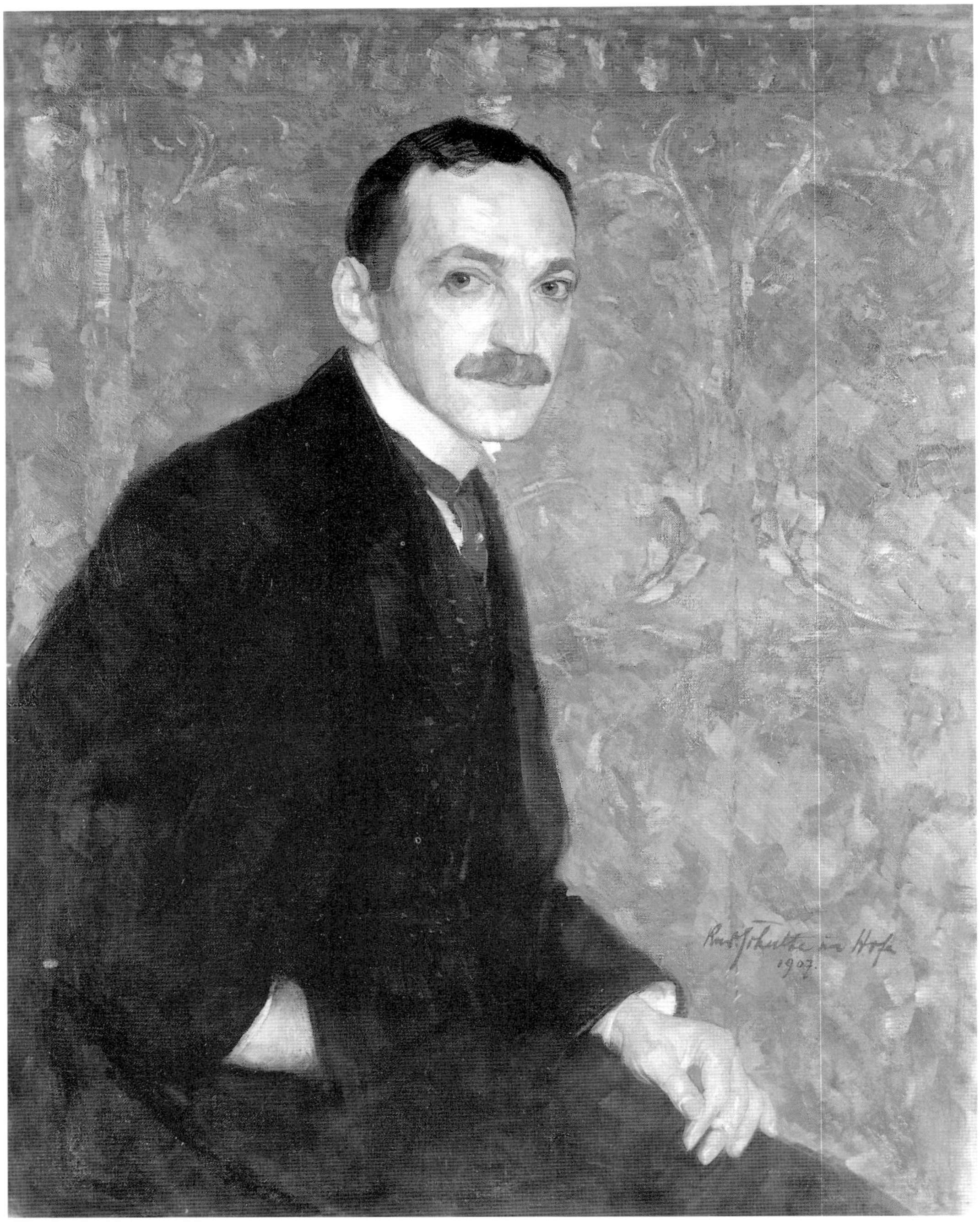

Geschäftshaus mit häßlichen großen Firmenschildern herabgewürdigt worden. Andorff hat als einer der ersten mit einer gewissen Wehmut Bilder wie dieses geschaffen, die solche Veränderungen schmerzlich wahrnahmen und die dann auch Titel trugen wie ›Erinnerung an Alt-Berlin‹ oder ›Abbruch‹. Seinen Bildern fehlt die Präzision der Wiedergabe, obwohl er sich noch um Genauigkeit bemühte. Anders als seine Vorgänger hat er sich offenbar für diese rasant wachsende Stadt nicht begeistern können. Er spürte gewiß, daß die reinen Veduten nicht mehr gefragt waren und wich daher auf das Genre aus.

Der Berliner RUDOLF DAMMEIER, der mit dem Studium an der Berliner Bauakademie begann, dann bei Gussow an der Akademie in Berlin und in Karlsruhe zur Malerei wechselte, kam nach mehreren Münchner Jahren 1833 nach Berlin zurück, um hier als vielseitiger Maler

453 RUDOLF SCHULTE IM HOFE
Max J. Friedländer, 1907
Karlsruhe, Staatliche Kunsthalle

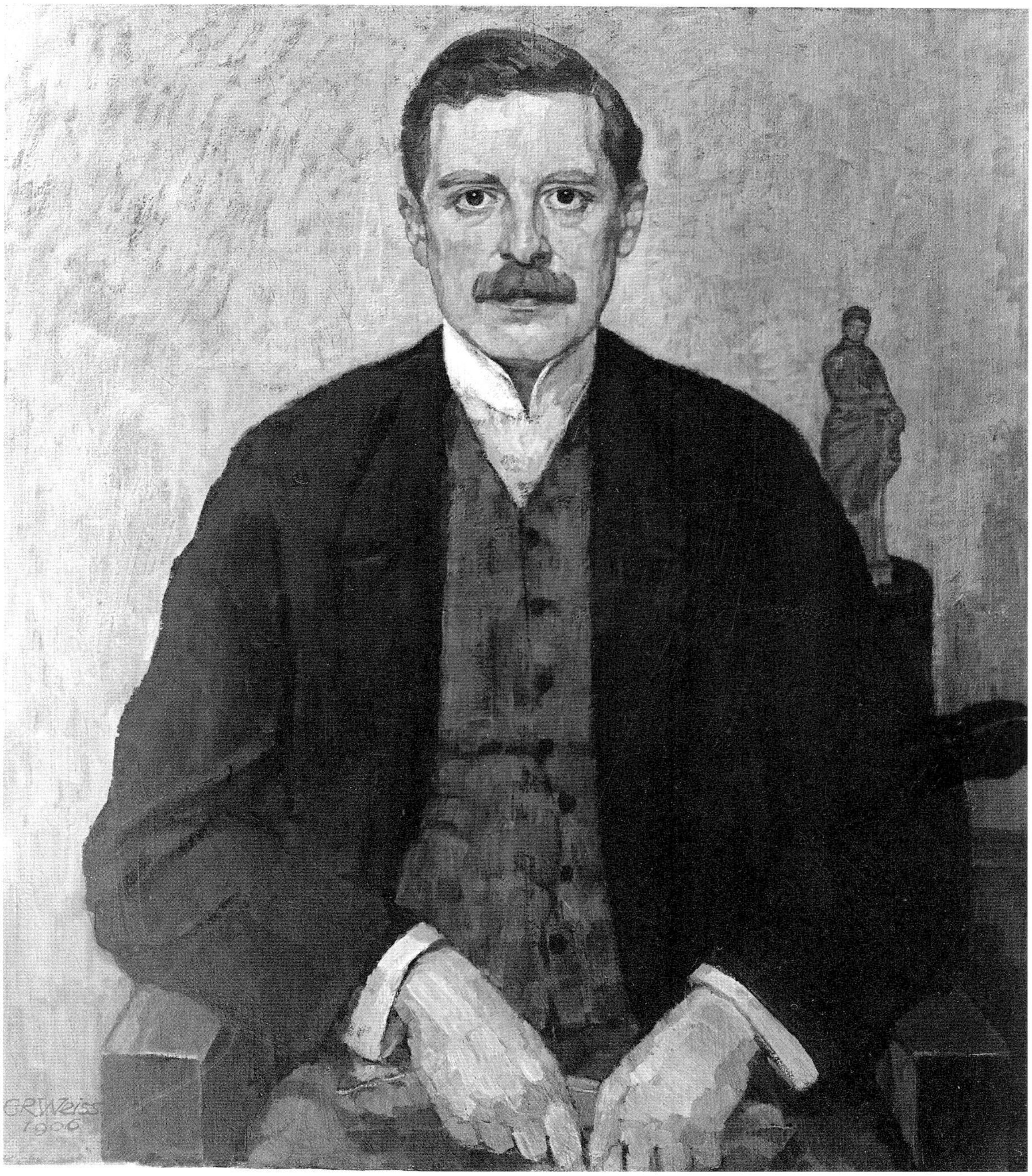

schnell bekannt zu werden. Seit seiner Münchner Zeit schuf er süddeutsche und Tiroler Landschaften, auch bäuerliche Szenen. Das Malerische der Architektur interessierte ihn, und auch das Genre kam bei ihm nicht zu kurz. Eines seiner Kircheninterieurs ›Die Orgelempore in
457 der Kirche zu Hall in Tirol‹ mit dem geschickt gewählten Ausschnitt, dem hellen Lichteinfall und der soliden Malweise zeigt seine besondere Begabung für Interieurs.

Der gleichfalls aus Berlin stammende VICTOR FREUDEMANN hat sich nach seinem Studium hauptsächlich der Landschaftsmalerei gewidmet. Sein Ölbild
mit dem gewaltig aufragenden Denkmal Friedrichs des 458
Großen, humorvoll von der Rückseite gesehen, mit dem Blick auf Zeughaus, Schloß und Rathausturm und den Spaziergängern rund um das Denkmal, ist eine Mischung aus Stadt- und Genrebild. Auch dieser Maler wußte, daß

454 EMIL RUDOLF WEISS
Der Architekt Peter Behrens, 1906
Essen, Museum Folkwang

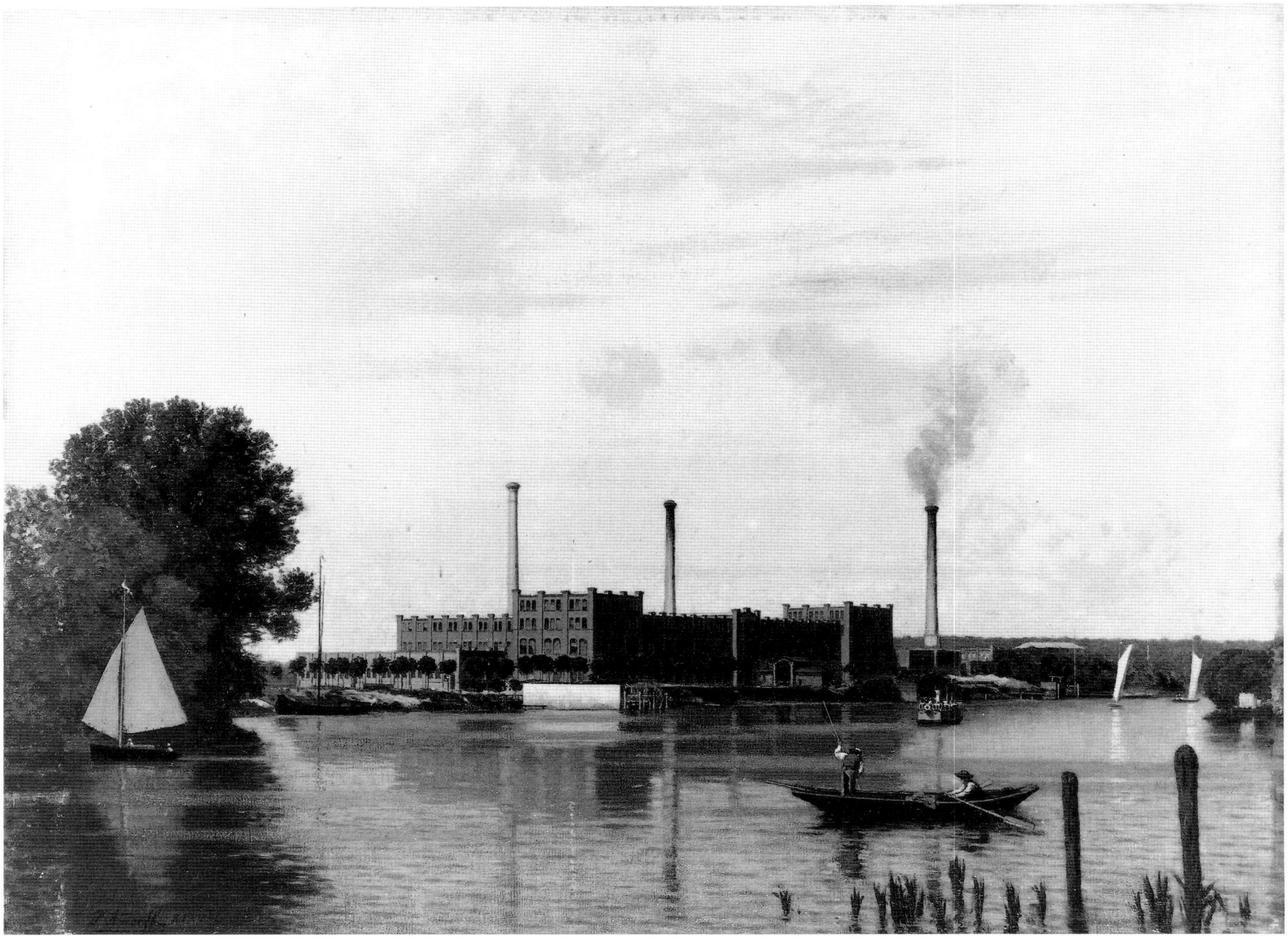

eine lediglich genaue Wiedergabe bekannter Gebäude die Menschen zu langweilen begann, während die flanierenden Leute auf der Straße, die kleinen Szenen, die sich am Rande abspielten, und die Litfaßsäule viel vergnüglicher anzuschauen waren. Freudemanns oft »beschaulich« genannten Landschaften hatten meist poetisch-idyllische Titel. Daß er 1909 auch – wohl nicht lange – Mitglied der Berliner Secession war, zeigt sein Bemühen, mit der Moderne Schritt zu halten.

HEINRICH HÜBNER, der ältere, in Berlin geborene und tätige Bruder Ulrich Hübners, war Genre- und Porträtmaler, seine größten Verdienste aber hatte er in der Darstellung von Interieurs, die kulturgeschichtlich von Interesse waren. So hat er – allerdings erst nach der Jahrhundertwende – eine Ecke des sogenannten geblümten Zimmers im Schlößchen Paretz gemalt, ein Aquarell, das 459
die bescheidene Schönheit und Behaglichkeit der Innenräume um die Wende vom 18. zum 19. Jahrhundert ahnen läßt. Und auch das gehört dazu: Hübner, als Maler längst nicht so begabt wie sein Bruder, hat 1908 eine Reise um die Welt unternommen und setzte damit in die Tat um, wovon viele Maler träumten. Ein reisender Maler war auch der in Berlin geborene JULIUS JACOB D. Ä., der seit 1838 bei dem Maler Delaroche in Paris studierte, wo er sogar fünf Jahre lang im Pariser Salon seine Genrebilder und Stilleben ausstellte. Seine Studienreisen führten

455 PAUL ANDORFF
Blick auf die Spindlersche Färberei und Großwäscherei, 1881
Berlin, Berlin Museum

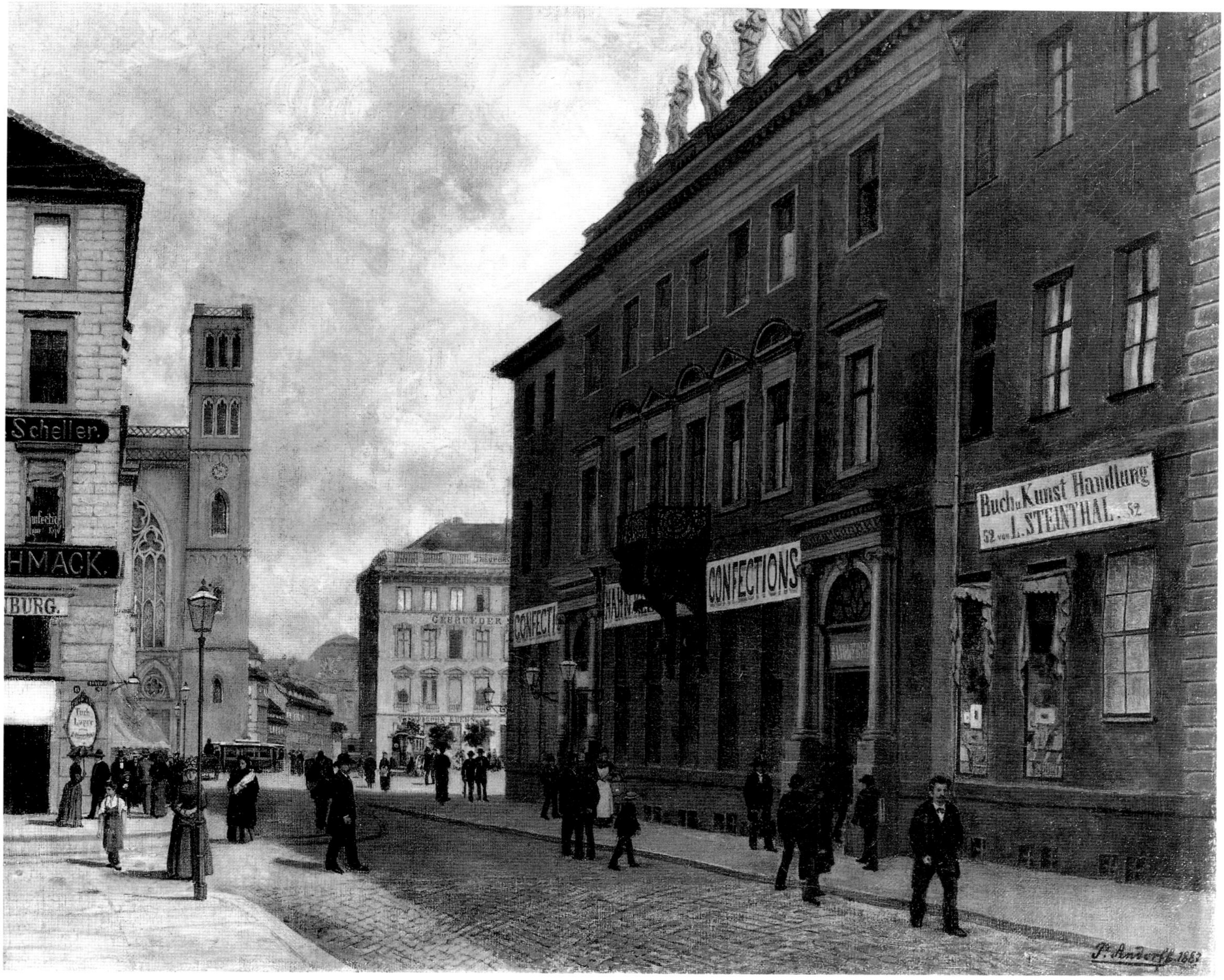

ihn bis nach Kleinasien und Amerika, von wo er unzählige Landschaftsstudien und Skizzen mitbrachte. London, Wien und Berlin waren die letzten Stationen seines Lebens.

Berühmter war sein Sohn JULIUS JACOB D.J. (es gibt eine andere Version, nach der Julius Jacob d. Ä. wohl nur ein Verwandter, der Vater aber ein Stubenmaler war). Julius Jacob d.J. hat die alte Vedutenmalerei mit seinen Stadtbildern erneuert. Fast sechs Jahrzehnte bis zu seinem Tod im Jahr 1929 blieben Berlin und die Mark Brandenburg sein Hauptthema – es schien für ihn unerschöpflich zu sein. Seine erste Ausbildung hatte er bei seinem Vater erfahren. Er arbeitete danach zunächst im Atelier für Theaterdekorationen bei Carl Gropius und besuchte nebenher die Akademie der Künste. Für die damaligen Bierpaläste in Berlin schuf er vielbewunderte Wandbilder, mit dem Honorar für diese Arbeiten finanzierte er sich eine Studienreise nach Italien. Zurückgekehrt in seine Heimatstadt, die er nur noch für kurze Reisen verließ, wurden Architektur und Landschaft von Berlin und der Mark Brandenburg sein Hauptthema. Jacob war seit 1882 Dozent an der Technischen Hochschule Charlottenburg, für deren Aula er große, im Krieg zerstörte Wandbilder schuf. 1889 wurde er zum Professor an der Akademie der Künste ernannt, 1896 wurde er ihr Mitglied. Dieser Maler war frei von dem nicht mehr zeit-

456 PAUL ANDORFF
Die Kurstraße mit dem Fürstenhaus, 1887
Berlin, Berlin Museum

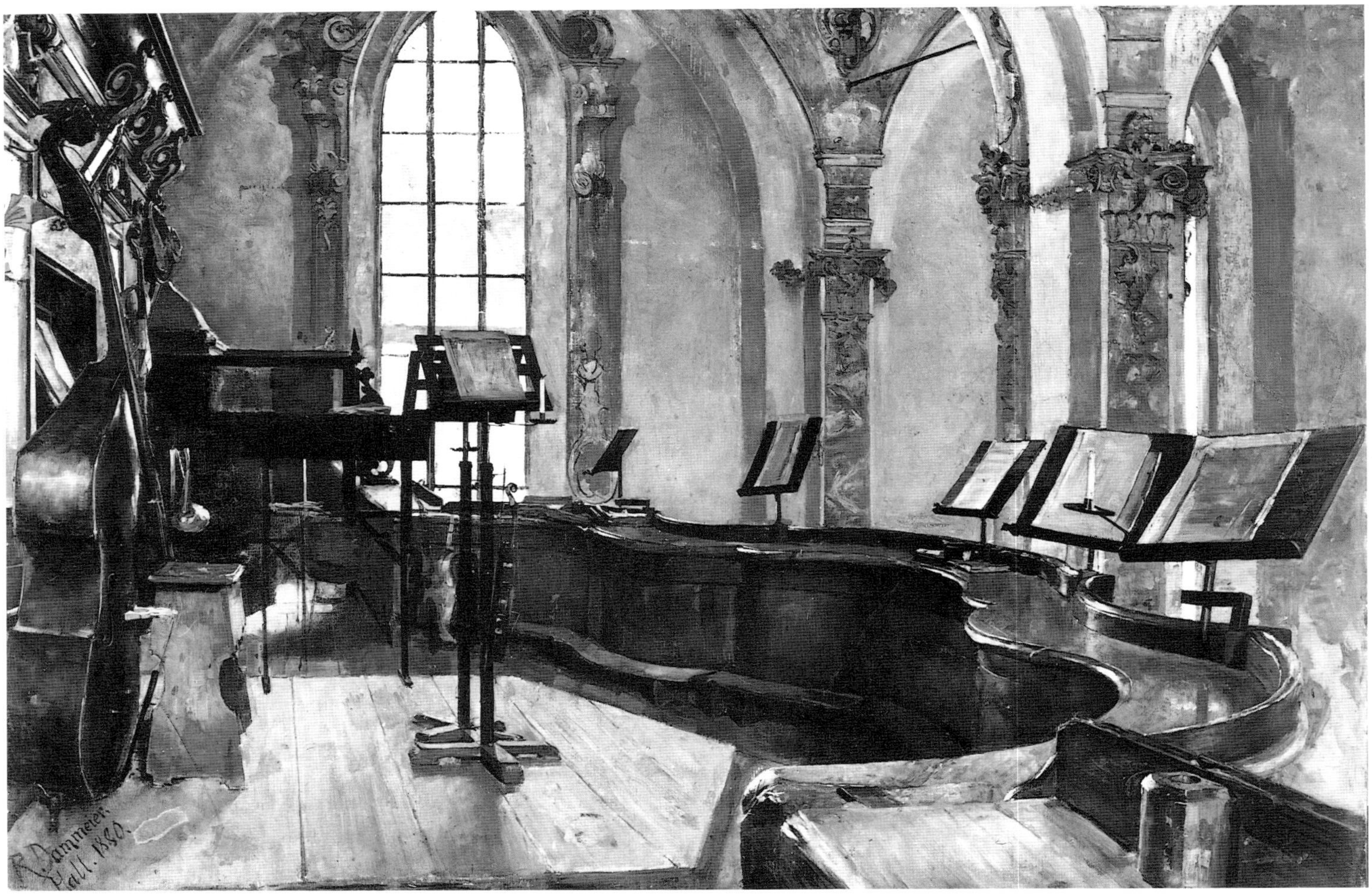

gemäßen falschen Ehrgeiz, bis zum letzten Fenstersims
eines Hauses genau zu sein. Seine »Genauigkeit« lag in
der Erfassung der inneren Wahrheit des Dargestellten.
Seine künstlerische Handschrift war freier, unkonventio-
neller, seine Farbgebung differenzierter, lebhafter als die
T 51 seiner Malerkollegen, die sich ebenfalls mit Stadtdarstel-
T 52 lungen befaßten. Er liebte seine Stadt so sehr, daß er
schmerzlicher als andere das allmähliche Verschwinden
des alten Berlin empfand. Und so hielt er vielfach in Aqua-
rellen, die zu dem Schönsten zählen, was er schuf, bildlich
fest, was im Begriffe war, der Spitzhacke zum Opfer zu fal-
len. So sah er gewiß mit gemischten Gefühlen in den
460 Gründerjahren die Baugerüste für neue Mietshäuser in
der Möckernstraße. Ein künstlerisch wie dokumenta-
risch wertvolles Aquarell stellt souverän und locker den
461 Abriß des Alten Domes am Lustgarten, von der Frei-
treppe des Alten Museums aus gesehen, dar. 1886 schuf
Jacob ein Aquarell mit Deckfarben auf Karton mit dem
Treppenhaus des heute wiedererstandenen Palais 462
Ephraim, in dem damals ein Einwohnermeldeamt unter-
gebracht war. Eins seiner bedeutendsten Werke bleibt das
Gemälde vom Wilhelmplatz in Berlin von 1886 mit dem T 50
neuerbauten vornehmen Hotel Kaiserhof und einem der
alten barocken Palais. In lichten Farben hat er 1891 auch
eine ›Partie aus Alt-Lankwitz‹ mit der alten Dorfkirche im 463
Hintergrund als Landschaftsbild geschaffen. Fast impres-
sionistisch mutet das Ölbild ›Die Werderschen kommen‹ 464
an. Die Marktweiber mit Obst aus Werder treffen in Ber-
lin ein, resoluten Schritts und mit großen Kiepen auf den
gebeugten Rücken. Ein Bild, das in seiner Komposition
und seinen schönen, lebhaften Farben ein kleines Juwel
unter Jacobs Werken ist. Eindrucksvoll ist auch die vor-
winterliche Stimmung in dem Aquarell von 1893 ›Am
Canal‹ (Landwehrkanal), in dem die blasse Wintersonne 465

457 RUDOLF DAMMEIER
Orgelempore in der Kirche
zu Hall in Tirol, 1888
Kiel, Stiftung Pommern

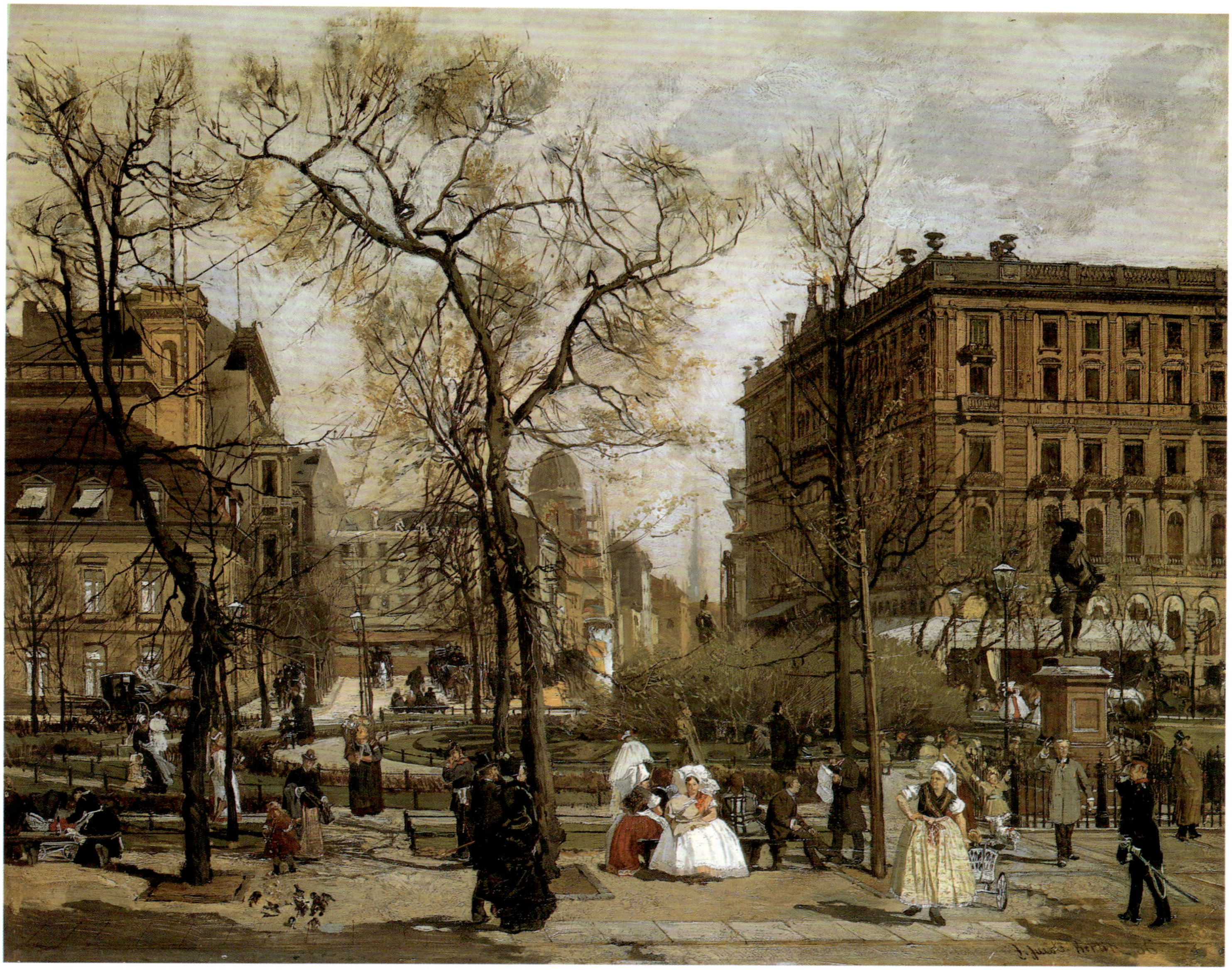

T 50 Julius Jacob
Der Wilhelmplatz in Berlin, 1886
Berlin, Berlin Museum

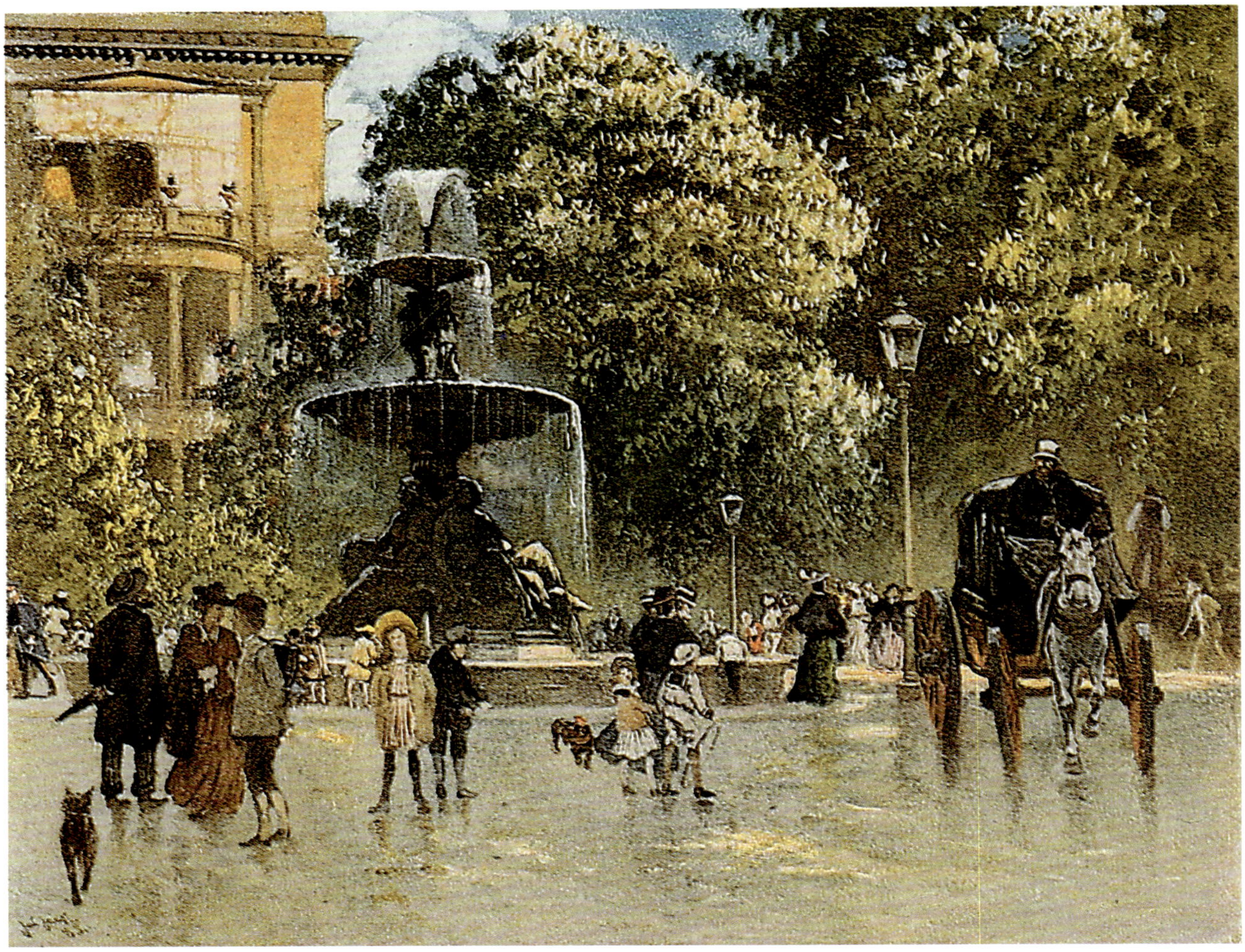

T51 JULIUS JACOB
Der Kemperplatz in Berlin
Verbleib unbekannt

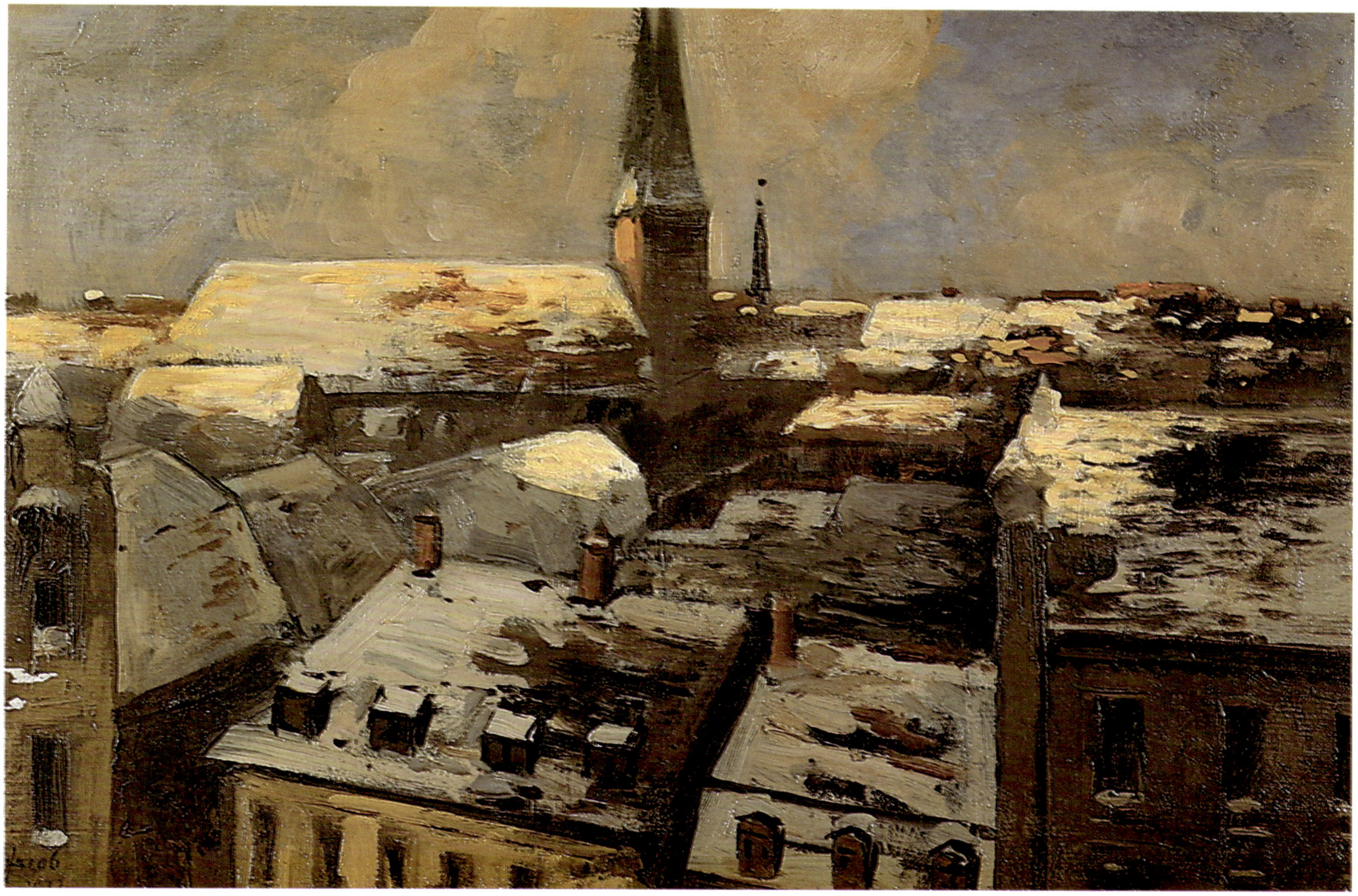

T 52 JULIUS JACOB
Verschneite Dächer und die Türme
der Nikolaikirche in Berlin, 1913
Berlin, Privatbesitz

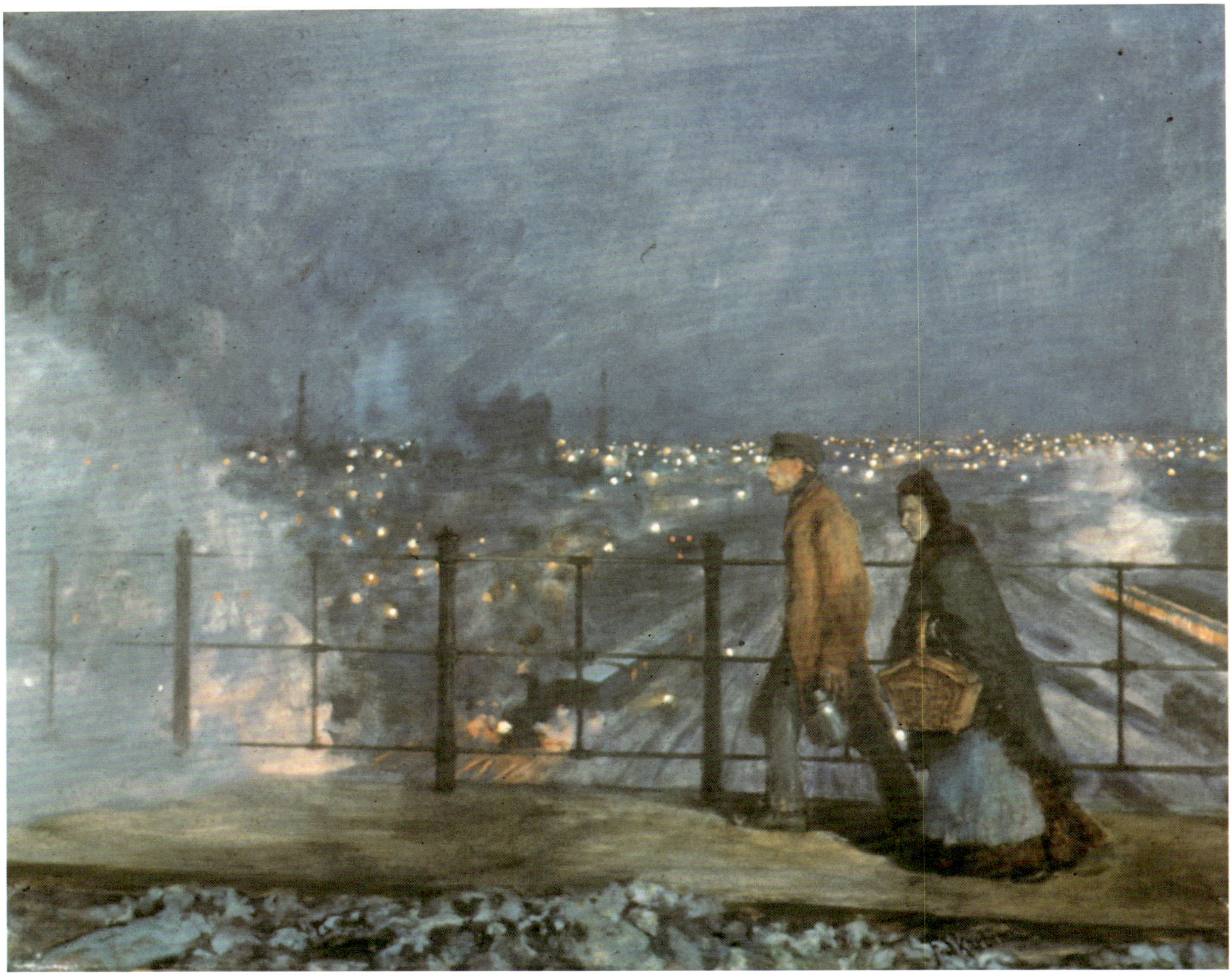

T 53 FRANZ SKARBINA
Gleisanlagen im Norden Berlins, um 1895
Berlin, Berlin Museum

durch das kahle Geäst der Bäume scheint, ihr Licht hell auf das Wasser an der Schleuse fällt und schemenhaft dunkle Gestalten das Ufer säumen. Mit gleicher Liebe und innerer Begeisterung hat Jacob auch landschaftliche Motive aus der Mark Brandenburg geschaffen. Er war in Berlin das künstlerische Bindeglied zwischen den Vedutenmalern und jenen, die die bereits impressionistische Malweise vertraten, der er sich aber nur zögernd öffnete. Besonders in seinen farbstarken Aquarellen hat er einen eigenen, oft kühnen Stil gefunden, der weit über die bloße Abschilderung der Wirklichkeit hinausging.

THEODOR ROGGE war ein 1854 geborener, in Berlin tätiger Maler, der in seinen Darstellungen von Berlin, wie jener des Reichspostministeriums an der Leipziger-
466 Ecke Mauerstraße, zeichnerisch immer noch exakte Architekturmotive schuf, denen er mit der Darstellung von Pferdeomnibus und großstädtischem Leben eine moderne Note gab.

Bis weit in das letzte Drittel des Jahrhunderts hinein hielten andere Maler an den leicht idealisierten, konventionellen Darstellungen von Architektur fest. CHRISTIAN WILBERG aus Havelberg schuf eine Reihe solcher Architekturentwürfe für Fresken in Berliner Palais und Villen, so für das ehemalige Pringsheimsche Palais in der Wilhelmstraße und für den Hof des Tiele-Wincklerschen Palais in der Regentenstraße (heute Hitzigallee), die er auch ausführte. Von 1877 stammten seine großen Landschafts- und Architekturdarstellungen im Café Bauer, von 1888 ein großes Panorama vom Golf von Neapel. Sein wirkungsvolles Kolorit und seine perspektivischen Kenntnisse kamen auch in der Darstellung italienischer Kirchen, besonders deren Innenräumen, zum Ausdruck. Dem Neuen Palais in Potsdam und dessen Umgebung galt eine Reihe später in Farbendruck veröffentlichter Aquarelle. Seine Tätigkeit wurde durch seinen frühen
467 Tod jäh beendet. Seine Studie mit dem Titusbogen in Rom läßt seine große malerische Begabung ahnen.

WILHELM STRECKFUSS war einer jener sehr geschickten Maler, die es vermieden, sich auf nur eine Gattung zu spezialisieren. Nach der Jahrhundertmitte begann er mit Landschafts- und Porträtmalerei, um sich später auch Architekturdarstellungen zuzuwenden. Das
468 frühe Ölbild mit seinem Atelier in Paris ist noch ein biedermeierliches Interieur voller Wärme und Behaglichkeit und nur mit dem Notwendigsten ausgestattet, sein späteres Interieur in Berlin – Wohnzimmer und Atelier zugleich – zeigt die ungute Geschmackswandlung im bürgerlichen Wohnen. Ein Rest von romantischer Auffassung, wie sie sich trotz der realistischen Wiedergabe bei

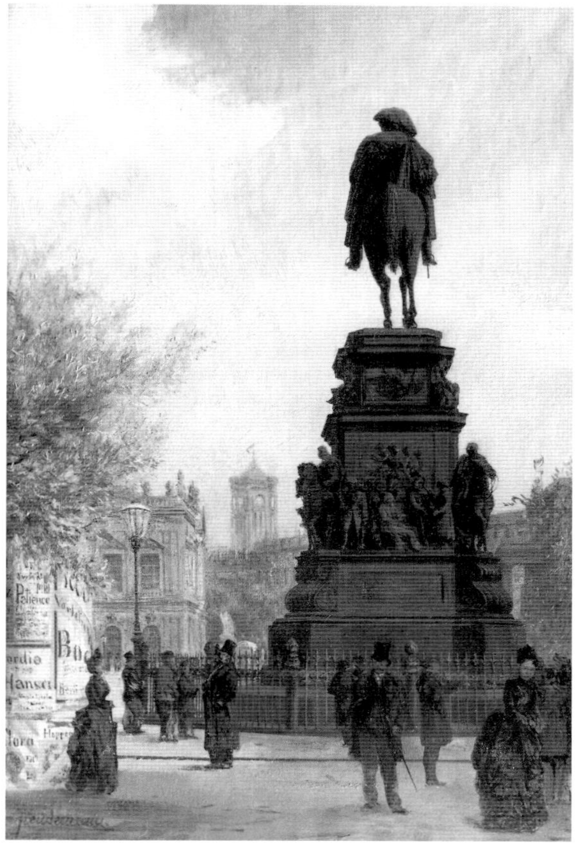

458 VICTOR FREUDEMANN
Straßenszene um das Denkmal Friedrichs des Großen
Berlin, Leo Spik KG

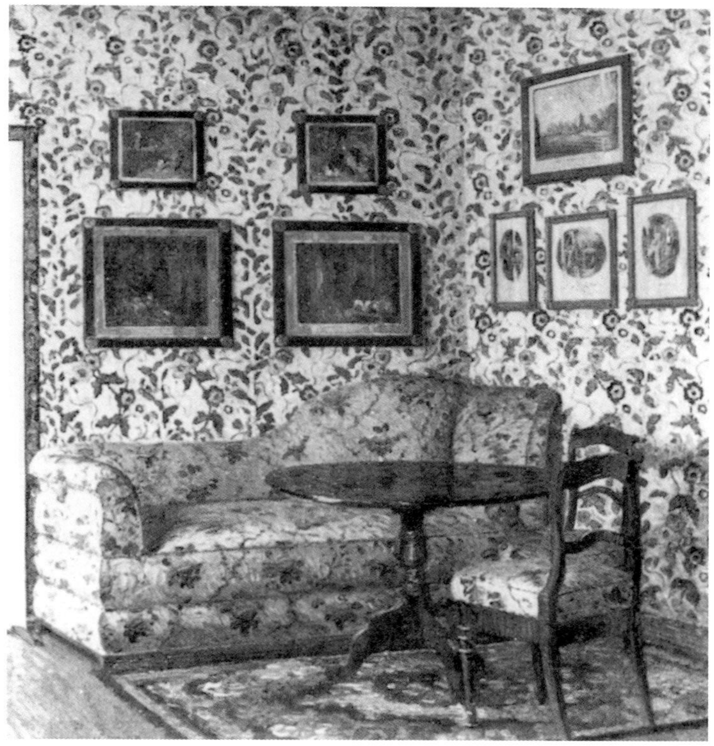

459 HEINRICH HÜBNER
Ecke des geblümten Zimmers in Schloß Paretz
Verbleib unbekannt

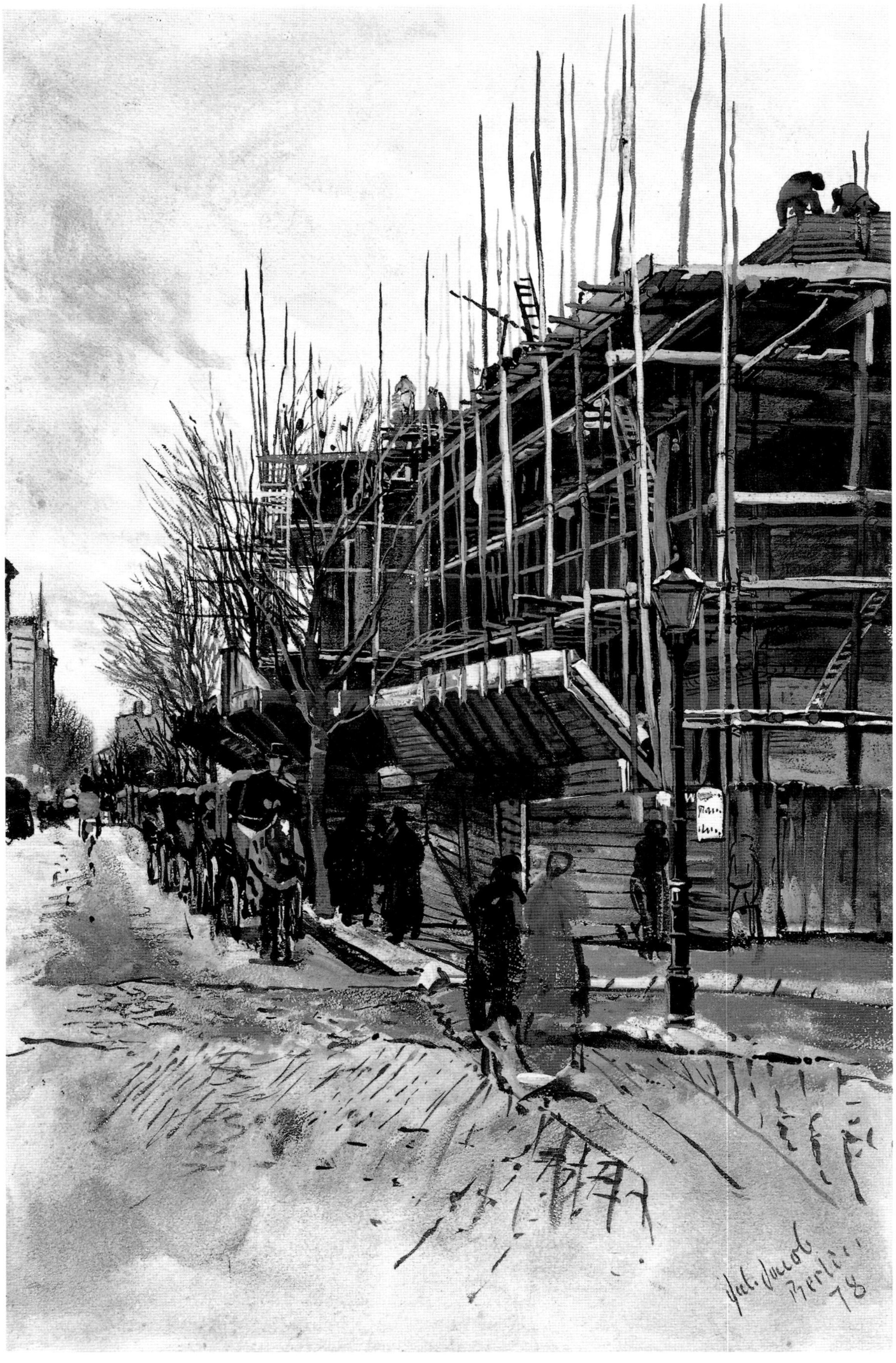

460 JULIUS JACOB
Blick in die Möckernstraße, 1878
Wasser- und Deckfarben
Berlin (Ost), Staatl. Museen in Berlin, Nationalgalerie

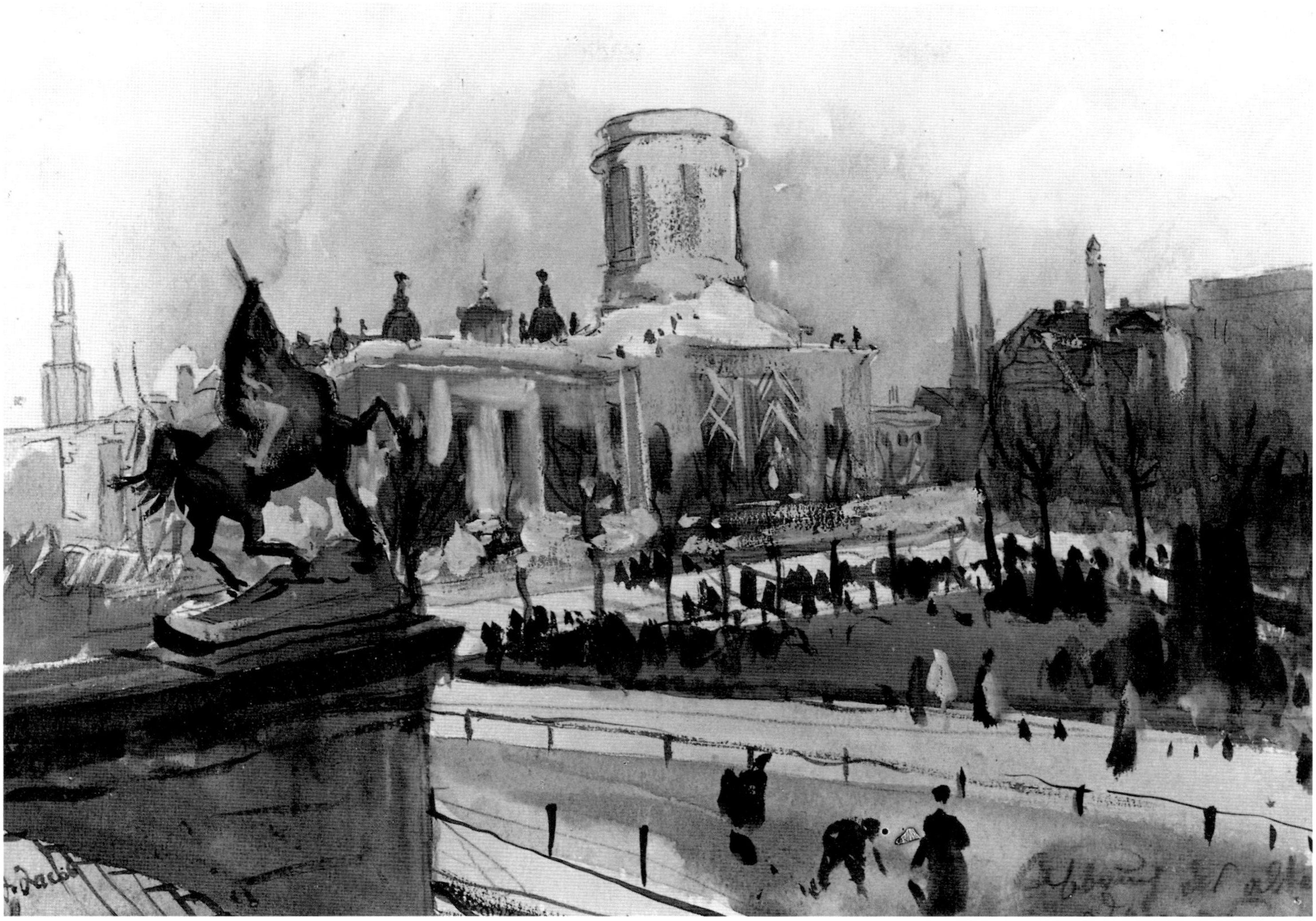

Hasenpflug fand, lebte noch fort in seinen späteren Bildern von Kirchen- und Klosterruinen, wie der von Walkenried. Dem Harz galten seine in den letzten Jahrzehnten
469 ten des 19. Jahrhunderts geschaffenen Landschaftsbilder. Das neubarocke Prunkportal des Mietshauses Ansbacher Straße 8a hat Streckfuß vermutlich gegen Ende seines Lebens in einem Aquarell festgehalten – ein Stück Berlin mit seinen herrschaftlichen Mietshäusern kurz vor der Jahrhundertwende.

Ein guter Landschafts-, später vor allem Stadtbildmaler war HANS HARTIG, der nach seinem Studium bei Eugen Bracht an der Berliner Akademie mit diesem nach Dresden ging. In seinen nach 1900 entstandenen Berliner Stadtbildern finden wir eine Reihe ungewohnter, oft wenig bekannter, flott gemalter Motive der Stadt, wie sie auch der Berliner PAUL PAESCHKE schuf, der Schüler von Otto Brausewetter und Georg Meyn war. Seine schönsten, lebendigen Schilderungen der Groß- und Weltstadt Berlin in Öl, Pastell, Aquarell und in ausgezeichneten Radierungen entstanden aber erst in der Zeit nach dem Ersten Weltkrieg. Ein frühes, fröhlich buntgetupftes Bild schildert das lebhafte Gewimmel unzähliger
Kinder im Volkspark Friedrichshain, auf das die Mütter – 470
Zilles Typen verwandt – am vorderen Bildrand hinunterblicken.

OTTO ANTOINE, der seit 1891 im Reichspostministerium in Berlin tätig war, studierte nebenher an der Hochschule für die bildenden Künste, war eine Zeitlang bei Franz Skarbina tätig und trat als Maler zuerst 1894 in der Großen Berliner Kunstausstellung mit einem Genre-

461 JULIUS JACOB
Der Abbruch des alten
Domes am Lustgarten
Aquarell
Privatbesitz

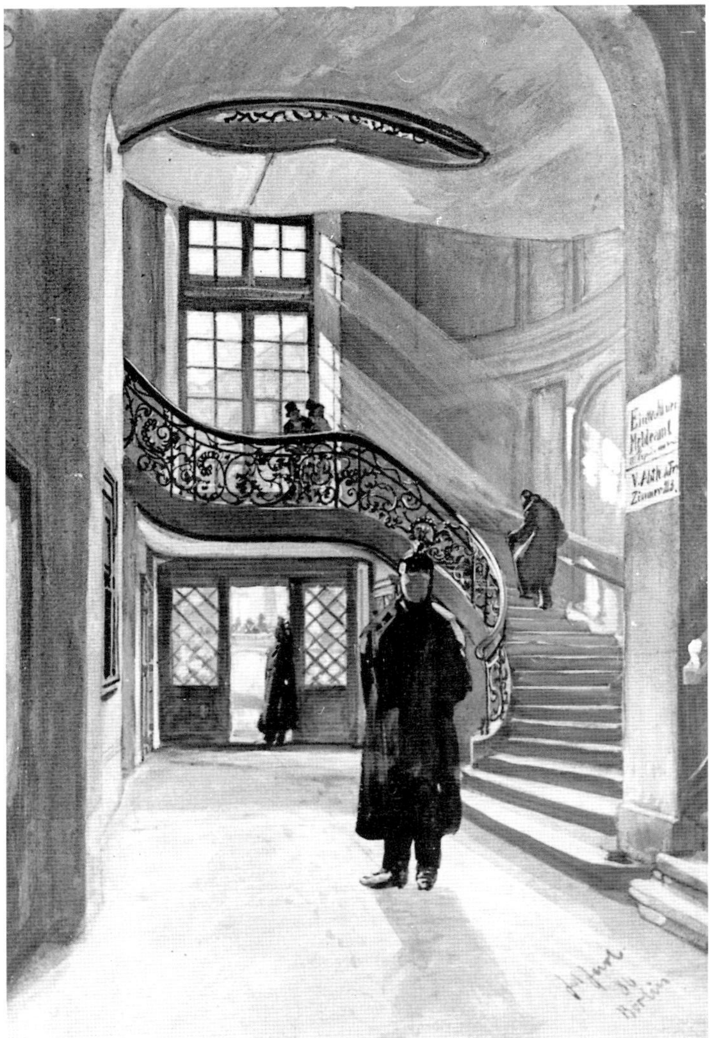

462 Julius Jacob
Flur- und Treppenaufgang im Palais Ephraim, Berlin 1886
Wasser- und Deckfarben
Berlin (Ost), Märkisches Museum

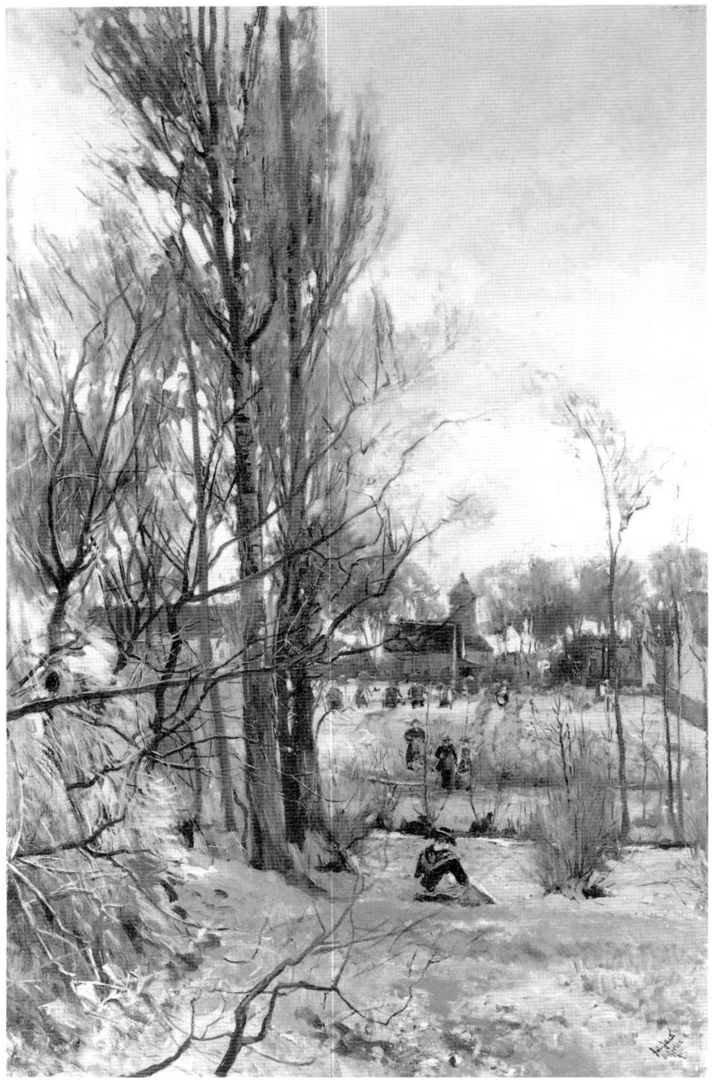

463 Julius Jacob
Partie aus Alt-Lankwitz mit der Dorfkirche, 1891
Berlin, Berlin Museum

bild an die Öffentlichkeit. Sein Thema war die Stadt, deren Plätze und Straßen er über Jahrzehnte zu schildern nicht müde wurde. Das vergleichsweise frühe Ölbild von
471 1919 mit der Von-der-Heydt-Brücke im Winter zeigt seine persönliche Sehweise und seinen Stil, der sich im Laufe der Zeit nicht wesentlich geändert hat. Nach seiner Pensionierung 1921 wurde er auch Vorstandsmitglied des Vereins Berliner Künstler. Wir verdanken ihm vor allem Stadtbilder von Berlin aus den zwanziger und dreißiger Jahren unseres Jahrhunderts.

Die Landschaftsmalerei

Die Landschaftsmalerei, seit der Mitte des 19. Jahrhunderts ein Lieblingskind vieler Kunstfreunde, wurde an Beliebtheit nur vom Genre übertroffen. Die meisten geschickten und talentierten Maler kamen dem Publikumsgeschmack entgegen. In ihre Landschaftsbilder legten sie kaum noch eigene Empfindungen, auch keinen tieferen kosmischen oder religiösen Sinn mehr hinein; dafür versuchten sie, unproblematisch gefällige, auf Effekt berechnete Motive wiederzugeben, die eine gewisse Stimmung vermittelten, idyllisch oder theatralisch-dramatisch. Vor allem mußten die Landschaften »schön«

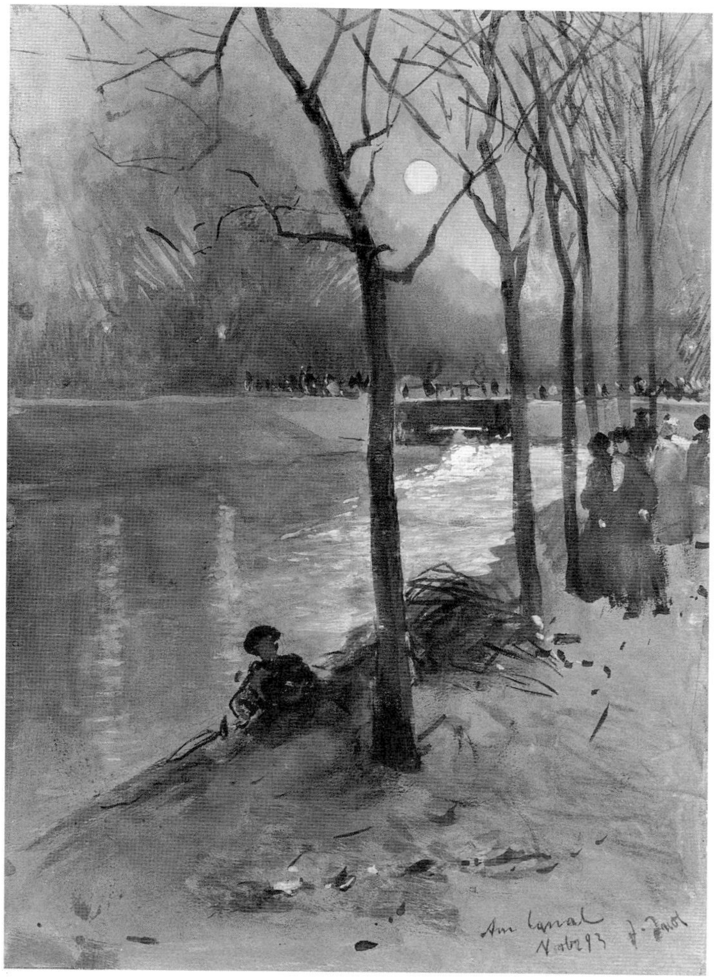

465 JULIUS JACOB
Am Landwehrkanal im Tiergarten, 1893
Aquarell
Berlin, Berlin Museum

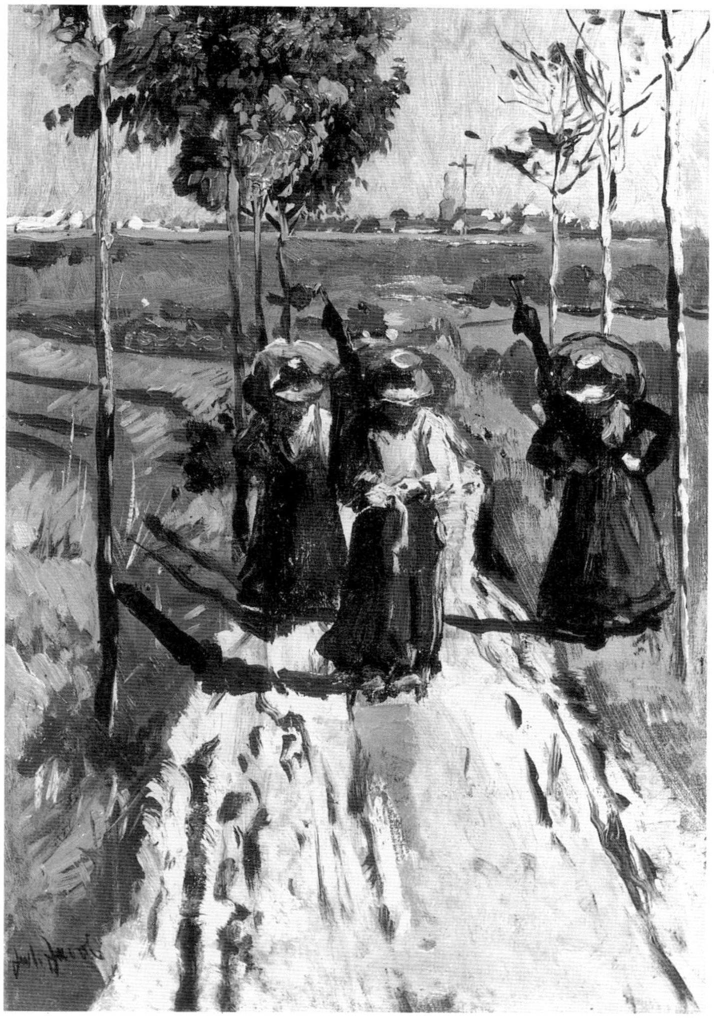

464 JULIUS JACOB
Die Werderschen kommen; um oder nach 1900
Privatbesitz

sein. Um das allgemeine Niveau zu kennzeichnen, äußerte ein Kunstkritiker jener Jahre spöttisch, daß das höchste Lob der kunstinteressierten Damen in dem stereotypen Ausruf »reizend« bestanden habe. Daß es unter den akademischen Landschaftern auch große Begabungen gab, daß vor allem jeder von ihnen auch weiterhin sein Handwerk bestens beherrschte, wird leicht vergessen. Die Maler benötigten immer wieder neue Stoffe, um in der Menge des Dargebotenen aufzufallen. Auf der Suche nach neuen Landschaftsmotiven begannen die meisten mit ihren Skizzenbüchern häufiger und weiter als je zuvor quer durch Europa zu reisen.

Der aus Brandenburg stammende FERDINAND KIESLING hat nach seinem Studium bei Johann Wilhelm Schirmer in Düsseldorf in Berlin romantisch anmutende Landschaften gemalt, nur hin und wieder griff er, wie bei seinem Blick auf Potsdam (Berlin Museum), auf die
Landschaftsvedute zurück. Sein Ölbild ›Der Teufelssee 472
bei Potsdam‹ mit dem weiten Ausblick auf das Wasser und den Höhenzug in der Ferne ist gewiß auf schönste Weise idealisiert. Der Potsdamer JULIUS SCHLEGEL, Hofmaler des Prinzen Wilhelm von Preußen, obwohl bis 1874 auf der Berliner Akademischen Kunstausstellung vertreten, gehörte noch dem Geist der Malerei der ersten Jahr-
hunderthälfte an. Sein Aquarell ›Kloster und Kirche S. 473
Francesco in Assisi‹ von 1859 ist eine hervorragend gezeichnete und aquarellierte Vedute – etwa dreißig Jahre später entstanden als Blechens freie malerische Schöpfungen in Italien, wie das Kloster S. Scolastica bei Subiaco. In seinen Gemälden bevorzugte Schlegel, der acht Jahre

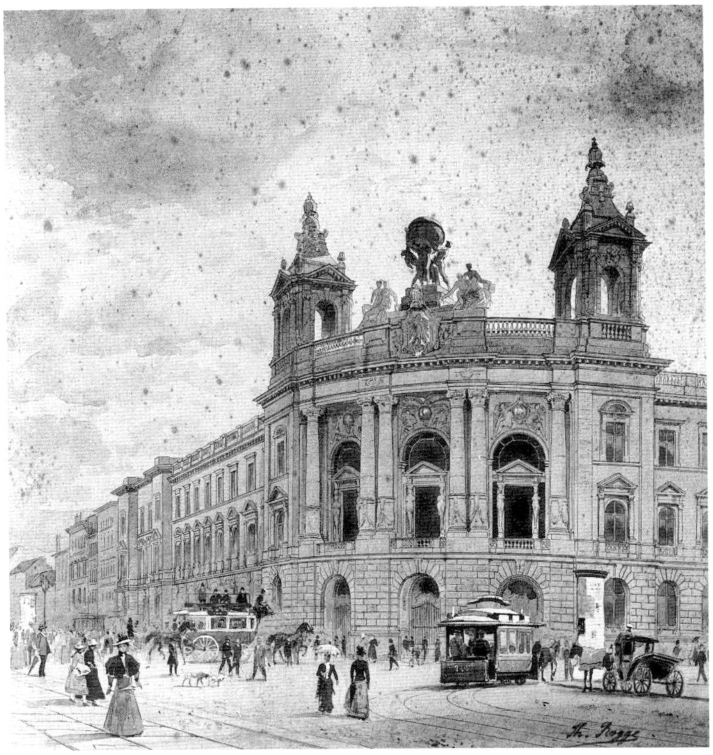

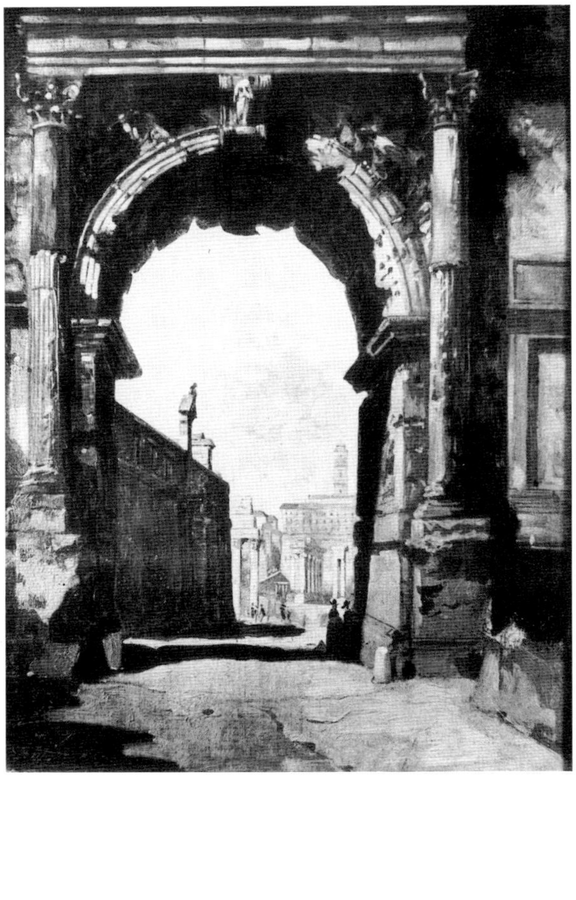

in Rom gelebt hatte, italienische Landschaften, auch solche mit Bauwerken der Antike.

HERMANN BENNEKENSTEIN war zwischen 1856 und 1876 auf den Berliner Akademieausstellungen zu finden. Man schätzte seine Tiroler Motive, daneben auch seine Darstellungen romantisch wirkender Bauten wie Kapellen und Klöster in verschiedenen deutschen Gegenden. Sein großformatiges Gemälde ›Blick auf 474
Innsbruck‹ von 1862 hat die Meriten einer spätromantisch aufgefaßten Landschaftsvedute, die ihre Wirkung auf die Zeitgenossen gewiß nicht verfehlt hat.

CHARLES HOGUET, Sohn des Ballettmeisters Hoguet, gehörte als Hugenotte der Berliner französischen Kolonie an. Zusammen mit Eduard Hildebrandt studierte er bei Wilhelm Krause und Bernhard Fiedler die Malerei, ging als Achtzehnjähriger mit Hildebrandt zur weiteren Fortbildung nach Paris; dort studierten die beiden bei Eugène Isabey und Eugène Cicéri. Isabeys Bilder, vor allem seine Marinen, haben Hoguet entscheidend beeinflußt. Die Franzosen haben ihm Formgefühl vermittelt, den Sinn für Farbe erschlossen, ihm handwerkliches Können und eine brillante Technik beigebracht, die er bis zur Virtuosität weiterentwickelt hat. Hoguets gesamtes Werk beweist, wie viel die französische Malerei den für sie empfänglichen Malern zu vermitteln vermochte. In Paris konnte Hoguet bereits seine frühen Arbeiten ausstellen und hatte dort erste Erfolge, weshalb er in Berlin von einigen Kritikern als zur französischen Schule gehörend

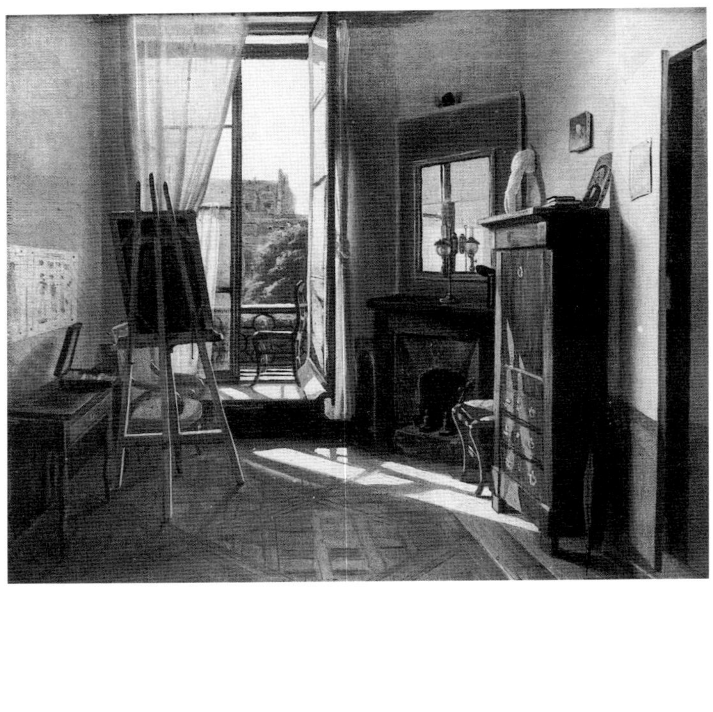

466 THEODOR ROGGE
Leipziger Ecke Mauerstraße
in Berlin
Aquarell
Privatbesitz

467 CHRISTIAN WILBERG
Am Titusbogen in Rom
Berlin, SMPK, Nationalgalerie

468 WILHELM STRECKFUSS
Das Atelier des Malers in Paris
Berlin (Ost), Märkisches Museum

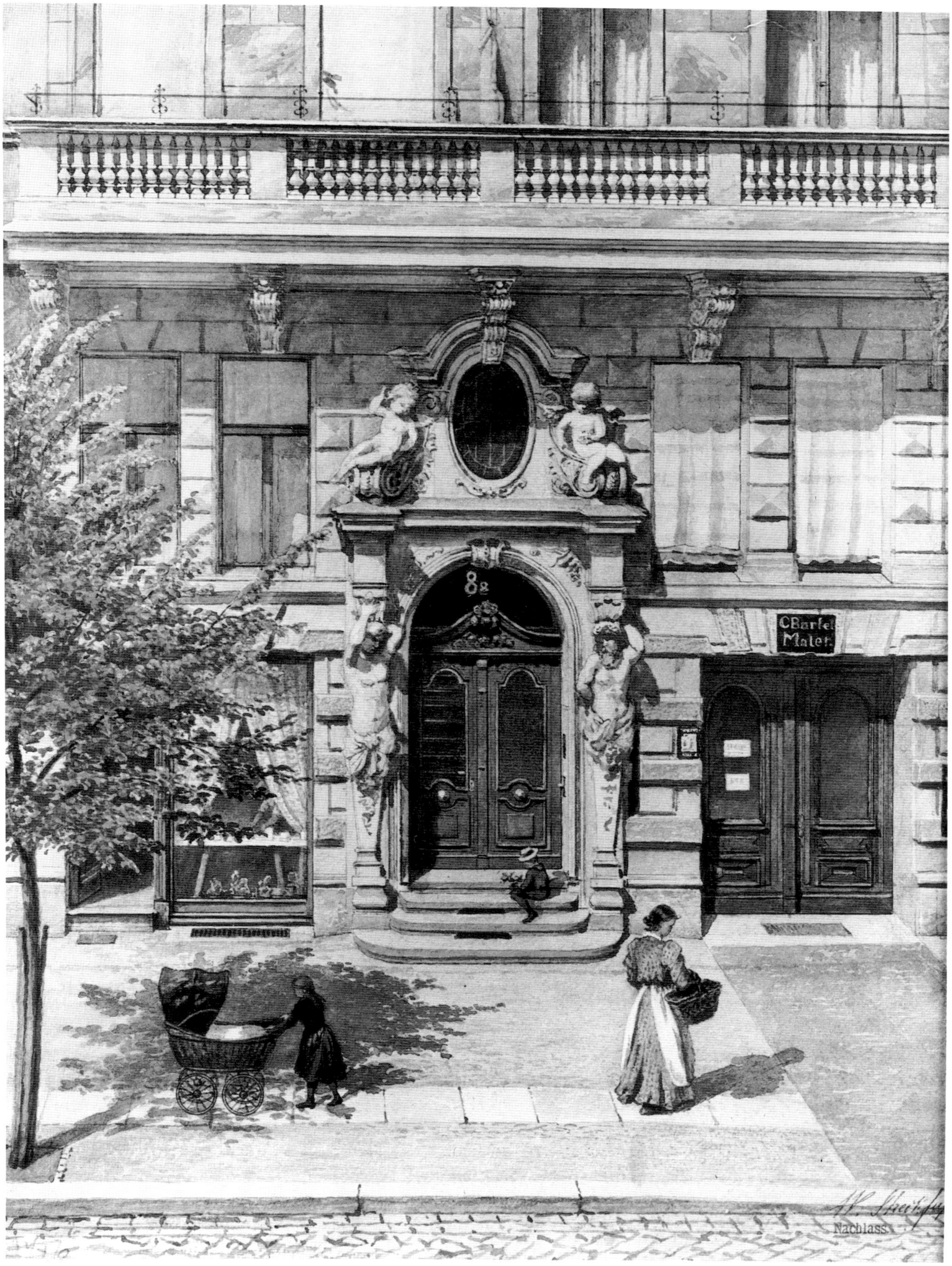

469 Wilhelm Streckfuss
Portal eines Mietshauses
in der Ansbacher Str. 8a
Aquarell
Privatbesitz

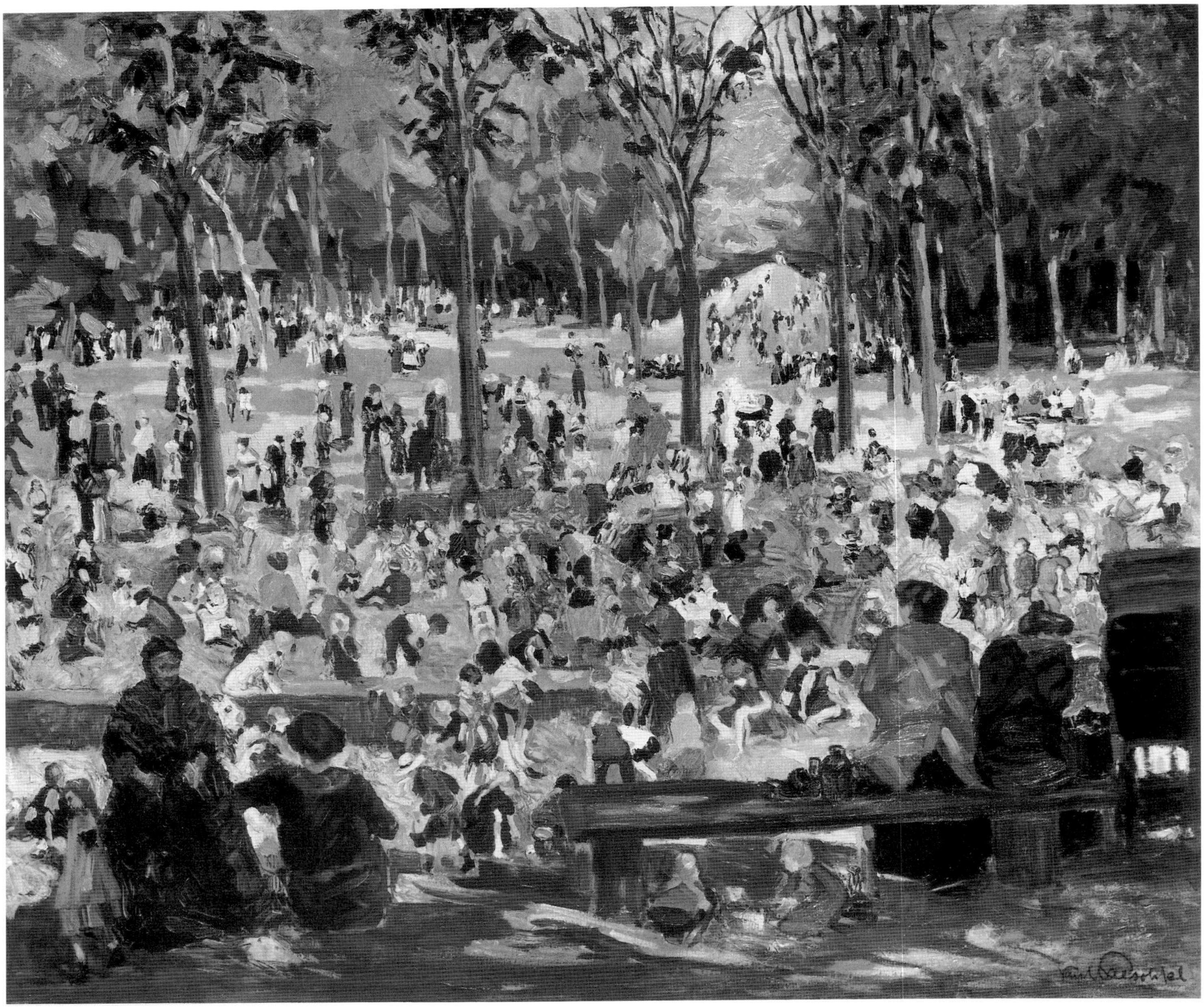

betrachtet wurde, der man Bewunderung, aber auch schon ein gewisses Mißtrauen entgegenbrachte. Nach einigen Reisen durch Westeuropa ließ sich Hoguet 1848 endgültig in Berlin nieder, wo er bis zu seinem Tode 1870 unermüdlich tätig war. Kritiker bezeichneten ihn als einen fanatischen Arbeiter. Das sorgfältig geführte Verzeichnis seiner zwischen 1859 bis 1870 entstandenen Werke nennt 423 Ölgemälde (einige waren Repliken); dazu kommt noch eine beträchtliche Zahl von Bildern, die vor 1859 entstanden waren. Bereits seit 1839 ist er beinahe regelmäßig an den Akademischen Kunstausstellungen beteiligt gewesen, etwa zwanzig Jahre sind also in seinem Verzeichnis nicht erfaßt. 1869 wurde er zum Mitglied der Akademie ernannt. Mit seiner Familie führte er, nur durch einige Studienreisen unterbrochen, ein zurückgezogenes, allein seiner Arbeit gewidmetes Leben. Hoguet ragte auf mehreren Gebieten der Malerei über seine malenden Berliner Zeitgenossen hinaus. Fontane hat in seinem ausführlichen Bericht über die Berliner Kunstausstellung 1863 fast erleichtert festgestellt, daß

470 PAUL PAESCHKE ·
Spielplatz im Friedrichshain
Berlin, Berlin Museum

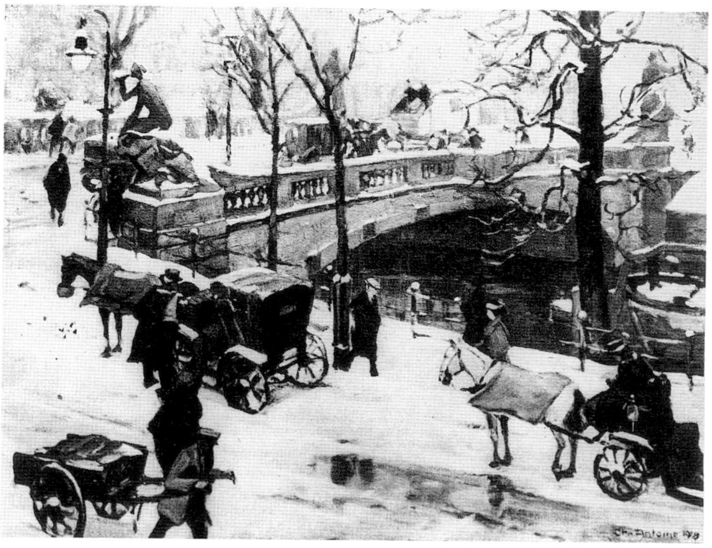

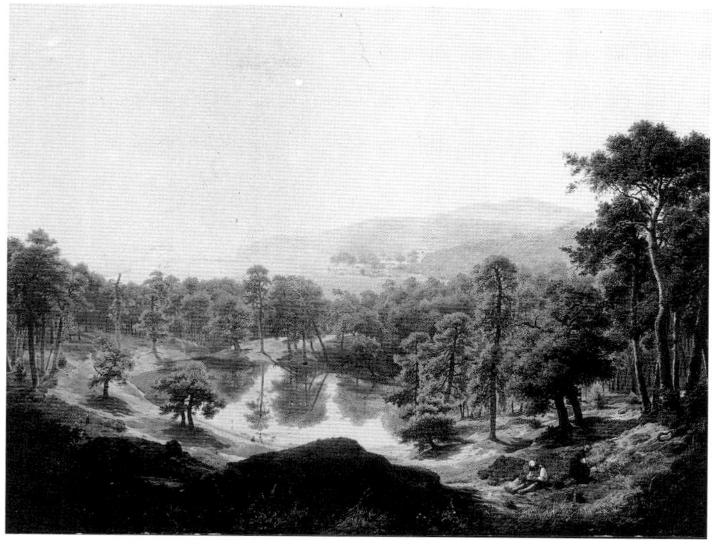

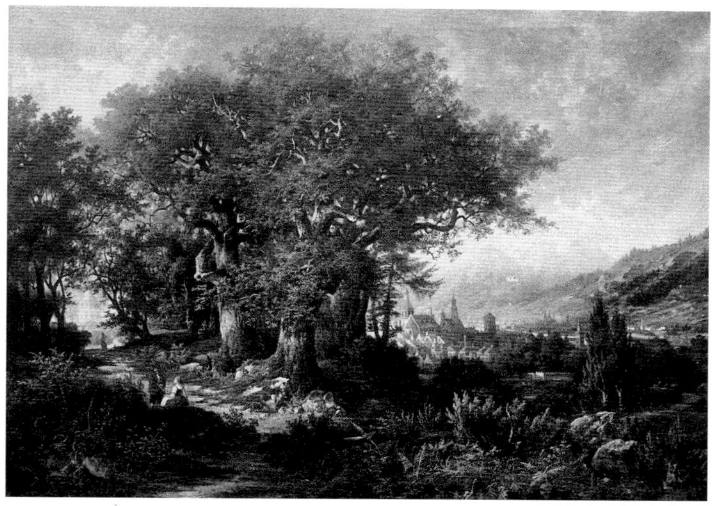

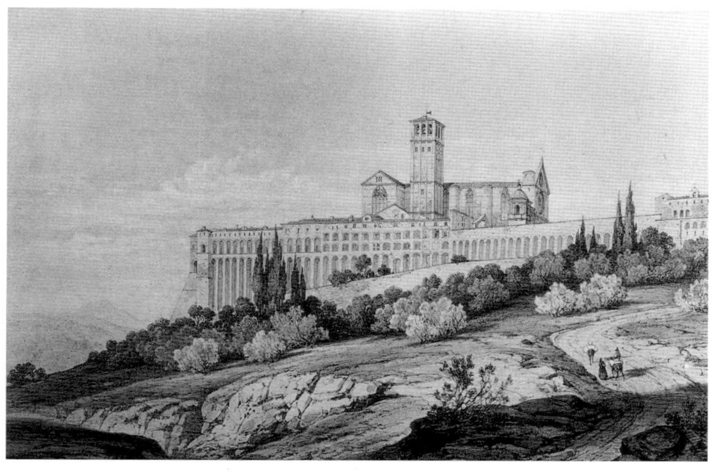

Hoguets Ehrgeiz nicht, wie bei Cornelius oder Kaulbach, ins Monumentale und Pathetische ging: *»Die Oberkunst ist nicht seine Kunst. Aber auf jedem Gebiete, das die Bezeichnung ›groß‹ geflissentlich vermeidet, ist er zu Hause: normannische Windmühlen und Küchenjungen, Bootsleute und Trüffelpasteten, Hammelherden und Staubwolken, hinter denen eine Gewittersonne untergeht, alles was Genre und Landschaft mit ihren weiten Armen umspannen, die große ›Kleinwelt‹ ist seine Welt.«* 1849, ein Jahr nach seiner Rückkehr in die Heimat, schuf Hoguet das in der lichten Farbgebung und der Landschaft an Carl Ble-
T 29 chen erinnernde Gemälde ›Mönche im Gebirge‹, das noch oder schon wieder an Berliner Malerei der ersten Jahrhunderthälfte erinnert, was auch für seine ›Ansicht
475 von Eberswalde‹ zutrifft. Mag sein, daß er damals die Malerei Blechens als wesensverwandt angesehen hat. Das Walzwerk, das Blechens Thema gewesen ist, liegt bei Hoguet weiter im Hintergrund, die Schornsteine haben sich in der Zwischenzeit – das Bild ist vor 1859 entstanden – vermehrt, aber im Vordergrund am Wasser geht es, ähnlich wie bei Blechen, noch idyllisch zu. Hoguets französische Lehrzeit wurde in den Landschafts- und Stadt-
T 30 schilderungen der Normandie offenkundig: Sein ›Markt in Rouen‹ von 1859 ist von kühner Farbgebung und virtuos gemalt, da gibt es keinen Pinselstrich zuviel oder zuwenig. Meeresküsten und das Meer, Marinen, die Normandie oder Helgoland, wie er sie bei Wilhelm Krause und bei Isabey bewundert hatte, gehörten bis zuletzt zu
476 seinen bevorzugten Darstellungen. ›Gestrandete Schiffe‹ oder ›Schiffe im Sturm‹ hat er in düsterer Dramatik, wie er sie ähnlich in französischen Gemälden gefunden hatte,

471 OTTO ANTOINE
Von-der-Heydt-Brücke im Winter, 1919
Verbleib unbekannt

472 FERDINAND KIESLING
Der Teufelssee bei Potsdam
Berlin, früher Schloß Berlin

473 JULIUS SCHLEGEL
Kloster und Kirche S. Francesco in Assisi
Aquarell, 1859
Potsdam-Sanssouci, Staatl. Schlösser und Gärten

474 HERMANN BENNEKENSTEIN
Blick auf Innsbruck, 1862
Berlin, Leo Spik KG

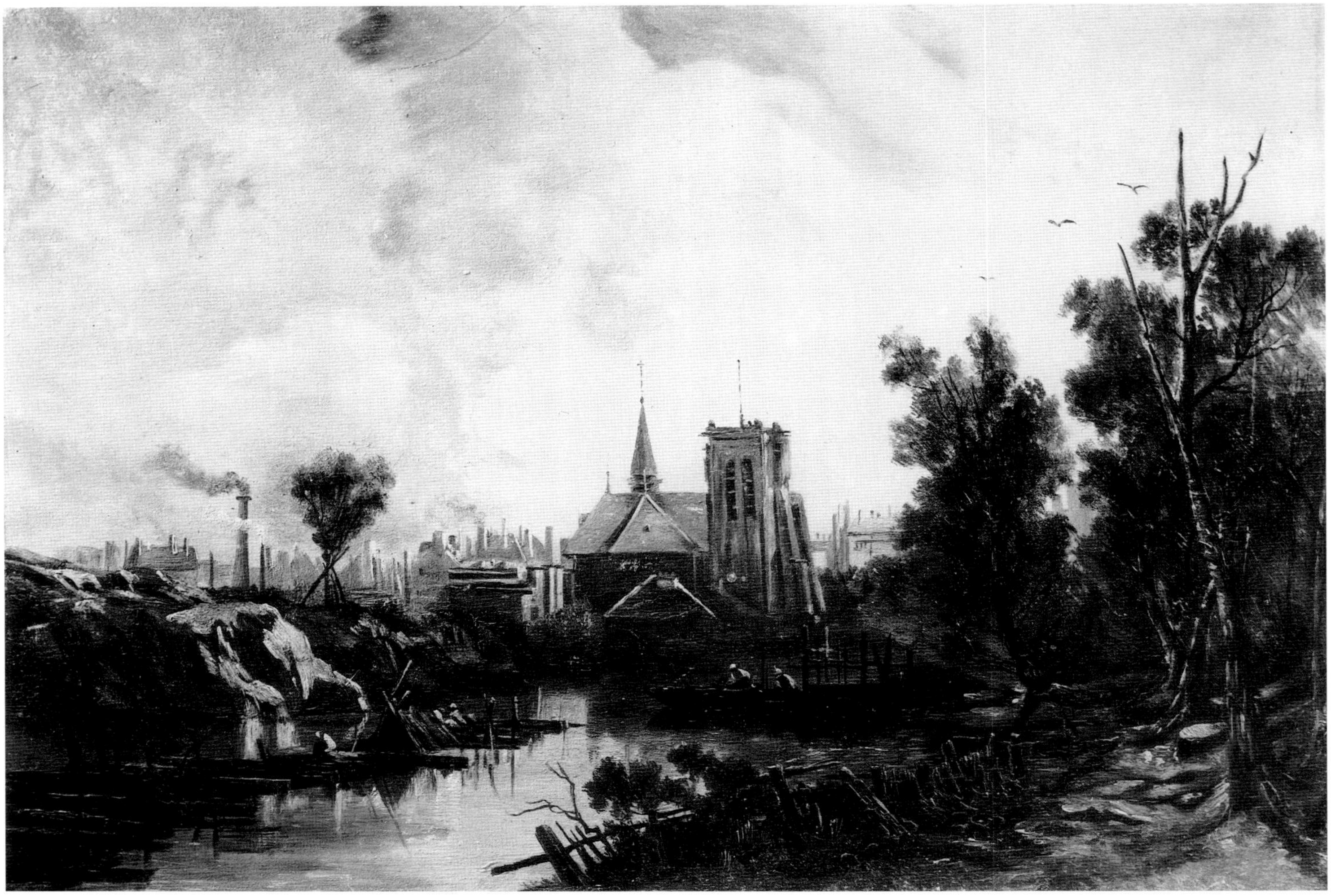

wiederholt dargestellt. Für den jeweiligen Anlaß wählte Hoguet fein vertriebene oder breite pastose Pinselstriche. Seine Stärke aber waren nicht etwa erzählende Genrebilder, sondern Stilleben mit den einfachsten Dingen, seine sogenannten Küchen- und Speisekammer-Bilder. Eins seiner eindrucksvollsten Stilleben ist ›Der Kürbis auf
477 einem Bauernstuhl‹ vor dunklem Hintergrund, auf dem ein halber Kürbis in leuchtend hellem Gelborange liegt. Nicht minder eindrucksvoll ist ein glänzend komponier-
478 tes und gemaltes Jagdstilleben. Vor dem dunklen Hinter-
479 grund seines französisch wirkenden Selbstbildnisses, einem Brustbild, ist er selbst dunkel gekleidet, sein locker gemalter gemusterter Seidenschal um den weichen Kragen bildet den einzigen Farbakzent. Sein Bruder Louis Hoguet wurde Solotänzer an der Oper, hat aber nebenbei auch sich dilettierend mit Malerei befaßt und nach Werken seines verstorbenen Bruders Kopien gefertigt.

Otto von Kame(c)ke aus Pommern, der erst nach einigen militärischen Berufsjahren vierunddreißigjährig das Studium der Malerei in Rom und Weimar begann, lebte drei Jahre in Dresden und siedelte 1875 nach Berlin über, wo er es als Mitglied der Akademie zum Professor brachte. Von den Alpen bis nach Ostpreußen hat er auf Reisen die unterschiedlichen deutschen Gegenden studiert und vor allem Motive der Bergwelt gelegentlich etwas bühnenbildhaft wiedergegeben. In der Umgebung von Berlin und in der Mark fand er später weit bescheide-
nere Motive. Sein Gemälde ›Märkische Sandhügel‹, ein 480
Landschaftsbild, in dem er ohne äußere Schönheit und »Stimmung« auskam, hat er als Truppenübungsgelände mit den winzigen Soldaten als Staffagefiguren unauf-
dringlich ein wenig interessanter gemacht. Das Bildnis 481
der Königin Elisabeth, Gemahlin Friedrich Wilhelms IV., überrascht durch seine äußere Schlichtheit.

475 Charles Hoguet
Ansicht von Eberswalde
Öl/Holz
Hannover, Niedersächsisches Landesmuseum, Landesgalerie

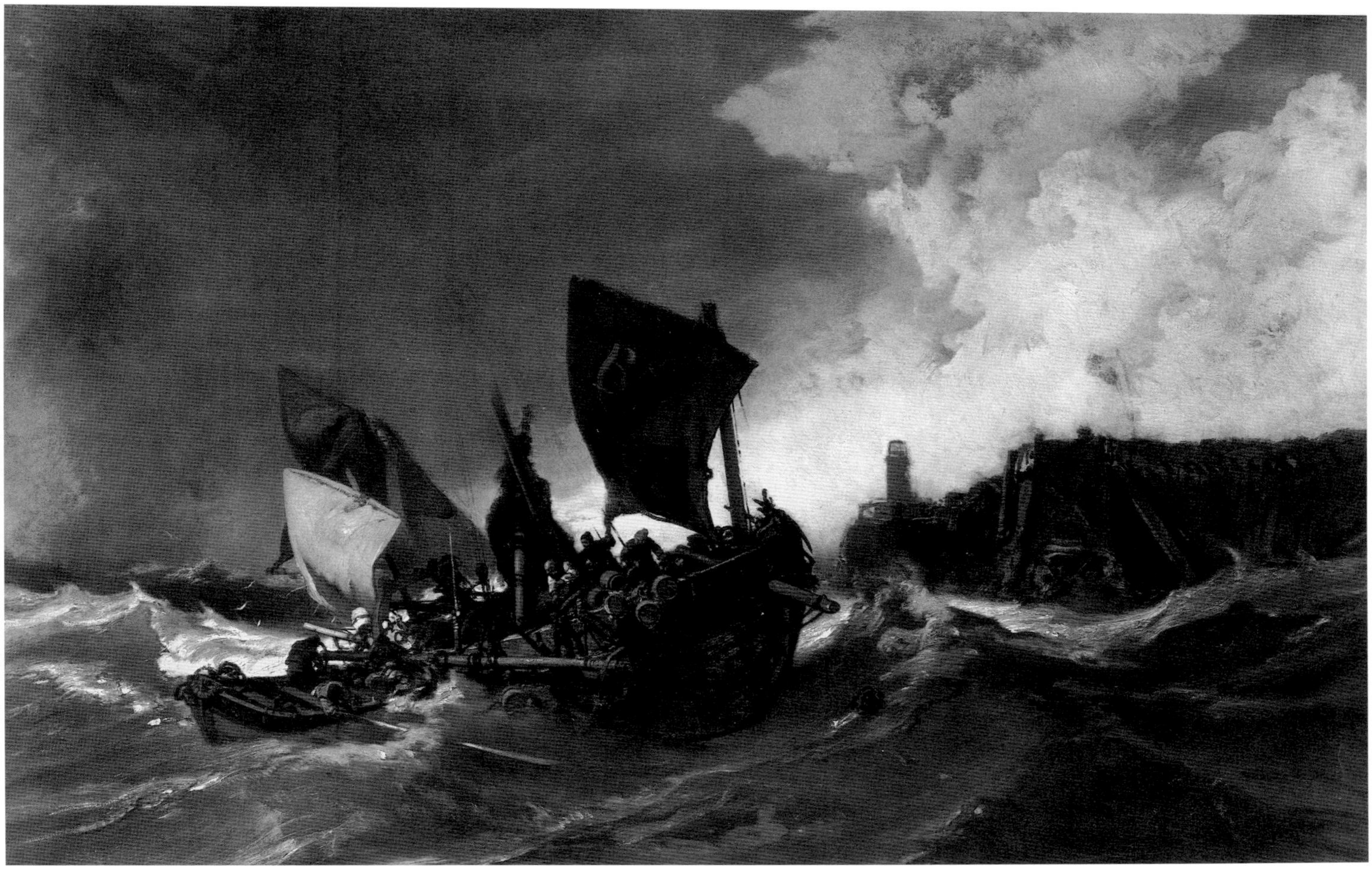

CARL BENNEWITZ VON LOEFEN D. Ä., aus Thorn stammend, hat die Landschaftsmalerei bei August Wilhelm Schirmer in Berlin und bei Albert Zimmermann in München studiert. Zweifellos gehörten die Maler der Schule von Fontainebleau zu seinen Vorbildern, wie das
482 sein Ölbild ›Landschaft mit Viehherde bei Misdroy‹
483 belegt. Eine Studie mit einem umgestürzten Baum am Ufer der Malapane in Oberschlesien (zu einem 1881 auf der Akademieausstellung ausgestellten Bild) bestätigt, was Fontane über diesen Maler 1863 äußerte: *»Bennewitz v. Loefen hat vor Hunderten das voraus, daß er die Landschaft mit eignen Augen ansieht. Das erscheint natürlich, ist es aber nicht; die meisten Menschen tragen allen Erscheinungen gegenüber eine approbierte Brille, die ihnen die Dinge nicht so zeigt, wie sie wirklich sind, sondern wie sie nach Annahme und Überlieferung aussehen.«* Bennewitz von Loefen gehörte jedenfalls zu den wenigen Realisten, die sich jeder billigen Stimmungsmalerei enthielten; er war – auch das war noch eine Ausnahme – ein guter Kolorist. Sein Sohn Karl d. J. war ein guter Genre- und Porträtmaler, der nach seinem Studium in Düsseldorf und Berlin in München lebte und erst 1898 nach Berlin kam. ADOLF SUKKERT, der bis 1870 etwa ein Vierteljahrhundert in Berlin tätig war, gehörte zu den sogenannten Stimmungsmalern, die in der Gunst des Publikums noch höher standen als die Koloristen.
Sein Ölbild ›Wassermühle in Thüringen‹ war ein schönes 484
und malerisches Motiv. Solche Themen suchte und fand er fast ausschließlich in der Schweiz und in Italien. Ihm ähnlich war ADOLPH CHEVALIER aus Crossen/Oder, der ebenfalls bis 1870 auf den Berliner Akademieausstellungen vertreten war. Er hat seine Motive vor allem in Deutschland gefunden und dabei auch die Mark Brandenburg nicht übersehen. Besonders reizvoll ist sein
Gemälde ›Am Goldfischteich im Tiergarten‹, nicht T 46

476 CHARLES HOGUET
Gestrandete Schiffe
Karlsruhe, Staatliche Kunsthalle

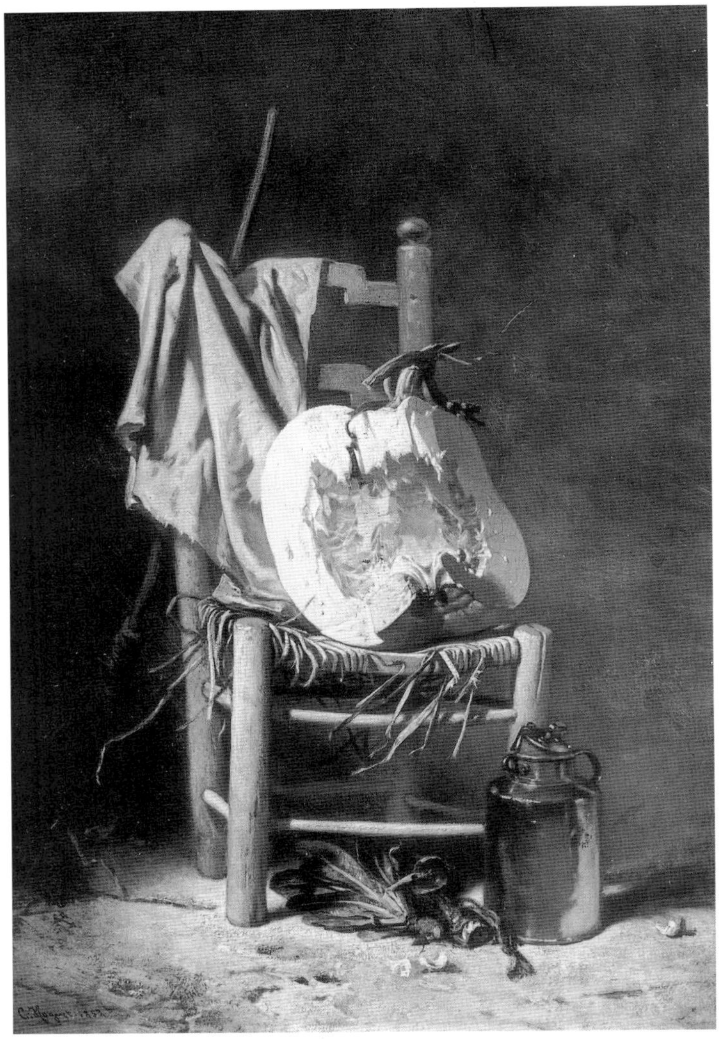

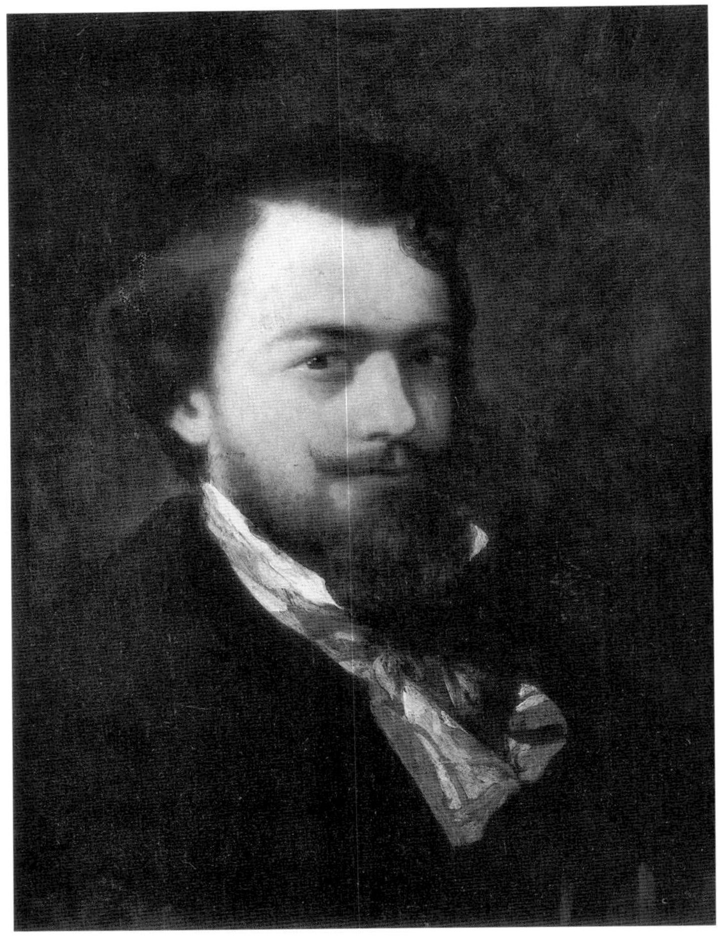

zuletzt, weil schon Hackert den Goldfischteich, der damals noch Venusbassin hieß, gemalt hat. Das aufregend Neue war hier jedoch die Siegessäule im Hintergrund des Bildes, die mit den promenierenden Berlinern im Vordergrund die neue Reichshauptstadt verkörperte. Das Bild ist im Laufe der siebziger Jahre entstanden. FERDINAND GRAF VON HARRACH, Oberschlesier, hat in Weimar bei Stanislaus Graf von Kalckreuth, Pauwels und Ramberg die Malerei erlernt und begann seit etwa 1862 mit noch von den Nazarenern beeinflußten religiösen Bildern und historischem Genre. In Berlin hatte er größeren Erfolg mit seinen beliebten Porträts und den kleinformatigen Landschaftsdarstellungen. Von 1870 bis 1896 war er an den Berliner Akademieausstellungen beteiligt und wurde Präsident der Großen Berliner Kunstausstellung. Seine Vielseitigkeit behielt er bis zuletzt bei. 1912 ehrte ihn der Verein Berliner Künstler anläßlich seines achtzigsten Geburtstages mit einer Sonderausstellung. Höchst eindrucksvoll und koloristisch gut erfaßt ist sein Gemälde von 1895 ›Winterende in der Lausitz‹, in dem es ihm an 485
einem nebelverhangenen Tage, an dem der Frühling in der Natur schon spürbar war, um die besondere Atmosphäre und die Beleuchtung ging, nicht etwa um irgendein darin verflochtenes Genremotiv. Die beiden einen Kahn zu Wasser lassenden Männer im Mittelgrund bleiben eingebunden in die Weite der Landschaft. CARL SCHERRES, in Königsberg geboren, dort ausgebildet und zunächst auch dort tätig, ist erst um 1868 nach Berlin gekommen, so daß er bis dahin zu den Vertretern der Danziger und Königsberger Malerschule gerechnet werden muß. Anders als Graf Harrach hat er sich auf die Landschaftsmalerei beschränkt, hielt aber, wie dieser, das

477 CHARLES HOGUET
Kürbis auf einem Bauernstuhl, 1853
Berlin, SMPK, Nationalgalerie

479 CHARLES HOGUET
Selbstbildnis
Berlin, SMPK, Nationalgalerie

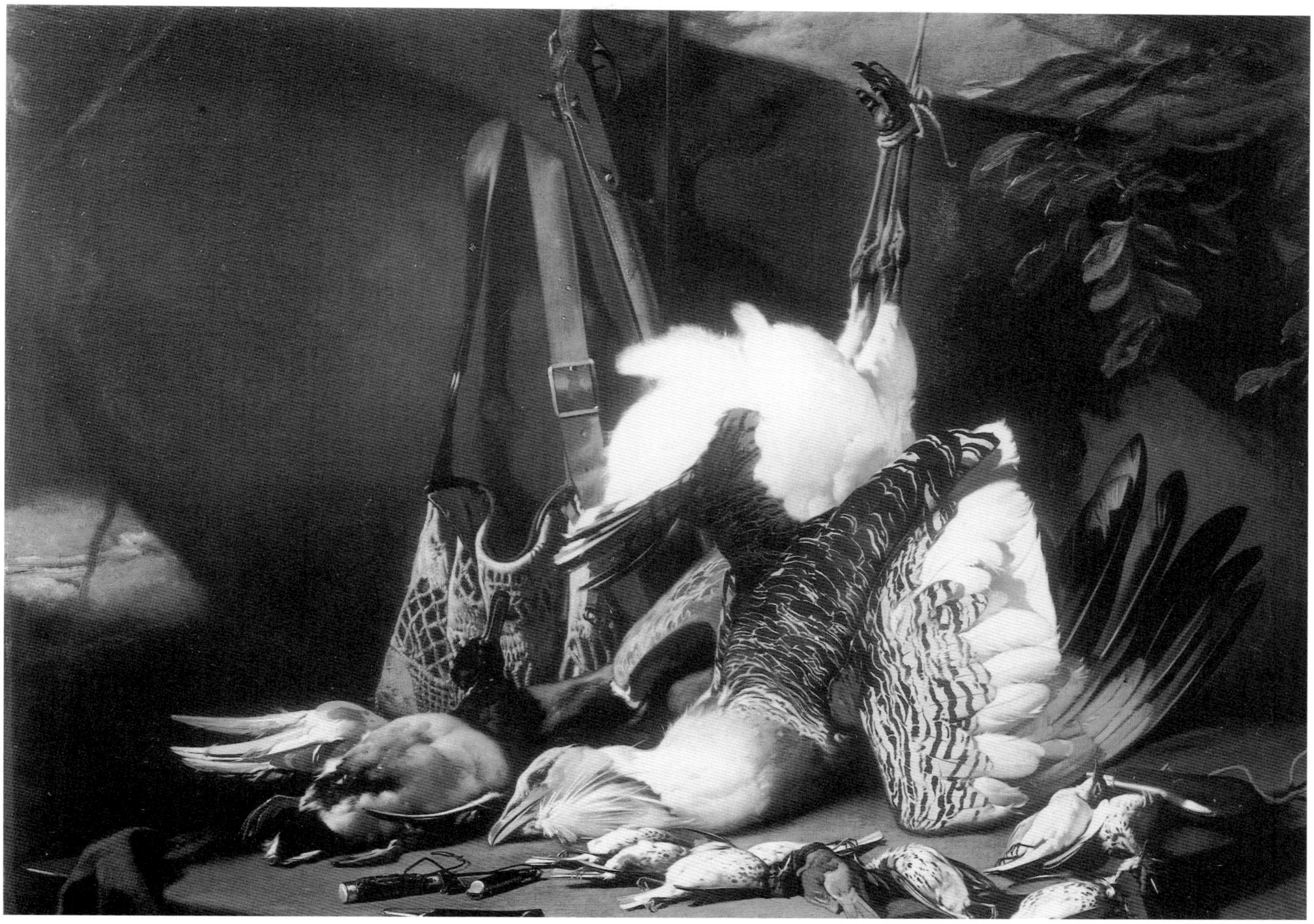

Kolorit für eines der wesentlichen Elemente eines Bildes. Auch waren sie sich in der Ablehnung aller außermalerischen Stimmungswerte einig. Die knappe Bildsprache
486 seiner ›Winterlandschaft in Ostpreußen‹ will keine romantische oder dramatische Stimmung erzeugen, sondern die Malerei durch sich selbst sprechen lassen. Ein hoher Winterhimmel, ein einsames Gehöft, kahle Bäume und Sträucher, auf dem vereisten Fluß ein von einem Hund gezogener, von zwei Männern begleiteter Schlitten, dies spiegelt die Weite seiner Heimat im Osten Deutschlands, die er auch in seinen Berliner Jahrzehnten
487 niemals vergaß. In dem Gemälde ›Überschwemmung‹ taucht das Gehöft, nun näher gerückt, wieder auf. Wahrscheinlich war das Bild identisch mit dem 1877 auf der Akademieausstellung gezeigten, das diesen Titel trug. Der Havel hat Scherres ebenfalls Bilder gewidmet. In höherem Alter hat er gewisse Motive aus der Erinnerung geschaffen, diese Bilder dann auch mit dem entsprechenden Zusatz versehen, wie das Menzel in solchen Fällen schon lange vor ihm getan hatte. Seine Gedanken und seine Bilder kreisten bis zuletzt um die Landschaft zwischen Oder und Weichsel. Scherres gehörte zu den Koloristen, die – noch kaum als solche verstanden – den Weg zu einer neuen Malerei ebnen halfen. Der Berliner CARL BREITBACH zählte zu den vielseitigen Malern – er war an der Berliner Akademie ausgebildet worden, ging zu Couture nach Paris und wurde zuletzt Schüler von Knaus –, die die Landschaft, das Genre und das Porträt in ihrem Schaffen gleichgewichtig vertraten. Sein Gemälde
›Kartoffelernte in der Mark‹ ist eine unauflösbare Verbin- 488
dung von Landschaft und Genre. Die Szene ist märkisch, die arbeitenden Menschen sind genrehaft geschildert, die

478 CHARLES HOGUET
Jagdstilleben
Berlin (Ost), Staatl. Museen zu Berlin, Nationalgalerie

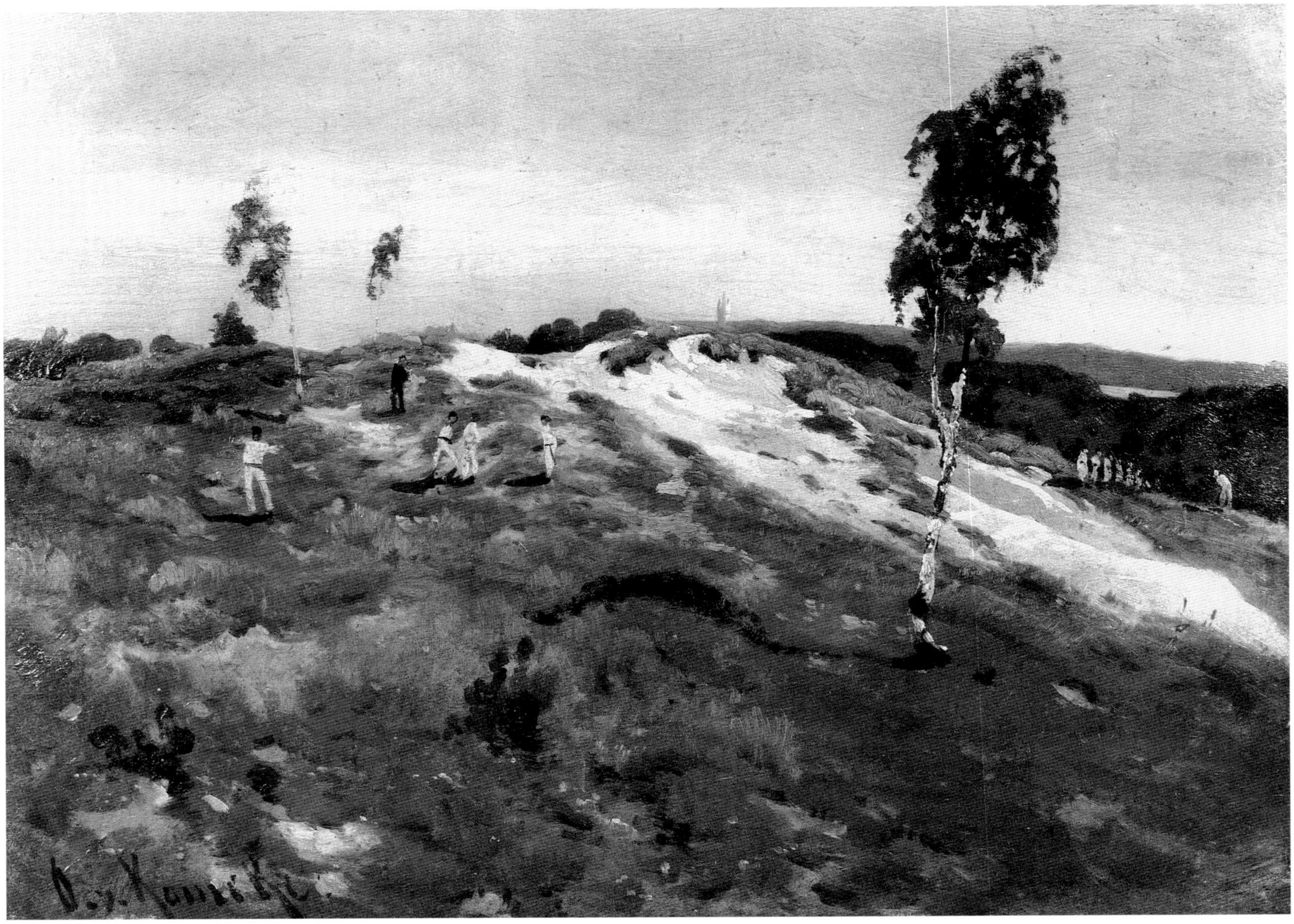

Frauen auf der rechten Bildseite lächeln, als schauten sie in ein photographisches Objektiv hinein, überhaupt scheint für alle die Arbeit leicht und angenehm, so wie eben die Städter das Leben der Menschen auf dem Lande sehen wollten. Diesem der Tradition der Berliner Akademie verpflichteten Maler verdanken wir auch ein gut erfaßtes Porträt von Theodor Fontane.

Louis Douzette, aus Neu-Vorpommern stammend und wie sein Vater zunächst Handwerker, kam 1856 nach Berlin, entschloß sich aber erst 1864, Maler zu werden, und ging in das Atelier von Hermann Eschke. Sein erstes Bild von 1864, eine Mondscheinlandschaft, war ein großer Erfolg – ein Thema, das ihn ein Leben lang beschäftigte und das ihm bis auf den heutigen Tag Popularität verschafft. Nach Studienreisen ging er 1878 nach nach Paris und lernte die Maler der Schule von Fontainebleau kennen, deren vor der Natur gemalte Bilder ihn tief beeindruckten. Er studierte aber auch den Realismus der alten Niederländer. In Berlin hat er unzählige Abendstimmungen und Mondscheinlandschaften, meist in Verbindung mit Silhouetten bekannter Städte im Hinter-
grund geschaffen, wie ›Lübeck im Mondschein‹, ›Köln bei 489
Nacht‹ oder ›Mondnacht in Venedig‹. Daß er mehr und 490
anderes konnte, bewies er mit dem feinen Kolorit seines 491
Ölbildes ›Orientalische Landschaft‹. Sein weiteres Lieb- T 5
lingsthema wurde der deutsche Wald, wie er ihn an der
deutschen Ostsee in Prerow erlebte, wo er im Alter auch 492
zeitweilig ansässig war. Douzette stilistisch genau einzuordnen, wäre müßig, denn er war ein Maler, der als Realist durch seine besondere Thematik zur Romantik
neigte, später aber, wie in dem Bild ›Am Strand von T 5
Prerow‹ in seiner freien Malweise bereits impressionisti- 493

480 Otto von Kame(c)ke
Märkische Sandhügel
Öl/Malpappe
Berlin, Berlin Museum

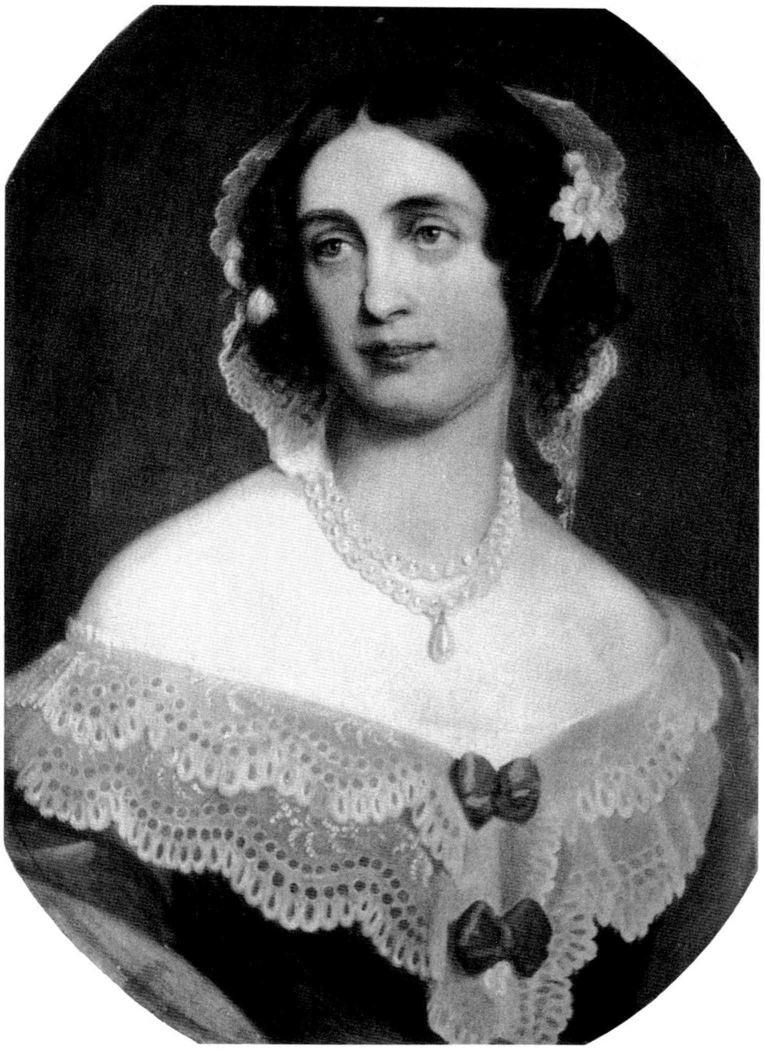

sche Züge aufwies – ein keineswegs genialer, aber in seiner Art einmaliger Künstler, der für die Berliner Malerei eine Bereicherung war. Wie fast alle Maler jener Jahrzehnte zwischen 1860 und 1890 ist auch der Berliner RUDOLF SCHICK viel gereist; als Schüler des Düsseldorfers Johann Wilhelm Schirmer erhielt er den Staatspreis für ein mythologisches Gemälde, war dann zwei Jahre in Italien. Er half Böcklin, mit dem er befreundet war, bei der Ausführung der Wandgemälde im Museum Basel; seine Tagebuchaufzeichnungen über Böcklin wurden später veröffentlicht. Schick, der in Berlin ansässig blieb, befaßte sich als Maler mit Landschaften, vor allem solchen aus Italien, den beliebten Genrebildern, und mit Porträts, wobei seine Landschaften zweifellos der beste Teil seines Werkes waren. Seine Ölstudie von 1881 ›Früh-
494 lingstag in Pankow-Schönhausen‹, ausgestellt auf der Akademieausstellung von 1887, ist von wohltuender Fri-
sche und Natürlichkeit, die Ölstudie mit dem Blick auf 495
Ariccia so spontan erfaßt und locker gemalt wie ähnliche Studien des Münchners Georg von Dillis. HERMANN SCHNEE, Märker und Berliner, im gleichen Jahr geboren wie Schick, war im Gegensatz zu jenem ein typischer Vertreter der Stimmungsmalerei, die man als gefällig und
romantisch empfand und schätzte. Seine ›Wassermühle 496
im Harz‹ und der ›Heimtrieb in einem oberfränkischen 497
Städtchen‹ von 1891 sind Zeugnisse seines beachtlichen Könnens. JULIE VON DER LAGE gehörte zu den wenigen Malerinnen, die mit ihren Blumenstücken und Stilleben – die den Malerinnen zugebilligte Domäne – früh Erfolg hatte und sich seit 1870 ganz regelmäßig an den Berliner Akademischen Kunstausstellungen beteiligen konnte. Auf ihren Studienreisen, die sie auch in die nordi-

481 OTTO VON KAME(C)KE
Königin Elisabeth, Gemahlin
Friedrich Wilhelms IV.
Potsdam Sanssouci, Staatl. Schlösser und Gärten

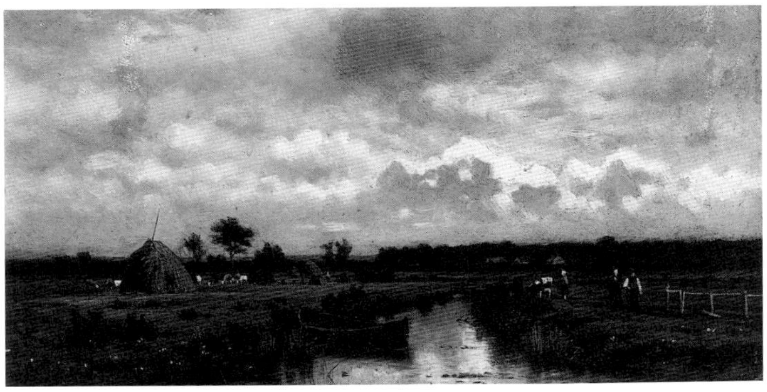

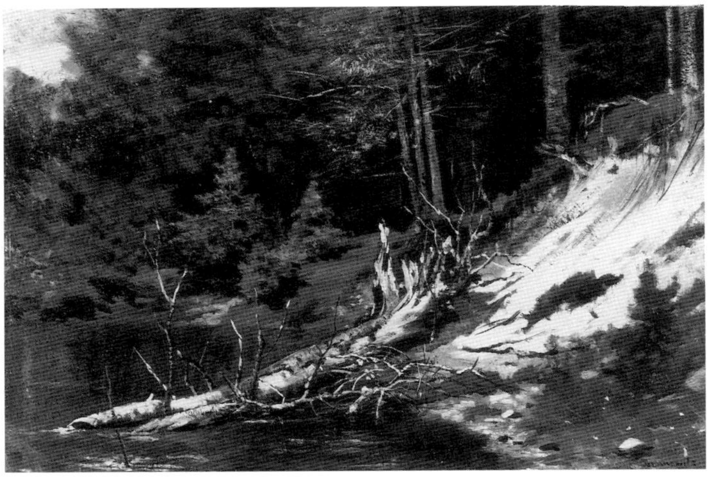

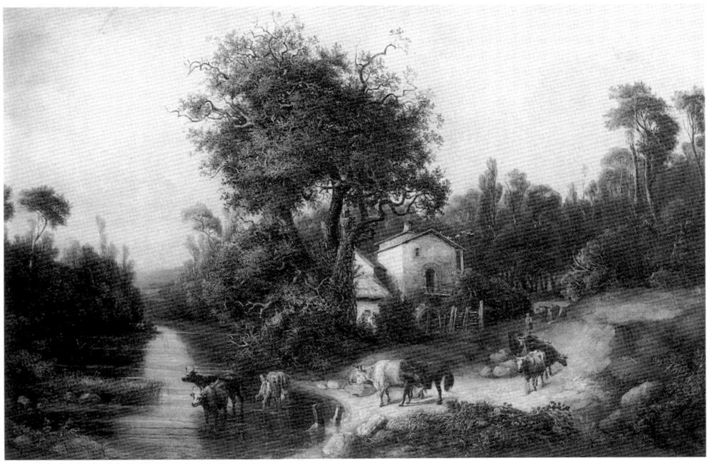

482 Carl Bennewitz von Loefen, d.Ä.
Landschaft mit Viehherde bei Misdroy
Hannover, Niedersächsisches Landesmuseum, Landesgalerie

483 Carl Bennewitz von Loefen d.Ä.
Landschaftsstudie an der Malapane
Kiel, Stiftung Pommern

484 Adolf Sukkert
Wassermühle in Thüringen, 1847
Berlin, Leo Spik KG

schen Länder führten, hat sie sich mit Landschaftsmalerei
befaßt. Das Pastell der ›Küste von Farlybacken‹ in Schwe- 498
den zeichnet sich durch Schlichtheit aus und steht ähnlichen Arbeiten männlicher Kollegen nicht nach. Auch einzelne Porträts hat sie geschaffen und ist eine gute Schülerin ihrer Lehrer Stilke, Theude Grönland und Karl Gussow geblieben. Eugen Bracht, in der Schweiz geboren, aber in Darmstadt, Karlsruhe und Düsseldorf ausgebildet, ist 1881 als Landschafter und Nachfolger von Wilberg an die Hochschule für die bildenden Künste in Berlin berufen worden und wurde 1884 zum Professor ernannt. Er schuf schlichte Landschaftsbilder aus der Lüneburger Heide und von der Ostsee, aber seine eigentliche Begabung lag auf dem Gebiet der dekorativen Malerei und der immer noch beliebten Panoramen. Bereits 1880/81 hatte Bracht eine Reise unternommen, die ihn nach Ägypten, Syrien und Palästina geführt und die ihn als Maler so tief beeindruckt hatte, daß er sie 1891/92 wiederholte. Seine Schilderungen jener für viele Menschen noch weitgehend unerschlossenen Welt, besonders die aus dem heutigen Israel, waren für das Publikum von allergrößtem Interesse, obwohl Bracht nicht der erste Maler war, der sich so weit in außereuropäische Gefilde gewagt hatte. Der Orient mit seinem so anderen Licht hatte Brachts Farbgebung verändert. Den heroisch-romantisch anmutenden
Stil seiner geheimnisvollen ›Ruine am Wasser‹ inmitten 499
einer einsamen Landschaft gab er zugunsten realistischerer Schilderungen auf. In Berlin war er nicht nur durch die Bilder für den Reichstag, die Mitarbeit am Kaiserpanorama, sondern auch durch andere Panoramen-Aufträge sehr in Anspruch genommen. Um die Jahrhundertwende hat er sich auch mit der märkischen Landschaft befaßt. Seine Darstellungen ähnelten in ihrer Schlichtheit Bildern der Worpsweder Maler. Brachts Gemälde ›Mond-
schein an der Oberspree‹ ist in seiner Schönlinigkeit, der 500
aus einem Gesamtton entwickelten sanften Farbigkeit und dem dazu passenden Rahmen ein Beispiel für Brachts Rezeption des Jugendstils. In seiner bewußten Beschränkung auf die Landschaftsmalerei, die auch das Generalthema seiner großen dekorativen Arbeiten war, blieb er vielseitig und im Gegensatz zu andern Landschaftern wandlungsfähig. Trotz einer gewissen chauvinistischen Ablehnung alles Französischen in national gesinnten Kreisen der Künstler und Kritiker in Deutschland haben einige akademische Landschafter in Berlin mit Bewunderung auf die Gruppe der Maler von Fontainebleau geschaut, die nicht im Atelier, sondern unmittelbar vor der Natur ihre Bilder schufen. Von Albert Hertel, dem Ines Hertel eine Dissertation gewidmet hat, wissen

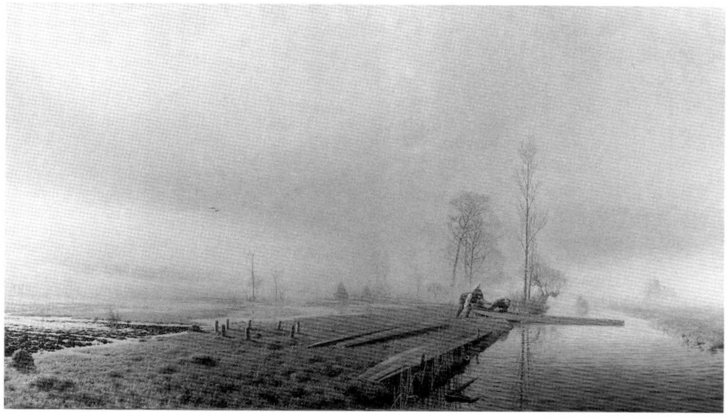

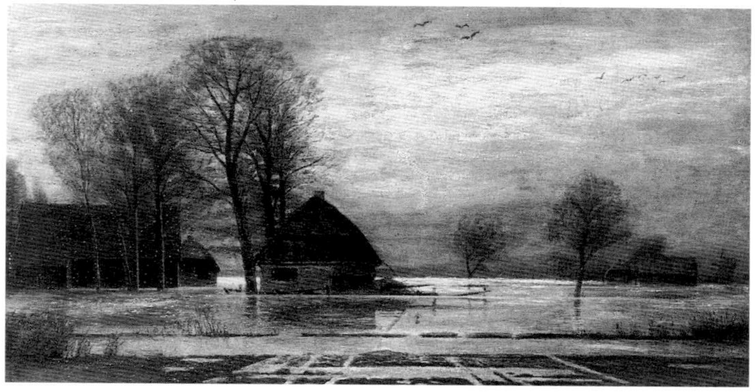

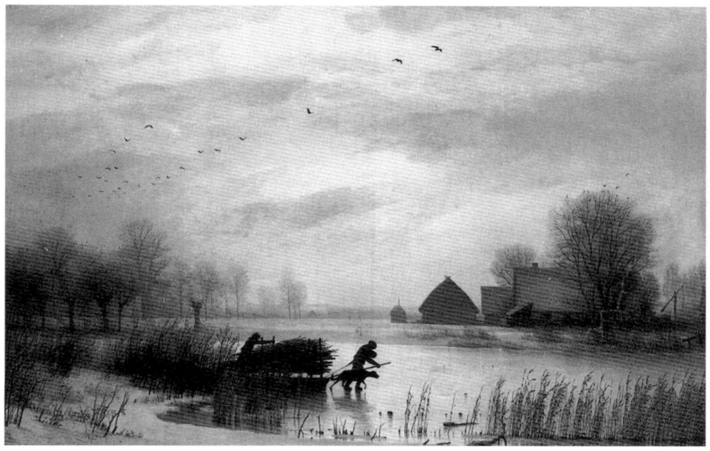

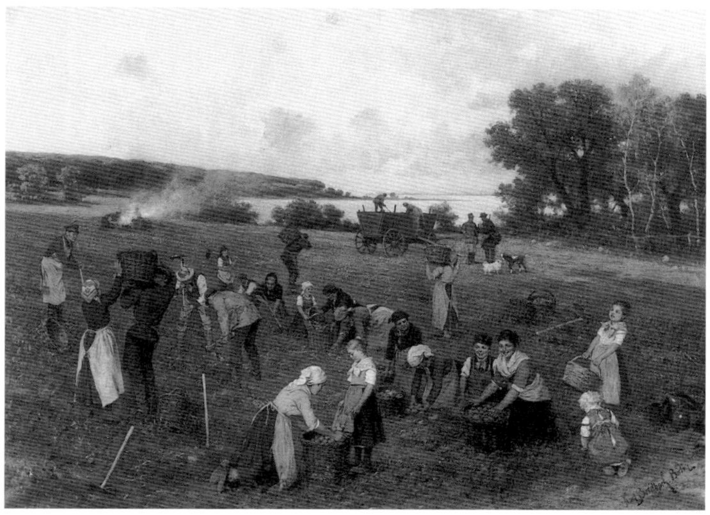

wir genau, daß er sich im Malen vor der Natur versucht hat. Der Berliner Hertel hat nach seinem Studium an der Akademie bei Magnus, Eduard Meyerheim und Eduard Holbein seinen Wunsch, Historienmaler zu werden, wegen eines Lungenleidens aufgeben müssen und hat bei einem längeren Aufenthalt in Schlesien angefangen, im Freilicht zu malen. 1863 ging er nach Rom, wurde Schüler von Franz Dreber und hat bei verschiedenen Italien-Aufenthalten zwar vom Nazarenertum beeinflußte religiöse und mythologische Gemälde geschaffen, aber auch weiterhin vor der Natur gemalt, wurde also zum Pleinairmaler. In seinem Leben gab es zwei Malerfreunde, den achtundzwanzig Jahre älteren Adolph Menzel und den Franzosen Gustave Courbet. Beide haben als große Realisten seinen künstlerischen Weg entscheidend bestimmt, denn er strebte in seiner Malerei nach äußerer und innerer Wahrheit. 1867 war er in Düsseldorf, 1869 noch einmal in Frankreich, wurde 1870 endgültig wieder in Berlin ansässig, wenn er auch in den folgenden Jahren viele Studienreisen durch Europa unternahm. Dem herrschenden Publikums-(Un)geschmack mußte auch er sich anpassen. Italienische Landschaften und Stilleben waren seit den fünfziger und sechziger Jahren en vogue. Der Prinzessin Viktoria erteilte er Unterricht im Aquarellmalen, war dem Hause des Kronprinzen freundschaftlich verbunden. Später erwarb Kaiser Wilhelm II. Bilder von ihm. Ähnlich wie Bracht war auch er als Dekorationsmaler in Berlin begehrt. Hertel schuf Panoramen und auch dekorative Malereien für Privathäuser und Villen in Berlin, so für die Villa Siemens in Charlottenburg, für das Treppenhaus des neuen Berliner Domes ›Christi
501 Abschiedsworte an Jerusalem auf der Höhe des Ölbergs‹, ein tief empfundenes, im Ausdruck enstes, doch nicht pathetisches Bild und die 1905 beendete Folge ›Das Leben Christi‹ für die Tauf- und Traukirche des Domes. 1875 wurde er zum Leiter der Landschaftsklasse der

485 Ferdinand Graf von Harrach
Winterende in der Lausitz, 1895
München, Galerie von Abercron

487 Carl Scherres
Überschwemmung in Ostpreußen
Berlin, Leo Spik KG

486 Carl Scherres
Winterlandschaft in Ostpreußen
Kiel, Kunsthalle zu Kiel

488 Carl Breitbach
Kartoffelernte in der Mark
Privatbesitz

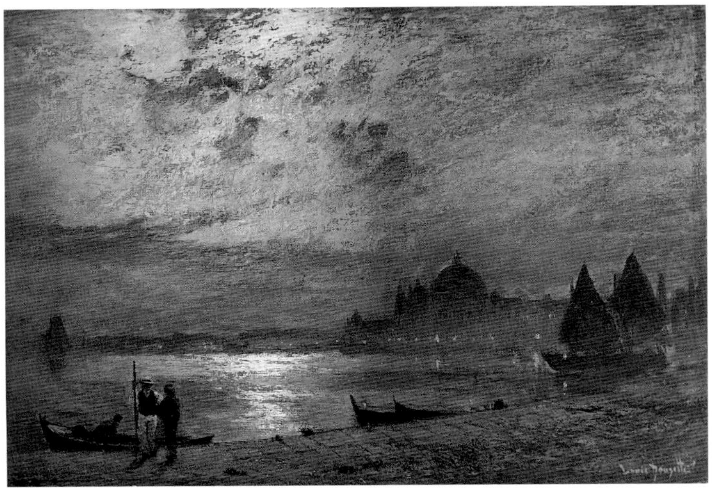

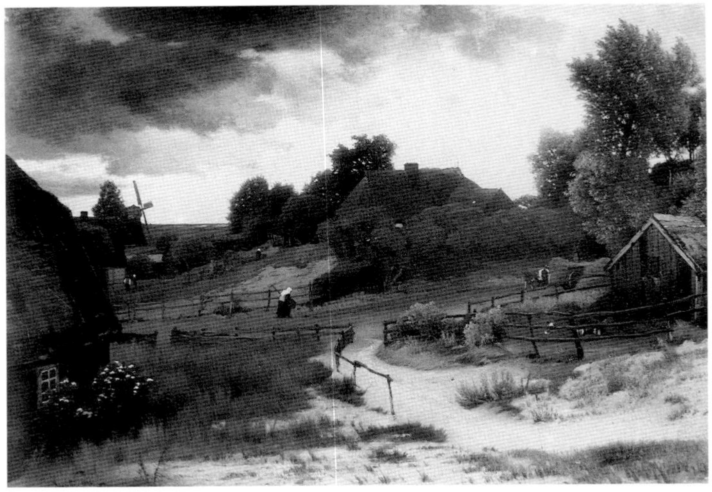

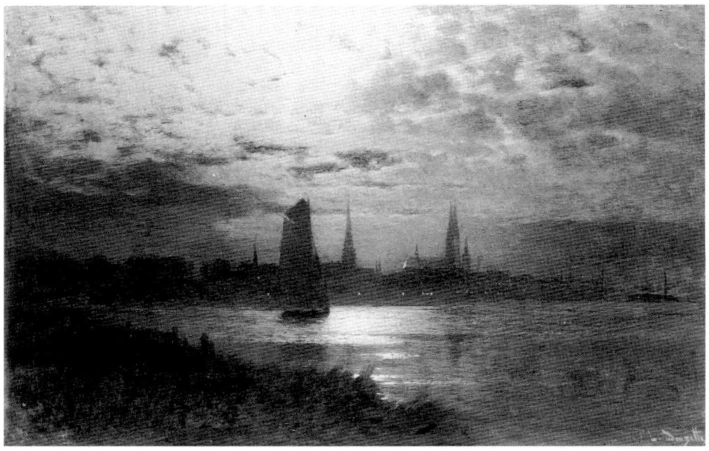

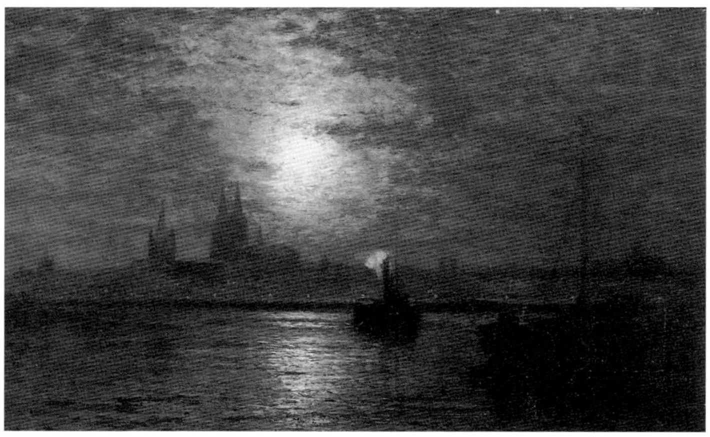

Hochschule berufen, mußte aber 1878 diese Tätigkeit wegen eines Augenleidens aufgeben und ging zur Heilung vorübergehend wieder nach Italien. 1882 wurde er zum Professor an der Akademie ernannt, weshalb ihn die Antiakademiker befehdeten, obwohl er doch als fortschrittlicher Pleinairmaler galt. 1901 hat er sich an der Secessionsausstellung beteiligt und – ähnlich wie Liebermann – die Gräben zwischen Tradition und Fortschritt
eher zuschütten als aufreißen wollen. Sein Ölbild ›Acqua 502
acetosa‹, ein Naturausschnitt von eindrucksvoller Frische, hat er in den sechziger Jahren in Italien gemalt und
1870 in Berlin ausgestellt. Hertels ›Diana auf der Jagd‹ T 5
von 1886 (2. Fassung) ist keine Ideallandschaft, sondern ein Motiv, das er auf der kleinen Insel Vilm bei Rügen gefunden hatte. Die Landschaft war ihm offenbar dabei wichtiger als das mythologische Motiv. Wohl als eine farbig-reizvolle Ölstudie für eines seiner religiösen Bilder ist
seine ›Palästinensische Landschaft‹ anzusehen. Auch die T 5
Pastell- und Aquarelltechnik beherrschte Hertel, dessen große dekorative Arbeiten seinerzeit am bekanntesten
waren. Das Pastell ›Diner bei Friedländer-Fuld‹, in jenem 503
Haus, das als ein gesellschaftlicher Mittelpunkt Berlins angesehen wurde, gibt das festliche Essen an der großen Tafel beim Schein der Kristallüster impressionistisch lokker wieder. Wie die Mehrzahl seiner Zeitgenossen wollte
Hertel das Schöne, im besten Sinne Malerische in seiner T 5
Malerei verwirklichen. Sein Verdienst war es, daß er dabei als Realist das Wahre suchte und von dem schulmäßig Erlernten zum Pleinair und endlich zu einer impressionistischen Malweise gelangte. Als reine Landschaftsmalerin war HELENE SIETZE, die in Berlin lebte und arbeitete, in ihrer Zeit eine Ausnahme. Seit 1866 war sie

491 LOUIS DOUZETTE
Mondnacht in Venedig
Öl/Malkarton
Berlin, Leo Spik KG

489 LOUIS DOUZETTE
Lübeck im Mondschein
Oldenburg, Landesmuseum

490 LOUIS DOUZETTE
Köln bei Nacht
Wuppertal, Von-der-Heydt-Museum

493 LOUIS DOUZETTE
Landschaft bei Alt-Prerow, 1886
Berlin (Ost), Staatl. Museen zu Berlin, Nationalgalerie

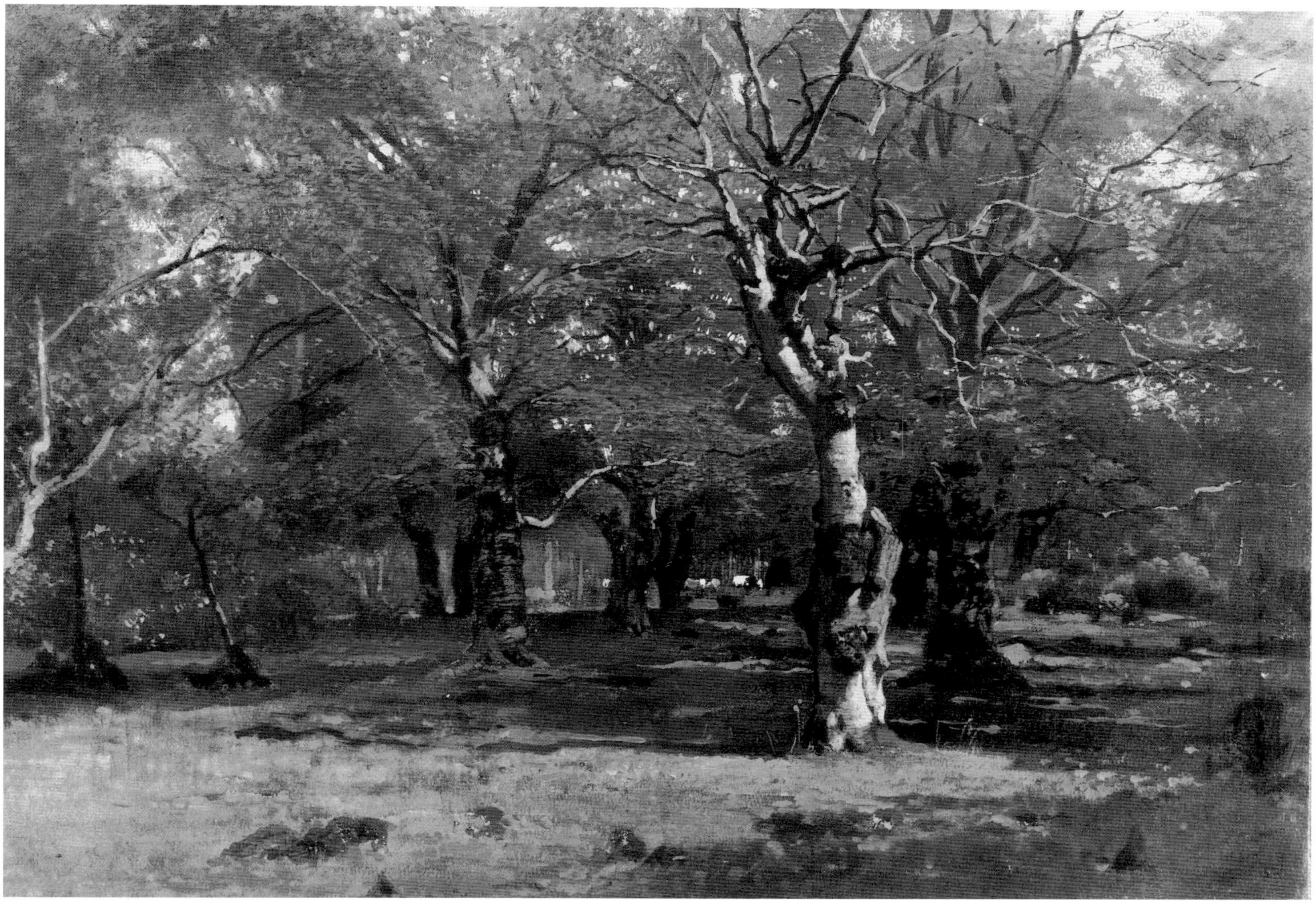

492 Louis Douzette
Waldlandschaft bei Prerow, 1882
Kiel, Stiftung Pommern

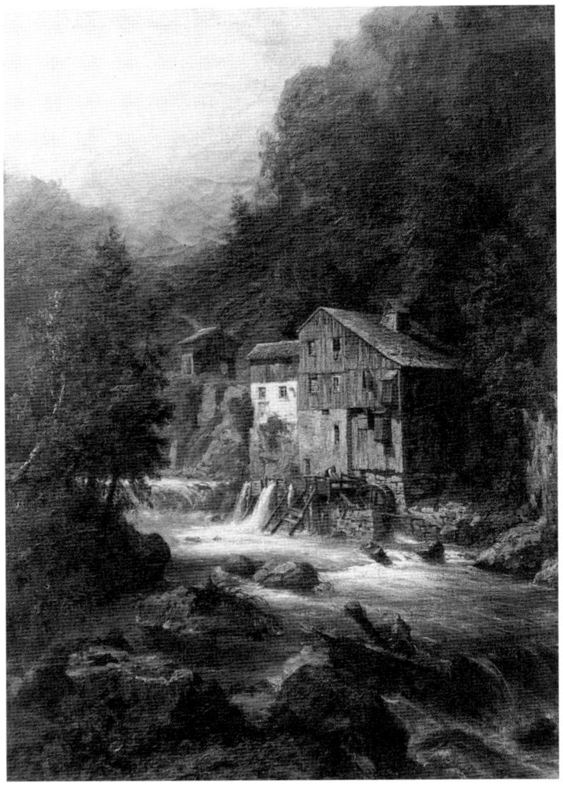

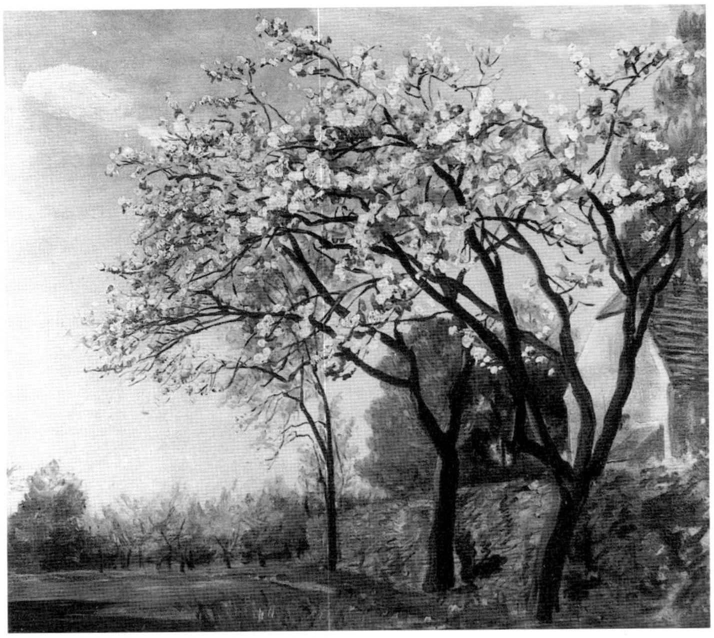

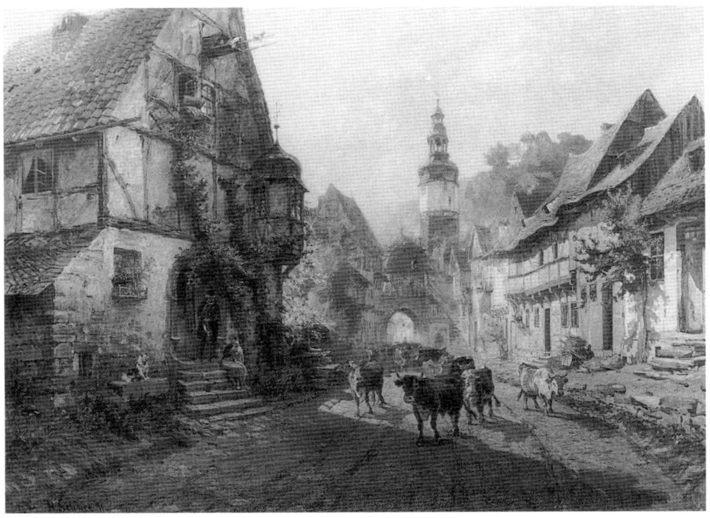

auf den Berliner Akademischen Kunstausstellungen häufig mit italienischen und norddeutschen Landschaften vertreten. Ihre in der Beleuchtung stimmungsvolle
›Spreelandschaft‹ von 1887 verrät eine gute, am Berliner 504
Realismus geschulte Begabung. Nicht minder begabt als Landschafter war der aus Moskau stammende, später in Berlin lebende Maler NICOLAI VON ASTUDIN. Sein
malerisch aufgefaßtes ›Motiv aus der Jungfernheide‹ von 505
1869 zeigt noch eine ländliche Idylle weitab von der Großstadt Berlin. Der erst vor wenigen Jahren gewissermaßen »wiederentdeckte« Landschaftsmaler CÖLESTIN BRÜGNER, der seit 1854 etwa ein Jahrzehnt lang auf der Akademischen Kunstausstellung vertreten war, gehörte
zu den beliebten Stimmungsmalern. Seine ›Winterland- 506
schaft‹ von 1852 ähnelt solchen von Wilhelm Alexander Meyerheim, er versuchte aber, mit den alten Häusern am Ufer noch romantischer zu sein. Der in Berlin tätige Landschafter DEDO CARMIENCKE spezialisierte sich mit Erfolg auf die malerische Wiedergabe der Alpen. Sein
in den sechziger Jahren entstandenes Ölbild ›Partie bei 507
Seefeld in Tirol‹ stand mit am Beginn einer großen Reihe ähnlicher Darstellungen aus der Steiermark und Tirol, die er seit 1860 auf den Berliner Akademischen Ausstellungen, später auf der Großen Berliner Kunstausstellung zeigte. Der aus Thüringen gebürtige, aber später in Berlin tätige GEORG CHRISTIAN ENGELHARDT und sein Sohn, der Berliner GEORG HERMANN ENGELHARDT, waren beide als Landschaftsmaler erfolgreich. Der Vater,

496 HERMANN SCHNEE
Wassermühle im Harz
Berlin, Kunsthaus Klewer

497 HERMANN SCHNEE
Heimtrieb in einem oberfränkischen Städtchen, 1891
Berlin, Leo Spik KG

494 RUDOLF SCHICK
Frühlingstag in Pankow-Schönhausen, 1881
Berlin (Ost), Märkisches Museum

495 RUDOLF SCHICK
Ariccia
Bremen, Kunsthalle Bremen

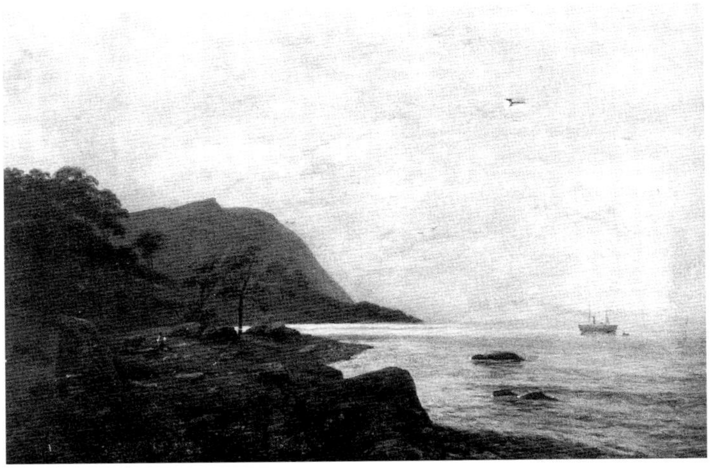

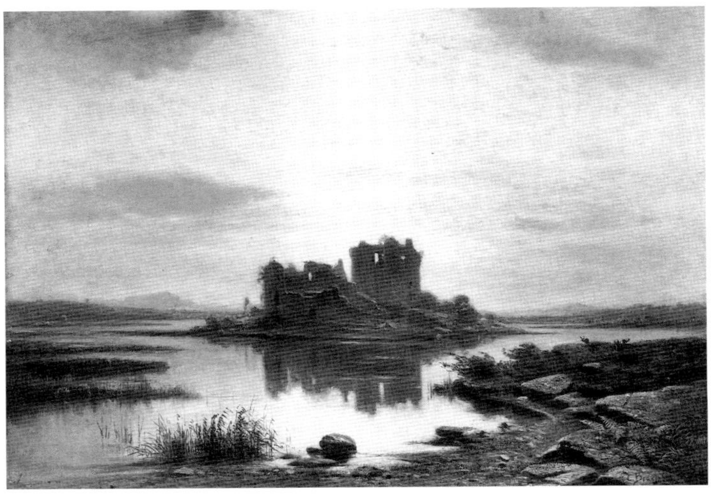

ein Schüler von Eduard Biermann, schuf die damals üblichen Landschaftsbilder aus der Mark und dem Harz, den größten Beifall aber erntete er mit den Schilderungen der Schweizer und österreichischen Bergwelt, die er sowohl in der Akademie wie auch im Verein Berliner Künstler ausstellte. Sein Sohn Georg Hermann Engelhardt setzte das Werk seines Vaters fort, doch war er auch außerhalb Berlins bekannt und auch auf Ausstellungen in anderen deutschen Städten vertreten. Sein kleines Ölbild ›Ost- 508
seestrand‹ ist gegen die hehren, stets etwas überhöhten Darstellungen frisch, schlicht, bescheiden und wahr, vielleicht sogar eine Pleinair-Darstellung, bei einem Urlaub entstanden.

Die um die Jahrhundertmitte geborenen Maler haben in ihren Anfängen noch den allseits bewunderten schönen italienischen Motiven den Vorzug gegeben, weil der Erfolg und Absatz solcher Bilder gewissermaßen programmiert war. Doch allmählich – wohl auch mit dem Wunsch, von solchen Klischeebildern loszukommen – setzten sich Motive aus Deutschland stärker durch, und auch die Mark Brandenburg fand mehr Gnade vor ihren Augen. Zu solchen Malern gehörte der Berliner Landschafter PAUL FLICKEL. In Weimar und Düsseldorf ausgebildet, kehrte er 1874 nach Berlin zurück und gab norddeutschen Landschaften von Rügen bis zum Harz den Vorzug, wenn er auch Italien mit einigen frühen Bildern seinen Tribut gezollt hatte. Seine noch die akademische Schulung verratende, doch freiere Malweise war vor allem in seinen märkischen Bildern zu spüren. In Malerei und Inhalt berlinisch im besten Sinne bleibt bis heute sein beliebtes, um 1880 entstandenes Bild im Berlin Museum ›Spaziergang am Havelufer‹. Noch freier, im Pinselstrich breiter, spontaner hat Flickel 1898 die ›Landstraße bei 509
Rheinsberg‹ mit den riesigen blanken Pfützen und den alten, sie säumenden Bäumen wiedergegeben, ein für die damalige Zeit sehr schlichtes Motiv, aber ein ganz und gar märkisches Bild. Seine Gemälde wurden auch auf ausländischen Ausstellungen gezeigt. JOSEPH RUMMELSPACHER aus Berlin, im gleichen Jahr geboren wie Flikkel, hat wie jener in Düsseldorf und Weimar studiert und kam 1875 zurück nach Berlin. An Stelle des italienischen Südens bevorzugte Rummelspacher wie schon einige Berliner Maler vor ihm das landschaftlich in seiner stillen Schönheit noch kaum entdeckte Norwegen. Ebenso gern ist er aber auf Motivsuche in der Mark Brandenburg umhergereist und hat mit seinem Gemälde ›Frühling an 510
einem märkischen See‹ die Stimmung eines Sonnentages im Frühling in der Stille der sich malerisch gar nicht aufdrängenden Landschaft getroffen.

498 JULIE VON DER LAGE
Farlybacken in Schweden
Privatbesitz

499 EUGEN BRACHT
Ruine am Wasser
Berlin, Kunsthaus Klewer

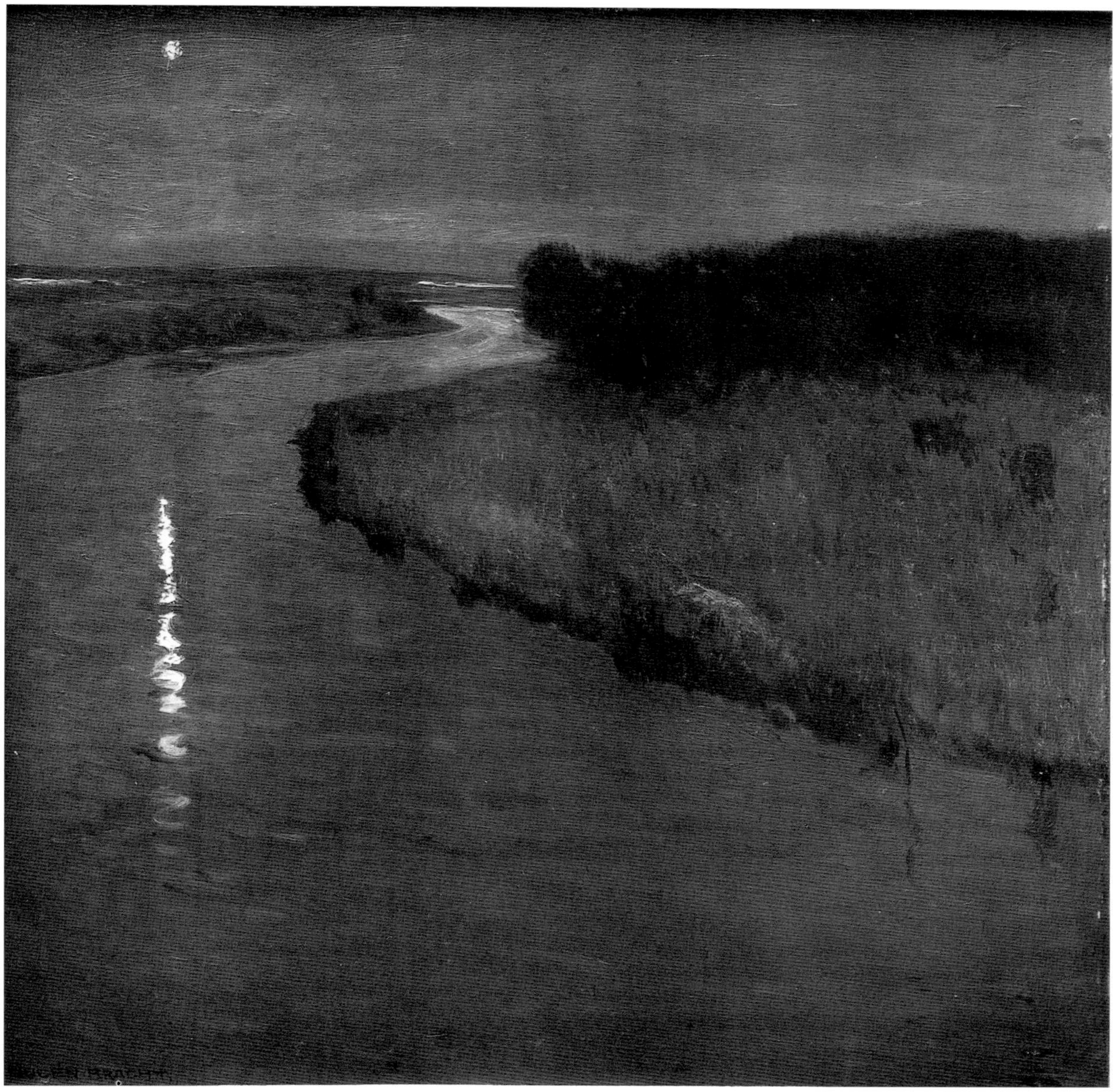

500 Eugen Bracht
Mondschein an der Oberspree
Kiel, Kunsthalle zu Kiel

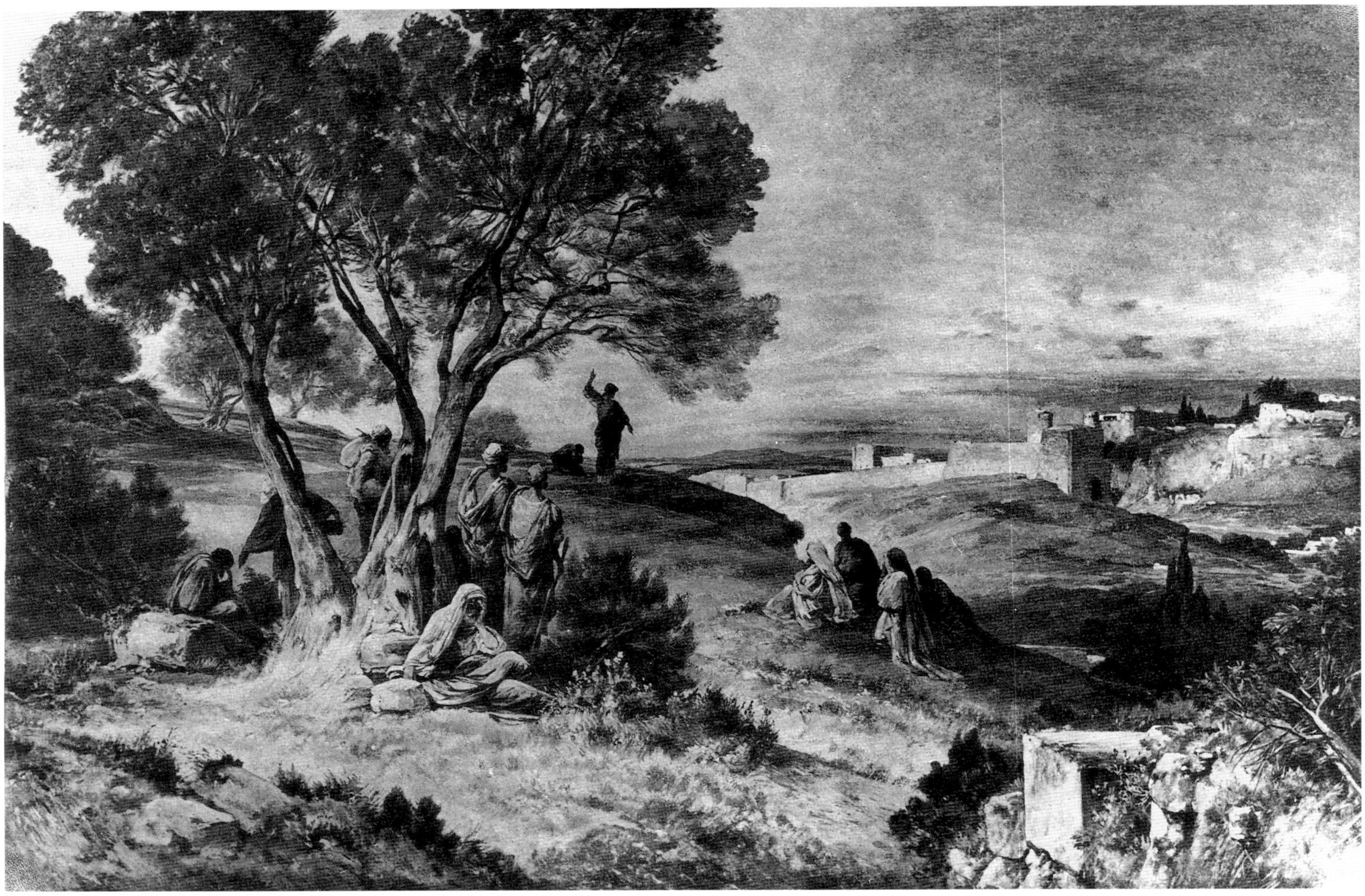

OTTO GÜNTHER NAUMBURG, ein Schüler von Albert Hertel, hat sich in seiner Malerei mit Städtebildern befaßt, doch waren sie keine Veduten mehr, bei denen jede Einzelheit zu stimmen hatte, sondern eher frei gestaltete Ansichten. Es ging ihm dabei vorwiegend um malerische alte Städte, die er auf seinen Reisen zeichnerisch festgehalten hatte. Er war – darin gegen seinen Lehrer ein wenig rückschrittlich – kein Pleinairmaler, wenn er auch die märkische Landschaft wie in seinem Bild von 1880 offenenn Auges sah und in ihrem Reiz wiedergab.
511 Sein 1886 geschaffenes Ölbild ›Der Park‹ ist eine geheime Huldigung an alte Parks des 18. Jahrhunderts, allein die beiden Spaziergängerinnen mit ihren Hunden weisen auf seine eigene Zeit. In Thüringen, in der Mark Brandenburg und Berlin fand er seine liebsten Motive. Wie andere begabte Maler wurde auch er mit dekorativen Arbeiten, meist großen Städtebildern für öffentliche Bauten, beauftragt. Den Mecklenburger HEINRICH HARDER, der ein Schüler Brachts an der Berliner Akademie war, zog es als Landschafter nur in den Norden. Die Mark, der Harz, die Lüneburger Heide, England und Schweden boten ihm
die lohnendsten Motive. Seine nordische ›Landschaft bei 512
Sorø‹ in Dänemark mit dem Zauber des nördlichen Lichtes ist ein beeindruckendes und echt empfundenes Gemälde. Harder war nebenbei Tiermaler und Wandmaler und an den dekorativen Malereien im ehemaligen Abgeordnetenhaus und im Aquarium des Berliner Zoos beteiligt. HANS HERRMANN, in Berlin geboren, hat zunächst bei Daege an der Berliner Akademie studiert. nach der Schaffung des Lehrinstituts der Akademie, der Hochschule für bildende Künste, bei Knille, Gussow und Wilberg. 1880 hielt er sich für kurze Zeit in Düsseldorf auf, reiste von dort nach Holland weiter, dem Land, das lebenslang seine künstlerische Heimat bleiben sollte. Dort hat er seine Studien im Freien gemalt. 1886 ging er nach Berlin zurück und wurde mit seinen Schilderungen

501 ALBERT HERTEL
Christi Abschiedsworte an Jerusalem
Wandbild
Früher im Treppenhaus des Berliner Domes

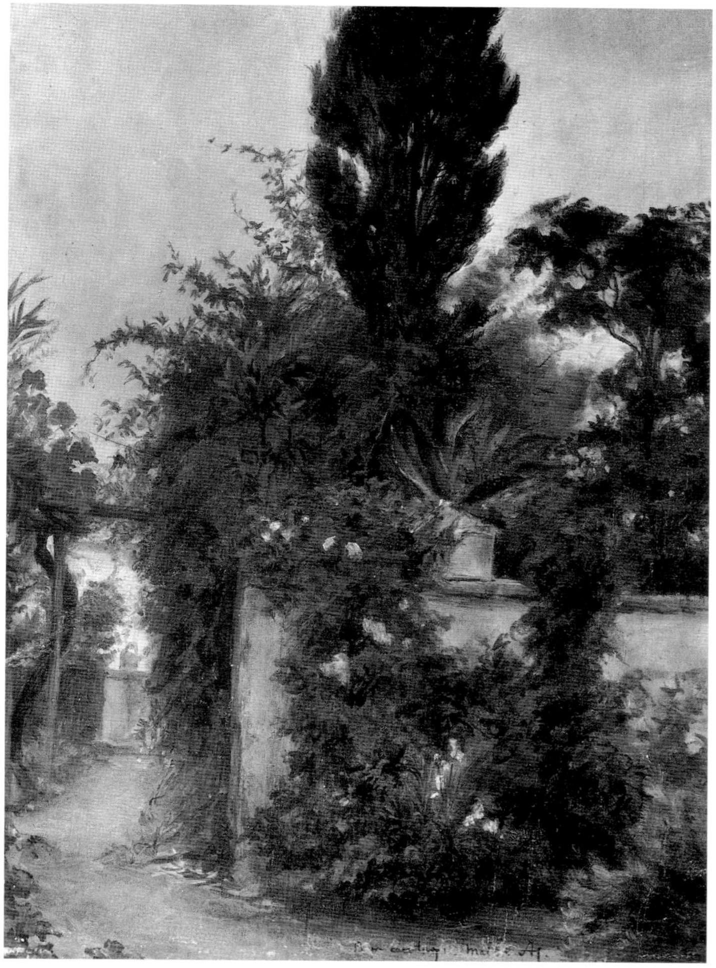

502 ALBERT HERTEL
Acqua acetosa, vor 1870
Verbleib unbekannt

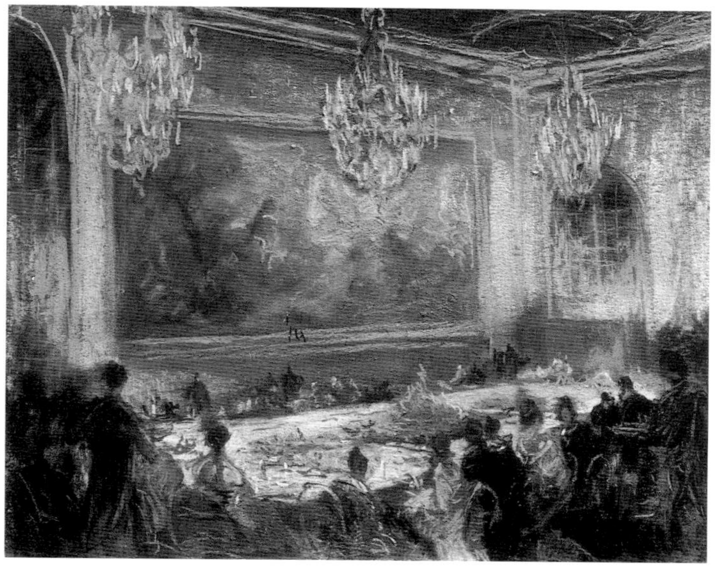

503 ALBERT HERTEL
Diner bei Friedländer-Fuld
Pastell
Berlin (Ost), Staatl. Museen zu Berlin, Nationalgalerie

Hollands, vor allem Amsterdams, bis weit ins neue Jahrhundert hinein bekannt und beliebt. Er hat wie kaum ein anderer deutscher Maler – Liebermann ausgenommen – die besondere Atmosphäre dieses meernahen Landes und seiner Hauptstadt erfühlt und sie wiederzugeben vermocht, wobei sein Realismus gelegentlich einen poetischen Unterton hatte, dessen er sich wohl selbst kaum bewußt war. In Holland hatte er Studien im Freien
69 gemalt. Seine Stadtbilder, wie das von ›Amsterdam mit der Neuen Lutherkirche‹, vor oder um 1890 entstanden, oder die 1890 datierte Darstellung der ›Kleinen Alster in
513 Hamburg‹ mit dem noch eingerüsteten Bau des neuen Rathauses im Hintergrund, sind, wenn auch in freierer Malweise, vedutenhaft aufgefaßt. Später wurde seine
70 Handschrift lockerer und impressionistischer. Sein ›Heuboot‹-Gemälde ist auch koloristisch fein und differenziert; doch bei der Fülle seiner Hervorbringungen gab es nebenbei manche routiniert gemalte Bilder, wozu auch seine wenigen Gemälde aus Frankreich und Italien gehörten. Für ihn spricht, daß er 1892 Mitglied der fortschrittlichen Gruppe der XI wurde, weiter hat er sich aber nicht vorgewagt. Vier Jahre später wurde er zum Mitglied der Berliner Akademie der Künste ernannt und ist im Laufe seines langen Lebens mehrmals ausgezeichnet worden.

HANS PETER SANDER aus Flensburg, der von 1880 bis 1883 an der Berliner Akademie, darauf an der Münchner Akademie Malerei studierte, hat zunächst als Landschaftsmaler in seiner Vaterstadt gewirkt, von wo es ihn in Städte wie Kopenhagen und Amsterdam zog. Doch die Reichshauptstadt Berlin bot auch den auswärtigen Künstlern neue Perspektiven. Sander ging 1890 nach Berlin, wurde Entwurfsmaler an der Königlichen Porzellanmanufaktur und war schließlich von 1892 bis 1922 finanziell abgesicherter Lehrer an der Handwerker- und Kunstgewerbeschule in Berlin; nebenher war er als Landschaftsmaler tätig. Sein Ölbild ›Mittag im Flensburger Hafen‹ 514

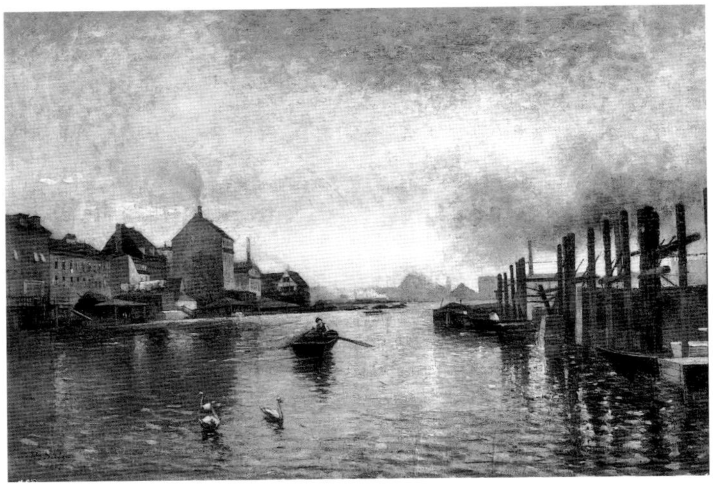

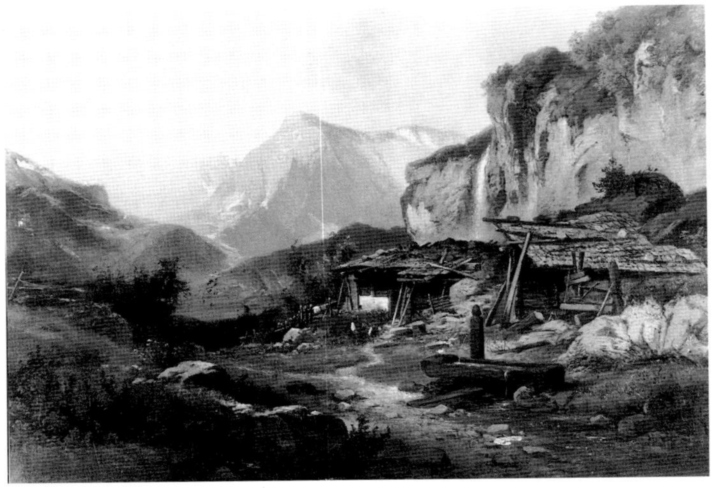

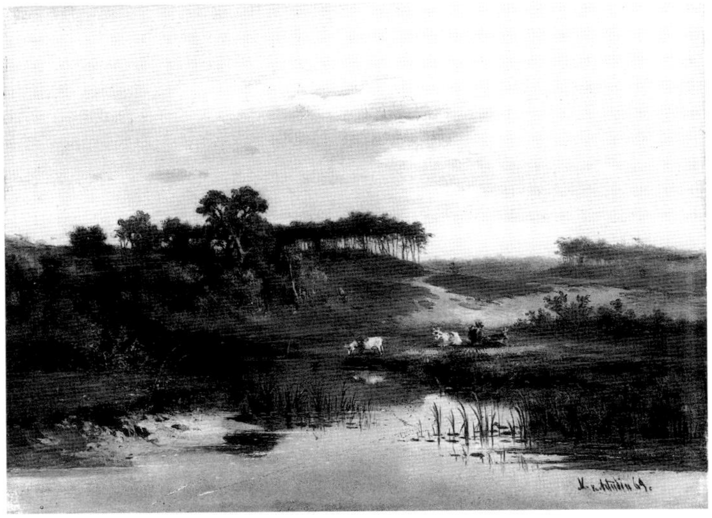

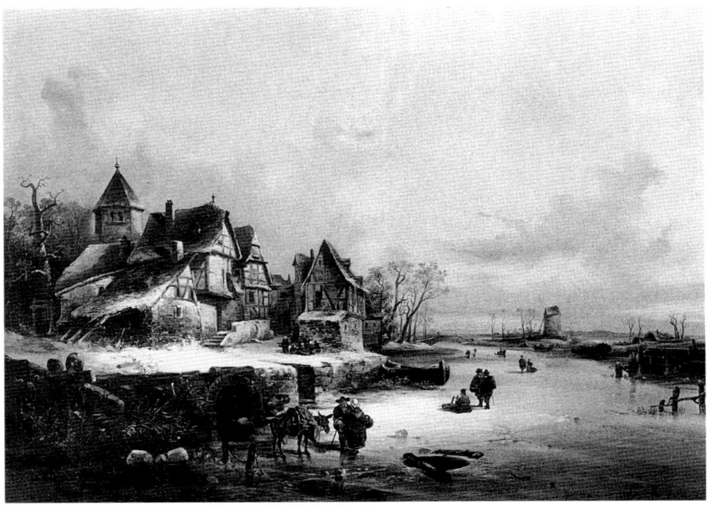

von 1897 verrät seine Liebe zu seiner alten Heimat und bietet mit der das Bild beherrschenden Dreimastbark im Mittelgrund zugleich einen souverän gemalten Blick auf Flensburg. Es hat im übrigen lange gedauert, bis die Maler in Berlin – und nicht nur hier – ganz vom Malerischen, von Licht und Luft ausgehend die Zeichnung als unabdingbare Grundlage alles Malerischen vergessen konnten. In OSKAR UND RICHARD ESCHKE begegnen wir den beiden in Berlin geborenen Söhnen des renommierten Marinemalers und Landschafters HERMANN ESCHKE. Oskar, der ältere, war ein Landschafter, von dem außer seinen wenigen Beiträgen zu den Ausstellungen der Akademie nichts mehr bekannt ist. Der Maler ist wohl später ausgewandert, denn es war still um ihn geworden. 1892 ist er in Chicago verstorben. Sein jüngerer Bruder RICHARD ESCHKE stand an Fleiß seinem Vater kaum nach. Man könnte auch ihn zu den Marinemalern rechnen, doch war er, anders als sein Vater, ein Freilichtmaler und hat eher Küstenbilder und Genremotive als echte Marinen geschaffen, daneben auch Darstellungen aus dem Landleben. Nach seiner Ausbildung bei seinem Vater an der Akademie ist er zum weiteren Studium nach München und nach Karlsruhe gegangen, war auch ein paar Jahre in Paris. Nach Berlin kam er 1880, um neben seinem Vater an zwei Szenen des Kaiserpanoramas zu arbeiten. Nebenbei schuf er Landschaftsbilder aus England, Frankreich und Deutschland. Richard Eschke, der wie sein Bruder nach der Jahrhundertwende den Spreewald entdeckte, ist trotz einer gewissen neuen Farbigkeit in seinen Bildern ein Verfechter der traditionellen Malerei geblieben. Sein Gemälde ›Alte Apfelbäume‹ um 515
1911 ist in seiner einfachen, kraftvollen Sprache ein Zeugnis seines Könnens und seiner Möglichkeiten.

504 HELENE SIETZE
Spreelandschaft, 1887
Verbleib unbekannt

505 NICOLAI ASTUDIN
Motiv aus der Jungfernheide bei Berlin, 1869
Berlin, Leo Spik KG

506 CÖLESTIN BRÜGNER
Winterlandschaft, 1852
Berlin, Leo Spik KG

507 DEDO CARMIENCKE
Partie bei Seefeld in Tirol
Schweinfurt, Sammlung Georg Schäfer

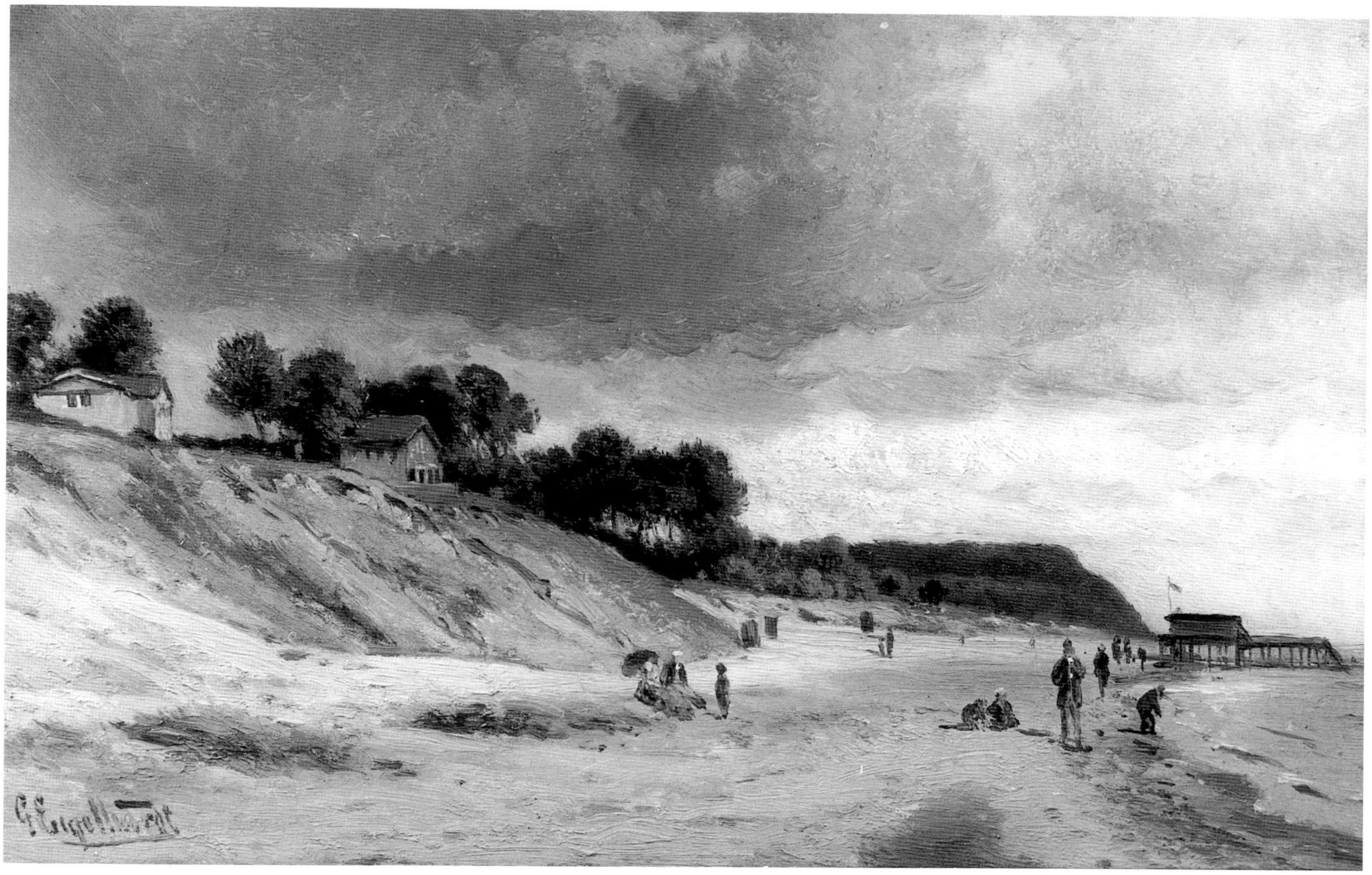

WALTER MORAS war ein Schüler von Hermann Eschke. In seinen Anfängen hat er vorwiegend Küstenbilder und Motive der Landschaft an der Ostsee, aber auch reine Stimmungsbilder geschaffen. Am eindringlichsten
516 hat er, wie in seinem Ölbild ›Märkisches Dorf‹, die märkische Landschaft in ihrer schlichten Schönheit erfaßt. Sein Realismus zeigte einen Hauch von Poesie, seine Malweise war kultiviert und dem jeweiligen Thema angepaßt. Die Entwicklung zum Pleinair hat er mitvollzogen, doch blieben seine noch heute beliebten Gemälde im besten Sinne deutlich komponiert.

Die um und nach 1870 bis etwa 1875 geborenen Maler haben fast alle bis weit in das zwanzigste Jahrhundert hinein gelebt und gearbeitet, doch können sie hier nur in ihrem frühen Schaffen berücksichtigt werden. Zu dieser Generation zählt der bei Bracht ausgebildete Berliner PAUL VORGANG, der seit 1896 an der Hochschule für bildende Künste als Lehrer, seit 1913 als Professor für Landschaftsmalerei tätig war und der sich, anfangs noch dem Genre zuneigend, seit dem Beginn der neunziger Jahre in seinen Bildern auf die märkische Landschaft konzentrierte. Der Einfluß von Leistikows Grunewald-Landschaften, wie der ›Abendstimmung an einem märkischen 517
See‹ von 1911, war bei manchen seiner bis zum Ersten Weltkrieg entstandenen Gemälde unverkennbar, doch fehlte ihm dessen künstlerische Intensität. CARL LANGHAMMER, ein weiterer Berliner Bracht-Schüler, hat eine Weile bei J. Lefebvre und Robert Fleury in Paris arbeiten können und sich auf längeren Studienreisen künstlerisch weitergebildet. Von 1889 bis zum Jahrhundertende war er regelmäßig mit Landschaftsgemälden auf den Ausstellungen vertreten, die sich, ähnlich wie bei Vorgang, fast ausschließlich auf märkische Gegenden beschränkten.
In seinem Gemälde ›Die Wartburg‹ von 1895 ist die 518
damals beliebte romantisierende Überhöhung unverkennbar, die diesen Ort als eine ferne Wallfahrtsstätte erscheinen läßt. Der jüngste der hier erwähnten drei Bracht-Schüler an der Berliner Akademie war der aus

508 GEORG HERMANN ENGELHARDT
Ostseestrand
Öl/Holz
Berlin, Leo Spik KG

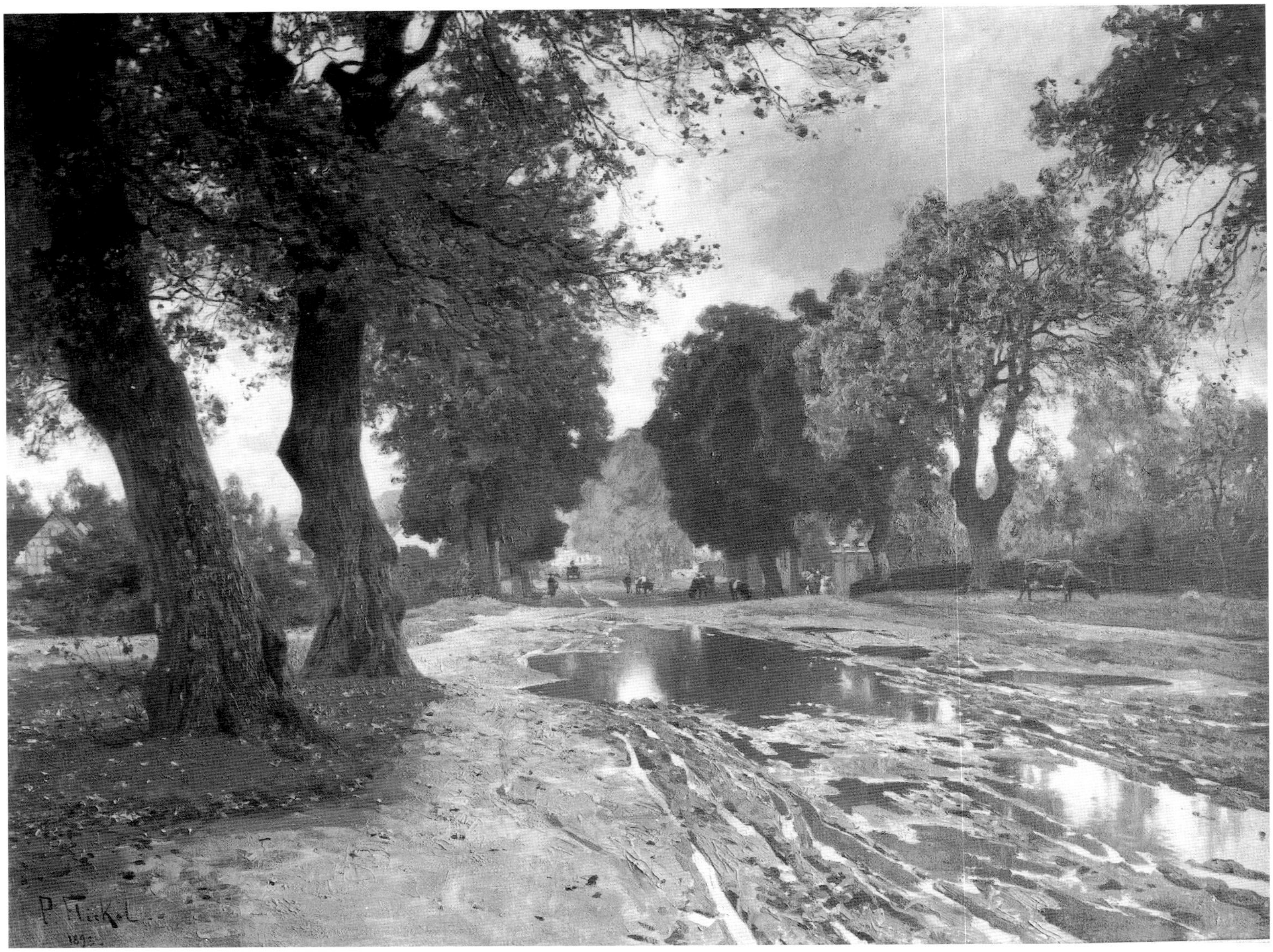

509 Paul Flickel
Landstraße bei Rheinsberg, 1898
Oldenburg, Landesmuseum

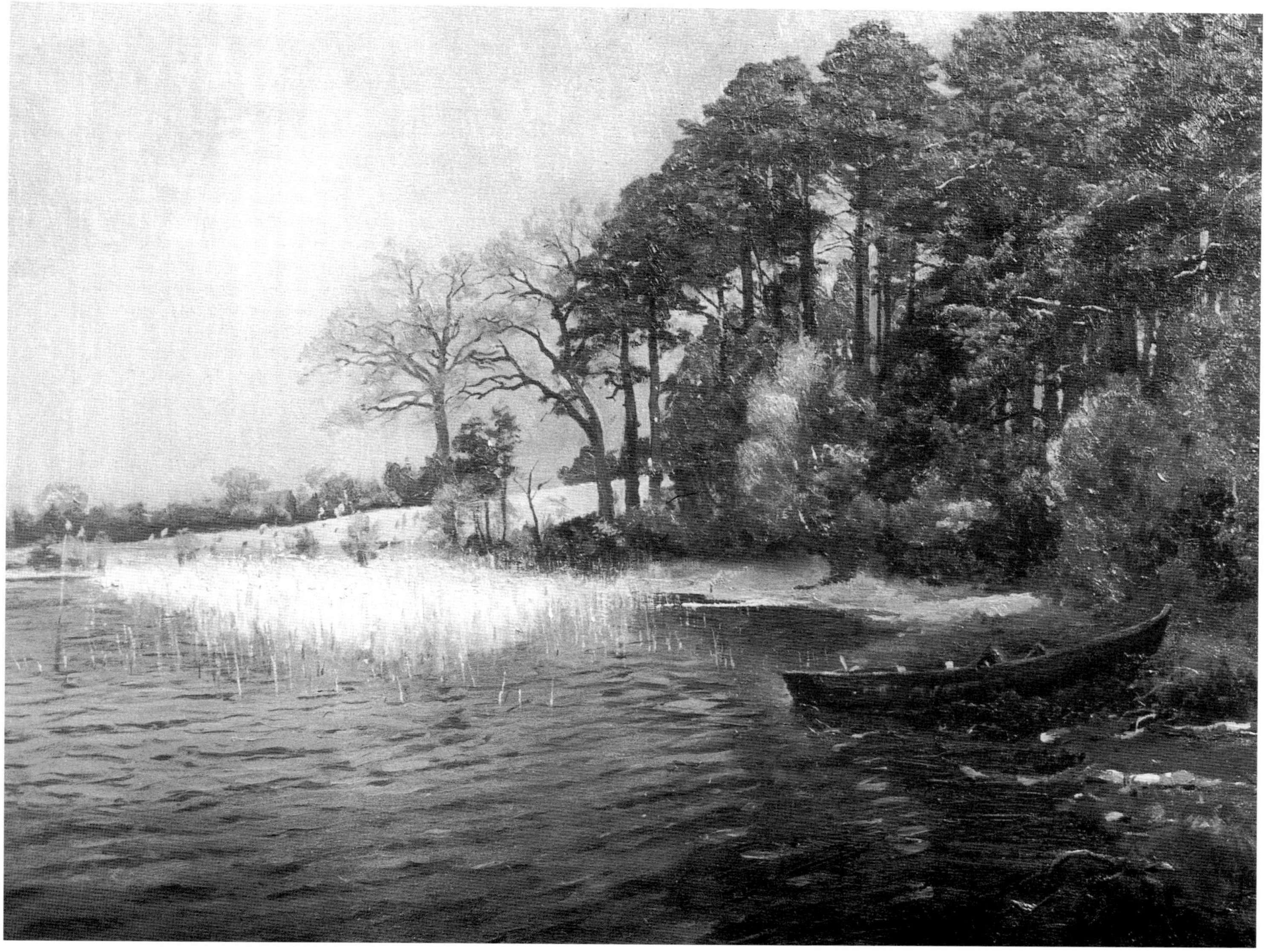

510 Joseph Rummelspacher
Frühling an einem märkischen See
Berlin, Kunsthaus Klewer

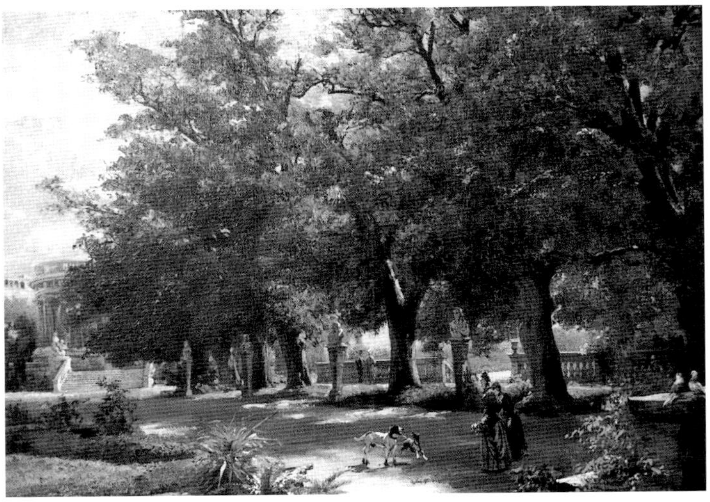

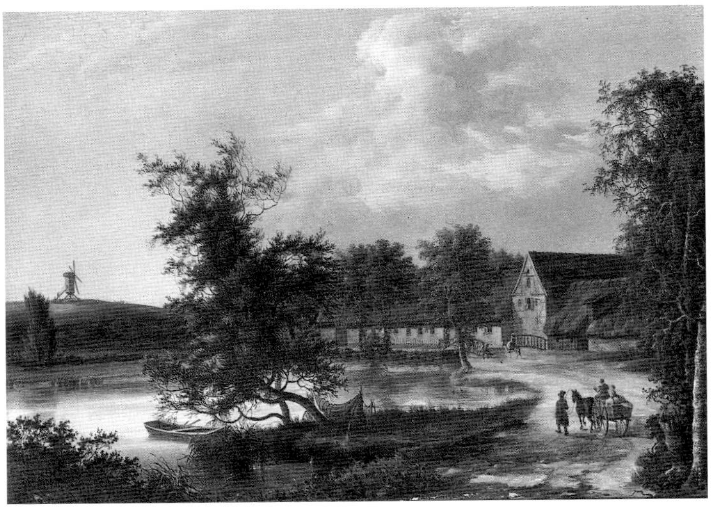

511 OTTO GÜNTHER-NAUMBURG
Im Park, 1886
Privatbesitz

512 HEINRICH HARDER
Landschaft bei Sorø
Kopenhagen, Thorvaldsens Museum

Eichberg/Schlesien stammende CARL KAYSER-EICHBERG. Der Landschaftsmaler war zum ersten Mal 1900 auf der großen Berliner Kunstausstellung vertreten. Seine märkischen Landschaften zeigen eine neue, vom Jugendstil beeinflußte dekorative Note. Der aus der
Untersicht dargestellte ›Korn mähende Bauer‹ 519
beherrscht mit seinen kraftvollen Bewegungen diagonal das gesamte Bild, die Garben bindende Frau ist eine geschickte kompositionelle Ergänzung. Das Bild ist in impressionistischer Manier mit breitem Pinsel und in hellen Farben gemalt. Die Bauern sind nicht nur Staffage in Landschaften, sondern groß geschaute Figuren vor landschaftlichem Hintergrund. Auch Viehherden hat er in seine Darstellungen einbezogen. Seine zum Monumentalen neigende Auffassung befähigte ihn nebenbei auch zu Wandgemälden, doch seine Stärke lag in seinen Staffeleibildern. Der in Berlin geborene FRITZ DOUZETTE (nicht verwandt mit Louis Douzette) hat sich wie die meisten Berliner Maler seiner Generation der Landschaftsmalerei zugewendet und sein künstlerisches Augenmerk
auf die Mark Brandenburg gerichtet. Sein ›Sonntag an der 520
Havel‹ schildert den Blick aus der Höhe auf die beiden Havelufer mit der Insel Lindwerder inmitten, zu der eine Fähre unterwegs ist. Am Ufer und auf der Insel sind die Berliner Ausflügler unter einem sommerblauen Himmel bunt hingetupft. Hoch aufragende dunkle Kiefern rahmen das sommerliche Bild. Gemütvoll, ohne sentimental
zu sein, schilderte er in seinem Gemälde ›Spätsommer‹ – 521
wiederum um oder nach 1900 – ein im Schatten einer gewaltigen Eiche rastendes altes Paar – »Philemon und Baucis« – an der Havel. Auch Ansichten deutscher Städte hat Fritz Douzette geschaffen. Obwohl er sich erst nach der Jahrhundertwende an der Großen Berliner Kunstausstellung beteiligte, gehörte seine Malerei noch ganz dem Realismus des 19. Jahrhunderts an. Andere Maler wie der Berliner JOHANNES HAENSCH, der als Bildhauer begann, dann an der Akademie Schüler von Bracht, Vorgang und Kallmorgen war, haben sich sehr schnell die neue Malweise der Berliner Impressionisten angeeignet und in oft allzu flotter Manier ihre Landschaftseindrücke mit pastos aufgetragenen Farben hingestrichen. In der Liebe zu ihrer Heimatstadt und zur Mark trafen sie dennoch oft die für die Umgebung Berlins typische Atmo-
sphäre. Ein Beispiel dafür ist Haenschs ›Blick von Her- 522
mannswerder auf Potsdam‹. LEONHARD SANDROCK aus Schlesien, der zunächst die Offizierslaufbahn beschritten hatte, nach einem Unfall aber sich der Malerei zuwandte, gehörte zu jenen Malern, die bei Hermann Eschke in Berlin studierten. Sandrock war einer der

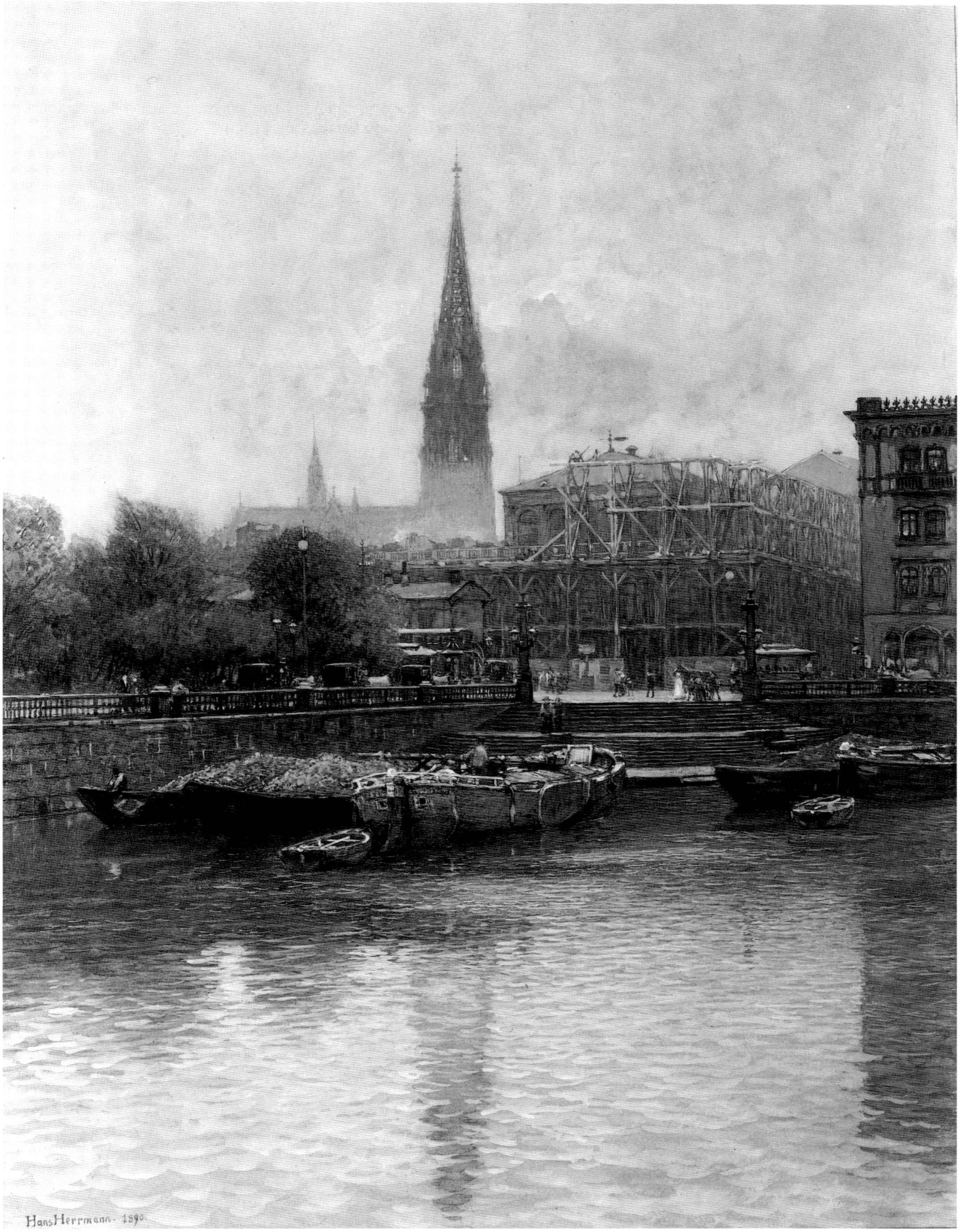

513 Hans Herrmann
Die Kleine Alster in Hamburg, 1890
Aquarell und Deckfarben
Hamburg, Hamburger Kunsthalle

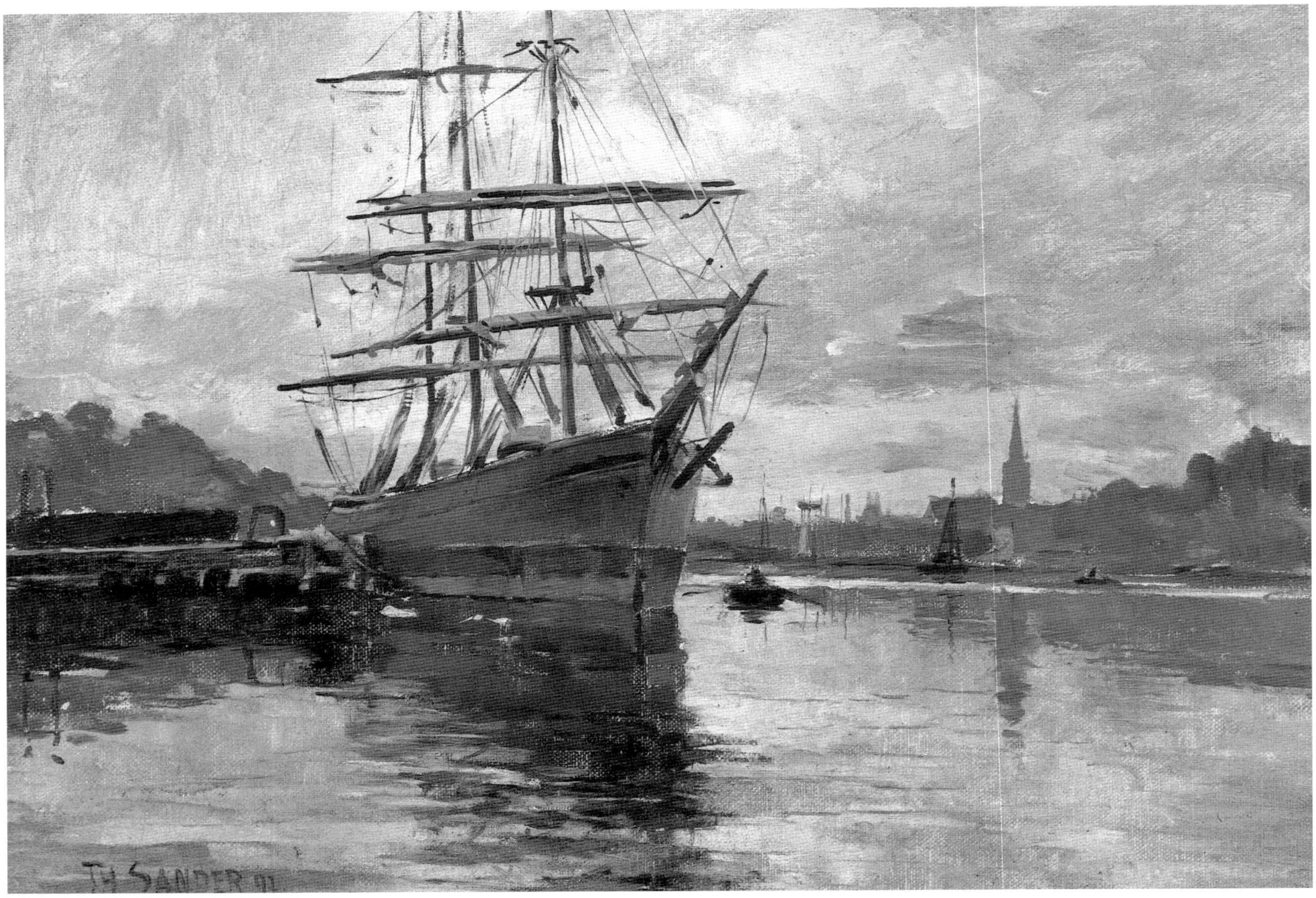

514 Hans Peter Sander
Mittag im Flensburger Hafen, 1897
Kiel, Kunsthalle zu Kiel

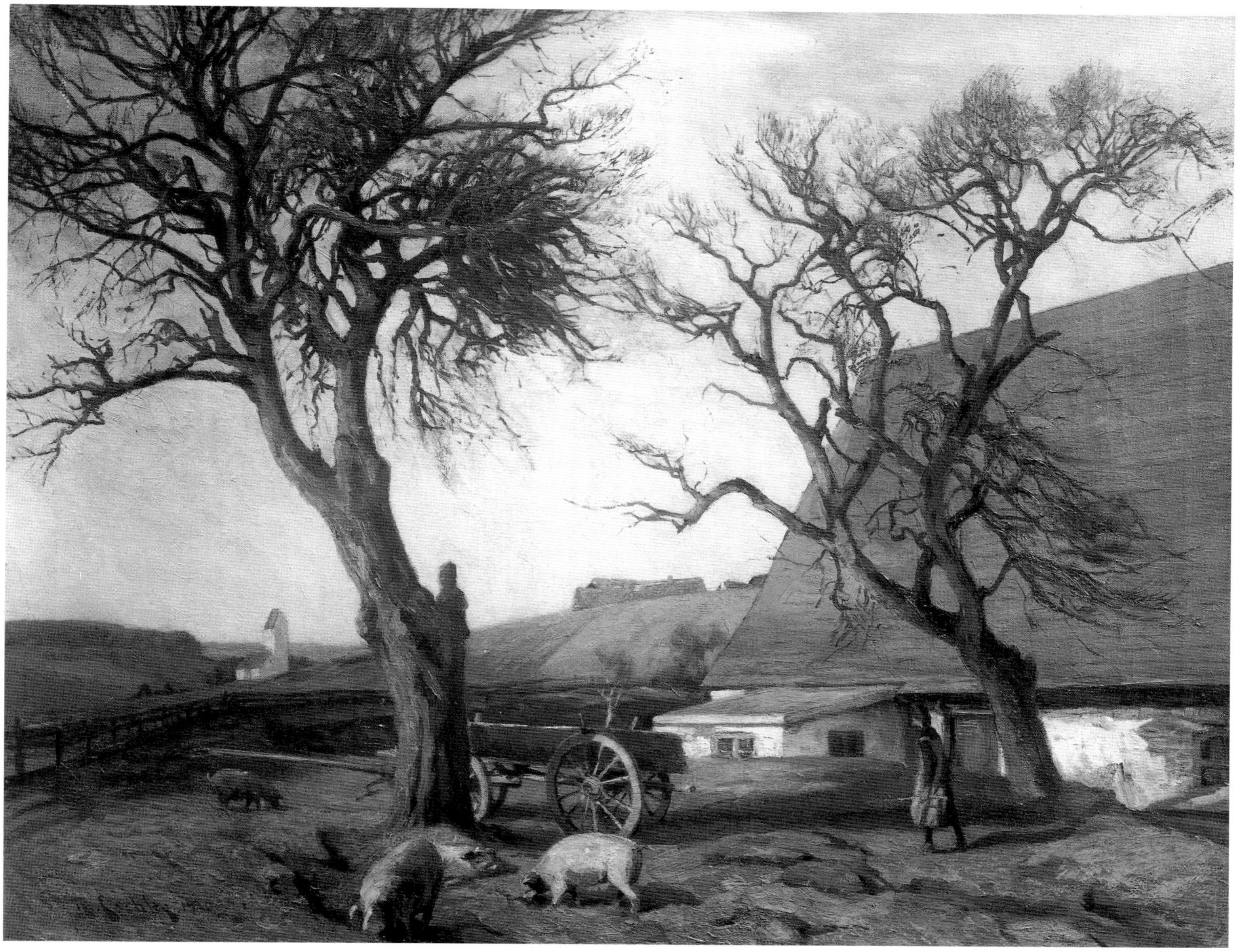

515 RICHARD ESCHKE
Alte Apfelbäume, 1910
Berlin (Ost), Staatl. Museen zu Berlin, Nationalgalerie

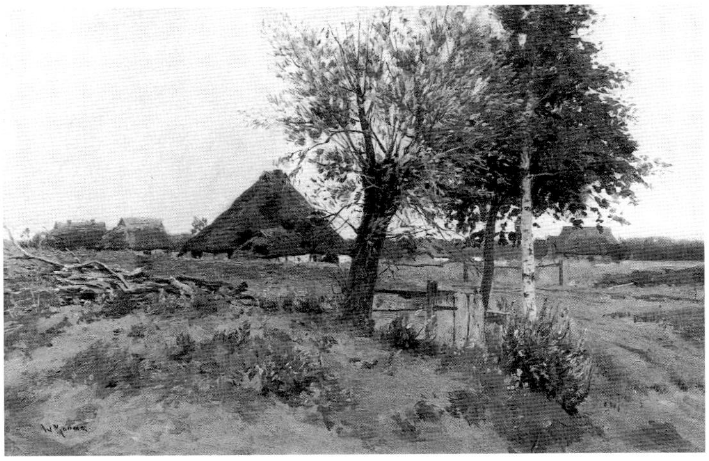

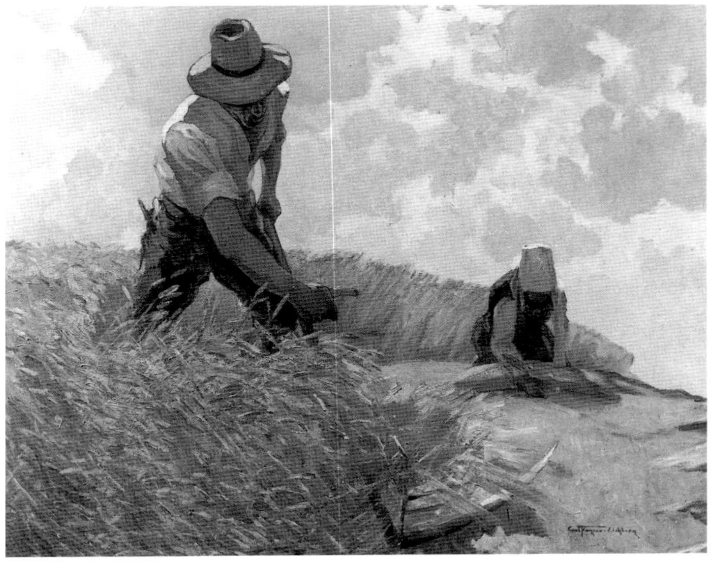

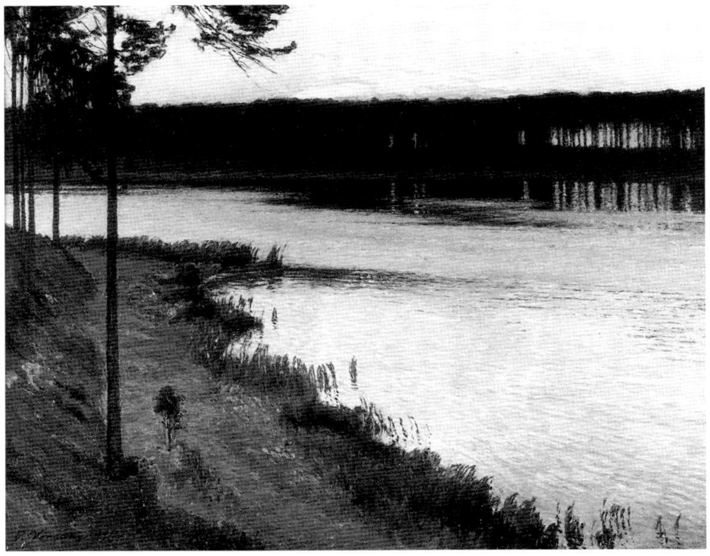

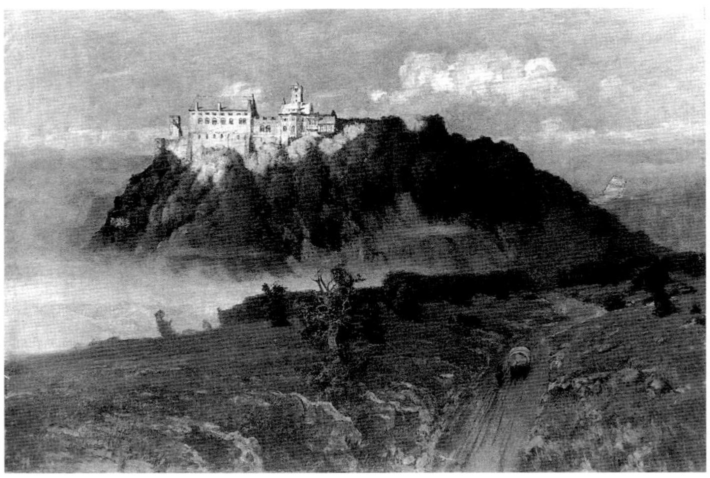

ersten Schilderer von Industrielandschaften. Die durch
Arbeit, Technik und Industrie umgestaltete Landschaft
wurde sein Thema. Max Osborn schrieb 1912 über ihn:
*»Er hat seine eigene Welt, die er in unablässigem Ringen sich
eroberte und nun beherrscht: die Welt des Meeres und der Häfen, der
Werften und Docks, des Wassers und der Schiffe, der Arbeit und der
Maschinen. Und er hat seine ganz persönliche Sprache, um auszu-
drücken, was er dort gesehen und beobachtet hat.«* Die industriali-
sierte Ruhrgebietslandschaft hat er in dem Gemälde
›Blick von einer Hochofen-Anlage der Gutehoffnungs- 523
hütte auf Oberhausen‹, einem großartigen, zugleich
beklemmenden Bild dargestellt, das in seiner wuchtig-
breiten Pinselschrift und den bis zum Schwarz reichenden
Grautönen dem Betrachter fast den Atem verschlägt.

516 WALTER MORAS
Märkisches Dorf
Öl/Malkarton
Berlin, Kunsthaus Klewer

517 PAUL VORGANG
Abendstimmung am
märkischen See, 1911
Berlin, Galerie Westphal

518 CARL LANGHAMMER
Die Wartburg, 1895
*Hannover, Niedersächsisches
Landesmuseum, Landesgalerie*

519 CARL KAYSER-EICHBERG
Korn mähender Bauer
Berlin, Leo Spik KG

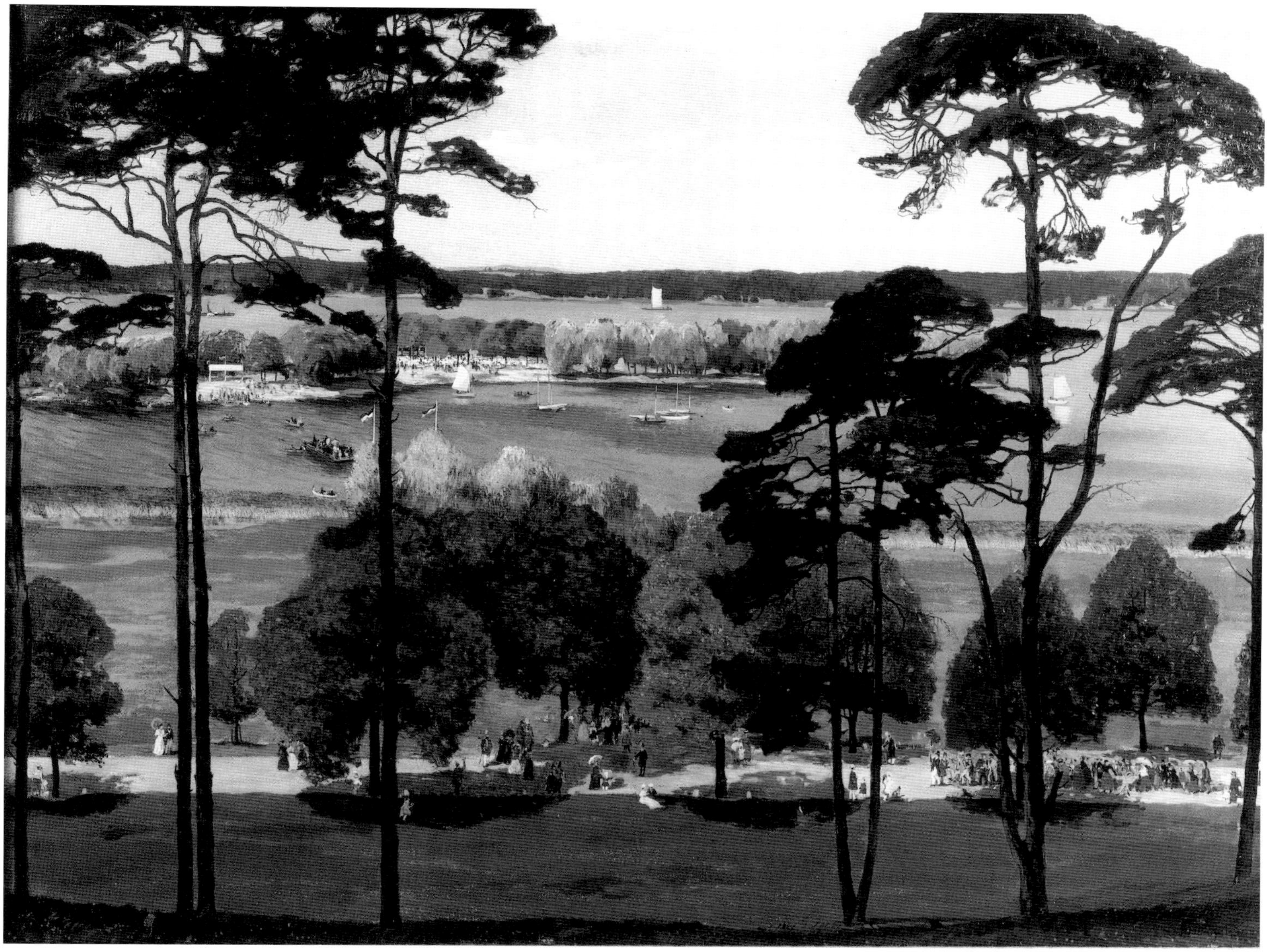

520 Fritz Douzette
Sonntag an der Havel
Privatbesitz

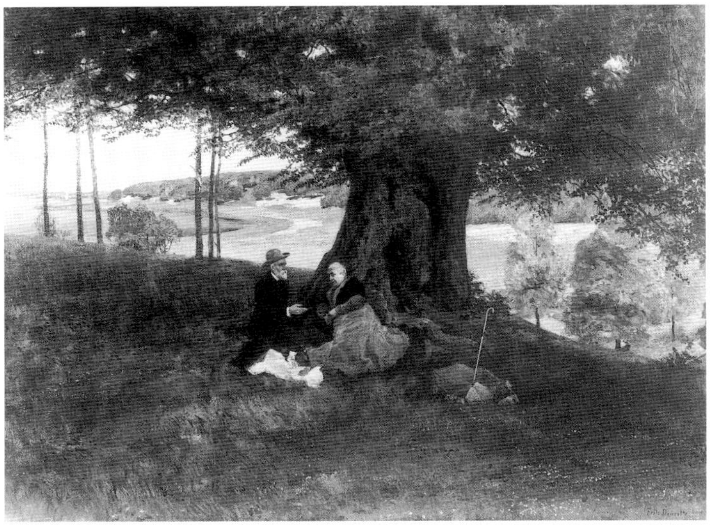

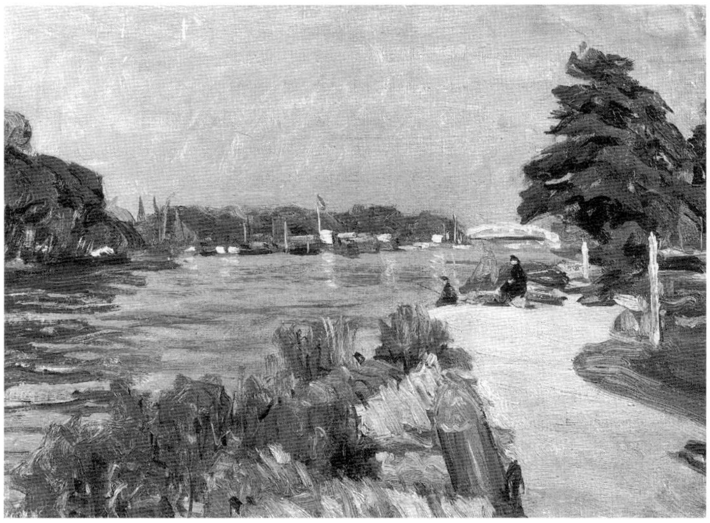

521 FRITZ DOUZETTE
Spätsommer
Schweinfurt, Sammlung Georg Schäfer

522 JOHANNES HAENSCH
Blick von Hermannswerder auf Potsdam
Berlin, Berlin Museum

Marinemalerei

Der aus Dessau stammende WILHELM KRAUSE hat einen merkwürdigen Lebenslauf gehabt. Nach seiner Ausbildung bei C.W. Kolbe d.Ä. erhielt er ein Stipendium für die Dresdner Akademie, das er jedoch nicht annahm, weil ihm sein Wunsch, Schüler des von ihm bewunderten Caspar David Friedrich zu werden, nicht erfüllt wurde. Mit einem seiner Bilder, das er auf der Berliner Akademischen Kunstausstellung zeigen wollte, kam Krause 1824 nach Berlin. Gaertner vermittelte ihm eine für seinen Lebensunterhalt notwendige Tätigkeit im Atelier von Carl Gropius, die ihn nicht befriedigt haben muß, denn er ließ sich zum Tenor ausbilden und wurde an das neue Königstädtische Theater engagiert. Doch die Malerei ließ ihn, den Doppelbegabten, nicht los. 1827 ging er zur Weiterbildung in das Atelier von Wach. Das Erstaunlichste aber war, daß der Vierundzwanzigjährige begann, Bilder vom Meer rein aus der Phantasie zu malen, denn er hatte es noch nie gesehen, war aber wohl beeindruckt von Meer- und Küstenbildern wie jenen von Caspar David Friedrich, vermutlich auch von den Marinen der alten Niederländer. Der Erfolg dieser ersten Bilder wies ihm seinen künftigen Weg. 1830 gab er den Gesang auf, um sich fortan ausschließlich der Malerei zu widmen und auf Reisen in die nördlichen Länder, an die Küsten von Westeuropa und Italien endlich das Meer zu erleben, dessen Darstellung er sich bis zu seinem Lebensende fast ausschließlich widmen sollte. Er wurde mit seiner Liebe zum Meer nicht nur der erste Marinemaler in Berlin, sondern vermittelte als Akademiemitglied und beliebter Lehrer sein Können erfolgreich weiter, so daß sich auch weitere Berliner Maler auf diese Gattung spezialisierten. Krauses 1830 geschaffenes Ölbild ›Am Strande‹ ist mit seinen einzelnen Szenen ein biedermeierlich-hübsches, genremäßig aufgefaßtes Küstenbild, bei dem das durch den wolkenreichen Himmel auf den weiten Strand einfallende Licht zwischen hell und dunkel eine wichtige Rolle spielt. Wie spontan, frei und sicher er seine Skizzen und Studien vor der Natur zu gestalten vermochte, zeigt eine Sepiazeichnung ›Bewegte See mit Schiffen‹. In den Ölbildern, wie dem ›Segelschiff an befestigter Mole‹ von 1837, war er akademisch glatter, doch wurde er nicht pathetisch, sondern blieb trotz gelegentlicher Überhöhungen ein Berliner Realist. Weil er die pommersche Küste und Ostsee besonders schätzte, erhielt er von seinen Malerkollegen den Spitznamen »Pommern-Krause«. Sein Schüler HERMANN ESCHKE aus Berlin,

524 525 526

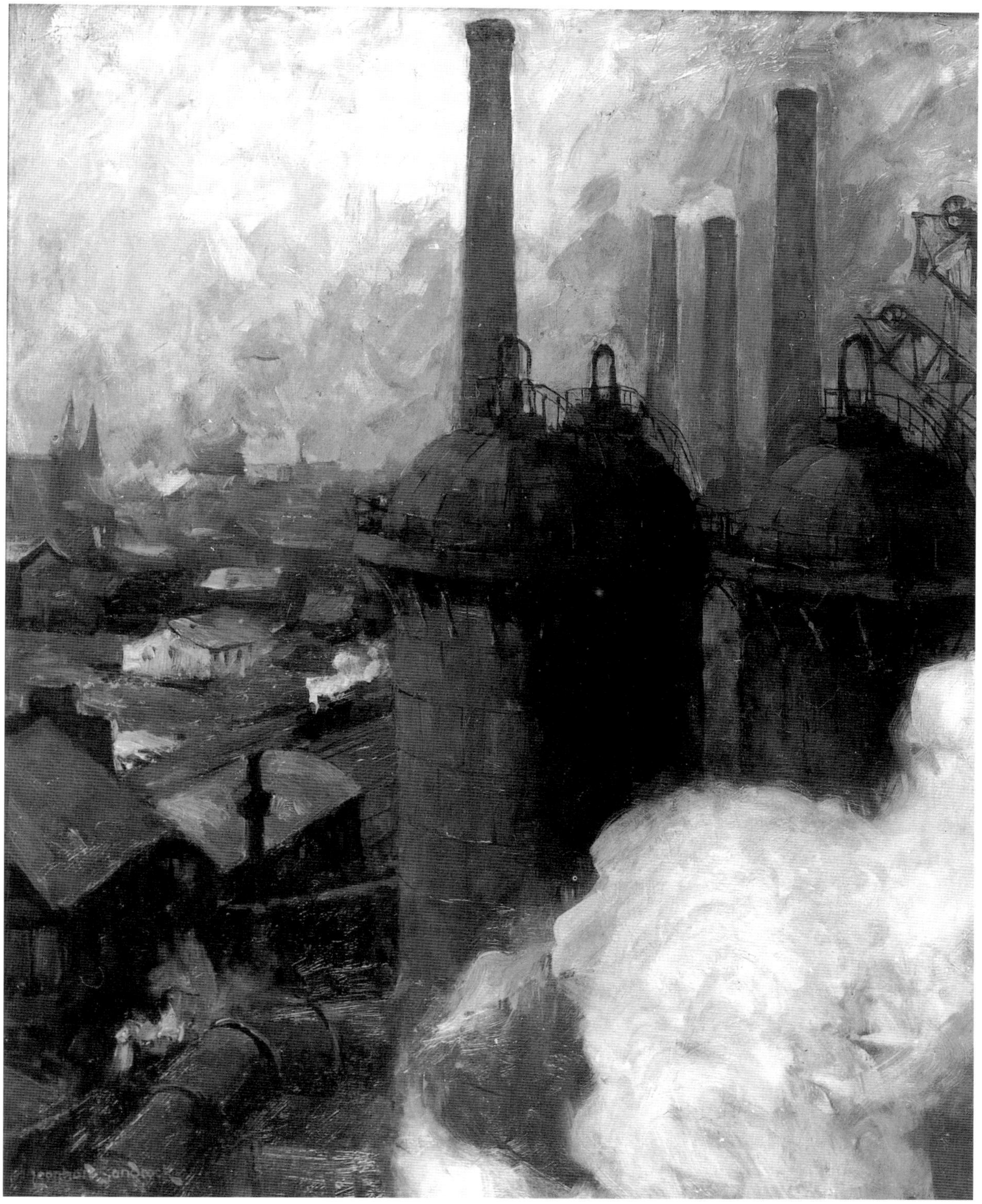

523 LEONHARD SANDROCK
Blick von einer Hochofenanlage der
Gutehoffnungshütte auf Oberhausen
Berlin, Kunsthaus Klewer

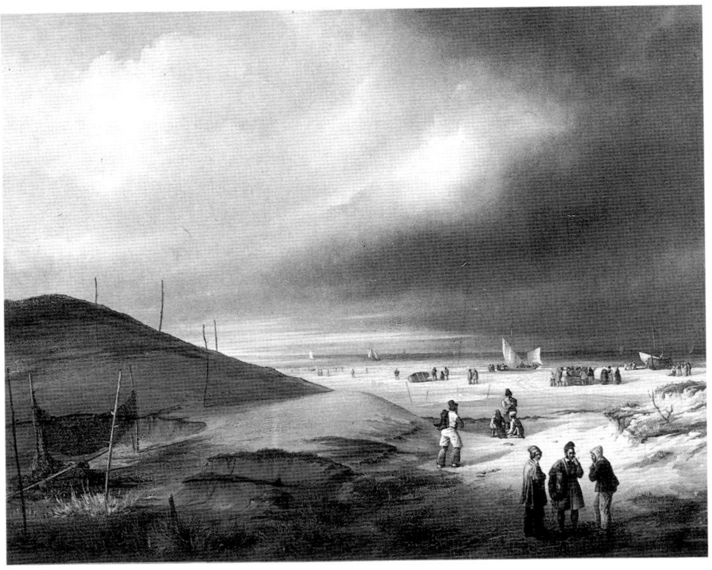

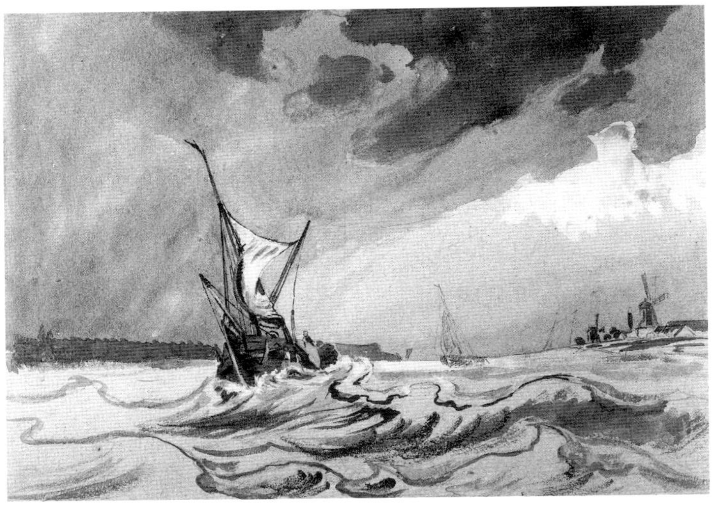

524 WILHELM KRAUSE
Am Strande, 1830
Dessau, Gemäldegalerie

525 WILHELM KRAUSE
Bewegte See mit Schiffen nahe der Küste
Sepia über Bleistift
Hannover, Niedersächsisches Landesmuseum, Landesgalerie

der sein Studium als Geschichtsmaler bei Herbig begonnen, sich aber bald der Landschafts- und Marinemalerei zugewandt hatte, ging 1849 nach Paris zu dem Marinemaler Lepoittevin. Nach längeren Studienreisen gründete er 1855 in Berlin ein eigenes Atelier, in dem er eine Reihe weiterer Berliner Maler ausbildete. Bei glänzender Technik war er in seinen Gemälden allzusehr auf äußerlich-romantische oder dramatische Effekte bedacht, die damals viel Gefallen fanden. Bezeichnend für das neue Interesse an Marinen in Berlin war, daß HERMANN BRÜGGEMANN, Sohn des Stralsunder Marinemalers J. W. Brüggemann, sich um die Mitte des Jahrhunderts in Berlin niederließ. Er hatte, wie eine größere Zahl norddeutscher und Dresdner Maler, in der ersten Hälfte des 19. Jahrhunderts an der damals über Dänemark hinaus renommierten Kopenhagener Akademie studiert, wo, ähnlich wie in Schweden und Norwegen, fast selbstverständlich die Marinemalerei gepflegt wurde. Daß die Grenzen zwischen Landschafts- und Marinemalerei fließend waren, zeigt das Schaffen des in Christiania (Oslo) geborenen HANS FRED(E)RIK GUDE. Der Norweger, der in seiner Heimatstadt und in der Akademie in Düsseldorf bei Andreas Achenbach, später bei Joh. Wilhelm Schirmer studiert hatte, war zunächst an der Akademie in Düsseldorf, dann in North-Wales tätig. Im Anschluß an seine Berufung an die Akademie in Karlsruhe wurde er 1880 Leiter des Meisterateliers für Landschaftsmalerei an der Hochschule für bildende Künste in Berlin. Die meisten Bilder hat er der Darstellung der norwegischen Fjorde gewidmet, die als Küstenbilder meist Meer und Landschaft gleichermaßen berücksichtigten. Die ›Nor-
wegische Landschaft‹ ist eines der bezeichnenden Bei- 527
spiele dafür. Zahlreiche Motive für solche Küstenbilder hat er an der Ostsee gefunden. In manchem Gemälde zeigt sich, dem Geschmack der zweiten Jahrhunderthälfte entsprechend, ein gewisses Streben nach äußerlichen Effekten. Sein Sohn Nils Gude ist Porträtmaler geworden. Abenteuerlich war der Lebenslauf des aus Rostock stammenden Malers FRIEDRICH (FRITZ) STURM, der vom schlichten Seemann zum Stubenmaler wechselte, seine Begabung entdeckte und 1859 als Schüler in die Berliner Akademie aufgenommen wurde. Hermann Eschke wurde sein Lehrer. Danach arbeitete er bei Gude in Karlsruhe. 1876 ließ er sich in Berlin nieder, wo er noch dreißig Jahre lang als sachkundiger und erfolgreicher Marinemaler tätig war. Das 1906, im Jahr seines
Todes, entstandene Bild ›Segelboote vor Capri‹ ist ein 528
eindrucksvolles Beispiel für sein vom Meer fasziniertes künstlerisches Schaffen.

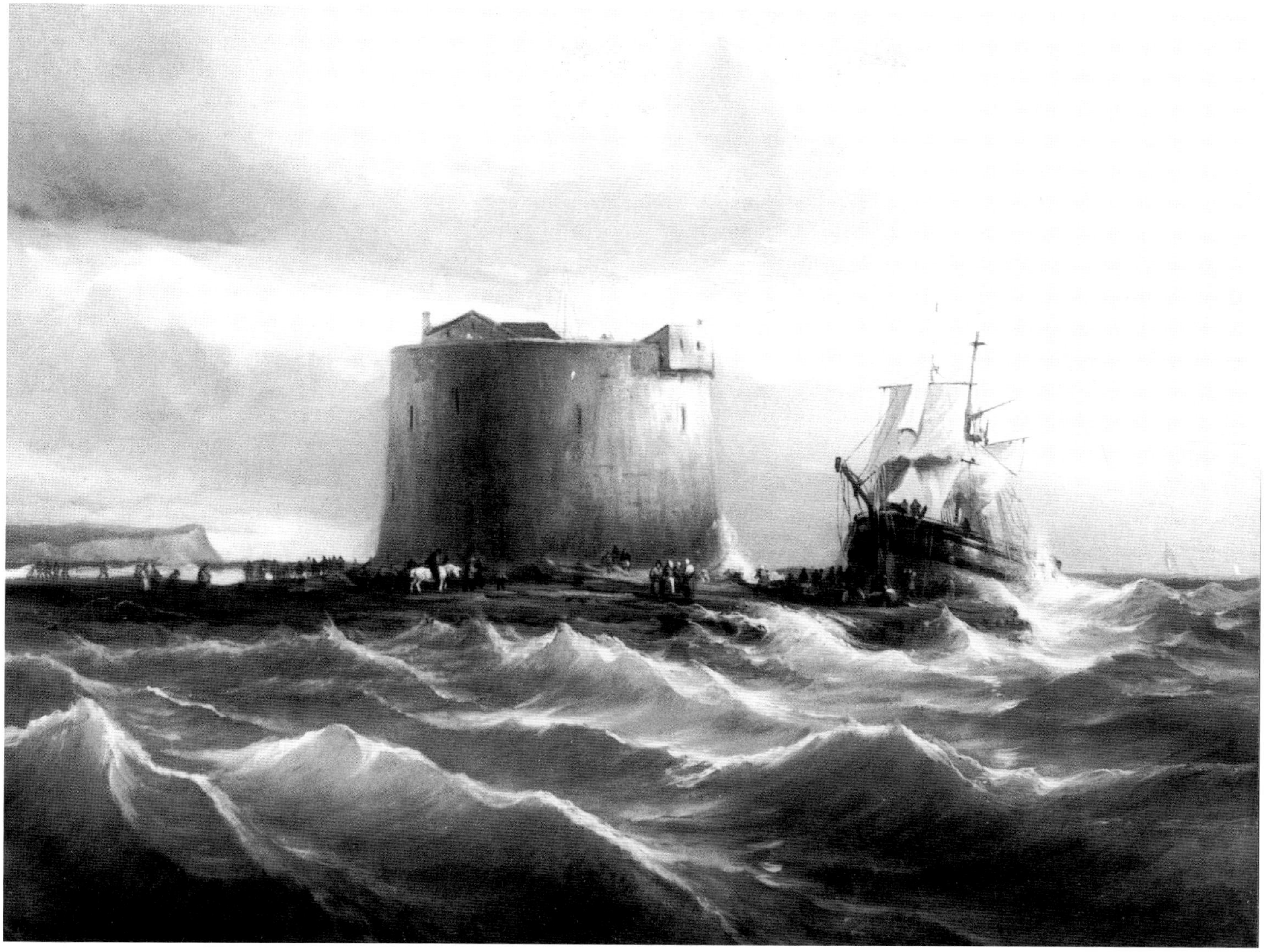

526 WILHELM KRAUSE
Segelschiff an befestigter Mole, 1837
Öl/Holz
Berlin, Kunsthaus Klewer

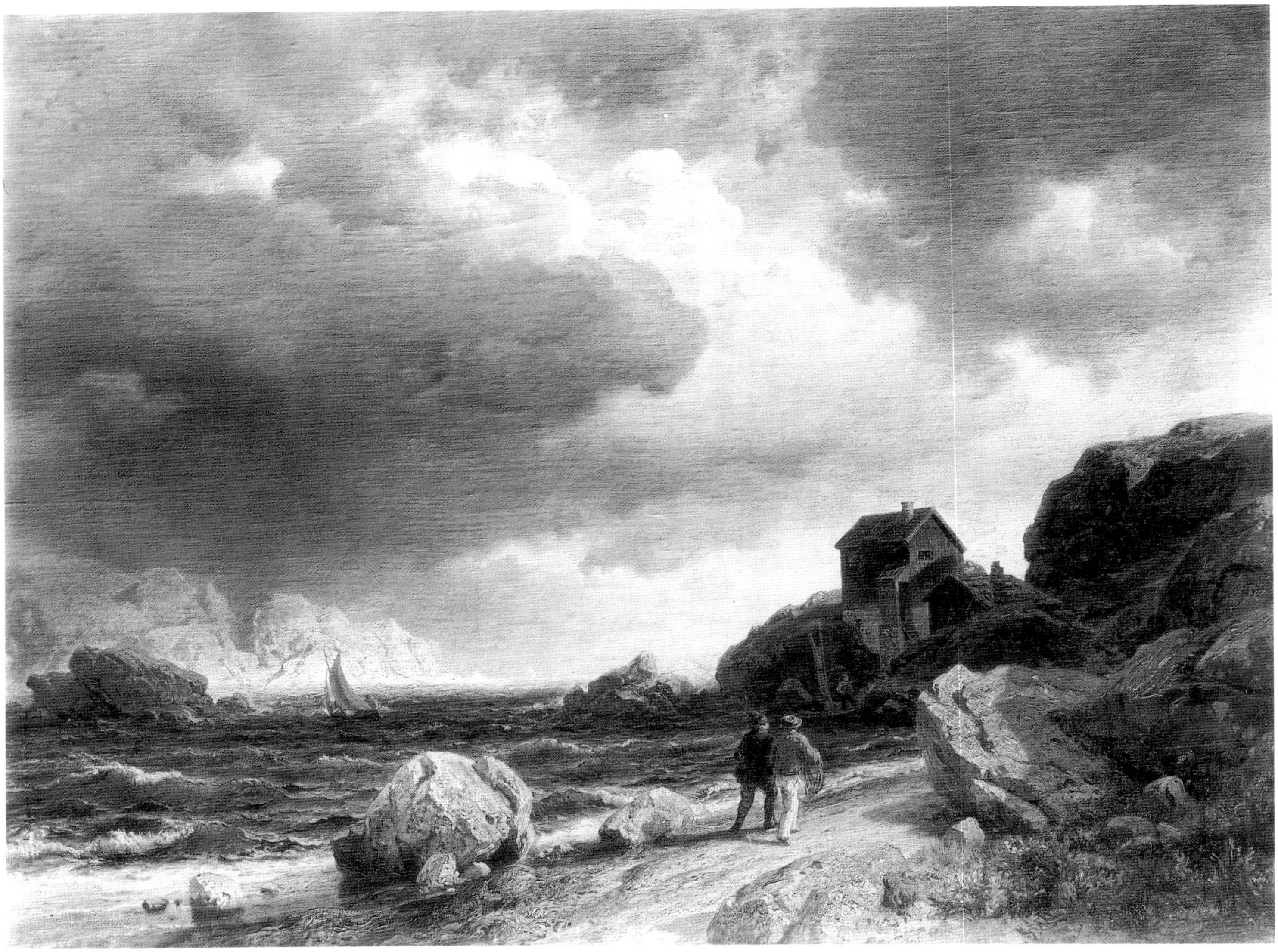

527 HANS FRED(E)RIK GUDE
Norwegische Landschaft
Hannover, Niedersächsisches Landesmuseum, Landesgalerie

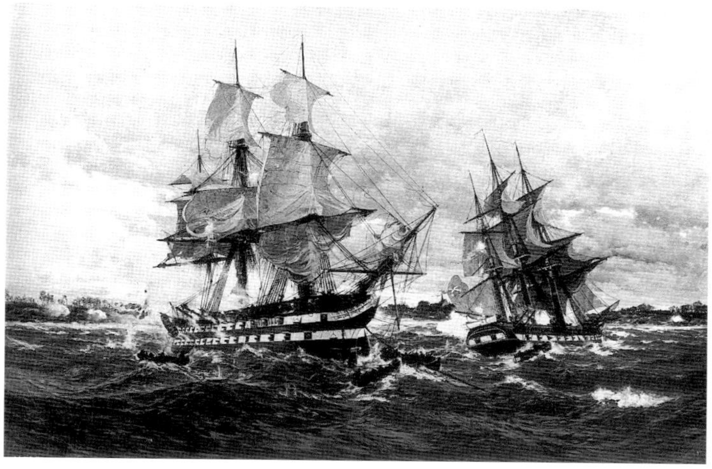

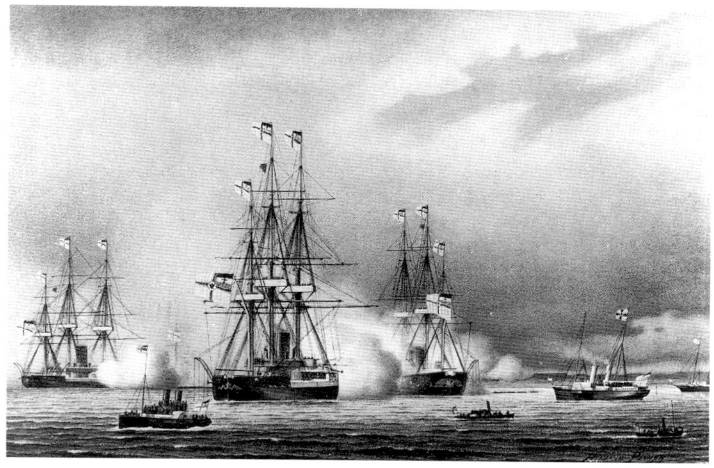

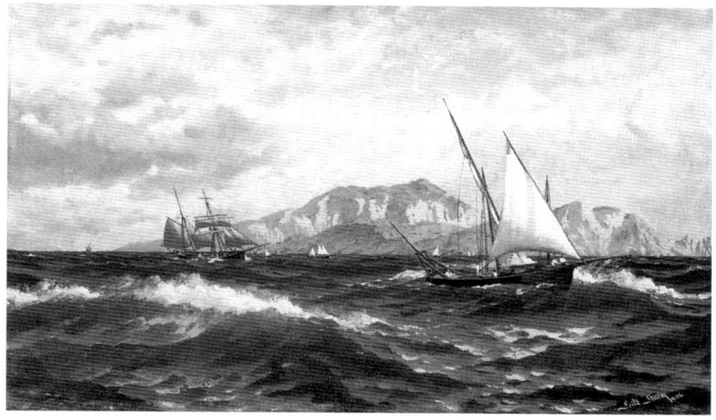

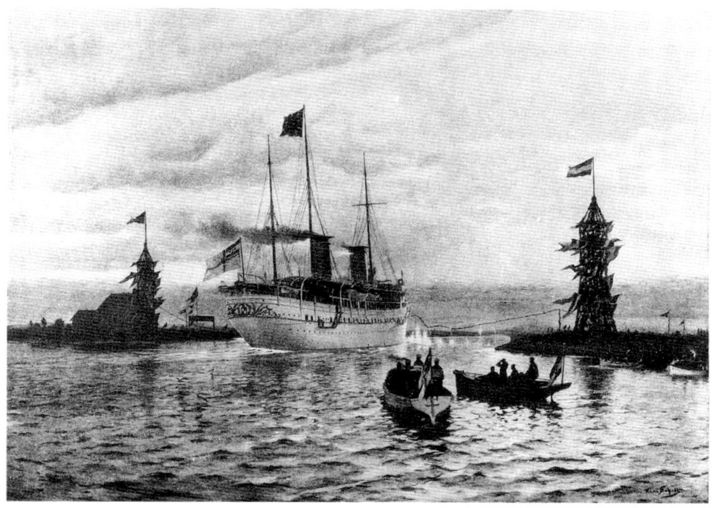

Vielleicht hätten sich einige Maler in Berlin kaum mehr so nachdrücklich mit Bildern vom Meer befaßt, wäre nicht seit 1871 und stärker noch seit 1888 unter Kaiser Wilhelm II. die kaiserliche Marine mit ihrer Flotte für den Herrscher politisch wichtig geworden. Es war daher wohl für manche Maler nicht nur künstlerisch, sondern auch finanziell lohnend, sich nicht allein mit Stimmungsbildern von Meeren und Küsten oder historischen Seeschlachten zu befassen, sondern sich der Darstellung von Schiffen der kaiserlichen Marine und den mit ihr zusammenhängenden Geschehnissen zuzuwenden.

HERMANN PENNER aus Elbing, in Berlin und der Heimatstadt tätig, spezialisierte sich auf solche Darstellungen mit Erfolg. Das Aquarell mit der genauen Wiedergabe eines vor Wilhelm I. in Kiel stattfindenden Flotten-
529 manövers, das er für die Aquarellsammlung des Kaisers geschaffen hat, war ein solches, fast photographisch ausgeführtes Ereignisbild im Kleinformat. Zwei Maler standen an der Spitze der offiziellen Berliner Marinemalerei: KARL SALTZMANN, in Berlin geboren, bei Hermann Eschke ausgebildet, hat den Prinzen Heinrich auf der Korvette ›Prinz Adalbert‹ begleitet und dabei Gelegenheit gehabt, das Meer rund um die Welt kennenzulernen. In Berlin wurde er 1894 Lehrer für Marinemalerei an der Hochschule für bildende Künste, 1896 Professor und hat Kaiser Wilhelm II. auf mehreren ausgedehnten Schiffsreisen begleitet. Von Cuxhaven bis Kap Horn hat er Bildmotive gesucht und gefunden, er bevorzugte aber die nördlichen Regionen. Eine historische Marine war die ›Über-
530 gabe der dänischen Schiffe Christian VIII. und Gefion in der Bucht von Eckernförde im Jahr 1849‹. Nach dem Jahresbericht des Schleswig-Holsteinischen Kunstvereins von 1895 hat Wilhelm II., der sich zeitweilig in der Mari-

529 HERMANN PENNER
Flottenmanöver vor
Wilhelm I. in Kiel, 1881
Aquarell
Verbleib unbekannt

531 HANS BOHRDT
Die Eröffnung des
Kaiser-Wilhelm-Kanals
durch den Kaiser, 1895
Verbleib unbekannt

530 KARL SALTZMANN
Übergabe der dänischen Schiffe
»Christian VIII.« und »Gefion«
in der Bucht von Eckernförde, 1894
Kiel, Kunsthalle zu Kiel

528 FRIEDRICH (FRITZ) STURM
Segelboote vor Capri, 1906
Berlin, Kunsthaus Klewer

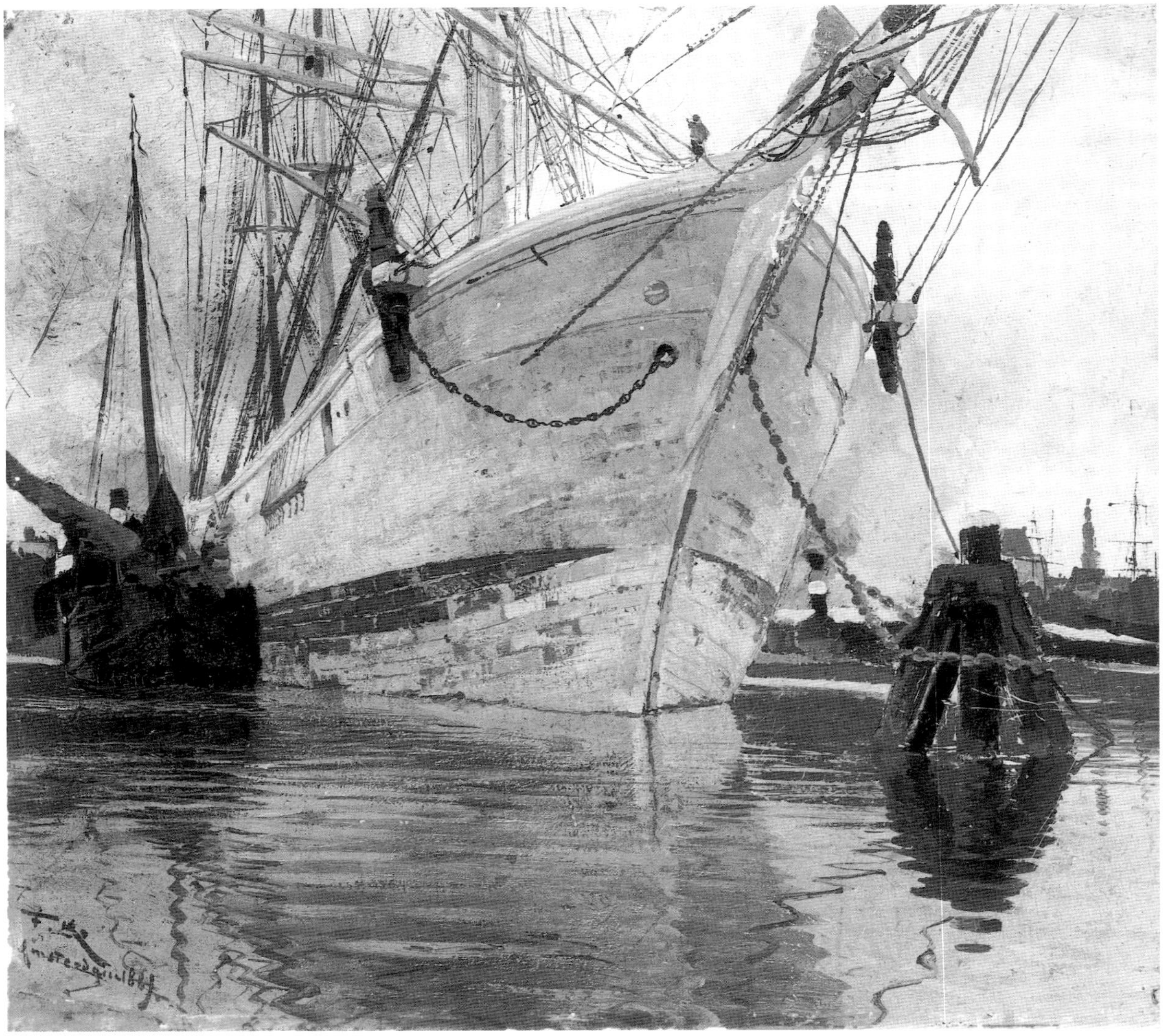

nemalerei ausbilden ließ, an dem Gemälde *»Einzelnes Allerhöchstselbst gemalt«* ... Der andere, ein Jahrzehnt später geborene Marinemaler, der beim Kaiser und der Marine höchstes Ansehen genoß, war der in Berlin geborene Autodidakt HANS BOHRDT. Bereits als Dreiundzwanzigjähriger stellte er seine Schiffs- und Fregattenbilder aus. Auch ihn nahm Wilhelm II. mit auf einige Schiffsreisen. Trotz ihrer dokumentarischen Wiedergabe wirkten seine Bilder durch ihr frisches Kolorit. Wie Saltzmann hat auch er 1895 die für die Schiffahrt wichtige ›Eröffnung
531 des Kaiser-Wilhelm-Kanals durch den Kaiser‹ in einem Gemälde festgehalten. Weniger glücklich waren seine Bilder von historischen Seeschlachten, doch hat er sich mit der Herausgabe von Publikationen wie ›Deutsche Schiffahrt‹ verdient gemacht. Der begabteste Marinemaler, der auch Landschafter war, Genre- und Stadtbilder schuf, war der in Altona geborene, in Düsseldorf und Karlsruhe ausgebildete FRIEDRICH KALLMORGEN. 1881 hielt er sich zwar ein Jahr in Berlin auf, wurde aber erst wieder von 1902 bis 1918 als Leiter der Landschaftsklasse an die Hochschule für bildende Künste in Berlin berufen, so daß er, obwohl er die Akademieausstellungen laufend beschickte, erst für den genannten Zeitraum zur Malerei in Berlin gerechnet werden darf. Das um die Jahrhundertwende entstandene Gemälde ›Schiffe im Amster- 532
damer Hafen‹, mit dem das Bild beherrschenden Schiffsleib der Dreimastbark ist nicht minder eindrucksvoll als das von oben gesehene impressionistisch locker gemalte Ölbild ›An die Arbeit‹, in dem mehrere im Morgengrauen 533
die Elbe überquerende, gedrängt volle Barkassen die Arbeitenden zur Frühschicht bringen. In Kallmorgens Berliner Zeit ist das in seiner Weite und Stille beein-

532 FRIEDRICH KALLMORGEN
Schiffe im Amsterdamer Hafen, um 1899
Karlsruhe, Staatliche Kunsthalle

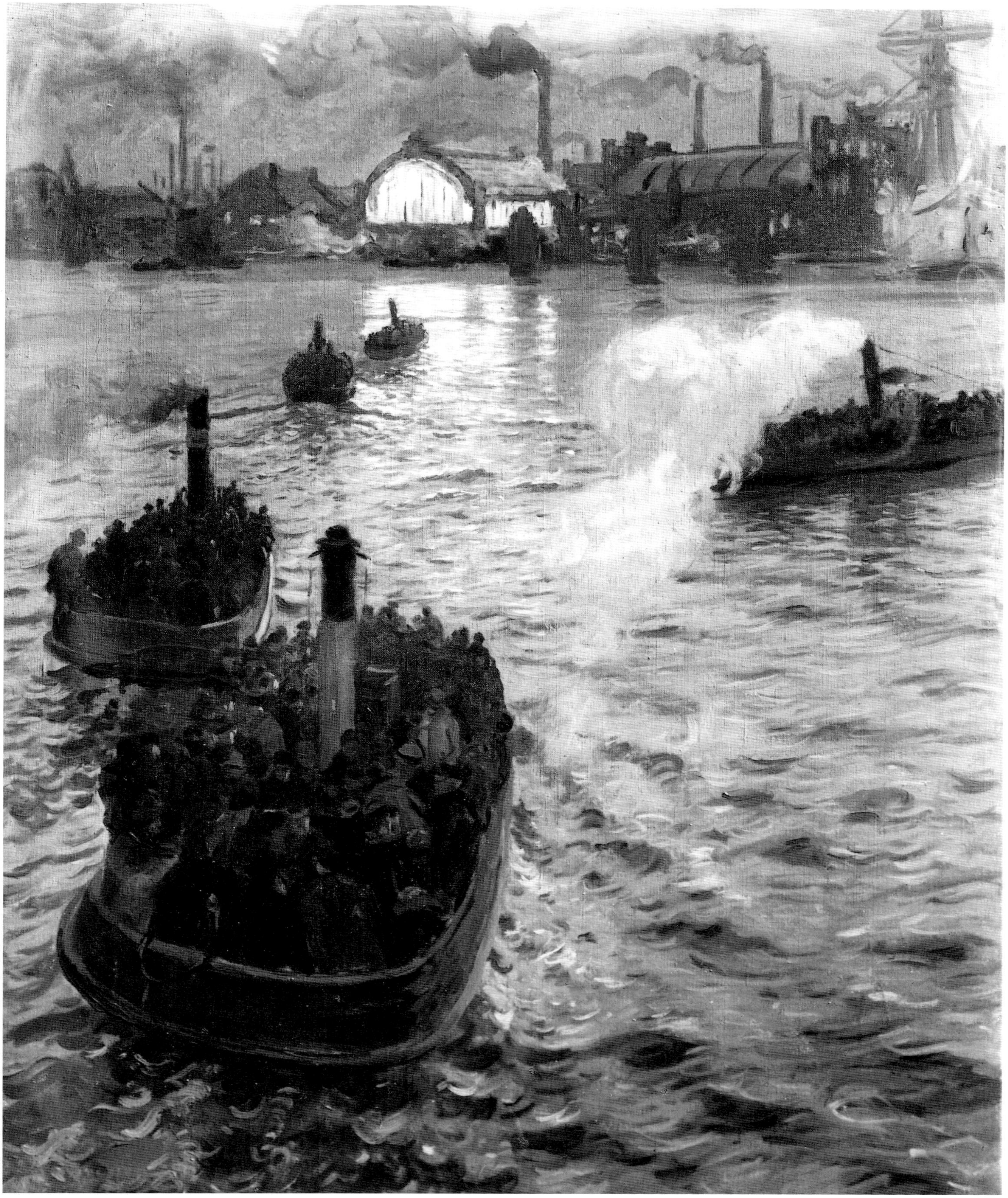

533 FRIEDRICH KALLMORGEN
Im Hamburger Hafen: An die Arbeit, 1900
Berlin (Ost), Staatl. Museen zu Berlin, Nationalgalerie

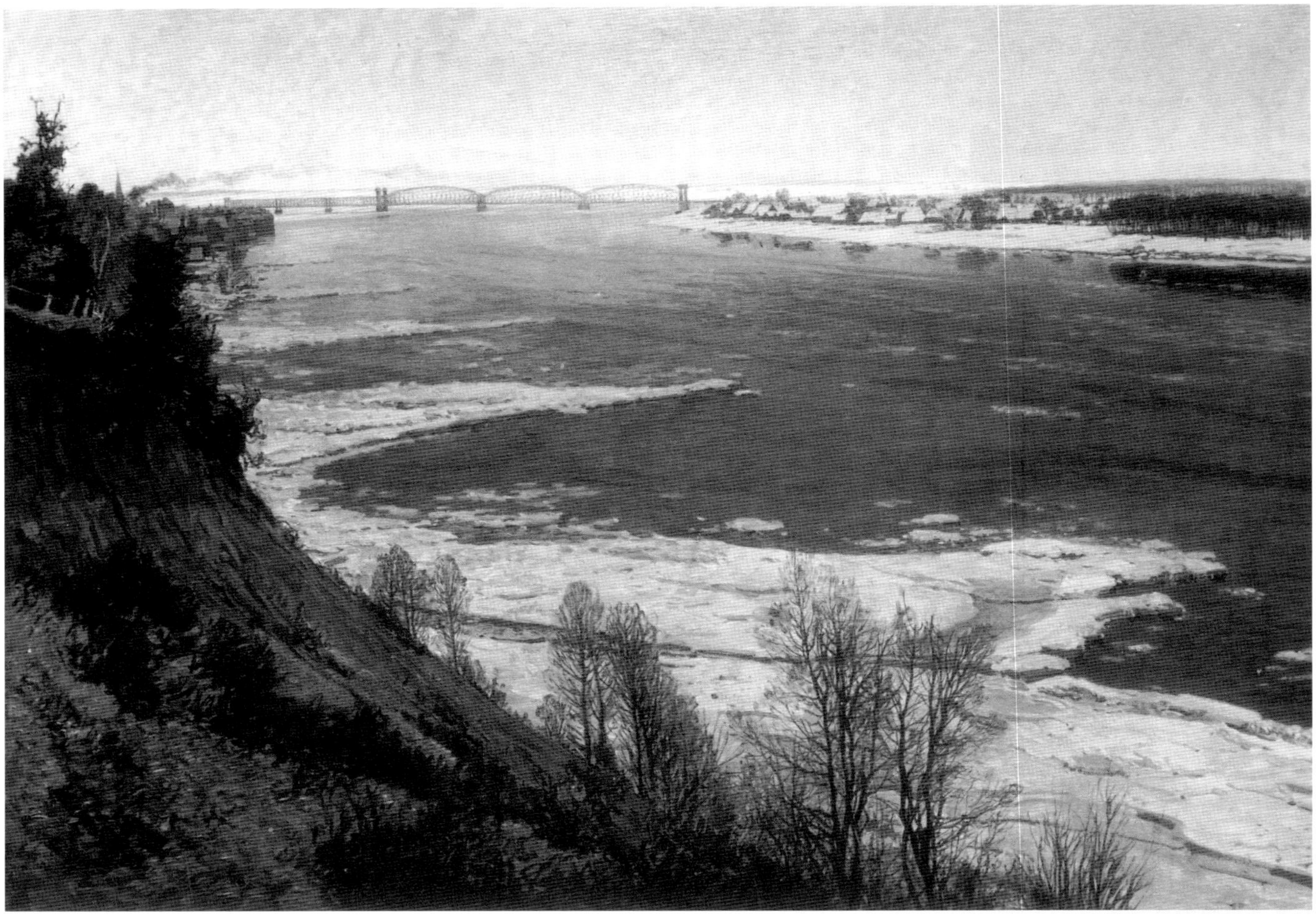

534 FRIEDRICH KALLMORGEN
Winterabend an der Elbe, 1907
Kiel, Kunsthalle zu Kiel

534 druckende Ölbild ›Winterabend an der Elbe‹ entstanden, auf dem im Hintergrund die alte Elbbrücke bei Lauenburg sichtbar ist. Seine Malerei wies zeitweilig impressionistische Züge auf, dann wieder – wie in späten Stadtdarstellungen von Charlottenburg bei Berlin – neigte sie einem etwas trockeneren Realismus zu, doch war er ein guter Kolorist, dem die Schilderung von Luft und Licht vortrefflich gelang. HEINRICH BASEDOW D. Ä. war ein in Berlin geborener und dort auch lebender Marinemaler, der seine Motive seit 1889 vornehmlich zwischen Rügen, Hamburg, Sylt und in der Mark Brandenburg fand und nur selten auch Landschaftsbilder schuf. Sein Gemälde
535 ›Hochseefischer‹ von 1896 ist schönste Hellmalerei, in der nur die sich in der Ferne verlierenden Fischkutter mit ihren dunklen Segeln Farbakzente setzen.

Orientmalerei

Mit der Orientmalerei – der Begriff wird in der Malerei im weitesten Sinne gebraucht, umfaßt alle Kontinente und sollte besser als außereuropäische Malerei bezeichnet werden – wuchs der Berliner Malerei wiederum eine neue Dimension zu. Ausgelöst wurde sie auch durch Alexander von Humboldt, dessen erste große Forschungsreise von 1799 bis 1804 nach Südamerika das Interesse einer breiteren Öffentlichkeit erregte. Humboldt, der selbst viel skizzierte und zeichnete (später ließ er seine Zeichnungen für die Veröffentlichung in die Druckgraphik umsetzen), veranlaßte auch andere zur bildlichen Darstellung tropischer Gegenden. Rosenberg bezeichnete JOHANN HERMANN KRETZSCHMER, einen Schüler Wachs in Berlin, als ersten Orientmaler. Die Orientmalerei spielt in dessen Schaffen jedoch nur eine untergeordnete Rolle, wenn er auch durch das erste Porträt, das von einem

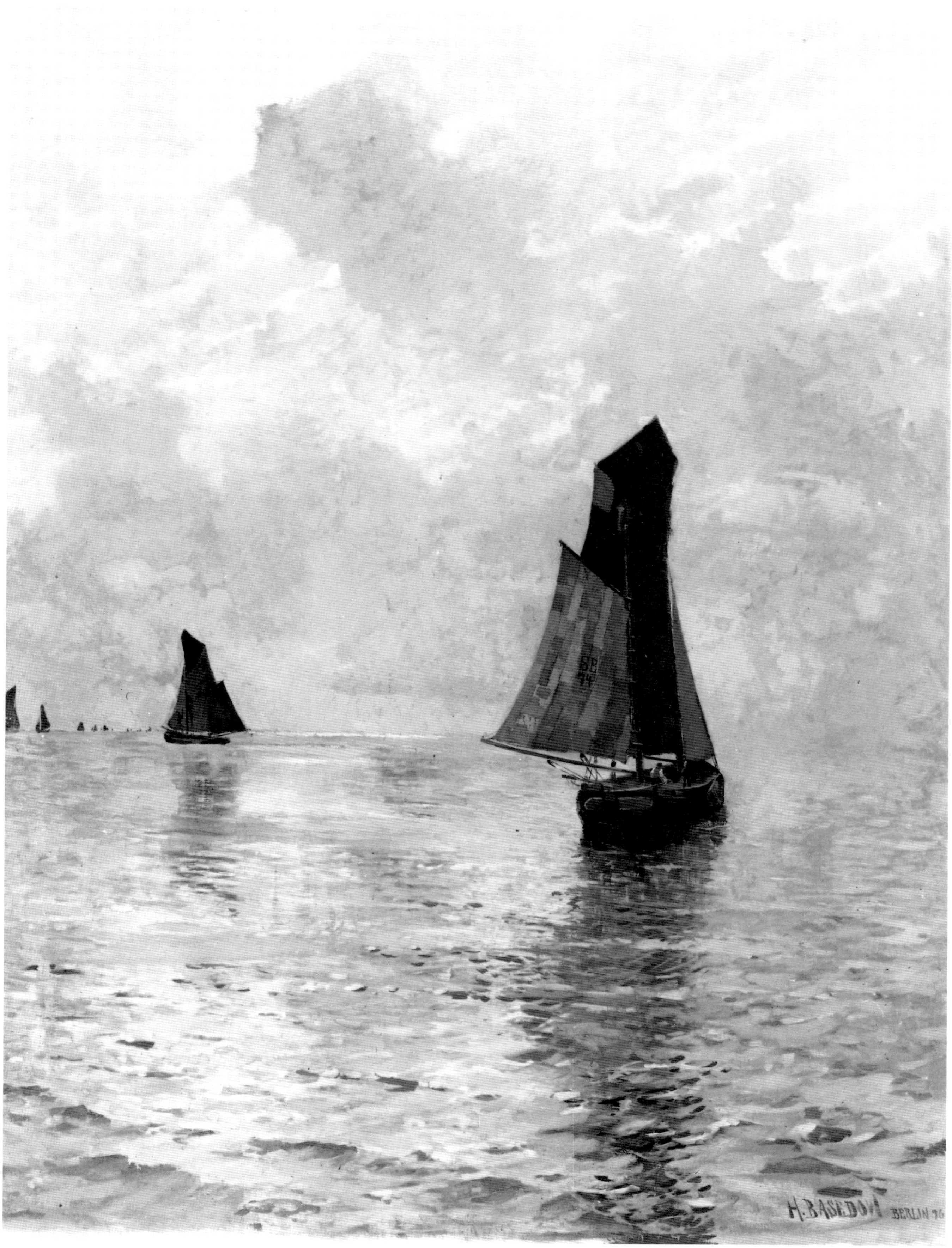

535 HEINRICH BASEDOW D.Ä.
Hochseefischer, 1896
Kiel, Stiftung Pommern

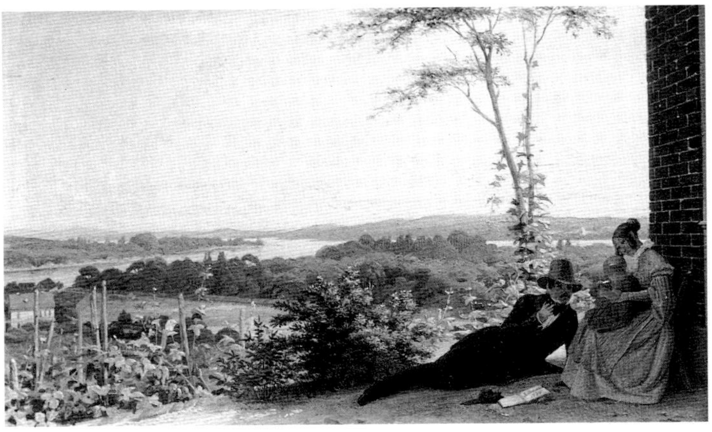

536 FRERDINAND BELLERMANN
Blick in eine weite deutsche Flußlandschaft, 1839
Verbleib unbekannt

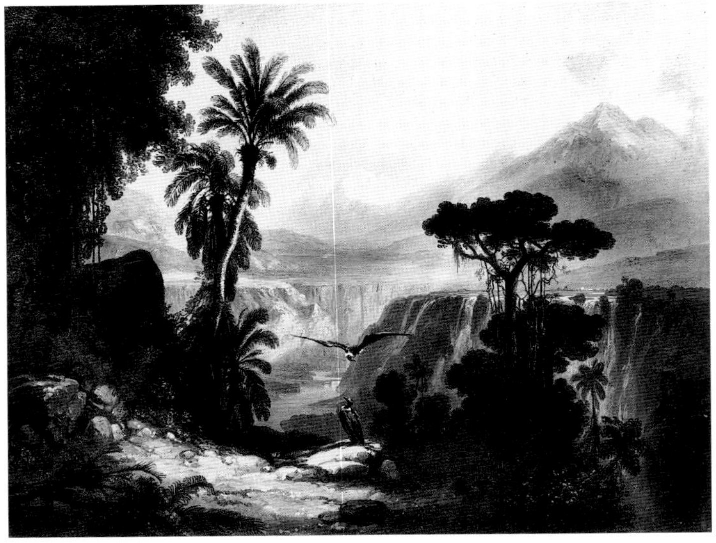

538 FERDINAND BELLERMANN
Südamerikanische Landschaft (Venezuela)
Berlin, SSG, Schloß Charlottenburg

Sultan gemalt werden durfte, bekannt geworden ist. Es sind nur noch wenige seiner genrehaften Orientbilder nachweisbar. FERDINAND BELLERMANN aus Erfurt befaßte sich seit 1833, nach seinem Studium bei Carl Blechen und August Wilhelm Schirmer an der Berliner Akademie und nach in- und ausländischen Reisen, mit Landschaftsmalerei. Der 1839 geschaffene Blick in eine
536 weite deutsche Flußlandschaft mit einem jungen Paar und seinem kleinen Kind am rechten Bildrand ist ein biedermeierliches Bild. Die Signatur »Bellermann 1839« auf dem Skizzenbuch legt die Vermutung nahe, daß sich der junge Maler mit Frau und Kind selbst dargestellt hat. 1842 erhielt er durch Vermittlung Alexander von Humboldts die Möglichkeit, auf einer vierjährigen Studienreise in Venezuela die tropische Landschaft eingehender zu studieren und darzustellen. Seine Ernte an Skizzen, Studien und ausgeführten Ölbildern war beträchtlich. Ein Teil seiner Gemälde wurde vom König angekauft. Bellermann richtete sein künstlerisches Augenmerk besonders auf die reiche tropische Vegetation im Urwald. Eins seiner schönsten Gemälde ist die 1849 datierte berühmte ›Gua-
537 charó-Höhle‹, eine Tropfsteinhöhle, in der gleichnamige Vögel in großen Schwärmen hausten und von der Bellermann den Ausblick in die Landschaft mit Eingeborenen im Hintergrund darstellte. Diese Höhle ist übrigens 1959 anläßlich des hundertsten Todestages von Humboldt als »Monumento Nacional de Alejandro de Humboldt« mit einer Gedenktafel unter Naturschutz gestellt worden.
538 Die unerschlossene Weite des so fremden Landes hat Bellermann in einem seiner anderen Gemälde in allen Einzelheiten genau wiedergegeben. Bis zum Ende der siebziger Jahre hat er, dessen zweites großes Thema Italien war, immer wieder südamerikanische Landschaften gemalt. Der begabteste unter all den Orientmalern in Berlin, der sich mit dem Orient am eindringlichsten auseinandergesetzt hat, war der aus Neuruppin stammende WILHELM GENTZ. Nach dem Studium der Ästhetik an der Universität und seiner Ausbildung an der Berliner Akademie und im Atelier von Kloeber hat er sich mehrere Jahre im Ausland aufgehalten und war von 1853 bis 1858 in den Ateliers von Gleyre und Couture in Paris. Dort hat er Delacroix' Marokko-Bilder bewundern können und von dem berühmten Gemälde ›Les femmes d'Alger‹ sogar eine Kopie angefertigt. Bereits vorher hatte er verschiedene Studienreisen nach Ägypten und Kleinasien unternommen. Als Genremaler ging es ihm nicht allein um die Wiedergabe der jeweiligen Landschaft, sondern vor allem um eine folkloristische Schilderung der Sitten, Gebräuche und Religionen fremdländischer Völker. Wenn er auch nicht an das Genie von Delacroix heranreichte, dessen Bilder er zunächst nachzuahmen versuchte, hat er doch interessante Einblicke in jene ferne Welt gegeben, die nach guter berlinischer Tradition in der Wiedergabe sachlich blieben, wenn sie auch mit ihrer Farbigkeit auf Wirkung bedacht waren. Sein erstes großes Bild vom ›Sklavenmarkt in Kairo‹, das er nach seinen Skizzen in Berlin gemalt hatte, war noch kein Erfolg, der überhaupt lange auf sich warten ließ, weil man zunächst seinen Schilderungen nicht traute. 1881 hat er eine eindrucksvolle
Schilderung einer ›Gedächtnisfeier für den Rabbi Barchi- 539
schat in Algier‹ gemalt. Seine Ende der sechziger Jahre bezogene Villa in der Hildebrandstraße im Tiergarten war ägyptisch eingerichtet, ägyptisch stilisiert war auch seine Kleidung und seine Lebenshaltung. Kronprinz

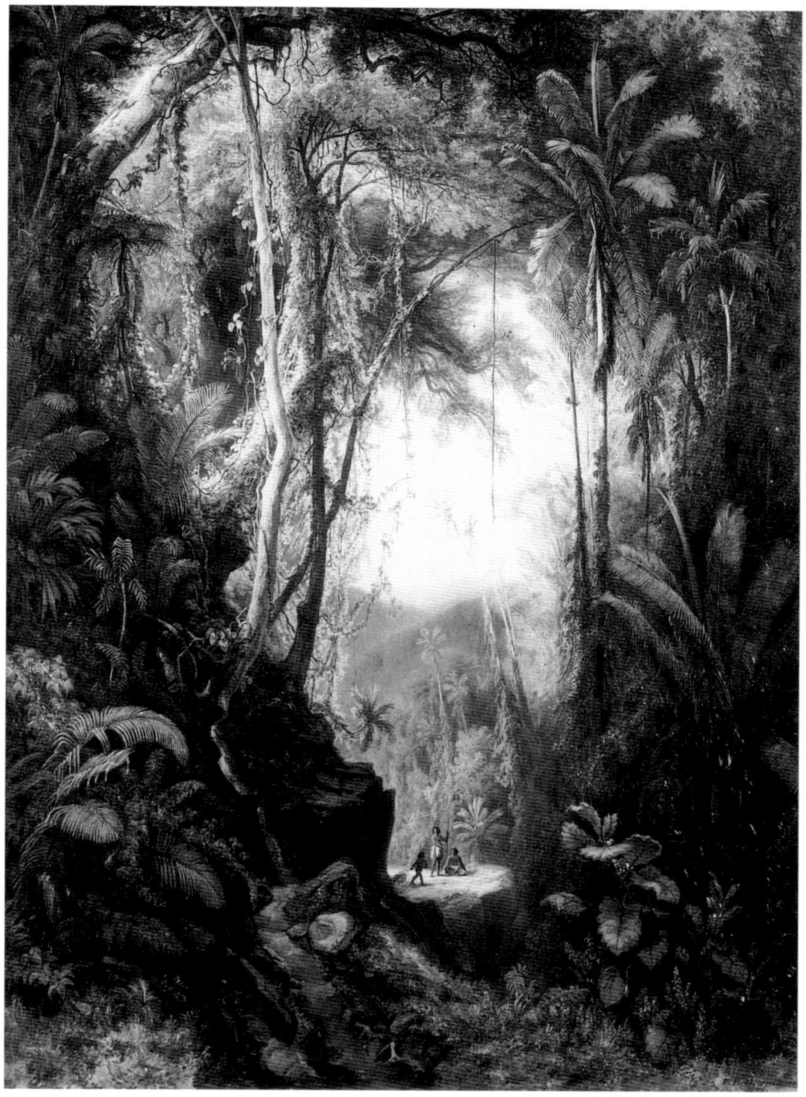

Friedrich Wilhelm und seine Gemahlin Victoria, Afrikareisende und Afrikaforscher sowie zahlreiche Künstler verkehrten in seinem Haus. Seine deutschen Genre- und Tierbilder waren weniger beliebt als seine religiösen Darstellungen, und unter seinen Bildern aus anderen Erdteilen blieben die ägyptischen am begehrtesten. Als eine seiner schönsten Landschaftsschilderungen wurde sein
540 Ölbild ›Abend am Nil‹ von 1870 angesehen. Auch Fontane, der sich mit Gentz' Leben befaßt hat, liebte solche Landschaften besonders. Für das Pringsheimsche Palais in Berlin schuf Gentz das anekdotische Wandbild ›Der Harem auf Reisen‹. 1890, im Jahre seines Todes, veranstaltete die Nationalgalerie eine Gedächtnisausstellung für den hochgeachteten Maler, der es bis zum Senator der Akademie gebracht hatte. Im Katalog würdigte Lionel von Donop die Verdienste von Gentz: »*Wie unsere Dichter aus den Gesängen des Orients neue Lebensfrische geschöpft haben, so verdanken auch die Künstler dem Morgenlande reiche Quellen des Genusses und die Erweiterung ihrer Darstellungsgebiete. Erfüllt von der Pracht jener fernen Zone und ihrem malerischen Volksleben hat von den deutschen Künstlern der Neuzeit, bei ungeschwächter Liebe für die Heimath, keiner die fremde Welt der allgemeinen Anschauung eindringlicher vor Augen geführt als Wilhelm Gentz.*« Sein Sohn Ismael hat das Werk seines Vaters nicht fortgesetzt. Er wurde Porträtmaler. Auch der in Berlin geborene Landschaftsmaler MAX SCHMIDT, der 1868 fünfzigjährig als Lehrer an die Akademie nach Weimar, 1872 als Professor an die Akademie nach Königsberg ging, hat den Orient und Italien bereist, sich jedoch nicht allein auf Orientmalerei spezialisiert. Seine besten Gemälde galten Italien, doch hat er auch türkische Landschaften gemalt. Schmidts Begabung als

537 FERDINAND BELLERMANN
Die Guacharó-Höhle, 1850
Berlin, SSG, Schloß Charlottenburg

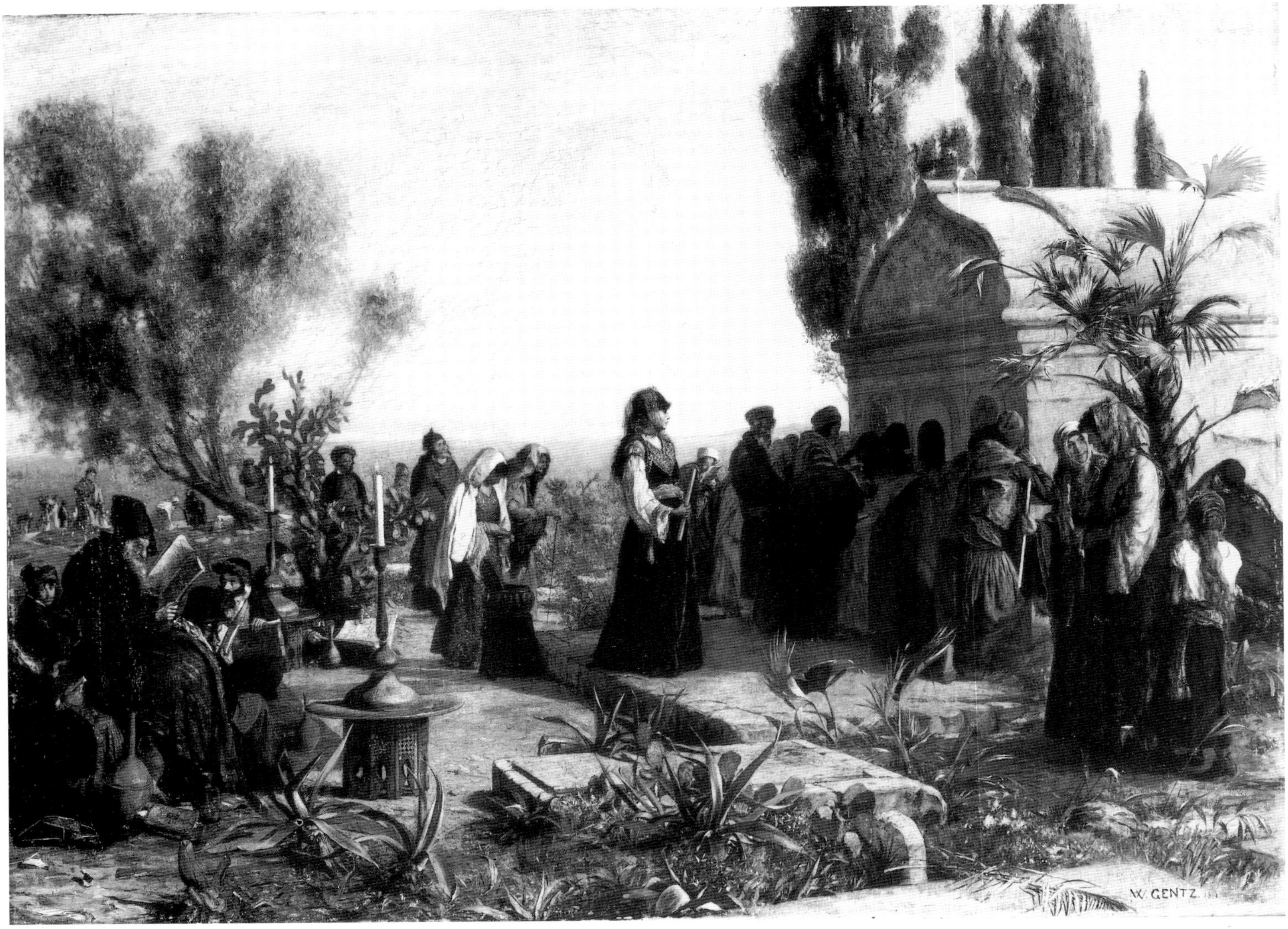

539 WILHELM GENTZ
Gedächtnisfeier für den Rabbi Barchischat in Algier, 1881
Leipzig, Museum der bildenden Künste

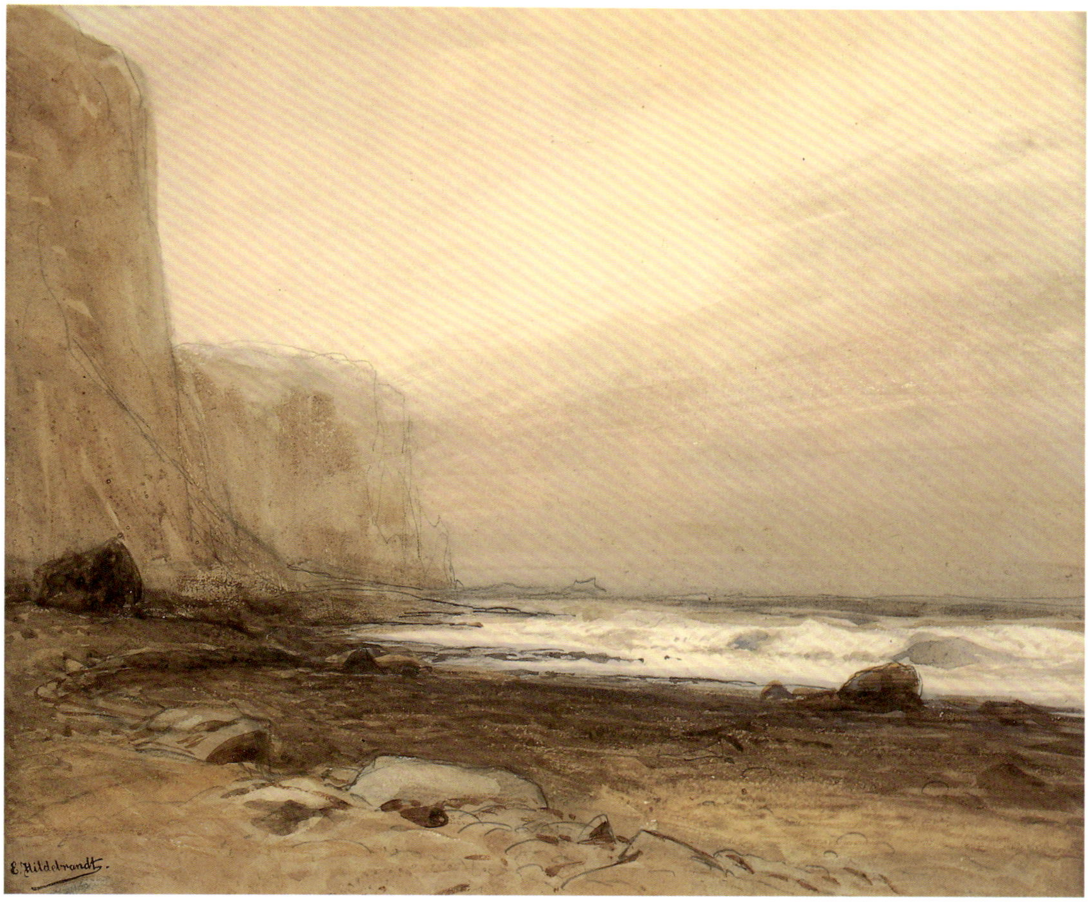

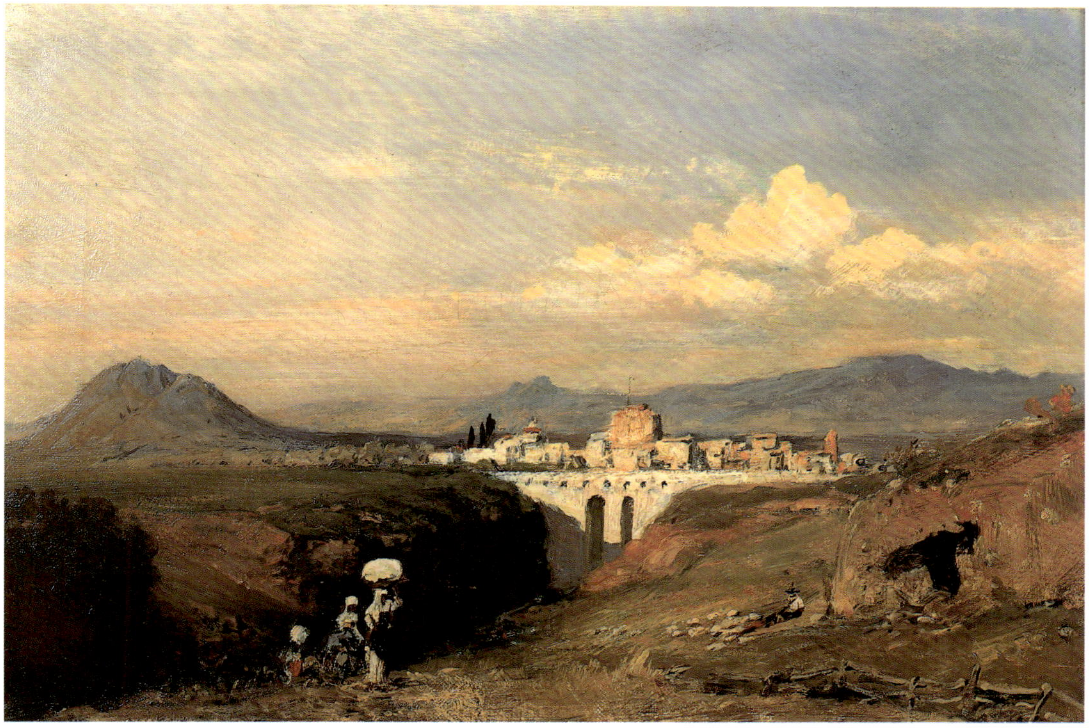

T 54 EDUARD HILDEBRANDT
Steilküste bei Hastings, um 1855
Aquarell
Berlin, Privatbesitz

T 55 ALBERT HERTEL
Palästinensische Landschaft
Berlin, Privatbesitz

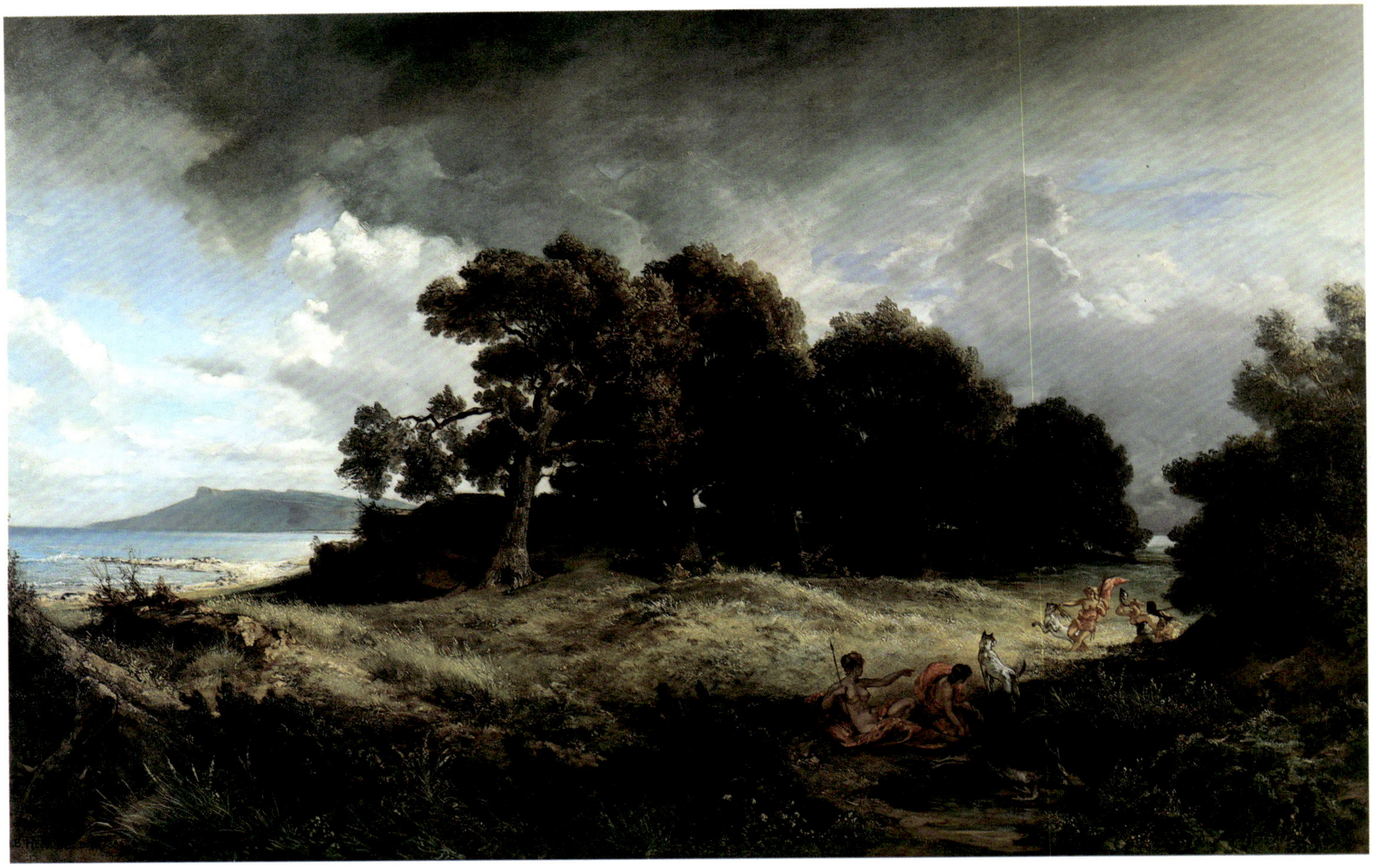

T 56 ALBERT HERTEL
Diana auf der Jagd, 1866
Berlin, Galerie Westphal

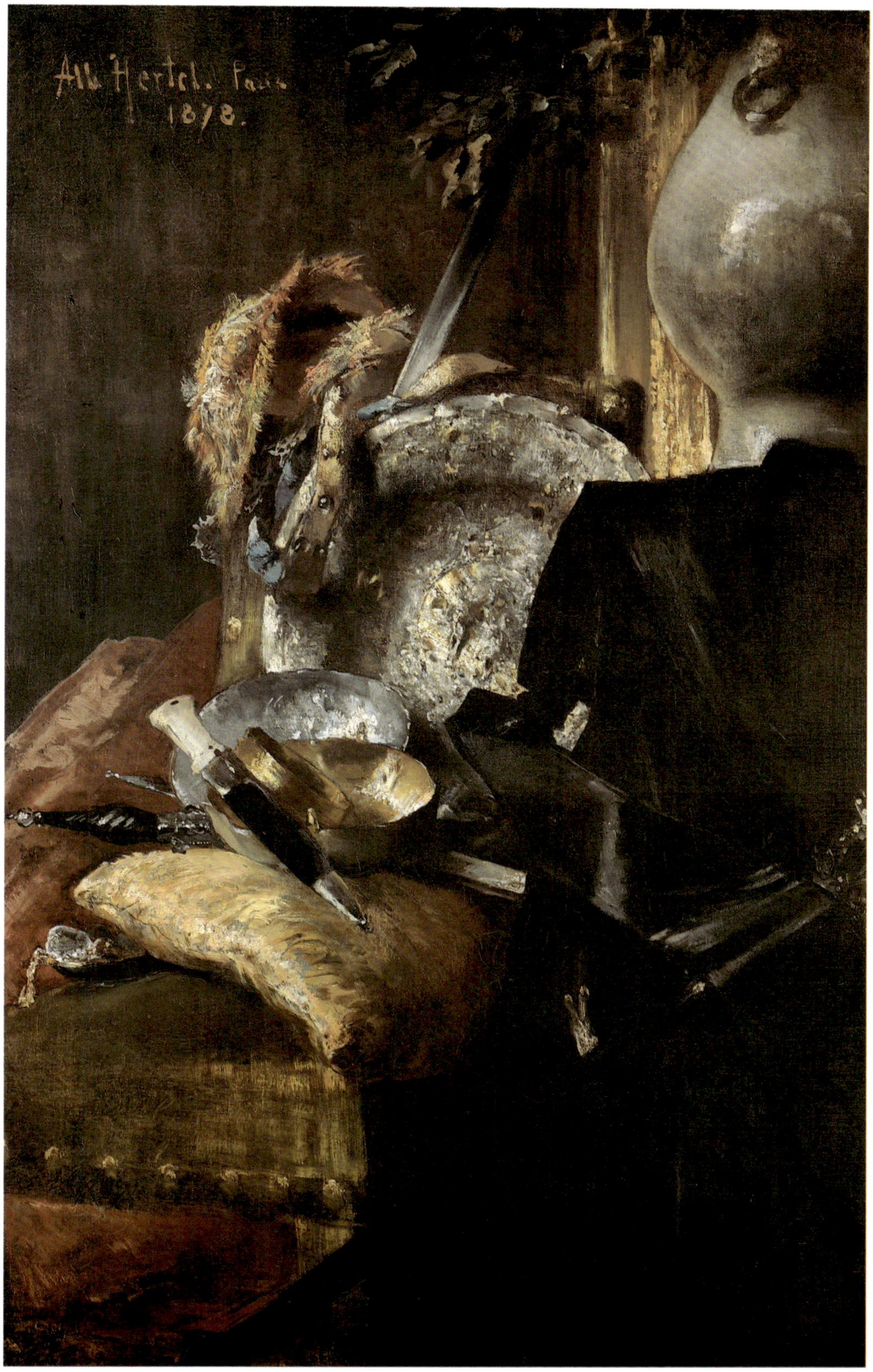

T 57 Albert Hertel
Stilleben, 1878
München, Galerie Füssl & Jakob

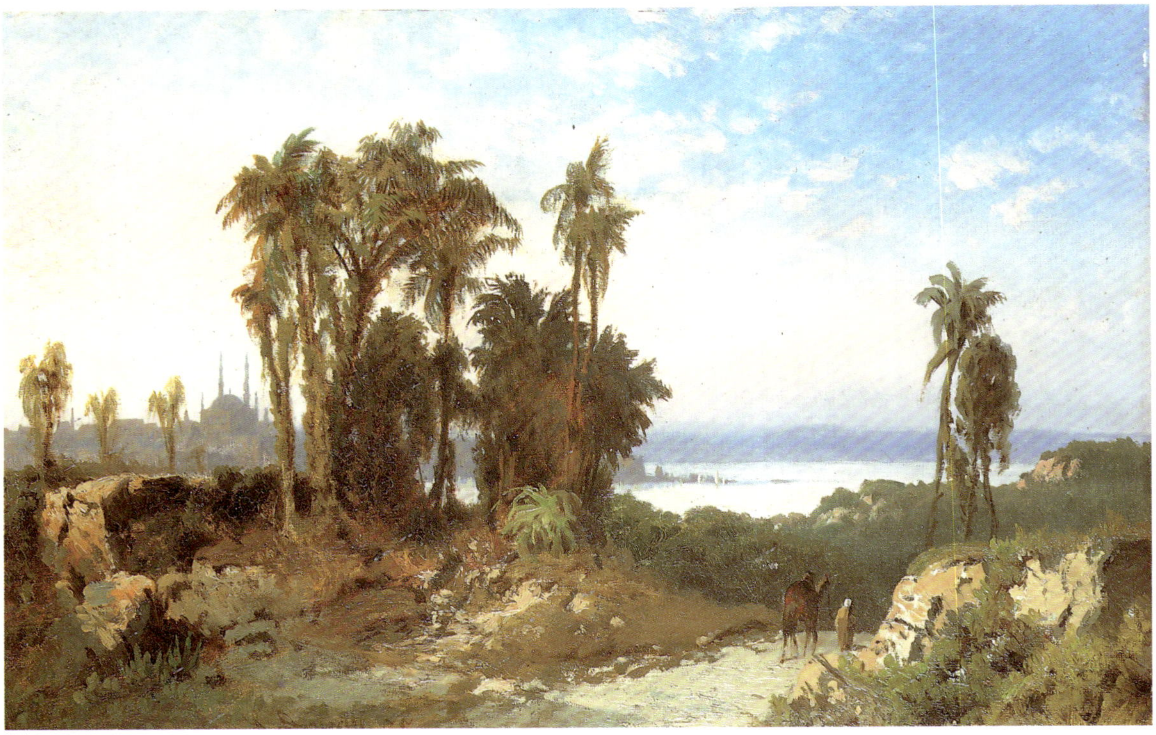

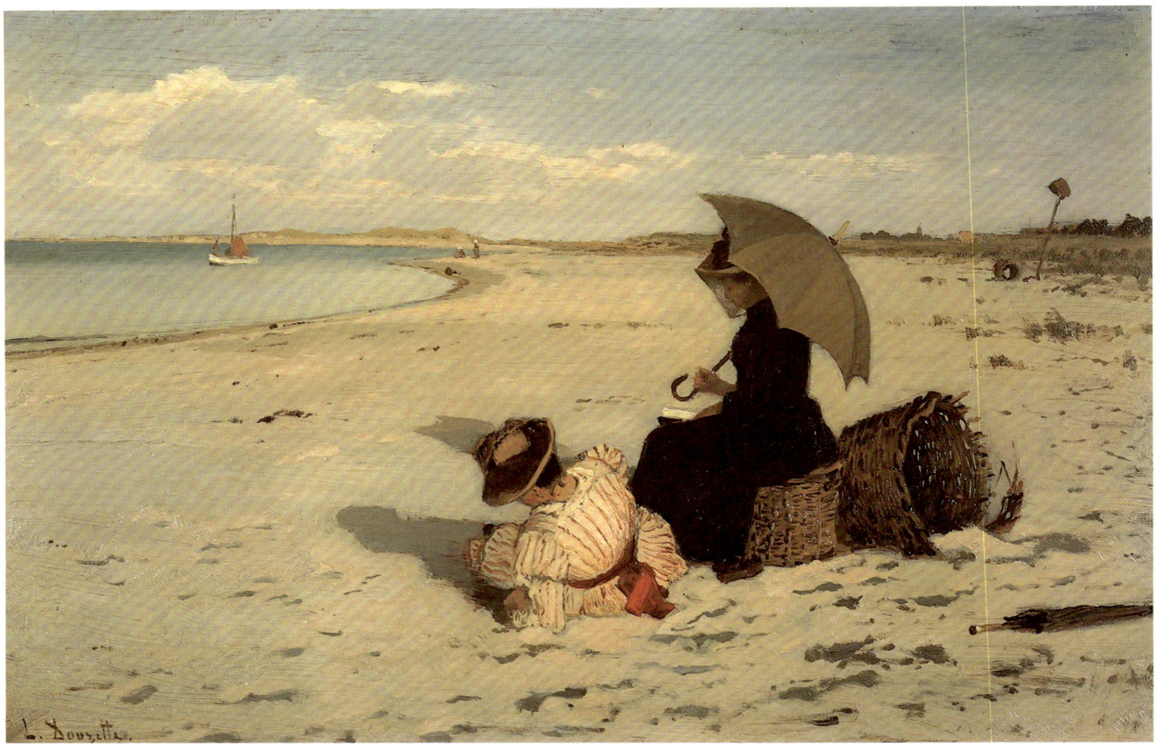

T 58 LOUIS DOUZETTE
Orientalische Landschaft
München, Galerie Füssl & Jakob

T 59 LOUIS DOUZETTE
Am Strand von Prerow, 1880er Jahre
Berlin, Privatbesitz

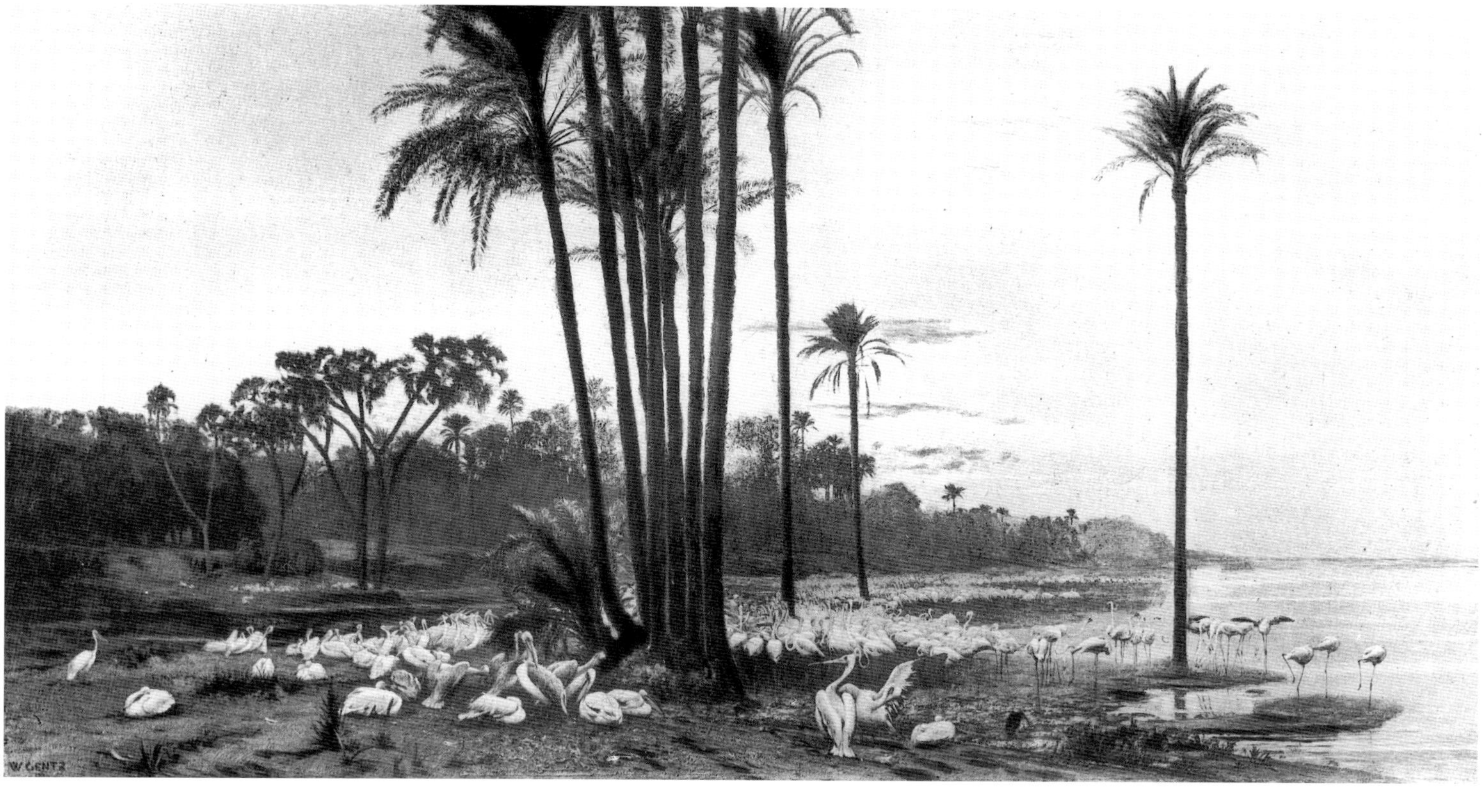

540 WILHELM GENTZ
Abend am Nil, 1870
Verbleib unbekannt

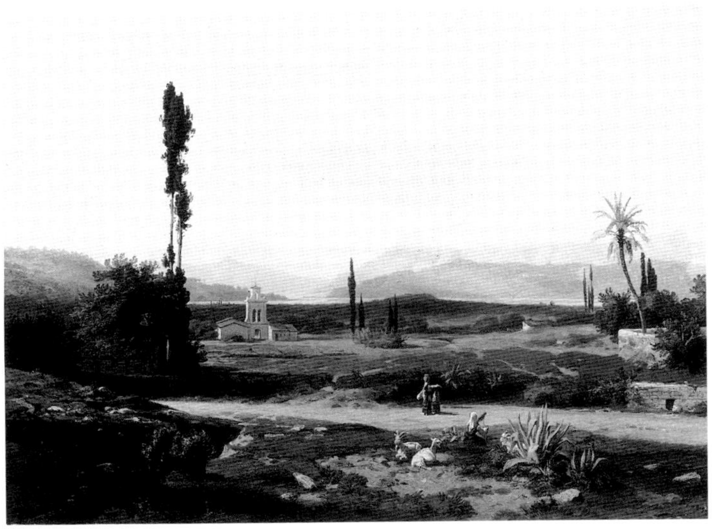

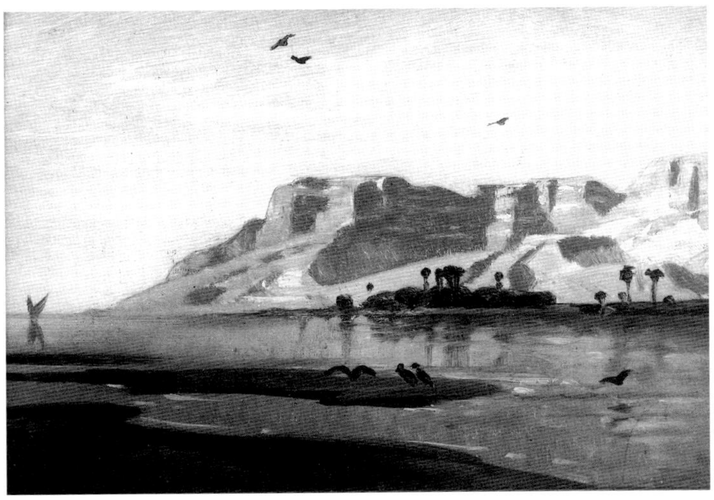

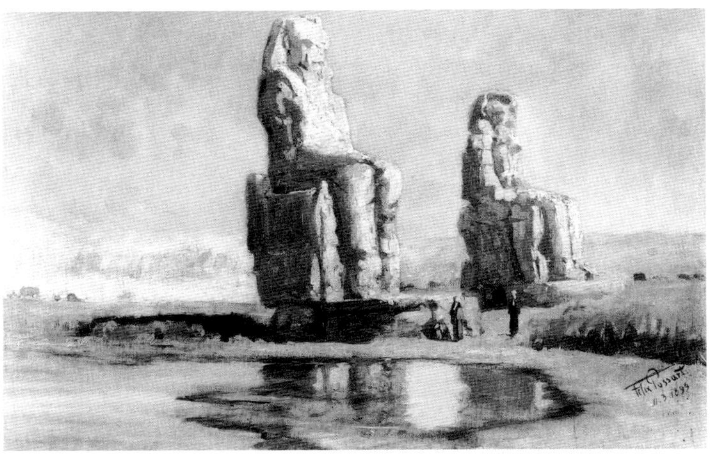

Landschafter zeigt sich in dem klassisch anmutenden Gemälde ›Blick von Korfu nach Albanien‹. Seine Reiseer- 541
fahrungen konnte er in den für den griechischen und den ägyptischen Saal des Neuen Museums in Berlin geschaffenen Bildern verwerten. ERNST KÖRNER aus Westpreußen, der bei Hermann Eschke, Steffeck und Biermann in Berlin studiert hatte, machte seit etwa 1868 ausgedehnte Studienreisen durch Europa, in den siebziger Jahren auch nach Ägypten, Palästina, Kleinasien. Ein glänzender Kolorist und durchaus versiert in verschiedenen Gattungen der Malerei, blieb sein Lieblingsgebiet die möglichst genaue Darstellung der ägyptischen Architektur und Landschaft. 1876 hat er die mit breitem Pinsel rasch und sicher gemalte Ölstudie ›Am Nil‹ in zartfarbe- 542
ner Beleuchtung geschaffen und ist seit 1874, ohne nach billigen Effekten zu streben, dem für ihn unerschöpflichen ägyptischen Themenkreis treu geblieben. Mit Ägypten hat sich auch der Berliner Maler FELIX POSSART befaßt, dessen Hauptthema allerdings die spanische Landschaft und Architektur war. Sein ›Blick auf die Memnonskolosse bei Medinet Habu im Morgenlicht‹ 543
von 1899 verrät, wie stark ihn Ägyptisches beeindruckt hat und wie gut er das Geschaute wiedergeben konnte. Der Berliner ADOLF VON MECKEL gehörte zu den inzwischen zahlreichen Malern, die nach ihrer Ausbildung auch in andere Erdteile reisten. An der Kunstschule in Karlsruhe bei Gude hatte er studiert, sich aber auf seinen Orientreisen auf das orientalische Genre und alttestamentarische Darstellungen spezialisiert. 1892 übersiedelte er von Karlsruhe nach Berlin und stellte 1893 in der Großen Berliner Kunstausstellung vier Bilder aus. Wegen der Zurückweisung eines weiteren Bildes soll er den Freitod gewählt haben. Berlin verdankt ihm ein interessantes Stadtbild mit der Darstellung der englischen Gasanstalt in der Holzmarktstraße aus dem Jahr 1891 (Berlin Museum). Der unter den Orientmalern in Berlin weitaus jüngste war der 1868 in Samter/Posen geborene, in Berlin ausgebildete und dort wohnhafte MAX RABES. Auf ausgedehnten Reisen hat er sich in seiner Malerei seit etwa 1890 dem Orient verschrieben, wobei – wie bei den meisten Orientmalern – Ägypten die erste Stelle einnahm. Auf einer seiner beiden Reisen nach Palästina mit Aufenthalten in Jerusalem ist 1897 sein wohl bedeutendstes großes Gemälde ›An der Klagemauer in Jerusalem‹ 544
entstanden, das noch im gleichen Jahr auf der Großen Berliner Kunstausstellung gezeigt wurde und in dem er ohne jedes Pathos an dieser heiligen Stätte europäische und orientalische Juden im Gebet oder Gespräch neben- und miteinander darstellte – ein auch in seiner zurückhal-

541 MAX SCHMIDT
Blick von Korfu nach Albanien, um 1852
Berlin, SSG, Schloß Charlottenburg

542 ERNST KÖRNER
Nillandschaft, 1876
Berlin, Kunsthaus Klewer

543 FELIX POSSART
Blick auf die Memnonskolosse bei Medinet Habu im Morgenlicht, 1899
Schweinfurt, Sammlung Georg Schäfer

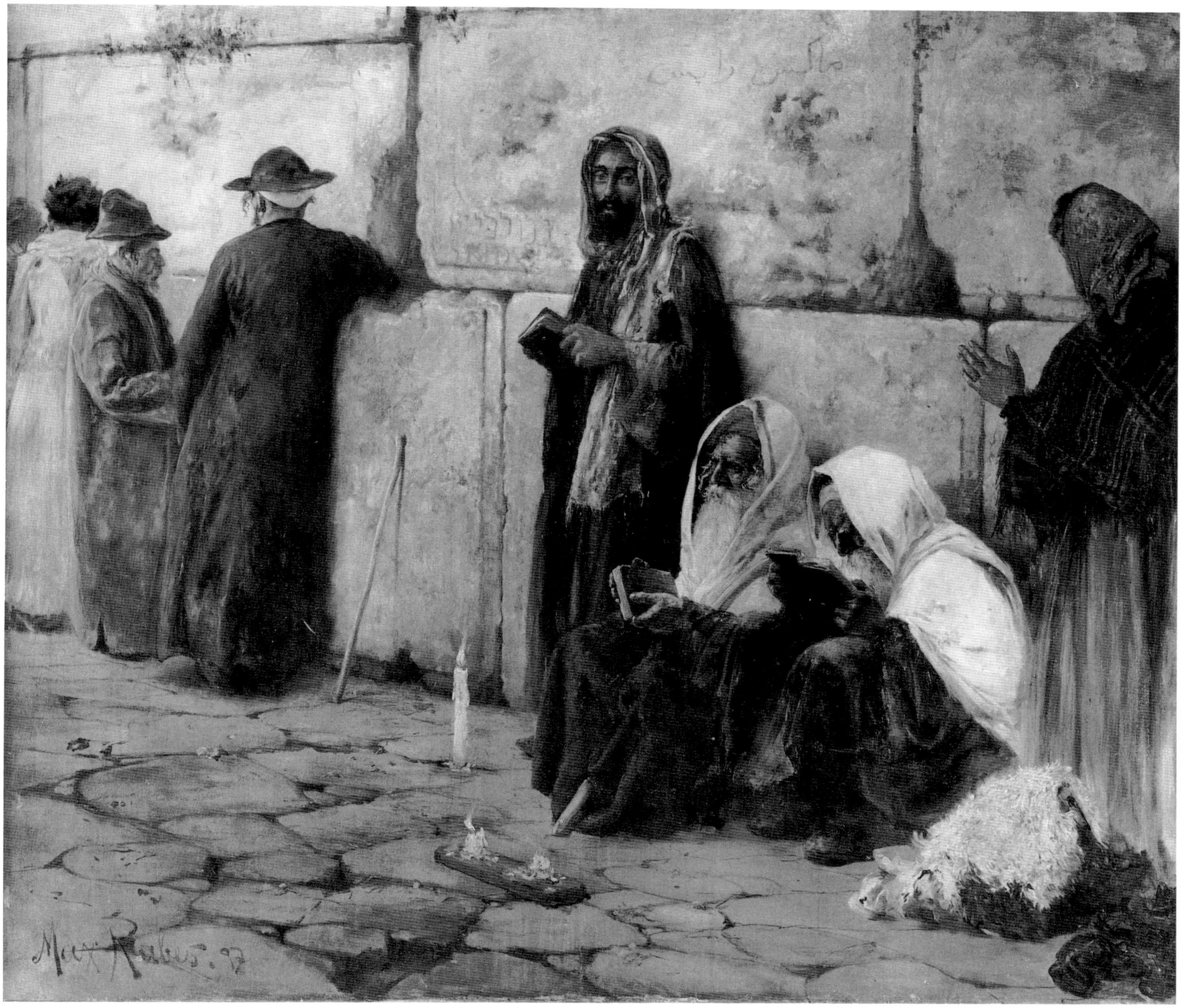

544 Max Rabes
An der Klagemauer in Jerusalem, 1897
Berlin, Berlin Museum, Jüdische Abteilung

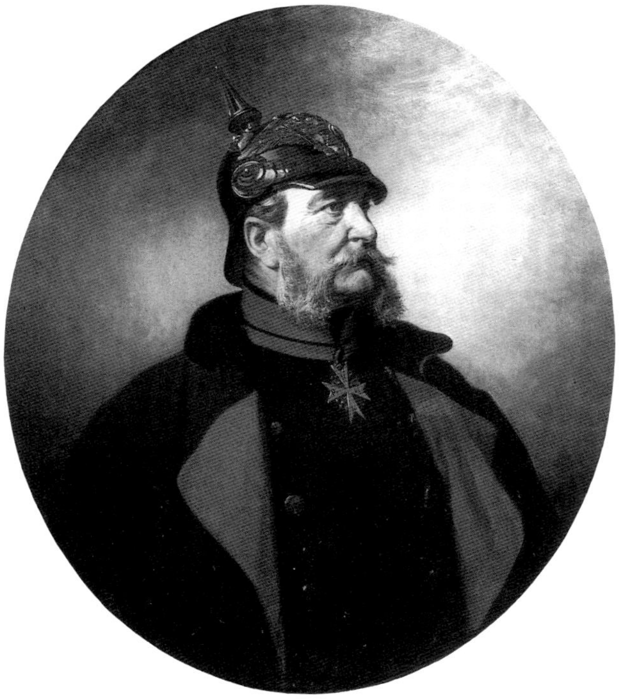

tenden Farbigkeit und Stille beeindruckendes Bild, das ganz ohne die sonst bei ihm beliebten genrehaft erzählenden Züge auskam. Rabes hat die Zeit des Nationalsozialismus überlebt und ist 1944 in Wien verstorben. Zu den Malern, die sich nebenher oder ausschließlich der Orientmalerei widmeten, aber nur zeitweilig der Berliner Malerei zuzurechnen sind, gehörte auch der Orientmaler RICHARD FUCHS, der lange Zeit in Italien und Nordafrika lebte.

Wenn auch die Berliner Orientmalerei nicht die künstlerische Höhe der französischen mit Delacroix an der Spitze erreicht hat, gehört sie doch zu dem großen Kapitel der geistigen Eroberung ferner Kontinente im 19. Jahrhundert. Sie versuchte, die Landschaften ferner Länder und ihre Menschen ethnographisch möglichst gewissenhaft wiederzugeben, ohne kolonialistische Überheblichkeit, wobei auch der Unterhaltungswert nicht zu kurz kommen durfte.

Jagd- und Tierbilder

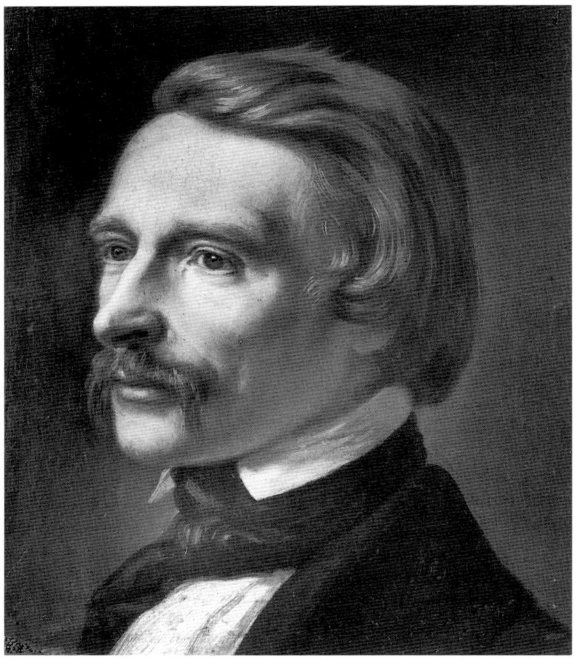

Wie schon in der ersten Hälfte des Jahrhunderts erfreute sich die Jagd- und Tiermalerei in Berlin großer Beliebtheit. Zwei Maler sollten besonders hervorgehoben werden. Karl Steffeck, Schüler von Franz Krüger und Lehrer von Max Liebermann, war der eine. Der andere, Paul Meyerheim, Sohn von Wilhelm Alexander Meyerheim, war der letzte begabte Sproß dieser für Berlin wichtigen Malerfamilie. CARL STEFFECK, ein gebürtiger Berliner, hatte bei seinem bewunderten Lehrer Krüger seine Leidenschaft für Pferde und Jagd entdeckt, bei Carl Begas die Porträt-, bei Blechen die Landschaftsmalerei erlernt, in Paris die großen Historienbilder von Horace Vernet bewundert und in Italien sich in der genrehaften Wiedergabe italienischer Volksszenen versucht. Als er 1842 nach Berlin zurückkehrte, eröffnete er in seinem Haus in der Hollmannstraße 17, zu dem ein großer Garten gehörte, ein eigenes Atelier und erfreute sich fortan als Lehrer und als Maler großer Beliebtheit. Er war selbst ein eleganter Reiter und Weltmann. Eine liebevoll-verehrende, dabei objektive Schilderung seiner Person und seiner Kunst verdanken wir einem Aufsatz von Max Liebermann in der Zeitschrift »Kunst und Künstler« von 1908. »*Zeichnet, was ihr seht*«, soll Steffeck seinen Schülern eingeschärft haben. Und weiter schreibt Liebermann über ihn:

546 CARL STEFFECK
König Wilhelm I. von Preußen, 1870
Schleswig, Schleswig-Holsteinisches Landesmuseum, Schloß Gottorf

545 CARL STEFFECK
Der Maler Ferdinand Bellermann
Berlin, Berlin Museum

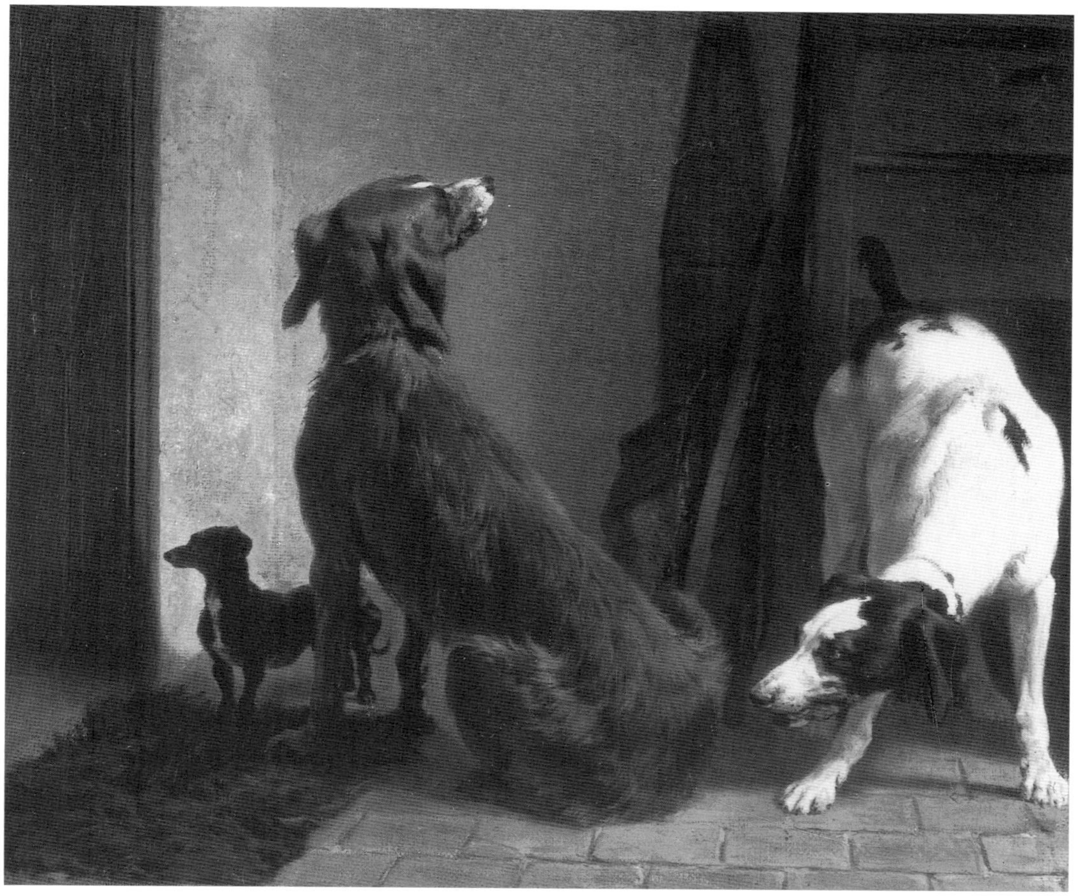

»Er war ein zu getreuer Schüler Schadows und seines vergötterten Lehrers Franz Krüger, dazu Berliner bis auf die Knochen, um sich irgendeiner Gefühlsduselei in Form und Farbe hinzugeben. Für das französische Blut in ihm – er gehörte zur Kolonie – war nur der Gedanke, der klar ausgedrückt wurde, klar gedacht.« Der Maler Steffeck, der alles nur Modische und Routinierte haßte, das damals sich in der Salonmalerei breitmachte, war ein hochbegabter Zeichner und hat viele Pferdebilder, richtiger -porträts, und auch Reiterbildnisse oft alla prima gemalt. Sein berlinischer Realismus ließ das eine oder andere Bild gelegentlich etwas zu nüchtern geraten. Was Liebermann nicht wissen konnte, was aber im Katalog seiner Nachlaßausstellung bei Paul Cassirer 1913 (die erste hatte 1890 in der Nationalgalerie stattgefunden) zu lesen war: Steffeck war 1848 als »zu demokratisch« in Ungnade gefallen, weil er in zwei Lithographien seine Gesinnung allzu deutlich offenbart hatte. Doch hat seine Zurückgezogenheit, in der er eine Reihe gelungener Bildnisse aus seinem Familien- und Freundeskreis, wie das des Orientmalers Ferdinand Bellermann, malte, nicht lange gedau-
545
ert. Der Akademieprofessor Steffeck war lange Zeit Vorsitzender des Vereins Berliner Künstler, für den er auch das bekannte Bildnis Gottfried Schadows schuf, und wurde sehr bald wieder als guter Patriot, der er doch war, mit offiziellen Bildnissen Wilhelms I. und des Kronprin- 546
zen Friedrich Wilhelm (später Kaiser Friedrich III.) betraut, von denen er auch mehrere Wiederholungen anfertigen mußte. Für die Qualität seiner Reiterbildnisse mag das zwar offizielle, doch menschlich so ansprechende Bildnis ›Der Ausritt‹ stehen, das Kronprinz Friedrich Wil- T 7
helm und seine Gemahlin Princess Royal Victoria darstellt und 1856 entstanden ist. Zwei Jahre später malte er eine stimmungsvolle Szene aus einer Parforcejagd mit T 6
einem rot gekleideten Treiber und zwei Pferden im Vordergrund des herbstlichen Grunewalds. Wie manche andere Maler in Berlin hat auch Steffeck das historische Geschehen mit ›König Wilhelm I. auf dem Schlachtfeld von Königgrätz‹ – allerdings nicht vor Ort – geschildert. Im Verein Berliner Künstler stellte er noch 1870 das Brustbild des Königs aus, das der Darstellung des

547 Carl Steffeck
Begegnung
Kiel, Stiftung Pommern

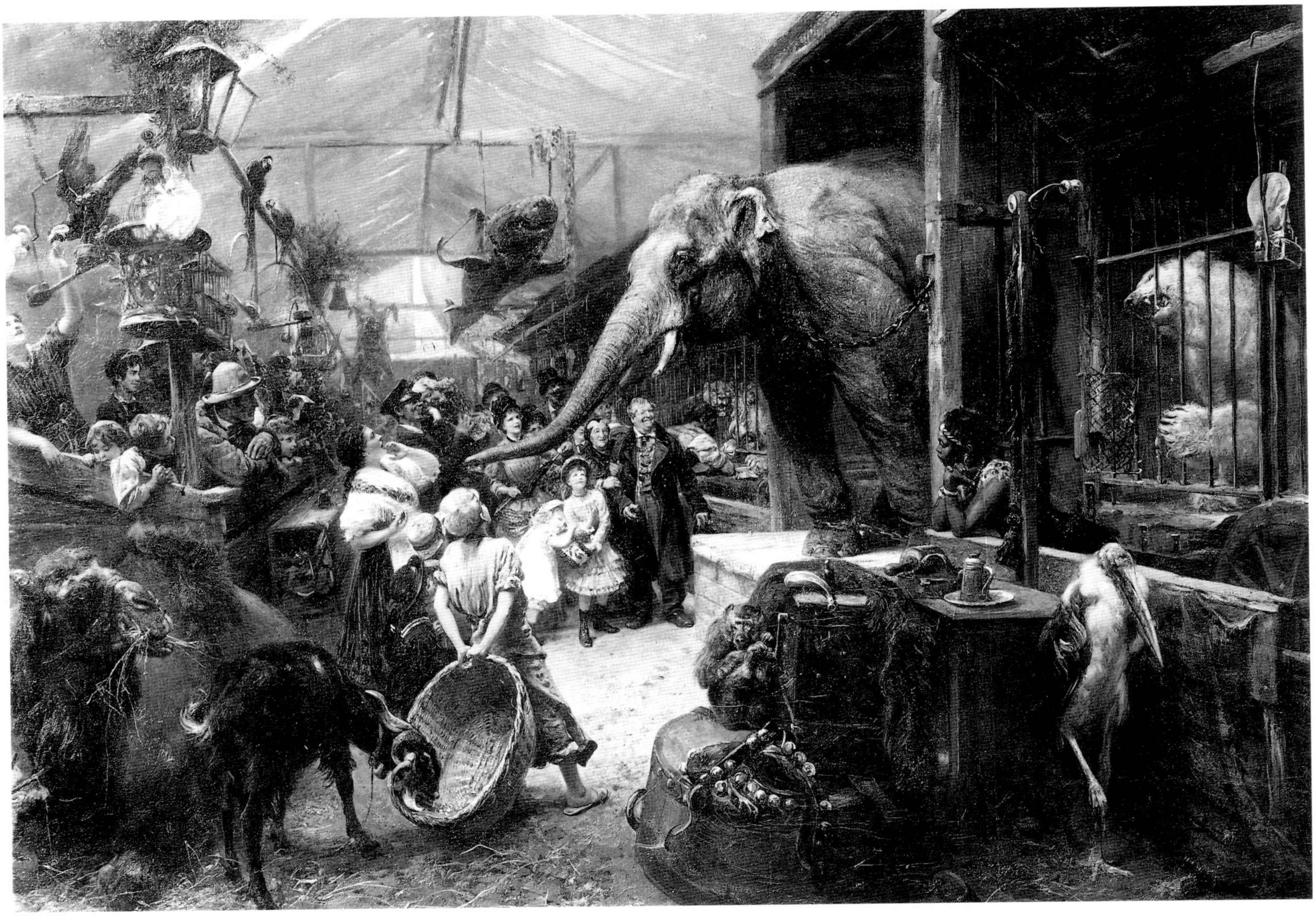

Schlachtfeldbildes in der Haltung des Kopfes entsprach. Wie genau er bei seinen Tierbildern auch die Verhaltensweisen von Hunden zu beobachten und wiederzugeben verstand, zeigt das undatierte Gemälde mit drei aus der
547 Untersicht dargestellten Hunden. Das Dahinjagen der Pferde in Pferderennen versuchte er einzufangen, was ihm noch nicht so recht gelingen wollte. 1880 ging Steffeck zweiundsechzigjährig als Direktor an die Akademie nach Königsberg, wo er zehn Jahre später gestorben ist. *»Steffeck war ein famoser Kerl«*, schrieb Liebermann.

PAUL MEYERHEIM, in Berlin geboren und bis 1860 bei seinem Vater ausgebildet, ging mehrmals nach Paris und nach Barbizon, um sich in der Landschaftsmalerei zu vervollkommnen. Seine Begabung lag wohl auf dem Gebiet der Tiermalerei. Auch als Porträtist hat er sich einen Namen gemacht und war vor allem als Holzschneider und Lithograph ein beliebter Illustrator. Bekannt wurde er durch seine anekdotenhaften Tierdarstellungen, für die er auch größere Wandbild-Aufträge erhielt. So hat er solche für das Reichsjustizamt und für verschiedene Villen in Berlin, insbesondere im Tiergartenviertel, auch zwei Pendants für die Garten-Loggia des Barons von Lipperheide geschaffen und Fassaden mit amüsanten Tierszenen (Affenfriesen u. ä.) geschmückt. Das allgemeine Interesse an Tieren fremder Länder war in Berlin durch die 1844 erfolgte Eröffnung des Zoologischen Gartens gesteigert worden, und die Maler hatten ein Dorado für ihre Tierstudien gewonnen. Die Tierhäuser im Zoo wurden, wo es nur ging, zusätzlich mit Darstellungen bereichert, die die Tiere fremder Länder in ihrer ursprünglichen Umgebung zeigen sollten. Auch Paul Meyerheim hat dazu beigetragen und für die Vorhalle des
Antilopenhauses eine Antilopenjagd gemalt. ›Die Tier- 548
bude‹ von 1885 zeigt vor den gaffenden Zuschauern ein dichtgedrängtes beängstigendes Durcheinander von Tieren aller Art, von exotischen Vögeln bis zum angekette-

548 PAUL MEYERHEIM
Tierbude, 1885
Berlin (Ost), Staatl. Museen zu Berlin, Nationalgalerie

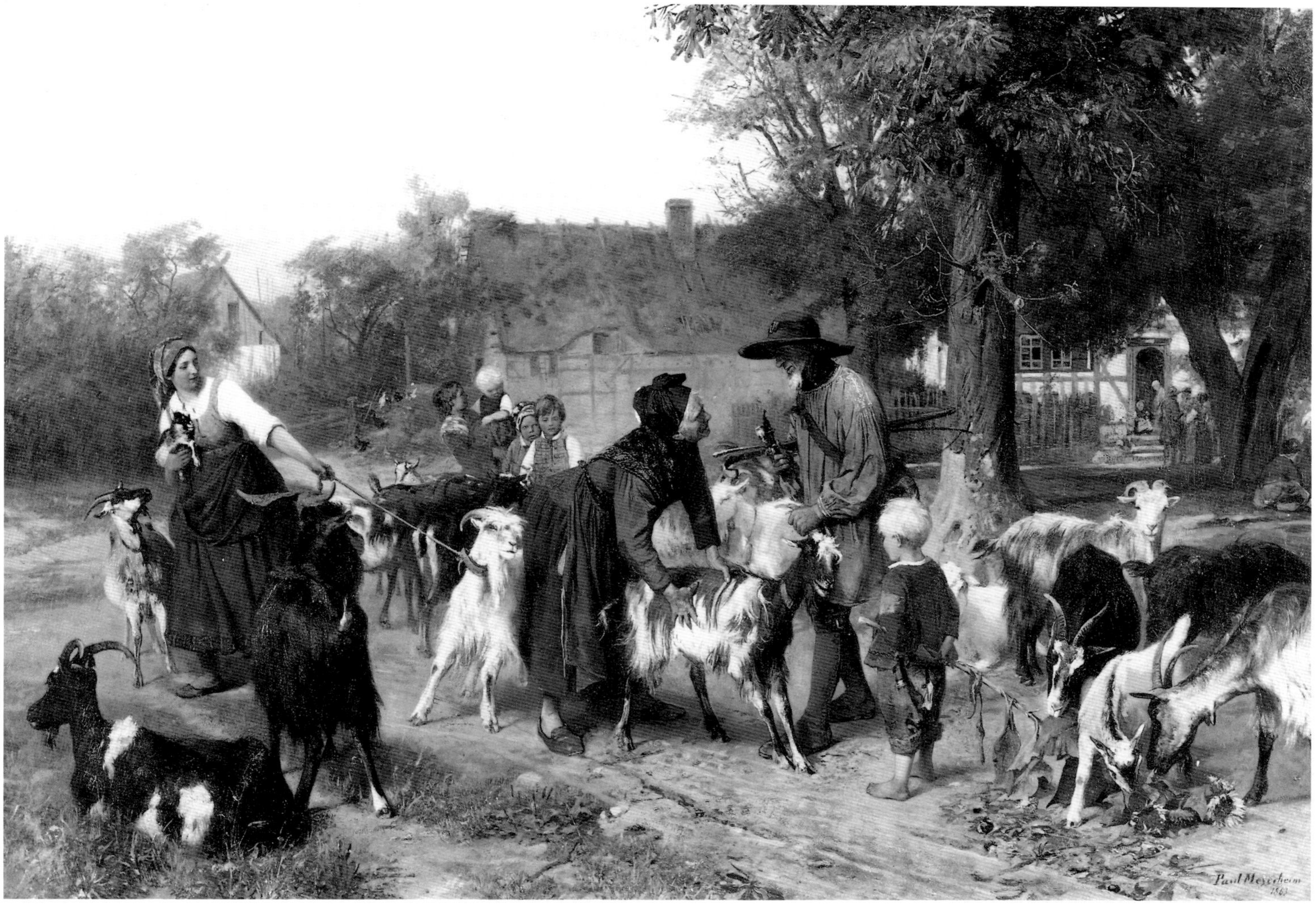

ten Elefanten. In seinem Aufsatz »Das Tierstück« in »Kunst und Künstler« von 1917 äußerte Wilhelm Waetzoldt, daß bei Krüger und noch bei seinem Schüler Steffeck Sachlichkeit und Sicherheit in der Wiedergabe von Pferden und Hunden die Grundelemente gewesen wären, daß aber bei Meyerheim eine *»Umbiegung des Tierstücks ins Genrebild«* erfolgt sei. Tiere habe er wie ein kleiner Bourgeois gesehen: *»Halb Staunen über das exotische Wesen, halb Belustigung und Hochgefühl, ein Mensch zu sein. Man darf mit Meyerheims Bildern das Menzelsche Kinderalbum gar nicht in einem Atem nennen.«* Wie gut Meyerheim die später vernachlässigte Landschaftsmalerei in seinen Anfängen beherrscht hatte, läßt sein zwanzig Jahre zuvor geschaffe-
549 nes Gemälde ›Der Ziegenhändler im Dorf‹ ahnen, in dem das breit ausgeführte Genremotiv dennoch Raum für Schilderung der dörflichen Umgebung bot. Meyerheim hat sich in seinen späten Jahren in einem Artikel der »Kunstwelt« von 1912/13 gegen den Vorwurf gewehrt, in seinen Bildern verdränge das Anekdotische das Malerische: *»An den fünfundsechzig Porträts, die ich gemalt habe, ist keine Anekdote zu entdecken – und ist es denn ein Unglück, wenn auch in der bildenden Kunst etwas erzählt wird?«* 1912 gab es in der Großen Berliner Kunstausstellung eine Sensation: Als Leihgabe der Familie Borsig waren sieben riesige Bilder von 3,56 x 2,51 m, zwischen 1873 und 1876 von Paul Meyerheim auf Kupfer gemalt, zu sehen. Im Katalog trugen sie den etwas kuriosen Gesamttitel ›Lebensgeschichte einer Lokomotive‹. Sie bezogen sich auf den Borsigschen Lokomotivbau in Berlin und waren ursprünglich für die Gartenloggia des Borsigschen Privatgrundstücks in Alt-Moabit bestimmt. Nach dem Abriß der Borsig-Villa 1911 wurde die Loggia mit den Bildern in den Tiergarten versetzt; in der Zwischenzeit kamen die Gemälde in die Ausstellung. Ihre genaue Abfolge begann mit einer Förderanlage im Erzbergbau, in dem die Gattin Borsigs neben anderen Frauen als Arbeiterin an der Winde zu

549 PAUL MEYERHEIM
Der Ziegenhändler im Dorf, 1863
Berlin, Kunsthaus Klewer

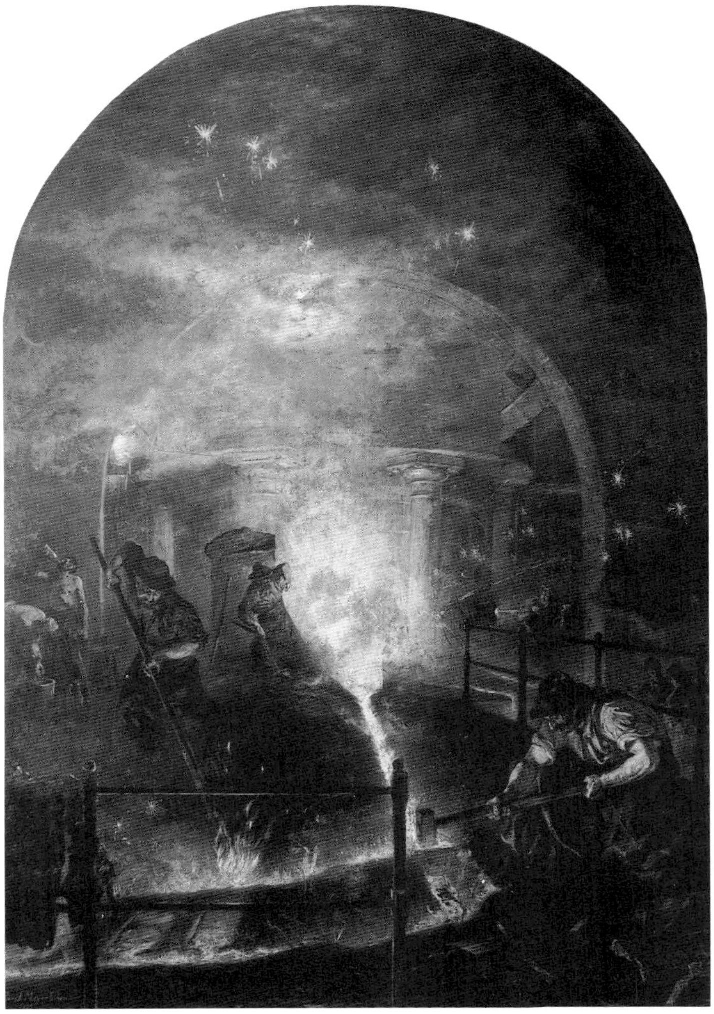

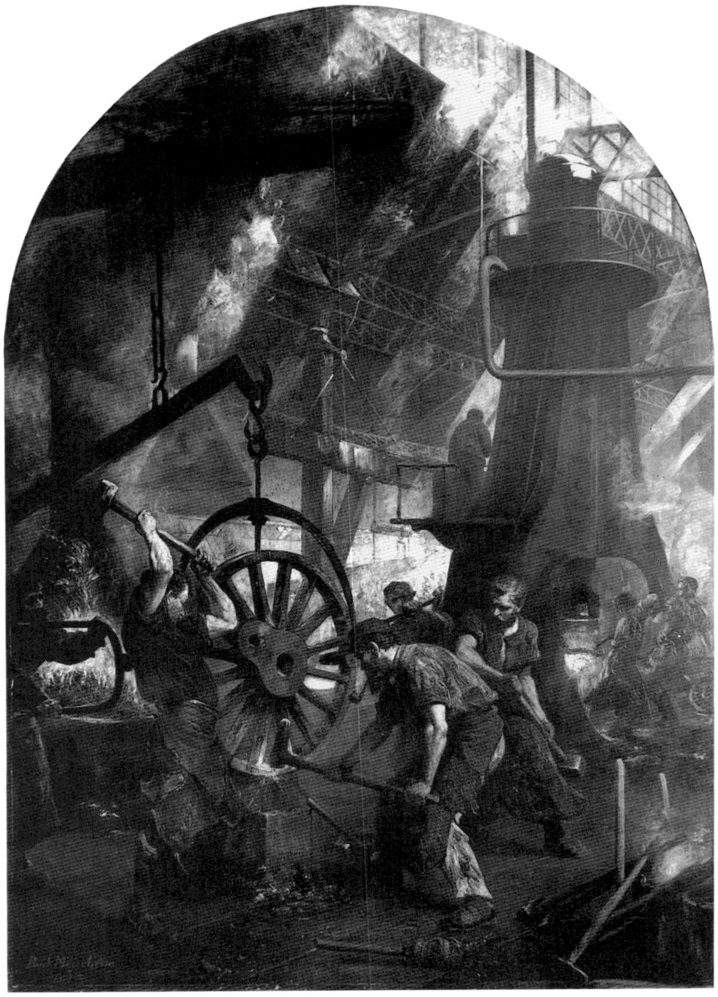

550 Paul Meyerheim
Hochofenabstich, 1874
Öl/Kupfer
Berlin (Ost), Märkisches Museum

551 Paul Meyerheim
Schmieden eines Treibrades, 1873
Öl/Kupfer
Berlin (Ost), Märkisches Museum

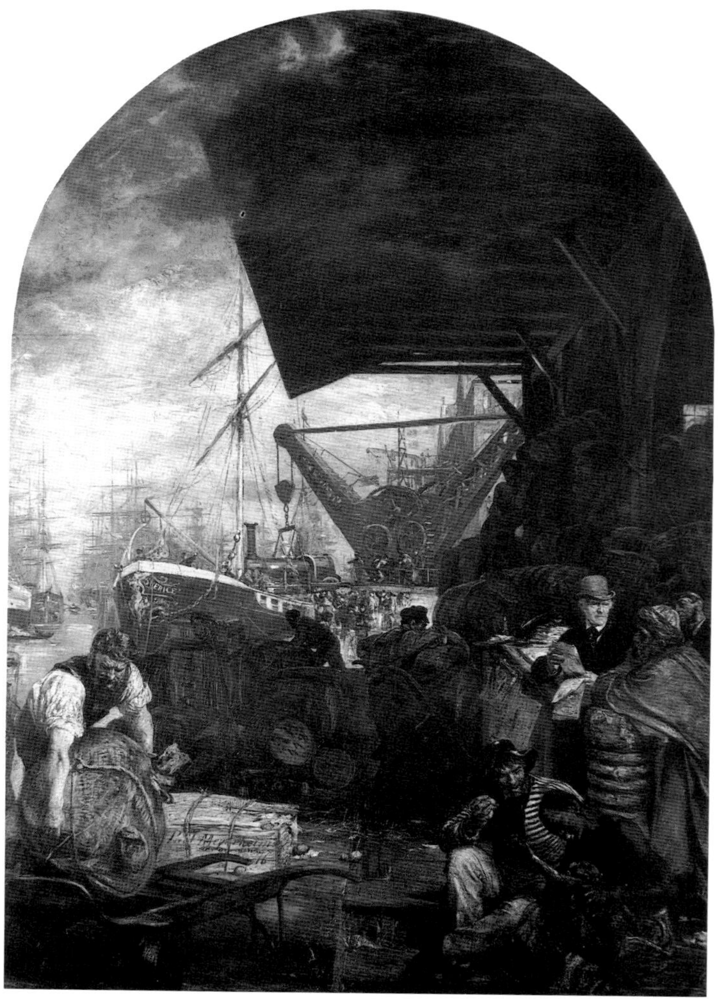

552 PAUL MEYERHEIM
Verladen einer Lokomotive im Stettiner Hafen, 1876
Öl/Kupfer
Berlin (Ost), Märkisches Museum

erkennen war. Es folgten ein Hochofenabstich im Walzwerk, das Schmieden eines Treibrades, ein Erntefest bei der Familie Borsig auf dem Gut Groß-Behnitz, die Montage einer Lokomotive, eine Eisenbahnbrücke mit dem Selbstbildnis des Malers hinter dem Postillon und das Verladen einer Lokomotive im Stettiner Hafen im Beisein des Schwiegervaters von Albert Borsig. Während ein Teil der Gemälde genrehaft Bezug nahm auf die Familie Borsig, waren andere, wie der Hochofenabstich und das Schmieden eines Treibrades, reine Schilderungen der schweren Arbeit, ähnlich wie sie – fast gleichzeitig – Menzel, ein väterlicher Freund Meyerheims, in dem Riesengemälde seines Eisenwalzwerks in Königshütte, allerdings mit weit größerer künstlerischer Intensität und Ernsthaftigkeit, dargestellt hat. Insgesamt waren Meyerheims große Gemälde aber eine ebenso erstaunliche wie bewunderungswürdige Arbeit und ein wichtiger Beitrag der Berliner Malerei zur frühen Industriedarstellung. Daß Meyerheim einzelne Szenen in seiner Art anekdotenhaft schilderte, lag vielleicht auch in der wohl vom Auftraggeber erwünschten Verknüpfung des bedeutenden Industriewerkes in Berlin mit der Borsigschen Familiengeschichte. Die Folge wurde im Zweiten Weltkrieg auseinandergerissen und hatte ein wechselvolles Schicksal; vier Gemälde befinden sich seit den fünfziger Jahren im Märkischen Museum, ein weiteres heute im Museum für Verkehr und Technik in Berlin.

550, 551, 552

OSKAR GRAF KROCKOW VON WICKERODE aus Thine in Pommern studierte bei Wilhelm Krause in Berlin und bei Albert Zimmermann in München, hielt sich drei Jahre in Paris auf und ließ sich 1859 in Berlin nieder. Er spezialisierte sich auf Reisen durch Europa auch auf die Tier- und Jagdmalerei. Dramatisch zugespitzt ist die Szene ›Zwei Elchhirsche auf dem Eis von Wilddieben verfolgt‹. Links im Bild flieht ein Hirsch mit gewaltigem Geweih auf die schneebedeckte Küste; hinter dem sterbenden Elchhirsch auf dem Eis ragt die hohe Gestalt des Malers auf. Graf Krockow war vor allem in den sechziger Jahren auf den Berliner und auf auswärtigen Akademieausstellungen mit zahlreichen Tierbildern vertreten. 553

Fontane nannte ALBERT BRENDEL den *»Schafmaler par excellence«*. Der Berliner erlernte schon in seiner Kinderzeit die Malerei bei August Wilhelm Schirmer, ging später zu Wilhelm Krause und nach seinem Akademiebesuch in Berlin 1851 zu dem wegen seiner riesigen Historienbilder damals hochgelobten Thomas Couture nach Paris, das in der zweiten Jahrhunderthälfte für die Maler offenbar noch anziehender war als Italien; Brendel besuchte auch Italien, um dann seit 1853 bei Steffeck in

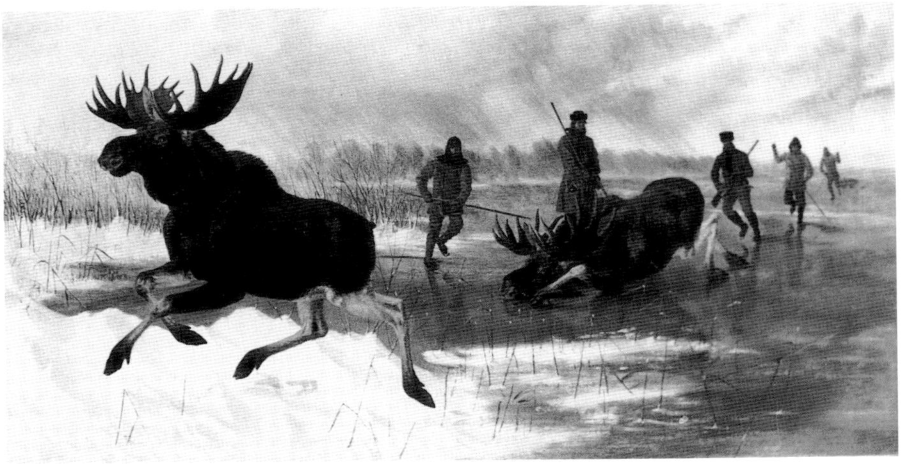

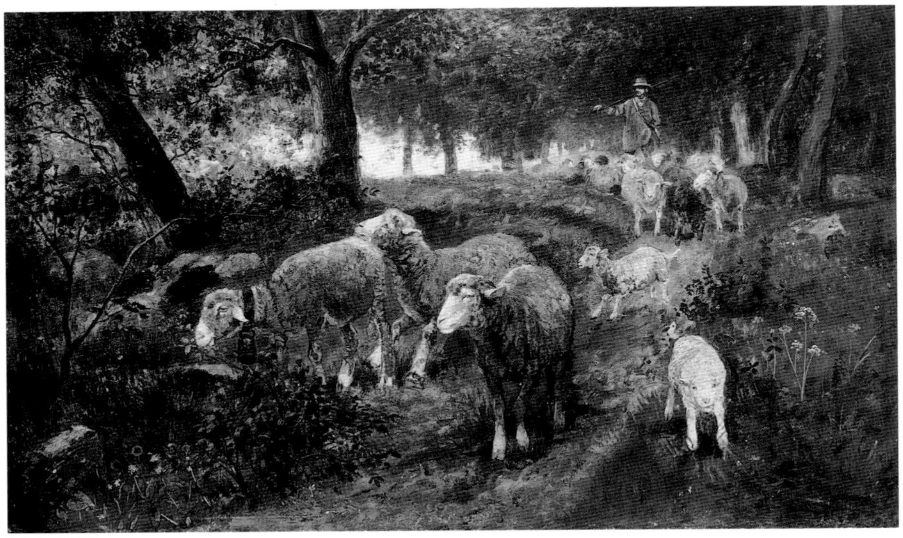

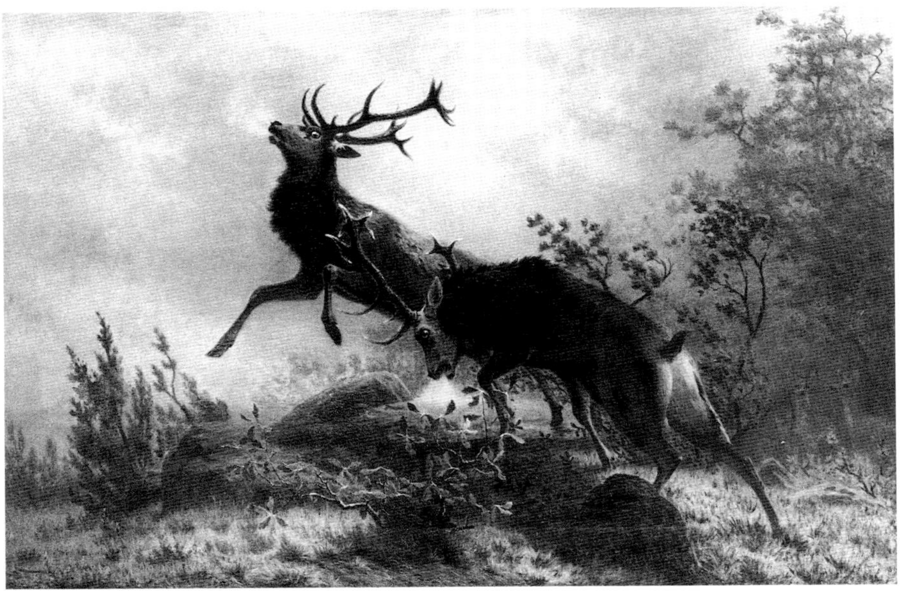

553 OSKAR GRAF KROCKOW VON WICKERODE
Zwei Elchhirsche von Wilddieben auf dem Eise verfolgt
Privatbesitz

554 ALBERT BRENDEL
Heimgang zum Dorf
Berlin, SMPK, Nationalgalerie

555 EDUARD OCKEL
Hirsche in der Brunstzeit
Berlin, Leo Spik KG

Berlin sich in der Tiermalerei zu vervollkommnen. Brendel lebte und arbeitete den Sommer über in Barbizon und im Winter in Berlin. Sein einfühlsam gestaltetes Thema
554 waren Schafe in der Landschaft oder in ihren Ställen. Seine Bilder zeigte er mit Erfolg auch in französischen Ausstellungen. 1870 mußte er sein französisches Domizil aufgeben und kehrte zurück nach Berlin, wo er aber seinem Thema treu blieb. 1875 wurde Brendel als hochrenommierter Maler an die Großherzogliche Kunstschule in Weimar berufen, wo er bis 1884 zunächst als Lehrer und Professor, dann als Direktor tätig war, so daß er auch als Maler von Weimar in Anspruch genommen wird. 1896 – ein Jahr nach seinem Tode – veranstaltete die Nationalgalerie eine Gedächtnisausstellung für den Tiermaler. Es gab aber noch andere Spezialisten unter den Tiermalern. Der Berliner ALBERT (Q) BECKER, der in seiner Heimatstadt bei Kloeber an der Akademie studiert hatte und dessen Mitarbeiter wurde, hat sich nach seinem Studienjahr in Paris hauptsächlich der Darstellung von Rindern und Kühen gewidmet und es ähnlich wie Brendel zu einer gewissen Perfektion gebracht. Wegen seiner Vorliebe für diese Tiere wurde er unter Kollegen Kuh-Becker genannt. Er hatte Humor und setzte diese Bezeichnung bei seinen Signaturen als Q hinter seinen Vornamen. Seine reinen Genrebilder sind mit Recht vergessen.

Der aus Schwante nicht weit von Potsdam gebürtige EDUARD OCKEL, dessen Ausbildung bei Steffeck, bei Couture in Paris und in Barbizon der Albert Brendels glich, hat sich nicht nur auf Tiermalerei beschränkt, sondern sich in späteren Jahren auch intensiv mit Landschaftsmalerei befaßt. Kurz vor der Jahrhundertwende hat er die Mark Brandenburg für sich entdeckt. An dem
555 Gemälde, das zwei Hirsche in der Brunstzeit schildert, hat er kompositionell ein Äußerstes an effektvoll dramatischer Bewegung gewagt, eine ungewollt komische Darstellung, die wohl nur einem Waidmann gefallen haben mag. Seit 1858 hat er über Jahrzehnte regelmäßig an den Berliner Akademieausstellungen teilgenommen. Auch RICHARD FRIESE aus Gumbinnen, der 1880 an der Berliner Akademie ausgebildet wurde, hat sich nicht, wie manche andere, mit dem Studium wilder Tiere in Käfigen oder den Tierhäusern des Berliner Zoos begnügt, sondern auf seinen weiten Reisen versucht, sie in ihrer Heimat zu beobachten. Er vermied es Tiere in erfundenen Landschaften wiederzugeben. Seine Bilder waren sogar bei den kaiserlichen Jagdherren beliebt. Auch als Tierbildhauer hat er sich versucht. Friese ist mit dem sichern-
556 den ›Löwenpaar‹ von 1906 nach manchen melodramatischen Tierschilderungen der zweiten Hälfte des 19. Jahr-

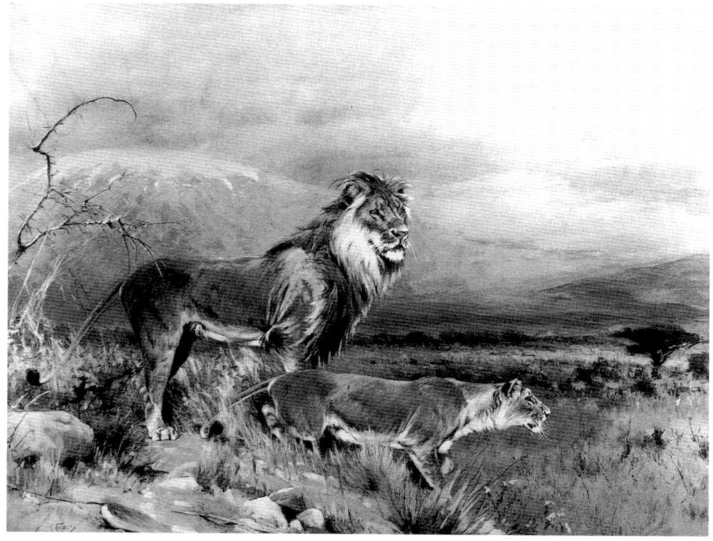

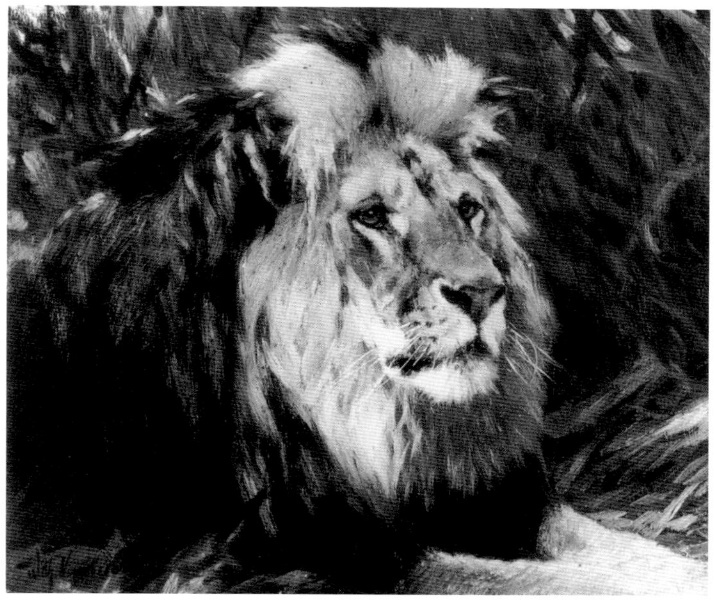

556 RICHARD FRIESE
Sicherndes Löwenpaar, 1906
Deckfarben
Berlin, Leo Spik KG

557 WILHELM KUHNERT
Löwenkopf
Öl/Holz
Verbleib unbekannt

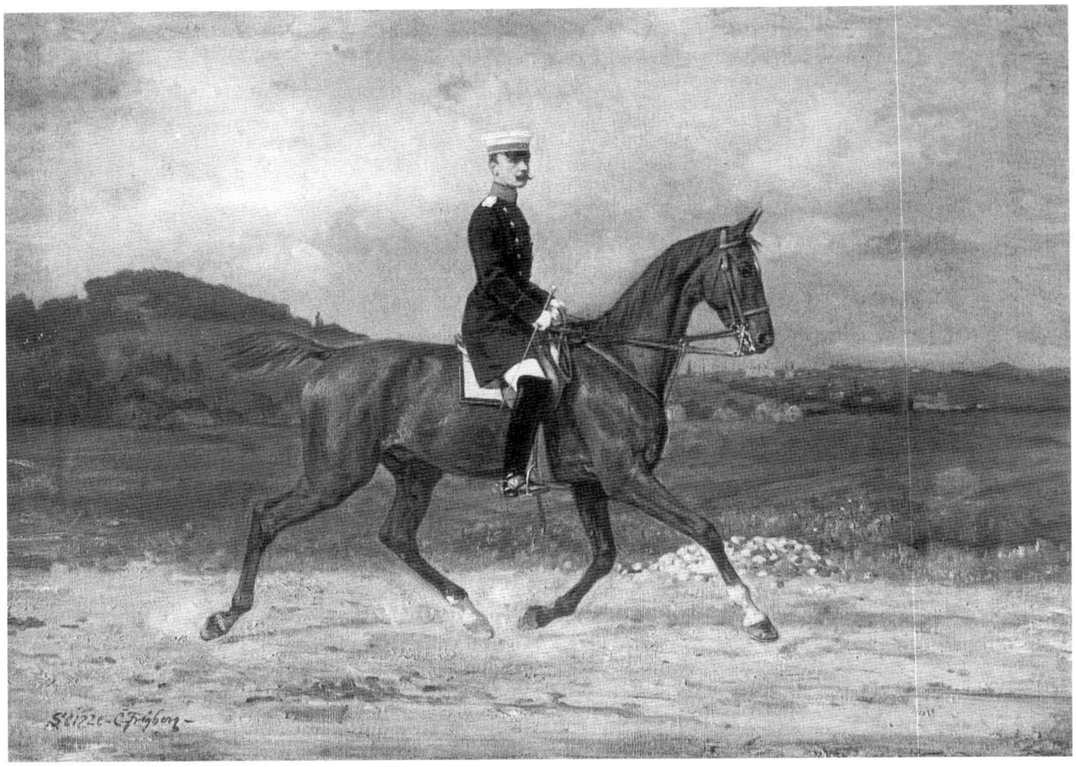

hunderts zu einer sachlicheren und angemesseneren Darstellung zurückgekehrt. Auch der aus Schlesien stammende bekannte Tier- und Genremaler WILHELM KUHNERT, der bei Paul Meyerheim und Ferdinand Bellermann an der Berliner Akademie studierte, hat seine Tiere nicht im Zoologischen Garten, sondern auf seinen Reisen in ihrer eigenen Umgebung erlebt und gezeichnet. Die Tiere Afrikas hat er am häufigsten dargestellt, allerdings am gelungensten in seinen Radierungen und Illustrationen. Seine mit lockerem Pinselstrich gemalten, farbig-frischen Ölbilder, wie auch seine selteneren Land-
557 schaftsdarstellungen, fanden viel Anklang. Der ›Löwenkopf‹ ist ohne pathetische Überhöhung ebenso sachlich wie eindringlich wiedergegeben. 1927 fand für den ein Jahr vorher in der Schweiz verstorbenen Tiermaler eine Gedächtnisausstellung im Berliner Zoo statt.

CONRAD FREYBERG aus Stettin, ein Schüler von Steffeck, war nach längeren Studienreisen in Frankreich, England und Italien zuerst als Bildnis- und Pferdemaler in Berlin tätig. Durch seine Beteiligung am Feldzug 1870/1871 im Stab des Prinzen Albrecht wechselte er für eine gewisse Zeit zur Militärmalerei, schuf aber neben Ereignisbildern hauptsächlich Reiterbildnisse der Feldherren. Nach Kriegsende zog er endgültig nach Berlin, wo er als beliebter Jagd-, Tier- und Bildnismaler zum Hofmaler ernannt wurde. Auch er versuchte sich als Bildhauer und war u. a. Mitarbeiter von Eugen Börmel am Standbild Prinz Albrechts von Preußen unweit vom Schloß Charlottenburg. Seine Studie für das Reiterbildnis des Kronprin- 558
zen Wilhelm (II.) steht in der besten seit Franz Krüger fortgeführten Berliner Tradition.

558 CONRAD FREYBERG
Kronprinz Wilhelm (II.), um 1880
Berlin, Leo Spik KG

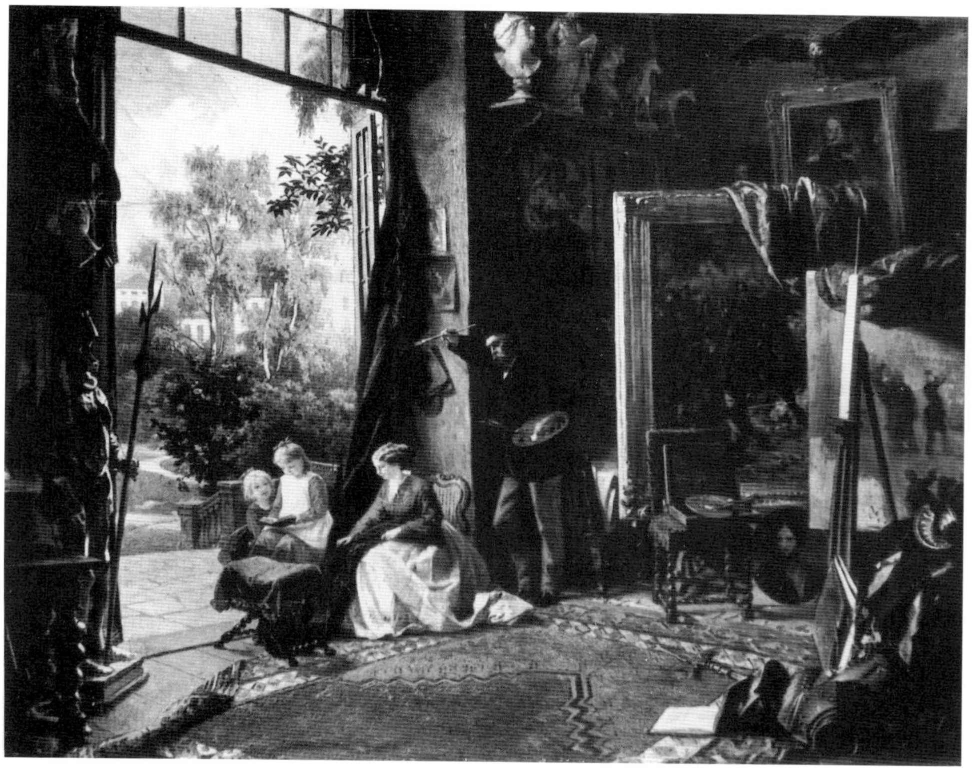

Die Genremalerei und der Triumph des Trivialen

Die Sittenschilderung, das Genre, ist – verglichen mit Dichtkunst und Literatur – dem Roman oder der Novelle ähnlich. Weit stärker als andere Gattungen der Malerei hat das Genre fließende Grenzen, denn auch mythologische, geschichtliche, religiöse und viele andere Stoffe sind zu gewissen Zeiten stark genrehaft aufgefaßt worden. Im wesentlichen sollte es hier als Schilderung des Volkes, der bürgerlichen Gesellschaft in all ihren Lebensäußerungen begriffen werden. Nach Fontane hätte das Genre die dankbare Aufgabe, *»das Leben des Hauses, des Herzens, in Leid und Freude zur Erscheinung zu bringen«*. So verstanden war die Genremalerei im Berlin der ersten Jahrhunderthälfte wahrhaft berlinisch, sie meinte die Berliner schlechthin und bot vor allem in humoristischen Darstellungen echte Sittenschilderungen und Lebensbilder des Volkes.

Etwa seit der Jahrhundertmitte interessierten sich die meisten Berliner Maler und ihr Publikum zunehmend für die Lebensweise der aufstrebenden großbürgerlichen Gesellschaft, die in den folgenden Jahrzehnten immer großstädtischer und weltläufiger wurde. Das Streben nach äußerem Glanz und solidem Reichtum war hier dominierend. Und doch wurden neben dem euphorisch wirkenden Optimismus und Positivismus auch pessimistische und Fin-de-siècle-Stimmungen spürbar. In der Genremalerei war allerdings zunächst nur die sorglose, auch von Nationalstolz erfüllte Seite des Lebens zu finden. Die Kataloge der Berliner Akademieausstellungen nach 1850 zeigen das Überhandnehmen von »schönen«, oberflächlich geschilderten Landschaftsmotiven sowie von nichtssagenden Genrebildern heute meist vergessener Maler, deren Erzeugnisse immer mehr ins Triviale abglitten, wobei außerdem die »Fabel« der Bilder für die Kunstliebhaber offenbar weit wichtiger war als die künstlerische Qualität.

Der nun folgende für das Gesamtspektrum der Malerei in Berlin unerläßliche Streifzug durch das Genre läßt das Banalste aus; und doch sollte die hier getroffene kleine Auswahl nichts beschönigen, andererseits aber auch gute Leistungen, die den damaligen Zeitgeist anschaulich widerspiegeln, berücksichtigen.

Betrachtet man das Atelierbild des vielbeschäftigten, renommierten Malers OTTO HEYDEN, in dem er sich 1867 mit seiner Gattin und zwei Kindern dargestellt hat, 559

559 OTTO HEYDEN
Das Atelier des Künstlers, 1867
Berlin, SMPK, Nationalgalerie

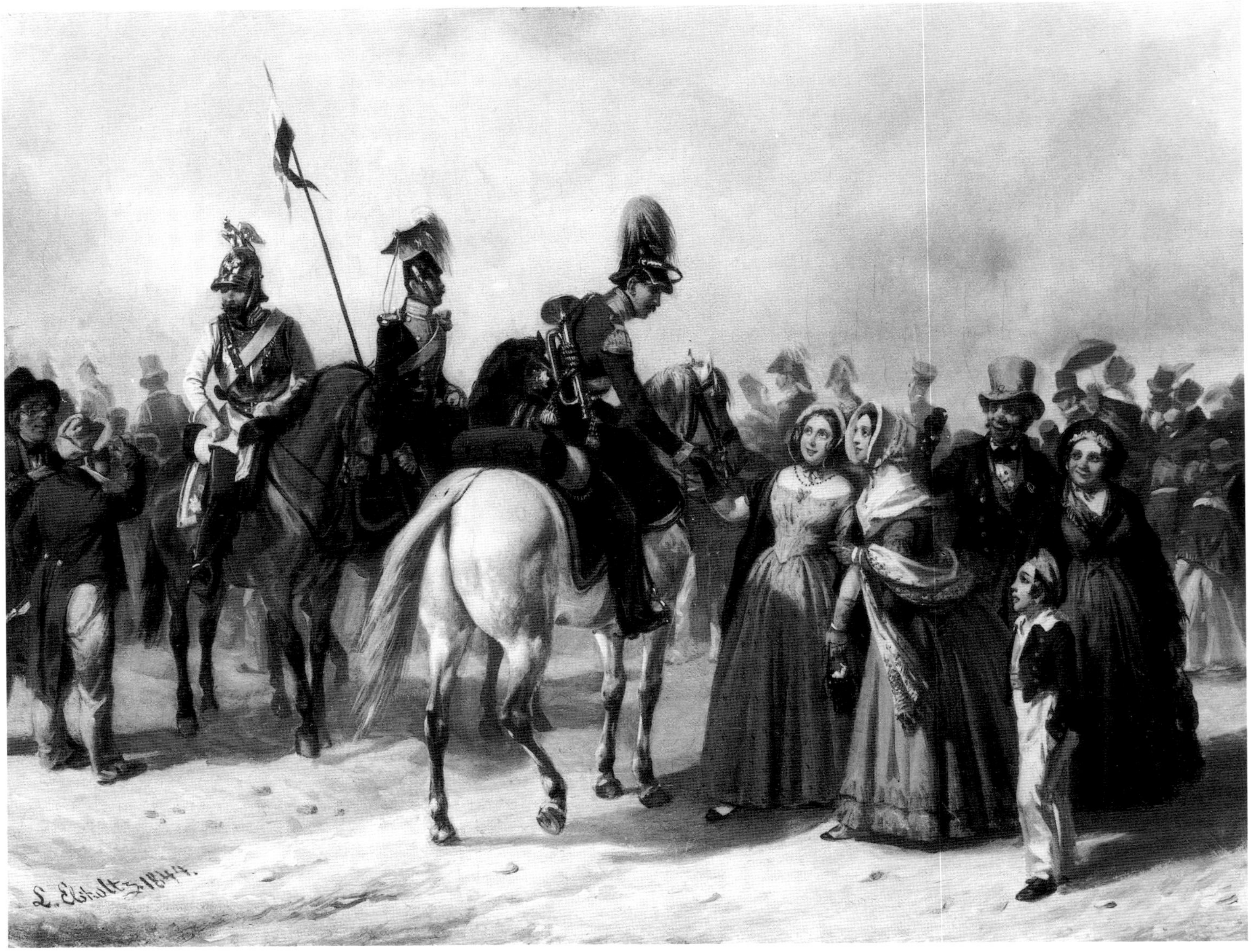

und denkt zurück an ähnliche Bilder aus der ersten Jahrhunderthälfte – das kargste ist wohl die von Kersting wiedergegebene Werkstatt Caspar David Friedrichs –, wird die tiefgreifende Wandlung deutlich, die sich in der Gesellschaft und damit auch in der Stellung des Künstlers vollzogen hat. Waren die Arbeitsräume der Maler bis nach der Jahrhundertmitte schlicht, oft genug sogar nur ein Teil des Wohnraumes der Familie, so ist das Atelier von Heyden nun ein großer, sich zu einem Garten hin öffnender, trotz der wenigen Arbeitsgeräte prunkvoll ausgestatteter Atelierraum mit einem Teppich, alten Möbeln und malerisch drapierten Stoffen; dazu hoch oben Gipse auf einem Regal, eine Staffelei, Skizzenbücher, große und kleinere goldgerahmte Gemälde seiner Hand, im ganzen viel »Material« für seine Bilder, malerisch auf dem Boden verstreut. In einer Ecke stehend sogar eine Rüstung und dann der Maler selbst mit Pinsel und Palette im üblich gewordenen Samtjackett und ebensolcher Kappe, die sich bald in die für die Künstler noch attraktivere Wagnerkappe wandeln sollte. Gewiß waren die Ateliers der meisten Maler in Berlin weit schlichter, doch zeigt diese Darstellung, wie die arrivierten Künstler sich selbst sahen. Sie wollten Maestri, Herrscher im Reich der Kunst sein, und so sollten und wollten auch ihre Bewunderer sie sehen. Die Grenzen dieses »Reiches« waren allerdings abgesteckt durch die Akademie und den Publikumsgeschmack. Heyden war ein überaus fleißiger Maler, der bei Wach und Kloeber in Berlin und bei

560 LUDWIG ELSHOLTZ
Begegnung auf dem Sonntagsspaziergang, 1844
Privatbesitz

Cogniet in Paris sein Handwerk erlernt hatte. Vier Jahre lebte er in Rom und Sizilien. Mit seinen seit 1852 ausgestellten italienischen Genrebildern ist er bekannt geworden, große Historienbilder lagen ihm anfangs weniger. Bildnisse kamen hinzu. Bei den kriegerischen Ereignissen der sechziger Jahre fand auch Heyden einen neuen Aufgabenbereich. Nach einem Aufenthalt in Ägypten im Jahr 1869 befaßte auch er sich mit Orientschilderungen. Geschäftigkeit, Reiselust und das Verlangen nach immer neuen Eindrücken waren für viele Maler der zweiten Jahrhunderthälfte typisch, doch vermochten die meisten die allzu schnelle und vielseitige »Horizonterweiterung« künstlerisch nur sehr oberflächlich zu verkraften.

Um die Entwicklung der guten Genremalerei zur Allerweltstrivialität in der zweiten Jahrhunderthälfte zu veranschaulichen, empfielt es sich, einen kurzen vergleichenden Blick in die Jahrhunderthälfte zu werfen. Den harmlos berlinischen Humor des Krüger-Schülers LUDWIG ELSHOLTZ, wie er in dem spätbiedermeierlichen kleinen Gemälde von 1844 zu finden ist, in dem bürgerli-
560 che Sonntagsspaziergänger einigen schmucken Vertretern der preußischen Kavallerie freundlich, fast freundschaftlich begegnen, wobei vielleicht sogar zarte Bande geknüpft werden, sollte es nach der Jahrhundertmitte so nicht mehr geben. Nach seinen Gemälden aus den Freiheitskriegen, die Elsholtz teilweise im Auftrag des Königs geschaffen hatte, wandte er sich hauptsächlich liebevoll gesehenen, humorvollen Schilderungen des Berliner Volkslebens zu, die in ihrer geschickten Komposition und frischen Farbigkeit verrieten, daß er bei Franz Krüger seine Lektion gelernt hatte. Bevor er 1845 endgültig nach Berlin zurückkam, wo er zwei Jahre Schüler Wachs gewesen, 1831 aber nach Düsseldorf zu Wilhelm Schadow gegangen war, hat der Genremaler HERMANN KRETZSCHMER aus Anklam noch vor seinen Orientreisen kleine, romantisch anmutende und vorzüglich gemalte
Genrebilder, wie ›Der erste Schulgang‹ von 1837 (zwei- 561
tes Datum mit Monogramm R W 1857) geschaffen. Die Fabel ist schlicht, die einem Märchen gleichende Stimmung eigentlich alles: Er schilderte zwei Kinder, Brüderlein und jüngeres Schwesterlein, die Kleine vor der Schule beklommen, in einer altdeutschen Stadt. Kretzschmer hat in weiteren Bildern auch Märchenszenen dargestellt, und wie bei manchen anderen Malern in Berlin gehörte auch Kleists »Käthchen von Heilbronn« zu seinen Themen. Noch als Geschichtsmaler und Porträtist hat er Kinderporträts, meist in Pastell, und zahlreiche Genreszenen mit Kindern geschaffen. Dergleichen zart geschilderte Märchenstimmungen sollten in der künftigen Genremalerei durch lautere, effektvollere Töne verlorengehen.

An der Spitze der Berliner Genremalerei der zweiten Jahrhunderthälfte stand der als Kolorist hochbegabte Berliner CARL LUDWIG BECKER, der bei August von Kloeber und an der Akademie in München studierte,

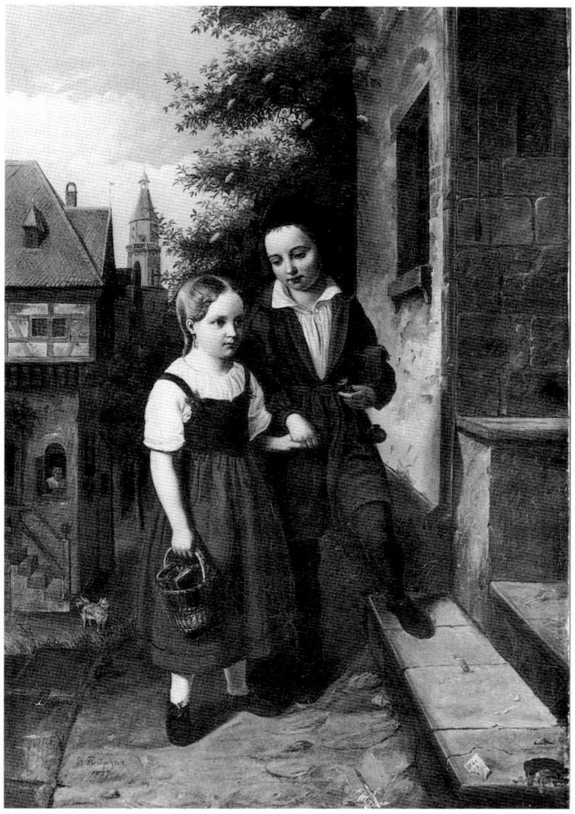

561 HERMANN KRETZSCHMER
Der erste Schulgang, 1837
Berlin, Leo Spik KG

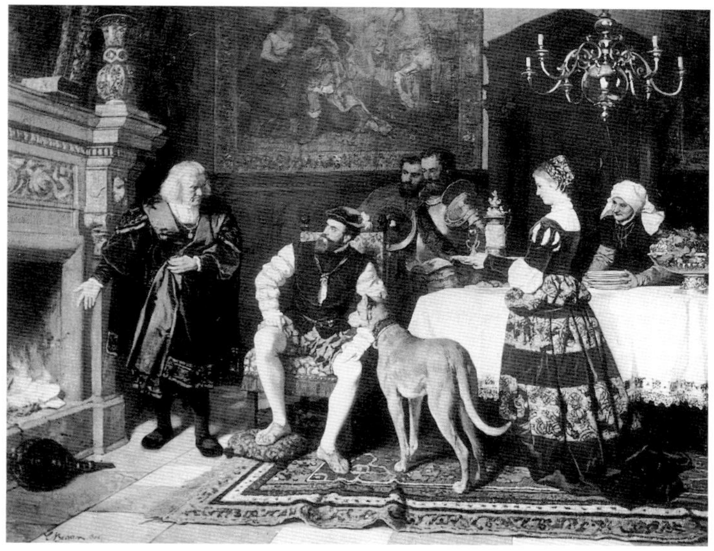

563 CARL LUDWIG BECKER
Kaiser Karl V. bei Fugger, 1866
Verbleib unbekannt

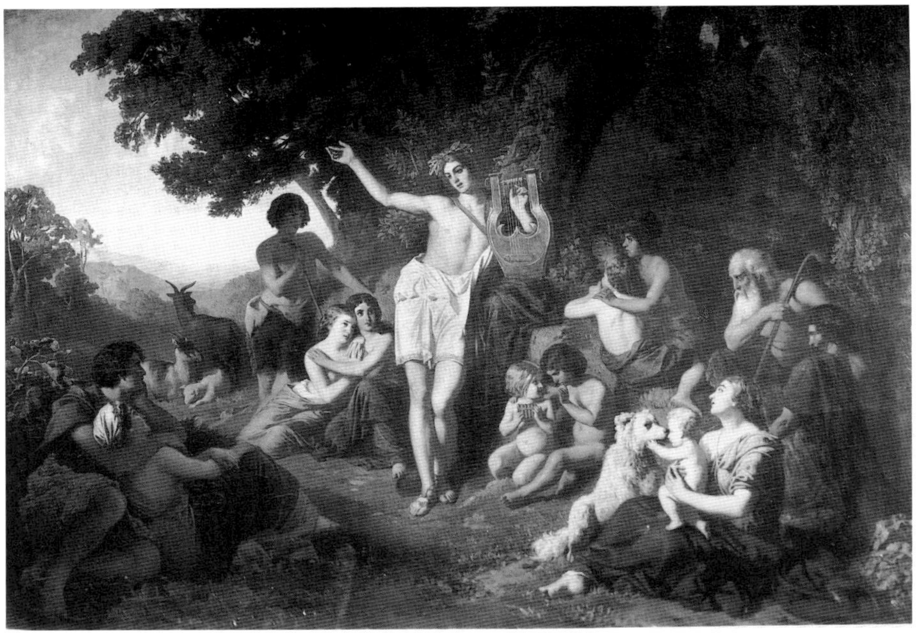

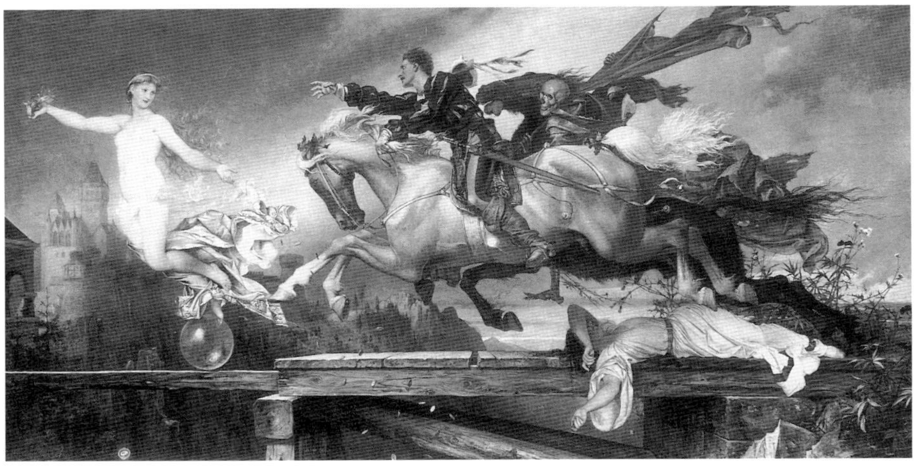

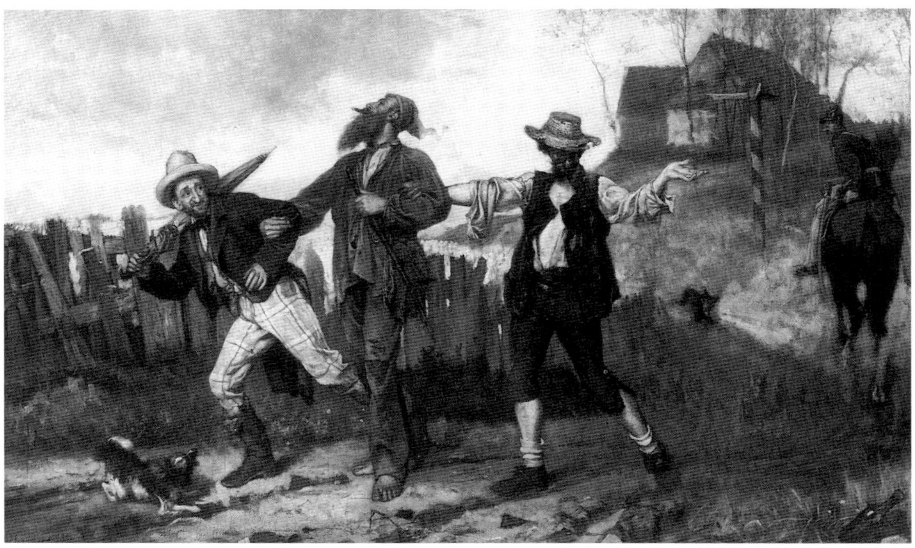

562 Carl Ludwig Becker
Orpheus
Privatbesitz

564 Rudolf Henneberg
Die Jagd nach dem Glück, um 1868
Öl/Papier auf Pappe
Berlin, SMPK, Nationalgalerie

565 Rudolf Henneberg
Polizeiwidrige Gestalten, 1861
Braunschweig, Städtisches Museum

anschließend auf Studienreisen nach Paris, Rom und Venedig ging, von wo er bedeutende Anregungen mitbrachte. Wieder in Berlin, wirkte er mit bei den Wandbildern im Neuen Museum, und zwar mit antiken mythologischen Darstellungen im Niobidensaal. Weit mehr lagen ihm frei erfundene Sittenschilderungen der Geschichte, wobei ihm unter dem Eindruck der Lagunenstadt und ihrer Maler venezianische Themen der Renaissance am besten gelangen. Becker war ebenso gebildet wie vielseitig. Der Menschen und Tiere mit seinem Kitharaspiel und
562 Gesang bezaubernde Orpheus ist wahrscheinlich ein Gemälde aus der Zeit seiner mit antiken Themen befaßten Wandbildmalerei und dabei echt empfunden. Nachklänge des idealisch gesinnten Klassizismus und der Romantik sind bei Becker und einigen anderen Vertretern seiner Generation noch spürbar. Später hat ihn vor allem die Gestalt Karls V. fasziniert. In einem höchst lebendig wirkenden Gemälde von 1866 schilderte er
563 ›Karl V. bei seinem Bankier Fugger‹, der einen Schuldschein des Kaisers im Kamin verbrennt, wobei der Maler sich in kulturgeschichtlichen Details offenbar gut auskannte. In einem vier Jahre zuvor entstandenen Gemälde hatte er den Besuch Karls V. bei Tizian dargestellt. Er zeigte den mächtigen Kaiser, wie er dem Maler einen zu Boden gefallenen Pinsel aufhebt – eine Szene, welche die hohe Selbsteinschätzung der Künstler zum Ausdruck bringt. Seine Genrebilder, deren Themen von der italienischen und deutschen Renaissance bis in das Rokoko reichten, waren in ihren Aussagen fundiert, virtuos gemalt und wirkten durch ihre Prachtentfaltung, ihre koloristische Behandlung verzauberte das Publikum. 1882 wurde Becker zum Präsidenten der Berliner Akademie der Künste ernannt. In jener Zeit verflachten viele seiner Bilder, er brachte fast nur noch Themen jenes unterhaltenden Genres, das auf Ausstellungen zur Massenware wurde. Der aus Braunschweig stammende RUDOLF HENNEBERG hat nach seinen juristischen Studien 1850 als Fünfundzwanzigjähriger an der Akademie zu Antwerpen mit dem Studium der Malerei begonnen und es in Paris kurze Zeit bei Couture fortgesetzt. Nach 1861 ging er nach Italien, wo er neben eigenen Arbeiten auch Kopien berühmter Gemälde anfertigte. Nach einem Aufenthalt in München ließ er sich 1866 in Berlin nieder. In zweijähriger Arbeit schuf er sein Hauptwerk ›Die Jagd
564 nach dem Glück‹, ein großformatiges, mit vielen Zitaten und Anspielungen überladenes allegorisches Gemälde, in dem ein der Fortuna ungestüm nachjagender Reitersmann von dem reitenden Tod verfolgt wird. Die lockende Fortuna entschwebt auf einer Glaskugel. In dem Gemälde, das ein großer Erfolg war, steckt noch etwas von dem wildem Temperament der französischen romantischen Epoche, nur ist das Ganze zu gekünstelt, zu glatt. Von ähnlichem Zuschnitt ist auch sein zuvor entstandenes großes Gemälde ›Der wilde Jäger‹ (beide früher in der Nationalgalerie). Sein drittes Hauptwerk waren die Wandbilder von 1856 in dem Wohnhaus des Kommerzienrates Robert Warschauer in Charlottenburg mit der Liebesgeschichte eines Jägers im Kostüm der Ritterzeit. Was Henneberg an kleinen Bildern, vor allem Landschaften, schuf, war sehr viel wirklichkeitsnäher. Sein Bild
›Polizeiwidrige Gestalten‹ von 1861, darstellend drei ver- 565
gnügte Vagabunden, von einem vorbeireitenden Soldaten mißtrauisch beobachtet, ist bemühte volkstümliche Genremalerei. Im Nekrolog des Katalogs der Berliner Akademieausstellung von 1877 wurde an die Gedenkausstellung der Nationalgalerie für Henneberg erinnert, die *»ein anschauliches Bild von dem reichen Lebenswerk des mit gewissenhaftestem Eifer und strenger Selbstkritik den höchsten Idealen nachstrebenden Künstlers«* gegeben habe. Die nordische Sagenwelt ist in der Berliner Malerei niemals so populär geworden wie die antike Mythologie. In dem 1880 ent-
standenen Gemälde ›Wittichs Entführung‹ hat AUGUST 566

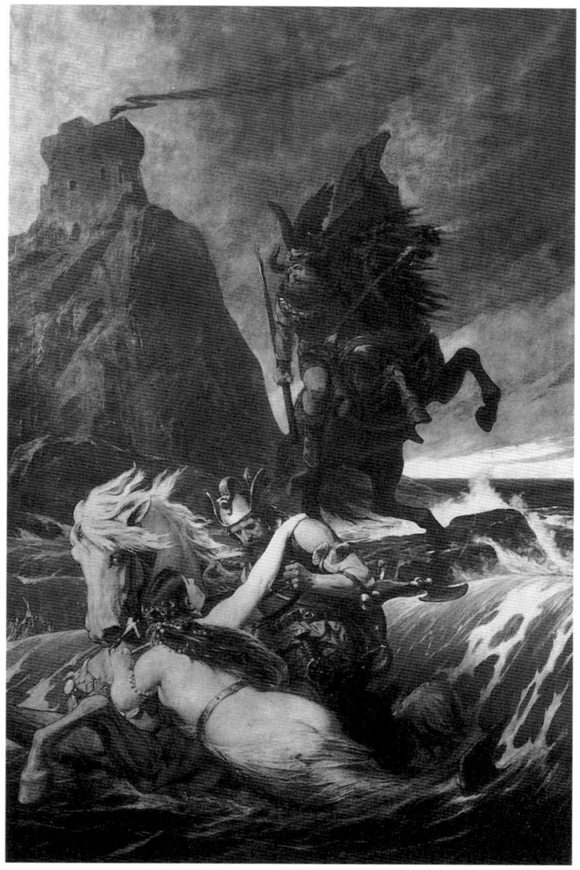

566 AUGUST HEYDEN
Wittichs Entführung, entstanden 1880
Karlsruhe, Staatliche Kunsthalle

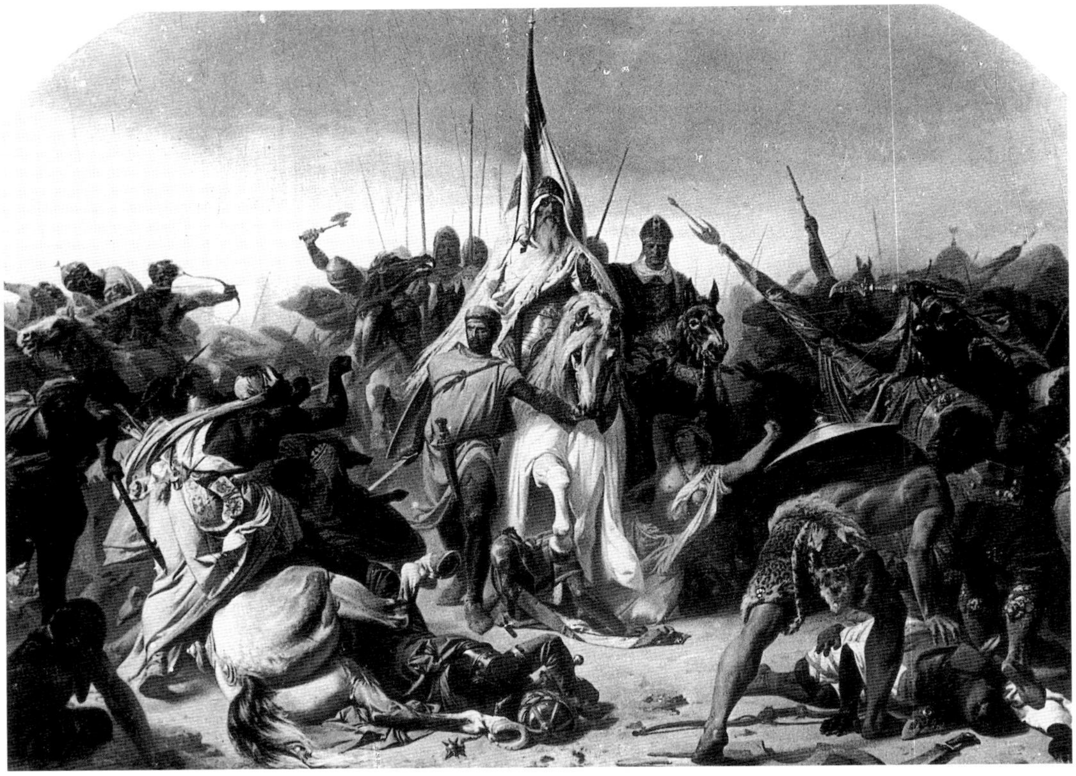

VON HEYDEN die überaus bewegte Szene geschildert, wie Wachhildis, Ahnfrau des vor Dietrich von Bern fliehenden Wittich, ihn vor der Rache des Verfolgers schützt, indem sie ihn in den Meeresgrund hinabzieht. Bewegend ist das glänzend komponierte und gemalte Bild aber nur, wenn man die ganze Geschichte kennt oder nachlesen kann. Heyden, der bei Eduard Holbein und Steffeck sein Studium erst spät begonnen, bei Gleyre und Couture in Paris fortgesetzt hatte, hat sich in seinen Bildern auch mit dem Zeitalter der Reformation befaßt und eine Reihe von Wandbildern in Enkaustik im Berliner Rathaus und in der Nationalgalerie geschaffen. 1882 wurde er Professor der Kostümkunde an der Berliner Akademie.

OTTO KNILLE, der in Düsseldorf bei Sohn, Hildebrandt und Wilhelm Schadow ausgebildet wurde, ging, wie etliche andere Maler seiner Generation, ins Atelier zu Thomas Couture nach Paris, lebte dann in München und Italien und kam 1865 nach Berlin, das damals für Maler besonders lohnend schien. 1871 wurde er durch eines der Velarien ›Aufruf zum Kampf‹ bekannt, die auf der Straße Unter den Linden zum Einzug der siegreichen preußischen Truppen angebracht waren. Auch er schilderte gern in Staffeleibildern und Wandgemälden Stoffe aus der Sagenwelt. Eins seiner bekanntesten war das dem spanischen Volkshelden des 11. Jahrhunderts gewidmete, dramatisch bewegte Bild ›Der tote Cid aus Valencia reitend‹, 567 der noch als Verstorbener seine maurischen Feinde in Panik versetzte. Das Bild kam in die Sammlung des Königs von Hannover. Auch Wandbilder mit der Darstellung deutscher Sagen hat er für die Königin Elisabeth von Hannover in Schloß Marienburg bei Hildesheim und später auch in Berlin geschaffen, die meisten in der damals beliebten Enkaustik. Nachdem er es in der Akademie bis zum Mitglied des Senats gebracht hatte, wurde er 1885 zum Vorsteher eines Meisterateliers für Geschichtsmalerei ernannt. Der aus der Niederlausitz stammende PAUL THUMANN erlernte zunächst in Schlesien das Lithographen- und Typographen-Handwerk und wandte sich dann der Malerei zu. Er wurde Schüler von Eduard Holbein an der Akademie, studierte in Dresden, wechselte darauf nach Weimar und absolvierte die nun schon üblich gewordenen Studienjahre in Italien und Paris und ging auch – was seltener war – nach England. Früh schon war er als Illustrator tätig. Am Kriegsgeschehen 1870/71 nahm Thumann als Zeichner im Hauptquartier des III. Armeekorps teil. 1875 kam er über Weimar und Dresden als Lehrer an die Akademie in Berlin und verließ die Stadt nur noch einmal für einen mehrjährigen Italienaufenthalt,

567 OTTO KNILLE
Der tote Cid aus Valencia reitend
Verbleib unbekannt

um 1892 als Nachfolger Julius Schraders ein Meisteratelier für die noch immer hochangesehene Geschichtsmalerei zu übernehmen. Auch er hat sich 1872/73 in mehreren Gemälden – so auch für die Wartburg – mit dem Leben Luthers befaßt und neben Porträts eine größere Zahl von Genrebildern geschaffen. Sein auf der Internationalen
568 Kunstausstellung 1896 ausgestelltes Gemälde ›Kunst bringt Gunst‹ zeigt – reichlich naiv in der Auffassung – einen jungen schwarzgelockten Vasenmaler der Antike bei der Arbeit, dem ein recht modern und deutsch anmutendes junges Mädchen interessiert zusieht. Solche gemalten »Kurzgeschichten« schätzte das Publikum besonders. Thumanns größte Fähigkeiten lagen zweifellos auf dem Gebiet der Illustration. In ihrer Zeit bekannt und beliebt waren die heute ebenfalls fast vergessenen CARL EMIL DOEPLER D. Ä. und sein Sohn EMIL. Der in Warschau geborene Vater ist erst nach längeren Aufenthalten in Dresden, München, Weimar – unterbrochen durch einen mehrjährigen Aufenthalt in New York, wo er für Harpers' Magazine als Illustrator tätig war – nach Berlin gekommen. Für das Haus von Ravené, das Zentralhotel und die Philharmonie in der Bernburger Straße schuf er Wandbilder und war auch als Genremaler tätig. Als Kostümzeichner wurde er über Berlin hinaus bekannt. Er hat wie viele Maler seiner Generation eine Autobiographie veröffentlicht. Emil Doepler studierte bei ihm und bei Carl Gussow an der Berliner Akademie. Sein in Mischtechnik ausgeführtes
569 Bild einer vornehmen jungen Dame bei der Lektüre in einem behaglichen Interieur aus dem Jahr 1899 hat den etwas parfümierten, romanhaften Charme jener Zeit, in der allerdings die jüngeren und fortschrittlicheren Künstler bereits zu neuen Wegen der Kunst aufgebrochen waren. Doepler hat zahlreiche Entwürfe für kunstgewerbliche Gegenstände, auch für Thronsessel im Ritter- und Weißen Saal des Berliner Schlosses geliefert. Er wurde Lehrer und Professor an der renommierten Unterrichtsanstalt des Berliner Kunstgewerbemuseums.

Der Berliner FRITZ WERNER hatte das Glück, durch seine Verbindung zu Adolph Menzel bis heute bekannt zu bleiben. Auf dessen Anregung hat er sich zunächst als Kupferstecher bewährt und erst danach die Malerei in Paris und in Düsseldorf erlernt. 1861 unterstützte er Menzel bei den Vorarbeiten zum Krönungsbild in Königsberg und lernte später Meissonier in Paris kennen, in dessen Atelier er zwei Jahre bis 1869 arbeitete. 1868 weilte er mit ihm in Antibes, wo beide malten. Sein in frischen Farben geschaffenes Bild mit dem Steilufer am Kap besitzt die Nationalgalerie West. Er wäre gerne in Paris

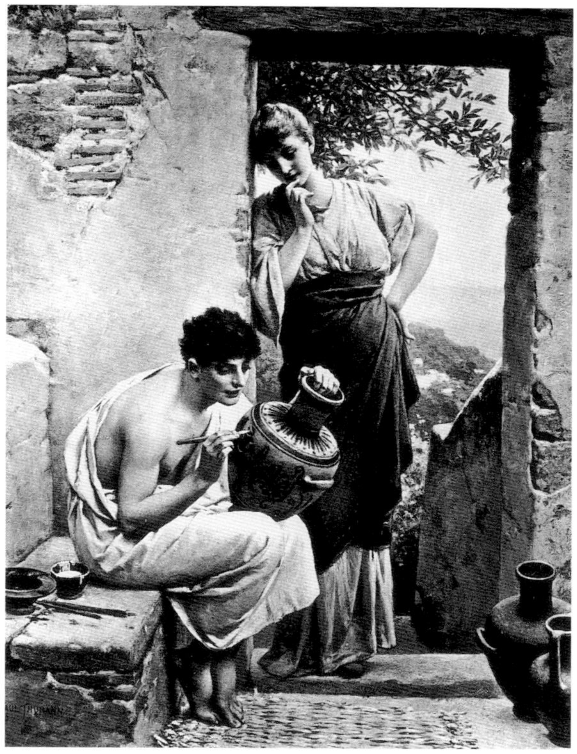

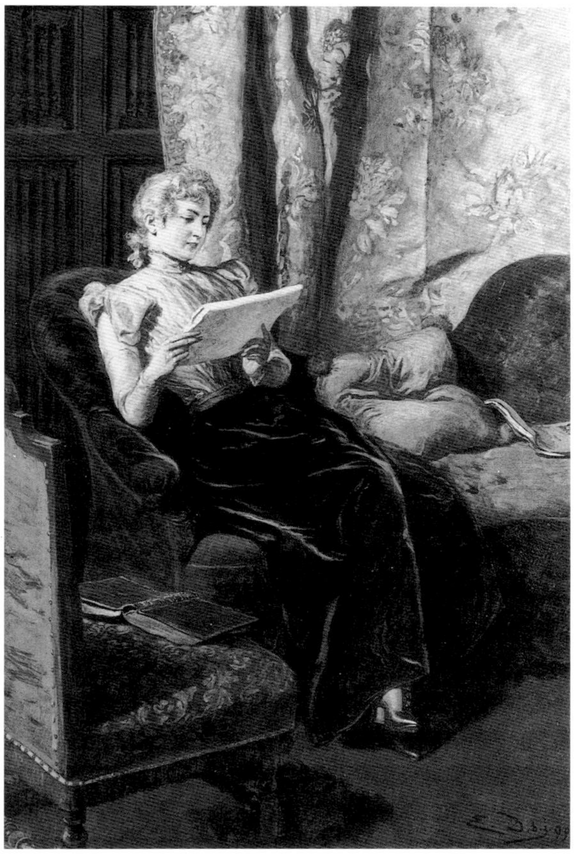

568 PAUL THUMANN
Kunst bringt Gunst, um 1896, *Verbleib unbekannt*

569 EMIL DOEPLER D.J.
Junge Dame bei der Lektüre, 1899
Mischtechnik, *München, Galerie von Abercron*

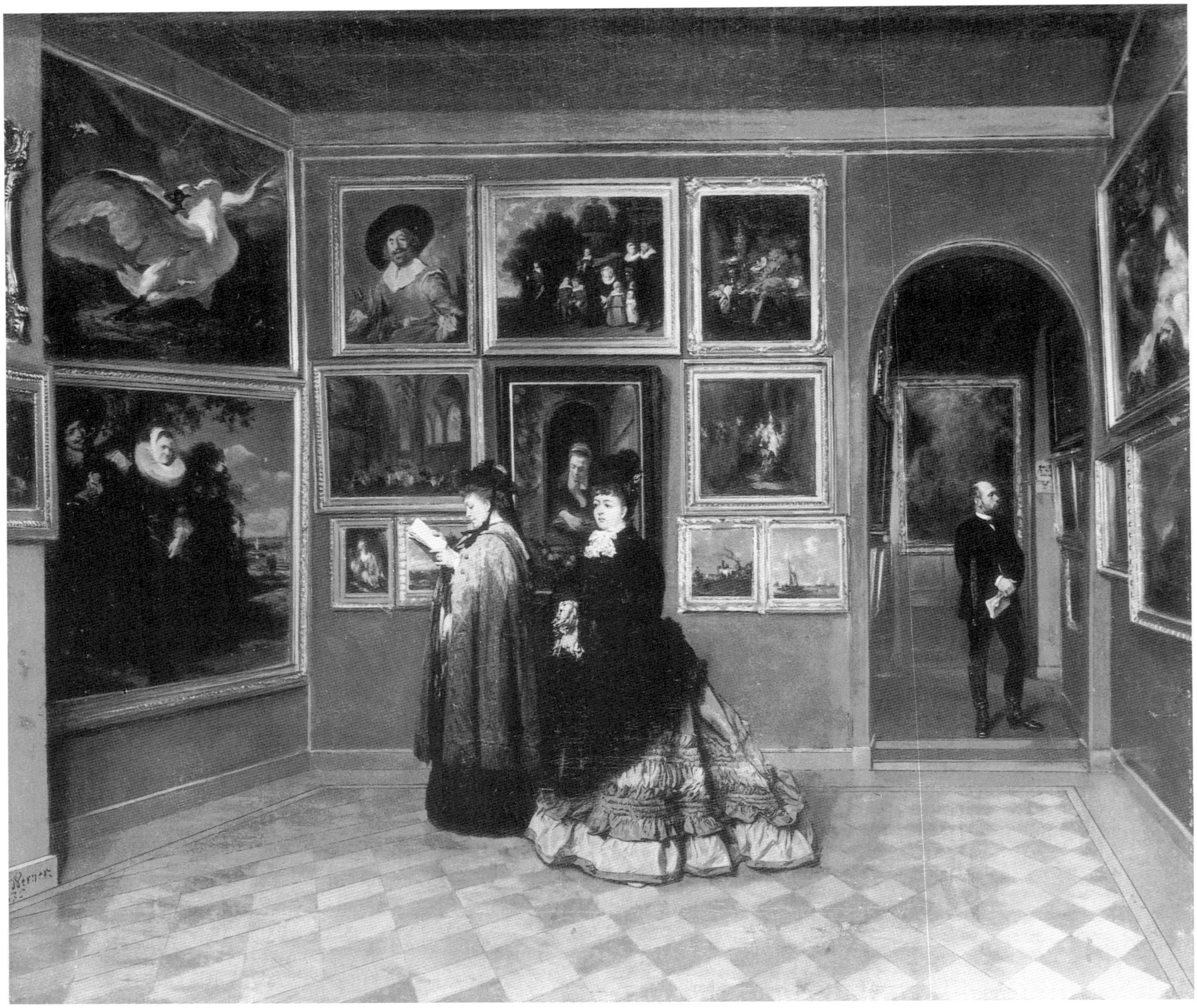

570 FRITZ WERNER
Im Museum, 1875
Verbleib unbekannt

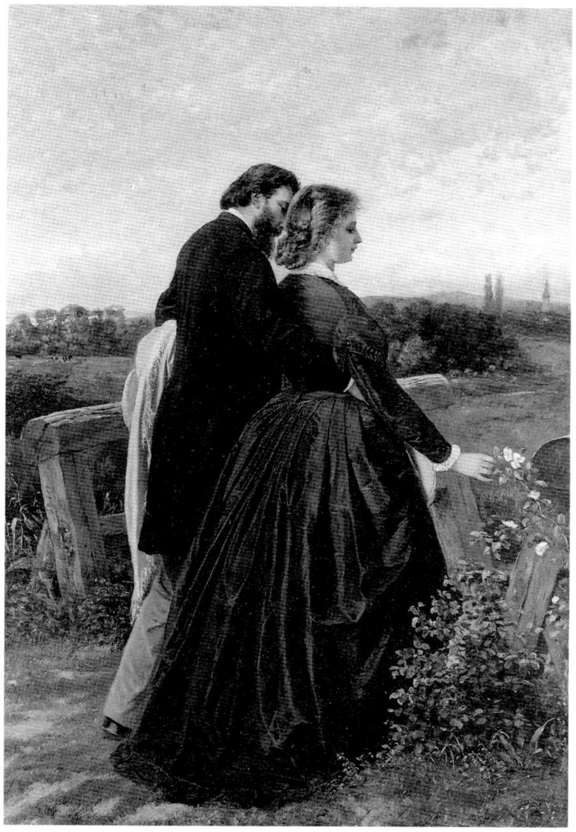

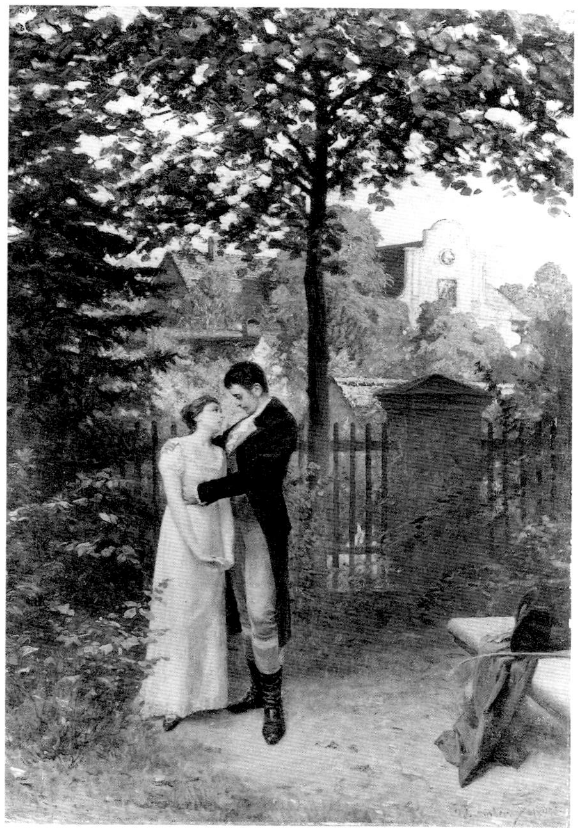

geblieben, doch wegen des Deutsch-Französischen Krieges kehrte er nach Berlin zurück. Seine bis nach der Jahrhundertwende entstandenen Genrebilder waren im Gegensatz zu vielen anderen noch echte, mit leisem Humor gewürzte Sittenschilderungen. Werners ›Im Museum‹ genanntes Bild von 1875 mit bekannten niederländischen Gemälden an den Wänden stellt Bestände des noch bis 1885 im Trippenhuis in Amsterdam untergebrachten künftigen Rijksmuseums dar und ist ein gutes Beispiel für sein malerisches Können. Das gilt auch für das Interieur von 1877, das die großbürgerliche Wohlhabenheit jener Jahre zeigt. Er liebte auch Rokoko-Motive. Werner hat in seinen späteren Jahren neben Bildnissen auch einige Ereignisbilder geschaffen, doch blieb er stets – im Gegensatz zu vielen seiner malenden Berliner Zeitgenossen – mit Erfolg bei seinen kleinen, intimeren Formaten.

570

F 47

OSKAR WISNIESKI, der Berliner, studierte von 1834 bis 1837 an der Berliner Akademie und war einer der wenigen Maler, der ohne die üblichen ausländischen Studienreisen auskam und sich nur in Deutschland umsah. Der Sohn eines Berliner Kupferstechers, bei dem er zuerst in der Lehre gewesen ist, war ein begabter Zeichner und Illustrator in verschiedenen Techniken, aber er hat auch als Maler erfolgreich Bilder in Öl-, Aquarell- und Deckfarben geschaffen. Das Genre stand obenan, denn auch große Gestalten der preußischen Geschichte schilderte er meist in beiläufigeren Begebenheiten. Wer damals erfolgreich sein wollte, mußte dekorative Aufträge annehmen; auch Wisnieski war davon nicht ausgenommen. Seinem Wesen entsprechend, waren seine stilleren Genrebilder am gelungensten. Das 1864 auf der Berliner Akademischen Kunstausstellung gezeigte Figurenbild ›Spaziergang‹ könnte eine Novelle illustrieren, doch drängt sich das erzählerische Moment nicht auf, wir benötigen keine zusätzlichen Erläuterungen zum Bildinhalt. Trotz seiner offensichtlichen Erzählfreude blieb Wisnieski doch ein Berliner Realist, der auch die Landschaft seiner engeren Heimat liebte; Lionel von Donop betonte im Katalog der Gedächtnisausstellung der Nationalgalerie 1891, daß Wisnieskis Kunst im märkischen Boden verwurzelt sei. WILHELM AMBERG war Berliner und ist es lebenslang geblieben. Sein Lehrer an der Akademie war Wilhelm Herbig, von 1839 bis 1842 war er im Atelier von Carl Begas tätig, danach ein Jahr bei Cogniet in Paris. Auch Rom, Venedig, Neapel hat er bereist, um dann endgültig in Berlin zu bleiben. Amberg hat sich fast ausschließlich auf das Genre spezialisiert und auf diesem

571

571 OSKAR WISNIESKI
Spaziergang, um 1864
Berlin, SMPK, Nationalgalerie

572 WILHELM AMBERG
Abschied, 1897
Berlin, Berlin Museum

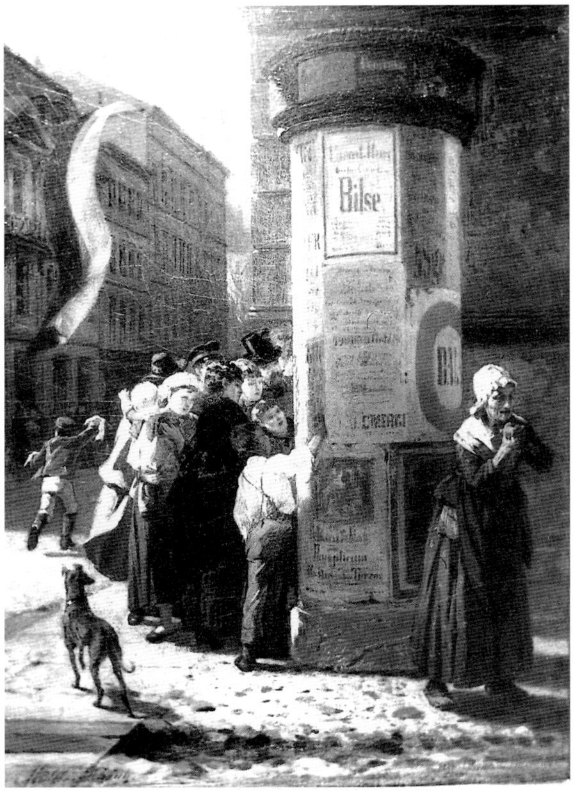

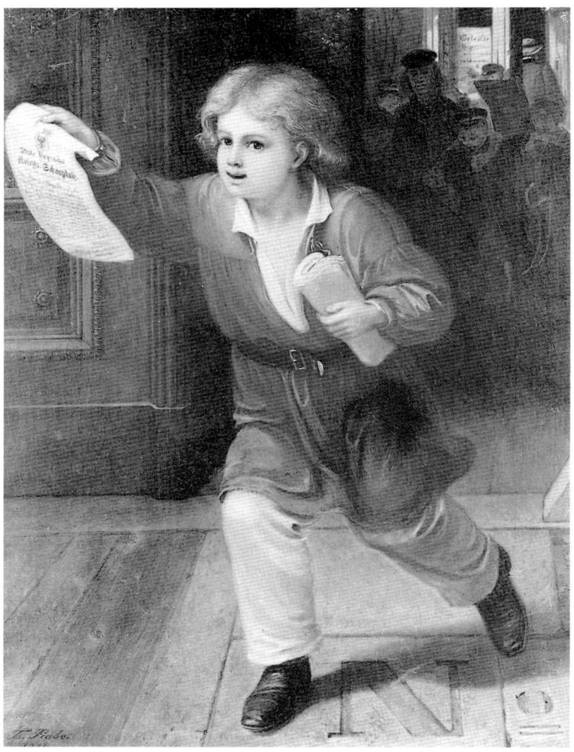

575 A. MÜLLER-SCHÖNHAUSEN
Die Friedensdepesche, 1871
Berlin, Berlin Museum

574 THEODOR RABE
Depeschenjunge, 1871
Berlin (Ost), Märkisches Museum

Gebiet in Berlin gewiß das Beste geleistet. Seine stets gefälligen Themen kamen dem Geschmack der Zeit entgegen. Die »Gartenlaube« und die Zeitschrift »Über Land und Meer« bildeten gern ab, was er Jahr für Jahr an Neuem schuf. Außer einem frühen religiösen Bild für die Gertraudenkirche in Berlin und ganz wenigen Landschaften (meist aus Misdroy, wo er sich mit seiner Familie im Sommer aufhielt) hat sich der vielfach Ausgezeichnete, seit 1886 Mitglied des Senats der Akademie, auf novellistische Themen beschränkt; er stellte nicht nur Selbsterfundenes dar, sondern gestaltete auch Stoffe aus der Literatur. Gern griff er in seinen Erfindungen auf das Rokoko zurück. Der Wertherzeit anzugehören scheint das leicht
sentimentale Bild ›Abschied‹ von 1897, das er ein Jahr 572
später auf der Großen Berliner Kunstausstellung zeigte.

EDMUND DITTMANN, über dessen Leben leider nichts mehr bekannt ist, hat sich als Genre- und Landschaftsmaler, der zwischen 1856 und 1876 mehrmals auf den Berliner Akademischen Kunstausstellungen vertreten war, mit Schilderungen aus der näheren Umgebung Berlins befaßt. Sein Ölbild mit dem beziehungsreichen
Titel ›Verbotener Weg‹ von 1872 erinnert an ähnliche 573
Darstellungen von Hosemann und Domschke. Daß der Sieg von 1870/71 auch die Genremaler zu gut gelaunten Darstellungen ermunterte, ist leicht nachvollziehbar. Der vielseitige Begas-Schüler THEODOR RABE, der 1854 in Palästina war und hauptsächlich eine gute Ausbeute an aquarellierten Zeichnungen zurückgebracht hatte, war auch im Porträtfach tätig und hat Altarbilder geschaffen. Sein gute Nachrichten verbreitender
›Depeschenjunge‹ von 1871, ein liebenswertes kleines 574
Bild, hat noch immer biedermeierliche Züge. Ähnlich aufgefaßt hat auch A. MÜLLER-SCHÖNHAUSEN sein
Bild ›Die Friedensdepesche‹, die an der Litfaßsäule von 575
Berlinern aller Altersstufen freudig und bewegt studiert wird. Zwischen den siebziger und neunziger Jahren war er mehrmals mit Genrebildern auf den Akademieausstellungen vertreten.

JEAN LULVÈS stammte aus dem Elsaß, studierte zuerst in Paris und zu Beginn der sechziger Jahre bei Steffeck in Berlin, von wo er nach Moskau ging. Dort wurde er mit Fresken für einen Saal des Kreml beauftragt. Nach einem Aufenthalt in Rom kam er nach Berlin, wo er den Ballsaal eines Bankiershauses ausmalte. Sein Hauptinteresse galt der Darstellung historischer Szenen, wobei es ihm besonders auf die Kostüme der jeweiligen Epoche ankam. Er wurde Berater des Sammlers und Experten Freiherr Franz von Lipperheide und Mitarbeiter an den Blättern für Kostümkunde. Historisch orientiert war auch

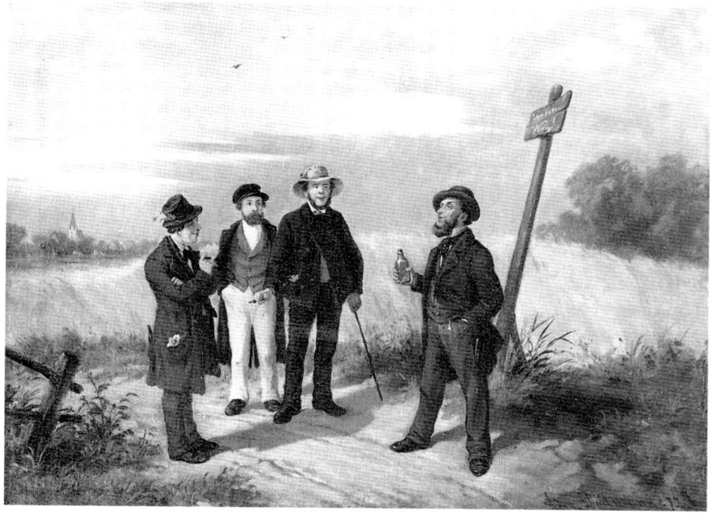

573 Edmund Dittmann
Verbotener Weg, 1872
Berlin, Leo Spik KG

die Mehrzahl seiner späteren kleinen Genrebilder. Das in den siebziger Jahren entstandene, lichtdurchflutete Ölbild von einer Ecke des Wilhelmplatzes mit dem Denk-
576 mal des Reitergenerals von Seydlitz, des Siegers der Schlacht von Roßbach, und mit spielenden Kindern und erwachsenen Spaziergängern ringsum, ist hübsch und farbig lebendig erfaßt. Fontane lobte den zum Berliner gewordenen Elsässer, der seit 1862 sich bis zu seinem Tod regelmäßig an den Akademieausstellungen beteiligte: *»Der Maler hat eine gute Schule durchgemacht; er versteht zu komponieren, beherrscht das Material und hat, wenigstens im Detail, einen Sinn für die Farbe.«* Einer der zahlreichen Steffeck-Schüler war Emil Hallatz aus Frankfurt/Oder, der in Frankreich sich selbständig an den Arbeiten des Tiermalers Constant Troyon in Fontainebleau und an denen von Rosa Bonheur weiterbildete. Auch nach seiner Rückkehr nach Berlin hat er neben anderen Genrebildern immer wieder Tiere in der Landschaft geschildert und ausgestellt. Sein auf der Jubiläumsausstellung der
577 Akademie 1886 gezeigtes Gemälde ›Kartoffelernte‹ ist im Vergleich zu ähnlichen Darstellungen seiner Zeit sehr viel realistischer aufgefaßt, wenn auch die Feldarbeiterinnen erstaunlich jung, hübsch und wohlgestaltet sind – wie man sie eben gerne sah. Aus Frankfurt/Oder stammte auch der vier Jahre jüngere Julius Ehrentraut, der, ehe er an die Berliner Akademie zu Julius Schrader ging, von seinem Vater als Lithograph ausgebildet worden war. Nach Studienaufenthalten in Frankreich, Belgien und Holland begann er 1868 als Hilfslehrer an der Berliner Akademie und brachte es später bis zum stellvertretenden Direktor. Seine Genrebilder glichen denen seiner malenden Zeitgenossen in Berlin, wobei auch er Wert auf die jeweiligen historischen Kostüme legte. Was seine Arbeiten dennoch von der gewohnten Art der Genrebilder unterschied, war sein in Holland gewecktes Interesse an bäuerlichen Darstellungen, wie sie in Berlin eher selten zu finden waren. Sein ›Bauer mit Kind‹ (wohl mit 578
einem Enkel) und die ›Bäuerin in der Küche‹ sind zwei 579
künstlerisch gelungene, weil ohne jede rührselige oder verniedlichende Zutat gesehene, schlichte und locker gemalte Bilder, die vor oder um 1900 entstanden sein mögen. Sie waren, wenn man nach den Titeln seiner seit 1870 auf den Berliner Akademischen Ausstellungen gezeigten Gemälde geht, in ihrer Art eine Ausnahme.

Victor Paul Mohn aus Meißen, in Dresden an der Akademie und bei Ludwig Richter ausgebildet, der nach einem Aufenthalt in Rom als Professor an der Akademie in Dresden tätig war, kam erst 1883 nach Berlin, wo er 1905 Professor an der Akademie wurde und bis zu seinem Tod 1911 blieb. Er ist also erst von 1883 an zur Malerei in Berlin zu rechnen, wo er nicht durch seine gutgemalten Genrebilder, sondern durch seine Illustrationen für Kinderbücher und durch seine Wandbilder bekannt wurde. Ein vermutlich noch am Ende seiner Dresdner Zeit entstandenes Gemälde ›Sonntagmorgen im Früh- 580
ling‹, ein von der Gegend oberhalb des Plauenschen Grundes bei Dresden gesehenes Genrebild mit einer

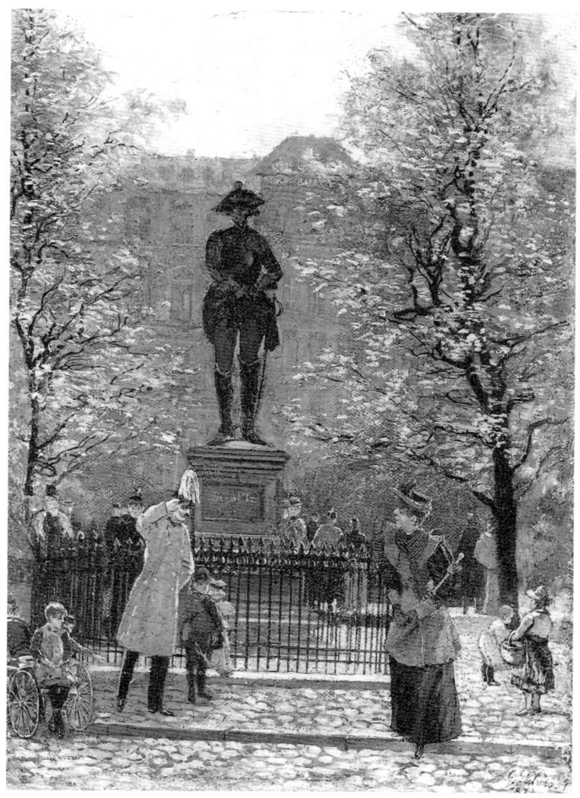

576 Jean Lulvès
Das Denkmal von Seydlitz auf dem Wilhelmplatz, 1877(?)
Berlin, Berlin Museum

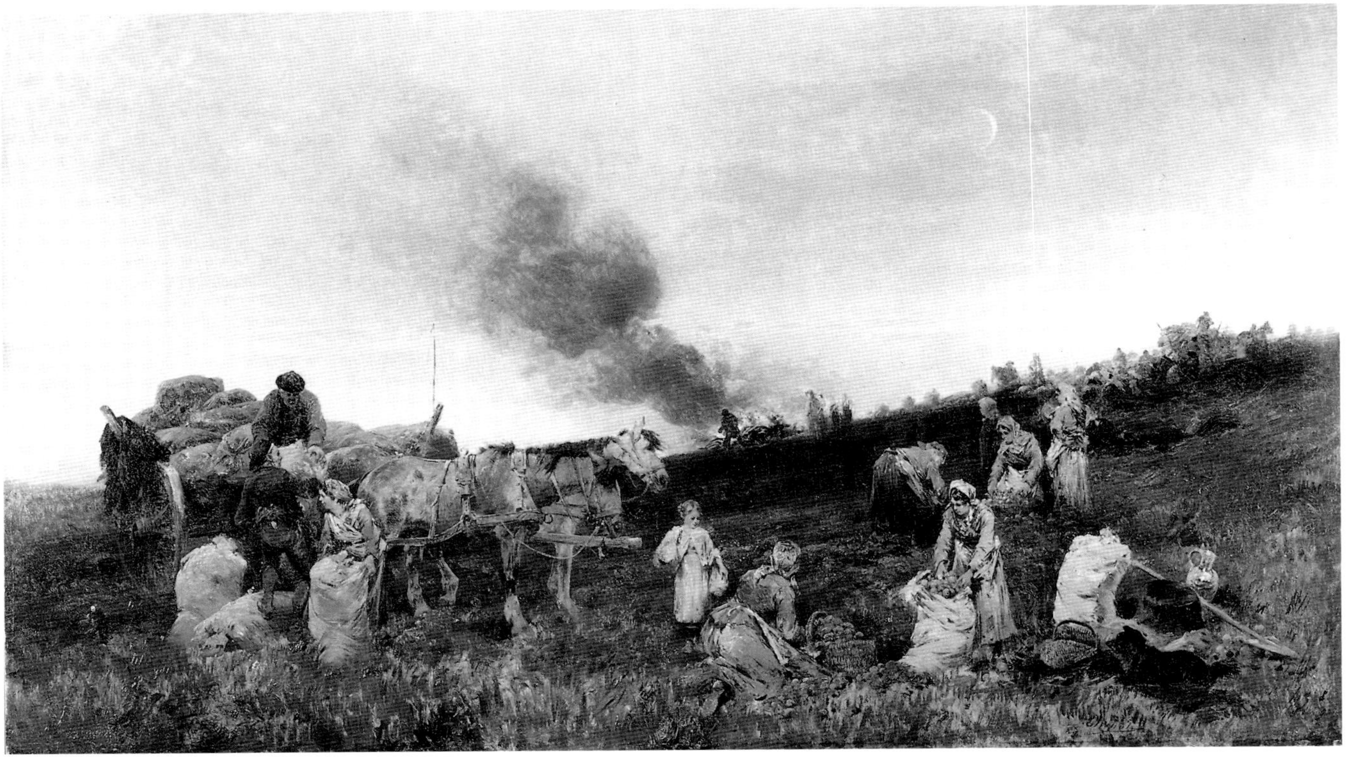

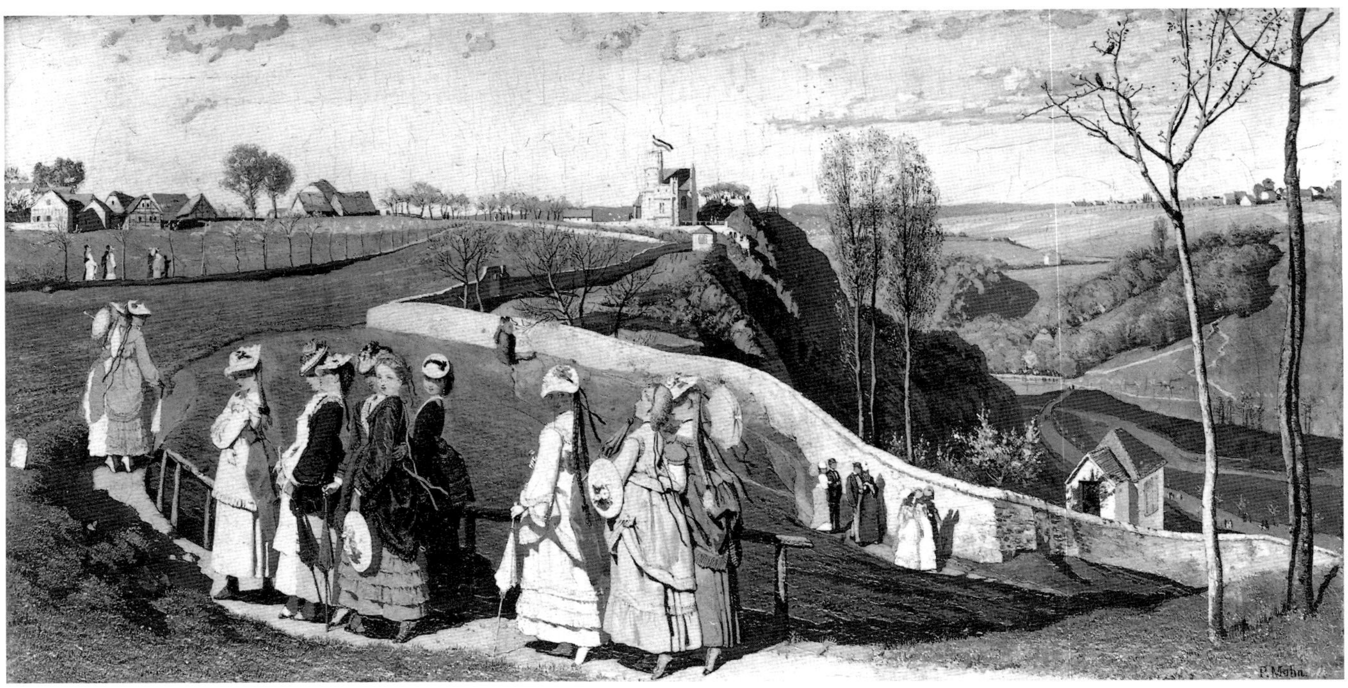

577 Emil Hallatz
Kartoffelernte, um 1886
Berlin, Leo Spik KG

580 Victor Paul Mohn
Sonntagmorgen im Frühling
Berlin, SMPK, Nationalgalerie

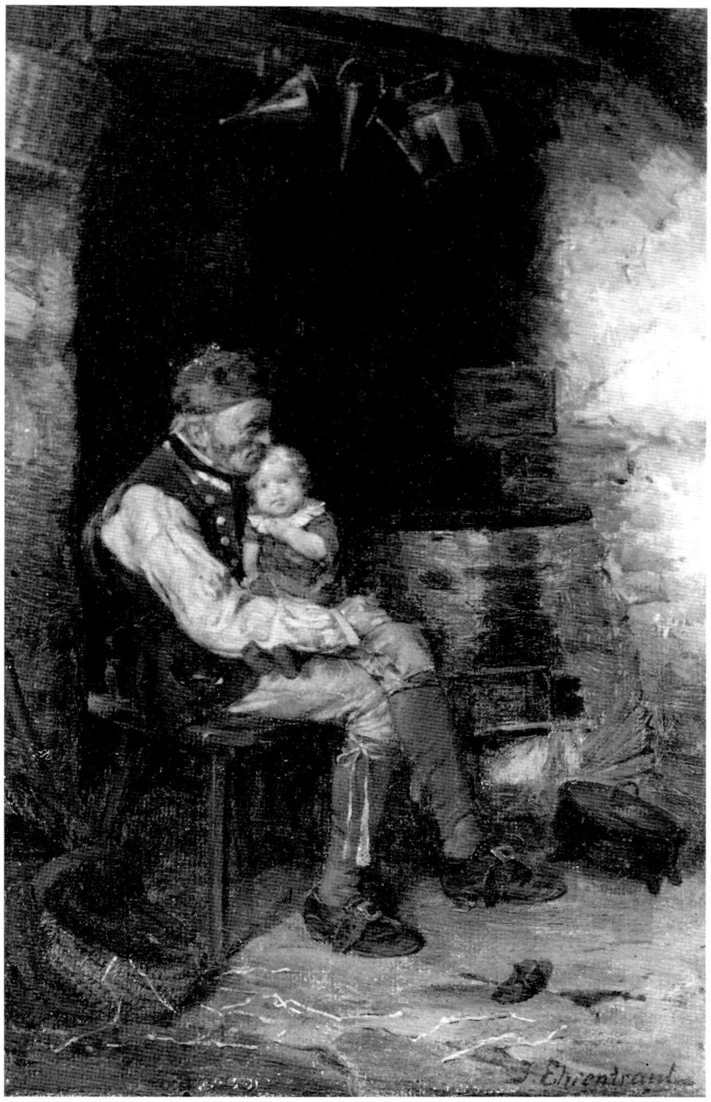

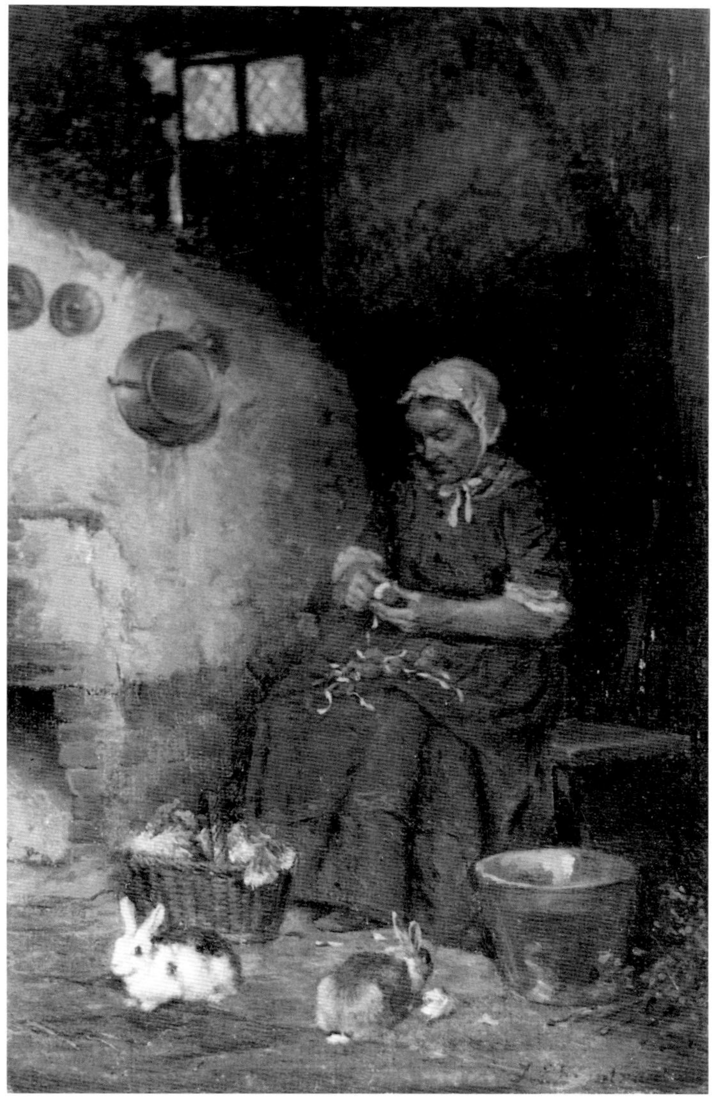

Reihe sittsam spazierender junger Mädchen, wohl aus einem Pensionat, ist eine Darstellung von bezaubernder Frische und Helligkeit, die dennoch keine Konturen verwischt, sondern bis in die Ferne deutlich umrissen ist – ein kleiner Glücksfall in der Genremalerei jener Jahre!

JOSEF SCHEURENBERG aus Düsseldorf, der in seiner Heimatstadt an der Akademie studierte, dann die üblichen Studienreisen nach Westeuropa und Italien anschloß und von 1879 bis 1881 an der Kasseler Akademie lehrte, kam erst 1893, als Professor an die Akademie berufen, nach Berlin, wo er bis zu seinem Tode 1914 lebte und arbeitete. Schon vor seiner Berufung hat er sich aber an den Ausstellungen der Akademie beteiligt. Neben zahlreichen Porträts und einigen religiösen Darstellungen hat er mit Phantasie und Geschmack gutgemalte Genrebilder wie ›Ländliches Fest im 18. Jahrhundert‹ geschaffen. 581
Während man in Architektur und Kunstgewerbe auf Neorenaissance, danach Neubarock schwor, blieb in der Malerei auch das Neorokoko mit amourösen Szenen und Pikanterien beliebt. Scheurenberg hat in mehreren Städten Wandgemälde geschaffen, in Berlin sich an denen im Berliner Rathaus beteiligt. Der zu Beginn der zweiten Jahrhunderthälfte bei Landsberg/Warthe geborene ERNST HENSELER kam nach seinem Studium in Berlin und Weimar – zu seinen Lehrern gehörten Carl Gussow und Albert Brendel – 1881 als Lehrer an die Unterrichtsanstalt des Kunstgewerbemuseums nach Berlin. In seiner Malerei blieb er nicht nur auf das beliebte Genre beschränkt, sondern schuf auch Bildnisse, Interieurs und Landschaften, vor der Natur entstandene realistisch gese-

578 JULIUS EHRENTRAUT
Bauer mit Kind, um 1900
Essen, Museum Folkwang

579 JULIUS EHRENTRAUT
Bäuerin in der Küche, um 1900
Essen, Museum Folkwang

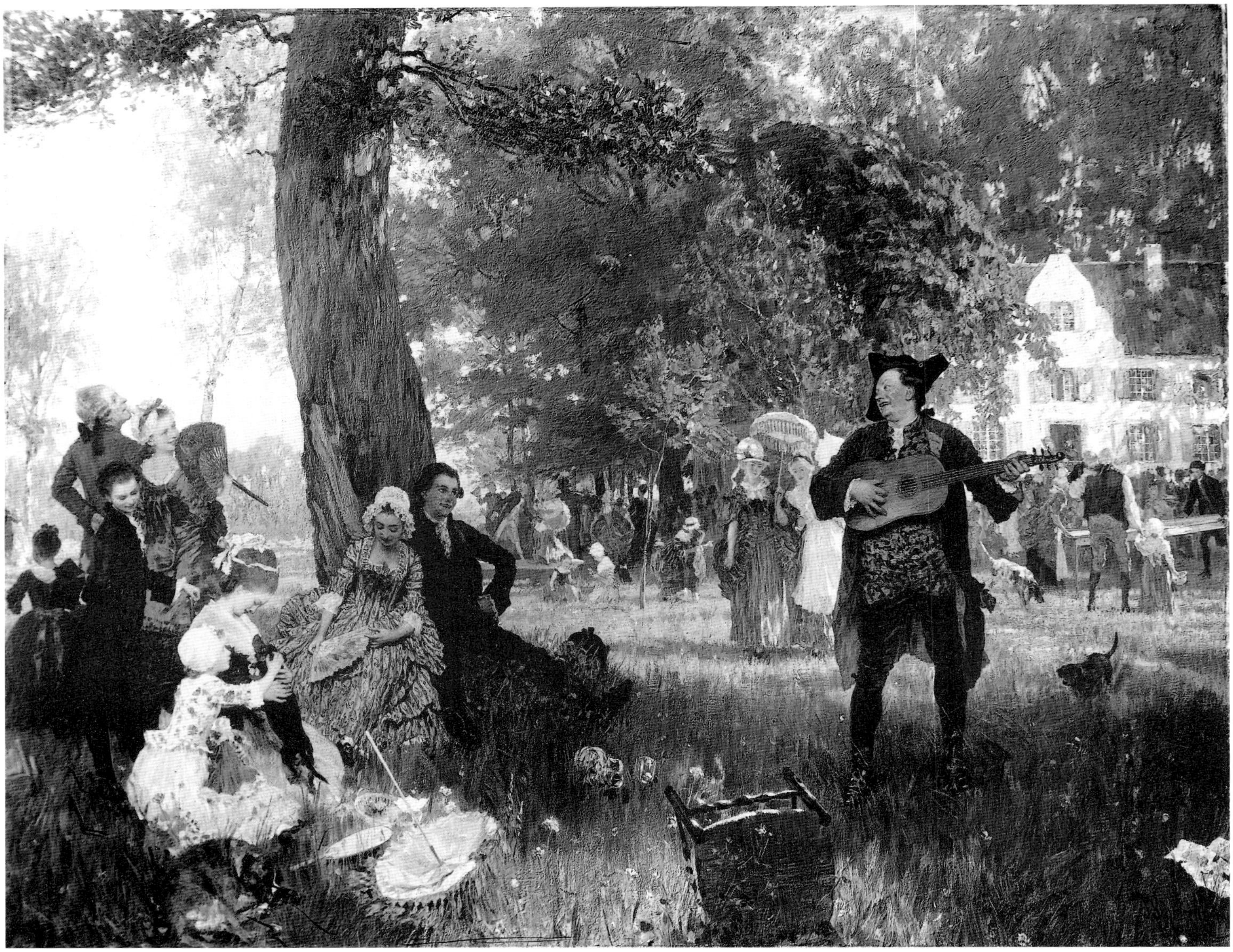

581 JOSEF SCHEURENBERG
Ländliches Fest im 18. Jahrhundert, 1878
Berlin, SMPK, Nationalgalerie

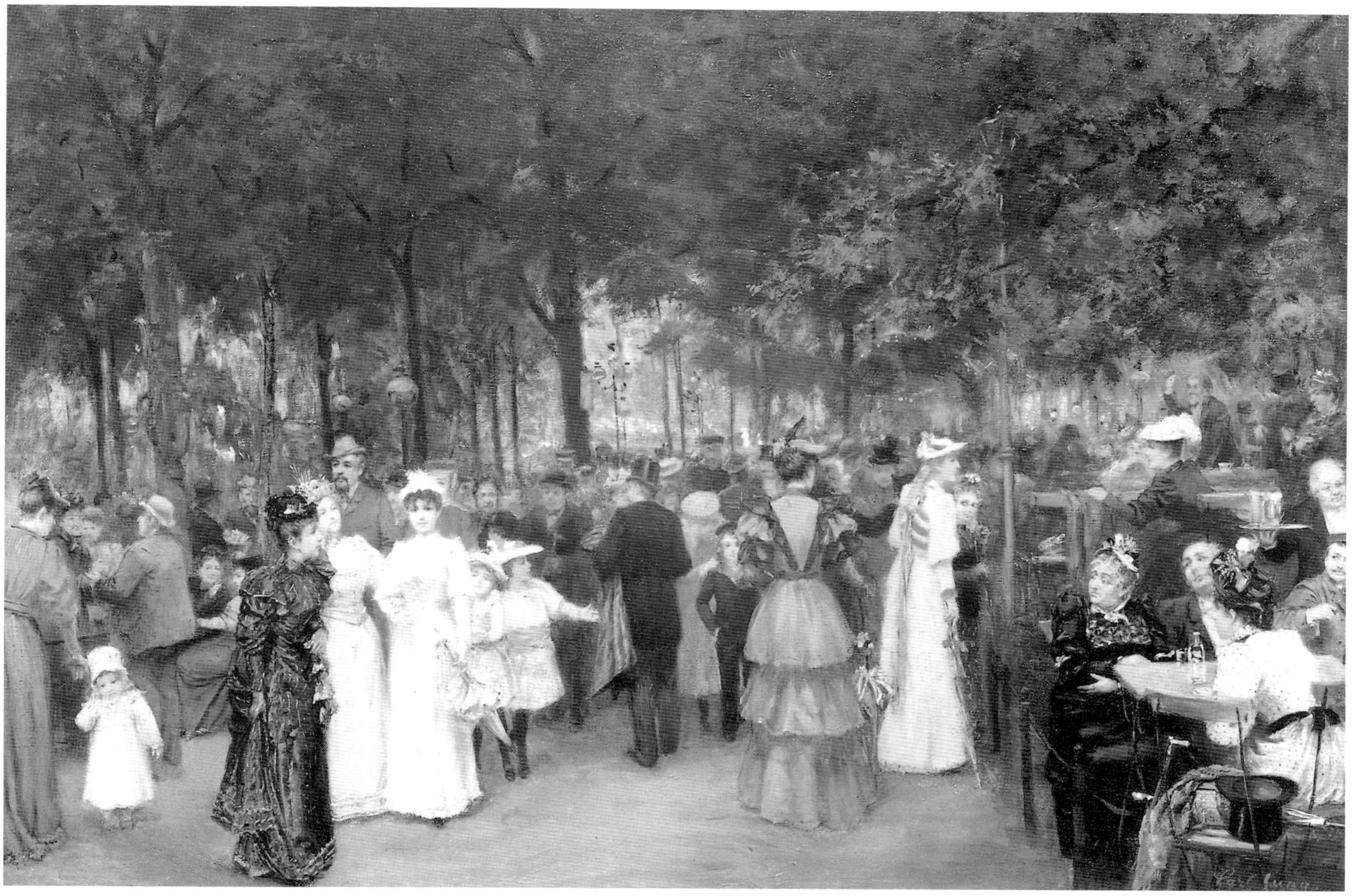

584 Carl Jung
Lästerallee im Zoologischen Garten, 1893
Privatbesitz

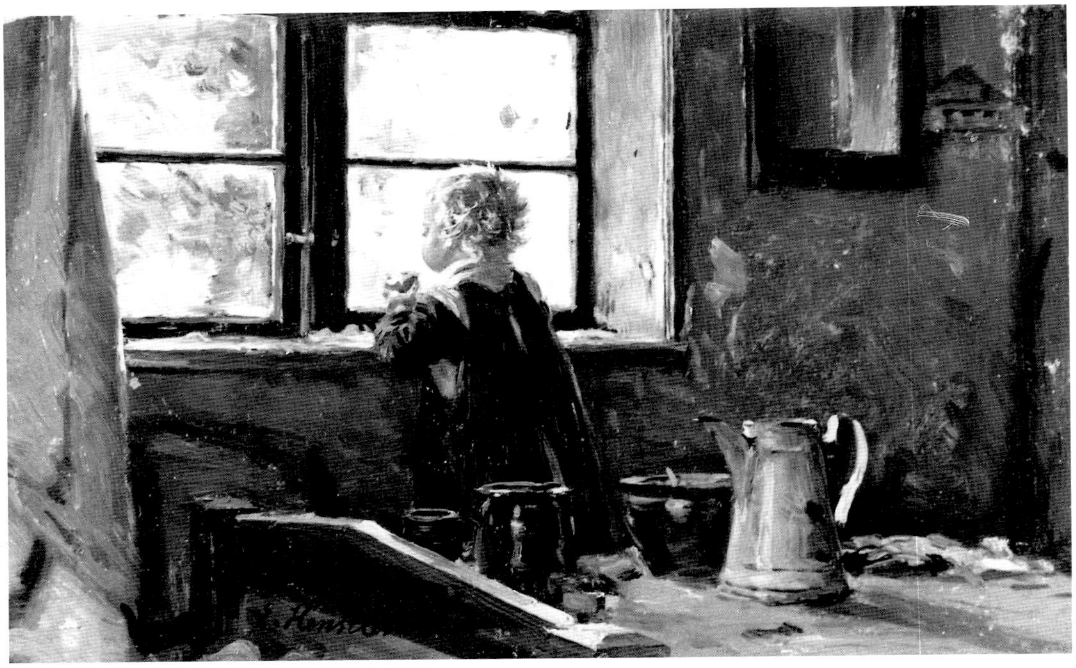

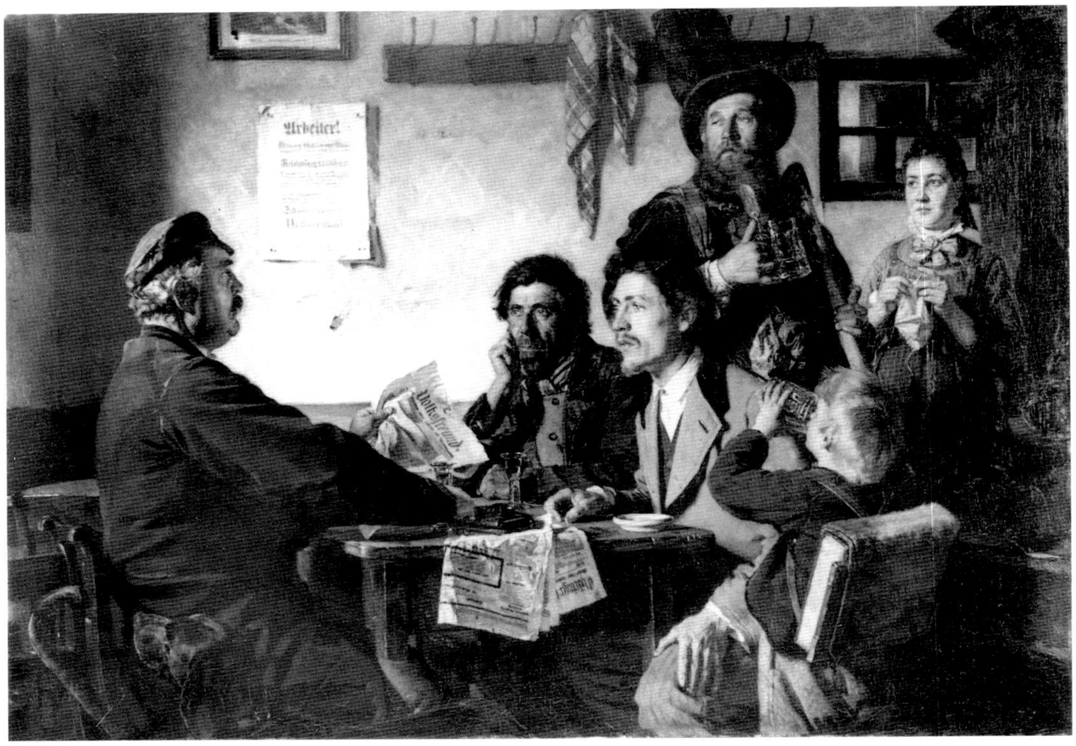

582 Ernst Henseler
Kleines Kind am Fenster eines Bauernhauses, 1896
Privatbesitz

583 Ernst Henseler
Wirtshausszene, 1877
Darmstadt, Hessisches Landesmuseum

hene Freilichtbilder von seinen Sommeraufenthalten in
der Mark. Ein kleines, farbig ansprechendes, stilleben-
582 haftes Interieur mit dem Bildnis eines kleinen Kindes am
Fenster eines Bauernhauses von 1896 ist – sicher und mit
kräftigen Pinselstrichen gemalt – eine überzeugende Lei-
stung. Interessanter noch ist eine 1877 entstandene
583 ›Wirtshausszene‹ von Henseler, die offenbar eine ernste
politische Diskussion zwischen einem Arbeiter, der den
»Volksfreund« in der Hand hält, und einigen ihm gegen-
übersitzenden Männern darstellt. Die rechte Faust des
Arbeiters auf dem Tisch und die gespannte, teils skepti-
sche Aufmerksamkeit der Zuhörer sind glänzend erfaßt.
Sein direktes Gegenüber, ein bürgerlich gekleideter jün-
gerer Mann, vielleicht ein Akademiker, scheint anderer
Meinung zu sein, während die übrigen Zuhörer sich den
Argumenten des Arbeiters nicht ganz zu verschließen
scheinen. Nur der blonde Junge mit dem Schulranzen
trinkt unbekümmert um die Debatte einen kräftigen
Schluck – eine solche genrehafte Zutat, wie auch die
zuhörende junge Frau mit dem Strickzeug, durfte
anscheinend nicht fehlen, um das auf die Frühzeit der
Sozialdemokratie anspielende Bild dem Publikum
schmackhaft zu machen. Henseler hat noch einmal 1896
ein thematisch ähnliches Bild ›Ein parlamentarischer
Frühschoppen‹ geschaffen. Bekannt geblieben ist auch
sein Bildnis von Hoffmann von Fallersleben im Arbeits-
zimmer von 1893. Im gleichen Jahr wie Henseler ist
CARL JUNG in Rathenow geboren, der zunächst Kauf-
mann war, sich erst als Sechsundzwanzigjähriger der
Malerei zuwandte und in München und Berlin studierte.
Er ließ sich später in Berlin nieder, übernahm ein Lehramt
und hat sich mit Genrebildern, Landschaften und Bildnis-
sen an den großen Ausstellungen in Berlin beteiligt und
Wandbilder für ein Kinderhospital in Berlin und die Frie-
denskirche in Potsdam geschaffen. Sein Bild von der so-
584 genannten ›Lästerallee im Zoologischen Garten‹ von
1893 ist ein prachtvolles, leicht anekdotisch wirkendes
Panorama der großbürgerlichen Gesellschaft Berlins vor
der Jahrhundertwende. Der nach der Jahrhundertmitte in
Schlesien geborene ADOLF SCHLABITZ kam, wie viele
andere schlesische Maler, zum Studium nach Berlin, wo
Gussow, Knille, Thumann und Eduard Hildebrandt seine
Lehrer waren, und ging dann zu Lefebvre und Boulanger
nach Paris. Seit 1887 lebte er in Berlin, widmete sich aus-
schließlich der Genre- und Geschichtsmalerei und war
von 1908 bis 1917 Lehrer an der Hochschule für die bil-
denden Künste (der Akademie). 1934 veranstaltete der
Verein Berliner Künstler eine Kollektivausstellung.
Schlabitz ist 1943 in Brixlegg in Tirol verstorben, wo er

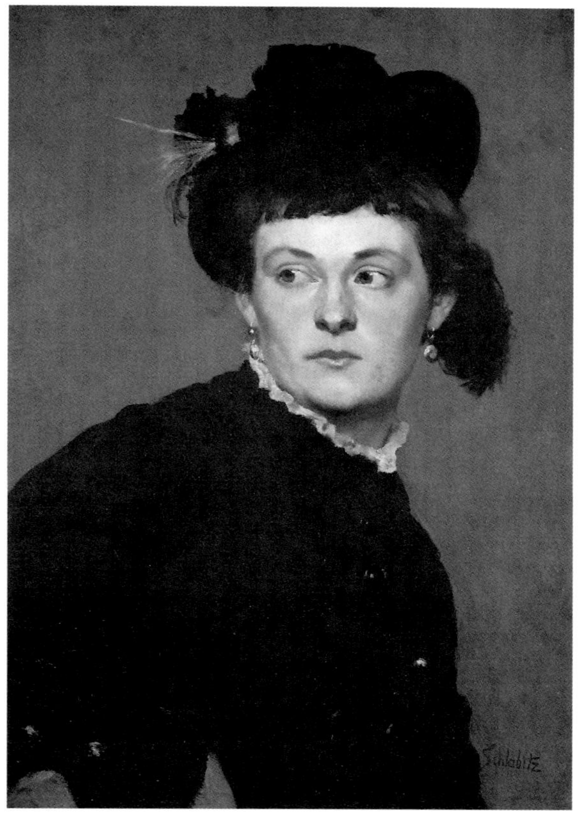

in seinen späteren Lebensjahren ansässig war und noch
eine Reihe sehr guter Gemälde aus seinem neuen Lebens-
bereich schuf. Sein malerisch kräftig zupackendes Bildnis
einer in bäuerliche Festtagstracht gekleideten Frau mit
dem seitwärts gewendeten Blick ist kein schlichtes Por-
trät, sondern mit dem Titel ›In Erwartung‹ novellistisch 585
»erhöht«. Eine auf ihre Art einmalige Gestalt war die aus
Darmstadt stammende Malerin und Dichterin HER-
MIONE (HERMINE) FREIIN VON PREUSCHEN-
TELMANN, die in der Kunstschule Karlsruhe bei Ferdi-
nand Keller studierte, zweimal heiratete und vorwiegend
in Rom lebte. Vor der Jahrhundertwende kam sie nach
Berlin, wo sie in Lichtenrade in ihrem »Tempio Her-
mione« residierte und noch als Witwe zahlreiche Aus-
landsreisen unternahm. Weit entfernt vom Berliner Rea-
lismus schuf sie tiefsinnige symbolistische Bilder, deren
starke, leuchtende Farbigkeit nicht nur in Berlin Beifall
fand. In der Verbindung von Geschichte, Mythologie,
Blumen und Landschaft glaubte sie eine neue Gattung der
Malerei, das »historische Stilleben«, erfunden zu haben;
sie hat sich auch 1911 in einer Veröffentlichung »Wie
meine symbolistischen Bilder entstanden« darüber geäu-
ßert. Titel wie ›Kleopatras Lager‹, ›Lebenshunger‹ oder
›Traumgott‹ deuten ihre Art an. Sie war so etwas wie ein

585 ADOLF SCHLABITZ
In Erwartung
Öl/Pappe auf Holz
Bremen, Kunsthalle Bremen

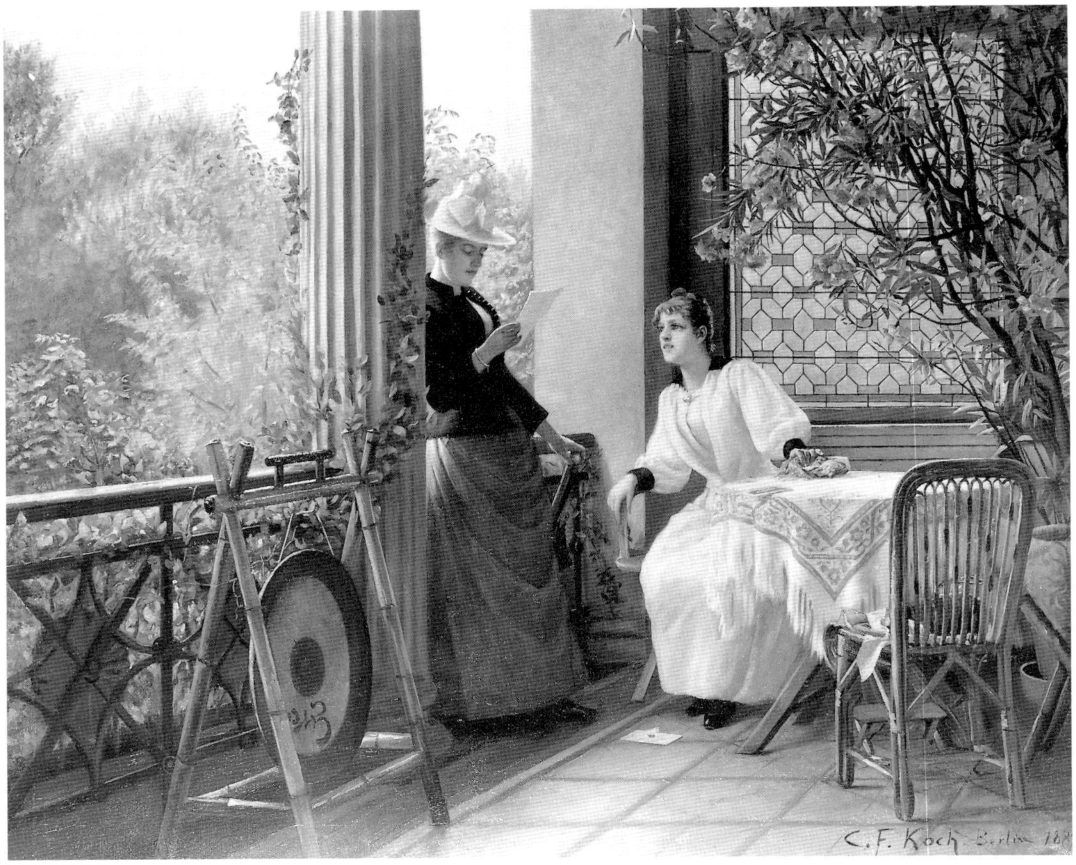

Paradiesvogel unter den übrigen Berliner Malerinnen; ihre Bilder, von denen ihre Blumenstücke die schönsten waren, waren auch in höchsten Kreisen begehrt. Ihre hochstilisierte Zeit endete 1918 mit dem Kaiserreich. Wie in den beliebten Romanen der Eugenie Marlitt spielten die Herzensangelegenheiten in den Genrebildern eine große Rolle. Der Berliner CARL FRIEDRICH KOCH, Schüler von Gussow und Porträt- und Genremaler, hat in einem seiner frühen Bilder von 1889 ein solches
586 Thema aufgegriffen. Ein junges Mädchen, wohl etwas unsicher über den Inhalt eines Briefes, blickt fragend auf die lesende Freundin, deren Meinung sie ungeduldig zu erwarten scheint. Die geräumige Loggia deutet auf eine der großbürgerlichen Villen aus der Zeit vor der Jahrhundertwende, wie sie noch heute in den Vororten von Berlin zu finden sind. Der Porträt-, Genre- und Historienmaler HUGO VOGEL aus Magdeburg kam nach seinem Studium an der Düsseldorfer Akademie 1886 nach Berlin, um die Stadt nur noch einmal für einen längeren Aufenthalt bei Lefèbvre in Paris zu verlassen. Er ist vor allem durch seine zahlreichen historischen und allegorischen, meist riesigen Wandbilder populär geworden, die vom Korridor des Berliner Rathauses, dem Hörsaal der Charité, der Villa Ravené über Wandbildfolgen in anderen deutschen Städten wie im Hamburger Rathaus bis zu der letzten großen, um die Jahrhundertwende geschaffenen Folge im Ständehaus zu Merseburg reichten. Er ist ein Beispiel für die Höhen und Tiefen, die Maler wie er erleiden mußten, wenn sie mit ihrer noch von der Akademie bestimmten Kunst der Kaiserzeit noch weit hineinreichten in das neue Jahrhundert und den Aufbruch nicht oder wie er nur halbherzig mitvollziehen wollten und konnten. Dabei ist es höchst aufschlußreich, das Pro und Kontra der Kunstkritik zu verfolgen. Richard Graul befaßte sich eingehend und verständnisvoll mit Vogels Hamburger Rathausbildern, Warburg schrieb von der »Unbedeutsamkeit« seiner Wandbilder, und Julius Elias sprach dem 1915 ausgestellten Bildnis Hindenburgs jegliche Originalität ab: *»Eins von den herkömmlichen Porträts, von denen dreizehn auf ein Dutzend gehen.«* Vogel hat sich aber auch in der Freilichtmalerei versucht und ein so heiter-helles Bild wie
das schlichte ›Am Strand‹ gemalt – denn es gab auch bei T 68
diesen akademischen Malern, wenn sie begabt und aufgeschlossen waren, keine völlige Ablehnung der neuen

586 CARL FRIEDRICH KOCH
Der Brief, 1889
Berlin, Berlin Museum

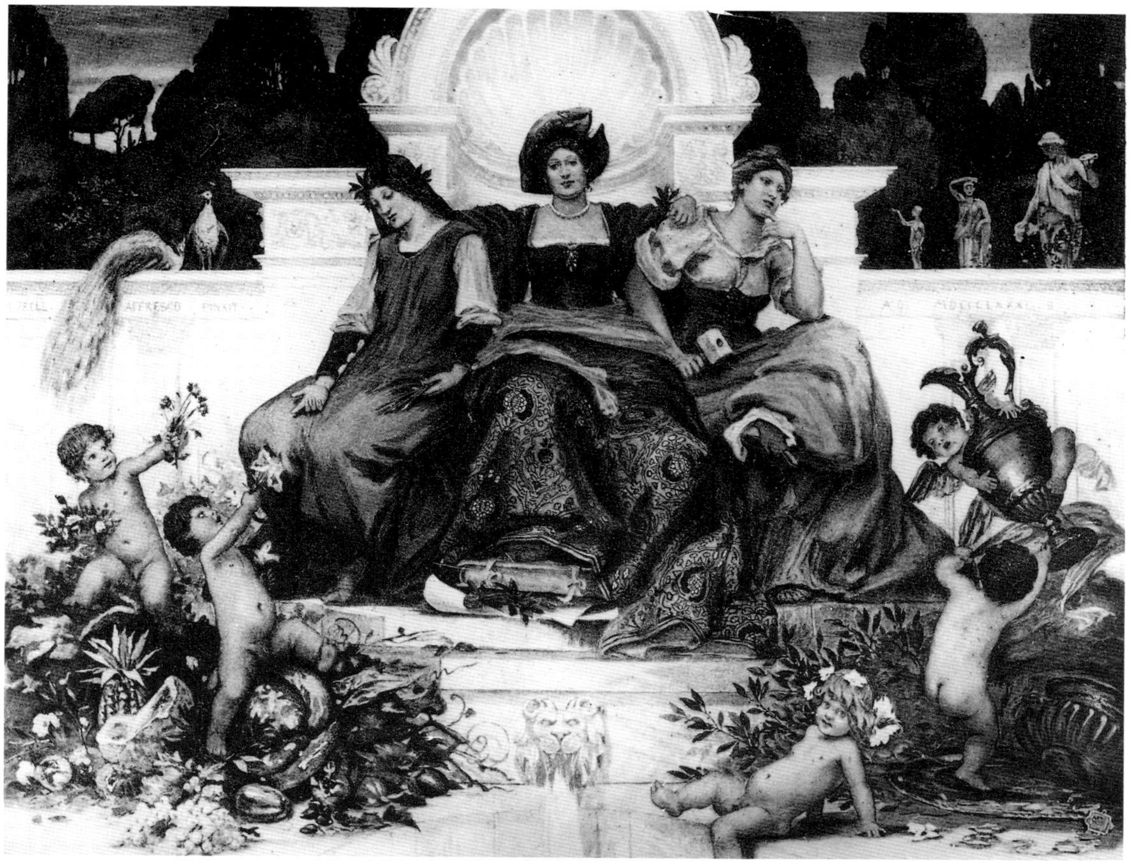

Tendenzen, sondern wenigstens Versuche, sich vom Überkommenen zu lösen und halbwegs mitzuhalten.

HERMANN PRELL aus Leipzig war, nach seinem Studium bei Gussow an der Berliner Akademie, nur von etwa 1880 bis 1892 in Berlin ansässig, wo er seit 1886 als Lehrer für Freskomalerei an der Hochschule für bildende Künste wirkte. Er hatte sich in Rom zehn Jahre mit dem Studium von Fresken befaßt. 1881 erhielt er den Auftrag, die Wände des großen Saales im Berliner Architektenhaus mit Fresken zu schmücken, die die Entwicklungsstufen der abendländischen Baukunst darstellen sollten. Wie schon andere Maler vor ihm – erinnert sei an Kaulbach – wählte er nicht die ursprüngliche Technik, sondern die wirkungsvollere, aber auch anfälligere Wasserglasmalerei (davor waren schon Wachsfarben und Kaseinfarben angewendet worden). Auf drei große Wände malte Prell 1881/82 elf Bilder, 1885 schuf er das Deckenbild. Sein
587 allegorisches Fresko ›Die bildenden Künste im Renaissance-Zeitalter‹ stellt Deutschland nicht eben bescheiden in der Mitte als Personifikation der Baukunst dar, schwesterlich umgeben von der zart, fast unterwürfig wirkenden italienischen Malerei links und der nachdenklichen französischen Bildhauerkunst rechts von ihr. Neckische Putti umringen die Gruppe der drei Frauengestalten. Diese Fresken haben damals ihre Wirkung nicht verfehlt, denn Prell wurde mit weiteren großen Wandbildaufträgen für öffentliche Gebäude in deutschen Städten und für den Palazzo Caffarelli in Rom, den Sitz der deutschen Botschaft, betraut.

In den Jahren, in denen Renaissancismus und Neubarock Triumphe feierten, erhielt der nur drei Jahre jüngere, 1880 nach Berlin gekommene Maler MAX KLINGER von einem Freund, dem Rechtsanwalt Albers, 1883 den Auftrag, das Oberlicht-Vestibül seiner Villa in Steglitz mit Wandbildern zu gestalten; er ließ dem jungen Maler alle Freiheit, und Klinger nutzte sie für eine 1883/1884 bei einem Aufenthalt in Paris entworfene Folge von völlig unkonventionellen heiteren Wandbildern, die er in Öl auf Leinwand malte, während die hölzernen Türen und Sockel unmittelbar bemalt wurden. Was er schuf, entsprach seiner Vorstellung von Raumkunst, wobei auch das letzte Detail, wie die Türfüllungen, in den Farben auf den Raum zugeschnitten war. Die Friesbilder schilderten in phantasievoller Weise das ausgelassene Spiel von

587 HERMANN PRELL
Die bildenden Künste im Renaissancezeitalter, 1881/82
Früher im Berliner Architektenhaus

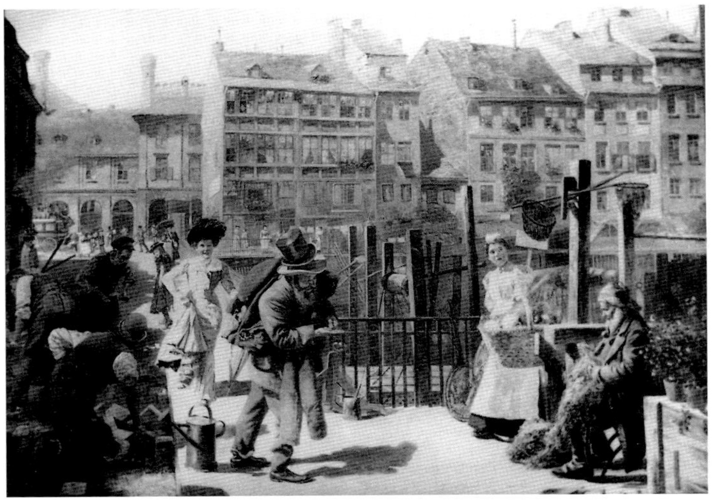

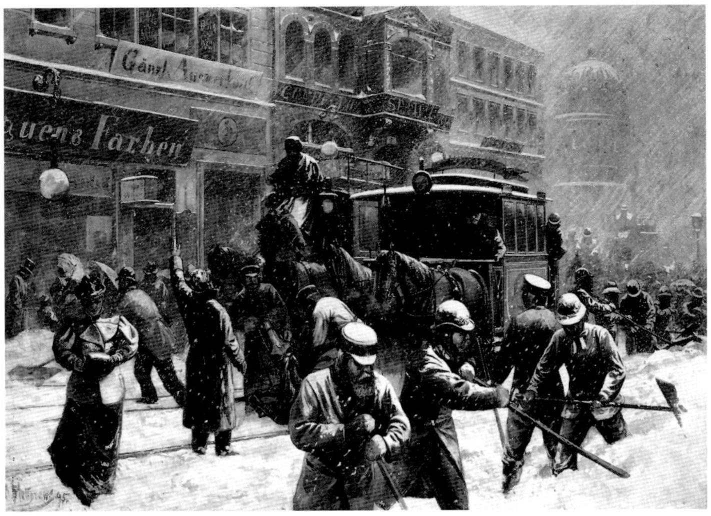

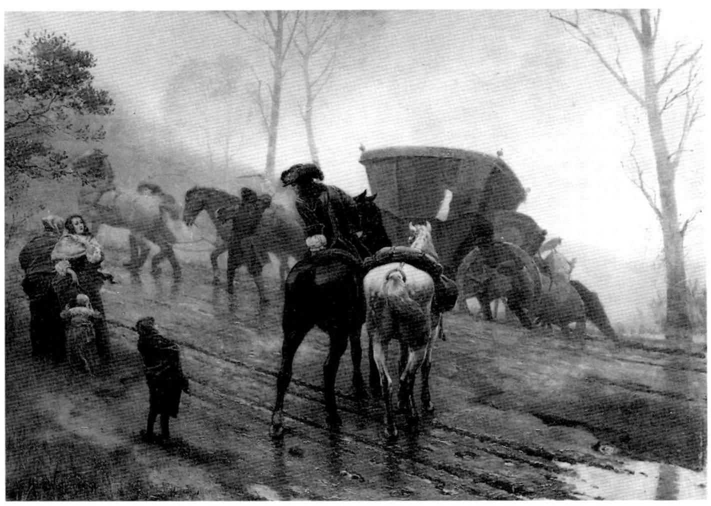

Meerkentauren und Nereiden und die Fahrt der Venus im Muschelwagen; sie waren eine Huldigung an Arnold Böcklin. Die großen, hohen Formate waren Landschaften. Das Vestibül erhielt außerdem noch farbig gefaßte weibliche Büsten. Der Besitzer, der nach Graz zog, hat diese Bilderfolge mitgenommen, denn das Haus war vom Schwamm befallen. Erst Jahre später wurden einige davon auf der Wiener Sezessionsausstellung gezeigt. Über die Galerie Schulte in Berlin konnten Teile der Folge von der Hamburger Kunsthalle und der Berliner Nationalgalerie erworben und publiziert werden; weitere gelangten in Privatbesitz. Die Nationalgalerie (West) besitzt noch heute das Friesbild ›Venus im Muschelwagen‹. Von 1886 bis 1888 war Klinger noch einmal in Berlin, gehörte aber im ganzen nur für einen kurzen Abschnitt seines Lebens zur Malerei der Stadt. Was er aber mit den Wandbildern inmitten des Historismus in Berlin schuf, war neu. Die philologisch-renaissancistische Manier der Wandbilder war am Ende, seine Art aber sollte sich bald fortsetzen. Es ist erstaunlich, wie sehr und wie lange einige Maler in der künstlerischen Gefolgschaft Menzels, aber ohne dessen Ingenium, sich mit Schilderungen von Leben und Taten Friedrichs des Großen beschäftigt haben. Auch der 1860 in Berlin geborene Geschichts- und Genremaler GEORG SCHÖBEL gehörte dazu, doch blieben die meisten Hervorbringungen in der Zeit des Historismus im oberflächlich Illustrativen stekken. Von einigen anderen unwichtigen Genrebildern abgesehen, wie ›Klapperstorchs Brautschau‹, hat Schöbel einige hübsche Berliner Straßenszenen geschaffen. Zu ihnen gehört ein die Fischerbrücke im alten Berlin mit ihrer nächsten Umgebung und allerlei Volk darstellendes
Aquarell von 1894, das den Titel trägt ›Sommertag. Stra- 588
ßenszene‹. Ist auch der künstlerische Wert eines solchen Blattes nicht hoch zu veranschlagen, bleibt es doch für die Heimatforschung in mancherlei Beziehung dokumentarisch bedeutsam, denn daß Schöbel hier nach guter alter Berliner Tradition genau war, steht außer Zweifel. Der im gleichen Jahr wie Schöbel geborene RUDOLF HELLGREWE aus Westpreußen, der in Berlin bei Wilberg und Eugen Bracht studierte, ist als Fünfundzwanzigjähriger nach Deutsch-Ostafrika gereist und hat außer einer Reihe von Bildern und Illustrationen für Kolonialbücher auch Dioramen und Panoramen für das Kolonialmuseum der Deutschen Kolonialgesellschaft geschaffen. All das ist im Laufe der Zeiten längst vergessen und untergegangen. Ein hübsches Genrebild von 1895 aber mit einer fast im
Schnee versinkenden Straße in Berlin, in der ein kleines 589
Verkehrschaos entstanden ist und weder der Pferdeomni-

588 GEORG SCHÖBEL
Sommertag. Straßenszene, 1894
Aquarell
Privatbesitz

589 RUDOLF HELLGREWE
Schneegestöber in Berlin, 1895
Berlin, Berlin Museum

590 HANS WISLICENUS
Reise-Intermezzo im 17. Jahrhundert, 1891
Berlin, Leo Spik KG

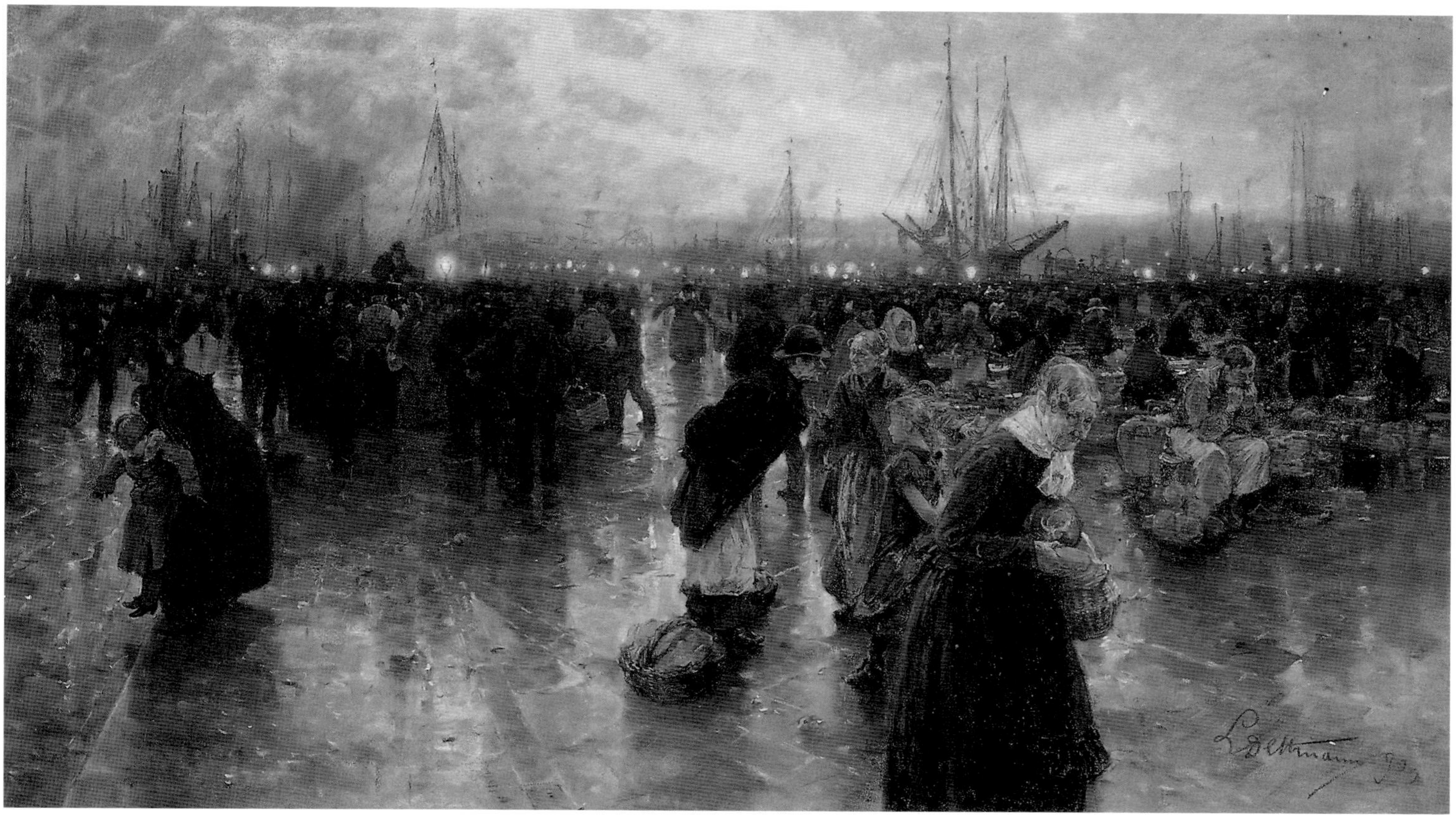

591 Ludwig Dettmann
Auf dem Fischmarkt in Altona, 1890
Deckfarben
Hamburg, Hamburger Kunsthalle

bus noch die Pferdestraßenbahn vorankommen, zeigt auf harmlos-vergnügliche Weise etwas vom großstädtischen Leben der Stadt. Solche Darstellungen – und seien sie noch so schlicht – bleiben als Erinnerung an das alte entschwundene Berlin von großem Wert. HANS WISLICENUS, Sohn von Hermann und Bruder von Max W., beide Historien- und Genremaler, studierte in Düsseldorf und Paris und zog um 1895 nach Berlin. Er war Porträtmaler, aber er erfreute seine Zeitgenossen besonders mit historischen
590 Genrebildern. Sein ›Reise-Intermezzo vor 200 Jahren‹ malte er 1891, eine Historie mit einer schon halb in den Straßengraben geratenen Kutsche, ein Bild, das in das Berlin des 17. Jahrhunderts zurückführt. Seine Spezialität aber waren Porträts, die der traditionellen Bildniskunst seiner Zeit verpflichtet blieben. LUDWIG DETTMANN, aus einem kleinen Ort bei Flensburg stammend, kam nach zweijährigem Besuch der Gewerbe- und Kunstschule in Hamburg 1884 nach Berlin, wo seine wichtigsten Lehrer Eugen Bracht und Franz Skarbina waren. Der begabte Maler begann mit Schilderungen der märkischen und niederdeutschen Landschaft und der heimatlichen Küste; zunächst waren es Aquarelle und Deckfarben-, dann auch Ölbilder. Er stand an der Wende vom 19. Jahrhundert zur Moderne, übernahm zwar die Freilichtmalerei, blieb aber in anderen Themenbereichen und bei dekorativen Wandbildern der Tradition treu, wenn auch seine Palette in den Staffeleibildern zunehmend heller wurde. Noch vor der Jahrhundertwende schuf er drei Triptychen mit Darstellungen der Heiligen Nacht, der Arbeit und des deutschen Volksliedes. In dem ersten verlegte er das Geschehen in seine eigene Zeit und fand damit nicht überall Anklang, weil auch seine offene Malweise Anstoß erregte. Im Triptychon ›Arbeit‹ zeigte er die Arbeit im Freien, links die Mahlzeit einer Arbeiterfamilie und rechts den Abschied eines Gesellen von seinem Großvater, während das Triptychon ›Das Volkslied‹ Wanderlust, Liebe und Reitertod darstellten. Auch hier also genrehafte Züge. 1895 schuf er ein dokumentarisch anmutendes Gemälde ›Die nächtliche Überführung der Leiche Wilhelms I. vom Palais zum Dom‹ als beinahe unbeteiligter Beobachter. Auch seine Geschichtsbilder im Reichspostmuseum und im Rathaus Altona erschreckten manche Kritiker durch ihre ungewohnt helle, offene Farbigkeit und Auffassung. 1900 wurde er Direktor der Akademie in Königsberg, 1919 kehrte er nach Berlin zurück. Im Ersten Weltkrieg wurde er als offizieller Heeresmaler an allen Fronten zum künstlerischen Kriegsberichterstatter. Bis 1937 war Dettmann Vorsitzender des Vereins Berliner Künstler. Sein solides Können als Maler zeigt ein Deckfarbenbild von 1890, das die Stimmung eines fast noch dunklen, feuchtkalten Morgens auf dem
belebten ›Fischmarkt in Altona‹ mit kleinen Genreszenen 591
im Vordergrund in der Stimmung vollendet wiedergibt. Ähnlich aufgefaßte Großstadtbilder schuf Dettmann auch von Berlin. HERMANN FENNER-BEHMER lebte und arbeitete in Berlin. Nach seinem Studium an der Berliner Akademie ging er als Schüler zu Boulanger und Lefèbvre nach Paris; Reisen nach Italien, Belgien und Holland schlossen sich an. Von seinen ersten Erfolgen ermutigt, hat er sich zunehmend mit Genrebildern befaßt, während er anfangs vor allem Landschafter war. Bezeichnend für die frei erfundenen Themen war schon sein erstes, 1887 auf der Berliner Akademischen Kunstausstellung gezeigtes Gemälde ›Die Vision der Novize‹. Unter dem Einfluß der im Gegensatz zu den großen Neuerern der französischen Malerei stehenden Genremalerei wurden seine Bilder immer süßlicher. Nicht uninteressant ist die Tatsache,
daß er das gut gemalte Genrebild ›Nach dem Bade‹ noch 592
1905 auf der Großen Berliner Kunstausstellung zeigte, also seiner Art bis zum Ende 1913 treu blieb. Die dem Bade entstiegene, von einer Zofe umhegte Schöne ist nicht in reiner Nacktheit, sondern unbekleidet geschildert. Fenner-Behmer, der alljährlich kurz nach Frankreich reiste, hat mit seinen modisch-süßlichen Bildern

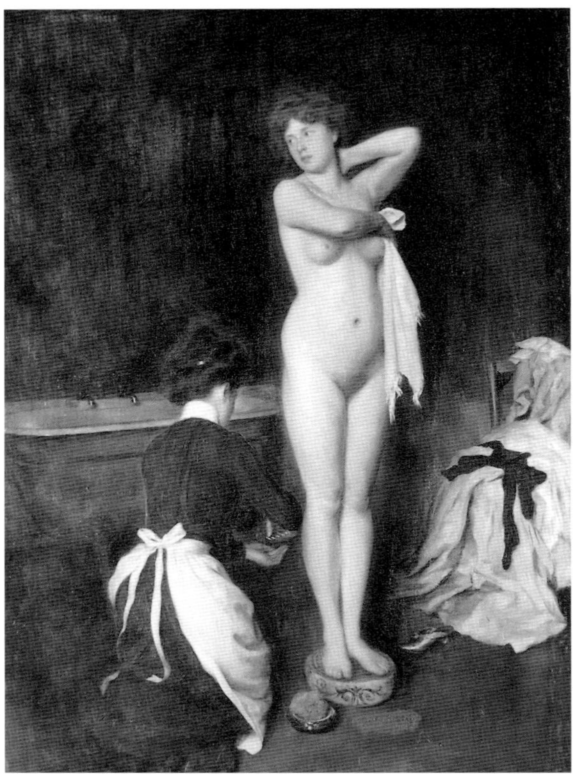

592 HERMANN FENNER-BEHMER
Nach dem Bade, um 1905
Berlin, Leo Spik KG

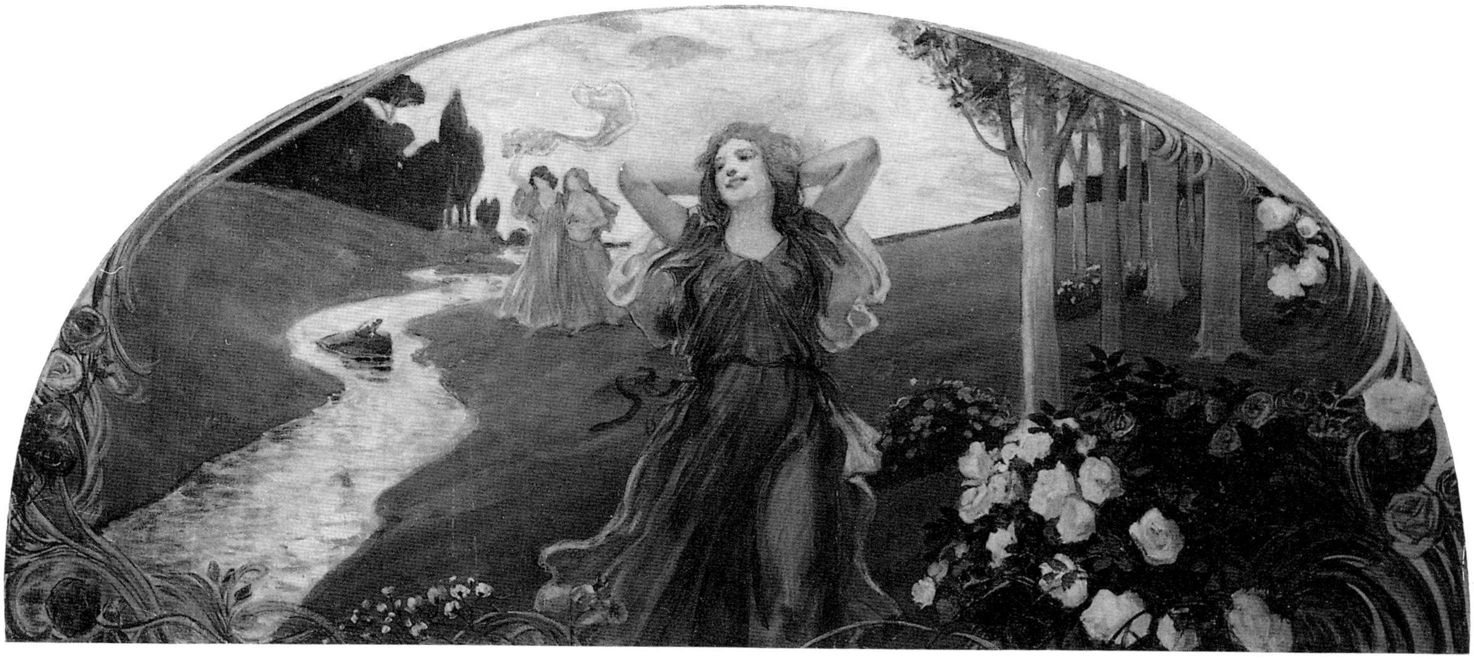

auch im Münchener Glaspalast und im Pariser Salon Erfolg gehabt, auch seine Porträts und Landschaftsbilder waren beliebt.

Zu den spätgeborenen Genremalern des 19. Jahrhunderts zählte der Berliner MAX FABIAN, der an der Berliner Akademie studierte und bis zu seinem Tod im Jahre 1926 in Berlin ansässig blieb. 1898 beteiligte sich der mit Preisen ausgezeichnete Fünfundzwanzigjährige zum ersten Male an der Großen Berliner Kunstausstellung, stellte seine Genrebilder und Porträts später auch in den großen Ausstellungen in Dresden, München und Düsseldorf aus. 1910 war er auf der Ausstellung des Deutschen Künstlerbundes in Darmstadt vertreten. Fabians Begabung lag in seinen graphischen Arbeiten, insbesondere seinen Farblithographien. Auch als Gebrauchsgraphiker war er tätig. In seinen Genrebildern und Porträts blieb Max Fabian ein Berliner Realist, hat aber selbstverständlich die helle, offene Malweise der modernen Maler angenommen. Noch 1920 zeigte sein Bild ›Bauarbeiter beim Verladen von Steinen‹ (Berlin Museum) seine typisch berlinische Auffassung.

Die hier vorgenommene Auswahl der Genremalerei der zweiten Jahrhunderthälfte dokumentiert die Lebensweise, das Fühlen und Denken einer äußerlich glänzenden, aber in ihren Brüchen auch schwierigen Epoche. In den minder wertvollen Arbeiten wurde das echte Gefühl durch Sentimentalität oder Melodramatik ersetzt, das Gemütvolle wurde in den Schilderungen des Familienlebens zum Gemütlichen, Spießigen. Bei den beliebten Darstellungen junger Mädchen und Frauen galt nicht mehr so sehr Innigkeit oder Schlichtheit, sondern eine oft naiv tuende Koketterie; die Dargestellte »flirtete« mit dem Betrachter. Was sonst heiter war, wurde oft neckisch. Das »Weib« als für den Mann verführerisches, gefährliches und sphinxhaftes Wesen wurde entdeckt, zwischen den Geschlechtern gab es vorwiegend Amouröses und eine gelegentlich bis zum Frivolen reichende Sinnlichkeit. Der Humor wich einer meist billigen Komik. Das Gesamtniveau der Genrebilder entsprach etwa dem der Liebes- und Familiengeschichten in der »Gartenlaube« oder in »Daheim« und den Romanen der Eugenie Marlitt, später dann der Hedwig Courths-Mahler. Allein schon die Titel solcher Genrebilder erzählen Geschichten und sagen viel über den Maler und die Zeit aus: ›Die belauschte Gardinenpredigt‹ von Friedrich Kraus, 1877; ›Da liegt die Bescherung‹ von Adolph Lueben, 1877; ›O Du, mein Waldemar!‹, ›Gerichtet‹, ›Wie weiter?‹ von Otto Goldmann, 1878, 1881, 1894; ›Ungestilltes Sehnen‹ von Berthold Genzmer, 1889; ›Das indiskrete Modell‹ von Fedor Poppe, 1892; ›Home, sweet home‹ von Maximilian Schaefer, 1894; ›Weltverloren‹ von Ernst Scheel, 1896; ›Der Mann muß hinaus in's feindliche Leben‹ von Helene Moeser, 1897; ›Und Mamorbilder stehn und sehn Dich an‹ von Hans Meyer, 1900.

593 LUDWIG VON HOFMANN
Supraporte: Der Sommer
München, Galerie von Abercron

Gegen die akademische Kunst: Der Aufbruch in die Moderne

Die Gruppe der XI und die Berliner Secession

So geordnet wie die Kapitel eines Buches hat sich das Kunstgeschehen eines Landes, einer Region niemals vollzogen und schon gar nicht im bewegten 19. Jahrhundert und in Berlin, das sich in hundert Jahren von der abgelegenen, bescheidenen Hauptstadt Preußens zur Großstadt, dann zur Hauptstadt des Deutschen Reiches und, mit allen Wachstumsschwierigkeiten, endlich zur Weltstadt entwickelte.

Die Gruppe der XI war eine freie Vereinigung Berliner oder in Berlin ansässiger Maler, die nicht einfach als spontane Protestbewegung zu betrachten ist, sondern als das Ergebnis eines bei den Künstlern sich allmählich steigernden Unmuts über die Berliner Akademie der Künste und ihre obrigkeitsverpflichtete Kunstpolitik, die in den Akademieausstellungen jedermann deutlich vor Augen trat. Gutes, Mittelmäßiges und Schlechtes – alles von der akademischen Jury aufgenommen – war da in übervollen Sälen vereinigt, so daß die guten Leistungen der Berliner Maler und der Maler in Berlin bei alldem fast völlig untergingen.

Bereits bei seiner ausführlichen Rezension der Berliner Akademischen Kunstausstellung von 1866 hat Fontane enttäuscht geäußert: *»Räumlich keine Lücke, Rahmen drängt sich an Rahmen, und doch begegnen wir einzelnen Wänden, die, auf ihren Inhalt befragt, kaum etwas anderes sind als – eine einzige große Lücke. Es muß ausgesprochen werden: Eine gewisse Öde und Ärmlichkeit (die selbstverständlich das sporadische Auftreten von einem Dutzend guter und selbst sehr guter Bilder nicht ausschließt) herrscht vor.«* Es gab, wie Fontane meinte, weder *»Treffer ersten Ranges«* noch, wie vorher öfter, *»einen respektablen Durchschnittswert«*. Was auf allen Ausstellungen nach der Jahrhundertmitte überwog, war auch 1866 und später nicht anders: *»Porträt, Landschaft, Genre herrschen vor. Das wäre an und für sich noch kein Tadel. Wir haben nichts gegen Desserts, aber man richtet kein Gastmahl aus ihnen an. Wo sind – so fragen wir – die pièces de résistance?«* Aber nicht nur Fontane sah diese Leere und die gedankliche Armut in jenen Bildern, die meist nur das Anekdotische, die Fabel meinten. Vieles hatte bis weit in die neunziger Jahre hinein das Niveau von Groschenromanen, woran auch eine gute Technik und malerische Routine kaum etwas zu ändern vermochten. Angesichts dieses künstlerischen Absinkens auf die Ansprüche eines fragwürdigen Massenkonsums, in dem für Ungewohntes und Neues der jüngeren, fortschrittlicheren Künstler kein Raum war, taten sich mehrere Maler zu einer freien Vereinigung zusammen, die auch außerhalb der Akademie und der Ausstellungen des Vereins Berliner Künstler – ohne diese etwa ganz zu meiden oder zu diffamieren – eine Möglichkeit für die unabhängige Präsentation ihrer Arbeiten bleiben sollte. Nicht nur die Akademie, auch die übergeordnete Landeskunstkommission und endlich der Kaiser selbst, der sich in wichtigen Fragen der Kunst selbstherrlich die letzte Entscheidung vorbehalten hatte, engten sie ein. Nach dem skandalösen Streit über die Munch-Ausstellung des Vereins Berliner Künstler im Architektenhaus in der Wilhelmstraße, deren Schließung von den Konservativen durchgesetzt wurde, taten sich Gleichgesinnte 1892 zusammen. Um die nötige Unterstützung und Resonanz zu finden, baten sie den bekannten – wenn auch von gewissen Kritikern noch befehdeten – Max Liebermann und den allseits wohlgelittenen Franz Skarbina, sich der Gruppe anzuschließen. Ludwig von Hofmann, Walter Leistikow, Hugo Vogel, Fritz Stahl, Hans Hermann, Max Klinger kamen hinzu. Sie nannten sich Gruppe der XI und behielten diese Zahl der ersten Zeit bei. Einige schieden früh aus, andere traten der Gruppe bei. Die Galerie Eduard Schulte, damals im Schinkelschen Palais Redern, Pariser Platz 1, angesiedelt (1905/07 wurde an seiner Stelle das Hotel Adlon erbaut), war ein vornehmer Ausstellungsort, der bald ein kunstinteressiertes Publikum anzog, obwohl die Presse nicht eben freundlich auf diese »Abtrünnigen« mit ihrer modernen Malerei reagierte. Adolf Rosenberg fand kaum ein gutes Wort, mußte aber notgedrungen bei zwei Arbeiten Liebermanns ein *»emporkeimendes... Streben nach tieferer Charakteristik unter der schludrigen Ausführung«* zugeben. Der Moabiter Glaspalast war übrigens 1883 für die Hygiene-Ausstellung errichtet worden und diente nach seiner Erweiterung 1886 der Jubiläumsausstellung der Akademie der Künste und auch allen ihren weiteren offiziellen Ausstellungen. In München war in eben jenem Jahr die erste deutsche Secession gegründet worden, und Rosenberg fand bei der Gruppe der XI in den Arbeiten der *»extremen Naturalisten... ein verdächtiges Symptom, das auch diese kaum ins Leben getretene Verei-*

nigung bereits unter dem Zeichen der Secession« stehe. Seine Ahnung sollte sich, wenn auch etwas anders, bestätigen. Die Gruppe der XI bestand nur wenige Jahre; 1897 löste sie sich auf, aber sie hatte gemeinsam mit der an sich konservativen Galerie Schulte eine Bresche in die Verhärtungen der von der Akademie diktierten bildenden Kunst geschlagen. Die Gruppe der XI darf jedoch so wenig wie kurz darauf die Secession als eine Vereinigung von Vertretern eines bestimmten Stils, einer einzigen Kunstrichtung gesehen werden. Gemeinsam war ihnen der Aufbruch in eine nicht mehr staatlich bevormundete und reglementierte, sondern schöpferisch freie Kunst. In jenen ersten Jahren freier Entfaltung und wachsender öffentlicher Anerkennung machten einige Maler wie Leistikow und Skarbina künstlerische Fortschritte. Hugo Vogel, Skarbina und August von Heyden mußten aber ihre Professuren an der Hochschule für bildende Künste niederlegen. Der größte aber, wegen seiner Leistungen auch der »einsamste«, war Max Liebermann.

Die Dissonanzen zwischen dem Verein Berliner Künstler und der Akademie einerseits und den fortschrittlich gesinnten Künstlern andererseits waren nach der Auflösung der Gruppe XI weiterhin vorhanden. Ein ernster Anlaß war die Zurückweisung von Leistikows ›Grunewaldsee‹ (Sonnenuntergang) von 1895 durch die Jury der Akademieausstellung. Man trennte sich daher endgültig von der Akademie und schloß sich noch 1898 unter Walter Leistikow, der eigentlich treibenden Kraft, und Max Liebermann zur Berliner Secession zusammen. Eine Genugtuung für Leistikow war es, daß der Rittergutsbesitzer Israel sein Grunewald-Bild erwarb und es der Nationalgalerie schenkte, das der fortschrittlich gesinnte Direktor Hugo von Tschudi nur zu gern annahm. Die bekannte ablehnende Äußerung Wilhelms II. über dieses Bild störte nun weder den Maler noch den Direktor der Nationalgalerie. Liebermann hatte als Vermittler anfangs versucht, innerhalb der offiziellen Großen Berliner Kunstausstellung für die Secession eigene Räume und eine eigene Jury zu erlangen, aber Anton von Werner und die Regierung hatten die Anträge abgelehnt. Die Mitglieder der Secession wurden ausgeschlossen. Das Vordringlichste war nun für sie, in eigenen Räumen mit eigenen Ausstellungen ihr Können unter Beweis zu stellen. Die finanziellen Probleme waren groß, die Bildung des Vorstandes und die Abgrenzung der Kompetenzen seiner Mitglieder, zu denen nun auch so wichtige Männer wie der Kunsthändler Paul Cassirer und sein Vetter, der Verleger Bruno Cassirer, zählten, war nicht weniger schwierig. Werner Doede hat die Rolle der Künstler, die der Secession angehörten und damit zugleich Berlins wichtigsten Beitrag zur Moderne leisteten, 1977 in einer umfangreichen Publikation behandelt: »Die Berliner Secession. Berlin als Zentrum der deutschen Kunst von der Jahrhundertwende bis zum Ersten Weltkrieg«. Peter Paret hat die Geschichte der Berliner Secession in all ihren Phasen und Details beschrieben: »Die Berliner Secession. Moderne Kunst und ihre Feinde im Kaiserlichen Deutschland«, Berlin 1981. Er bezieht vor allem das politische und kulturelle Leben, das Spiel der Kräfte zwischen Secession und Tradition im damaligen Berlin in seine Darstellung ein. Die Geschichte der Berliner Secession muß daher nicht in ihren Einzelheiten wiederholt werden, denn es geht hier ohnehin mehr um die Leistungen der Maler innerhalb der Entwicklung der Malerei in Berlin als um die Probleme, Kämpfe und Erfolge der einzelnen Institutionen. Erstaunlich bleibt, daß es dank der intensiven Bemühungen, vor allem Leistikows und Paul Cassirers, gelang, auf einem nur für wenige Jahre erworbenen Grundstück neben dem Theater des Westens an der Kant- Ecke Fasanenstraße ein eigenes kleines Ausstellungsgebäude zu errichten, in dem bereits im Mai 1889 die erste Secessionsausstellung eröffnet werden konnte. Corinth schrieb später in seinem dem verstorbenen Freund Leistikow gewidmeten Buch darüber: »*Das possierliche kleine Haus, das allen Vorübergehenden ein komisches Lächeln abgewann, war in letzter Stunde mit Mühe fertiggestellt worden.*«

Als der Kontrakt 1904 auslief, stand die Secession erneut vor einem fast unlösbaren Problem. Ähnliche Schwierigkeiten hatten auch die anderen deutschen Secessionen vor Berlin (in München 1982, in Dresden 1893 und in Karlsruhe 1896 gegründet) und schlossen sich noch in jenem Jahr mit Berlin zum Deutschen Künstlerbund zusammen. So war es möglich, in einer gemeinsamen Unternehmung ein zweites Secessionsgebäude auf dem Grundstück Kurfürstendamm 208/209 »im Charakter eines kleinen Schlößchens« zu errichten, in dem der Deutsche Künstlerbund zuerst 1905 (seine 2. Ausstellung) und die Berliner Secession etwa zehn Jahre lang ausstellten.

Angesichts der hohen Kosten des großen Grundstücks und Gebäudes bemühte sich Lovis Corinth um 1914 um ein geeignetes Gebäude im rückwärtigen Teil des Miethauses Kurfürstendamm 232, das nach kleineren Umbauten 1915 mit einer ersten Ausstellung eröffnet werden konnte; die letzte fand 1927 statt. Die vorangegangenen Versuche, ein neues eigenes Haus für die Secession zu errichten, waren fehlgeschlagen. Und nach dem Ende des

Kaiserreichs hatte die Aktion der liberalen Mitglieder gegen autoritär-engstirnige, sich gegen alles Internationale wehrende Kunstpolitik keine Dringlichkeit mehr.

Die auf die offizielle akademische Kunst eingeschworene Kunstkritik hatte es schwer, sich auf die Gruppe der XI einzustellen; einige Kritiker lehnten sie wegen angeblich sozialistischer Tendenzen von vornherein ab. Einig war man sich darin, daß wenigstens drei Maler ernst zu nehmen seien. In einer Kritik hieß es recht kursorisch im Jahr 1893: »*Die XI sind drei, denn nur Max Liebermann, Franz Skarbina und Ludwig von Hofmann sind selbständige Größen, die andern sind entweder kleine Nummern derselben Gattung oder Altväterische, d.h. also, sie bleiben bei dem stehen, was schon zur Zeit der Väter die Kunst vermocht hat.*« Doch schon von 1893/94 an bis zur Auflösung der Gruppe wurden – von Liebermann als bestem Maler abgesehen – die Leistungen von Leistikow, George Mosson, Hans Herrmann und Skarbina besonders hervorgehoben. Die Motive für den Beitritt zur Gruppe der XI und dann zur Berliner Secession waren, was die führenden Köpfe betrifft, von großem Idealismus und der Hoffnung auf freie Entfaltung schöpferischer Kräfte getragen, jedenfalls was die jeweiligen Vertreter des Vorstandes anging. Aber es gab unter den Mitgliedern und den Malern, die in die Ausstellungen der Secession aufgenommen wurden, auch solche, die nur ihr persönliches Fortkommen im Auge hatten und es auch mit dem offiziellen Kunstbetrieb nicht verderben wollten. So war die Zahl der neu Hinzukommenden, aber auch der Austritte oder von Halbherzigen nicht gering. Ein Maler wie Hugo Vogel wurde von der Kritik als »Kompromißler« bezeichnet. Außerdem gab es in der Secession auch viele auswärtige Mitglieder. Um die Entwicklung der Berliner Malerei von den letzten Jahrzehnten des 19. Jahrhunderts bis in das 20. Jahrhundert in ihren besten Vertretern aufzuzeigen, reicht nicht die bloße Scheidung von moderneren Malern der Secession und solchen der akademischen Kunst aus. Es gab auch weniger gute Maler in der Secession und gute in den großen offiziellen Ausstellungen, einige waren, wie auch Liebermann, oft auf beiden Seiten zu finden. »Schwarzweißmalerei« ist daher nicht angebracht, wenn auch der Fortschritt und die so wichtige Öffnung zur internationalen Kunst allein bei der Secession lagen, wo die besten Vertreter der Moderne anzutreffen waren. Zum zehnjährigen Bestehen der Secession hat Max Liebermann in freier Abwandlung eines berühmten Wortes von Voltaire daher mit Recht geäußert: »*Beständen die Secessionen noch nicht, sie würden gegründet werden, denn sie bilden den notwendigen Sauerteig im Haushalt der Kunst.*«

Zur Gruppe der XI gehörte der in Darmstadt geborene, auf auswärtigen Akademien und in Paris ausgebildete Ludwig von Hofmann, kein Berliner Maler im engeren Sinne, aber er blieb von 1890 an für mehrere Jahre in Berlin. Hier hat er innerhalb der Gruppe mit seinen Bildern eine neue Auffassung vertreten. Dem Berliner Realismus, seit den siebziger Jahren in bezug auf die Neuerer in ihrer konsequenten Schilderung der Wirklichkeit, auch alles Häßlichen, oftmals Naturalismus genannt, setzte er in seinen Landschaften und Figurenbildern einen neuen, von der Schönlinigkeit des Jugendstils geprägten Symbolismus oder Idealismus entgegen. Nackte oder in wallende Gewänder gekleidete, idealschöne Gestalten bewegten sich anmutig in einer meist in hellen und leuchtenden Farben dekorativ aufgefaßten Landschaft. Seine Motive waren besonders für Wandbilder geeignet, wie das die stilisierte Darstellung auf der Supraporte mit den drei Frauen zeigt. Es ist nur zu verständlich, daß die Berliner – Publikum und Kritik – sich anfangs schwer taten, seine Malerei zu verstehen. Er ging 1903 an die Kunstschule nach Weimar, beschickte aber als Mitglied die Secessionsausstellungen fast regelmäßig bis 1910.

Ein anderer Mitbegründer der Gruppe der XI, der nur von 1888 bis 1898 in Berlin lebte und arbeitete, war Friedrich Stahl, der in jenen Jahren Szenen des großbürgerlichen Lebens in impressionistischer Malweise schilderte, aber auch auf den offiziellen Ausstellungen vertreten war; mit seinen Renaissancethemen fiel er danach in den Historismus zurück. Bekannt geblieben ist er als Zeichner und Illustrator, vor allem aber als späterer Kunstschriftsteller. Auch der in Aix-en-Provence geborene George Mosson, der sein Studium in Berlin bei Steffeck begonnen hatte und seit 1880 auf den Ausstellungen der Akademie vertreten war, schloß sich der Gruppe der XI und dann der Berliner Secession an. Seine in offener, pastoser Malweise gestalteten, wesentlich von der Farbe getragenen Bilder fanden anfangs am ehesten in der Gruppe der XI und in der Berliner Secession ein aufgeschlossenes Publikum. Als Porträt- und Blumenmaler entwickelte er sich zu einem reinen Impressionisten deutscher Prägung. Leuchtend, mit kraftvollen Pinselzü-
gen hat er seine Blumenstücke gemalt. Weltstädtisch auf- T 6
gefaßt ist das Figurenbild einer weißgekleideten Dame T 6
mit Hund vor einem skizzenhaft angedeuteten Hintergrund von 1912. Solche in offener, pastoser Malweise gestalteten, wesentlich von der Farbe getragenen Bilder fanden am ehesten bei der Gruppe der XI und der Berliner Secession ein aufgeschlossenes Publikum. Der aus

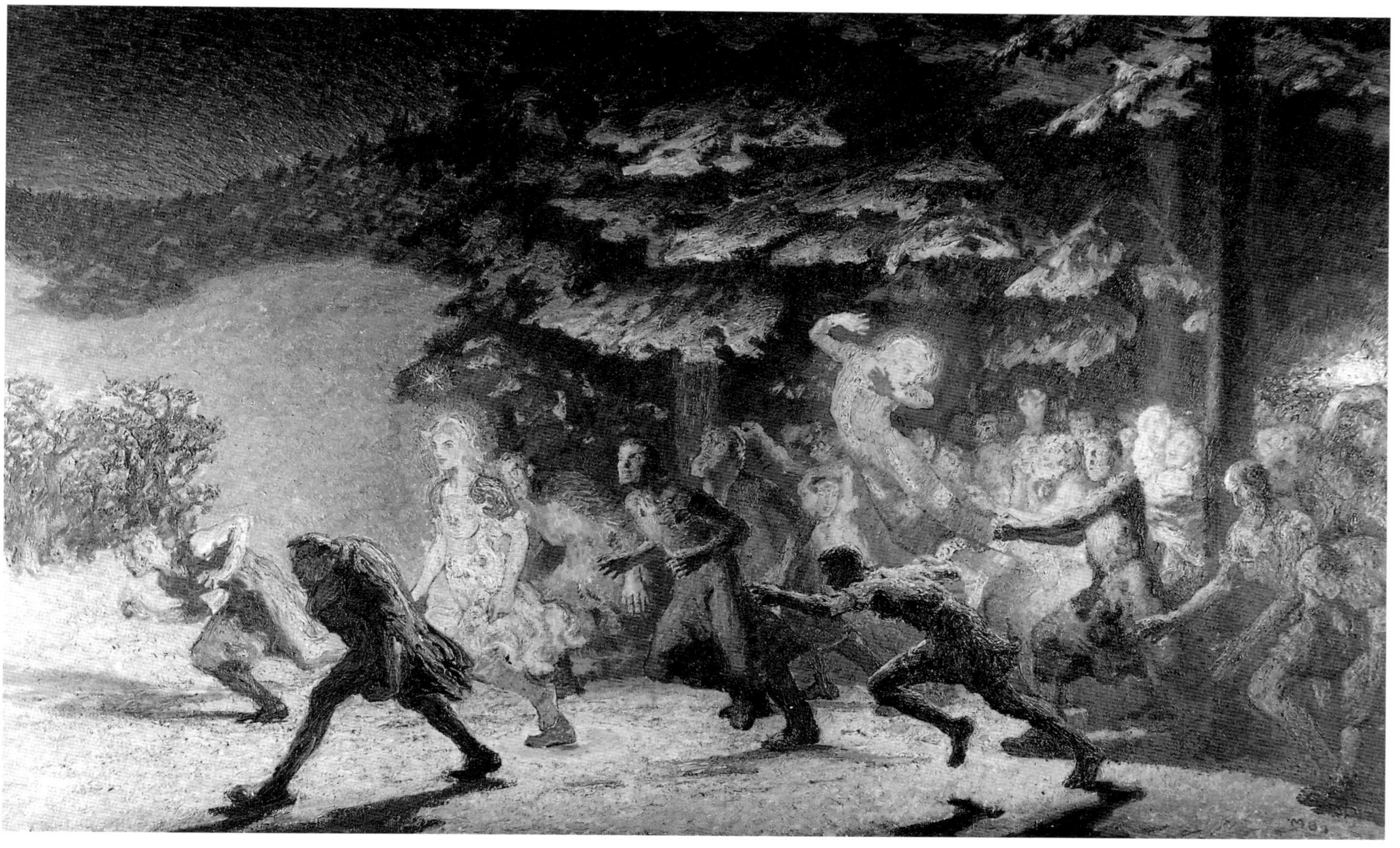

Posen stammende MARTIN BRANDENBURG studierte seit 1889 bei Brausewetter und Scheurenberg an der Berliner Akademie und kehrte nach einem zweijährigen Studienaufenthalt in Paris, wo er den Impressionismus kennenlernte, nach Berlin zurück; wie sein Freund Baluschek wurde er Lehrer an der Malschule des Vereins der Künstlerinnen. 1895 stellte die Galerie Gurlitt seine frühen Arbeiten aus. Kurz vor ihrer Auflösung schloß er sich der Gruppe der XI an und wurde danach auch Mitbegründer und Mitglied der Berliner Secession. Seine symbolistisch-märchenhaften Bilder erregten zunächst Erstaunen, aber auch Bewunderung. Sein dunkles Gemälde ›Die Menschen unter der Wolke‹ war eine Aussage über das Leid, das alle Menschen zu tragen haben, wenn auch das durch die Wolken spärlich dringende Licht und ein paar herabregnende Rosen Symbole der Hoffnung darstellten. Dieses Bild trug ihm einen ersten großen Erfolg ein. In den Ausstellungen der Secession zeigte er ähnliche Gemälde mit symbolistischem Gehalt, in denen lediglich die Maltechnik impressionistisch war. Das 1910 entstandene, fast gespenstisch wirkende Gemälde ›Die frohe Botschaft‹ 594
ist eine nächtliche Verkündigungsszene vor einem nur angedeuteten Kiefernwald und mit Menschen, die von zwei Engeln geleitet werden. In Brandenburgs Naturdarstellungen lag stets ein tieferer symbolischer Sinn, der ihn sowohl von den Naturalisten wie den Impressionisten trennte. Sein gesamter künstlerischer Nachlaß ist im letzten Weltkrieg leider verlorengegangen. CURT HERRMANN ist bereits mit sechzehn Jahren mit seinen Eltern nach Berlin gekommen. Drei Jahre später, 1873, wurde er Schüler von Carl Steffeck. 1883 schloß er seine Studien bei Wilhelm von Lindenschmit in München ab, wo er zunächst als bereits renommierter Porträtmaler ansässig blieb. 1893 kam er nach Berlin und leitete zehn Jahre lang eine Zeichen- und Malschule für Damen – Frauen waren immer noch nicht zum Studium an der Hochschule zugelassen. Durch seine Heirat wurde er weitgehend finanziell unabhängig und konnte sogar Freunde unterstützen. In Berlin, wo sich Neues zu regen begann, begegnete ihm der Jugendstil, der seine Malerei im Sinne einer dekorati-

594 MARTIN BRANDENBURG
Die frohe Botschaft, entstanden 1910
Privatbesitz

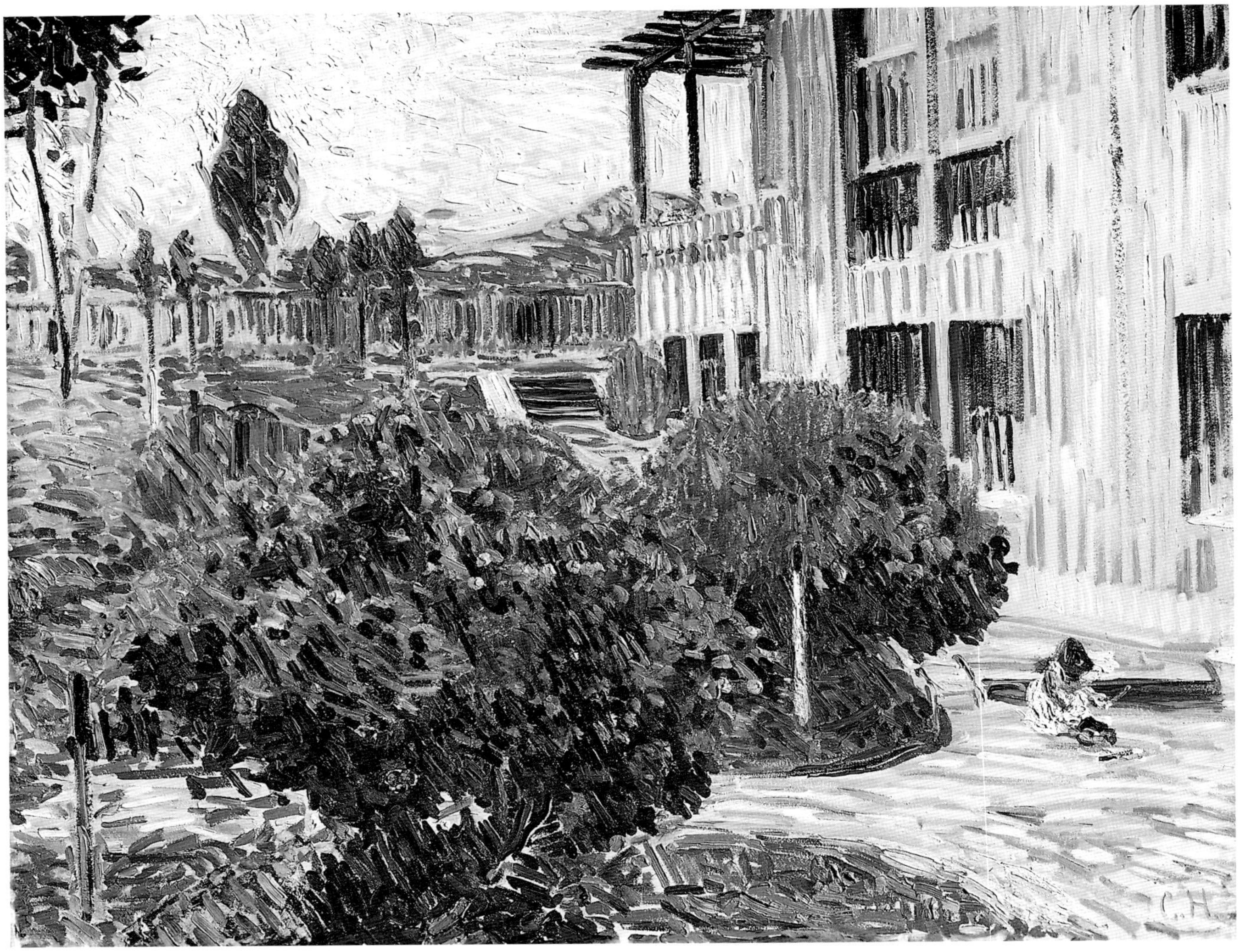

ven Auffassung beeinflußte, wie dort auch der Einfluß des französischen Impressionismus ihn in seinen Porträts und Stilleben zu einer freieren Gestaltung und farbig leuchtenderen Malweise führte. Die verschiedenen Phasen seiner künstlerischen Entwicklung traten in der großen Curt-Herrmann-Ausstellung des Berlin Museums 1989 anschaulich zu Tage; sie führten von der großbürgerlichen Malerei des 19. Jahrhunderts – vor allem in seinen frühen Porträts – über Elemente des Jugendstils und des Impressionismus zum Neoimpressionismus von Signac und Seurat und deren künstlerischen Weggenossen. Seit 1879 hatte sich Curt Herrmann an den offiziellen großen Ausstellungen mit Porträts und Genrebildern beteiligt, als Vorstandsmitglied der Berliner Secession, später der Freien Secession, deren Präsident er von 1914 bis 1918 war, fand man ihn mit seinen Stilleben, Porträts, Stadtbildern und Landschaften von Anfang an in den Ausstellungen. Fern von dem auf wissenschaftlicher Grundlage entwickelten Neoimpressionismus der Franzosen hat Herrmann seinen Stil gefunden, der den Pointillismus, die Punktmalerei, nicht sklavisch nachahmte, sondern in eine mehr aus kurzen Strichlagen bestehende, öfter variierende, sehr helle Malweise verwandelte. Ein gutes Beispiel für seine eigene Auffassung ist das Bild des
Wohnhauses seines Freundes Henry van de Velde in Wei- 595
mar, das er von der Gartenseite mit einem Fliederbusch im Vordergrund 1909 in mehreren Fassungen malte; hier ist es – mit dem spielenden Kind im Garten – eine frühere Fassung, ehemals im Besitz der Nationalgalerie. Sein drei
Jahre vorher entstandenes ›Stilleben mit Äpfeln‹ kommt, T 64
wie einige andere Bilder, in der Technik den Franzosen noch am nächsten. Bestimmt von seiner Liebe zu lichtdurchfluteten Bildern in immer helleren Farbtönen und aufgelösteren Konturen, hat er auch besonders ein-

595 Curt Herrmann
Wohnhaus van de Velde in Weimar, 1909
Früher Berlin, Nationalgalerie

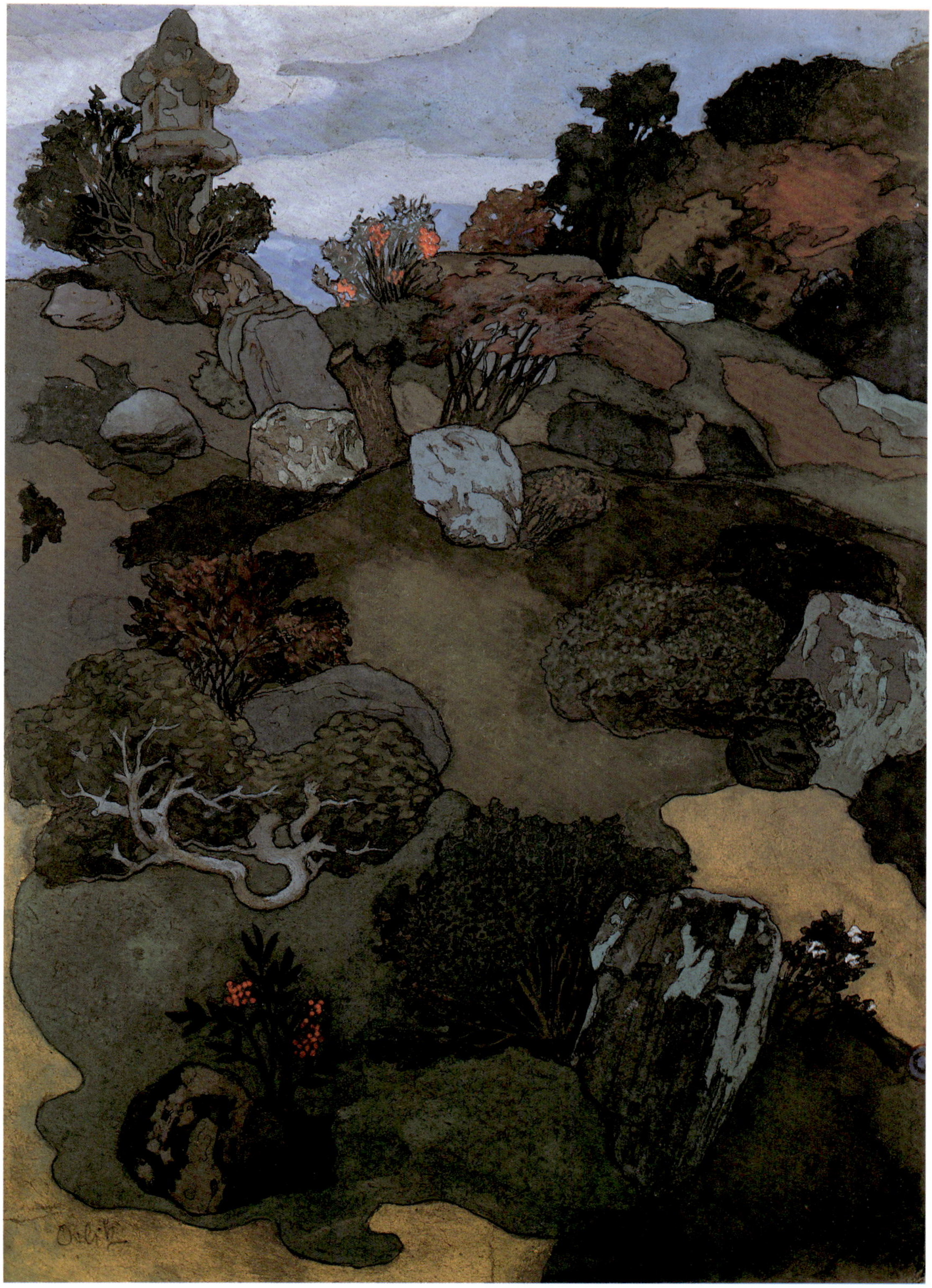

T60 EMIL ORLIK
Alter Garten in Kyoto, 1900
Neuss, Clemens-Sels-Museum

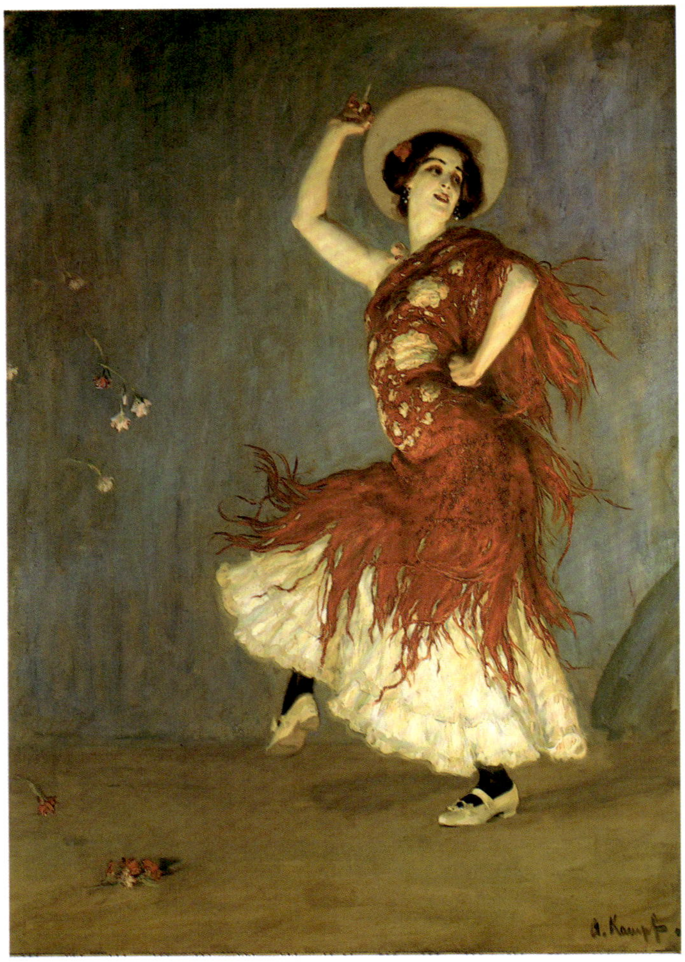

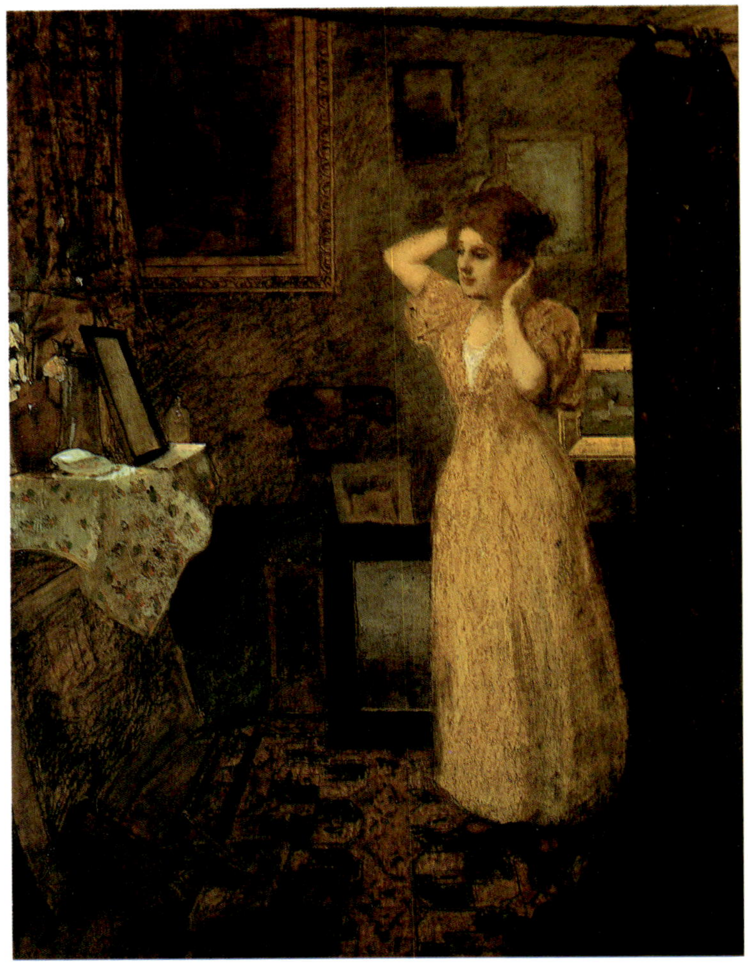

T61 ARTHUR KAMPF
Spanische Tänzerin, 1907
Verbleib unbekannt

T62 EMIL ORLIK
Atelierbild. Modell vor dem Spiegel, 1896
Berlin, Bethmann Hollweg GmbH

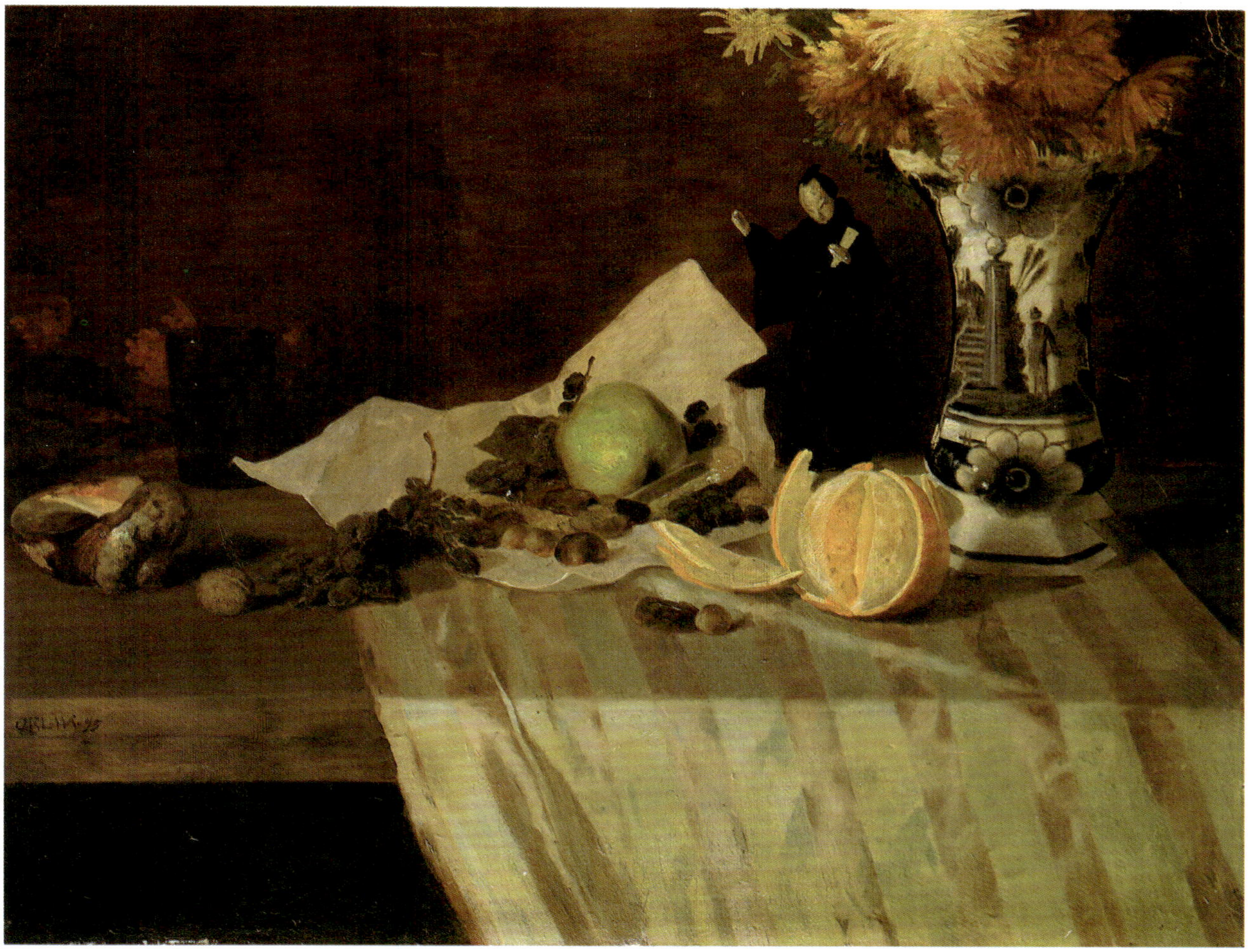

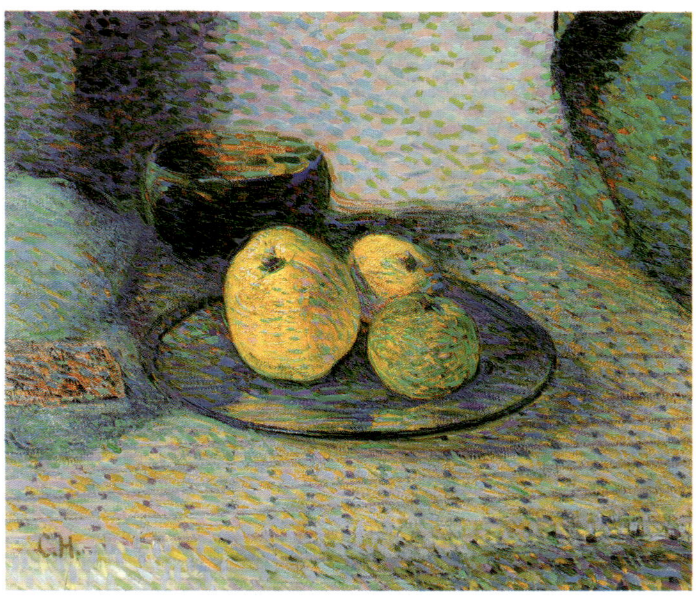

T63 Emil Orlik
Stilleben mit Delfter Vase
und Chinoiserien, 1895
Stuttgart, Kunsthaus Bühler

T64 Curt Herrmann
Stilleben mit Äpfeln auf Glasteller, 1906
Stuttgart, Kunsthaus Bühler

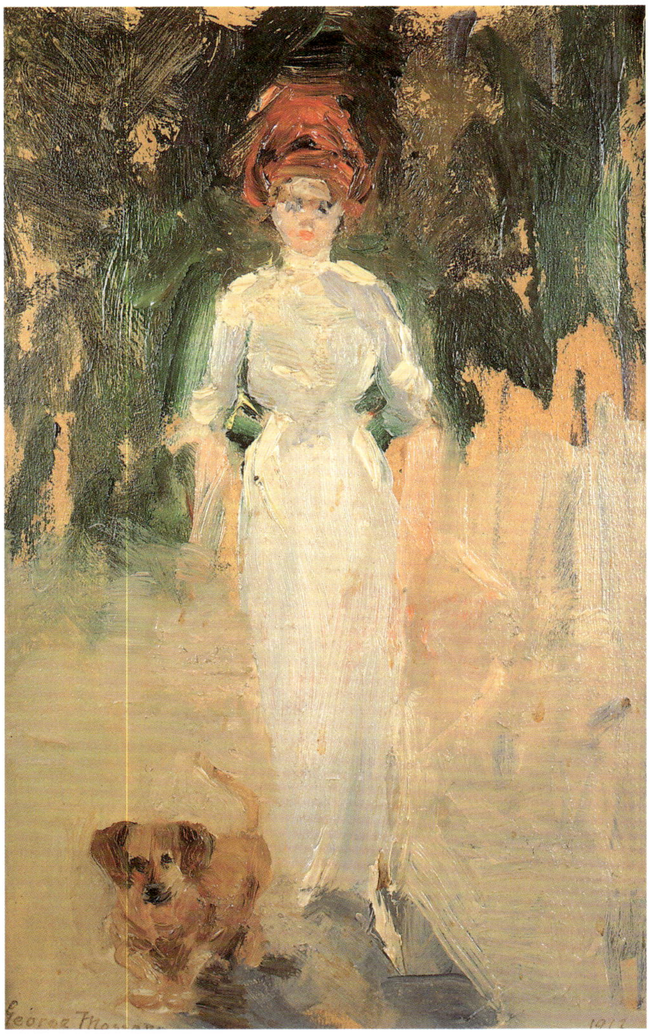

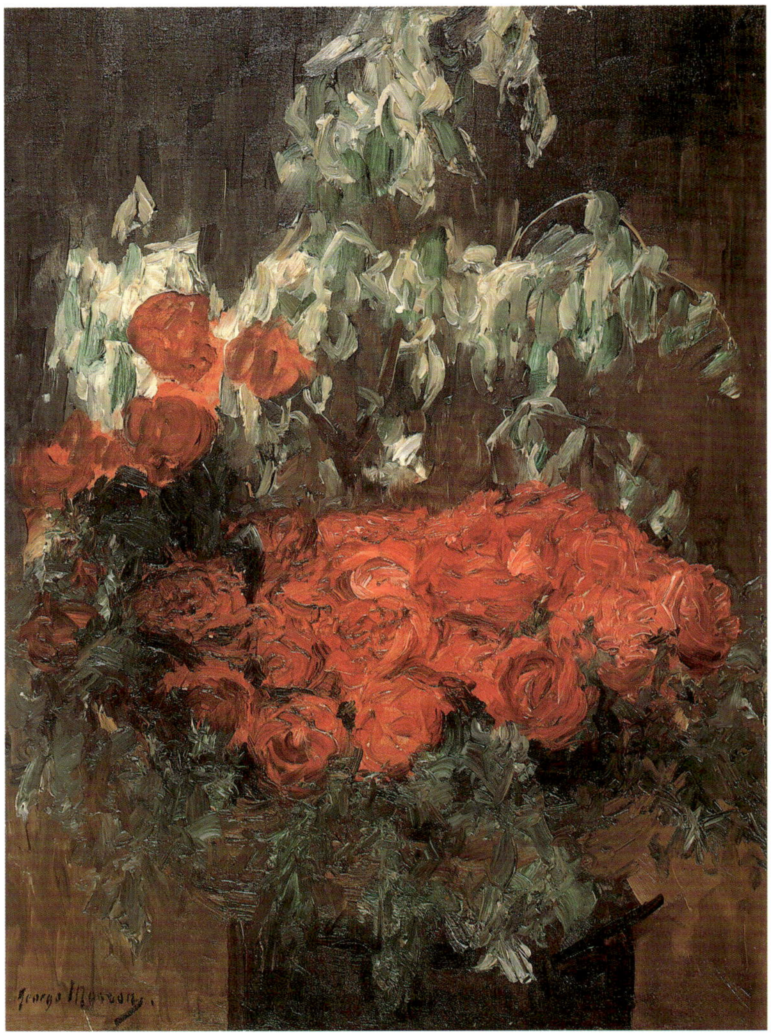

T 65 GEORGE MOSSON
Dame mit Hund im Tiergarten, 1912
Berlin, Privatbesitz

T 66 GEORGE MOSSON
Blumenstrauß
Berlin, Privatbesitz

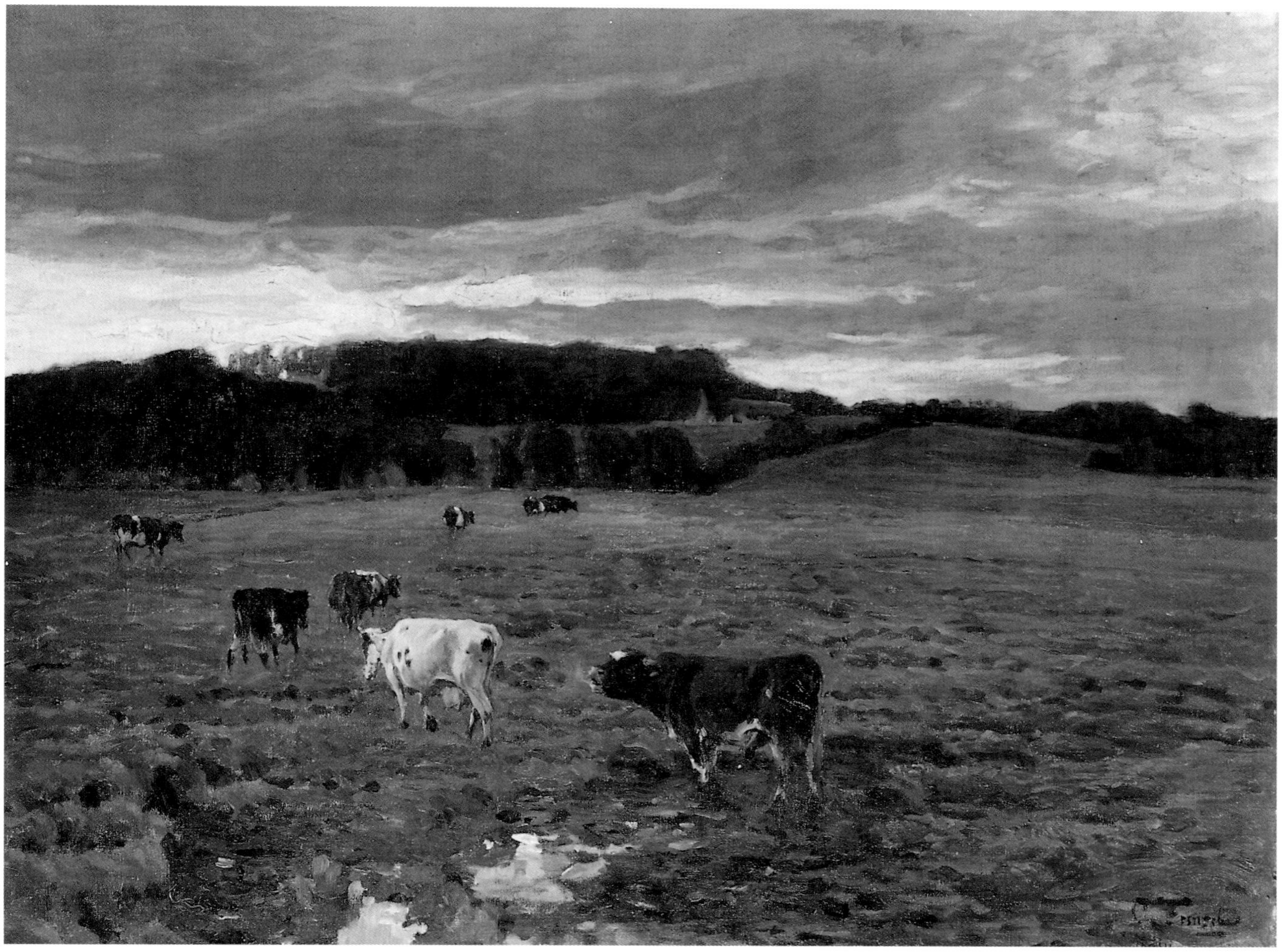

drucksvolle Winterbilder geschaffen. Mit Paul Baum, der nach 1914 den Winter jeweils in Berlin verbrachte, sollte Curt Herrmann der einzige deutsche Neoimpressionist bleiben. Obwohl der Secession jeder aufgeschlossene Maler willkommen war, weil Liebermann zufolge der Impressionismus keine Richtung, sondern eine Weltanschauung war, in der jeder nach seinem Talent selig werden könne, gab es nach kurzer Zeit bereits Differenzen zwischen den konservativen und den übrigen liberaleren Mitgliedern des Vorstandes, wobei es wesentlich um die Position von Paul und Bruno Cassirer ging. Skarbina, ein Feind aller Streitereien, war bereits ausgetreten; 1902 folgten ihm die beiden Vorstandsmitglieder Oscar Frenzel und Otto Heinrich Engel mit vierzehn ordentlichen Mitgliedern. Der Berliner OSCAR FRENZEL war ein begabter, bei Paul Meyerheim ausgebildeter Maler, der besonders in seinen Tierstücken mit ihren stimmungsvollen Landschaftshintergründen sein malerisches Können bewies. Bei dem Gemälde ›Moorige Weide‹ handelt
es sich um das mit dem Titel ›Heimkehrende Kuhherde‹ 596
1896 auf der Internationalen Kunstausstellung ausgestellte Bild, das die norddeutsche Landschaft unter einem verhangenen Abendhimmel in verhaltener Farbigkeit und ohne jene damals häufig anzutreffende Effekthascherei stimmungsvoll wiedergibt. Im Gegensatz zu Curt Herrmann, der mit Gleichgesinnten das Tor zur Moderne weit aufstieß, war OTTO HEINRICH ENGEL aus dem Odenwald, bei Woldemar Friedrich und Paul Meyerheim in Berlin, danach in Karlsruhe und München ausgebildet, eher ein Bewahrer als ein Neuerer. In seiner Freilichtmalerei war er bei der Wiedergabe stiller norddeutscher Landschaften und Küsten ein Könner. Sein Gemälde
›Morgensonne‹ zeigt neben impressionistischen Zügen 597
auch solche des Jugendstils und eine beinahe volksliedhafte Stimmung. Ein reiner Augenimpressionist ist er nie geworden. Die Vertreter des Jugendstils, die in Berlin –

596 OSCAR FRENZEL
Heimkehrende Kuhherde, 1896
Berlin, SMPK, Nationalgalerie

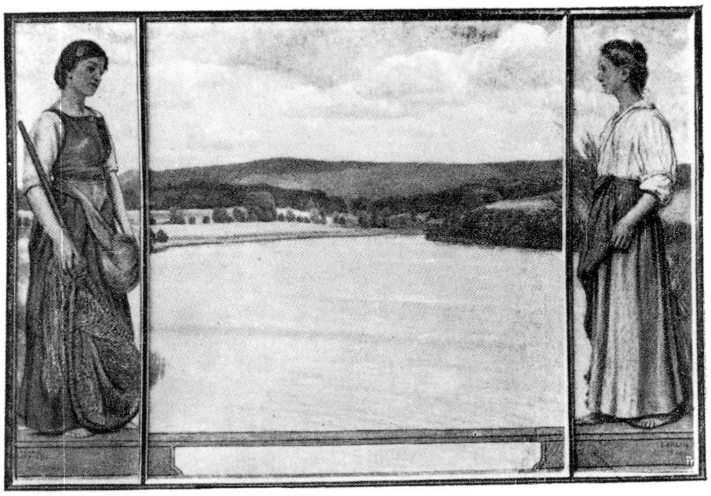

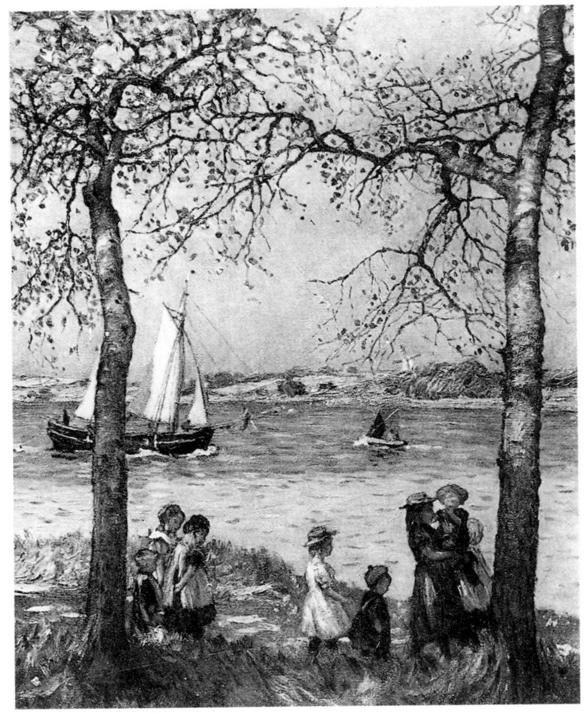

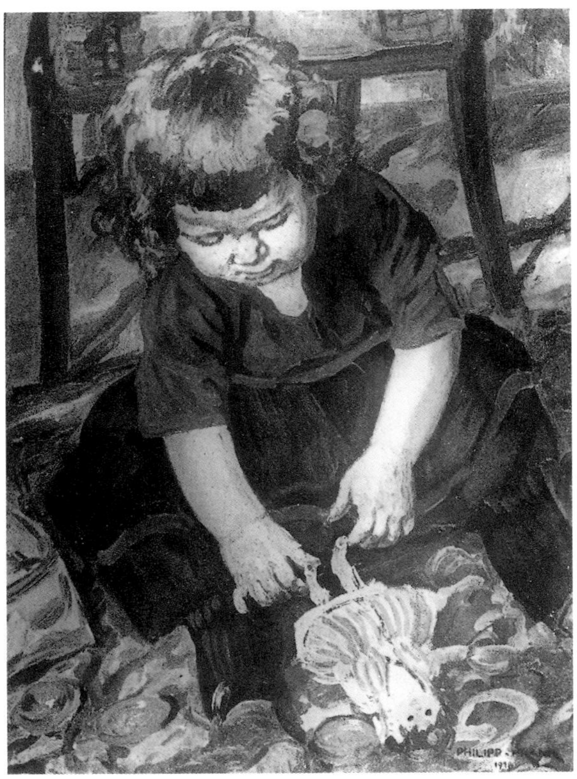

die Architektur ausgenommen – nie so zu Hause waren wie etwa in Wien oder München, haben die Rahmen ihrer Bilder meist selbst entworfen. Sie griffen auch auf die dekorativ wirksame Form von Triptychen zurück, liebten Goldgründe. Engel hat 1898 im Künstlerhaus in Berlin ein Triptychon ›Waterkant‹ ausgestellt und war im Sinne des Jugendstils eher ein Figurenmaler als ein Landschafter. Figurenmaler war auch der aus der Mark Brandenburg stammende FRANZ LIPPISCH, ein Schüler von Steffeck und Thumann, der ebenfalls zu den Mitbegründern der Berliner Secession zählte und eine mittlere Begabung war. Lange Zeit lebte er in der Niederlausitz und hat in einem in der Berliner Secession 1902 ausgestellten Temperabild in der Art eines Triptychons die stille ›Märkische Landschaft‹, gerahmt von zwei weiblichen Gestalten, die die Fischerei und Landwirtschaft versinnbildlichen, dargestellt. Auch hier sind Jugendstilelemente behutsam angedeutet, aber nicht konsequent durchgeführt. Anders bei dem Berliner Marinemaler MAX GIESECKE, der in der Berliner und der Freien Secession seine ganz aus dem Geist des Jugendstils geschaffenen beliebten Seestücke zeigte. Auch ERNST BISCHOFF-CULM, der mit Landschaften, Genre- und Figurenbildern stets ein Realist geblieben ist, war von 1893–1909 regelmäßig in den Ausstellungen der Secession zu finden. Sein Gemälde ›Auf dem Weg zur Kirche‹ 1906 ausgestellt, unterscheidet sich von ähnlichen Moti-

598 FRANZ LIPPISCH
Märkische Landschaft, um 1902
Verbleib unbekannt

600 PHILIPP FRANCK
Kind mit Puppe, 1918
Verbleib unbekannt

597 OTTO HEINRICH ENGEL
Morgensonne
Verbleib unbekannt

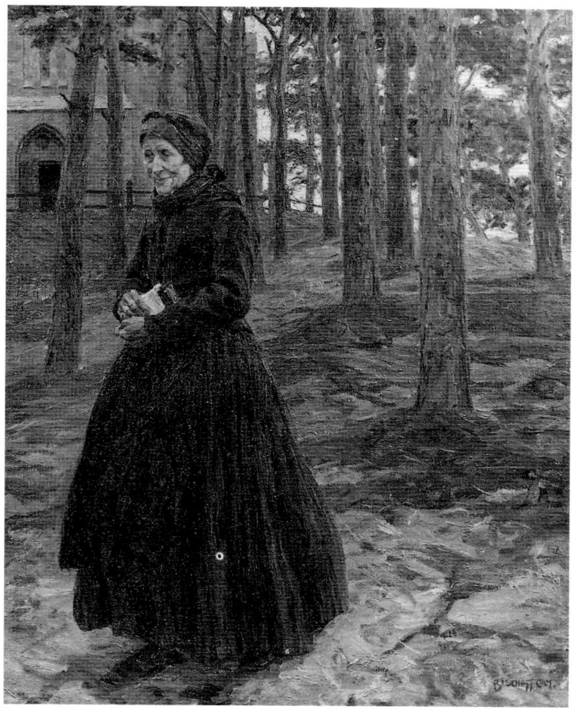

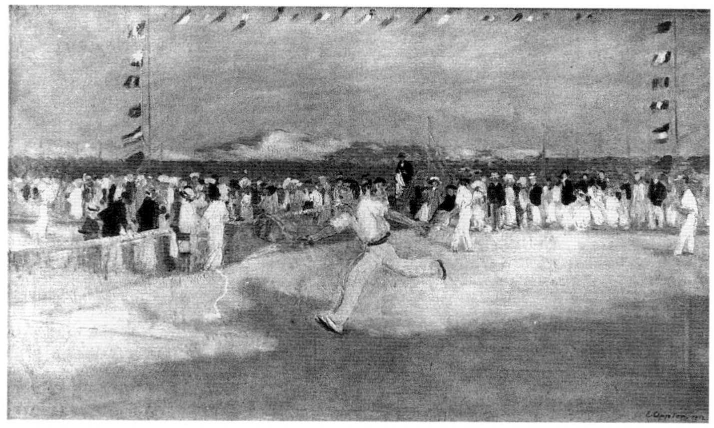

ven des späten 19. Jahrhunderts durch die schlichtere Auffassung und freiere Mahlweise. Der Hesse PHILIPP FRANCK hat sein Studium am Städelschen Kunstinstitut in Frankfurt am Main begonnen und nach zweijährigem Aufenthalt in der Malerkolonie in Kronberg im Taunus an der Akademie in Düsseldort beendet. Ehe er 1892 als Lehrer an die Kgl. Kunstschule nach Berlin kam, hatte er vorübergehend auch schon in Potsdam gelebt. Die Lage Potsdams und die Landschaft in der weiteren Umgebung hat ihn entzückt, aber erst später, als er sich unter dem Einfluß Liebermanns und der Secession der impressionistischen Landschaftsmalerei zuwandte, hat er sie in seinen großen, farbig reichen Bildern in einer Handschrift geschildert, die frei von allen Vorbildern war und gelegentlich dem Expressionismus nahekam. Diese wichtigen Bilder liegen aber jenseits des hier festgelegten zeitlichen Rahmens. In Berlin hat er 1892 als Lehrer an der Kunstschule begonnen, deren Direktor er 1915 wurde, ein Amt, das er auch als Pädagoge ernst nahm und gern ausübte. Außer seinen märkischen Landschaften, bei denen er die Havel und ihre Seen bevorzugte und die er zum größten Teil auch in Radierungen umsetzte, hatte er
600 Porträts in Interieurs geschaffen, die viel Beifall fanden.
In seinem 1920 erschienenen autobiographischen Buch »Vom Taunus zum Wannsee« schilderte er in höchst lebendiger Weise auch Erlebnisse aus dem Kreise seiner engeren Malerfreunde und der Secession. Auch ROBERT BREYER, ein Stuttgarter und in München ausgebildet, kam erst spät nach Berlin. In München war er bereits seit 1895 auf den Ausstellungen der dortigen Secession vertreten, seit ihrer Gründung auch auf denen der Berliner Secession. Als Stilleben- und Porträtmaler und mit seinen Interieurs hatte er sich bereits einen Namen gemacht; sie blieben auch weiterhin der beste Teil seines Schaffens. Auf den Ausstellungen der Berliner Secession fielen sie durch die Leuchtkraft ihrer schönen Farben und die souveräne Malweise auf. Später ging er in seine Heimat zurück, ist aber in seinen Berliner Jahren unter dem Einfluß der Secession zu einem der besten deutschen Impressionisten geworden. ERNST OPPLER aus Hannover, dem Berlin in erster Linie Radierungen und Lithographien verdankt, die das moderne Leben der nach 1900 zur Metropole gewordenen Stadt in all seinen Facetten darstellten, das Straßenleben nicht weniger als das weltstädtisch gewordene Ballett, das rege Theaterleben oder den Sport, hat ebenfalls den entscheidenden Schritt von der akademischen Malerei des späten 19. Jahrhunderts zu einer impressionistischen Auffassung vollzogen, wie die drei großen Impressionisten der Berliner Secession
sie vertraten. Sein 1892 entstandenes ›Lesendes Mäd- 601
chen‹ ist, wenn auch zurückhaltend aufgefaßt, in seinem warmtonig-dunklen Interieur der akademischen Porträt- und Figurenmalerei des späten 19. Jahrhunderts verpflichtet. In seiner Berliner Zeit, seit 1905, hat sich

599 ERNST BISCHOFF-CULM
Auf dem Wege zur Kirche, um 1906
Berlin, Leo Spik KG

602 ERNST OPPLER
Tennisturnier in Westende, 1912
Berlin, Leo Spik KG

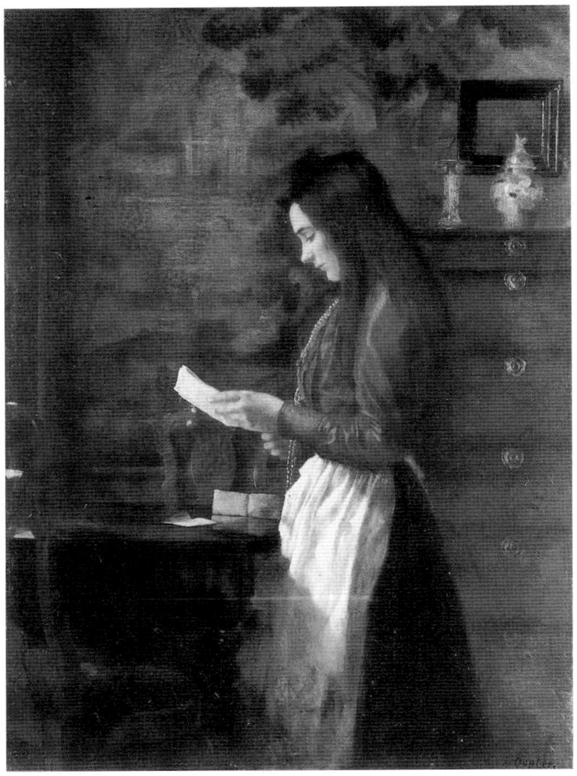

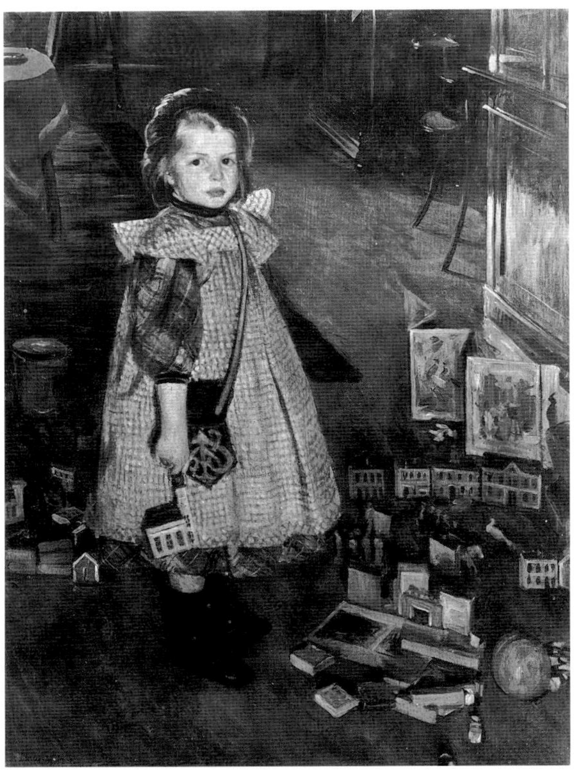

601 ERNST OPPLER
Lesendes Mädchen
Hannover, Niedersächsisches Landesmuseum, Landesgalerie

603 HEINRICH LINDE-WALTHER
Kind im Spielzimmer, 1901
Lübeck, Museum für Kunst- und Kulturgeschichte, Behnhaus

Oppler gewandelt. Sein ›Tennis-Turnier in Westende‹ 602
von 1912 ist in seiner Hellmalerei und in der Fixierung eines Momenteindrucks reiner deutscher Impressionismus. HEINRICH LINDE-WALTHER, in Lübeck geboren und nach seinen Berliner Jahren dahin zurückgekehrt, hat als Mitglied der Berliner Secession in seinen Kinderbildnissen bereits seit der Jahrhundertwende die vertriebene und lasierende Malerei der Akademiker
zugunsten einer freieren aufgegeben. Das kleine Mäd- 603
chen in der Kittelschürze mit seinem Spielzeug hat der Maler 1901 unkonventionell schräg von oben dargestellt, so daß der Hintergrund nur aus dem Fußboden mit einem Teppich und den unteren Teilen der aus dieser Perspektive gesehenen Möbel besteht. Das ist ungewöhnlich, aber glänzend beobachtet, denn der Blick des Kindes entspricht genau dem auf Erwachsene. Bei seinen Kinderbildnissen ging es ihm darum, das kindliche Wesen in seiner Natürlichkeit möglichst ohne Pose darzustellen. Seine bekannten helltonigen ›Plätterinnen‹ sind – gewiß beeinflußt von den berühmteren des Edgar Degas – hervorragende Beispiele eines berlinischen Impressionismus.

LEO VON KÖNIG, aus Braunschweig stammend, hat das Studium der Malerei als Sechzehnjähriger 1882 bei Franz Lippisch begonnen, es später an der Hochschule für bildende Künste bei Ehrentraut und zwischen 1894 und 1897 an der damals bei den deutschen Malern beliebten Académie Julian in Paris fortgesetzt. Nach mehreren Ortswechseln kam er 1900 nach Berlin, wo er zunächst mit seinem Freund Konrad von Kardorff die Wohnung teilte. Seit 1900 stellte er in der Berliner Secession aus und war von 1902 bis 1910 ihr Mitglied, in seinem letzten Jahr auch im Vorstand. Leo von König wechselte aber nicht mit Liebermann zur Freien Secession über, sondern kehrte 1915 in die nun von Corinth geleitete Berliner Secession zurück. Wie andere seiner Kollegen betrieb er seit 1903 eine private Malschule, war darauf bis 1911 als Lehrer an der Unterrichtsanstalt des Berliner Kunstgewerbemuseums tätig. König, ein Porträtist moderner Prägung, der sich bemühte, sein Gegenüber ohne äußeren Aufwand und mit den malerischen Möglichkeiten des Impressionismus zu erfassen, ohne nur oberflächliche Augeneindrücke wiederzugeben, war einer der besten unter den Berliner Bildermalern.

Nach der Jahrhundertwende brauchten die Maler nicht unbedingt mehr nach Paris zu fahren, um den französischen Impressionismus zu studieren. Die Berliner Secession und die Kunsthändler, allen voran Paul Cassirer, holten viele Werke französischer Impressionisten und auch anderer moderner Richtungen nach Berlin, in

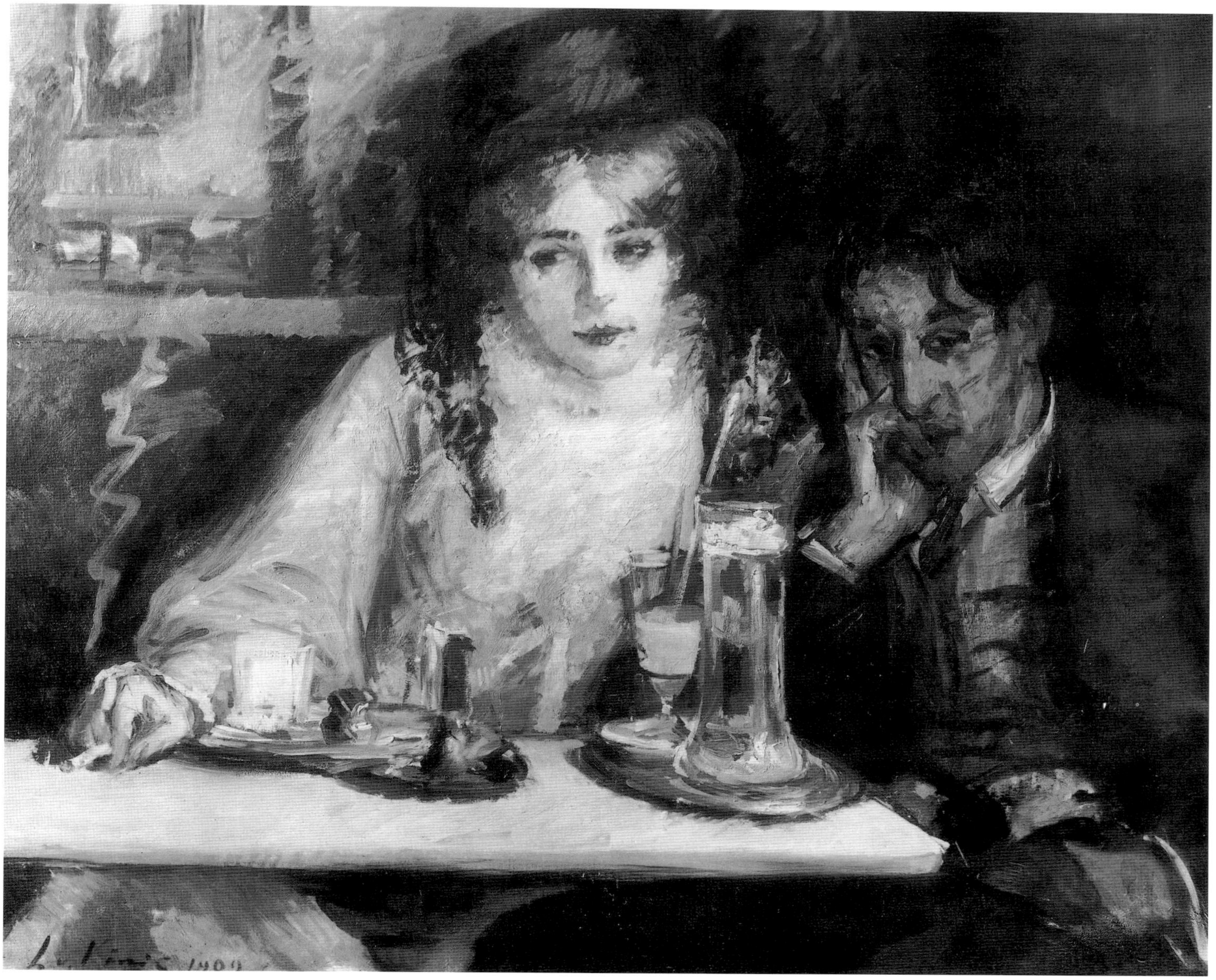

604 Leo von König
Im Bohème-Café, 1909
Privatbesitz

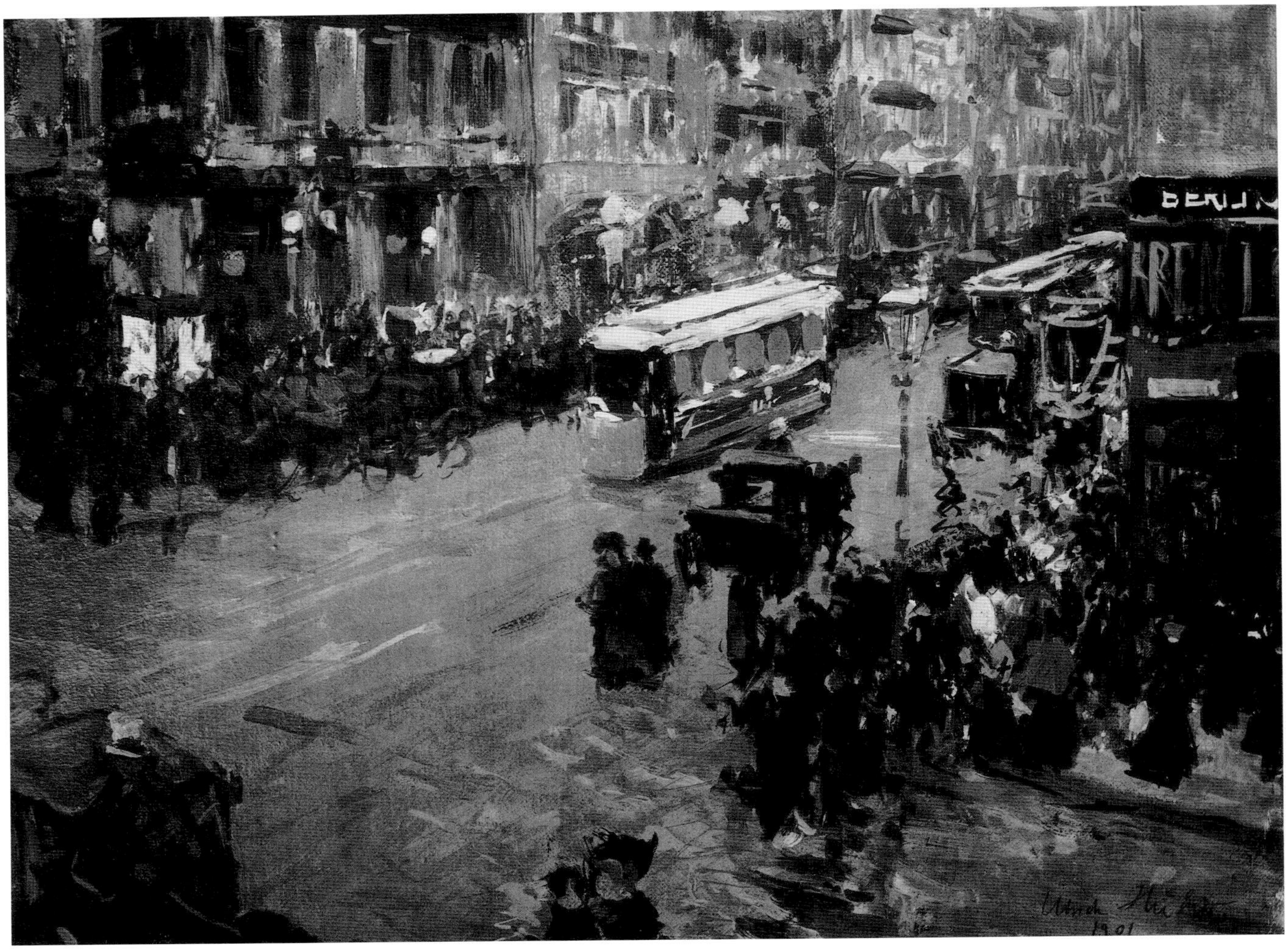

605 ULRICH HÜBNER
Dezemberstimmung,
Leipziger Ecke Friedrichstraße, 1901
Privatbesitz

eine Stadt, in der es sich nun auch für Ausländer lohnte, mit Bildern präsent zu sein. Wenn auch allzu konservative Kräfte eine Überfremdung der deutschen Kunst befürchteten, wurde das Kulturleben zunehmend internationaler, ohne daß die deutsche Kunst dadurch geschädigt wurde. Das neue Flair des modernen Berlin spiegelte sich
604 in Leo von Königs ›Bohème-Café‹ von 1909, dem Café des Westens, auch »Cafe Größenwahn« genannt, in dem Literaten und Künstler verkehrten und bis in die Nacht diskutierten. Weltstädtisch auch die beiden Gestalten, die kokett-nachdenkliche Schöne mit der Zigarette in der Rechten und der aus müden Augen skeptisch blickende intellektuelle Bohemien. Ein solches Bild, in jeder Einzelheit impressionistisch gekonnt gemalt, könnte durchaus mit ähnlichen Darstellungen französischer Impressionisten konkurrieren, was auch für manches andere Bild des
T 67 Malers gilt. Seine die Spree mit der Marschallbrücke darstellende dunkle Stadtlandschaft von 1918 dagegen gehört einer typisch berlinischen, an keiner Stelle mit der französischen vergleichbaren Auffassung an. Einer, der in München lebte und arbeitete und ebenfalls erst nach der Jahrhundertwende nach Berlin kam, war EMIL POTTNER. In seiner Malerei sehr vielseitig, hat er sich auch als Graphiker und Kleinplastiker betätigt. Seit der Gründung der Secession hat er sich an ihren Ausstellungen beteiligt und ist, wie Leo von König, auch unter Corinth, der von ihm und seinem Malerfreund Herstein ein Doppelbildnis schuf, der Secession treu geblieben.

EMIL ORLIK, Sohn eines jüdischen Schneidermeisters in Prag, hat sich aus den engen Verhältnissen seiner Kindheit und Jugend im Laufe seines Lebens zu einem Kosmopoliten entwickelt. Er kam über München, wo er studierte, Prag und Wien 1905 als Nachfolger von Otto Eckmann an die Unterrichtsanstalt des Kunstgewerbemuseums in Berlin, wo man von dem inzwischen bekannten Zeichner vor allem Entwürfe für kunstgewerbliche

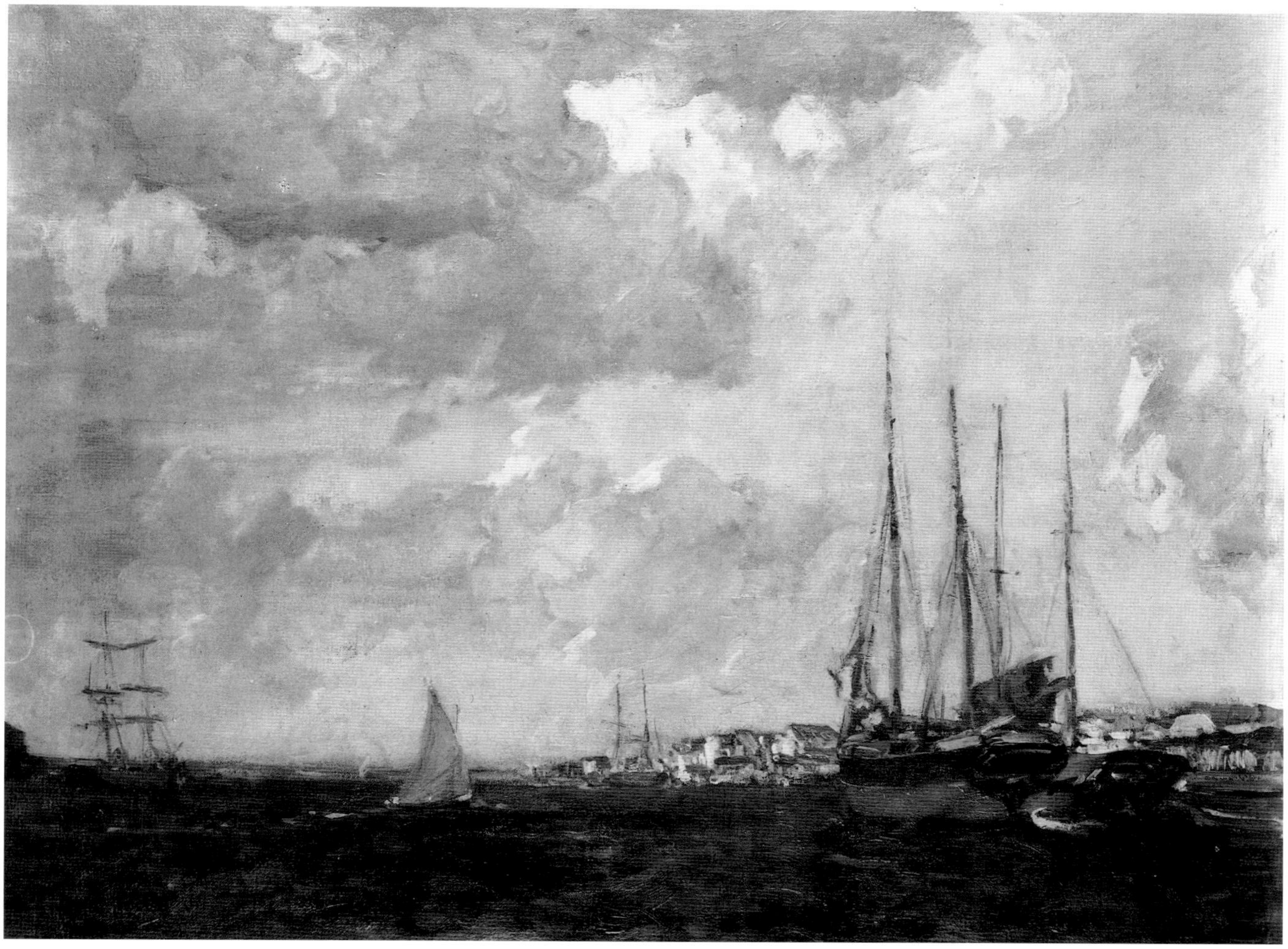

Arbeiten, also Gebrauchsgraphik im Jugendstil, vom Exlibris bis zu Tapetenmustern, erhoffte. Orlik war ein vorzüglicher Lehrer, was er aber außerhalb seines Lehramtes schuf, waren Szenen des großstädtischen Lebens, es waren vor allem immer wieder die »Köpfe« seiner zahlreichen bekannten und berühmten Zeitgenossen in Berlin, die er mit erstaunlicher Sicherheit und raschen, knappen Strichen treffend skizzierte und charakterisierte. Er hat uns die Physiognomien der Größen des damaligen kulturellen und gesellschaftlichen Berlins und Eindrücke von Max Reinhardts Theaterarbeit eindringlicher als jede Photographie überliefert. Auf Veranlassung von Staatssekretär von Kühlmann wurde er 1917 sogar in staatlichem Auftrag nach Brest Litowsk geschickt, um die Teilnehmer an der Friedenskonferenz zu zeichnen. Seine beeindruckend vielseitige Graphik ist aber nicht das Thema dieses Buches. Da sich Orlik keiner avantgardistischen Richtung ausdrücklich anschloß, wird bis heute übersehen oder vergessen, daß er auch ein begabter Maler war. Sein noch in Prag 1896 entstandenes Atelierbild ›Modell vor dem Spiegel‹ in warmen Gold- und Brauntönen ist eine Leistung, die neben ähnlichen Interieurs mit Figuren durchaus bestehen kann. Im Jahre 1900 hatte Orlik eine Weltreise unternommen, deren wichtigste Station Japan war. Wie einige der großen französischen Impressionisten war er ein Bewunderer Hokusais und der japanischen Farbholzschnitte überhaupt, die er in Japan in den Werkstätten der Holzschneider genau studierte. Sein noch in jenem Jahr geschaffenes Gemälde ›Alter Garten in Kyoto‹ mag in den Farben, der Flächigkeit und Schönlinigkeit an Gauguins Südseebilder erinnern, ist aber eine überzeugende eigenständige Leistung von hoher malerischer Qualität, die Orlik als den damals ernsthaftesten Berliner Vertreter des Japonismus ausweist. Schon vor seiner ersten großen Reise hatte er 1895 nach großen Vorbildern in dieser Gattung ein beein-

T 62
T 60

606 ULRICH HÜBNER
Sommertag, 1909
Karlsruhe, Staatliche Kunsthalle

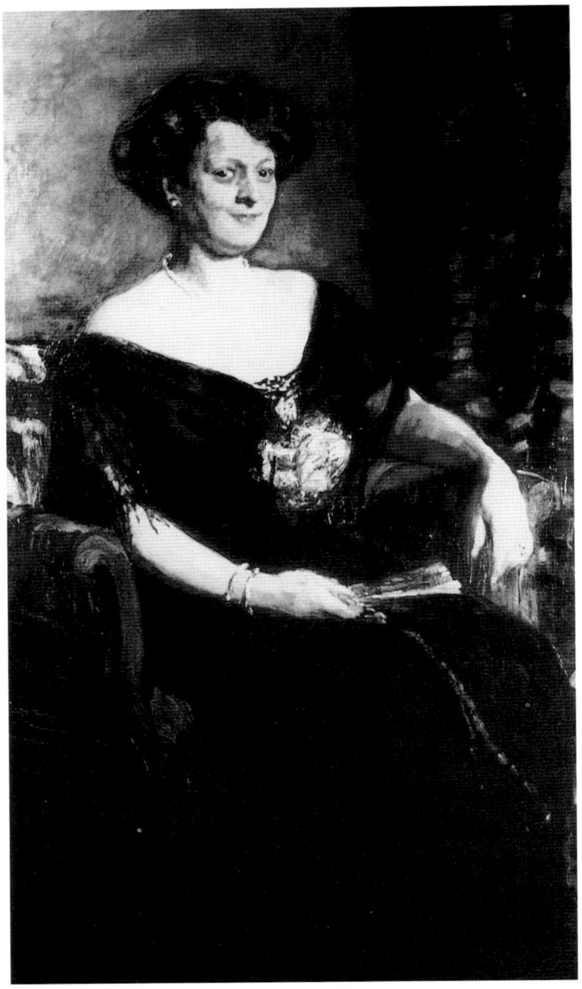

T 63 druckendes ›Stilleben mit Chinoiserien‹ geschaffen. 1911/12 hat es den bei der Berliner Gesellschaft so beliebten Orlik noch einmal in die Welt hinausgetrieben. Wieder waren es China und Japan, von wo er eine reiche zeichnerische Ernte mit nach Berlin brachte. In seinen späten Jahren ist Orlik von neuen, aufregenderen Kunstrichtungen ein wenig in den Hintergrund gedrängt worden. Als er 1932 starb, versammelte sich noch einmal bei der Trauerfeier Berlins Prominenz, um von dem in seiner Kunst unabhängigen Weltbürger und Berliner Abschied zu nehmen. Dann wurde er vergessen. Erst nach dem Zweiten Weltkrieg, bei der Spurensuche nach dem 1933 untergegangenen kulturellen Berlin, ist man wieder auf ihn gestoßen.

Wenn wir im Berliner Impressionismus die Heiterkeit und Helligkeit suchen, die wir bei den französischen Impressionisten so bewundern und lieben, werden wir sie – ins Deutsche verwandelt – am ehesten bei dem aus einer alten Berliner Familie von Gelehrten und Künstlern stammenden ULRICH HÜBNER finden. Er hat nicht in seiner Heimatstadt Berlin studiert, sondern ist 1892 an die Akademie in Karlsruhe gegangen, weil er dort Landschafter als Lehrer fand, deren Auffassung der Schule von Fontainebleau am nächsten kam und die sich bereits von der akademisch-glatten Schönmalerei entfernt hatten. Nach Aufenthalten in England, Holland und Florenz zog es ihn nach Berlin und in die Mark, vor allem aber zu Liebermann und zur Secession, der er im Jahr ihrer Gründung beigetreten war und an deren Ausstellungen er teilnahm. Er blieb ein Stiller im Lande, malte seine Landschaftsbilder in Berlin und in Potsdam, an der Ostsee, in Lübeck, Hamburg und den großen Häfen mit ihren Schiffen. Zunächst war er Lehrer an der Schule des Vereins der Künstlerinnen und wurde 1914 zum Vorsteher eines Meisterateliers an der Hochschule für bildende Künste ernannt. Sommers über lebte er am Meer, in den übrigen Jahreszeiten in Babelsberg bei Potsdam, wo die Havel nahe war. Julius Elias zitierte in einem Aufsatz über Hübner einen Ausspruch Liebermanns über ihn: *»Mit dem Meer dort oben ist er verheiratet, Potsdam aber ist seine Geliebte.«* Zu Beginn des Jahrhunderts und in einer neuen Ära der Berliner Malerei hat Hübner eines der schönsten Stadtbilder des damals lebendig brodelnden Berlin gemalt: ›Dezemberstimmung Leipziger Ecke Friedrichstraße‹. 605
1901 zeigte er es in der dritten Ausstellung der Secession. Die Leipziger war die beliebteste und belebteste Einkaufsstraße, die sie kreuzende Friedrichstraße mit ihren Restaurants, Cafés, Bars und Theatern die frequentierteste Amüsiermeile der Stadt, mehr noch für Fremde als für Einheimische. Hübner hat die Großstadtszene kühn mit spontanen breiten Kreuz-und-Quer-Pinselstrichen eingefangen, die der Quirligkeit und Hektik der Menschenmassen und des Verkehrs entsprachen. Das schmutzige Grau der im Hintergrund skizzierten Geschäftshäuser oder das Grau der Jahreszeit, die dunkle Kleidung der sich drängenden Menschen scheute er nicht. Einige helle, aufgesetzte Lichter geben der Darstellung Leben und Wärme. Das ist kein schönes »Motiv« mehr, aber gute Malerei, die inhaltlich den Nerv der Großstadt trifft. Mit solchen Bildern wurde die Moderne in Berlin eingeläutet.
Sein ›Sommertag‹ von 1909 – es handelt sich vermutlich 606
um die Trave-Einfahrt in Travemünde – wirkt mit seinem trotz der Wolken lichten hohen Himmel wie eine stille Huldigung an die Schönheit und Weite des Meeres und
die schnellen und stolzen Schiffe. Im ›Regattatag in Tra- T 7
vemünde‹ schilderte er in kräftig leuchtenden Farben und jenseits aller Gesetze der Perspektive das für die zahlreichen Kurgäste am Strand und auf der Promenade so inter-

607 EUGEN SPIRO
Dora Hitz, um 1905
München, Galerie von Abercron

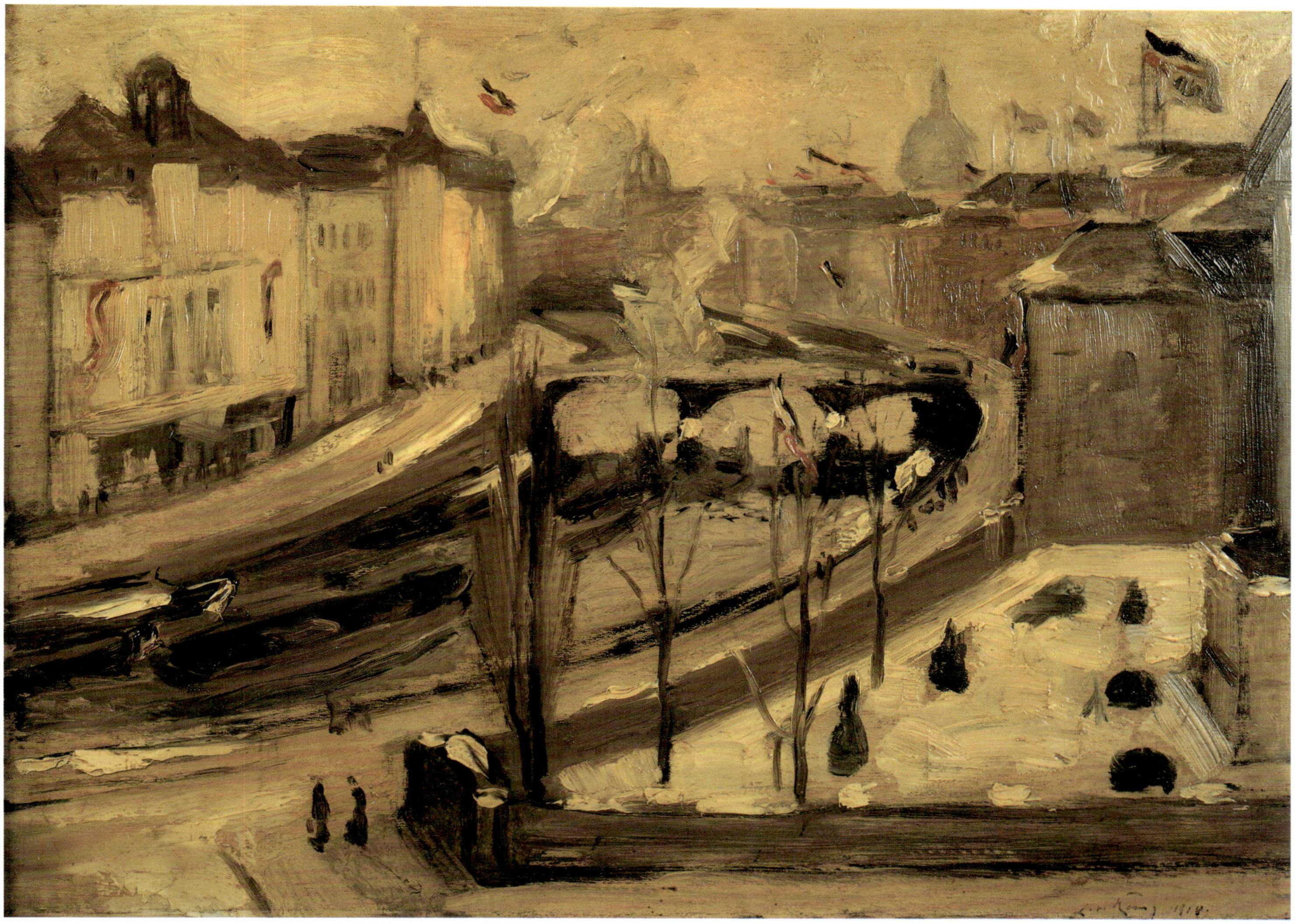

T 67 Leo von König
Berliner Stadtlandschaft, 1918
(Die Spree an der Marschallbrücke)
Berlin, Privatbesitz

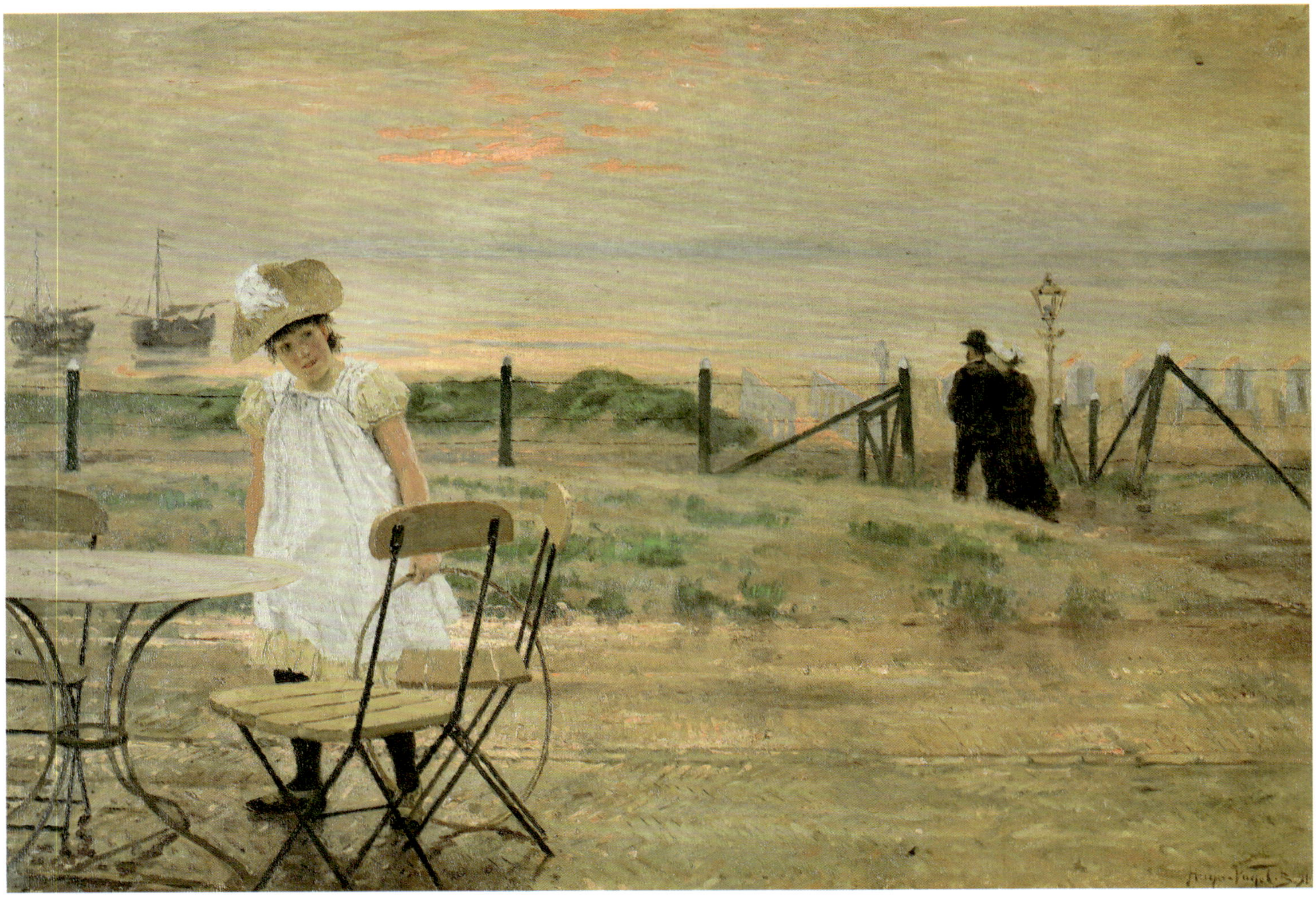

T 68 Hugo Vogel
Am Strand, 1891
Berlin, Berlinische Galerie

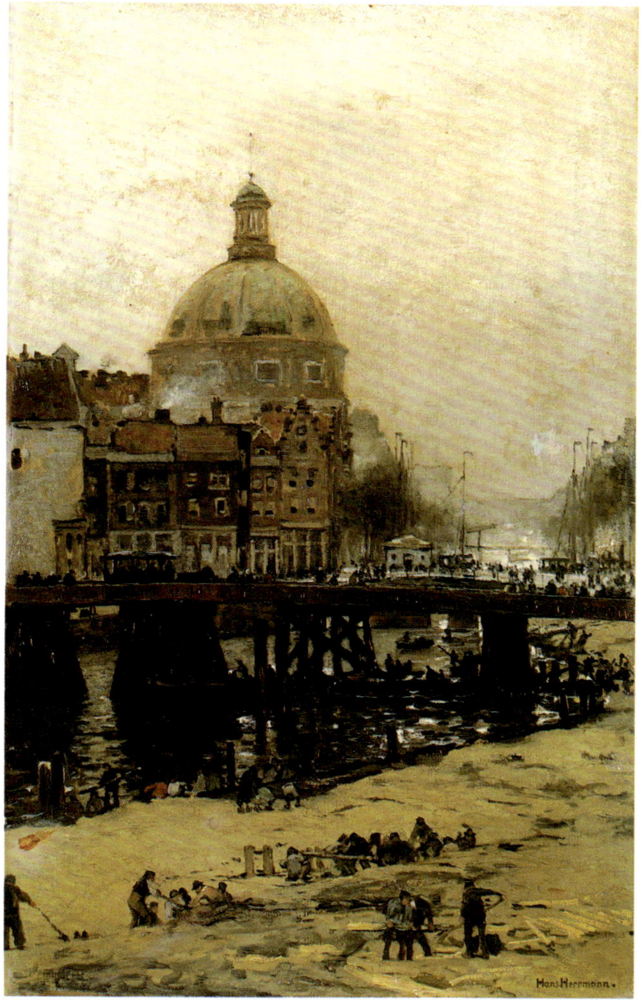

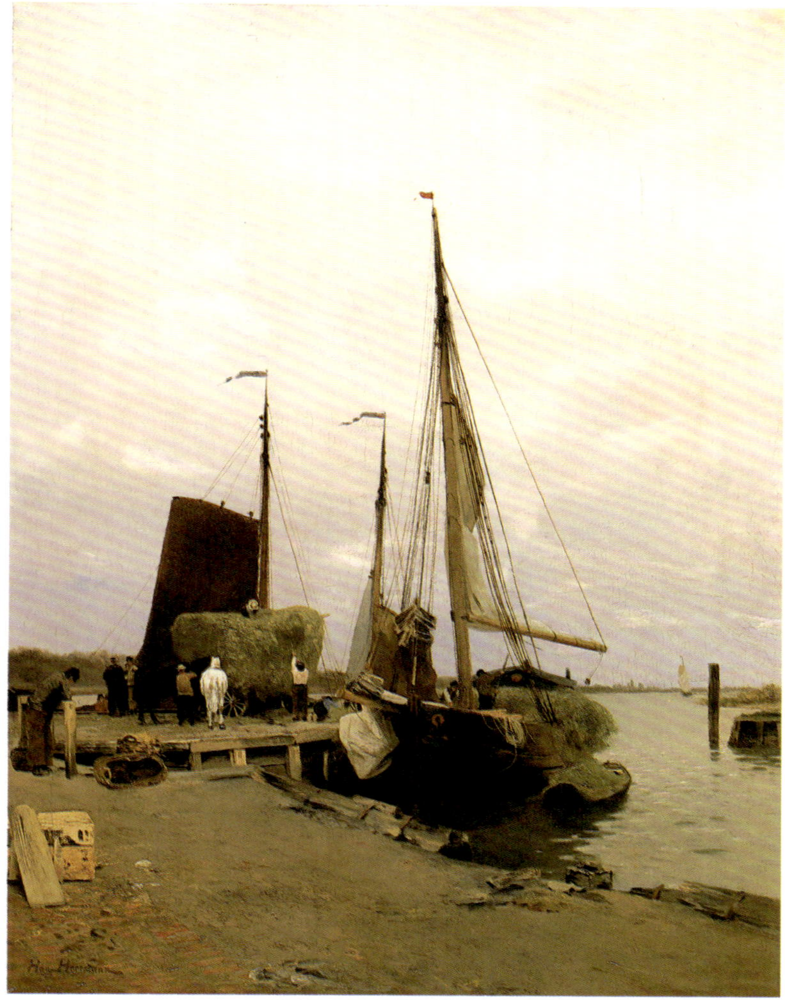

T69 HANS HERRMANN
Amsterdam mit der Neuen Lutherkirche,
vor oder um 1890
Berlin, Bethmann Hollweg GmbH

T70 HANS HERRMANN
Heuwagen und Heuboot am Steg im Hafen,
um oder nach 1900
München, Galerie Bubenik

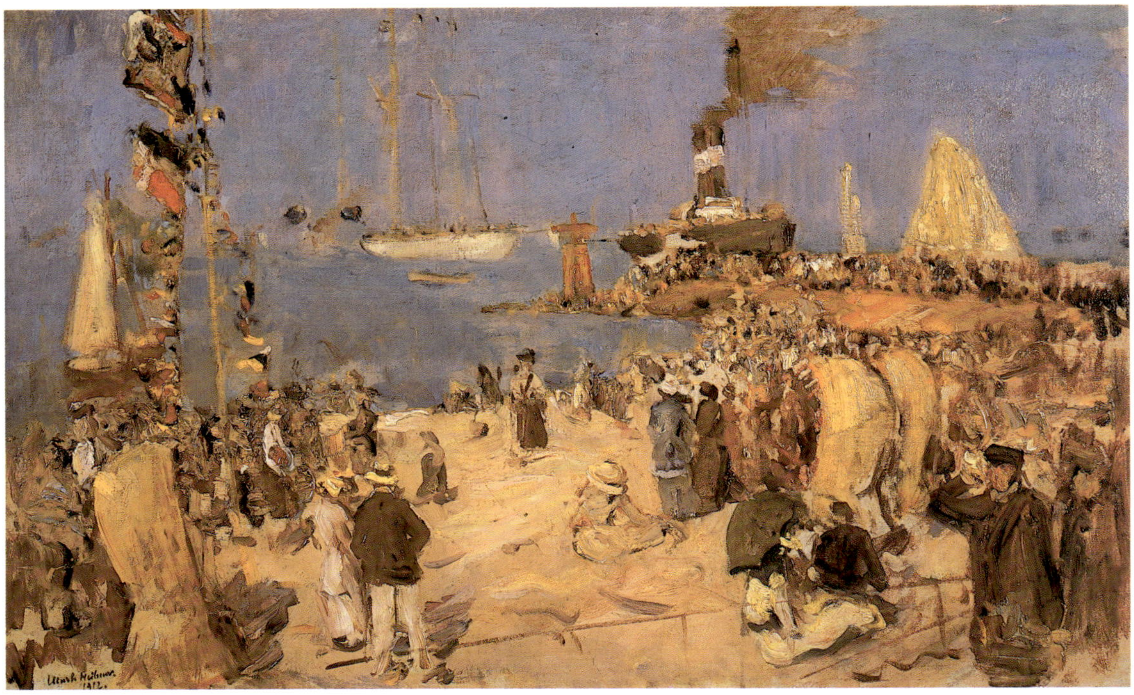

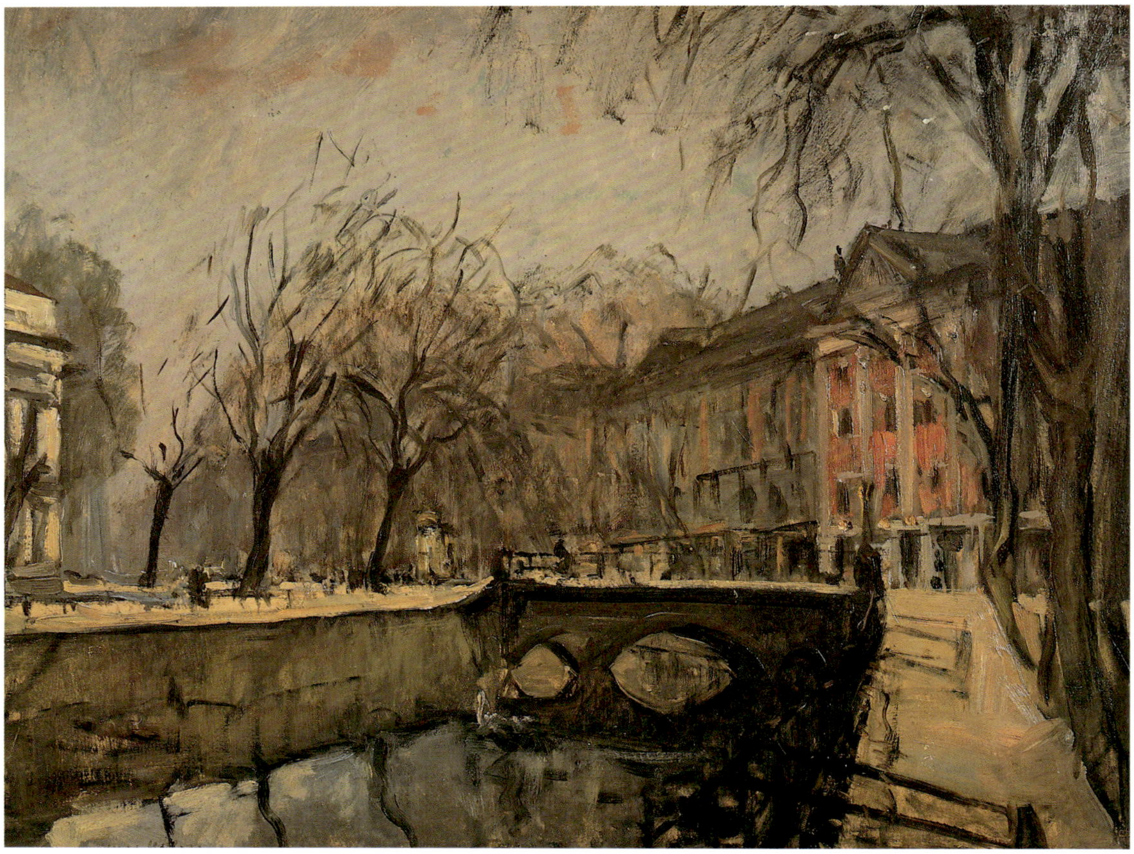

T71 ULRICH HÜBNER
Regattatag in Travemünde, 1912
Berlin, Kunsthaus Klewer

T72 ULRICH HÜBNER
Am Kanal in Potsdam mit Blick
auf das Schauspielhaus
Berlin, Privatbesitz

essante Ferienereignis. In herbstlich gedeckten Tönen malte Hübner neben vielen anderen bekannten und weniger bekannten Ecken seines geliebten Potsdams auch ein
T 72 Stück des Kanals mit dem durch entlaubte Bäume frei werdenden Blick auf das leider verschwundene, »Dem Vergnügen der Einwohner« gewidmete frühklassizistische Schauspielhaus, dessen Baumeister Carl Gotthard Langhans gewesen ist. Die Havel hat er meist in ihrer hellen, heiteren Stimmung geschildert, aber zurückhaltender, strenger als die französischen Impressionisten; nicht alle Konturen lösen sich in Helligkeit auf. Seine Farben leuchten, aber sie schwelgen nicht im Licht. In seinen Stadtbildern und in seinen Porträts versuchte er das Wesentliche zu fassen; er war ein Impressionist, dessen künstlerische Wurzeln noch im berlinisch-preußischen Realismus lagen.

Einige wenige Maler, die mit ihrem Werk oder ihren Lebensdaten die hier zeitlich gesetzten Grenzen überschreiten, sollten gleichwohl erwähnt werden, weil sie als Mitglieder oder im Umkreis der Berliner Secession zum Aufbruch in die Moderne beigetragen haben. Zu ihnen zählt der Breslauer EUGEN SPIRO, der nach seiner Ausbildung und Tätigkeit in München – unterbrochen durch ein Italien-Stipendium – bereits einmal, von 1904 bis 1906, in Berlin, danach bis 1914 in Paris lebte und arbeitete, wo er den französischen Impressionisten näher war. Von 1914 bis 1935 blieb er endgültig in Berlin und war von 1915 bis 1933 im Vorstand der bereits gespaltenen Berliner Secession – nun unter Corinth – tätig. Spiro erwarb sich schnell einen guten Ruf als begabter Porträtist der Berliner Gesellschaft, der mit feinem Gespür für die Individualität seines jeweiligen Gegenübers mehr als nur den äußeren schönen Schein wiederzugeben verstand, obwohl seine kultivierte, in Frankreich geschulte Malerei und sein ausgeprägter Sinn für Valeurs darüber hinwegtäuschen könnten. Auch seine – wohl von Frankreich beeinflußten – Landschaftsbilder waren von farbigem Reiz; sie trugen dennoch seine unverwechselbare Handschrift. Eins seiner frühen Bildnisse stellt die Berliner Secessionistin Dora Hitz im Armsessel dar, eine
607 lebensvolle Gestalt in einem dunkelvioletten Samtkleid mit einer leuchtenden Rose unterhalb des Dekolletés. Er hat diese wunderbare Person nicht zu verschönern brauchen – das hätte sie als Malerin nur als Beleidigung empfunden. Dieses Bildnis schließt sich an die lange Reihe der Berliner Gesellschaftsporträts des späten 19. Jahrhunderts an. Farbig ungemein reizvoll und frisch ist das 1911 in Paris entstandene, glänzend komponierte Bildnis
608 zweier spielender Knaben, seines Sohnes Peter mit der Trikolore im Arm und des jungen Balthasar Klossowski, der später als Maler in Paris unter dem abgekürzten Namen Balthus bekannt wurde. Für den nicht mehr jungen Maler Spiro war die 1935 erzwungene Emigration ein schweres Schicksal, für die Berliner Malerei ein wirklicher Verlust. Amerika wurde Spiros zweite Heimat, wo er neue Aufgaben fand, seiner Malerei aber treu blieb. Er starb 1972 als Achtundneunzigjähriger in New York. Seine allmähliche »Wiederentdeckung« begann in den fünfziger Jahren, verschiedene Ausstellungen und Veröffentlichungen haben dazu beigetragen, ihn wieder bekannt zu machen.

OSKAR MOLL, 1875 in Schlesien geboren, studierte in Berlin und hat sich als Autodidakt weitergebildet. 1903 hatte er seine erste Ausstellung bei Paul Cassirer, gemeinsam mit dem durch den Skandal um seine refüsierte Ausstellung in Berlin bekannt gewordenen Edvard Munch. 1907 ging Moll nach Paris, kehrte aber um 1914 nach Berlin zurück. Seine größten Verdienste erwarb er sich danach als Direktor der Breslauer Kunstakademie, an die er bedeutende Künstler berief. Moll, der 1907 noch in
Berlin das lichtdurchflutete, behagliche Interieur mit 609
einem Schaukelstuhl vor dem Fenster – eine Meisterleistung des deutschen Impressionismus – geschaffen hatte, galt nach 1933 als entarteter Künstler.

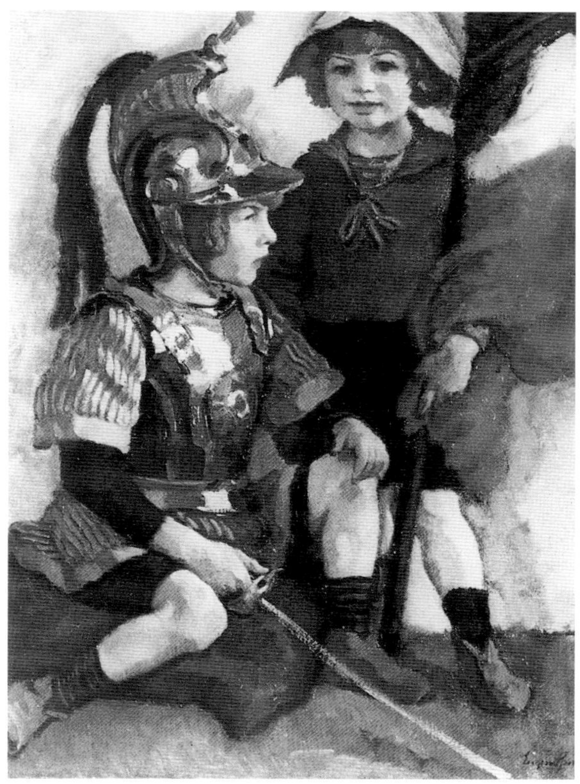

608 EUGEN SPIRO
Soldatenspielende Kinder, 1911
München, Galerie von Abercron

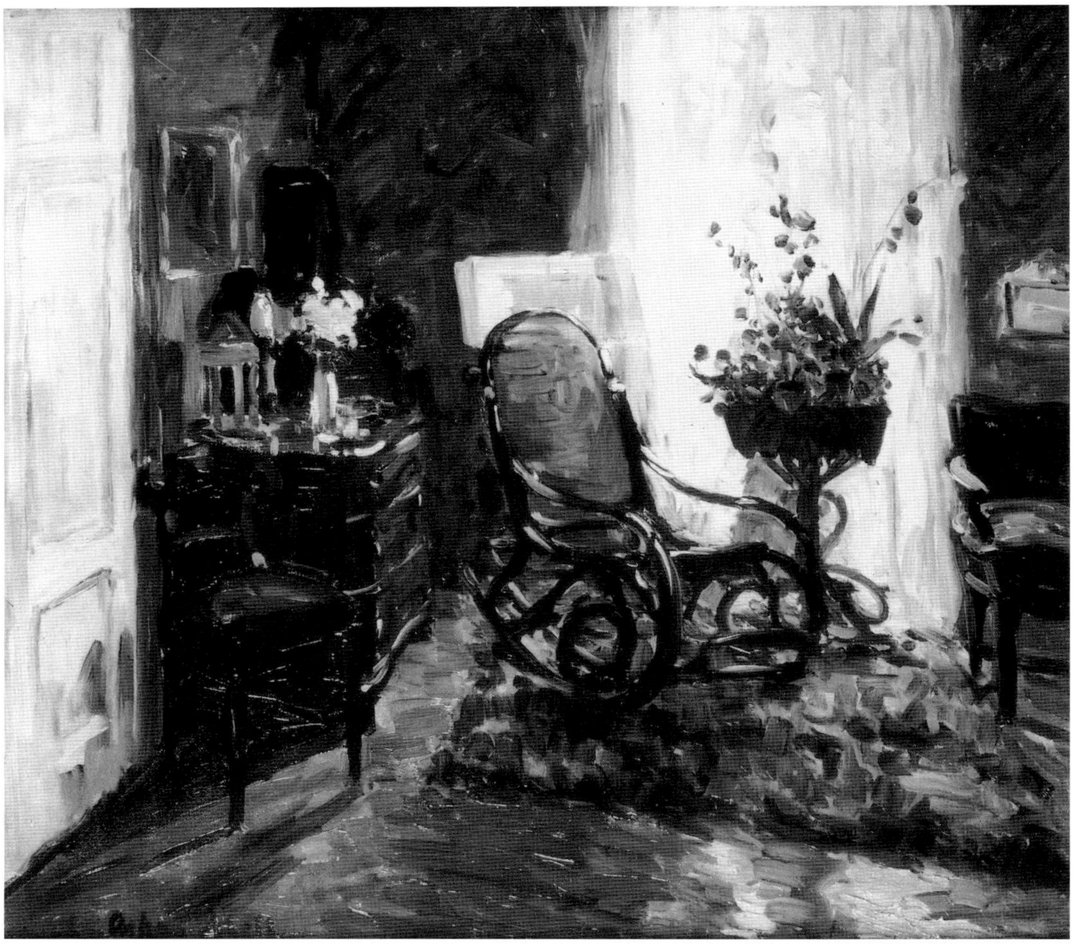

Erwähnt werden soll, obwohl er das hier gewählte Stichjahr für die Maler des 19. Jahrhunderts beträchtlich überschritten hat, der 1884 in Leipzig geborene MAX BECKMANN, der noch vor dem Ersten Weltkrieg von 1907 bis 1914 in Berlin lebte und seine erste Ausstellung bereits 1906 in der Berliner Secession hatte; gelegentlich hat er die Stadt zum Anlaß von Darstellungen genommen. Hier soll nicht von den Bildern aus seinem engeren Wohnbereich in Hermsdorf (damals noch bei Berlin),
T 87 sondern nur von dem 1911 geschaffenen Gemälde ›Der Nollendorfplatz‹, aus seinem Atelierfenster von oben gesehen, die Rede sein: ein Stadtbild mit dem mächtigen Bauwerk der Hochbahn und seiner den Platz dominierenden Kuppel sowie Miets- und Wohnhäusern des wohlhabenden Westens ringsum, eine kräftige, dynamische Pinselführung und Farben von intensiver Leuchtkraft, die an Corinths Bilder erinnern – eine Malerei, die schon über den Impressionismus hinausweist. Es ist wohl kein Zufall, daß Beckmann in eben jenem Jahr die Secession verlassen hat, mit der er sich offenbar nicht mehr recht identifizieren konnte. Was er damals noch mit den Impressionisten gemein hatte, war der Berliner Realismus als Basis. Beckmann nahm aber auch einen anderen Weg als die Expressionisten, die sich in der Vereinigung »Brücke« zusammengefunden hatten und 1911/12 nach Berlin kamen. Damals war er noch ein Suchender und äußerte 1914 in der Zeitschrift »Kunst und Künstler«, daß er einen Stil gewinnen wolle, der *»der Natur und der Seele der Dinge so tief wie möglich auf den Grund gehen soll«*. Er blieb auch später ein Individualist, keiner Stilrichtung läßt er sich genau zuordnen. Das Gemälde vom Nollendorfplatz trägt noch – einem Stadtbild so gemäße – impressionistische Züge, läßt aber schon seine künftige Entwicklung ahnen und nimmt daher in seinem gesamten Werk, ähnlich wie das im gleichen Jahr entstandene Gemälde vom ›Kaiserdamm in Berlin‹, eine besondere Stellung ein.

609 OSKAR MOLL
Interieur mit Schaukelstuhl, 1907
Hamburg, Galerie Klauspeter Westenhoff

Berlinisch und darüber hinaus: Max Liebermann

Sowenig wie im Falle von Blechen und Menzel ist es im Rahmen einer Darstellung der Berliner Malerei des 19. Jahrhunderts möglich, dem Gesamtwerk Max Liebermanns, der ja auch weitgehend dem 20. Jahrhundert angehört, gerecht zu werden. Es sollen daher lediglich Liebermanns Persönlichkeit und seine Bedeutung für die Entwicklung der Malerei in Berlin in den letzten zwei Jahrzehnten des 19. und zu Beginn des 20. Jahrhunderts bis etwa 1918 umrissen werden.

Anders als Carl Blechen und Adolph Menzel, die erst zu Berlinern wurden, ist Max Liebermann in Berlin geboren. Man lebte damals noch im behaglich-heiter scheinenden Biedermeier, doch 1848, ein Jahr nach seiner Geburt, kündete sich in der Revolution ein neues Bewußtsein an, von dem allerdings die großbürgerlichen Kreise, in deren Mitte der junge Liebermann als Sohn eines einflußreichen und begüterten Kattunfabrikanten aufwuchs, kaum viel gemerkt haben werden. Er erhielt wegen seiner frühen zeichnerischen Begabung bereits als Sechzehnjähriger Zeichenunterricht in Carl Steffecks bekanntem Atelier. Der von seinem ehrgeizigen Vater gewünschte Universitätsbesuch fand trotz der Immatrikulation gar nicht erst statt, denn Liebermann setzte es durch, daß er sich bei Steffeck als Maler ausbilden lassen durfte. 1868 ging er an die Kunstschule nach Weimar, wo der Antwerpener Ferdinand Pauwels mit seinen großen effektvollen Historienbildern als Maler und Lehrer viel von sich reden machte. Das Jahr 1871 war für Liebermann in doppelter Beziehung bedeutsam: er begegnete dem damals sehr beliebten ungarischen Maler Mihály Munkácsy, dessen äußerlich wirkungsvolle Bilder einen nachhaltigen Eindruck auf ihn machten. Als eines seiner frühesten Gemälde schuf er unter diesem Einfluß seine ›Gänserupferinnen‹, eine naturalistische Darstellung, die er ausstellte und die auf viele Besucher und die Kritik abstoßend wirkte. In diesem ereignisreichen Jahr besuchte er zum ersten Mal Holland, das ihm künstlerisch und menschlich eine zweite Heimat wurde und ihm ein Leben lang immer wieder neue Anregungen für seine Malerei schenken sollte. Mehrere Jahre lang hielt er sich in Paris und Barbizon auf, immer wieder unterbrochen von Reisen nach Holland, dessen Landschaft und Menschen er darstellte. 1878 zog er nach München und erregte mit seinen drei 1879 auf der Dritten Internationalen Kunstausstellung gezeigten Bildern den Zorn des Publikums und der Kritik. Von größter Bedeutung wurde 1881 die Bekanntschaft und die sich daraus entwickelnde lebenslange Freundschaft mit dem holländischen Maler Jozef Israels. Der Ablehnung seiner frühen Arbeiten in München folgte ein Jahr später der erste Erfolg im Pariser Salon. Auch später noch zeigte sich Paris seinen Werken gegenüber oft aufgeschlossener als Berlin und andere deutsche Städte, die sich dem Neuerer gegenüber zurückhaltend, wenn nicht gar abweisend verhielten. Nach seiner Heirat mit Martha Marckwald übersiedelte er 1884 endgültig nach Berlin, wo er nach dem Tod seiner Mutter mit Frau und Tochter in das weiträumige und schön gelegene Haus seines Vaters am Pariser Platz 7 zog, in dem er seine Jugendjahre verbracht hatte und das er nach einem Umbau 1894 (Tod seines Vaters) bis zu seinem Einzug in das neuerbaute Landhaus in Wannsee im Jahr 1910 bewohnte. In jenen künstlerisch fruchtbaren Jahren gelang es ihm mit Gleichgesinnten wie Leistikow und dem Galeristen Paul Cassirer, der die französische Malerei und Plastik in die Stadt brachte, bedeutende deutsche Künstler mit Hilfe der Berliner Secession nach Berlin zu holen und damit Berlin noch vor München nicht nur zur ersten deutschen Kunststadt zu machen, sondern auch zu einem Ort von internationalem künstlerischem Gewicht. Streit und Anfeindungen blieben Liebermann nicht erspart. Als Förderer und Vermittler war der weltoffene, unbestechliche Mann und Künstler die achtunggebietende, beherrschende Kraft, in seiner Stellung so etwas wie ein Generalintendant oder, im heutigen Sprachgebrauch, »Manager« der modernen Kunst in Berlin. Anders als der jung verstorbene Carl Blechen, der nur wenige Jahre sein Lehramt an der Akademie ausübte, anders auch als der von Liebermann bewunderte Menzel, der kaum Schüler hatte und allein seinem Werk lebte, stellte sich Liebermann allen Herausforderungen, die der Umbruch der Künste um die Jahrhundertwende mit sich brachte. Er war auch ein glänzender Kunstschriftsteller. Nach Anfeindungen von der konservativsten Seite der Akademiker, gewiß auch von einem verborgenen Antisemitismus herrührend, fand Liebermann 1897 erste offizielle Anerkennung anläßlich seines fünfzigsten Geburtstags: Die Akademie veranstaltete eine Sonderausstellung, er wurde zum Professor ernannt und mit einer Goldenen Medaille ausgezeichnet. 1899 nahm er die Wahl zum Präsidenten der von dem offiziellen Kunstbetrieb 1898 getrennten Berliner Secession an – eine schwierige Position, die Liebermann aber als Vermittler zwischen beiden Lagern geschickt zu nutzen verstand. Unter seiner Führung sammelten sich all jene, die Deut-

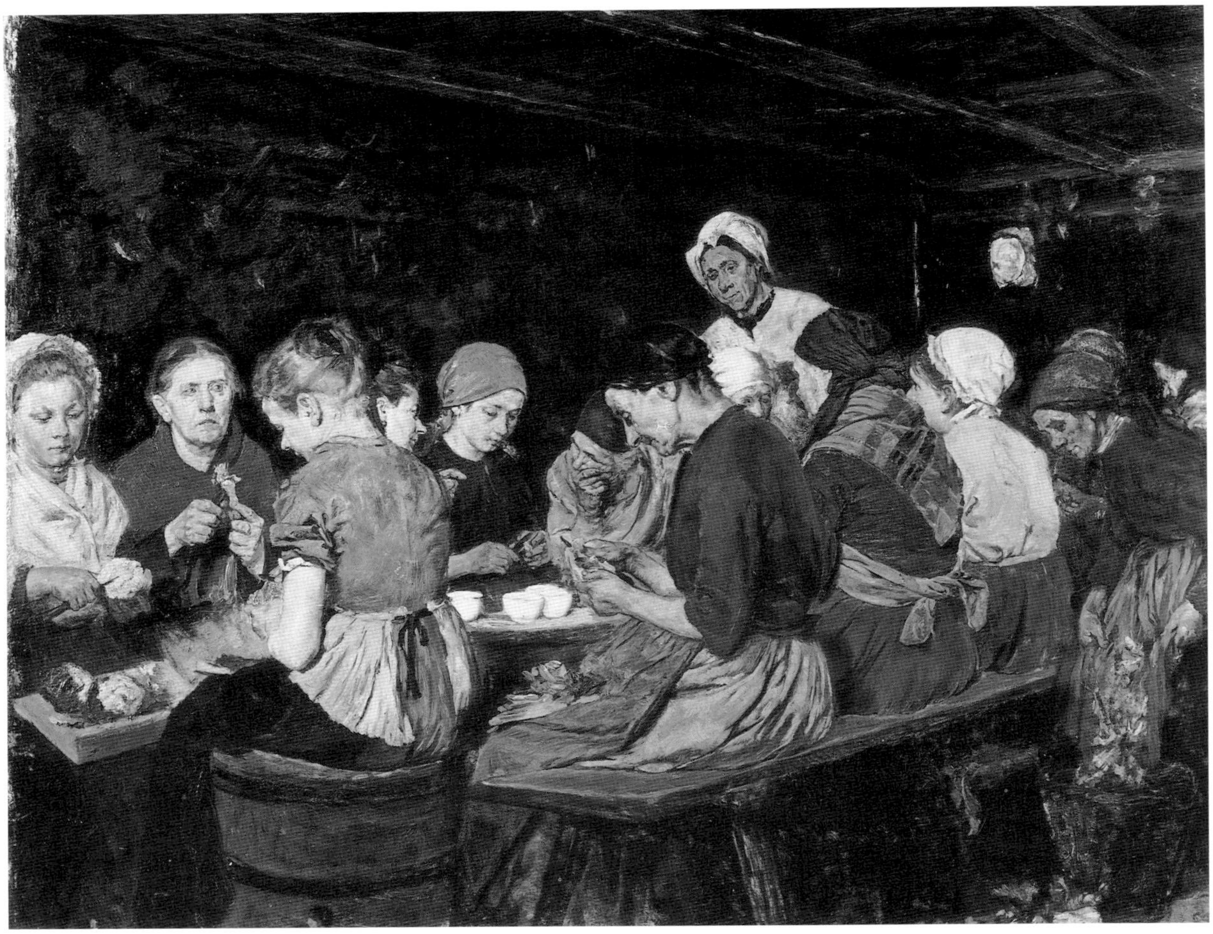

sche oder Berliner Impressionisten genannt wurden – eine Bezeichnung, die nicht eben glücklich gewählt war, denn mit ihren französischen Vorbildern hatten sie nur das Pleinair, die im ganzen aufgehellte Palette und die unvertriebene offene Malweise mit Pinsel oder Spachtel gemein; die wissenschaftlichen Grundlagen des französischen Impressionismus, die Farbenzerlegung und die konsequent angewendeten Theorien, der Rationalismus der neuen Richtung, lagen ihnen fern. Das Etikett ›Impressionismus‹ paßt kaum auf diese deutsche Malerei, weshalb Vergleiche wie etwa zwischen Liebermann und den französischen Impressionisten fast zwangsläufig zuungunsten des Berliners ausfallen müssen. Da sich die Kennzeichnung ›Impressionismus‹ nun einmal eingebürgert hat, sollte man sie wenigstens mit Vorbehalt verwenden.

Wenn man bedenkt, welche Gemälde zwischen den siebziger und neunziger Jahren den Besuchern der offiziellen Ausstellungen geboten wurden, darf es nicht verwundern, daß Liebermanns frühe Bilder zutiefst erschreckt haben und daß er zunächst als Maler des Häßlichen und Abstoßenden bezeichnet wurde. Man wollte das Schöne, Erhebende oder Amüsante, aber keine Bilder mühseliger Arbeit, wie die ›Gänserupferinnen‹ von 1872 oder die ›Konservenmacherinnen‹ von 1873, die in dunk- 610
len Kellern abgestumpft und ohne ein gewinnendes Lächeln ihrer Tätigkeit nachgehen. Solche Bilder waren eine bewußte Abkehr von allem, was in jenen Jahren an Süßlich-Verkitschtem geboten wurde. Das Kellerlicht hebt die Physiognomien der Frauen deutlich hervor. Liebermann hat sie, noch unter dem Einfluß seiner frühen Vorbilder, fast zu pointiert geschildert. 1875 schuf er die
›Kartoffelernte‹ und 1875/76 ›Arbeiter im Rübenfeld‹, 611
ein Thema, mit dem er sich seit 1873 in Einzelstudien befaßt hatte. Das friesartige Format finden wir auch in den Kartoffelernte-Bildern von Breitbach (Abb. 488) und Hallatz (Abb. 577), aber in der Gesamtstimmung waren diese Bilder weit »gefälliger«. Liebermann war ehrlicher – schwere Arbeit ist meist wenig vergnüglich. Seine Palette ist in diesem Bild erdig und dunkel, der Horizont weit

610 MAX LIEBERMANN
Die Konservenmacherinnen, 1879
Leipzig, Museum der bildenden Künste

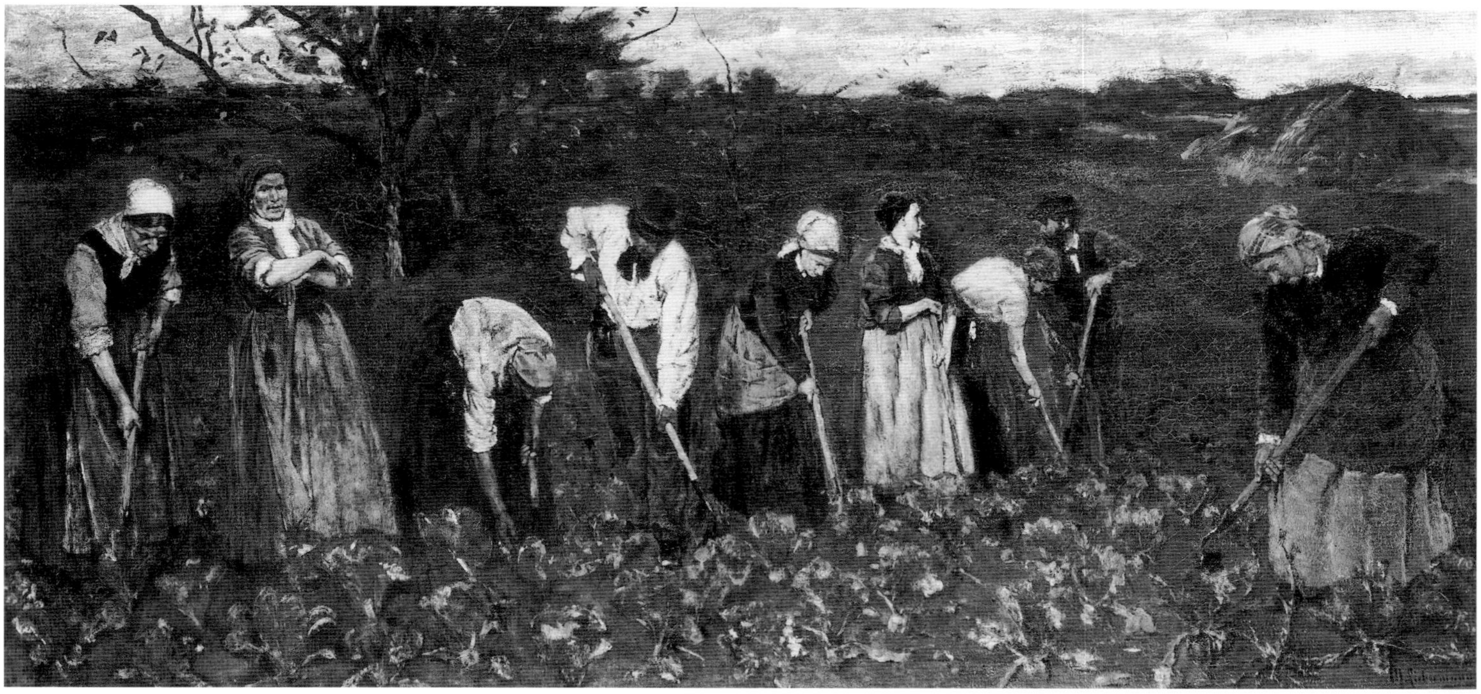

nach oben gerückt, der schmale Streifen des Himmels wolkenverhangen, nur in den Kleidern gibt es ein paar leise Farbakzente. Doch sollte man sich davor hüten, in diesen frühen Bildern nach sozialkritischen Aspekten zu suchen. Für den liberal denkenden Liebermann waren nicht nur alle Menschen vor dem Gesetz gleich, er fand auch Würde in jedem Stand, jeder tat seine Arbeit, wie er die seine tat. Erstaunlich ist die lichterfüllte Atmosphäre in dem Gemälde ›Holländische Nähschule‹ von 1876. Holland prunkte nicht mit den Farben des Südens, denen die Maler aus dem Norden immer wieder verfielen, sondern hatte von der Weite des nahen Meeres und Himmels her eine grausilberne Helligkeit, selbst wenn der Himmel bedeckt war. An einem Sonnentag aber, wie Liebermann
612 ihn in der Amsterdamer Nähschule erlebte, war alles in warmes, goldenes Licht getaucht, der Klassenraum mit den hohen Fenstern und die eifrig über ihre Näharbeit gebeugten Mädchen mit ihren kleidsamen weißen Hauben und den weißen kragenartigen Schultertüchern. Von diesem Bild sind zwei Fassungen bekannt. Diese zweite ist im Rhythmus der Bewegungen vielleicht noch zwingender; durch eine Lampe, ein Bild an der Wand und einen Blumenstrauß auf dem Katheder sind weitere Akzente gesetzt, ohne etwa nur schmückende Zutaten zu sein. Die Malweise ist nur scheinbar spontan. Das Geheimnis ihrer Wirkung liegt in der Form, in der strengen Komposition. Da ist nichts dem Zufall überlassen, sowenig wie in dem ebenfalls in zwei Fassungen bekannten ›Garten des Altmännerhauses in Amsterdam‹ von 613
1880. Die alten Männer sitzen sich, gleichmäßig dunkel gekleidet, gegenüber, im Hintergrund stehen einige, ihre langen Pfeifen rauchend, ins Gespräch vertieft. Die Sonne fällt durch das Laub der sich leicht herbstlich färbenden Bäume und malt Sonnenflecken auf den Weg. Nichts ist überbetont oder gar anekdotisch zugespitzt, aber es kommt auch keine Monotonie auf. Herbst des Lebens, ein großer, ruhiger Atem durchweht dieses Gemälde, das der Dreiundvierzigjährige schuf. Liebermann, der die Damen der Gesellschaft nicht gern malte – die Frauen seiner Familie ausgenommen –, hat die holländischen Mädchen,

611 MAX LIEBERMANN
Arbeiter im Rübenfeld, 1875/76
Hannover, Niedersächsisches Landesmuseum, Landesgalerie

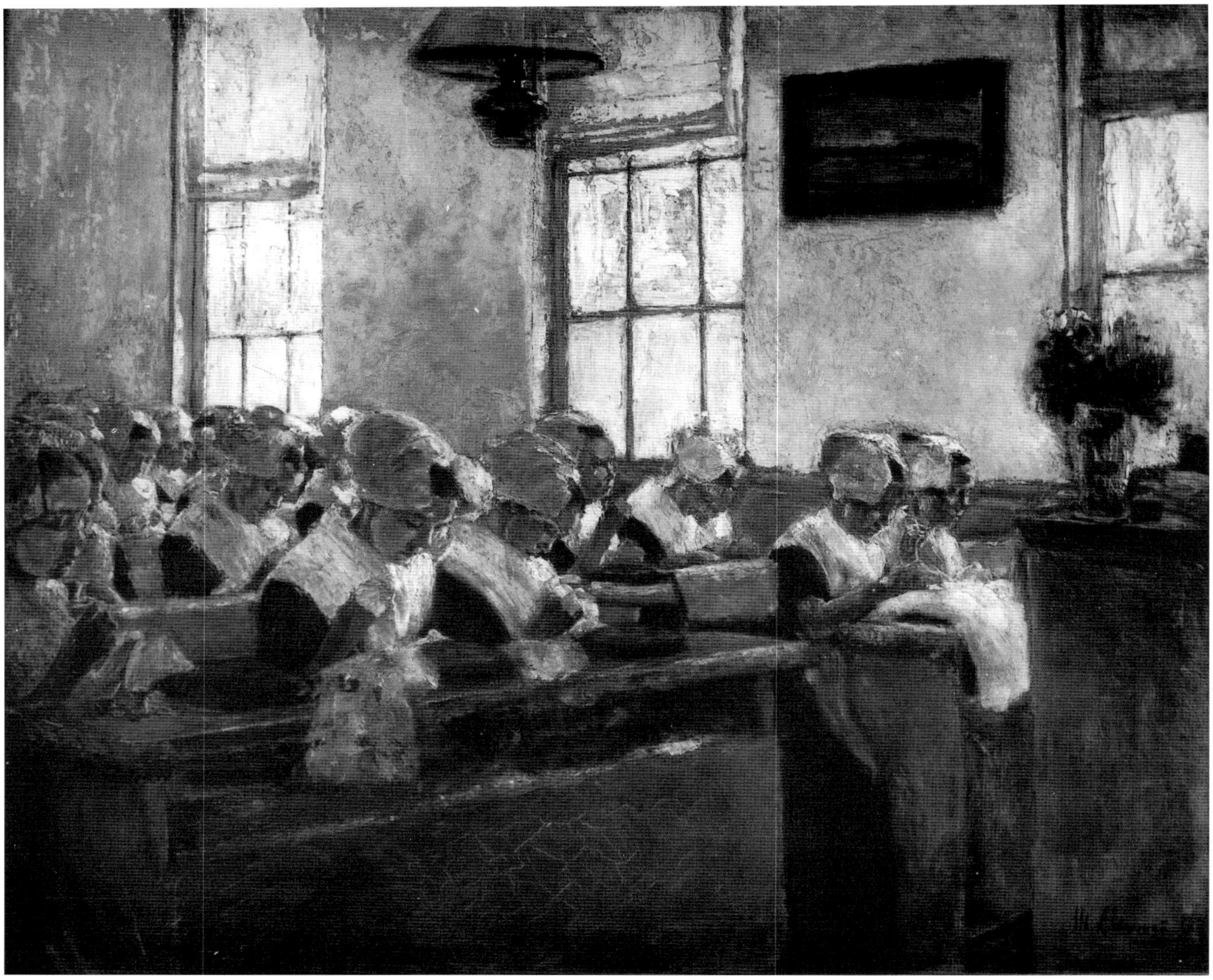

die *meisjes*, in ihrer Natürlichkeit und in der Umgebung, die er liebte, und die Frauen in ihren Trachten immer wieder mit sichtlicher Freude dargestellt. Dem ›Garten des Altmännerhauses‹ folgten 1881 das Gemälde mit dem
614 ›Hof des Amsterdamer Waisenhauses‹ und die ›Freistunde im Amsterdamer Waisenhaus‹. Die 1881 datierte Ölskizze des ersteren ist in ihrer Komposition fast schon das ausgeführte Gemälde, wenn auch die Figuren nur angedeutet und etwas anders angeordnet sind. Ähnlich wie Liebermanns bekannte holländische Schusterwerkstatt von 1881 (Nationalgalerie Ost) ist auch das ein Jahr
615 später entstandene Gemälde ›Der Weber‹ ein Bild der menschlichen Arbeit, die trotz mechanischer Hilfen doch noch Hand-Werk ist. Das 1886 entstandene große Gemälde ›Die Flachsscheuer in Laren‹ (Nationalgalerie Ost) ist sozusagen die Krönung dieser Bilder. In dem niedrigen, aber lichterfüllten Raum hat er die Spinnerinnen und die Kinder an den Schwungrädern überlegt und geschickt angeordnet. Das mit kräftigen breiten Pinselstrichen gemalte Bild ist von außerordentlich lebendiger Wirkung. Wiederum zwei Jahre später entstand das
Gemälde der ›Netzflickerinnen‹ mit der sich gegen den 616
starken Wind stemmenden jungen Frau im Vordergrund und sitzenden, knienden oder sich bückenden Frauen bis an den Horizont, ein noch ausgeprägteres Figurenbild als die Flachsspinnerinnen. Dieses Bild ist eher eine Erinnerung an die feierlicheren Figurenbilder von François Millet oder Courbet. Die graugrünen kargen Dünen, hinter denen das nahe Meer spürbar ist, boten ihm, dem Menschen des Nordens, auch später noch weitere Bild-

612 MAX LIEBERMANN
Holländische Nähschule, 1876
Wuppertal, Von-der-Heydt-Museum

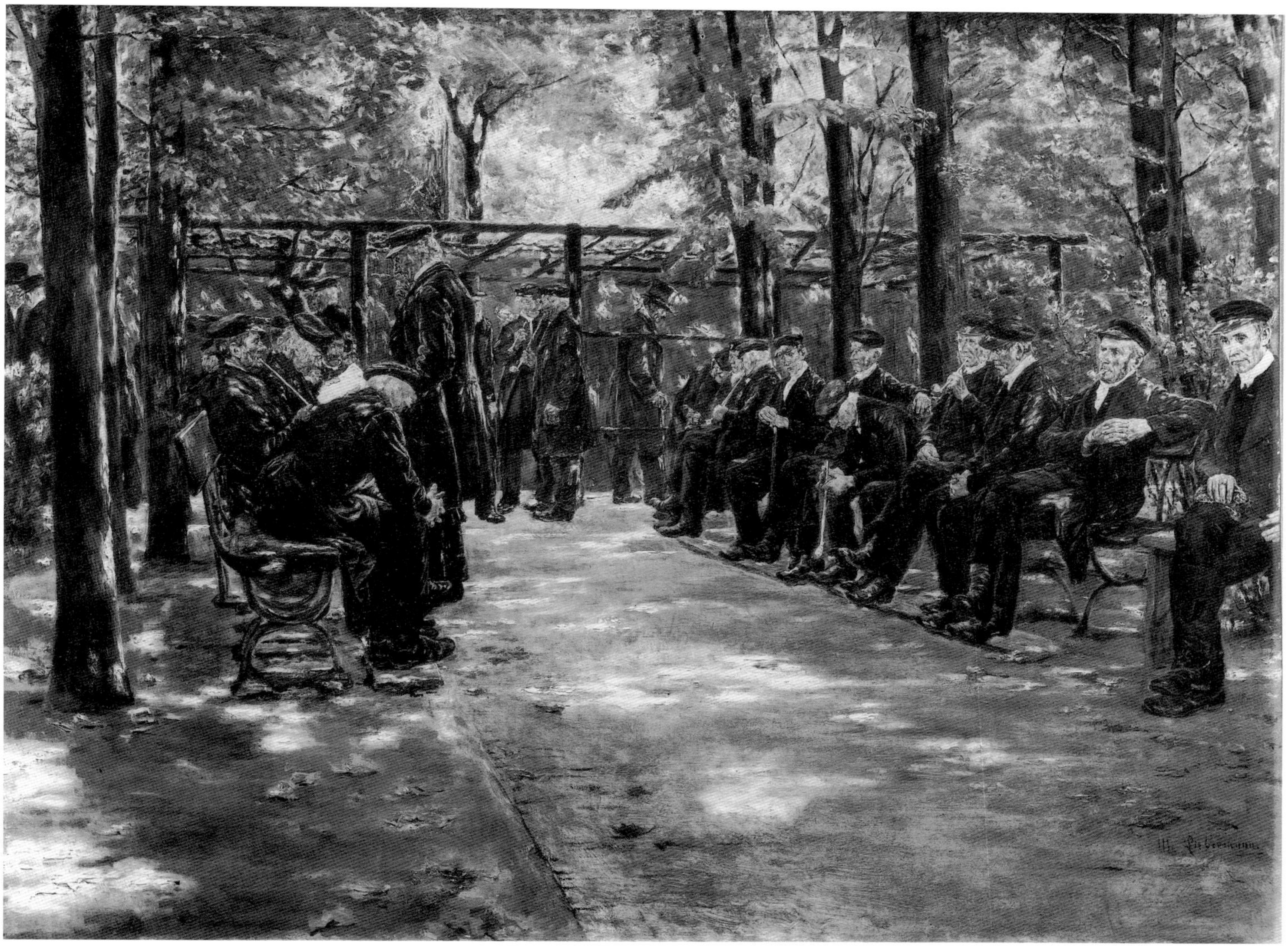

anlässe wie ›Der Wagen in den Dünen von Katwijk‹, 1888, ›Die Frau mit Ziegen‹ von 1890 oder den ›Bauer in den Dünen‹ von 1895. Liebermann war in den ersten beiden Jahrzehnten seines Schaffens auch ein Porträtist. 1891 feierten seine Eltern goldene Hochzeit, Anlaß
617 genug für den Sohn, sie in einem Doppelbildnis in einer Ecke ihres nur angedeuteten Wohnzimmers ohne äußeren Aufwand, aber in der Vertrautheit und Würde ihres gemeinsamen Lebens darzustellen. Dieses in dunklen Farben vor dunklem Hintergrund geschaffene schlichte Bildnis ist eines der bedeutendsten seiner Zeit überhaupt und ein Bindeglied zwischen der besten Tradition der Berliner Porträtmalerei und der künftigen der Secessionisten und einiger ihrer Zeitgenossen im Zeichen des Jugendstils und des sogenannten Impressionismus. Es hat in abgewandelter Form aber auch etwas von dem Realismus und der zupackenden Art der alten Niederländer, unter denen Liebermann Frans Hals am meisten bewunderte und den er auch kopiert hat. Elf Jahre später: Liebermann, nun allseits anerkannt und verehrt, hat sein
Atelier im Dachgeschoß seines Hauses am Pariser Platz T 45
sachlich, aber auch nicht ohne Stolz dargestellt. Seine Frau und seine Tochter Käthe haben es sich auf dem Sofa mit Lektüre bequem gemacht – Liebermann meinte einmal, daß man Frauen am besten lesend porträtieren könne –, der Maler selbst ist in einem Spiegel an seiner Staffelei sichtbar; der geliebte Dackel Männe, um den sich Anekdoten ranken, liegt auf einem Stuhl. Die Ausstattung des Ateliers ist charakteristisch für Liebermanns Kunst und seine Stellung in Berlin. Es ist weder

613 Max Liebermann
Garten im Altmännerhaus in Amsterdam, 1880
Schweinfurt, Sammlung Georg Schäfer

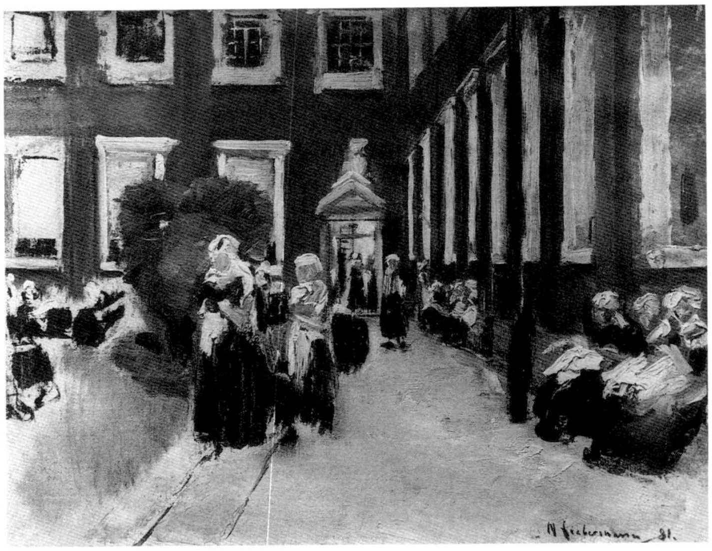

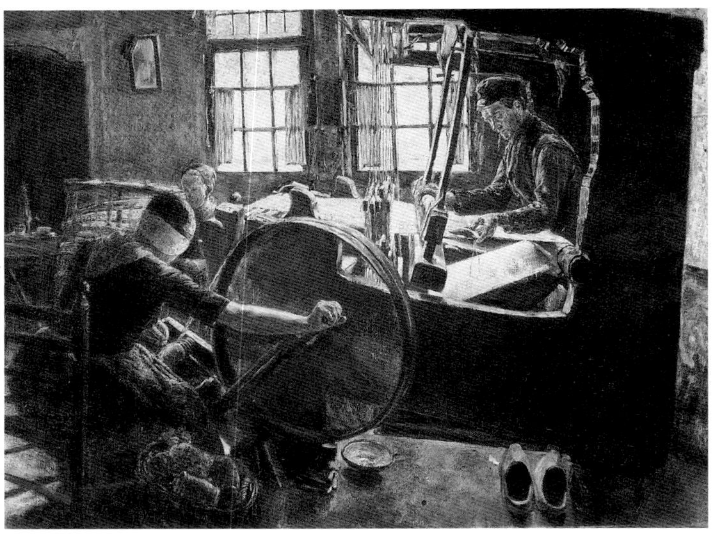

614 Max Liebermann
Hof des Waisenhauses in Amsterdam, 1881
Bremen, Kunsthalle Bremen

615 Max Liebermann
Der Weber, 1882
Frankfurt/Main,
Städelsches Kunstinstitut

puritanisch karg noch wohnzimmerhaft bürgerlich oder gar so üppig ausgestattet wie dasjenige von Otto Heyden. In dem hellen Raum gibt es kein romantisches *Bric- à-brac* – Liebermann war so ordentlich wie seine Schrift –, aber es ist mit Teppichen und wenigen guten Einzelmöbeln versehen. Das Wesentliche sind die Bilder an der Wand, Teile seiner Sammlung französischer Impressionisten, Zeichnungen Menzels und eigene Arbeiten. Es ist wohl das schönste Atelierbild der Berliner Malerei, vielleicht sogar der Deutschen Malerei des 19. Jahrhunderts. In dem Jahr, als Liebermann seine Eltern porträtierte, hat er im Auftrag des Direktors der Hamburger Kunsthalle, Alfred Lichtwark, das Bildnis des betagten Bürgermeisters Petersen in seiner etwas steifen Amtstracht lebensgroß in ganzer Figur gemalt. Dieses Standesporträt ist, wohl nicht zuletzt deshalb, weil die Familie des Porträtierten es ablehnend aufnahm, zu Unrecht in Mißkredit geraten. Lichtwark ließ sich nicht beirren und beauftragte Liebermann mit der Schaffung eines Gruppenbildnisses, des sogenannten ›Hamburger Professoren-Konvents‹, eine schwierige Aufgabe, der sich der Maler gleichwohl unterzog; aber glücklich war er über den ›Porträt-Massen-Mord‹, wie er diesen Auftrag einmal scherzhaft bezeichnete, nicht, erforderte das riesige Bild (1,75 x 2,90 m) doch viele Einzelstudien. Was in jener Zeit, als er sich häufig in Hamburg aufhielt, zur »Erholung« nebenbei entstand, war wertvoller: vor allem das ganz locker
gemalte ›Restaurant Jacob in Nienstedten an der Elbe‹. 618
Dort hatte man ihn vorübergehend untergebracht. Hier hat er, wie auch in den Gemälden der ›Papageienallee im Amsterdamer Zoo‹ und des ›Papageienmannes‹ von 1902 zur Farbe gefunden, die in der Schwarzweißabbildung nicht voll zur Geltung kommt, wohl aber das flimmernde Licht unter den schattenden Baumkronen, die sommerlich-friedliche Stimmung unter den Gästen wiedergibt. Das Thema der Bier- und Sommergärten, bereits 1883/1884 in dem großartigen Bild des Münchner Biergartens (Neue Pinakothek München) noch etwas menzelisch erzählfreudig begonnen (die Gäste sehen übrigens wenig bayrisch aus), sollte Liebermann nicht mehr loslassen, ein Stoff, der schon manchen Maler vor ihm begeistert hat: Menschen nicht als Masse, sondern als Individuen versammelt, unter freiem Himmel und mit schlichter Lebensfreude. 1902 hat Liebermann auch das Hell-in-
Hell-Pastell ›Regenstimmung auf der Elbe‹ geschaffen, 619
das, nur belebt durch ein Schiff mit qualmendem Schornstein, ein Segelboot und den kaum erkennbaren Horizont, schemenhaft in weißlichen Dunst gehüllt ist und an Turners Nebelbilder erinnert. In den Pastellen jener

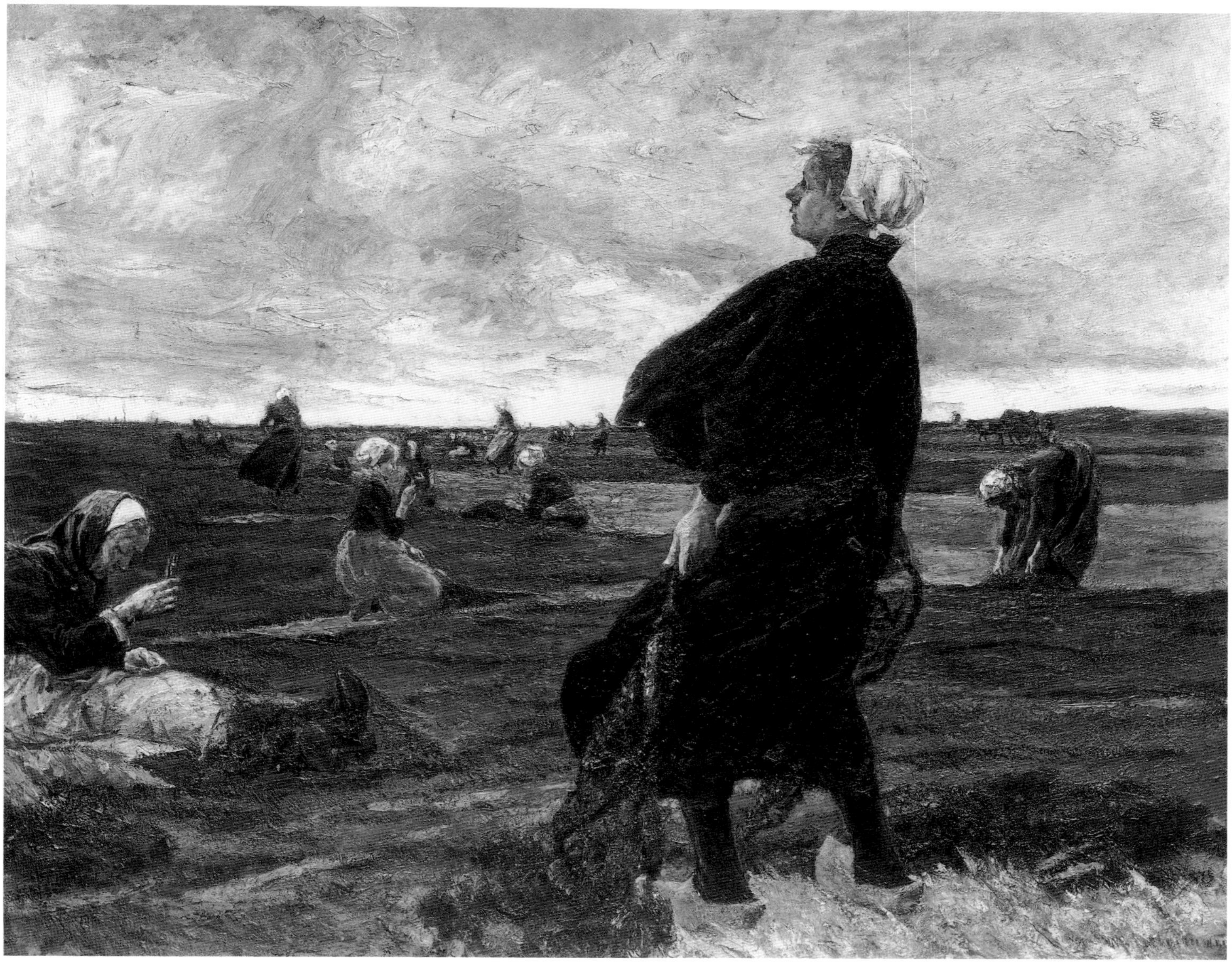

616 MAX LIEBERMANN
Die Netzflickerinnen, 1888
Hamburg, Hamburger Kunsthalle

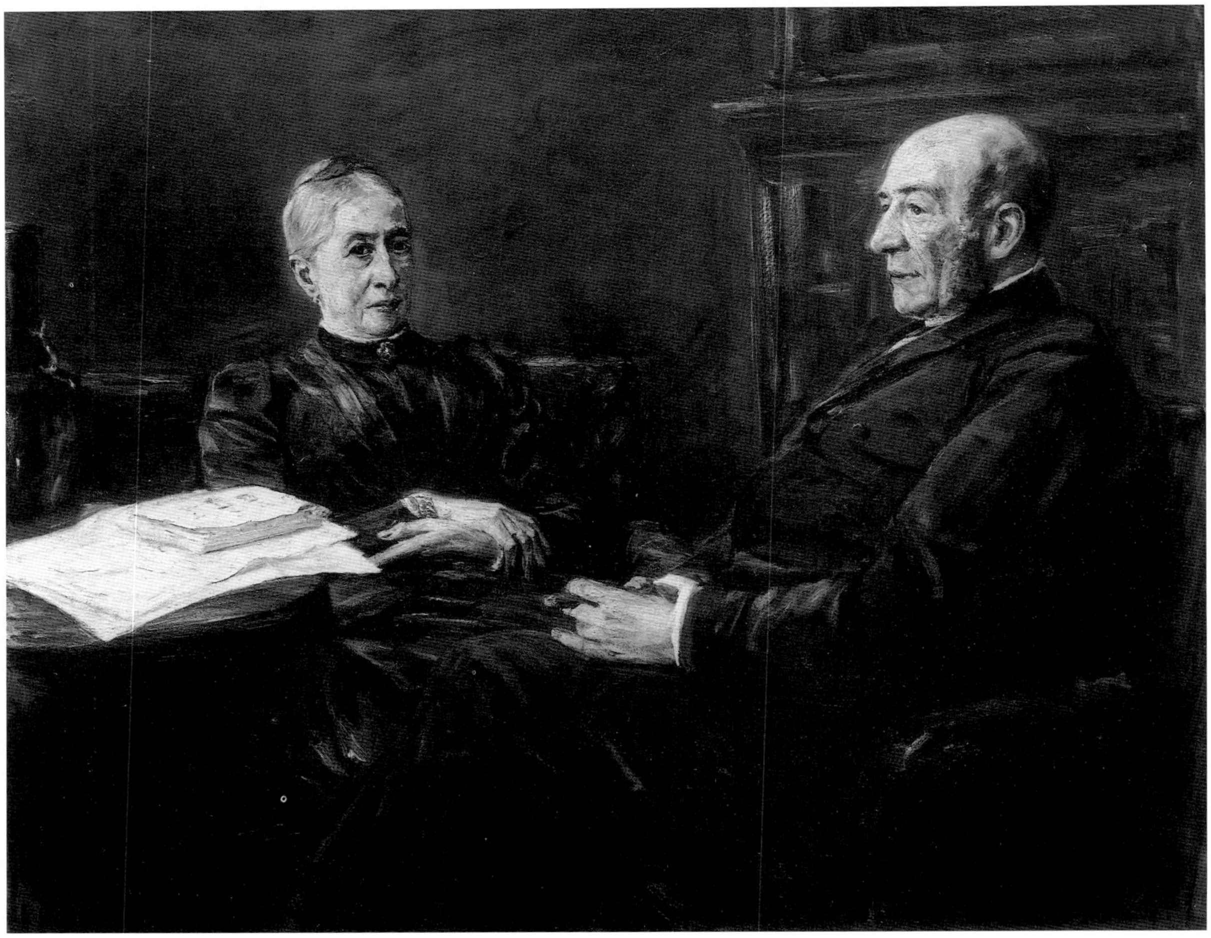

Jahre war Liebermanns Farbgebung noch duftiger und infolge der Weichheit der Stifte samtiger als bei den Ölfarben, die für ihn anfangs fast »sperrig« gewesen sind. In jenem überaus schöpferischen Jahr schuf Liebermann auch noch das Bildnis des dänischen Literaturhistorikers Georg Brandes. (Mehr als zwei Jahrzehnte später hat übrigens Corinth ihn kurz vor seinem Tod gemalt.) Drei Jahre später saß ihm der Direktor des Deutschen Schau-
620 spielhauses in Hamburg, Freiherr Alfred von Berger, ein leidenschaftlicher Theatermann. Die beeindruckende Häßlichkeit des derb und dennoch sensibel wirkenden Kopfes auf einem im Kniestück erkennbaren massigen Körper mit der offenen tintenblauen Jacke hat Liebermann ebenso kraftvoll festgehalten, wie er auch das Dynamische seines Wesens erfaßte, in einem Moment, in dem sein Gegenüber gewiß etwas Gescheites äußerte – der transitorische Moment des Spontanen, auf den Augenblick fixiert, aber gültig für die Dauer: hier ist er dem Maler glänzend gelungen. Ganz anders hat er 1909
den Lyriker Richard Dehmel porträtiert. Liebermann 620
versuchte, vor einem sehr lichten, wie stets neutralen Hintergrund den stillen, grüblerischen Mann zu erfassen. Ein distanzierteres, aber ebenso gültiges, weil sprechendes Bild. Liebermann liebte das flache Land, die Architektur der holländischen Häuser, die grünen Bäume in den Alleen, die Menschen und vor allem die Dünen, das Meer. In den Jahren um und nach 1900 gab es bei ihm kaum mehr Figurenbilder mit arbeitenden Menschen, sondern Gemälde von den Badeorten an der Küste, keine stolzen Schiffe, sondern die Vergnügungen der Badegäste, auch Reiter am Meer oder Tennisspieler. Liebermann, der schon als junger Mensch ein begeisterter Reiter war und nur zu gern auf dem Hof von Steffecks Atelier die Pferde im Sattel vorführte, hat dieses Thema häufig
aufgegriffen. Das Gemälde von 1900 zeigt Reiter und 621
Pferd in Bewegung, fest in den Umrissen, am Uferrand. Später malte er dann Gruppen von Reitern, auch mit der Tochter und dem Schwiegersohn, sie alle in stärkerer

617 MAX LIEBERMANN
Die Eltern des Künstlers, 1891
Verbleib unbekannt

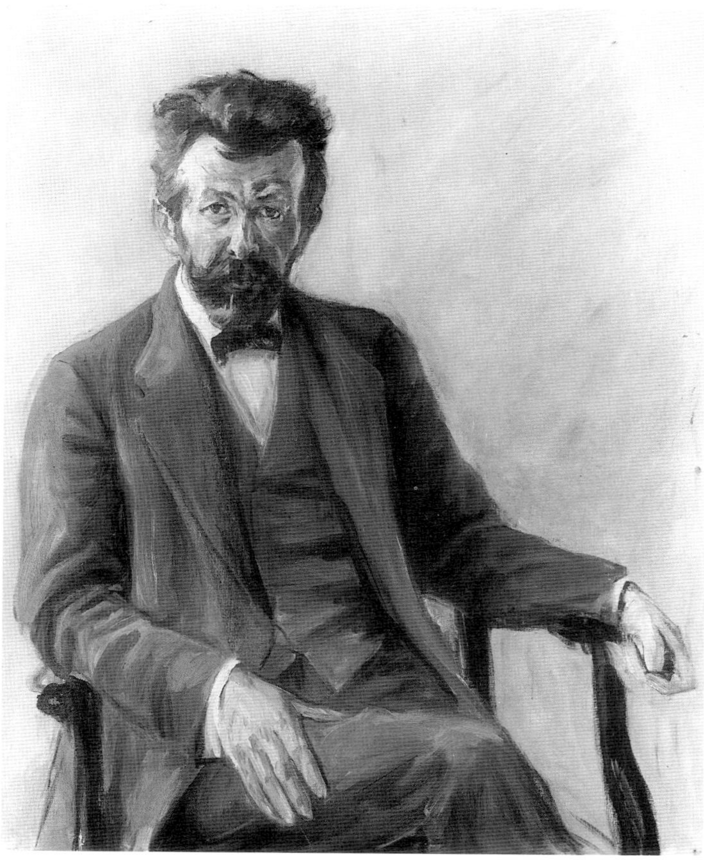

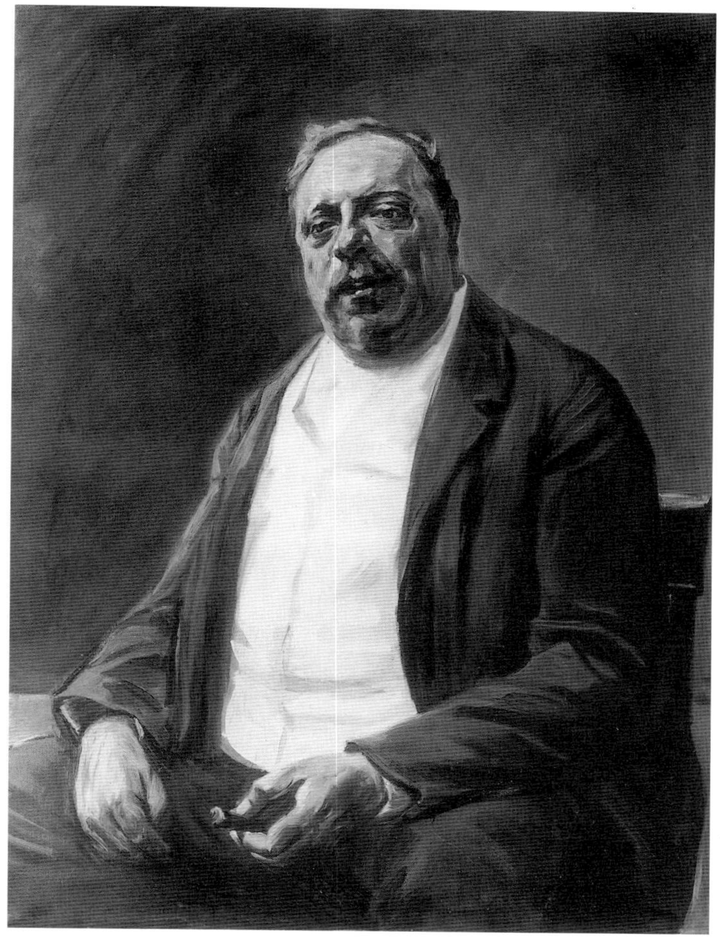

Bewegung, in Licht und Luft mit verwischten, nur aus der Farbe erahnbaren Konturen. Oder im Sand spielende Kinder und kleine Mädchen in ihren hübschen weißen Kleidchen, ältere Kurgäste in ihren Strandkörben oder Sandburgen, am eindrucksvollsten aber wohl doch die nackten ›Badenden Knaben‹, die sich lebhaft in der Gischt des Meeres tummeln, ein Thema, das schon lange vor ihm Menzel in seinen ›Badenden Knaben in der Saale bei Kösen‹ in einem frischen Deckfarbenbild auf seine Art gestaltet hat und das ihn, wie übrigens auch Max Slevogt, zu meisterlichen Darstellungen mit badenden Knaben anregte. Für die Impressionisten und ihre Bilder waren die Weite, das Licht, die feuchte Atmosphäre am Meer mit seiner bewegten Brandung von größtem Reiz. In den späten Bildern Liebermanns aus Holland war, wie auch bei anderen damals impressionistisch malenden Zeitgenossen, die Ölskizze kaum mehr von den ebenfalls spontan ausgeführten, mit breitem Pinsel oder Spachtel hingestrichenen Bildern zu unterscheiden. Noch ein anderer Themenkreis hat Liebermann in Amsterdam bewegt: Es war das Judenviertel mit seinen alten Synagogen und den lebhaften Judengassen mit ihren Straßenhändlern und der bewegten Menschenmenge um sie herum. Die ›Judengasse in Amsterdam‹ von 1905 ist ein Beispiel für seine bis 622
in den letzten breit skizzierenden Pinselstrich neue Seh- und Malweise, die sowohl genau Fixiertes wie auch auf den ersten Blick chaotisch Wirkendes verbindet zu einem Bild aus einem Guß.

In Berlin war Liebermann hoch angesehen und wurde bald mit Bildnisaufträgen und in- und ausländischen Ehrungen überhäuft. Der »Berliner Impressionismus«, in der jungen Weltstadt gefördert durch die Berliner Secession, hatte über den erstarrten Akademismus gesiegt. Die weitere Entwicklung der Secession hat Liebermann mit geringerer Anteilnahme miterlebt. 1910 hat er, wie er stolz betonte, allein mit seinem Einkommen als Maler ein Grundstück am Wannsee erworben und ein Haus darauf erbauen lassen, das bewußte Anklänge an holländische

620a MAX LIEBERMANN
Richard Dehmel
Hamburg, Hamburger Kunsthalle

620 MAX LIEBERMANN
Frhr. Alfred von Berger, 1905
Hamburg, Hamburger Kunsthalle

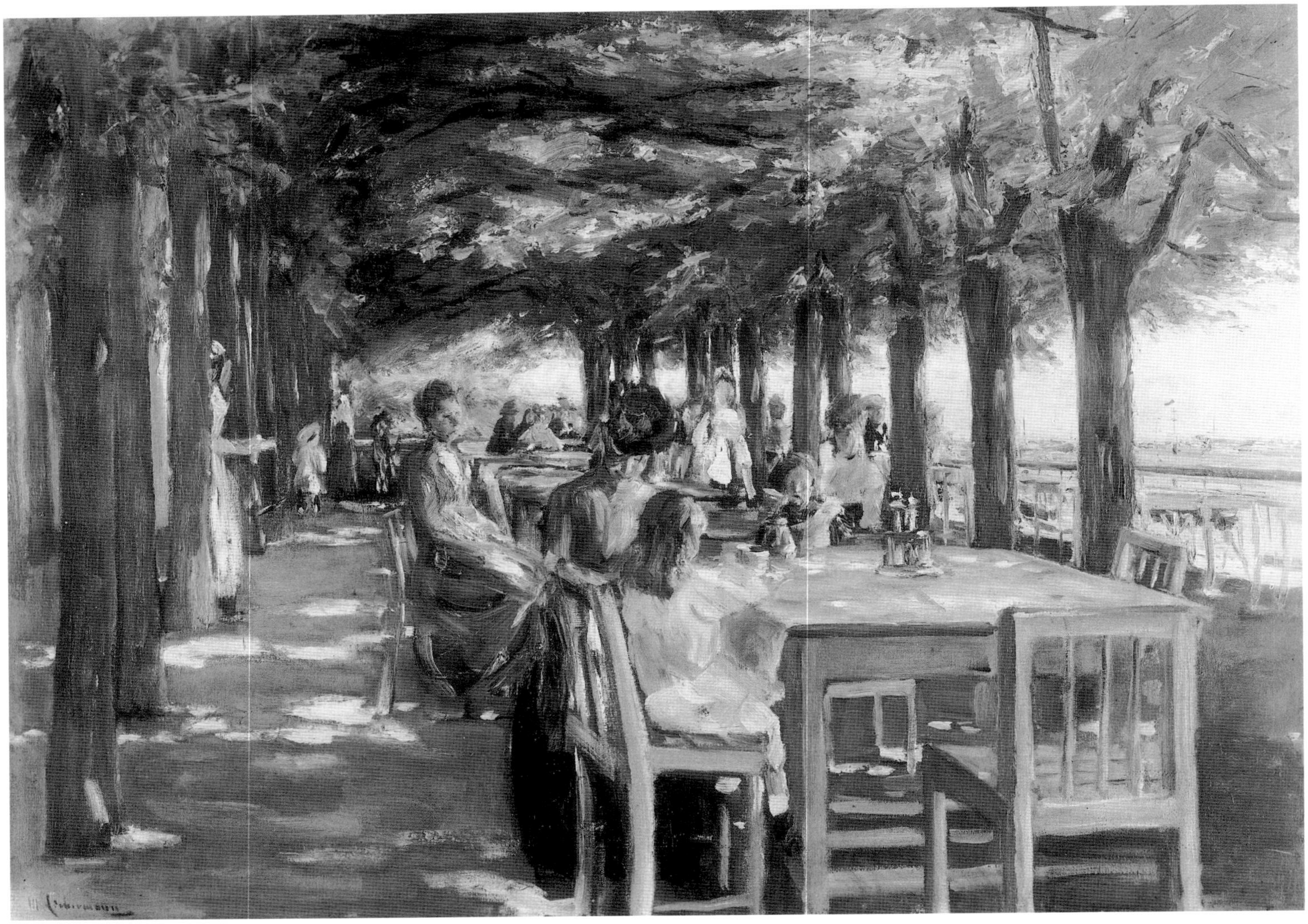

618 Max Liebermann
Terrasse im Restaurant Jacob
in Nienstedten
a.d.Elbe, 1902
Hamburg, Hamburger Kunsthalle

Architektur aufwies. 1918 schuf Liebermann ein Ge-
623 mälde (zwei Fassungen) mit dem Weg vom See durch den großen Garten und dem Blick durch Bäume hindurch auf sein im Hintergrund angedeutetes Haus und das Gartenparterre. Es sollte zum Auftakt einer großen Zahl von leuchtenden, pastos, oft furios gemalten Bildern aus seinem blühenden Garten mit Beeten, Büschen und Bäumen werden, mit Motiven also, die der greise Maler vor der Tür hatte. Diese Bilder gehören zu den schönsten und fortgeschrittensten seiner und der Berliner Malerei überhaupt. Mit seiner Berufung zum Präsidenten der Preußischen Akademie der Künste 1920 waren die Gegensätze des Jahrhundertbeginns endlich überwunden. Liebermann machte seinen Einfluß als Präsident besonders für die jungen Künstler geltend. Er wollte nicht als Akademiker der Malerei erscheinen. Alle weiteren Ereignisse seines Lebens gehören ganz zum kulturellen Geschehen nach dem Ersten Weltkrieg, einer Zeit, die Berlin zur Kunstmetropole und Weltstadt machte.

Liebermann hat, was die Entwicklung der bildenden Kunst in dieser Stadt angeht, mit seiner Person und seinem Werk Entscheidendes zu dieser Weltgeltung beigetragen. Das Schicksal hat es dem greisen Maler nicht erspart, das Hereinbrechen des Nationalsozialismus miterleben zu müssen.

Mit anderen großen Berlinern verband ihn einiges. Wie Schadow hatte er in seiner Sprache das gepflegt Berlinische, eine Nüchternheit und Sachlichkeit, die im Schöpferischen jedoch phantasiebegabt und leidenschaftlich war; wie Menzel die Pflichttreue seinem Werk gegenüber, die Selbstdisziplin und menschliche Würde; wie Fontane den kritischen Geist, die Verbindung von Weltbürgertum und Heimatliebe.

1917, zu Liebermanns siebzigstem Geburtstag, widmete Walther Rathenau dem Verwandten und Freund einen langen Artikel, in dem es heißt: *»In Menzel hatte das alte Preußen sich sein Denkmal gesetzt; freilich blieb alles unzeitlich Offenbarte, das der Genialität anhaftet, den Zeitgenossen unbemerkt. In Liebermann malt das neue, großstädtisch mechanisierte Preußen sich selbst. Nicht seine Bauten und Säle: das wäre oberflächliche Spiegelung; sondern seinen Geist, projiziert auf Natur, Menschen und Dinge. Der Sohn der Stadt, des jüdischen Patriziats, der übernationalen Bildung wurde zu diesem Dienst ausersehen; ein Mensch des Geistes und Willens, des Kampfes, der Leidenschaft und Reflexion mußte es sein.«*

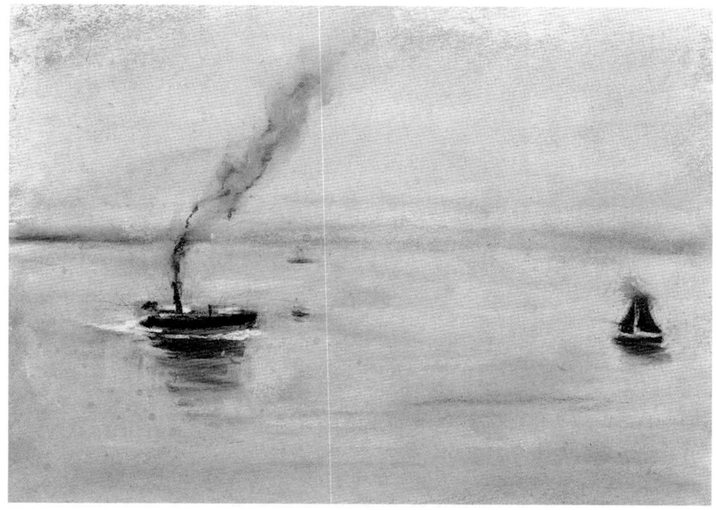

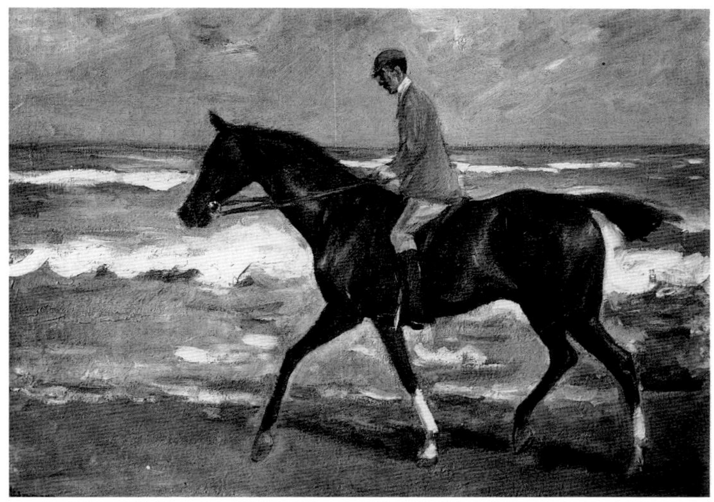

619 MAX LIEBERMANN
Regenstimmung auf der Elbe, entstanden 1902
Pastell
Hamburg, Hamburger Kunsthalle

621 MAX LIEBERMANN
Reiter am Meer, 1900
Verbleib unbekannt

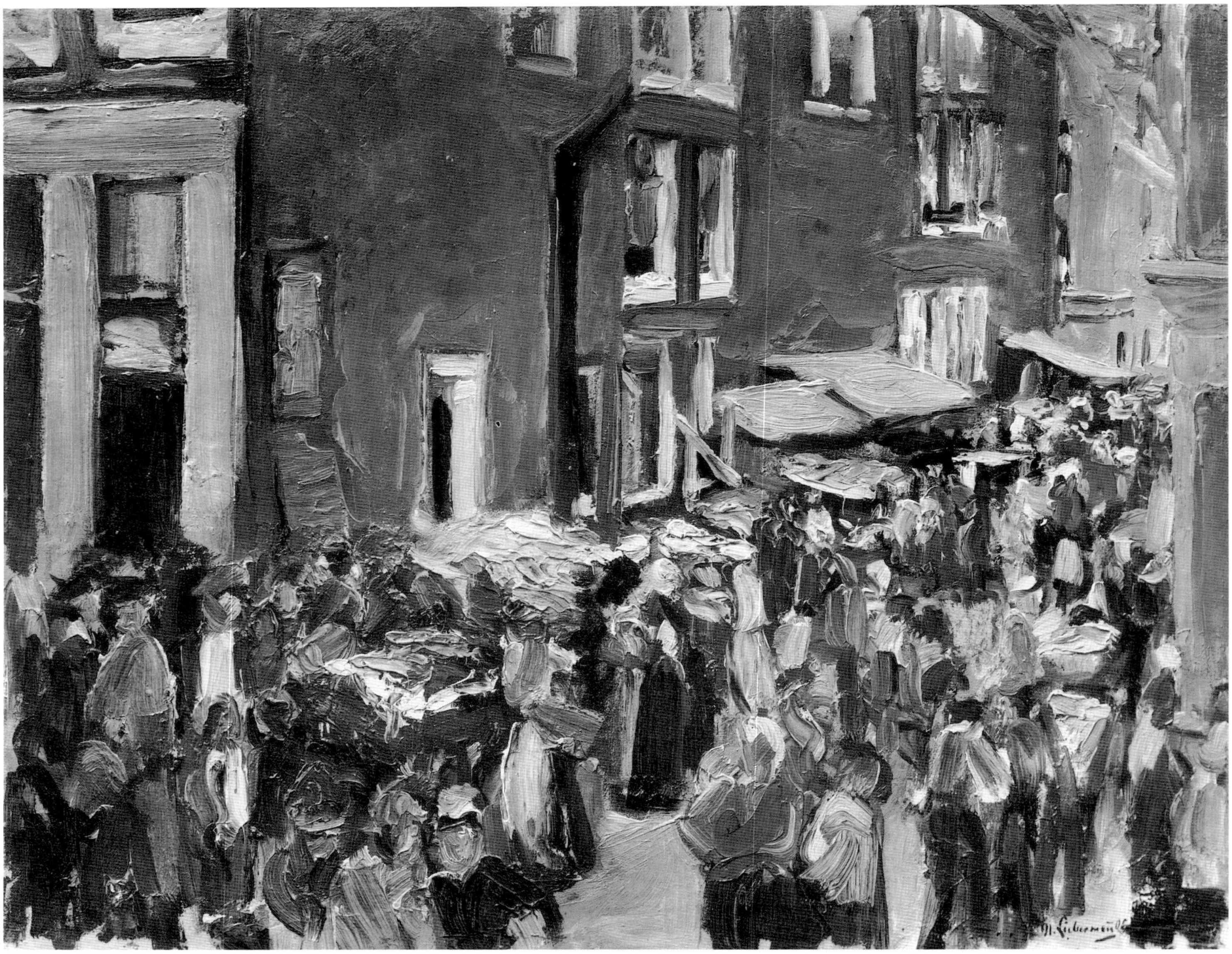

622 MAX LIEBERMANN
Judengasse in Amsterdam, 1905
Köln, Wallraf-Richartz-Museum

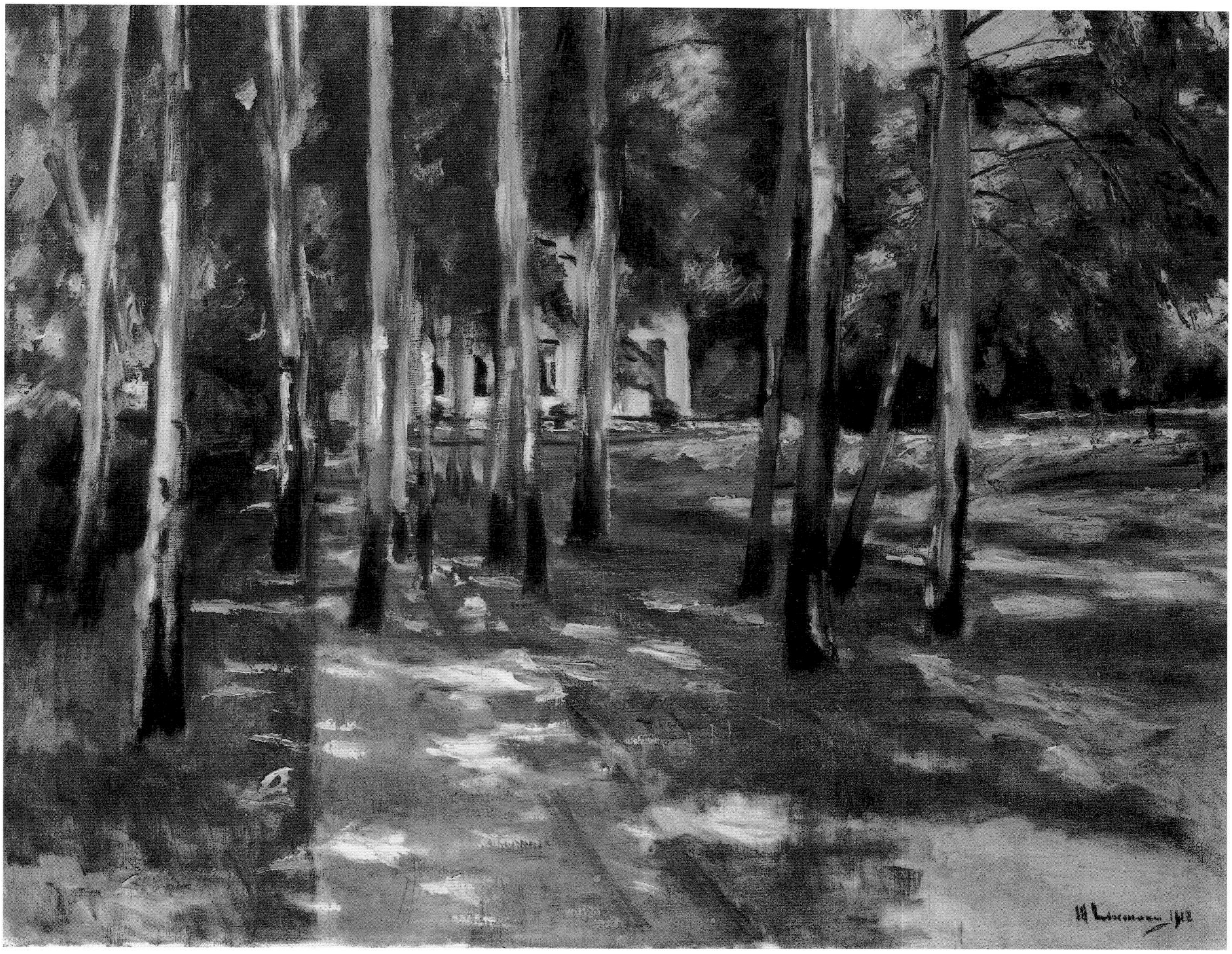

623 Max Liebermann
Wannseegarten
Privatbesitz

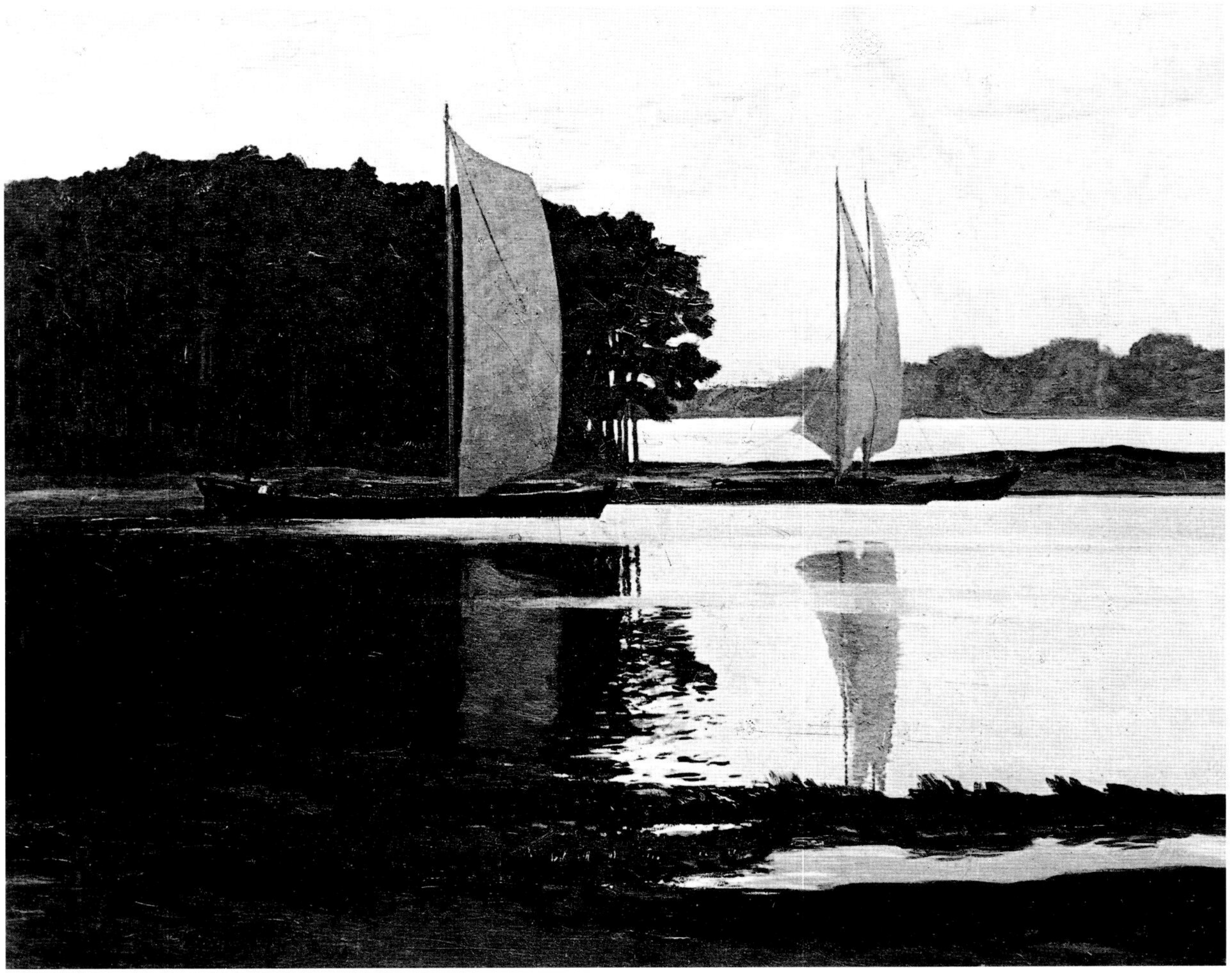

624 WALTER LEISTIKOW
Havelkähne
Verbleib unbekannt

Die Entdeckung des Märkischen. Walter Leistikow und Karl Hagemeister

Von den wenigen großen Berliner Malern abgesehen, ist kaum jemand so populär geblieben wie WALTER LEISTIKOW, der Maler des Grunewalds, als den man ihn ausschließlich sah – und noch heute gern sieht. Der Grunewald steht bei vielen Menschen ohnehin für Berlins nähere und weitere Umgebung schlechthin; Leistikow ist aber weit herumgekommen, überall hat er gemalt, in den skandinavischen Ländern, in den Alpen, in Oberitalien, in Schlesien, in seiner Heimat Posen – doch die unmittelbare Umgebung Berlins blieb bis zuletzt innere und äußere Mitte seines Schaffens. Sein Leben und sein Werk sind durch die 1988 erschienene Leistikow-Monographie von Margrit Bröhan wieder stärker in unser Bewußtsein gerückt, optisch nachdrücklicher noch durch die ein Jahr später von ihr durchgeführte Leistikow-Ausstellung in Berlin, die anschließend nach München ging. Von dort reiste sie weiter nach Kiel und nach Bromberg, wo der Maler 1865 geboren worden ist. Als Leistikow 1883 nach Berlin kam, hatte er das Ziel vor Augen, Landschaftsmaler zu werden. Nie hat er es verwunden, daß er nach seinem halbjährigen Studium an der Akademie als »talentlos« entlassen wurde; er setzte aber seine Studien bei dem als Lehrer beliebten Richard Eschke in dessen eigenem Atelier fort, danach bei dem aus Norwegen stammenden Frederik Gude, dessen Pleinairmalerei und feintonige Palette ihn am stärksten beeinflußte. Gefördert haben ihn auch die Reisen in die Mark, ins Wartheland und an die Weichsel, die er mit seinem Freund, dem Maler Robert Warthmüller, unternahm, wobei ihm zum ersten Mal die Landschaft der Mark in ihrer stillen Schönheit begegnete, die so anders war als ihr Ruf. Wenn hier Leistikow als »Entdecker« der märkischen Landschaft apostrophiert wird, dann allein in dem Sinne, daß er als erster sich

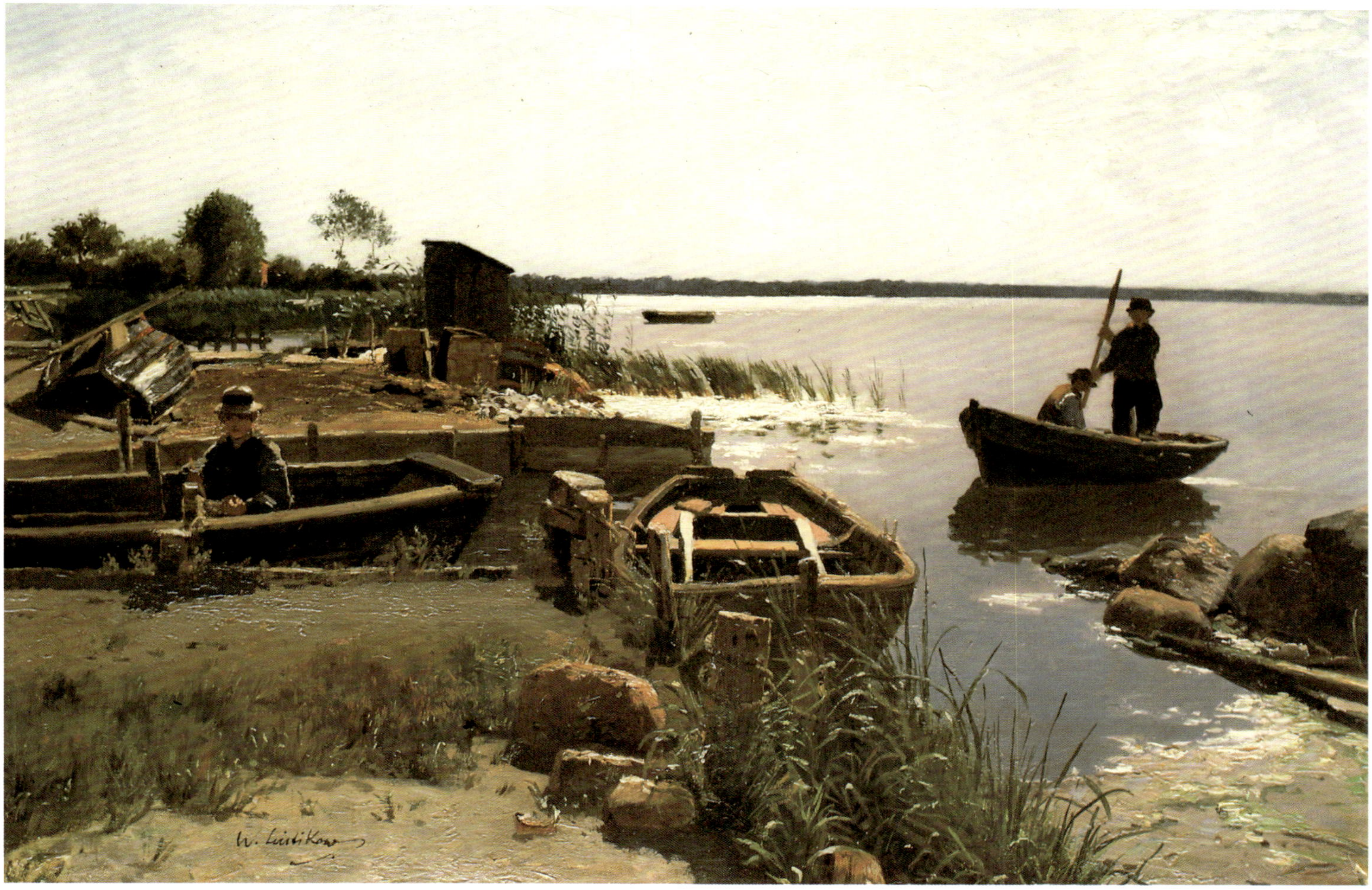

T73 WALTER LEISTIKOW
Früher Morgen am Müggelsee
Berlin, Leo Spik KG

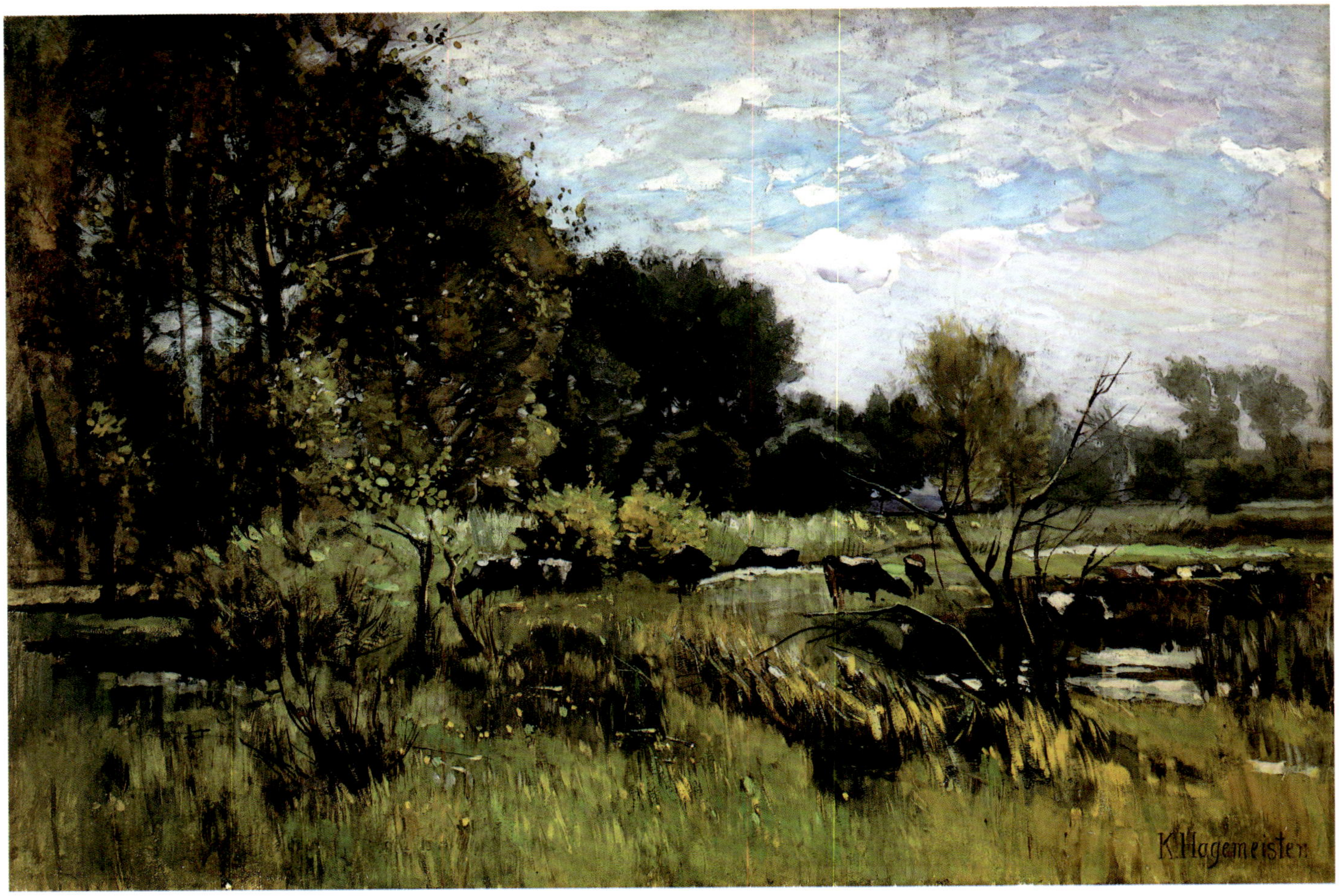

T 74 Karl Hagemeister
Sommerlandschaft bei Ferch, um 1885
Mischtechnik
Berlin, Galerie Westphal

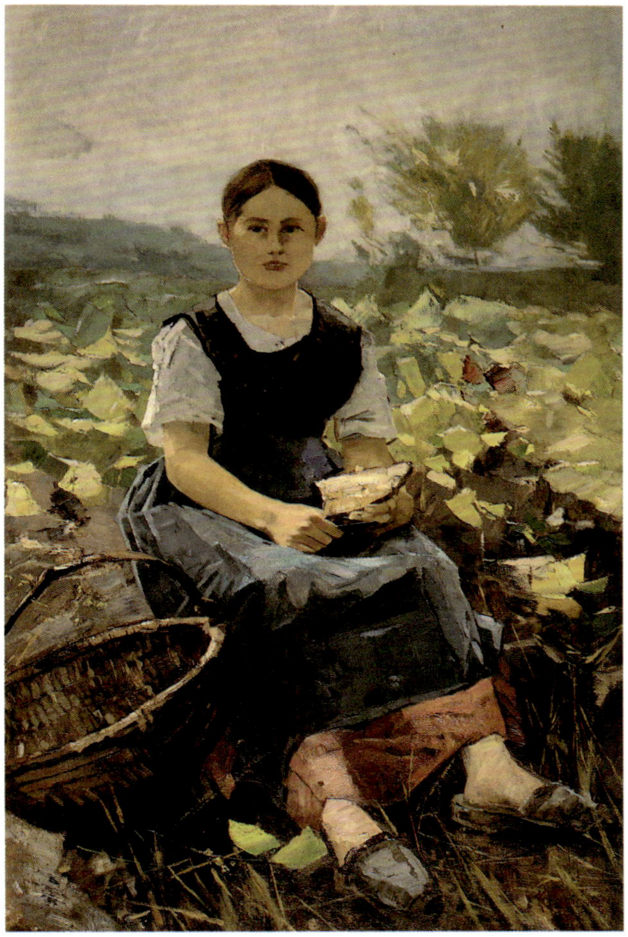

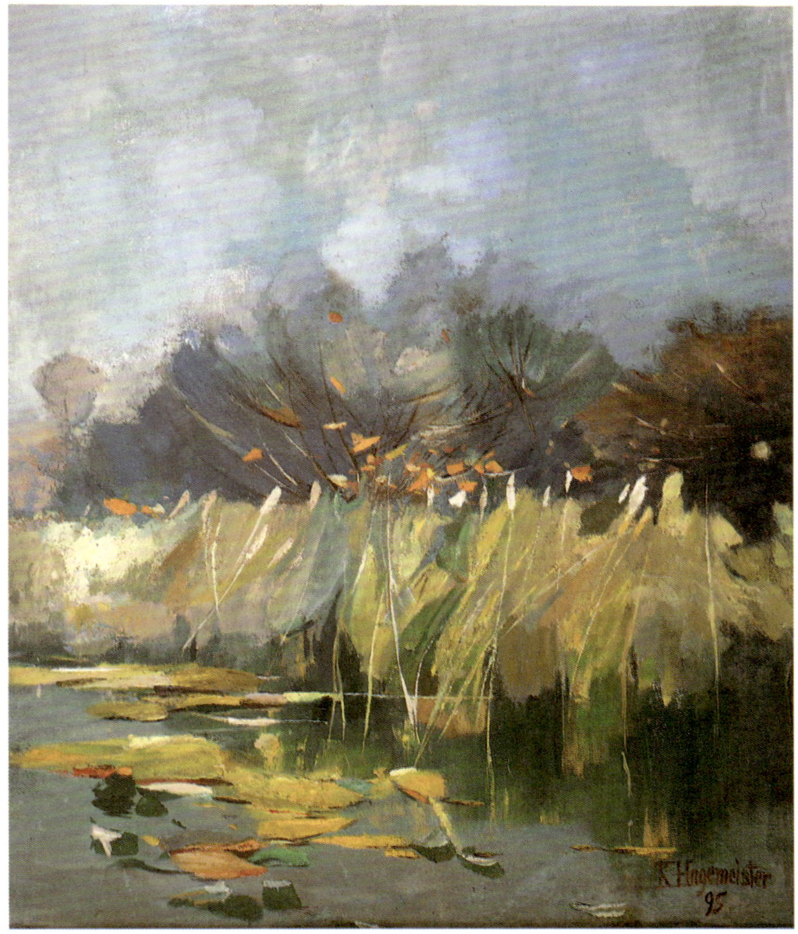

T 75 Karl Hagemeister
Bauernmädchen in Werder, vor 1900
Berlin, Privatbesitz

T 76 Karl Hagemeister
Seeufer bei Ferch, 1895
Berlin, Privatbesitz

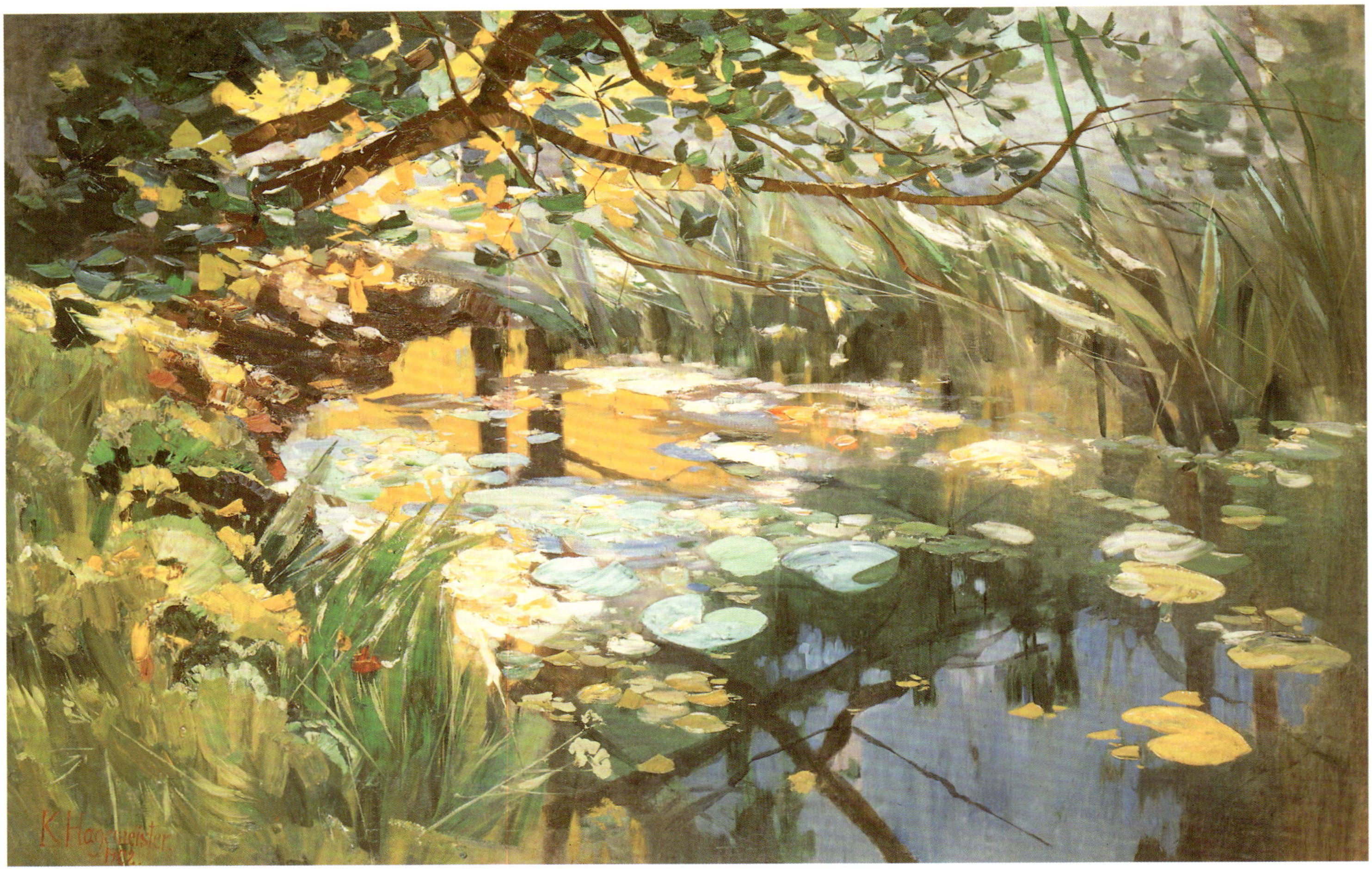

T 77 Karl Hagemeister
Teich in der Mark, 1902
Berlin, Bröhan Museum

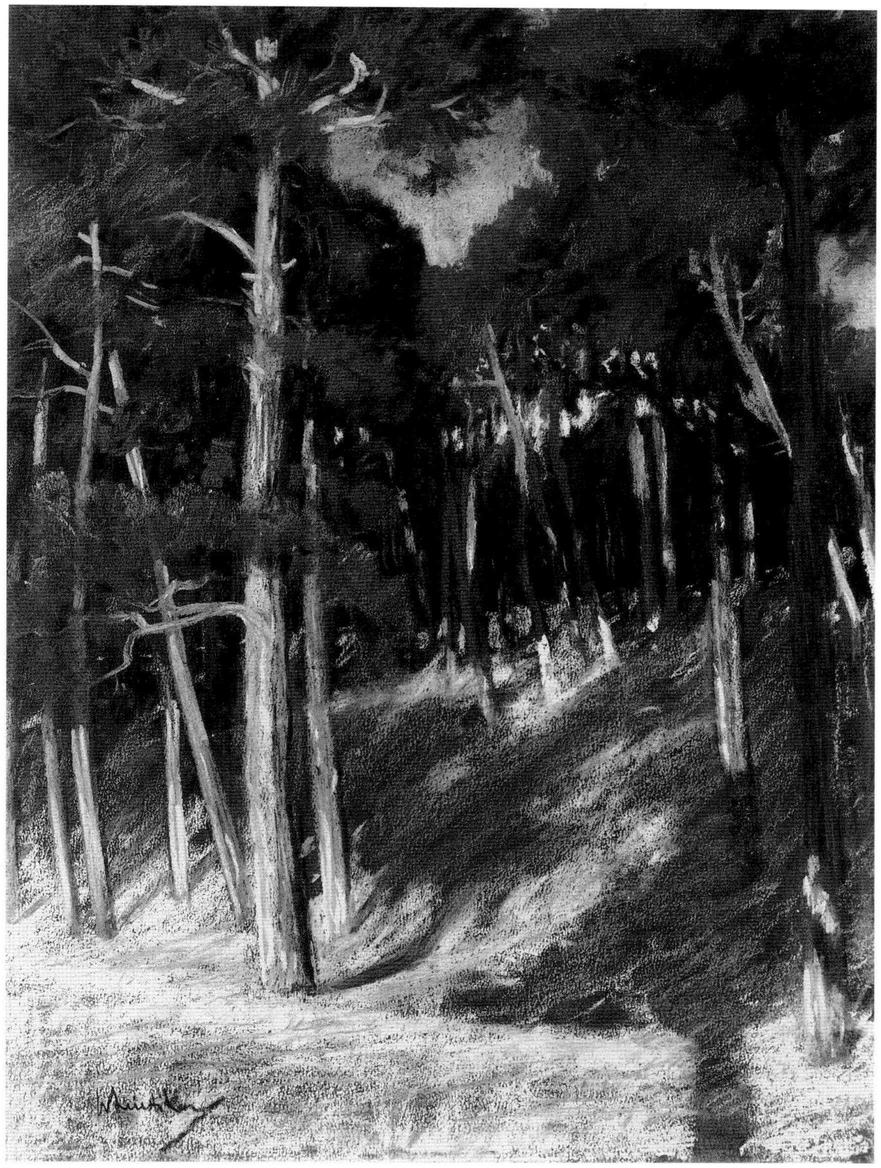

bemühte, tiefer in ihr Wesen einzudringen, während die Landschafter vor ihm, die immer wieder einmal – wie es sich in Berlin so schickte – in den Akademieausstellungen mit märkischen Landschaftsbildern vertreten waren, sich oberflächlich irgendein ansprechendes Motiv gewählt hatten, das man auch woanders hätte finden können. Während der Jahre seines dreijährigen Lehramtes an der Kgl. Kunstschule hat Leistikow den Sommer über in Friedrichshagen gewohnt und gehörte bald dem Kreis der Dichter und Literaten um den jungen Gerhart Hauptmann an, wo ein naturalistischer, liberaler und sozialkritischer Geist herrschte. Daneben pflegte man eine stimmungshafte Neoromantik, die sich in poetischen Märchen und Traumgeschichten manifestierte. Gerhart Hauptmann und seine zweite Frau blieben dem Malerfreund Leistikow und seiner Familie lebenslang freundschaftlich verbunden. Von Agnetendorf aus, wo er oft als Gast Hauptmanns weilte, entdeckte er auch die schlesische Landschaft. Leistikow, der 1896 einen etwas verunglückten Roman ›Auf der Schwelle‹ verfaßt hat und inzwischen auch als kluger Kunstschriftsteller und -kritiker an die Öffentlichkeit getreten war, hat noch einmal eine herbe Enttäuschung erleben müssen, als die Jury der Berliner Akademischen Kunstausstellung 1898 sein großes Bild vom Grunewaldsee zurückwies. Schon Jahre zuvor hatte sich Leistikow leidenschaftlich für die Gründung der Vereinigung der XI eingesetzt, die zwar nur fünf Jahre bestand, aber damals überall aufhorchen ließ. Mit dauer-

626 WALTER LEISTIKOW
Waldinneres
Verbleib unbekannt

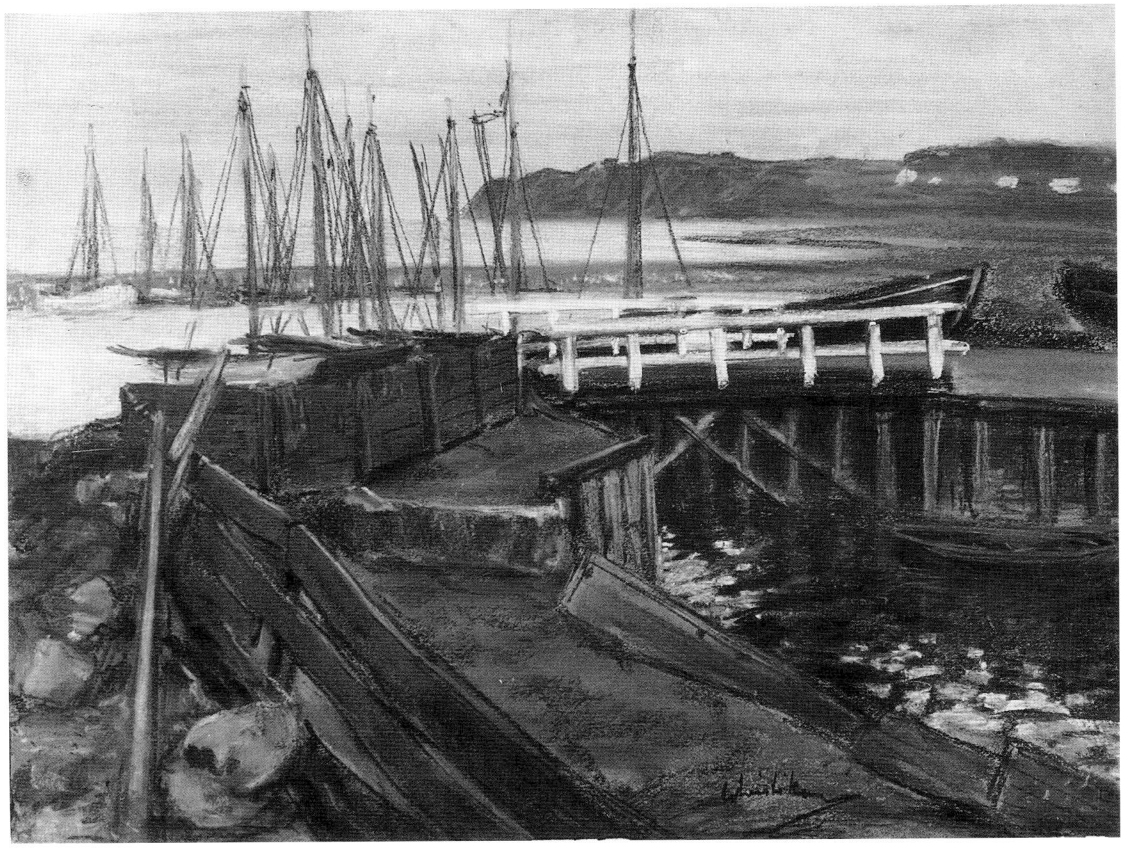

hafterem Erfolg betrieb er nun mit Liebermann das Zustandekommen der Berliner Secession, die für alle Talente, gleich welcher Richtung sie angehörten, offen sein sollte; nur die Qualität hatte eine zu Rolle spielen. Obwohl Leistikow sich von 1886 bis 1898 noch an den offiziellen Ausstellungen beteiligt hatte, schien die Kluft zwischen ihm und dem offiziellen akademischen Kunstbetrieb lange Zeit unüberbrückbar. Als er 1907 endlich zum Professor an der Berliner Akademie ernannt wurde, hat das seinen Zorn und seine Abneigung gegen gewisse Organe des Berliner offiziellen Kunstlebens gemildert – er ahnte nicht, wie spät für ihn diese »Wiedergutmachung« kam! Denn ein Jahr darauf starb er, erst dreiundvierzigjährig, an den Folgen seiner schweren Krankheit, gegen die er mutig gekämpft, die aber seine letzten Schaffensjahre überschattet hatte. Max Liebermann hat dem ihm freundschaftlich verbundenen Menschen und Künstler bei der Trauerfeier der Secession eine ergreifende Abschiedsrede gehalten. Lovis Corinth, der in seinen ersten Jahren in Berlin manche Hilfe von ihm erfahren hatte, hat dem engsten Freund 1910 ein bei Paul Cassirer erschienenes Erinnerungsbuch gewidmet: »Das Leben Walter Leistikows. Ein Stück Berliner Kulturgeschichte«.

In seinen Anfängen schuf Leistikow vowiegend die damals üblichen, realistisch aufgefaßten Landschaftsbilder mit »belebender« Figurenstaffage, von denen kaum mehr eines bekannt ist. Durch seinen Lehrer Gude wurde sein Augenmerk auf die stillen nördlichen Länder gerichtet, die er in den folgenden Jahren, nach seiner Heirat mit der Dänin Anna Mohr, oft bereiste. Die Weite und Schweigsamkeit des Nordens, die unendlichen Wälder, das Meer erlaubten ihm fortan keine Staffage mehr. Später war sie am ehesten noch in seinen Aquarellen zu finden. In den feierlich aufgefaßten Gemälden lag in der Tat etwas von den kosmischen Erdlebenbildern der norddeutschen Romantik, eine Andacht vor der Natur, die auch in den späten Bildern der Mark noch anzutreffen ist. Doch kam noch anderes hinzu. Die Entdeckung der Kunst und Kultur Japans, überliefert vor allem durch Rollbilder und die berühmten Farbholzschnitte, war bereits nach der Mitte des 19. Jahrhunderts in Frankreich erfolgt und schlug sich am deutlichsten im französischen Impressionismus nieder, dem Leistikow während seines Parisaufenthaltes begegnete und der ihn tief beeindruckte. Die Künstler des Jugendstils übernahmen die Kalligraphie, Schönlinigkeit und die Liebe zu flächigen,

625 WALTER LEISTIKOW
Norwegische Landschaft
Pastell
Verbleib unbekannt

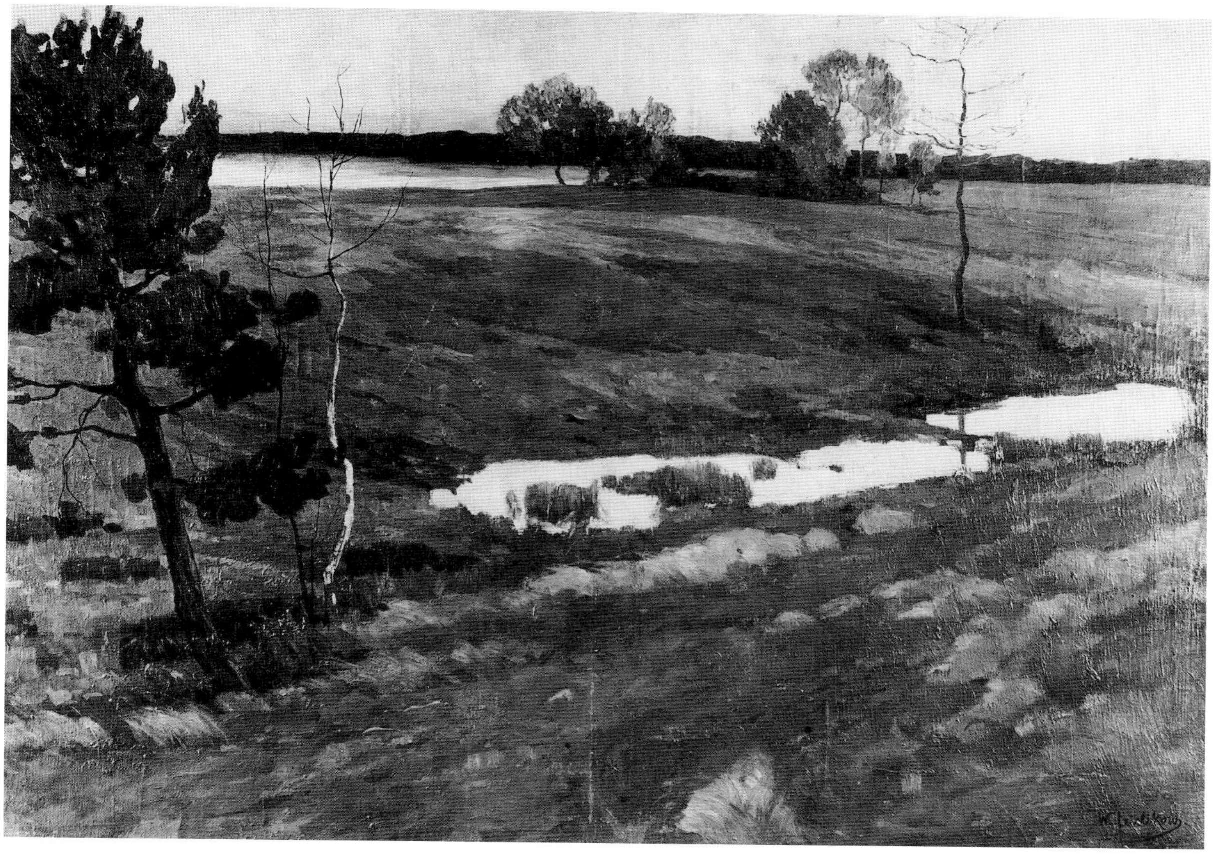

ornamentalen und floralen Motiven vorwiegend für den
Buchschmuck und für Plakate. In der Malerei waren diese
Elemente, bereichert durch die leuchtende Farbigkeit der
Holzschnitte, beispielsweise in den symbolistischen Bil-
dern Ludwig von Hofmanns zu finden. Kurz vor der Jahr-
hundertwende hat auch Leistikow in Wandbehängen, die
in Holstein gewebt wurden, in Tapetenentwürfen für eine
Firma in Berlin und in ornamentalen Leisten für die
damals beste und fortschrittlichste Kunstzeitschrift »Pan«
Vogel- und Pflanzenmotive in der ornamentalen Art des
Jugendstils entworfen und sich dabei meist nordischer
Motive bedient. Zu seinen schönsten gehörten seine flie-
genden Schwäne und Kraniche. Diese Linienkunst führte
ihn auch in seinen Gemälden und Radierungen zu einer
Stilisierung seiner Bildmotive, die trotz seiner aufgehell-
ten Palette nichts impressionistisch Spontanes zeigten,
sondern fest in Formen und Farben und in strenger Ver-
einfachung allein das Wesentliche herauskristallisierten.
624 Sein Gemälde ›Havelkähne‹ mit strengen Horizonta-
len und Vertikalen, vor oder um 1900 entstanden, ist ein
bezeichnendes Beispiel dafür. In Pastellen wie der ›Nor-
625 wegischen Landschaft‹ ging er mit den Stiften ein wenig
lockerer zu Werke, was auch für seine durchsonnten
Ölbilder und Waldstücke galt, wo die Lichtflecken auf 626
dem Waldboden und an den Baumstämmen seine Gestal-
tungsweise beeinflußten. Als er seinen Stil für die herbe
dunkle Stille der Waldseen und Kiefernwälder der Mark,
für die schweigsamen Bruchlandschaften gefunden hatte,
gab es in den zwei Schaffensjahrzehnten danach kaum
nennenswerte Wandlungen mehr. Er war früh schon ein
Vollendeter. Leistikow hat seine Bilder, von wenigen
Ausnahmen abgesehen, nie datiert. Doch bleibt bei ihm
die Frage nach einem Entstehungsdatum zweitrangig,
denn die Bilder haben eine Art zeitloser Gültigkeit. Der
Maler hat oft in den Sommerhäusern seiner Freunde und
Mäzene an den Seen der Berliner Umgebung gelebt und
ist der märkischen Natur so nahe gewesen wie nur Karl
Hagemeister und Ulrich Hübner. An Intensität der Ein-
fühlung und Aussage ist er vergleichbar mit dem großen
Theodor Fontane. Leistikow hat mit seinen Bildern den
Menschen die Augen für eine andere Art von Schönheit
geöffnet. Die märkische Landschaft bietet sich nicht an,
sie ist herb und verschlossen, von eigener Gestalt. Ein
Bild wie das wohl um 1900 entstandene ›Bruch‹ mit dem 627
an den oberen Bildrand gerückten Horizont – wer hätte
vor ihm diese melancholisch-karge Landschaft, noch

627 WALTER LEISTIKOW
Das Bruch, um 1900
Berlin (Ost), Märkisches Museum

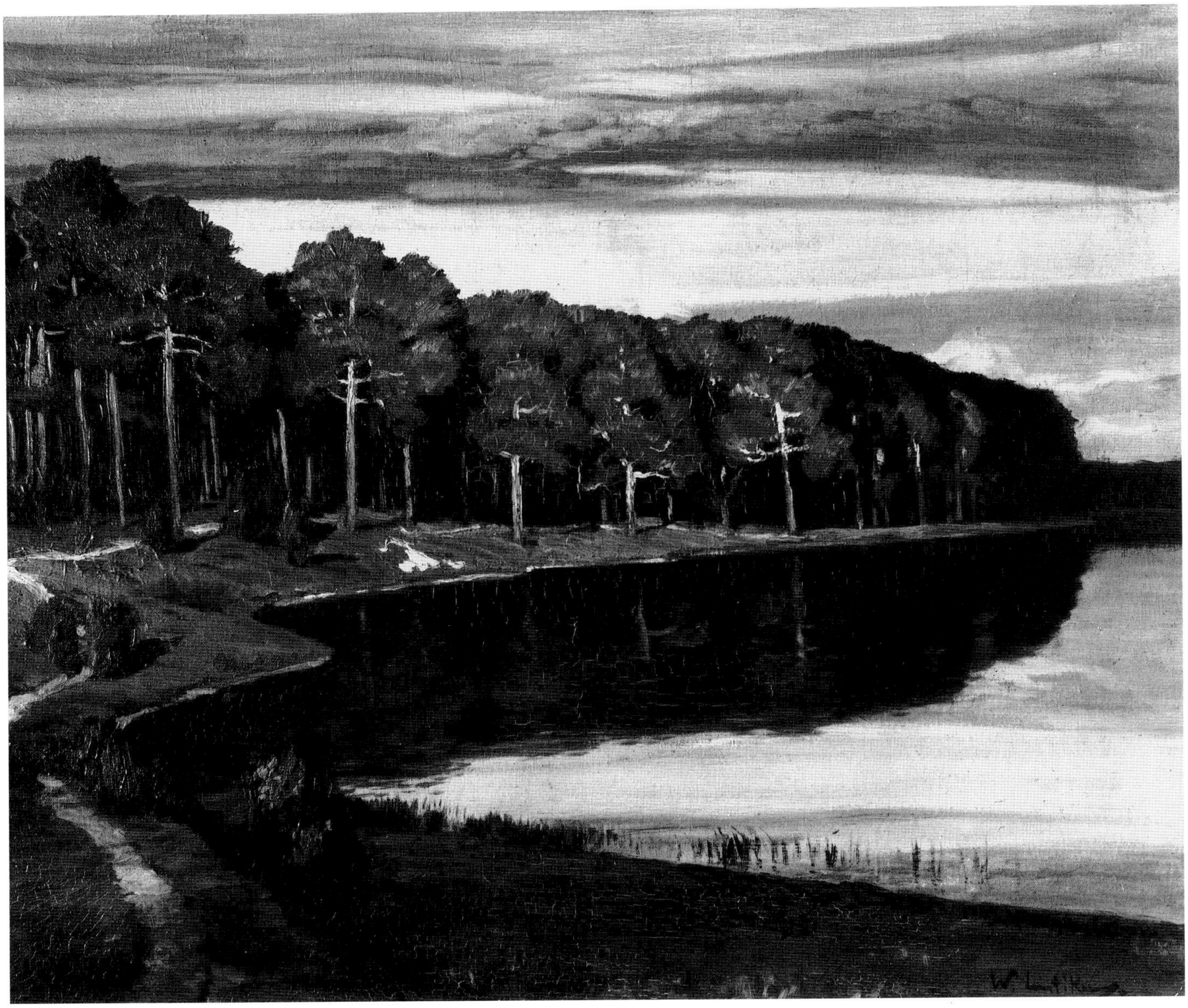

628 Walter Leistikow
Grunewaldsee, 1895
Privatbesitz

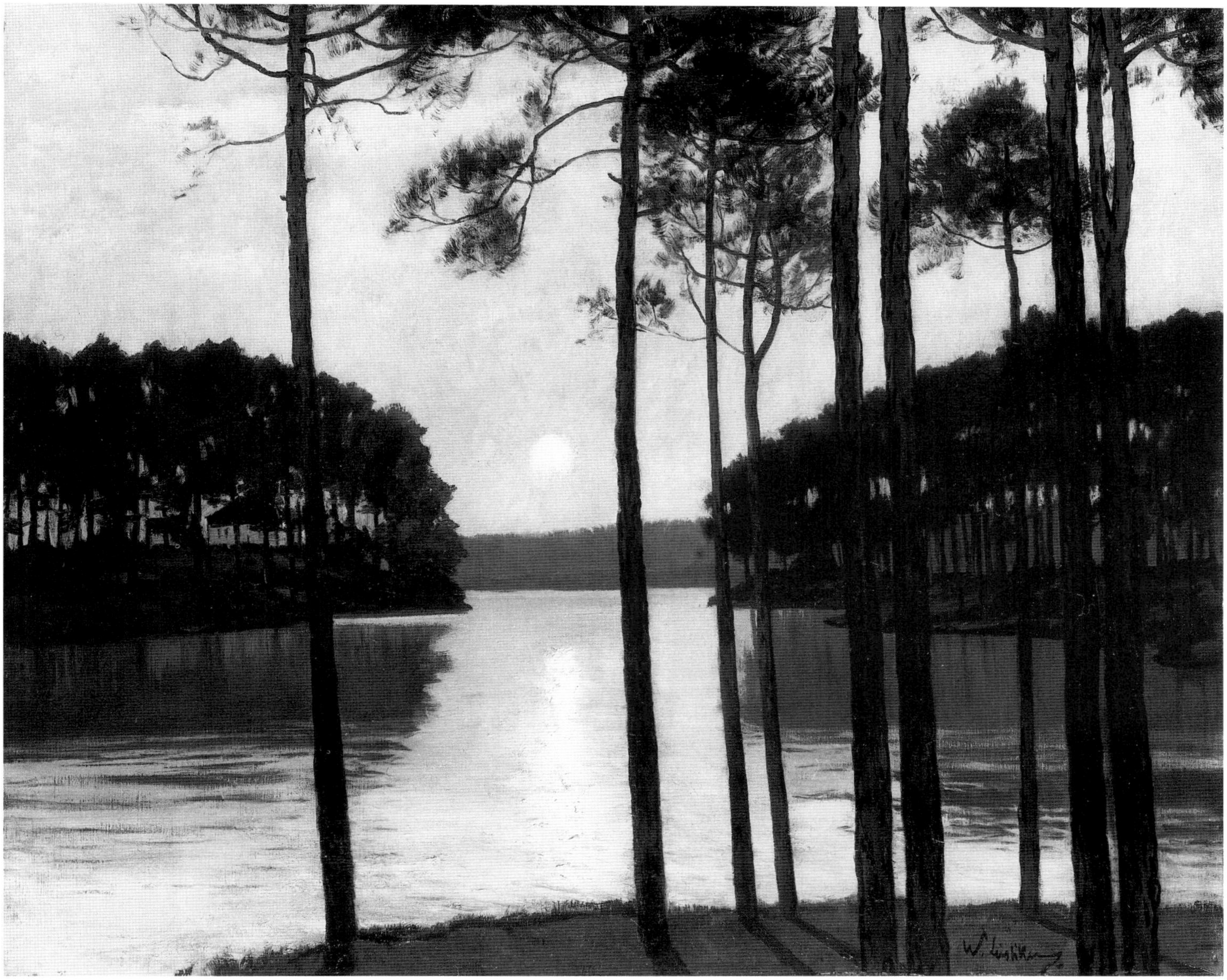

629 WALTER LEISTIKOW
Abend am Schlachtensee
Berlin, Berlin Museum

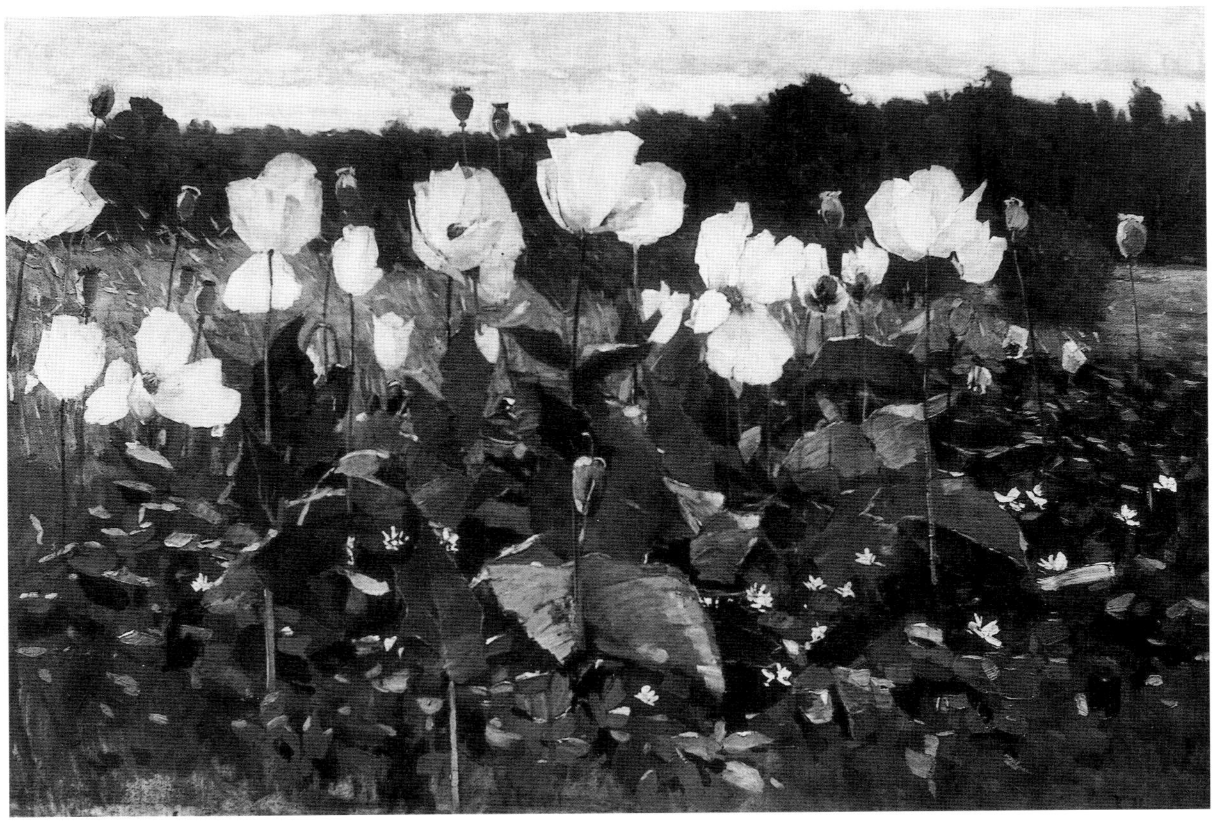

dazu ohne Staffage, gemalt, wer die im Abendschein rot
aufleuchtenden schlanken Stämme der hohen Kiefern des
628 Grunewaldsees oder den bleichen Mondschein über dem
629 Schlachtensee? Das fast erschreckend Abweisende der
märkischen Landschaft hat nur einmal vorher Carl Blechen in seinem ›Semnonenlager‹ malerisch zum Ausdruck gebracht. Seit Beginn seiner Krankheit hat Leistikow wieder mehr Aquarelle gemalt, die auch, wie das ›Löcknitztal‹ bei Erkner, die lichteren Seiten der Mark zeigen. In der im Gegenlicht erlebten Darstellung ›Früher
T 73 Morgen am Müggelsee‹, einem Aquarell, sind auch
Fischer in ihren Booten sichtbar. Leistikows letztes Gemälde – im Buch von Corinth abgebildet – war noch einmal ein Waldinneres mit hoch aufragenden Kiefernstämmen und dem lichteren Grün von Büschen am Seeufer im Hintergrund. Auch wenn man es bisweilen bestreitet: Leistikows Bedeutung reicht weit über die Berliner Malerei hinaus.

Die Berliner Malerei hatte sich etwa drei Jahrzehnte bis zum Ende der achtziger Jahre mit einer Vielzahl mäßiger Talente begnügen müssen, unter denen nur einige wenige Maler herausragten. In den achtziger und neunziger Jahren erwuchsen ihr nun neue, von der Kritik kaum beachtete Begabungen, die die ausgetretenen Pfade der offiziellen akademischen Malerei, der Salonkunst, verließen. Karl Hagemeister, Sohn eines Obstzüchters aus Werder an der Havel, gehörte zu ihnen. Er studierte in Weimar bei Preller d.Ä. und sah sich dann alleine in Deutschland um. 1873 machte er am Hintersee die Bekanntschaft des Malers Carl (Charles) Schuch aus Wien. Sie reisten beide zu Studienzwecken nach Brüssel, und ein Jahr später schloß sich ihnen der junge Heidelberger Wilhelm Trübner an, der in Karlsruhe und München studiert hatte. Gemeinsam reisten sie weiter nach Holland und nach Venedig. Danach kehrte Hagemeister in die Heimat zurück und ließ sich im Dorf Ferch am Schwielowsee nieder, was damals für einen jungen Maler, der reüssieren wollte, eine ganz ungewöhnliche Entschei-

630 Karl Hagemeister
Weißer Mohn, 1881
Hannover, Niedersächsisches Landesmuseum, Landesgalerie

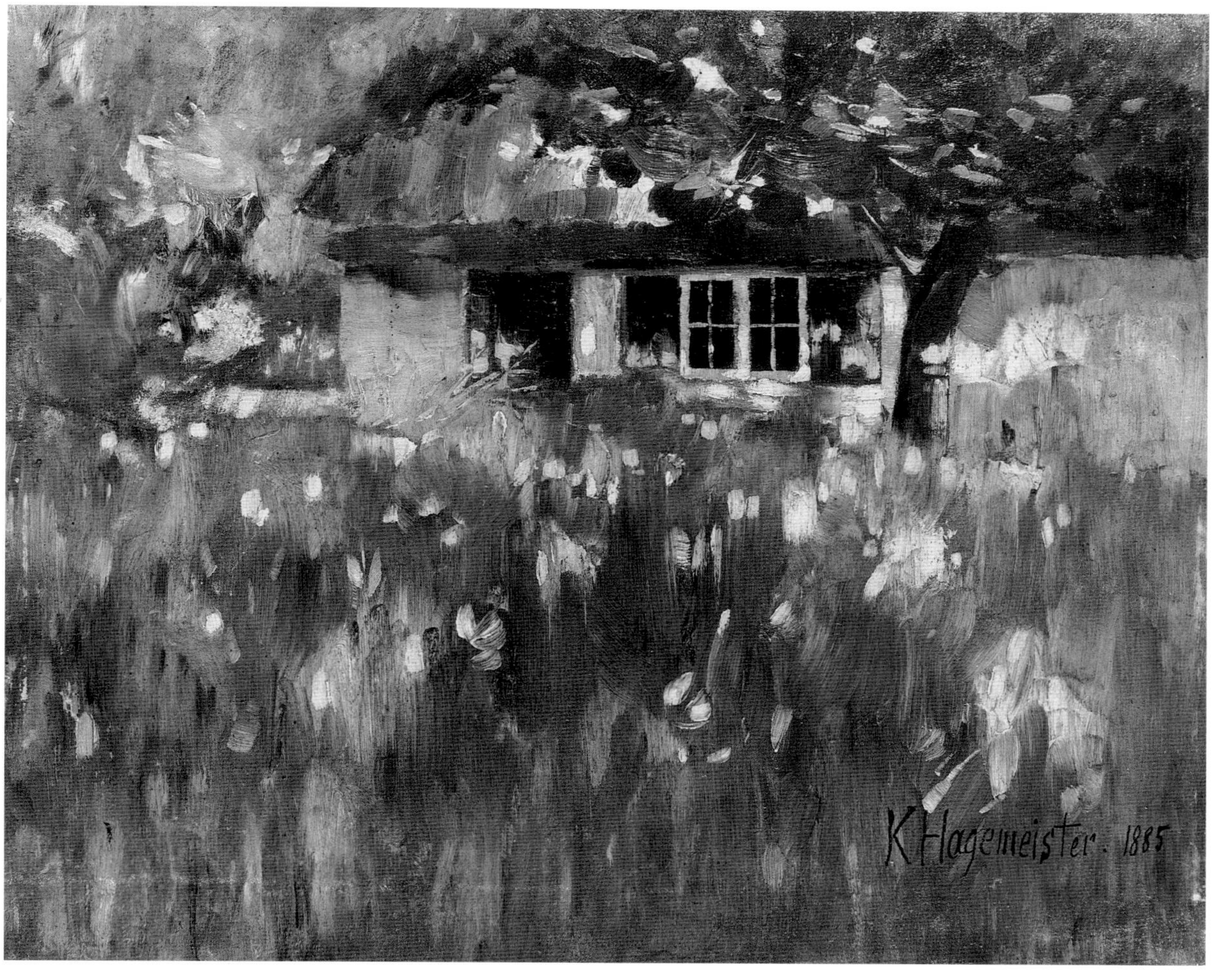

dung war. Dort fand Hagemeister die Landschaft wieder, die er liebte und die zum Generalthema seines Werkes werden sollte: die Dörfer in der Nähe des großen Schwie-
631 lowsees, die Kemnitzer Heide, Bauernhäuser, Wald und Moor. Er veranlaßte auch seinen Freund Carl Schuch, nach Ferch zu kommen. Schuch lehrte den Freund die Ton-in-Ton-Malerei mit ihren feinen Farbabstufungen, und beide malten neben ihren Landschaften Figurenbilder, Stilleben und Jagdszenen. Schuch nahm seinen Freund mit nach Paris, wo sich die beiden 1884/85 aufhielten und die damals noch nicht allgemein anerkannten französischen Impressionisten, vor allem Manet, kennenlernten. Hagemeister ging dann wieder nach Ferch zurück und suchte sich 1890 ein bescheidenes kleines Haus in Entenfang bei Werder, um auch fortan ganz in und mit der Natur zu leben und zu arbeiten. Karl Scheffler zitierte in einem Aufsatz über die Berliner Secession einen Ausspruch Hagemeisters: *»Wer Landschaften malt, muß sich aufhalten, wo die Landschaft ist; wer Prinzessinnen malt, muß dort sein, wo die Prinzessinnen sind.«* Hagemeister unternahm kaum mehr längere Reisen; eine Ausnahme bildete später die Insel Rügen, wo er das Meer in allen Stimmungen studierte. Ähnlich wie Leistikow gab er die Figurenbilder in der Landschaft zugunsten reiner Naturschilderungen auf. Seine Palette war seit Frankreich heller geworden, die Farben setzte er pastos auf die Leinwand, nahm neben dem Pinsel oder Spachtel auch den Handballen und die Finger als Hilfsmittel hinzu. Von den Anfängen des Jugendstils beeinflußt, spielte auch das dekorative Element eine Rolle in seinen Bildern, wofür das 1881
geschaffene Gemälde ›Weißer Mohn‹, der aus der Unter- 630
sicht fast bis an den Horizont ragt, ein gutes Beispiel ist. 1885 malte er in zarten grünen Tönen ein in einer Wiese und unter dem Laub eines Baumes fast versunkenes schlichtes Bauernhaus, ein kleines Bild, ein Stück gelungener Malkultur, der französischen Peinture jener Jahre vergleichbar und doch ganz eigenständig. In jenem Jahr
entstand auch seine ›Sommerlandschaft bei Ferch‹, wie- T 74

631 KARL HAGEMEISTER
Bauernhaus in der Kemnitzer
Heide bei Ferch, 1885
Öl/Holz
Privatbesitz

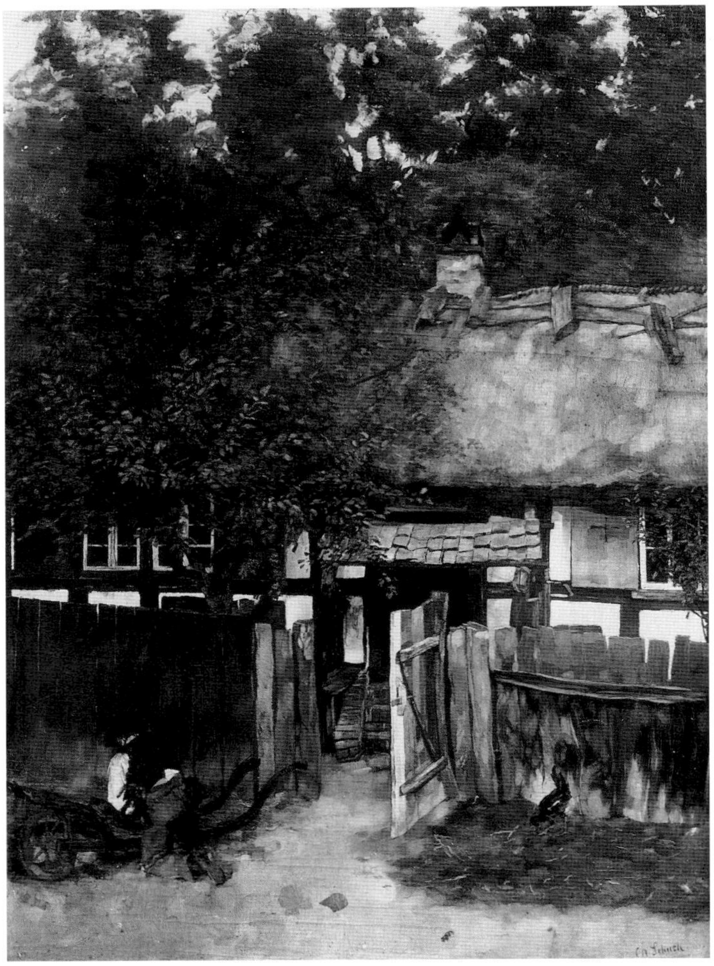

derum in feinen Farbabstufungen vor der Natur gemalt, eine trotz der moorig-feuchten Wiesen lichte Darstellung jener Gegend, die Hagemeister für die Malerei entdeckt
T 75 hat. Figurenbilder wie das ›Bauernmädchen‹ in Werder, das bei einer kurzen Rast eine Scheibe Brot verzehrt, hat er schlicht und farbig schön, ohne anekdotische Details und ohne jede genrehafte Süßlichkeit gemalt. Besonders aufschlußreich ist das auf einen kleinen Ausschnitt
T 76 begrenzte ›Seeufer bei Ferch‹ von 1895, das mit den Seerosen und dem hohen Schilf des Ufers, vom Naturvorbild weitgehend gelöst, in fast kühner Farbigkeit dekorativ
T 77 aufgefaßt ist, was stärker noch in seinem Bild ›Teich in der Mark‹ mit Seerosen unter herabhängendem Geäst und dem hohen Schilf zum Ausdruck kommt und in dem ein sonniges Gelb neben dem blauen Wasser des Teichs dominiert. Zartfarbig und licht waren auch seine Pastelle mit Birken am Wasser, ein Thema, das er in verschiedenen Jahreszeiten immer wieder variiert hat und das seine Beherrschung der Pastelltechnik veranschaulicht. Auch in den Bildern vom Meer hat er den Ausschnitt zunehmend begrenzt, bis nur eine weiß und blaugrün schimmernde, fast durchsichtige dekorative Welle übrigblieb. Wenn Hagemeister sich auch sporadisch an den großen Ausstellungen und an denen der Secession beteiligte, blieben seine Bilder doch – vielleicht auch, weil er in mancher Beziehung in seiner Kunst ein Außenseiter und in der Berliner Gesellschaft ein Unbekannter war – lange Zeit unbemerkt. Das änderte sich erst, als nach 1910 einzelne Galerien auf ihn aufmerksam wurden und danach erste Museen Bilder von ihm erwarben. Hagemeister, der wie ein Bauer lebte, hat den zwei Jahre älteren, weltgewandten und sehr wohlhabenden Schuch bewundert und von ihm als Maler auch profitiert. Liebermann veranlaßte den sich zunächst sträubenden Hagemeister, über Schuch ein Buch zu schreiben. 1913 erschien es im Bruno Cassirer Verlag: »Carl Schuch. Sein Leben und seine Werke« mit für seine Auffassung von Malerei sehr aufschlußreichen Briefen Schuchs und einem Auszug aus seinem Tagebuch. Es ist mehr als nur eine Erinnerung an den Verstorbenen.

Der höchst feinnervige, kultivierte Wiener CARL SCHUCH darf nur in der Zeit seiner kurzen Aufenthalte mit Hagemeister in Ferch und Kähnsdorf der Malerei in Berlin zugeordnet werden, eine Zeit, die allerdings im gemeinsamen Leben und Schaffen vor der Natur für den Landschafter Schuch fruchtbar war. Eine Reihe seiner in Ferch und Kähnsdorf entstandenen eindrucksvollen Gemälde war 1986 auf der großen Schuch-Ausstellung in
Mannheim und München zu sehen. Das ›Bauernhaus in 632
Ferch‹ von 1878 ist ein eindrucksvolles Zeugnis seiner
kraftvollen Malerei, was auch für seine ›Bauernhäuser in 633
Ferch am Schwielowsee‹ mit dem alten kugeligen Backofen gilt (1878 oder 1881?). 1883 schrieb Schuch an Hagemeister: *»Was mich betrifft, so wüßte ich nicht, daß ich mich von etwas anderem leiten ließe als von meinen Augen; die sind freilich nicht unverdorben, und unbewußt wirkt wohl alles mögliche nach, was einem zusagte; ich trachte, strenger zu werden und möglichst genau und objektiv zu arbeiten.«* In seinen Pariser Jahren von 1882 bis 1894 sind seine schönsten Stilleben entstanden. 1894 ging er, inzwischen ein kranker Mann, mit seiner jungen Frau nach Wien zurück, konnte nicht mehr malen und ist in geistiger Umnachtung 1903 gestorben. Hagemeister hat den Freund um dreißig Jahre überlebt.

632 CARL SCHUCH
Bauernhaus in Ferch, 1878
München, Städtische Galerie

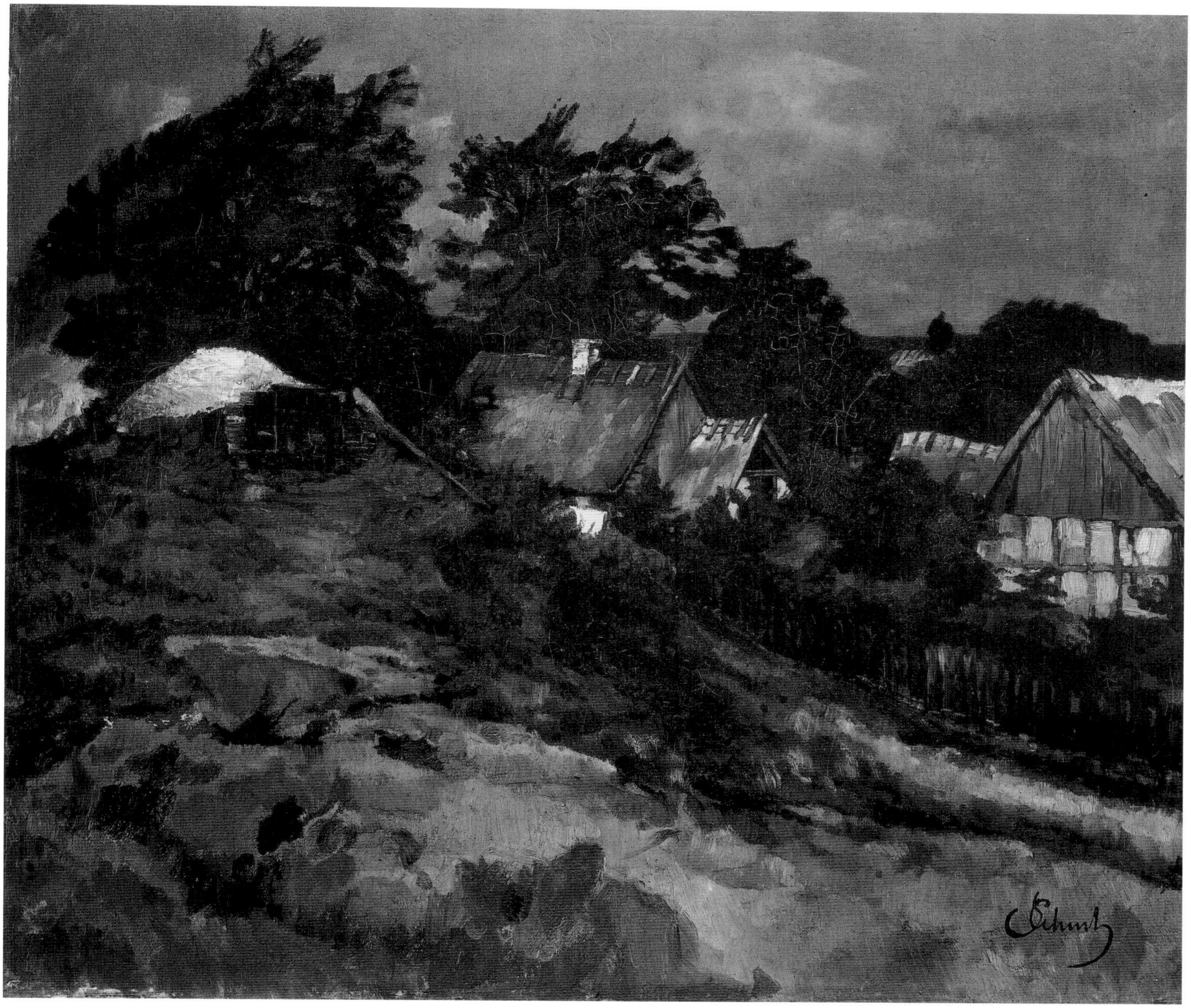

633 Carl Schuch
Häuser in Ferch am Schwielowsee, 1881
Berlin, SMPK, Nationalgalerie

Sozialkritische Malerei: Hans Baluschek, Käthe Kollwitz, Heinrich Zille

Die nach der Jahrhundertmitte rasch wachsende Industrialisierung brachte nicht nur Reichtum nach Berlin. Die ungesunden Wohnverhältnisse in den wie Pilze aus dem Boden schießenden Mietskasernen mit ihren lichtlos-dumpfen Höfen, Frauen- und Kinderarbeit, durch Arbeitslosigkeit und Trunksucht zerrüttete Familienverhältnisse, Krankheit, Verbrechen und eine kaum vorstellbare Armut waren das krasse proletarische Gegenbild zum glanzvoll-kaiserlichen Berlin. Das Bürgertum wollte es nur ungern wahrhaben. Für die Genremaler der zweiten Jahrhunderthälfte waren Bettler und Armut, zumal wenn man sie ausschließlich in fernen südlichen Ländern ansiedelte, etwas durchaus Malerisches, weil nicht wirklich Erlebtes, das vom Publikum gern betrachtet wurde. Schöne Menschen bleiben auch in geschickt drapierten Lumpen noch schön, und ein klein wenig Mitgefühl aus einem gesicherten Dasein heraus tat gut, denn Gefühl, richtiger Sentimentalität, war ja gefragt. In Berlin gab es aber doch einige wenige Maler, die, wie die Literaten schon vor ihnen, die Schattenseiten sahen und sie mutig in ihrem Werk darstellten.

HANS BALUSCHEK aus Breslau kam mit seinen Eltern 1876 als Sechsjähriger nach Berlin. Sein Vater war bei der Eisenbahn als Kgl. Ingenieur (»Kulturingenieur«) beschäftigt und ermöglichte dem interessierten Jungen genaue Einblicke in die Welt der Schienen und Züge, der Stellwerke, Signalanlagen, Lokomotivschuppen, kurz, in alle für den Betrieb der Bahn notwendigen Einrichtungen. Für kurze Zeit in Stralsund, kehrte Baluschek nach dem Abitur 1889 nach Berlin zurück, wo er an der Hochschule für die bildenden Künste bis 1894 studierte. Der vor allem zeichnerisch begabte Baluschek war zunächst notgedrungen freischaffender Gebrauchsgraphiker und hauptsächlich als Illustrator für Zeitschriften und Kalender tätig. Seine Leidenschaft für die Eisenbahn führte ihn mit in diesem Bereich tätigen Menschen, meist Bahnarbeitern zusammen. Als Maler entdeckte er dabei um die Jahrhundertwende die allzu eintönig-graue Welt der Arbeiter und der verarmten Kleinbürger, Darstellungen, die das Publikum nicht erfreuten und von höchster Stelle als »Rinnsteinkunst« abgetan wurden. Man vertrug keine Kritik und empfand solche Darstellungen als verletzend oder gar zersetzend. Aufgeschlossenen Kunsthändlern in Berlin ist es zu verdanken, daß sie das Neue aufspürten und in ersten Ausstellungen zu zeigen wagten. So stellte Gurlitt mehrmals zwischen 1895 und 1897 Arbeiten von Baluschek gemeinsam mit symbolistischen Bildern von Martin Brandenburg aus. In ihrem Kunstwollen ein recht ungleiches Paar, blieben die beiden trotzdem enge Freunde. Selbstverständlich schloß sich der angefeindete Baluschek, der selbst ein korrekter und gepflegter Bürger war, auf Betreiben Liebermanns und Skarbinas der Gruppe der XI an und wurde im Jahr ihrer Gründung auch Mitglied der Berliner Secession, 1908 Mitglied der Ausstellungsleitung, und 1913 wählte man ihn in den Vorstand. Nach deren Spaltung folgte er Liebermann in die Freie Secession. Auch Baluschek eröffnete 1908 in Berlin eine private Malschule für Damen, die der Sicherung seines Lebensunterhalts diente. Vorher hatte er schon zusammen mit Käthe Kollwitz seine pädagogischen Fähigkeiten an der Schule des Vereins der Künstlerinnen erproben können. In der Weimarer Republik war er auch in der Deputation für das Kunst- und Bildungswesen und anderen wichtigen Gremien tätig und Leiter der Großen Berliner Kunstausstellung. Als Mensch und Künstler war er allgemein geschätzt und gehörte zu den bekanntesten Vertretern des kulturellen Berlin. Am Rande sei noch erwähnt, daß sein sechzigster Geburtstag 1930 im Künstlerhaus in der Bellevuestraße mit einer großen Ausstellung seiner Werke gefeiert wurde. Drei Jahre später gehörte er zu den vom Dritten Reich verfemten Malern und gab alle seine Ämter auf. Im Jahre 1935 starb er.

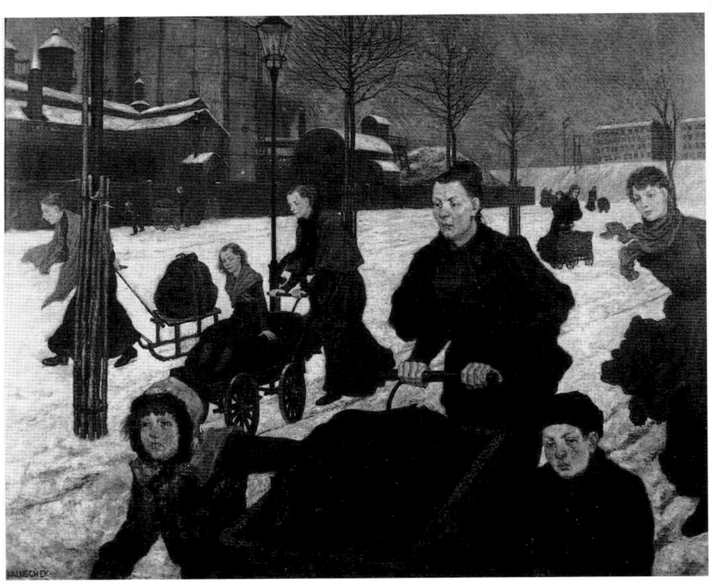

635 HANS BALUSCHEK
Kohlenfuhren, 1901
Berlin (Ost), Märkisches Museum

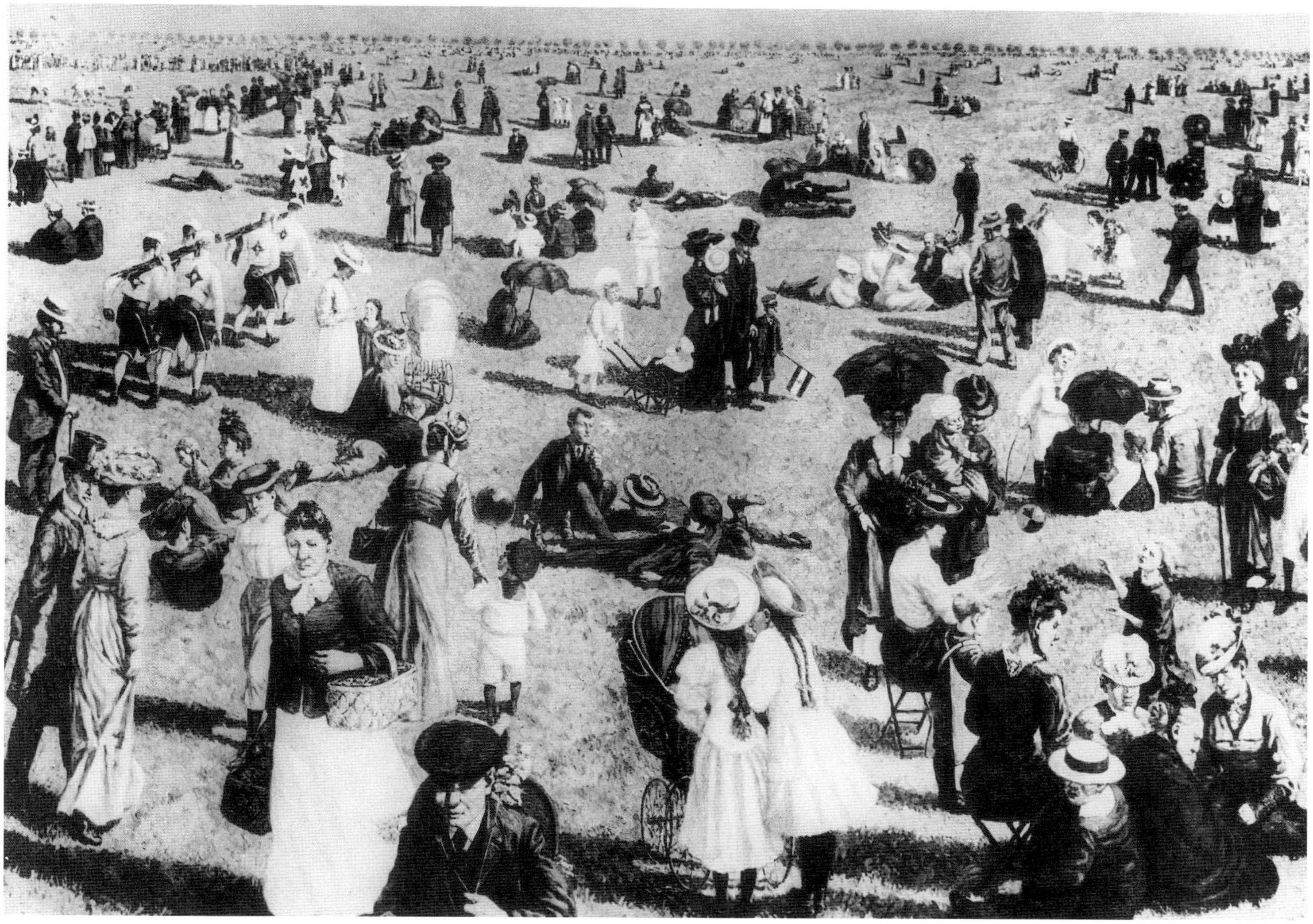

636 Hans Baluschek
Sonntag auf dem Tempelhofer Feld, 1907
Verbleib unbekannt

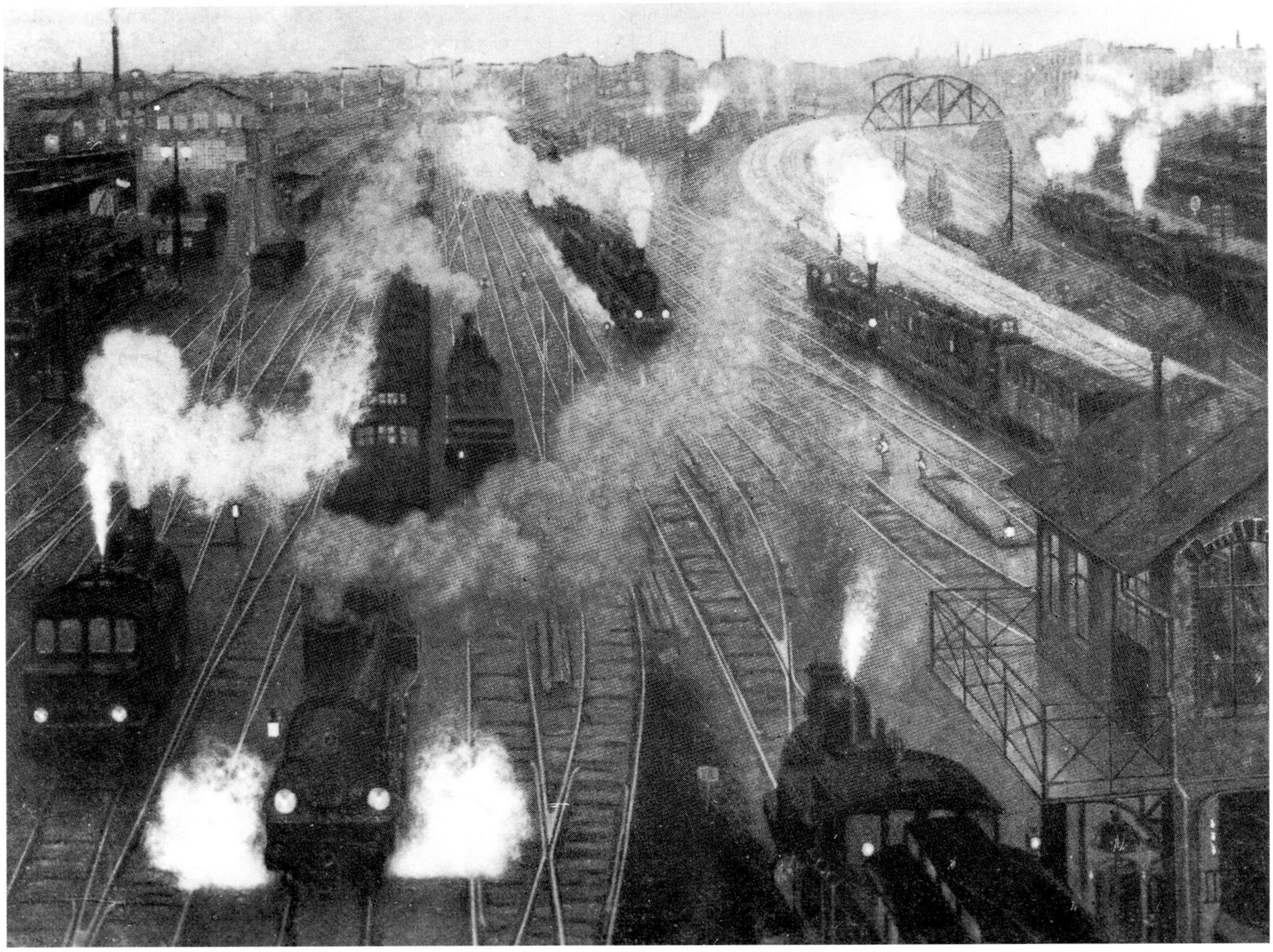

Bereits 1902 hatte Friedrich Naumann in einem Aufsatz mit dem Titel »Ein proletarischer Maler« über Baluschek geäußert: *»Wie andere die Heide entdeckt haben oder das Schneegebirge, so entdeckte er Schöneberg und das Tempelhofer Feld, die Mietskasernen, die Fabrikmädchen, die Arbeiterweiber, die Leute an der Eisenbahn und ihre Kinder. Schön ist das alles nicht und doch sehr malerisch, sobald man glaubt, daß zur Malerei Geist und Erkenntnis sichtbarer Dinge gehören.«*

Baluschek wollte von Anfang an in seiner Malerei und Graphik weder schön noch auch malerisch, sondern ehrlich sein. Das l'art pour l'art der modernen bürgerlichen Kunst lag ihm nicht, nur selten finden wir bei ihm Darstellungen um ihrer selbst willen; eine Ausnahme bildeten einige Darstellungen der Eisenbahn und der Berliner Stadtlandschaft. Bekannt geblieben ist das Bild des großen Gasometers von Schöneberg. In diese Reihe gehört als vielleicht bestes Werk das leider verlorene Ölbild ›Der
634 Bahnhof‹ von 1904, das von oben gesehen nichts anderes als Eisenbahngelände mit zahlreichen Schienensträngen, Zügen und Loks bis ins letzte Detail zwingend und genau darstellte. Am eindringlichsten waren seine Bilder mit Schilderungen des Arbeiterlebens. Während sein Bild
›Heimkehr‹ von 1899 mit dem großfigurigen, vornüber- T 78
gebeugt gehenden Paar noch leicht pathetisch anmutet, ist das früher entstandene, ›Mittag‹ benannte (Märkisches Museum) sachlicher gesehen. Arbeiterfrauen schleppen mit ihren Kindern in Körben das Essen für ihre Männer in die Fabrik. Bilder wie ›Feierabend‹ und ›Heimkehr‹ nach einem langen schweren Tag hat Baluschek öfter dargestellt: so als sei die Familie der einzige Lichtblick im grauen Alltagsleben. Was die Frauen dieser Männer auf sich nehmen mußten, kommt in einem seiner auf-
rüttelndsten Bilder, ›Kohlenfuhren‹ von 1901, zum Aus- 635
druck: Ein langer Zug von ernst blickenden Frauen und Kindern, die auf einer verschneiten Vorstadtstraße im Kinderwagen und auf Schlitten Kohlen als kostbare

634 Hans Baluschek
Der Bahnhof, 1904
Verbleib unbekannt

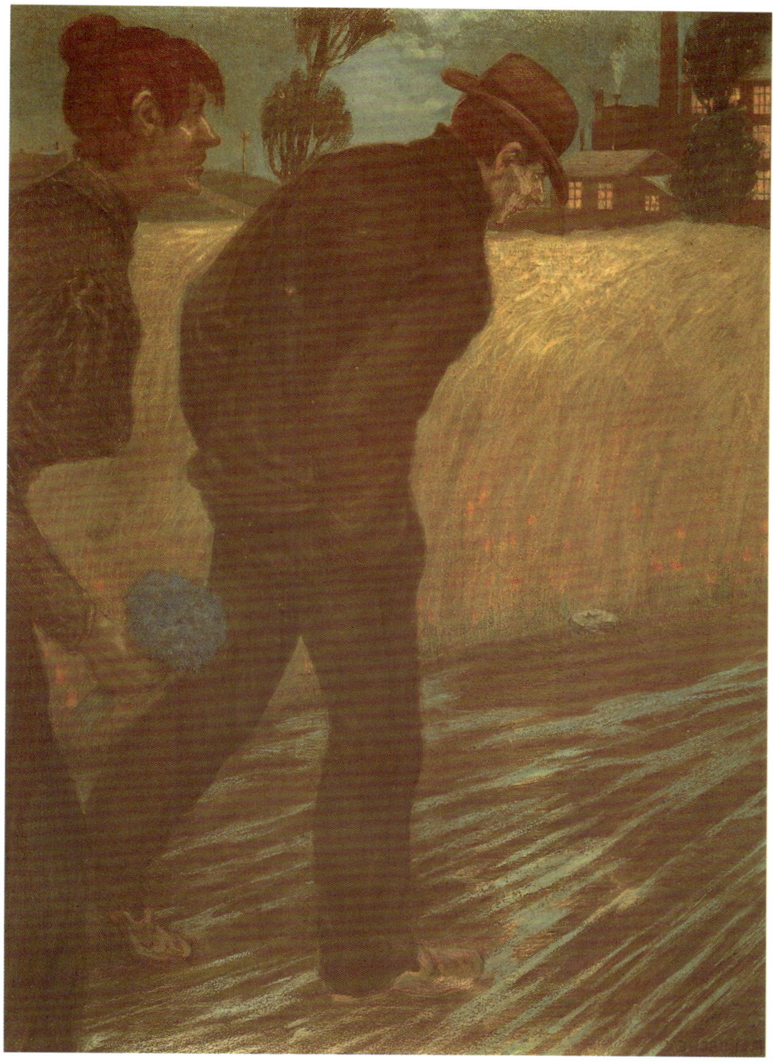

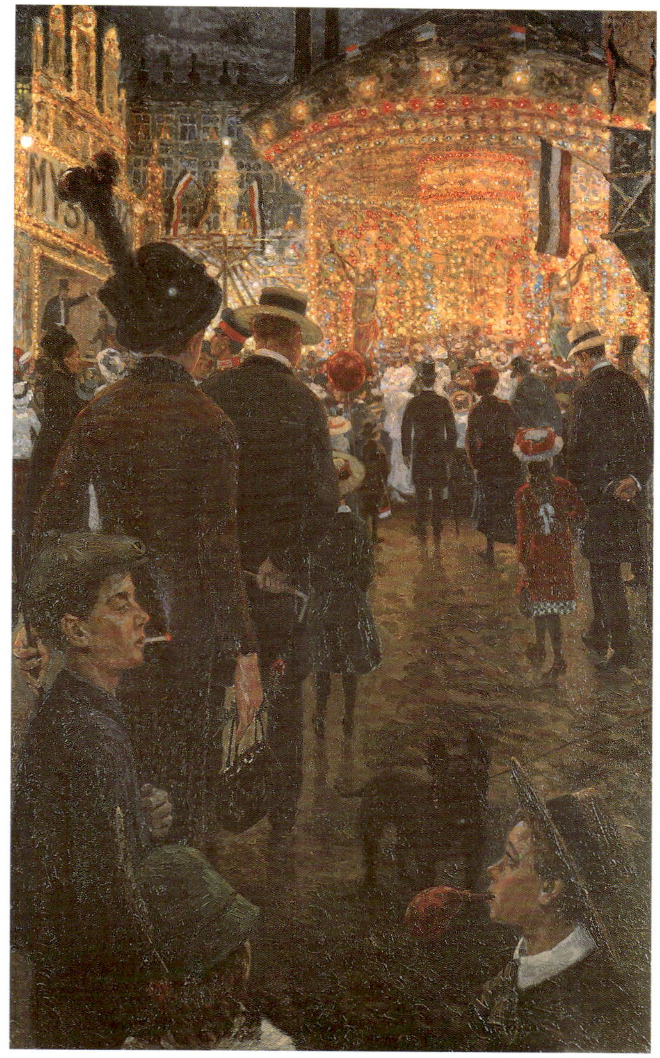

T78 Hans Baluschek
Heimkehr, 1899
Berlin, Bröhan Museum

T79 Hans Baluschek
Berliner Rummelplatz, 1914
Berlin, Bröhan Museum

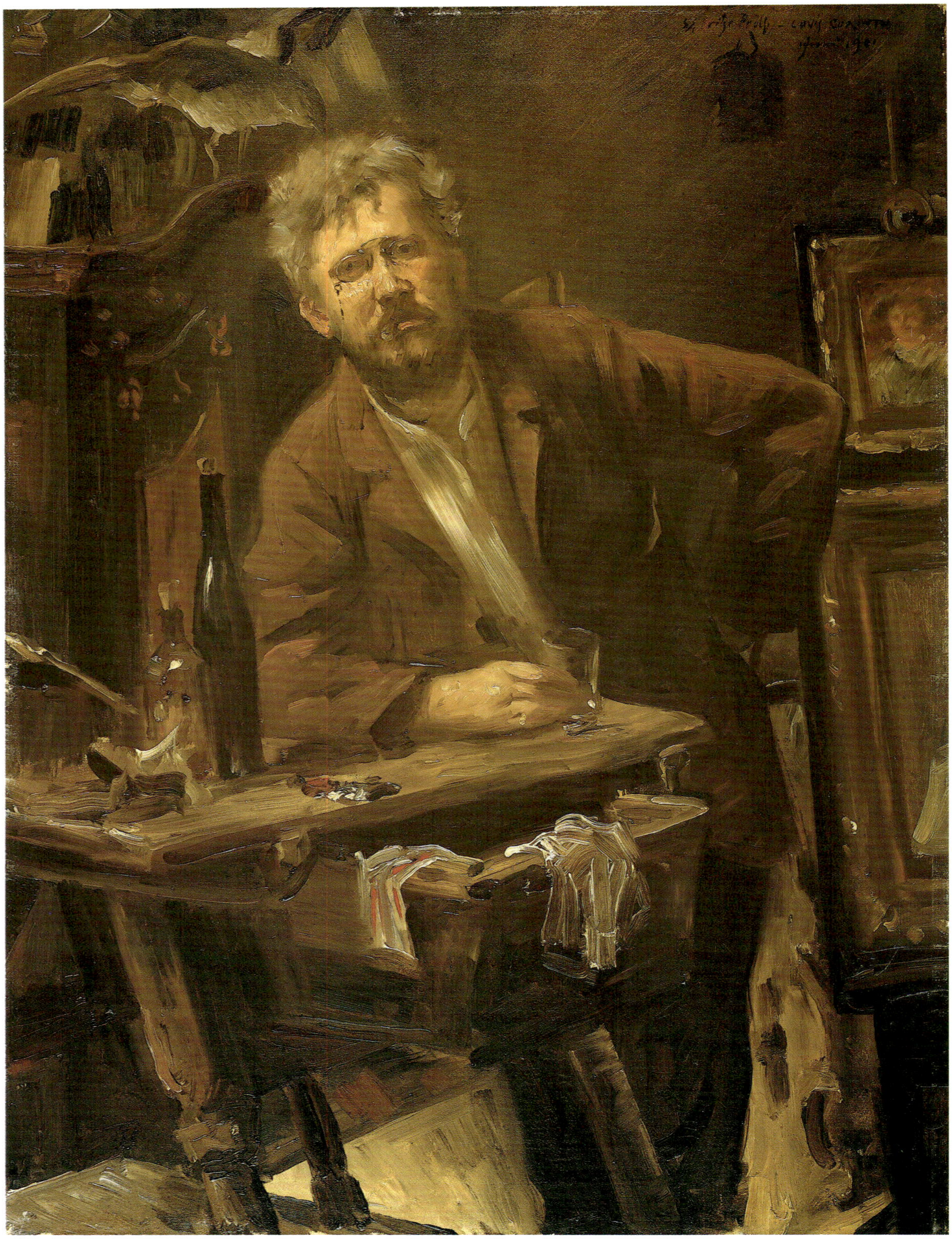

T 80 LOVIS CORINTH
Der Maler Fritz Proelß, 1901
Berlin, Galerie Pels-Leusden

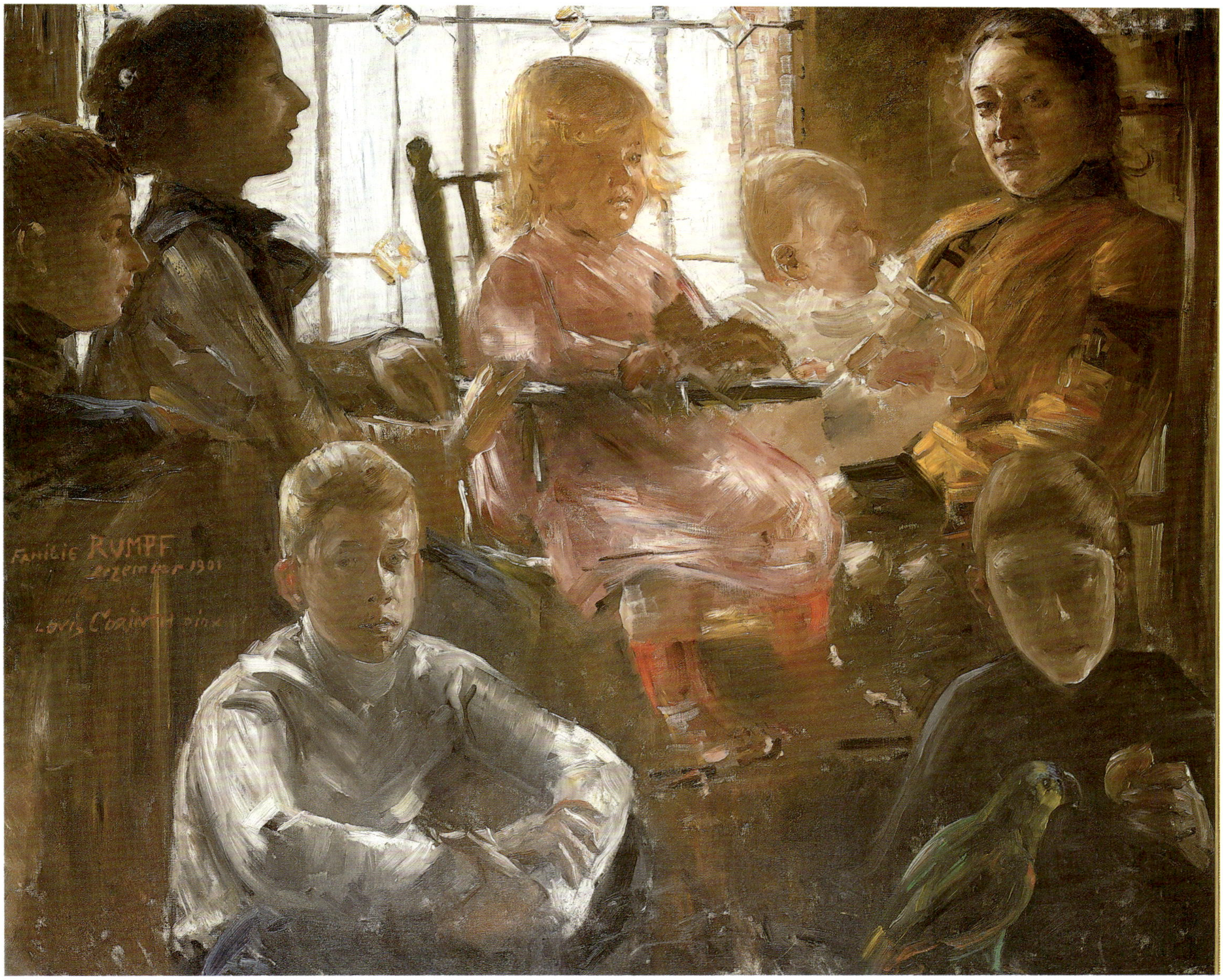

T81 LOVIS CORINTH
Die Familie des Malers Fritz Rumpf, 1901
Berlin, SMPK, Nationalgalerie

T 82 HEINRICH ZILLE
Im Scheunenviertel, 1902
Mischtechnik
Berlin, Sammlung Springer

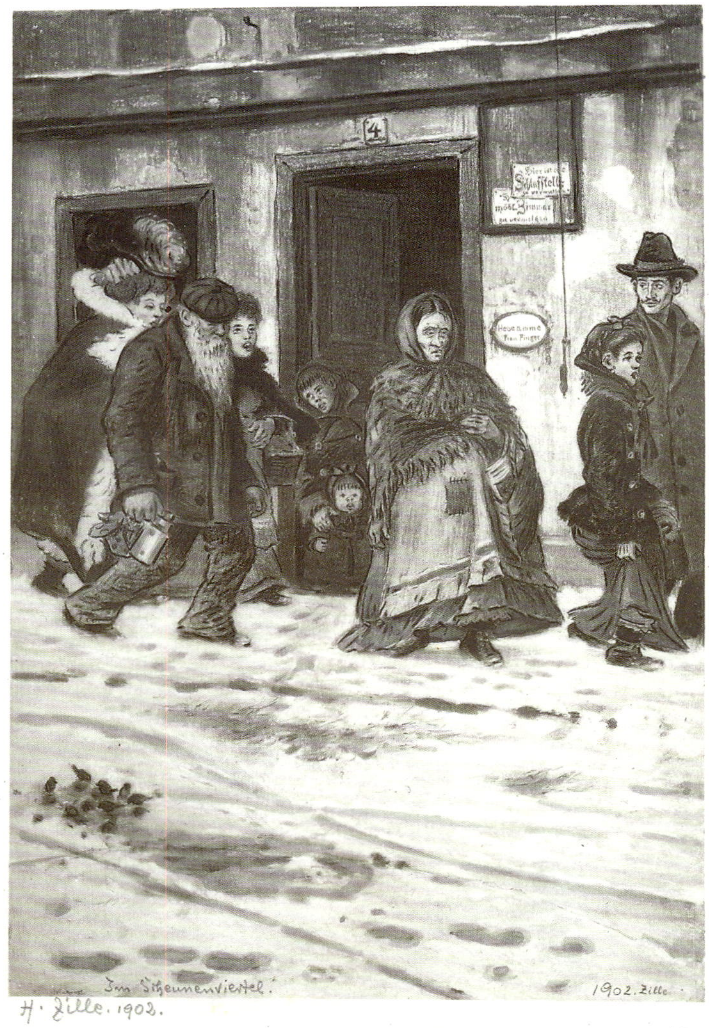

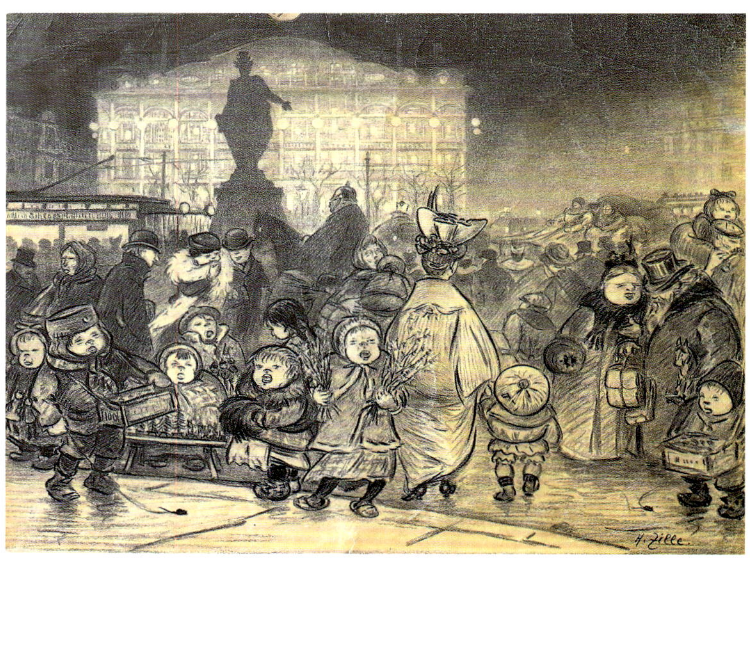

T 83 HEINRICH ZILLE
Weihnachten am Alexanderplatz
Schwarze Kreide
Berlin, Sammlung Springer

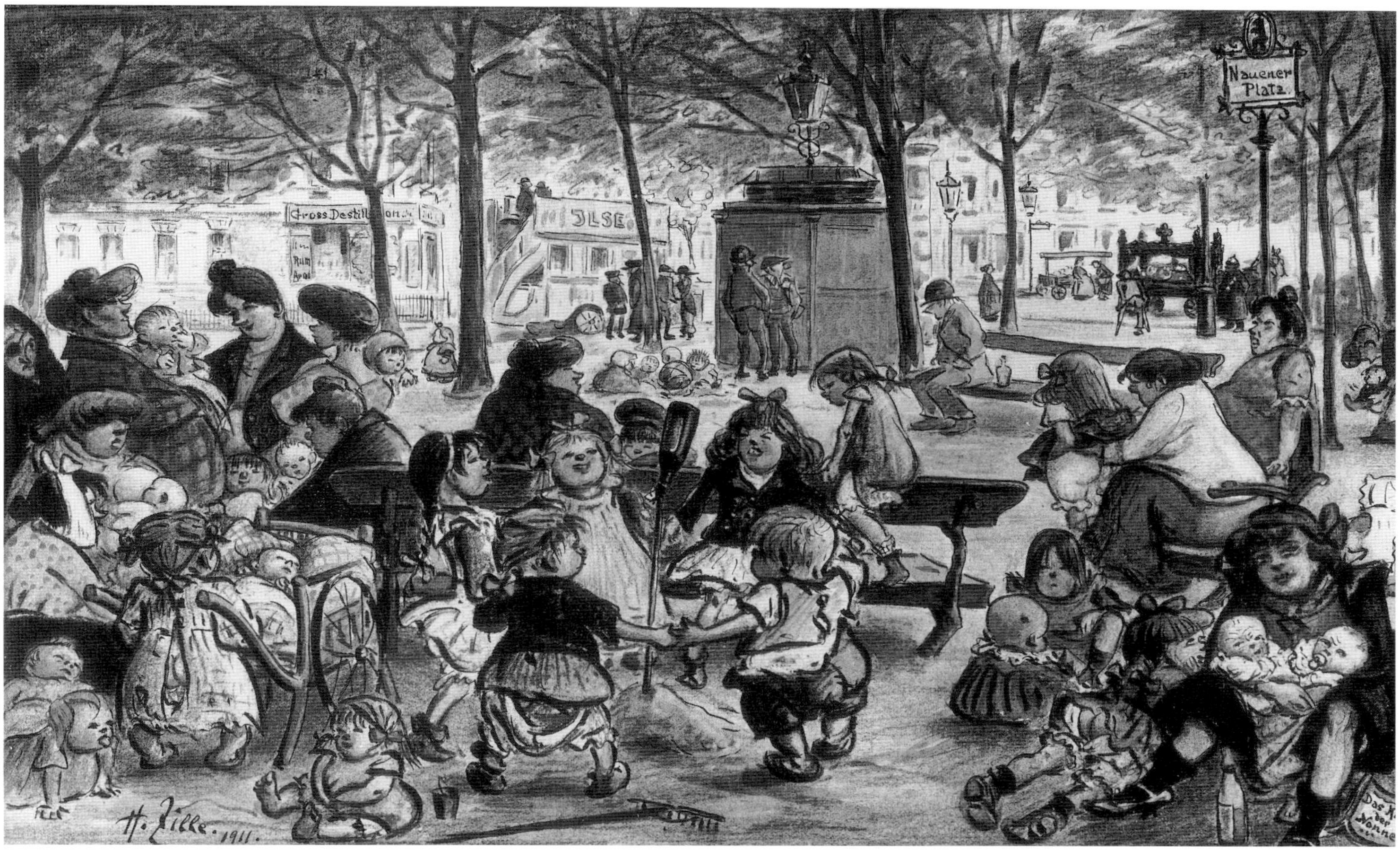

639 HEINRICH ZILLE
Nauener Platz, 1911
Mischtechnik
Berlin, Berlin Museum

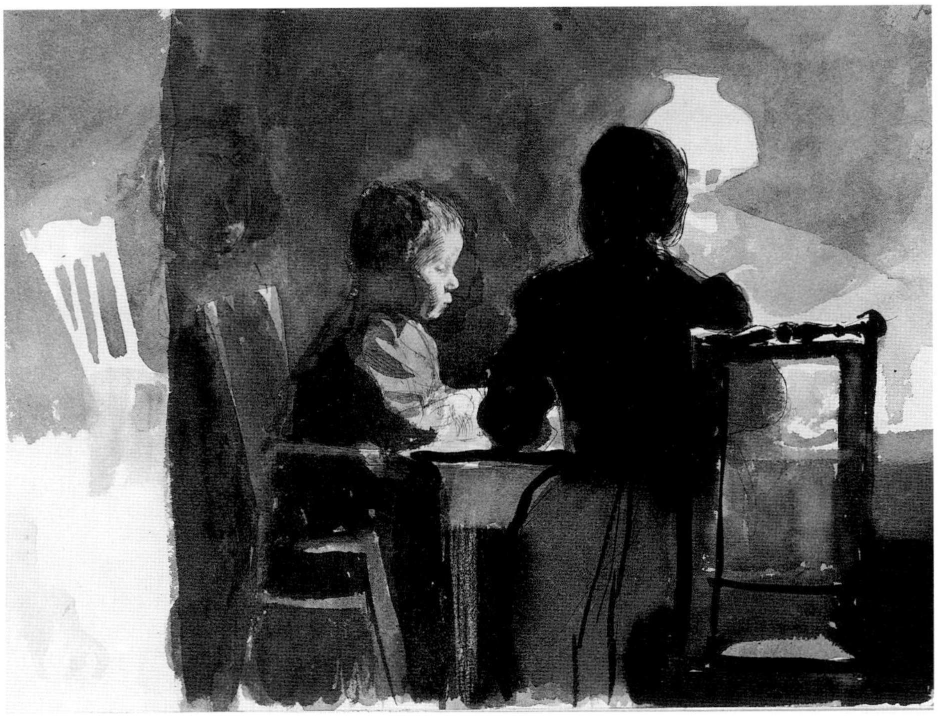

Fracht nach Hause fahren. Ähnlich ernst, selbst wo es einmal heiterer zuging, waren seine verschiedenen graphischen Folgen wie sein ›Berliner Bilderbuch‹ von 1896 oder ›Opfer‹ von 1905/06, Blätter, zu denen auch der Zyklus ›Wege der Maschinen‹ von 1911 zählte. Auch die bescheidenen Vergnügungen der Arbeiter und Kleinbürger hat Baluschek als Ölbilder oder in der oft von ihm gebrauchten Mischtechnik farbig dargestellt. Die das ganze Gemälde füllenden Menschen im ›Sonntag auf dem
636 Tempelhofer Feld‹ von 1907 – ein leider verschollenes Bild – genießen die Sonne, sitzen oder lagern auf dem kargen Boden, spazieren sonntäglich gekleidet durch die Menge, lesen, plaudern, schieben Kinderwagen – ein Bild feiertäglich-bürgerlichen Friedens, hier ohne jeden sozialkritischen Akzent. Das gilt auch für das ›Fest in der Lau-
T 79 benkolonie‹ von 1909, und den ›Berliner Rummelplatz‹ von 1914. Soziale Gegensätze sind hier gar nicht oder nur ganz behutsam angedeutet.

Nicht nur die Eisenbahn, sondern die neue Welt der Maschinen überhaupt hat den Maler fasziniert. Margrit Bröhan hat in ihrem Baluschek-Buch 1985 Beispiele aus diesem Bereich, wie ›Das Innere des Eisenwalzwerks Hahn bei Duisburg‹, 1910, ›Im Prüffeld‹, 1913, und ›Fräsmaschinen beim Nutenschneiden‹ abgebildet. Hier steht Baluschek in der Tradition seiner Vorgänger Menzel und Paul Meyerheim. Wie diese bemüht er sich um genaue und sachliche Wiedergabe. Seine Liebe zu den Maschinen sah er selbst eher romantisch. Als enger Freund von Arno Holz war Baluschek der Literatur und Dichtung verbunden und hat selbst 1913 und 1920 zwei Novellenbände »Spreeluft« und »Enthüllte Seelen« veröffentlicht. In den zwanziger Jahren folgte ein von ihm selbst auch illustrierter Gedichtband, »Im Takte der Maschinen. Gedichte vom Rhythmus der Arbeit«.

Einige graphische Folgen und Lithographien sind in ihrer Aussage stärker sozialkritisch als seine in Öl und Mischtechnik geschaffenen Bilder, fallen aber nicht mehr in den hier gegebenen Zeitraum und sind seinen farbigen Darstellungen in mancher Hinsicht unterlegen. Sie zeigten auch gelegentlich Anklänge an die Arme-Leute-Malerei des 19. Jahrhunderts. Baluschek wurde in zwei Nachkriegsausstellungen geehrt. Die erste fand 1955 in der Deutschen Akademie der Künste in Berlin (Ost), die zweite 1974 im Märkischen Museum, das auch seinen Nachlaß betreut, anläßlich des hundertjährigen Bestehens des Museums statt.

KÄTHE KOLLWITZ gehört zu den Meistern der Griffelkunst, wie noch Max Klinger die Leistungen der großen Zeichner nannte. Aber als die neunzehnjährige Käthe Schmidt 1885 aus Königsberg nach Berlin kam und Karl

637 KÄTHE KOLLWITZ
Bei der Lampe (Die Künstlerin mit Sohn)
Feder und Pinsel, Sepia
Dresden, Staatl. Kunstsammlungen, Kupferstichkabinett

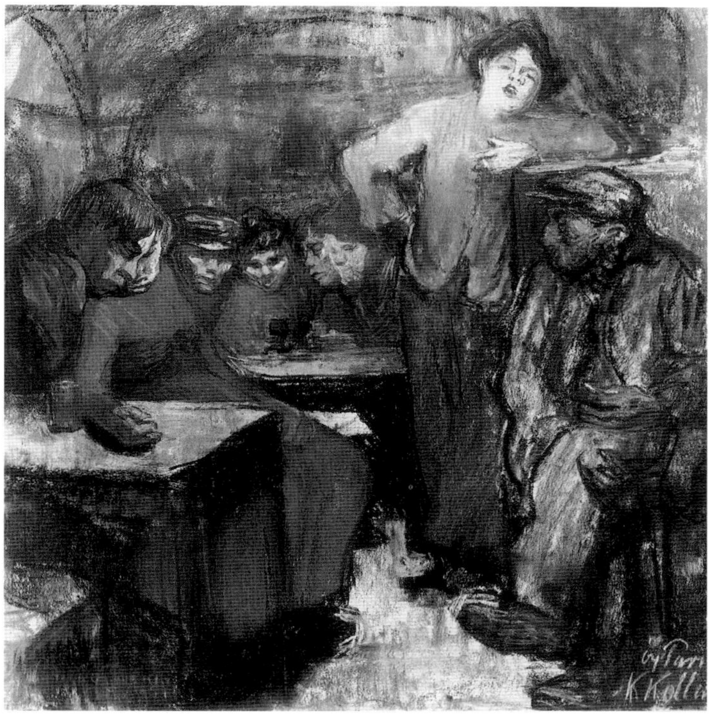

Stauffer-Bern ihr Lehrer wurde, bei dem sie für die Druckgraphik, insbesondere die Radierung, vieles lernen konnte, und auch noch, als sie zu Ludwig Herterich nach München ging, war die Malerei, die im allgemeinen Ansehen weit höher stand als die Graphik, zunächst auch ihr erklärtes Ziel. Doch noch während ihrer Studienzeit kamen ihr Zweifel, und nach der Lektüre von Klingers kleinem, aber wichtigen Buch »Malerei und Zeichnung«, in dem er die Zeichenkunst gleichberechtigt neben die Malerei stellt, erkannte sie, daß sie gar keine Malerin sei. Ihr künstlerisches Medium war und blieb die Graphik in all ihren von ihr souverän gehandhabten Spielarten, zu der später zeitweilig noch die Bildnerei kam. 1891 heiratete sie den Arzt Dr. Kollwitz; sie zogen in den Norden Berlins, wo sie Elend und Krankheit der Armen aus nächster Nähe miterlebte. Mit-Leiden und der Impuls zu helfen drückten sich in ihrem Schaffen aus. Hier ist nicht der Ort, auf ihr Leben und ihr persönliches Schicksal einzugehen, das bekannter ist als das anderer Künstler ihrer Zeit und das jetzt zwei ausschließlich ihrem Werk gewidmete museale Heimstätten im Berliner Kollwitz-Museum und in Köln hat. Bedeutungsvoll ist, daß sie in ihren Anfängen versucht hat, sich auch malerisch auszudrükken. Das beweist die lavierte Federzeichnung in Sepia,
637 eine Studie, in der sie sich selbst in Rückenansicht mit ihrem kleinen Sohn am Tisch darstellt und die vor allem die Licht- und Schattenwirkung der hell leuchtenden Tischlampe malerisch wiedergibt. Hier ist die malerische Begabung unverkennbar. Ihr frühestes Selbstbildnis von 1885 in Feder und Tusche, das ein lachendes Mädchen zeigt, besitzt das Kollwitz-Museum in Berlin. Otto Nagel hat die eindrucksvolle Reihe ihrer Selbstbildnisse zwischen 1885 und 1943, insgesamt vierundachtzig Selbstdarstellungen, 1965 publiziert. 1904, während ihres Aufenthaltes in Paris und gewiß unter dem Eindruck der französischen Malerei, ist auch das Pastell ›Im Apachenkeller‹ 638
entstanden, ein ›malerisches‹ Thema, unverbindlich in der Aussage und deshalb für die Kollwitz eher untypisch. Sie hatte etwas über die notleidenden Menschen ihrer eigenen Zeit zu sagen, sie wollte nichts erfinden, keine L'art-pour-l'art-Künstlerin sein, sie wollte, wie sie selbst bekannte, etwas bewirken in ihrer Zeit. Sie schrieb: *»Ich bin einverstanden, daß meine Kunst Zwecke hat.«* Vom Zyklus der ›Weber‹ angefangen, dem das Schlüsselerlebnis von Gerhart Hauptmanns gleichnamigem Schauspiel vorausgegangen war, über die ›Bauernkrieg-Folge‹, das Leid des Weltkrieges, die Hungerjahre und das soziale Elend in der Zeit der Weimarer Republik bis zu ihren Todesdarstellungen von 1934/35 hat sie alles, was ihr am Herzen lag, in Schwarzweiß gestalten können. Der Ernst ihrer Aussagen, ihre Anklagen und Rufe vertrugen keine Farbe. Das gilt im Grunde für die meisten satirischen und sozialkritischen Darstellungen. Kämpfen kann der engagierte Künstler unerbittlicher und treffsicherer mit Stift und Feder als mit Pinsel und Palette, obwohl es seit Otto Nagel, dem später Geborenen, auch kämpfende Maler wie Otto Dix gab.

Wenn der gleichfalls sozial engagierte HEINRICH ZILLE, der nur elf Jahre jünger war als Liebermann, von seinem Berliner Volk »Pinsel-Heinrich« genannt und als Maler angesehen wurde, war das berechtigt, obwohl er genaugenommen eher ein Zeichner war, der mit farbiger Kreide skizzierte und seine größeren Zeichnungen weniger malte als meist nur kolorierte. Nur einmal hat er im Auftrag für Landrés Weißbierstuben 1913 ein riesiges friesartiges Ölbild mit der Darstellung eines ›Ausflugs des Sparvereins Hoffnung nach Stralau‹ in drastischen Einzelszenen bilderbuchbunt geschaffen. Zille war ein künstlerischer Nachfahre von Theodor Hosemann; wo er etwas zu sagen, wo er anzuklagen hatte, hat er es gewürzt mit seinem Humor. Mit seinen Karikaturen wäre er nie so populär geworden. Max Liebermann hat in seinem als Brief abgefaßten Geleitwort zu Zilles Bildband »Berliner Geschichten und Bilder« von 1924 diese Verbindung von

638 KÄTHE KOLLWITZ
Pariser Apachenkeller, 1904
Pastell
Hannover, Niedersächsisches Landesmuseum, Landesgalerie

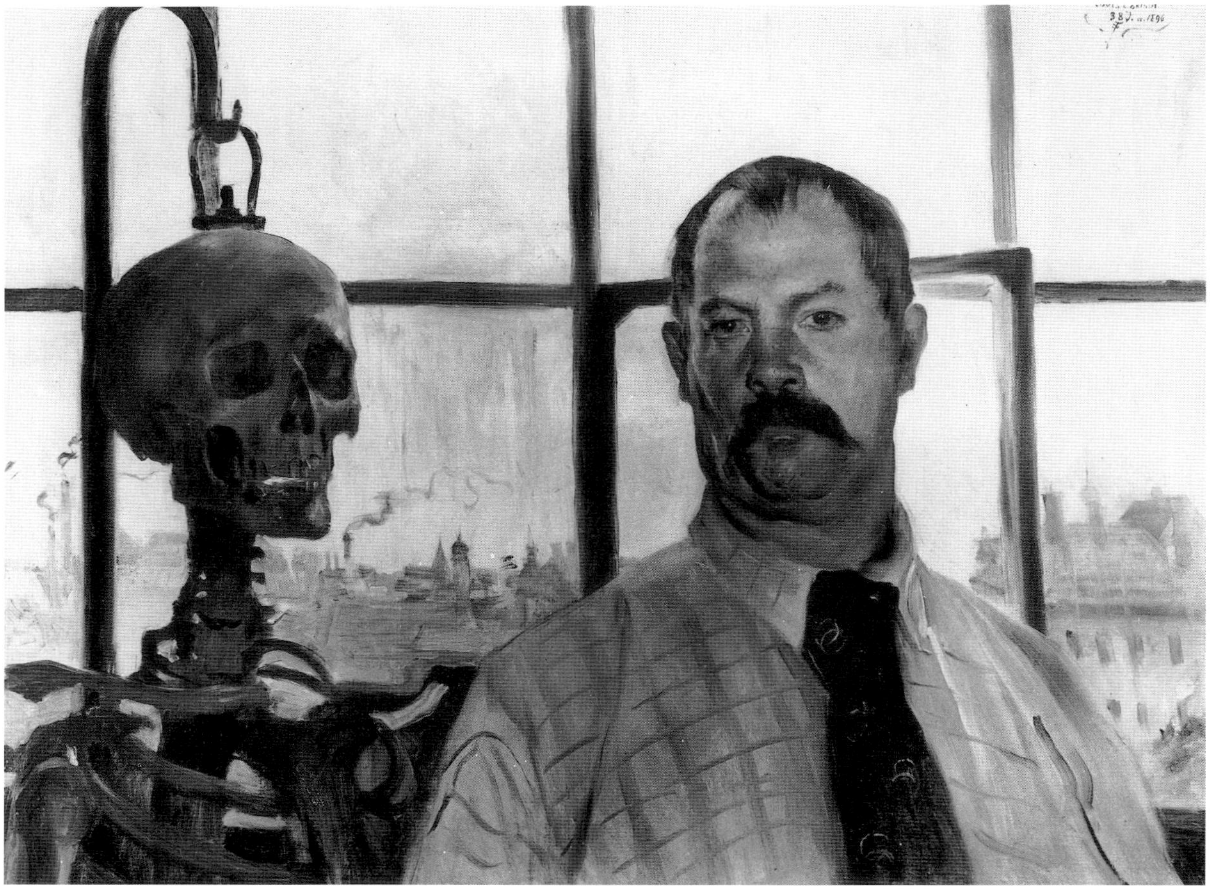

Ernst und Humor gerühmt. *»Das große Mitleid regt sich in ihnen, aber sie beeilen sich, wie Figaro sagt, darüber zu lachen, um nicht gezwungen zu sein, darüber zu weinen. Wir spüren die Tränen hinter ihrem Lachen.«* Zille erlebte und schilderte, wie er selbst äußerte, fast ausschließlich *»den fünften Stand – die Vergessenen«*.

Seine in Grautönen gehaltene Darstellung in Mischtechnik
T 82 ›Im Scheunenviertel‹ von 1902 ist ein Beispiel für diese Verbindung von Ernst und Humor. Es ist ein Humor, der sich vom Elend nicht niederdrücken läßt und zugleich jede Sentimentalität zurückweist. Und seine bildmäßig ausgeführte Darstellung in schwarzer
T 83 Kreide ›Weihnachten am Alexanderplatz‹, dem Berliner »Alex«, mit der Silhouette der ›Berolina‹ und dem ebenso fülligen berittenen Polizisten vor dem hell erleuchteten Warenhaus ist ein wirklichkeitsnahes Stück Berlin und steht in der Tradition älterer Berliner Bilder vom Weihnachtsmarkt und dem vorweihnachtlichen Treiben in der
639 Stadt. 1911 schuf Zille das köstliche Blatt vom Nauener Platz: Großstadt Berlin noch vor dem Ersten Weltkrieg, Sommerstimmung unter dem Laub der Bäume auf dem weiträumigen Platz, in dem das drastisch gezeichnete Berliner Volk sich auf seine Weise vergnügt. Unter den graphischen Blättern der Kriegs- und Nachkriegszeit gab es im strengeren Schwarzweiß auch sehr ernste und bittere Darstellungen, obwohl Zilles berlinische Unterschriften vieles wieder entschärften. Kurt Tucholsky hat 1929 nach Zilles Tod ein Gedicht auf ihn geschrieben, in dem vier knappe Zeilen den Menschen und das Schaffen Zilles auf berlinische Art umreißen:

»Malen kannste.
Zeichnen kannste.
Witze machen sollste.
Aba ernst machen dürfste nich.«

Zille hat seinen festen Platz in der Berliner Kunstgeschichte im Übergang zum 20. Jahrhundert.

640 Lovis Corinth
Selbstbildnis mit Skelett, 1896
München, Städtische Galerie

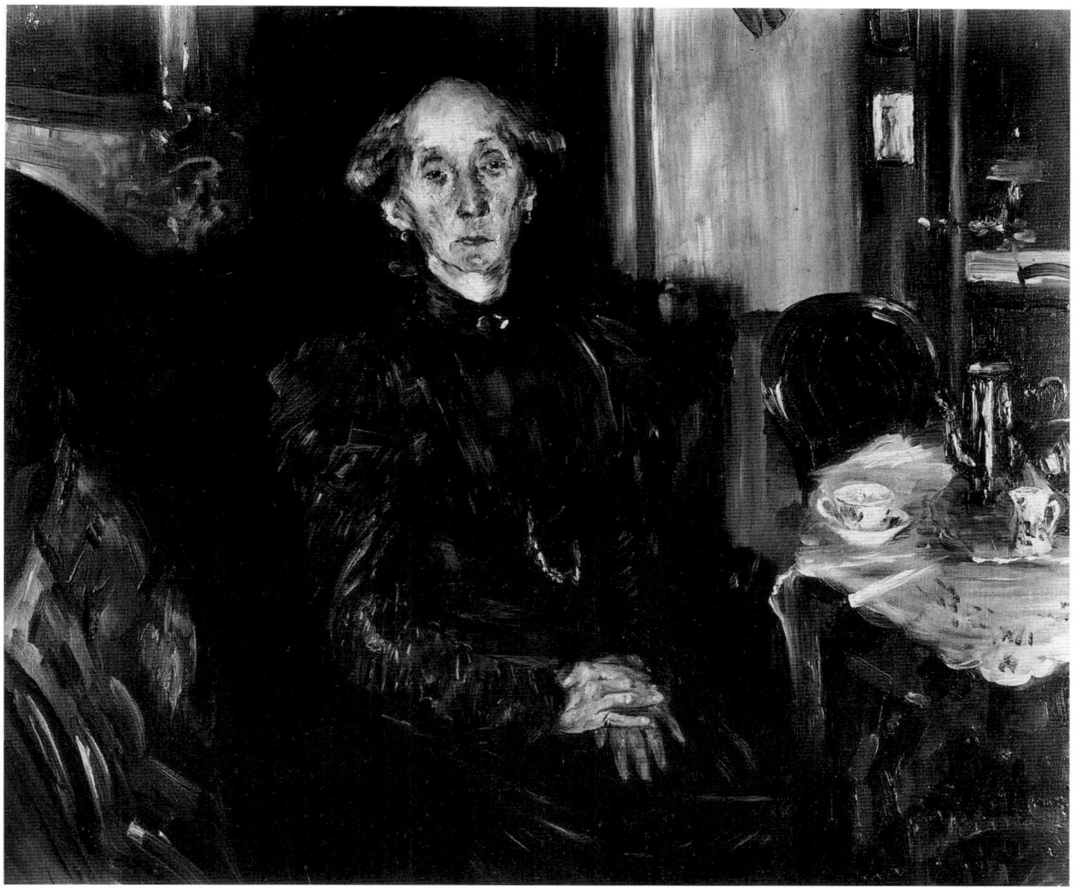

Lovis Corinth und Max Slevogt in Berlin

Wie Käthe Kollwitz war Corinth Ostpreuße. Er stammte als Sohn eines Lohgerbers aus Tapiau, lebte aber seit 1866 zwölf Jahre in Königsberg, wo er nach dem Einjährigen das ungeliebte Gymnasium verließ und nicht eben zur Freude seines Vaters, der als Witwer 1873 nach Königsberg gezogen war, in die Kunstakademie in Königsberg aufgenommen wurde. Seine zeichnerische Begabung hatte sich schon im Knabenalter gezeigt. Die Studienjahre verbrachte er in München, in Oberitalien, Holland, Antwerpen und an der Académie Julian in Paris. Seine Lehrer waren weder in München noch in Paris Größen erster Ordnung, doch alles, was er in den Städten sonst an alter und vor allem zeitgenössischer Kunst sah und in sich aufnahm, hat ihm geholfen, sich selbst zu finden. Um nur drei Namen zu nennen: In Holland waren es die Werke Rembrandts, die ihn anzogen, in Paris Courbet, dessen Spachteltechnik ihm außerdem neu war, in München endlich die Gemälde Leibls in ihrer kraftvoll-genialen, fast altmeisterlichen Malweise. Später kamen vor allem Trübner und Defregger als seine Vorbilder hinzu. 1891 siedelte er endgültig nach München über, wo er, der Ostpreuße, nicht lange ein Fremdling blieb. Denn sein lebensfrohes Genießertum hat ihn im Kreise der Künstler bald heimisch werden lassen. Vor allem zogen ihn die schöne Umgebung der Stadt und die Berge an. Was ihn aber fast schwermütig werden ließ, war die mangelnde Anerkennung seines Schaffens. Nur in Königsberg, seiner alten Heimat, wo er im Todesjahr des Vaters geweilt hatte, war sie ihm zuteil geworden. Corinths Münchener Selbstbildnis von 1896 verrät sehr viel. Er 641
stellt sich im Gegenlicht vor seinem den ganzen Bildhintergrund einnehmenden Atelierfenster mit dem Blick auf die bayerische Kunstmetropole dar. Er wirkt lebensvoll, energisch, aber auch selbstkritisch und melancholisch, neben sich symbolhaft in fast gleicher Höhe den Totenkopf eines Skeletts – ein Memento mori des achtunddreißigjährigen Malers, das an Böcklins ›Selbstbildnis mit

641 LOVIS CORINTH
Frau Rosenhagen, 1899
Berlin, SMPK, Nationalgalerie

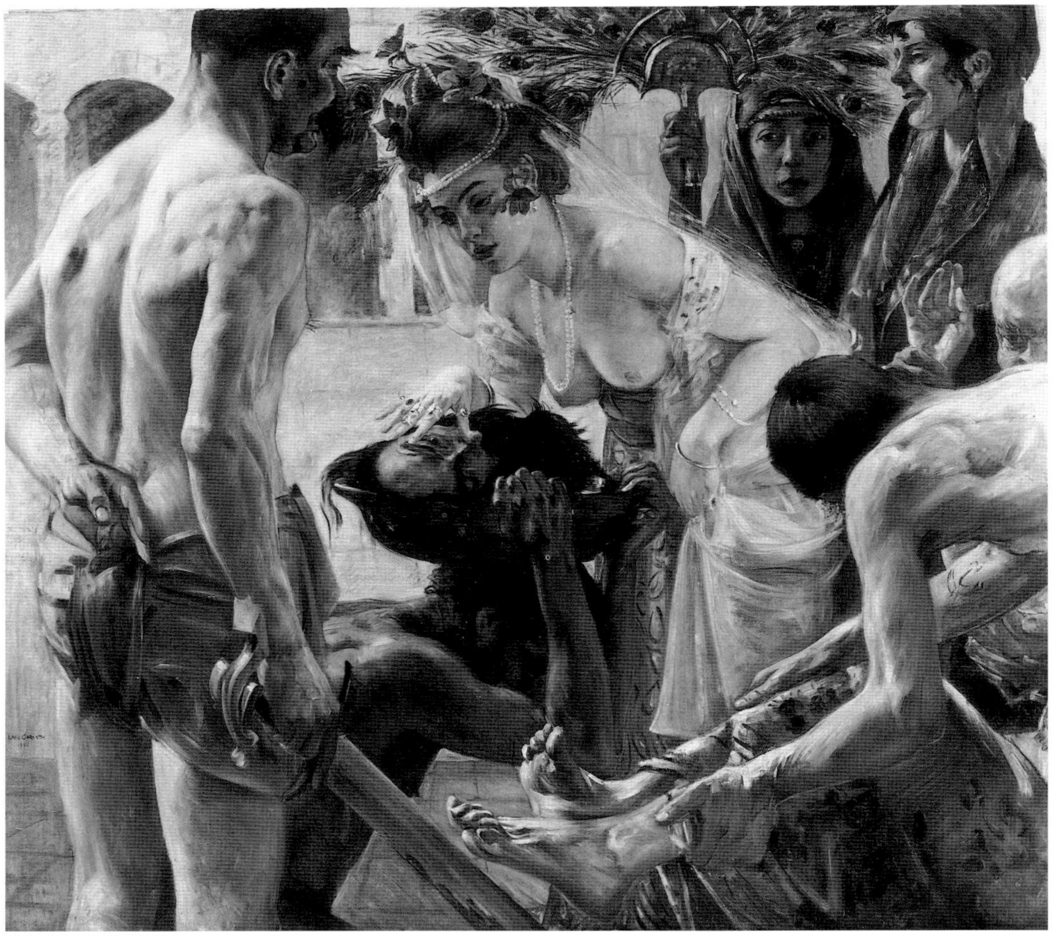

dem Tod‹ von 1872 erinnert. Dieses in einer seelischen
Krise gemalte Selbstbildnis, das aber auch seine Überle-
benskraft verrät, ist der Auftakt einer großen und in der
Intensität ihrer Selbstbefragung überwältigenden Reihe
von Selbstbildnissen Corinths, gemalten und radierten,
die später auch – erbarmungslos mit sich selbst – die Kraft
seiner Persönlichkeit und sein Künstlertum in allen Sta-
dien seiner Krankheit offenbarten. Gewiß hat er dabei
auch an sein großes Vorbild Rembrandt gedacht. Ähnlich
ergreifend und bis zum bitteren Ende ehrlich waren auch
die schon erwähnten Selbstbildnisse seiner Landsmännin
Käthe Kollwitz. 1887/88 hatte Corinth schon einmal
einen Winter in Berlin verbracht, 1898 und 1899 folgten
zwei weitere, wo er im Kreise der fortschrittlichen Maler
mehr Verständnis fand als in München, obwohl es dort
früher schon eine Secession gab. Hinzu kam, daß Leisti-
kow und Liebermann ihm eine Übersiedlung nach Berlin
ans Herz legten, denn sie brauchten für ihre eben gegrün-
dete Secession überdurchschnittliche Talente. Nach län-
gerem Werben der beiden und Leistikows Zusage umfas-
sender Hilfe, die er wahr machte, entschloß sich Corinth,
endgültig von der Isar an die Spree zu wechseln, eine Ent-
scheidung, die ihm nicht leicht fiel. Er selbst hat in seinen
1906 begonnenen Tagebuchaufzeichnungen darüber
berichtet. Sein Plan, für die Sicherung des finanziellen
Auskommens in Berlin eine – wie er sie gern nannte –
»Malschule für Weiber« zu eröffnen, stieß in München auf
Unverständnis und Spott, aber Corinth hatte damit Erfolg
und fand 1901 eine Lebensgefährtin in einer seiner
begabten Schülerinnen; es war die schöne Berliner Jüdin
Charlotte Berend, die er als der ›Herr Lehrer‹ 1902, ein
Jahr vor der Heirat, in ganzer Figur und im hohen schma-
len Format des Jugendstils porträtiert hat. Er wollte, wie
er selbst von seinen Anfängen schrieb, »Figurenmaler«
werden. Bereits 1899, noch vor seiner endgültigen Über-
siedelung nach Berlin, hat er das Bildnis der Frau Rosen- 640
hagen, der Mutter des bekannten Kunstschriftstellers
und -kritikers Hans Rosenhagen, in ihrem Wohnzimmer
gemalt, ein in warmen, dunklen Tönen gehaltenes Porträt
im kräftigen, breiten Duktus seines Pinsels. Die ein wenig

642 Lovis Corinth
Salome, 1900
Leipzig, Museum der bildenden Künste

müden, aber geistig wachen Gesichtszüge der vornehmen alten Dame, die die jungen Künstlerfreunde ihres Sohnes verehrten und untereinander »Muttchen Rosenhagen« nannten, prägen sich dem Betrachter unvergeßlich ein. Das Bildnis war dem der Eltern Liebermanns ähnlich, doch Liebermanns Handschrift war sachlichruhiger, die von Corinth viel vehementer, in den wichtigen Partien des Bildes sogar skizzenhafter. Corinths
642 1900 entstandenes Gemälde der ›Salome‹ war auf der Berliner Akademischen Kunstausstellung von der Jury einhellig abgelehnt worden, aber in der Berliner Secession wurde dieses von allen Salome-Klischees der Kunstgeschichte freie Gemälde ein großer Erfolg. Die über das Haupt des Johannes in der Schüssel gebeugte schöne und verführerische Salome, die tastenden beringten Finger, der rätselhafte Blick ins Leere, die kreisförmig um sie angeordneten Helfer der Mordtat mit ihren fast nackten Körpern, die im Gegensatz dazu am Geschehen unbeteiligten beiden Schönen im Hintergrund, das alles ist großartig und mit einer durch die Komposition gebändigten Wildheit auf die Leinwand gebannt – eine leidenschaftliche Schöpfung Corinths. Sie mag für manche anderen neu gesehenen Darstellungen Corinths wie ›Die Kindheit des Zeus‹ von 1905/06 stehen, die in ihrer bacchantischen Ausgelassenheit alle gewohnten klassisch-mythologischen Darstellungen vergessen ließ. Corinth muß von Anfang an seinen Spaß daran gehabt haben, mit solchen von den Akademien bevorzugten Themen unehrerbietig umzugehen. Seine ersten Erfolge, seine glückliche Ehe, seine Freundschaften mit bedeutenden Persönlichkeiten in Berlin inspirierten ihn. Seine Bilder entstanden in
643 schneller Folge. Seinen Freund Leistikow, dem er so viel verdankte, hat er 1900 auf einer gemeinsamen Reise in Dänemark mit raschen Pinselzügen bei der Arbeit im Freien vor einer großen stillen Wasserfläche gemalt. Ein Jahr später entstand eins seiner beiden frühen, ganz neu
T 81 aufgefaßten Bildnisse, ›Die Familie des Malers Fritz Rumpf‹, wie sein Münchner Atelierbild im Gegenlicht. Die locker gemalten Köpfe der sechs Kinder, gerahmt von denen der beiden Frauen, werden in einem Furioso der Farben mit rosa, hellroten und hellblauen Tönen unterschiedlich von der von hinten einfallenden Sonne beleuchtet, im Vordergrund sind die Konturen, die bei ihm allein durch Farben entstehen, fast verwischt. 1901 entstand auch noch das in Berlin gemalte Bildnis des
T 80 Malers Fritz Proehlß; die Signatur nennt ihn Freundschaftlich »Fritze Pröhlß«. Das Bildnis des Malers, der die Linke temperamentvoll in die Hüfte stemmt, mit der Rechten auf dem Tisch ein einfaches Weinglas hält, ist, von wenigen Lichtern und Farbakzenten abgesehen, ganz aus einer Stufung warmer Brauntöne entwickelt, die vom hellsten Rotbraun bis fast zum Schwarz reichen. Die Gesichtszüge des Freundes sind ebenso lebhaft wie sensibel – er muß dem Maler, den Rudolf Großmann bacchantisch nannte, in seinem Wesen nicht unähnlich gewesen sein. In einem Schaffensrausch ohnegleichen, zwischen überströmender sinnlicher Lebensfreude und Depressionen, entstanden im ersten Jahrzehnt des neuen Jahrhunderts Porträts, die in ihren Farben immer kühner, in ihrer Aussage aber auch immer differenzierter wurden. Das aus unmittelbarem persönlichem Erleben 1906 entstandene Bild ›Vor dem Bade‹ mit seiner jungen Frau am Ufer des Sees beim Ausziehen ihrer Ringelstrümpfe ist eine farbig leuchtende Köstlichkeit, die man ein Jahrzehnt zuvor einem deutschen Maler nicht zugetraut hätte. Corinths schöpferische Leidenschaft, sein unbändiges Temperament sind in jedem Pinselzug spürbar. 1909 malte er das
Gruppenporträt der Familie Corinth mit seiner die noch 644
winzige Tochter Wilhelmine stolz und zärtlich in den

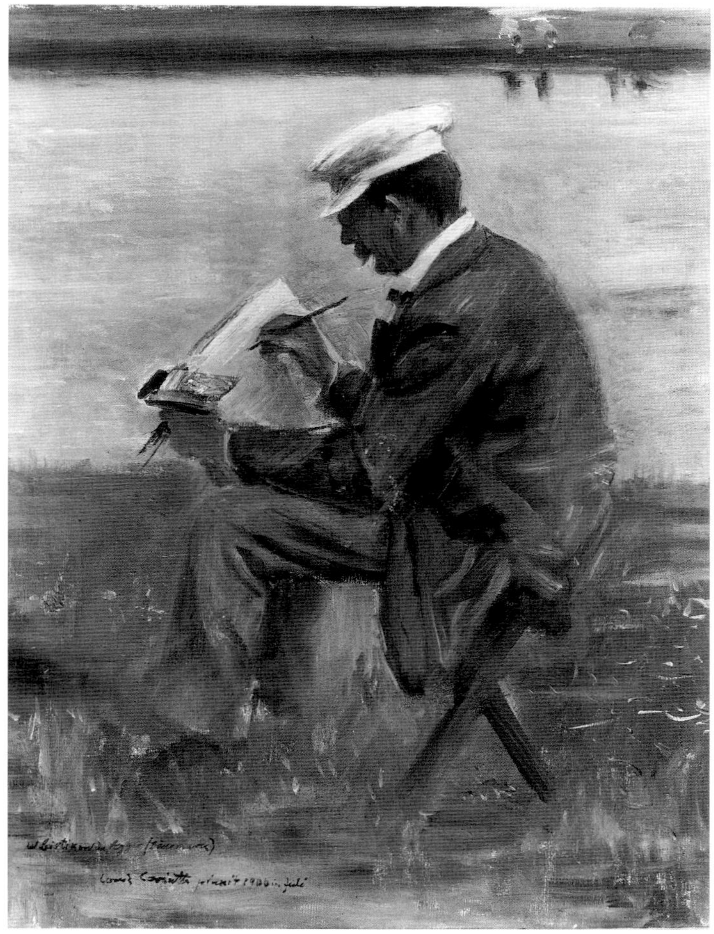

643 Lovis Corinth
Der Maler Walter Leistikow
in Agger/Dänemark, 1900
Berlin, SMPK, Nationalgalerie

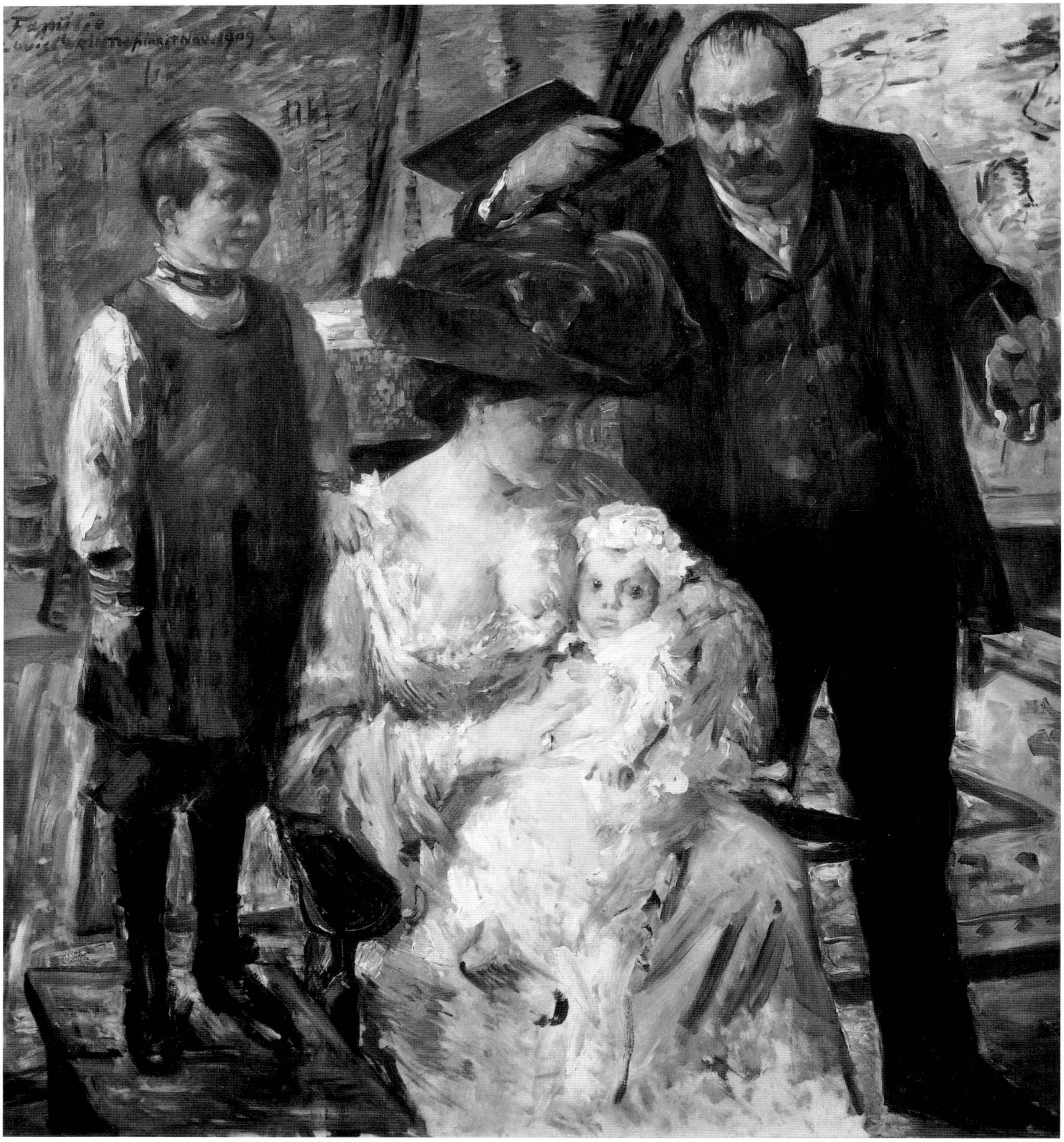

644 LOVIS CORINTH
Der Künstler und seine Familie, 1909
Hannover, Niedersächsisches Landesmuseum, Landesgalerie

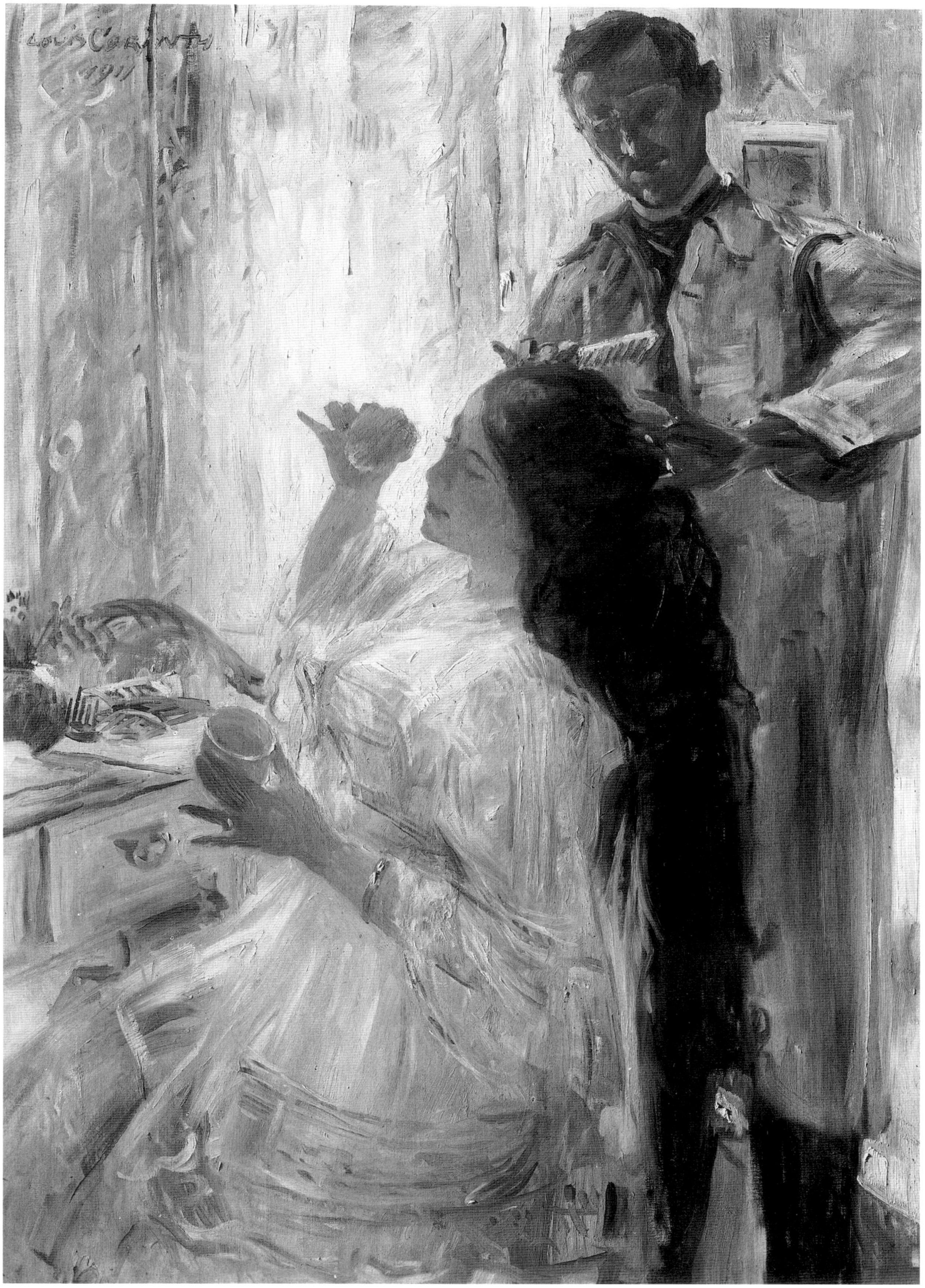

645 Lovis Corinth
Die Frau des Künstlers am Frisiertisch, 1911
Hamburg, Hamburger Kunsthalle

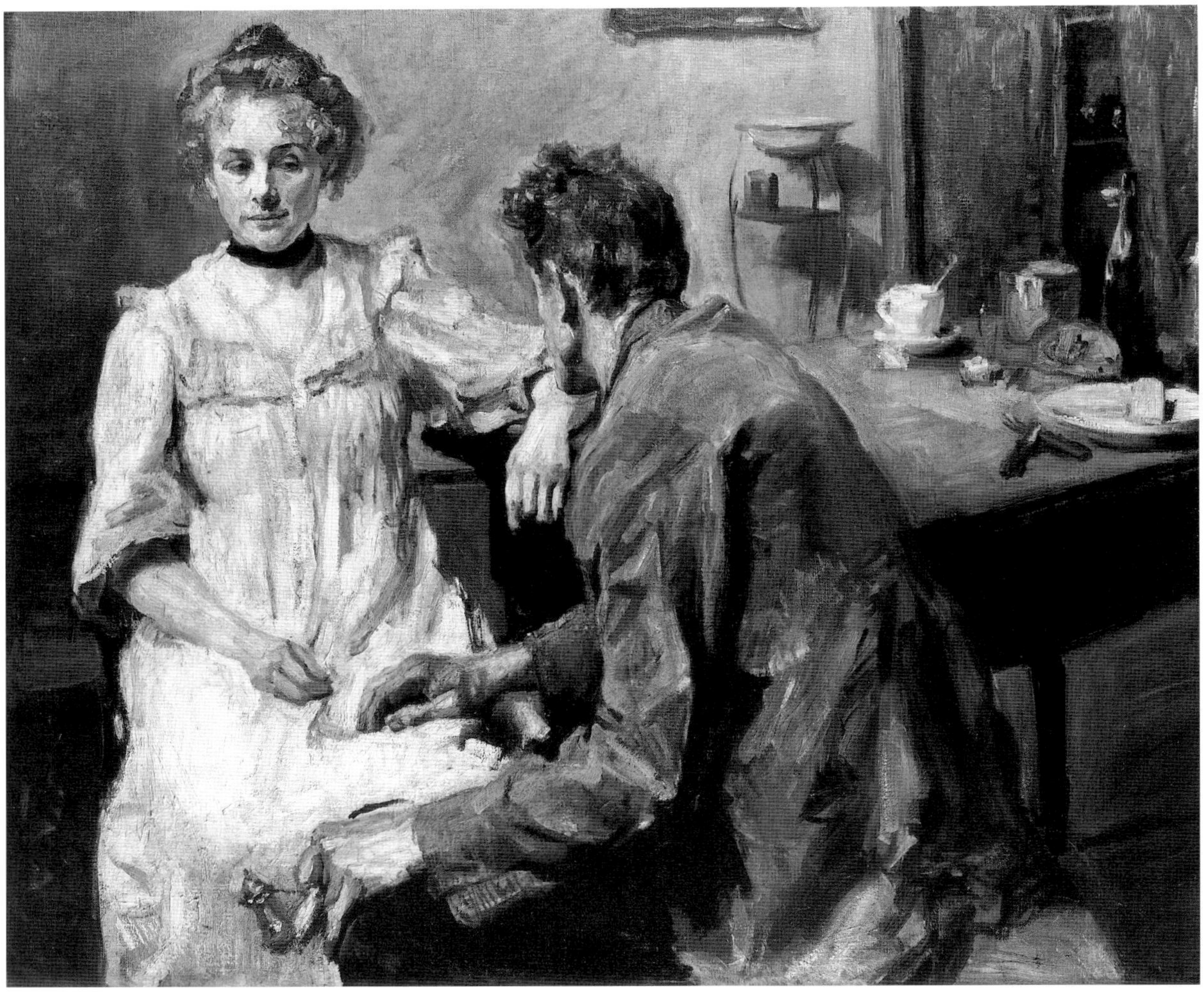

Armen haltenden Frau, ihr zur Seite, durch ein Postament erhöht, der Sohn Thomas, alle drei liebevoll erfaßt, daneben aber er selbst im dunkelbraunen Anzug, die Palette mit dem Pinsel in der hocherhobenen einen Hand, in der anderen einen Pinsel, im Begriff, weiterzumalen. Seine Züge sind ernst, als ahne er Unheil. Die meisten Selbstbildnisse zeigen diesen fast selbstzerstörerischen Ernst. Daß er das Lichte und Helle der französischen Impressionisten zwar in sich aufgenommen, aber etwas anderes daraus gemacht hatte, zeigt das Bildnis seiner weißgekleide-
645 ten Frau vor ihrer Frisiertoilette in den – nicht sichtbaren – Spiegel schauend und im Begriff, sich zu pudern, während ein Friseur ihre langen schwarzen Haare kämmt. Das ganz in strahlendem Weiß geschaffene Bild wird durch das offen herabfallende schwarze Haar jäh unterbrochen und geht in gedecktere Töne am rechten Bildrand über. Dieses Interieurbildnis ist, wenn man so will, ein Glanzstück des »Deutschen Impressionismus« und ist im Jahr seiner schweren Erkrankung entstanden, die für sein Leben und Schaffen eine dramatische Zäsur und Prüfung bedeutete und von der er sich nur langsam erholt hat. Nach dem Austritt Liebermanns war Corinth 1911 Vorsitzender der Berliner Secession geworden, konnte aber diese für ihn ehrenvolle Tätigkeit oder Funktion, unterbrochen durch seine Krankheit, erst wieder von 1915 an aufnehmen. 1918 feierte die Berliner Secession seinen sechzigsten Geburtstag mit einer Ausstellung seiner Werke, die Akademie der Künste ernannte ihn zum Professor.

Corinths Beitrag zur Malerei in Berlin war mitentscheidend für die Ablösung Münchens als erster Kunststadt in Deutschland. 1918 reiste er mit seiner Familie an den Walchensee, wo er in seinen späten Jahren ein Sommerhaus in Urfeld erwarb. Dort fand er seine neuen Motive, die sich, wie man an seinen Blumenbildern erkennen kann, vom Gegenständlichen ganz allmählich entfernten und die neuen Wege der Malerei ahnen ließen. Corinth starb 1925.

646 MAX SLEVOGT
Feierabend, 1900/1901
München, Bayerische Staatsgemäldesammlungen, Neue Pinakothek

Man nannte sie das »Dreigestirn des deutschen Impressionismus« und meinte den Berliner Max Liebermann, den nach Berlin geholten Ostpreußen Lovis Corinth und als dritten und jüngsten den Süddeutschen MAX SLEVOGT, der erst nach längerem Zögern dem Ruf in das für ihn ferne Berlin gefolgt war. Berlin sollte nun zu einem neuen Mittelpunkt der modernen bildenden Kunst werden.

Der 1868 geborene Slevogt stammte als Sohn eines Offiziers aus dem niederbayrischen Landshut und besuchte das Gymnasium in Würzburg. 1884 ging seine Mutter mit dem zeichnerisch begabten Sechzehnjährigen nach München, wo Wilhelm von Diez an der Akademie sein erster Lehrer wurde, doch befriedigte ihn das Studium wenig. Italien gab ihm offenbar auch nicht viel; während seines Studienaufenthaltes in Paris beeindruckte ihn der Realismus Courbets am stärksten. Nach München zurückgekehrt, versuchte er sich als freier Künstler durchzusetzen und trat mit seinen Bildern wie der ›Ringerschule‹ an die Öffentlichkeit, doch in der Münchner Secession, die sich selbst noch einmal spaltete, hatte er wenig Erfolg. Seine ›Danae‹, die nach seiner späteren Äußerung auch ein Hinweis auf Kuppelei sein sollte, erregte 1895 ein so großes öffentliches Ärgernis, daß sie sofort aus der Ausstellung entfernt werden mußte. Slevogt war noch ein Suchender, der so bekannte Maler wie Lenbach und auch Stuck nicht verstand, aber die Größe Leibls erfaßte und auch von Trübner sich in seinen Wollen bestärkt fühlte. Zwei Menschen, der öfter von ihm gemalte Kunsthistoriker Dr. Karl Voll und der Musikkritiker Dr. Theodor Döring, waren und blieben Freunde. Sie erkannten als erste seine große Begabung und versuchten ihm immer wieder Mut zu machen. 1898 heiratete er seine Jugendfreundin Nini (Antonie) Finkler, mit der ihn früh schon seine Liebe zur pfälzischen Landschaft und zu Neukastel, woher sie stammte, verbunden hatte. Die Ablehnung seiner ›Danae‹, in der er keinen Funken Respekt vor der Mythologie gezeigt hatte, die aber neu erlebt war, traf ihn tief. Der Ruf nach Berlin war deshalb für ihn eine Genugtuung; trotzdem konnte er sich nur schwer entschließen, ihm zu folgen. Nachdem er 1900 auf der Weltausstellung in Paris den französischen Impressionismus kennengelernt hatte, übersiedelte er, mit einem Umweg über Frankfurt am Main, dem wir die leuchtenden Papageien- und andere Tierbilder aus dem Frankfurter Zoo verdanken, Ende 1901 nach Berlin. Und sonderbar: Was in München auf Ablehnung und Protest gestoßen war, fand in den Ausstellungen der Berliner Secession bei einem offenbar aufgeschlosseneren Publi-

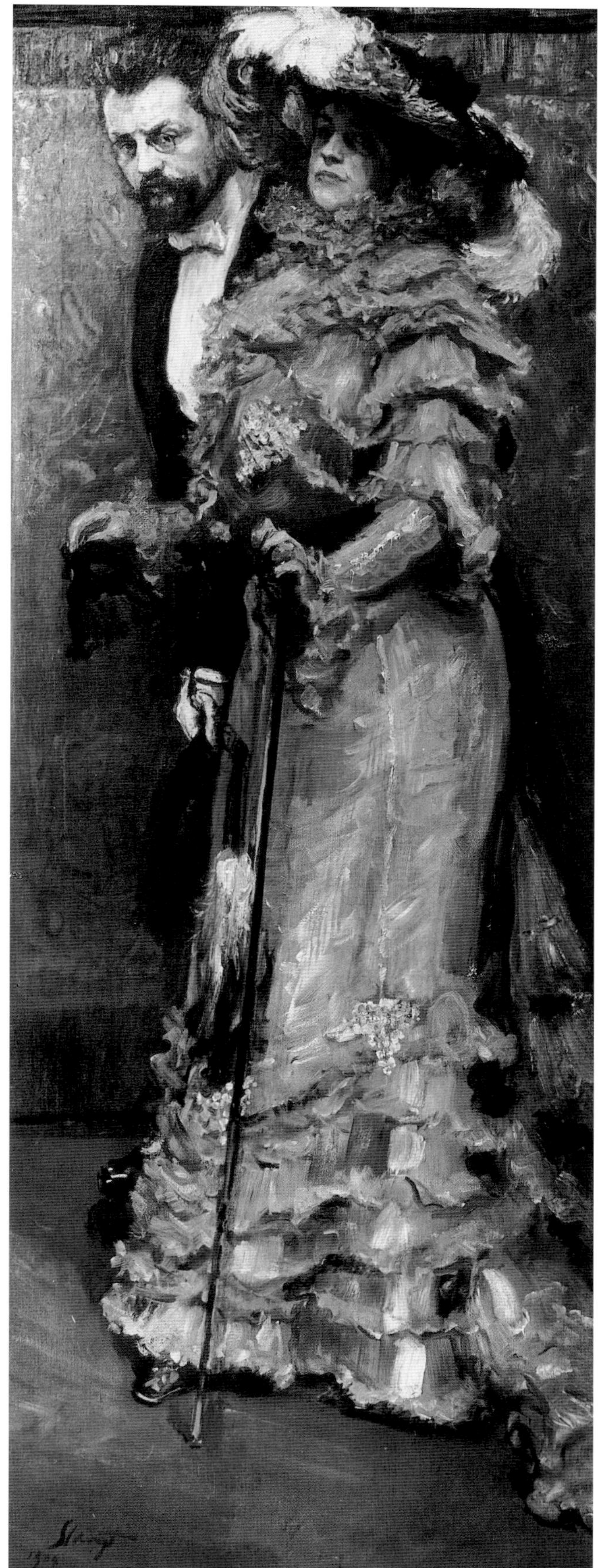

647 MAX SLEVOGT
Bal paré,
Selbstbildnis mit Gattin, 1905
Neukastel

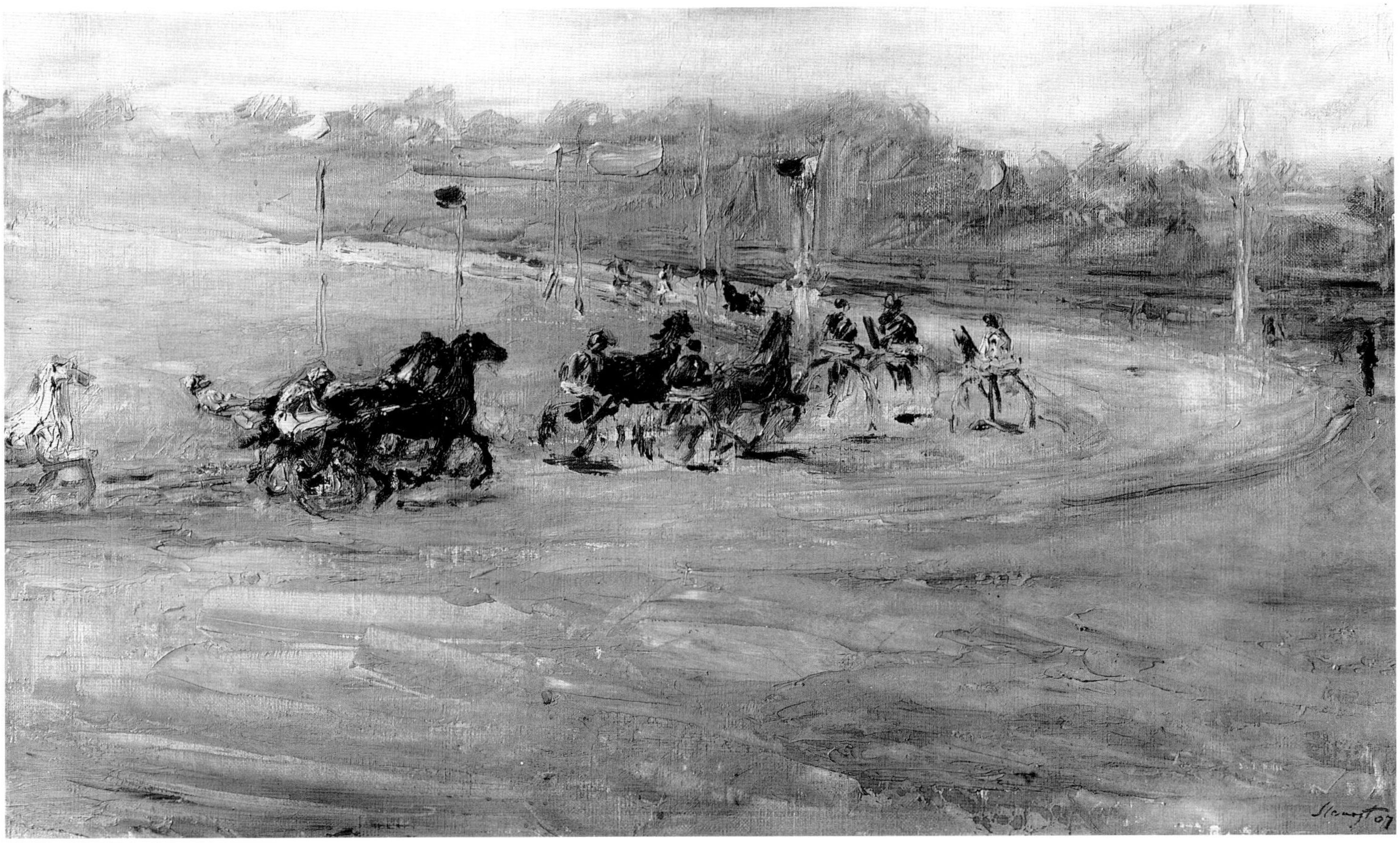

kum viel Beifall, der auch seiner vorher so heftig umstrittenen ›Danae‹ galt. Kurz vor seinem Aufbruch nach Berlin
646 hatte Slevogt das Gemälde ›Feierabend‹ von 1900/1901 gemalt. Ein Arbeiterpaar, das nach einer soeben beendeten bescheidenen Mahlzeit beieinandersitzt. Der Mann hat seine müde rechte Hand auf das Knie seiner Frau gelegt. Sein Gesichtsausdruck bleibt dem Betrachter verborgen, seine Frau blickt ihn seltsam fragend an – ein prachtvoll realistisches, wenn man so will, naturalistisches Bild ohne Sentimentalität oder sozialkritisches Pathos.

Von den zahlreichen Gemälden seiner Berliner Zeit ist das Bildnis des Francesco d'Andrade als Don Giovanni in Mozarts Oper, auch ›Der Weiße d'Andrade‹ oder schlicht
T 84 ›Die Champagnerarie‹ genannt, das auf der V. Ausstellung der Berliner Secession 1902 mit großer Begeisterung aufgenommen wurde, das zweifellos hervorragendste. Der weißgekleidete Don Giovanni, der auf der Bühne des Theaters des Westens vor der hellen Bühnendekoration schön und verführerisch seine berühmte Arie singt, ist ein Auftakt zu den bedeutendsten Rollen-Bildnissen des theater- und opernfreudigen 20. Jahrhunderts. Ein Bild, das leuchtet und in der Helligkeit des Impressionismus spontan und wie aus einem Guß geschaffen scheint. Bei näherer Betrachtung zeigt sich, daß das Lichte und Helle sich einer überaus fein nuancierten Farbgebung verdankt. Der Eindruck des Spontanen täuscht, denn der Maler hatte den portugiesischen Sänger schon in München kennengelernt und in dieser Glanzrolle gehört. Schon damals hatte er sich intensiv mit diesem Stoff für ein Gemälde befaßt. Ursprünglich hatte er aber an die Darstellung der dramatischen Szene zwischen Don Giovanni und dem Komtur, dem ›Steinernen Gast‹, gedacht, eine Vision, die er in veränderter Form, auch der ›Schwarze d'Andrade‹ genannt, später verwirklicht hat. Dieses Thema sollte ihn bis in die zwanziger Jahre hinein nicht loslassen. Bereits 1901/1902 war eine sogenannte ›Bühnenskizze‹ in dem der Secession benachbarten Theater des Westens entstanden, die die Situation im ganzen veranschaulicht und sich in der Landesgalerie des Niedersächsischen Landesmuseums in Hannover befindet. Slevogt hat nicht nur Porträtstudien von d'Andrade

648 MAX SLEVOGT
Trabrennen, 1907
Berlin, SMPK, Nationalgalerie

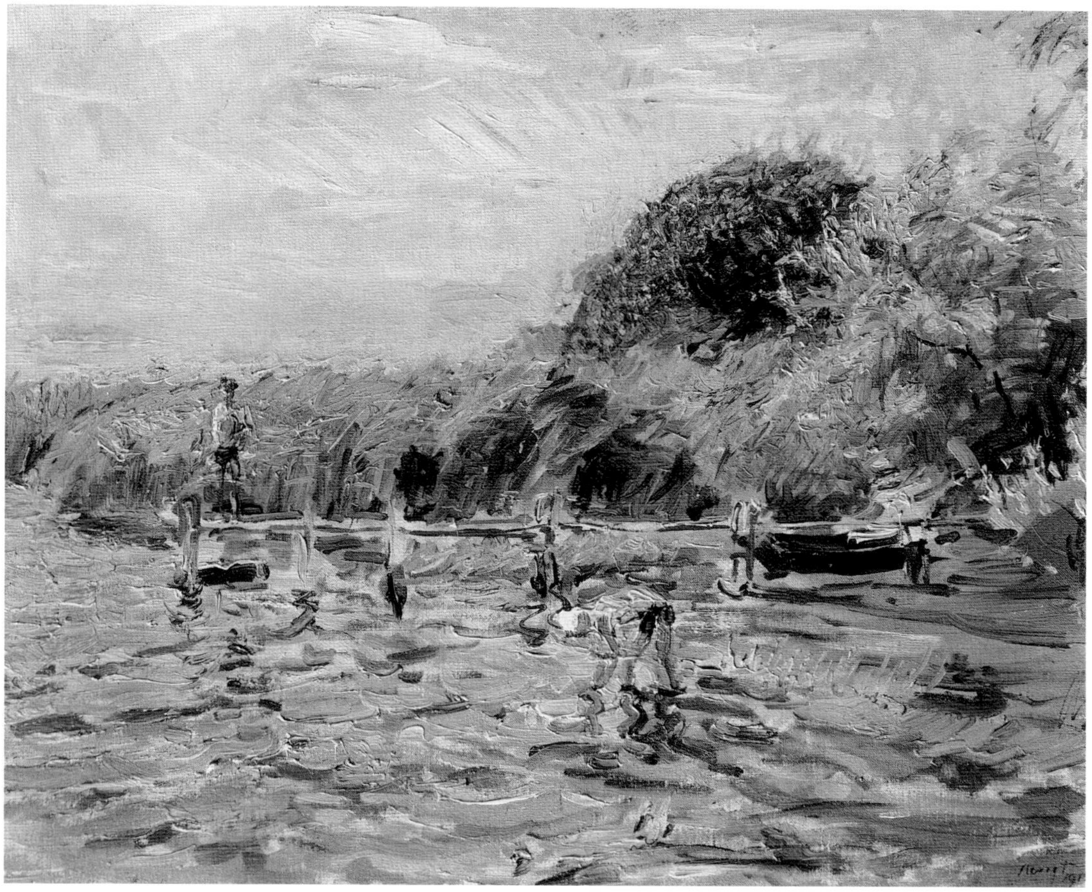

gefertigt, sondern auch die Körperbewegungen Don Giovannis studiert, bis er die schlüssigste fand. Kunstkritiker wie Rosenhagen sahen in dem bewunderten Bild eine nicht zu leugnende Ähnlichkeit mit dem von Manet gemalten Bildnis des Jean Baptiste Faure in der Rolle des Hamlet. Gewiß war Slevogt bei seinem zweiten Besuch in Paris Werken Manets begegnet, die gerade auf die deutschen Maler den stärksten Eindruck von allen Impressionisten machten. Auf einem seiner Entwürfe hat er auch den Namen von Faure erwähnt; ob er das Originalbildnis gesehen hat, bleibt offen und ist am Ende auch nicht von Belang. All das hätte vielleicht noch nicht ausgereicht, ein solch vollkommenes Meisterwerk entstehen zu lassen, wenn nicht Slevogt selbst, mit einer schönen Stimme begabt und Klavier spielend, hochmusikalisch gewesen wäre und deshalb auch den Geist der Musik Mozarts im Bild erfassen konnte. Diese Musikalität, gepaart mit einer reichen Phantasie, zeichnete besonders auch seine graphischen Arbeiten, beispielsweise die bei Bruno Cassirer 1918 in Berlin erschienene radierte Folge zur ›Zauberflöte‹ aus. Sie schwingt auch in der Sprache seiner anderen Bilder, in seinen Farbklängen mit. Seine Gemälde, insbesondere die hellen Landschaften, zeugen auch von Lebens- und Schaffensfreude. Die unerwarteten Erfolge in Berlin wirkten beschwingend. Wie das Ehepaar Corinth war auch er mit seiner Gattin in das gesellschaftliche Leben in Berlin sofort einbezogen, lernte interessante Menschen kennen, gewann neue Freunde. Das vor goldfarbenem Hintergrund gemalte hohe, schmale Selbstbildnis mit seiner Gattin Nini in ganzer Figur, festlich gekleidet, beide in der Rechten jeweils eine Maske 647
tragend, zeigt das Paar stolz und selbstbewußt auf dem Weg zu einem »Bal paré«. Ein Gesellschaftsporträt, wie das spätere 19. Jahrhundert es liebte, aber nun in vertiefter Auffassung und – man betrachte nur die kostbare Robe der Gattin, die den Hauptakzent des Porträts bildet – ausgeführt in einer duftig-hellen, lockeren Malweise, die rein impressionistisch ist. Im Gegensatz zu Liebermann, der seine Modelle meist vor einem neutralen Hintergrund porträtierte, schilderte sie Slevogt häufig im Freien, umgeben vom Grün der Bäume und Büsche oder vor einem Ausblick in die Natur. Bildnisse waren wäh-

649 MAX SLEVOGT
Badende Knaben, 1912
Stuttgart, Württembergische Staatsgalerie

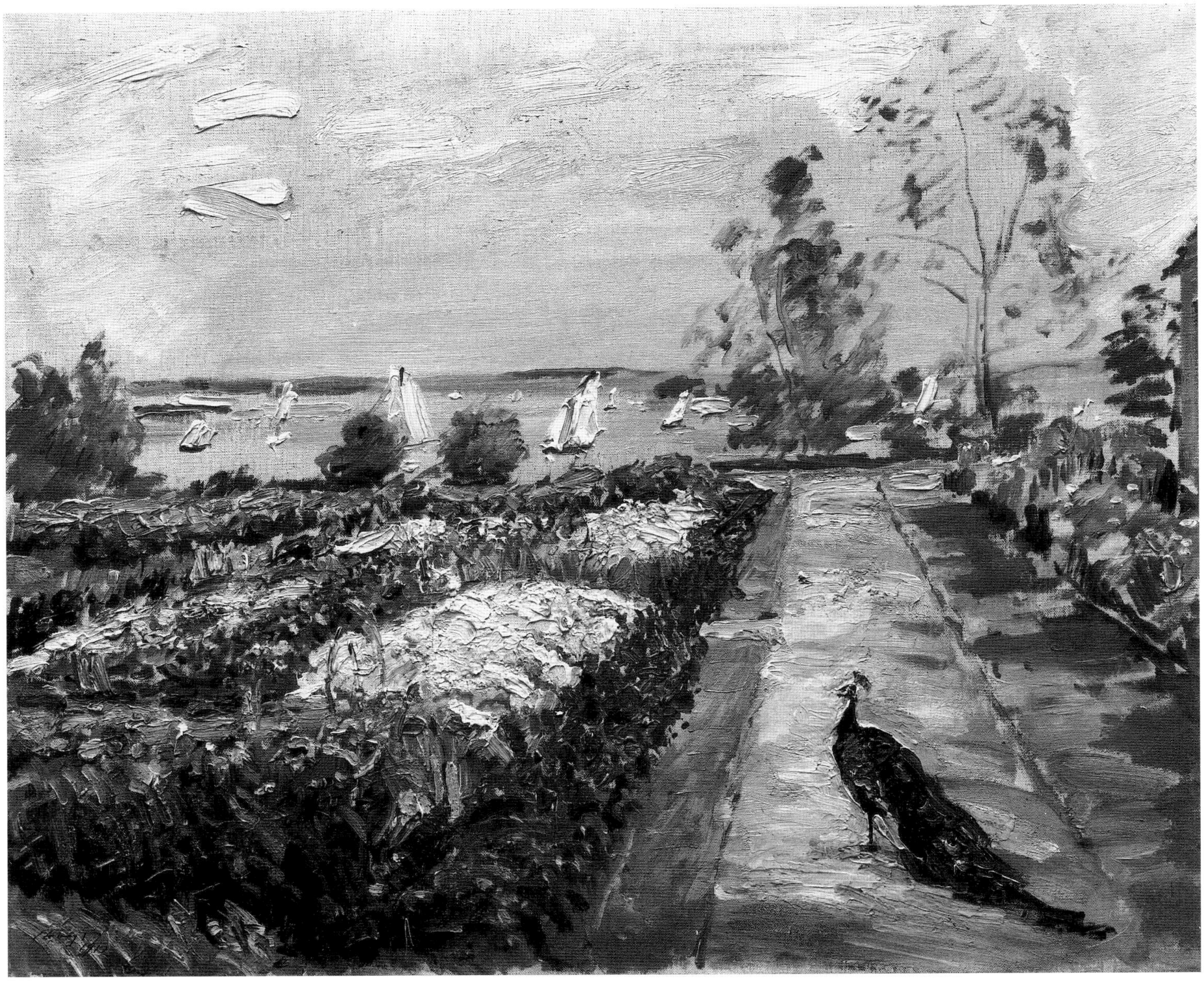

650 MAX SLEVOGT
Blumengarten in Neu-Cladow, 1912
Münster, Westfälisches Landesmuseum für Kunst und Kulturgeschichte

rend seiner Berliner Zeit eine seiner wichtigsten künstlerischen Aufgaben. Besonders augenfällig ist der Einfluß des französischen Impressionismus in zwei Darstellungen von der Trabrennbahn in Weißensee. Während in dem Bild ›Vor dem Start‹ noch das statische Element der Zuschauer im Vordergrund überwiegt, ist das eigentliche
648 ›Trabrennen‹ von 1907 mit den dahinjagenden Gespannen in der Kurve der Bahn dynamisch erfaßt – ein flüchtiger Augenblick ist zum Bild geworden und in seiner Skizzenhaftigkeit meisterlich gestaltet. Berlin bot ihm vieles, was er liebte und was ihn anregte: Theater- und Musikereignisse, die ausländische, vor allem französische Malerei in den Galerien, die Bekanntschaft mit bedeutenden Persönlichkeiten aus Wissenschaft und Kunst, eine ihm zunächst fremde Landschaft, der er sich in ihren lichtesten Teilen draußen an der Havel näherte. Sein süddeutsches Temperament zog ihn aber zwischendurch immer wieder in die geliebte Pfalz. Seine Gemälde von Neukastel und von dem benachbarten Dorf Godramstein zeugen von seiner immer freier werdenden Landschaftsmalerei. 1908 hielt er sich vorübergehend in München auf, wo er den Prinzregenten Luitpold, mit dem er durch seinen Vater bekannt war, porträtieren durfte. Er stellte ihn auch in einigen schönen Szenen dar wie das ›Souper in Nymphenburg‹ oder die ›Seelenmesse der Georgsritter‹ in der Hofkapelle. In Berlin wurden seine von ihm oft porträtierten Kinder Nina und Wolfgang geboren, und hier erhielt er 1911 einen Auftrag, um den herum sich die schönsten Bilder der Havellandschaft ranken sollten. Der kunstsinnige Dr. Johannes Guthmann beauftragte den Freund Slevogt mit der Ausmalung des Gartenpavillons auf seinem in Neu-Cladow gelegenen Grundstück, das er nach dem Erwerb für sich umgestalten ließ; einst hatte es Bismarcks Großvater Mencken gehört. Das war eine Aufgabe, in der Slevogt seine Phantasie in Szenen aus der »Zauberflöte«, in allegorischen Figuren und in ornamentalen Schmuckelementen frei spielen lassen konnte und die unter seinen Wandbildern, die er bis in seine letzte Lebenszeit mit Phantasie und Können immer wieder schuf, in ihrer mozartischen Anmut und Leichtigkeit gewiß zu den schönsten gehörten. Die mit Kaseinfarben gemalten Fresken sind vor dem Abriß des Pavillons sorgfältig abgetragen und 1924 in die Nationalgalerie übergeführt worden, wo sie im letzten Krieg zerstört wurden, was auch für die später geschaffenen Wandbilder für den Arzt Professor János Plesch in der Budapester Straße in Berlin und das Sgraffito ›Siegeszug des Gambrinus‹ in einem früheren Restaurant am Kurfürstendamm galt. Sein mit stürmischen Pinselzügen gemaltes Bild ›Die Badenden‹ zeigt jene Gegend an der Havel, die Slevogt 649
entzückte und der er weitere Darstellungen widmete. In zwei gleichfalls 1912 entstandenen Gemälden hat er den Garten Guthmanns in Neu-Cladow verewigt. Auf dem Bild ›Der Blumengarten‹ leuchten die Blumenbeete in der 650
hellen Sonne, ein Pfau spaziert auf dem Sandweg, und am Bildrand ist der Pavillon mit Slevogts Wandgemälden angedeutet. Im Hintergrund sind Segelboote auf die helle Wasserfläche der Havel getupft. Welch ein Gegensatz zu den schweigsamen Landschaften des damals bereits verstorbenen Walter Leistikow, aber auch welch ein Reichtum der Malerei in Berlin! 1914 reiste Slevogt mit Dr. Guthmann und dessen Freund Dr. Zimmermann nach Ägypten, einem Land, von dem er bisher in seinen Illustrationen nur geträumt hatte und von dem er in einem sehr knappen Zeitraum eine reiche Ernte von einundzwanzig Gemälden und eine größere Zahl von Aquarellen und Zeichnungen mit heimgebracht hat. Die Mehrzahl der Bilder ist in den Staatlichen Kunstsammlungen in Dresden erhalten. Sie sind keineswegs bildliche Rechenschaftsberichte einer Bildungsreise mit historischen Baudenkmälern, sondern lebendige Eindrücke, die schwarzhäutige Sudanesen, Seeräuber und Bettler, Wasser und Wüste im gleißend-hellen Licht Ägyptens und in unglaublicher Nähe wie verzaubert erstehen lassen, geniale künstlerische Schöpfungsakte eher als reine Impressionen im Sinne der französischen Malerei. Slevogt hielt es auf die Dauer nicht im Norden. Kurz vor Kriegsbeginn hatte er das Gut Neukastel erworben. Im Kriege wurde er in der bayrischen Armee Kriegsmaler, doch die anfängliche Begeisterung des Offizierssohnes sollte sich sehr schnell ins Gegenteil verkehren, denn er fand nichts großartig Kämpferisches oder Heldenhaftes, auf das er wohl als Maler gehofft hatte, nur blinde Zerstörung, Ekel, Grauen – ähnlich hatte Menzel ein einziges Mal einen Kriegsschauplatz erlebt. Seit 1915 schuf Slevogt hauptsächlich Bildnisse, zu denen auch das Doppelporträt der beiden Freunde Guthmann und Zimmermann gehörte, denen er in Berlin so viel verdankte. 1917 wurde Slevogt zum Vorsteher eines Meisterateliers an der Hochschule für bildende Künste in Berlin ernannt und hielt sich mit seiner Familie nun abwechselnd in Berlin und Neukastel auf, das ihm mit der umgebenden Landschaft zur dauernden menschlichen und künstlerischen Heimat werden sollte. Ein krönender Abschluß seiner fruchtbaren Jahre in Berlin war die anläßlich seines fünfzigsten Geburtstages in der »Freien Secession« veranstaltete Kollektivausstellung. Er kam immer wieder nach Berlin, um seine Freunde zu sehen und Aufträge zu erfüllen. Sein

künstlerisches Hauptthema aber wurde Neukastel, wie für Liebermann das Haus am Wannsee, für Corinths letzte Lebenszeit das Sommerhaus am Walchensee. Ein Jahr nach der letzten großen Arbeit des bereits erkrankten Malers, dem großen Golgatha-Fresko von 1931 für die Friedenskirche in Ludwigshafen, das im letzten Krieg zerstört wurde, ist Slevogt in Neukastel verstorben. Er war einer der phantasiebegabtesten und schöpferischsten unter den deutschen Malern seiner Zeit und schenkte der Berliner Malerei die südlich aufgelockerte Lebensauffassung, die sich in hellen Bildern voller Lebensfreude und mozartischem Klang äußerte. Spät führte ihn sein gelegentlich auch wildes, ungebärdiges Temperament noch zu Wagner und Bayreuth, doch hat er seine Bühnenbildideen nicht mehr verwirklichen können.

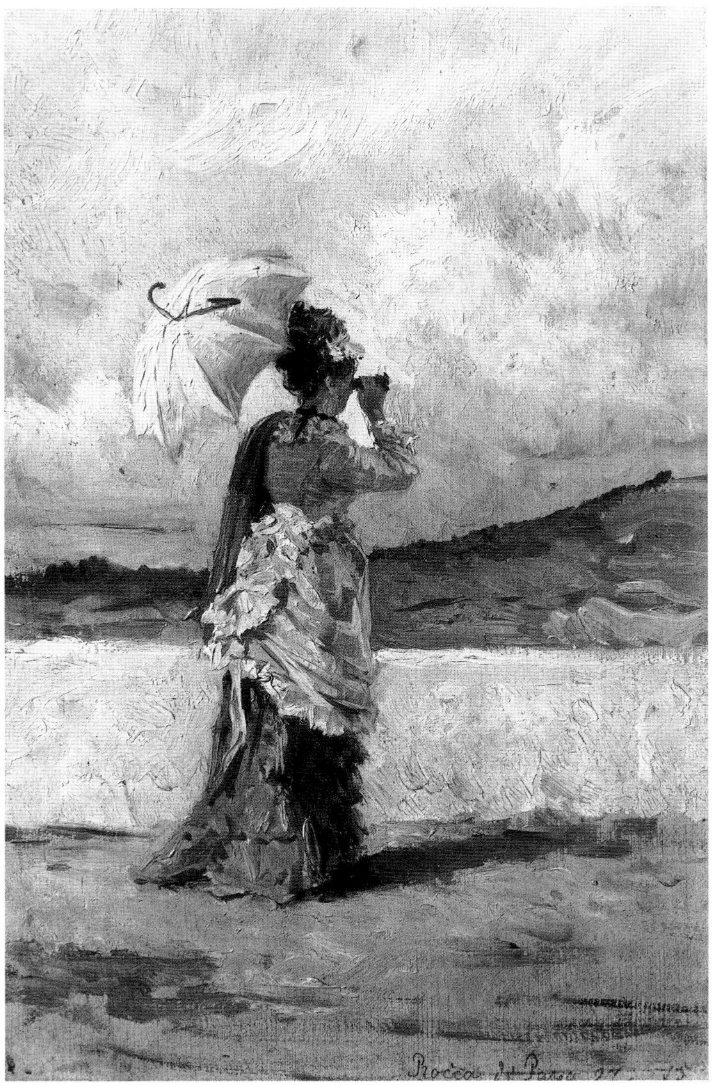

651 FRANZ SKARBINA
Rocca di Papa, 1875
Privatbesitz

Franz Skarbina. Die Anfänge von Lesser Ury als Groß- und Weltstadtmaler

FRANZ SKARBINAS Vater war ein aus Agram eingewanderter Goldschmied, doch er wurde ein Berliner reinsten Wassers. 1865 kam er für drei Jahre als Schüler zu Julius Schrader an die Berliner Akademie. Sein größtes Vorbild aber war Adolph Menzel, den er zunächst in seiner großzügig-barocken Schrift zu erreichen suchte, die der des Altmeisters täuschend ähnlich war. Später kam er auch seinem Zeichenstil sehr nahe. Bis 1893 war er als Hilfslehrer und Lehrer für anatomisches Zeichnen an der Berliner Hochschule für die bildenden Künste tätig; 1888 ist er zum Professor ernannt worden. Diese übliche akademische Tätigkeit war 1885/1886 durch eine für seine Malerei entscheidende längere Studienreise nach Paris und nach Belgien unterbrochen worden. Vor allem entzückte ihn damals das weltstädtische Leben in Paris, das Flair der Lichterstadt mit ihren eleganten Frauen. Am nachhaltigsten beeindruckte ihn die zeitgenössische französische Malerei, von der die Berliner Akademiker meilenweit entfernt waren. Beinahe heimlich hatte sich Skarbina auf einer seiner früheren kurzen Studienreisen ins Ausland in einem rückwärtig signierten kleinen Ölbild
›Rocca di Papa‹ von 1875 in skizzierend-offener, heller 651
Malweise mit erstaunlichem Geschick versucht und eine junge elegante Dame in Rückenansicht, mit Feldstecher und Sonnenschirm in die Landschaft blickend, dargestellt. Für schöne und elegante Frauen hatte der eher brave Berliner Maler zeitlebens eine deutlich erkennbare Vorliebe. In seinen Berliner Schaffensjahren zeichnete sich in seinem Wollen und Werk der Zwiespalt seiner Zeit ab. In seinen Anfängen glaubte er noch an die überkommene Rangfolge der Gattungen in der Malerei, nach der die Historienmalerei an der Spitze stand, und er widmete sich auf den Spuren Menzels Friedrich dem Großen. Wie auch andere Maler in Berlin hat er sein Vorbild nicht erreicht. Ihm fehlte das malerische Genie Menzels und das schöpferische Einfühlungsvermögen in den Geist der Epoche. Am ähnlichsten war er Menzel in seinen gezeichneten Skizzen und Studien. Gegen Ende der achtziger Jahre begann er mit flüssig gemalten Landschafts-, Stadt- und gut beobachteten Figurenbildern von Menschen aller Stände, wobei ihn die Angehörigen des Volkes am meisten interessierten. Das riesige, in frischer Farbigkeit
gemalte Ölbild der ›Karlsbader Promenade‹ mit den 652
großbürgerlichen Kurgästen ist eins der schönsten Zeug-

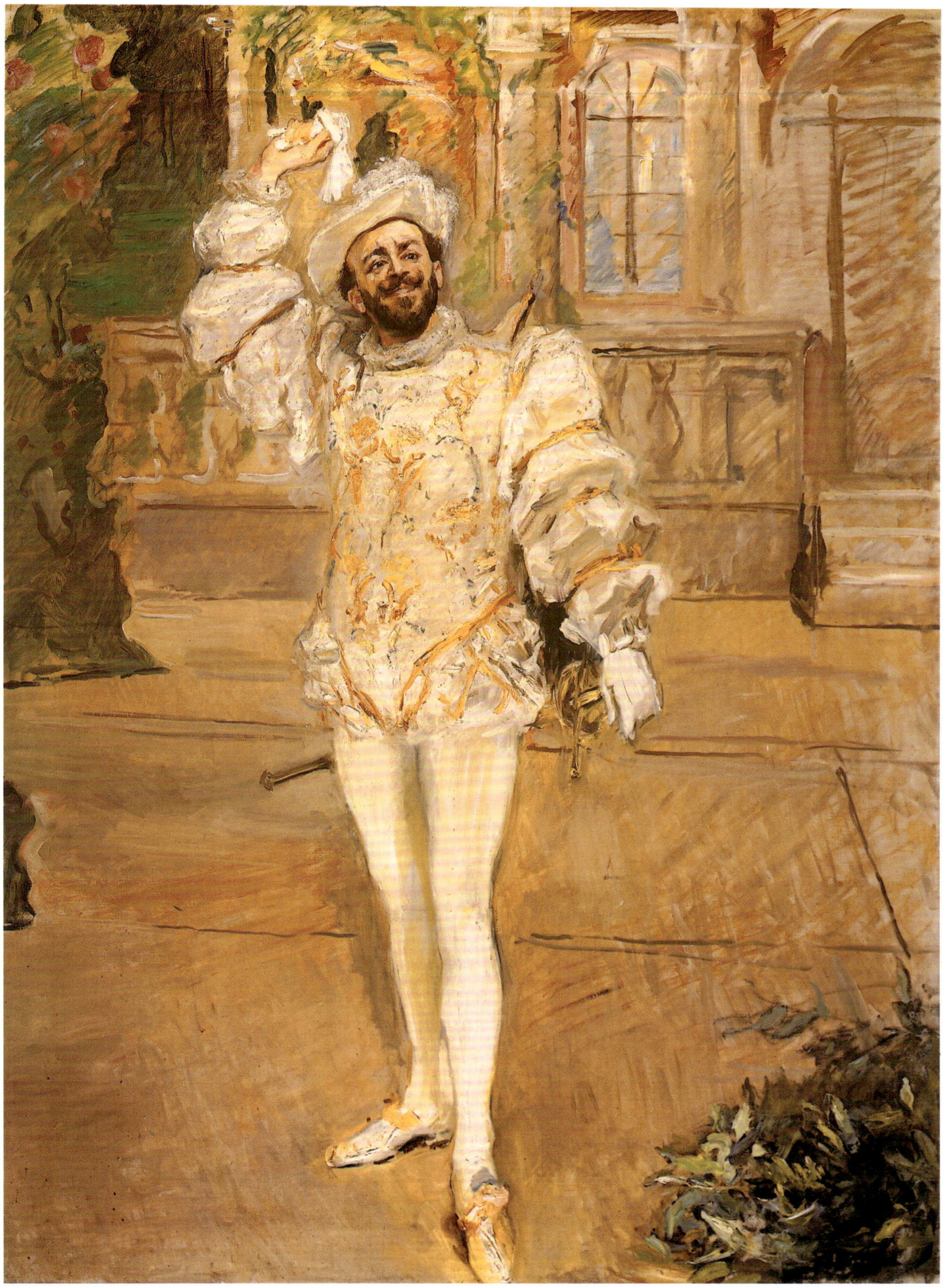

T 84 Max Slevogt
Die Champagnerarie aus Don Giovanni, 1902
Stuttgart, Staatsgalerie

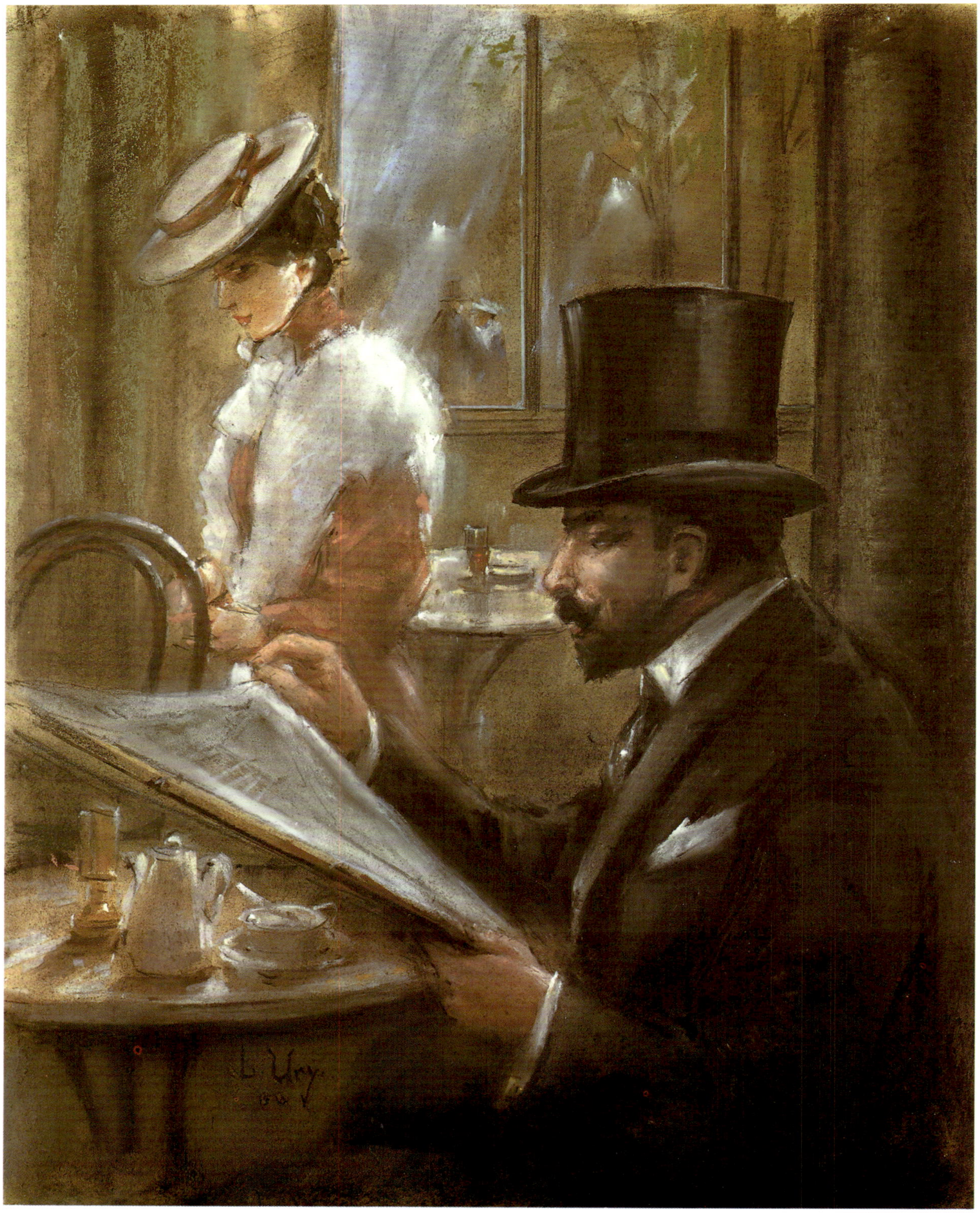

T85 LESSER URY
Im Café Bauer, um 1898
Düsseldorf, Privatbesitz

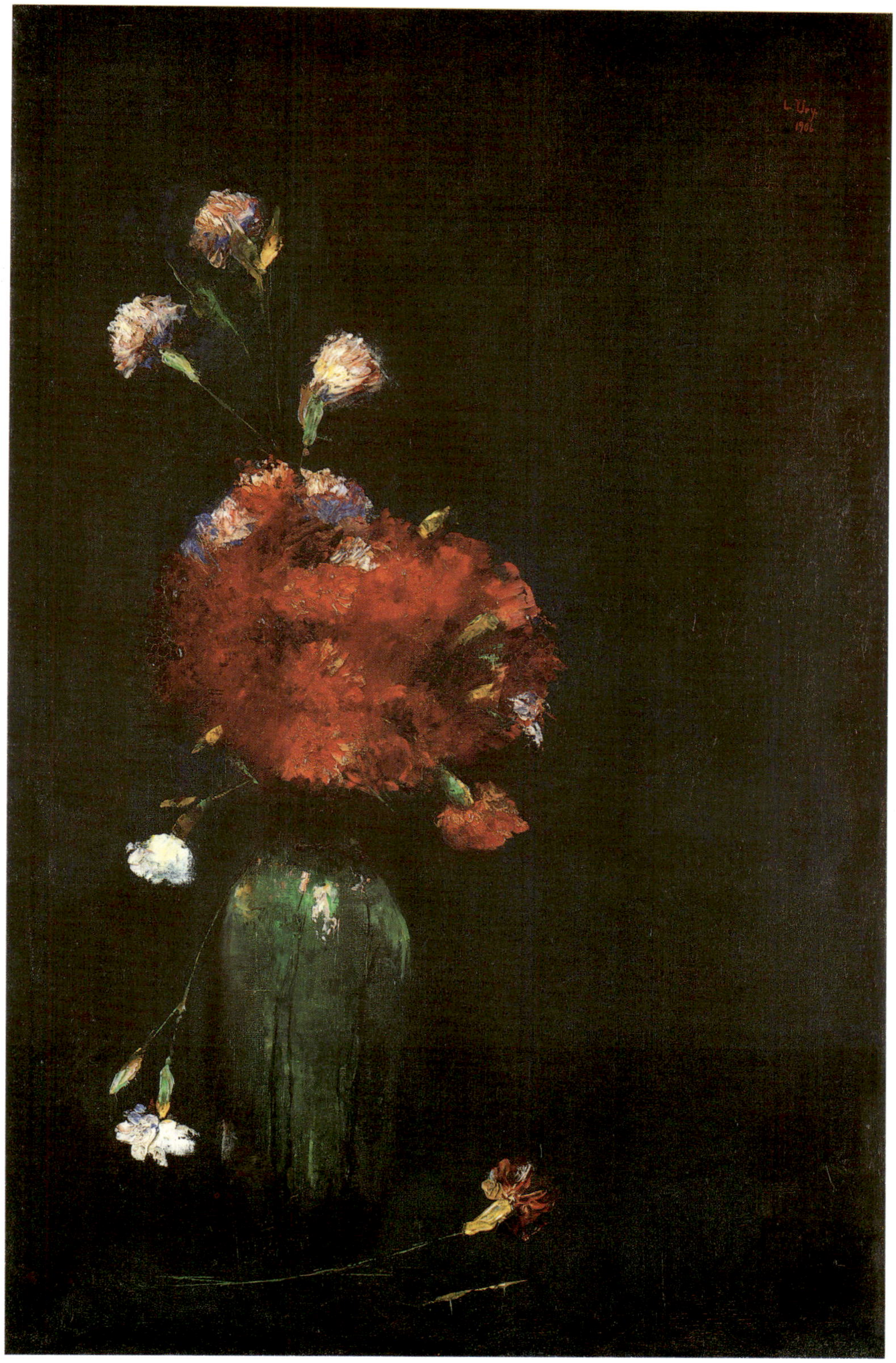

T 86 Lesser Ury
Nelken in grüner Glasvase, 1906
Privatbesitz

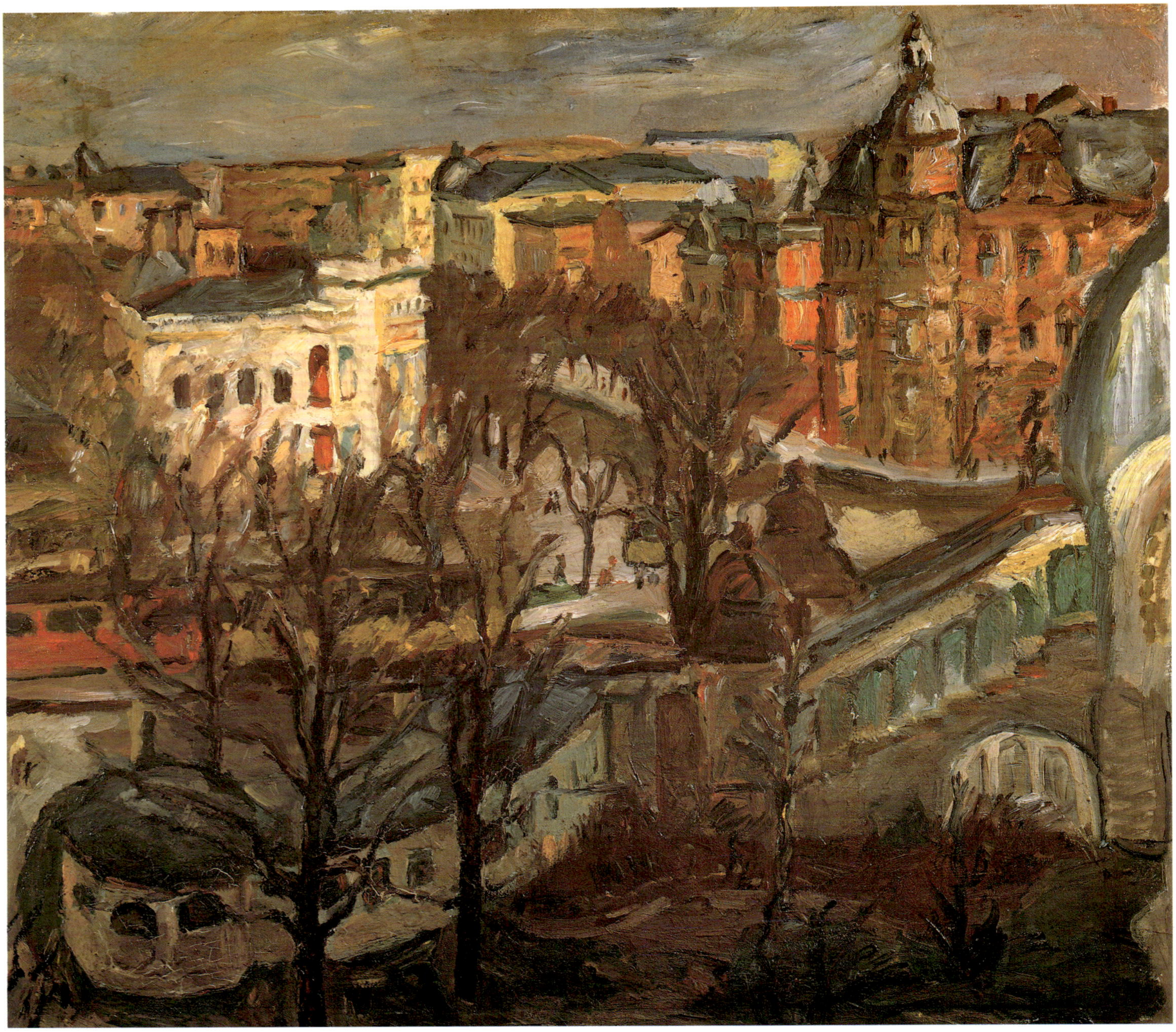

T 87 Max Beckmann
Blick auf den Nollendorfplatz, 1911
Berlin, Berlin Museum

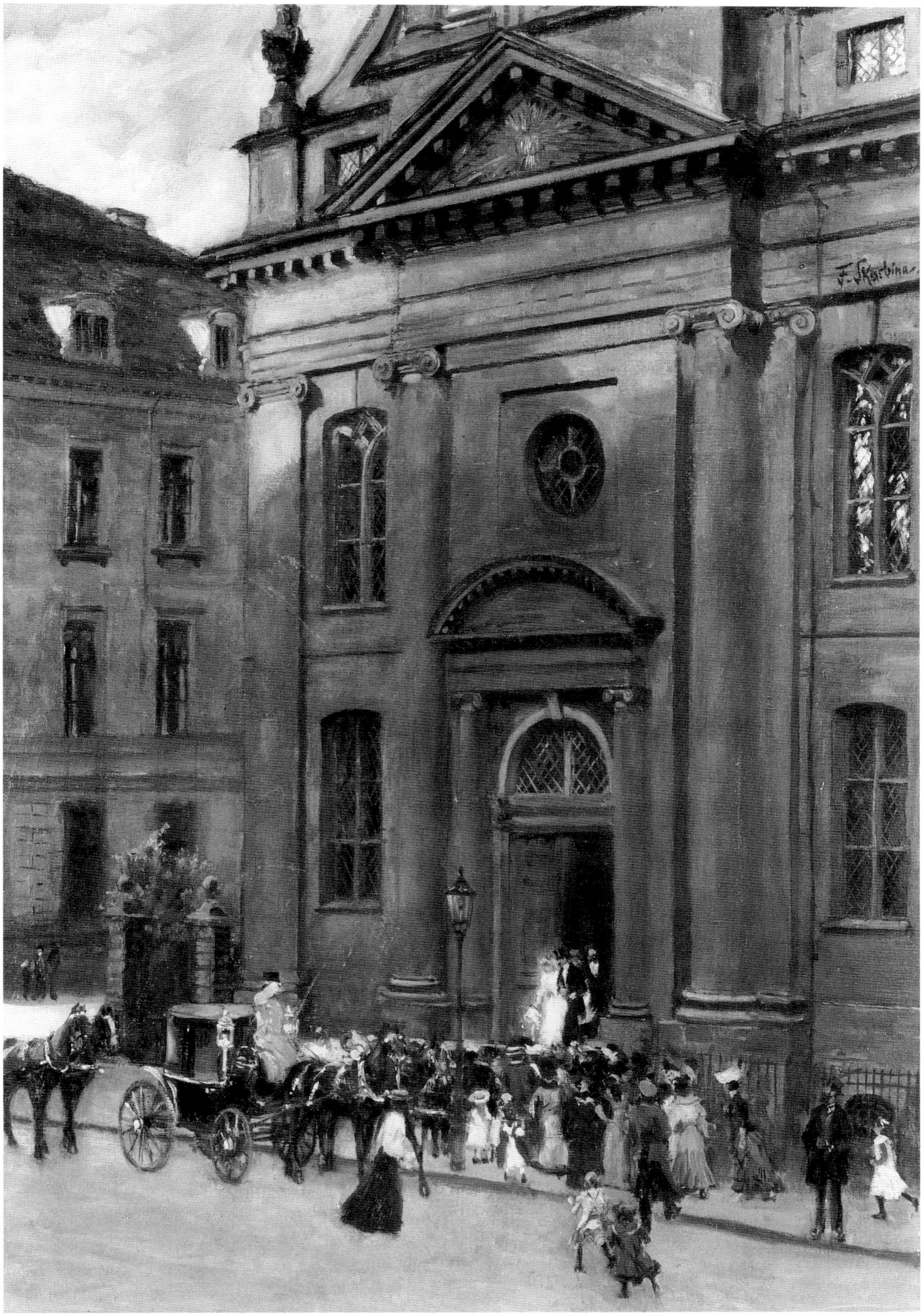

653 Franz Skarbina
Vor der Parochialkirche in Berlin
Privatbesitz

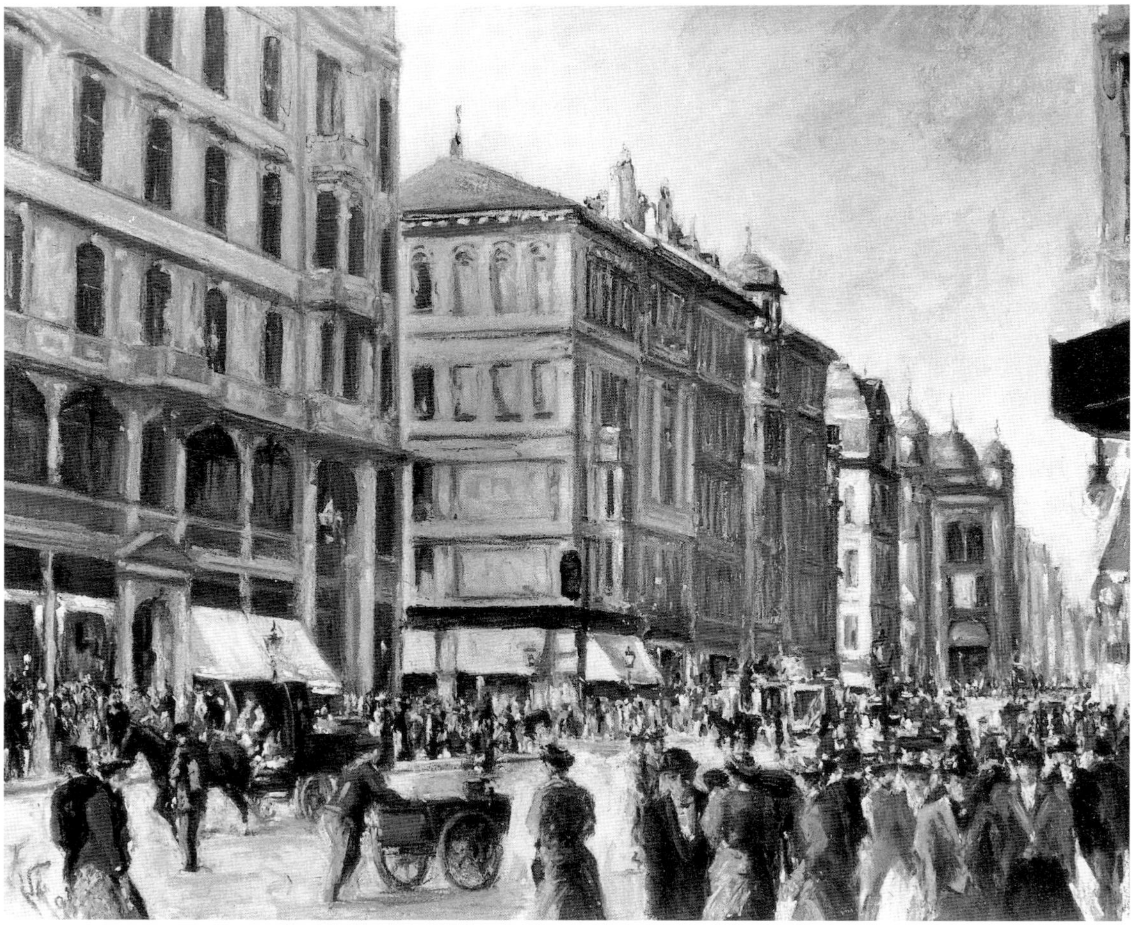

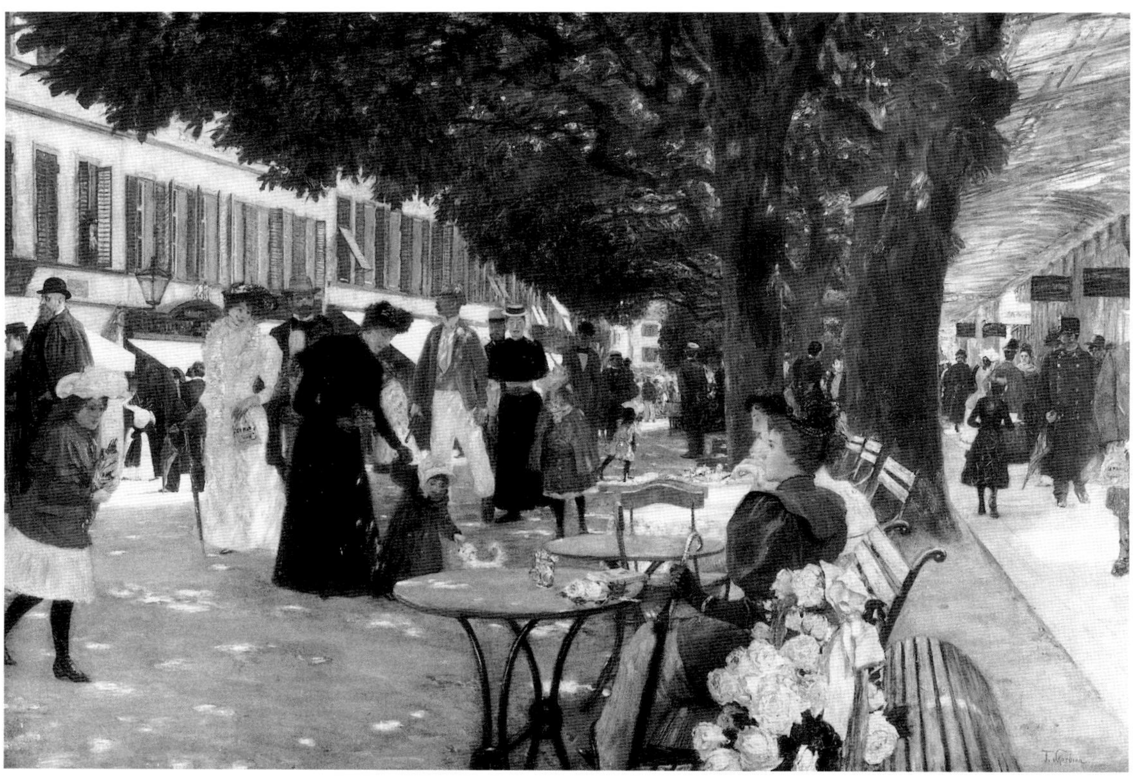

654 Franz Skarbina
In der Friedrichstraße
Pastell
Berlin, Berliner Bank AG

652 Franz Skarbina
Karlsbader Promenade
Berlin, Bezirksamt Charlottenburg

nisse vom Ausklang dieser Welt des späten 19. Jahrhunderts. Am begehrtesten aber waren seine Bilder der Großstadt Berlin und ihrer Menschen, in denen sich die Berliner wiederfanden. Eins seiner ungewöhnlichsten und fortschrittlichsten Bilder stellte ein in der Abenddämmerung über eine Eisenbahnbrücke nach Hause
T 53 gehendes Arbeiterpaar dar. Darunter Gleisanlagen mit den funkelnden Lichtern der Stadt – fast schon eine Vorahnung des etwa zehn Jahre später entstandenen Eisenbahnbildes von Baluschek, nur nicht bis ins kleinste Detail so sachlich und genau. Er überläßt sich mehr dem Eindruck der Farben und der Beleuchtung. Eher Dokumente als künstlerisch zu wertende Bilder waren seine großen Ereignisdarstellungen. Die Aufträge dafür hatte er zum Teil sogar vom Kaiser erhalten. Der Berliner Rea-
653 list Skarbina schuf in seinem Ölbild mit einer Hochzeitsgesellschaft und der gaffenden Menschenmenge vor der Parochialkirche fast noch eine Ansicht im Sinne der früheren Vedutenmalerei. Denn die Architektur der preußisch-barocken Fassade ist so genau wie möglich wiedergegeben; aber an den locker skizzierten Menschen vor der Kirche ist der Unterschied zu den reinen Architekturmalern, deren Staffage so ganz anders aussah, nicht zu leugnen – eine aufschlußreiche Divergenz, die das Festhalten am Überkommenen und Bewährten und den gleichzeitigen Versuch, impressionistisch locker zu sein, deutlich offenbart. Sein Wunsch, nicht beim Erlernten stehenzubleiben, bewog ihn auch, sich der neu gebildeten Gruppe der XI ohne Zögern anzuschließen. Die Konsequenz eines Streites mit Anton von Werner wegen der Munch-Affäre war die Niederlegung seines Lehramtes und der Beitritt zur Berliner Secession, deren zweiter Vorsitzender und Ausstellungsleiter er wurde. Aber ihn quälte auch ein innerer Zwiespalt sehr; er suchte den Kompromiß und stellte dann auch wieder in den offiziellen akademischen Ausstellungen aus, zumal ein Teil seiner gängigen Genredarstellungen auch dahin gehörte; er folgte darin dem auch von Liebermann erfolgreich unternommenen Versuch, die bestehenden Gegensätze zu mildern und schließlich zu überbrücken. Von großem Interesse waren damals seine zahlreichen Stadtbilder. Sie waren zuerst vedutenhaft genau, lockerten sich unter dem Einfluß des Impressionismus, kehrten dann wieder zu größerer Strenge und Genauigkeit zurück, um im Jahre seines Todes mit Bildern wie dem Pastell ›Winterlicher Spätnachmittag auf dem Gendarmenmarkt‹ wieder lockerer
654 zu werden. Sein undatiertes großes Pastell ›In der Friedrichstraße‹ ist ein echtes Großstadtbild, bei dem nicht irgendwelche genau wiedergegebenen Häuser oder architektonischen Details von Bedeutung sind, sondern der Gesamteindruck dieser von Menschen und Fahrzeugen wimmelnden, schier endlosen Straße, die auch einige andere Maler fasziniert hat. Wer fragte damals noch danach, ob die Proportionen, die Zahl der Fensterachsen oder die Bedachungen der Häuser richtig waren, wenn das Gesamtbild in seiner Stimmung überzeugte? Auch wenn manches in Skarbinas Werk schwächer und konventioneller ist als bei den führenden Malern, bleibt für die Berliner Malerei von ihm des Guten genug.

Skarbinas Schüler PAUL HOENIGER hat einige schöne berlinische Stadt- und Genrebilder wie das Café Josty von 1888 mit seinen Gästen oder 1900 die belebte, winterlich-feuchtkalte Königstraße am Berliner Rathaus 655
geschaffen. Getreu dem Vorbild seines Lehrers hat er hier im Vordergrund rechts zwei hübsche Berlinerinnen in winterlicher Kleidung ins Bild gesetzt. Solche berlinischen Stadtbilder haben bis heute nichts von ihrer Beliebtheit eingebüßt. Nach den durch den letzten Krieg bedingten Veränderungen der Stadt sind sie begehrter als je zuvor.

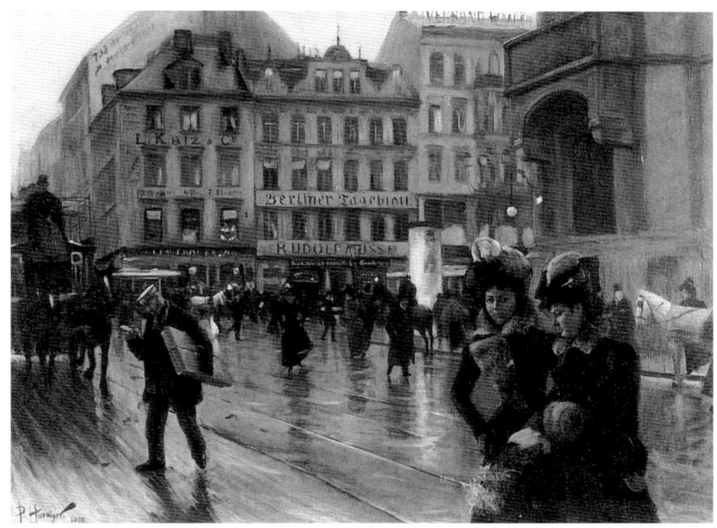

655 PAUL HOENIGER
Königstraße am
Berliner Rathaus, 1900
Schweinfurt,
Sammlung Georg Schäfer

Lesser Ury:
»Man muß Opfer bringen,
vielleicht mehr als sein Leben,
wenn man,
von armer Herkunft,
Künstler werden will...«

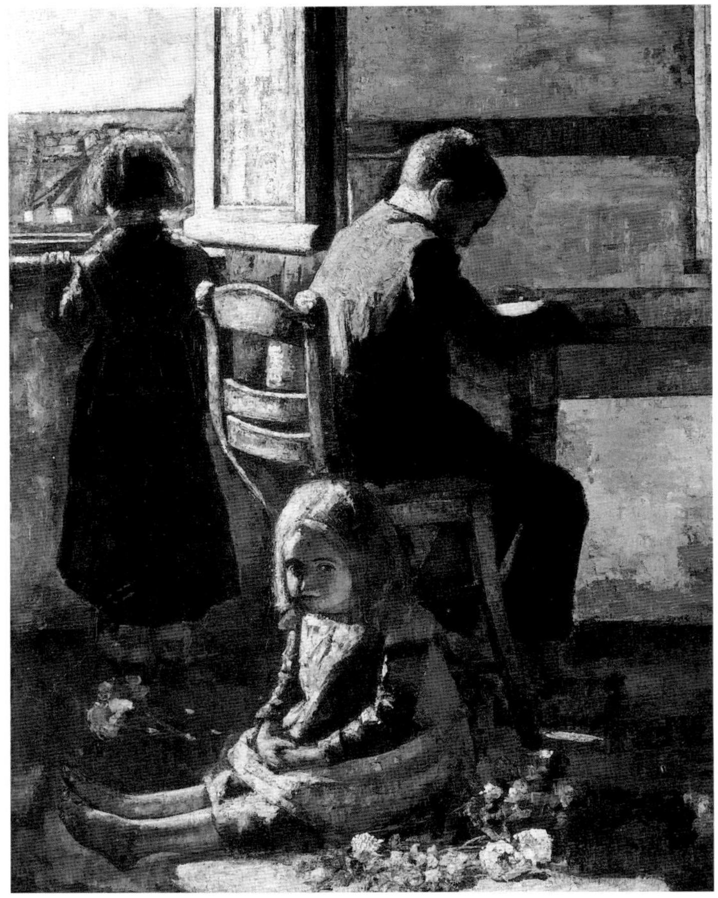

Diese Zeilen hat kein Romantiker geschrieben, sondern der heute im In- und Ausland geschätzte Lesser Ury. Kurz vor seinem siebzigsten Geburtstag hatte er in Erwartung gewisser Feierlichkeiten schriftlich eine Rede vorbereitet, die in seinen Akten bei seinem Nachlaßverwalter, einem Berliner Notar, gefunden wurde. Lesser Ury hat diesen Tag nicht erlebt – er starb knapp drei Wochen vorher, am 18. Oktober 1931. Wenn es hier auch nur um die noch in das 19. Jahrhundert fallenden Anfänge seines Lebens und Schaffens geht, ist es doch für das Verständnis seines Werkes aufschlußreich, ihn mit einem Absatz aus diesem Entwurf noch einmal zu zitieren: »... *Ich habe in den fünfundvierzig Jahren, die ich in Berlin bin, alle Verwandlungen und Richtungen in der Kunst mit angesehen. Ich habe mich darum nicht gekümmert, sondern nur das gemalt, was ich malen wollte oder vielmehr malen mußte*...« Und daran war kein Wort falsch. Der aus Birnbaum bei Posen stammende, 1861 geborene Ury hat mit seiner Mutter und dem Bruder schon als Knabe die Heimat seiner Kindheit verlassen. Die Urys gingen nach Berlin, das die besten Aufstiegschancen bot. Über seine Jugendjahre in der preußischen Hauptstadt wissen wir nicht viel. Auch Joachim Seyppel ist sich in seinem 1987 erschienenen Ury-Buch nicht schlüssig geworden, ob er nach einem nicht zu belegenden Realschulbesuch in Berlin Schneiderlehrling wurde oder etwas anderes erlernte. Wichtig bleibt, daß der zeichnerisch begabte Ury sich in jenen Jahren entschloß, Maler zu werden. Die große Stadt bot ihm damals unzählige Anregungen für seinen künftigen Beruf. Er befreite sich von den ihm durch seine Mutter und den Bruder auferlegten Pflichten und ging zunächst nach Kassel, um Werken Rembrandts zu begegnen. 1879 zog er weiter nach Düsseldorf und wurde in die dortige Akademie aufgenommen, wo er nichts fand, was ihm hätte Vorbild sein können. Auf der Suche nach seinen eigenen künstlerischen Möglichkeiten hielt er sich anschließend in Brüssel, Paris und Berlin auf. 1880 finden wir ihn im weltoffenen Paris, das im 19. Jahrhundert fast alle deutschen Maler begeistert hat. Hier erlebte er eine Stadt, die auch nachts nicht zu schlafen schien, ein weltstädtisches Leben, das den jungen Maler zu ersten Darstellungen anregte. 1882 wurde er in die Brüsseler Académie des Beaux Arts aufgenommen, doch er meinte, mehr unter den Menschen selbst zu sehen und zu lernen, und zog in das Dorf Volluvet nahe bei Brüssel, wo er in der Natur mit kräftigen breiten Pinselstrichen meisterliche realistische oder naturalistische Bilder malte: ›Die Geschwister‹ von 1883, drei 656
Kinder in einem Innenraum, sind unerhört sicher komponiert und kraftvoll gemalt – das Bild hat stillebenhafte, noch an frühere Fensterbilder erinnernde Züge.

Anschließend kam Lesser Ury nach Berlin, wo er aber nur kurze Zeit an der Akademie blieb. Den jungen Maler verstanden die akademischen Lehrer nicht. Wie Leistikow fiel er 1885 nach einer Probezeit durch. Er versuchte nun sein Glück an der Akademie in München, wo es ihm ähnlich wie in Berlin erging. Des langen Suchens und langer Wanderjahre müde, muß ihm Berlin trotz der dort erlittenen Enttäuschungen wohl noch am aufgeschlossensten erschienen sein. 1887 wurde er auf Empfehlung von Uhde dort ansässig, wo er, von kurzen Aufenthalten im Ausland abgesehen, bis zu seinem Tode blieb. Der von Paris begeisterte Lesser Ury muß die Unruhe unter den

656 LESSER URY
Die Geschwister, 1883
München, Bayerische Staatsgemäldesammlungen, Neue Pinakothek

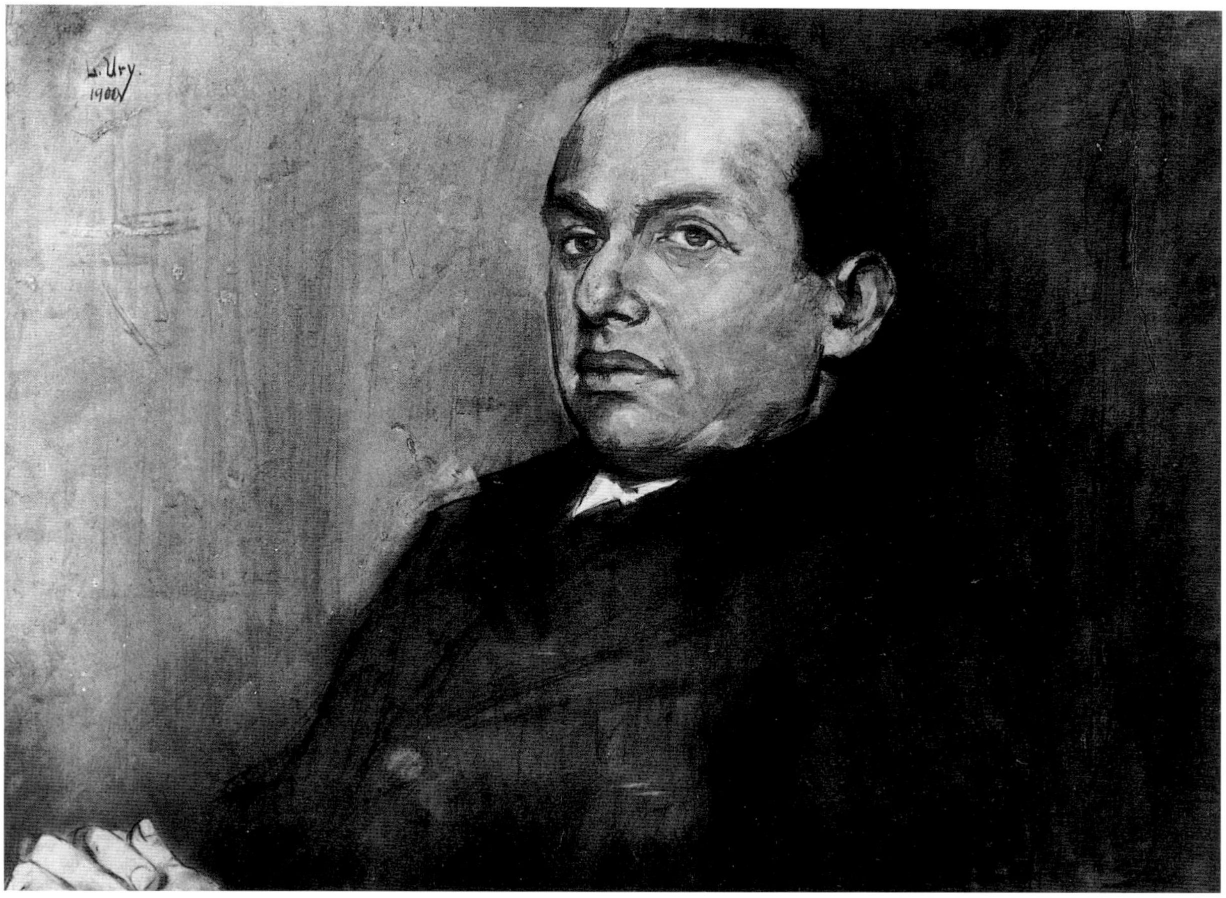

jüngeren Vertretern der bildenden Kunst in Berlin gespürt haben und setzte auf das sich andeutende freiere geistige Klima seine Hoffnungen, obwohl es bis zu dem ersten Versuch einer Erneuerung in der bildenden Kunst, der Gründung der Gruppe XI, noch ein paar Jahre dauern sollte. Immerhin veranstaltete Fritz Gurlitt 1889 eine erste Ausstellung mit Urys Bildern, deren feiner Kolorismus Kenner entzückte, während das Publikum und die auf akademische Kunst eingeschworenen Kritiker, wie der Kunstpapst Ludwig Pietsch, in seinen Bildern nur Schmierereien sahen. Hinzu kam Liebermanns feindselige Einstellung Ury gegenüber; er hatte sich um eine Unterstützung für ihn bemüht, aber das Bild, das dieser dafür dem Mäzen ablieferte, mißfiel. Liebermann, in seinem Leben und Schaffen ein preußischer Jude, hat mit dem offenbar schwierigen Menschen und Maler Lesser Ury wenig anfangen können. So gab es einen Bruch zwischen beiden, der bis zu Urys Lebensende währte. Zwischen 1892 und 1894 nahm Ury dreimal an den offiziellen Akademischen Ausstellungen teil – wohl ohne Erfolg. Mit Genreszenen älterer Art hatte er Konzessionen gemacht. 1884 zeigte er das ›Café Bauer‹, eines seiner Lieblingsthemen.

Erst 1915, als Liebermann ausgeschieden war und Corinth die Leitung übernommen hatte, beteiligte sich Ury zum ersten Mal an einer Ausstellung der Berliner Secession. Er hat sich stets auf gewisse Themenkreise beschränkt, die seinem inneren Wesen und künstlerischen Temperament entsprachen. Für ihn war die Bibel das Buch der Bücher. In größeren Abständen hat er mit Ernst und mit Eifer immer wieder einen biblischen Stoff gestaltet – ›Jerusalem‹, ›Die trauernden Juden in der babylonischen Gefangenschaft‹, ›Moses mit den zerbrochenen Gesetzestafeln‹, ›David im Gebet‹ und andere. Im Jahr seines Todes schuf er ›Jude im Gebetsmantel‹. Anders als das Berliner »Dreigestirn« hat Ury, soweit sich das aus seinem unvollständigen Werkverzeichnis erkennen läßt, nur selten Porträts geschaffen. Eines zeigt den Geiger Bronislaw Hubermann und ein anderes den Theaterdirektor Otto Brahm vom Lessing-Theater. Brahm hat er in der Loge in Rückenansicht mit angedeutetem Profil und dem Opernglas vor Augen, gespannt auf die Bühne blik-

657 Lesser Ury
Theaterdirektor Otto Brahm, 1900
Verbleib unbekannt

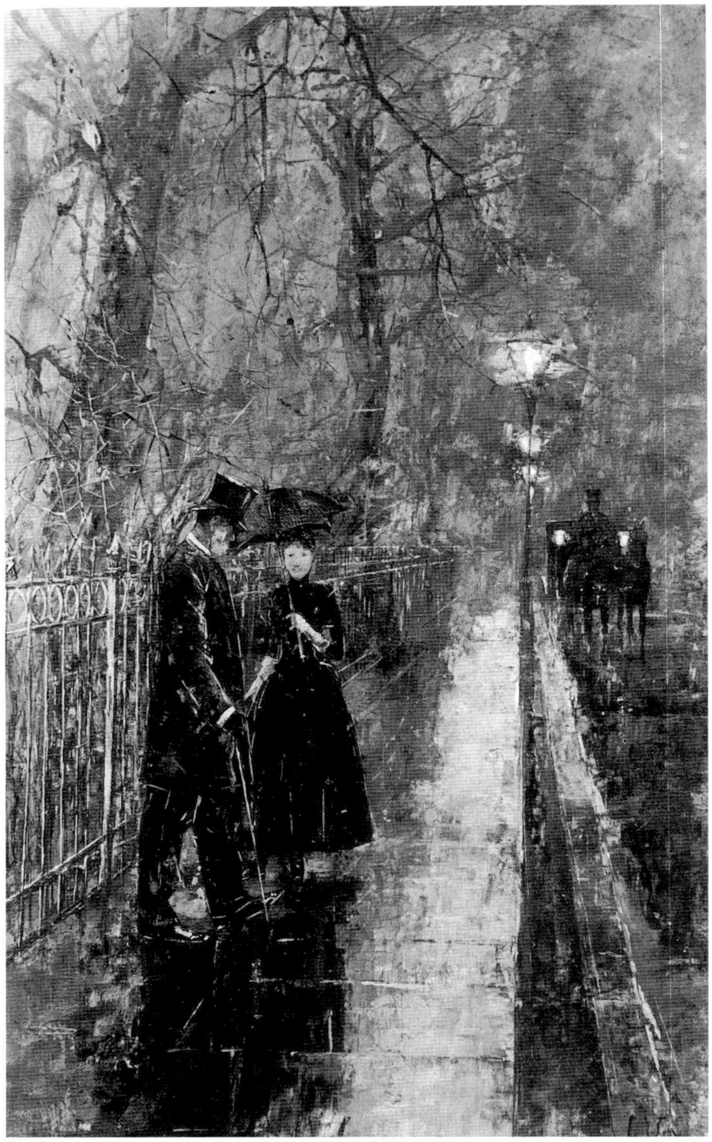

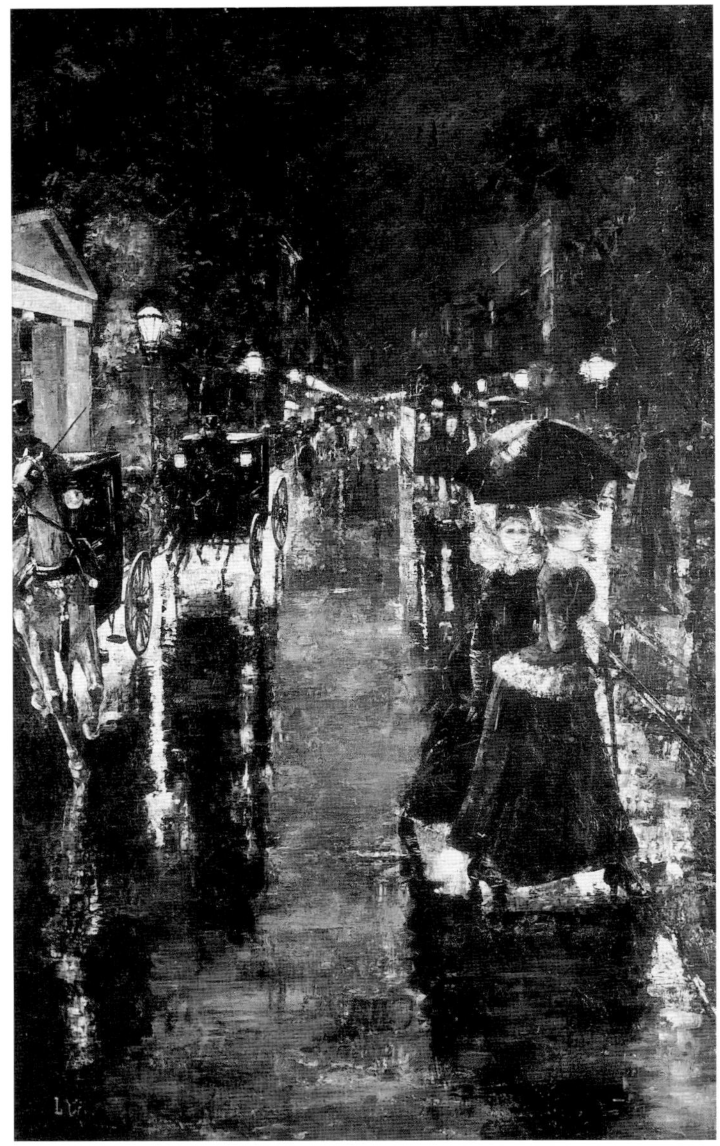

658 Lesser Ury
In der Tiergartenstraße
Verbleib unbekannt

659 Lesser Ury
Der Leipziger Platz im Regen
Berlin, Berlinische Galerie

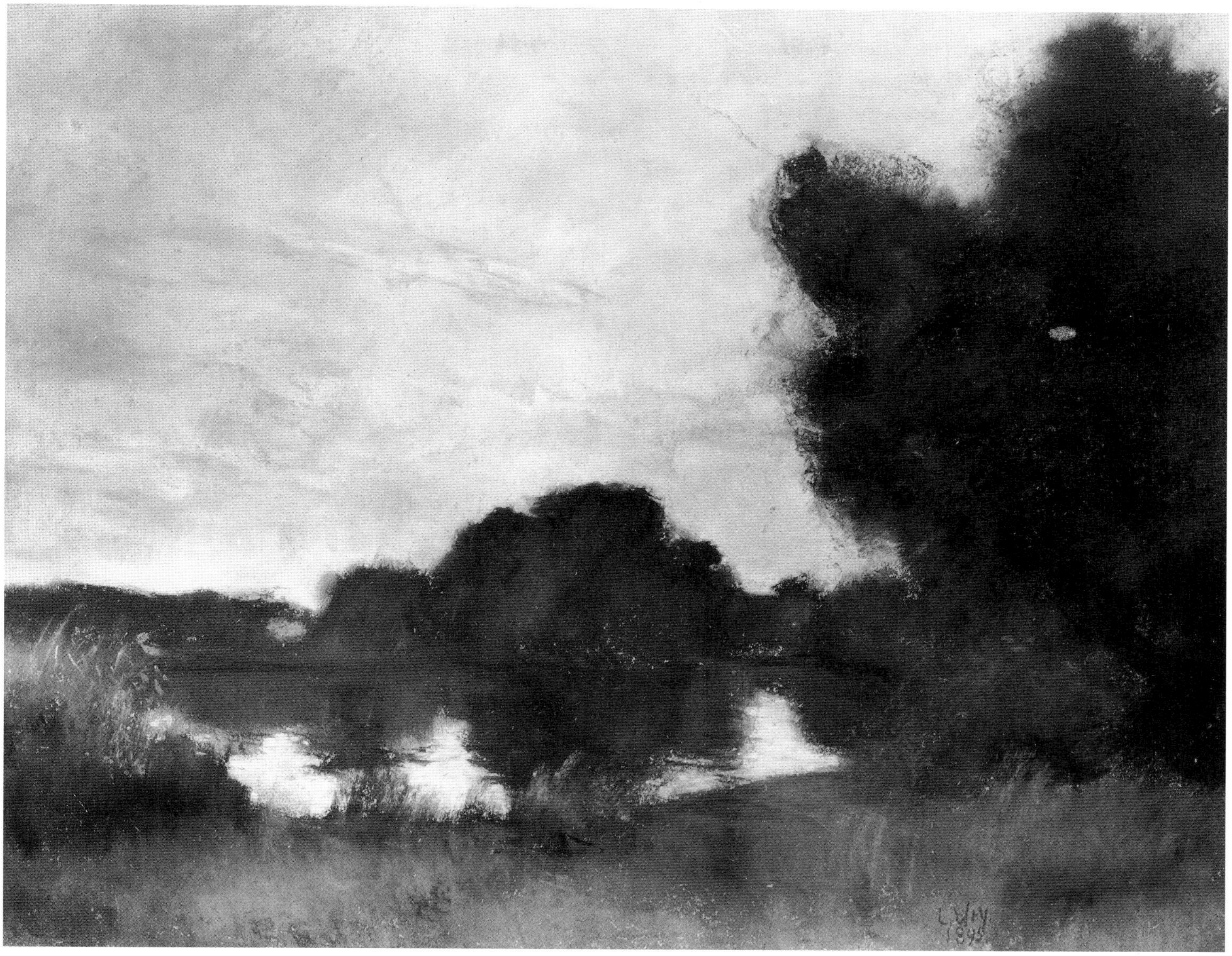

660 Lesser Ury
An einem märkischen See, 1895
Privatbesitz

kend, gemalt, ähnlich auch den Kritiker Alfred Kerr. Vier
657 Jahre später hat er das eindringliche Brustbild von Brahm im Dreiviertelprofil geschaffen, dessen Verbleib unbekannt ist. Von seiner frühesten Zeit an hat sich Ury ohne jede Pose und Eitelkeit, ein ernster, verschlossen wirkender Mann, oft selber dargestellt. Mehr als alles andere hat den Maler aber die Stadt interessiert, jedoch fernab von allen Schilderungen im üblichen Sinne. Wenn es hin und wieder ein bekanntes Bauwerk in seinen Bildern gab, war es völlig eingebunden in die Gesamtstimmung der Darstellung und oft nur noch in Umrissen erkennbar. Er malte die Straße Unter den Linden mit dem Brandenburger Tor, den Potsdamer Platz, die schönen Straßen des Tiergartenviertels und den Landwehrkanal, kurz, den Alten Westen; aber er liebte auch das moderne, das mondäne Berlin W, den Neuen Westen, die elegante Wohn- und Amüsiergegend am und um den Kurfürstendamm. Das alles lag nicht weit von seiner Wohnung mit Atelier am Nollendorfplatz.

Früh schon hatte Ury entdeckt, daß der Lichterglanz der nächtlichen Stadt bei Regenwetter im spiegelnden Asphalt das Lichterspiel vervielfachte und erstaunliche malerische Wirkungen hervorrief, die er mehr als drei Jahrzehnte lang mit anhaltender Begeisterung schilderte, zuerst noch mit Droschken und Gaslaternen, später, in den zwanziger Jahren, mit schwarzen Autos, Straßenbahnen und Autobussen im Schein elektrischer Bogenlampen. Diesen Zauber der Großstadt, die zur Weltstadt wurde, hat keiner so einfangen und wiedergeben können wie er. In bescheideneren Pastellen, in Mischtechnik und in anspruchsvollen Ölbildern, stets souverän und flott gemalt und voller koloristischer Reize, hat er eine ganze Epoche Berlins, von der Kaiserzeit bis in die Weimarer Republik, geschildert. Lesser Ury, der in Berlin zwar manche Kontakte geknüpft hatte, aber ein Sonderling blieb, hat die Menschen der Stadt in ihrer Anonymität gelassen, auch wenn er sie, im Kaffeehaus etwa, näher beobachtete. Die Frauen waren bei ihm schön, elegant, kokett, die Herren mit Zylindern wirkten arriviert, soigniert, nach außen auch distanziert wie in dem um 1898
T 85 entstandenen Bild ›Im Café Bauer‹. Beziehungen zwischen den Geschlechtern wurden nur angedeutet. Lesser Ury war diskret. Man weiß wenig von ihm und seinem Leben, seiner späten Gefährtin, von dem in der Wohnung versteckten Geld. Die Passanten in seinen Straßenbildern wurden später in ihrer sonderbar vornübergeneigten Haltung beinahe zu schemenhaften Zeichen. Kaffeehäuser hat der Maler geliebt, allen voran das Café Bauer Unter den Linden, aber auch das nicht minder bekannte Café Josty, das Romanische Café, Treffpunkt aller fortschrittlichen Literaten, Künstler und Bohemiens an der Gedächtniskirche, und auch das Café Vaterland, das bis zum Ersten Weltkrieg »Piccadilly« hieß. Im Ausland malte er vor allem Landschaften. Von Berlin aus fuhr er meist in die nahe gelegenen Gegenden um die Havel. Die
stillen Seen und dunklen Wälder der Mark liebte er 660
besonders im Abendschein; sie wirkten wie noch nie von Menschen betreten, eine Auffassung, die an Leistikow erinnert. Hin und wieder hat der Kolorist Ury auch Blu-
men gemalt, mehrmals Nelken, wie die rot leuchtenden T 86
von 1906 in einer grünen Glasvase vor einem dunklen Hintergrund.

»Sein« Thema, die nächtlichen Straßen mit dem regennassen Asphalt, den Droschken und Menschen, hat Ury schon in seinen ersten Berliner Jahren beherrscht. In dem
Ölbild ›In der Tiergartenstraße‹, im Werkverzeichnis 658
wahrscheinlich unter ›Dame und Herr‹ aufgeführt, wartet ein Paar an verregnetem Abend vor einem Gartenzaun auf die herannahende Droschke. Im Gegensatz zu der vornehm-stillen Tiergartenstraße hat Ury auf einem weiteren, vielleicht ein wenig später entstandenen Gemälde
das abendliche Regenwetter am Leipziger Platz, einem 659
der beliebtesten Plätze Berlins geschildert: Zwei hübsche Damen im Vordergrund, hier noch mit Körpervolumen, mit feiner Kleidung und kräftigen Schritten, vielleicht Mutter und Tochter, dazu Droschken und andere Fuhrwerke. Zahllose Laternen beleuchten die sich im Hintergrund verlierenden Passanten. Von solchen noch vor der Jahrhundertwende entstandenen Stadtbildern gab es in Urys Darstellungen bis zum Ende der zwanziger Jahre eine stetige Weiterentwicklung bis hin zu den schwarzen Kastenautos und den kurzgeschürzten Schönen auf den Straßen Berlins. Seine besondere Sicht der Groß- und Weltstadt Berlin hat keine ebenbürtige Nachfolge gefunden.

Ausklang

Die Deutsche Jahrhundert-ausstellung von 1906 in Berlin und die Folgen

Im letzten Jahrzehnt des 19. Jahrhunderts hatte die Nationalgalerie den Plan gefaßt, gemeinsam mit großen deutschen und ausländischen Museen sowie privaten Sammlern zur Jahrhundertwende in einer »Ausstellung deutscher Kunst aus der Zeit von 1775 bis 1875« einen großangelegten Überblick über die Leistungen der deutschsprachigen Länder – Österreich und die Schweiz also eingeschlossen – zu geben. Dieses Vorhaben konnte wegen der aufwendigen Vorbereitungen erst 1906 verwirklicht werden, wurde dann aber in einer Zeit, in der neben den »etablierten« deutschen Impressionisten der zweiten Generation die jungen Expressionisten sich durchzusetzen begannen und große Einzelgänger die Kunstszene bereicherten, ein ungeahnter Erfolg. Der eigentliche Anlaß für das wahrhaft monumentale Unternehmen wurde im Vorwort des Ausstellungskataloges umrissen: *»Bei den vielfachen Versuchen, die deutsche Kunst des 19. Jahrhunderts geschichtlich darzustellen, ist die Forschung überall auf den Übelstand gestoßen, daß zwar Künstler, die zu ihren Lebzeiten allgemeine Beachtung gefunden hatten, einigermaßen bekannt waren, daneben aber an allen Orten einzelne Meister von ersichtlicher Bedeutung nach ihrer Herkunft und ihren Zielen dunkel blieben. Ebenso dunkel war auch die Entwicklung mancher der führenden Meister. Seit etwa 1890 ist an einzelnen unserer zahlreichen Kulturmittelpunkte begonnen worden, Sammlungen örtlicher Kunst anzulegen, um zunächst die Grundlagen für eine Übersicht der Kräfte zu gewinnen.«* Die Ausstellung sollte nicht nur einen Rückblick geben, vielmehr sollte *»zugleich die Weiterführung der örtlichen Forschungen als eine Aufgabe dringlicher Art dargetan werden«*. Der Schwerpunkt der Ausstellung lag auf den *»Schöpfungen des Zeitraumes von 1775 bis etwa 1840, die dem Bewußtsein zum Teil schon ganz entrückt waren«*, während die späteren, wie man meinte, noch allgemein in der Erinnerung lebten. Diese sollten vor allem in der für 1907 vorgesehenen ergänzenden Großen Berliner Kunstausstellung anläßlich des fünfzigjährigen Bestehens der Deutschen Kunstgenossenschaft als Rückschau gezeigt werden. Bei der kaum überschaubaren Fülle der deutschen Malerei zwischen 1775 und 1875 konnte von vornherein an eine auch nur annähernde Vollständigkeit nicht gedacht werden.

Der Vorstand der Jahrhundertausstellung hatte sich als »Förderer und Zeichner des Garantiefonds« dreißig einflußreicher und hochvermögender Persönlichkeiten – die überwiegende Mehrheit aus Berlin – versichert, ebenso 39 weiterer Förderer aus allen Teilen Deutschlands. Dem Ausschuß gehörten 137 wissenschaftliche Vertreter aller großen Museen und Bibliotheken, auch aus dem Ausland, an, mit Namen, die zum Teil noch heute unvergessen sind, was auch für den fünfköpfigen Vorstand mit dem damaligen Direktor der Nationalgalerie, Hugo von Tschudi, und den Direktor der Hamburger Kunsthalle, Alfred Lichtwark, galt. Höchst eindrucksvoll ist auch das Verzeichnis der etwa 650 Darleiher, an ihrer Spitze Kaiser, Könige und etliche Großherzöge. In den drei Geschossen der Nationalgalerie und den neu gestalteten Räumen des Kupferstichkabinetts im Neuen Museum waren 2023 Gemälde, davon allein 368 der Berliner Malerei und 72 deutsche Skulpturen ausgestellt. Die Skulpturenausstellung war eher eine schmückende Zutat; einen Überblick über das reiche bildnerische Schaffen des 19. Jahrhunderts in Deutschland vermochte sie nicht zu geben. Der Raum der Casa Bartholdy mit seinen Fresken konnte in die Ausstellung einbezogen werden und wurde noch durch Bilder der Nazarener bereichert. Auch einige Räume des Neuen Museums mit Kaulbachs Fresken im Treppenhaus gehörten zur Ausstellung. Wir fragen uns heute, woher der unerwartet große, begeisterte Widerhall bei den Kunstkritikern und beim Publikum kam. Es war offenbar die anrührende Begegnung mit der Malerei des Klassizismus, der Romantik und des frühen Realismus, dessen Wurzeln in Berlin bis in die letzten Jahrzehnte des 18. Jahrhunderts zurückreichten, und mit damals fast vergessenen Malern, die man wieder entdekken konnte. Diese neue Sicht der Malerei des 19. Jahrhunderts kam allerdings in Berlin nicht ganz von ungefähr. Die voraufgegangene Zeit mit der naturalistischen Malerei und dem Wirken der Maler in der Berliner Secession hatte – wenn auch von den Ewiggestrigen kaum akzeptiert – auf ihre Weise die Salonmalerei und den süßlich-verlogenen Kitsch überwunden; man erkannte das Hohle jener Epoche und war wieder aufgeschlossen für das Schlichtere, für die preußische Zurückhaltung, für Ehrlichkeit. Doch diese positive Wendung verlor sich in Berlin bald wieder und blieb auch in der Forschung zunächst ohne Folgen. Der Metropole Berlin in der Weimarer Republik blieb es vorbehalten, sich nachdrücklicher auf die eigene Vergangenheit und ihre Kunst zu besinnen. Zwei Ausstellungen haben dazu beigetragen, die Erinnerung ein zweites Mal – nun auf Berlin beschränkt – wachzurufen: 1926 zeigte die Nationalgalerie die erste mit dem Titel »Zur Charakteristik der älteren Berliner Kunst«, für die der Kunsthistoriker Hans Makkowsky, Schadow-Biograph und bester Kenner der Berliner Malerei des 19. Jahrhunderts, ein wichtiges Vorwort schrieb. Drei Jahre später veranstaltete der Verein Berliner Künstler die nicht minder erfolgreiche Ausstellung »Hundert Jahre Berliner Kunst« im Landesausstellungsgebäude, in der hauptsächlich die Mitglieder des Vereins seit etwa 1841, dem Gründungsdatum des Vereins – damals auch schon eine Art Secession –, bis in die zwanziger Jahre berücksichtigt wurden. Aufsätze von Guido Kern und Max Osborn, zwei Kennern der Berliner Kunst, erläuterten die Ziele der Ausstellung und beschrieben die Geschichte des Vereins. Das Märkische Museum lenkte unter seinem verdienstvollen Direktor Walter Stengel mit interessanten Ausstellungen das Interesse auf die Kunst- und Kulturgeschichte Berlins, das es sich nun als Weltstadt leisten konnte, auf seine Vergangenheit stolz zu sein. In jenen Jahren entstanden auch Dissertationen über Berliner Maler.

Eine länger anhaltende »Renaissance« der Berliner Malerei des 19. Jahrhunderts hat aber erst nach 1945 begonnen, nachdem so vieles zerstört, zerschlagen und verschollen war. Man wollte wenigstens in Bildern wiederfinden, wie die Stadt einst ausgesehen, welche Persönlichkeiten sie geprägt hatten. Die realistisch genaue Berliner Architektur- und Vedutenmalerei, die zeitweilig wenig galt, erlebte eine bis heute nachwirkende Wiedererweckung, auch Geschichtsmalerei wurde und wird zumindest zur Dokumentation von Epochen und Ereignissen herangezogen, und selbst der Historismus der zweiten Jahrhunderthälfte, vor allem das Genre mit seinen Schilderungen einer sorglos-heilen Welt, erfreut sich, nostalgisch erhöht, wachsender Beliebtheit. Neben dem breiten Spektrum neuer Richtungen und Stile unseres Jahrhunderts erhielt sich bis heute, im Fahrwasser der ersten Impressionisten der Secession, ein »Berliner Impressionismus«, richtiger ein Realismus in einer von den Impressionisten übernommenen hellen Freilichtmalerei und in spontan lockerer Malweise, vor allem in Landschafts- und Stadtbildern, die sich immer noch allgemeiner Publikumsgunst erfreuen. Was in unserer Zeit für die Berliner Malerei durch Museen, große und kleine Ausstellungen und in der Forschung geschieht, ist in der Einführung bereits angedeutet worden. Die hier gebotene Übersicht soll Zusammenhänge und Entwicklungen der Berliner Malerei, die sich am Ende der europäischen Malerei öffnete, nachvollziehbar machen, aber auch andeuten, wieviel auf diesem Gebiet für die Berliner Kunstgeschichte noch zu leisten ist.

Die besonders charakteristischen Merkmale der Berliner Malerei des 19. Jahrhunderts sollen abschließend wenigstens skizziert werden. Die Grundzüge, die über alle Stilepochen und Wandlungen hinweg gültig geblieben sind und die das »Berlinische« genannt werden, zeichneten sich bereits im letzten Drittel des 19. Jahrhunderts ab: eine angeborene Nüchternheit und Sachlichkeit Menschen und Dingen gegenüber, die durchaus Leidenschaftlichkeit für das Werk entwickeln kann und die von einem Realismus der genauen Beobachtungsgabe geprägt ist. Daher auch die überzeugenden, bei Gaertner überragenden Leistungen der Vedutenmalerei in Berlin. Die Gefahr liegt da in einer gewissen Trockenheit. Hinzu kommen ein kritischer Sinn, auch Selbstdisziplin und Selbstkritik – Menzel und Liebermann haben dafür Maßstäbe gesetzt.

Die drei wichtigsten Komponenten französischen Geistes, *ordre*, *mesure*, *clarté*, haben durch die Hugenotten wohl auch Berliner Künstler beeinflußt, waren sie doch den besten preußischen Wesenszügen nicht allzu fern. Wo die Berliner Malerei auch preußisch war, fallen Haltung, Zurückhaltung, Würde und eine gewisse Noblesse auf – man denke nur an Franz Krüger und viele, auch spätere Porträtisten. Die Antike ist in Bauten und Bildern dank Schinkel nicht nur nachgeahmt, sondern fern vom Süden auf preußischem Boden zu neuem Leben erweckt worden; auch Schinkels romantisch gefärbter Idealismus hat zeitweilig die Berliner Malerei beeinflußt. Daß berlinischer Realismus und Romantik sich verbinden konnten, zeigt Blechens malerisches Werk. Die Anregungen für die Berliner romantische Malerei kamen vorzugsweise aus der Dichtkunst; erinnert sei an E.T.A. Hoffmann, Kleists »Käthchen von Heilbronn«, an Tieck, Wackenroder, Arnim, Brentano und die Märchen der Brüder Grimm; die Berliner Romantiker aber konnten sich mit den Meistern dieser Stilrichtung, wie Caspar David Friedrich, nicht messen. Es fehlte den Berlinern auch an Phantasie. Der berühmte Berliner Humor in der Malerei und Graphik war drastisch und unverblümt, signalisierte gesunde Lebensfreude und Sinnlichkeit, aber auch Spottlust. Der schnelle Witz offenbarte sich in den Legenden der graphischen Blätter. Unverwechselbar berlinisch war auch das Gemütvolle, Volkstümlich-Kleinbürgerliche der Biedermeiermalerei.

Weit über die Jahrhundertmitte hinaus blieb der Grundzug der Berliner Malerei ihr Realismus, der in zeitbedingten Abwandlungen zum vielbefehdeten Naturalismus wurde; der war wiederum angeregt durch die Literatur, vor allem durch Gerhart Hauptmann und den Friedrichshagener Kreis. Der Wirklichkeitssinn der Berliner Maler ließ sie schon früh das soziale Elend erkennen. Nur selten glitten ihre Werke in verlogene Armeleutemalerei ab.

Die Genremalerei im letzten Jahrhundertdrittel war Allerweltsmalerei. Was man hier auf den Berliner Akademieausstellungen sah, konnte man genauso in Paris und anderswo antreffen. Diese Malerei war »modisch« und bediente den Geschmack des großen Publikums. Dadurch verwischten sich auch die bis dahin erkennbaren charakteristischen Unterschiede der deutschen Malerschulen. Berlinisches konnte man allenfalls in den realistisch gebliebenen Nuancen dieser Malerei entdecken.

In der zweiten Hälfte des Jahrhunderts wurden die Maler mobil, es entwickelte sich eine Art künstlerisches Nomadentum, nur die Besten blieben wenigstens für längere Zeit an die Orte ihres Wirkens gebunden. In der Reichshauptstadt machte sich diese Unruhe unter den Malern am stärksten bemerkbar. In der Zeit der modischen Genremalerei gab es aber auch die sozial engagierte Kunst und daneben Maler wie Leistikow, Hagemeister, Skarbina, die nicht nur in ihren Themen berlinisch waren. Da war der Berliner Max Liebermann, der an Schadow, Menzel und Krüger anknüpfte und, nach naturalistischen Anfängen, mit dem Berliner »Impressionismus« etwas grundlegendes Neues schuf, das einem verfeinertem Kolorismus zum endgültigen Durchbruch verhalf und das bis weit in das neue Jahrhundert wirksam bleiben sollte. Auffällig war, daß manche Secessionisten sich trotzdem an den offiziellen Mammutausstellungen am Lehrter Bahnhof beteiligten, auch wenn sie dann abschätzig als »Kompromißler« bezeichnet wurden. Obwohl die neuen Gruppierungen und großen Einzelnen bis 1914/18 in Opposition zur offiziellen Staatskunst standen, wurde 1918 in der Preußischen Akademie der Künste mit Liebermann als ihrem Präsidenten eine offenere, zwischen den verschiedenen Richtungen vermittelnde Kunstpolitik eingeleitet.

Jugendstil und Berliner Impressionismus bis 1918. Die Gründung der Neuen Secession 1910 und der Freien Secession 1914

1903 äußerte der Berliner Kunsthistoriker und -kritiker Max Osborn in der »Zeitschrift für bildende Kunst« im Rückblick auf die Kämpfe der jungen fortschrittlichen deutschen Künstler gegen die akademische Kunst voller Genugtuung: *»Die Bataille ist aus, die Modernen haben gesiegt.«* Zugleich erkannte er aber, daß ein anderer Kampf sich anbahnte, daß es nun nicht mehr allein um Licht, Luft, Farbe und Technik der Malerei ginge, sondern um eine Weiterentwicklung dieser Errungenschaften, um neue Aussagen und um eine *»beseelte Wiedergabe eines reinen Naturausschnittes«.* Die Berliner Secession, die vor der Jahrhundertwende den Weg in die Moderne überhaupt erst ermöglicht hatte und in ihren Ausstellungen auch die großen Franzosen und van Gogh zeigte, stand gegen Ende des ersten Jahrzehnts diesen neuen Bestrebungen etwas ratlos gegenüber. Nach Liebermanns eigenen Worten sollte die Secession für alle unabhängigen Maler offen sein – allein die Qualität sollte entscheiden. Doch schon der alte Menzel hatte die Impressionisten nicht mehr verstanden, der über sechzigjährige Liebermann tat sich nun seinerseits mit dem Verständnis für die jungen Neuerer schwer, die man hier und da schon Expressionisten nannte.

Die Jugenstilmalerei war von Anfang an in der Secession dabei. Ludwig von Hofmann als ihr bedeutendster Vertreter in Berlin gehörte mit seinen zeitlosen arkadischen Landschaften und Idealgestalten in seinen Berliner Jahren sogar dem Vorstand an. Bei anderen Malern, wie Leistikow in seiner Frühzeit oder Emil Orlik, war der Jugendstil mit dekorativ-floralen und japanischen Elementen und in der Betonung der Linie als Schönheit und Kraft im Sinne von van de Velde zu finden. Doch so bedeutsam wie in München und Wien wurde der Jugendstil in Berlin nicht. Nachdrücklicher manifestierte er sich in den Bauten und Ausstattungen von August Endell, im Kunstgewerbe, für das auch Leistikow tätig war, und im Buchschmuck.

Nachdem es schon vorher interne Differenzen in der Secession gegeben hatte, wurden 1910 einige Künstler mit ihren Arbeiten abgelehnt. Die Galerie Macht in der Rankestraße 1 gab ihnen Gelegenheit, die refüsierten Bilder zu zeigen, mehr noch, sie gründeten als Widerpart noch in jenem Jahr die »Neue Secession«. Zu ihren Mitgliedern gehörten die damals noch in Dresden ansässigen, erst 1911 nach Berlin übergesiedelten Brücke-Künstler, die aber bereits 1912 wieder austraten und auf die im einzelnen hier nicht näher eingegangen wird. 1911 hatte Liebermann, der Streitereien überdrüssig, den Vorsitz in der Berliner Secession zur Verfügung gestellt, der an Lovis Corinth überging. Mit Liebermann traten etwa fünfzig Mitglieder aus der Secession aus, dreizehn verblieben bei Corinth. 1913 gab es noch einmal am Kurfürstendamm 216 eine Protestausstellung von Künstlern, deren Arbeiten von der Secession zurückgewiesen worden waren (davon einige, wohl nicht zu Unrecht heute fast vergessene). Im ganzen waren es 41 Bilder, darunter drei nicht refüsierte. Inzwischen hatte sich unter Paul Cassirer eine neue Gruppe gebildet, die teilweise aus Mitgliedern der alten Berliner Secession bestand und die mit Max Liebermann als Ehrenpräsident sich »Freie Secession« nannte. Zu ihrem Vorstand gehörten Ferdinand Hodler aus Genf, Adolf Oberländer und Anton von Hildebrand aus München und Auguste Rodin aus Paris. Sie umfaßte 120 Mitglieder. 1914 gab sie mit ihrer ersten Ausstellung am Kurfürstendamm 208/209 eine glanzvolle Premiere, an der nicht nur bekannte Berliner, sondern auch bedeutende auswärtige und ausländische Künstler beteiligt waren. Man war nun nicht mehr allein auf den Impressionismus eingeschworen, denn unter den Ausstellern befanden sich jetzt auch die Brücke-Maler und eine Reihe anderer Expressionisten wie Theo von Brockhusen. Einen besonderen Anziehungspunkt unter den ausgestellten 300 Gemälden und 43 Plastiken bildeten bekannte Gemälde französischer Impressionisten aus der Sammlung des verstorbenen Julius Stern. Diese vielbeachtete Ausstellung der Freien Secession schien auf eine weitere zentrale Rolle der Secession im Berliner Kunstleben hinzudeuten. Aber der Höhepunkt des Wirkens aller Secessionen war überschritten. Sie hatten sich ihren Anspruch erkämpft, und neben ihnen tauchten nun Namen wie Herwarth Walden mit seinen Ausstellungen »Der Sturm« und seiner gleichnamigen Zeitschrift auf, dessen erste Ausstellung 1912 eröffnet wurde. Andere Große, wie George Grosz und Oskar Kokoschka, auch solche aus Frankreich und Rußland, kamen – manche auch nur vorübergehend – nach Berlin, weil es mit seinen Secessionen, den privaten Galerien, allen voran nun mit dem »Sturm«, mit seinen Ausstellungen und seinen fortschrittlichen Kunstzeitschriften, mit seinen Museen und privaten Sammlern mehr Entfaltungsmöglichkeiten bot als andere Städte. Und das alles, obwohl die offizielle Kunst des Kaiserreiches sehr restriktiv war. Einen so verdienstvollen Museumsmann wie Hugo von Tschudi ließ man ziehen, weil er beim Ankauf moderner französischer Kunst mit dem kaiserlichen Geschmack in Konflikt geraten war.

Eines muß ohne Einschränkung festgehalten werden: Die europäische Moderne hat sich auf Berliner Boden bis zum Ende des Ersten Weltkrieges trotz vieler Widerstände – darunter auch nationalistischer Tendenzen unter den Künstlern selbst – durchsetzen können. Die Weimarer Republik brauchte nach 1918 nur daran anzuknüpfen, um den Ruf einer internationalen Kunstmetropole zu erlangen. Die Berliner Malerschule, dann die Malerei in Berlin, in ihren Anfängen eher eine bescheidene Größe, spielte eine wesentliche Rolle. Sie entwickelte eine eigenständige Tradition. Zwischen den Anfängen der Berliner Akademie der Künste, den Kunstvereinen und den Secessionen, also von 1786, der ersten Akademieausstellung und dem Tod Friedrichs des Großen, bis zum Ende des Ersten Weltkriegs, hatte sie vielfältige, zum Teil unverwechselbar berlinische Leistungen aufzuweisen. Sie hat einige geniale und eine große Zahl von begabten, in verschiedenen Gattungen exzellierenden Malern hervorgebracht.

Anhang

Alphabetisches Verzeichnis der im Text erwähnten Maler

(Die mit T bezeichneten Nummern sind Farbabbildungen)

Alphabetisches Verzeichnis nicht erwähnter Maler,

die zwischen 1786 und 1900 mindestens vier- bis fünfmal an den folgenden Ausstellungen in Berlin mit Berliner Wohnadresse teilgenommen haben:

Berliner Akademische Kunstausstellung (BAK)
Internationale Kunstausstellung (IKA)
Große Berliner Kunstausstellung (GBK)

Ausstellungsjahre der BAK, IKA und der GBK bis 1900:

BAK 1791, 1786, 1787, 1788, 1789, 1793, 1794, 1795, 1797, 1798, 1800, 1802, 1804, 1806, 1808, 1810, 1812, 1814, 1816, 1818, 1820, 1822, 1824, 1826, 1828, 1830, 1832, 1834, 1836, 1838, 1839, 1840, 1842, 1844, 1846, 1848, 1850, 1852, 1854, 1856, 1858, 1860, 1862, 1864, 1866, 1868, 1870, 1872, 1874, 1876, 1877, 1878, 1879, 1880, 1881, 1883, 1884, 1886, 1887, 1888, 1889, 1890, 1892
IKA 1891, 1896
GBK 1893, 1894, 1895, 1897, 1898, 1899, 1900

Abkürzungen

A	Architekturmalerei, Veduten, Idealarchitektur
B	Blumenmalerei
DEK	Dekorative Wand- und Deckenmalerei
E	Ereignisbilder
G	Genremalerei, Humor
H	Historienmalerei, histor. Genre, Militär- und Schlachtenbilder
I	Interieurs, Innenraumveduten
J	Jagdmalerei
L	Landschaftsmalerei, Ideallandschaften
LIT	Literatur- und Sagendarstellungen
M	Marinen = Seestücke
MIN	Miniaturen
MY	Mythologische Darstellungen, Allegorien
O	Orientalmalerei und solche anderer Kontinente
P	Porträtmalerei, Figuren
PA	Panoramen, Dioramen
P MIN	Porträtminiaturen
R	Religiöse Malerei, religiöses Genre
ST	Stillebenmalerei, Fruchtstücke
STB	Stadtbilder, frei gestaltet
T	Tiermalerei

AGTHE, CURT
Berlin 1862 –
G I BAK 1889. 1890. IKA 1891. BAK 1892
GBK 1893. 1895 – 1900.

ALBERTS, JACOB
Westerheven/Schlesw. 1860 – 1941 L G
BAK 1894. 1895. IKA 1896. BAK 1897. 1898.

AMBERG, JULIE
s. GÜNTHER-AMBERG, JULIE

ANDRES, OTTO
Breslau 1855 –
G L BAK 1881. 1890. IKA 1891. BAK 1892.
GBK 1893 – 1895. 1897. 1899.

ARONS, PHILIPP
Berlin 1821 – 1902 Rinteln
P G BAK 1844. 1846. 1852 – 1877. 1883.

ARONSON-DANZIG, MARTHA
Lebensdaten nicht ermittelt. B P ST
BAK 1883. 1886 – 1890. IKA 1891. BAK 1892.

BAAK, MARIE
Lebensdaten nicht ermittelt
P BAK 1842. 1844. 1848. 1864. 1866.

BACH, CARL DANIEL FRIEDRICH
Potsdam 1756 – 1829 Breslau
P BAK 1791. 1798. 1800. 1802. 1810.

BAGGE, MAGNUS VON
Christianssund 1825 – um 1890 Berlin
L BAK 1868. 1870. 1872. 1876. 1880. 1881.

BARDOU, ALEXANDER
Lebensdaten nicht ermittelt
P BAK 1838. 1839. 1842. 1844. 1850.

BARDOU, KARL WILHELM
Lebensdaten nicht ermittelt
P BAK 1797. 1798. 1800. 1802. 1828.
1832 – 1842. 1846.

BARDOU, PAUL JOSEPH
1745 – Berlin – 1814 G P
BAK 1791. 1794. 1795. 1797. 1798. 1802 – 1814.

BARLÖSIUS, GEORG
Magdeburg 1864 – 1908 G L P R
GBK 1893 – 1895, IKA 1896. GBK 1897 – 1899

BARSCHALL, M. M.
Lebensdaten nicht ermittelt
G R BAK 1822 – 1826. 1830. 1832.

BARTHEL, PAUL
Zwickau 1862 – G P
GBK 1894. 1895. IKA 1896. GBK 1897 – 1900.

BARTOSCHEK, CARL JOSEF
Lebensdaten nicht ermittelt
G GBK 1893 – 1895. IKA 1896. GBK 1897.

BAUMANN, JULIUS
Lebensdaten nicht ermittelt
G P BAK 1836 – 1846. 1858.

BAUMGÄRTNER, HEINRICH
Lebensdaten nicht ermittelt
L BAK 1846. – 1860.

BECKER, CARL
Karlsruhe 1862 – 1900 Berlin
H BAK 1888. 1890. IKA 1891. BAK 1892.
GBK 1893. 1894. IKA 1896. GBK 1897 – 1899.

BECKMANN, WILHELM ROBERT AUGUST
Düsseldorf 1852 – 1942 Berlin H L P R
BAK 1890. 1892. GBK 1893 – 1895. 1899. 1900.

BEER, ANTOINETTE (AUCH TOINETTE) GEB. TASSAERT
Lebensdaten nicht ermittelt. MIN.
BAK 1787. 1788. 1789. 1793. 1812 – 1816. 1820.

BEER, HEINRICH DAVID
Lebensdaten nicht ermittelt. G L P
BAK 1887 1888. 1890. 1892.
GBK 1893 – 1895. 1897.

BEHN, GUSTAV
Lebensdaten nicht ermittelt
L BAK 1876. 1879 – 1883. 1886. 1890. 1892.
GBK 1893 – 1895. IKA 1896. GBK 1897.

BENDIX, LEOPOLD
tätig in Berlin
G H P R BAK 1834. 1838 – 1858. 1868. 1870.

BENNEWITZ VON LOEFEN, CARL D.J.
Berlin 1856 – 1931 Stettin
G P IKA 1896. GBK 1897. 1899. 1900.

BENZIEN, FRITZ
Lebensdaten nicht ermittelt
L ST BAK 1888. IKA 1891. BAK 1892.
GBK 1893. 1894. 1897.

BERENDT, MORITZ
1803 (1805?) –
G P R BAK 1826 – 1854. 1858. 1860.

BERÉNY, RUDOLF
Miscolez 1869 –
L P GBK 1893 – 1895. 1897. 1900.

BERG, MAURICE (MORITZ)
Thorn 1865 – 1920 Berlin G L P
BAK 1888. 1892. GBK 1893 – 1895. IKA 1896.
GBK 1897.

BERGER, GOTTLOB
Lebensdaten nicht ermittelt. G LI P
BAK 1832. 1836 – 1839. 1846. 1848. 1852. 1854.
1860. 1862. 1870.

BERKHOLZ, GUSTAV
Lebensdaten nicht ermittelt
B BAK 1866 – 1872. 1876.

BERNHEIM, CILLY
Lebensdaten nicht ermittelt B P
IKA 1891. BAK 1892. GBK 1893. 1897. 1899.

BERTINI, JOSEPH
Lebensdaten nicht ermittelt
G P BAK 1812 – 1816. 1820. 1830. 1836 – 1839.

BEYME-GOLIEN, MARIE
Stettin 1844 –
P BAK 1881. 1883. 1887. GBK 1893. IKA 1896.
GBK 1897. 1899.

BIEL, ANTONIE
Stralsund 1830 – 1880 Berlin
L BAK 1860 – 1879.

BIELSCHOWSKI, CARL
Lebensdaten nicht ermittelt
P R BAK 1826 – 1850.

BLANKENBURG, ADOLPH JULIUS
Lebensdaten nicht ermittelt
B G H ST T BAK 1832 – 1866. 1870.

BLANKENBURG, HEINRICH AUGUST
Lebensdaten nicht ermittelt
P BAK 1830. 1834. 1836. 1839 – 1842. 1846.

BLOCK-NIENDORFF, MATHILDE
Lebensdaten nicht ermittelt
P BAK 1888. 1892. GBK 1895. 1897. 1899.

BLUME, EDMUND
Halberstadt 1844 – 1911 G P
BAK 1870. 1878 – 1881. 1884. 1889. IKA 1891.
GBK 1893. 1894. 1899.

BLUNCK, AUGUST
Altona 1858 –
G BAK 1887 – 1890. 1892. GBK 1893 – 1895.
IKA 1896.

BOCHONEK, JOHANNES
1831 –
P R BAK 1856. 1866. 1868. 1878. 1887. 1888.

BOCK, FRIEDRICH (WILHELM)
Potsdam 1759 – um 1805 Berlin
P BAK 1786. 1787 – 1789.

BODENSTEIN, JULIUS
1847 – Berlin – 1932
L BAK 1874. 1880. 1881. 1884 – 1887. 1892.
GBK 1894. IKA 1896.

BOHN, HEINRICH
Lebensdaten nicht ermittelt
G L P BAK 1846 – 1872. 1883.

BOLTE, GEORG FRIEDRICH
Hannover 1814 – nach 1866 BERLIN G P R
BAK 1836 – 1842. 1850 – 1860. 1864. 1866.

BOMBACH, FRANZ
Berlin 1857 –
L BAK 1883 – 1888. 1890. IKA 1891.
BAK 1892. GBK 1893 – 1895. IKA 1896.
GBK 1897 – 1900.

BOMBACH, WILHELM
Berlin 1855 –
L BAK 1883. 1886 – 1888. 1892.
GBK 1893 – 1895. 1897. 1899. 1900.

BONTE, PAULA
1840 - Berlin – 1902.
L BAK 1866. 1870. 1872. 1876
– 1884. 1887 – 1890.
IKA 1891. BAK 1892. GBK 1893 – 1895.
IKA 1896. GBK 1897 – 1899

BORCHARDT, FELIX
1857 –
P BAK 1883. 1886. 1887. 1890.
GBK 1894. 1897. 1898.

BORCKMANN, AUGUST
Berlin 1827 – 1890 vermutlich Berlin
G H BAK 1852 – 1883.

BORNEMANN, ADOLPH
Lebensdaten nicht ermittelt
G P BAK 1832 – 1838. 1840 – 1848. 1858.

BOUTERWEK, FRIEDRICH AUGUST
Friedrichshütte O/Schl. 1806 – 1867 Paris
H R BAK 1826 – 1836. 1839 – 1844. 1846.

BRANDIS, AUGUST VON
Haselhorst/Spandau 1862 – 1947 Aachen
G I R BAK 1892. GBK 1893 – 1895. IKA 1896.
GBK 1897. 1898. 1900.

BRANDT, FRITZ
Berlin 1853 – 1905 Nettuno/Rom
G L BAK 1886 – 1890. IKA 1891. BAK 1892.
GBK 1895.

BRASCH, I.
Lebensdaten nicht ermittelt
G L P
BAK 1886. 1888. 1890. 1892. GBK 1893. 1894.

BRAUER, FRITZ
Berlin 1858 – 1910 Hannover
L M BAK 1880. 1881. 1884. 1887 – 1890.

BRENNICKE, ELISE
Berlin 1855 –
G P BAK 1886. 1887. 1889. 1890. 1892.
GBK 1893. IKA 1896. GBK 1897. 1899.

BROCKMÜLLER, PAUL
Wölschendorf/M. 1864 – G P
GBK 1893 – 1895. IKA 1896. GBK 1898 – 1900.

BRÖKER, WILHELM
Berlin 1848 –
L BAK 1881. 1883. 1887 – 1890. IKA 1891.
BAK 1892. GBK 1893 – 1895. IKA 1896.
GBK 1898 – 1900.

BRÜCKE, HERMANN D. J. (?)
Lebensdaten nicht ermittelt
G H BAK 1848 – 1868.

BRÜCKE, JOHANN GOTTFRIED
Berlin (?) 1796 – 1873 Wien
G P BAK 1818 – 1822. 1840. 1848.

BRUNKAL, ERICH
Berlin 1859 –
G P BAK 1887 – 1890. 1892. GBK 1893 – 1895.
IKA 1896. GBK 1897 – 1900.

BRUNS, C.G.
Lebensdaten nicht ermittelt
L BAK 1858. 1860. 1862. 1866.

BUBLITZ, EMIL
Lebensdaten nicht ermittelt
G P MY BAK 1862. 1864. 1868. 1870. 1874 –
1878. 1892. GBK 1895.

BUCHHOLD, AUGUST (C.F.A.)
Lebensdaten nicht ermittelt
L ST BAK 1828. 1830. 1836 – 1848.

BUCHHORN, LUDWIG
Halberstadt 1770 – 1856 Berlin
B L P BAK 1789. 1791. 1793. 1806 – 1844.

BUDCZIES, JOHANNA GEB. KRAUSNICK
Lebensdaten nicht ermittelt
L BAK 1876 – 1880. 1883. 1886. 1887.

BÜCHMANN, HELENE
1843 oder 1849 –
G P BAK 1876 – 1884. 1887 – 1890. IKA 1891.
BAK 1892. GBK 1893 – 1895. IKA 1896.
GBK 1897. 1899. 1900.

BÜLOW, PAUL
1842 – Berlin – 1889
P BAK 1866 – 1870. 1874. 1877. 1879. 1880.
1883. 1884. 1888.

BÜLOW, WILHELM
Lebensdaten nicht ermittelt
G L P BAK 1828. 1830. 1836 – 1844.

BÜRCK, HEINRICH
Dresden 1850 –
G MY P BAK 1874 – 1890. IKA 1891.
BAK 1892. GBK 1893. 1894.

BÜRDE, FRIEDRICH LEOPOLD
Breslau 1792 – 1849 Detmold
H T BAK 1818 – 1822. 1826 – 1850.

BÜRDE, PAUL
1819 – Berlin – 1874
G P BAK 1842 – 1848. 1856 – 1874.

BURGER, ADOLF
Warschau 1833 – 1876 Berlin
G P BAK 1860 – 1870. 1874 – 1878. 1886.

BURGGRAF, CARL
Halberstadt 1803 –
G P BAK 1824 – 1836. 1839 – 1850. 1854.

BUSCH, HEDWIG
Lebensdaten nicht ermittelt
L ST BAK 1892. GBK 1893. 1895. 1897. 1900.

BUSCH, R.W.
Peterswalde 1861 –
L P BAK 1890. IKA 1891. GBK 1894. 1895.
IKA 1896. GBK 1897. 1899. 1900.

CAUWER, EMIL DE
Gent 1828 – 1873 Berlin
A BAK 1862 – 1872.

CAUWER, LEOPOLD DE
Lebensdaten nicht ermittelt
G ST T BAK 1868 – 1877.

CLEMENTZ, HERMANN
1852 – Berlin – 1930
G P BAK 1877 – 1890. IKA 1891. BAK 1892.
GBK 1833. 1894. IKA 1896. GBK 1897 – 1900.

COLLIGNON, MARIE VON
Lebensdaten nicht ermittelt
G P BAK 1850. 1854 – 1860.

CONRAD, ALBERT
Torgau 1837 – 1887 Berlin
G BAK 1858 – 1866. 1870 – 1886.

CORDS, GUSTAV ADOLPH
Lebensdaten nicht ermittelt. MY P R
BAK 1814. 1818. 1820. 1826 – 1830. 1834 – 1842.

DÄHLING, RICHARD
? – 1879 Berlin
L BAK 1842 – 1854.

DAHL, HANS
Hardanger 1849 – 1937 Balestrand.
G L BAK 1874. 1877. 1879. 1880. 1881. 1884. 1886. 1888 – 1890. IKA 1891. BAK 1892. GBK 1893 – 1895. IKA 1896. GBK 1897 – 1900

DAVIDS, MARIE
Rendsburg 1847 –
P BAK 1892. IKA 1896. GBK 1898. 1900.

DEHRMANN, MARTHA
Frankfurt/M 1863 – B P
BAK 1888. 1889. IKA 1891. BAK 892. GBK 1897.

DETMERS, JULIUS
Lebensdaten nicht ermittelt
G P BAK 1846. 1852. 1856 – 1862. 1876. 1878.

DEUTSCH, RUDOLF FRIEDRICH VON
Moskau 1835 –
G P BAK 1868. 1872 – 1877. 1879. 1881.

DEVRIENT, WILHELM
1799 – Berlin – 1866
H L MIN P R BAK 1820 – 1834. 1838 – 1850. 1852. 1854. 1858. 1860. 1862. 1866.

DIEFFENBACH, ANTON
Wiesbaden 1831 – 1914 G
BAK 1872 – 1878. 1880. 1881. 1884 – 1888. 1890. IKA 1891. BAK 1892. GBK 1894. 1895. IKA 1896.

DIELITZ, CONRAD
1845 – Berlin – 1933
G P BAK 1864 – 1883. 1886. 1888 – 1890. IKA 1891. BAK 1892. GBK 1893. 1895. IKA 1896. GBK 1897 – 1900.

DIETRICHS, HERMANN
Beetzendorf/Magdeburg 1852 – 1893 Berlin
L BAK 1881. 1886 – 1888. 1890.

DÖRING, ADOLF GUSTAV
Lebensdaten nicht ermittelt
P BAK 1888. IKA 1891. GBK 1898 – 1900.

DÖRING, WILLI
Berlin 1850 –
P BAK 1888 – 1890. IKA 1891. BAK 1892. GBK 1893 – 1895. IKA 1896. GBK 1897. 1898.

DRAGUE, NICOLAUS
Lebensdaten nicht ermittelt.
P BAK 1788. 1789. 1797. 1798. 1800. 1802. 1806. 1808.

DRATHMANN, JOHANN CHRISTOFFER
Bremen 1856 – 1931
G T BAK 1886 – 1888. 1890. GBK 1893 – 1895. IKA 1896. GBK 1897 – 1900.

DROEGE, FRIEDRICH
Hannover 1801 –
MIN P BAK 1828 – 1846.

DROYSEN, KARL
Lebensdaten nicht ermittelt
G L BAK 1858. 1862 – 1866.

DUMSTREY, MARIE
Kolberg 1866 –
P BAK 1888. 1892. GBK 1893. 1894. 1897. 1898. 1900.

ECKARDSTEIN, HANS VON
Prötzel/Ober-Barnim 1859 –
L BAK 1886. 1887. 1889. 1890. 1892. GBK 1893 – 1895. IKA 1896. GBK 1897. 1898.

ECKENBRECHER, THEMISTOKLES VON
Athen 1842 – 1921 Goslar
L M BAK 1876 – 1880. 1884 – 1890. IKA 1891. BAK 1892. GBK 1893 – 1895. IKA 1896. GBK 1897 – 1900.

EDEL, EDMUND
Stolp i. P. 1863 –
G P BAK 1892. GBK 1894. 1895. 1897. 1899.

EGGENSPERGER, CARL ADOLF
Lebensdaten nicht ermittelt. G MY P R
BAK 1816. 1818. 1824 – 1830. 1844. 1850 – 1854.

EGGERS, CARL JOHANN
1787 – Neustrelitz – 1863 DEK H L MY R
BAK 1818. 1820. 1824 – 1828. 1832. 1856.

EICH, GUSTAV
Lebensdaten nicht ermittelt
G P R BAK 1842 – 1846. 1852 – 1858.

EICHENS, EDUARD FRIEDRICH
1804 – Berlin – 1877
P BAK 1820 – 1850.

EICHLER, ANTONIE
Lebensdaten nicht ermittelt. G P
BAK 1860. 1862. 1866. 1872. 1877. 1878. GBK 1899.

EICHMANN, KARL
Lebensdaten nicht ermittelt
L BAK 1846 – 1848. 1852 – 1860.

EICKEN, ELISABETH VON, VERH. VON PAEPKE
Mühlheim a.d.R. 1862 –
L IKA 1891. GBK 1894. 1895. IKA 1896. GBK 1897. 1899.

EIL, JULIUS
Lebensdaten nicht ermittelt
G MY P BAK 1826. 1830 – 1834.

EISENBLÄTTER, WILHELM
Duisburg 1866 –
L IKA 1891. GBK 1894. 1895. IKA 1896. GBK 1897 – 1899.

EKWALL, KNUT
Saby/Schweden 1843 – 1912 Jönköping
G P BAK 1876 – 1878. 1880 – 1887. 1889.

ELFERT, THEODOR
1868 –
L GBK 1893 – 1895. IKA 1896. GBK 1897.

EMDEN, HARRY
Lebensdaten nicht ermittelt
G P BAK 1892. GBK 1894. IKA 1896. GBK 1897. 1899.

EMELÉ, WILHELM
Buchen/Baden 1830 – 1905 Freiburg/Br.
H BAK 1887 – 1890. 1892.

ENGEL, JOHANNA
Lebensdaten nicht ermittelt
P GBK 1893. 1894. IKA 1896. GBK 1897 – 1899.

ENGELHARDT, GEORG CH.D.Ä.
Mühlhausen/Thür. 1823 – 1883 Berlin
L BAK 1846 – 1852. 1856 – 1876. 1878 – 1883.

ENGELHARDT, GEORG HERMANN D.J.
Berlin 1855 –
L BAK 1876. 1878 – 1890. IKA 1891. BAK 1892. GBK 1893 – 1895. IKA 1896. BAK 1897 – 1900.

ENGELMANN, DANIEL
Berlin (?) um 1800 – um 1870
L R BAK 1844. 1854 – 1862.

ENSLEN, CARL GEORG
Wien 1792 – 1866 Lille
A PA BAK 1818. 1830 – 1839. 1844. 1846.

ERBE, JULIUS
Lebensdaten nicht ermittelt
L BAK 1858. 1866 – 1872.

ERDMANN, MORITZ (HEINRICH EDUARD M.)
Arneburg/Stendal 1845 – 1919 München
L BAK 1870 – 1883. 1887. 1889. IKA 1891. BAK 1892. GBK 1893. 1894. 1897. 1899. 1900.

ERNECKE, HERMANN
um 1817 – 1894 vermutl. Berlin
G P BAK 1839. 1844 – 1881. 1884 – 1890.

ESCHKE, HERMANN
1823 – Berlin – 1900 L M
BAK 1844 – 1848. 1856. 1863. 1872. 1878 – 1890. IKA 1891. BAK 1892. GBK 1893 – 1895. 1897. 1899.

ESPERSTEDT, AUGUST WILHELM
Berlin 1814 –
G H L BAK 1834 – 1838.

EWALD, ARNOLD FERDINAND
um 1810 – G H MY
BAK 1846 – 1852. 1856 – 1860. 1868. 1870.

EWALD, ERNST DEODAT PAUL FERDINAND
1836 – Berlin – 1904
G P BAK 1862 – 1870.

FAHRENKROG, LUDWIG
Rendsburg 1867 – 1952 Biberach/Riß
P R BAK 1892. GBK 1893. 1894. IKA 1896. GBK 1897 – 1899.

FALAT, JULJAN
Tuliglowy 1853 – 1929 Bystra
J T BAK 1889. 1892. GBK 1894. 1895. IKA 1896.

FALCK, KARL
Lebensdaten nicht ermittelt
L BAK 1852. 1858. 1860 – 1864.

FECHNER, FRITZ
Lebensdaten nicht ermittelt
L M BAK 1884 – 1890. IKA 1893. IKA 1891. BAK 1892. GBK 1895. IKA 1896. GBK 1897. 1899.

FECKERT, GUSTAV HEINRICH GOTTLOB
Cottbus 1820 – 1899 Berlin
G P BAK 1842 – 1852. 1860. 1866. 1870 – 1878. 1883. 1886.

FEHR, CONRAD
Toftlund/Hadersleben 1854 – 1933 Berlin
G P R BAK 1884. 1887. 1889. 1892. GBK 1893 – 1895. IKA 1896. GBK 1897. 1900.

FEIT, NANNY
Lebensdaten nicht ermittelt. G P BAK 1890. GBK 1893 – 1895. 1897. 1898.

FELDMANN, WILHELM
Lüneburg 1859 – 1932 Lübeck
L BAK 1888 – 1890. IKA 1891. BAK 1892. GBK 1893 – 1895. IKA 1896. GBK 1897. 1898.

FIEDLER, BERNHARD
Berlin 1816 – 1904 Triest
A L O BAK 1839 – 1846. 1860. 1874.

FISCHER, CLARA ELISABETH
Berlin 1856 –
G P BAK 1886 – 1888. 1890. GBK 1893. 1894. IKA 1896. GBK 1897. 1899.

FISCHER, EDUARD
Berlin 1852 – 1905 ertrunken im Chiemsee
L BAK 1874 – 1877. 1879 – 1890. IKA 1891. BAK 1892. GBK 1893 – 1895. IKA 1896. GBK 1897 – 1899.

FISCHER, HELENE VON
Bremen 1843 –
B ST BAK 1879. 1887. 1894. 1895.

FISCHER, JACOB ADOLPH
Lebensdaten nicht ermittelt
MIN P BAK 1787. 1788. 1791. 1794.

FISCHER, MARTHA
– 1891 Berlin
G P BAK 1886 – 1890. IKA 1891.

FISCHER-CÖRLIN, ERNST ALBERT
Cörlin 1853 –
B G R BAK 1877. 1879 – 1881. 1888. 1890. IKA 1891. BAK 1892. GBK 1893 – 1895. IKA 1896. GBK 1897 – 1900.

FLINDT, EDUARD
Altona 1861 –
L BAK 1892. GBK 1893 – 1895. IKA 1896. GBK 1897. 1898.

FONTANE, PETER
Lebensdaten nicht ermittelt
G MIN P BAK 1787 – 1791. 1794. 1795.

FORST, JOHANN HUBERT ANTON
Berlin 1756 –
L MIN V BAK 1802. 1804. 1810. 1812. 1824.

FRANCK, JOHANN FRIEDRICH
Lebensdaten nicht ermittelt
P BAK 1830 – 1839.

FRANCKE, KARL LUDWIG
Neusalz/Oder 1797 – 1846 Berlin
G P R BAK 1826 – 1844.

FRANKE, HEINRICH
Lebensdaten nicht ermittelt
P R BAK 1820 – 1824. 1832.

FREESE, HERMANN JOHANN OSCAR H.
in Pommern 1819 – 1871 Hasenfelde
T J BAK 1858 – 1872.

FREYHOFF, EDUARD
um 1810 – Potsdam – 1844
A G P BAK 1832 – 1842.

FRICK, FERDINAND
(JOHANN GOTTLIEB F.)
Lebensdaten nicht ermittelt
L LI MY P BAK 1826 – 1836. 1856.

FRICKE, AUGUST
Braunschweig 1829 – 1894 Berlin
L BAK 1870. 1876. 1878. 1879. 1883. 1886 – 1890. IKA 1891. BAK 1892. GBK 1893. 1894.

FRIEDEL, P.
Lebensdaten nicht ermittelt
MY P BAK 1800. 1804. 1810 – 1814.

FRIEDRICH, WOLDEMAR
Gnadau/Sachs. 1846 – 1910 Berlin
G L BAK 1868. 1880. 1881. 1889. IKA 1891. GBK 1893 – 1895. IKA 1896. GBK 1897. 1900.

FRITZE, MARGARETHE AUGUSTE
Dreileben/Magdeburg 1845 –
P BAK 1880. 1886 – 1890. IKA 1891. BAK 1892. GBK 1893.

FÜRST, GUSTAV
Berlin 1840 –
DEK ST BAK 1870 – 1880. 1892. GBK 1893.

FUNKE, WILHELM
Lebensdaten nicht ermittelt
L BAK 1839. 1842. 1844. 1848. 1852. 1856 – 1860. 1866.

GAETKE, HEINRICH
Pritzwalk um 1814 – 1879 Helgoland
L M BAK 1832 – 1848.

GEHRKE, FRITZ
Woisenthin 1855 – 1916 Berlin
G P BAK 1879. 1886. 1889. 1890. 1892. GBK 1893. IKA 1896. GBK 1899. 1900.

GEISSLER, WILHELM
Berlin um 1803 –
B G P BAK 1822. 1830 – 1836. 1840. 1850.

GEISSLER, WILHLEM
Hannover 1848 – 1928 Berlin
G STB BAK 1886 – 1890. IKA 1891. BAK 1892. GBK 1893 – 1895. IKA 1896. GBK 1897. 1899. 1900.

GEMMEL, HERMANN
Barten 1813 – 1868 Königsberg
A BAK 1842 – 1850.

GENNERICH, OTTO
Berlin 1813 – 1868 Königsberg
G H P BAK 1842 – 1860.

GENTZ, ISMAËL
1862 – Berlin – 1914
G O BAK 1888. IKA 1891. GBK 1893 – 1895. IKA 1896. GBK 1897. 1900.

GENZMER, BERTHOLD
Boggusch/Westpr. 1858 – 1927 Berlin
G L BAK 1880 – 1890. IKA 1891. BAK 1892. GBK 1893 – 1895. IKA 1896. GBK 1897 – 1900.

GERECHTER, SIEGMUND
Berlin 1850 – 1902 Kassel
P BAK 1876 – 1878. 1880. 1881. 1886 – 1890. IKA 1891.

GERRESHEIM, ANNA
Ribnitz 1852 –
L BAK 1881. 1887 – 1890. 1892. GBK 1893. 1897.

GERSTNER, LUISE
Lebensdaten nicht ermittelt
B ST BAK 1887. 1890. IKA 1891. BAK 1892. GBK 1894. 1897.

GESSNER, ALBERTO
Lebensdaten nicht ermittelt
P BAK 1887 – 1889. IKA 1891. BAK 1892. GBK 1894.

GEYER, ALEXIUS
1816 – Berlin – 1883
L O BAK 1839. 1844. 1846. 1852 – 1856. 1860 – 1870. 1874 – 1877. 1881. 1884.

GIRSCHER, BERNHARD MORITZ
Rothenburg/Görlitz 1822 – 1870 Berlin
L BAK 1854 – 1862. 1866. 1868.

GLEICH, ROSALIE
Lebensdaten nicht ermittelt
L BAK 1852 – 1870.

GLIENKE, FERDINAND AUGUST
Moritzfelde i. P. 1854 –
L GBK 1893. 1894. 1897. 1899.

GOEBELER, ELISE
Freienwalde/O 1847 – 1913 Berlin
G P BAK 1877. 1879. 1880. 1883. 1887. 1890. 1892. GBK 1894. 1898. 1899. 1900.

GÖLZ, HUBERT
Medebach/Westf. 1858 – um 1913
P BAK 1890. 1892. GBK 1893 – 1895. 1897. 1899.

GOETHE, FRANZ
Lebensdaten nicht ermittelt
MY BAK 1881. 1883. 1886. 1887. 1890. GBK 1893. 1899.

GOLDBAUM, LISBETH
Lebensdaten nicht ermittelt
L IKA 1891. GBK 1893 – 1895. 1897. GBK 1899. 1900.

GOLDMANN, OTTO
Berlin 1844 – 1915
G L BAK 1866 – 1870. 1878 – 1881. 1884. 1887. 1888. 1890. 1892. GBK 1893 – 1895. IKA 1896. GBK 1897. 1899. 1900.

GOLIEN, MARIE
s. BEYME-GOLIEN, MARIE

GOLTZSCH, RUDOLPH
Lebensdaten nicht ermittelt
L BAK 1854. 1856. 1862. 1864. 1868. 1870.

GOSCH, CARL AUGUST
um 1821 – Berlin – 1903
G P BAK 1840 – 1860.

GOSSELMANN, MARGARETHE
1864 – Berlin – 1933
P BAK 1888 – 1890. 1892. GBK 1893. 1894. 1897. 1898.

GOTTHARD, FRANZ JOSEPH
1803 – 1884
LIT P R BAK 1824 – 1828. 1832.

GRAETSCH, J.
Lebensdaten nicht ermittelt
H MY BAK 1789. 1791. 1793 – 1795. 1797. 1798. 1800 – 1804.

GRAUERT, HEINRICH
Neuruppin
A L BAK 1836 – 1840. 1844.

GREBE, FRITZ
Heisebeck 1850 –
L BAK 1886 – 1890. IKA 1891. BAK 1892. GBK 1893 – 1895. IKA 1896. GBK 1897 – 1899.

GRELL, ALBERT
1814 – 1891 Berlin
G LI P BAK 1838 – 1848. 1854. 1856. 1860 – 1868. 1872. 1876. 1879.

GREVE, FRITZ
Malchin 1863 – 1931 Jettchenshof b. Malchin
P GBK 1893. IKA 1896. GBK 1897. 1899. 1900.

GREVE, JOHANNA
Berlin um 1800 –
P BAK 1822 – 1834.

GRONEN, JENNY
Lebensdaten nicht ermittelt
P BAK 1881 – 1884. 1887. 1888. 1890. GBK 1893 – 1895. IKA 1896. GBK 1897.

GROTHE, CHRISTIAN
? – 1849 Berlin
E BAK 1828 – 1848.

GRÜN, JULIUS
Stettin 1823 – 1896 Berlin
G H P BAK 1842. 1846. 1856 – 1874. 1877. 1878. 1880 – 1883. 1886. 1887. 1890. IKA 1891. BAK 1892. GBK 1893 – 1895. 1897.

GRÜNERT, CÄSAR
Lebensdaten nicht ermittelt
L BAK 1892. GBK 1893 – 1895. 1897 – 1900.

GRÜNFELD, ISIDOR
Lebensdaten nicht ermittelt
G T BAK 1872. 1876 – 1879. 1883.

GRÜNWALD, MARGARETHE
Berlin 1864 – L
BAK 1890. 1892. GBK 1893 – 1895. 1897 – 1900.

GRUSON, OTTILIE
Lebensdaten nicht ermittelt
L BAK 1858 – 1866.

GSCHEIDEL, MARTIN
Königsberg 1857 –
L BAK 1886 – 1888. 1890. IKA 1891. BAK 1892. GBK 1893. 1894. 1897 – 1899.

GÜNTHER, JULIUS
Halle 1830 – um 1890
G LI BAK 1862. 1866. 1878. 1879. 1881 – 1884. 1887 – 1889.

GÜNTHER-AMBERG, JULIE
Berlin 1855 –
G L BAK 1879 – 1890. IKA 1891. BAK 1892. GBK 1893. 1894.

GÜTERBOCK, LEOPOLD
um 1820 – Berlin – 1881
G BAK 1846. 848. 1852 – 1870. 1876 –1878. 1880.

GUMPERTZ, CLARA
1863 –
B ST BAK 1888. 1890. 1892. GBK 1893 – 1895. 1897. 1900.

GUNDELACH, MINNA
Lebensdaten nicht ermittelt
B ST BAK 1838. 1839. 1850 – 1858.

HADER, ERNST
Lebensdaten nicht ermittelt
G P BAK 1866 – 1876. 1878. 1886 – 1888. 1890. 1892. IKA 1896.

HAECKE, PHILIPP
1847 –
L BAK 1890. GBK 1893 – 1895. 1897.

HÄNDLER, HUGO C. JOHANNES
Frankfurt/O 1861 –
G P BAK 1887. 1888. 1890. 1892. GBK 1893. 1894. 1899.

HÄNDLER, PAUL
Altenweddingen 1833 – 1903 Berlin
R BAK 1864. 1870. 1872. 1887. 1888. 1890.

HAFFTEN, CARL VON
Wismar 1834 – 1884 Dresden
L M BAK 1877 – 1880. 1884.

HAGEN, BLANCA AGATHE ADELHEID VON
Breslau 1842 – 1885 G P
BAK 1860 – 1864. 1870. 1874. 1876. 1878. 1879.

HAHN, ADOLPH (GUSTAV WILHELM A.)
Lebensdaten nicht ermittelt
G P BAK 1830. 1832. 1836. 1848. 1852.

HAMACHER, WILLY
Breslau 1865 – 1909 Bad Reinerz
L M BAK 1889. IKA 1891. BAK 1892. GBK 1893 – 1895. IKA 1896. GBK 1897. 1898.

HAMPE, GUIDO
Berlin 1839 – 1902
L BAK 1862 – 1872.

HAMPE, WILHELM
Lebensdaten nicht ermittelt
L BAK 1862 – 1870.

HANCKE, ERNST
1834 – Berlin – 1914
G P R BAK 1858 – 1870.

HANSCHE, REINHOLD
Berlin 1867 –
L BAK 1889. 1890. IKA 1891. BAK 1892. GBK 1893.

HANSTEIN, HERMANN VON
Löwenberg/M 1809 – 1878 Berlin
G P BAK 1828 – 1848. 1852 – 1856. 1866 – 1872. 1877.

HARTMANN, HANS
Berlin 1845 –
L V BAK 1864. 1866. 1881. 1883. 1887. 1889. 1890. IKA 1891. BAK 1892. GBK 1893 – 1895.

HARTZ, SOPHIE
Berlin 1805 –
G P BAK 1820 – 1850.

HAUSMANN, ERNST
Frankfurt/M 1856 – 1914 Berlin
G R BAK 1887 – 1889. IKA 1891. BAK 1892. GBK 1893 – 1895. IKA 1896. GBK 1897 – 1900.

HAUSMANN, HEDWIG GEB. HOPPE
Gumbinnen 1865 –
ST BAK 1887. 1888. IKA 1891. BAK 1892. GBK 1894. 1897. 1899. 1900.

HEDINGER, ELISE GEB. NEUMANN
1854 – 1923 Berlin
B ST BAK 1879. 1881. 1883 – 1889. IKA 1891. GBK 1893 – 1895. IKA 1896. GBK 1897 – 1900.

HEIL, GUSTAV
1826 – 1897 Berlin
G H BAK 1848. 1854. 1856. 1860. 1862.

HEILEMANN, ERNST
Berlin 1870 –
G P BAK 1890. 1892. GBK 1893 – 1895. IKA 1896. GBK 1897 – 1900.

HEILMANN, RUDOLPH
Lebensdaten nicht ermittelt
G P BAK 1846 – 1854. 1858.

HEINE, FRIEDRICH LUDWIG
Lebensdaten nicht ermittelt
P BAK 1816 – 1824. 1828 – 1834.

HEINICKE, JOHANN CHRISTIAN
Walterberg
MIN R BAK 1787. 1788. 1793. 1794. 1797.

HELLHOF(F), HEINRICH
Pritzwalk 1868 – 1914
G P GBK 1895. 1897 – 1900.

HELLWIG, THEODOR
Halberstadt 1815 –
G P BAK 1838 – 1854. 1858 – 1864. 1870.

HENDRICH, HERMANN
Heringen/Harz 1856 – 1931 Schreiberhau
L LI BAK 1887 – 1890. IKA 1891. BAK 1892.
GBK 1893 – 1895. IKA 1896. GBK 1897. 1898.

HENNING, CARL JULIUS
Lebensdaten nicht ermittelt
L BAK 1836 – 1842.

HERBIG, WILHELM E.
Berlin 1825 – G P
BAK 1846 – 1850. 1856. 1858. 1862. 1868. 1874.

HERMANN, LUDWIG
Greifswald 1812 – 1881 Berlin
L M BAK 1836 – 1860. 1866. 1870. 1876.

HERMES, JOHANNA
Berlin 1842 – 1901 Wiesbaden
L BAK 1868 – 1890. IKA 1891. BAK 1892 –
GBK 1895. 1897 – 1900.

HEROLD, D.
Lebensdaten nicht ermittelt
H P BAK 1816. 1818. 1822. 1824. 1830. 1832.

HERRENBURG, ANDREAS (EIGENTLICH HERRENBURGER, JOHANN A. VON)
1824 – Berlin – 1906
L BAK 1850 – 1862. 1868 – 1881. IKA 1891.

HERWARTH, WILHELM
Berlin 1853 – 1916
L STB BAK 1883. 1890. GBK 1894. 1898.

HESSE, GEORG
Berlin 1845 – 1920 Karlsruhe
L BAK 1866. 1870 – 1878.

HESSE, LUDWIG FERDINAND
Belgard/Pommern 1795 – 1876 Berlin A L
BAK 1822. 1826 – 1832. 1836. 1839 – 1846. 1868.

HEYDEL, PAUL ALEXANDER
Dresden 1854 – A P
BAK 1889. GBK 1894. 1895. 1897. 1899. 1900.

HEYNACHER, FRANZ
Lebensdaten nicht ermittelt
P R BAK 1887 – 1890. 1892. GBK 1894. 1895.
IKA 1896. GBK 1897.

HILLER, HEINRICH
Lebensdaten nicht ermittelt
L M BAK 1866. 1872. 1874. 1878. 1879. 1881.
1883. 1887.

HILLNER, FRANZ
Breslau 1745 – 1812 Potsdam
I MY BAK 1788 – 1791. 1798. 1802. 1806. 1812.

HOCHHAUS, CARL
Berlin 1852 –
G L BAK 1876. 1877. 1879 – 1886. 1888 – 1890.
IKA 189›. BAK 1892. GBK 1893 – 1895.
IKA 1896. GBK 1897 – 1900.

HÖCHSTÄDT, ANNA
Ratzeburg 1854 –
B P BAK 1887. 1890. 1892. GBK 1894. 1897.

HOENOW, MAX
1851 – Berlin – 1909
L BAK 1883 – 1890. IKA 1891. BAK 1892.
GBK 1893 – 1895. IKA 1896. GBK 1897 – 1900.

HOFFMANN, GEORG ANDREAS
Frankenheim 1752 – 1808 Berlin
G LIT P R BAK 1788 – 1795. 1798.

HOFFMANN, HERMANN
1862 – Berlin – 1941
G P BAK 1888. 1890. IKA 1891. GBK 1897.

HOFFMANN VON FALLERSLEBEN, FRANZ
Weimar 1855 – 1927 Berlin
G L BAK 1879 – 1881. 1884 – 1890. IKA 1891.
BAK 1892. GBK 1893 – 1895. IKA 1896.
GBK 1894. 1895. IKA 1896. GBK 1897 – 1900.

HOLLSTEIN, EDUARD WILHELM
Lauban
L BAK 1840 – 1856.

HOLTZ, FRANZ VIKTOR
Berlin 1859 –
H P BAK 1887. 1892. GBK 1898. 1899.

HOLTZBECHER, HANS
Berlin 1861 –
G P BAK 1884. 1887 – 1890. IKA 1891.
GBK 1897 – 1900.

HOLZAPFEL, CARL
Berlin 1865 – 1926
L GBK 1894. 1895. 1897 – 1900.

HOM, GEORG (KARL G.)
Frankfurt/M 1838 – 1911 Berlin
G P BAK 1876 – 1881. 1884. 1886. 1887.
GBK 1893. IKA 1896. GBK 1898.

HOPPE, C.A.W.
Lebensdaten nicht ermittelt
B G ST BAK 1836 – 1846. 1852. 1854. 1860.

HOPPE, GEORG
Lebensdaten nicht ermittelt
LIT P R BAK 1844 – 1848. 1852. 1856. 1860.

HOPPE, H.W.
Gröningen/Sa.
MIN P BAK 1804 – 1820. 1834. 1838.

HORSFALL, CHARLES
Lebensdaten nicht ermittelt
P GBK 1894. 1897 – 1900.

HORTE, MAX
Berlin 1865 –
P BAK 1889. 1890. IKA 1891. BAK 1892.
GBK 1894. 1899.

HÜBNER, C. FERDINAND
Lebensdaten nicht ermittelt
G P BAK 1832 – 1838. 1854 – 1860.

HÜBNER, EDUARD
Dresden 1842 –
G P BAK 1872 – 1884. GBK 1893. 1894. 1899.

HÜNTEN, RICHARD
Hamburg 1867 –
M BAK 1892. GBK 1893. IKA 1896.
GBK 1897 – 1900.

HUTH, JULIUS
Woisenthin/Pom. 1838 – 1892 Berlin G M
BAK 1874 – 1888. 1890. IKA 1891. BAK 1892.

IDEN, LUDWIG (JOHANN FRIEDRICH L.)
um 1770
L BAK 1787. 1791 – 1802. 1828 – 1834.

ISENBURG, ROBERT
Lebensdaten nicht ermittelt
G P BAK 1828 – 1832. 1838. 1839.

IVERSEN, HELEN
Cismar/Holst. B ST
BAK 1890. 1892. GBK 1893 – 1895. 1897 – 1900.

JACOBI, EDUARD
Lebensdaten nicht ermittelt
G BAK 1860. 1864. 1870 – 1876.

JACOBI, FRIEDRICH A.
Lebensdaten nicht ermittelt
P R BAK 1839 – 1848. 1852 – 1858. 1870.

JACOBSON, JACOB
Ludwigslust/Meckl. 1818 – 1891 Berlin
L P BAK 1836. 1842. 1844. 1848. 1850. 1858.
1868 – 1872. IKA 1891.

JACOBY, CARL
Berlin 1853 –
G BAK 1884. 1887. 1888. 1890. 1892.
GBK 1893 – 1895.

JAECKEL, HEINRICH (KARL GEN. HENRY)
Lebensdaten nicht ermittelt
L BAK 1842 – 1866. 1870. 1872. 1876.

JAMRATH, J.F.
Lebensdaten nicht ermittelt
P BAK 1826. 1830. 1834. 1839. 1844. 1846. 1850.

JEBENS, ADOLPH
Elbing 1819 – 1888 Berlin
G P BAK 1842. 1864 – 1883. 1886. 1887.

JERICHAU-BAUMANN, ELISABETH MARIA ANNA
bei Warschau 1819 – 1881 Kopenhagen G P R
BAK 1844 – 1848. 1856. 1858. 1866 – 1880.

JOHANN, HERMANN
1821 – Berlin – 1883
L BAK 1846 – 1852. 1856 – 1878. 1881. 1884.

JOHN, AUGUST WILHELM
Templin 1813 –
L BAK 1832 – 1838. 1840 – 1844. 1860.

JOHN, EUGEN
Berlin 1863 –
L STB BAK 1892. GBK 1894. 1895. 1897. 1899.

JONAS, RUDOLPH
Goldap 1822 – 1888 Berlin
L BAK 1852. 1858 – 1872. 1876. 1878 – 1881. 1884 – 1887.

JÜCHTZER, CHRISTIAN FRIEDRICH
Meißen 1786 –
P R BAK 1816 – 1822. 1826.

JUNGK, HELENE
Lebensdaten nicht ermittelt
L BAK 1854. 1856. 1864. 1866. 1870 – 1874.

KAGEL, CARL
Lebensdaten nicht ermittelt
P BAK 1856 – 1868. 1877.

KALCHBRENNER, W.
Lebensdaten nicht ermittelt
L P BAK 1844 – 1852. 1856 – 1862. 1866.

KAPPSTEIN, KARL
Berlin 1869 – 1933
T IKA 1891. BAK 1892. GBK 1893. 1895. 1900.

KARTHAUS, CARL FRIEDRICH
Lebensdaten nicht ermittelt
L BAK 1886. 1888. 1890. IKA 1891. BAK 1892. GBK 1893 – 1895. IKA 1896. GBK 1897 – 1900.

KATSCH, HERMANN
Eisenach 1853 –
O P BAK 1883. 1886. 1887. 1889. 1890. IKA 1891. GBK 1893. 1898. 1899.

KAWERAU, JOHANNA
Lebensdaten nicht ermittelt
P BAK 1878 – 1890. 1892. GBK 1893. 1894. 1897. 1900.

KAY, HERMANN
Balje/Han. 1839 – 1902 Berlin
B G BAK 1862. 1868 – 1884. 1887. 1888. 1890. IKA 1891. BAK 1892. GBK 894. IKA 1896. GBK 1897. 1898.

KEGLER, AUGUST
Lebensdaten nicht ermittelt
L P BAK 1860. 1864 – 1870. 1878.

KEIL, FRANZ FRIEDRICH
Liebau 1813 – 1875 Breslau
P BAK 1834. 1852 – 1864. 1868. 1872.

KEINKE, CARL
Hamburg 1852 –
G BAK 1884 – 1887. 1889. IKA 1891. BAK 1892. GBK 1900.

KEMPF, ANNA
Berlin 1860 –
B ST BAK 1887 – 1890. IKA 1891. BAK 1892. GBK 1893. 1894. 1898 – 1900.

KESSLER, OTTO
um 1830 – Berlin – um 1895
P BAK 1856. 1858. 1879. 1881. 1887. 1888.

KEUDELL, MARIE VON
Launicken/Ostpr. 1838 – 1918 Berlin
L BAK 1866. 1870. 1877 – 1884. 1887 – 1890. 1892. GBK 1893. 1894. IKA 1896. GBK 1897 – 1899.

KIRCHHOFF, JOHANN JAKOB
Berlin 1796 – 1848 Leipzig
G H LIT P R BAK 1812 – 1820. 1826 – 1842.

KLAETTE, PAUL s. KLETTE, PAUL

KLAUS, ANTON
Althaldensleben 1810 – 1857 Berlin
G P BAK 1840 – 1848. 1852. 1854.

KLEINE, ISIDOR
1810 – 1844 Lauchstädt
H P BAK 1832 – 1840.

KLETTE, PAUL
Berlin 1854 – 1895 Falkenstein
G BAK 1877 – 1879. 1883.

KNEBEL, LEOPOLD
Berlin 1810 –
G P BAK 1826 – 1838. 1840. 1842.

KNIGGE, OTTO ALBERT
1835 – Berlin – 1883
L P R BAK 1868 – 1880. 1883.

KNORRE, JOHANN FRIEDRICH ANDREAS
Berlin 1763 – 1841 Königsberg
P BAK 1787 – 1798.

KNORRE, JOHANNA GEB. WAHLSTAB
Tangermünde 1766 – 1834 Königsberg
MIN P BAK 1787 –1793. 1795. 1797. 1800. 1810.

KOBERSTEIN, HANS
Schulpforta 1864 –
DEK G BAK 1892. GBK 1893 – 1895. 1897.

KOBES, FRANCISCA
um 1803
G BAK 1830 – 1842.

KOCH, CARL
1827 – Berlin – 1905
G BAK 1848. 1856. 1858. 1862. GBK 1894. 1895. 1897.

KOCH, GEORG KARL
Berlin 1857 – 1936
G H J L BAK 1874. 1878 – 1883. 1886. 1888 – 1890. IKA 1891. BAK 1892. GBK 1893 – 1895. 1897 – 1900.

KÖHLER, ALBERT
1801 – 1849 Berlin
G LIT P BAK 1826 – 1838. 1840 – 1844. 1850.

KÖPPEN, AUGUST
Lebensdaten nicht ermittelt
L P BAK 1816 – 1822. 1826 – 1834. 1838 – 1840.

KÖRTE, MARTIN LUDWIG
Berlin 1857 –
P BAK 1890. 1892. GBK 1893. 1895. 1897. 1898. 1900.

KOHNERT, HEINRICH
Tilsit 1850 – 1905 Berlin
L BAK 1879 – 1881. 1886. 1887. 1889. 1890. 1892. GBK 1893 – 1895. IKA 1896. GBK 1897 – 1900.

KOLLER, EMIL
Lebensdaten nicht ermittelt
G J P T BAK 1828 – 1846.

KONER, SOPHIE
London 1855 – 1929
G P BAK 1888. 1890. IKA 1891. BAK 1892. GBK 1893 – 1895. IKA 1896. GBK 1897 – 1900.

KORNECK, ALBERT
(FRIEDRICH RUDOLF A.)
Breslau 1813 – 1905 Berlin
G P BAK 1834. 1839. 1842 – 1848. 1854 – 1868. 1872 – 1878. 1880. 1881. 1884. 1887. 1888. 1890.

KOTTWITZ, EDUARD
Lebensdaten nicht ermittelt
P BAK 1822 – 1838. 1840. 1846.

KRAEMER, HERMANN
? – 1886 München
L BAK 1850. 1852. 1856 – 1860.

KRAFFT, EMIL (C.A.E.)
Lebensdaten nicht ermittelt
P BAK 1824 – 1830. 1834. 1836. 1839. 1840.

KRAMER, HERMANN
Berlin 1808 –
A G L P BAK 1826 – 1856. 1860. 1862. 1866.

KRAUS, FRIEDRICH FRITZ
Krottingen/Ostpr. 1826 – 1894 Berlin
G P BAK 1852. 1856. 1858. 1862 – 1889. IKA 1891. BAK 1892. GBK 1894.

KRAUSE, HANS
Berlin 1864 – G T
GBK 1893 – 1895. IKA 1896. GBK 1897 – 1900.

KRAUSE, LINA
Berlin 1857 –
B ST BAK 1889. 1890. 1892. GBK 1893. 1894. 1897. 1899.

KRAY, WILHELM
Berlin 1828 – 1889 München
G LIT P BAK 1856 – 1868. 1872.

KREGENBRINK, LUDWIG
(CARL FRIEDRICH L.)
Lebensdaten nicht ermittelt
L P T BAK 1830 – 1838.

KRIESMANN, EDUARD WILHELM
Lebensdaten nicht ermittelt
P BAK 1839 – 1852. 1856. 1858. 1862. 1866.

KRIGAR, HEINRICH
1806 - Berlin - 1838
G H BAK 1826 – 1836.

KRÜGER, CARL EDUARD
Lebensdaten nicht ermittelt
B BAK 1818 – 1828.

Krüger, Heinrich
Lebensdaten nicht ermittelt
L BAK 1839. 1840 – 1848.

Krüger, Theodor
nach 1800 –
A L BAK 1830 – 1850.

Krüger, Wilhelm
(Carl Ferdinand W.)
um 1800
P BAK 1816. 1822 – 1838. 1846. 1848. 1852.

Kruse, Franz
Berlin 1862 –
G BAK 1890. IKA 1891. BAK 1892. GBK 1893. 1895. IKA 1896. GBK 1897. 1900.

Krusemark, Max
Berlin 1852 – 1905 Breslau
P BAK 1879 – 1887. 1889. 1890. 1892. GBK 1893. 1894. 1899.

Kühling, Wilhelm
1823 – Berlin – 1885
L P BAK 1844. 1848. 1854 – 1860. 1864 – 1886.

Kuntze, Martha
1849 –
P BAK 1881. 1884. 1887. 1888. 1890.

Laar, Ulrike Charlotte Auguste
Breslau 1824 – 1881 Berlin
B G P BAK 1842 – 1864. 1868 – 1880.

Laffert, Carl Friedrich
1783 – Berlin – 1825
MIN P R BAK 1802 – 1806. 1812. 1816.

Lahde, Albert
Berlin 1835 –
L BAK 1887. 1888. 1892. GBK 1894. IKA 1896.

Langheim, Friedrich Wilhelm
um 1804
A G L BAK 1820 – 1828.

Lauchert, Richard
Sigmaringen 1823 – 1869 Berlin
P BAK 1852. 1860 – 1868.

Lauska, Caroline geb. Ermeler
Berlin 1794 – P R
BAK 1812. 1826. 1832. 1834. 1839. 1844. 1858.

Lechner, Ferdinand d.J.
Berlin 1855 –
L BAK 1881. 1889. 1892. GBK 1893 – 1895. 1897.

Lehnert, Hildegard
1857 – Berlin – 1943
B ST BAK 1887. 1888. 1892. GBK 1893. 1895.

Leist, Eduard
(Friedrich Wilhelm E.)
Lebensdaten nicht ermittelt
P BAK 1836. 1838. 1842 – 1848. 1852.

Leopold, Franz
Hildesheim 1783 – 1832 Hannover
G P BAK 1802 – 1812.

Lerch, W.
Lebensdaten nicht ermittelt
P BAK 1840 – 1850.

Lessing, Konrad
Düsseldorf 1852 – 1916 Berlin
L BAK 1879. 1880 – 1890. IKA 1891. BAK 1892. GBK 1893 – 1895.

Leu, August Wilhelm
Münster 1819 – 1897 Selisberg / Schweiz
L BAK 1844. 1848. 1852. 1856. 1858. 1862. 1864. 1868. 1872. 1876. 1877. 1879 – 1881. 1886 – 1888. 1890. IKA 1891. GBK 1893. IKA 1896. GBK 1898.

Levin, Phöbus
Lebensdaten nicht ermittelt
G P R BAK 1836. 1840. 1842. 1846. 1848. 1852.

Lieck, Joseph
Aachen 1849 –
G MY P BAK 1876 – 1883. 1886 – 1890. 1892. GBK 1893. 1894. IKA 1896. GBK 1898. 1899.

Liepmann, Jakob
1803 – 1865 Berlin
H L R BAK 1822. 1830. 1832. 1839. 1840. 1844.

Linger, Ottfried
Lebensdaten nicht ermittelt
L M BAK 1839 – 1848. 1852. 1854.

Lingner, Otto Theodor Gustav
Kolberg 1856 –
G P BAK 1883. 1888 – 1890. 1892. GBK 1893. 1894. 1897. 1900.

Lisso, Louis
Lebensdaten nicht ermittelt
G P BAK 1844. 1848 – 1856. 1877.

Litzmann, Heinrich
Gadebusch 1824 –
G L BAK 1854 – 1864.

Lobedan, Clara
Naumburg 1840 – 1918 Berlin
ST BAK 1868 – 1874. 1877 – 1881. 1887 – 1890. 1892. GBK 1893. 1894. 1897.

Loeffler, Ludwig
Frankfurt/O 1819 – 1876 Berlin
H BAK 1840 – 1846. 1850. 1852. 1862.

L'Oeillot de Mars, G.F.G.
Lebensdaten nicht ermittelt
P R BAK 1832 – 1838. 1840. 1844 – 1848. 1852 – 1856. 1862.

Loescher, Paul
Lebensdaten nicht ermittelt
B ST BAK 1887. 1888. GBK 1893 – 1895. 1897.

Loesener, Bernhard
Lebensdaten nicht ermittelt
L P BAK 1844. 1848. 1850. 1854. 1860.

Löwenstein, Heinrich
Danzig 1806 – 1841 Berlin
G H LIT R BAK 1830 – 1840.

Looschen, Hans
1859 – Berlin – 1923
G BAK 1887 – 1890. IKA 1891. BAK 1892. GBK 1893 – 1895. IKA 1896. GBK 1897. 1898.

Looschen, Hermann d.Ä.
Aurich 1807 – 1873 Berlin
B ST T BAK 1839 – 1850. 1854 – 1858. 1862.

Looschen, Hermann d.J.
1838 – Berlin – 1891
T BAK 1856. 1858. 1862. 1887. 1889. 1890.

Lothar-Müller
s. Müller, Paul Lothar E.

Louis, Hugo
Berlin 1847 – G P
BAK 1877 – 1879. 1881 – 1884. 1887. 1888. 1892. GBK 1893 – 1895. IKA 1896. GBK 1897. 1998.

Ludewig, Johann Carl Andreas
– 1810
P R BAK 1802 – 1810.

Ludolff, Margarethe
Lebensdaten nicht ermittelt
ST BAK 1864. 1870. 1872. 1876 – 1880. GBK 1893. 1894.

Ludwig, Auguste
Gräfenthal/Sachs.-Mein. 1834 –
G BAK 1881. 1883. 1886 – 1890. 1892. GBK 1893. 1894. IKA 1896. GBK 1897. 1899.

Ludwig, Carl
Römhild 1839 – 1901 Berlin
L BAK 1868 – 1872. 1876. 1877. 1879 – 1890. IKA 1891. BAK 1892. GBK 1893 – 1895. IKA 1896. GBK 1897 – 1900.

Lueben, Adolph
St. Petersburg 1837 – 1905 München
G BAK 1864 – 1872. 1877. 1879.

Lüderitz, Elisabeth
s. Poppe-Lüderitz

Lugan, Franz
Nimkau/Schl. 1864 –
G P BAK 1890. GBK 1893. 1894. 1897.

Lyon, Lucie
– 1893
P BAK 1889. 1890. 1892. GBK 1893.

Maass, Johann Gottfried
Lebensdaten nicht ermittelt
P R BAK 1824 – 1848.

Madeweiss, Hedwig von
Potsdam 1856 –
P BAK 1883. 1888. 1890. GBK 1897. 1899.

Mante, Julius
1841 – Berlin – 1907
G P BAK 1870. 1872. 1876. 1877. 1879. 1880. 1883 – 1888. 1890. GBK 1893. 1894. IKA 1896. GBK 1897 – 1899.

Mantel, Carl Wilhelm
Lebensdaten nicht ermittelt
L BAK 1838 – 1864. 1872.

Marcus, Otto
Malchin 1863 – 1952 London
G GBK 1894. 1895. IKA 1896. GBK 1897. 1898. 1900.

Marggraff, Ida
Berlin 1851 –
P BAK 1883. 1887. 1888. 1890. 1892. GBK 1894. 1897. 1898.

Markwordt, Jacob Friedrich
Lebensdaten nicht ermittelt
L P BAK 1810. 1812. 1816 – 1820. 1824. 1830. 1832. 1839. 1840. 1844.

Marohn, Ferdinand
Gransee
A G L BAK 1839 – 1842. 1846.

Mathes (auch Matthes), Christian Gottfried
Berlin 1738 – um 1805
L P ST BAK 1786. 1788. 1800. 1802.

Matthieu, Emma
Lebensdaten nicht ermittelt
G P BAK 1824 – 1850. 1854.

Mattschass, Erich Friedrich Karl
Berlin 1866 –
H BAK 1888 – 1890. IKA 1891. BAK 1892. GBK 1893. 1895. 1897 – 1900.

Maul, Marie
1840 –
L BAK 1888. 1892. GBK 1893 – 1895.

Mehls, Hanna
1867 – Berlin – 1928
L GBK 1893. 1894. IKA 1896. GBK 1897 – 1900.

Meil, Johann Heinrich
Gotha 1730 – 1820 Berlin MY
BAK 1788. 1791. 1798. 1800 – 1808. 1812. 1814.

Meinert, Friederike
Lebensdaten nicht ermittelt
B ST BAK 1836 – 1850.

Meissner, Gustav
Marienwerder 1830 –
L BAK 1864 – 1877. 1879 – 1890. IKA 1891. BAK 1892. GBK 1893 – 1895. 1897 – 1900.

Mendelsohn, Henriette
1856 –
P GBK 1893. 1894. 1898 – 1900.

Meng-Trimmis, Gustav Adolf
Bromberg 1865 –
P GBK 1893. 1894. IKA 1896. GBK 1897. 1899.

Menshausen, Helen
Frankfurt/M 1858 – 1904
P BAK 1888 – 1890. IKA 1891. BAK 1892. GBK 1895. IKA 1896. GBK 1897.

Merten, Elise geb. Fischer
Moskau 1847 – B P ST
BAK 1888 – 1890. 1892. GBK 1893 – 1895. 1898.

Metzoldt, Max
Berlin 1859 –
P BAK 1887. 1888. 1890. 1892. GBK 1893. 1894.

Meyer, Eduard
Lebensdaten nicht ermittelt
P BAK 1828 – 1836. 1839 – 1850.

Meyer, Hans
1846 – Berlin – 1919
G BAK 1883. 1887. 1888. GBK 1894. IKA 1896. GBK 1897 – 1900.

Meyer-Ball, Georg Ludwig
Krieschow 1854 –
G P BAK 1883. 1887. 1889. 1890. IKA 1891. GBK 1893. 1894. IKA 1896.

Meyer-Lüben, Walter
Königsberg 1867 – 1905 Tolkewitz
P GBK 1894. 1895. IKA 1896. GBK 1897. 1898.

Michael, Max (Mayer Isaac)
Hamburg 1823 – 1891 Berlin
G P BAK 1864 – 1870. 1874 – 1888. IKA 1891.

Mödinger, A.
Lebensdaten nicht ermittelt
L BAK 1848. 1852. 1856 – 1860.

Moeser, Helene
Lebensdaten nicht ermittelt. G P
BAK 1888. 1890. GBK 1893 – 1895. 1897. 1899.

Moritz, Maria Elisabeth
Lübben 1860 –
L ST BAK 1888 – 1890. 1897. 1898.

Moser, Julius
Königsberg oder Gumbinnen 1808 –
G L P BAK 1832 – 1854. 1858.

Mucha, Paul
1856 –
L BAK 1886 – 1888. 1890. GBK 1893. 1894. 1898.

Mügge, Philipp
um 1770 – LIT R
BAK 1789. 1793. 1794. 1802 – 1806. 1810. 1826.

Müller, Christian Leopold
um 1800 – Berlin – 1852
T BAK 1818. 1826 – 1848.

Müller, Leopold Ludwig
Lebensdaten nicht ermittelt. A L
BAK 1789. 1791. 1793. 1795. 1804. 1810 – 1838.

Müller, Paul Lothar E.
Berlin 1869 –
A L BAK 1890. 1892. GBK 1893. 1895. IKA 1896.

Müller-Breslau, Georg
Breslau 1856 – 1911 Schmiedeberg
G L BAK 1879 – 1883. 1886 – 1890. 1892.

Müller-Brieghel, Wilhelm
Helsingør 1860 –
L GBK 1893 – 1895. 1897. 1899.

Müller-Kaempff, Paul
Oldenburg 1861 – 1941 Berlin
L BAK 1889. 1890. IKA 1891. BAK 1892. GBK 1894. 1895. 1897 – 1900.

Müller-Kurzwelly, Konrad Alexander
Chemnitz 1855 – 1914 Berlin
L BAK 1883 – 1890. IKA 1891. BAK 1892. GBK 1893 – 1895. IKA 1896. GBK 1897 – 1900.

Müller-Münster, Franz
Münster 1867 –
G GBK 1894. IKA 1896. GBK 1897. 1899. 1900.

Müller-Schoenefeld, Wilhelm Ernst
Schoenefeld 1867 –
G IKA 1891. BAK 1892. GBK 1893 – 1895. IKA 1896. GBK 1900.

Mützel(l), Maximilian A.
– vor 1888
P BAK 1840 – 1846. 1850.

Nagel, Helene
Hamburg 1847 –
B ST IKA 1891. BAK 1892. GBK 1893 – 1895. IKA 1896. GBK 1897. 1899. 1900.

Narten, Paul
Hannover 1855 –
P BAK 1892. GBK 1893 – 1895. IKA 1896. GBK 1897 – 1900.

Nath, Friedrich
Stallupönen 1859 –
L BAK 1887. 1888. 1890. IKA 1891. BAK 1892. GBK 1893. 1895. 1898 – 1900.

Nathusius, Susanne von
Königsborn 1850 –
G P BAK 1880. 1884. 1887 – 1890. IKA 1891. GBK 1893. 1894. 1897.

Nelson, Ernst
Berlin 1858 – 1911
G P BAK 1883 – 1887. 1889. 1890. IKA 1891. BAK 1892. GBK 1893 – 1895. IKA 1896. GBK 1897 – 1899.

Nerenz, Marie
Berlin
P BAK 1887 – 1889. IKA 1891. BAK 1892. GBK 1897. 1899.

Neubart, Rudolph
Lebensdaten nicht ermittelt
M P BAK 1839. 1846 – 1852.

Neumann, Arnold
Lebensdaten nicht ermittelt
G BAK 1856 – 1866. GBK 1894.

Neumann, Richard
Frankfurt/O. 1842 –
ST BAK 1883. 1886 – 1888.

Neunzig, Karl
Lebensdaten nicht ermittelt
L P BAK 1890. 1892. GBK 1893. 1894. IKA 1896.

NORMANN, ADELSTEEN (EILERT A.)
Bodø 1848 – 1918 Kristiania
L BAK 1880. 1884. 1888 – 1890. 1892.
GBK 1893 – 1895. IKA 1896. GBK 1897. 1898.

NOSTER, LUDWIG
Friedeberg 1859 – 1910 Berlin
G P BAK 1886 – 1890. IKA 1891. BAK 1892.
GBK 1893 – 1895. 1897 – 1900.

NOTHNAGEL, AUGUST FRIEDRICH WILHELM
1822 – Berlin – 1899
L BAK 1850 – 1862.

OBST, ADOLF E. GUSTAV
Berlin 1869 –
L O GBK 1893 – 1895. IKA 1896. GBK 1897. 1899. 1900.

OELKERS, AUGUST
Eilenburg
A G P BAK 1839. 1840. 1848. 1852 – 1862. 1872.

OENICKE, KARL
1862 – Berlin – 1924
L O BAK 1886. 1887. 1892. GBK 1893 – 1895. IKA 1896. GBK 1897 – 1899.

OESTERREICH, HERMANN
Lebensdaten nicht ermittelt
L BAK 1852 – 1860. 1874. 1880.

OHE, GUSTAV AUS DER
Lebensdaten nicht ermittelt
G GBK 1894. 1895. IKA 1896. GBK 1897 – 1899.

OLLENROTH-ZIMMERMANN, JENNY
Lebensdaten nicht ermittelt
G P BAK 1824 – 1830. 1842. 1844. 1850. 1852. 1858. 1860.

ORTH, MARIE ADELHEID
Lebensdaten nicht ermittelt
G BAK 1877. 1883. 1887 – 1889. 1892. GBK 1894. 1899.

OTTO, ERNST
Lychen 1866 –
L T BAK 1890. IKA 1891. BAK 1892. GBK 1893 – 1895. IKA 1896. GBK 1897 – 1899.

OTTO, FERDINAND FRIEDRICH WILHELM
Lebensdaten nicht ermittelt
L P BAK 1836 – 1854. 1858.

PANZER, PHILIPP
Lyck 1868 – G P
GBK 1894. 1895. IKA 1896. GBK 1898 – 1900.

PATTISON, CHARLES
Lebensdaten nicht ermittelt
L BAK 1886 – 1890. IKA 1891. BAK 1892. GBK 1893 – 1895. IKA 1896. GBK 1897 – 1899.

PAUL, HEINRICH
Löwenberg
P BAK 1842 – 1850. 1854. 1856. 1876 – 1881. 1884. 1886. 1888.

PAUL, LUDWIG
Lebensdaten nicht ermittelt
G R BAK 1860. 1862. 1868 – 1876.

PAULSEN, FRITZ
Schwerin 1838 – 1898 Berlin
G P BAK 1872 – 1890. IKA 1891. BAK 1892. GBK 1893 – 1895. IKA 1896. GBK 1898.

PAUSEBACK, ERNST NATHANAEL
Steinau
L P V BAK 1830. 1832. 1840. 1846 – 1858.

PENNELLI, BIANCO
Lebensdaten nicht ermittelt
L BAK 1868 – 1872. 1878. 1881.

PERDISCH, ADOLF
Posen 1806 –
G H P BAK 1824. 1832. 1838 – 1842.

PETZEL, ROSA
Schollehne 1831 –
P BAK 1860. 1862. 1866. 1868. 1874. 1880. 1884.

PFLUGRADT, GUSTAV
Franzensberg 1829 –
L BAK 1862 – 1890. IKA 1891. BAK 1892. GBK 1893 – 1895. IKA 1896. GBK 1897 – 1899.

PFÜLLER, MINNA
Berlin 1824 – 1907
G P BAK 1844 – 1852. 1860. 1870.

PHILIPP, CAESAR
Berlin 1859 –
G P BAK 1884 – 1890. IKA 1891. BAK 1892.

PIEPERSBERG, ERNST
Lebensdaten nicht ermittelt
G P BAK 1864 – 1868. 1878.

PIGULLA, HANS
Berlin 1869 –
L BAK 1892. GBK 1894. 1897 – 1900.

PINKERT, F.
Lebensdaten nicht ermittelt
M BAK 1858 – 1870. 1874.

PINKOW, BRUNO
Lebensdaten nicht ermittelt
P BAK 1884. 1887 – 1890. 1892. GBK 1893 – 1895. IKA 1896. GBK 1897. 1899. 1900.

PINOFF, MARIE ELISABETH
Breslau 1853 (1855?) –
P BAK 1883. 1887. 1889. 1892. GBK 1893. 1894. 1897. 1898.

POCHHAMMER, ELISE (ELISABETH)
Lebensdaten nicht ermittelt
P I BAK 1864. 1868 – 1877. 1879. 1880.

POPPE, FEDOR
Neisse 1850 –
G P BAK 1878 – 1887. 1889. 1890. IKA 1891. BAK 1892. GBK 1894. IKA 1896. GBK 1897.

POPPE-LÜDERITZ, ELISABETH
Berlin 1858 –
P BAK 1878. 1880 – 1884. 1887. 1890. IKA 1891. BAK 1892. GBK 1893 – 1895.

POSADOWSKY-VON SANDRART, AUGUSTE S. SANDRART, AUGUSTE VON

POSENER, MORITZ
Den Haag 1862 – 1930 Berlin
G P IKA 1891. BAK 1892. GBK 1893. 1897.

POSSIN, RUDOLF
Magdeburg 1861 –
G BAK 1888. IKA 1891. BAK 1892. GBK 1893 – 1895. IKA 1896. GBK 1897 – 1900.

PRESS, OTTO
Lebensdaten nicht ermittelt
L BAK 1866 – 1876. 1880 – 1888.

PRIEM, PAUL
Berlin 1868 –
L BAK 1892. GBK 1894. 1895. IKA 1896. GBK 1897. 1898. 1900.

PRITZELWITZ, JOHANNA VON
Lebensdaten nicht ermittelt
P BAK 1881. 1884 – 1888.

PROTZEN, FRIEDRICH
Lebensdaten nicht ermittelt
G P BAK 1834 – 1840. 1844.

PÜSCHEL, JULIUS
Lebensdaten nicht ermittelt
G P BAK 1839 – 1848.

RADEMACHER, F. ERDMANN
Lebensdaten nicht ermittelt LI P R T
BAK 1820. 1822. 1826. 1828. 1838. 1840. 1846.

RAHTJEN, CARL
Bremen 1855 – 1919 Hamburg
L LIT BAK 1880 – 1890. IKA 1891. BAK 1892. GBK 1893 – 1895. 1897 – 1900.

RANDEL, FRIEDRICH
Magdeburg 1808 – 1886 Berlin
P T BAK 1836 – 1850. 1858 – 1866. 1870.

RATHGEBER, AUGUST WILHELM
Lebensdaten nicht ermittelt B G P R
BAK 1844 – 1852. 1858. 1862. 1866. 1870.

REISSERT, WILHELMINE GEB. BARDOU
Lebensdaten nicht ermittelt
P BAK 1824 – 1852

REMY, ALBERT
Lebensdaten nicht ermittelt
P BAK 1830. 1832. 1836. 1838. 1840 – 1848. 1854.

REMY, MARIE
1829 – Berlin – 1915
B ST BAK 1862 – 1866. 1870. 1872. 1886.

RHEINEMANN, ALBERT LEOPOLD
Koblenz 1833 –
L BAK 1881 – 1886. 1888. 1890. 1892.

RICHTER, GUSTAV FRIEDRICH WILHELM
Dessau 1847 – 1915 Berlin
L BAK 1868 – 1876. 1878. 1884. 1887. 1888.

RICHTER, HELENE
Lebensdaten nicht ermittelt G P
BAK 1856 – 1870. 1874. 1876. 1878. 1883. 1890.

RICHTER, WILHELM
Lebensdaten nicht ermittelt
L BAK 1889. 1890. GBK 1893. 1894. 1898.

RICHTER-LEFENSDORF, HUGO
Levensdorf/Meckl. 1854 – 1904 Berlin
L BAK 1883 – 1990. GBK 1894. 1895. IKA 1896.
GBK 1897. 1899.

RIEBES, MORITZ
Danzig 1804 – 1883 Berlin B ST V
BAK 1842 – 1848. 1852. 1854. 1858 – 1862.

RIEFSTAHL, WILHELM
Neu-Strelitz 1827 – 1888 München L R
BAK 1850 – 1877. 1881 – 1886. 1888. IKA 1896.

RINDLER, CARL
Lebensdaten nicht ermittelt
G P BAK 1832 – 1840. 1844. 1846.

RING, MAX
Lublinitz/Schles. 1857 – 1925 Berlin
G P BAK 1886 – 1890. 1892. GBK 1893. 1895.
IKA 1896. GBK 1897. 1898.

RODDE, CARL GUSTAV
Danzig 1830 – 1906 Berlin
L BAK 1878 – 1881. 1884. 1888. 1889.

ROEDER, JULIUS
1824 – Berlin – 1860
G P BAK 1844 – 1856.

ROEDLICH, MARIE
Lebensdaten nicht ermittelt
P BAK 1846 – 1854.

RÖHLING, CARL
1849 – Berlin – 1922
G L BAK 1876. 1877. GBK 1894. 1898. 1899.

ROESSLER, ADALBERT VON
Wiesbaden 1853 – 1922 Berlin (?)
H BAK 1887. 1890. GBK 1894. 1895. 1898. 1899.

ROHLFS, ADOLPH
Lebensdaten nicht ermittelt
T BAK 1852. 1854. 1858 – 1866.

ROHSAL, LOUIS
Lebensdaten nicht ermittelt
L BAK 1844 – 1860. 1868. 1870. 1878.

ROLLE, GUSTAV
Lebensdaten nicht ermittelt
L M BAK 1842 – 1862. 1866. 1868.

ROSENBERG, LAZAR
Kowno 1862 –
G P BAK 1886. 1888. 1892. GBK 1894. 1898.

ROUSSET, HELENE
Berlin 1840 –
L BAK 1864 – 1870. 1878. 1881. 1883. GBK 1899.

RUMPF, FRITZ
Frankfurt/M 1856 – 1927 Potsdam
G L BAK 1888. 1889. 1892. GBK 1900.

SAGER, ERNST
Lebensdaten nicht ermittelt G L ST
BAK 1810. 1812. 1816. 1820. 1822. 1826 – 1838.

SANDER, THEODOR
Flensburg 1858 – 1935 Berlin
M BAK 1892. GBK 1893 – 1895. 1897.

SANDRART, AUGUSTE VON
Lebensdaten nicht ermittelt
G P BAK 1856 – 1866. 1870. 1872. 1887.

SASSNICK, GEORG
Berlin 1858 – 1922 Potsdam
P BAK 1883. 1888 – 1890. IKA 1891. BAK 1892.
GBK 1893 – 1895. IKA 1896. GBK 1897. 1899.

SEEBER, CARL ANDREAS
Sbitschin/Kr. Wartenberg 1855 –
P BAK 1887. 1888. 1890. 1892. GBK 1894. 1895.
1897. 1900.

SEECK, OTTO
1868 – Berlin – 1937 G P
GBK 1894. 1895. IKA 1896. GBK 1897 – 1899.

SEEFISCH, HERMANN LUDWIG
Potsdam 1816 (1810?) –
G L P BAK 1834 – 1848.

SEEGER, HERMANN
Halberstadt 1857 –
G P BAK 1888 – 1890. 1892. GBK 1893 – 1895.
IKA 1896. GBK 1897 – 1900.

SEEMANN, R. MAX
Kraupischkehmen/Ostpr. 1838 – 1907 Berlin
B G H BAK 1864. 1870. 1874. 1877 – 1883.
1886 – 1888. 1892. GBK 1895.

SEYFFERT, HEINRICH ABEL
Magdeburg 1768 – 1834 Berlin
MIN P BAK 1791 – 1794. 1798. 1804. 1806.
1814. 1822 – 1830. 1834.

SICHEL, NATHANIEL
Mainz 1843 – 1907 Berlin P
BAK 1864. 1879 – 1892. GBK 1893 – 1890. 1895.
IKA 1896. GBK 1897 – 1900.

SIMMLER, WILHELM (CARL)
Geisenheim 1840 – 1914
G GBK 1893 – 1895. IKA 1896. GBK 1897 – 1899.

SÖBORG, PAUL
Berlin 1852 – G L
BAK 1883. 1886 – 1890. IKA 1891. BAK 1892.
GBK 1893 – 1895. IKA 1896. GBK 1897. 1899.

SÖHLKE, GERHARD (AUCH SÖLKE)
Lebensdaten nicht ermittelt
G L BAK 1848. 1852. 1854. 1860. 1862. 1866.

SOUCHAY, PAUL
1849 – Berlin – 1900
G P BAK 1878. 1879. 1883. 1886. 1892.
GBK 1893 – 1895. IKA 1896. GBK 1897 – 1900.

SOUCHON, WILHELM FERDINAND
Halberstadt 1825 – 1876 Weimar G P
BAK 1844. 1850. 1852. 1856. 1858. 1866 – 1876.

SPANGENBERG, LOUIS
Hamburg 1824 – 1893 Berlin
L BAK 1856. 1860 – 1877. 1879. 1881 – 1890.
IKA 1891. BAK 1892. GBK 1893.

SPANGENBERG, PAUL
Güstrow 1843 – 1918 Berlin
G L P BAK 1872 – 1888. 1890. 1892.
GBK 1893 – 1895. 1897 – 1899.

SPERLING, HEINRICH
Warnkenhagen/Meckl. 1844 – 1924 Berlin
L T BAK 1872 – 1878. 1880 – 1884. 1888 –
1890. IKA 1891. BAK 1892. GBK 1893 – 1895.
IKA 1896. GBK 1897 – 1900.

SPITTA, THEODOR
1823 – Brandenburg – 1908
L M BAK 1866. 1868. 1872. 1876. 1878.
GBK 1897. 1898.

SPRANGER, EDUARD
Lebensdaten nicht ermittelt
A BAK 1826 – 1834. 1838. 1839.

SPRENGER, WILHELM
Rosenberg 1850 –
G BAK 1887 – 1890. 1892. GBK 1893. 1894.
IKA 1896. GBK 1898. 1899.

SUNKEL, F. EDUARD
Lebensdaten nicht ermittelt
G L P BAK 1844 – 1848. 1852. 1854. 1860.
1862. 1872.

SCHACKWITZ, CARL AUGUST FRIEDRICH
Lebensdaten nicht ermittelt
P BAK 1844 – 1850. 1854. 1856.

SCHAEFER (SCHÄFER), ALEXANDER
Lebensdaten nicht ermittelt MIN P
BAK 1832. 1842. 1846. 1848. 1852. 1858. 1860.

SCHAEFER, MAXIMILIAN
1851 – Berlin – 1916
G BAK 1877. 1878. 1881. 1883. 1887. 1889. 1892.
GBK 1893. 1894. 1897. 1898. 1900.

SCHALL, JOHANN CARL CONRAD
Lebensdaten nicht ermittelt
G P R BAK 1824. 1828 – 1848. 1852 – 1860.

SCHALL, MARIE
Lebensdaten nicht ermittelt
P BAK 1852 – 1860.

SCHALLER, FRIEDRICH
1812 – 1899 Berlin H G LIT P
BAK 1836 – 1846. 1858. 1860. 1864 – 1872.

SCHARTMANN, EMIL
Berlin 1809 –
B P ST BAK 1828 – 1832. 1838 – 1846. 1850.

SCHAUSS, FERDINAND
1832 – Berlin – 1916
G P BAK 1860. 1862. 1866 – 1883. 1886 – 1890.
IKA 1891. BAK 1892. GBK 1893 – 1895.
IKA 1896. GBK 1897 – 1900.

SCHEEL, ERNST
Potsdam 1861 –
B G BAK 1888. 1889. 1892. GBK 1893. 1894.
IKA 1896.

SCHERFLING, OTTO
Berlin 1828 – 1881 Vahren b. Brixen
L BAK 1860. 1862. 1866. 1870. 1872.

SCHINKEL, THEODOR
Groß-Strelitz 1871 –
DEK L GBK 1894. 1895. IKA 1896. GBK 1898.

SCHIRM, CARL C.
Wiesbaden 1852 – 1928 Amelinghausen
L M O BAK 1883. 1887. 1889. GBK 1894. 1895. IKA 1896. GBK 1897.

SCHLEH, ANNA
Berlin 1833 – 1879
G P BAK 1852. 1854. 1858 – 1866. 1870. 1872. 1877. 1878.

SCHLEICH, HANS (CARL JOHANNES)
Stettin 1834 – 1912 Berlin
L M BAK 1876 – 1878. 1880 – 1890. IKA 1891. BAK 1892. GBK 1893 – 1895. IKA 1896. GBK 1897 – 1900.

SCHLESINGER, S.
Lebensdaten nicht ermittelt
A L BAK 1791. 1793. 1795. 1798. 1802. 1804.

SCHLICHTING, MAX VON
Sagan 1866 – 1937 Berlin
L M BAK 1890. IKA 1891. GBK 1894. 1895. IKA 1896. GBK 1897.

SCHMID(T), CARL »AUS AACHEN«
Lebensdaten nicht ermittelt
P BAK 1822. 1830 – 1839. 1840.

SCHMIDT, BERNHARD
Zettemin 1820 – 1870 Nieske b. Rothenburg/Schles.
L V BAK 1842 – 1848. 1860 – 1866.

SCHMIDT, CARL FRIEDRICH WILHELM
Berlin 1812 –
B P BAK 1826 – 1832. 1844. 1846. 1850.

SCHMIDT, EDUARD
1806 – Berlin – 1862
L M BAK 1832 – 1839. 1842 – 1862.

SCHMIDT, FRIEDRICH AUGUST
Lebensdaten nicht ermittelt
A L BAK 1814. 1816. 1824. 1828 – 1846.

SCHMIDT, GUSTAV
Lebensdaten nicht ermittelt
G P BAK 1824. 1842. 1848 – 1852. 1862.

SCHMIDT, HERMANN
Magdeburg 1819 – 1903 Berlin
L BAK 1850 – 1874. 1877. 1880. 1881. 1887. 1889. IKA 1891. BAK 1892. GBK 1893. 1894. 1897.

SCHMIDT-HERBOTH, EUGEN
Berlin 1864 –
G L BAK 1890. IKA 1891. GBK 1895. IKA 1896. GBK 1897. 1898. 1900.

SCHMIDT-MICHELSEN, ALEXANDER
1859 – Leipzig – 1908
G BAK 1890. GBK 1893 – 1895. IKA 1896. GBK 1897.

SCHMITGEN, GEORG
Bernkastel 1856 – 1903 Potsdam
L BAK 1886 – 1890. IKA 1891. BAK 1892. GBK 1893 – 1895. IKA 1896. GBK 1897. 1898. 1900.

SCHNEIDER, OTTO
Nauen
G LIT MY P BAK 1839 – 1860. 1868.

SCHOBELT, PAUL
Magdeburg 1838 – 1893 Breslau
G MY BAK 1862. 1866 – 1874. 1881.

SCHÖNAU, KARL
Lebensdaten nicht ermittelt
G P BAK 1840 – 1846. 1854.

SCHOENBECK, ALBERT
Lebensdaten nicht ermittelt
L BAK 1834 – 1839. 1844 – 1846. 1856. 1860.

SCHÖNER, ANTON
Nürnberg 1866 – 1930
P GBK 1893 – 1895. IKA 1896. GBK 1897 1899.

SCHÖNROCK, JULIUS
Danzig 1835 –
L BAK 1862 – 1866. 1870 – 1874. 1878.

SCHOLZ, RICHARD
Hannover 1860 –
G P BAK 1884 – 1889. IKA 1891. BAK 1892.

SCHORN, KARL
Düsseldorf 1800 – 1850 München
H BAK 1834 – 1840. 1846.

SCHRECK, CARL FRIEDRICH
Lebensdaten nicht ermittelt
G P BAK 1836 – 1840. 1844 – 1848. 1854. 1858.

SCHREIBER, HERMANN
Wald b. Solingen 1864 – 1925
L BAK 1890. IKA 1891. BAK 1892. GBK 1893.

SCHRÖDER, AUGUST
Lebensdaten nicht ermittelt
L BAK 1832. 1842 – 1848. 1852. 1854.

SCHROEDER, LISKA GEB. KURZ
Frankfurt/O. 1834 (1835?) –
L BAK 1881 – 1890. 1892. GBK 1893. 1895. 1897 – 1899.

SCHRÖDL, NORBERT
Wien, 1842 – 1912 Kronberg/Taunus
G P BAK 1870 – 1874. 1877 – 1880. 1883. 1884. 1887 – 1889. GBK 1893. 1899.

SCHROETER, CONSTANTIN (JOH. FRIEDRICH CARL)
Schkeuditz 1795 – 1835 Berlin
G P BAK 1826 – 1836.

SCHUCH, WERNER WILHELM GUSTAV
Hildesheim 1843 – 1918 Berlin
G H BAK 1880. 1881. 1884. 1886. 1889. 1890. 1892. GBK 1895. 1897.

SCHÜTZE-SCHUR, ILSE
Berlin 1868 – 1923
G P BAK 1892. GBK 1893. 1894. 1898. 1899.

SCHULTZ, HERMANN (THEODOR)
Wittstock 1816 – 1862 Berlin
G LI P BAK 1834 – 1840. 1856. 1860. 1862.

SCHULTZ, JOHANN CARL
1801 – Danzig – 1873
A BAK 1822 – 1862.

SCHULTZ, OTTO
Lebensdaten nicht ermittelt
P BAK 1892. GBK 1894. 1895. IKA 1896. GBK 1897.

SCHULTZE, LOUIS
Lebensdaten nicht ermittelt
G L BAK 1844. 1848. 1850 – 1854.

SCHUMANN, KARL FRANZ JACOB HEINRICH
1767 – Berlin – 1827 H P
BAK 1786 – 1789. 1791. 1794. 1795. 1798 – 1828.

SCHUMANN, WILHELM
Lebensdaten nicht ermittelt
G P BAK 1830 – 1846.

SCHWAN, HERMANN
Lebensdaten nicht ermittelt
L V BAK 1856 – 1860. 1868 – 1872. 1876.

SCHWARTZ, ALBERT GUSTAV
Berlin 1833 –
G L BAK 1854 – 1872. 1876 – 1878.

SCHWEDER, HERMANN
Lebensdaten nicht ermittelt
H BAK 1860 – 1866.

SCHWEDLER, ROBERT (THEODOR)
Lebensdaten nicht ermittelt
G P BAK 1846 – 1860. 1866. 1868.

SCHWEMINSKI, JENNY
Lebensdaten nicht ermittelt
B ST BAK 1887. 1888. 1890. IKA 1891. BAK 1892. GBK 1893 – 1895. IKA 1896. GBK 1897. 1899. 1900.

STACHOWIACK, ADOLF
1835 – 1905 Berlin
P BAK 1868. 1870. 1877. 1879. 1880.

STEFFENS, FRANZ
Danzig 1818 – 1910 Berlin
G BAK 1848. 1852. 1856. 1860. 1878. 1879. 1883.

STEIN, MORITZ ADOLF
Lebensdaten nicht ermittelt
P BAK 1826. 1828. 1832. 1838 – 1840. 1844 – 1852. 1856 – 1866.

STEINTHAL, TRAUTE VERH. TOMINE
Berlin 1868 – 1906 Paris
P BAK 1892. GBK 1893. 1894. IKA 1896. GBK 1897. 1899.

STELZNER, CAROLINE
Flensburg 1808 – 1875 Dresden
P BAK 1852 – 1856. 1860. 1862.

STERRY, CARL
Neu-Haidau/O. 1861 –
P BAK 1887. 1888. 1890. GBK 1894. IKA 1896. GBK 1897 – 1899.

STÖVING, CURT CARL LUDWIG
Leipzig 1863 – 1939 Berlin
P BAK 1888 – 1890. 1892. GBK 1894. 1895. IKA 1896. GBK 1898.

STORCH, KARL D.Ä.
1864 – Segeberg – 1954
G P BAK 1889. 1890. IKA 1891. BAK 1892. GBK 1893 – 1895. IKA 1896. GBK 1897. 1898.

STORT, EVA
1855 – Berlin – 1936
L BAK 1887. 1890. IKA 1891. GBK 1894. 1895. IKA 1896. GBK 1897.

STREMPEL, ELISABETH
Rostock 1840 – nach 1910 Schwerin
P BAK 1881. 1883. 1887. 1889. 1892. GBK 1895.

STRIEMER, EMIL
– 1909 Berlin
P BAK 1876. 1878 – 1886. 1890. 1892.

STUCKRAD, MARTHA VON
Düsseldorf 1854 –
P BAK 1887 – 1889. 1892. GBK 1893. 1894.

TEPPER, ERNST
1843 – Berlin – 1890
P BAK 1874 – 1878. 1881.

TESCHENDORFF, EMIL
Stettin 1833 – 1894 Berlin
G H LIT P BAK 1862. 1866 – 1877. 1879 – 1886. 1888. 1890. 1892.

TESCHNER, ALEXANDER
1816 – Berlin – 1878 P R
BAK 1838 – 1846. 1850. 1854. 1862. 1864. 1868.

THALHEIM, LOUISE
Lebensdaten nicht ermittelt
G LIT BAK 1856. 1860. 1866 – 1870.

THEMANN, KARL
Lebensdaten nicht ermittelt
G P T BAK 1828. 1834. 1836. 1839. 1840. 1848.

THIELEMANN, ANNA VERH. WAGENER
Lebensdaten nicht ermittelt
ST BAK 1868 – 1872. 1876. 1878.

THIERBACH, RICHARD
1860 – Stolberg/Harz – 1931
L BAK 1889. IKA 1891. GBK 1895. IKA 1896. GBK 1897. 1898.

THUN, MARIE
Dalldorf/Mark 1852 – 1905
B ST BAK 1888 – 1890. IKA 1891. GBK 1894. 1895. 1897.

TOBIAS, ADELE
Lebensdaten nicht ermittelt
P BAK 1876 – 1878. 1880 –1884. 1887. 1889. 1892. GBK 1894. 1897.

TOECHE, CARL JOHANN FRIEDRICH
Potsdam (?) 1814 – 1890 Zürich
L BAK 1836. 1838. 1840 – 1856.

TREISSE, E.
Lebensdaten nicht ermittelt
G P BAK 1839 – 1860.

TRIEBEL, CARL
Dessau 1823 – 1885 Wernigerode
L BAK 1842 – 1878. 1880. 1883. 1884.

TRIPPEL, ALBERT
Potsdam 1813 – 1854 Berlin (?)
L BAK 1842 – 1846. 1850. 1852.

TROSCHEL, EUGEN (ADOLF E.)
Lebensdaten nicht ermittelt
G P BAK 1832 – 1840.

TSCHAUTSCH, ALBERT
Seelow/Mark 1843 –
G BAK 1870 – 1877. 1879 – 1881. 1886 – 1889. IKA 1891. BAK 1892. GBK 1893 – 1895. IKA 1896. GBK 1897 – 1899.

TSCHIRNER, KARL
Lebensdaten nicht ermittelt
H P BAK 1826 – 1832. 1836. 1838. 1840. 1842.

ULRICH, FRIEDRICH
Altenburg 1778 –
L BAK 1844. 1846. 1850 – 1856.

UNGER, MANASSE
Coswig 1802 – 1868 Berlin
G P BAK 1832 – 1840.

UTH, MAX
Berlin 1863 – 1914 Hermannswerder/Potsdam
L P BAK 1890. IKA 1891. BAK 1892. GBK 1893 – 1895. 1897. 1898.

VALENTINI, VICTOR
Lebensdaten nicht ermittelt
G BAK 1878. 1879. 1886 – 1890. 1892.

VERWIEBE, HERMANN
Lebensdaten nicht ermittelt
P BAK 1888 – 1890. IKA 1891. GBK 1894. 1895. IKA 1896.

VOELCKER, HANS
Pyritz/Pommern 1865 – 1944 Wiesbaden
M BAK 1889. 1890. IKA 1891. BAK 1892. GBK 1893 – 1895.

VOELCKER, OTTO
1810 – Berlin – 1848
L BAK 1828 – 1848.

VÖLKERLING, GUSTAV
um 1805
P BAK 1828. 1832. 1834. 1838 – 1848.

VOIGTLÄNDER, RUDOLF VON
Braunschweig 1854 –
G I L P BAK 1879. 1880. 1887 – 1890. IKA 1891. BAK 1892. GBK 1893 – 1895. IKA 1896. GBK 1897 – 1900.

VOLCKART, TONI
Lebensdaten nicht ermittelt
L BAK 1883. 1884. 1887. 1888. 1890. IKA 1891. GBK 1895.

VOLKMAR, ANTONIE
Berlin 1827 – G P
BAK 1850 – 1862. 1866 – 1870. 1876. 1879. 1880.

VOSS, CAROLINE VON, GEB. MÜLLER
Lebensdaten nicht ermittelt
T BAK 1834 – 1850.

WACHENHUSEN, FRITZ
1859 – Schwerin – 1925
L BAK 1884. 1887 – 1890. IKA 1891. BAK 1892. GBK 1893 – 1895. IKA 1896. 1897 – 1899.

WAGNER, FRANZ (JOHANN DANIEL LEBRECHT F.)
Berlin 1810 –
G H L P R T BAK 1830 – 1854. 1858. 1860.

WALTHER, O.
Lebensdaten nicht ermittelt
A BAK 1852. 1858 – 1866.

WEBER, ANTON
Liebstedt/Weimar 1833 – 1909 Bad Landeck/Schles.
P BAK 1872 – 1879. 1881. 1884 – 1887. 1889. 1890. 1892. GBK 1893. 1894. 1897.

WEBER, OTTO
Berlin 1832 – 1888 London
G L T BAK 1854 – 1862. 1868 – 1872.

WEBER, THEODOR
Leipzig 1838 – 1907 Paris G L M
BAK 1856 – 1864. 1868 – 1872. 1876. 1877.

WECZERŽICK, ALFRED
Herischdorf b. Warmbrunn/Schles. 1864 – 1952 Berlin
T IKA 1891. BAK 1892. GBK 1893. 1894. 1897. 1899.

WEDEPOHL, THEODOR
Exter/Westf. 1863 – 1931 New York
P BAK 1887 – 1889. GBK 1893 – 1895. 1897. 1899.

WEIDENBACH, ERNST
Lebensdaten nicht ermittelt
V BAK 1842. 1848. 1858 – 1862.

WEIMAR, PAUL
1855 – Berlin – 1890
G BAK 1884 – 1890.

WEIMAR, WILHELM
Biebrich 1859 – 1914 Berlin
G BAK 1886 – 1888. 1892. GBK 1894. 1897. 1900.

WEISE, FRIEDRICH
um 1775 –
G MIN P BAK 1808 – 1814. 1818. 1822.

WEISS, FERDINAND FRIEDRICH WILHELM
Magdeburg 1814 – 1878 Berlin
G P BAK 1836 – 1850. 1854. 1856.

WEISS, FRIEDRICH
Lebensdaten nicht ermittelt
L M BAK 1846. 1856 – 1862. 1870.

WEISS, HERMANN CARL JACOB
Hamburg 1822 – 1897 Berlin
G H P BAK 1840 – 1850.

WENDEL, ERNESTINE
Lebensdaten nicht ermittelt. B
BAK 1816. 1822 – 1828. 1832. 1834. 1839. 1840.

WENDLING, CARL
Weilburg 1851 – 1914 Berlin
G P BAK 1880. 1884. GBK 1893 – 1895.
IKA 1896. GBK 1897 – 1899.

WENTSCHER, JULIUS THEOPHIL
Graudenz 1842 – 1918 Berlin L M
BAK 1876. 1878 – 1890. IKA 1891. BAK 1892.
GBK 1893 – 1895. IKA 1896. GBK 1897 – 1900.

WERNER, HERMANN
Samswegen 1816 – 1905 Magdeburg
G BAK 1844 – 1862. 1866. 1870. 1872.

WESTPHALEN, AUGUST
Neumünster/Holst. 1864 –
G L BAK 1890. IKA 1891. BAK 1892.
GBK 1893 – 1895. IKA 1896. GBK 1897. 1898.

WICHERT, FELIX
Tilsit 1842 – 1902 Berlin
G L P BAK 1876. 1877. 1880 – 1883. 1890.

WICHGRAF, FRITZ
Potsdam 1853 –
G P BAK 1881 – 1889. IKA 1891. GBK 1894.

WIDER, WILHELM
Stepenitz/Pomm. 1818 – 1884 Berlin G H P
BAK 1842. 1868. 1872 – 1880. 1883. 1884.

WIESE, BRUNO
Elberfeld 1865 –
P GBK 1893 – 1895. 1897. 1898.

WIETERSHEIM, CONSTANTIN VON
Kammin 1829 –
G P BAK 1856. 1866 – 1872. 1877. 1878.

WILHELMY, LOUIS
Lebensdaten nicht ermittelt
L BAK 1846. 1850 – 1860. 1864. 1866. 1870.

WILKE, HEINRICH
Berlin 1869 –
P GBK 1893. 1894. IKA 1896. GBK 1899. 1900.

WILLICH, WILHELM
Lebensdaten nicht ermittelt
MIN P BAK 1812 – 1820. 1830.

WILLMANN, WILHELM
Lebensdaten nicht ermittelt
P BAK 1842 – 1848.

WILMANS, AMALIE LOUISE
Lebensdaten nicht ermittelt
B ST T BAK 1834 – 1848.

WILRICH, GUSTAV
– 1907 Berlin
L BAK 1870. 1872. 1876. 1878. 1883.

WILBERG, MARTIN (LUDWIG M.)
Havelberg 1853 –
G P BAK 1877 – 1881. 1886 – 1890. IKA 1891.
BAK 1892. GBK 1894. 1897. 1899.

WINCKELMANN, ERNST
Lebensdaten nicht ermittelt
L BAK 1880 – 1888. GBK 1893. IKA 1896.
GBK 1897.

WOBRING, FRANZ
Fürstenwalde 1862 –
P BAK 1892. GBK 1894. IKA 1896. GBK 1897.
1898. 1900.

WOITE, OSCAR
Obernigk/Schles. 1854 –
B G P T BAK 1877 – 1881.

WOLF-THORN, JULIE
Lebensdaten nicht ermittelt
P GBK 1894. 1895. IKA 1896. GBK 1897. 1898.

WOLFF, BETTY
1863 – Berlin – 1941.
P BAK 1890. 1894. IKA 1896. GBK 1897 – 1900.

WOLFROM, FRIEDRICH ERNST
Magdeburg 1857 –
G P BAK 1892. GBK 1893. 1894. 1897. 1898.

WOLTER, CHRISTIAN HEINRICH
Güstrow um 1771 – 1812 Berlin
H L P BAK 1797 – 1812.

WURL, MATHILDE
Lebensdaten nicht ermittelt
G L P BAK 1844 – 1866. 1870. 1872. 1877.
1878. 1881 – 1884.

ZAAK, GUSTAV
Stechau 1845 –
G P BAK 1878. 1881 – 1884. 1887 – 1890. 1892.
GBK 1893 – 1895. 1897.

ZICKENDRAHT, BERNHARD
Hersfeld 1854 – 1937 Berlin
G P BAK 1883. 1886 – 1888. 1890. 1892.
GBK 1893 – 1895. IKA 1896. GBK 1897 – 1899.

ZIEGLER, KARL
Schäßburg/Siebenbürgen 1866 – nach 1935
Königsberg (?)
G P GBK 1894. 1895. IKA 1896. GBK 1897.
1898. 1900.

ZIEGLER, THEODOR
um 1830 – G P
BAK 1850 – 1860. 1864 – 1884. 1888. 1890. 1892.
GBK 1893. 1894. IKA 1896. GBK 1897 – 1900.

ZIEMSSEN, FRIEDERIKE
Lebensdaten nicht ermittelt
G P BAK 1830 – 1838. 1842 – 1844. 1854.

ZIMMERMANN, CARL
Halberstadt 1863 – 1930 Goslar
J L T BAK 1888. GBK 1897 – 1900.

ZIMMERMANN, JOHANN FRIEDRICH
Berlin um 1796 –
MIN P BAK 1812. 1814. 1818 – 1822. 1830.

ZÖPKE, FELIX
Lebensdaten nicht ermittelt
G H BAK 1868 – 1877. 1879. 1880. 1883. 1887.
IKA 1891.

Literaturhinweise (Auswahl)

Allgemeine Nachschlagewerke Bibliographien Zeitschriften

Die Kataloge der Berliner Akademie-Ausstellungen 1786 – 1850 Neudruck) bearb. von Helmut Börsch-Supan. Bd. 1.2.u. Reg. Bd. Berlin 1968

Nagel, Georg Kaspar
Neues, allgemeines Künstler-Lexikon oder Nachrichten von dem Leben und den Werken der Maler, Bildhauer, Baumeister, Kupferstecher ... Bearb. von G.K. Nagler. Bd. 1 - 22. München 1835 – 1852

Faber, Friedrich
Conversations Lexicon für bildende Kunst. Bd. 1 – 7. Leipzig 1845 – 1857

Schasler, Max
Berlin's Kunstschätze. Bd. 1. 2. Berlin 1855 – 1856

Müller, Fr. und A. Seubert
Die Künstler aller Zeiten und Völker. Bd. 1 – 4. Stuttgart 1857 – 1870

Allgemeine Deutsche Biographie. Bd. 1 – 56. Leipzig 1875 – 1912

Neue deutsche Biographie. Bd. 1 – 15 (A - M). Berlin 1953 – 1987

Das geistige Deutschland am Ende des XIX. Jahrhunderts. Enzyklopädie des deutschen Geisteslebens in biographischen Skizzen. Bd. 1. Die bildenden Künstler. Leipzig 1898

Boetticher, Friedrich von
Malerwerke des neunzehnten Jahrhunderts. Bd. 1,1.2. – 2,1.2. Dresden 1891 – 1901

Allgemeines Lexikon der bildenden Künstler von der Antike bis zur Gegenwart. Hrsg. von Ulrich Thieme u. Felix Becker. Bd. 1 – 37. Leipzig 1907 – 1950

Vollmer, Hans
Allgemeines Lexikon der bildenden Künstler des XX. Jahrhunderts. Bd. 1 – 6. Leipzig 1953 – 1962

Allgemeines Künstler-Lexikon
Leben und Werke der berühmtesten Bildenden Künstler
Vorberichtet von Hermann Alexander Müller.
Herausgegeben von Hans Wolfgang Singer.
5. Aufl. Frankfurt a.M. 1921

Lietzmann, Hilda
Bibliographie zur Kunstgeschichte des 19. Jh. Publikationen der Jahre 1940 – 1966. München 1968

Badstübner-Gröger, Sibylle
Bibliographie zur Kunstgeschichte von Berlin und Potsdam. Berlin 1968

Bénézit, Emmanuel
Dictionnaire critique et documentaire des peintres, sculpteurs, dessinateurs et graveurs de tous les temps et de tous les pays ... Bd. 1 – 10. Paris 1976

Busse, Joachim
Internationales Handbuch aller Maler und Bildhauer des 19. Jahrhunderts. Frankfurt a.M. 1977

Bibliographie zur Kunstgeschichte des 19. Jahrhunderts. Publikationen der Jahre 1967 – 1979 mit Nachträgen zu den Jahren 1940 – 1966, zusammengestellt von Marianne Prause München 1984

Kunst-Blatt
Red. von Ludwig Schorn. Jg. 1 – 20. 1820 – 1848. Stuttgart, Tübingen 1828 – 1848

Berliner Kunstblatt
Hrsg. unter Mitwirkung von E.H. Toelken. Jg. 1.2. Berlin 1828 – 1829

Zeitschrift für bildende Kunst. Mit Beiblatt Kunstchronik. Hrsg. von Carl von Lützow u.a. Bd. 1 – 24 u. N.F. 1 – 11. Leipzig 1866 – 1900

Das Museum. Jg. 1 – 11. Berlin u. Stuttgart 1896 – 1906

Hohenzollern-Jahrbuch. Forschungen und Abb. zur Geschichte der Hohenzollern in Brandenburg-Preußen. Hrsg. von Paul Seidel. Jg. 1 – 20. Berlin, Leipzig 1897 – 1916

Kunst und Künstler. Illustr. Monatsschrift für Kunst und Kunstgewerbe. Red. Emil Heilbut u. Cäsar Flaischlen u.a. Jg. 1 – 32. Berlin 1903 – 1933

Gesamtdarstellungen der Deutschen und Berliner Malerei des 19. Jahrhunderts

Künstlervereine Berliner Secession

Fiorillo, J.D.
Geschichte der zeichnenden Künste in Deutschland und den vereinigten Niederlanden. Bd. 3. 4. Hannover 1818. 1820

Raczynski, Athanasius
Geschichte der neueren deutschen Kunst. Bd. 3: Berlin. Berlin 1841

Waagen, Gustav Friedrich
Kunstwerke und Künstler in Deutschland 2 Bde. Leipzig 1843, 1845

Rosenberg, Adolf
Die Berliner Malerschule 1819 – 1879. Studien und Kritiken. Berlin 1879

Rosenberg, Adolf
Geschichte der modernen Kunst. Bd. 2. 3. Leipzig 1887 – 1889

Muther, Richard
Geschichte der Malerei im 19. Jahrhundert. Bd. 1 – 3. München 1893

Jansa, Friedrich
Deutsche bildende Künstler in Wort und Bild. Leipzig 1912

Waetzoldt, Wilhelm
Deutsche Malerei seit 1870. Leipzig 1918

Gurlitt, Cornelius
Die deutsche Kunst seit 1800. Ihre Ziele und Taten. 4. erw. Aufl. Berlin 1924

Hildebrandt, Hans
Die Kunst des XIX. und XX. Jahrhunderts Handbuch der Kunstwissenschaft. Wildpark-Potsdam 1924

Hamann, Richard
Die Deutsche Malerei vom Rococo bis zum Expressionismus. Leipzig. Berlin 1925

Beenken, Hermann
Das neunzehnte Jahrhundert in der deutschen Kunst. Aufgaben und Gehalte. Versuch einer Rechenschaft. München 1944

Hofmann, Werner
Das irdische Paradies. Kunst im 19. Jahrhundert. München 1960

BERCKENHAGEN, EKHART
Die Malerei in Berlin vom 13. bis zum ausgehenden 17. Jahrhundert.
Bildbd. mit Einleitung.
Berlin 1964

ZEITLER, RUDOLF
Die Kunst des 19. Jahrhunderts.
Propyläen Kunstgeschichte Bd. 11.
Berlin 1966

EINEM, HERBERT VON
Deutsche Malerei des Klassizismus und der Romantik 1760 – 1840.
München 1978

BÖRSCH-SUPAN, HELMUT
Die Kunst in Brandenburg-Preußen, ihre Geschichte von der Renaissance bis zum Biedermeier, dargestellt am Kunstbesitz der Berliner Schlösser.
Berlin 1980

Kunstpolitik und Kunstförderung im Kaiserreich. Kunst im Wandel der Sozial- und Wirtschaftsgeschichte. Hrsg. von Ekkehard Mai u.a.
Berlin 1982

BÖRSCH-SUPAN, HELMUT
Die deutsche Malerei von Anton Graff bis Hans von Marées 1760 – 1870.
München 1988

›... und abends in Verein‹
Johann Gottfried Schadow und der Berlinische Künstler-Verein 1814 – 1840.
Ausstellung Berlin Museum 1983

PIETSCH, LUDWIG
Verein Berliner Künstler. Festschrift zur Feier seines fünfzigjährigen Bestehens.
Berlin 1891

BROMMENSCHENKEL, KARIN
Berliner Kunst- und Künstlervereine des 19. Jh. bis zum Weltkrieg. Phil. Diss.
Berlin 1942. Maschinenschr. vervielf.

PFEFFERKORN, RUDOLF
Die Berliner Secession.
Berlin 1972

BRÖHAN, KARL H.
Berliner Secessionisten. Hans Baluschek. Karl Hagemeister. Willy Jaeckel u.a.
Berlin 1973

DOEDE, WERNER
Die Berliner Secession.
Frankfurt a.M. 1977

PARET, PETER
Die Berliner Secession. Moderne Kunst und ihre Feinde im Kaiserlichen Deutschland.
Berlin 1981

KUNST- UND KULTURGESCHICHTLICHE SCHRIFTEN UND AUFSÄTZE

NICOLAI, FRIEDRICH
Beschreibung der Königlichen Residenzstädte Berlin und Potsdam. 3. Aufl. 1786. Bd. 1 – 3.
Facsimile in 1 Bd. Berlin 1980

Freymüthige Gedanken
über die Entbehrlichkeit der Mahlerschulen nebst Gegenbemerkungen eines Ungenannten. Archiv für Künstler und Kunstfreunde von J.G. Meusel.
Dresden 1808

SCHADOW, GOTTFRIED
Kunst-Werke und Kunst-Ansichten.
Berlin 1849.
Neuausg. Berlin 1987

KUGLER, FRANZ
Karl Friedrich Schinkel, ein Charakterbild seiner kunsthistorischen Wirksamkeit.
Berlin 1842

KUGLER, FRANZ
Kleinere Schriften und Studien zur Kunstgeschichte. Bd. 1 – 3.
Stuttgart 1853 – 1854

SCHADOW, WILHELM VON
Der moderne Vasari. Erinnerungen aus dem Künstlerleben.
Berlin 1854

MÜLLER ZU KÖNIGSWINTER, WOLFGANG
Das Verhältnis des Staates zu den bildenden Künsten. Zur Reform der Kunstangelegenheiten in Preußen.
Berlin 1861

PARTHEY, GUSTAV
Jugenderinnerungen. 2 Teile.
Berlin 1871

PECHT, FRIEDRICH
Die Berliner Jubiläums-Ausstellung (1886).
In: Die Kunst für Alle, 1. Jg. 1885/86

MÜLLER, HANS
Die Königliche Akademie der Künste zu Berlin 1696 bis 1896. T. 1.
Berlin 1896

ROSENBERG, ADOLF
Zur Jubelfeier 1696 – 1896.
Kgl. Akademische Hochschule für die bildenden Künste zu Berlin.
Berlin 1896

SCHEFFLER, KARL
Die Nationalgalerie.
Berlin 1912

KERN, GUIDO J.
Louis Friedrich Sachse, der Begründer des Berliner Kunsthandels.
In: Zeitschrift des Vereins für die Geschichte Berlins.
1934, Heft 1

GELLER, HANS
Deutsche Künstler in Rom.
Rom 1961

BÖRSCH-SUPAN, HELMUT
Die Anfänge der Berliner akademischen Kunstausstellungen.
In: Der Bär von Berlin, 14. Jg. 1965

RAVE, PAUL ORTWIN
Die Geschichte der Nationalgalerie Berlin.
Berlin 1968

BECKER, WOLFGANG
Paris und die deutsche Malerei 1750 – 1840.
München 1971

Berliner Maler
Menzel, Liebermann, Slevogt, Corinth in Briefen, Vorträgen und Notizen. Hrsg. von Irmgard Wirth.
Berlin 1964 u. 1986

BRAUER, HEINRICH
Johann Samuel Otto bemüht sich um einen neuen Bildnis-Typ.
In: Festschrift für Margarete Kühn.
Herausgegeben von Martin Sperlich.
Berlin 1975

ZU EPOCHEN UND GATTUNGEN DER MALEREI DES 19. JAHRHUNDERTS

SEIDEL, PAUL
Der Kaiser und die Kunst.
Berlin 1907

GIEDION, SIEGFRIED
Spätbarocker und romantischer Klassizismus.
München 1922

WEIGLIN, PAUL
Berliner Biedermeier.
Bielefeld, Leipzig 1942

WIRTH, IRMGARD
Berliner Biedermeier.
Berlin 1972

SCHACHINGER, ERIKA
Wilhelminisches Mäzenatentum.
In: Mitteilungen des Vereins für die Geschichte Berlins.
83. Jg. Heft 4, 1987

ROSENBERG, ADOLF
Neue Monumentalmalereien in Preußen.
In: Zeitschrift für bildende Kunst N.F. VII. Jg., 1895

SCHEFFLER, KARL
Berliner Porträts.
In: Kunst und Künstler, 3. Jg. 1905

LEISCHING, JULIUS
Das Bildnis im achtzehnten und neunzehnten Jahrhundert.
Wien 1906

LEMBERGER, ERNST
Die Bildnis-Miniatur in Deutschland von 1550 – 1850.
München 1909

WAETZOLDT, WILHELM
Das Tierstück.
In: Kunst und Künstler, 15. Jg. 1917

WALDMANN, EMIL
Das Bildnis im 19. Jahrhundert.
Berlin 1921

BRIEGER, LOTHAR
Das Pastell. Seine Geschichte und seine Meister.
Berlin 1921

BRIEGER, LOTHAR
Das Genrebild.
Die Entwicklung der bürgerlichen Malerei.
München 1922

BRIEGER, LOTHAR
Das Aquarell. Seine Geschichte und seine Meister.
Berlin o.J. (um 1925)

GLÄSER, KÄTE
Berliner Porträtisten 1820 – 1850.
Versuch einer Katalogisierung.
Berlin 1929

GLÄSER, KÄTE
Das Bildnis im Berliner Biedermeier.
Berlin 1932

BRIEGER, PETER
Die deutsche Geschichtsmalerei des 19. Jahrhunderts.
Kunstwiss. Studien Bd. VII
Berlin 1930

WIRTH, IRMGARD
Berlin und die Mark Brandenburg.
Landschaften.
Gemälde und Graphik aus drei Jahrhunderten.
Hamburg 1982

LAMMEL, GISOLD
Deutsche Malerei des Klassizismus.
Leipzig 1986

VERÖFFENTLICHUNGEN ZU EINZELNEN MALERN (AUCH AUSSTELLUNGSKATALOGE), ALPHABETISCH NACH MALERNAMEN

WILHELM AHLBORN
Ausstellung Niedersächsische Landesgalerie
Hannover 1953/1954

Wendel, Friedrich
HANS BALUSCHEK. Eine Monographie.
Berlin 1924

Bröhan, Margrit
HANS BALUSCHEK.
Berlin, Bröhan-Museum 1985

Werner, Johannes
Die Schwestern BARDUA.
Leipzig 1929

Bröhan, Margrit
Die Malerin CAROLINE BARDUA in Berlin.
In: Der Bär von Berlin. Jahrbuch des Vereins für die Geschichte Berlins.
33. Folge 1984

WILHELM BARTH
Ein Architekturmaler der Schinkelzeit.
Ausstellung Potsdam-Sanssouci.
Turmgalerie der Orangerie, 1981

HEINRICH BASEDOW
Meine Lebenserinnerungen.
Hrsg. von Heinz Müller.
Hamburg 1973

Werke von ADALBERT BEGAS und Wilhelm Riefstahl
Ausstellung Berlin, Kgl. National-Galerie 1888

Die Künstlerfamilie BEGAS in Berlin.
Bildheft.
Ausstellung Berlin Museum 1968

Fabeck, Marilies von
JOSEPH CARL BEGAS gen. d. Ä. Phil. Diss.
Innsbruck 1968 (Maschinenschr. vervielf.)

CHARLOTTE BEREND-CORINTH
Bildheft.
Ausstellung Berlin Museum 1969

Rave, Paul Ortwin
KARL BLECHEN. Leben, Würdigungen, Werk. Hrsg. von der Nationalgalerie.
Berlin 1940

Heider, Gertrud
CARL BLECHEN.
Leipzig 1970

Emmrich, Irma
CARL BLECHEN. Zeit und Werk.
Lizenzausgabe.
München 1989

CARL BLECHEN
Bilder aus Italien.
Bezirksmuseum Cottbus - Schloß Branitz 1990

CARL BLECHEN
Zwischen Romantik und Realismus.
Herausgegeben von Klaus-Peter Schuster.
Ausstellung Nationalgalerie
Staatliche Museen Preußischer Kulturbesitz Berlin und Staatliche Museen zu Berlin
Berlin, SMPK, Nationalgalerie 1990

Werke von WILHELM CAMPHAUSEN und Theodor Kotsch. Ausstellung
Berlin, Kgl. National-Galerie 1885

Fernow, Carl L.
CARSTENS Leben und Werke.
Hannover 1867

Kamphausen, Alfred
ASMUS JACOB CARSTENS.
Neumünster 1941

Kaemmerer, Ludwig
CHODOWIECKI.
Bielefeld, Leipzig 1897

DANIEL CHODOWIECKI.
Führer durch die Ausstellung.
Berlin Museum 1965

Berend-Corinth, Charlotte
Die Gemälde von LOVIS CORINTH.
Werkkatalog
München 1958

LOVIS CORINTH 1858 – 1925
Aus Anlaß seines 100. Geburtstages.
Ausstellung der Nationalgalerie der ehem. Staatlichen Museen (heute SMPK) im Schloß Charlottenburg 1958

LOVIS CORINTH
Gedächtnisausstellung zur Feier des hundertsten Geburtsjahres veranstaltet vom Volkswagenwerk.
Stadthalle Wolfsburg 1958

Osten, Gert von der
LOVIS CORINTH. 2. durchges. Aufl.
München 1959

LOVIS CORINTH 1858 – 1925
Ausstellung Museen Folkwang, Essen und Kunsthalle der Hypo-Kulturstiftung,
Hrsg. von Zdenek Felix, Köln
München 1986

Förster, Ernst
PETER VON CORNELIUS. Ein Gedenkbuch
1. und 2. Teil. Berlin 1874

Berckenhagen, Ekhart
JOACHIM MARTIN FALBE.
In: Zeitschrift des Deutschen Vereins für Kunstwissenschaft. Bd. 43. H. 1.
Berlin 1989

PHILIPP FRANCK. Ein Leben für die Kunst.
Nachwort von Bruno Kroll: Zum Stil von Philipp Franck.
Berlin 1944

CARL DANIEL FREYDANCK
1811 – 1887.
Ein Vedutenmaler der KPM.
Ausstellung der Staatlichen Schlösser und Gärten Berlin und der Staatlichen Prozellan-Manufaktur.
Berlin 1987

EDUARD GAERTNER
Architekturmaler in Berlin.
Ausstellung im Berlin Museum 1968

EDUARD GAERTNER
1801 – 1877.
Ausstellung im Märkischen Museum.
Berlin 1977

Wirth, Irmgard
EDUARD GAERTNER.
Der Berliner Architekturmaler.
Berlin 1979

Donop, Lionel von
GESELSCHAP und seine Wandgemälde in der Ruhmeshalle des Zeughauses.
Berlin 1890

Jordan, Max
GESELSCHAP.
Bielefeld, Leipzig 1906

Werke von CARL GRAEB, Otto Günther und Albert Berg. Ausstellung
Berlin, Kgl. National-Galerie 1884 – 1885

CARL GRAEB
1816 – 1884
Bestandskatalog Staatliche Schlösser und Gärten, Potsdam-Sanssouci, 1986

Berckenhagen, Ekhart
ANTON GRAFF. Leben und Werk.
Berlin 1967

Krönig, Wolfgang
Kehrtwendung der Blickrichtung in Veduten-Paaren von PHILIPP HACKERT.
In: Wallraf-Richartz-Jahrbuch.
Jg. 30. 1968

Krönig, Wolfgang
JACOB PHILIPP HACKERT (1737 - 1807).
Ein Werk- und Lebensbild.
In: Katalog der Ausstellung »Heroismus und Idylle«. Landschaft um 1800.
Wallraf-Richartz-Museum Köln 1984

Preußische Bildnisse des 19. Jahrhunderts.
Zeichnungen von WILHELM HENSEL.
Ausstellung SMPK, Nationalgalerie Berlin
Berlin 1981

CURT HERRMANN
1854 - 1929
Ein Maler der Moderne in Berlin.
Ausstellung Berlin Museum 1989

Hertel, Ines
Der Berliner Maler ALBERT HERTEL (1843 – 1912).
Ein Beitrag zur Kunstgeschichte des 19. Jahrhunderts.
Phil. Diss. Heidelberg 1981.
Maschinenschr. vervielf.

Janda, Karl-Heinz
EDUARD HILDEBRANDT.
Nationalgalerie (Ost).
Berlin 1959

Lammers, Egbert
CHARLES HOGUET
Ein Beitrag zur Berliner Kunstgeschichte.
Phil. Diss. Bonn 1931.
Berlin 1933

Brieger, Lothar
THEODOR HOSEMANN.
Ein Altmeister der Berliner Malerei.
München 1920

Becker, Ingeborg
THEODOR HOSEMANN (1807 – 1875).
Ansichten des Berliner Biedermeier.
Phil. Diss. Berlin 1961

THEODOR HOSEMANN
Maler und Illustrator im alten Berlin.
Bildheft.
Ausstellung Berlin Museum 1967

Ludwig, Hans
THEODOR HOSEMANN.
München 1974

Elias, Julius
ULRICH HÜBNER.
In: Kunst und Künstler, 16. Jg. 1918, S. 236 – 239

Hummel, Georg
Der Maler JOHANN ERDMANN HUMMEL.
Leben und Werk.
Leipzig 1954

Der Berliner Maler JULIUS JACOB
1842 – 1929.
Ausstellung Berlin Museum 1979

Rosenhagen, Hans
ARTHUR KAMPF.
Bielefeld, Leipzig 1922

Kroll, Bruno
ARTHUR KAMPF.
Bielefeld, Leipzig 1944

Schasler, Max
Die Wandgemälde WILHELM VON KAULBACHS im Treppenhaus des neuen Museums zu Berlin.
Berlin 1854

Ostini, Fritz von
WILHELM KAULBACH.
Bielefeld, Leipzig 1906

Lehmann, Evelyn u. Elke Riemer
DIE KAULBACHS. Eine Künstlerfamilie aus Arolsen.
Arolsen 1978

Becker, F.
MAX KLINGERS dekorative Malereien in der Villa Albers in Steglitz.
In: Zeitschrift für bildende Kunst. N.F. 16, 1905

Nemitz, Fritz
LEO VON KÖNIG.
Berlin o.J. (um 1930)

Kroll, Bruno
LEO VON KÖNIG.
Berlin 1941

Jordan, Max
KONER.
BIELEFELD, LEIPZIG 1901

LUDWIG KNAUS
1829 – 1910.
Ausstellung Museum Wiesbaden. Staatliche Kunstsammlungen Kassel. Kunstmuseum Düsseldorf 1979/1980.
Wiesbaden. Hanau 1979

KÄTHE KOLLWITZ
Die Tagebücher.
Herausgegeben von Jutta Bohnke-Kollwitz.
Berlin 1989

Börsch-Supan, Helmut
JOH. KARL HEINRICH KRETSCHMAR.
In: Der. Bär von Berlin. Jg. 27.
1978

Cohn, Margarete
FRANZ KRÜGER.
Leben und Werke.
Phil. Diss. Breslau 1909

Weidmann, Walter
FRANZ KRÜGER.
Der Mann und das Werk.
Berlin 1927

Weisbach, Werner
WALTER LEISTIKOW.
In: Zeitschrift für bildende Kunst N.F. 13, 1902

Bröhan, Margrit
WALTER LEISTIKOW.
Maler der Berliner Landschaft.
Berlin 1988

SABINE LEPSIUS
Ein Berliner Künstlerleben um die Jahrhundertwende.
München 1972

MAX LIEBERMANN
Die Phantasie in der Malerei.
Schriften und Reden.
Herausgegeben und eingeleitet von Günter Busch.
Frankfurt a. M. 1978

MAX LIEBERMANN in seiner Zeit
Ausstellung der SMPK, Nationalgalerie
Berlin 1979

Busch, Günter
MAX LIEBERMANN.
Maler, Zeichner, Graphiker.
Frankfurt a.M. 1986

Gläser, Ludwig
EDUARD MAGNUS. Ein Beitrag zur Berliner Bildnismalerei des 19. Jahrhunderts.
Phil. Diss. Berlin.
Berlin 1963

Tschudi, Hugo von
ADOLPH VON MENZEL. Abbildungen seiner Gemälde und Studien.
München 1906

MENZEL-Bibliographie.
Zusammengestellt von Renate Weinhold.
Leipzig 1959

Wirth, Irmgard
Mit ADOLPH MENZEL in Berlin.
München 1965

Grohn, Hans Werner
ADOLPH VON MENZEL.
Die Krönung König Wilhelms I. zu Königsberg. Ausstellung »Im Blickpunkt«.
Niedersächsisches Landesmuseum Hannover, Landesgalerie 1976/77

ADOLPH MENZEL
Gemälde. Zeichnungen.
Ausstellung.
Staatliche Museen zu Berlin,
Nationalgalerie (Ost), 1980

Jensen, Jens Christian
ADOLPH MENZEL.
Köln 1982

MENZEL – der Beobachter.
Ausstellung der Hamburger Kunsthalle 1982

Hermand, Jost
Das Flötenkonzert in Sanssouci.
Ein realistisch geträumtes Preußenbild.
Frankfurt a.M. 1985

Lammel, Gisold
ADOLPH MENZEL. Humor und Satire der »kleinen Exzellenz«.
Berlin 1986

Lammel, Gisold
ADOLPH MENZEL.
Fridericiana und Wilhelminia.
Dresden 1988

Werke von J.G. MEYER VON BREMEN, Karl Hausmann, August Behrendson, Rudolf Schick. Ausstellung
Berlin, Kgl. National-Galerie 1887

Ausstellung der Werke von EDUARD MEYERHEIM, Ernst Fries, Friedrich Nerly.
Ausstellung Berlin, Kgl. National-Galerie 1880

MEYERHEIM, FRIEDRICH EDUARD
Eine Selbstbiographie des Meisters, ergänzt von Paul Meyerheim, eingel. von Ludwig Pietsch.
Berlin 1880

ERNST OPPLER
Hannover 1867 – 1929 Berlin.
Ausstellung »Im Blickpunkt«.
Niedersächsisches Landesmuseum Hannover.
Landesgalerie 1984

Rosenberg, Adolf
PRELL.
Bielefeld, Leipzig 1901

PAUL PAESCHKE.
Einem Maler von Berlin zum 100. Geburtstag.
Ausstellung Berlin Museum 1975

Büttner, Frank
BERNHARD RODE – ein Künstler der Aufklärung.
In: Kunst im Dienste der Aufklärung.
Radierungen von Bernhard Rode
1725 – 1797.
Ausstellung Kunsthalle zu Kiel 1987

FRANZ SKARBINA.
Ein Querschnitt durch sein Werk.
Ausstellung Berlin Museum 1970/1971

MARIA SLAVONA
1865 – 1931.
Eine deutsche Impressionistin.
Ausstellung Berlin und Lübeck 1981

Imiela, Hans-Jürgen
MAX SLEVOGT. Eine Monographie.
Karlsruhe 1968

MAX SLEVOGT
Nachlaß auf Neukastel.
Ausstellung Mittelrheinisches Landesmuseum
Mainz, 1972

Sonderausstellung der Werke von GUSTAV SPANGENBERG.
Berlin Kgl. National-Galerie 1892

EUGEN SPIRO.
Ein Querschnitt durch das malerische und graphische Werk. Ausstellung.
Berlin Museum 1969

Liebrecht, Vera
EUGEN SPIRO. Leben und Werk. Phil. Diss.
Aachen 1987. (Maschinenschr. vervielf.)

Abercron, Wilko von
EUGEN SPIRO (1874 – 1972). Spiegel seines Jahrhunderts.
Alsbach 1990

Schmidt, Heinrich
WILHELM VON SCHADOW zum hundertsten Geburtstag. Mit Verzeichnis der Schriften Schadows.
Düsseldorf 1962

WILHELM VON SCHADOW 1788 – 1862.
Gedenkausstellung zum 100. Todesjahr.
Kunstmuseum Düsseldorf 1962

KARL FRIEDRICH SCHINKEL. Lebenswerk.
Paul Ortwin Rave. 1. Bauten für die Kunst.
Kirchen/Denkmalpflege.
Berlin 1941

KARL FRIEDRICH SCHINKEL.
Architektur Malerei Kunstgewerbe.
Ausstellung SSG, Schloß Charlottenburg und SMPK, Nationalgalerie.
Berlin 1981

KARL FRIEDRICH SCHINKEL
1781 – 1841.
Ausstellung Staatliche Museen zu Berlin, Nationalgalerie.
Berlin (Ost) 1981

Eulert, Wilhelm
JULIUS SCHOPPE – ein Maler des Biedermeier.
In: Jahrbuch für Brandenburgische Geschichte. Bd. 5.
Berlin 1954

Hagemeister, Karl
KARL SCHUCH.
Leben und Werke.
Berlin 1913

Wolf, Georg Jacob
KARL STAUFFER–BERN.
München 1909

CARL STEFFECK.
Seine Kunst, sein Leben, seine Werke.
Ausstellung Galerie Cassirer.
Berlin 1913

Brauer, Heinrich
GUSTAV TAUBERT (1755 – 1839).
Maler in Warschau und Berlin.
In: Festschr. für Otto von Simson.
Berlin 1977

ANNA DOROTHEA THERBUSCH
1721 – 1782.
Ausstellung zum 250. Geburtstag.
Potsdam-Sanssouci 1971

Berckenhagen, Ekhart
ANNA DOROTHEA THERBUSCH.
In: Zeitschrift des Deutschen Vereins für Kunstwissenschaft.
Bd. XLI Heft 1/4
Berlin 1987

Seyppel, Joachim
LESSER URY.
Der Maler der alten City.
Leben – Kunst – Wirkung.
Berlin 1987

Bartmann, Dominik
ANTON VON WERNER. Zur Kunst und Kunstpolitik im Deutschen Kaiserreich.
Phil. Diss. Berlin 1983.
Berlin 1985

Werke von CHRISTIAN WILBERG.
Ausstellung
Berlin Kgl. National-Galerie 1882

Ausstellung der Werke von OSKAR WISNIESKI.
Berlin, Kgl. National-Galerie 1891 – 1892

Nagel, Otto
H. ZILLE.
Berlin 1968

HEINRICH ZILLE
Sammlung Axel Springer.
Ausstellung Berlin Museum 1968

HEINRICH ZILLE
in Selbstzeugnissen und Bilddokumenten, dargestellt von Lothar Fischer.
Mit Bibliographie.
Reinbek bei Hamburg 1979

HEINRICH ZILLE und sein Berliner Volk.
Ausstellung anläßlich seines fünfzigsten Todesjahres.
Berlin Museum 1979

Oschilewski, Walter G.
HEINRICH-ZILLE-Bibliographie.
Veröffentlichungen von ihm und über ihn.
Hannover 1979

Ranke, Winfried
Vom Milljöh ins Milieu.
HEINRICH ZILLES Aufstieg in der Berliner Gesellschaft.
Hannover 1979

MUSEUMS-BESTANDSKATALOGE
MUSEUMSFÜHRER,
alphabetisch nach Orten
VERSCHIEDENE KUNST- UND KULTURGESCHICHTLICHE AUSSTELLUNGEN
PRIVATSAMMLUNGEN

Katalog 1946 der Öffentlichen Kunstsammlung BASEL.
Basel 1964

Öffentliche Kunstsammlung Kunstmuseum BASEL. Katalog 19./20. Jh.
Basel 1970

Verzeichnis der Gemälde und Skulpturen in der Königlichen National-Galerie zu BERLIN
Berlin 1908. 1928

Verzeichnis der Kunstwerke in der neuen Abteilung der Nationalgalerie im ehem. Kronprinzenpalais, BERLIN
Berlin 1934

Staatliche Museen zu BERLIN. Nationalgalerie. Gemälde, Bildwerke und Zeichnungen des 19. Jahrhunderts.
Berlin 1968

Nationalgalerie BERLIN. Staatliche Museen Preußischer Kulturbesitz. Verzeichnis der Gemälde und Skulpturen des 19. Jahrhunderts.
Berlin 1976

Galerie der Romantik. Katalog Nationalgalerie (SMPK)
BERLIN
Berlin 1986

Katalog der Bildergalerie des Kunstmuseums in BERN.
Bern 1911

Das Städtische Museum BRAUNSCHWEIG. Katalog.
Braunschweig 1968

Katalog der Gemälde des 19. und 20. Jahrhunderts in der Kunsthalle BREMEN. 2 Bde. (Text und Abbildungen).
Bremen 1973

Katalog der Gemälde und Skulpturen. Museum d. bild. Künste BRESLAU.
Breslau 1926

BRESLAU. Museum der bildenden Künste Die Neuerwerbungen 1919 – 1928.
Breslau 1928

Die Gemäldesammlung des Großherzoglichen Museums zu DARMSTADT.
Darmstadt 1885

Museum für Kunst und Kulturgeschichte der Stadt DORTMUND.
Dortmund 1964

DRESDEN. Gemäldegalerie. Neue Meister. 4. erw. Aufl.
Dresden 1975

Kunstmuseum DÜSSELDORF. Führer durch die Sammlungen 1 Alte Kunst. 19. Jahrhundert.
Düsseldorf 1985

Katalog der Gemäldegalerie des 18. – 20. Jahrhunderts.
ERFURT. 1961

Katalog der Gemälde des 19. Jahrhunderts. Museum Folkwang ESSEN
2. Aufl. Essen 1971

Verzeichnis der Gemälde aus dem Besitz des Städelschen Kunstinstituts und der Stadt FRANKFURT.
Frankfurt a.M. 1971

Städelsches Kunstinstitut. Die Gemälde des 19. Jh. Bd. 1. Text. 2. Bildbd.
FRANKFURT A.M. 1972

Katalog der Meister des 19. Jahrhunderts in der Hamburger Kunsthalle.
HAMBURG 1969

Malerei 1800 bis um 1900. Katalog des Hessischen Landesmuseums. 7.
HANAU 1979

Die Gemälde des 19. und 20. Jahrhunderts. Katalog der Niedersächsischen Landesgalerie HANNOVER Text- und Bildband.
München 1973

Burg Hohenzollern und die Landessammlung.
HECHINGEN 1937

Katalog neuere Meister. 19. u. 20. Jahrhundert. KARLSRUHE, Staatl. Kunsthalle. Bd. 1.2.
Karlsruhe 1971/72

Kunsthalle zu KIEL. Katalog der Gemälde.
Kiel 1973

Stiftung Pommern. Katalog der Gemälde.
KIEL 1982

Katalog der Gemälde des 19. Jahrhunderts im Wallraf-Richartz-Museum KÖLN.
Köln 1964

Museum der bildenden Künste. Katalog der Gemälde, LEIPZIG.
Leipzig 1979

Museum Behnhaus. Museum für Kunst und Kulturgeschichte der Hansestadt LÜBECK.
Lübeck 1976

Verzeichnis der Gemäldesammlungen. Städt. Kunsthalle.
MANNHEIM 1957

Städtische Galerie MÜNCHEN. Gemälde, Ende 18. Jahrhundert bis zur Gegenwart.
München 1955

Neue Pinakothek MÜNCHEN. Erläuterungen zu den ausgestellten Werken.
München 1981

Katalog der Gemälde des 19. Jahrhunderts im Westfälischen Landesmuseum für Kunst und Kulturgeschichte.
MÜNSTER 1975

Katalog der Gemäldesammlung des Germanischen Nationalmuseums in NÜRNBERG.
Nürnberg 1909

Germanisches Nationalmuseum NÜRNBERG. Führer durch die Sammlungen.
München 1977

Landesmuseum OLDENBURG. Gemäldegalerie.
Oldenburg 1966

Malerei des 19. Jahrhunderts im Schleswig-Holsteinischen Landesmuseum. SCHLESWIG, Schloß Gottorf.
Neumünster 1985

Staatsgalerie STUTTGART. Malerei und Plastik des 19. Jahrhunderts.
Stuttgart 1982

Schätze der Kunstsammlungen zu WEIMAR. Gemälde, Graphik, Bildwerke, Kunsthandwerk, Münzen. (Galerie am Stadtschloß.)
Weimar 1978

Von-der-Heydt-Museum WUPPERTAL. Katalog der Gemälde des 19. Jahrhunderts.
Wuppertal 1974

Inventarkatalog der Gemälde und Skulpturen. Kunsthaus ZÜRICH.
Zürich 1958

MUSEUMSFÜHRER

Kugler, Franz
Beschreibung der Kunstschätze von Berlin und Potsdam. B 1: Beschreibung der Gemälde-Galerie des Königl. Museums zu Berlin.
BERLIN 1938

Das Königliche Museum vaterländischer Alterthümer im Schlosse Monbijou zu Berlin. Beschrieben von Leopold von Ledebur, Kgl. Hauptmann a.D. und Director der Kgl. Kunstkammer und des Museums vaterländischer Alterthümer.
BERLIN 1838

Führer durch die Sammlung des Hohenzollern-Museums im Schlosse Monbijou. Neue verm. Aufl.
BERLIN 1895

Illustrierter Führer durch das Hohenzollern-Museum im Schloß Monbijou.
BERLIN 1914

Schloß Monbijou. Hohenzollern-Museum. Amtl. Führer. 2. Aufl.
BERLIN 1930

Führer durch die Bildnis-Sammlung der Königlichen Nationalgalerie.
BERLIN 1913

Justi, Ludwig
Deutsche Malkunst im neunzehnten Jahrhundert. Ein Führer durch die Nationalgalerie.
BERLIN 1920

Führer durch die Schausammlung. (Arbeitsbericht aus dem Städt. Museum Braunschweig. 18.)
BRAUNSCHWEIG 1971

Führer durch die öffentlichen Kunstsammlungen in Danzig. Bd. I. Die Städtische Gemäldegalerie im Franziskanerkloster (Stadtmuseum).
DANZIG 1913

Staatliche Galerie Moritzburg/Halle. Führer durch die Sammlung neuerer Gemälde und Bildwerke.
HALLE 1913

Führer durch das Kestner-Museum.
HANNOVER 1952

Kunstsammlungen der Stadt Königsberg, Stadtmuseum.
Führer durch die Schausammlungen.
T. 2: Gemäldekatalog.
KÖNIGSBERG 1931

Führer durch das Kaiser-Friedrich-Museum der Stadt Magdeburg.
MAGDEBURG 1916

Kaiser-Friedrich-Museum in POSEN. Amtlicher Führer. 3. Aufl.
Danzig 1911

Führer durch das Mecklenburgische Landesmuseum in Schwerin.
SCHWERIN 1922

Führer durch die Kunstsammlungen des Staatlichen Museums.
SCHWERIN 1965

Führer durch die Sammlungen.
Malerei, Plastik, Grafik, Kunsthandwerk.
Staatliches Museum Schwerin.
SCHWERIN 1980

Führer durch das Museum der Stadt Stettin. Vervollst. u. umgearb. Ausg.
STETTIN 1924

AUSSTELLUNGEN

Ausstellung zur Erinnerung an Kaiser Wilhelm den Großen, veranstaltet von der Kgl. Akademie der Künste zu Berlin.
1897

Deutsche Jahrhundert-Ausstellung.
Ausstellung Deutscher Kunst aus der Zeit 1775 – 1875. 2 Bde.
Kgl. Nationalgalerie Berlin 1906

Hundert Jahre Berliner Kunst im Schaffen des Vereins Berliner Künstler.
Ausstellung Berlin 1929

Große Deutsche in Bildnissen ihrer Zeit.
Ausstellung der Nationalgalerie im ehemaligen Kronprinzenpalais.
Aus Anlaß der XI. Olympischen Spiele, Berlin 1936

Höfische Bildnisse des Spätbarock.
Ausstellung Staatliche Schlösser und Gärten Berlin, Schloß Charlottenburg 1966

Klassizismus und Romantik in Deutschland.
Gemälde und Zeichnungen aus der Sammlung Georg Schäfer, Schweinfurt.
Ausstellung im Germanischen Nationalmuseum.
Nürnberg 1966

Der frühe Realismus in Deutschland 1800 – 1850.
Gemälde und Zeichnungen aus der Sammlung Georg Schäfer, Schweinfurt
Ausstellung im Germanischen Nationalmuseum.
Nürnberg 1967

Le Salon imaginaire.
Bilder aus den großen Kunstausstellungen der zweiten Hälfte des XIX. Jahrhunderts.
Ausstellung der Deutschen Gesellschaft für bildende Kunst und der Akademie der Künste.
Berlin 1968

Kunst der bürgerlichen Revolution von 1830 bis 1848/49.
Ausstellung Neue Gesellschaft für bildende Kunst.
Berlin 1972

Berliner Biedermeier.
Malerei und Graphik aus den Sammlungen der Staatl. Schlösser und Gärten Potsdam-Sanssouci.
Ausstellung Potsdam-Sanssouci, 1973/74

Aspekte der Gründerzeit.
Ausstellung in der Akademie der Künste.
Berlin 1974

Park und Landschaft in Berlin und der Mark.
Ausstellung Berlin Museum 1976

Deutsche Malerei im 19. Jahrhundert.
Ausstellung der Sammlung Georg Schäfer, Schweinfurt, im Germanischen Nationalmuseum. Nürnberg 1977

Berlin und die Antike. Architektur. Kunstgewerbe. Malerei. Skulptur. Theater und Wissenschaft vom 16. Jahrhundert bis heute. Berlin Schloß Charlottenburg. Große Orangerie. Katalog u. Aufsätze.
Berlin 1979

Bürgerliches Leben im Berliner Biedermeier.
Ausstellung Berlin Museum 1979

Potsdam und seine Umgebungen seit dem Beginn des 18. Jahrhunderts.
Gemälde. Graphik. Kunstgewerbe.
Ausstellung Berlin Museum 1980

Berlin zwischen 1789 und 1848.
Facetten einer Epoche.
Ausstellung der Akademie der Künste.
Berlin 1981

Berlin um 1900.
Ausstellung der Berlinischen Galerie in Verbindung mit der Akademie der Künste.
Berlin 1984

Stadtbilder.
Berlin in der Malerei vom 17. Jahrhundert bis zur Gegenwart.
Berlin Museum 1987

PRIVATSAMMLUNGEN

Katalog der Raczynskischen Bilder-Sammlung von A. Raczynski.
Berlin 1876

Verzeichnis der Ravenéschen Gemälde-Sammlung in Berlin.
Berlin 1879

Donop, Lionel von
Verzeichnis der Gräflich Raczynskischen Kunstsammlunhgen in der Kgl. National-Galerie.
Berlin 1886

Die Sammlung Raussendorff.
Berlin 1895

Hermann Granier.
Die Aquarell-Sammlung Kaiser Wilhelms I.
Ein Beitrag zu seiner Lebensgeschichte.
In: Hohenzollern-Jahrbuch
I: 12. Jg., 1908, II: 13. Jg., 1909, III: 14. Jg., 1910

Aufseesser, Julius
Aus meinem Sammlerleben.
Berlin 1926

Register sonstiger Namen

Abbildungsnachweise

Deutsche und ausländische Museen und Sammlungen

Berlin, SMPK, Nationalgalerie, Walter Steinkopf
49, 50, 61, 83, 84, 104, 107, 110, 116, 117, 125, 144b, 146, 147, 155, 158, 202, 229, 238, 245, 278, 283, 306, 317, 345, 346, 347, 349, 354, 365, 370, 403, 412, 444, 467, 477, 554, 559, 633, 641

Berlin, SMPK, Nationalgalerie, Jörg P. Anders
2, 12, 13, 19, 21, 22, 82, 98, 103, 106, 118, 135, 181, 263, 284, 285, 329, 356, 376, 378, 396, 407, 448, 479, 571, 580, 596, T 41

Berlin, SMPK, Musikinstrumentenmuseum (Meyerbeer-Archiv) T 2

Berlin, Staatliche Museen zu Berlin, Nationalgalerie (Ost)
53, 247, 248, 249, 252, 288, 362, 420, 425, 460, 503, 515

Berlin, Berlin Museum, Hans Joachim Bartsch
1, 5, 11, 20, 23, 72, 108, 124, 126, 128, 160, 165, 187, 199, 204, 224, 260, 296, 297, 309, 310, 314, 408, 410, 411, 435, 450, 451, 452, 455, 456, 463, 465, 470, 480, 522, 544, 545, 572, 576, 586, 589, 629, 631, 639, 651, 653, 654, 659, T 17, 18, 20, 21, 31, 47, 50, 53, 87

Berlin, Bröhan-Museum T 77, 78, 79

Berlin, Berlinische Galerie T 68

Berlin, Märkisches Museum
16, 42, 68, 69, 73, 166, 169, 170, 180, 210, 262, 273, 274, 275, 277, 289, 301, 313, 315, 327, 385, 395, 432, 438, 442, 462, 468, 494, 550, 551, 552, 574, 627, 635, 636

Berlin, SSG, Schloß Charlottenburg, Fotoarchiv
6, 25, 26, 43, 45, 59, 139, 184, 191, 193, 198, 228, 237, 239, 280, 282, 331, 333, 336, 338, 377, 393, 413, 422, 537, 538, 541, T 16

Potsdam-Sanssouci, Staatliche Schlösser und Gärten
9, 54, 56, 57, 64, 70, 78, 101, 109, 120, 133, 134, 156, 157, 163, 182, 183, 190, 192, 209, 216, 235, 236, 261, 268, 269, 270, 271, 272, 281, 290, 299, 343, 374, 375, 390, 398, 399, 404, 472, 473

Braunschweig, Städtisches Museum
46, 52, 433, 565

Bremen, Kunsthalle Bremen, Foto Stickelmann
115, 141, 294, 321, 495, 585

Darmstadt, Hessisches Landesmuseum 583

Dortmund, Museum für Kunst und Kulturgeschichte
66, 165

Dresden, Staatliche Kunstsammlungen, Gemäldegalerie Neue Meister, Albertinum
T 44

Dresden, Staatliche Kunstsammlungen, Kupferstichkabinett 637

Düsseldorf, Kunstmuseum
319, 364 (Landesbildstelle Rheinland), 392 (Landesbildstelle Rheinland), 434 (Landesbildstelle Rheinland)

Erfurt, Angermuseum
96, 178, 212, 213, 226

Essen, Museum Folkwang
32, 85 (Liselotte Witzel), 230, 320, 334, 348, 578, 579

Frankfurt a.M., Museum für Kunsthandwerk
T 4

Frankfurt a.M., Städelsches Kunstinstitut 445

Hamburg, Hamburger Kunsthalle, Ralph Kleinhempel
65, 67, 144a, 161, 244, 305, 1 – 3 (je a und b), 351, 359, 513, 591, 616, 618, 619, 620, 620a, 645

Hannover, Niedersächsisches Landesmuseum, Landesgalerie
31, 90, 91, 95, 99, 102, 111, 142, 185, 227, 256, 258, 391, 421, 475, 482, 518, 525, 527, 601, 602, 611, 630, 638, 644, T 42

Karlsruhe, Staatliche Kunsthalle
453, 476 (Eva Bollert), 532, 566, 606, T 40

Kiel, Kunsthalle zu Kiel
138, 254, 323, 417 (Haendler-Krah), 486, 500, 514, 530, 534 (Haendler-Krah), T 24, 32

Kiel, Stiftung Pommern
33, 41, 55, 307, 325, 340, 457, 483, 492, 535, 547, T 6, 30

Köln, Wallraf-Richartz-Museum
123 (August Kreyenkamp)
253 (Rheinisches Bildarchiv)
339 (Rheinisches Bildarchiv)
662 (Rheinisches Bildarchiv)
T 1, 39

Köln, Stadtmuseum
264 (Rheinisches Bildarchiv)
Leipzig, Museum der bildenden Künste
219, 231, 318, 418, 539, 610, 642

Lübeck, Museum für Kunst und Kulturgeschichte der Hansestadt, Behnhaus
302, 430, 447, 603

Mannheim, Städtische Kunsthalle
186, 405

München, Bayerische Staatsgemäldesammlungen, Neue Pinakothek
62a, 127, 225, 371, 646, 656, T 3, 11, 38

München, Städtische Galerie 640

Münster, Westfälisches Landesmuseum für Kunst und Kulturgeschichte
140, 154, 322, 650

Neukastel, Stiftung Slevogt 647

Neuss, Clemens-Sels-Museum T 60

Nürnberg, Germanisches Nationalmuseum 4

Oldenburg, Landesmuseum
489, 509

Schleswig, Schleswig-Holsteinisches Landesmuseum, Schloß Gottorf 546

Stuttgart, Staatsgalerie
649, T 27, 84

Wuppertal, Von-der-Heydt-Museum
51, 490, 612 (Studio van Santvoort), T 12

Antwerpen, Kgl. Museum der Schönen Künste
409

Kopenhagen, Thorvaldsens Museum
39, 63, 174, 208, 211, 330, 512

Leningrad, Ermitage
T 14, 15

St. Gallen, Kunstmuseum T 45

Wien, Albertina 222

Winterthur, Stiftung Oskar Reinhart 143

Bildarchive

Landesbildstelle Berlin, Bildarchiv
28, 29, 86, 159, 172, 173, 177, 179, 350, 353, 415, 416, 437, 536, 563, 614, 621, 652

Berlin, Ehem. Staatliche Bildstelle
88, 129, 150, 344, 344a, 424

Marburg, Bildarchiv Foto Marburg
10, 27, 62b, 71, 92, 93, 148, 162, 176, 201, 217, 232, 233, 243, 246, 250, 559, 266, 267, 276, 291, 326, 342, 373, 406, 414, 419, 426, 431, 436, 439, 443, 454, 478, 493, 524, 533, 548, 562, 564, 581, 595, 604, 613, 615, 617, 626, 632, 648

Düsseldorf, Bildarchiv Dr. Franz Stoedtner
75, 80, 149, 152, 153, 171, 257, 341, 379, 380, 400, 401, 567, 568, 624, 657, 658

Köln, Fotothek Galerie Matthiesen (früher Berlin)
30, 94, 255, 312, 368, 502, 625

Privatsammlungen u. Kunsthandel

Berlin, Architekten- u. Ingenieurverein zu Berlin 81

Berlin, Bethmann-Hollweg Antiquitäten GmbH
T 29, 62, 69

Berlin, Borsig-Archiv 295

Berlin, Kunsthaus Klewer
496, 499, 510, 516, 523, 526, 528, 542, 549, 588, T 33, 71

Berlin, Galerie Pels-Leusden 511

Berlin, Seidel und Sohn, Kunsthandel 520

Berlin, Leo Spik KG
105, 119, 207, 378, 389, 394, 397, 429, 458, 474, 484, 487, 491, 497, 505, 506, 508, 519, 555, 556, 558, 561, 573, 577, 590, 592, 599
T 35, 73

Berlin, Sammlung Springer
T 7, 48, 82, 83

Berlin, Galerie Tableau T 5

Berlin, Galerie Westphal
38, 517, T 56, 74

Düsseldorf, Galerie Paffrath
112, 113, 114

Hamburg, F.K.A. Huelsmann, Kunsthandel
T 36

Hamburg, Galerie Klauspeter Westenhoff 609

Köln, Hans H. Mischell, Antiquitäten T 34

München, Galerie von Abercron
485, 569, 593, 607, 608

München, Galerie Arnoldi-Livie 402a-h

München, Galerie Bubenik T 70

München, Galerie Füßl & Jacob
T 43, 57, 58

München, Xaver Scheidwimmer, Kunsthandel
251

Schweinfurt, Sammlung Georg Schäfer
122, 241, 292, 366, 369, 372, 507, 521, 543, 655, T 15, 23

Stuttgart, Kunsthaus Bühler
T 28, 63, 64

London, British Arts Council, John R. Freeman & Co 175

New York, Schaeffer Art Galleries 223

Privatbesitz u. Repro-Aufnahmen

Aus Privatbesitz
77, 196, 197, 215, 303, 304, 328, 335, 337, 387, 388, 402 a – h, 446, 449, 461, 464, 466, 469, 488, 498, 520, 553, 560, 575, 582, 584, 605, 623, 628, 659, 660

Berlin, Silva Hahn 594

Berlin, Repro-Aufnahmen Paulmann und Jungeblut
7, 8, 14, 15, 35, 36, 37, 40, 76a, 76b, 87, 89, 100, 121, 136, 188, 189, 194, 195, 203, 205, 206, 218, 220, 221, 311, 316, 332, 352, 357, 358, 360, 361, 363, 367, 381, 382, 383, 384, 423, 427, 428, 440, 441, 459, 471, 501, 504, 529, 531, 540, 557, 587, 597, 598, 600, 634
T 9, 51

Berlin, Aufnahmen und Repro-Aufnahmen Irmgard Wirth
3, 34, 44, 60, 130, 131, 132, 137, 167, 168, 200, 240, 279, 293, 324, 355, 481
Archiv der Verfasserin (Herkunft nicht mehr zu ermitteln):
17, 18, 97, 300, 570

Danksagung

Dem Verleger, Herrn Wolf Jobst Siedler, danke ich für die Bereitschaft und den Mut, die Herausgabe einer von vielen Interessenten seit langem gewünschten Gesamtdarstellung der Berliner Malerei im 19. Jahrhundert ermöglicht und gefördert zu haben. Die Mitarbeiter des Verlages, Frau Gisela Maria Nicklaus und Herr Jürgen Stockmeier, haben die Drucklegung engagiert vorangetrieben. Für die graphische und typographische Gestaltung des Bandes bin ich Brigitte und Hans Peter Willberg zu besonderem Dank verpflichtet.

Die durch den thematischen Umfang auf begrenztem Raum schwierige Arbeit wurde lebhaft unterstützt durch Ruth Moewes, der das Verzeichnis der heute zum Teil vergessenen Maler und die Mitarbeit an den übrigen Verzeichnissen zu danken ist. An anderen Vorarbeiten war von Anfang an auch Käthe Kusserow beteiligt. Edeltraut Kranemann und Waltraud Hüsmert haben die Schreibarbeiten sorgsam ausgeführt. Ihnen wie auch der Kunstbibliothek und der Bibliothek der Hochschule der Künste sage ich Dank für ihre Mithilfe. Wertvoll waren fachliche Hinweise von Museumskollegen, Kunsthändlern und Sammlern, die das Vorhaben insbesondere durch die Überlassung von Photographien unterstützt haben. Stellvertretend für alle seien genannt: Frau Asta von Bethmann-Hollweg, Hans-Joachim Arndt für die Leo Spik KG, Michael Klewer und Volker Westphal in Berlin, Dr. Benno Griebert, Wilko von Abercron und Dieter Füßl in München, Eberhard Giese in Köln und Kurt Zimmermann in Stuttgart.

Berlin, im Oktober 1990 Irmgard Wirth

CIP-Titelaufnahme der Deutschen Bibliothek

WIRTH, IRMGARD:
Berliner Malerei im 19. Jahrhundert: Von der Zeit
Friedrichs des Großen bis zum Ersten Weltkrieg /
Irmgard Wirth. - 1. Aufl. - Berlin: Siedler, 1990
ISBN 3-88680-260-4
NE: Berliner Malerei
im neunzehnten Jahrhundert

Der Siedler Verlag ist ein gemeinsames
Unternehmen der Verlagsgruppe Bertelsmann
und von Wolf Jobst Siedler

Ausstattung und Typographie:
Brigitte und Hans Peter Willberg, Eppstein
Umbruch: Iga Bielejec
Satz: Bongé + Partner, Berlin
Reproduktionen: Rembert Faesser, Berlin
Druck: Ara, Stuttgart
Buchbinder: Lüderitz & Bauer, Berlin
Printed in Germany 1990
ISBN 3-88680-260-4